CRISPI

TRATADO DE ENDOSCOPIA GINECOLÓGICA

Editores

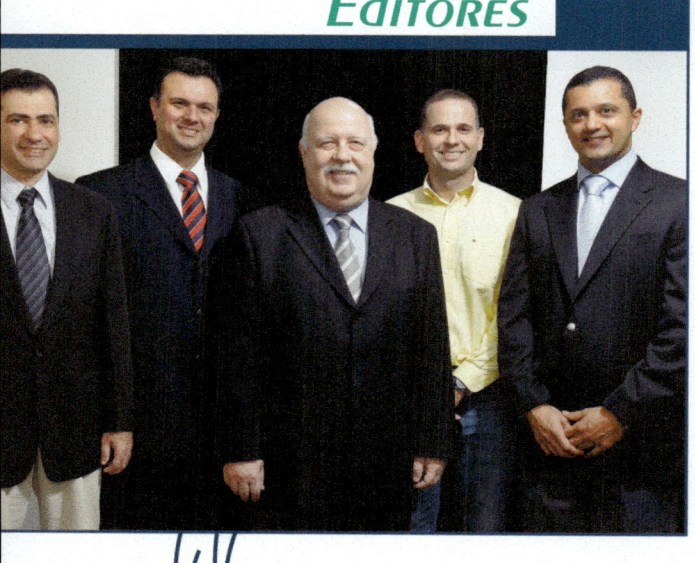

Claudio Peixoto Crispi
Membro Titular da SOBRACIL
Membro Titular da AAGL
Membro Titular do Colégio Brasileiro de Cirurgiões
1º Secretário-Geral da SBE
Membro da Sociedade Brasileira de Reprodução Humana e da SOBENGE
Presidente da SOBRACIL-RJ (2000 a 2004)
Coordenador-Geral da Pós-Graduação em Videoendoscopia Ginecológica pelo Instituto Fernandes Figueira/FIOCRUZ

Flavio Malcher Martins de Oliveira
Cirurgião da 6ª Enfermaria do Hospital Universitário Gaffrée e Guinle – UNIRIO
Presidente da Sociedade Brasileira de Hérnia e Parede Abdominal
Membro Titular e Secretário da SOBRACIL-RJ
Membro Adjunto do Colégio Brasileiro de Cirurgiões

José Carlos Damian Junior
Especialização pela FEBRASGO
Membro Titular da SOBRACIL
Professor da UGF
Coordenador da Pós-Graduação em Videoendoscopia Ginecológica do Instituto Fernandes Figueira/FIOCRUZ
Pós-Graduação em Oncologia Ginecológica pelo Instituto de Pós-Graduação Médica Carlos Chagas

Marco Aurelio Pinho de Oliveira
Professor Adjunto de Ginecologia e Chefe da Disciplina de Ginecologia da Faculdade de Ciências Médicas da UERJ
Chefe do Ambulatório de Endometriose do Hospital Universitário Pedro Ernesto
Coordenador Científico da Pós-Graduação em Videoendoscopia Ginecológica do Instituto Fernandes Figueira/FIOCRUZ
Editor-Chefe do *Brazilian Journal of Videoendoscopic Surgery*
Revisor *ad-hoc* do *Journal of Minimally Invasive Gynecology*
Vice-Presidente da SOBRACIL-RJ
Vice-Presidente da Comissão Nacional de Endoscopia Ginecológica da FEBRASGO
Doutorado em Epidemiologia pelo Instituto de Medicina Social da UERJ
Mestrado em Cirurgia Abdominal pela UFRJ

Paulo Augusto Ayroza Galvão Ribeiro
Professor Adjunto Doutor da Faculdade de Ciências Médicas da Santa Casa de São Paulo
Chefe da Clínica de Cirurgia Ginecológica do Departamento de Obstetrícia e Ginecologia da Santa Casa de São Paulo
Chefe do Setor de Endoscopia Ginecológica e Endometriose do Departamento de Obstetrícia e Ginecologia da Santa Casa de São Paulo

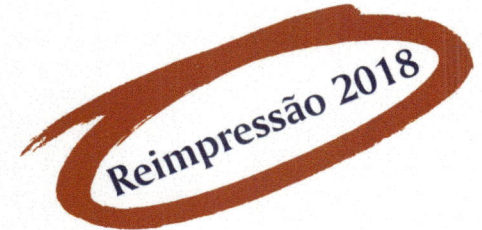

CRISPI

TRATADO DE ENDOSCOPIA GINECOLÓGICA
Cirurgia Minimamente Invasiva

TERCEIRA EDIÇÃO

Claudio Peixoto Crispi
Flavio Malcher M. de Oliveira
José Carlos Damian Junior
Marco Aurelio P. de Oliveira
Paulo Ayroza G. Ribeiro

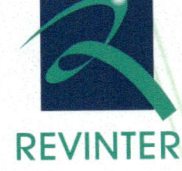

TRATADO DE ENDOSCOPIA GINECOLÓGICA – Cirurgia Minimamente Invasiva, Terceira Edição
Copyright © 2012 by Livraria e Editora Revinter Ltda.
Reimpressão 2018

ISBN 978-85-372-0421-4

Todos os direitos reservados.
É expressamente proibida a reprodução
deste livro, no seu todo ou em parte,
por quaisquer meios, sem o consentimento
por escrito da Editora.

Contato com o editor-chefe:
claudiocrispi@gmail.com
www.portaldaendometriose.com.br

CIP-BRASIL. CATALOGAÇÃO-NA-FONTE
SINDICATO NACIONAL DOS EDITORES DE LIVROS, RJ

T698
3.ed.

　　Tratado de endoscopia ginecológica : cirurgia minimamente invasiva / Claudio Peixoto Crispi...
[et al.]. - 3.ed. - Rio de Janeiro : Revinter, 2012
　　　il.

　Inclui bibliografia e índice
　ISBN 978-85-372-0421-4

　1. Ginecologia. 2. Cirurgia ginecológica. 3. Videoendoscopia. I. Crispi, Claudio Peixoto.

11-6095　　　　　　　　　　　　CDD: 618.1
　　　　　　　　　　　　　　　　CDU: 618.1

A precisão das indicações, as reações adversas e as relações de dosagem para as drogas citadas nesta obra podem sofrer alterações.
Solicitamos que o leitor reveja a farmacologia dos medicamentos aqui mencionados.
A responsabilidade civil e criminal, perante terceiros e perante a Editora Revinter, sobre o conteúdo total desta obra, incluindo as ilustrações e autorizações/créditos correspondentes, é do(s) autor(es) da mesma.

Livraria e Editora REVINTER Ltda.
Rua do Matoso, 170 – Tijuca
20270-135 – Rio de Janeiro – RJ
Tel.: (21) 2563-9700 – Fax: (21) 2563-9701
livraria@revinter.com.br – www.revinter.com.br

Homenagem

Dedicamos esta obra, *in memoriam*, aos nossos amigos que tanto contribuíram para a medicina, para o desenvolvimento e o aprendizado de tantos colegas. Nossos sinceros agradecimentos e o reconhecimento da importância que tiveram em toda a nossa empreitada.

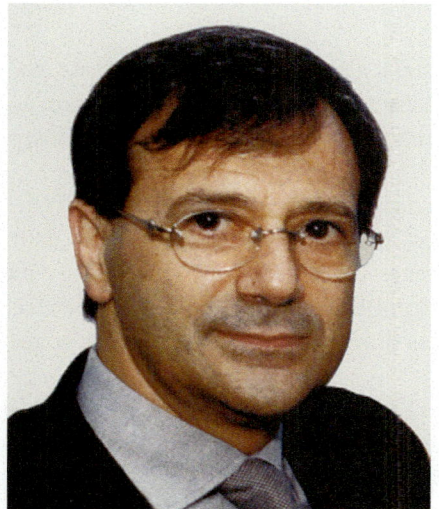
Francesco Viscomi

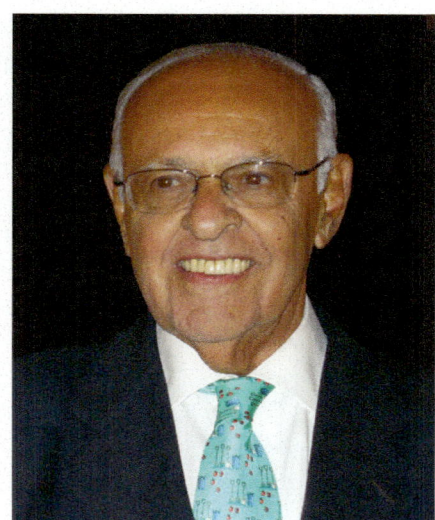
Fernando Pedrosa

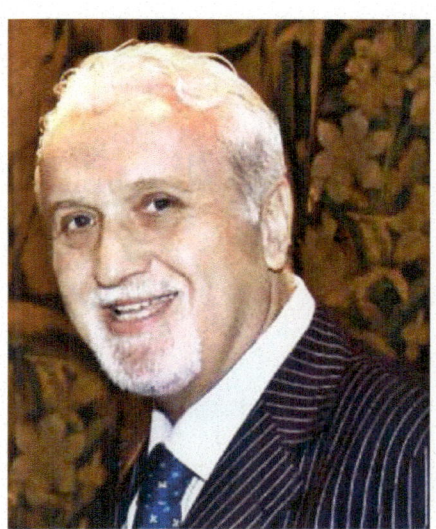
Giacomo Errico

Agradecimentos

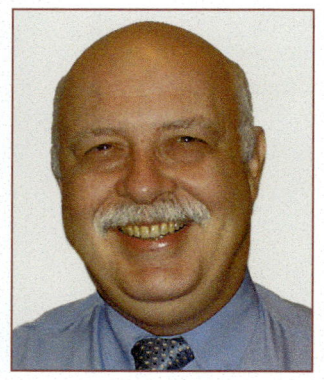

Após todos estes meses de trabalho, chega o momento dos agradecimentos.

Tarefa nem sempre fácil, especialmente quando precisam ser transformadas em palavras as intensas emoções que acompanharam a elaboração da 3ª edição do nosso Tratado.

Pensando bem, mais do que agradecer, este é o momento certo para reconhecer. Reconhecer sentimentos muitas vezes esquecidos, mas de fundamental importância nas relações humanas, que servem de base e incentivo para que possamos atingir as nossas metas.

É enorme o número de pessoas que, de forma direta ou indireta, participaram ao longo dos anos, fornecendo material inestimável para esta obra, seja como contribuição científica ou incentivo e doação pessoal. Todos merecem o nosso reconhecimento e a nossa gratidão.

Porém, sem dúvida alguma, certas pessoas não só contribuíram, mas também ofereceram em resignação e doação ilimitada parte da sua vida, para que esta obra fosse possível: meus pais, Dirceu e Neuza, e meus irmãos, Dirceu e Luciano, fontes de incentivo permanente, que, em momento algum, duvidaram que poderíamos vencer mais este desafio.

À minha mulher, Rosângela, e aos meus filhos, Claudio Júnior e Fernanda, todo o meu amor e gratidão pela compreensão, mais uma vez aceitando o meu entusiasmo e abrindo mão do nosso convívio, para que pudesse pesquisar e escrever este Tratado.

Aos meus amigos, colegas e alunos, fontes constantes de inspiração, que, em sua determinação de aprender, nos impeliram ao permanente desafio de aprimorar a nossa arte e dividir o nosso conhecimento.

Agradeço, ainda, a esta notável Editora Revinter, que acreditou não só em nossos sonhos, mas soube identificar a necessidade de uma obra que fosse coerente com os caminhos da ciência e da filosofia, possibilitando esta publicação, com base em evidências científicas e nas experiências individuais dos seus autores, coautores e colaboradores.

Finalmente, agradeço a DEUS, por ter-me dado a oportunidade de conhecer esta arte, que tanto me proporcionou alegrias, sofrimentos, angústias e, acima de tudo, poder oferecer aos enfermos tratamentos eficientes e coerentes com os novos caminhos da ciência médica.

AGRADECIMENTOS

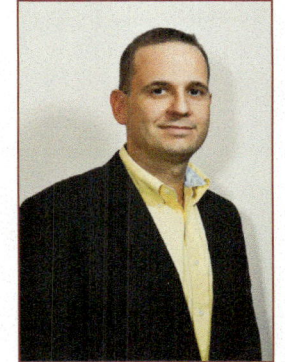

Aos meus pais, Fernando e Maria, por sempre acreditarem.
À minha mulher, Juliana, minha base de sempre.
Ao meu filho, Pedro, a razão de tudo.
À minha filha, Luísa, a graça da vida.

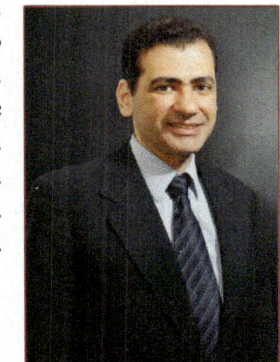

Agradeço a edição desta obra aos colegas que, trabalhando junto há mais de 10 anos, são o motor para o crescimento do grupo.
Aos muitos funcionários que anonimamente dedicaram seu tempo para o aprimoramento do livro, entre eles o Sr. Luiz Fernando.
Aos meus pais, Maria Amélia e José Carlos *(in memoriam)*, cujos exemplos conduziram e alicerçaram a minha formação.
À minha esposa, Maene, que entende minha ausência e incentiva meu trabalho.
Aos meus filhos, Carla e Pedro, que renovam e completam a minha vida.
Finalmente, a Deus, porque nada acontece por acaso.

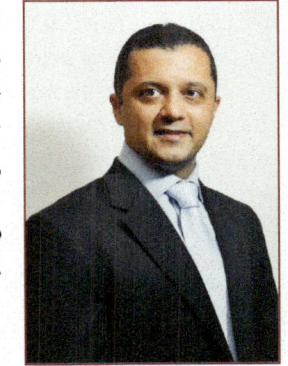

Aos meus pais, Hildoberto e Marlene,
que, além de ginecologistas competentes,
me orientam e me norteiam na difícil arte de viver.
À minha mulher, Stela,
companheira e inseparável amiga, alicerce do meu equilíbrio.
Aos meus filhos, Victor, Miguel e Arthur,
pela imensurável alegria que me proporcionam
e pela oportunidade de ser pai.
A todos os meus amigos, em especial ao Claudio Crispi,
por seu caráter, por sua determinação
e por sua incansável busca da perfeição
de um dos mais bonitos sentimentos: a amizade.

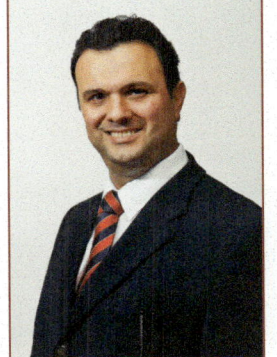

Agradeço a todos os autores e editores deste tratado, em especial ao amigo e Professor Claudio Crispi, a oportunidade de fazer parte deste tão seleto grupo de docentes que buscam, por meio de suas palavras, textos, fotos e vídeos, colaborar para o desenvolvimento técnico e científico do nosso País. Esta obra é fruto do amor e da dedicação incondicional que estas mentes nutrem pela ciência e pela medicina. É, também, a manifestação irrefutável da união em prol do aprimoramento médico e do ensino da Endoscopia Ginecológica em todo o território nacional.

Agradeço aos meus pais, Heloisa e Evaristo, além de tudo, pelo sabor da docência em minha alma.

Agradeço à minha esposa, Helizabet, pelo apoio e estímulo inquestionável em todos os momentos da minha carreira e da confecção desta obra. Aos meus filhos, Paulo, Luisa e Heloisa... que Deus me permita recuperar os momentos perdidos à beira da escrivaninha.

Apresentação

É com grande alegria que apresentamos a terceira edição do *Tratado de Endoscopia Ginecológica – Cirurgia Minimamente Invasiva*. Ele é resultado de sete meses de intenso trabalho e dedicação de 54 autores de diferentes estados do Brasil e de países como Estados Unidos, França e Itália.

A nova edição chega cinco anos depois da segunda, esgotada assim como a primeira, lançada em 2002.

Empolgados e agradecidos com a grande aceitação do nosso tratado pelos colegas médicos, resolvemos elaborar uma terceira edição inovadora e alinhada com as novas tendências da cirurgia ginecológica minimamente invasiva.

A videocirurgia e as novas modalidades técnicas da área venceram a desconfiança inicial e experimentam a grande aceitação das classes leigas e médicas. Esta situação impulsionou ainda mais o desenvolvimento da especialidade, o que tem favorecido a sua evolução vertiginosa.

Este avanço é resultado não somente do aprimoramento de cirurgiões e equipamentos empregados, mas do progresso científico e da medicina com base em evidências.

Para atender a esta nova realidade, que resulta na produção contínua de conhecimento, elaboramos um novo conceito de publicação, que reúne a tradição da versão impressa com as inovações e os recursos provenientes da internet.

Esperamos, também, superar a sensação que tínhamos de chegar ao lançamento da edição impressa já percebendo a necessidade de atualizar boa parte do conteúdo.

Com o apoio irrestrito da Revinter, editora que sempre nos estimulou ao arrojo, oferecemos uma publicação impressa de excelente qualidade, em que o leitor poderá encontrar em cada patologia enfocada o estudo etiológico, as bases do tratamento clínico e o detalhamento cirúrgico.

Na internet, os leitores terão acesso a fotografias e filmes sobre procedimentos e cirurgias realizadas pelos autores, comentários sobre as mais recentes publicações científicas, novas técnicas, materiais e equipamentos, *links* para sociedades médicas, revistas e *sites* de congressos. Além disso, a versão eletrônica foi concebida com o propósito de abrir espaço de diálogo dos leitores com os editores e autores, tanto para o esclarecimento de dúvidas quanto para comentários a respeito dos conteúdos abordados. Manteremos, também, uma agenda atualizada, com informações sobre congressos e cursos da área, além de resumos da nossa participação em fóruns nacionais e internacionais. As duas primeiras edições do Tratado também estão à disposição nesta versão eletrônica. As novidades serão informadas por meio de *newsletters*.

Investimos na produção de uma obra que pretende estimular a formação de uma comunidade médica que se tem dedicado à expansão e à evolução desta técnica por meio da constante troca de informações e atualizações. Esperamos que você aproveite e ajude-nos a seguir em nossa trajetória de dedicação a esta especialidade que só faz crescer.

Sumário

Prefácio da Terceira Edição xiii
Prefácio da Segunda Edição xiv
Prefácio da Primeira Edição xv
Colaboradores xvi

I
Fundamentos da Endoscopia

1 Histórico da Endoscopia Médica 3
Fernando Pedrosa†
Homero Leal de Meirelles Junior
Gustavo Py Gomes da Silveira

2 Equipamento 9
Flavio Malcher Martins de Oliveira
Guilherme Karam Corrêa Leite
Paulo José Macedo

3 Acessos Vaginais 30
Ricardo Zorrón
Luiz Zamagna
Rosilene Jarra Reis

4 Cirurgia por Acesso Único 40
Marcus Vinicius Dantas de Campos Martins
James Skinovsky

5 Cirurgia Robótica – Evolução Tecnológica da Técnica Cirúrgica em Ginecologia 47
Arnold P. Advincula
Ricardo Zugaib Abdalla
Rodrigo Biscuola Garcia

6 Manuseio e Processamento de Artigos 57
Maria Virginia Godoy da Silva
Avany Maura Gonçalves de Oliveira

7 Meios de Energia 71
Marco Aurelio Pinho de Oliveira
Paulo Guimarães
José Baptista Portugal Paulin
Flavio Malcher Martins de Oliveira
José Alberto Burlá

8 Considerações Anestésicas para o Cirurgião 89
Márlon de Freitas Fonseca
Eduardo de Almeida Nogueira
Claudio Moura de Andrade Jr.

9 Cuidados Perioperatórios 98
Márlon de Freitas Fonseca
Alexandra Rezende Assad
Eduardo de Almeida Nogueira
Marcio Vaz Sanches

II
Laparoscopia

10 Instrumental 111
Flavio Malcher Martins de Oliveira
Guilherme Karam Corrêa Leite
Paulo José Macedo

11 Punções, Pneumoperitônio e Inventário ... 130
Flavio Malcher Martins de Oliveira
Thiago Rodrigues Dantas Pereira
Alessandra Viviane Evangelista Demôro

12 Anatomia Laparoscópica Aplicada 140
Paulo Augusto Ayroza Galvão Ribeiro
Marco Aurelio Pinho de Oliveira
Claudio Peixoto Crispi
Arnaud Wattiez
Nicolau Cotelesse da Costa
Helizabet Salomão Abdalla Ayroza Ribeiro

13 Laparoscopia na Gestação e Cirurgia Fetal. 153
José Paulo Pereira Júnior
Renato Augusto Moreira de Sá

SUMÁRIO

14 SUTURAS E RECONSTRUÇÕES ENDOSCÓPICAS ... 164
Paulo Augusto Ayroza Galvão Ribeiro
Thiers Soares Raymundo
Armando Romeo

15 TÉCNICAS DE RETIRADAS DE PEÇAS CIRÚRGICAS E FECHAMENTO ... 178
Paulo Augusto Ayroza Galvão Ribeiro
Fabio Sakae Kuteken

16 COMPLICAÇÕES NA CIRURGIA LAPAROSCÓPICA ... 184
Paulo Sergio da Silva Reis Junior
Alexandre Miranda Duarte
Sibelle Nogueira Buonora
José Anacleto Dutra de Resende Júnior

17 ADERÊNCIAS PÉLVICAS ... 201
José Paulo Pereira Junior
Jorge Roberto Di Tommaso Leão
Marianna Facchinetti Brock
Claudio Peixoto Crispi

18 DOR PÉLVICA CRÔNICA ... 213
Eduardo Schor
Gustavo Marques de Sousa Safe
Helio Sato

19 INFERTILIDADE SEM CAUSA APARENTE ... 221
Paulo Gallo de Sá
Joji Ueno
Maria Cecília Erthal
George Queiroz Vaz
Tsutomu Aoki

20 ENDOMETRIOSE ... 233
Claudio Peixoto Crispi
Eduardo Schor
Marco Aurelio Pinho de Oliveira
Maurício Abraão
Paulo Augusto Ayroza Galvão Ribeiro

21 CIRURGIA TUBÁRIA ELETIVA ... 280
Marco Aurelio Pinho de Oliveira
Claudio Peixoto Crispi
Marcio Moura Pereira
Sergio Conti Ribeiro

22 EMERGÊNCIAS GINECOLÓGICAS ... 295
Thiers Soares Raymundo
Thiago Rodrigues Dantas Pereira
José Carlos Damian Junior

23 ABORDAGEM MINIMAMENTE INVASIVA DOS ADENOMIOMAS & ADENOMIOSES ... 316
Claudio Peixoto Crispi
Claudio Peixoto Crispi Júnior

24 ABORDAGEM MINIMAMENTE INVASIVA DOS MIOMAS ... 333
Claudio Peixoto Crispi
Karen Soto Perez Panisset
Michel de Mello Zelaquett
Marco Aurelio Pinho de Oliveira
Claudio Peixoto Crispi Júnior

25 HISTERECTOMIA MINIMAMENTE INVASIVA ... 359
Homero Leal de Meirelles Junior
Marco Aurelio Pinho de Oliveira
Luiz Zamagna
William Kondo

26 DISTOPIAS GENITAIS ... 379
Luiz Zamagna
Luiz Ângelo Oliveira de Albuquerque
Luiz Fernando T. de Albuquerque

27 TRATAMENTO MINIMAMENTE INVASIVO DA INCONTINÊNCIA URINÁRIA DE ESFORÇO ... 394
Fabrício Borges Carrerette
Maria Cristina Dornas
Ronaldo Damião
José Carlos de Jesus Conceição
Eneida Gonçalves de Oliveira

28 TUMORES DE OVÁRIO ... 423
Paulo Augusto Ayroza Galvão Ribeiro
Caio Parente Barbosa
Helizabet Salomão Abdalla Ayroza Ribeiro

29 CÂNCER DE COLO ... 440
Marco Aurelio Pinho de Oliveira
José Carlos Damian Junior
Geraldo Gastal Gomes-da-Silveira
Susana Pessini

30 CÂNCER DE CORPO UTERINO ... 453
Marco Aurelio Pinho de Oliveira

III
HISTEROSCOPIA

31 FISIOLOGIA DO CICLO MENSTRUAL ... 467
George Queiroz Vaz
Guilherme Ribeiro Ramires de Jesús
Cássio Sartório

32 CONCEITO BÁSICO – DISTÚRBIO DO CICLO MENSTRUAL ... 479
Maene Marcondes Cardoso
Maria Pilar Couto Argibay

33 Estudo Anatomopatológico do Endométrio Normal 486
Leon Cardeman
Sheila Rochlin
Tania Maria Nery C. de Andrade
Flavia Rochlin

34 Indicações da Histeroscopia Diagnóstica e Cirúrgica 496
Marcelo Esteve
Dirceu Crispi Filho
Simone Borges Machado
Eline Gurgel

35 Material e Instrumental 508
José Carlos Damian Junior
Andrea de Fatima Rodrigues Rainho

36 Técnica do Exame Histeroscópico 526
Beatriz Bravo Damian
José Carlos Damian Junior
Claudio Peixoto Crispi

37 Preparo, Técnica e Riscos da Cirurgia Histeroscópica com Ressectoscópio 543
Claudio Moura de Andrade Junior
Daniela Barreto Fraguglia Quental Diniz
Mariana Paiva de Castro Sodré
Reginaldo Guedes Coelho Lopes

38 Colo Uterino 560
Claudia da Silva Lunardi
Gisele Ozom dos Santos
Lilian Padrón da Silveira
Licia Maria de Carvalho Gomes
Maria Jose Camargo

39 Cavidade Uterina e Endométrio Normal .. 581
José Carlos Damian Junior
Claudio Peixoto Crispi
Andrea de Fatima Rodrigues Rainho

40 Repercussões Endometriais – Drogas e Endocrinopatias 592
Hildoberto Carneiro de Oliveira
Gisele Ozom dos Santos

41 Endometrite 602
Marco Aurelio Pinho de Oliveira
Luiz Augusto Henrique Melki
Raphael Câmara Medeiros Parente

42 Histeroscopia e Adenomiose 613
Walter Antonio Prata Pace
João Oscar de Almeida Falcão Jr.
Francisco de Assis Nunes Pereira

43 Miomectomia Histeroscópica 619
Ricardo Bassil Lasmar
José Octávio S. da N. Brandão
Daniela Baltar da Rosa Zagury
Bernardo Portugal Lasmar
Raphael Câmara Medeiros Parente

44 Pólipos Uterinos 632
Marco Aurelio Pinho de Oliveira
Luiz Augusto Henrique Melki
Paulo Roberto Cará
Raphael Câmara Medeiros Parente

45 Metaplasia Óssea, Corpo Estranho e Cicatriz de Cesariana 647
Luiz Carlos da Silva Santos
Raphael Câmara Medeiros Parente
Simone Machado
Marcelo Esteves

46 Sinéquias Intrauterinas 658
Claudia Regina Weck Del Pino Roxo
Karen Soto Perez Panisset
Carlos Weck Roxo

47 Hipertrofia Endometrial 670
José Carlos Damian Junior
Alessandra Ferreira Barbosa
Wilma do Sacramento Marques

48 Câncer do Corpo Uterino 678
Carlos Romualdo Barbosa Gama

49 Sangramento Uterino Disfuncional e Ablação Endometrial 696
Maria Cecília Azevedo Lopes
Karen Soto Perez Panisset
Wilma do Sacramento Marques

50 Malformações Uterinas 711
Ricardo Pedreschi
Simone Westarb
João Paulo Epprecht

51 Papel da Histeroscopia na Infertilidade ... 723
Karen Soto Perez Panisset
Raquel Loja Vitorino
José Carlos Damian Junior
Tsutomu Aoki

52 Histeroscopia na Contracepção 732
Kleber de Melo Morais
Mychelle de Medeiros Garcia Torres
Patricia Costa Fonsêca Meirelles Bezerra

53 Abordagem Histeroscópica em Obstetrícia . 741
Claudio Peixoto Crispi
Claudio Peixoto Crispi Júnior

Índice Remissivo 757

Prefácio da Terceira Edição

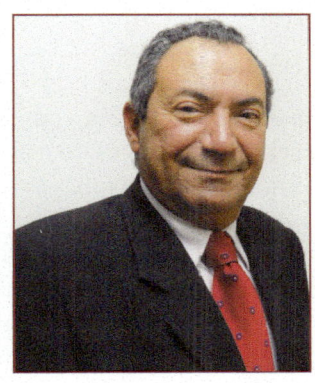

O *Tratado de Endoscopia Ginecológica – Cirurgia Minimamente Invasiva*, de autoria de Claudio Peixoto Crispi, Flavio Malcher M. de Oliveira, José Carlos Damian Junior, Marco Aurelio P. de Oliveira e Paulo Ayrosa Ribeiro, encontra-se em sua terceira edição.

Foi, após cinco anos, totalmente atualizado e aprimorado. Outrossim, além da versão tradicional, impressa, passa a contar com modernos recursos, como a utilização da internet.

A obra, com 53 capítulos, discorre, de maneira didática, sobre os vários aspectos da endoscopia ginecológica, como também da cirurgia minimamente invasiva. Para tanto, contribuíram 95 renomados especialistas nesta área.

Este tratado irá, sem dúvida, contribuir para a atualização e o aperfeiçoamento dos ginecologistas em sua nobre missão de bem cuidar da saúde da mulher."

Professor Titular
Disciplina de Ginecologia da Faculdade de Medicina da USP

Prefácio da Segunda Edição

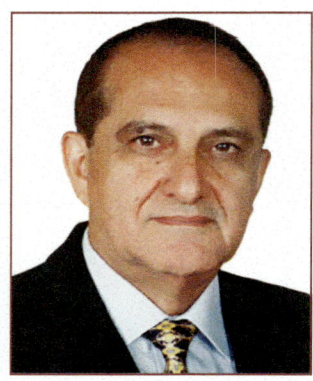

Há três anos, Claudio Crispi honrou-me com o convite para apresentar a primeira edição desta monumental obra da videoendoscopia brasileira, sem nada a dever a nenhuma outra obra publicada no mundo.

Após três anos do lançamento do *Tratado de Videoendoscopia e Cirurgia Minimamente Invasiva em Ginecologia – Fundamentos, Videolaparoscopia, Uroginecologia e Vídeo-Histeroscopia* por Claudio Crispi e, ainda debruçado sobre as suas páginas sorvendo os seus conhecimentos, vejo a 2ª edição chegar ao prelo mais bonita, mais completa e atualizada, não só pela revisão da literatura internacional, mas principalmente pelo enriquecimento da experiência pessoal dos autores. A inquietude e o espírito perfectivo do Crispi fizeram-no começar esta nova edição no dia seguinte ao que a primeira ficou pronta.

Fiquei envaidecido pelo convite de, agora, fazer o prefácio desta obra-prima científica. Claudio, desculpe-me, mas repetirei na íntegra o que foi dito na apresentação da primeira edição. Ela foi feita com o fervor científico que a obra me passou e com o orgulho de ter o seu autor convivido comigo desde acadêmico. Aprendi muito com a tua determinação, organização, tenacidade, seriedade de propósito e tudo de bom que pode ter um médico que se dedica aos seus pacientes e à causa de ensinar.

É um trabalho abrangente que contempla a videolaparoscopia e a vídeo-histeroscopia de forma completa e atualizada. Escrevem os seus capítulos os mais ilustres e experientes especialistas do nosso Brasil. É um trabalho primoroso, irretocável, simples e de fácil compreensão. Notamos nele não só a preocupação de fazer uma grande obra, mas também o objetivo de transmitir, ensinar e fazer com que aprendamos a videoendoscopia com aqueles que mais a conhecem no mundo. Este verdadeiro tratado da especialidade é o que faltava na nossa biblioteca.

Claudio Crispi é meu amigo desde a infância acadêmica, inteligente, estudioso e determinado. Quando, há alguns anos, iniciou a sua formação endoscópica com Francesco Viscomi, vislumbramos que este futuro vitorioso e inovador chegaria em breve. Este tratado não representa todas as realizações do Claudio, considerando o número de especialistas que ele vem formando em cursos de organização exemplar. Na prática, tem habilidade invejável e bom-senso, além do conhecimento profundo de patologia ginecológica. Este magnífico trabalho que chega às nossas mãos é o coroamento do sucesso de uma vida dedicada à medicina e à videoendoscopia.

A obra desenvolve-se em 74 capítulos divididos em quatro partes: Fundamentos, Videolaparoscopia, Uroginecologia e Vídeo-Histeroscopia. Mesmo escrita por diversos autores, a obra tem uma sequência lógica e um encadeamento de raciocínio que parece ser escrita por um único autor. Isto é fruto de uma coordenação efetiva, reuniões com os autores e compromissos firmados de fazer uma grande obra sem repetições desnecessárias, oferecendo, assim, aos seus leitores, uma obra didática e cientificamente correta.

A videoendoscopia é um método propedêutico e terapêutico muito especial que, por si só, poderia constituir uma especialidade. No entanto, deve ser uma área de atuação de todas as especialidades clínicas e cirúrgicas que dela possam se utilizar. Há quase 10 anos, quando então presidente da FEBRASGO, criamos as normas para que esta pudesse emitir certificados de qualificação em videolaparoscopia e em vídeo-histeroscopia a fim de facilitar a relação dos tocoginecologistas com os prestadores de serviços de saúde nas suas diversas modalidades.

Este *Tratado de Videoendoscopia e Cirurgia Minimamente Invasiva em Ginecologia – Fundamentos, Videolaparoscopia, Uroginecologia e Vídeo-Histeroscopia* não pode faltar na mesa de cabeceira tanto daqueles que se iniciam na endoscopia ginecológica quanto na dos grandes especialistas, para atualização e consulta.

Claudio Crispi, parabéns pelo presente que nos proporcionou.

Hildoberto Carneiro de Oliveira

Prefácio da Primeira Edição

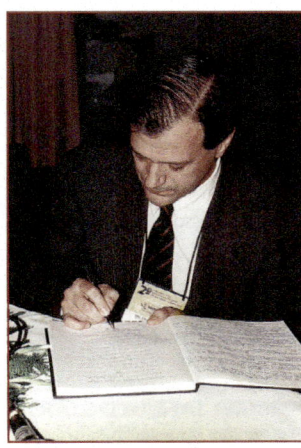

A videoendoscopia ginecológica, que compreende a videolaparoscopia e a vídeo-histeroscopia, tanto na área diagnóstica como na cirúrgica, vem ganhando cada vez mais espaço dentro da clínica ginecológica. A evolução dos conhecimentos, aliada à melhora dos recursos técnicos e dos equipamentos, tem ampliado cada vez mais as suas aplicações, permitindo diagnósticos mais precisos e intervenções mais resolutivas.

A necessidade de penetrar nas cavidades do corpo humano sem precisar recorrer a grandes incisões norteou o início da endoscopia, em 1804, por Bozzini. De lá para cá, a filosofia se manteve, e a evolução do método foi muito mais tecnológica do que conceitual. Na área da vídeo-histeroscopia, os diagnósticos passaram a ser realizados ao vivo e em cores através do acesso direto à cavidade uterina. A vídeo-histeroscopia inaugurou uma nova era na investigação das anormalidades da cavidade uterina, colocando em segundo plano a curetagem uterina de prova, método usado durante muitos anos para investigação da cavidade uterina. Com relação aos procedimentos operatórios, a vídeo-histeroscopia propiciou cirurgias realizadas endoscopicamente sem necessidade da abertura do útero, com permanência hospitalar de algumas horas e retorno às atividades em poucos dias.

A videolaparoscopia também proporcionou diagnósticos mais precisos de desordens da cavidade abdominal. Cirurgias videolaparoscópicas foram sendo cada vez mais realizadas, substituindo as técnicas cirúrgicas convencionais.

Embora as técnicas videoendoscópicas sejam atraentes e um número maior de ginecologistas as estejam adotando, a possibilidade de complicações, muitas vezes graves, existe. Na maioria das vezes, estas complicações são resultantes de treinamentos inadequados, não cumprimento de um aprendizado gradual e progressivo e, por outras vezes, excesso de confiança não guardando atenção para o rigor da técnica e para os procedimentos de segurança. A não observação das contraindicações pode, também, resultar em complicações graves da videoendoscopia. O velho ditado *primum, non nocere* neste caso se aplica muito bem.

O treinamento gradual, através de cursos de educação continuada divididos em etapas didático-laboratorial e tutorial, resulta em melhor capacidade de aprendizagem e manuseio das técnicas videoendoscópicas.

O ensino da videoendoscopia no Brasil data de novembro de 1989, quando, recém-chegados de Clermont-Ferrand (França) e Antuérpia (Bélgica), iniciamos os cursos de treinamento. Após estes 13 a 14 anos de cursos de treinamento, e com orgulho de ter contribuído para a formação de grande parte dos ginecologistas brasileiros em videoendoscopia ginecológica, assistimos a um desenvolvimento cada vez maior desta técnica minimamente invasiva. Alguns dos ginecologistas que passaram pelos nossos cursos também tiveram a mesma preocupação em formar ginecologistas videoendoscopistas com cursos de treinamento gradual. Um dos mais interessados nesta área foi o Dr. Claudio Crispi, que, com a sua incrível capacidade de organização, criou um dos melhores cursos de treinamento em videoendoscopia ginecológica, contribuindo, também, para a formação de vários ginecologistas brasileiros.

Para reforçar esta tarefa, o Dr. Claudio Crispi nos brinda com esta excelente obra, fruto da sua dedicação e perseverança, que enaltece mais a videoendoscopia ginecológica brasileira.

Os ginecologistas que têm tido o privilégio de frequentar os cursos do Dr. Crispi vão adicionar um elemento importante à sua leitura acadêmica, e o ginecologista geral, certamente, após folhear este tratado, terá uma razão a mais para se iniciar nesta nova área. A quantidade de informações contidas neste tratado e a forma como são apresentadas fornecem um alto nível de conteúdo uniforme. Seu texto informativo, complementado por um grande número de excelentes fotos e gráficos ilustrativos, faz deste tratado um marco na Videoendoscopia Ginecológica brasileira. Os autores convidados e responsáveis pelos capítulos deste tratado formam o que se pode chamar de "força-tarefa" em Videoendoscopia Ginecológica. Todos com experiência de mais de dez anos espelham o que há de melhor em Videolaparoscopia e Vídeo-Histeroscopia. Este tratado reveste-se de grande importância para o médico-ginecologista que pretende aprimorar os seus conhecimentos e, desta maneira, beneficiar as suas pacientes.

†*Francesco Antônio Viscomi*

COLABORADORES

LILIAN PADRÓN DA SILVEIRA
Mestrado em Ginecologia pela UFRJ
Médica do Instituto de Ginecologia da UFRJ
Professora da Pós-Graduação em Videoendoscopia Ginecológica IFF/FIOCRUZ

LUIZ ÂNGELO OLIVEIRA DE ALBUQUERQUE
Ex-Professor-Assistente da PUC
Ex-Presidente da SOBENGE

LUIZ AUGUSTO HENRIQUE MELKI
Professor de Ginecologia da Faculdade de Ciências Médicas da UFRJ
Doutorado em Ginecologia pela UFRJ
Livre-Docente em Ginecologia pela UFRJ

LUIZ CARLOS DA SILVA SANTOS
Especialização em Videocirurgia Ginecológica pela SOBRACIL
Presidente da ENDOGIL, RJ
Professor da Pós-Graduação em Videoendoscopia Ginecológica IFF/FIOCRUZ

LUIZ FERNANDO T. DE ALBUQUERQUE
Sócio-Fundador da Sociedade Brasileira de Endoscopia Ginecológica – São Paulo, SP
Membro da The Standing Committee – Advisory, AAGL (Advancing Minimally Invasive Gynecology Worldwide)
International Advisory AAGL (Advancing Minimally Invasive Gynecology Worldwide)

LUIZ ZAMAGNA
Especialização em Ginecologia e Obstetrícia
Médico (Chefe do Serviço de Ginecologia) do Hospital Federal de Bonsucesso
Professor Auxiliar de Ensino em Ginecologia da Faculdade Souza Marques
Professor da Pós-Graduação em Videoendoscopia Ginecológica IFF/FIOCRUZ

MAENE MARCONDES CARDOSO
Especialização em Ginecologia e Obstetrícia pela FEBRASGO
Mestrado pela UFRJ

MARCELO ESTEVE
Título do Colégio Brasileiro de Cirurgiões (TCBC)
Título de Habilitação em Laparoscopia pela SOBRACIL
Título de Habilitação em Laparoscopia e Histeroscopia pela FEGOB

MARCIO MOURA PEREIRA
Especialização em Vídeo-histeroscopia e Videolaparoscopia pela SOCIVERJ
Especialização em Endoscopia Ginecológica pela FEBRASGO
Chefe do Serviço de Videoendoscopia Ginecológica do Hospital de Ensino Alcides Carneiro/Faculdade de Medicina de Petrópolis

MARCIO VAZ SANCHES
Especialização em Reumatologia e Medicina Domiciliar
Pós-Graduado em Marketing Estratégico pela Escola Superior de Propaganda e Marketing do Rio de Janeiro
Diretor-Científico da Clinimkt, Marketing em Saúde

MARCUS VINICIUS DANTAS DE CAMPOS MARTINS
Professor de Cirurgia da Universidade Estácio de Sá – Rio de Janeiro, RJ
Chefe do Serviço de Cirurgia Geral do Hospital Lourenço Jorge – Rio de Janeiro, RJ
Mestrado em Cirurgia pela UFRJ

MARIA CECÍLIA AZEVEDO LOPES
Título de Qualificação em Vídeo-histeroscopia pela SOBRACIL
Certificado de Atuação na Área de Endoscopia Ginecológica pela FEBRASGO
Médica do Staff do Setor de Histeroscopia do Hospital dos Servidores do Estado do RJ

MARIA CECÍLIA ERTHAL
Coordenadora do Serviço de Ginecologia, Obstetrícia e Reprodução Humana do Hospital Barra D'OR – Rio de Janeiro, RJ
Especialização em Histeroscopia pela FEBRASGO
Especialização em Laparoscopia pela FEBRASGO

MARIA CRISTINA DORNAS
Professora de Urologia da UERJ
Professora de Urologia da UFF
Professora de Urologia da Universidade Gama Filho

MARIA JOSE CAMARGO
Mestrado em Ginecologia pela UFRJ
Doutorado em Saúde da Mulher pelo Instituto Fernandes Figueira/FIOCRUZ

MARIA PILAR COUTO ARGIBAY
Médica do Hospital Federal dos Servidores do Estado do Rio de Janeiro

MARIA VIRGINIA GODOY DA SILVA
Doutorado em Enfermagem pela Escola de Enfermagem da USP
Mestrado em Enfermagem pela Escola Anna Nery da UFRJ
Professora Adjunta do Departamento de Enfermagem Médico-Cirúrgica da Faculdade de Enfermagem da UERJ

MARIANA PAIVA DE CASTRO SODRÉ
Médica-Assistente do Serviço de Ginecologia e Obstetrícia do Hospital do Servidor Público Estadual de São Paulo "Francisco Morato de Oliveira"
Médica-Assistente do Serviço de Endoscopia Ginecológica do Hospital Regional do Estado de São Paulo – Hospital Guilherme Álvaro da Faculdade de Ciências Médicas de Santos

MARIANNA FACCHINETTI BROCK
Professora da Faculdade de Medicina da Universidade do Estado do Amazonas
Título de Habilitação em Histeroscopia pela FEBRASGO

MÁRLON DE FREITAS FONSECA
Especialização em Anestesiologia pela Sociedade Brasileira de Anestesiologia
Mestrado e Doutorado em Biofísica pela Universidade Federal do Rio de Janeiro
Médico-Anestesiologista e Professor dos Cursos de Pós-Graduação em Videoendoscopia Ginecológica e em Pesquisa Aplicada à Saúde da Criança e da Mulher do Instituto Fernandes Figueira/FIOCRUZ

MAURÍCIO ABRAÃO
Professor-Associado do Departamento de Obstetrícia e Ginecologia da Faculdade de Medicina da Universidade de São Paulo
Médico Responsável pelo Setor de Endometriose da Clínica Ginecológica do Hospital das Clínicas da Faculdade de Medicina da Universidade de São Paulo
Presidente da Sociedade Brasileira de Endometriose e Ginecologia Minimamente Invasiva

MICHEL DE MELLO ZELAQUETT
Especialização em Ginecologia e Obstetrícia pela FEBRASGO
Diretor do Centro de Mioma

MYCHELLE DE MEDEIROS GARCIA TORRES
Mestrado em Medicina pela Faculdade de Ciências Médicas da Santa Casa de São Paulo
Médica da Universidade Federal do Rio Grande do Norte
Coordenadora do Setor de Infertilidade da Maternidade Escola Januário Cicco da UFRN – Natal, RN

NICOLAU COTELESSE DA COSTA
Especialização em Ginecologia e Obstetrícia pela FEBRASGO
Especialização em Endoscopia Ginecológica pela FEBRASGO
Médico-Ginecologista Obstetra do Hospital Santa Cruz e CEMPE – Curitiba, PR

PATRICIA COSTA FONSÊCA MEIRELLES BEZERRA
Doutorado pela Universidade Federal do Rio Grande do Norte
Médica da Universidade Federal do Rio Grande do Norte
Coordenadora do Setor de Gestação de Alto Risco da Maternidade Escola Januário Cicco da UFRN – Natal, RN

PAULO GALLO DE SÁ
Professor-Assistente da Disciplina de Ginecologia da Faculdade de Ciências Médicas da UERJ
Chefe do Setor de Reprodução Humana do Hospital Universitário Pedro Ernesto da UERJ
Mestrado em Ginecologia pela UFRJ

PAULO GUIMARÃES
2º Vice-Presidente da Sociedade Brasileira de Laser em Medicina e Cirurgia
Diretor do Serviço de Vídeo-histeroscopia do Sistema de Prevenção de Câncer da ACCG – Associação de Combate ao Câncer de Goiás
Coordenador de Cursos de Videolaparoscopia e Vídeo-histeroscopia e Laser em Ginecologia

PAULO JOSÉ MACEDO
Cirurgião-Geral do Hospital Raphael de Paula Souza – Rio de Janeiro, RJ
Cirurgião-Geral do Hospital Rios D'or – Rio de Janeiro, RJ

PAULO ROBERTO CARÁ
Professor de Ginecologia da Universidade de Caxias do Sul
Membro do Board da ISGE

PAULO SERGIO DA SILVA REIS JUNIOR
Chefe do Serviço de Cirurgia Geral do HMRPS
Coloproctologista do Hospital Central Aristarcho Pessoa (HCAP-CBMERJ)
Professor do Curso de Pós-Graduação em Cirurgia Videoendoscopia Ginecológica do Instituto Fernandes Figueira/FIOCRUZ

RAPHAEL CÂMARA MEDEIROS PARENTE
Doutorado em Ginecologia pela UNIFESP
Mestrado em Epidemiologia pela UERJ
MBA em Gestão em Saúde pela FGV

Colaboradores

RAQUEL LOJA VITORINO
Especialização em Reprodução Humana pela Universidade Federal de Minas Gerais
Especialização em Ginecologia e Obstetrícia pela FEBRASGO
Mestrado em Pesquisa Clínica pelo IPEC/FIOCRUZ

REGINALDO GUEDES COELHO LOPES
Doutorado em Ginecologia pela Universidade Federal de São Paulo/Escola Paulista de Medicina
Professor-Assistente da Disciplina de Ginecologia da Faculdade de Medicina da Universidade Metropolitana de Santos
Professor de Ginecologia do Curso de Medicina da Universidade Cidade de São Paulo

RENATO AUGUSTO MOREIRA DE SÁ
Doutorado em Perinatologia pela Universidade Federal de Minas Gerais
Pós-Doutorado em Medicina Fetal pela Universidade Descartes de Paris
Professor da Faculdade de Medicina da Universidade Federal Fluminense

RICARDO BASSIL LASMAR
Professor Adjunto de Ginecologia da Faculdade de Medicina da Universidade Federal Fluminense
Professor e Coordenador do Curso de Pós-Graduação em Endoscopia Ginecológica do Instituto Fernandes Figueira/FIOCRUZ

RICARDO PEDRESCHI
Chefe do Setor de Videoendoscopia Ginecológica
Responsável pelo Ambulatório de Vídeo-histeroscopia do HSE
Coordenador dos Cursos de Pós-Graduação em Vídeo-histeroscopia do HSE

RICARDO ZORRÓN
Mestrado e Doutorado pela Universidade Federal do Rio de Janeiro
Especialização em Videocirurgia e Robótica pela Universidade Humboldt de Berlim, Alemanha
Professor-Associado da Universidade de Strasbourg, França
Diretor da Section Minimally Invasive Surgery – Klinikum Bremerhaven Reikenheide, Alemanha

RICARDO ZUGAIB ABDALLA
Doutorado em Cirurgia pela Faculdade de Medicina da Universidade de São Paulo

RODRIGO BISCUOLA GARCIA
Especialização em Cirurgia Geral pelo Colégio Brasileiro de Cirurgiões
Qualificação em Cirurgia Laparoscópica pela Sociedade Brasileira de Cirurgia Laparoscópica

RONALDO DAMIÃO
Professor Titular de Urologia da UERJ
Chefe da Urologia 14ª Enfermaria da Santa Casa de Misericórdia do Rio de Janeiro
Professor da Universidade Gama Filho
Membro da Academia Nacional de Medicina

ROSILENE JARRA REIS
Mestrado pelo Programa de Pós-Graduação em Cirurgia pela Universidade Federal do Rio Grande do Sul
Doutorado pelo Programa de Pós-Graduação em Cirurgia pela Universidade Federal do Rio Grande do Sul
Aperfeiçoamento em Cirurgia Pélvica e Mamária pela Universidade de Pádova e Instituto de Tumores de Milão, Itália

SERGIO CONTI RIBEIRO
Professor-Assistente, Doutor e Chefe do Setor de Endoscopia Ginecológica do Departamento de Ginecologia da Faculdade de Medicina da Universidade de São Paulo

SHEILA ROCHLIN
MD Chefe da Sessão de Anatomia Patológica do Instituto Municipal da Mulher Fernando Magalhães – Rio de Janeiro, RJ

SIBELLE NOGUEIRA BUONORA
Mestrado em Infectologia pela Universidade Federal do Rio de Janeiro
Coordenadora da Comissão de Controle de Infecção Pré-Hospitalar do CBMERJ
Coordenadora Médica da Unidade de Pacientes Internados do Instituto de Pediatria IPPMG/UFRJ

SIMONE BORGES MACHADO
Título de Habilitação em Histeroscopia pela FEBRASGO
Título de Habilitação em Histeroscopia pela FEGOB
Coordenadora do Serviço de Ginecologia do Hospital São Rafael – Salvador, BA

SIMONE WESTARB
Médica-Ginecologista e Histeroscopista do Hospital dos Servidores do Estado do Rio de Janeiro
Professora do Curso de Pós-Graduação em Histeroscopia do HSE
Mestrado em Saúde da Mulher pelo Instituto Fernandes Figueira/FIOCRUZ

SUZANA PESSINI
Mestrado em Ciências Médicas pela Universidade Federal de Ciências da Saúde de Porto Alegre
Doutorado em Patologia pela UFCSPA
Professora de Ginecologia da UFCSPA

TANIA MARIA NERY C. DE ANDRADE
MD Anatomopatologista do staff do Hospital do Andaraí e do LabCardeman – Rio de Janeiro, RJ
Curso de Citopatologia e Estágios de Histologia e Citologia no Royal Surrey County Hospital e Epsom District Hospital, Inglaterra

THIAGO RODRIGUES DANTAS PEREIRA
Médico-Ginecologista do Hospital Federal de Bonsucesso – Rio de Janeiro, RJ
Preceptor da Residência de Ginecologia do Hospital Federal de Bonsucesso – Rio de Janeiro
Mestrado em Ciências pela Faculdade de Ciências Médicas da Universidade do Estado do Rio de Janeiro

THIERS SOARES RAYMUNDO
Chefe do Serviço de Videoendoscopia Ginecológica do Hospital Federal Cardoso Fontes
Professor da Pós-Graduação em Videoendoscopia Ginecológica IFF/FIOCRUZ
Especialização em Endoscopia Ginecológica pela FEBRASGO

TSUTOMU AOKI
Professor Adjunto, Doutor da Faculdade de Ciências Médicas da Santa Casa de São Paulo
Chefe do Setor de Reprodução Humana do Departamento de Obstetrícia e Ginecologia da Santa Casa de São Paulo

WALTER ANTONIO PRATA PACE
Titular da Academia Mineira de Medicina
Doutorado em Ginecologia pela Universidade Federal do Rio de Janeiro
Professor Doutor do Departamento de Ginecologia da Faculdade de Ciências Médicas de Minas Gerais
Presidente da Federação de Cirurgia e Endoscopia Ginecológica Brasileira

WILLIAM KONDO
Médico-Ginecologista do Centro Médico-Hospitalar Sugisawa, Hospital Vita Batel e Hospital da Cruz Vermelha – Curitiba, PR
Mestrado em Ciências da Saúde pela PUCPR

WILMA DO SACRAMENTO MARQUES
Especialização em Ginecologia e Obstetrícia pela FEBRASGO
Pós-Graduação em Videolaparoscopia pelo Instituto Fernandes Figueira/FIOCRUZ
Pós-Graduação em Vídeo-histeroscopia pelo Instituto Fernandes Figueira/FIOCRUZ

1 Histórico da Endoscopia Médica

Fernando Pedrosa[†]
Homero Leal de Meirelles Junior
Gustavo Py Gomes da Silveira

- **INTRODUÇÃO**
  - Século XX – 1ª metade
  - Século XX – 2ª metade
- **ENDOSCOPIA GINECOLÓGICA NO BRASIL**
- **HISTEROSCOPIA**
- **BIBLIOGRAFIA**
- **PERIÓDICOS**
- **LIVROS EDITADOS**

INTRODUÇÃO

Naquela manhã de 1805, Bozzini, médico alemão de origem italiana, se encaminha para o hospital. Estava carregado de emoção. Iria testar seu novo invento, um cistoscópio composto de câmera uretral dupla, vela e espelho refletor (Fig. 1-1). Já na sala de exames posiciona sua paciente na mesa e prepara-se. Acende a vela contida no corpo do instrumento. Em seguida penetra cuidadosamente a uretra. Pronto. Com este procedimento realizou a primeira observação endoscópica do mundo. Este invento é considerado o pioneiro transmissor de luz, sendo conhecido como Lichtleiter. Mais tarde seu uso foi estendido para a observância do colo uterino. A experiência foi bem-sucedida, mas incredulamente foi censurado pela Faculdade de Medicina de Viena, acusado de imoral por "curiosidade imprópria". Quatro décadas à frente surge no cenário de Desormeaux. Em 1843 desenha novo cistoscópio. O primeiro com descrição técnica aceitável. Apresenta à Academia de Medicina de Paris o invento e a experiência no ano de 1865. Consistia num tubo de diâmetro reduzido, vela alimentada por mistura de álcool e terebintina, luminosidade da chama intensificada pela adição de chaminé ao corpo do aparelho e espelho côncavo para a reflexão da luz (Fig. 1-2). Foi premiado pela Academia Imperial de Medicina. Bozzini e Desormeaux foram os pioneiros e reconhecidos como os "pais da endoscopia" (gr. *endon* significa interior + gr. *skopein* que significa olhar, examinar). Mas o que ocorreu há milênios? Estavam os povos da Antiguidade envolvidos com alguma forma de endoscopia? Tinham algum conhecimento e arte? É surpreendente saber. Os mais antigos relatos de uma endoscopia provêm da Escola de Kos, liderada por Hipócrates II nos anos 460/375 a.C. Os instrumentos da época nada mais eram que espéculos. Nos textos antigos assim está escrito: "Então deitam o paciente sobre o abdome e olham com o espéculo anal para ver onde o reto está alterado." Referências outras são

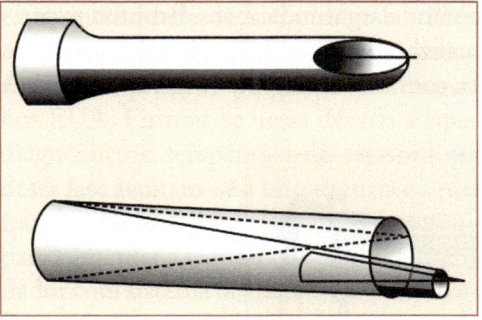

Fig. 1-1
Cistoscópio de Bozzini.

sia de Palmer, utilizado inclusive por cirurgiões gerais para biópsias hepáticas. Palmer introduziu também o uso de cânula uterina para mobilização do útero e teste de permeabilização tubária pela própria via laparoscópica. Foi grande sua contribuição ao estudo da infertilidade. Preocupou-se também em aperfeiçoar os endoscópios da época e o fez a partir daqueles mais antigos idealizados por Fourestier, Gladu e Valmer, nos idos de 1952. Em 1962 são publicados os primeiros *textbooks*: Thoyen e Rozat, na França, e Albano e Cittadini, na Itália. Em 1968, em Chicago, Melvin Cohen edita com o título *Laparoscopy, Culdoscopy and Gynecography* a bíblia que serviria aos noviciados da época. Surge, nas décadas de 1960 a 1970, inicialmente em Munique e depois em Kiel, a era Kurt Semm (Fig. 1-7). Médico e engenheiro, idealizou a endocoagulação. Com este sistema termal, a corrente elétrica de 6 volts não transita pelo corpo humano. Idealiza também os mais importantes instrumentos auxiliares, base do instrumental cirúrgico atual. Descreve com maestria, engenho e arte os testes de segurança para inserção de agulha, gás e trocartes. Cria grandes progressos em instrumentos para cirurgia laparoscópica e para insuflação controlada do pneumoperitônio. Muito criticado de início, tornou-se um grande nome da difusão da laparoscopia ginecológica, que chamou de pelviscopia. Criou o aparelho de insuflação de gás carbônico, sob controle do ingresso de gás, dependendo da pressão intra-abdominal. A laparoscopia passou a ser um procedimento cirúrgico muito seguro, o que facilitou a sua difusão. Em 1972 consagra-se a laparoscopia como método diagnóstico e terapêutico em todos os países. Neste mesmo ano Hulka, nos EUA, reporta o uso do *clip* para laqueadura tubária. Yoon, em 1973, apresenta o anel de elástico para efeito de laqueadura tubária, conduzido por aplicador próprio, ajustado ao canal operador do endoscópio em punção única. Na ginecologia, duas grandes escolas foram as responsáveis, nas décadas de 1970 e 1980, pela formação de centenas de laparoscopistas: a escola francesa de Clermont Ferrand, chefiada por Maurice Bruhat, e a escola alemã de Kiel, sob o comando de Kurt Semm. No final da década de 1970, Bruhat já publicava séries de abordagem cirúrgica de prenhez ectópica por laparoscopia, e Semm realizava rotineiramente Ooforectomias e Apendicectomias, sofrendo inclusive censura pública da Sociedade Alemã de Ginecologia por sua "irresponsável audácia na utilização cirúrgica de um método iminentemente diagnóstico". Assim como a luz elétrica e a fibra óptica, a televisão se incorporou definitivamente a todos os procedimentos endoscópicos. O fenômeno ocorreu em meados da década de 1980. A microcâmera permitiu o aperfeiçoamento do método em velocidade nunca antes observada pela laparoscopia, e somente aí o método foi aceito e utilizado pelos Cirurgiões Gerais, que, a partir do início da década de 1990, deram um impulso definitivo a essa revolucionária técnica cirúrgica.

ENDOSCOPIA GINECOLÓGICA NO BRASIL

A primeira laparoscopia realizada em nosso país aconteceu em 1913, no Rio de Janeiro, realizada por Meirelles. As primeiras publicações surgiram em 1947, por Geraldo Vicente Azevedo e Lucínio Dutra. Este último, em uma de suas publicações, refere-se aos testes de permeabilidade tubária com azul de metileno. Nomina-se o procedimento "cromoperitoneoscopia". Em 1948, Paulo Gorga, de São Paulo, inicia-se no método. Em 1954 defende tese de livre-docência na Clínica Ginecológica da Faculdade de Medicina da USP, concorrendo com monografia intitulada "Endoscopia Abdominopelviana em Ginecologia." Em 1972, Fernando Pedrosa, do Rio de Janeiro, inaugura a laparoscopia diagnóstica e cirúrgica como procedimento de uso corrente em patologia anexial. Utiliza-se dos endoscópios monoculares, pois microcâmeras de televisão ainda não eram disponíveis.

Em 1976 é editado, em Porto Alegre, por Gustavo Py Gomes da Silveira, o primeiro livro brasileiro sobre laparoscopia, com a colaboração de vários experientes laparoscopistas brasileiros. Na década de 1990 vieram à luz três livros brasileiros sobre cirurgia laparoscópica: o de Osmar Creuz, em 1993, o de Marco Aurélio Pinho de Oliveira, Hildoberto Carneiro de Oliveira e Homero Leal de Meirelles Júnior, intitulado "Cirurgia Videolaparoscópica em Ginecologia", em 1995, e o de Ueno, Santos, Pinheiro e Pinotti, em 1997. Em 2003 é lançada a primeira edição deste Tratado. Foram fundadas e cresceram sociedades como SOBENGI (Sociedade Brasileira de Endoscopia Ginecológica), hoje chamada SOBENGE (Sociedade Brasileira de Endoscopia Ginecológica e Endometriose), e a SOBRACIL (Sociedade Brasileira de Cirurgia Laparoscópica).

A partir de 2005, começaram a funcionar os dois primeiros Cursos de Pós-Graduação em Endoscopia Ginecológica. Um no Rio de Janeiro, no Instituto Fernandes Figueira, da FIO-CRUZ, coordenado por cinco ginecologistas cariocas: Cláudio Crispi, Homero Meirelles Junior, Marco Aurélio Oliveira, Paulo Barroso e Ricardo Lasmar, Flavio Malcher, José Carlo Damian Junior. O outro em São Paulo, no Instituto de Ensino do Hospital Sírio-Libanês, coordenado por Francesco Viscomi.

HISTEROSCOPIA

Paralelamente, mas num ritmo mais lento, desenvolveu-se a histeroscopia, que nasceu de antigos experimentos de observação do interior da bexiga, como o endoscópio de Desormeaux, em 1865. Poucos anos depois, em 1869, Pantaleoni realizou a primeira e verdadeira histeroscopia, utilizando o mesmo endoscópio de Desormeaux. Em 1879, Nietze publica um novo método de iluminação da cavidade do corpo humano, com a introdução da fonte luminosa no interior da cavidade a explorar – um fio de platina incandescente resfriado por meio de corrente contínua de água fria –

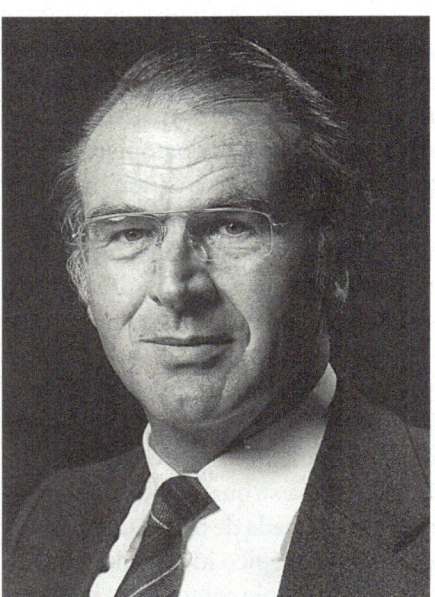

Fig. 1-7
Kurt Semm.

e um sistema óptico incorporado ao tubo endoscópico. Em 1898 Duplay e Clado publicam o primeiro tratado de histeroscopia, com descrição dos vários histeroscópios, da técnica, das indicações e da experiência clínica. David aplica os princípios de Nietze também à histeroscopia, divulgando seu trabalho em 1907. Os grandes problemas ligados à histeroscopia eram a iluminação da cavidade uterina, o sistema óptico, a transposição do canal cervical, a distensão da cavidade e a eliminação do sangue. O progresso da histeroscopia esteve sempre ligado, como nas outras endoscopias, aos aperfeiçoamentos de ópticas, de iluminação, de instrumental cirúrgico e de procedimentos para distender a cavidade uterina. Em 1957, Palmer descreve um novo histeroscópio com 5 mm de diâmetro, que dispensava a dilatação do canal cervical e a anestesia geral. A distensão da cavidade uterina com soluções aquosas, como o soro fisiológico, logo se tornou inadequada porque, ocorrendo algum sangramento, esse sangue se misturava ao líquido e dificultava a visão. Lindemann iniciou, em 1971, com a insuflação de gás carbônico, para visualizar a cavidade uterina. Semm, na sequência, inventou o histeroinsuflador que determinava um controle do ingresso de CO_2, dependente da pressão intrauterina. Na Suécia desenvolveu-se o uso de solução de Dextran de alta viscosidade (Hyskon), com a qual se obtinha excelente visibilidade, com a não mistura de sangue e a limitada passagem do líquido pelas tubas para a cavidade peritoneal. Kurt Semm muito se destacou na difusão da histeroscopia diagnóstica e cirúrgica sob anestesia geral, com histeroscópio de 9 mm. As ópticas Hopkins ou Lumina possibilitaram apresentar visão direta de 0° ou 180° ou com ângulo de 30° ou 150°. No final da década de 1970 ocorreu um marco no desenvolvimento do exame histeroscópio e das cirurgias trans-histeroscópicas, que foi pelos estudos do francês Jacques Hamou, de Paris, que concebeu o micro-histeroscópio em 1979, de visão panorâmica e de contato com 150 aumentos, este permitindo enxergar as células, e com diâmetro reduzido de 4 mm e conservando um ângulo de visão, graças a um sistema óptico utilizando as espessas lentes Hopkins. Criou ainda, em 1983, o micro-histeroflator, com insuflação controlada eletronicamente. Estávamos, portanto, com um excelente histeroscópio adequado para exames ambulatoriais sem necessidade de qualquer anestesia. Ao ser acoplado a um sistema de vídeo, criou-se a vídeo-histeroscopia, cômoda para o operador e permitindo documentação gravada do exame. A seguir, ópticas de menor calibre foram criadas, com boa visualização da cavidade uterina. Tal como na laparoscopia, a grande influência que tiveram os histeroscopistas brasileiros foi com a Escola Europeia. Todos esses pioneiros do Brasil organizaram cursos e divulgaram trabalhos sobre o tema, a partir da década de 1980. No início do século XXI, o italiano, Stephano Bethoci idealizou uma série de instrumentais para cirurgia histeroscópica ambulatorial, o que difundiu ainda mais o uso dessa técnica minimamente invasiva por todo o mundo.

Daí em diante e no decorrer dessa última década ousadas intervenções tiveram início. Na atualidade, ablações endometriais, secção de septos intrauterinos e polipectomias ousadas são rotina em programas de cirurgia endoscópica ginecológica.

BIBLIOGRAFIA

Cibils LA. *Gynecologic Laparoscopy*. Philadelphia: Lea & Febiger, 1975.
David C. De l'endoscopiebde l'utérus après l'avortement et dans les suites des couches à l'état normal et à l'état pathologique. *Bull Soc Obstét de Paris* 1907 Dec.
Duplay S, Clado S. *Traité d'hystéroscopie*. Rennes: Simon Ennies Publ, 1898.
Frangenheim H. *Laparoscopia y culdoscopia en ginecologia*. Barcelona: Cientifico-Medica, 1972
Gorga P. Laparoscopia. Histórico. In: Silveira GG. *Celioscopia diagnóstica em ginecologia*. Porto Alegre: Globo, 1976. p. 3-10.
Hamou J. *Hysteroscopie et microcolpohysteroscopie*. Palermo: Cofese, 1984.
Lindemann HJ. The use of CO_2 in the uterine cavity for hysteroscopy. *In J Fertil* 1972;17:221.
Lopes RGC. Morreu Kurt Karl Stephan Semm 1927-2003. *Rev SOPEGI* 2003 Nov.-Dez.;1(3):14.
Montz FJ. History of laparoscopic surgery in gynaecological oncology. In: Querleu D, Childers JM, Dargent D. *Laparoscopic surgery in gynaecologial oncology*. Oxford: Blackwell Science, 1999.
Oliveira MAP, Oliveira HC, Meirelles Jr HL. *Cirurgia videolaparoscópica em ginecologia*. Rio de Janeiro: Revinter, 1995.
Palmer R. Un nouvel hysteroscope. *Bull Fed Soc Gynecol Obstet Franc* 1957;9:300.
Palmer RE. *Les explorations fonctionelles gynécologiques*. 2ème éd. Paris: Masson, 1975. p. 210-49.
Pantaleoni D. On endoscopic examination of the cavity of the womb. *Med Press Circ London* 1869;8:26.
Phillips JM. *Laparoscopy*. Baltimore: Williams & Wilkins, 1977.
Querleu D, Childers JM, Dargent D. *Laparoscopic surgery in gynaecologial oncology*. Oxford: Blackwell Science, 1999.
Silveira GG. *Celioscopia diagnóstica em ginecologia*. Porto Alegre: Globo, 1976.
Silveira GG, Hessel R, Caleffi M et al. Instrumentação intra-uterina sob visão histeroscópica. *Rev Bras Ginecol Obst* 1982;4:139-42.
Silveira GG. Raoul Palmer 1904-1985. *Boletim Informativo DGO/AMRIGS* 1985 Nov.-Dez.;5(10):2.
Semm K. *Atlas of gynecologic laparoscopy and hysteroscopy*. Philadelphia: WB Saunders, 1977.
Cohen MR. *Laparoscopy, culdoscopy and gynecography*. Philadelphia: WB Saunders, 1970.
Gorga P. *Endoscopia abdomino-pélvica em ginecologia*. Tese de Livre Docência – USP, 1954.
Izzo UM. *Contribuição da biopsia ovariana por via laparoscópica na propedêutica ginecológica*. Tese de Livre-docência na Disciplina de Ginecologia da USP, 1984.
Semm K. *Atlas of gynecologic laparoscopy and hysteroscopy*. Philadelphia: WB Saunders, 1977, chap. 4.
Semm K. *Operative manual for endoscopic abdominal surgery*. Chicago: Year Book Medical, 1987.

PERIÓDICOS

Coltart TM. Laparoscopy in the diagnosis of tubal patency. *J Obstet Gynaecol Br Commonw* 1970;77:69.
Daniell JF, Brown DH. Carbon dioxide laser laparoscopy. Initial experience in experimental animal and humans. *Obstet Gynecol* 1982;159:761.
De Cherhey AH, Polanml. Hysteroscopic management of intrauterine lesions and intractable uterine bleeding. *Obst Gynec* 1983;61:392-97.
Decker A, Cherry T. Culdoscopy: a new method in diagnosis of pelvic disease. *Am J Surg* 1944;64-40.Frangenhein H. *Laparoscopy and culdoscopy in gynecology*. London: Butterworth, 1972.
Hulka JF, Owran K, Phillips JM et al. Sterilization by spring clip. *Fertil Steril* 1975;26:1122-31.
Hulka JF, Soderstrom RM, Corson SL et al. Complications Committee of the American Association of Gynecological Laparoscopists, first Report. *J Reprod Med* 1973;10:301.
Levine RV, Neuwirth RS. Evaluation of a method of hysteroscopy with the use of 30% dextran. *Am J Obst Gynecology* 1972;113:696.
Lindemann HJ. The use of CO_2 in the uterine cavity for hysteroscopy. *Int J Fertility* 1972;17:221.
Napoli F, Liaw WC, Kesselring GLF et al. Histerectomia por via combinada laparoscópica e vaginal – Relato Preliminar de Sete Casos. *RBM – GO* 1991;5(5):218-21.
Neuwirth RS, Cejas M. Sterilization by tubal cauterization and transection at laparoscopy. *Am J Obst Gynecol* 1969;105:632.
Neuwirth RS. Recent experience with diagnostic and surgical laparoscopy. *Am J Obstet Gynecol* 1970;160:119.
Nezhat C, Nezhat F, Silfen SL. Videolaseroscopy: the CO_2 laser for advanced operative laparoscopy. *Obstet Gynecol Clin Nor Am* 1991;18:3.
Reich H, De Caprio J, Maglynn F. Laparoscopic hysterectomy. *J Gynecol Surg* 1989;5:213-16.

- Recursos humanos.
- Recursos físicos.
- Recursos técnicos.

Além desse material em si, é de vital importância outro tópico que será abordado no final desse capítulo: planejamento. Esta etapa deve ser realizada para aquisição e manutenção do equipamento, incluindo uma listagem do material básico necessário.

RECURSOS HUMANOS

Como todo o procedimento em medicina, o elo mais importante é, sem nenhuma dúvida, a presença humana. De nada adianta toda a tecnologia disponibilizada para os procedimentos endoscópicos, se não existe o pessoal treinado para usufruí-la em benefício da paciente.

Alguns aspectos devem ser considerados como básicos na formação de uma equipe cirúrgica para laparoscopia:

- Pessoal bem capacitado e treinado.
- Pessoal que trabalhe em equipe constantemente.
- Médicos e enfermeiras com profundos conhecimentos do instrumental.
- Disponibilidade de todo o instrumental necessário na sala no início da cirurgia.
- Revisão, antes do início da cirurgia, da equipe e instrumental laparoscópico.

No passado a cirurgia laparoscópica era um procedimento que se limitava ao trabalho de duas pessoas: o cirurgião e o anestesista. Atualmente, com a introdução da videocirurgia, fazem-se necessários um ou dois auxiliares cirúrgicos, uma instrumentadora e, pelo menos, uma circulante de sala, treinada com conhecimentos básicos sobre o manejo do material para laparoscopia. O conhecimento dessa equipe e sua segurança com o manejo do material são fundamentais para a prevenção de complicações, contribuindo para obtenção de resultados finais ideais para a paciente.

Treinamento

A cirurgia laparoscópica necessita de um conhecimento teórico consistente, associado a um treinamento cirúrgico específico. Não há dúvida de que a experiência em cirurgia convencional se transforma em competência técnica em cirurgia laparoscópica. Não se pode esquecer que o cirurgião endoscópico deve ter capacidade de resolução por via laparotômica do procedimento proposto no caso da necessidade de conversão da cirurgia. No entanto, não basta experiência em cirurgia laparotômica para o cirurgião se aventurar na via laparoscópica. É necessária aquisição de habilidades e competências no manejo do equipamento e do instrumental laparoscópico, adquiridos através de treinamento prévio sob orientação de um profissional capacitado para tal função. Além do mais, o conhecimento anatômico por visão endoscópica ampliada é de suma importância em cirurgias avançadas e vem ganhando ênfase no nosso meio com o surgimento de diversos cursos de anatomia laparoscópica.

O treinamento de cirurgiões novatos em pacientes vivos dentro do centro cirúrgico fere os princípios éticos, mas ainda é uma realidade em muitos estágios e escolas médicas brasileiras. Da mesma forma, os problemas éticos da utilização de cadáveres esbarram ainda na impossibilidade de reproduzir patologias específicas e, como em um grande número de países esta prática é proibida, torna-se inacessível à maioria. Contudo, preconiza-se que a aquisição de habilidades laparoscópicas seja feita inicialmente por exercícios de repetição em modelos artificiais ("caixa preta", simuladores cirúrgicos) e a partir de então gradativamente avançando para treinamento em modelos animais até, finalmente, em seres humanos. As principais habilidades requisitadas são organização visual e espacial, tolerância ao estresse e coordenação psicomotora refinada.

O uso de modelos animais via de regra de médio porte (porcos e cachorros) necessita de condições logísticas adequadas e vem sendo combatido com veemência pelas sociedades protetoras dos animais, importante fator limitante. Além disso, determinados procedimentos nunca serão possíveis de reprodução pela diferença anatômica com órgãos humanos e pela ausência de patologias semelhantes. Contudo, a utilização de animais de pequeno porte (ratos e coelhos) como modelo de treinamento demonstra ser uma alternativa, podendo ser realizado em locais com menor infraestrutura, diminuindo os custos e possibilitando o uso de material laparoscópico convencional.

A criação de simuladores cirúrgicos veio da necessidade de aperfeiçoamento dos programas de treinamento endoscópicos que permitissem a mimetização dos procedimentos médicos com a segurança de não haver vidas humanas envolvidas no processo de aprendizagem. Com isso surgiu o manequim cirúrgico EVA® (Pro Delphus®) para histeroscopia e laparoscopia (Quadro 2-1). Estes modelos utilizam um material sintético (NEODERMA®) semelhante ao tecido humano que oferece a possibilidade de criação de planos de clivagem com diferentes cores, consistências e elasticidade, permitindo a sutura e a cicatrização parcial depois de algumas horas, o que facilita a sua reutilização.

Os simuladores cirúrgicos representam um importante avanço nas técnicas de ensino atualmente utilizados em todo o mundo. Com o crescimento da informática, a exemplo dos simuladores de voo, grandes projetos surgiram na procura de propostas que permitissem o treinamento o mais próximo da atmosfera real da cirurgia laparoscópica, simulando as adversidades encontradas *in vivo*. Neste contexto foi introduzido o conceito de realidade virtual (RV). A RV é uma tecnologia gerada por computação que objetiva simular a vida em seu ambiente natural. Alguns *softwares* permitem que as cirurgias sejam simuladas com realismo, interagindo com o praticante através de movimentos mecânicos de resposta do console e recursos gráficos de alta definição. Diversos estudos têm demonstrado que as habilidades adquiridas pelos cirurgiões que se iniciam em videocirurgia são realiza-

Quadro 2-1 Procedimentos possíveis de serem simulados com o modelo EVA

Histeroscopia	Laparoscopia
- Miomectomia	- Introdução de manipulador uterino
- Polipectomia	- Triangulação cirúrgica
- Lise de aderências	- Treinamento em visão endoscópica
- Retirada de corpo estranho	- Miomectomia
- Metroplastia	- Retirada de focos de endometriose
- Septoplastia	- Salpingectomia
- Vagino-histeroscopia pela técnica de Bettocchi	- Ooforoplastia
	- Treinamento em sutura

e um sistema óptico incorporado ao tubo endoscópico. Em 1898 Duplay e Clado publicam o primeiro tratado de histeroscopia, com descrição dos vários histeroscópios, da técnica, das indicações e da experiência clínica. David aplica os princípios de Nietze também à histeroscopia, divulgando seu trabalho em 1907. Os grandes problemas ligados à histeroscopia eram a iluminação da cavidade uterina, o sistema óptico, a transposição do canal cervical, a distensão da cavidade e a eliminação do sangue. O progresso da histeroscopia esteve sempre ligado, como nas outras endoscopias, aos aperfeiçoamentos de ópticas, de iluminação, de instrumental cirúrgico e de procedimentos para distender a cavidade uterina. Em 1957, Palmer descreve um novo histeroscópio com 5 mm de diâmetro, que dispensava a dilatação do canal cervical e a anestesia geral. A distensão da cavidade uterina com soluções aquosas, como o soro fisiológico, logo se tornou inadequada porque, ocorrendo algum sangramento, esse sangue se misturava ao líquido e dificultava a visão. Lindemann iniciou, em 1971, com a insuflação de gás carbônico, para visualizar a cavidade uterina. Semm, na sequência, inventou o histeroinsuflador que determinava um controle do ingresso de CO_2, dependente da pressão intrauterina. Na Suécia desenvolveu-se o uso de solução de Dextran de alta viscosidade (Hyskon), com a qual se obtinha excelente visibilidade, com a não mistura de sangue e a limitada passagem do líquido pelas tubas para a cavidade peritoneal. Kurt Semm muito se destacou na difusão da histeroscopia diagnóstica e cirúrgica sob anestesia geral, com histeroscópio de 9 mm. As ópticas Hopkins ou Lumina possibilitaram apresentar visão direta de 0º ou 180º ou com ângulo de 30º ou 150º. No final da década de 1970 ocorreu um marco no desenvolvimento do exame histeroscópio e das cirurgias trans-histeroscópicas, que foi pelos estudos do francês Jacques Hamou, de Paris, que concebeu o micro-histeroscópio em 1979, de visão panorâmica e de contato com 150 aumentos, este permitindo enxergar as células, e com diâmetro reduzido de 4 mm e conservando um ângulo de visão, graças a um sistema óptico utilizando as espessas lentes Hopkins. Criou ainda, em 1983, o micro-histeroflator, com insuflação controlada eletronicamente. Estávamos, portanto, com um excelente histeroscópio adequado para exames ambulatoriais sem necessidade de qualquer anestesia. Ao ser acoplado a um sistema de vídeo, criou-se a vídeo-histeroscopia, cômoda para o operador e permitindo documentação gravada do exame. A seguir, ópticas de menor calibre foram criadas, com boa visualização da cavidade uterina. Tal como na laparoscopia, a grande influência que tiveram os histeroscopistas brasileiros foi com a Escola Europeia. Todos esses pioneiros do Brasil organizaram cursos e divulgaram trabalhos sobre o tema, a partir da década de 1980. No início do século XXI, o italiano, Stephano Bethoci idealizou uma série de instrumentais para cirurgia histeroscópica ambulatorial, o que difundiu ainda mais o uso dessa técnica minimamente invasiva por todo o mundo.

Daí em diante e no decorrer dessa última década ousadas intervenções tiveram início. Na atualidade, ablações endometriais, secção de septos intrauterinos e polipectomias ousadas são rotina em programas de cirurgia endoscópica ginecológica.

BIBLIOGRAFIA

Cibils LA. *Gynecologic Laparoscopy*. Philadelphia: Lea & Febiger, 1975.
David C. De l'endoscopiebde l'utérus après l'avortement et dans les suites des couches à l'état normal et à l'état pathologique. *Bull Soc Obstét de Paris* 1907 Dec.
Duplay S, Clado S. *Traité d'hystéroscopie*. Rennes: Simon Ennies Publ, 1898.
Frangenheim H. *Laparoscopia y culdoscopia en ginecologia*. Barcelona: Cientifico-Medica, 1972
Gorga P. Laparoscopia. Histórico. In: Silveira GG. *Celioscopia diagnóstica em ginecologia*. Porto Alegre: Globo, 1976. p. 3-10.
Hamou J. *Hysteroscopie et microcolpohysteroscopie*. Palermo: Cofese, 1984.
Lindemann HJ. The use of CO_2 in the uterine cavity for hysteroscopy. *In J Fertil* 1972;17:221.
Lopes RGC. Morreu Kurt Karl Stephan Semm 1927-2003. *Rev SOPEGI* 2003 Nov.-Dez.;1(3):14.
Montz FJ. History of laparoscopic surgery in gynaecological oncology. In: Querleu D, Childers JM, Dargent D. *Laparoscopic surgery in gynaecologial oncology*. Oxford: Blackwell Science, 1999.
Oliveira MAP, Oliveira HC, Meirelles Jr HL. *Cirurgia videolaparoscópica em ginecologia*. Rio de Janeiro: Revinter, 1995.
Palmer R. Un nouvel hysteroscope. *Bull Fed Soc Gynecol Obstet Franc* 1957;9:300.
Palmer RE. *Les explorations fonctionelles gynécologiques*. 2ème éd. Paris: Masson, 1975. p. 210-49.
Pantaleoni D. On endoscopic examination of the cavity of the womb. *Med Press Circ London* 1869;8:26.
Phillips JM. *Laparoscopy*. Baltimore: Williams & Wilkins, 1977.
Querleu D, Childers JM, Dargent D. *Laparoscopic surgery in gynaecologial oncology*. Oxford: Blackwell Science, 1999.
Silveira GG. *Celioscopia diagnóstica em ginecologia*. Porto Alegre: Globo, 1976.
Silveira GG, Hessel R, Caleffi M et al. Instrumentação intra-uterina sob visão histeroscópica. *Rev Bras Ginecol Obst* 1982;4:139-42.
Silveira GG. Raoul Palmer 1904-1985. *Boletim Informativo DGO/AMRIGS* 1985 Nov.-Dez.;5(10):2.
Semm K. *Atlas of gynecologic laparoscopy and hysteroscopy*. Philadelphia: WB Saunders, 1977.
Cohen MR. *Laparoscopy, culdoscopy and gynecography*. Philadelphia: WB Saunders, 1970.
Gorga P. *Endoscopia abdomino-pélvica em ginecologia*. Tese de Livre Docência - USP, 1954.
Izzo UM. *Contribuição da biopsia ovariana por via laparoscópica na propedêutica ginecológica*. Tese de Livre-docência na Disciplina de Ginecologia da USP, 1984.
Semm K. *Atlas of gynecologic laparoscopy and hysteroscopy*. Philadelphia: WB Saunders, 1977, chap. 4.
Semm K. *Operative manual for endoscopic abdominal surgery*. Chicago: Year Book Medical, 1987.

PERIÓDICOS

Coltart TM. Laparoscopy in the diagnosis of tubal patency. *J Obstet Gynaecol Br Commonw* 1970;77:69.
Daniell JF, Brown DH. Carbon dioxide laser laparoscopy. Initial experience in experimental animal and humans. *Obstet Gynecol* 1982;159:761.
De Cherhey AH, Polanml. Hysteroscopic management of intrauterine lesions and intractable uterine bleeding. *Obst Gynec* 1983;61:392-97.
Decker A, Cherry T. Culdoscopy: a new method in diagnosis of pelvic disease. *Am J Surg* 1944;64-40.Frangenhein H. *Laparoscopy and culdoscopy in gynecology*. London: Butterworth, 1972.
Hulka JF, Owran K, Phillips JM et al. Sterilization by spring clip. *Fertil Steril* 1975;26:1122-31.
Hulka JF, Soderstrom RM, Corson SL et al. Complications Committee of the American Association of Gynecological Laparoscopists, first Report. *J Reprod Med* 1973;10:301.
Levine RV, Neuwirth RS. Evaluation of a method of hysteroscopy with the use of 30% dextran. *Am J Obst Gynecology* 1972;113:696.
Lindemann HJ. The use of CO_2 in the uterine cavity for hysteroscopy. *Int J Fertility* 1972;17:221.
Napoli F, Liaw WC, Kesselring GLF et al. Histerectomia por via combinada laparoscópica e vaginal – Relato Preliminar de Sete Casos. *RBM – GO* 1991;5(5):218-21.
Neuwirth RS, Cejas M. Sterilization by tubal cauterization and transection at laparoscopy. *Am J Obst Gynecol* 1969;105:632.
Neuwirth RS. Recent experience with diagnostic and surgical laparoscopy. *Am J Obstet Gynecol* 1970;160:119.
Nezhat C, Nezhat F, Silfen SL. Videolaseroscopy: the CO_2 laser for advanced operative laparoscopy. *Obstet Gynecol Clin Nor Am* 1991;18:3.
Reich H, De Caprio J, Maglynn F. Laparoscopic hysterectomy. *J Gynecol Surg* 1989;5:213-16.

Rioux JE, Cloutier D. A new bipolar instrument for laparoscopic tubal sterilization. *Am J Obstet Gynecol* 1974;119:737.

Semm K. *Atlas of laparoscopy and hysteroscopy*. Philadelphia: Saunders, 1977.

Siegler AM, Garret M. Ancillary technics with laparoscopy. *Fertil Steril* 1970;21:763.

Siegler AM. Frends in laparoscopy. *Am J Obstet Gynecol* 1971;109:794.

Silveira GG. Celiscopia diagnóstica em ginecologia. *Globo*, 1976.

Soderstrom RM, Smith MR. Tubal sterilization: a new laparoscopy method. *Obstet Gynecol* 1971;38:152.

Steptoe PC. *Laparoscopy in gynaecology*. Edinburgh: ES Livingstone, 1967.

Taylor PJ, Gomel V. *Introduction in laparoscopy and hysteroscopy in gynecologic practice*. Chicago: Year Book Medical, 1986. p. 1-6.

Ueno J, Teixeira AD, Aoki T. Laparoscopia a laser: experiência inicial no Brasil. *Rev Bras Ginecol Obstet* 1991;6:267.

Yoon IB, King TM. A preliminary and intermediate report of a new laparoscopic ring procedure. *J Reprod Med* 1975;15:54-56.

LIVROS EDITADOS

Creuz O. Manual de *Cirurgia vídeo-endoscópica*. Rio de Janeiro: Revinter, 1993.

Hidalgo NR. *Laparoscopia ginecológica*. Latinoamericana AS, 1987.

Jordan M, Phillips MD. *Laparoscopy*. Baltimore: Williams & Wilkins, Maryland – USA, 1977.

Oliveira MAP, Oliveira HC, Meirelles Jr HL. *Cirurgia vídeo-laparoscópica em ginecologia*. Rio de Janeiro: Revinter, 1995.

Pous-Ivern LC. *Endoscopia ginecológica*. Barcelona, 1980.

Sutton C, Michael P. *Diamond. Endoscopic surgery for gynaeccologists*. Philadelphia: WB Saunders, 1993.

Ueno J, Santos NC, Pinheiro W *et al. Cirurgia vídeo-endoscópica em ginecologia*. São Paulo: Rocca, 1997.

2 Equipamento

Flavio Malcher Martins de Oliveira
Guilherme Karam Corrêa Leite
Paulo José Macedo

- **INTRODUÇÃO**
- **RECURSOS HUMANOS**
  Treinamento
- **RECURSOS FÍSICOS**
  Sala cirúrgica
  Mesa cirúrgica
  Aspiradores e irrigadores
- **RECURSOS TÉCNICOS**
  Rack
  Sistema de vídeo
  Sistema de iluminação
  Sistema de distensão
  Distensão com meio gasoso
  Distensão com meio líquido
  Sistema de documentação
  Sistema de apoio
  Manutenção
- **PLANEJAMENTO**
- **BIBLIOGRAFIA**

INTRODUÇÃO

O advento da videoendoscopia mudou completamente a história da cirurgia ginecológica, impulsionando a cirurgia endoscópica nos últimos 15 anos e transformando-a em uma realidade no arsenal diagnóstico e terapêutico do ginecologista moderno. O emprego da microcâmera tornou obsoleto o cirurgião laparoscopista antigo, que monopolizava a visão do campo cirúrgico e era obrigado a realizar acrobacias com pinças e posições com uma das mãos, enquanto segurava a óptica com a outra.

Na cirurgia laparoscópica o material é de vital importância, pois é por meio dele que se obtém acesso à cavidade, uma vez que o toque direto com as mãos do campo cirúrgico não é possível. Assim nasceu uma nova realidade em que nossos sentidos são substituídos pela tecnologia: a visão tridimensional é agora limitada a uma imagem bidimensional em um monitor; "sentimos" tecidos a 35 cm de distância; desenvolvemos uma coordenação olho-mão dependente de imagens reproduzidas em uma tela. Esta nova realidade nos leva a uma grande dependência do material empregado.

Basta uma rápida olhada em qualquer catálogo de fabricantes de instrumental ou aparelhagem para que o iniciante em laparoscopia fique desorientado com a quantidade e a qualidade de itens oferecidos. É dever do cirurgião saber discernir a importância de cada peça, pois não é a quantidade de pinças e aparelhos que faz a diferença, e sim a existência de recursos adequados às necessidades cirúrgicas. A falta desses recursos pode levar ao comprometimento da cirurgia, dificultando ou tornando impossível sua realização com segurança pela via laparoscópica.

Como os procedimentos laparoscópicos em ginecologia variam desde simples laparoscopias diagnósticas ou esterilização tubária até histerectomias e linfadenectomias, o material deve ser adequado às diversas situações. Foram desenvolvidos instrumentos específicos para certos procedimentos, e alguns foram adaptados a partir de instrumental utilizado em outras especialidades.

Neste capítulo serão abordados os diversos aspectos do conjunto de aparelhos. Para que exista uma perfeita sintonia entre a equipe cirúrgica e equipamento, deve haver uma adaptação do material para cada hospital ou serviço, de acordo com suas necessidades, anseios técnicos, preferências e viabilidade financeira.

Assim sendo, dividimos o material em três grandes grupos de recursos necessários para a realização de uma cirurgia laparoscópica com segurança e tranquilidade:

- Recursos humanos.
- Recursos físicos.
- Recursos técnicos.

Além desse material em si, é de vital importância outro tópico que será abordado no final desse capítulo: planejamento. Esta etapa deve ser realizada para aquisição e manutenção do equipamento, incluindo uma listagem do material básico necessário.

RECURSOS HUMANOS

Como todo o procedimento em medicina, o elo mais importante é, sem nenhuma dúvida, a presença humana. De nada adianta toda a tecnologia disponibilizada para os procedimentos endoscópicos, se não existe o pessoal treinado para usufruí-la em benefício da paciente.

Alguns aspectos devem ser considerados como básicos na formação de uma equipe cirúrgica para laparoscopia:

- Pessoal bem capacitado e treinado.
- Pessoal que trabalhe em equipe constantemente.
- Médicos e enfermeiras com profundos conhecimentos do instrumental.
- Disponibilidade de todo o instrumental necessário na sala no início da cirurgia.
- Revisão, antes do início da cirurgia, da equipe e instrumental laparoscópico.

No passado a cirurgia laparoscópica era um procedimento que se limitava ao trabalho de duas pessoas: o cirurgião e o anestesista. Atualmente, com a introdução da videocirurgia, fazem-se necessários um ou dois auxiliares cirúrgicos, uma instrumentadora e, pelo menos, uma circulante de sala, treinada com conhecimentos básicos sobre o manejo do material para laparoscopia. O conhecimento dessa equipe e sua segurança com o manejo do material são fundamentais para a prevenção de complicações, contribuindo para obtenção de resultados finais ideais para a paciente.

Treinamento

A cirurgia laparoscópica necessita de um conhecimento teórico consistente, associado a um treinamento cirúrgico específico. Não há dúvida de que a experiência em cirurgia convencional se transforma em competência técnica em cirurgia laparoscópica. Não se pode esquecer que o cirurgião endoscópico deve ter capacidade de resolução por via laparotômica do procedimento proposto no caso da necessidade de conversão da cirurgia. No entanto, não basta experiência em cirurgia laparotômica para o cirurgião se aventurar na via laparoscópica. É necessária aquisição de habilidades e competências no manejo do equipamento e do instrumental laparoscópico, adquiridos através de treinamento prévio sob orientação de um profissional capacitado para tal função. Além do mais, o conhecimento anatômico por visão endoscópica ampliada é de suma importância em cirurgias avançadas e vem ganhando ênfase no nosso meio com o surgimento de diversos cursos de anatomia laparoscópica.

O treinamento de cirurgiões novatos em pacientes vivos dentro do centro cirúrgico fere os princípios éticos, mas ainda é uma realidade em muitos estágios e escolas médicas brasileiras. Da mesma forma, os problemas éticos da utilização de cadáveres esbarram ainda na impossibilidade de reproduzir patologias específicas e, como em um grande número de países esta prática é proibida, torna-se inacessível à maioria. Contudo, preconiza-se que a aquisição de habilidades laparoscópicas seja feita inicialmente por exercícios de repetição em modelos artificiais ("caixa preta", simuladores cirúrgicos) e a partir de então gradativamente avançando para treinamento em modelos animais até, finalmente, em seres humanos. As principais habilidades requisitadas são organização visual e espacial, tolerância ao estresse e coordenação psicomotora refinada.

O uso de modelos animais via de regra de médio porte (porcos e cachorros) necessita de condições logísticas adequadas e vem sendo combatido com veemência pelas sociedades protetoras dos animais, importante fator limitante. Além disso, determinados procedimentos nunca serão possíveis de reprodução pela diferença anatômica com órgãos humanos e pela ausência de patologias semelhantes. Contudo, a utilização de animais de pequeno porte (ratos e coelhos) como modelo de treinamento demonstra ser uma alternativa, podendo ser realizado em locais com menor infraestrutura, diminuindo os custos e possibilitando o uso de material laparoscópico convencional.

A criação de simuladores cirúrgicos veio da necessidade de aperfeiçoamento dos programas de treinamento endoscópicos que permitissem a mimetização dos procedimentos médicos com a segurança de não haver vidas humanas envolvidas no processo de aprendizagem. Com isso surgiu o manequim cirúrgico EVA® (Pro Delphus®) para histeroscopia e laparoscopia (Quadro 2-1). Estes modelos utilizam um material sintético (NEODERMA®) semelhante ao tecido humano que oferece a possibilidade de criação de planos de clivagem com diferentes cores, consistências e elasticidade, permitindo a sutura e a cicatrização parcial depois de algumas horas, o que facilita a sua reutilização.

Os simuladores cirúrgicos representam um importante avanço nas técnicas de ensino atualmente utilizados em todo o mundo. Com o crescimento da informática, a exemplo dos simuladores de voo, grandes projetos surgiram na procura de propostas que permitissem o treinamento o mais próximo da atmosfera real da cirurgia laparoscópica, simulando as adversidades encontradas *in vivo*. Neste contexto foi introduzido o conceito de realidade virtual (RV). A RV é uma tecnologia gerada por computação que objetiva simular a vida em seu ambiente natural. Alguns *softwares* permitem que as cirurgias sejam simuladas com realismo, interagindo com o praticante através de movimentos mecânicos de resposta do console e recursos gráficos de alta definição. Diversos estudos têm demonstrado que as habilidades adquiridas pelos cirurgiões que se iniciam em videocirurgia são realiza-

Quadro 2-1 Procedimentos possíveis de serem simulados com o modelo EVA

Histeroscopia	Laparoscopia
- Miomectomia	- Introdução de manipulador uterino
- Polipectomia	- Triangulação cirúrgica
- Lise de aderências	- Treinamento em visão endoscópica
- Retirada de corpo estranho	- Miomectomia
- Metroplastia	- Retirada de focos de endometriose
- Septoplastia	- Salpingectomia
- Vagino-histeroscopia pela técnica de Bettocchi	- Ooforoplastia
	- Treinamento em sutura

das de maneira mais rápida com o uso dos simuladores cirúrgicos, pois além da exaustiva repetição, os treinandos são avaliados pelo próprio programa, fazendo com que suas imperfeições sejam reconhecidas e corrigidas de maneira efetiva (Soler, 2004; Raibert, 1998; Ota, 1995; Ahlberg, 2002; Grantcharov, 2001; Woodman, 1999; Cushieri, 1995).

Com a finalidade de atender a necessidade de padronizar o modelo de ensino, treinamento e avaliação das habilidades psicomotoras, a Academia Europeia de Cirurgia Ginecológica (EAGS) criou recentemente um programa de treinamento denominado LASTT® (*Laparoscopy Skills Training and Testing*). Consiste em um método simples, objetivo e reprodutível, com base em cinco exercícios essenciais e hierarquizados. O modelo LASTT® (Fig. 2-1) se fundamenta na distribuição espacial e na orientação dos diferentes planos e ângulos da pelve feminina. Foi desenvolvido e validado para executar uma série de exercícios em laparoscopia e parece ser uma ferramenta próxima do ideal para o treinamento de iniciantes por ser de baixo custo e adequada para o uso em escolas médicas (Molinas, 2008).

Os avanços na área de ensino de técnicas cirúrgicas vêm sendo impulsionados com a cirurgia robótica e com o NOTES, abordados nos Capítulos 3 e 4, respectivamente. As principais características dos modelos de treinamento estão resumidas no Quadro 2-2.

Ainda com mentalidade de uma equipe multidisciplinar, o treinamento das instrumentadoras não deve ser esquecido. Elas devem realizar cursos específicos sobre instrumental e sua manutenção a fim de formar um grupo de trabalho integrado e competente no método.

Quadro 2-2 Características básicas dos modelos de treinamento

Características	Caixa Preta	EVA®	Realidade Virtual	LASTT®
Custo	Baixo	Médio	Alto	Baixo
Grau de dificuldade	Baixo	Médio/alto	Médio/alto	Médio
Semelhante à realidade	Não	Sim	Sim	Não
Portátil	Sim	Sim	Não	Sim
Visão bidimensional	Não	Sim	Sim	Sim
Avalia o desempenho	Não	Não	Sim	Sim
Eletrocirurgia	Não	Não	Não	Não

RECURSOS FÍSICOS

Os recursos físicos para a realização de uma cirurgia laparoscópica incluem sistemas e aparelhagem não específicos para endoscopia.

Sala cirúrgica

As características da sala de cirurgia para laparoscopia podem variar de acordo com as preferências individuais de cirurgiões e/ou serviços. Existem hospitais que adaptaram salas específicas para procedimentos endoscópicos, unindo diversas especialidades, como cirurgia geral, ginecologia, urologia, ortopedia e outras.

É fundamental que a sala de cirurgia seja grande o suficiente para alojar todos os componentes necessários e acomodá-los conforme a necessidade da especialidade ou da cirurgia em foco. Deve haver um planejamento da disposição dos membros da

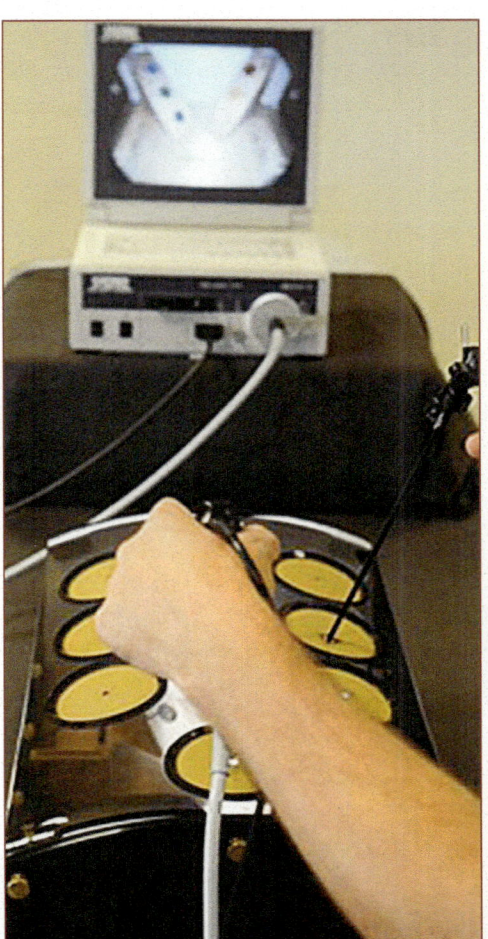
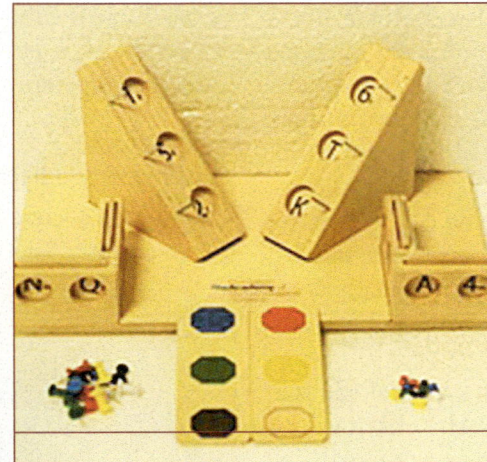
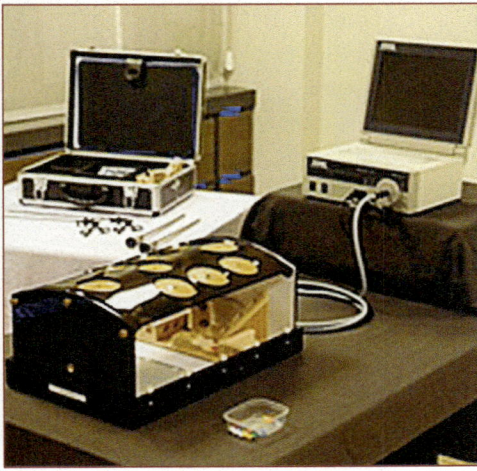

Fig. 2-1
Sistema LASST® de treinamento em peças inanimadas. Caixas de simulação integradas a câmeras e monitores.

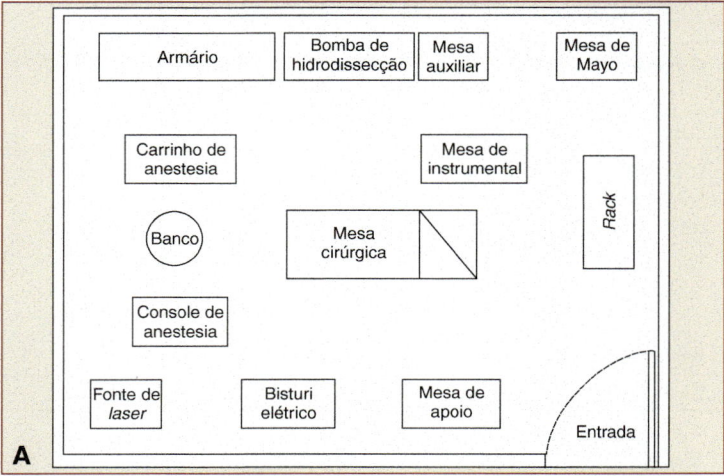
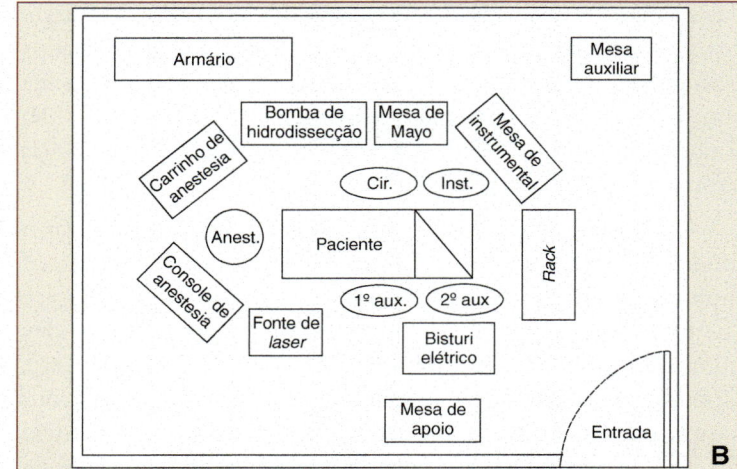

Fig. 2-2
Esquema da disposição geral da sala de cirurgia antes do início do ato cirúrgico (**A**) e durante o mesmo (**B**).

equipe e de todo o material, que pode variar conforme a cirurgia programada, mas de maneira que:

- Haja espaço necessário para o anestesista.
- A localização da entrada e saída da sala permita um fluxo de pessoal, sem que ocorra interferência com a cirurgia.
- Haja cuidados para evitar contaminação do material estéril.

A disponibilidade de material para laparoscopia diagnóstica não deve diferir da disponibilidade para procedimentos avançados. O número de instrumentos disponíveis no campo cirúrgico pode variar, porém a disponibilidade do material na sala não. Este cuidado permite que o cirurgião transforme uma simples fulguração de focos de endometriose em uma retossigmoidectomia sem grandes alterações ou tumulto na sala cirúrgica.

O armário contendo os aparelhos para laparoscopia (monitor, câmera, fontes, insufladores) deve possuir um *design* compacto para facilitar sua movimentação pela sala. Todos os aparelhos devem estar conectados a um painel elétrico de controle único (um *no-break* ou estabilizador), para que só exista um único cabo de força conectado à rede elétrica na parede. O aterramento da sala de cirurgia deve seguir a normatização da ABNT. Outro armário deve ser reservado na sala para o armazenamento de instrumental adicional, estéril ou não, e de ferramentas necessárias para troca de bala de gás ou lâmpadas. A disposição predileta dos autores está esquematizada na Figura 2-2.

Recentemente algumas empresas lançaram o conceito de sala inteligente (Karl Storz OR1, Olympus ENDOALPHA), que integra todos os dispositivos ópticos e eletrônicos, como endoscópio, câmera, vídeo, monitores e impressora, a fim de disponibilizar informações, dentro e fora da sala cirúrgica, ligadas em rede. A ergonomia das plataformas articuladas facilita a dinâmica de sala, diminuindo o número de auxiliares. A transmissão de dados é feita sem fio com qualidade digital, capaz de viabilizar teleconferências e aulas práticas de telecirurgia. Também possibilita o comando dos equipamentos por um controle central integrado (Fig. 2-3).

Mesa cirúrgica

A cirurgia laparoscópica exige que a paciente seja colocada em posições por vezes muito exageradas, para que haja uma boa exposição das vísceras pélvicas. Assim, é necessário que a mesa cirúrgica permita um ajuste de altura, de diversos graus de posições de Trendelenburg e Fowley e de rotação lateral. Mesas elétricas são mais confortáveis e práticas para ajustes. Além disso, a mesa deve permitir o aclopamento de perneiras, para colocação da paciente em posição de litotomia. Um bom par de perneiras possibilita a colocação dos membros inferiores em posição adequada, de forma que não limite a movimentação dos cirurgiões e, principalmente, não acarrete lesões musculonervosas nas pacientes. As braçadeiras auxiliam os anestesistas no acesso aos membros superiores da paciente, porém podem atrapalhar os cirurgiões. Sendo assim, é melhor posicionar um ou os dois membros superiores ao longo do corpo, para que se evitem lesões de plexo braquial pela abdução exagerada inadvertida. Outro artifício que pode ser utilizado é o uso de almofadas antideslizantes, no lugar de ombreiras, para que a paciente não deslize na mesa quando estiver em cefalodeclive extremo. Como existem cirurgias laparoscópicas que podem durar alguns pares de horas, o uso de colchões e mantas térmicas é aconselhado para evitar hipotermia.

Aspiradores e irrigadores

Um sistema adequado de aspiração e irrigação é quase obrigatório em cirurgias laparoscópicas. A aspiração é útil para a retirada

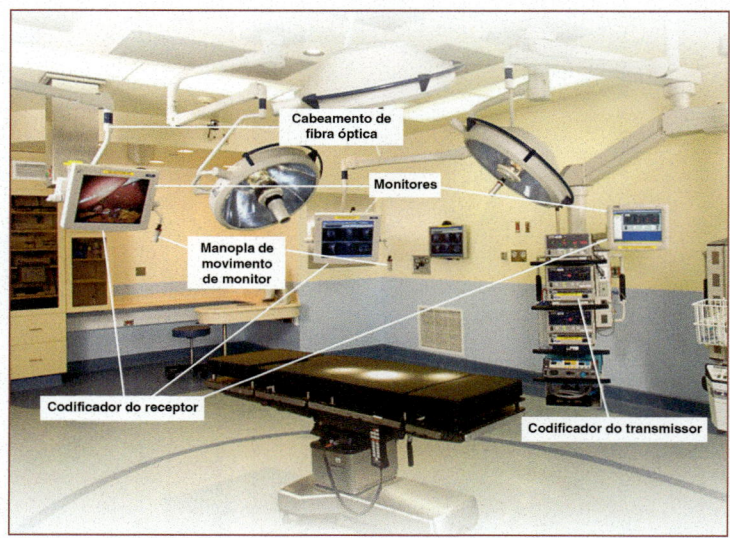

Fig. 2-3
OR1 – Sala inteligente que integra os diversos sistemas para cirurgia videoendoscópica.

de grandes quantidades de líquidos após lavagens exaustivas, para a evacuação de fumaça após eletrocoagulação ou uso de *laser* e para a retirada de *debris* e coágulos. A irrigação é útil para lavagem da cavidade, identificação de pontos sangrantes, resfriamento de áreas durante coagulações, anteparo de *laser*, dissecções de tecidos frouxos etc. O líquido ideal para ser utilizado é o lactato de Ringer pré-aquecido a 40°C. O soro fisiológico também pode ser utilizado, apesar de alguns autores evitarem-no com receio de complicações após o uso de corrente elétrica.

A maneira mais simples de obter-se irrigação é a conexão de um frasco lactato de Ringer ou soro fisiológico de 1 litro a uma borracha, acoplada à cânula de irrigação, e posicioná-lo bem alto para que a gravidade permita o escoamento do líquido para a cavidade. A pressão de irrigação pode ser aumentada com a simples compressão do frasco com as mãos ou com a adaptação de um manguito de pressão ao seu redor.

A conexão de uma bomba de ar dentro de um frasco de soro aumenta sua pressão de saída. Este artifício pode ser obtido com a conexão da bomba de ar disponível em algumas fontes de luz.

No início da década de 1990, foi lançada a *bomba de hidrodissecção Nezhat-Dorsey*. Este aparelho permite, por meio de uma bomba pressurizada por CO_2, pressões reguláveis de irrigação entre 100 e 1.000 mg (geralmente valores entre 300-400 mg são suficientes, e os acima de 700 mg devem ser evitados). Acoplados à bomba existem dois frascos, de um litro cada, montados de forma que quando um se enche, a aspiração continua sem pausas no outro. A hidrodissecção peritoneal pode ser bastante útil em áreas junto dos ureteres ou bexiga.

A forma mais simples de obtenção de aspiração é a simples conexão de uma seringa de 50 mL às cânulas de aspiração. Os sistemas a vácuo permitem uma melhor pressão de aspiração e devem ser conectados à cânula de aspiração, passando por frascos coletores de três a cinco litros. A aspiração pode também ser obtida por métodos acoplados a aparelhos de hidrodissecção.

Os tubos de conexão dos sistemas de aspiração e irrigação devem ser de borracha ou plástico semirrígido, para que não se dobrem ou colabem (idealmente siliconizados) e possuir um diâmetro maior do que o da cânula de aspiração (no mínimo 10 mm), para permitir a passagem de *debris*, líquidos espessos e coágulos.

RECURSOS TÉCNICOS

Para facilitar o entendimento e organizar os diversos componentes, o equipamento para cirurgia laparoscópica divide-se em alguns sistemas que agrupam aparelhos afins:

- Sistema de vídeo (formação e reprodução da imagem).
- Sistema de iluminação (geração e transmissão de luz).
- Sistema de distensão (formação e manutenção do pneumoperitônio na VL e cavidade uterina na VH).
- Sistema de documentação (armazenamento de imagens).
- Sistema de apoio.

Rack

Sistema de vídeo

Em cirurgia laparoscópica, a visão do campo cirúrgico não é obtida diretamente a olho nu, e sim por um laparoscópico que transmite as imagens de dentro da cavidade. A introdução de uma microcâmera acoplada ao laparoscópico transformou totalmente o destino dessa modalidade de cirurgia, transformando-a em mais confortável e permitindo o auxílio de toda a equipe cirúrgica, além de permitir o armazenamento dessas imagens, seja em fotografias seja em filmes. Certos autores dividem a história da endoscopia nas eras pré-vídeo e pós-vídeo. São necessários uma câmera para a captura da imagem e um monitor para sua reprodução. Assim, estes dois aparelhos devem operar na mais alta sintonia e compatibilidade para aproveitar-se o máximo da imagem do campo cirúrgico.

Microcâmera

As primeiras gerações de câmeras mediam aproximadamente 7 × 30 × 25 cm e pesavam em torno de três quilos. Em 1970, Boyle e Smith desenvolveram, para a terceira geração de câmeras endoscópicas, uma superfície de silicone fotossensível, denominada - *chip* CCD (*charge-coupled device*, ou seja, dispositivo de carga dupla). Este marco da evolução permitiu a diminuição significativa do peso e tamanho das câmeras, inaugurando a era das câmeras digitais. A nova geração de câmeras digitais mede cerca de 9 × 2 × 4 cm e pesa ao redor de 100 gramas. Este *chip* é dividido em cerca de 500 × 700 unidades básicas de imagem *(pixels)*, cada uma capaz de "ler" um sinal luminoso. Mede entre 13 a 17 mm (Fig. 2-4). Quanto mais *pixels* a câmera possuir, maior será sua resolução. As câmeras atuais possuem entre 400.000 e 450.000 *pixels*.

Em uma câmera de um *chip* (Fig. 2-5) cada *pixel* é designado para detectar uma cor através de um filtro RGB (as três cores básicas de um sinal luminoso: *red, green, blue* – vermelho, verde, azul) posicionado sobre o mesmo e armazena estes sinais em grupos de três. Assim três *pixels* formam um *bit* de imagem, que contém a imagem dividida em suas três cores básicas. Na última década foram lançadas as câmeras de três *chips*. No início seu custo era proibitivo, porém, o rápido avanço tecnológico permitiu a adequação dos custos à realidade do mercado. Nestes equipamentos o sinal luminoso é decomposto por um prisma nas três cores básicas, e cada uma dessas cores é detectada por um *chip* exclusivo. Isto permite que se alcance melhor resolução da imagem.

As câmeras descritas anteriormente foram denominadas digitais, pois possuíam um sistema com *chips* para a captação da imagem, porém emitiam um formato analógico dessa imagem. A partir de então, uma nova geração de câmeras digitais foi desenvolvida, que permitia a emissão da imagem em formato digital, ou seja, em *bits* 0 ou 1 que formam *bytes*, como qualquer informação digital (textos, fotos, programas). Isto permitiu que a imagem fosse transmitida e editada quase sem perda alguma, uma vez que ela não transmitia em seu formato analógico de três cores, e sim neste formato de informação digital.

Os olhos e a mente humanos possuem uma grande sensibilidade lateral da imagem, que se denomina resolução horizontal. O equipamento de vídeo especifica esta resolução em termos de quantas linhas verticais podem ser distinguidas quando projetadas na tela. A maioria dos videocassetes e filmadoras domésticas antigas possuía uma resolução de 240 linhas. Equipamentos de TV que não trabalham com sistema digital têm resolução ao redor de 400 linhas, que é a resolução padrão para captar a maioria das emissoras de TV que transmitem sinal analógico. Cabe lembrar que cada país trabalha com um tipo de sistema de transmissão em cores. No Brasil, o sistema ainda em vigor desde a primeira transmissão oficial, em 1972, é o PAL-M, com resolução de 525 linhas. Nos Estados Unidos o sistema é o NTSC, já a Euro-

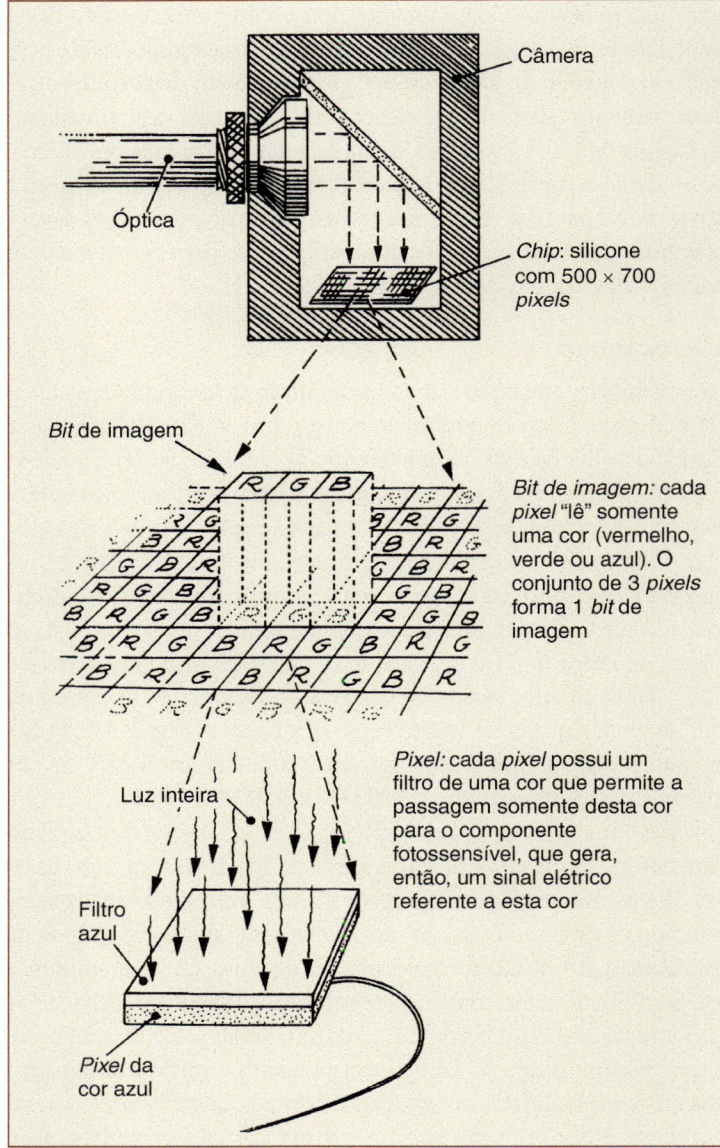

Fig. 2-4
Sistema de captura da imagem (*chips*, *bits* de imagem e *pixels*).

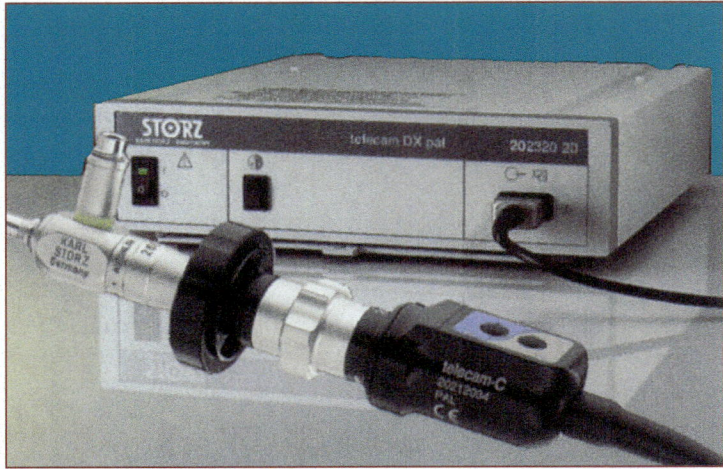

Fig. 2-5
Câmera de um *chip*.

pa transmite em vários sistemas diferentes: SECAM e PAL-B e PAL-G. Muitos dos problemas de incompatibilidade entre os equipamentos de videoendoscopia estão relacionados com o sistema configurado de fábrica, principalmente quando são utilizados câmeras importadas e monitores nacionais.

Desde 2007 o Brasil transmite televisão com sinal digital de alta resolução, a HDTV (High-Definition Television), padrão de transmissão adotado pelas câmeras e monitores mais modernos, e até 2016 o sistema PAL-M será totalmente substituído pela transmissão digital no padrão nipo-brasileiro ISDB-TB.

O que há poucos anos era somente uma possibilidade para o futuro, atualmente as câmeras com tecnologia *high definition* (HD) são uma realidade do mercado de endoscopia e sem dúvida representa um dos mais importantes avanços da cirurgia endoscópica moderna. A qualidade das novas microcâmeras HD tem ampliado o campo de visão do cirurgião e melhorando o senso de profundidade. Graças à riqueza de detalhes anatômicos que a imagem de alta definição propecia, a cirurgia vem se tornando mais segura e precisa, rompendo barreiras. Enquanto as câmeras analógicas de um *chip* atingem cerca de 450 linhas de resolução, e as de três *chips* alcançam em torno de 600-700 linhas, as câmeras totalmente digitais possuem resoluções acima de 720 linhas.

Atualmente, as câmeras de última geração que possuem a mais alta resolução, também denominadas *Full* HD, já trabalham com resolução mínima de 1.080 linhas verticais e exibem a imagem no formato *widescreen* (16:9), o que amplia, significativamente, o campo cirúrgico de visão (Fig. 2-6). Um recente lançamento é o modelo *IMAGE 1 PURE HD*™ (Karl Storz), que permite gravação de vídeos em SD (formato MPEG4) num disco USB e possibilita a ligação direta com uma impressora por uma segunda porta USB.

Como já foi explicado, a imagem é transmitida pela composição das três cores básicas: vermelho, verde e azul (RGB), ou em sistema digital. A utilização de cabeamento adequado para a transmissão da imagem para o monitor ou sistemas de documentação é tão essencial quanto à qualidade da câmera, ou seja, quando não se utiliza uma transmissão adequada, as vantagens da alta definição não são aproveitadas (Quadro 2-3). A seguir são descritos os sistemas de transmissão possíveis:

- *RGB:* em algumas câmeras e monitores de vídeo, três cabos separados carregam as informações sobre as três cores básicas. Esses três cabos, mais um cabo para sincronização, são necessários à saída de alta qualidade RGB.
- *Y-C (S-VHS):* a informação pode também ser transmitida, por um meio mais barato, pela combinação eletrônica e codificada

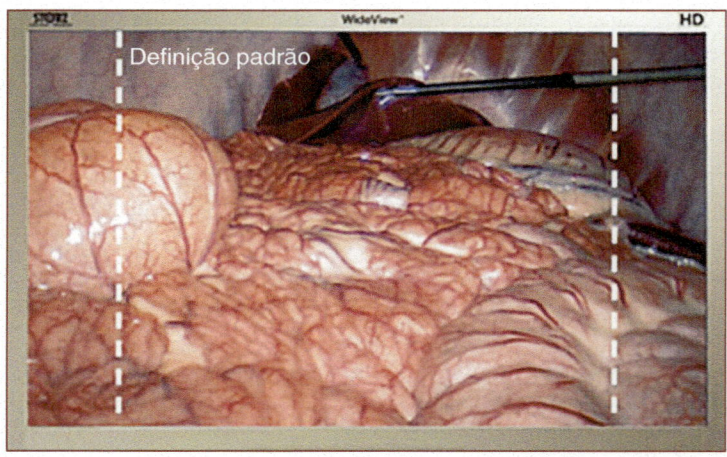

Fig. 2-6
Comparação entre definição padrão e a alta definição em um monitor *widescreen*.

Quadro 2-3 Sistemas de conexão de vídeo

Sistema	Sinal	Resolução	Cabo
Digital	UWB	> 1024	Sem cabo
Digital	DVI	> 720	Um
Profissional	RGB	600 +	Quatro separados
S-VHS	Y-C	500	Um cabo com dois fios separados
VHS	RCA	240	Um

de cores sobre um *bit* de imagem. Este é o sistema Y-C, em que o Y significa o brilho da imagem, e o C a cor determinada pela quantidade relativa de cada uma das cores básicas enviada por um grupo de três *pixels*. Esta informação é carreada por dois fios que correm pelo mesmo cabo. Este sistema é característico dos sistemas super-VHS e Hi-*band* 8 mm.

- *RCA (composite):* neste sistema todo o brilho e cor da imagem caminham em um só fio. Permite um sinal menos detalhado a um custo baixo, sendo utilizado pelos consumidores domésticos de TV e vídeo.
- *DV:* sistema de transmissão digital da imagem. Também chamado de cabos *firewire*, IEEE-1594 ou *i-link*. Transmite a imagem de forma digital, ou seja, em *bytes* formados por 8 *bits* (em sistema binário 0 ou 1). Permite a transmissão da imagem com quase nenhuma perda de resolução entre câmera, monitor, computadores e gravadores.
- *DVI:* é um padrão de interface de vídeo criado para melhorar a qualidade das imagens de vídeo digital. É compatível com o padrão *High Definition Multimidia Interface* (HDMI) no modo digital.
- *UWB:* sistema de transmissão sem fio com tecnologia de rádio que usa largura de banda maior que 500 MHZ (banda ultralarga) ou mais que 25% da frequência central. Permite transmitir imagem digital *Full* HD com elevadas taxas de transmissão de dados (3 GBit/s), sem atraso (*delay*), integrando monitores secundários e substituindo o cabo DVI. Alguns equipamentos possuem elevada segurança sem a interferência de outros aparelhos sem fio, como celulares e redes domésticas (WLAN).

Dentre as variáveis controláveis de uma microcâmera, uma das principais é o *White balance*. É a partir desse ajuste da cor branca (que deve ser a mais branca possível) que a câmera irá definir todas as demais cores. Esta etapa deve ser realizada antes de toda a cirurgia, ideal somente com a luz da fonte iluminando a imagem (sem interferências da luz ambiente e dos focos).

A maioria das câmeras possui meios de ajuste para as variações de intensidade de luz no campo cirúrgico durante a cirurgia. Geralmente acontece o ajuste automático da velocidade de abertura *(shutter)*, porém, pode-se regular esta velocidade manualmente (entre 1/60 e 1/10.000).

Outra característica técnica de uma câmera é o *Lux*. Esta variável define a quantidade de luz que a câmera exige para a captura da imagem. Assim, quanto menor o *Lux*, melhor a imagem gerada, pois ela necessitará de menos iluminação. Valores abaixo de três *Lux* são desejáveis.

Uma evolução da tecnologia das microcâmeras é o uso de câmeras de três dimensões (3D). A visão humana utiliza as dimensões de altura, largura e profundidade. Esta última é perdida na formação da imagem bidimensional pela câmera. Assim, existe a dificuldade tradicional de adaptação do cirurgião convencional para a cirurgia laparoscópica. As câmeras de três dimensões foram lançadas com o objetivo de eliminar esta dificuldade, porém exigia que os operadores utilizassem óculos especiais, geralmente para duas pessoas, apoiados na cabeça como um capacete. Estas câmeras de 3D se compõem de duas unidades separadas, incluídas em um mesmo corpo, que correspondem aos olhos direito e esquerdo do ser humano, recebendo a imagem em ângulos pouco diferentes. Estas unidades enviam, alternadamente, as imagens ao monitor a uma frequência de 100 Hz. Por causa da frequência da visão humana, estas imagens parecem uma só. O uso de óculos especiais, regulados por um transmissor ao monitor, permite que cada olho observe sua correspondente imagem, gerando assim uma imagem tridimensional (Fig. 2-7). Os sistemas iniciais de três dimensões fo-

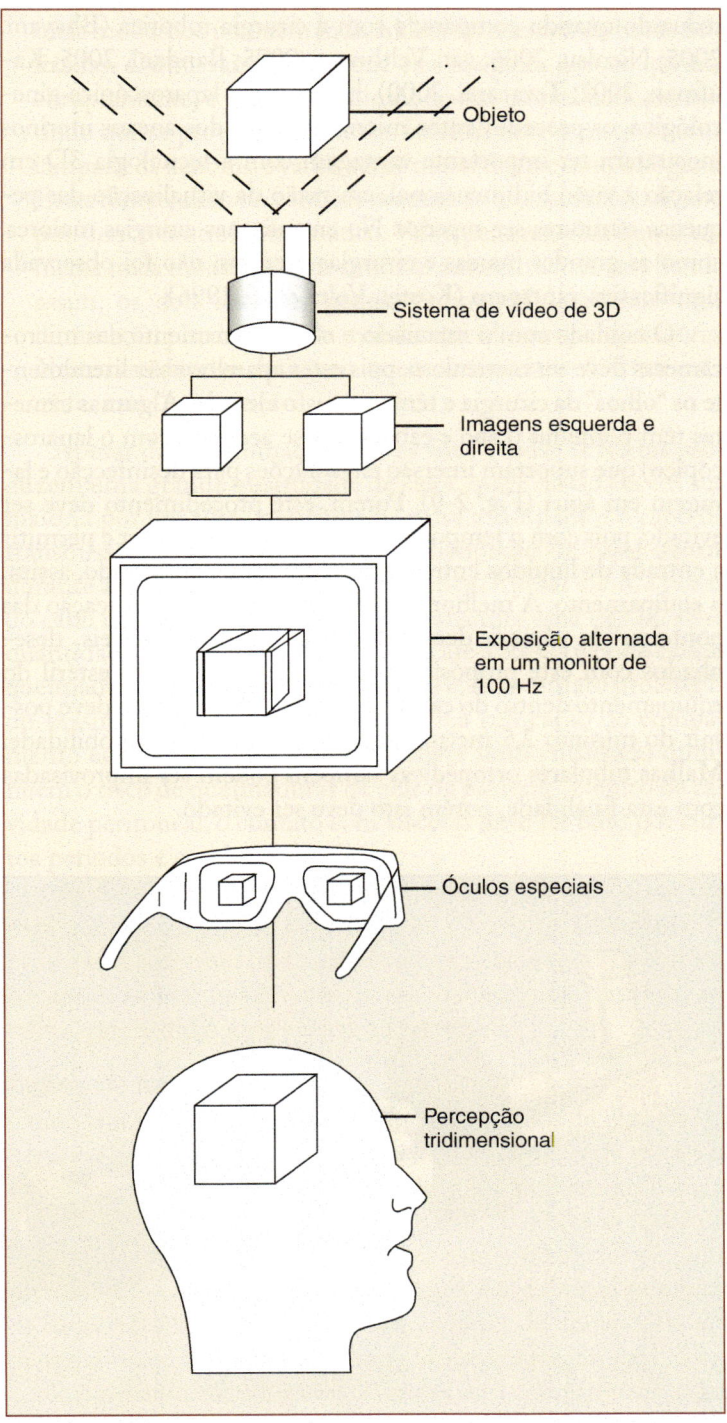

Fig. 2-7
Cadeia de formação da imagem em três dimensões.

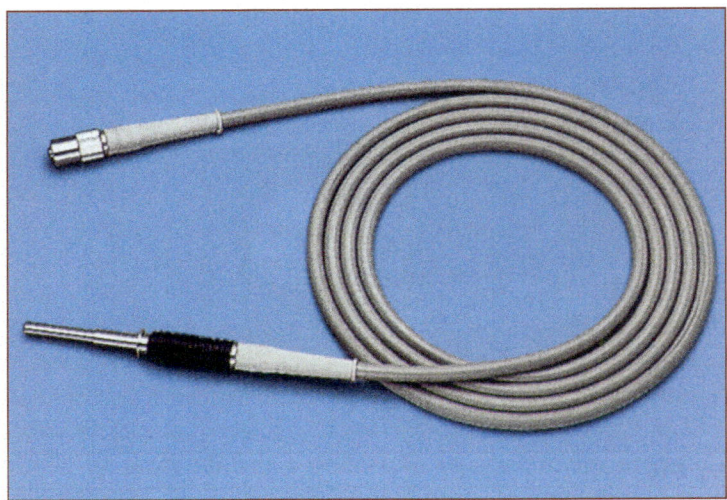

Fig. 2-11
Cabo de luz.

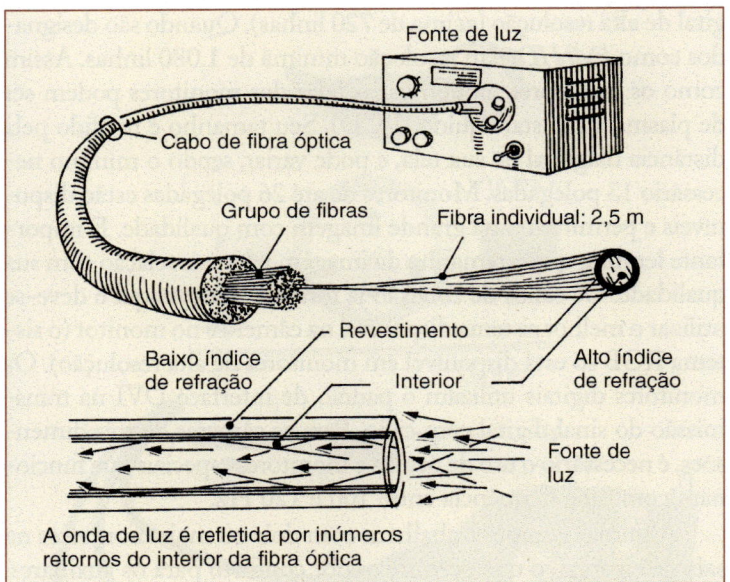

Fig. 2-12
Estrutura de um cabo de fibra óptica.

reflexiva. Assim, a luz entra por uma extremidade do cabo e emerge pelo outro após inúmeras reflexões internas e com quase toda sua potência (Fig. 2-12). A transmissão de luz é melhorada de acordo com o diâmetro do cabo, pois, quanto maior este diâmetro, maior o número de fibras para transmitir o estímulo luminoso. Assim, a substituição de um cabo tradicional de 3,5 mm pelos mais modernos de 4,8 ou 6 mm pode melhorar significativamente a qualidade da luz. Os cabos têm entre 180 e 230 cm de comprimento.

Existem dois tipos de feixes de fibra (Fig. 2-13). Os feixes "incoerentes" são produzidos pelo empacotamento de fibras em um arranjo randômico dentro do cabo. Os feixes "coerentes" possuem arranjos idênticos das fibras em ambos os extremos do cabo, assim, uma "imagem verdadeira" é transmitida por pontos de luz através das 100.000 fibras do cabo. Este tipo de cabo é mais caro, porém permite uma flexibilidade do endoscópio, sendo mais utilizado em endoscópios, colonoscópios e broncoscópios flexíveis. Laparoscópios e histeroscópios flexíveis já foram desenvolvidos, porém são pouco utilizados.

Como já foi relatado, existe uma perda de calor significativa ao longo do cabo de fibra óptica. Assim, quanto mais longo o cabo, maior a perda de calor. Isto pode acarretar um pouco de perda do espectro azul da fonte de xenônio, produzindo um aspecto amarelado ou avermelhado das imagens. Do mesmo modo que se perde calor pelo sistema de transmissão da luz, a luminosidade também é perdida em vários pontos desse sistema. No cabo de fibra óptica, 30% do seu conteúdo é constituído do material não reflexivo de sustentação, o que permite apenas 70% de transmissão da luz. Em toda *interface* ar-vidro, a reflexão da luz perde cerca de 6% de sua luminosidade. Nos adaptadores entre cabos e laparoscópios, inevitavelmente não existe uma conexão perfeita entre as superfícies das fibras, acarretando uma perda de aproximadamente 20%. Infelizmente existe uma variedade de conexões dos diversos fabricantes, o que pode acarretar maiores perdas de luminosidade com o uso de adaptadores. Para minimizar a perda nesta conexão, alguns fabricantes colocam um condensador da luz na extremidade do cabo que irá conectar com o laparoscópio, para que esta lente concentre a luz diretamente sobre o ponto central de conexão. Uma limpeza adequada das superfícies de contato evita também uma perda desnecessária de luz. Com tudo o que foi exposto, conclui-se que existe uma perda "normal" de 70-75% da luminosidade da fonte até a cavidade abdominal (Fig. 2-14).

Um cuidado especial deve ser dispensado ao manuseio desses cabos de fibra óptica. Sua dobra excessiva leva à fratura de fibras, acarretando diminuição da transmissão da luz. Desse modo, tanto o manuseio durante a cirurgia quanto a lavagem e armaze-

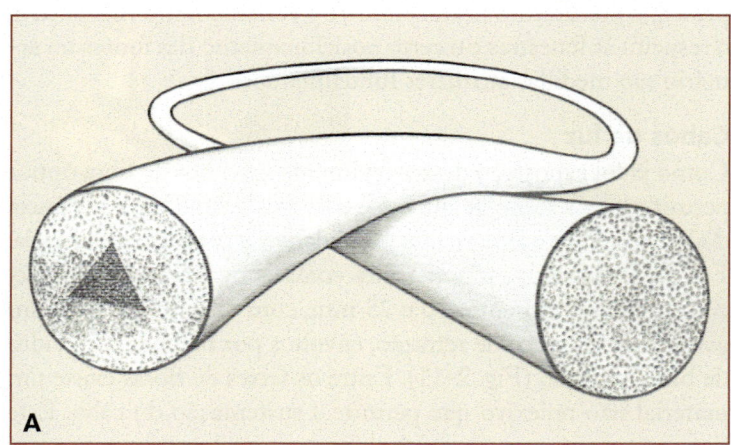
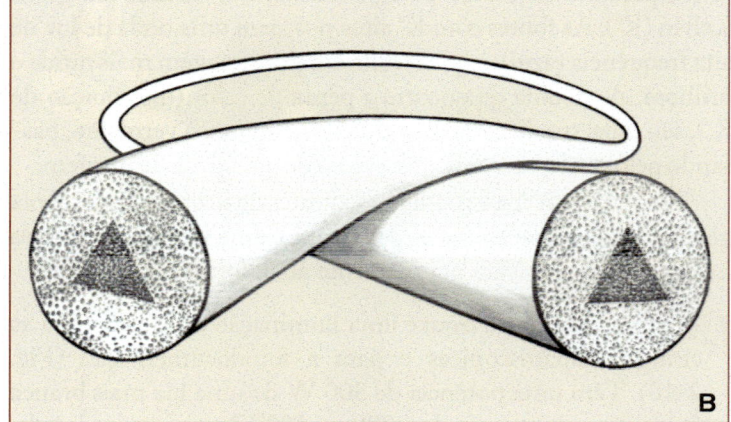

Fig. 2-13
Cabos com feixes incoerentes (**A**): arranjo randômico das fibras para a transmissão da luz. Cabos com feixes coerentes (**B**): arranjo das fibras reproduz o mesmo padrão de luz de uma extremidade à outra.

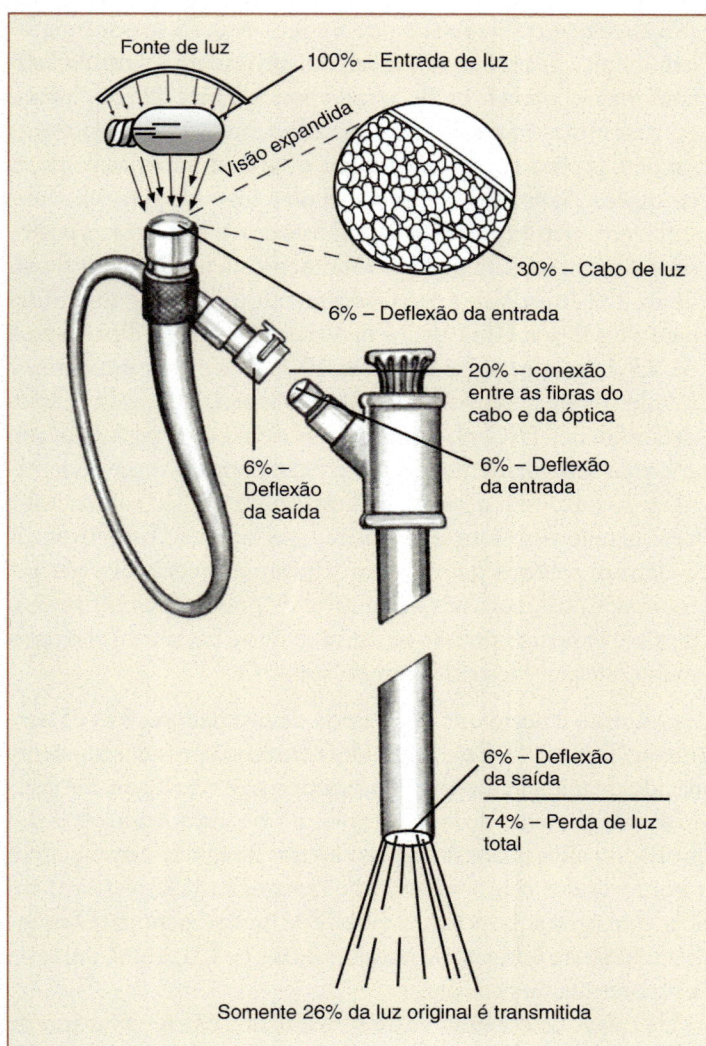

Fig. 2-14
Pontos "normais" de perda de luminosidade.

namento devem ser delicados (armazenando o cabo em arranjos circulares com um grande raio). Outro dano que o cabo pode sofrer na sua extremidade que fica em contato com a fonte de luz é o *burn-out*. Este dano deve-se à alta temperatura da fonte, que pode levar à oxidação da superfície de vidro e seus componentes de plástico. Esta lesão também pode ocorrer na outra extremidade, pela frequente lavagem do cabo e sua autoclavagem. Estas lesões podem ser observadas pelo cirurgião por um simples teste: a colocação de uma extremidade do cabo em direção de um foco cirúrgico e a observação da outra extremidade (Fig. 2-15). Áreas ou pontos negros denunciam a quebra de fibras. Deve-se trocar um cabo quando houver mais de um terço do mesmo danificado. Um centro amarronzado nas fibras denuncia um *burn-out* do cabo e indica sua troca quando maior do que 2 mm.

Em 1991 foi lançado um novo tipo de cabo de transmissão de luz para uso em fontes de xenônio: os cabos fluidos. Estes cabos são construídos por um interior de álcool gel que permite uma transmissão de luz sem aquele material não reflexivo dos cabos tradicionais. Teoricamente estes cabos melhorariam em até 70% a transmissão de luz, não possuem o risco de quebra como os de fibra óptica, porém são mais pesados e menos flexíveis por causa do material de revestimento mais reforçado, necessário para evitar rupturas e possíveis vazamentos do gel, além de transmitir mais calor. Estes cabos também podem sofrer desgaste com o seu escurecimento ao longo dos anos pela carbonização do gel. Após alguns anos de seu lançamento, suas teóricas vantagens não foram completamente reproduzidas na prática, e a maioria dos fabricantes ainda sugere a aquisição de um bom cabo de fibra óptica com 6 mm de diâmetro para utilização com ópticas de 10 mm, que permite uma excelente transmissão de luz se adequadamente manuseada e armazenada.

■ Sistema de distensão

Laparoscopia

A visualização da cavidade peritoneal requer "espaço" para iluminação e manuseio de pinças e vísceras. Em uma laparotomia, este espaço é criado pela abertura da cavidade, permitindo a entrada da luz ambiente e ar. Nos procedimentos laparoscópicos, isto é alcançado pelo enchimento da cavidade peritoneal com gás, transformando-a de virtual em real. Este processo é denominado pneumoperitônio.

Muitos gases diferentes já foram utilizados com o propósito de produzir um pneumoperitônio: ar ambiente, óxido nitroso, oxigênio, hélio, argônio e gás carbônico. O ar ambiente e o oxigênio possuem um grande risco para a embolia gasosa, além de permitir combustão, o que é prejudicial ao uso da corrente elétrica como meio de hemostasia. O óxido nitroso é inerte para a superfície peritoneal, diminuindo muito a incidência de dor no pós-operatório e durante cirurgias com anestesia local. Contudo,

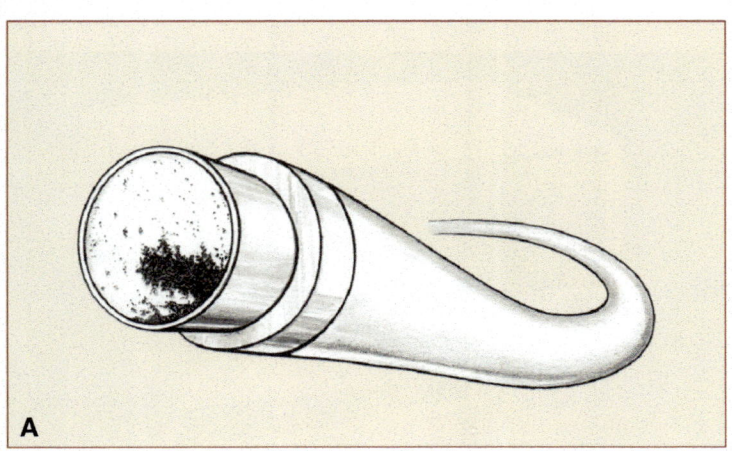
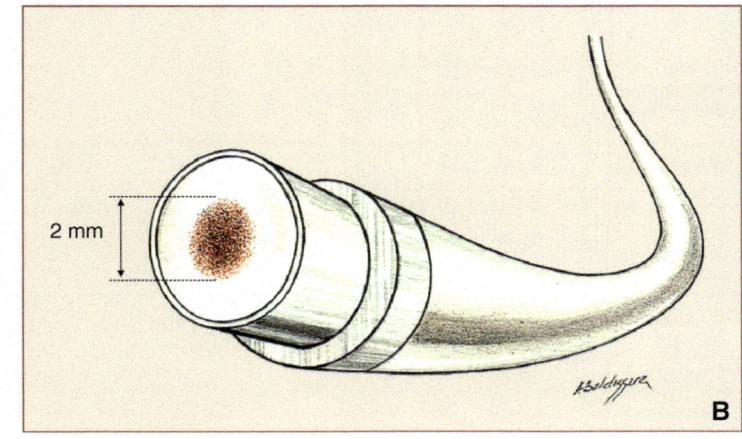

Fig. 2-15
Lesões no cabo de fibra óptica. Fibras quebradas (**A**) aparecem como pontos negros quando o cabo é colocado contra uma fonte luminosa (mais de um terço de quebra indica a necessidade de troca), e *burn-out* central (**B**) decorrente de exposição repetida ao calor na fonte de luz, aparece com centro amarronzado, e quando maior do que 2 mm, deve ser trocado o cabo.

durante o procedimento, este gás pode vazar para a sala de cirurgia e afetar a equipe cirúrgica. O óxido nitroso não é inflamável, porém suporta combustão mais do que o ar ambiente. Se houver uma lesão intestinal não percebida com escapamento de gás metano, ocorrerá um mistura de gases explosiva, quando utilizada corrente elétrica de alta frequência. Apesar de infrequentes, existem na literatura relatos de complicações e óbitos. Ele também pode ser perigoso pelo seu comportamento imprevisível e incontrolável na corrente sanguínea. Seu uso em procedimentos com uso de *laser* é proibido pelo risco de explosão. O gás carbônico é o gás de eleição para as cirurgias laparoscópicas pelas vantagens descritas no Quadro 2-4.

Uma desvantagem de seu uso é que, por ser muito solúvel, este gás pode se dissolver também no líquido peritoneal, formando ácido carbônico, que é irritativo para o peritônio e diafragma, causando dor abdominal e desconforto escapular no pós-operatório.

O pneumoperitônio pode causar uma série de alterações mecânicas e metabólicas, abordadas detalhadamente no Capítulo 8.

A melhor maneira de evitar estas complicações é observar alguns cuidados durante a insuflação e manutenção do pneumoperitônio. Dessa forma, a pressão abdominal de trabalho deve variar entre 12 e 15 mmHg. Alguns autores preconizam o aumento temporário dessa pressão para 20 a 25 mmHg somente no período da primeira punção, com o intuito de aumentar a distância entre a parede abdominal e as vísceras e grandes vasos. O fluxo de gás deve ser, no máximo, entre 2 e 2,5 L/min na primeira insuflação, permitindo que os mecanismos compensatórios do organismo consigam atenuar as repercussões do pneumoperitônio. Deve-se resistir à tentação de impor fluxos mais rápidos nesta fase e perder alguns minutos neste passo inicial da cirurgia. Após a primeira insuflação deve-se aumentar este fluxo para valores maiores, na dependência da capacidade do insuflador (15-25 L/min), para a reposição de possíveis perdas de gás durante a cirurgia.

O insuflador para laparoscopia, idealizado por Kurt Semm, deu origem aos aparelhos de insuflação mecânicos. Com a tecnologia foram lançados os insufladores eletrônicos. Ambas as máquinas possuem controles para as duas variáveis básicas, pressão abdominal e fluxo de gás, além de marcadores dos litros de gás utilizados e de pressão restante no reservatório de gás. Estes aparelhos monitoram constantemente a pressão intra-abdominal, interrompem o fluxo quando a pressão pré-estipulada é alcançada e indicam o fluxo desejado de CO_2 para a cavidade.

- *Insufladores eletrônicos automáticos:* com a evolução da cirurgia laparoscópica, se fez necessário o desenvolvimento de insufladores com maior potência de fluxo de reposição, para que se pudesse evacuar fumaça proveniente do uso do eletrocautério e compensar perdas por aspiração de sangue e soro ou retiradas de peças cirúrgicas. Assim, foi desenvolvida uma segunda geração de insufladores eletromecânicos com fluxos de 6 a 10 L/min e, posteriormente, a terceira geração totalmente eletrônica com fluxos de até 32 L/min. Vale a pena ressaltar que existem alguns limites para altos fluxos. Uma agulha de Veres não permite fluxos acima de 2,5 L/min e um trocarte de 10 mm sem instrumentos 7 L/min (foram desenvolvidos trocartes especiais para altos fluxos denominados *HiCap*). Os aparelhos eletrônicos permitem um controle extremamente sensível e fiel da pressão intra-abdominal e do fluxo (em décimos de litros/minuto). São compactos e de fácil manuseio com seus mostradores digitais. Possuem sinais e alarmes sonoros que alertam para uma pressão elevada intra-abdominal, para um baixo nível de pressão no reservatório de gás e para uma pressão negativa (o que é bastante útil na primeira punção – teste de Palmer "sonoro").

O último lançamento na matéria de insufladores foi o Thermoflator (Fig. 2-16). Este insuflador eletrônico possui um sistema aquecido de mangueiras que conduzem o gás à cavidade, diminuindo o embaçamento do laparoscópio, que ocorre quando o gás frio é insuflado a altos fluxos. Sistemas caseiros de aquecimento podem ser improvisados com a imersão de mangueiras longas (5 m) em baldes com água aquecida, nos moldes de uma serpentina. O aquecimento do gás é obrigatório em altos fluxos (> 30 L/min), pois evita a hipotermia na paciente.

Os cabos de conexão entre o insuflador e o reservatório de gás devem ter um comprimento adequado para uma boa mobilização da aparelhagem pela sala, e roscas "falsas" em pelo menos uma das extremidades para permitir o acoplamento adequado. É obrigatória a existência de uma bala de CO_2 de reserva na sala, mesmo que de pequena capacidade, para finalizar o procedimento no caso de esvaziamento do cilindro principal. Devem estar disponíveis também as ferramentas adequadas para as conexões e um rolo de veda-rosca. Antes do início do ato cirúrgico, o cirurgião deve checar a quantidade de gás disponível na bala (que deve, idealmente, possuir uma capacidade maior ou igual a 10 kg) e, se este nível for baixo, providenciar sua troca. Toda a equipe cirúrgica deve estar apta a efetuar a troca de bala

Quadro 2-4 — Vantagens do uso do CO_2 como gás para o pneumoperitônio

Propriedade	Vantagem
Solubilidade	Mais solúvel dos gases/menor risco de embolia gasosa
Absorção	Rápida*
Inerte	Não causa alterações metabólicas em injeções intravasculares de até 100 mL/min
Refração	Índice de 1,0/sem distorções
Combustão	Suprime
Disponibilidade	Fácil em centro cirúrgicos
Custo	Baixo

*Permite uma interpretação de radiografias no pós-operatório nas suspeitas de lesões intestinais (após 24 horas da cirurgia, praticamente nenhum gás residual pode ser atribuído ao CO_2).

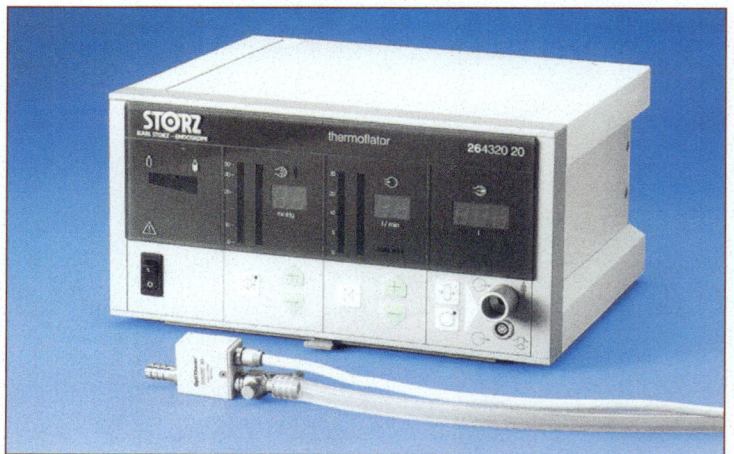

Fig. 2-16
Thermoflator.

de CO_2 no caso de necessidade durante uma cirurgia. Muito cuidado deve ser tomado com o uso dos cilindros de gás. Há relatos de casos no Brasil de insuflação inadvertida da cavidade com oxigênio e "flambadas" das vísceras após o uso do eletrocautério.

Alguns problemas podem acontecer durante o pneumoperitônio:

- *Relacionados com o paciente:* pacientes magras, nulíparas, atléticas, com uma musculatura abdominal desenvolvida ou submetidas à dermolipectomias possuem uma cavidade abdominal pequena e com pequenos volumes de insuflação (um a dois litros) rapidamente alcançam pressões elevadas. Ao contrário, pacientes muito obesas, com espessas paredes abdominais, adicionam até 5 mmHg na pressão abdominal basal, por vezes necessitando até de 20 mmHg de pneumoperitônio para exposição adequada das vísceras (Fig. 2-17).
- *Relacionados com o equipamento:* se o pneumoperitônio se desfaz e o campo operatório fica desaparecendo, o cirurgião deve procurar uma válvula de trocarte aberta ou defeituosa, uma conexão solta ou um reservatório de CO_2 vazio.
- *Dor pós-operatória:* pneumoperitônio residual causa um desconforto importante no pós-operatório, seja com dor torácica ou com dor no ombro. Isto ocorre pela irritação do gás residual no diafragma quando o paciente se levanta e pela produção de ácido carbônico. Esta situação pode ser evitada, colocando o paciente em posição de Trendelenburg a 15 graus e deixando aberta uma válvula de um trocarte (Fig. 2-18). Outra forma é a instilação de 2 a 3 L de lactato de Ringer na cavidade e a inserção de uma pinça romba pela incisão umbilical, pois o líquido ocupará o espaço do gás, expulsando-o.

Laparoscopia sem gás. Uma alternativa ao pneumoperitônio convencional como fonte de distensão abdominal é o emprego de aparatos mecânicos especiais que elevam a parede abdominal e permitem a realização de um procedimento laparoscópico. De acordo com a forma de tração da parede, estes sistemas podem ser divididos em: por punção, lineares ou planos. Os primeiros tipos se caracterizam pela simplicidade de aplicação e custo baixo (um exemplo é a sutura transmural de fios de Kirschner). Apresentam o inconveniente do efeito "tenda", que reduz a porção periférica do campo cirúrgico, além do risco de isquemia de segmentos da parede pela tração prolongada sobre uma superfície limitada. Os elevadores planos superam ambos os problemas, pois sua tração se faz sobre uma ampla superfície. O primeiro a ser desenvolvido

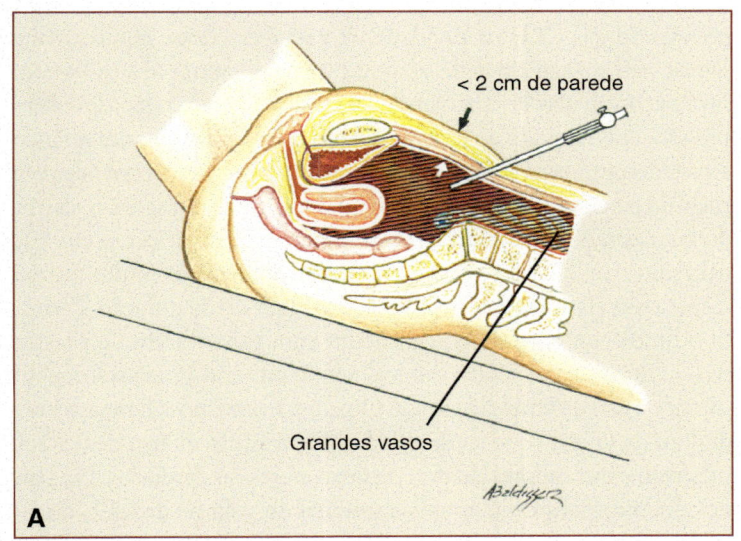

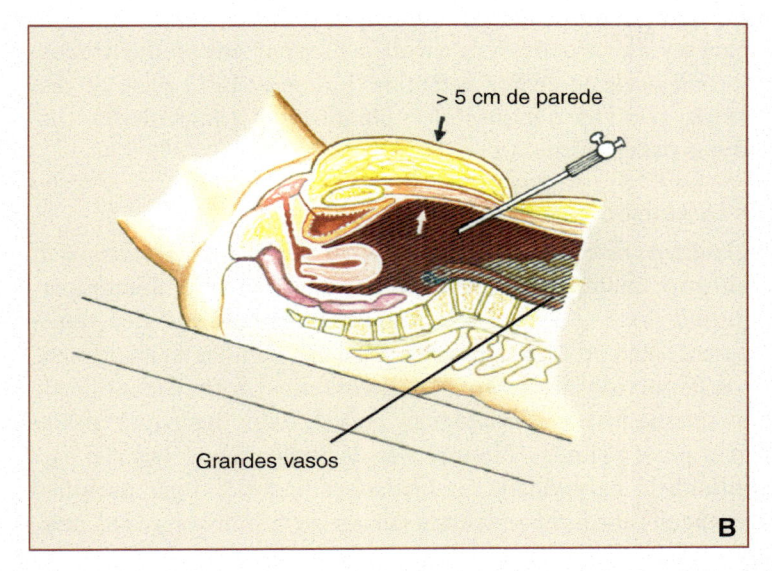

Fig. 2-17
Problemas com pneumoperitônio relacionados com a paciente. (**A**) Paciente magra com cavidade abdominal pequena e maior proximidade dos grandes vasos durante a punção. (**B**) Paciente obesa com pressão intra-abdominal de base de 5 mmHg e grande cavidade abdominal, além de maior distância dos grandes vasos.

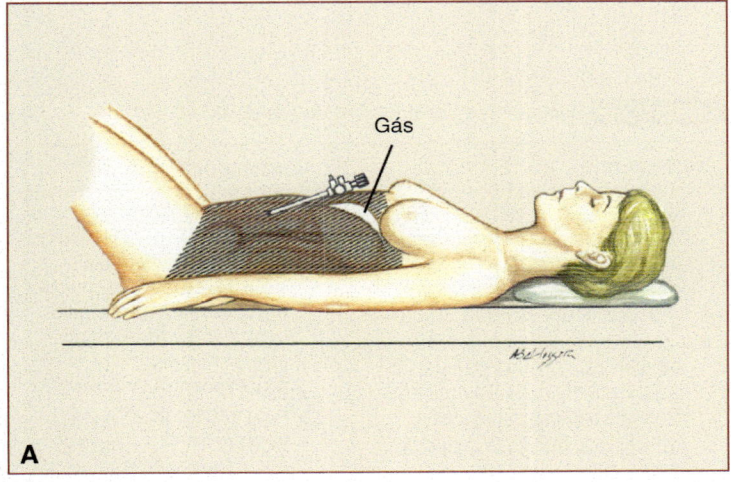

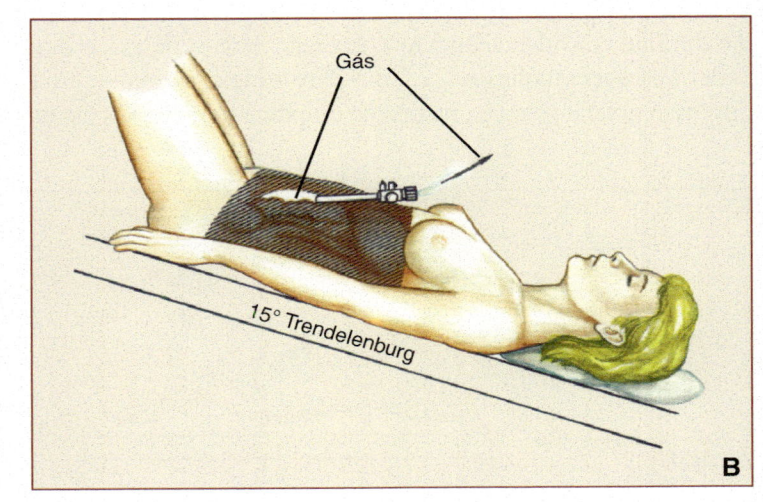

Fig. 2-18
Prevenção da dor pós-operatória. (**A**) Gás residual subdiafragmático causa dor referida precordial ou escapular. (**B**) Colocando-se a paciente em cefalodeclive de 15 a 300, o gás migra para a pelve e pode ser esvaziado por um trocarte.

foi o criado por Philippe Mouret, que utiliza um sistema fixo à mesa cirúrgica. Outros aparelhos parecidos são o *Endolift* e o *Laparolift*, que utilizam uma tração plana por três pás conectadas a um braço pneumático fixo à mesa cirúrgica. Outro retrator de parede que utiliza o mesmo sistema é o *Speranza*. Estes sistemas são introduzidos na cavidade por uma minilaparotomia de 15 a 20 mm na região periumbilical e são abertos dentro da cavidade. As imagens obtidas por este método são semelhantes às obtidas com o pneumoperitônio tradicional permitem a introdução de instrumental convencional na cavidade (como na toracoscopia), evitam as alterações relatadas do pneumoperitônio e funcionam como alternativa no tratamento de patologias malignas (evitando possível dispersão celômica de células neoplásicas pelo gás).

Histeroscopia

É primordial para realização da histeroscopia a distensão da cavidade uterina. Cria-se um ambiente real intrauterino para o estudo endoscópico panorâmico da cavidade. Devem-se considerar múltiplos fatores que alteram a pressão e o fluxo que não estão relacionados com os fatores corporais, precisamente pane no equipamento e/ou nos seus componentes.

Sendo a cavidade uterina virtual, para que se possa distendê-la, utilizam-se os expansores, aplicando-se pressão suficiente para separar as paredes da cavidade uterina, sem produzir transtornos locais ou efeitos sistêmicos indesejáveis. O meio de distensão pode ser o gasoso ou o líquido, com equipamentos distintos para sua infusão.

■ Distensão com meio gasoso

O dióxido de carbono é o meio gasoso ideal para histeroscopia. É um gás com índice de refração de 1,0 igual ao do ar ambiente, permitindo uma visão sem distorção da imagem. Fisiológico, transparente, não produz reação alérgica e não danifica os instrumentos. Absorvido diretamente no sistema circulatório, é identificado no sangue em níveis fisiológicos, pois ele é eliminado na 1ª passagem pelos pulmões. Necessita-se de equipamento especial para infundi-lo na cavidade, os histeroinsufladores, o gás na forma medicinal encontra-se acondicionado em cilindros com alta pressão, por sua volatilidade, necessitando de sistemas mecânicos e/ou eletrônicos de controle da sua infusão na cavidade uterina (Fig. 2-19). Para que o procedimento seja realizado com critério de segurança, o fluxo e a pressão de CO_2 não devem ultrapassar 100 mL/min e 200 mmHg, respectivamente. Este padrão de distensão diminui consideravelmente a absorção maciça de gás, o que poderia causar embolia gasosa. Com 75 mmHg consegue-se uma distensão satisfatória para realização do procedimento. Os óstios tubários se abrem em torno de 100 mmHg. Acima desse valor há passagem maciça do gás pelas tubas pérvias provocando ombralgia por irritação do diafragma e para os vasos sanguíneos, o que poderá levar à ocorrência de embolia.

Apresenta a desvantagem de misturar-se com o sangue formando bolhas, dificultando a visão. Não deve ser usado o insuflador laparoscópico, pois este infunde o gás em velocidade de litros por minuto. Como é um meio de baixa viscosidade tem a facilidade de entrada, mas também de saída pelos óstios tubários e, retrogradamente, pelo canal cervical, dificultando a distensão da cavidade uterina. Caso haja demora no exame, ocorre hiperemia do endométrio, simulando endometrite.

O uso do CO_2 para utilização de energia monopolar não é contraindicado. Ocorre, porém, formação de fumaça, distorcendo a imagem e, na ocorrência de sangramento, não possibilita a lavagem da cavidade. Por este motivo é preferível o uso do meio líquido não eletrolítico nos casos da necessidade da utilização de energia monopolar (Quadro 2-5).

O histeroinsuflador eletrônico é um gerenciador de infusão do meio gasoso, CO_2, acondicionado a um minicilindro, sob alta pressão é conectado ao insuflador por um manguito. O equipamento opera por um sistema eletrônico interno, ou seja, dependente de eletricidade, este composto de *software* e *hardware* gerencia o fluxo e a pressão do gás CO_2 na cavidade. A vantagem desse equipamento são os seus mecanismos de segurança, que operam por um sistema mecânico valvular de interrupção do influxo em situação de sobrepressão, que, somado ao alarme pulsátil do *software*, dispara quando a pressão ultrapassa 230 mmHg. Quando a pressão permanece por mais de cinco segundos em torno de 240 mmHg, dispara o alarme do *hardware*. O fluxo tem seu limite máximo estabelecido em 100 mL/min que, quando permanece neste patamar por muito tempo, dispara um alarme pelo *software* de um segundo de duração. Permite o funcionamento do equipamento com fluxo variável e pressão fixa ou fluxo fixo e pressão variável, sendo esta combinação a que diminui o risco de embolia gasosa. O painel frontal possui marcadores digitais de pressão que variam de 5 a 200 mmHg e fluxo de 0 a 100 mL/min e indicadores digitais de fluxo e pressão desejados. No painel ainda dispomos de um visor gradual do volume de CO_2 do cilindro e a conexão de saída para o tubo de silicone que leva o gás até a entrada da camisa, que, através de uma torneirinha de segurança, chamada *luer-lock*, pode ter interrompido seu influxo manualmente nesta última etapa. Apresenta dispositivo de alarme de aviso de sobrepressão (Fig. 2-20).

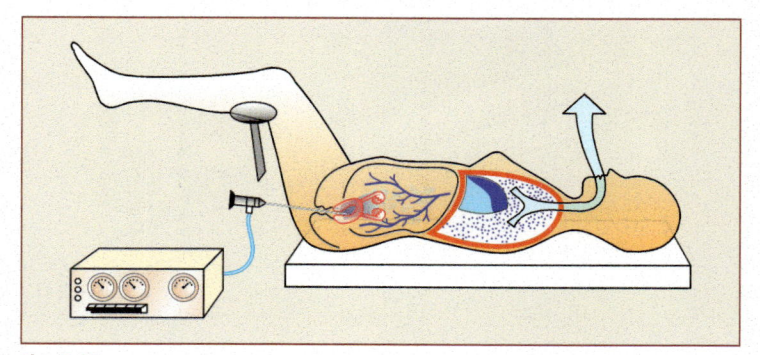

Fig. 2-19
Infusão de gás durante o exame.

Quadro 2-5 Vantagens e desvantagens do uso do CO_2

Vantagens	Desvantagens
■ Gás fisiológico, eliminado pela respiração na 1ª passagem pelos pulmões, não sendo detectado no sistema arterial	■ Mistura-se facilmente com o muco e o sangue, formando bolhas e dificultando a visualização, não permitindo a limpeza fácil da cavidade uterina, não devendo por este motivo ser utilizado em procedimentos cirúrgicos
■ É transparente e permite visão clara	
■ Apresenta o mesmo índice de refração do ar (1,00), permitindo visualizar a cavidade uterina sem distorções ou magnificações	
■ Apresenta boa permanência na cavidade uterina	■ A passagem do CO_2 pelas tubas provoca irritação do nervo frênico, levando à ombralgia
■ Não apresenta reações alérgicas	
■ Simplifica a limpeza do equipamento	

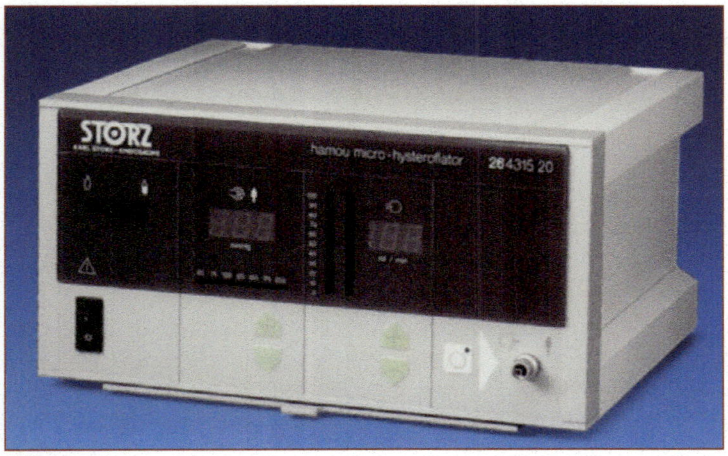

Fig. 2-20
Insuflador uterino de CO_2.

O insuflador de CO_2 apresenta, posteriormente, uma entrada de gás, na qual conectamos um filtro de barreira evitando-se a entrada de impurezas e contaminação, que danificam o aparelho. O histeroinsuflador possui na saída do gás para a paciente outro filtro, hidrofóbico, que retém partículas de 0,2 micro. Tem por finalidade evitar a penetração de algum fluido ou gás oriundo da paciente no aparelho. Por este mesmo motivo este equipamento deve estar instalado em uma altura acima da mesa ginecológica, diminuindo este risco de refluxo.

■ Distensão com meio líquido

O meio líquido e seu mecanismo de infusão influenciam na qualidade da imagem e na monitoração do volume de entrada e saída. Este último é importante na profilaxia do intravazamento.

Nos meios de baixa viscosidade e com características eletrolíticas pode-se dispor do soro fisiológico e do lactato de Ringer, que são ideais para o uso com energia bipolar. Com baixa viscosidade, mas sem condução elétrica têm-se a glicina, sorbitol, manitol como sendo ideais para o trabalho com energia monopolar. Permitem boa visualização do campo cirúrgico e são conhecidas as suas características biomoleculares, podendo-se prever as alterações causadas pelos mesmos em caso de intravazamento. Com alta viscosidade e também livre de eletrólitos, tem-se o Dextran 70 a 32%, conhecido como Hyskon, pouco usado atualmente.

Soro fisiológico

A sua quantidade de eletrólitos não permite o uso de corrente monopolar, pois esta se difunde pela cavidade uterina sem permanecer no foco cirúrgico, porém, presta-se muito bem à energia bipolar, onde se necessita de meio condutor de eletrólitos.

Ringer lactato

Não se presta à energia monopolar, porém pode ser utilizado na cirurgia com energia bipolar da mesma forma do que o soro fisiológico. Ambos são bem tolerados no caso de intravazamento, funcionando como expansores de volume. Apresentam-se em frascos de 500, 1.000 e 2.000 mL para serem conectados por equipo calibroso com duas ou quatro entradas concomitantes para atender à demanda do fluxo, principalmente quando ligado à bomba infusora.

Glicina

Ácido aminoacético, $C_2H_5NO_2$, solução de 15 g diluída em 1.000 mL de água, isotônica a 2,2% e ligeiramente hipotônica a 1,5%, com baixa viscosidade, descrita por Nesbit e Glickman em 1948, sua osmolaridade é de 200 mosm/L, pH entre 4,5 e 6,5. Não contém eletrólitos, é adequada para a energia monopolar. Possui um índice de refração em torno de 1,3325 e 1,3347, o que lhe dá uma qualidade de imagem clara, translúcida. A baixa viscosidade não interfere na manutenção do instrumental. No caso de intravazamento produz hiponatremia por hemodiluição. É metabolizada no fígado por desaminação para amônia e transaminação para outros aminoácidos, assim seu uso em pacientes com função hepática alterada deve ser cauteloso. Sua apresentação está disponível em frascos de 2 a 3 L, facilitando sua utilização em grandes volumes.

Sorbitol

O sorbitol a 5% é uma solução isotônica, do açúcar hexitol, hiposmolar 178 mlOsm/L, degradada no fígado em glicose e frutose. Pode ocorrer hiperglicemia no pós-operatório, e em pacientes diabéticos, o uso é restrito. A hiponatremia também está associada ao seu uso, por hemodiluição. Não possui eletrólitos, sendo muito útil nas cirurgias de energia monopolar.

Sorbitol/Manitol

A solução de sorbitol e manitol é composta por 27 g de sorbitol e 5 g de manitol diluídos para 1.000 mL de água. Esta associação pretende diminuir a síndrome de intravazamento e a ocorrência de hemólise. Encontra-se disponível em frascos de 1 e 2 L.

Manitol a 5%

Esta solução de baixa viscosidade, isotônica, não eletrolítica, derivada do álcool hexaédrico, tem como principal característica se manter no compartimento extracelular, causando expansão excessiva do mesmo. Pode proporcionar ocorrência de edema pulmonar, sendo controlado com diuréticos.[25] É metabolizado pelos rins, nos glomérulos, com a reabsorção tubular de 10%. Sua meia-vida de eliminação nos adultos com função renal preservada é em torno de 100 minutos.

Dextran 70

É uma solução em dextrose a 32% – Hyskon – que é um polissacarídeo ramificado composto de unidades de glicose com um peso molecular médio de 70.000 dáltons, estéril, livre de eletrólitos, translúcido, não pirogênico. Em temperatura ambiente é extremamente viscoso, o que dificulta o seu extravasamento e transposição pelas tubas. Apesar de ser claro, transparente, quando aquecido a 100°C, forma bolhas, dificultando a visualização da imagem. Não se mistura com sangue. A limpeza do material deve ser imediata, pois pode ressecar, caramelizar, destruindo-o de forma irreversível. Transforma os pisos cirúrgicos em ambientes escorregadios. Sua infusão necessita do emprego da força, principalmente pelo canal estreito das camisas operatórias. Sua infusão é pré-aquecida e feita por seringas de 50 mL conectadas ao canal de influxo da camisa operatória. Edema pulmonar pode ocorrer quando o volume de infusão supera 500 mL. Para cada 100 mL do Dextran absorvidos dentro do intravascular, ocorre uma expansão plasmática de 800 mL. A absorção pela cavidade peritoneal é lenta, precisa, em torno de 3 a 4 dias para atingir níveis séricos. Apresenta-se em frascos de 100 mL e 250 mL. A anafilaxia é rara, podendo ocorrer aumento no tempo de coagulação. As idiossincrasias são mais comuns, com o uso do Dextran 40, de menor peso molecular, mais fácil de passar para o intravascular.

Sistema de infusão e captação

Força da gravidade

Impelida sobre os frascos dos meios de baixa viscosidade, posicionados a uma altura de 100 cm acima do decúbito da paciente, obtém-se uma pressão média de 80 mmHg. Elevando-se esta altura para 150 cm, a pressão alcança, em média, 110 mmHg. Um manguito de pressão insuflado ao redor dos frascos pode ser adicionado a este sistema (Fig. 2-21). À medida que os frascos se esvaziam, o gradiente de pressão cai sem que haja nenhuma maneira de ser quantificada. Dessa forma, é impossível precisar se a distensão da cavidade é dificultosa, por fatores corporais, por perda retrógrada, perfuração ou obstrução dos condutos por onde passa o meio.

Seringas de 50 mL

Para infusão manual do meio de alta viscosidade. O Dextran, tanto o 70 quanto o 40, só permite sua infusão na cavidade por meio de muita pressão, conseguida através dos êmbolos das seringas de 50 mL pressionadas com a mão do médico. Normalmente estas soluções são pré-aquecidas para facilitar sua administração.

Bomba manual de Hyskon

Para infusão manual do meio de alta viscosidade, assemelha-se à seringa convencional com um sistema de rosqueamento que facilita a infusão.

Tem capacidade para 60 mL.

Sistema aberto de captação

Através de sacos coletores em forma de cone, oleado, colocados na região das nádegas da paciente, conduz-se todo o líquido para um recipiente capaz de armazenar grandes volumes. Frascos de 5 L são normalmente utilizados em sistema de fluxo simples, onde o meio de distensão sai retrogradamente pelo canal cervical.

Sistema de alça fechada

O sistema possui dois componentes, a infusão por gravidade conectada ao canal de entrada da camisa e a captação do meio de distensão, que reflui passivamente pelo canal de saída da camisa até uma "torneirinha" *luer-lock*, sendo daí levada por um tubo siliconizado a uma bolsa coletora fechada. No caso de um canal cervical amplo, haverá, também, perda retrógrada, que não estará sendo contabilizada.

Sistema associado

Associação do sistema aberto de captação pelos coletores das nádegas, com o refluxo da camisa pelo tubo siliconizado, ambos captados em um recipiente que contabiliza tudo junto.

Balança

Desenvolvida para ser utilizada independente do sistema de infusão, que é capaz de medir de 0 a 11.500 mL, com alarme para volume em 2.000 mL e alarme de fluxo em 5.000 mL/min.

Uma balança comum transforma a medida de peso para a quantidade em mL, por exemplo, 1.000 g = 1.000 mL. Pode ser somada ao sistema aberto e ao associado, oferecendo mais segurança.

Insuflador indireto

Equipamento que dispõe de um circuito eletrônico com um microprocessador que mantém a pressão estável dentro do frasco de soro utilizado na infusão. É capaz de ajustar a pressão de 10 a 120 mmHg com um sistema de alarme, quando esta cai abaixo do preestabelecido. A paciente deve ficar posicionada no mesmo nível do equipamento para o perfeito funcionamento do sistema. Ele possui um painel com os controles de pressão em cristal líquido, fácil de transportar e de baixo custo (Fig. 2-22). Neste sistema não há controle intrauterino da pressão nem sobre o fluxo, o que se obtém é a pressão média dentro do frasco de meio de distensão. Deve ser associado a um sistema de captação, principalmente se estiver sendo usado para procedimento cirúrgico.

Bomba de infusão

Para tornar o procedimento mais seguro por meio de monitoração do fluxo, pressão, volume de entrada e saída do meio líquido, foi desenvolvida a bomba de infusão. Possui controle de segurança interno proporcionado por um *software*, pelo *hardware* e um sistema mecânico. Este *software* possibilita preestabelecer e manter o controle do fluxo e da pressão e, opcionalmente, a pressão de sucção com a contabilização do volume de saída (Fig. 2-23).

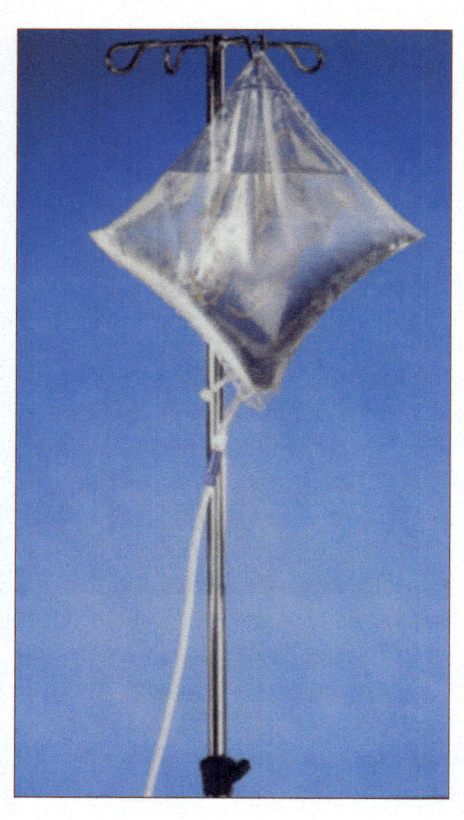

Fig. 2-21
Infusão por força da gravidade.

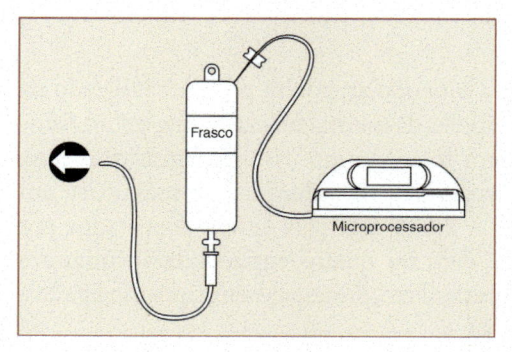

Fig. 2-22
Insuflador indireto.

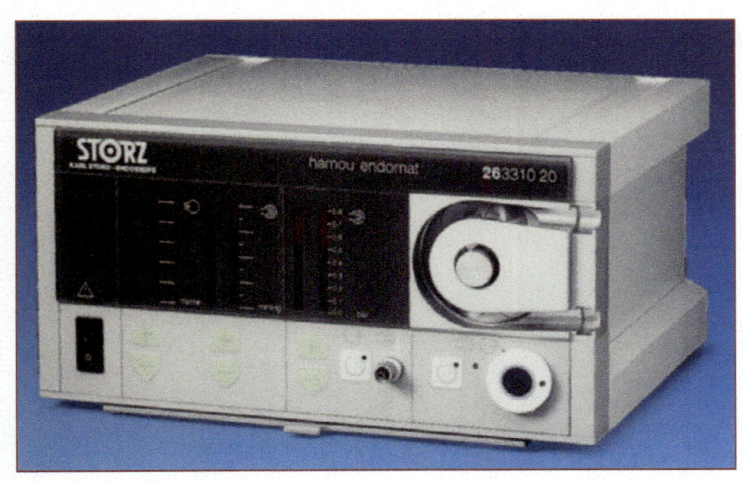

Fig. 2-23
Bomba de infusão.

O meio de distensão de baixa viscosidade é bombeado do seu recipiente até a cavidade uterina, através de um sistema de rolamento compressivo, propulsor, que reproduz os movimentos peristálticos, conduzidos pelo tubo de silicone conectado ao canal de influxo da camisa operatória.

Acionado o mecanismo de sucção, o meio é aspirado da cavidade pelo canal de saída da camisa operatória por sistema de pressão negativa e levado por um tubo de silicone até o recipiente coletor graduado. A vantagem desse mecanismo é a possibilidade de se intervir neste controle de infusão e sucção, melhorando a condição da cirurgia.

Situado no lado inferior do visor, encontra-se a entrada da conexão da sucção. Tem seus valores determinados por um botão com mostrador digital, que varia de 0,0 a 0,8 bar, sendo usado em média a 0,25 bar. Os tubos de silicone devem ser estéreis. Este aparelho dispõe de um sistema de pedal opcional que permite ao histeroscopista o acionamento do sistema, depois de prefixados os níveis de fluxo, pressão e sucção.

Monitora o influxo do líquido na cavidade, com os parâmetros predeterminados de fluxo em mL/min, variando de 0 a 500, pressão em mmHg de 0 a 200 e a sucção quando adicionados os acessórios específicos. O mostrador varia de –2.000 mL a + 1.000 mL, sem os acessórios da sucção ela fica inoperante, porém o funcionamento do sistema de infusão não se altera. Na entrada da sucção é conectado um filtro de bactérias não esterilizável que deve ser trocado a cada utilização. Seus acessórios são tubos siliconizados com conexões para padrão Luer e recipientes de armazenamento.

Há no mercado bombas infusoras com configurações semelhantes que já dispõem de um contabilizador de volume captado durante o procedimento, aparecendo estes valores no painel. Existe também um modelo que possibilita o uso tanto histeroscópico como laparoscópico pela pré-seleção em um *set* lateral. Este equipamento facilita o médico que realiza os dois procedimentos. As bombas foram desenvolvidas para proporcionar o máximo de segurança na realização do procedimento, o que não afasta o risco do desconhecimento da técnica, causando situações de transtorno à paciente e ao profissional que realiza o procedimento.

Sistema de documentação

A cirurgia laparoscópica é inimaginável sem a videodocumentação. Este registro da imagem é fundamental em uma área onde existe uma variedade de patologias de diversos graus de evolução em diferentes regiões da cavidade abdominopélvica. Não existe laudo verbal ou escrito que substitua o poder de descrição de uma foto ou filme. O aspecto didático das imagens também não deve ser esquecido, e seu uso no ensino da cirurgia endoscópica foi fundamental, assim como em pesquisas de alterações e doenças ginecológicas. Outro aspecto da documentação da cirurgia é o ético-legal. Fotos e filmes podem servir como provas na defesa de cirurgiões processados por suas pacientes.

A tecnologia da fotografia em filme de 35 mm foi muito importante no desenvolvimento da endoscopia, porém já foi ultrapassada pela captura digital da imagem. Esta fotografia direta pode ser realizada pela adaptação de câmeras fotográficas ao laparoscópio. Neste caso é fundamental possuir uma fonte de luz com *flash* sincronizado.

A captura eletrônica da fotografia é feita com as *videoprinters* (Fig. 2-24). Estas impressoras funcionam com o sistema polaroide, ou seja, com revelação instantânea em papel fotográfico específico para as *printers*. A utilização desses aparelhos facilita muito a confecção de laudos cirúrgicos com fotos de alta qualidade. Existem aparelhos que permitem impressões de folhas com até quatro fotos, com ou sem legendas. As imagens podem ser capturadas para a memória da impressora durante a cirurgia e substituídas quantas vezes forem necessárias para serem impressas ao final da cirurgia, ou então capturadas após o término da cirurgia com a reprodução da fita. Este método facilita a escolha, pois permite o avanço e o retrocesso da fita quantas vezes for necessário, porém pode haver perda de qualidade. A captura não deve ser realizada com o filme em *pause*, em que há perda de qualidade, e sim com o filme rodando. Para realizar estas capturas durante ou após a cirurgia, os aparelhos devem estar conectados nesta sequência: câmera → videocassete → *videoprinter* → monitor. Esta sequência pode acarretar uma perda de resolução da imagem no monitor pelas diversas conexões. Como as câmeras geralmente possuem mais de uma saída de imagem, o ideal é a conexão direta de uma dessas saídas diretamente ao monitor em uma entrada (A), e a conexão de outra saída da câmera na sequência descrita até o monitor em outra entrada (B). Com isto obtém-se no monitor a imagem direta da câmera pela linha A e a imagem que está sendo gravada ou então a imagem reproduzida pelo videocassete pela linha B (Fig. 2-25).

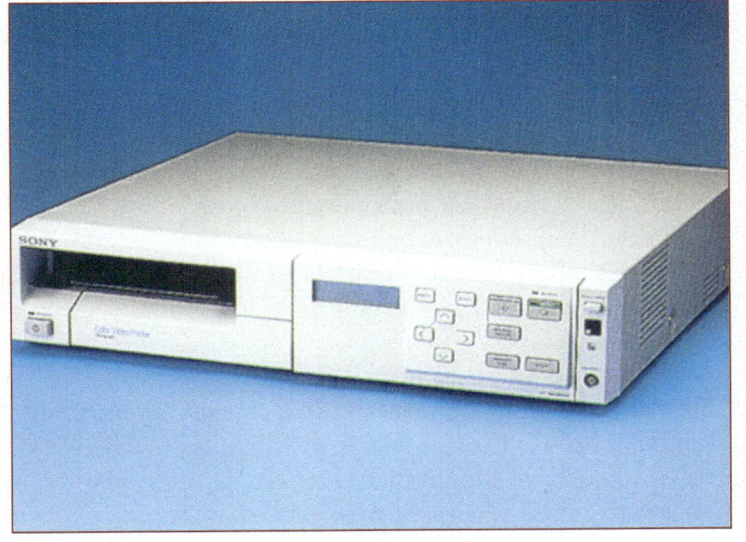

Fig. 2-24
Videoprinter.

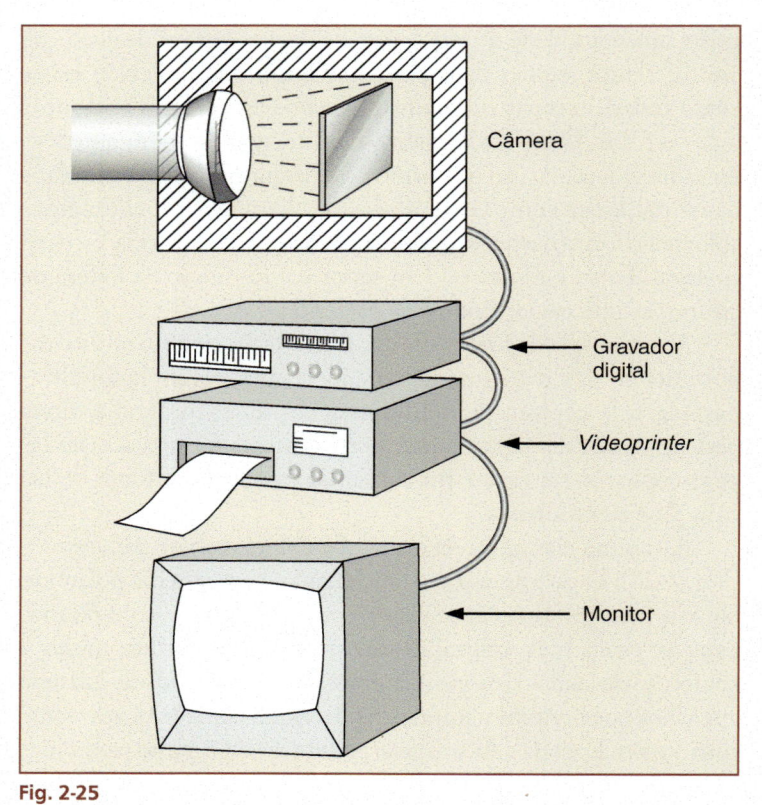

Fig. 2-25
Sequência de montagem dos aparelhos do sistema de vídeo e fotodocumentação.

Quadro 2-6 Sistemas de reprodução e gravação

Perfil	Câmera	Conexões	Monitor	Gravador
Econômico	1 chip (240-480)	RCA	Televisor (300)	DVD + RW (500 +)
Standard	1 chip (480)	Y-C	Standard (400)	DVD + RW (500 +)
Profissional	3 chips (600 +)	RGB	Alta resolução (700)	DVD + RW (500 +)
Digital	Digital (720 +)	DV	Digital (720 +)	DVD + RW (500 +)
Digital Full HD	Full HD (1080 +)	DVI/HDMI	Full HD (1080 +)	Disco USB (1080 +)

*Para edição das imagens. Gravação em *Notebook* pela placa de captura de vídeo.
P.S.: Os números entre parênteses são as resoluções máximas do equipamento.

A gravação em videocassetes ainda pode ser feita em cirurgia laparoscópica, mas pela difícil manutenção de qualidade para edição e pelo aparecimento de outras tecnologias, foi praticamente abandonada.

A tecnologia de *filmagem digital* já é uma realidade com a gravação no padrão DV (captura digital direta) em um disco rígido ou com a gravação em DVD. São os aparelhos DVD ± RW *(Digital Video Disc ReWritable)*. Estes aparelhos já estão disponíveis no mercado a um custo significativamente menor em comparação com os outros equipamentos do *rack*. Atenção deve ser tomada na compatibilidade das mídias DVD entre as DVD + RW e as DVD-RW. Os aparelhos mais modernos aceitam ambas as mídias, porém existem aparelhos que só gravam e/ou reproduzem em um tipo de mídia. O sistema digital permite edições e armazenamento com quase nenhuma perda de qualidade e capacidades de até 17 Gb de memória. Com relação ao VHS podem-se citar as seguintes vantagens: ausência da necessidade de rebobinar a fita ou armazenar na posição vertical, maior resistência a desgastes físicos do CD e seu menor tamanho.

Outra opção de gravação é a utilização de computadores portáteis, os *notebooks*. Com a popularização dos computadores portáteis e os constantes aperfeiçoamentos em multimídia, com placas gráficas cada vez mais potentes, possibilitou-se a incorporação destes equipamentos na sala cirúrgica. Além de realizar a captura e edição do vídeo, o *notebook* pode funcionar como monitor auxiliar no ato cirúrgico, principalmente para o auxiliar que manipula o útero, pois na maioria da vezes fica de costas para o monitor principal. É necessária a aquisição de uma placa de captura de vídeo externa, plugada em uma porta USB do computador, e a instalação de *softwares* de edição de vídeo se for desejável arquivamento ou uso da imagem para diversos fins. Também deve-se ter a atenção aos sistemas operacionais dos computadores (MAC vs PC), para se evitarem incompatibilidades.

Assim, podem-se resumir sistemas ideais de gravação no Quadro 2-6, incluindo os conhecimentos sobre câmeras, cabos e monitores.

■ Sistema de apoio

Neste sistema agrupam-se todos os equipamentos que são necessários para o bom funcionamento de um *rack* de laparoscopia, e não foram citados em nenhum sistema específico. Assim, fazem parte do sistema de apoio:

- Armário.
- *No-Break*/Estabilizador de voltagem.

Armário

Todos os aparelhos para laparoscopia devem ficar arrumados em um armário ou estante a fim de facilitar o seu manuseio e disposição na sala de cirurgia. Este armário pode ou não possuir portas para o seu fechamento e proteção contra furtos de partes desse equipamento. A existência de portas pode atrapalhar o posicionamento do armário no campo cirúrgico e também pode dificultar a ventilação dos equipamentos. Por isso, se for necessária a utilização de portas, estas devem existir na frente e na traseira do armário e abrir 270° e posicionar-se ao longo da lateral do mesmo, para que haja ventilação adequada e uma movimentação livre pela sala. Na realidade brasileira, onde, infelizmente, os investimentos iniciais em equipamento foram feitos pelos cirurgiões pioneiros e não pelas instituições de saúde, os armários devem possuir meios de proteção do equipamento (fechaduras ou cadeados) durante a sua permanência nos centros cirúrgicos. Os primeiros armários foram desenhados pelos próprios cirurgiões e feitos sob medida. Alguns colegas sofreram com projetos mal pensados ou executados. Atualmente existem empresas metalúrgicas que fabricam ótimos armários em aço, resistentes, práticos e seguros. Os armários importados disponibilizados por algumas fabricantes de equipamento possuem ótima ergonomia, incluindo até filtros de linha embutidos, porém não oferecem proteção aos aparelhos (Fig. 2-26).

Um cuidado que deve ser observado no ato da compra ou encomenda de um armário é sua conformidade com as normas da vigilância sanitária. Algumas medidas como a pintura antiestática dos armários metálicos ou a forração com fórmica do interior e exterior de armários de marcenaria são obrigatórias. A consulta ao responsável pelas conformidades do centro cirúrgico

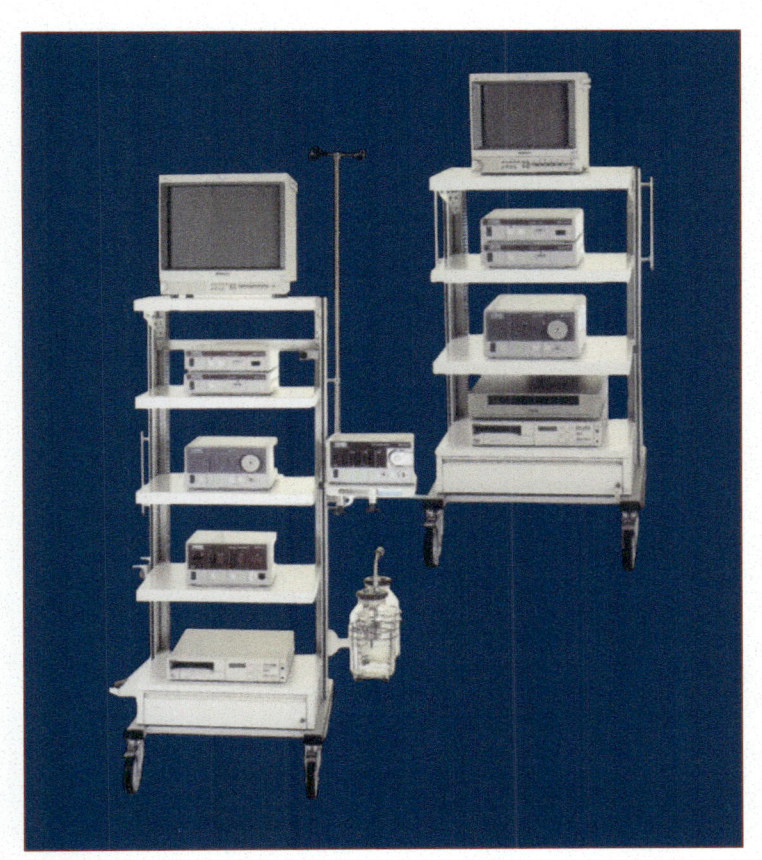

Fig. 2-26
Armários para laparoscopia.

pode evitar aborrecimentos futuros. As estantes devem possuir um jogo de rodas resistentes ao peso do equipamento, com um raio adequado, para que a movimentação da estante pela sala não seja um tormento. Prateleiras com altura regulável também são desejáveis, pois durante os anos podem ser adquiridos aparelhos mais modernos com dimensões diferentes dos antigos.

Durante a arrumação dos aparelhos, alguns cuidados devem ser tomados. O monitor deve ficar a uma altura confortável para a visão do cirurgião, para que não ocorra a fadiga da musculatura cervical em cirurgias prolongadas. A distância entre o monitor e o cirurgião deve ser entre 1,5 e 6 vezes o tamanho desse. Assim, um monitor de 14 polegadas deve ficar distante entre 30 e 210 cm do cirurgião (entre 21 e 84 polegadas). O insuflador deve ser posicionado em uma altura superior ao nível da mesa cirúrgica para que não haja refluxo de qualquer líquido utilizado na limpeza da mangueira de insuflação para o interior do aparelho, o que pode causar danos ao mesmo. Cuidado também deve ser tomado no posicionamento da fonte de luz para que não exista tração ou dobra no cabo de fibra óptica, o que pode acarretar danos às fibras.

No-break/Estabilizador

Picos de energia da rede elétrica podem danificar seriamente o equipamento de videocirurgia, causando prejuízos de milhares de dólares americanos. Assim, o uso de um estabilizador de voltagem é obrigatório, já que este pequeno aparelho diminui a variação da corrente elétrica. Em caso de picos de energia, protege o equipamento com a queima de seu fusível. A compra desse estabilizador deve ser planejada para que este possua a capacidade adequada (geralmente 1,5 kVA é o suficiente). Alguns fabricantes produzem aparelhos estabilizadores que suportam variações entre 100 e 240 V, o que é suficiente para a proteção da aparelhagem.

O *no-break* é outro equipamento que pode ser utilizado. Ele permite, além da estabilização da voltagem, a geração de energia em caso de queda da rede. Ele funciona com baterias conectadas em série, armazenando e gerando energia quando necessário. Apesar da existência de geradores na maioria dos hospitais, não se deve confiar totalmente nisto, pois a energia pode faltar nos momentos mais críticos da cirurgia. Os aparelhos devem estar todos conectados ao *no-break* e este sempre conectado à rede elétrica, para que esteja sempre com sua carga máxima. Assim, como os estabilizadores, devem ser adquiridos de acordo com as necessidades do equipamento. Os hospitais mais modernos disponibilizam tomadas de parede *no-break*, que não permitem falhas de energia.

Simples filtros de linha não oferecem a proteção necessária e devem ser evitados. Extensões para cabos de força também são necessárias e devem ter entre 3 e 5 metros para dar conforto na mobilização do equipamento.

Manutenção

Os aparelhos que constituem o *rack* para laparoscopia são extremamente caros e sensíveis. Todo o cuidado deve ser tomado durante o manuseio, pois pequenas quedas podem danificá-los seriamente. O transporte deve ser evitado ao máximo e, quando necessário, deve ser feito em caixas especialmente desenvolvidas para este propósito. Existem seguros contra roubos para *racks* de laparoscopia, necessários apenas quando estes são itinerantes, sofrendo transportes frequentes. Como já foi citado no sistema de apoio, o uso de protetores para oscilações de corrente elétrica é obrigatório.

Falhas podem ocorrer em diversos aparelhos do *rack* em vários pontos diferentes. O profundo conhecimento de seu funcionamento é fundamental para que o cirurgião consiga resolver pequenos problemas que impedem a execução do ato cirúrgico. O Quadro 2-7 resume os principais pontos de falha dos diversos componentes do *rack*.

Um item de manutenção fundamental é a *assistência técnica*. Este fator deve ser levado em consideração na hora da compra do material. Por vezes o custo inicial mais barato de importações diretas ou de fabricantes sem bons representantes na cidade ou estado pode ser multiplicado algumas vezes na hora da necessidade de conserto ou manutenção de instrumental ou aparelhos. Fabricantes que fornecem equipamentos-reservas ou consertos ágeis de material são preferíveis.

PLANEJAMENTO

O material necessário para a laparoscopia é sofisticado e caro. Todos os aparatos descritos neste capítulo são úteis e interessantes, mas nem sempre essenciais. Sua aquisição deve ser planejada e adequada à realidade financeira e ao anseio técnico do serviço. Alguns fatores fora o seu custo devem ser levados em conta no momento de sua compra, como a já citada assistência técnica e compatibilidades. Muitos problemas podem ser evitados com a checagem da compatibilidade de sistemas, da resolução e dos cabos entre a câmera, o monitor e o sistema de documentação. O ideal é, sempre que possível, a utilização de equipamentos de um mesmo fornecedor.

Quadro 2-7 Principais pontos de falha do *rack*

Falhas	Conferir
Bisturi elétrico não funciona	se o aparelho está ligado
	as conexões entre as pinças e o gerador
	se o seletor entre as correntes mono e bipolar está corretamente acionado
	a placa (no caso de monopolar)
	a troca dos fios condutores
	se as ponteiras da pinça estão sujas
Aspirador sem vácuo	as conexões das mangueiras
	pinçamentos nas mangueiras
	obstrução da cânula
	vedação do frasco coletor
	frasco coletor cheio
Irrigador não funciona	as conexões das mangueiras
	os pinçamentos nas mangueiras
	obstrução da cânula
	se a reserva de solução de irrigação acabou
Distorção ou ausência de cores no monitor	selecionar o sistema NTSC no monitor e no vídeo
	realizar *white balance* adequadamente
	se os cabos de conexão estão íntegros e corretamente conectados
Falta imagem	se o monitor, câmera e vídeo estão ligados
	se os cabos estão corretamente conectados
	se o cabo da minicâmera está conectado ao CPD da câmera
	se a entrada do monitor está selecionada (linhas A ou B, ou então AV em TVs)
Falta de luz ou imagens escuras	se a fonte está ligada
	se o cabo de luz está conectado na fonte e na óptica
	se o botão *standby* está desativado
	se a intensidade da fonte está no máximo
	se a velocidade de abertura está adequada (*shutter*)
	se a lâmpada está desgastada ou queimada
Falta gás na cavidade peritoneal	se o insuflador está ligado e insuflando
	se há reserva de gás na bala
	se os registros de gás estão abertos
	se a mangueira de condução está conectada e não dobrada ou pinçada
	se a válvula do trocarte conectada à mangueira está aberta
	se há grandes perdas de gás (válvulas abertas, aspiração excessiva, vedações rasgadas...)
	se a vagina, bexiga ou alguma víscera oca foi aberta
Interferências repetidas na imagem	se outro aparelho elétrico está ligado na mesma tomada ou rede elétrica (geralmente o bisturi elétrico)
	se há mau contato no cabo de câmera
Nenhum aparelho funciona	se há energia na rede
	se a voltagem é compatível (110 ou 220 V)
	se o estabilizador ou *No-break* está ligado e com fusíveis não queimados

Outro ponto importante na compra do material é o investimento racional dos recursos financeiros. O conjunto câmera/monitor/fonte de luz deve ser "proporcional" entre si. Por exemplo, a aquisição de uma câmera de três *chips* é desnecessária se não houver recursos para compra de um monitor de alta resolução e de uma fonte de xenônio. Outros equipamentos também são fundamentais para cirurgias laparoscópicas, como um insuflador eletrônico de alto fluxo e um bisturi elétrico adequado. Possuir um sistema de vídeo de alta resolução sem estes aparelhos para obtenção de um bom campo cirúrgico e hemostasia é mau uso de dinheiro.

Os instrumentos dedicados a cada modalidade de endoscopia ginecológica serão detalhados nas partes específicas deste livro.

BIBLIOGRAFIA

Ahlberg G, Heikkinen T, Leijonmarck CE *et al.* Does training in a virtual reality simulator improve surgical performance? *Surg Endosc* 2002;16(1):126-29.

Alanis RT, Guerra AM, Ramirez AM. Requisitos de la sala de operaciones. In: Sosa AM. *Endoscopia quirúrgica ginecológica*. McGraw-Hill Interamericana, 1997. p. 16-25.

Bandani KK, Bhandari A, Tewari A *et al.* Comparison of two-dimensional and three-dimensional suturing: is there a difference in a robotic surgery setting? *J Endourol* 2005 Dec.;19(10):1212-15.

Bhayani SB, Andriole GL. Reviews in urology. Three-dimensional (3D) vision: does it improve laparoscopic skills? An assessment of a 3D head-mounted visualization system. *Fall* 2005;7(4):211-15.

Buyalos RP. Principles of endoscopic optics and lighting. In: *Practical manual of operative laparoscopy and hysteroscopy*. New York: Springer, 1996. p. 23-31.

Chan AH, Courtney AJ. Safety and ergonomics evaluation of hybrid systems in Hong Kong. *Accid Anal Prev* 2001 July;33(4):563-65.

Coddington III CC, Schenk LM. Laparoscopia e histeroscopia. In: *Endoscopia operatória ginecológica – Clínicas obstétricas e ginecológicas da América do Norte*. Madri: Hartcourt, 1999, v. 26(1).

Creuz O. Equipamento e instrumental. In: *Cirurgia vídeo-endoscópica*. Rio de Janeiro: Revinter, 1997. p. 7-28.

Cushieri A. Visual displays and visual perception in minimal access surgery. *Sem Laparoscopic Surg* 1995;2:209-14.

D'Amico TA, Schwartz LB, Eubanks S. Instrumentação laparoscópica e técnicas básicas. In: Pappas TN. *Atlas de cirurgia laparoscópica*. Porto Alegre: Artes Médicas, 1997. p. 1.2-1.10.

Donnez J, Nisolle M. Instrumentation and operational instructions. In: *An atlas of laser operative laparoscopy and hysteroscopy*. New York: Parthenon Publishing, 1994. p. 21-23.

Falcone T, Goldberg J. Laparoscopic microsurgical tubal anastomosis with robotic assistance. *Hum Reprod* 2003 Jan.;18(1):145-47.

Gomel V. Equipo e instrumentación. In: *Laparoscopia ginecológica: diagnóstico y cirurgía*. Mosby, 1996. p. 13-25.

Gordon AG. Instrumentos para laparoscopias diagnóstica e operatória. In: *Atlas colorido endoscopia ginecológica*. Rio de Janeiro: Revinter, 1997. p. 2-8.

Grantcharov TP, Rosenberg J, Pahle E *et al*. Virtual reality computer simulation. *Surg Endosc* 2001;15(3):242-44.

Hulka JF, Reich H. Facilities and equipment. In: *Textbook of laparoscopy*. Philadelphia: WB Saunders, 1998. p. 69-82.

Hulka JF, Reich H. Gas and pneumoperitoneum. In: *Textbook of laparoscopy*. Philadelphia: WB Saunders, 1998. p. 53-56.

Hulka JF, Reich H. Light: optics and television. In: *Textbook of laparoscopy*. Philadelphia: WB Saunders, 1998. p. 9-24.

Hulka JF, Reich H. Power: eletricity and laser. In: *Textbook of laparoscopy*. Philadelphia: WB Saunders, 1998. p. 25-52.

Kaufman Y, Sharon A, Klein O *et al*. The three-dimensional "insect eye" laparoscopic imaging system – A prospective randomized study. *Gynecological Surgery* 2007;4(1):31-34.

Köster S, Volz J, Melchert F. Indications for 3 D laparoscopy in gynecology. *Geburtshilfe und Frauenheilkd* 1996 Aug.;56(8):431-33.

Margossian H, Garcia-Ruiz A, Falcone T *et al*. Robotically assisted laparoscopic microsurgical uterine horn anastomosis. *Fertil Steril* 1998;70:530-34.

Meirelles Jr HL. Instrumental para videolaparoscopia cirúrgica ginecológica. In: *Cirurgia videolaparoscópica ginecológica*. Rio de Janeiro: Revinter, 1995. p. 5-25.

Mellotti G, Meinero M, Bonilauri S *et al.* Equipo técnico e instrumentación. In: *Cirurgia laparoscópica*. Madrid: Panamericana, 1996. p. 45-68.

Mencaglia L, Wattiez A. Instrumentos e preparação da sala operatória. In: *Manual de cirurgia ginecológica laparoscópica*. Germany: Endo-Press, 1999. p. 6-17.

Mettler L, Ibrahim M, Jonat W. One year experience working with the aid of a robotic assistant (the voice-controlled optic holder AESOP) in gynecological endoscopic surgery. *Hum Reprod* 1998;13:2748-50.

Mettler L, Ibrahim M, Lehmann-Willenbrock E *et al.* Pelviscopic reversal of tubal sterilization with the one-to two stitch technique. *J Am Assoc Gynecol Laparosc* 2001 Aug.;8(3):353-58.

Molinas CR, De Win G, Ritter O *et al.* Feasibility and construct validity of a novel laparoscopic skills testing and training model. *Gynecol Surg* 2008;5(4):281-90.

Nicolaou M, Atallah L, James A *et al.* The effect of depth perception on visual-motor compensation in minimal invasive surgery. *MIAR* 2006;4091:156-63.

Osborne N, Padial JG. Instrumental. In: *Laparoscopia para ginecologistas*. Porto Alegre: Artes Médicas, 1995. p. 26-45.

Ota D, Loftin B, Saito T *et al.* Virtual reality in surgical education. *Comput Bio Med* 1995;25(2):127-37.

Park SH, Woldstad JC. Multiple two-dimensional displays as an alternative to three-dimensional displays in telerobotic tasks. *Hum Factors* 2000 Winter;42(4):592-603.

Patton Jr GW. Setting up a service: instrumentation and administration. In: Sutton C. *Endoscopic surgery for gynecologists*. Londres: Saunders, 1998. p. 19-30.

Raibert M, Playter R, Krummel TM. The use of a virtual reality haptic device in surgical training. *Acad Med* 1998;73:596-97.

Reddy S, Morales A, Murphy AA. Technique and instrumentation in operative laparoscopy. In: Azziz R. *Practical manual of operative laparoscopy and hysteroscopy*. New York: Springer, 1996. p. 61-75.

Reich H, McKernan JB. Basic equipment and instrumentation. In: Arregui ME. *Principles of laparoscopic surgery. Basic and advanced techniques*. New York: Springer-Verlag, 1995. p. 21-29.

Semm K. *Pelviscopy operative guidelines*. UFK/Kiel, 1992. p. 53-76.

Soler L, Ayach N, Nicolau S *et al.* Virtual reality, augmented reality and robotics in digestive surgery. World Scientific, 2004. p. 476-84.

Talamini MA, Gadacz TR. Laparoscopic equipment and instrumentation. In: *Surgical laparoscopy*. St Louis: Quality Medical, 1991. p. 23-55.

Tevaearai HT, Mueller XM, von Segesser LK. 3-D vision improves performance in a pelvic trainer. *Endoscopy* 2000;32(6):464-68.

Tulandi T, Mettler L. Instrumentation. In: *Atlas of laparoscopic and hysteroscopic techniques for gynecologists*. Philadelphia: Saunders, 1999. p. 9-15.

Ueno J, Costa Filho I. Equipamentos e instrumentais de videolaparoscopia. In: *Cirurgia videoendoscópica em ginecologia*. São Paulo: Roca, 1997. p. 7-14.

van Velthoven R. Badani KK, Bhandari A *et al.* Advantages of 3D visual effects in laparoscopic surgery. Disponível em: http://www.websurg.com/editorial/3D_visual_effects_in_ laparoscopic_surgery.php. *J Endourol* 2005 Dec.;19(10):1212-15. Acesso em: Aug. 2006.

Wilson P. Instruments and equipment. In: *Basic gynecological endoscopy*. Gladwyns, 1997. p. 12-18.

Woodman R. Surgeons should train like pilots. *Br Med J* 1999;319:1312.

3 Acessos Vaginais

Ricardo Zorrón
Luiz Zamagna
Rosilene Jarra Reis

- **INTRODUÇÃO**
- **ACESSO VAGINAL NA HISTERECTOMIA**
  Posicionamento da paciente na mesa cirúrgica
- **ACESSO VAGINAL NA HISTERECTOMIA RADICAL – CIRURGIA DE SCHAUTA**
- **TÉCNICA**
  Incisão de Schuchardt e preparo do espaço pararretal esquerdo
  Incisão do colo e preparo da cúpula vaginal
  Abertura do espaço paravesical, dissecção do ureter e ressecção do paramétrio anterior
  Abertura do fundo de saco de Douglas e ressecção do paramétrio posterior
  Abertura do peritônio anterior e remoção do útero e anexos
  Ressecção do ligamento cardinal
  Fechamento da cúpula vaginal e incisão de Schuchardt
- **ACESSO VAGINAL NA ESTERILIZAÇÃO – LAQUEADURA TUBÁRIA**
- **HIDROLAPAROSCOPIA (FERTILOSCOPIA)**
  Indicações
  Contraindicações
  Vantagens
  Desvantagens
  Técnica
- **NOTES TRANSVAGINAL**
  Possibilidades técnicas do acesso NOTES transvaginal
  Técnica cirúrgica
  Abordagem transvaginal
  Acesso transvaginal por método direto
  Acesso transvaginal sob visualização laparoscópica
  Taxonomia para NOTES transvaginal
  NOTES e o futuro do acesso transvaginal
- **BIBLIOGRAFIA**

INTRODUÇÃO

O acesso vaginal utiliza o acesso natural como via para as cirurgias vaginais, já pronto, naturalmente, na atualidade também para cirurgias realizadas pela laparoscopia e convencional. Historicamente possibilitou as primeiras cirurgias para a retirada do útero, quando os anestésicos e instrumental apropriados não existiam. Atualmente, as cirurgias por acesso natural (Natural Orifice Transluminal Endoscopic Surgery – NOTES) possibilitam atingir os órgãos superiores, evitando assim as incisões externas. Esses acessos pelo fundo de saco de Douglas ou uterino representam um novo conceito que, somado aos transanais e transuretrais, minimiza o trauma e promove maior recuperação e diminui os custos cirúrgicos e a dor do pós-operatório.

A evolução não poderia ocorrer sem os conceitos endoscópicos que também reacenderam as cirurgias vaginais já realizadas no passado recente, e as vantagens primordiais pela ausência da cicatriz, mas exigindo novos instrumentais mais longos e flexíveis. O desenvolvimento de materiais e técnicas ainda será necessário para uma cirurgia mais segura e confiável.

Assim, nesse capítulo, abordaremos as diversas aplicações do acesso vaginal, passando pelas cirurgias vaginais, hidrolaparoscopia e NOTES transvaginal.

ACESSO VAGINAL NA HISTERECTOMIA

A indicação precede a intenção do acesso. Devemos seguir os conceitos envolvidos nos protocolos e *guidelines* repetidos em vários artigos. A avaliação inicia no tamanho, morfologia do útero e nos miomas. O tamanho recomendado para uma cirurgia mais fácil é de 280 cm³, sendo permitido também em úteros maiores, ficando na dependência do cirurgião. Os espaços clássicos de dois dedos na vagina e o espaçamento favorável das espinhas isquiáticas tornam a prática mais segura e sem intercorrências. O exame clínico e a história pregressa devem afastar os processos de endometriose e patologias anexiais. A atrofia vaginal pode dificultar o ato cirúrgico, como também cirurgias anteriores de colpoperineoplastias, cirurgias com tela ou colpossuspensão por diversas técnicas. Cirurgias de fístulas anteriores são contraindicadas na prática por mudança anatômica e retalhos utilizados.

Outras cirurgias são clássicas por acesso vaginal, logicamente indicadas pelo sítio visível e proximidades das estruturas que tangenciam todo o soalho pélvico. Na atualidade, o melhor entendimento anatômico, que faz parte do entusiasmo vaginalista, estimulou a reconstrução do soalho pélvico com cirurgias sí-

tio-específicas, e com telas que têm a proposta de substituir a fáscia e ligamentos empobrecidos. As cirurgias para incontinência urinária com telas ganharam evidência na última década, e já temos evidência de seu sucesso e, por serem minimamente invasivas, são a primeira indicação para o defeito do esfíncter uretral. Nas distopias as telas por acesso vaginal ganham terreno pela evolução do material empregado, e uma primeira abordagem por via vaginal é estimulada por trabalhos científicos escritos recentemente. Não podemos esquecer que toda a indicação só fala a favor de um bom resultado, quando seguimos os conceitos e preceitos pontuais de cada caso.

A histerectomia na ausência de prolapso é um exemplo que pode ser realizado com instrumental comum, exigindo maior habilidade e desconforto de campo e experiência cirúrgicos. O instrumental usado atualmente na histerectomia vaginal não é novo, mas foi redesenhado, ganhando melhor apreensão e ergonomia mais próxima da pelve. Pinças menos sofisticadas também são coadjuvantes desta cirurgia, facilitando a convivência anterior e menor curva do aprendizado. Hoje praticamente todos os serviços de ginecologia e hospitais em geral já dispõem deste material, que é de baixo custo e de fácil aquisição.

Citamos a seguir uma caixa básica para a histerectomia vaginal, que pode ser implementada na exigência da dificuldade da cirurgia:

1. Duas pinças de apreensão com dente distal e ranhura longitudinal, favorecendo forte pressão sobre os tecidos, com pouca chance de escape. Usamos um modelo curvo, semicurvo e, opcionalmente, um bem curvo, quase em ângulo de 90°, por motivo de espaço e segurança quando estamos perto do ureter nos ligamentos superiores. É chamada de Z-*clamp* ou pinça de Heaney (Fig. 3-1).
2. Valvas retilíneas acompanhando a anatomia do eixo vaginal, deixando o cabo distante do campo cirúrgico. Essas valvas ganham das outras que também podem ser utilizadas por terem o desenho apropriado, sendo de largura variável e condicionadas ao espaço mínimo vaginal. Utilizamos como rotina três valvas: uma de 4 cm de largura, outra de 3 cm e, às vezes, a de 2 cm, que chega aos espaços com menor trauma e dificuldade. Adicionalmente utilizamos a valva com fibra óptica, acoplada na extremidade para melhor visualização superior e inventário com mais acurácia de eventual sangramento (Fig. 3-2).
3. A valva pesante, também chamada de terceiro auxiliar, ganha um destaque único por abaixar o reto, protegendo e tornando o campo cirúrgico mais amplo e confortável. Ela deve ter um formato de lâmina longa, reta e côncava, para não traumatizar as paredes laterais e posterior (Fig. 3-3).
4. Pinças de apreensão com dentes duplos, com a finalidade de não permitir a laceração do colo, e úteis nas técnicas do morcelamento, quase sempre utilizadas no *debulking* do útero e enucleação dos miomas. São utilizadas, também, na prática, as pinças de pozzi, ficando à preferência do cirurgião (Fig. 3-4).
5. O porta-agulha deve sempre ser de confiança e apreender a agulha para evitar que ela fique com rotação ao passar pelo tecido. Posiciona-se de forma inclinada para obtermos, com a inclinação, uma sutura segura no local certo, com uma profundidade maior, como no caso da ligadura dos pedículos superiores. Convencionalmente, usamos o porta-agulha de Heaney, que se curva distalmente, sempre virado para o lado contralateral da sutura, facilitando o acesso ao vaso em questão (Fig. 3-5).
6. Valvas laterais são opcionais, deixando a critério de cada um utilizá-las ou não. Servem para afastar as paredes laterais da vagina, evitando assim uma distância maior da parede vaginal e pequenos lábios vaginais, um incômodo para o campo cirúrgico.
7. Afastadores circulares são também dispensáveis nas cirurgias vaginais, mas permitem os reparos das paredes vaginais, aumentando o campo cirúrgico, substituindo os pontos com fios usados ainda com frequência. O dispositivo é composto por um círculo em forma de oito, colocado abaixo das nádegas e

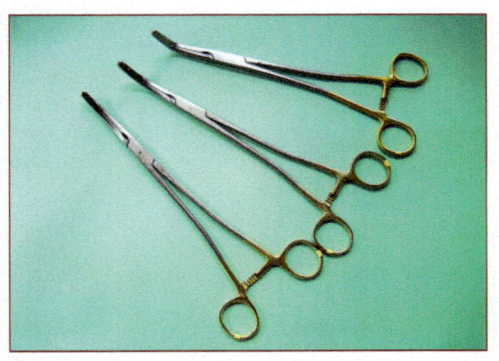

Fig. 3-1
Pinça Z-*clamp* – os 3 tipos.

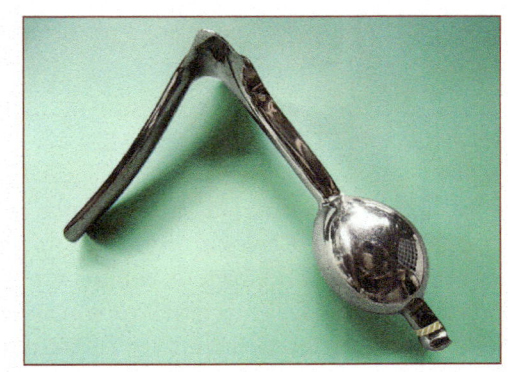

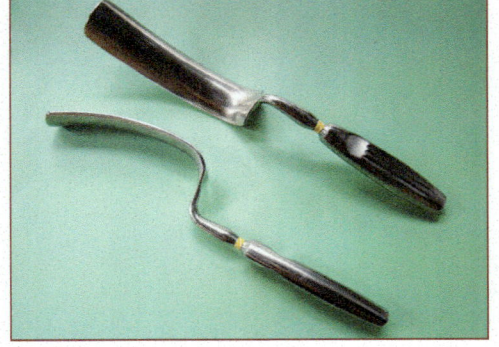

Fig. 3-2
Valva de Breisky – lâminas 3 e 4.

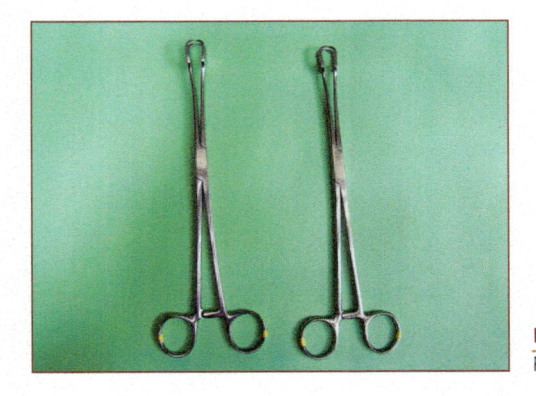

Fig. 3-3
Valva de Auvard.

Fig. 3-4
Pinças de Lahey.

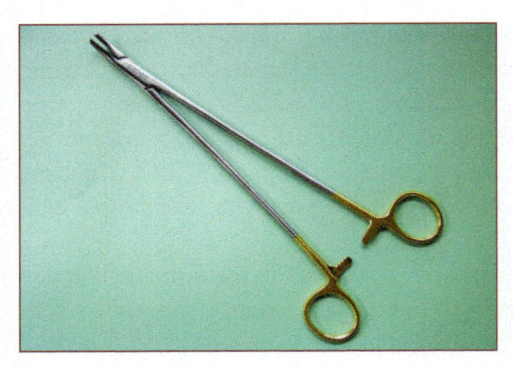

Fig. 3-5
Porta-agulha de Heaney.

com limite superior ao púbis. Nele são fixadas tiras elásticas com ganchos para fixação no tecido vaginal (Fig. 3-6).
8. Utilizamos ainda material convencional, como Kelly, Kocher, Allis longo, Faure e Mixter, muito úteis no reparo dos fios e tecidos vaginais. Utilizam-se as pinças tipo *coração* nos reparos dos anexos, por serem atraumáticas, evitando as lacerações teciduais.
9. O aspirador é útil na cirurgia e devem-se os evitar as gazes por motivos óbvios de um eventual esquecimento.

Posicionamento da paciente na mesa cirúrgica
Esse detalhe pode significar o sucesso da cirurgia. O espaço restrito e as pernas próximas à face do cirurgião dificultam enormemente o campo visual e o desconforto do mesmo. A valva pesante tem que ficar em ângulo de 90° com a mesa e, na prática, o glúteo deve sair do limite da mesa, para que favoreça um ângulo livre do manejo. São úteis as perneiras articuladas com movimento ativo e proteção do membro inferior, evitando as compressões nervosas e vasculares. Um coxim de espuma também pode ser colocado abaixo do sacro, com a finalidade de profilaxia das lesões nervosas compressivas. Na prática, os pés deverão estar elevados, fazendo margem reta com a mesa, e isso, na prática, se traduz em uma livre passagem sem encostar nos pés. Na atualidade essas perneiras fazem parte da maioria dos hospitais. Lembramos que o posicionamento livre do auxiliar melhora muito o andamento mais confortável da cirurgia (Fig. 3-7).

ACESSO VAGINAL NA HISTERECTOMIA RADICAL – CIRURGIA DE SCHAUTA
Após o domínio da técnica da cirurgia vaginal em úteros prolapsados, a indicação clássica é o cirurgião ginecológico poder avançar para ressecções ampliadas e radicais do útero com manguito vaginal e seus ligamentos como tratamento do câncer de colo uterino inicial. A cirurgia de Schauta (histerectomia radical vaginal) tem seus resultados comparáveis com a cirurgia de Wertheim-Meigs (histerectomia radical abdominal), apresentando como vantagens menor tempo cirúrgico, alta precoce, baixa taxa de complicações e, em última análise, menor custo para o sistema de saúde pública. Portanto, é audaciosa a proposta de ampliação de sua indicação para o nosso meio, que necessita de cirurgiões motivados para seu aprendizado e divulgação. A denominação histerectomia vaginal alargada distal (cirurgia de Schauta-Amreich) se refere à dissecção ampla dos parâmetros e seu clampeamento ao nível da parede pélvica, e a denomição histerectomia vaginal alargada proximal (cirurgia de Schauta-Stoeckel) terá o paramétrio seccionado ao nível do ureter. Dentre as suas indicações, podemos citar:

- Tumores de colo uterino, estádios Ia2, Ib1 e IIa, menores que 4,0 cm.
- Pacientes com risco cirúrgico aumentado, obesas, portadoras de diabetes melito, hipertensão crônica, entre outros.
- Busca de melhor resultado estético.

TÉCNICA
Os cuidados pré-operatórios, o posicionamento da paciente na mesa, a necessidade de sondagem vesical transoperatória e o material cirúrgico são os mesmos indicados para o acesso vaginal na histerectomia para patologias benignas, já descritos anteriormente.

Incisão de Schuchardt e preparo do espaço pararretal esquerdo
O acesso inicia-se com uma incisão perineal mediolateral esquerda, incluindo pele, mucosa vaginal, músculos perineais e elevador do ânus; a isso denomina-se incisão de Schuchardt, podendo ser precedida pela infiltração com uma solução vasoconstritora preparada com 1 ampola de adrenalina diluída em 200 a 300 mL de soro fisiológico.

Alguns cirurgiões não realizam a incisão de Schuchardt por considerá-la invasiva e desnecessária, quando a técnica já é dominada pela equipe cirúrgica.

O espaço pararretal esquerdo é dissecado e inserem-se válvulas de Breisky, afastando o reto medialmente até que a borda inferior do ligamento cardinal esquerdo seja atingida.

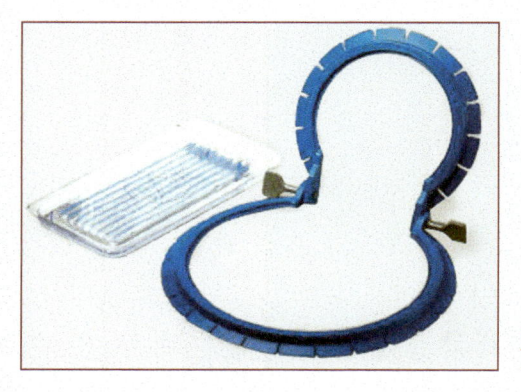

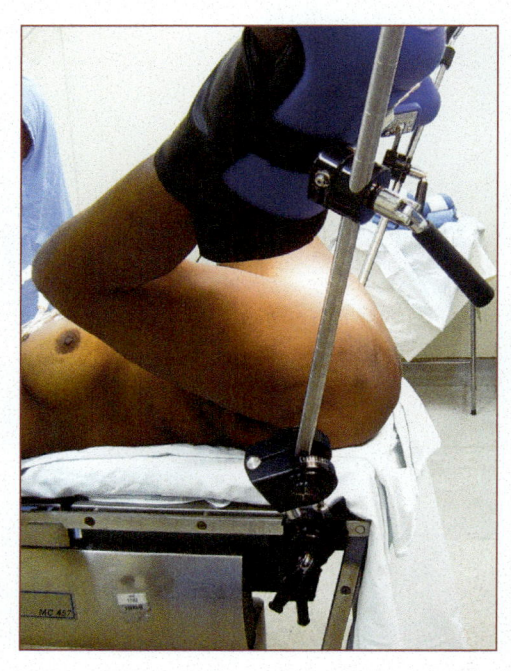

Fig. 3-6
Afastador vaginal.

Fig. 3-7
Posição da paciente na mesa cirúrgica.

Incisão do colo e preparo da cúpula vaginal

Uma das vantagens da histerectomia vaginal radical é a capacidade de determinar com maior precisão a quantidade de mucosa vaginal a ser removida, orientando a incisão circular do colo de acordo com o tamanho, localização e extensão do tumor. A mucosa vaginal anterior é tracionada para baixo e incisada perpendicularmente em toda sua espessura com bisturi. Esta incisão deve ser realizada acima do sulco vaginal anterior, permitindo a dissecção de uma quantidade de vagina suficiente para invaginar o tumor.

A mucosa vaginal posterior é, então, tracionada para cima, incisada circularmente com bisturi e dissecada com tesoura de maneira análoga à mucosa anterior.

Após este procedimento, invagina-se o colo uterino que recobre o tumor, facilitando a manipulação do útero.

O septo supravaginal é seccionado com tesoura, com abertura do espaço vesicouterino. A bexiga é, então, tracionada cranialmente.

O mesmo procedimento é realizado posteriormente, com mobilização do reto, embora sem abertura do fundo de saco de Douglas neste momento.

Abertura do espaço paravesical, dissecção do ureter e ressecção do paramétrio anterior

O útero é tracionado para baixo e para a direita pelo primeiro assistente, enquanto a borda da incisão da mucosa vaginal anterior é apreendida com duas pinças de Kocher à 1 e às 3 horas referenciais. O espaço paravesical esquerdo é penetrado com tesoura, ampliando com o dedo, e uma válvula de Breiski é colocada em seu interior. A retração das válvulas introduzidas nos espaços vesicouterino e paravesical esquerdo coloca o pilar vesical, contendo o ureter sob tensão. O ureter esquerdo pode ser palpado entre dois dedos, permitindo que o cirurgião determine exatamente onde o paramétrio anterior deve ser incisado.

Três estruturas devem ser identificadas: ureter, feixe vascular e polo vesical. O cirurgião deverá saber a localização exata do ureter, pois quanto maior a quantidade de paramétrio anterior (ligamento vesicouterino) ressecada, mas preserva-se a radicalidade da cirurgia. O ureter pode, então, ser completamente dissecado cranialmente até o nível do túnel ureteral, local onde ele atravessa o ligamento cardinal.

A artéria uterina é identificada próxima à dobra ou "joelho" ureteral, que deve ser protegida e afastada cranialmente com uma válvula de Breiski.

O ureter e o pedículo da artéria uterina agora retraem-se cranialmente, permitindo a visualização da borda superior do ligamento cardinal. O mesmo procedimento é, então, repetido do lado direito, após a confecção do espaço pararretal direito. A dissecção ureteral possibilitará a ressecção segura dos ligamentos cardinais (paramétrios laterais).

Abertura do fundo de saco de Douglas e ressecção do paramétrio posterior

O útero é tracionado para cima por um dos assistentes, e o peritônio posterior, aberto com tesoura.

O próximo passo da cirurgia é a secção do paramétrio posterior, que requer uma dissecção ampla do espaço retovaginal, expondo os ligamentos uterossacros em toda sua extensão. Uma válvula de Breisky é introduzida na cavidade peritoneal, exercendo tração para cima sobre o útero, enquanto outra válvula é colocada no espaço pararretal esquerdo. Ao mesmo tempo, uma gaze montada deprime a porção lateral do reto, colocando o ligamento uterossacro esquerdo sob tensão. A base deste ligamento é pinçada com um Z-*clamp* semicurvo, seccionada e ligada.

O nível de secção do paramétrio posterior dependerá da radicalidade que o cirurgião julgar necessária para determinada situação, com base em dados do estadiamento clínico, realizado no pré-operatório. O mesmo procedimento é, então, repetido do lado contralateral.

Abertura do peritônio anterior e remoção do útero e anexos

É realizada a abertura do peritônio e faz-se a introdução de uma válvula de Breisky no fundo de saco anterior. O dedo indicador da mão esquerda é avançado sob o folheto peritoneal até atingir o ligamento redondo do lado esquerdo, que é pinçado, seccionado e suturado, o que aumenta a descida do útero e amplia a exposição do ligamento infundibulopélvico do lado esquerdo. Ovários e tubas são retirados ou preservados de acordo com a idade da paciente. O mesmo procedimento é realizado do lado direito.

Ressecção do ligamento cardinal

Para a ressecção adequada do paramétrio lateral a ser incisado, é necessária a completa exposição do campo cirúrgico com válvulas de Breisky, além da tração lateral do útero. Uma válvula ocupa a fossa pararretal, enquanto outra mais larga afasta a bexiga e o ureter para cima. O ligamento cardinal e o tecido paravaginal adjacente são pinçados lateralmente com um Z-*clamp* curvo, numa posição em relação à parede pélvica que dependerá da radicalidade da histerectomia (alargada proximal ou distal).

O pinçamento, a secção e a sutura do ligamento cardinal direito seguem a mesma sequência, sendo que após isso o útero normalmente se exterioriza pelo introito vaginal, preso apenas pelos vasos e ligamentos infundibulopélvicos.

Fechamento da cúpula vaginal e incisão de Schuchardt

A cúpula vaginal é fechada com fio de absorção lenta. Finalmente, a incisão de Schuchardt é reparada, com reaproximação por planos da pele, tecido subcutâneo, mucosa vaginal e músculos elevadores do ânus. Por se tratar de uma ampla incisão, o toque retal poderá ser útil para guiar a reconstrução dos planos perineais e do soalho pélvico mais profundos.

Nas situações em que a incisão de Schuchardt não é realizada, a cirurgia acaba no fechamento da cúpula vaginal com o mesmo fio citado anteriormente.

O tamponamento vaginal com gaze esterilizada e creme vaginal pode ser opcional, mas é preferencial em nosso meio e será retirado junto com a sonda vesical em 24 horas de pós-operatório.

ACESSO VAGINAL NA ESTERILIZAÇÃO – LAQUEADURA TUBÁRIA

Apesar da evolução cirúrgica com novos meios de acessos cirúrgicos, ainda podemos realizar, por métodos convencionais e mais baratos, cirurgias simples pela vagina, utilizando materiais citados anteriormente. A laqueadura tubária é um exemplo simples e rápido nos métodos de esterilização. O acesso é pelo fundo de saco de Douglas e utilizamos uma valva de Auvard para obter um campo ideal. As fímbrias podem ser facilmente acessadas nas laterais do ligamento largo e tracionadas com uma pinça de Allis ou Kellg e por ligadura com fio ou energia concluímos o ato. Podemos ter dificuldades nas aderências altas ou mesmo sequelas de cirurgias anteriores, mas faz parte de todo o acesso que não podemos ter uma visão mais direta da cavidade abdominal.

HIDROLAPAROSCOPIA (FERTILOSCOPIA)

A via transvaginal tem sido motivo de estudo pelos ginecologistas, sempre na tentativa de simplificar, aprimorar e baratear os métodos semióticos ginecológicos. Recentemente, Gordts *et al.* descreveram a hidrolaparoscopia transvaginal como um procedimento ambulatorial na investigação da infertilidade e na visualização endoscópica do processo de captação de oócito pela fímbria em humanos. Watrelot *et al.* descreveram uma variante da hidrolaparoscopia, a fertiloscopia. Nesta técnica colocam-se dois cateteres descartáveis, um na cavidade uterina, que ajuda na cromotubagem, e outro no fundo de saco de Douglas. A posição é mantida graças a um balão que é inflado quando o cateter atinge a cavidade peritoneal pelo fórnice vaginal posterior. Através deste, conduz-se a óptica que é conectada a uma câmera. Estas duas técnicas se assemelham muito, porém, a hidrolaparoscopia utiliza instrumentais permanentes e, na fertiloscopia, os acessórios são descartáveis. Ambas foram descritas para pacientes sem alterações pélvicas evidentes. Apesar de pequenas diferenças, a proposta e a potencialidade de coleta de dados e potenciais procedimentos terapêuticos são basicamente os mesmos.

A hidrolaparoscopia ou fertiloscopia são recomendadas para exploração de estruturas tubovarianas em pacientes inférteis sem alterações pélvicas evidentes. Ainda mais, a hidrolaparoscopia ou a fertiloscopia não podem ser utilizadas em pacientes com pelve bloqueada. De fato, o acesso pelo fundo de saco seria difícil e temeroso e, provavelmente, não haveria possibilidade de flutuação de estruturas pélvicas.

Estas técnicas e outras mais antigas vêm confirmar o interesse pela utilização desta via de acesso na avaliação pélvica, porém a experiência mundial é pequena, tornando sua aplicabilidade, ainda, pouco clara.

Indicações

A hidrolaparoscopia ou fertiloscopia é basicamente indicada na investigação de pacientes inférteis com suspeita de fator tuboperitoneal. Através desta técnica, pode-se fazer diagnóstico de endometriose, aderências tubáricas e ováricas, avaliação detalhada das fímbrias e fossas ováricas e estudar a permeabilidade tubária. Outra aplicação seria a avaliação do prognóstico de reversão tubária em pacientes laqueadas.

Contraindicações

- Retroversão uterina fixa.
- MIPA.
- Obliteração de fundo de saco de Douglas.
- Tumor retouterino.
- Gestação ectópica rota.
- Inacessibilidade ou dificuldade de acesso ao fórnice posterior.

Vantagens

- Pode evitar 46% de laparoscopias.
- É um procedimento ambulatorial e utiliza anestesia local.
- Não usa CO_2, portanto, não há acidose metabólica.
- Não há qualquer risco da disseminação teórica de neoplasia atribuível ao CO_2.
- Melhor tolerância pela paciente em relação à microlaparoscopia.
- Salpingoscopia facilitada.
- Inspeção das estruturas tubovarianas em suas posições naturais sem manipulação das mamas.
- Mais barato que laparoscopia.
- Mais rápida que laparoscopia.

Desvantagens

- Visibilidade limitada e restrita à escavação retouterina, (incidência de endometriose em fundo de saco anterior é inferior a 4%).
- Não é possível visualizar as proximidades do ponto de entrada.
- Não permite visão panorâmica.
- Ainda não é possível realizar procedimentos terapêuticos.

Técnica

- Preparo com laxativo moderado prévio.
- Posição ginecológica.
- Desinfecção vaginal.
- Anestesia local com 1 a 2 mL de lidocaína com adrenalina a 1:1.000.000.
- Elevação do lábio cervical posterior para introdução da agulha de Veres longa, ou similar apropriado para o procedimento, aproximadamente a 1,5 cm abaixo do colo uterino, com inserção profunda até atingir localização intraperitoneal.
- Incisão de 3 mm para introdução do trocarte ou instrumental similar que possibilite a passagem do telescópio fino.
- Instilação de, aproximadamente, 100 mL de solução salina a 37º C, diluídos com 1% de lidocaína a 1:100 (facultativo).
- Óptica apropriada (30 a 70º) é introduzida no fundo de saco.
- Irrigação contínua com solução salina, até que as estruturas estejam flutuando no líquido pélvico.
- Inventário da pequena pelve: avaliação de tubas, fímbrias, fossas ováricas, região posterior do útero e cromotubagem.
- Retirada do instrumental.
- Após o procedimento, a paciente deve ser avisada sobre prováveis sangramentos ou perda de líquido vaginal e orientada para não utilizar tampão vaginal e não manter relação sexual durante 6 dias.
- Antibioticoprofilaxia (facultativa).

NOTES TRANSVAGINAL

Cirurgia por Orifícios Naturais (ou NOTES – *Natural Orifice Translumenal Endoscopic Surgery*) é um conceito emergente que visa a eliminar completamente as complicações relacionadas com a incisão cirúrgica, e pode fornecer benefícios únicos para os pacientes como uma recuperação mais rápida, menos dor e sem cicatrizes visíveis. Até agora, séries de NOTES clínicas ainda têm mostrado número pequeno de indivíduos e com significativa assistência laparoscópica. A via transvaginal foi escolhida para o acesso à cavidade peritoneal nos ensaios clínicos em razão de um risco potencialmente inferior para infecção, fístulas, peritonite e lesão de órgãos ao redor do local de entrada, comparado com os acessos gástrico ou colorretal. Este artigo analisa e descreve as técnicas de acesso transvaginal à cavidade peritoneal, usada em estudos clínicos publicados.

O conceito de NOTES representa a evolução da cirurgia para a meta de procedimentos menos invasivos, e as novas abordagens endoscópicas podem provar serem factíveis e seguras, mesmo para acessos transgástrico, transcolônico, uretral ou vaginal. O conceito de NOTES foi iniciado pela evolução dos procedimentos mais invasivos endoscópicos nos últimos anos. Seifert *et al.*, em 2000, relataram desbridamento endoscópico transgástrico de necrose do pâncreas em três pacientes com cesta de Dormia, e também retirando o baço necrótico em um destes pacientes. O primeiro relato de acesso endoscópico experimental peroral para a cavidade peritoneal foi descrito em 2004 por Kalloo, Kantsevoy *et al.*, para procedimentos transgástricos em suínos, com sobrevida. Depois dos relatos iniciais experimentais agudos, outros estudos de sobrevida com a colecistectomia, laqueadura tubária e ressecção e anastomose digestiva, e até mesmo esplenectomia por acesso transgástrico mostraram bons resultados. Rao e Reddy, na Índia, realizaram apendicectomia transgástrica humana em 2005, relatando sucesso com fechamento do *site* gástrico com clipes. No entanto, o fechamento da orifício gástrico ainda representa um problema passível de complicações, e de fato casos em animal de microabscessos, peritonite e morte também ocorreram nas séries mencionadas. Aplicações em seres humanos de NOTES transvaginal foram descritas pela primeira vez em 2007, com bons resultados na experiência preliminar. As aplicações clínicas têm sido descritas na literatura desde então, como colecistectomia, apendicectomia estadiamento do câncer e nefrectomia, demonstrando que, diferente de outras proposições de acesso, técnicas de NOTES transvaginal podem ser viáveis com o uso de instrumental disponível, rígido ou flexível.

Abordagens alternativas para NOTES são objeto de estudos sobre o acesso e transgástrico transcolônico, com algumas séries clínicas publicadas até a presente data. A entrada e o fechamento seguro da viscerotomia são fundamentais para a futura utilização destas proposições, evitando fístula pós-operatória e infecção. A abordagem NOTES transvaginal foi escolhida para estudos clínicos humanos em colecistectomia por causa das vantagens potenciais do fácil acesso, e reduzindo o risco de infecção e fístula relacionada com acesso gástrico ou colônico. O acesso vaginal ganhou popularidade por ginecologistas desde o século XIX para fins terapêuticos, como a histerectomia, laqueadura tubária, apendicectomia e culdoscopia, com poucas complicações relacionadas com o acesso. Desvantagens potenciais da colecistectomia NOTES transvaginal é o uso de antibióticos e cateterismo vesical, e risco de infecção e morbidade da via vaginal. A técnica também é restrita à população feminina, mas estima-se que cerca de 85% dos pacientes submetidos à colecistectomia são mulheres.

Diferentemente dos acessos transgástrico e transcolônico, a abordagem transvaginal tem uma longa história de acesso rotineiro e intervenções consagradas por ginecologistas. Konrad Langenbeck realizou a histerectomia transvaginal em 1813. Em 1901, Dimitri von Ott descreveu pela primeira vez a ventroscopia por meio de colpotomia, e anos mais tarde, em 1942, Albert Decker inventou o que é conhecido como o culdoscópio Decker, realizando procedimentos transvaginais com ar ambiente. Bueno relatou, em 1949, o primeiro caso bem-sucedido de apendicectomia vaginal incidental no momento da histerectomia vaginal, e, atualmente, muitas cirurgias foram descritas durante a cirurgia aberta transvaginal, incluindo séries de apendicectomia. A extração transvaginal de espécimes, como a vesícula biliar, cólon, baço e rins, também foi descrita anteriormente em cirurgias laparoscópicas. Usando um procedimento híbrido, Tsin *et al.* descreveram colecistectomia vaginal e outros procedimentos simultâneos após histerectomia vaginal com um trocarte vaginal e instrumentos laparoscópicos pela parede abdominal anterior, denominando a técnica como "culdolaparoscopia". Estes estudos utilizando acesso vaginal (contaminado) para alcançar a cavidade abdominal (estéril) apresentaram baixas taxas de complicações infecciosas. Não parece ser um risco para a fertilidade do paciente, na maioria das séries, uma vez que o método transvaginal de culdoscopia também é frequentemente indicado para a investigação da infertilidade pélvica.

A utilização da assistência laparoscópica representa verdadeiramente um procedimento híbrido, mas ele encurtou o tempo cirúrgico e permitiu a melhoria da segurança, retração e visualização. As deficiências em tecnologia de instrumental adequados para NOTES também podem ser superadas através da utilização de técnicas híbridas que representa uma alternativa para iniciar a curva de aprendizado para a cirurgia flexível. Alguns grupos que realizaram ensaios clínicos sobre NOTES transvaginal estão usando os processos híbridos como um passo para uma mais rápida e segura cirurgia. Um estudo multicêntrico internacional (IMTN – *International Multicenter Trial on Clinical* NOTES) relatou 362 casos internacionais de cirurgia por orifícios naturais, incluindo o acesso transvaginal e transgástrico. A taxa de complicação relatada é de cerca de 8%, representada principalmente por complicações menores controladas conservadoramente (Quadro 3-1).

Técnicas totalmente NOTES sem assistência laparoscópica são possíveis utilizando tecnologia disponível. SOUSA *et al.* relataram recentemente uma técnica que utiliza dois endoscópios transvaginais simultaneamente inseridos, fornecendo um método viável para a colecistectomia, evitando incisões abdominais. Evitar a utilização de assistência por via laparoscópica proporciona novas possibilidades técnicas para promover verdadeiras técnicas NOTES no futuro.

Possibilidades técnicas do acesso NOTES transvaginal

Cirurgia transvaginal híbrida (com assistência laparoscópica) para obter melhor triangulação e exposição para dissecção, retração ou visualização é a solução mais comum para minimizar as limitações de NOTES, reduzindo os benefícios potenciais da ci-

Quadro 3-1 Complicações após acesso vaginal para cirurgia por orifícios naturais em 263 pacientes

Tipo de Complicação	Número	Procedimento Original	Evolução
Sangramento da artéria cística	5	Colecistectomia TV	Laparoscopia intraoperatória ou tratamento endoscópico
Sangramento de vasos apendiculares	3	Apendicectomia TV	Laparoscopia intraoperatória ou tratamento endoscópico
Perfuração gástrica (aderências inflamatórias)	1	Colecistectomia TV	Conversão para laparotomia, sutura
Laceração de serosa intestinal	1	Colecistectomia TV	Sutura intraoperatória
Laceração vaginal	3	Colecistectomia TV	Conservadora
Hipertensão intra-abdominal	2	Colecistectomia TV / 1 Estadiamento para câncer TV	Desinsuflação e hidratação
Fístula biliar	2	Colecistectomia TV com clipes ou sutura laparoscópica	1. Cateterismo nasogástrico 1. Reoperação laparoscópica e drenagem
Dispareunia	1	Colecistectomia TV	Conservadora
Granuloma vaginal	1	Colecistectomia TV	Conservadora
Infecção do trato urinário	2	Colecistectomia TV / 1 Retossigmoidectomia TV	Antibioticoterapia
Enfisema subcutâneo e mediastinal	1	1 Nefrectomia TV	Conservadora
TOTAL	22/263 (8,37%)		

TV = Acesso transvaginal. Resultados preliminares do estudo IMTN – *International Prospective Multicenter Trial on Clinical* NOTES.

---

rurgia por orifícios naturais por haver inserção de trocarte por via percutânea. No entanto, dois métodos cirúrgicos atuais produzem NOTES puro, usando tecnologia disponível e evitando a necessidade de intervenção laparoscópica pela introdução de dois endoscópios flexíveis dentro da cavidade abdominal. Na sequência, são avaliadas as possibilidades do acesso vaginal e detalham-se técnicas descritas em publicações recentes.

Técnica cirúrgica

■ Abordagem transvaginal

A paciente é submetida à anestesia geral, e instalada em uma posição de Lloyd-Davies. Desinfecção da vagina é realizada por iodopovidona tópica ou solução de clorexidina, e cateter urinário é instalado. Profilaxia antibiótica é recomendada, e normalmente, uma única dose de *bolus* intravenoso de 2 g de cefalexina ou uma combinação de metronidazol 400 mg e 400 mg de ciprofloxacina é administrada na indução da anestesia. Os endoscópios são previamente submetidos à esterilização por óxido de etileno, conquanto alguns grupos preparam os endoscópios usando uma imersão de solução de ácido peracético. Alguns autores utilizam insuflação abdominal com CO_2 previamente ao acesso vaginal pela introdução de uma agulha de Veres na região subcostal esquerda ou umbilical, para permitir um acesso vaginal mais seguro pela distensão. Outros grupos obtiveram bons resultados acessando diretamente a cavidade por meio de acesso por visão direta.

Após a insuflação via vaginal ou umbilical, a orientação do endoscópio no interior da cavidade é normalmente possível pela localização inicial da parede abdominal e os órgãos abdominais usando um Trendelenburg reverso. Por razões de segurança, a cada vez que um instrumento rígido novo transvaginal é introduzido durante o procedimento, há sempre a necessidade de uma visualização da entrada do instrumento por total retroflexão do endoscópio, em posição de Trendelenburg, para evitar perfurações viscerais.

■ Acesso transvaginal por método direto

A abertura do saco vaginal posterior é feita sob visão direta com os instrumentos convencionais e facilita o acesso à cavidade peritoneal. Este método é contraindicado em caso de histerectomia prévia. Um espéculo Sims é inserido na vagina, e o colo do útero é apreendido por uma pinça de Pozzi (Fig. 3-8A). As paredes vaginais são afastadas, e tração anterior é dada ao colo para esticar o fórnice posterior. A mucosa vaginal posterior no fundo de saco posterior é aberta na junção cervicovaginal por uma incisão semilunar de 2,5 cm. A margem posterior é apreendida por uma pinça de Allis, e dissecção cortante é realizada com uma tesoura ou eletrocautério. O peritônio do fundo de saco de Douglas é identificado e aberto (Fig. 3-8B). O CO_2 é insuflado através de um tubo paralelo ao endoscópio (Fig. 3-8C), por um canal de acesso especial vaginal, por trocarte longo inserido na vagina, ou por agulha de Veres umbilical. Insuflação através de um canal de trabalho do endoscópio através de um insuflador laparoscópico foi usada na experiência inicial, mas mostrou muitos problemas como pressões insuficientes, bem como a obstrução da insuflação por água. A ferida vaginal é fechada com sutura absorvível sob visão direta (Fig. 3-8D).

■ Acesso transvaginal sob visualização laparoscópica

O cirurgião situa-se entre as pernas do paciente, o primeiro e segundo assistentes posicionam-se nos lados esquerdo e direito do paciente, respectivamente. Neste cenário, dois conjuntos de laparoscopia são utilizados, um para o abdominal e outro para a câmera laparoscópica transvaginal. O procedimento começa com a introdução de uma punção Veres por uma incisão no umbigo, para evitar uma cicatriz visível. Um pneumoperitônio com 12 mmHg é, então, induzido. Um trocarte de 3 mm com uma câmera de 3 mm é inserido via umbilical para realizar o inventário pélvico e verificar a correta entrada do trocarte vaginal e instrumentos. A fim de evitar o risco de ferir órgãos pélvicos, inicia-se um exame criterioso da pelve, à procura de aderências que possam proibir a punção transvaginal do fundo de saco. Em alguns pacientes que

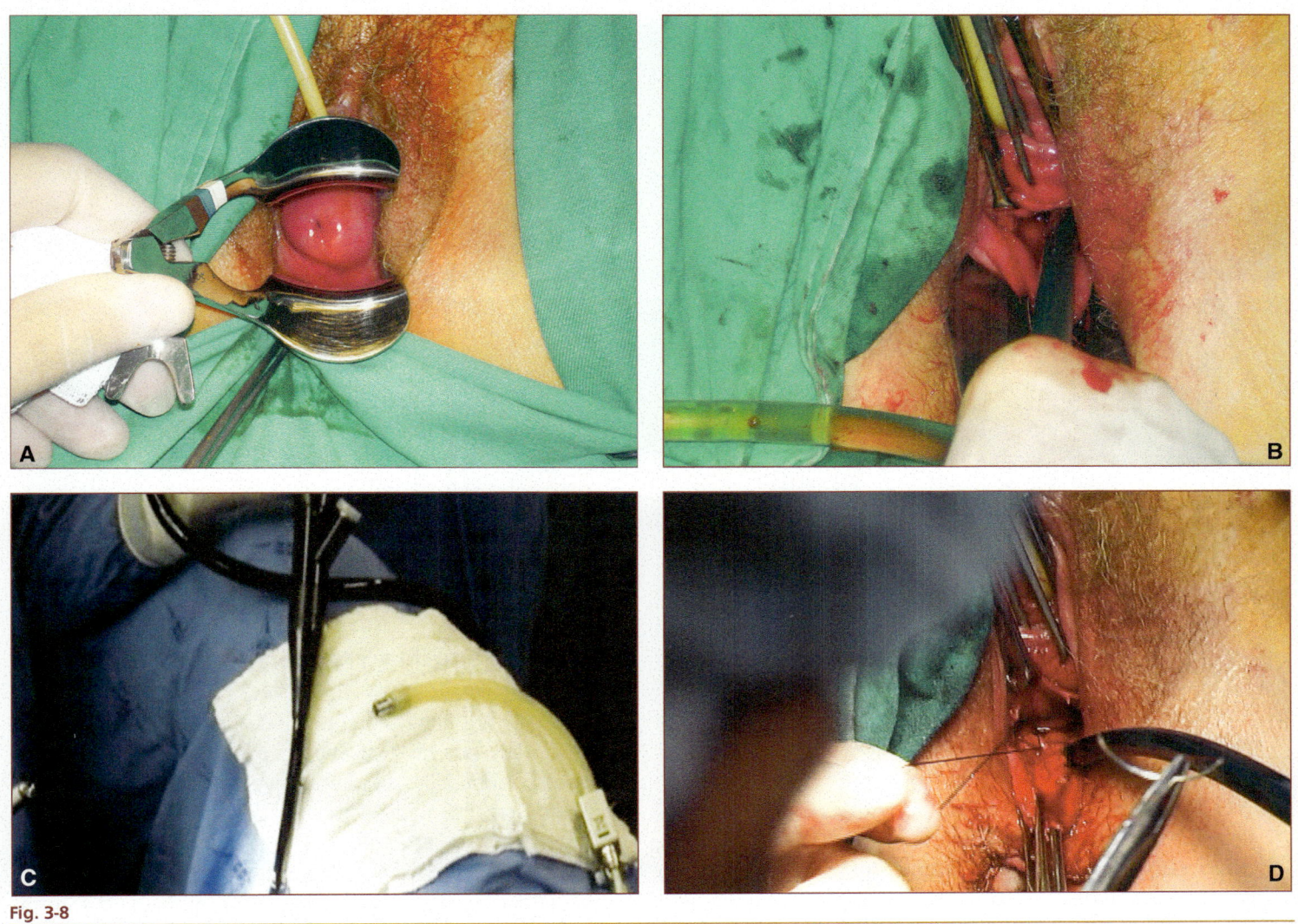

Fig. 3-8
Acesso transvaginal sob visão direta com instrumentos convencionais. (**A**) Incisão do fundo de saco vaginal posterior após tração da cérvice por pinça de Posit e exposição por espéculo de Sims. (**B**) O peritônio do fundo de saco de Douglas é identificado e aberto sob visão direta. (**C**) Insuflação com CO_2 pode ser realizada através de um tubo nasogástrico fixado ao endoscópio com suturas e conectado a um insuflador laparoscópico para controle da pressão. (**D**) A ferida vaginal é fechada após o procedimento utilizando sutura absorvível sob visão direta.

podem ter muitas aderências dos órgãos pélvicos, o acesso não será possível e se converte à laparoscopia padrão. Um trocarte de 12 mm é inserido via endovaginal e substituído por introdução de um gastroscópio ou um colonoscópio para inspecionar a cavidade abdominal (Fig. 3-9). Paralelo ao endoscópio, outro trocarte de comprimento (trocartes laparoscópicos normalmente utilizados em cirurgia de obesidade) pode ser inserido para retração ou inserção de clipes laparoscópicos. Técnicas simplificadas para realizar o acesso transvaginal com tecnologia disponível permitiram os primeiros procedimentos mais simples, como a colecistectomia e estadiamento do câncer (Fig. 3-10).

Taxonomia para NOTES transvaginal

Com aumento do número de publicações em cirurgia por orifícios naturais, as discrepâncias sobre a terminologia podem confundir os relatos da experiência clínica. Dessa forma, a padronização da taxonomia em NOTES é importante para futuras referências, permitindo precisão e uniformidade nas séries e estudos comparativos. Com o objetivo de clarificar o âmbito destes novos procedimentos e avanços tecnológicos, o Brazilian NOTES Research Group, da Sociedade Brasileira de Cirurgia Laparoscópica, SOBRACIL, reuniu-se para o consenso na terminologia do Rio de Janeiro em ja-

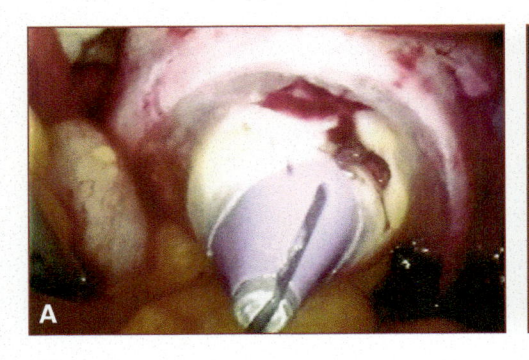

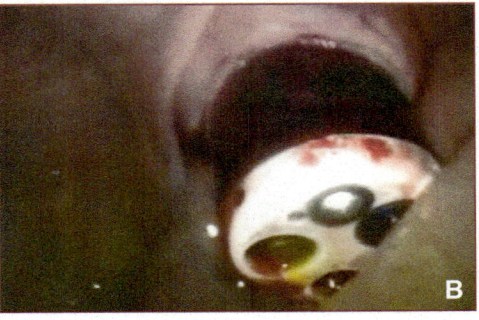

Fig. 3-9
Técnica transvaginal híbrida com auxílio laparoscópico para acesso seguro usando trocarte vaginal. (**A**) Inserção transvaginal de trocarte laparoscópico de 12 mm, sob visualização por óptica umbilical. (**B**) Extração do trocarte e inserção de endoscópio flexível dentro da cavidade pelo orifício. (Cortesia de Manoel Galvão, Almino Ramos e Gastrobeso Center, São Paulo.)

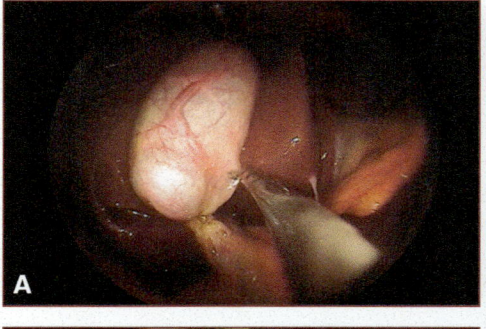

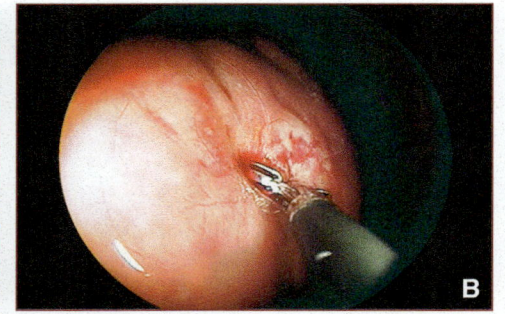

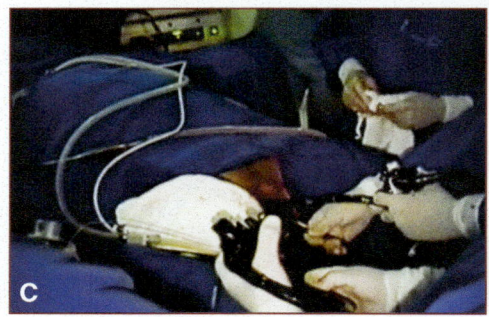

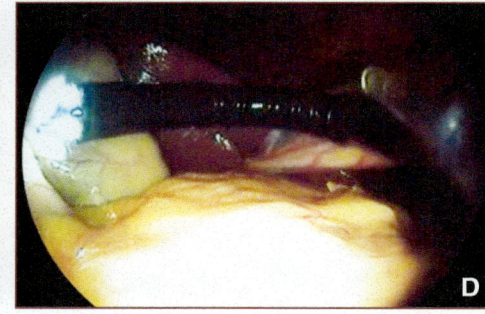

Fig. 3-10
Eficiente visualização da anatomia intraperitoneal por endoscópio transvaginal flexível.
(**A**) Colecistectomia NOTES transvaginal. (**B**) Biópsia hepática por NOTES transvaginal. (**C**) T-NOTES transvaginal utilizando dois endoscópios.
(**D**) Detalhe do gastroscópio realizando retração e insuflação por um tubo nasogástrico fixado, e colonoscópio de dois canais realizando visualização e dissecção. (Cortesia de Luiz Henrique Sousa, SousaGroup, Goiânia.)

neiro de 2009. Os resultados sugeriram a divisão da classificação NOTES em procedimentos divididos em 4 categorias:

1. Totalmente NOTES (T-Notes) ("puro" NOTES transluminal usando instrumentos flexíveis ou rígidos, sem qualquer intervenção percutânea ou visualização laparoscópica.
2. NOTES híbrido (NOTES com tecnologias mistas que utilizam instrumentação transabdominal para facilitar o procedimento, mas ainda usando instrumentos pelo orifício natural para as partes-chave do procedimento).
3. Laparoscopia assistida por NOTES, se apenas a visualização é feita através de um orifício natural (câmera é feita através de um orifício natural, como no caso de ressecção laparoscópica de tumor gástrico com visualização endoscópica peroral, ou câmera transvaginal para colecistectomia laparoscópica. Este é também o caso de culdolaparoscopia, descrito por Tsin *et al.*

Finalmente, NOSE (*Natural Orifice Specimen Extraction*), como proposto por Palanivelu *et al.* se somente o órgão/tecido é extraído por um orifício natural após um procedimento laparoscópico padrão, como descrito anteriormente para a cirurgia laparoscópica.

Single Port Surgery (LESS) é uma nova modalidade de cirurgia laparoscópica utilizando diferentes tipos de portal único de acesso, é na realidade laparoscopia com um único trocarte e não NOTES, pois existe a necessidade de uma incisão de pele e fáscia, fornecendo dor somática pós-operatória, em vez de dor visceral, e não evitar à incisão complicações. O termo "NOTUS" (*Natural Orifice Transumbilical Surgery*) é um termo inadequado. O umbigo é uma cicatriz natural, não um orifício, e cirurgia laparoscópica umbilical deve ser nomeada como a cirurgia de acesso único (SAS), portal único de acesso (SPA), ou cirurgia laparoendoscópica de acesso único (LESS).

Outra classificação quanto ao uso, ou não, de endoscopia e instrumental flexível pode, eventualmente, ser dividida em FLEXNOTES (com a participação de instrumentos flexíveis), ou RIGNOTES (usando apenas instrumentos rígidos).

NOTES e o futuro do acesso transvaginal

A literatura das aplicações clínicas NOTES transvaginais tem mostrado bons resultados preliminares, mas NOTES sem qualquer assistência por via laparoscópica não foi alcançada de forma consistente. Limitações da tecnologia para o acesso ainda necessitam de desenvolvimento da indústria no futuro próximo. Grandes séries de estudos prospectivos e randomizados são necessárias para avaliar as técnicas de cirurgia endoscópica transvaginal.

O acesso NOTES transvaginal pode representar a forma mais segura e viável para as abordagens por orifício natural, uma vez que é relativamente independente de grande desenvolvimento da tecnologia, com um potencial benefício de um acesso controlado e fechamento fácil. O uso futuro do acesso transvaginal para realizar colecistectomia e outras indicações cirúrgicas rotineiramente parece promissor, mas depende de futuros estudos sobre a segurança, o desenvolvimento de instrumentos, reprodutibilidade e custo.

BIBLIOGRAFIA

Abrao MS, Sagae UE, Gonzales M *et al.* Treatment of rectosigmoid endometriosis by laparoscopically assisted vaginal rectosigmoidectomy. *Int J Gynaecol Obstet* 2005;91(1):27-31.

Amreich I. Zur Anatomie und Technik der erweiterten vaginalen Carcinomoperation. *Arch Gynaekol* 1924;122:497-553.

Bergman S, Melvin WS. Natural orifice translumenal endoscopic surgery. *Surg Clin North Am* 2008 Oct.;88(5):1131-48. PMID: 18790159

Bergström M, Ikeda K, Swain P *et al.* Transgastric anastomosis by using flexible endoscopy in a porcine model. *Gastrointest Endosc* 2006;63(2):307-12.

Bessler M, Stevens PD, Milone L *et al.* Transvaginal laparoscopically-assisted endoscopic cholecystectomy: a hybrid approach to natural orifice surgery. *Gastrointest Endosc* 2007;66(6):1243-45.

Branco AW, Branco Filho AJ, Condo W *et al.* Hybrid transvaginal nephrectomy. *Eur Urol* 2008;53(6):1290-94. Epub 2007 Nov. 5. PMID: 17997020.

Branco Filho AJ, Noda RW, Kondo W *et al.* Initial experience with hybrid transvaginal cholecystectomy. *Gastrointest Endosc* 2007 Dec.;66(6):1245-48. PMID: 18061729.

Bueno B. Primer caso de apendicectomia por via vaginal. *Tokoginec Pract (Madrid)* 1949;8:152-54.

Buess G, Garcia FB, Misra MC. Instruments for translumenal laparoscopic surgery or NOTES. *Minim Invasive Ther Allied Technol* 2008;17(6):331-35.

Buess G, Kipfmüller K, Ibald R et al. Clinical results of transanal endoscopic microsurgery. *Surg Endosc* 1988;2:245-50.

Christian J, Barrier BF, Schust D et al. Culdoscopy: a foundation for Natural Orifice Surgery- past, present and future. *J Am Coll Surg* 2008 Sept.;207(3):417-22.

Dargent D. A new future for Schauta's operation through pre-surgical retroperitoneal Pelviscopia. *Eur J Gynecol Oncol* 1987;8:292-96.

DeCarli L, Zorron R, Branco A et al. Natural orifice translumenal endoscopic surgery (NOTES) transvaginal cholecystectomy in a morbidly obese patient. *Obes Surg* 2008 July;18(7):886-9. Epub 2008 May 14. PMID: 18478307.

Decker A, Cherry TH. Culdoscopy – A new method in the diagnosis of pelvic disease – Preliminary report. *Am J Surg* 1944;64:40-44.

Delvaux G, Devroey P, De Waele B et al. Transvaginal removal of gallbladders with large stones after laparoscopic cholecystectomy. *Surg Laparosc Endosc* 1993;3(4):307-9.

Forgione A, Maggioni D, Sansonna F et al. Transvaginal endoscopic cholecystectomy in human beings: preliminary results. *J Laparoendosc Adv Surg Tech A* 2008 June;18(3):345-51.

Gavagan JA, Whiteford MH, Swanstrom LL. Full-thickness intraperitoneal excision by transanal endoscopic microsurgery does not increase short term complications. *Am J Surg* 2004;187(5):630-34.

Gill IS, Cherullo EE, Meraney AM et al. Vaginal extraction of the intact specimen following laparoscopic nephrectomy. *J Urol* 2002;167(1):238-41.

Gordts S, Campo R, Rombauts L et al. Transvaginal hydrolaparoscopy as an outpatient procedure for infertility investigation. *Hum Reprod* 1998;13(1):99-103.

Gordts S, Campo R, Rombauts L et al. Transvaginal salpingoscopy: na office procedure for infertility investigation. *Fertil Steril* 1998 Sept.;70(3):523-26.

Gorts S, Campo R, Rombauts L et al. Endoscopic visualization of the process of fimbrial ovum retrieval in the human. *Hum Reprod* 1998;13(6):1425-28.

Jagannath BS, Kantsevoy SV, Vaughn CA et al. Peroral transgastric endoscopic ligation of fallopian tubes with long term survival in a porcine model. *Gastrointest Endosc* 2006;61(3):449-53.

Jenkins S, Olive D, Haney AF. Endometriosis: pathogenetic implincations of the anatomic distribution. *Obstet Gynecol* 1986;67:335-38.

Kalloo AN, Singh VK, Jagannath BS et al. Flexible transgastric peritoneoscopy: a novel approach to diagnostic and therapeutic interventions in the peritoneal cavity. *Gastrointest Endosc* 2004;60(1):287-92.

Kantsevoy SV, Hu B, Jagannath BS et al. Transgastric endoscopic splenectomy. Is it possible? *Surg Endosc* 2006;20:522-25.

Kantsevoy SV, Jagannath BS, Niiyama H et al. Endoscopic gastrojejunostomy with survival in a porcine model. *Gastrointest Endosc* 2005;62(2):287-92.

Lacy AM, Delgado S, Rojas OA et al. MA-NOS radical sigmoidectomy: report of a transvaginal resection in the human. *Surg Endosc* 2008 July.;22(7):1717-23.

Malik A, Mellinger JD, Hazey JW et al. Endoluminal and transluminal surgery: current status and future possibilities. *Surg Endosc* 2006;20:1179-92.

Marescaux J, Dallemagne B, Perretta S et al. Report of transluminal cholecystectomy in a human being. *Arch Surg* 2007;142:823-26.

Massi G, Savino L, Susini T. Schauta-Amreich vaginal hysterectomy and Wertheim-Meigs abdominal hysterectomy in the treatment of cervical cancer: a retrospective analysis. *Am J Obstet Gynecol* 1993;168:928-34.

Mathew G, Watson DI, Rofe AA et al. Woud metatastases following laparoscopic and open surgery for abdominal cancer in a rat model. *Br J Surg* 1996;83:1087-90.

McGee MF, Rosen MJ, Marks J et al. A primer on natural orifice transluminal endoscopic surgery: building a new paradigm. *Surg Innov* 2006;13(2):86-93.

Merrifield BF, Wagh MS, Thompson CC. Peroral transgastric organ resection: a feasibility study in pigs. *Gastrointest Endosc* 2006;63(4):693-97.

Michel R et al. Vaginal radical hysterectomy versus abdominal radical hysterectomy in the treatment of early-stage cervical cancer. *Gynecol Oncol* 1996;62:336-39.

Mummadi RR, Pasricha PJ. The eagle or the snake: Platforms for Notes and radical endoscopic therapy. *Gastrointest Endoscopy Clin N Am* 2008;18:279-89.

Palanivelu C, Rajan PS, Rangarajan M et al. Transvaginal endoscopic appendectomy in humans: a unique approach to Notes-world's first report. *Surg Endosc* 2008 Mar 18. EPUB ahead of print.

Palanivelu C, Rangarajan M, Jategaonkar PA et al. An innovative technique for colorectal specimen retrieval: a new era of "natural orifice specimen extraction" (N.O.S.E). *Dis Colon Rectum* 2008 July;51(7):1120-24. Epub 2008 May 15. PMID: 18481149.

Park PO, Bergström M, Ikeda K et al. Experimental studies of transgastric gallbladder surgery: cholecystectomy and cholecystogastric anastomosis. *Gastrointest Endosc* 2006;61(4):601-6.

Querleu D, Leblanc E, Castelain B. Laparoscopic pelvic lymphadenectomy in the staging of early carcinoma of the cervix. *Am J Obstet Gynecol* 1992;164:579-81.

Querleu D. *Cirurgias dos cânceres. Técnicas cirúrgicas em ginecologia*. 2. ed. Rio de Janeiro: Medsi, 2000. p. 128-44.

Ramos AC, Murakami A, Galvão Neto M et al. Notes transvaginal video-assisted cholecystectomy: first series. *Endoscopy* 2008;40(7):572-75.

Ramos AC, Zundel N, Neto MG et al. Human hybrid Notes transvaginal sleeve gastrectomy: initial experience. *Surg Obes Relat Dis* 2008 Sept.-Oct.;4(5):660-63. Epub 2008 July 15 PMID: 18794028.

Rao GV, Reddy DN, Banerjee R. Notes: human experience. *Gastrintest Endoscopy Clin N Am* 2008;18:361-70.

Rattner D, Kalloo A. ASGE/SAGES Working group on natural orifice translumenal endoscopic surgery. *Surg Endosc* 2006;20:329-33.

Reiner IJ. Incidental appendectomy at the time of vaginal surgery. *Texas Med* 1980;76(11):46-50.

Schauta F. Die operation des gebarmutterkrebses mittels des schuchardtschen paravaginalschnittes. *Mschr Geburtshilfe Gynakol* 1902;15:133-52.

Schuchardt K. Eine neue methode der gebarmutterexstirpation. *Zentralbl Chir* 1893;20:1121-38.

Seifert H, Wehrmann T, Schmit T et al. Retroperitoneal endoscopic debridement for infected peripancreatic necrosis. *Lancet* 2000;19(356):653-55.

Sousa LH, Sousa JAG, Sousa MM et al. Totally Notes (T-NOTES) transvaginal cholecystectomy using two endoscopes: preliminary report. *Surg Endosc* 2009. Epub ahead of print.

Swanstrom L, Kozarek R, Pasricha PF et al. Development of a new access device for transgastric surgery. *J Gastrointest Surg* 2005;9:1129-37.

Tsin DA, Sequeria RJ, Giannikas G. Culdolaparoscopic cholecystectomy during vaginal hysterectomy. *JSLS* 2003;7(2):171-72.

Von Ott D. Die beleuchtung der bauchhohle (ventroskopie) als methode bei vaginaler coeliotomie. *Abl Gynakol* 1902;231:817-23.

Wagh MS, Merrifield BF, Thompson CC. Endoscopic transgastric abdominal exploration and organ resection: initial experience in a porcine model. *Clin Gastroenterol* 2005;3(9):892-96.

Wagh MS, Merrifield BF, Thompson CC. Survival studies after endoscopic transgastric oophorectomy and tubectomy in a porcine model. *Gastrointest Endosc* 2006;63(3):473-78.

Watrelot A, Dreyfus JM, Andine JP. Evaluation of the performance of fertiloscopy in 160 consecutive infertile patients with no obvious pathology. *Hum Reprod* 1999;14(3):707-11.

Watrelot AA, Dreyfus JM, Andine JP. Fertiloscopy: first results (120 cases report). In: World congress on fertility and sterility, 16. Annual meeting of American society for reproductive medicine, 54. *Fertil Steril* 1998;70(3 Suppl 1):S42.

Zornig C, Emmerman A, von Waldenfels HA et al. Colpotomy for specimen removal in laparoscopic surgery. *Chirurg* 1994;65(10):883-85.

Zornig C, Emmerman A, von Waldenfels HA et al. Laparoscopic cholecystectomy without visible scar: combined transvaginal and transumbilical approach. *Endoscopy* 2007;39(10):913-15.

Zorron R, Filgueiras M, Maggioni LC et al. Notes transvaginal cholecystectomy: report of the first case. *Surg Innov* 2007;14(4):279-83.

Zorron R, Maggioni LC, Pombo L et al. Notes transvaginal cholecystectomy: preliminary clinical application. *Surg Endosc* 2008;22(2):542-47. Epub 2007 Nov. 2020. PMID: 18027043.

Zorron R, Palanivelu C, Galvão Neto MP et al. International multicenter trial on clinical natural orifice surgery - Notes IMTN Study: preliminary results of 362 patients. *Surg Innov* 2010 June;17(2):142-58. PMID: 20504792.

Zorron R, Soldan M, Filgueiras M et al. Notes transvaginal for cancer diagnostic staging: preliminary clinical application. *Surg Innov* 2008;15(3):161-65. Epub 2008 July 9. PMID: 18614547.

4 Cirurgia por Acesso Único

Marcus Vinicius Dantas de Campos Martins
James Skinovsky

- INTRODUÇÃO
- CIRURGIA POR ACESSO ÚNICO – EVOLUÇÃO
- CONSIDERAÇÕES
- REFERÊNCIAS BIBLIOGRÁFICAS

INTRODUÇÃO

No ano de 1987, pelas mãos dos franceses Mouret e Perissat, teve início a videocirurgia, uma das maiores revoluções da história da arte cirúrgica, comparável a grandes avanços do passado, como a descoberta da anestesia e da antibioticoterapia. A cirurgia minimamente invasiva trouxe consigo menor sofrimento, alterações metabólicas mais brandas e recuperação mais rápida aos pacientes, disseminando-se pelas salas cirúrgicas do mundo de maneiras rápida e entusiasmada.

O permanente aperfeiçoamento do equipamento óptico, bem como do instrumental utilizado na videocirurgia, permitiu que cirurgias cada vez mais complexas pudessem ser realizadas pelo método minimamente invasivo.

Diversas tecnologias paralelas e novas abordagens surgiram a reboque da revolução cirúrgica em curso, como a cirurgia a distância, a robótica aplicada à cirurgia, o ensino pela internet, a realidade virtual, a cirurgia por orifícios naturais (NOTES) e a cirurgia por acesso único.

Cabe aqui fazer a diferenciação entre a cirurgia por incisão única, onde vários trocartes são introduzidos em uma incisão de tamanho variável e a cirurgia por acesso único, realizada com uma incisão de tamanho definido, com a introdução de um único trocarte multiport.

O NOTES ainda se encontra no campo da experimentação, enquanto a Cirurgia por Acesso Único encontra-se em um estágio acima, estando preparada para uso imediato.

Neste capítulo são discutidas as plataformas disponíveis, a utilização prática atual e os resultados já aferidos desta abordagem que, sem dúvida, é um avanço para a videocirurgia e para aqueles que dela necessitam.

CIRURGIA POR ACESSO ÚNICO – EVOLUÇÃO

Em 2004 Kaloo[1] publicou, pela primeira vez, trabalho versando sobre acesso transluminal aos órgãos da cavidade abdominal, utilizando abordagem transgástrica em suínos, cujo método é hoje conhecido como NOTES (*Natural Orifice Translumenal Endoscopic Surgery*). Desde então diversos pesquisadores ao redor do planeta vem desenvolvendo estudos sobre o desenvolvimento de novos equipamentos e instrumental para esta abordagem, visando a definir sua viabilidade e aplicação prática.

Em 2005, na cidade de New York, reuniram-se membros da *American Society of Gastrintestinal Endoscopy* – ASGE) e *Society of American Gastrintestinal and Endoscopic Surgeons* (SAGES), cujo grupo foi, então, denominado NOSCAR (*Natural Orifices Surgery Consortium for Assessment and Research*), produzindo documento denominado *White Paper*, que definiu linhas de pesquisa, potenciais benefícios e prioridades.[2,3]

Dantas Martins et al.[4] publicaram, em 2006, estudo versando sobre a utilização da abordagem transgástrica em suínos, destacando que barreiras deveriam ser vencidas para que esta nova tecnologia pudesse ter aplicação prática massiva.

O treinamento e a demanda por novas estações de trabalho, bem como o acesso à cavidade abdominal, o fechamento gástrico e de outras vísceras ocas, o potencial infeccioso, o desenvolvimento de novos e necessários equipamentos e a dificuldade de orientação espacial com o uso de endoscópios comuns surgiram como dificuldades para o desenvolvimento da cirurgia transluminal e ainda hoje precisam ser vencidos para transformar o NOTES em realidade na aplicação clínico-cirúrgica diária.

Wheeless é creditado como sendo o primeiro a utilizar os princípios da cirurgia por acesso único, em 1969, realizando ligadura tubária.[5]

No ano de 1996, Kala[6] publicou estudo sugerindo uma abordagem única transumbilical para apendicectomia, videoassistida e com o apêndice retirado de maneira extracorpórea. No ano seguinte Navarra et al.[7] descreveram colecistectomia realizada através de dois trocartes de 10 mm, introduzidos por via umbilical.

A Cirurgia por Acesso Único entrou, então, em um período de latência, ressurgindo em 2007, quando Zhu publicou sua primeira experiência, utilizando a cicatriz umbilical como via de acesso único à cavidade peritoneal, tendo realizado a fenestração de um cisto hepático, seguido por exploração abdominal e apendicectomia, designando esta nova técnica como *Transumbilical Endoscopic Surgery* (TUES).[8] O autor utilizou endoscópio flexível padrão e instrumental introduzido pelos canais de trabalho do mesmo.

Em 2008, novamente Zhu et al.[9] publicaram estudo descrevendo novos casos de TUES: dois casos de fenestração de cistos hepáticos, 6 colecistectomias e 9 apendicectomias, utilizando um trocarte com 3 canais de trabalho.

Palanivelu et al.,[10] autores indianos, publicaram, ainda em 2008, estudo descrevendo 8 apendicectomias transumbilicais, utilizando endoscópio flexível padrão. Os autores consideraram a técnica como passo preparatório para o NOTES.

Neste mesmo ano, Desai et al.[11] relataram casos pioneiros de nefrectomia e pieloplastia, utilizando trocarte tricanal, batizado de R-Port™; adrenalectomia foi efetivada por Castellucci,[12] e um caso de colectomia direita por acesso cirúrgico único também foi descrito por Bucher et al.[13]

Tratamento cirúrgico da obesidade mórbida foi completado com sucesso por Saber et al.[14] e ainda por Reavis et al.,[15] pelo *sleeve gastrectomy* e, já em 2009, Teixeira et al. publicaram série de 10 cirurgias de banda gástrica ajustável, por incisão umbilical única,[16] e Saber et al.[17] relataram o primeiro caso de *Bypass* gástrico em Y de Roux, por trocarte multicanal.

Já em 2009, Zhu et al.[18] descreveram nova série de cirurgias por acesso transumbilical único, com 3 casos de fenestração de cisto hepático, 10 apendicectomias e 26 colecistectomias, utilizando trocarte tricanal. Neste ano Podolsky relatou 5 gastrotomias por acesso único, em pacientes que não podiam receber gastrostomia percutânea endoscópica.[19]

Recentemente Cadeddu et al.[20] e Dominguez et al.[21] relataram o uso de magnetos, com o objetivo de ampliar o campo visual e facilitar a mobilidade do instrumental, em nefrectomia, apendicectomia e colecistectomia por trocarte único. Ainda em 2009, Buscher et al.[22] relataram caso de gastrojejunostomia com anastomose intracorpórea, por trocarte único transumbilical, e Targarona et al.[23] descreveram técnica de esplenectomia. Já em 2010 Ishikawa et al.[24] relataram execução de hernioplastia laparoscópica pela técnica TAPP, e Agrawal et al.[25] realizaram o tratamento herniário pela técnica TEP, ambos com trocarte multicanal.

Também no ano de 2010 foi criado o LESSCAR,[26] consórcio com o objetivo de alavancar as pesquisas e o desenvolvimento dos equipamentos necessários à cirurgia por trocarte único, compilando suas vantagens e problemas a resolver.

Como visto, cirurgias nas mais diversas áreas cirúrgicas já foram realizadas pela abordagem de acesso cirúrgico único, além das já reportadas anteriormente, como cirurgias urológicas variadas[27,28] (nefrectomia, prostatectomia radical, adrenalectomia, cistectomia radical, nefrectomia em doador de transplante etc.).

Todos os dados indicam que a cirurgia pela via transumbilical única é viável tecnicamente, sendo que variada terminologia já foi proposta para designá-la, além da já citada TUES, tais como SILS – *Single Incision Laparoscopic Surgery*; SPA – *Single-Port Access*; e-NOTES – *Embryonic Natural Orifice Transumblical Endoscopic Surgery*; LESS – *Laparo-Endoscopic Single-Site*; NOTUS – *Natural Orifice Trans-Umbilical Surgery*; OPUS – *One-Port Umbilical Surgery* e SITRACC – *Single Trocar Access*.[30] Em nossa opinião, os termos que melhor se ajustam a esta nova abordagem são SITRACC e SPA, já que se trata de procedimento realizado por equipamento que permite acesso por uma única via, não uma única incisão nem mesmo por orifício discutivelmente embrionário, nem mesmo obrigatoriamente pela via umbilical, pois diversas cirurgias com esta técnica não utilizam necessariamente este caminho, como a nefrectomia.

Diversos modelos de trocarte multicanal já foram desenvolvidos por empresas de todo o mundo, como o SITRACC® (Edlo, Brasil), Single-site Laparoscopic Access System® (Ethicon Endo-Surgery), GelPort® (Applied Medical, USA), TriPort ou R-Port System® (Advanced Surgical Concepts, Ireland), X-Cone® e Endocone® (Karl-Storz, Germany), SILS® (Covidien, USA), AirSeal® (SurgiQuest, USA) e SPIDER System® (TransEnterix, USA)[29] todos eles partindo do princípio da utilização de um trocarte multicanal e instrumental curvo, flexível e/ou articulado (Figs. 4-1 a 4-5 e Quadro 4-1).

No ano de 2007, iniciou-se no Brasil tentativa pioneira de desenvolvimento de plataforma para a cirurgia por acesso único, denominado SITRACC® (Single Trocar Access, Edlo), consistindo em trocarte com quatro canais de trabalho (3 de 5 mm, e 1 de 10 mm ou 4 de 5 mm); instrumental flexível e/ou articulado foi especialmente desenvolvido para esta abordagem (Figs. 4-6 e 4-7). Após estudo em animais de experimentação, no ano seguinte foi publicado o primeiro caso de colecistectomia SITRACC realizado em humanos.[30,31]

Estudo multicêntrico[32] iniciou-se ainda em 2008, com a participação de 9 serviços de cirurgia brasileiros, em diversas cidades, culminando com a efetivação de 81 colecistectomias SITRACC, como observado no Quadro 4-2.

O tempo cirúrgico médio foi de 68 minutos, e a média de idade dos pacientes foi de 48 anos, sendo 52 do sexo feminino e 29 do masculino; 10 cirurgias necessitaram a colocação de trocarte extra, no hipocôndrio direito, em razão de dificuldades técnicas. Três colecistectomias foram convertidas para laparoscopia convencional, duas causadas por infundíbulo vesicular difícil, por colecistite aguda, e uma por obesidade mórbida, com instalação dificultada do trocarte e instrumental.

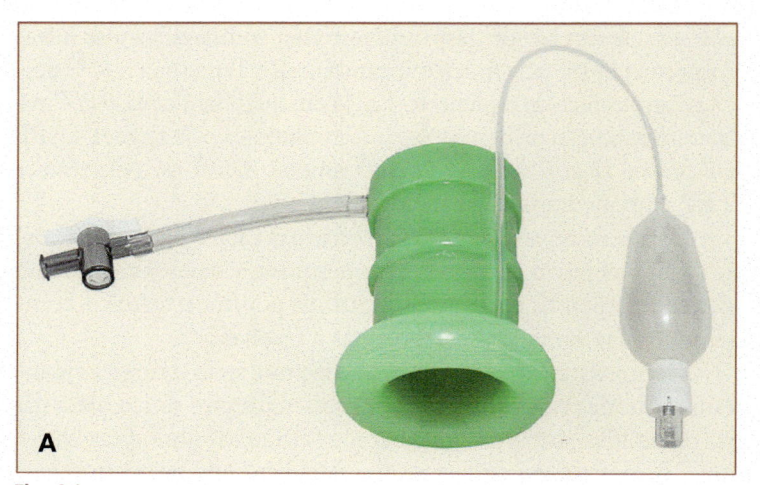

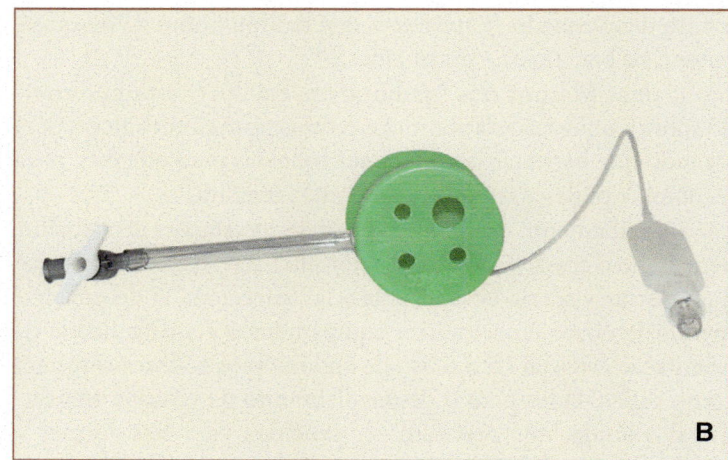

Fig. 4-1
(**A** e **B**) SITRACC® – Single Trocar Access, Edlo, Brasil.

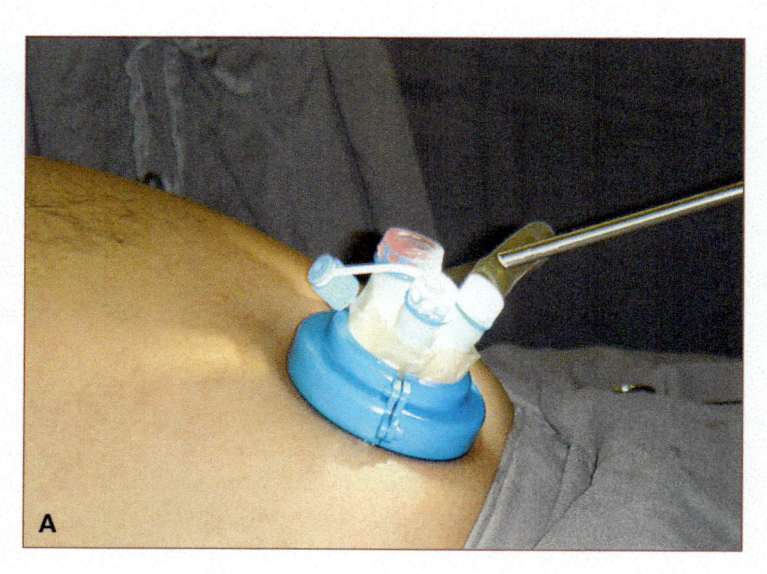

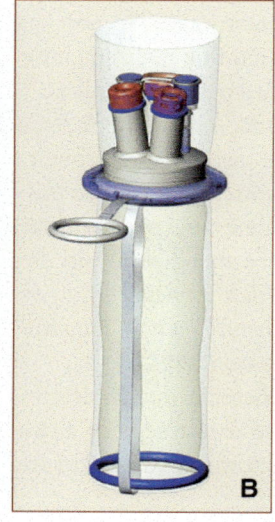

Fig. 4-2
(**A** e **B**) TriPort® ou R-port®, Advanced Surgical Concepts, Wicklow, Irlanda. (Cortesia – Dr. Manoel Galvão Neto, In: Galvão Neto M, Ramos A, Campos J. Single port laparoscopy access surgery. *Tech Gastrintest Endosc* 2009;11(2):84-94.)

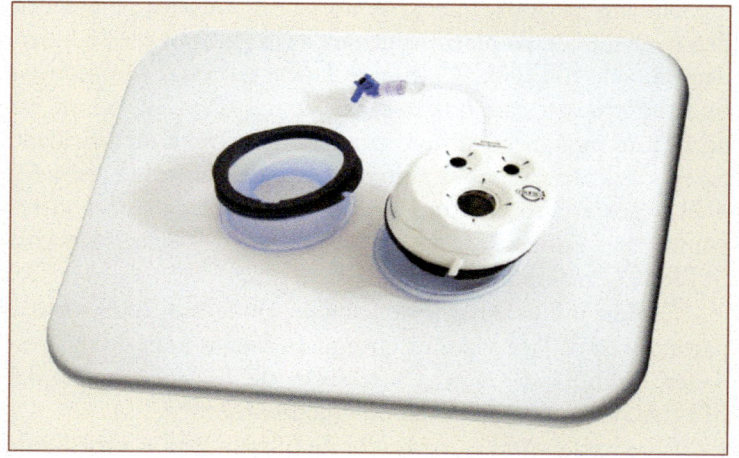

Fig. 4-3
Single Site Laparoscopic Access System. (Ethicon Endo-Surgery, Inc., Cincinnati, OH, USA. Cortesia Dr. Manoel Galvão Neto – In: Galvão Neto M, Ramos A, Campos J. Single port laparoscopy access surgery. *Tech Gastrintest Endosc* 2009;11(2):84-94.)

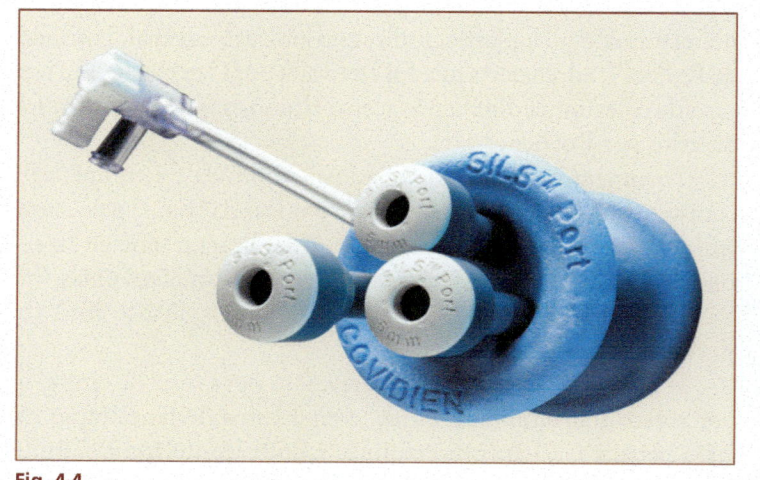

Fig. 4-4
SILS™ Port Multiple Access Port, Covidien, Norwalk, CT, USA. Cortesia – Dr. Manoel Galvão Neto, In: Galvão Neto M, Ramos A, Campos J. Single port laparoscopy access surgery. *Tech Gastrintest Endosc* 2009;11(2):84-94.

Fig. 4-5
(**A** e **B**) X-CONE®, Karl Storz, Tuttlingen, Germany. Notar a plataforma com instrumentos curvos. (Cortesia – Dr. Manoel Galvão Neto, In: Galvão Neto M, Ramos A, Campos J. Single port laparoscopy access surgery. *Tech Gastrintest Endosc* 2009;11(2):84-94.)

Quadro 4-1 Comparativo entre as plataformas de cirurgia por acesso único

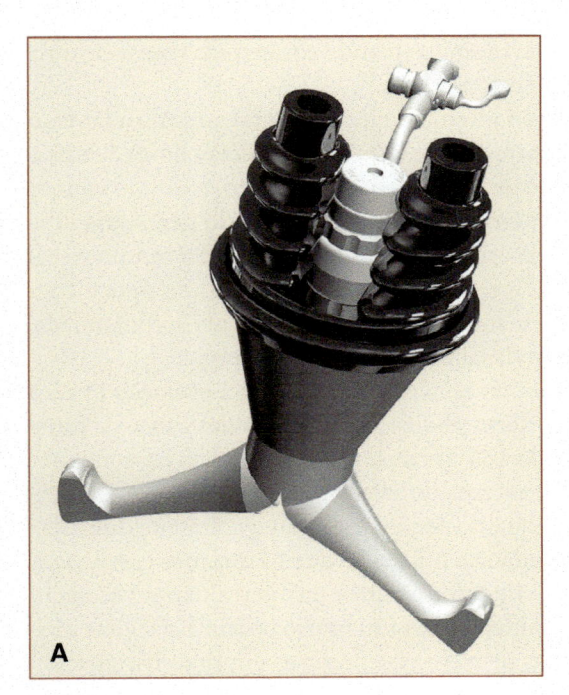

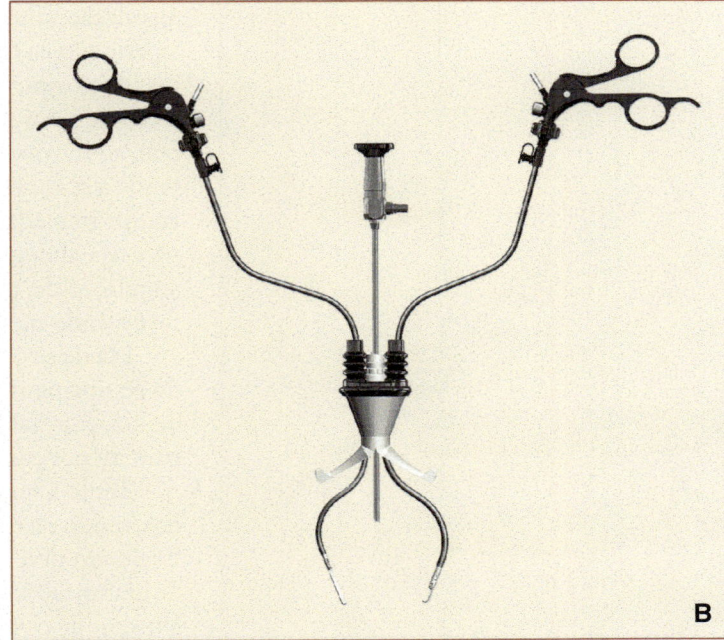

Plataformas S-Port	Companhia/Método de Introdução	Tamanho da Incisão	Canais de Entrada-mm
SSLAS	Ethicon/Aberto	2,5-3 cm	2 modelos – 1 de 15 + 2 de 5 2 de 12 + 2 de 5
Tri-Port ou R-Port	Olympus/ Punção fechada	2-3 cm	2 modelos – 1 de 10 + 2 de 5 2 de 12 e 2 de 5
SILS	Covidien/Aberto	3-4 cm	2 variações – 1 de 12 e 2 de 5 2 de 12 e 1 de 5
X-Cone	Storz/Aberto	2,5-5 cm	2 modelos – 1 de 12 e 2 de 5 2 de 12 e 6 de 5
SITRACC	Edlo/Aberto	2,5-4 cm	3 modelos 4 de 5 1 de 10 e 3 de 5 1 de 13 e 3 de 5

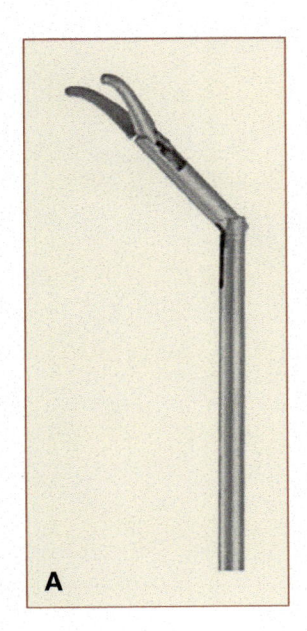

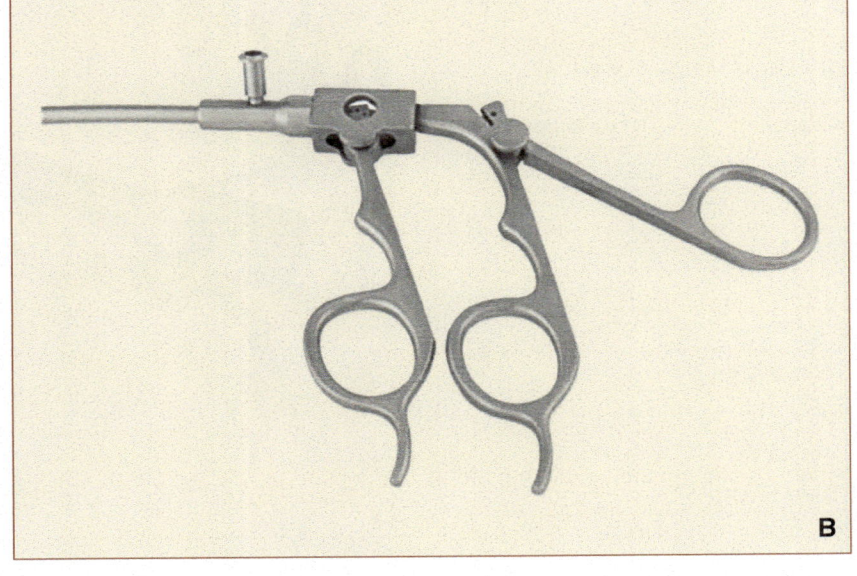

Fig. 4-6
(**A** e **B**) Pinça dissectora SITRACC, com extremidade distal articulada, Edlo, Brasil.

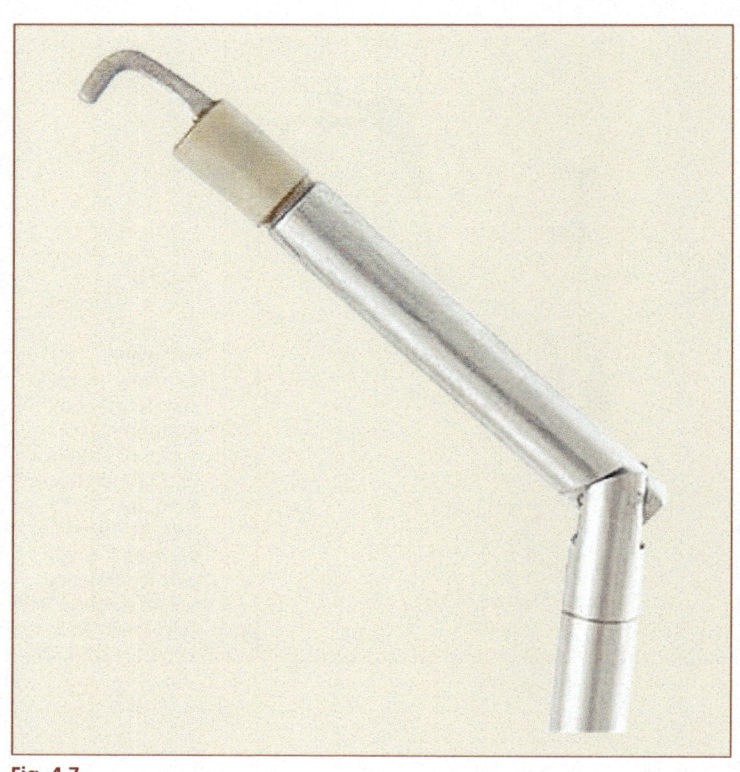

Fig. 4-7
Gancho articulado SITRACC, Edlo, Brasil.

CONSIDERAÇÕES

A técnica laparoscópica é baseada, principalmente, nos princípios de tração e contratração, permitindo triangulação de forças oriundas de dois pontos diferentes. Segundo Galvão Neto et al.,[33] ao inserir os instrumentos laparoscópicos por um portal único, a triangulação fica prejudicada, assim como a visualização do campo cirúrgico, permanecendo os mesmos dispostos em um único eixo. Para contrabalançar este efeito é necessário instrumental curvo e/ou articulado, como os desenvolvidos pela Edlo (SITRACC, Brasil), Covidien (Roticulator, EUA) e Real Hand (EUA).

A principal dificuldade a ser vencida é aquela decorrente da necessidade de se trabalhar em eixo único de ação, com o instrumental disposto em paralelo; a tentativa de vencer este desafio é representada pelo citado desenvolvimento de instrumental flexível e/ou articulado em sua extremidade distal, possibilitando triangulação, ainda que limitada quando comparada com a cirurgia laparoscópica convencional.[33-35]

A movimentação interna do instrumental, mesmo adaptado à cirurgia por trocarte único, é trabalhosa, devendo-se lembrar que, ao movimentar-se um único instrumento, todo o conjunto tende a se movimentar em um único eixo, sendo necessária uma equipe treinada e experiente na técnica, para que o campo visual não seja alterado (Figs. 4-8 e 4-9). A utilização de óptica com angulação de, pelo menos, 30 graus é fortemente recomendada, fornecendo melhor visualização do objeto cirúrgico.

Há de se considerar igualmente que, com a evolução técnica do equipamento, a disponibilização facilitada dos cabos de fonte de luz, com saída de 180 graus, a partir da óptica, irá concorrer para menor colisão externa do instrumental.

Tanto a sutura quanto nós internos são igualmente dificultados, sendo recomendada a utilização de nós externos e *endoloops*. Estão em desenvolvimento trocartes que permitem a passagem de grampeadores, podendo, em um futuro próximo, facilitar a realização de cirurgias de ressecção, como as cirurgias bariátricas.

O treinamento exige paciência e tempo, já que, como demonstrado, não se trata de uma variação laparoscópica simples e sim de uma nova abordagem; prática em cursos com animais de experimentação, bem como em simuladores (www.lapsurg.com.br), é essencial para bons resultados posteriores em cirurgias com humanos.

As vantagens da cirurgia por acesso único, com relação ao NOTES, variam em leque desde a manutenção do princípio da chamada *Scarless Surgery*, ou seja mínima ou ausente cicatriz (Fig. 4-10), passando pela visão proporcionada, próxima da qual o cirurgião já está acostumado, em procedimentos cirúrgicos laparoscópicos, chegando ao mínimo risco infeccioso (teoricamente igual à da laparoscopia convencional, ou menor, já que existe somente um portal).

Ainda carecemos de grandes séries comparativas, duplo cego, entre semelhantes procedimentos por acesso único e aqueles realizados por método videocirúrgico, agora dito convencional. Enquanto estes não são realizados, publicados e validados pela comunidade cirúrgica mundial, podemos somente conjecturar o que os dados preliminares permitem visionar, ou seja, a ci-

Quadro 4-2 Colecistectomias SITRACC – Estudo Multicêntrico Brasileiro

Equipe	Cidades	Nº de Pacientes
James Skinovsky/Marcus V Dantas	Curitiba – PR	41
Almino Ramos/Manuel Galvão	São Paulo – SP	9
Paulo Amaral	Salvador – BA	7
José Rodrigues	Teresina – PI	6
Luiz De Carli	Porto Alegre – RS	5
Leandro Totti Cavazolla	Porto Alegre – RS	4
Josemberg Campos	Recife – PE	4
Fábio Tuller	Americana – SP	3
Adriano Brunetti	Ribeirão Preto – SP	2
Total	9	81

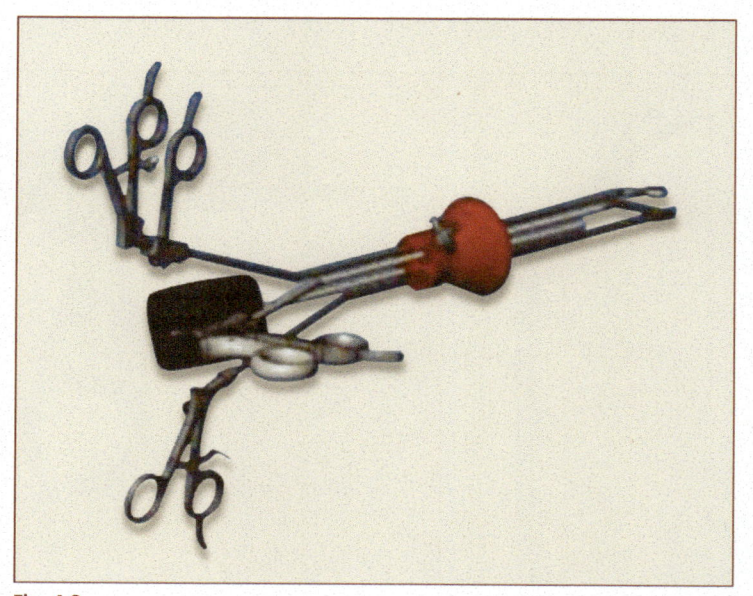

Fig. 4-8
Disposição dos instrumentos – SITRACC®.

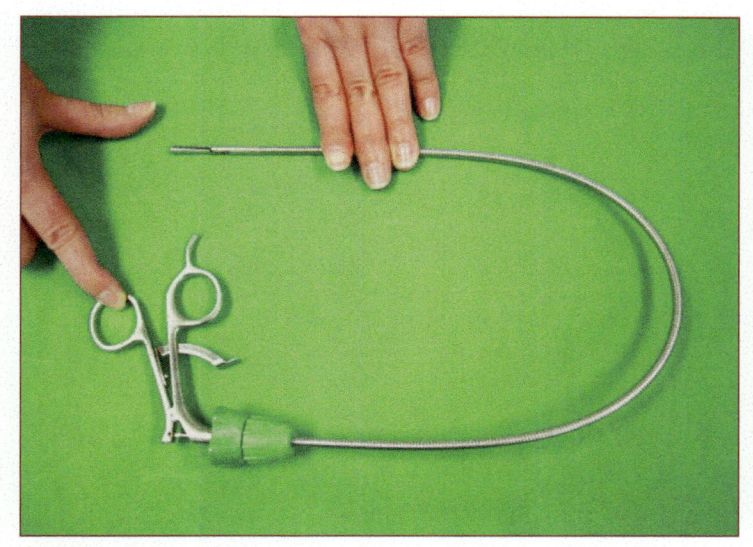

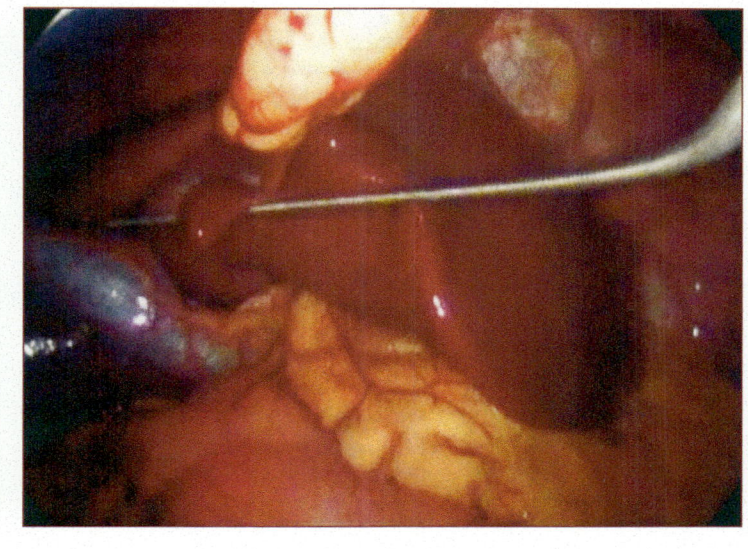

Fig. 4-9
Plataforma SITRACC® – notar a pinça de fundo de vesícula totalmente flexível.

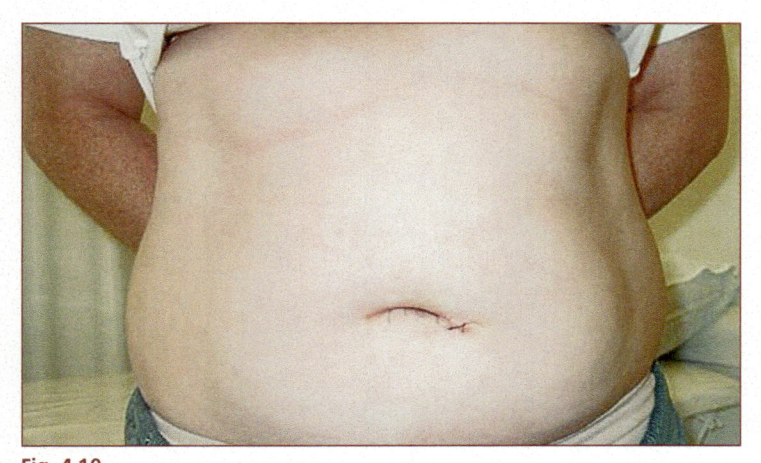

Fig. 4-10
Resultado estético – 7 dia pós-colecistectomia SITRACC.

rurgia por trocarte único é uma excelente opção para a realização de procedimentos minimamente invasivos, com todas as vantagens que estas ações levam consigo, desde estética até dor mais branda e retorno mais rápido às atividades rotineiras do paciente.

Os procedimentos por acesso único devem ser lembrados como parte de um armamentário cirúrgico, que passa pela cirurgia a céu aberto, pela videocirurgia e, eventualmente, pelo NOTES, conforme os estudos futuramente publicados nos permitirem relacionar; cada paciente é único, assim como sua doença. Cabe aos cirurgiões determinarem qual o melhor método de abordagem que trará um *mix* de segurança, melhor resultado cirúrgico e estético.

REFERÊNCIAS BIBLIOGRÁFICAS

1. Kallo NA, Sibgh VK, Jagannath SB *et al*. Flexible transgastric peritoneoscopy: a novel approach to diagnostic and therapeutic interventions. *Gastrointest Endosc* 2004;60:114-17.
2. ASGE/SAGES Working group on natural orifice translumenal endoscopic surgery white Paper. *Gastrointest Endosc* 2006;63:199-203.
3. Giday SA, Kantsevoy SV, Kaloo AN. Principle and history of natural orifice translumenal endoscopic surgery (NOTES). *Minim Invasive Ther Allied Technol* 2006;15:373-77.
4. Martins MVDC, Coelho DE, Coelho JF *et al*. Inicial experience with natural orifices transluminal endoscopic surgery. *Rev Bras Videocir* 2006;4(2):75-77.
5. Wheeless CR. A rapid, inexpence and effective method of surgical sterilization by laparoscopy. *J Reprod Med* 1969;5:255.
6. Kala Z. A modified technic in laparoscopy-assisted appendectomy—A transumbilical approach through a single port. *Rozhl Chir* 1996;75(1):15-18.
7. Navarra G. One-wound laparoscopic cholecystectomy. *Br J Surg* 1997;84(5):695.
8. Zhu JF. Scarless endoscopic surgery. NOTES or TUES. *Surg Endosc* 2007;21:1898-99.
9. Zhu JF, Hu H, Ma YZ *et al*. Transumbilical endoscopic surgery: a preliminary clinical report. *Surg Endosc [periodical online]* 2008; Consultado em: 02 Jan. 2009. Disponível em: URL:http//www.springerlink.com/content
10. Papanivelu C, Rajan PS, Rangarajan M *et al*. Transumbilical endoscopic appendectomy in humans: on the road to NOTES: a prospective study. *J Laparoendosc & Advanced Surg Tech* 2008;18(4):579-82.
11. Desai MM, Rao PP, Aron M *et al*. Scarless single port transumbilical nephrectomy and pyeloplasty: first clinical report. *Brit J Urology* 2008;101:83-88.
12. Castellucci SA, Curcillo PG, Ginsberg PC *et al*. Single-port access adrenalectomy. *J Endourol* 2008;22:1573-76.
13. Bucher P, Pugin F, Morel P. Single port access laparoscopic right hemicolectomy. *Int J Colorectal Dis* 2008;23:1013-16.
14. Saber AA, Elgamal MH, Itawi EA *et al*. Single incision laparoscopic sleeve gastrectomy (SILS): a novel technique. *Obes Surg* 2008;18:1338-42.
15. Reavis KM, Hinojosa MW, Smith BR *et al*. Single laparoscopic-incision transabdominal surgery sleeve gastrectomy. *Obes Surg* 2008;18(11):1492-94.
16. Teixeira J, McGill K, Binenbaum S *et al*. Laparoscopic single-site surgery for placement of na adjustable gastric band: initial experience. *Surg Endosc* 2009;23:1409-14.
17. Saber AA, El-Ghazaly T, Minnick D. Single port access transumbilical laparoscopic Roux-en-Y gastric bypass using the SILS port: first reported case. *Surg Innov* 2009; on line - sri.sagepub.com
18. Zhu JF, Hu H, Ma YZ *et al*. Transumbilical endoscopic surgery: a preliminary clinical report. *Surg Endosc* 2009;23:813-17.
19. Podolsy ER, Rottman SJ, Curcillo PG. Single Port Access (SPATM) gastrostomy tube in patients unable to receive percutaneous endoscopic gastrostomy placement. *Surg Endosc* 2009;23:1142-45.
20. Cadeddu J, Fernandez R, Desai M *et al*. Novel magnetically guided intra-abdominal camera to facilitate laparoendoscopic single-site surgery: initial human experience. *Surg Endosc* 2009;23:1894-99.

21. Dominguez G, Durand L, De Rosa J *et al*. Retraction and triangulation with neodymiun magnetic fórceps for single-port laparoscopic cholecystectomy. *Surg Endosc* 2009;23:1660-66.
22. Busher P, Pugin F, Morel P. Transumbilical single-incision laparoscopic intracorporeal anastomosis for gastrojejunostomy: case report. *Surg Endosc* 2009;23:1667-70.
23. Targarona EM, Balaque C, Martinez C *et al*. Single-Port Access: a feasible alternative to conventional laparoscopic splenectomy. *Surg Innov* 2009; on line - sri.sagepub.com.
24. Ishikawa N, Kawaguchi M, Shimizu S *et al*. Single-incision laparoscopic hernioplasty with the assistance of the radius surgical system. *Surg Endosc* 2010;24:730-31.
25. Agrawal S, Shaw A, Soon Y. Single-port laparoscopic totally extraperitoneal inguinal hernia repair with the TriPort system: initial experience. *Surg Endosc* 2010;24:952-56.
26. Gill IS, Advincula P, Aron M *et al*. Consensus statement of the consortium for laparoendoscopic single-site surgery. *Surg Endosc* 2010;24:762-68.
27. Kaouk JH, Haber GP, Goel RK. Single-port laparoscopic surgery in urology: initial experience. *Urology* 2008;71(1):3-6.
28. Rané A, Rao P, Rao PR. Single-Port-Access nephrectomy and other laparoscopic urologic procedures using a novel laparoscopic port (R-Port). *Urology* 2008;72:260-64.
29. Pryor AD, Tushar J, DiBernardo L. Single-port cholecystectomy with the TransEnterix SPIDER: simple and safe. *Surg Endosc* 2010;24:917-23.
30. Dantas MVDC, Skinovsky J, Coelho DE *et al*. SITRACC – Single trocar access: a new device for a new surgical approach. *Bras J Vide-Surg* 2008;1(2):60-63.
31. Dantas MVDC, Skinovsky J, Coelho DE. Colecistectomia videolaparoscópica por trocarte único (SITRACC): uma nova opção. *Rev Col Bras Surg* 2009;36(2):177-79.
32. Martins MVD, Skinovsky J, Coelho DE *et al*. Cholecystectomy by single trocar access – SITRACC: The first multicenter study. *Surg Innov* 2009;Dez., on line - sri.sagepub.com.
33. Galvão Neto M, Ramos A, Campos J. Single port laparoscopy access surgery. *Tech Gastrointest Endosc* 2009;11(2):84-94.
34. Zhu JF. Which term is better: SILS, SPA, LESS, E-NOTES or TUES? *Surg Endosc* 2009;23:1164-65.
35. Romanelli JR, Earle DB. Single-port laparoscopic surgery: an overview. *Surg Endosc* 2009;23:1419-27.

5. Cirurgia Robótica – Evolução Tecnológica da Técnica Cirúrgica em Ginecologia

Arnold P. Advincula
Ricardo Zugaib Abdalla
Rodrigo Biscuola Garcia

- **INTRODUÇÃO**
- **EVOLUÇÃO DOS ROBÔS NA MEDICINA**
  HERMES
  AESOP
  ZEUS
  SÓCRATES
  Da VINCI
- **LAPAROSCOPIA ROBÓTICA *VS.* LAPAROSCOPIA CONVENCIONAL**
- **APLICAÇÕES ATUAIS**
- **ROBÓTICA EM GINECOLOGIA: RAZÕES**
- **APLICAÇÕES DA ROBÓTICA EM GINECOLOGIA**
  Histerectomias
  Miomectomia
  Anastomose tubária
  Oncologia
  Cirurgia reconstrutiva da pelve
  Curva de aprendizado
- **TREINAMENTO**
- **CUSTOS**
- **CONCLUSÃO**
- **BIBLIOGRAFIA**

INTRODUÇÃO

A evolução e o uso do termo "robô" têm uma longa e interessante história. Em sua forma mais simples, é definido pela *Robotic Institute of America* como "uma máquina com forma humana que realiza funções mecânicas humanas, mas sem sensibilidade..." Um dispositivo que ia de encontro a esta definição foi desenvolvido por volta de 1495, por Leonardo da Vinci. Tratava-se de um cavaleiro medieval armado, mecânico, usado para entreter a realeza. Embora outros exemplos dos primeiros robôs existam na história, o conceito de robótica não se tornou popular até o início do século XX. O termo "robô" (*robot*) foi originalmente criado em 1920 pelo dramaturgo Karel Capek em seu satírico drama *Rossum's Universal Robots*. A palavra *robot* deriva da tcheca *rabota*, que significa servo ou trabalhador. No drama, há uma evolução dos robôs com aumento de suas capacidades e também de uma eventual revolta dos mesmos contra seus equivalentes humanos.

Embora os robôs inicialmente fossem construções teóricas de novelas de ficção científica, eles logo tornaram-se realidade na indústria automotiva em 1958, quando a GM introduziu o "*Ultimate*" para ajudar na produção. Desde então, robôs têm sido usados em uma variedade de aplicações, apenas para citar algumas: exploração profunda marítima e espacial, tarefas industriais e entretenimento. Quase 30 anos depois, a robótica foi introduzida no campo da medicina. Em 1985, um braço robótico foi modificado para realizar uma biópsia cerebral estereotáxica com uma acurácia de 0,05 mm.

O conceito de tecnologia de telepresença robótica foi iniciada através de esforços colaborativos do *Stanford Research Institute*, pelo *Department of Defense*, e pelo *National Aeronautics and Space Administration*. O impulso para este projeto foi a necessidade de prover imediatos cuidados operatórios para soldados feridos em campos de guerra em localidades remotas. Protótipos iniciais incluíram braços robóticos que poderiam ser montados em veículos de Guerra no intuito de facilitar cirurgias em campos de batalhas. Logo esta tecnologia estava sendo comercializada, e robôs não seriam mais dispositivos passivos nas cirurgias, mas passariam a ser ativamente controlados em salas cirúrgicas tradicionais. Com base neste interesse em cirurgias robóticas remotas, o *Pentagon Defense Advanced Research Projects Agency* custeou o desenvolvimento do AESOP (*Automated Endoscopic System for Optimal Positioning; Computer Motion, Inc*, Galeta, Califórnia). Com a intenção de substituir o assistente cirúrgico nas cirurgias laparoscópicas, AESOP consistia em um sistema ativado por voz e um braço robótico para controle da câmera endoscópica. Embora a tecnologia de telepresença robótica tenha sido inicialmente criada para uso em cirurgia cardíaca, em pouco tempo, estes desenvolvimentos eram aplicados no campo da ginecologia. Aqui, destacaremos a evolução dos robôs nas cirurgias e o papel fundamental dos ginecologistas na evolução desta tecnologia.

EVOLUÇÃO DOS ROBÔS NA MEDICINA

HERMES

A primeira tentativa de aumentar o controle cirúrgico utilizando automação foi a utilização de um sistema ativado por voz desenvolvido pela *Computer Motion, Inc*. O HERMES sistema que utilizava comando de voz para controle da câmera laparoscópica, fonte de luz, insuflador, impressora, fone, foco luminoso cirúrgico e altura e posição da mesa cirúrgica. Um estudo controle, randomizado, realizado por *Luketich et al.* em 2002, com 30 pacientes submetidas à cirurgia laparoscópica para correção de refluxo, demonstrou menos interrupções para ajustes de instrumentos e grande satisfação de toda a equipe cirúrgica no grupo que utilizou o sistema HERMES em comparação com o do grupo-controle.

AESOP

Como um dos primeiros predecessores e aplicativos de tecnologia robótica em cirurgia, AESOP (*Computer Motion*, Inc) foi o primeiro robô cirúrgico aprovado pela *US Food and Drug Administration* (FDA) em 1994. Projetado para reduzir a fadiga do cirurgião e oferecer um campo visual estável pelo controle da câmera laparoscópica durante a cirurgia, este ativo dispositivo robótico possuía juntas motorizadas ativadas por comando de voz pelo programa de reconhecimento do HERMES. Ginecologistas tiveram participação precoce na avaliação desta tecnologia. Um estudo de *Mettler et al.* comparava este sistema com o tradicional sistema de um auxiliar segurando a câmera laparoscópica durante uma cirurgia ginecológica, este autor descobriu que o tempo cirúrgico foi menor com a câmera robótica em razão do aumento da eficiência, uma vez que os dois cirurgiões utilizavam suas mãos exclusivamente para o campo cirúrgico.

ZEUS

Sob o comando da *Computer Motion, Inc*, AESOP evoluiu no sistema cirúrgico ZEUS com a adição de dois braços robóticos. A companhia originalmente desenvolveu o sistema cirúrgico robótico minimamente invasivo ZEUS, em 1999, para o uso em cirurgias cardíacas. Em 2001, o FDA aprovou este sistema para o uso em cirurgias laparoscópicas. Desenvolvido como um dispositivo comandável, este sistema possuía 2 componentes, um deles, o console principal onde o cirurgião se sentava confortavelmente e comandava os instrumentos robóticos. No console, o cirurgião tinha controle sobre os braços robóticos através do manuseio de 2 *joysticks* com contornos anatômicos enquanto olhava para um monitor plano de vídeo. Para ter visão tridimensional (3D), óculos polarizadores eram utilizados. Pelo uso deste sistema robótico, tremores do cirurgião eram eliminados, uma vez que os movimentos tinham suas amplitudes diminuídas numa escala que variava de 2:1 a 10:1, ou seja, para cada 1 cm de movimentação da mão do cirurgião no *joystick*, o braço robótico movia-se 1 mm no sítio cirúrgico.

Três braços robóticos eram montados na mesa de cirurgia. Esses braços operavam a câmera de maneira similar ao AESOP, porém também proviam ao cirurgião 2 braços ativos com instrumentos MicroWrist intercambiáveis (*Computer Motion, Inc*) que tinha maior precisão em transmitir os movimentos do punho do cirurgião, quando comparados com os instrumentos laparoscópicos tradicionais. Os potenciais eixos de movimentos dos instrumentos cirúrgicos são denominados "graus de liberdade", são 7, a saber: movimentos interno e externo, rotação axial, abertura e fechamento de instrumentos, movimento lateral da articulação, movimento vertical da articulação, movimentos para a direita e esquerda de cada articulação. Este sistema robótico inicial representou uma mudança significativa no paradigma em que moveu o cirurgião da mesa cirúrgica para o console operatório, tendência que deverá ser mantida pelos dispositivos futuros.

O sistema cirúrgico ZEUS foi o primeiro dispositivo robótico a testar o conceito de telecirurgia, que a grosso modo, é a capacidade de realização de uma cirurgia a distância. Em uma cirurgia de cerca de 45 minutos, denominada "*Lindbergh*", cirurgiões em New York-NY, com muito sucesso, realizaram uma colecistectomia laparoscópica em um paciente em Strasbourg, na França, em 2001. Foi realizada com um atraso de tempo menor do que 200 ms (milissegundos, 0,2 segundo) entre os movimentos dos cirurgiões em NY e a resposta dos braços robóticos no paciente na França. Dois sistemas de comunicação foram usados para a conexão dos vídeos, e conexão dos telefones, utilizando serviço de fibra óptica.

Em termos de manipulação a distância, o desenvolvimento da cirurgia robótica ficou preso ao desenvolvimento das telecomunicações e eficácia na velocidade da transmissão de dados, pois os comandos e as imagens deveriam ser imediatos, sem atrasos ou sem estarem sob risco de perda de dados.

	Transmissão	Distância	Atraso	Visão 3D	Movimento Robótico
Teste 1	Internet	4.000 km	900 ms	Ruim	Pequeno atraso
Teste 2	Internet	2.000 km	500 ms	Bom (próximo à qualidade cirúrgica)	Pequeno atraso
Teste 3	VPN	6.500 km	350 ms	Excelente (qualidade cirúrgica)	Mínimo atraso

Além disso, o investimento financeiro e o custeio de sua divulgação dependiam de sua própria aceitação pelos profissionais treinados e da demanda populacional, itens que ainda vão aparecer e se desenvolver.

SÓCRATES

Durante o mesmo período de aprovação do ZEUS, o FDA também aprovou o SÓCRATES (*Computer Motion, Inc*). SÓCRATES era um dispositivo robótico telecolaborativo que facilitava telecirurgias demonstrativas a distância (*telementoring*). O telementor de uma localidade usava este programa para se conectar à sala cirúrgica e dividir sinais audiovisuais. SÓCRATES tinha o telestrator que permitia anotar informações anatômicas ou instruções cirúrgicas e um sistema controlado por voz que controlava os movimentos da câmera e outros equipamentos eletrônicos na distante sala cirúrgica.

Da VINCI

A plataforma atual de cirurgia robótica recai no sistema cirúrgico da Vinci (*Intuitive Surgical, Inc.*, Sunnyvale, Califórnia), que é o único, ativamente produzido, sistema cirúrgico robótico totalmente aprovado pelo FDA. *Intuitive Surgical, Inc* adquiriu a *Computer Motion, Inc* em 2003 e abandonou o sistema cirúrgico ZEUS.

Similar ao sistema cirúrgico Zeus, este dispositivo comandável é composto por 3 componentes. O primeiro componente é o console do cirurgião, onde o mesmo controla o sistema robótico remotamente. O console contém potentes componentes computadorizados que direcionam os movimentos dos braços robóticos. O visor estereoscópico, controles para as mãos e pés estão contidos no console. Sentado no console, o cirurgião vê o campo cirúrgico por meio de uma visão estereoscópica, enquanto manuseia ambos os controles com as mãos e pés simultaneamente. O visor estereoscópico também tem um sensor infravermelho que desativa os braços robóticos sempre que o cirurgião move sua cabeça para fora do console. Pedais localizados na base do console facilitam várias funções, incluindo posicionamento da câmera, ajuste de foco, ativação de fontes de energia monopolar ou bipolar, reposicionamento de apreensores (Fig. 5-1).

O segundo componente do sistema cirúrgico da Vinci é o *InSite vision system*, que fornece imagem estereoscópica 3D via endoscópio de 12 mm. Por o endoscópio do sistema da Vinci ser composto de dois telescópios de 5 mm paralelos (lentes de 0º ou 30º) que são capazes de cada um enviar imagens individuais para a câmera, a visão 3D do campo cirúrgico é vista no console quando da união das duas imagens pelo computador. O sistema de vídeo provê magnificação 10X-15X e opção de alta definição. As imagens também são projetadas simulando como se as mãos do cirurgião estivessem operando num campo cirúrgico aberto. Além disso, o endoscópio é programado para ter controle da temperatura da lente para evitar embaçamentos durante o ato cirúrgico (Fig. 5-2).

O terceiro componente do sistema cirúrgico da Vinci é o espaço destinado ao paciente, composto com instrumentos *EndoWrist* e também com 3 ou 4 braços robóticos. Um dos braços segura o laparoscópio, e os outros 2 ou 3 braços seguram os vários instrumentos *EndoWrist* intercambiáveis, que têm diâmetros de 5-8 mm. Cada instrumento de apreensão tem sua própria pré-programação de pressão máxima que pode ser usada por até 10 cirurgias antes de ser trocada. Estes instrumentos laparoscópicos também têm os 7 "graus de liberdade" que copiam os movimentos da mão do cirurgião. Um grande número de instrumentos laparoscópicos está disponível, incluindo agulhas, fórceps Debakey e tesouras monopolares que são acopladas em pontos específicos. Estes instrumentos possibilitam ao cirurgião manipular, coagular, dissecar e suturar. Este sistema também permite uma grande variedade de escalonação dos movimentos para aumento do controle e precisão cirúrgicos (5:1, 3:1 ou 1:1), ao passo que elimina os tremores. Apesar da melhora nos movimentos articulatórios, existe a falta tátil ao cirurgião quando da manipulação dos instrumentos.

Dois modelos atualmente existem, o original sistema cirúrgico Da Vinci (conhecido como Standard) e a versão mais nova, o *S System*, que foi lançado em 2006. Modificações do sistema original incluem: adição do quarto braço, instrumentos mais longos, maior opção de instrumentos de 5 e 8 mm, *display* de vídeo interativo, visão de alta definição e praticidade. Incluído na interatividade do *display* de vídeo está o telestrato, onde um cirurgião distante é capaz de dar informações ao usuário do console cirúrgico durante o procedimento. Painéis de imagens adicionais, tais como imagens radiológicas, também podem ser integrados no campo de visão do cirurgião ao console (Fig. 5-3).

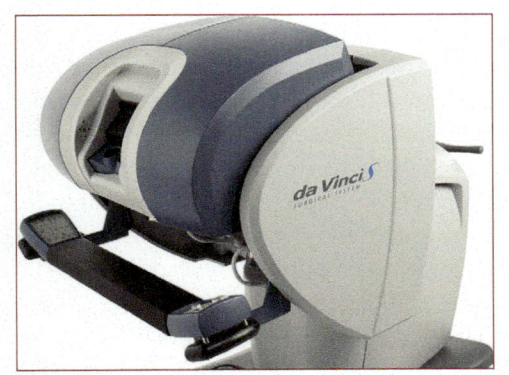

Fig. 5-1
Console cirúrgico (_2009 Intuitive Surgical, Inc.).

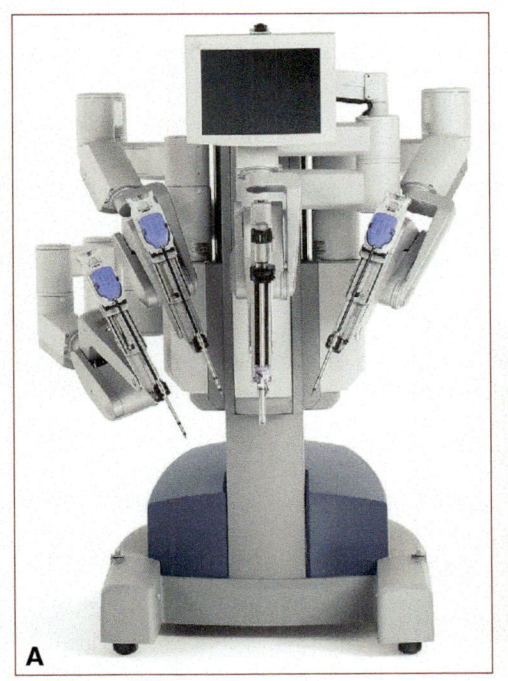

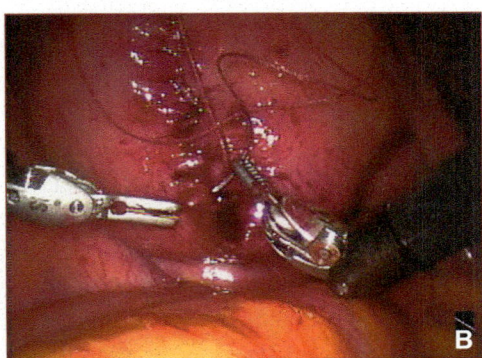

Fig. 5-2
InSite vision sistema endoscópico de 12 mm (_2009 Intuitive Surgical, Inc.).

Fig. 5-3
(**A**) Componente robótico do paciente com 4 braços robóticos (_2009 Intuitive Surgical, Inc.). (**B**) Instrumentos EndoWrist. Dois porta-agulhas sendo utilizados em uma miomectomia laparoscópica assistida por robô (_2009 Intuitive Surgical, Inc.).

LAPAROSCOPIA ROBÓTICA VS. LAPAROSCOPIA CONVENCIONAL

A partir do momento que a tecnologia robótica vai ganhando popularidade nas várias especialidades cirúrgicas, estudos comparativos de *performance* vão sendo publicados. Esses estudos demonstram melhora de acurácia, menos erros, curva de aprendizado menor e sutura e nó intracorpóreos mais rápidos. Estes atributos de assistência robótica promovem a transferência de *performance* de cirurgias tradicionais abertas para as cirurgias com métodos minimamente invasivos. Além disso, permitem a realização com sucesso de complexos procedimentos laparoscópicos com menos habilidades ou experiência cirúrgica.

Evidência desta vantagem foi demonstrada por *Chang et al.* em 2003. Estes autores compararam nó intracorpóreo, tempo de treinamento e erros com o sistema cirúrgico ZEUS *vs.* Laparoscopia convencional, realizados por laparoscopistas com e sem experiência. A tecnologia robótica claramente demonstrou execução mais rápida, menos erros e curva de aprendizado mais curta. Em outro estudo que comparou sutura laparoscópica e robótica, a assistência robótica aumentou a destreza em cerca de 50% como resultado da melhor articulação e movimentos escalonados; a visão 3D aumentou a destreza em cerca de 60%. Melhora da visualização reduziu em cerca de 93% de erros baseados na habilidade.

Yohannes et al., em 2002, conduziram o primeiro estudo para comparar curva de aprendizado entre manual e assistência robótica para execução de tarefas. A diferença no tempo de realização entre o primeiro e o último teste determinava a curva de aprendizado. Duas tarefas eram testadas: passar 7 agulhas por um bloco de madeira em forma de P para avaliar a destreza e realizar 3 suturas intracorpóreas com 3 nós cada. Houve uma diferença estatística significativa e vantagem na execução das tarefas executadas com robôs.

Dakin e Gagner compararam habilidades, básicas e refinadas, laparoscópicas quando do uso de laparoscopia tradicional *vs.* assistência robótica (Zeus e da Vinci sistemas cirúrgicos). Neste estudo, não houve melhora das habilidades básicas quando comparados com a laparoscopia tradicional. Entretanto, para tarefas que exigiam habilidades refinadas, a assistência robótica usando o sistema cirúrgico da Vinci foi mais precisa. Os participantes tinham, em média, 3 anos de experiência laparoscópica, e apenas 2 dos 18 cirurgiões haviam utilizado alguma vez a tecnologia robótica. De modo parecido, em um estudo com 21 cirurgiões com vários níveis de treino e habilidades, *Sarle et al.* notaram que cirurgiões eram capazes de completar complexos exercícios com níveis comparáveis aos de cirurgiões experientes com a ajuda da tecnologia robótica.

O feudo cirúrgico não conseguiu conter esta invasão e agregou à técnica operatória o programa do computador, dando ordens a um braço mecânico para reproduzir e aperfeiçoar os movimentos, em locais onde é impossível colocar a mão humana. Nos últimos 20 anos o advento da videocirurgia ficou mais direcionado as cavidades, com a aplicação da mínima invasão, ou da mínima agressão frente aos órgãos não doentes que poderiam ser resguardados para melhorar a recuperação pós-operatória.

Em julho de 1990 fez-se a primeira colecistectomia videocirúrgica do Brasil, com instrumental adaptado, com uma série de limitações tecnológicas se comparadas com os aparelhos atuais. Em alguns anos os aparelhos evoluíram, e o uso da videocirurgia tornou-se preferência, questionando, até, o método tradicional em lugares com a existência da torre de vídeo. A revolução da videocirurgia cresceu com o crescimento da tecnologia. Das primeiras colecistectomias o aparelho de fax era o máximo em tecnologia. Atualmente, pode-se operar remotamente com um braço guiado por computador.

A experiência da entrada da robótica no Brasil neste universo cirúrgico vem com a participação de várias especialidades e seus especialistas empenhados em conhecer e dominar a técnica e a tecnologia para sua aplicação com respeito a todos os preceitos cirúrgicos, incontestáveis.

Desta vez grandes instituições investiram na máquina, de alto custo, e na formação dos profissionais envolvidos. A experiência exigiu treinamento em diferentes especialidades cirúrgicas: urologia, ginecologia, coloproctologia, sistema digestório, cirurgia bariátrica, tórax, cardiovascular, cabeça e pescoço; e diferentes profissionais como, engenheiros, técnicos de informação, gestores, enfermeiros, instrumentadores, auxiliares, administradores, técnicos financeiros e representantes comerciais.

APLICAÇÕES ATUAIS

Em algumas especialidades, como cabeça e pescoço e cirurgia torácica, estão sendo feitos estudos para provar sua viabilidade comercial e até sua vantagem frente aos custos da cirurgia convencional.

Por se tratar de procedimento de agressão mínima, algumas evidências de menor tempo de internação e menor tempo para recuperação, com melhor controle da dor, provavelmente nos casos difíceis, já são aparentes. Em decorrência do treinamento mais abrangente e da necessidade de utilizar instrumentos delicados, fica exposta a maior qualidade no procedimento, difundida em toda a equipe envolvida, e talvez, mais difícil em demonstrar ao paciente que vive o procedimento anestesiado.

Das modalidades que melhor assimilaram a robótica, a urologia é a mais desenvolvida. O conhecimento endoscópico da especialidade ajudou-os a enxergar melhor a anatomia tridimensional disponibilizada pela óptica e monitores duplos, separando os olhos direito e esquerdo e reconstruindo a imagem no console do cirurgião. As pinças de dissecção e apreensão com movimentos livres possibilitaram um trabalho minucioso em espaços pequenos, como a pelve masculina, e dissecções complexas, como da próstata e seus órgãos relacionados. O conforto ergonômico trazido para o cirurgião é mais um ponto favorável para aquela cirurgia que causava cansaço e fadiga para o profissional. Investir tempo e esforço nesta formação reverterá em bons trabalho, satisfação e resultado para o urologista.

Transferindo estas condições para outros pequenos espaços, como a cavidade oral, ou outras situações que exigem estabilidade cirúrgica para dissecção linfonodal de áreas nobres, podemos encontrar vantagens e transpor técnicas, talvez, impossíveis sem os braços robóticos. Não é uma nova técnica cirúrgica, mas a utilização de tecnologia para aperfeiçoar os princípios técnicos de cirurgia, com benefício inicial, favorável ao paciente, mas estendido para melhorar o trabalho do cirurgião. Nos tumores difíceis, nas grandes ressecções linfonodais e nos pacientes obesos de grau avançado ficam claras as tendências de uso do método para facilitar o procedimento e popularizar a qualidade que o robô permite. Quem começa com a robótica sente uma vantagem facilitadora intuitiva, pois está trabalhando em posição natural, olhando para os próprios movimentos em eixo ergonômico.

A cirurgia abdominal também está adotando cada vez mais a robótica. O benefício é nítido em cirurgias de retroperitônio, em que o robô permite dissecções minuciosas em locais difíceis com menor sangramento e maior precisão. Cabe lembrar a facilidade na confecção de suturas e pontos com o robô, o que proporciona anastomoses mais confiáveis com menor uso de grampeadores laparoscópicos. Com o passar do tempo esse detalhe pode constituir um fator econômico a favor do uso da robótica.

Muitas restrições da cirurgia minimamente invasiva foram por dificuldade de proliferar comercialmente soluções pontuais de melhora dos instrumentos cirúrgicos, ou novos dispositivos para auxiliar na dissecção, diérese ou hemostasia. Mas adicionando-se informação e informática médica aos procedimentos surge um sem-número de possibilidades, mais aplicações e novas soluções a serem exigidas, como excelência e qualidade no melhor tratamento cientificamente possível.

Em junho de 2006 foi celebrado no Hospital Mount Sinai de Nova Iorque uma Conferência de Consenso Internacional entre a Associação Robótica Minimamente Invasiva (MIRA) e a Sociedade de Cirurgiões Gastrointestinais Endoscópicos (SAGES) sobre treinamento e acreditação, aplicações clínicas da cirurgia robótica, risco da cirurgia e análise do custo benefício e investigação. Os resultados desta conferência se traduziram em um documento que foi publicado em fevereiro de 2008. De acordo com este documento, a cirurgia robótica tem especial aplicação nos seguintes procedimentos de cirurgia geral:

- Miotomia Heller.
- Reparação da hérnia hiatal.
- *Bypass* gástrico.
- Gastrectomia por neoplasia.
- Cirurgia biliar reconstrutiva.
- Esofagectomia trans-hiatal.
- Cirurgia esofágica transtorácica.
- Pancreatectomia distal com preservação do baço.
- Procedimentos de cirurgia colorretal.
- Linfadenectomias por neoplasia.

Ainda menciona a utilidade de procedimentos mais comuns, como a colecistectomia e a fundoplicatura para o início da curva de aprendizagem.

É muito interessante a parte deste documento dedicada à investigação, que faz um resumo das linhas que avançam para o futuro: desenvolvimento de instrumentos inteligentes, avanços na visão, com microscópio acoplado em tempo real, cirurgia integrada com as técnicas de diagnóstico por imagem (ecografia, tomografia computadorizada, ressonância magnética), simulação dos procedimentos cirúrgicos, miniaturização dos robôs e outras muitas possibilidades.

Cabe salientar que a experiência que vivemos nas nossas instituições nos permite enxergar a diferença e a importância que é combinar o que se sabe da cirurgia aberta complexa, de um cirurgião com vivência na modalidade, com o treinamento, em laboratório virtual, de quem é hábil na videocirurgia. A vantagem é do paciente, as experiências se completam, e o resultado é fascinante.

ROBÓTICA EM GINECOLOGIA: RAZÕES

Historicamente, cirurgias ginecológicas foram executadas via vaginal ou via abdominal aberta. Embora a laparotomia possa parecer vantajosa para o cirurgião num primeiro momento, por noção de profundidade, sensibilidade tátil do tecido, ampla incisão abdominal; entretanto, hospitalização prolongada, necessidade de cuidados e analgesia pós-operatória maiores e maior morbidade são desvantagens para a paciente. Os dias em que o cirurgião obtinha acesso à cavidade abdominal unicamente por laparotomia já se foram. Cirurgia laparoscópica favorece rápida recuperação com menor hospitalização, menos sangramento, melhor cicatrização e menos dor pós-operatória.

Avanços técnicos geraram avanços à laparoscopia moderna. Entre os avanços, temos: fontes luminosas halógenas e de xenon de alta intensidade e melhora dos instrumentos manuais e eletrocirurgia. Esta tecnologia tem crescido continuamente na área de cirurgia ginecológica minimamente invasiva. Apesar desses avanços e comprovados benefícios, procedimentos mais complexos, tais como manejo de endometriose profunda e procedimentos que requerem suturas extensas, como miomectomias e sacrocolpopexias, tipicamente são manejados, predominantemente, por laparotomia.

Um grande obstáculo para uma maior aceitação e aplicação de técnicas de cirurgia ginecológica minimamente invasivas tem sido a etapa de curva de aprendizado para cirurgiões para esses avançados procedimentos. Outras limitações da laparoscopia convencional incluem movimentos contraintuitivos das mãos (o chamado *fulcrum effect*), campo visual bidimensional, limitado grau de movimentação das pinças, bem como dificuldades ergonômicas e amplificação de tremores. Numa tentativa de superar esses obstáculos, a robótica tem sido incorporada à prática ginecológica como uma possível solução. De uma maneira geral, a integração robótica à ginecologia tem sido feita com o intento de aprimorar as capacidades cirúrgicas do cirurgião, aumentando sua acurácia e precisão com a finalidade de realizar complexas cirurgias por laparoscopia melhor do que com a laparotomia. Apesar de as inúmeras razões expostas para a implementação da robótica em cirurgia ginecológica serem importantes, é igualmente importante deixar claro que não se trata de uma troca de procedimentos ditos minimamente invasivos. Trata-se de uma outra ferramenta laparoscópica que pode promover, ainda, uma menor invasão no manejo das doenças ginecológicas.

APLICAÇÕES DA ROBÓTICA EM GINECOLOGIA

Atualmente, o Sistema Cirúrgico da Vinci é o único sistema robótico que é aprovado pelo FDA para procedimentos laparoscópicos em cirurgia geral, cirurgias cardiotorácica, urológica e ginecológica. Reveremos as aplicações atuais e análise da literatura em ginecologia.

Histerectomias

Histerectomia é um grande exemplo de procedimento ginecológico com aplicação de técnicas cirúrgicas minimamente invasivas. Como resultado da evolução da técnica cirúrgica, a maneira pela qual a histerectomia é realizada tem evoluído. Tem sido vista a transformação da histerectomia por via aberta ou vaginal, para a histerectomia vaginal assistida por laparoscopia e, eventualmente, histerectomia total ou subtotal laparoscópica. Apesar desses avanços na técnica cirúrgica, em 2002, Farquhar e Steiner reportaram que apenas 10% das histerectomias eram realizadas de forma minimamente invasiva com assistência da laparoscopia.

A robótica tem sido encarada como uma possibilidade tecnológica para facilitar a tendência para a laparoscopia, e na literatura ginecológica, alguns autores têm avaliado os resultados das histerectomias laparoscópicas assistidas por robótica. Diaz-Arrastia *et al.* em 2002, reportaram uma das primeiras experiências em histerectomia assistidas por robótica.

Advincula e Reynolds reportaram série das primeiras 16 pacientes que foram submetidas à histerectomia tipo IVE (remoção uterina e do colo, incluindo sutura de cúpula vaginal por laparoscopia) ou à histerectomia tipo LSH III (subtotal com retirada do corpo uterino incluindo ligadura das artérias uterinas por laparoscopia). O peso médio uterino foi de 131,5 g (30-327 g). Não houve conversões para laparotomia nesta série. Uma vantagem, em específico, foi percebida em pacientes com cirurgias prévias, portanto com aderências; 13 das 16 pacientes haviam sido submetidas à cirurgia pélvica prévia e requereram lise de aderências para a realização da histerectomia. Os mesmos autores notaram esta vantagem em outra série de 6 pacientes que foram submetidas à histerectomia que tinham obliteração de fundo de caso anterior, resultado de cesáreas prévias.

Lenihan et al. recentemente publicaram uma série de 100 histerectomias benignas robóticas que incluíam histerectomia vaginal assistida por laparoscopia, histerectomia total laparoscópica e histerectomia subtotal laparoscópica. Não houve conversões para laparotomia. Um estudo de Kho *et al.* descreveu outra grande série de pacientes submetidas à histerectomia laparoscópica assistida por robótica na Clínica Mayo. Noventa e uma pacientes foram submetidas à histerectomia a princípio por causas benignas. Similarmente às séries de Lenihan *et al.*, não houve conversões para laparotomia.

O único estudo comparativo entre histerectomia robótica com histerectomia laparoscópica é de Payne e Dauterive. Seus estudos incluem uma revisão retrospectiva das suas últimas 200 histerectomias completadas antes e depois da implementação dos programas robóticos. Não houve diferença com significado estatístico na característica das pacientes ou peso uterino entre os 2 grupos. A taxa de conversão intraoperatória para laparotomia foi 2 vezes maior na coorte pré-robótica de 100 pacientes comparada com a coorte robótica (9 *vs.* 4%). Perda sanguínea também foi significativamente reduzida na coorte robótica. No entanto, a incidência de eventos adversos foi a mesma em ambos os grupos.

Miomectomia

O manejo endoscópico de leiomiomas é um dos mais desafiantes procedimentos em cirurgia minimamente invasiva e requer um cirurgião bem treinado. Apesar de dois testes prospectivos terem mostrado menor morbidade pós-cirúrgica e mais rápida recuperação com miomectomia laparoscópica, a maioria dos procedimentos ainda é realizada por laparotomia. A habilidade para enuclear os miomas e a adequada sutura, a curva de aprendizado associada, preocupação a respeito de ruptura uterina, risco de recidiva, que parece ser maior após a realização de miomectomia laparoscópica em comparação com a laparotomia, pode explicar a relutância para a mudança para a via laparoscópica. O uso de laparoscopia robótica representa uma tentativa de vencer as dificuldades encontradas durante o ato cirúrgico, a saber: histerotomia, enucleação, reparo e extração da peça durante a laparoscopia convencional.

As primeiras séries publicadas sobre miomectomias laparoscópicas por robótica são de Advincula *et al.* na sua série de 35 pacientes, o peso médio do mioma era de 223,2 (244,1) g (95% intervalo de confiança [CI], 135,8-310,6). O número médio de miomas removidos foi de 1,6 (media, 1-5), e o diâmetro médio foi de 7,9 ± 3,9 cm (95% CI, 6,6-9,1). A perda sanguínea média foi de 169 (198,7) mL (95% CI, 99,1-238,4). Não foram necessárias transfusões sanguíneas. Tempo cirúrgico médio foi de 230,8 (83) minutos (95% CI, 201,6-260). Tempo de hospitalização dessas pacientes foi de um dia. Taxa de conversão foi de 8,6%, comparada com outros estudos publicados de miomectomia por laparoscopia convencional com taxas de 0 a 28,7%. Duas das conversões reportadas foram secundárias à falta de *feedback* tátil, o que tornou a enucleação dos leiomiomas difícil.

O maior estudo comparativo de miomectomia robótica com laparotomia é também de Advincula *et al.* Cinquenta e oito pacientes com leiomiomas sintomáticos foram analisadas em uma retrospectiva análise caso-pareado com 29 pacientes em cada grupo. Como esperado, não houve diferenças nas variáveis, idade, IMC, peso do mioma. Digno de nota foram os achados de diminuição da perda sanguínea (média, 195,69 [228,55] mL; 90% *central range* (CR), 50-700 *vs.* 364,66 [473,28] mL; 90% CR, 75-550) e tempo de permanência (média 1,48 [0,95] dias; 90% CR, 1-3 *vs.* 3,62 [1,5] dias; 90% CR, 3-8) comparado com o grupo da laparotomia. Ambas essas diferenças tiveram significado estatístico com p < 0,05. Taxas de complicação foram menores também no grupo robótico. Tempo cirúrgico foi mais longo no grupo robótico (média, 231,38 [85,1] minutos; 95% CI, 199,01-263,75 *vs.* 154,41 [43,14] minutos; 95% CI, 138,00-170,82) (p < 0,05).

Anastomose tubária

Uma vez que a anastomose tubária requer adequada visualização do lúmen da tuba uterina, sutura precisa e cuidadosa manipulação das delicadas tubas, a tecnologia robótica surge como uma boa opção. Sistemas robóticos conferem ganho de imagem e maior acurácia na manipulação dos instrumentos com filtragem dos tremores, facilitando os passos cirúrgicos dentro da técnica minimamente invasiva. Falcone *et al.*, em 2000, usaram o sistema cirúrgico ZEUS para anastomose tubária e conduziram o primeiro teste clínico em seres humanos, utilizando-se, sistema robótico no campo da ginecologia. Neste estudo prospectivo, taxas de gravidez foram avaliadas em 10 pacientes previamente submetidas à anastomose tubária laparoscópica, utilizando-se técnica similar à da laparotomia. No pós-operatório o índice de tubas uterinas pérvias foi de 89% (17 das 19), com taxa de gravidez de 50% em 1 ano. Não houve complicações ou gravidez ectópica.

Dois estudos comparativos foram publicados na área da reversão tubária. O primeiro por Dharia e Falcone era um estudo de viabilidade num programa de treinamento e comparava 18 pacientes submetidas à reversão da esterilização tubária, usando o sistema robótico da Vinci com 10 pacientes submetidas à tradicional anastomose microcirúrgica aberta. Embora o tempo cirúrgico tenha sido significativamente maior no grupo robótico, tempo de hospitalização e recuperação foi significativamente menor no mesmo grupo. Em ambos os grupos, 100% das tubas estavam pérvias, e a taxa de gravidez foi de 50%.

Resultados do segundo estudo retrospectivo caso-controle, comparando mulheres submetidas à anastomose tubária via minilaparotomia *vs.* assistência robótica, foram divulgados em 2007 por Rodgers *et al.* Embora o retorno às atividades normais seja mais rápido com a técnica robótica, esta requer um tempo cirúrgico significativamente maior, bem como tempo anestésico. Tempo de hospitalização, taxa de gravidez e taxa de gravidez ectópica, não tiveram diferenças significativas entre os 2 grupos.

Oncologia

A progressão natural da tecnologia robótica em ginecologia foi para a área oncológica. Em 2005, experiências tanto na Europa quanto nos Estados Unidos foram publicadas. A primeira, de Marchal *et al.*, avaliou 12 neoplasias malignas: 5 adenocarcinomas endometriais e 7 carcinomas cervicais. O número médio de linfonodos removidos foi de 11 (entre 4-21). Não houve metástases *port-site* ou recidivas em um acompanhamento médio de 10 meses (2-23 meses). O segundo estudo envolveu 7 neoplasias malignas: 4 endometriais, 2 ovarianas, e uma lesão de tuba uterina. O número médio de linfonodos contados foi de 15 (4-29). Ambas estas experiências iniciais mostraram claramente a viabilidade da aplicação da assistência robótica no estagiamento laparoscópico do câncer, sem que houvesse aumento da taxa de complicação ou comprometimento da técnica cirúrgica. Outros estudos de viabilidade desde então foram seguidos.

Uma vez que a aplicação da robótica em ginecologia tem evoluído, aumenta o número de evidências que dão suporte ao tratamento do câncer cervical em estágios iniciais. Sert e Abeler em um dos primeiros estudos comparativos de 7 histerectomias radicais assistidas por robótica *vs.* 8 laparoscópicas tradicionais demonstraram menos sangramento (71 *vs.* 160 mL; p = 0,04) e menor estadia hospitalar (4 *vs.* 8 dias; p = 0,004) com a abordagem robótica. Todos os outros marcadores cirúrgicos foram similares entre os 2 grupos. Em contraste, Nezhat *et al.* fizeram um estudo comparativo similar com 13 histerectomias radicais assistidas por robótica *vs.* 20 laparoscópicas tradicionais e acharam equivalência entre as 2 abordagens nos quesitos supracitados.

Em um recente estudo publicado, Boggess *et al.* na maior série compararam 51 histerectomias radicais tipo III assistidas por robótica com 49 histerectomias radicais abertas. Não havia diferença nos dados demográficos; entretanto, houve diferenças significativas entre os grupos na estimativa de perda sanguínea, tempo cirúrgico e número de linfonodos, todos favorecendo a técnica robótica. Uma taxa menor de complicações e menor estadia hospitalar também foi notada na coorte robótica. O único estudo comparativo entre histerectomia radical assistida por robótica (n = 18), laparoscopia convencional (n = 18) e histerectomia tradicional aberta (n = 21) é o de Magrina *et al.* Estes autores relataram uma diferença estatisticamente significativa no tempo cirúrgico entre os 3 grupos, com a técnica robótica requerendo mais tempo do que a laparoscopia convencional (média, 185 *vs.* 216 minutos), mas com tempo comparável à cirurgia aberta tradicional (média, 185 *vs.* 157 minutos). Estimativa de perda sanguínea e estadia hospitalar foram menores no grupo robótico.

Estagiamento do câncer endometrial pela técnica robótica tem emergido como uma aplicação promissora. O melhor estudo de avaliação, de Boggess *et al.*, comparou 321 pacientes submetidas a estagiamento de câncer endometrial por 1 das 3 vias: robótica (n = 103), laparoscopia tradicional (n = 81) e laparotomia tradicional (n = 138). Maior número de linfonodos retirados, menor perda sanguínea e menor tempo de permanência hospitalar foram achados na coorte robótica. Estes dados sugerem que a abordagem robótica pode ser preferível às outras.

Embora promissora, todos os dados sobre, tanto câncer cervical quanto endometrial, mostram resultados de acompanhamentos curtos. Acompanhamentos longos de sobrevivência necessitam ser avaliados para determinar a verdadeira durabilidade da abordagem robótica. Estudos futuros necessitam ser feitos para determinar aplicações oncológicas adicionais, tais como manejo de tumores ovarianos malignos. Cirurgiões na Bélgica têm demonstrado com sucesso a aplicação da robótica na cirurgia citorredutiva no tratamento do carcinoma lobular metastático da mama nos ovários.

Cirurgia reconstrutiva da pelve

Sacrocolpopexia abdominal é uma excelente opção de tratamento em pacientes com alto grau de prolapso vaginal, com alto índice de sucesso, cerca de 93-99%. Os objetivos do reparo cirúrgico incluem restaurar a anatomia, manutenção da função sexual e durabilidade. Se faz necessária, portanto, a dissecção do espaço retroperitoneal com sutura da tela da vagina para o promontório sacral.

DiMarco *et al.* publicaram um estudo de viabilidade com 5 mulheres que foram submetidas à sacrocolpopexia laparoscópica robótica. A idade média das pacientes foi de 62 anos, e o tempo cirúrgico foi de 3h e 42 min. Uma abordagem híbrida foi utilizada, com a realização de laparoscopia convencional para a preparação do espaço vaginal e pré-sacral e da robótica para sutura da tela no local. Acompanhamento de 4 meses demonstrou que não houve recidiva do prolapso vaginal.

Mais recentemente, Geller *et al.* compararam 73 pacientes que foram submetidas à sacrocolpopexia laparoscópica robótica com 108 pacientes submetidas à sacrocolpopexia abdominal tradicional num estudo retrospectivo de coorte. Tempo cirúrgico mais longo, menor perda sanguínea e menor tempo de hospitalização foram observados na abordagem por via robótica. A correção do prolapso foi similar nos 2 grupos; entretanto, o acompanhamento pós-cirúrgico foi de apenas cerca de 6 semanas.

Uma vez que a experiência com o uso da robótica em cirurgias reconstrutivas da pelve cresce, outras aplicações vão surgindo. Um exemplo é o uso da laparoscopia assistida por robótica como via para correção de fístula vesicovaginal. De modo similar à oncologia, estudos de avaliação longa são necessários para determinar a real durabilidade das cirurgias reconstrutivas da pelve feitas com assistência robótica, bem como o grau de recidiva.

Curva de aprendizado

A caracterização da curva de aprendizado em cirurgia robótica tem-se desenvolvido de forma lenta. Apenas 2 estudos avaliaram de forma específica a curva de aprendizado em cirurgias ginecológicas. O primeiro, de Pitter *et al.*, comparou perda sanguínea estimada e tempo cirúrgico em miomectomias e histerectomias laparoscópicas assistidas por robótica realizadas por um cirurgião. Os primeiros 20 casos foram comparados com os 20 casos seguintes. Não houve diferença significativa na estimativa de perda sanguínea entre os 2 grupos; entretanto, o tempo cirúrgico foi significativamente menor no segundo grupo: 212 minutos no primeiro grupo comparado com 151 minutos no segundo grupo. Não houve conversões para laparotomia. O segundo estudo, realizado por Lenihan *et al.*, avaliou 113 pacientes por 22 meses. Estes autores concluíram que o tempo cirúrgico para as histerectomias assistidas por robótica estabilizava-se em cerca de 95 minutos após 50 procedimentos. De forma similar, eram necessários 20 procedimentos para que, no tempo de 30 minutos, a equipe cirúrgica deixasse a aparelhagem robótica consistentemente montada para o início do procedimento.

Outro estudo de Payne e Dauterive notou a melhora substancial no tempo cirúrgico das cirurgias com assistência robótica em sua coorte após 75 procedimentos. Eles observaram que o tempo cirúrgico médio para 100 histerectomias laparoscópicas na coorte pré-robótica foi de 92,4 minutos *vs.* 119 minutos para a imediata pós-robótica da coorte de 100 procedimentos. Os autores notaram uma diminuição do tempo cirúrgico (média 78,7 min) nos últimos 25 procedimentos comparados com o tempo cirúrgico pré-robótico. Como demonstrado por esses diferentes estudos, de 20 a 75 procedimentos são necessários para vencer a fase inicial da curva de aprendizado associada à cirurgia com assistência robótica.

TREINAMENTO

Os cirurgiões envolvidos nos primeiros treinamentos em robótica no Brasil foram expostos ao assunto em um período mínimo de um ano. Fizeram o treinamento padronizado pela empresa fabricante do Robô da Vinci®, com um período mínimo de dois dias em laboratório e em alguns casos submetidos a espectadores de cirurgias em centros fora do país. Todo o envolvimento denotou dedicação maior que o período de laboratório com uma discussão crítica e de aplicabilidade ao método, somados à experiência e habilidade do grupo, todos afeitos ao ensino e pesquisa médicos. O treinamento-padrão dá noção da tecnologia e de como manipular o robô.

Fica cada dia mais claro que quanto maior o número de pessoas envolvidas, melhores se tornam o procedimento e a assistência ao paciente. Na videocirurgia sempre se fez necessário um operador de câmera bem treinado. Na robótica faz-se necessário um primeiro auxiliar bem treinado; uma instrumentadora; um anestesista; uma circulante de sala; um engenheiro; um técnico de informática e uma enfermeira. A capacitação é semelhante a todos, o que muda é o tempo de formação em cada área.

Algumas dificuldades surgem no início da experiência, mas tornam-se menores quanto maior a prática da equipe. Itens como troca de pinças e troca da posição dos braços no intraoperatório, além de posicionamento do robô e seus fios na sala cirúrgica vão-se tornando empecilhos menores à medida que a experiência da equipe e do hospital aumenta.

Atualmente, com o início dos trabalhos no Brasil, contamos com um centro de treinamento em São Paulo, reconhecido internacionalmente, para capacitar profissionais que irão conhecer a tecnologia robótica.

CUSTOS

O assunto custo permanece na linha de frente da questão, quando se decide implementar a robótica na prática ginecológica. Cada sistema cirúrgico robótico atual custa cerca de US$ 1,6 milhão e está associado a um contrato de manutenção anual de cerca de US$ 100.000. Os instrumentos EndoWrist custam cerca de US$ 2.000 cada, têm a limitação de 10 procedimentos. São usados 3 ou 4 instrumentos EndoWrist por procedimento. Considerando US$ 200 por procedimento, soma-se de US$ 600 a US$ 800 por procedimento. (Cada um custa US$ 2.000, porém US$ 200 por cirurgia já que dura 10 procedimentos). Além disso, há os custos de outros pequenos utensílios descartáveis. Por fim, os custos envolvendo treinamento tanto do cirurgião, quanto da equipe de sala cirúrgica.

Três estudos na área de cirurgia reprodutiva dirigiram suas atenções para o assunto custo. O primeiro, de Rodgers *et al.*, avaliou a diferença entre anastomose tubária usando a robótica *vs.* minilaparotomia. Os custos foram maiores com a abordagem robótica; a diferença média entre os custos por procedimento foi de US$ 1446 (95% CI, US$ 1112-US$ 1812; p < 0,001). Em um estudo que contrariava este resultado, Dharia *et al.* relataram que o custo por parto era similar entre a técnica robótica para anastomose tubária e a via aberta. Advincula *et al.* avaliaram os custos de suas cirurgias comparativas de miomectomias por robótica *vs.* laparotômicas. Eles concluíram que o custo do profissional (média, US$ 5.946,48 *vs.* US$ 4.664,48) e das taxas hospitalares (média, US$ 3.0 14;084,20 *vs.* US$ 1.314;400,62) era estatisticamente maior no grupo robótico. Embora o custo de reembolso profissional não tenha significativa diferença entre os grupos, o custo hospitalar para cirurgia robótica foi significativamente maior (US$ 13 14;181,39 *vs.* US$7 14;015,24). Como se evidencia por esses estudos, o assunto custos que envolve a tecnologia robótica pode ser complexo.

CONCLUSÃO

A evolução da literatura sobre cirurgia ginecológica com assistência robótica sugere que as limitações da laparoscopia convencional podem ser vencidas e que o nível de habilidade do cirurgião pode ser ampliado. No momento, isto parece ser resultado da melhora da precisão dos instrumentos cirúrgicos e destreza e das imagens em 3D. A viabilidade e a segurança da aplicação desta tecnologia são claramente demonstradas nas histerectomias (ambas, benignas e oncológicas). Com o ganho de experiência, estudos prospectivos bem elaborados comparando cirurgia robótica com a laparoscopia convencional e a tradicional laparotomia irão ajudar a caracterizar as verdadeiras vantagens e desvantagens desta nova tecnologia além de determinar as aplicações apropriadas. Atualmente, os dados disponíveis são de períodos curtos. Limitações como a ausência tátil *(feedback)*, *design* volumoso dos instrumentos, além de altos custos precisam ser melhoradas. Muitas questões ainda permanecem, em particular, relacionadas com o credenciamento e processos privilegiados e os apropriados métodos de treinamento de residentes. Em suma, a robótica deverá ser uma importante via cirúrgica para a ginecologia minimamente invasiva.

BIBLIOGRAFIA

Advincula AP, Falcone T. Laparoscopic robotic gynecologic surgery. *Obstet Gynecol Clin North Am* 2004;31:599-609.

Advincula AP, Reynolds RK. The use of robot-assisted laparoscopic hysterectomy in the patient with a scarred or obliterated anterior culdesac. *JSLS* 2005;9:287-91.

Advincula AP, Song A, Burke W *et al*. Preliminary experience with robot-assisted laparoscopic myomectomy. *J Am Assoc Gynecol Laparosc* 2004;11:511-18.

Advincula AP, Xu X, Goudeau S *et al*. Robot-assisted laparoscopic myomectomy versus abdominal myomectomy: a comparison of short-term surgical outcomes and costs. *J Minim Invasive Gynecol* 2007;14:698-705.

Anvari M, McKinley C, Stein H. Establishment of the world's first telerobotic remote surgical suite. *Ann Surg* 2005;241:460-64.

Asge, Sages. Asge/Sages working group on natural orifice translumenal endoscopic surgery White paper, Oct. 2005. *Gastrointestinal Endosc* 2006;63:199-203.

Asimov I. Robots: *Machine in man's image*. New York, NY: Harmony Books, 1985.

Ballantyne GH. Robotic surgery, telerobotic surgery, telepresence, and telementoring: review of early clinical results. *Surg Endosc* 2002;16:1389-402.

Bauer A, Borner M, Lahmer A. Clinical experience with a medical robotic system for total hip replacement. In: Nolte LP, Ganz R. (Eds.). *Computer-assisted orthopedic surgery*. Bern, Switzerland: Hogrefe & Huber, 1999. p. 128-33.

Beste TM, Nelson KH, Daucher JA. Total laparoscopic hysterectomy utilizing a robotic surgical system. *JSLS* 2005;9:13-15.

Bisharah M, Tulandi T. Laparoscopic preservation of ovarian function: an underused procedure. *Am J Obstet Gynecol* 2003;188:367-70.

Boggess JF, Gehrig PA, Cantrell L *et al*. A case-control study of robotassisted type III radical hysterectomy with pelvic lymph node dissection compared with open radical hysterectomy. *Am J Obstet Gynecol* 2008;199: 357. e1-357.e7.

Boggess JF, Gehrig PA, Cantrell L *et al*. A comparative study of 3 surgical methods for hysterectomy with staging for endometrial cancer: robotic assistance, laparoscopy, laparotomy. *Am J Obstet Gynecol* 2008;199: 360. e1-360.e9.

Cadiere GB, Himpens J, Germay O *et al*. Feasibility of robotic laparoscopic surgery: 146 cases. *World J Surg* 2001;25:1467-77.

Capek K, Capek J. *The insect play*. New York, NY: Oxford University; 1963.

Chang L, Satava RM, Pellegrini CA *et al*. Robotic surgery:identifying the learning curve through objective measurement of skill. *Surg Endosc* 2003;17:1744-48.

Dakin GF, Gagner M. Comparison of laparoscopic skills performance between standard instruments and two surgical robotic systems. *Surg Endosc* 2003;17:574-79.

Davies BL, Hibberd RD, Coptcoat MJ *et al*. A surgeon robot prostatectomy: a laboratory evaluation. *J Med Eng Technol* 1989;13:273-77.

Degueldre M *et al*. Robotically assisted laparoscopic microsurgical tubal reanastomosis: a feasibility study. *Fertil Steril* 2000;74:1020-23, 300.

Departament of surgery. *Incisionless surgery with natural orifice techniques* [online] 2007. Disponível em: http://www.columbiasurgery.org/news/2007_notes.html. Acesso em: 19 Mar. 2008.

Dharia Patel SP, Steinkampf MP, Whitten SJ, Malizia BA. Robotic tubal anastomosis: surgical technique and cost effectiveness. *Fertil Steril* 2008;90:1175-79.

Dharia SP, Falcone T. Robotics in reproductive medicine. *Fertil Steril* 2005;84:1-11.

Diaz-Arrastia C, Jurnalov C, Gomez G *et al*. Laparoscopic hysterectomy using a computer-enhanced surgical robot. *Surg Endosc* 2002;16:1271-73.

DiMarco DS, Chow GK, Gettman MT *et al*. Robotic-assisted laparoscopic sacrocolpopexy for treatment of vaginal vault prolapse. *Urology* 2004;63:373-76.

Diodato MD, Damiano RJ. Robotic cardiac surgery: overview. *Surg Clin North Am* 2003;83:1–12.

Donnez J, Nisolle M. Laparoscopic supracervical (subtotal) hysterectomy (LASH). *J Gynecol Surg* 1993;9:91-94.

Doridot V, Dubuisson JB, Chapron C *et al*. Recurrence of leiomyomata after laparoscopic myomectomy. *J Am Assoc Gynecol Laparosc* 2001;8:495-500.

Eljovich DS, Paley PJ, Drescher CW *et al*. Robotic surgery in gynecologic oncology: program initiation and outcomes after the first year with comparison with laparotomy for endometrial cancer staging. *Am J Obstet Gynecol* 2008;198:679. e1–679.e9.

Elliott DS, Krambeck AE, Chow GK. Long-term results of robotic-assisted laparoscopic sacrocolpopexy for the treatment of high grade vaginal vault prolapse. *J Urol* 2006;176:655-59.

Falcone T, Goldberg JM, Margossian H *et al*. Robotically assisted laparoscopic microsurgical anastomosis: a human pilot study. *Fertil Steril* 2000;73:1040-42.

Fanning J, Fenton B, Purohit M. Robotic radical hysterectomy. *Am J Obstet Gynecol* 2008;198:649. e1-649.e4.

Farquhar CM, Steiner CA. Hysterectomy rates in the United States: 1990-1997. *Obstet Gynecol* 2002;99:229-34.

Fiorentino RP, Zepeda M, Goldstein BH *et al*. Pilot study assessing robotic laparoscopic hysterectomy and patient outcomes. *J Minim Invasive Gynecol* 2006;13:60-63.

Geller EJ, Siddiqui NY, Wu JM *et al*. Short-term outcomes of robotic sacrocolpopexy compared with abdominal sacrocolpopexy. *Obstet Gynecol* 2008;112:1201-6.

Giulianotti PC, Coratti A, Angelini M. Robotics in general surgery: personal experience in a large community hospital. *Arch Surg* 2003;138:777-84.

Gutt CN, Oniu T, Mehrabi A *et al*. Robot-assisted abdominal surgery. *Br J Surg* 2004;91:1390-97.

Herron DM, Marohn M, Sages-Mira Robotic Surgery Consensus Group. A consensus document on robotic surgery. *Surg Endosc* 2008;22:313-25.

Himpens J, Leman G, Cardiere GB. Telesurgical laparoscopic cholecystectomy. *Surg Endosc* 1998;12:1091.

Hockstein NG, Gourin CG, Faust RA *et al*. A history of robots: from science fiction to surgical robotics. *J Robotic Surg* 2007;1:113-18.

Kho RM, Hilger WS, Hentz JG *et al*. Robotic hysterectomy: technique and initial outcomes. *Am J Obstet Gynecol* 2007;197:113. e1-113.e4.

Kim HL, Schulam P. The Paky, Hermes, Aesop, Zeus, and daVinci robotic systems. *Urol Clin North Am* 2004;31:659-69.

Kim YT, Kim SW, Hyung WJ *et al*. Robotic radical hysterectomy with pelvic lymphadenectomy for cervical carcinoma: a pilot study. *Gynecol Oncol* 2008;108:312-16.

Ko CW, Kalloo AN. Peroral transgastric abdominal surgery. *Chin J Dig Dis* 20067;7:67-70.

Kovac SR, Barhan S, Lister M *et al*. Guidelines for the selection of the route of hysterectomy: application in a resident clinic population. *Am J Obstet Gynecol* 2002;187:1521-27.

Kwoh YS, Hou J, Jonckheere EA *et al*. A robot with improved absolute positioning accuracy for CT-guided stereotactic brain surgery. *IEEE Trans Biomed Eng* 1988;35:153-60.

Lenihan JP, Kovanda C, Seshadri-Kreaden U. What is the learning curve for robotic assisted gynecologic surgery? *J Minim Invasive Gynecol* 2008;15:589-94.

Lo L, Pun TC, Chan S. Tubal ectopic pregnancy: an evaluation of laparoscopic surgery versus laparotomy in 614 patients. *Aust N Z J Obstet Gynecol* 1999;39:185-87.

Luketich JD, Fernando HC, Buenaventura PO *et al*. Results of a randomized trial of Hermes-assisted versus non–Hermes-assisted laparoscopic anti-reflux surgery. *Surg Endosc* 2002;16:1264-66.

Magrina JF, Kho RM, Weaver AL *et al*. Robotic radical hysterectomy: comparison with laparoscopy and laparotomy. *Gynecol Oncol* 2008;109:86-91.

Magrina JF. Robotic surgery in gynecology. *Eur J Gynaecol Oncol* 2007;28:77-82.

Mais V, Ajossa S, Guerriero S *et al*. Laparoscopic versus abdominal myomectomy: a prospective randomized trial to evaluate benefits in early outcome. *Am J Obstet Gynecol* 1996;174:654-58.

Marchal F, Rauch P, Vandromme J *et al*. Telerobotic-assisted laparoscopic hysterectomy for benign and oncologic pathologies: initial clinical experience with 30 patients. *Surg Endosc* 2005;19:826-31.

Marecaux J, Leroy J, Gagner M. Transatlantic robotic-assisted telesurgery. *Nature* 2001;413:379-80.

Marescaux J, Leroy J, Rubino F *et al*. Transcontinental robot-assisted remote telesurgery: feasibility and potential applications. *Ann Surg* 2002;235:487-92.

Marescaux J, Rubino F. The ZEUS robotic system: experimental and clinical applications. *Surg Clin North Am* 2003;83:1305-15.

Marescoux J, Leroy J, Gagner M et al. Transatlantic robot-assisted telesurgery. *Nature* 2001;413:379-80.

Mettler L, Ibrahim M, Jonat W. One year of experience working with the aid of a robotic assistant (the voice-controlled optic holder AESOP) in gynecologic endoscopic surgery. *Hum Reprod* 1998;13:2748-50.

Molpus KL, Wedergren JS, Carlson MA. Robotically-assisted endoscopic ovarian transposition. *JSLS* 2003;7:59-62.

Moorthy K, Munz Y, Dosis A et al. Dexterity enhancement with robotic surgery. *Surg Endosc* 2004;18:790-95.

Nezhat C, Lavie O, Hsu S et al. Robotic-assisted laparoscopic myomectomy compared with standard laparoscopic myomectomy: a retrospective matched control study [published online ahead of print March 31, 2008]. *Fertil Steril* 2009;91:556-59.

Nezhat C, Saberi NS, Shahmohamady B et al. Robotic-assisted laparoscopy in gynecological surgery. *JSLS* 2006;10:317-20.

Nezhat FR, Datta S, Liu C et al. Robotic radical hysterectomy versus total laparoscopic radical hysterectomy with pelvic lymphadenectomy for treatment of early cervical cancer. *JSLS* 2008;12:227-37.

Olive DL, Parker WH, Cooper JM et al. The AAGL classification system for laparoscopic hysterectomy. *J Am Assoc Gynecol Laparosc* 2000;7:9-15.

Pande RU, Patle Y, Powers CJ et al. The telecommunication revolution in the medical rield: present applications and future perspective. *Curr Surg* 2003;6:636-40.

Payne TN, Dauterive FR. A comparison of total laparoscopic hysterectomy to robotically assisted hysterectomy: surgical outcomes in a community practice. *J Minim Invasive Gynecol* 2008;15:286-91.

Pitter MC, Anderson P, Blissett A et al. Robotic-assisted gynecological surgery: establishing training criteria, minimizing operative time, and blood loss. *Int J Med Robot*. 2008;4:114-20.

Ramirez PT, Soliman PT, Schmeler KM et al. Laparoscopic and robotic surgical techniques for radical hysterectomy in patients with early stage cervical cancer. *Gynecol Oncol* 2008;110(3 Suppl 2):S21-S24.

Reich H, Decaprio J, McGlynn F. Laparoscopic hysterectomy. *J Gynecol Surg* 1989;5:213-16.

Reich H, McGlynn F, Sekel L. Total laparoscopic hysterectomy. *Gynecol Endosc* 1993;2:59-63.

Reynolds RK, Advincula AP. Robot-assisted laparoscopic hysterectomy: technique and initial experience. *Am J Surg* 2006;191:555-60.

Reynolds RK, Burke WM, Advincula AP. Preliminary experience with robot-assisted laparoscopic staging of gynecologic malignancies. *JSLS* 2005;9:149-58.

Rodgers AK, Goldberg JM, Hammel JP et al. Tubal anastomosis by robotic compared with outpatient minilaparotomy. *Obstet Gynecol* 2007;109:1375-80.

Sarle R, Tewari A, Shrivastava A et al. Surgical robotics and laparoscopic training drills. *J Endourol* 2004;18:63-66.

Satava RM. Robotic surgery: from past to future: a personal journey. *Surg Clin North Am* 2003;83:1-6.

Satava RM. Robotics, telepresence and virtual reality: a critical analysis of the future of surgery. *Minimally Invasive Therapy* 1992;1:357-63.

Satava RM. Surgical robotics: the early chronicles: a personal historic perspectives. *Surg Laparosc Endosc Perc Tech* 2002;12:6-16.

Satava RM. Virtual reality and telepresence for military medicine. *Comput Biol Med* 1995;2:229-36.

Schimpf MO, Morgenstern JH, Tulikangas PK et al. Vesicovaginal fistula repair without intentional cystotomy using the laparoscopic robotic approach: a case report. *JSLS* 2007;11:378-80.

Senapati S, Advincula AP. Surgical techniques: robot-assisted laparoscopic myomectomy with the daVinci surgical system. *J Robotic Surg* 2007;1:69-74.

Seracchioli R, Rossi S, Govoni F et al. Fertility and obstetric outcome after laparoscopic myomectomy of large myomata: a randomized comparison with abdominal myomectomy. *Hum Reprod* 2000;15:2663-68.

Sert B, Abeler V. Robotic radical hysterectomy in early-stage cervical cancer patients, comparing results with total laparoscopic radical hysterectomy cases: the future is now? *Int J Med Robot* 2007;3:224-28.

Soler L, Ayach N, Nicolau S et al. *Virtual reality, augmented reality and robotics in digestive surgery.* Hackensack, NJ: World Scientific, 2004. p. 476-84.

Stylopoulos N, Rattner D. Robotics and ergonomics. *Surg Clin North Am* 2003;83:1-12.

Talamini MA. Robotic surgery: is it for you? *Adv Surg* 2002;36:1-13.

USGI Medical. *USGI announces first Notes transgastric cholecystectomy procedures [online] 2007.* Disponível em: http://www.usgimedical.com/pr_transgastric_chholecystectomy.html. Acesso em: 19 Mar. 2008.

van Dam PA, van Dam PJ, Verkinderen L et al. Robotic-assisted laparoscopic cytoreductive surgery for lobular carcinoma of the breast metastatic to the ovaries. *J Minim Invasive Gynecol* 2007;14:746-49.

Wang Y, Sackier J. Robotically enhanced surgery: from concept to development. *Surg Endosc* 1994;8:63-66.

Wickham JEA. Future developments of minimally invasive therapy. *Brit Med J* 1995;308:193-96.

Wu JM, Wechter ME, Geller EJ et al. Hysterectomy rates in the United States: 2003. *Obstet Gynecol* 2007;110:1091-95.

Yohannes P, Rotariu P, Pinto P et al. Comparison of robotic versus laparoscopic skills: is there a difference in the learning curve? *Urology* 2002;60:39-45.

Yuen PM, Yu KM, Yip SK et al. A randomized prospective study of laparoscopy and laparotomy in the management of benign ovarian masses. *Am J Obstet Gynecol* 1997;177:109-14.

Zorrón R et al. Notes transvaginal cholecystectomy: report of the first case. *Surg Innov* Dec. 2007;14-4:279-83.

6 Manuseio e Processamento de Artigos

Maria Virginia Godoy da Silva
Avany Maura Gonçalves de Oliveira

- **INTRODUÇÃO**
- **PENSANDO NA QUALIDADE DA ÁGUA**
- **DESCONTAMINAÇÃO**
- **LIMPEZA**
- **DESINFECÇÃO**
  Ácido peracético
  Ortoftaldeído (OPA)
- **EMBALAGENS/EMPACOTAMENTO**
  Campos de algodão
  Não tecido
  Papel grau cirúrgico
  Papel encrespado ou crepado
  Tyvek
  Contêineres
- **MÉTODOS DE ESTERILIZAÇÃO**
  Vapor saturado sob pressão
  Esterilização *Flash*
  Esterilização por plasma de peróxido de hidrogênio
  ETO
  VBTF
  Ácido peracético
- **PRAZO DE VALIDADE E ARMAZENAMENTO DE ARTIGOS ESTÉREIS**
- **REFERÊNCIAS BIBLIOGRÁFICAS**

INTRODUÇÃO

As instituições hospitalares constituem-se em empresas cada dia mais complexas face às características dos serviços prestados, às crescentes demandas impostas pela tecnologia moderna, à clientela multifacetada com riscos e problemas que se modificam, constituindo permanente desafio para os profissionais de saúde.

Os recursos humanos e materiais são os alicerces de todo hospital, somados a uma gestão eficiente que considere os princípios de cuidado aos seres humanos como a integralidade, a humanização, a continuidade, a documentação, a avaliação entre outros.

Castilho e Gonçalves afirmam que se impõe aos serviços de saúde a necessidade de aprimoramento do gerenciamento dos recursos materiais, a fim de garantirem uma assistência contínua de qualidade a um menor custo, assegurando a quantidade e a qualidade dos materiais necessários para que os profissionais realizem suas atividades sem riscos para si mesmos e para os pacientes.

O final do século XX foi marcado pelo avanço tecnológico e o desenvolvimento vertiginoso das técnicas e procedimentos cirúrgicos. Com isso, os produtos para saúde e os equipamentos necessários para a realização do ato anestésico-cirúrgico foram tornando-se cada vez mais complexos, requerendo o aprimoramento das técnicas e de cada etapa do processamento de artigos.

As cirurgias endoscópicas, como práticas terapêuticas, criaram um novo paradigma tanto para o cuidado direto ao paciente como para tudo a ele relacionado, especialmente os artigos endoscópicos. O *design* dos artigos complexos, com lumens estreitos, minúsculos componentes representa um desafio, requerendo treinamento cuidadoso para assegurar a desmontagem quando possível, limpeza, enxágue, desinfecção e esterilização.

O elemento mais crítico no reprocessamento de instrumental e artigos endoscópicos é uma equipe bem treinada. A educação é o meio pelo qual os profissionais obtêm as habilidades necessárias para garantir o reprocessamento indicado e seguro dos artigos endoscópicos.

O reprocessamento, quando está sob a responsabilidade de uma equipe competente, traz inúmeras vantagens, como: utilização correta dos recursos; promoção do custo-eficiência; redução da contaminação cruzada; redução na necessidade dos reparos nos artigos; utilização mais efetiva dos instrumentais, visto que são mais bem cuidados no dia a dia de sua utilização (Ball, 1997).

Atualmente a unidade denominada Central de Material e Esterilização (CME) deverá fornecer os artigos médico-hospitalares adequadamente processados, atendendo a RDC nº 307 de 14 de novembro de 2002. Em algumas instituições, no entanto, e em tempos passados, as próprias unidades de internação eram responsáveis pela limpeza, preparo e acondicionamento dos artigos, cabendo à CME apenas o trabalho de esterilizá-los.

Os padrões ditados hoje por sociedades de especialistas, tanto no Brasil como em outros países, recomendam, com destaque para a CME, a centralização do processamento dos artigos críticos como aqueles utilizados em cirurgias endoscópicas.

O material utilizado em videocirurgias representa um desafio especial por diferentes razões. A própria configuração dos artigos (estreitos, finos, longos, com minúsculas peças) implica em um processo complexo que se inicia com a limpeza e enxágue, prosseguindo com o acondicionamento, esterilização e estocagem, quando couber.

O instrumental de vídeo é composto por diferentes tipos de matéria-prima, plástico, vidro, borracha, e cada um deles guarda suas especificidades físicas em termos da resistência ao calor, implicando na forma de limpeza, secagem e muito mais.

As equipes cirúrgicas devem estar atentas para o material de uso particular. Aquelas instituições hospitalares com boas práticas de esterilização exigem que todo o material seja reprocessado na própria instituição, evitando qualquer responsabilidade frente a eventos adversos relativos à esterilização de artigos fora do próprio hospital.

O transporte de material estéril nos automóveis dos integrantes da equipe cirúrgica está totalmente contraindicado.

O sucesso de uma cirurgia está na dependência de inúmeros fatores. Um deles inclui a utilização com segurança de material estéril. Caberá ao hospital manter o registro de todos os métodos de comprovação da esterilização. Assim, o responsável pela equipe deverá ser criterioso na escolha do hospital onde será realizada a cirurgia, consciente de que a mesma instituição oferecer-lhe-á segurança para trabalhar.

Os métodos de esterilização evoluíram absurdamente nas últimas décadas. Atualmente, para o processamento tanto de artigos termorressistentes como daqueles termossensíveis existe uma variedade de métodos que podem ser utilizados.

A escolha sobre o tipo de processamento necessário para cada artigo implica em uma tomada de decisão baseada em princípios técnicos claramente definidos. Spaulding, na década de 1960, propôs uma classificação para os artigos, dividindo-os em três categorias. Eles foram denominados críticos, semicríticos e não críticos com base no risco potencial de transmissão de infecção envolvido no uso dos mesmos. O Quadro 6-1 apresenta a classificação dos artigos proposta por Spaulding.

O universo dos microrganismos deverá ser considerado em termos da resistência apresentada pelos mesmos frente aos métodos de limpeza, desinfecção e esterilização.

Quadro 6-1 Classificação dos artigos segundo Spaulding

Tipos de Artigos	Risco de Transmissão	Contato	Processamento
Crítico	Alto	Tecidos estéreis Sistema vascular	Esterilização
Semicríticos	Intermediário	Mucosas íntegras Pele não intacta	Desinfecção de alto nível no mínimo
Não Crítico	Baixo	Pele intacta ou Não entram em contato com paciente	Desinfecção de nível baixo no mínimo*

Fonte: *A RDC nº 35 apresenta somente os conceitos de desinfecção de médio e alto níveis, não incluindo mais o de baixo nível.

A morte microbiana é constatada em termos práticos quando, num meio de cultura adequado, não ocorre crescimento bacteriano. Trata-se de um conceito estatístico, onde se identifica o número de sobreviventes após o contato com um agente esterilizante. Os esporos, embora percam as funções fisiológicas usuais da célula vegetativa, poder-se-ão reproduzir em ambiente adequado. A curva da morte microbiana está apresentada no Quadro 6-2 bem como o tipo de processamento de artigos indicado.

É importante ressaltar que o processamento dos artigos reúne inúmeras etapas relacionadas entre si com o objetivo final de evitar qualquer evento adverso relacionado com o uso dos mesmos, devendo os artigos estarem livres de microrganismos, bem como de resíduos tóxicos, mantendo sua funcionalidade (APECIH, 2010).

A decisão para a escolha do método e nível de processamento dos artigos dependerá de vários critérios, devendo sempre ser pautada na legislação vigente e na qualidade de assistência prestada ao paciente. Vale lembrar que a relação custo-benefício não poderá ser esquecida, entretanto, o custo não poderá ser o único fator determinante para a escolha.

PENSANDO NA QUALIDADE DA ÁGUA

A água é elemento-chave no reprocessamento dos artigos.

A qualidade da água deverá ser considerada para o processamento dos artigos. Ela está relacionada com diferentes eventos adversos, tais como a corrosão de instrumentais, efeitos tóxicos, reações inflamatórias e inativação de esterilizantes e detergentes. A corrosão de instrumentais, um dos efeitos que mais interfere no processamento dos artigos, é causada por deposição de sais que podem provocar a quebra dos mesmos, assim como, obstruções que impeçam o processo de limpeza (APECIH, 2010).

A qualidade insatisfatória da água pode provocar outros efeitos danosos nos equipamentos, como a oxidação na câmara das lavadoras e a mudança na coloração dos componentes de polietileno de branco para bege das mesmas.

As características físicas, químicas e biológicas da água interferem no processo de limpeza. A água usada durante o processamento de artigos não deverá aumentar a carga microbiana dos mesmos. A AAMI *(Association for the Advancement of Medical Instrumentation – 2007)* indicou as condições que contribuem

Quadro 6-2 Ordem decrescente de resistência intrínseca dos microrganismos a partir dos germicidas químicos

Resistência	Microrganismos	Processamento Indicado
↓	Príons	Processamento de príons
	Esporos Coccidia	Esterilização
	Micobactérias Cistos	Desinfecção de alto nível
	Vírus pequenos, não envelopados Trofozoítas	Desinfecção de nível intermediário
	Bactérias Gram-negativas Vírus grandes envelopados	
Suscetível	Bactérias Gram-positivas Vírus lipídicos envelopados	Desinfecção de nível baixo*

Fontes: Quadro 6-2 modificado a partir de Rutala & Weber, 2008.
*A RDC nº35 apresenta somente os conceitos de desinfecção de médio e alto níveis, não incluindo mais o de baixo nível.

para níveis inaceitáveis de matéria orgânica e inorgânica. São elas: presença de bactérias, de endotoxinas, nível de carbono orgânico, pH, dureza da água e a presença de contaminantes iônicos.

Considerando a carga microbiana, cabe mencionar que as bactérias Gram-negativas e as micobactérias não tuberculosas podem crescer em qualquer tipo de água, incluindo água potável, água mole, deionizada, destilada e tratada por osmose reversa (APECIH, 2010).

O nível de pH e a presença de carbono orgânico podem interferir na efetividade dos detergentes, desinfetantes e esterilizantes. Outro problema importante é que o carbono é bom nutriente para os microrganismos, podendo favorecer a proliferação dos mesmos. A concentração de $CaCO_2$ (carbonato de cálcio) define a dureza da água. A água muito dura poderá diminuir a efetividade dos detergentes, prejudicando a limpeza.

O manual da SOBECC (2009) orienta que a água de osmose reversa (OR) seria a melhor escolha para utilização no processamento dos artigos, entretanto, pode-se usar no mínimo a água deionizada. Segundo Nogaroto e Penna, "sob uma forma maior que a pressão osmótica, a membrana de OR deixa passar água purificada e descarta componente orgânico e inorgânico. Este processo é efetivo e, em dupla passagem, pode produzir água de altíssima pureza química e microbiológica."

A mesma sociedade também recomenda uma combinação de métodos genéricos para obter a qualidade necessária da água: filtro de leito de areia; leito de carvão ativado; abrandadores; leitos deionizadores de resina; filtros de particulados; filtros microbiológicos e esterilizantes; filtros para remoção de endotoxinas e pirogênio; ultrafiltração; radiação ultravioleta; tanques de armazenagem e sistemas de tubulação.

Cabe dizer que além de ser necessária uma água de qualidade, é preciso produzir um vapor de qualidade. Recomendam-se as seguintes condutas: instalar filtros de vapor em todas as lavadoras; providenciar um sistema de filtragem de água e vapor na área de lavagem de artigos; trocar a tubulação de ferro para cobre e utilizar água destilada, desmineralizada ou osmose reversa (SOBECC, 2009).

Assim, cabe refletir sobre a qualificação da água que deve ser usada no processamento, especialmente, dos artigos endoscópicos.

DESCONTAMINAÇÃO

O reprocessamento dos artigos reúne inúmeras etapas sendo a limpeza primeira delas. No entanto, a limpeza poderá não ser possível para a realização de imediato no cotidiano de trabalho de uma CME. Há que se considerar também que as unidades consumidoras devem facilitar o trabalho da equipe da CME como um todo, evitando a entrega de artigos sujos, secos e que oferecerão grande carga microbiana e de sujidade incrustadas. Surge, assim, uma importante etapa preliminar na grande sequência de etapas do reprocessamento de artigos: a descontaminação.

A descontaminação é o processo para remover ou diminuir a carga orgânica e microbiana a níveis seguros para o manipulador dos materiais e objetos usados no tratamento dos pacientes. Ela é essencial para os processos de desinfecção e esterilização.

A descontaminação é efetuada por cuidados simples, como a disposição de compressas úmidas sobre os artigos sujos, evitando o ressecamento da parte exterior dos mesmos. Outro cuidado indicado seria o de aplicar um jato d'água no interior dos artigos com lúmen, reduzindo a possibilidade de ressecamento no interior do instrumental. Todos os artigos após a utilização poderão ser colocados de molho antes do encaminhamento à CME. Vale destacar que a retirada dos artigos mergulhados em solução poderá oferecer certo risco aos trabalhadores da área de expurgo pela dispersão das partículas. Os equipamentos individuais, incluindo óculos, luvas e aventais, suprirão essa necessidade de proteção aos trabalhadores.

LIMPEZA

O processo de limpeza é baseado na remoção de sujidade visível e matéria orgânica de um artigo, diminuindo a carga microbiana do mesmo. É o primeiro passo e o mais importante para a qualidade final do processamento de qualquer artigo. A limpeza adequada pode reduzir a carga microbiana até 4 log ou de 3 a 5 log de microrganismos contaminantes (Bioburden). A medida de Bioburden aceita a nível internacional é de 10^6, e um artigo pronto para ser esterilizado deve ter carga microbiana baixa num nível em torno de 10^2, onde se pode garantir a segurança do processo (João Possari, 2010).

A etapa de limpeza tem como objetivos garantir a eficácia do processo de desinfecção/esterilização, já que, em presença de matéria orgânica o agente esterilizante ou desinfetante não consegue entrar em contato com o artigo; reduzir a existência de microrganismos contaminantes e manter a eficiência e a funcionalidade dos artigos endoscópicos, já que resíduos de tecidos, líquidos orgânicos ou soluções podem impedir o bom funcionamento dos instrumentais endoscópicos e, consequentemente, diminuir sua vida útil. Pensando no custo elevado destes equipamentos e no que a falta de eficiência do processo de limpeza pode causar em termos de infecção aos pacientes, é importante estabelecer critérios rigorosos para realização desta etapa do processamento dos artigos.

A presença de resíduos corpóreos nos instrumentais pode, ao longo de algum tempo, formar camadas de difícil remoção, que se poderão transformar em biofilmes. O biofilme pode ser definido como "uma comunidade estruturada de células de microrganismos, embebidas em uma matriz polimérica e aderente em uma superfície inerte ou viva (Costerton *et al.*, 1999). A adesão das células bacterianas pode ser determinada por fatores de superfície como interações eletrostáticas e hidrofóbicas, bem como pela presença de plaquetas e fibrinas, favorecendo a adesão primária. A composição do biofilme é variável, podendo ser de uma única espécie de microrganismo, ou apresentar múltiplas espécies, dependendo, normalmente, da duração do uso do dispositivo no paciente, sem a adequada limpeza. Após ser depositada esta comunidade de células bacterianas cresce e passa a produzir uma matriz extracelular de polissacarídeos. Na presença de plaquetas e fibrina a massa celular de biofilme aumenta sua proteção e impede a penetração de agentes germicidas (reprocessamento de artigos de uso único APECIH, 2008). Vale lembrar que, eventualmente, fragmentos de biofilme, após alcançarem uma densidade crítica, podem-se soltar em razão de um processo de despolimerização, e serem transferidos para um paciente por meio de instrumentos ou seus acessórios, durante um procedimento (SOBECC, 2009). Assim, percebe-se que o ideal é evitar a formação do biofilme, viabilizando uma limpeza uniforme e específica para cada tipo de artigo, obedecendo às recomendações nacionais e internacionais.

A limpeza deve ser realizada sempre logo após o procedimento cirúrgico ou diagnóstico, para evitar que a sujidade resseque sobre o artigo, principalmente nos que apresentam conformidades complexas e lúmen, pois isto facilitará a aderência, dificultando sua remoção. No momento da limpeza todos os equipamentos deverão ser devidamente desmontados, em todas as partes possíveis, para facilitar a ação e o acesso do detergente e da limpeza manual, quando for o caso.

O processo de limpeza pode acontecer por meio de dois métodos, o manual e o automatizado. Segundo o informe técnico nº 1, da ANVISA, o método automatizado é o mais indicado para os artigos endoscópicos, pois estes normalmente apresentam estruturas complexas e lumens estreitos, o que dificulta a utilização do método manual. A lavadora ultrassônica é considerada o método de limpeza mais eficaz na remoção de sujidade desses artigos. Este mesmo informe refere que um estudo de Muqbil *et al.*, de 2005, confirma esta eficácia com relação à limpeza manual (Fig. 6-1).

A limpeza ultrassônica acontece por meio do processo de cavitação, que é a produção de ondas sonoras inaudíveis, com alta energia, criando bolhas que implodem na superfície dos artigos. Esse fenômeno produz áreas de vácuo (sucção) que aspiram e removem os resíduos aderidos (CDC, 2008). O efeito produzido provoca a limpeza do material pelo contato do meio líquido tanto com a superfície externa quanto a interna dos artigos. Para tanto, é necessário que a água, associada ao detergente, ocupe todos os espaços do instrumental, o que ocorre por meio de um bombeamento pulsante do equipamento, tornando o método efetivo na sua finalidade de limpeza (SOBECC, 2009).

Sabe-se que a utilização do processo de limpeza automatizada, para o material utilizado nos procedimentos histeroscópicos diagnósticos, é dificultada por ser o procedimento normalmente realizado no ambulatório, ou mesmo, no consultório médico. Assim, fica claro a necessidade de proceder uma limpeza manual rigorosa, cuidadosa e eficaz, evitando a presença de matéria orgânica residual. Todo o esforço deve ser feito para garantir a eficiência desta limpeza, e a sistematização do processo é um passo fundamental nesta qualificação.

O processo de limpeza manual acontece pela remoção de sujidade dos artigos por meio de ação física, fricção, com o auxílio de esponjas macias e escovas de vários diâmetros, e o uso de soluções detergentes. Cabe ressaltar que o uso de alguns artifícios mecânicos, durante a limpeza manual, como a água e o ar comprimido sob pressão, pode colaborar para um processo mais eficaz. Sabe-se que a limpeza manual ainda é a mais utilizada, mas é importante observar sua limitação, especialmente relacionada com a variação de técnicas utilizadas pelos profissionais que a desenvolvem. Com isso, na tentativa de melhor validar o processo e aumentar sua efetividade, é recomendável que a rotina da limpeza manual seja descrita passo a passo e sempre realizada por profissional treinado.

O produto de limpeza a ser utilizado nos processos deve ser um detergente que não danifique o artigo, de fácil enxágue, sem deixar resíduo, e que seja levemente alcalino, pois removerá melhor a matéria orgânica (SOBECC, 2009). O mais recomendado no momento é o detergente enzimático. Tem como princípio ativo as enzimas proteases, lipases, amilases e carboidrases, que atuam sobre a matéria orgânica, decompondo sangue e líquidos corpóreos aderidos ao artigo. Sua associação ao detergente, sabão, facilita a remoção adequada, inclusive em estruturas de conformidade complexa e lumens estreitos. É importante pontuar que é necessário realizar um enxágue vigoroso dos artigos para minimizar a possibilidade da presença de filme residual de proteínas nos dispositivos.

Recomendações para a limpeza manual e secagem do artigo (SOBECC, CDC, Informe técnico nº 1):

- O profissional responsável pela realização do processo deve ser treinado a manusear, montando e desmantando todos os artigos de forma adequada.
- Selecionar e disponibilizar o equipamento de proteção individual (EPI) indicado para a atividade, como luvas, máscara, óculos e touca, já que a limpeza manual propicia maior probabilidade de acidente biológico.
- Utilizar lavadora ultrassônica, sempre que possível.
- O instrumental deve ser encaminhado para a limpeza, sempre, imediatamente, após o término do procedimento.
- Desmontar rigorosamente os artigos endoscópicos.
- Imergi-los completamente em detergente enzimático e água potável morna (entre 30 e 40ºC), de acordo com a recomendação do fabricante, instilando com uma seringa solução nos canulados.
- Respeitar o tempo de imersão recomendado pelo fabricante do detergente enzimático, pois a não observância desta conduta pode impedir a ação da solução, interferindo no processo de limpeza.
- Obedecer as recomendações de cada fabricante com relação à diluição, ao prazo de validade após a diluição e ao método de utilização, da solução enzimática.
- O limpador enzimático deve ser trocado diariamente. Entretanto, se durante o uso apresentar sujidade visível, trocar antecipadamente. A saturação da solução vai depender da quantidade de uso.
- Friccionar com uma esponja macia a superfície externa do instrumental, no mínimo 5 vezes do sentido proximal para o distal, repetindo a operação até a ausência de sujidade visível inclusive das reentrâncias.
- Friccionar com escova macia de diâmetros específicos para cada lúmen, a superfície interna dos instrumentais, no mínimo

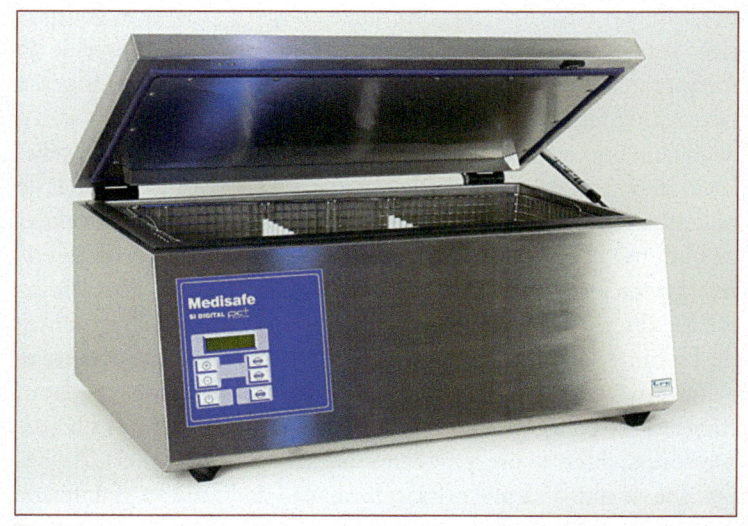

Fig. 6-1
Lavadora ultrassônica.

5 vezes do sentido proximal para o distal, até a completa eliminação da sujidade visível.

- As pinças de videocirurgia que possuírem dispositivos de lavagem por retrofluxo devem estar conectadas a uma seringa, fazendo 5 jatos sequenciais de água.
- Realizar o enxágue com a pistola de água sob pressão nas superfícies externa e interna dos instrumentais, sendo que internamente é necessário usar a pistola no mínimo 5 vezes. Caso não haja água sob pressão, fazer enxágue abundante com água corrente, removendo completamente o detergente enzimático.
- Secar cada componente com tecido branco, absorvente e macio, observando criteriosamente a eficácia da limpeza.
- Pode-se utilizar pistola de ar sob pressão para proceder as secagens interna e externa dos artigos.
- Inspecionar rigorosamente cada componente, podendo utilizar uma lupa para esta tarefa. É importante que as áreas mais críticas, como cremalheiras, reentrâncias e articulações, sejam vistoriadas com muita atenção. Caso visualize algum resíduo orgânico, proceder a limpeza novamente.
- Utilizar o lubrificante recomendado pelo fabricante dos instrumentais, com a periodicidade adequada a cada um. Normalmente usa-se o lubrificante antimicrobiano e hidrossolúvel. Seu uso previne a corrosão e o travamento das articulações, aumentando a vida útil dos artigos. Não se recomenda o uso de lubrificantes não indicados, pois podem favorecer a adesão de microrganismos.

Recomendações para a limpeza ultrassônica:

- Colocar o instrumental de vídeo completamente desmontado no interior da lavadora.
- Conectar os lumens nos locais adequados.
- Adicionar o detergente enzimático e iniciar o ciclo de acordo com a orientação do fabricante.

Todo processo de produção deve ser avaliado, ou seja, é necessário verificar se os resultados esperados foram alcançados. O processo de limpeza, manual ou automatizado, também precisa ser validado quanto à efetividade dos seus resultados, já que a ineficiência da limpeza pode trazer danos graves tanto para o equipamento quanto para o paciente. Assim, mesmo que ainda em desenvolvimento de métodos mais fidedignos, podem-se observar alguns tipos de teste no mercado.

A inspeção visual por meio de pano branco durante a secagem do artigo, o uso de lentes de aumento e o auxílio de luz incisiva é uma opção de teste para verificar a limpeza manual. Dispositivos com lumens estreitos, compartimentos internos longos e áreas articuladas e cobertas impossibilitam a inspeção visual, sendo necessária a utilização de outros métodos. Vale lembrar que ainda existe a limitação da acuidade visual de cada profissional e que, muitas vezes, um artigo visivelmente limpo ainda pode ter resíduo orgânico ou químico (Limpeza, desinfecção e esterilização dos artigos em serviços de saúde – 2010/Reprocessamento de artigo de uso único – 2008).

Atualmente, existe a alternativa de se usar um *swab*, colhendo amostras da superfície dos artigos, interna ou externa, após a limpeza, onde será verificada a presença de proteína e realizada a leitura quase que imediatamente. A limpeza automatizada tem, no mercado, vários tipos de testes para a monitorização dos equipamentos e qualificação do processo.

DESINFECÇÃO

Segundo a RDC nº 35 de 16 de agosto de 2010, desinfecção é um processo físico ou químico que destrói a maioria dos microrganismos patogênicos de objetos inanimados e superfícies, com exceção de esporos bacterianos, podendo ser de baixo, intermediário ou de alto nível. Conforme já foi descrito anteriormente, o nível de desinfecção está relacionado com o tipo de artigo. Quando se faz referência aos artigos utilizados na histeroscopia pode ser utilizada desinfecção de alto nível, já que histeroscópios com canal de trabalho e a óptica são considerados artigos semicríticos e passíveis de receber desinfecção de alto nível. É importante lembrar, sempre, que as pinças utilizadas para realizar as biópsias ou fazer qualquer tipo de ressecção neste procedimento invadem mucosa e são consideradas como artigos críticos, sendo assim, necessitam de esterilização (RDC nº 8). Mesmo não sendo recomendados, alguns artigos críticos ainda passam pelo processo de desinfecção, em vez de serem esterilizados, isto ocorre em razão de serem termossensíveis, muito delicados e pelo uso em vários procedimentos subsequentes. Esta prática deve ser abolida, pois existem recomendações sólidas baseadas na Agência Nacional de Vigilância Sanitária e em várias pesquisas sobre o assunto (APECIH, 2010).

O método físico de desinfecção está diretamente ligado a calor, ou seja desinfecção térmica. As lavadoras termodesinfectoras são equipamentos que realizam limpeza e desinfecção de vários tipos de artigos, entretanto, não são as mais adequadas para artigos de formação complexa e com lumens estreitos, pois os jatos d'água produzidos não são suficientes para a remoção de sujidade destas superfícies. Vale salientar que orientações específicas do fabricante do equipamento e também do artigo, podem modificar esta informação (APECIH, 2010).

A desinfecção realizada por meio do método químico é atualmente a mais utilizada para o material usado nas histeroscopias. Mas é necessário observar alguns critérios para a escolha do desinfetante ideal, como ter amplo espectro de ação microbiana, baixa toxicidade, baixo custo, efeito residual na superfície desinfectada, inativar rapidamente os microrganismos, não ser corrosivo às diversas matérias-primas dos artigos, não danificar acessórios de borracha ou plástico, não ser irritante para pele e mucosas, manter a ação microbiana, mesmo sofrendo pequenas diluições, ser de fácil uso, inodoro, compatível com os detergentes, possuir monitoração de concentração fácil e solúvel em água (SOBECC, 2009/APECIH, 2010).

A eficácia desses germicidas químicos pode ser influenciada por alguns fatores, sendo necessário observar cada um deles no momento da escolha do detergente e quando da sua utilização, pois o uso inadequado pode alterar suas características e não proceder uma desinfecção eficaz. Os fatores em questão são: presença de matéria orgânica; lavagem, enxágue e secagem prévia do artigo; o tipo de princípio ativo; o nível de contaminação microbiana; a concentração do germicida; o tempo de exposição; a complexidade das configurações dos artigos, a dureza da água (concentração de cálcio e magnésio) e a temperatura e pH do germicida.

Existem, no mercado nacional, alguns desinfetantes que podem ser utilizados, obedecendo à maioria dos critérios descritos anteriormente. Seriam o gluteraldeído, o ácido peracético e o ortoftaldeído. É bom ficar claro que outros desinfetantes são recomendados pelo CDC e órgãos internacionais, mas, ou são usados para outros tipos de artigos, ou ainda não estão autorizados no Brasil.

O gluteraldeído merece uma informação adicional, pois está indicado em todas as recomendações internacionais, entretanto, em face ao surto de micobactéria, ocorrido no país em 2008, e uma das hipóteses estar relacionada com a resistência do microrganismo a este desinfetante, sua utilização foi restringida pela ANVISA e proibida no estado do Rio de Janeiro pela Resolução SESDEC n° 431 de 29 de agosto de 2008. Ainda somado a este fato, tem-se todas as recomendações sobre a necessidade de cuidados especiais com relação ao ambiente e com o profissional que o manipula, em decorrência dos efeitos tóxicos relatados em vários estudos sobre o uso do desinfetante.

Ácido peracético

É um peroxidado, normalmente encontrado no mercado em formulações de 0,2% (2.000 ppm) e associada ao peróxido de hidrogênio, mas pode ser encontrado com outras formas de síntese. Tem rápida ação sobre todos os tipos de microrganismos e como um agente oxidante age nas ligações S-S (pontes de sulfeto) e S-H (sulfeto e hidrogênio) da membrana celular, do conteúdo citoplasmático e do material genético, oxidando enzimas essenciais às reações bioquímicas necessárias à sobrevivência dos microrganismos (CDC, 2008; APECIH, 2010; CME-Porssari, 2010).

Estudos demonstram que, em concentração de 500 ppm, apresenta ação eficaz, mesmo em presença de matéria orgânica. Paravírus age em 15 minutos, com 1.500 a 2.250 ppm e contra micobactérias age numa concentração de 0,26%, reduzindo 5 Log_{10}, em 20 a 30 minutos, mesmo em presença de matéria orgânica (CDC, 2008; APECIH, 2010). Mantém-se ativo em presença de fluidos corpóreos, soro e gorduras numa quantidade de pelo menos 1% (SOBECC, 2009).

É um germicida atóxico, biodegradável, sem efeito residual nos componentes, entretanto tem uma ação corrosiva a longo prazo. Deve ser utilizado respeitando rigorosamente as indicações do fabricante e o tempo de imersão, pois isto minimiza seu efeito danoso. Existe um inibidor de corrosão que acompanha o produto, este age nas cargas elétricas presentes na superfície dos artigos, impedindo a formação de processo corrosivo (Rutala, 2008/Porssari CME, 2010). Caso um artigo tenha alterações na sua superfície, não imergi-lo em solução de ácido peracético antes de realizar o reparo, pois mesmo na presença do inibidor de corrosão, poderá haver corrosão.

A monitoração da solução de ácido peracético deve acontecer antes de cada processo de desinfecção, por meio de fita indicadora de concentração. Esta é imersa na solução, aguarda-se o tempo recomendado pela fabricante, e pela mudança de coloração avalia-se a concentração ideal para o início do processo de desinfecção.

Ortoftaldeído (OPA)

É uma solução composta por 0,55% de 1,2 benzenedicarboxaldeído (OPA), tem pH de 7,5, e possui excelente estabilidade em ampla faixa de pH (3 a 9). No mercado encontra-se em galões, sem necessidade de ser ativada, com coloração azul-clara e apresentando baixa irritabilidade e odor (CDC, 2008).

Atua alterando a síntese proteica, DNA e RNA dos microrganismos, por meio da alquilação dos grupos sulfidrila, hidroxila, carboxila e amino. Possui uma atividade esporicida, pois reage com a superfície do esporo, provocando o endurecimento e morte do mesmo. Estudos demonstram que a solução de ortoftaldeído tem excelente ação micobactericida, sendo superior ao gluteraldeído. O tempo médio para redução de 10^6 M. bovis usando 0,21% de OPA foi de 6 minutos, comparado com 32 minutos usando 1,5% de gluteraldeído (APECIH, 2010; CDC, 2008).

Não é um desinfetante que cause irritação nos olhos ou na mucosa respiratória, porém, existem relatos de manchas acinzentadas na pele de profissionais que o manipularam sem o uso de luvas. Por isso é imprescindível a utilização de equipamento de proteção individual. Há relatos, ainda, de manchas cinzentas na boca de pacientes que foram submetidos à ecografia transesofágica, com equipamento desinfetado em OPA e que sofreu enxágue insuficiente (Rutala, 2008).

A solução de ortoftaldeído somente realiza desinfecção de alto nível, e sempre antes de sua utilização é necessária a validação da solução com tiras testes, que vão verificar sua concentração mínima efetiva (MEC). Normalmente a tira é imersa por 1 segundo, e a leitura é realizada em 90 segundos, mas é sempre importante seguir as orientações do fabricante.

Recomendações para a desinfecção dos artigos (SOBECC, 2009; CDC):

- O profissional que irá manipular a solução deve utilizar equipamento de proteção individual (EPI), como luvas, máscara, óculos de proteção e capote impermeável.
- Colocar a solução em recipiente plástico, opaco, com tampa, devidamente limpo.
- Realizar o teste com a fita teste, de acordo com a orientação do fabricante, sempre antes da cada procedimento.
- Devem-se respeitar as orientações do fabricante, quanto à diluição, tempo de exposição e data de validade. A legislação vigente no país preconiza 30 minutos de exposição para desinfecção de alto nível.
- Imergir todos os artigos, completamente desmontados.
- Instilar solução nos artigos com lúmen, utilizando uma seringa, de maneira a preecher todos os espaços não deixando que permaneçam bolsas de ar nas tubulações. A destruição total dos microrganismos somente ocorrerá com o contato completo de todas as superfícies com o agente desinfetante.
- Após o tempo adequado, realizar enxágue abundante com água destilada. O ideal é a realização de três enxágues sequenciais, principalmente quando a desinfecção for realizada por ortoftaldeído. O enxágue adequado evita a exposição e lesões de pele e mucosas, em decorrência de resíduos químicos.
- Realizar o enxágue com técnica asséptica.
- Todo material submetido à desinfecção deve ser utilizado imediatamente após o processo.

EMBALAGENS/EMPACOTAMENTO

O empacotamento é fase crucial no processamento dos artigos. O sistema de embalagem deverá acondicionar com segurança o artigo estéril, permitindo a abertura com técnica asséptica de forma a não comprometer todo um longo processo que começa na entrega do material sujo e finaliza com a entrega do material estéril para uso.

As embalagens devem apresentar outras características, tais como: ser barreira microbiana, fornecer barreira adequada a líquidos, proteger o conteúdo do pacote de danos físicos, resistir a rasgos e perfurações, ser livre de furos e microfuros, não conter ingredientes tóxicos, alvejante óptico, corante ou amido, evitar a liberação de fibras ou partículas e não oferecer dificuldade na abertura do pacote.

O Quadro 6-3 apresenta as embalagens atualmente aprovadas para esterilização, segundo normas nacionais e internacionais.

A definição sobre o tipo de embalagem está na dependência do tipo de artigo a ser embalado e, consequentemente, do método de esterilização escolhido.

A questão ambiental deve ser considerada pensando na instituição hospitalar e no futuro do nosso planeta. As embalagens descartáveis por um lado economizam a água gasta na lavagem dos campos de algodão. Porém aumentam o lixo hospitalar nem sempre reciclável e que tanto piora a situação do equilíbrio do meio ambiente.

As embalagens serão apresentadas a seguir de forma sumária, buscando destacar pontos fortes e limitações, orientando, de certa forma, a escolha das mesmas quando do processamento dos artigos de videocirurgias.

Campos de algodão

Os campos de algodão, embora ainda sejam utilizados em larga escala em nosso país, não estariam indicados para os artigos de videocirurgia.

A manutenção da integridade dos campos de algodão é difícil. As pinças de videocirurgia exigem invólucros muito longos e que as protejam. A flexibilidade dos campos de algodão é bastante variável, dificultando ou impedindo o acondicionamento perfeito. A manutenção da sua integridade beira o impossível. A lavagem da roupa está na maioria dos hospitais sendo terceirizada. De qualquer forma, a avaliação de que aquele campo de algodão está em condições de uso envolveria funcionários da lavanderia, rouparia e da CME, o que representa um custo considerável de tempo inclusive. Outro fato a destacar é que os campos de algodão são indicados somente para esterilização pelo calor úmido, ou seja para os artigos termorresistentes.

Não tecido

O não tecido é conhecido pela expressão SMS, que se refere à composição da sua estrutura em camadas de *spunbonded* + *meltblown* + *spunbonded* (APECIH, 2010).

Trata-se de um envoltório cujas vantagens seriam a de garantir barreira microbiana eficaz, oferecer repelência a líquidos, apresentar resistência mecânica, ter maleabilidade que favorece a abertura asséptica dos pacotes. As desvantagens incluiriam a falta de memória, dificultando a manobra de confecção dos pacotes e a dificuldade em verificar a perda da integridade a partir de pequenos furos e perfurações.

Esse tipo de embalagem estaria indicado para conter produtos de geometria disforme e de peso elevado, além de instrumentos pontiagudos, pois sua resistência evita rasgos e furos, resultando em um pacote seguro. Assim, pode ser indicada para os instrumentais endoscópicos que apresentam formas semelhantes as descritas anteriormente. É uma embalagem de uso único.

Papel grau cirúrgico

A embalagem de papel grau cirúrgico é composta pelo próprio papel grau cirúrgico e um filme laminado. É compatível com a maioria dos processos de esterilização, como o vapor saturado sob pressão, o óxido de etileno, formaldeído e radiação ionizante.

Esta embalagem deve apresentar indicadores químicos monoparamétricos que demonstram que foi exposto ao processo. A cor final pretendida deve estar escrita em texto ou sinalizada de forma clara (SOBECC, 2009).

A embalagem de grau cirúrgico favorece a visualização do material. Porém, por apresentar o efeito memória reduzido, poderá haver dificuldade na abertura asséptica dos artigos. Outras vantagens do papel de grau cirúrgico são a não agressão ao meio ambiente, sendo biodegradável, além de possuir uma indicação de abertura expressa por seta indicadora, garantindo menor desprendimento de fibras.

O papel grau cirúrgico não é recomendado para produtos de conformação complexa, grande e pesada. É necessária proteção extra, ou seja, duas embalagens de forma a garantir abertura asséptica, transporte e armazenamento seguros. Essa recomendação deve ser considerada para o emprego do grau cirúrgico em artigos de cirurgia endoscópica, visto que muitas pinças e materiais pontiagudos poderão danificar a embalagem e comprometer a esterilidade dos mesmos.

Papel encrespado ou crepado

O papel crepado é composto de celulose tratada e resiste a temperaturas de até 150°C (APECIH, 2010). Ele apresenta filtragem microbiana eficiente, é flexível e, por isso, fácil de ser manuseado; é compatível com a maioria dos processos de esterilização e não agride o meio ambiente, sendo biodegradável. A principal desvantagem de papel crepado é a baixa resistência mecânica. Ele é compatível com a esterilização a vapor saturado sob pressão, óxido de etileno, formaldeído e radiação ionizante. Pode ser, portanto, utilizado em artigos de videocirurgia.

Quadro 6-3 Embalagens para esterilização

Matéria-prima	Indicações
Algodão 100% ou associado a poliéster	Calor úmido
Papel grau cirúrgico e filme plástico	Calor úmido, óxido de etileno, vapor de formaldeído
Papel crepado	Calor úmido, óxido de etileno, vapor de formaldeído
Não tecido/SMS	Calor úmido, óxido de etileno, vapor de formaldeído e plasma de peróxido de hidrogênio
Vidro	Calor úmido e seco
Caixas metálicas	Calor seco
Contêiner rígido	Calor úmido, óxido de etileno, vapor de formaldeído, plasma de peróxido de hidrogênio
Tyvec	Plasma de peróxido de hidrogênio e óxido de etileno

Adaptado do Guia elaborado por enfermeiros brasileiros. Recomendações Práticas para Processos de Esterilização em Estabelecimentos de Saúde (2000).

Tyvek

É uma embalagem composta por fibras entrelaçadas de polietileno de alta densidade que oferece barreira microbiana e permeabilidade a diferentes agentes esterilizantes. O Tyvek é utilizado no Brasil essencialmente para a esterilização pelo plasma de peróxido de hidrogênio. No entanto, é compatível, também, com o vapor saturado sob pressão, o óxido de etileno, o vapor de formaldeído e a radiação ionizante.

É o invólucro que oferece alta resistência mecânica, não desprende fibras, é resistente a fluidos, atóxico, permite o fechamento hermético por selagem. Está disponível em diferentes formas e tamanhos, permite a visualização do produto; contém indicador de processo de esterilização impresso na própria embalagem.

As desvantagens do Tyvek incluem seu alto custo, além da incompatibilidade com temperaturas acima de 126°C (APECIH, 2010).

Contêineres

Trata-se de um moderno sistema que dispensa o uso de embalagem externa e garante a manutenção da esterilidade do produto durante o transporte e estocagem.

Os contêineres são produzidos a partir de matérias como aço inox, plástico termorresistente ou alumínio anodizado. Eles estão disponíveis em diferentes formatos e tamanhos, o que facilita seu uso para artigos endoscópicos. A tampa de um contêiner contém um filtro microbiano de alta eficiência e permeável ao agente esterilizante. O sistema de contêineres está indicado para esterilização por vapor saturado sob pressão, em autoclaves que contenham bomba de vácuo e ciclo pulsátil.

As vantagens dos contêineres são muitas e incluem o fácil manuseio e preparo, a segurança para transporte, a agilização na etapa do empacotamento, dispensando a embalagem externa; a manutenção da esterilidade a um longo prazo; a identificação por cor e etiquetas que facilita a localização do produto, e o lacre que não permite a violação do sistema.

As desvantagens envolvem o seu alto custo, a necessidade de um ciclo específico com maior tempo de secagem e potente bomba de vácuo. O ciclo de esterilização em contêineres requer um ajuste e validação específicos.

O sistema de contêineres é especialmente útil para o acondicionamento, esterilização e transporte de artigos de cirurgias endoscópicas. A segurança do material esterilizado por um lacre preciso, a impossibilidade quase que total de danos ao material aí acondicionado apontariam tais embalagens como as ideais para a guarda de artigos de videocirurgias. Entretanto, caberia destacar que são requeridas autoclaves ciclo pulsáteis, com potentes bombas de vácuo e operando em ciclos previamente ajustados aos contêineres.

O Brasil ainda não dispõe de norma específica para avaliação de tal embalagem (SOBECC, 2009).

> **Atenção:** A técnica de empacotamento de um artigo que será esterilizado é vital para que seja garantida a manutenção da técnica asséptica, no momento da abertura para o uso.

MÉTODOS DE ESTERILIZAÇÃO

Segundo Graziano e Bianchi (2000), esterilização é o processo pelo qual os microrganismos são mortos a tal ponto que não se possa mais detectá-los no meio-padrão de cultura em que previamente os agentes haviam proliferado. Um produto é considerado estéril quando a probabilidade de sobrevivência dos microrganismos que o contaminavam é menor que 1:1.000.000.

O agente esterilizante é o produto que tem a capacidade de destruir todas as formas de vida microbiana, em um tempo comprovado, incluindo os esporos bacterianos (RDC nº 35). Este agente vai variar de acordo com o método de esterilização escolhido e deve, sempre, se adequar à necessidade de cada serviço e à natureza do material a ser processado.

O processo de esterilização pode ocorrer mediante a aplicação de métodos físicos (calor seco, calor úmido e raios gama), químicos (produtos químicos) ou físico-químicos (óxido de etileno, plasma de peróxido de hidrogênio e vapor de formaldeído). Serão descritos os métodos de esterilização recomendados e compatíveis com os artigos utilizados nos procedimentos histeroscópicos e laparoscópicos.

Vapor saturado sob pressão

É um método-físico de esterilização e o mais utilizado para os artigos médico-hospitalares termorresistentes, pois tem baixo custo e não é tóxico, além de oferecer maior segurança, já que é esporicida. Tem como parâmetros de funcionamento vapor, temperatura, pressão e tempo, sendo agente esterilizante o calor úmido. Atua destruindo os microrganismos por meio de coagulação e desnaturação de enzimas e proteínas, de forma irreversível.

O equipamento responsável por realizar este processamento é denominado autoclave, sendo composto de uma câmara de aço inoxidável, interna e externa, com uma ou duas portas, contendo válvula de segurança, bomba de vácuo e medidores de pressão e temperatura. A esterilização normalmente ocorre numa temperatura que varia de 121°C e 134°C, com um vapor que tenha menos de 10% de umidade e numa pressão que pode variar de 1 atm a 1,80 atm (SOBECC, 2009) (Fig. 6-2).

A esterilização por calor úmido tem como princípio básico a transferência de calor latente, contido no vapor d'água, para o material. Assim, é imprescindível o contato dos artigos a serem esterilizados com o vapor, o que irá garantir a eficiência do processo. A presença de ar na câmara interna do equipamento torna-se um fator impeditivo para a penetração e difusão do agente esterilizante, por isso os aparelhos modernos cada vez mais utilizam dispositivos eficientes para a remoção completa do ar e uma rápida penetração do agente, facilitando a esterilização segura (APECIH, 2010).

É importante salientar que artigos mais densos, como tecidos, vão necessitar de um tempo mais prolongado de exposição, para que o calor latente possa penetrar em todas as camadas do mesmo, além de ficar exposto numa temperatura mais elevada.

Existem dois tipos de autoclaves no mercado: os gravitacionais e os que apresentam bomba de vácuo. O gravitacional funciona com a admissão de vapor na câmara interna, empurrando o ar frio para uma válvula que se localiza na sua parte inferior. Este sistema dificulta a remoção do ar, facilitando a presença de bolsas de ar, o que pode inviabilizar o processo de esterilização com segurança. Também prolonga a esterilização pela dificuldade de penetração do vapor no material a ser esterilizado. Entretanto, ainda existem muitos hospitais e/ou pequenas unidades de saúde que utilizam equipamentos deste tipo.

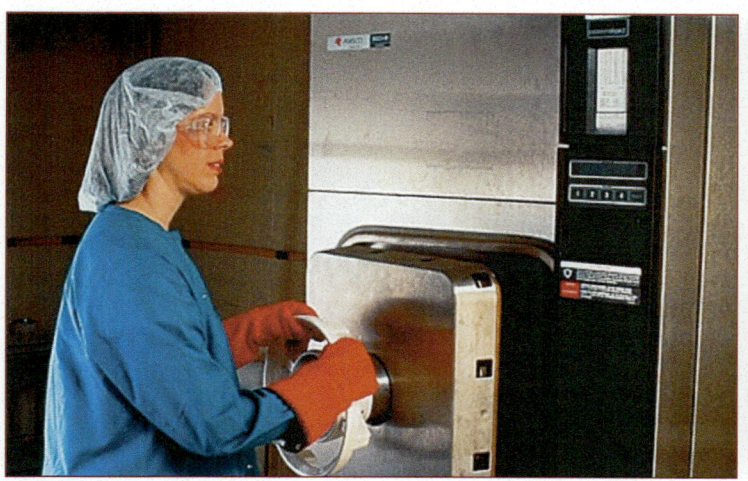

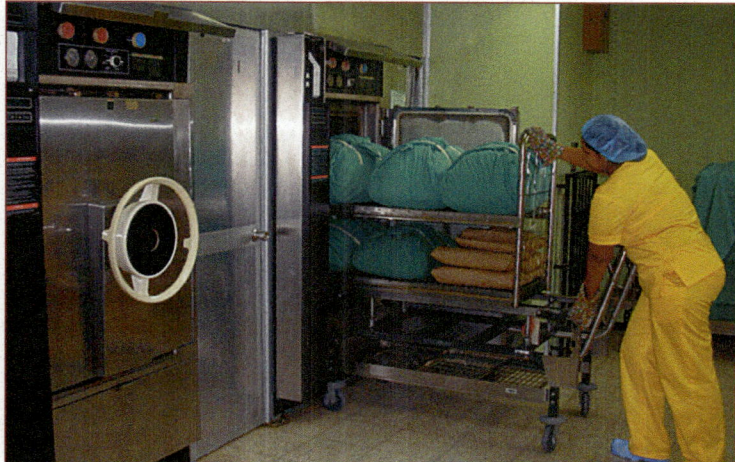

Fig. 6-2
Autoclave numa CME.

As autoclaves que apresentam bombas de vácuo possuem um sistema onde o ar é removido da câmara e dos pacotes a serem esterilizados, por meio de um ou vários pulsos fracionados, favorecendo a retirada do ar e a penetração rápida do vapor. Além disso, a bomba de vácuo, ao fim do processo, promove a sucção do vapor e da umidade da carga, auxiliando a etapa de secagem.

Assim, é recomendada, sempre que possível, para maior segurança e eficiência do processo de esterilização, a utilização de autoclaves que contenham bomba de vácuo. A seguir estão apresentados no Quadro 6-4 os parâmetros de tempo e temperatura para cada tipo de material submetido à esterilização por meio de autoclave.

É importante lembrar que pode haver variações nos parâmetros citados, de acordo com as especificações de cada equipamento, sendo sempre necessário saber e seguir as orientações do fabricante.

O ciclo de esterilização compreende quatro etapas. Após o carregamento da câmara e fechamento da porta, inicia-se o processo com a drenagem do ar. A segunda etapa é a admissão do vapor com a exposição dos artigos ao mesmo. O tempo de exposição começa a ser marcado no momento em que a câmara interna atingir a temperatura estabelecida previamente. Após a exposição adequada de acordo com o tipo de material a ser esterilizado e as orientações do fabricante, ocorre a terceira etapa, a exaustão do vapor. Para finalizar tem-se a secagem da carga, realizada por meio de uma pressão negativa, que varia de acordo com o tipo de equipamento, consequentemente haverá alteração no tempo para secagem completa dos materiais.

Recomendações para esterilização a vapor saturado sob pressão (APECIH, 2010; SOBECC, 2009):

- A câmara interna da autoclave deve ser carregada de forma que o vapor possa circular entre os pacotes. Utilizar somente 80% da capacidade da câmara, facilitando a circulação e a penetração adequada em cada pacote.
- Devem-se dispor todos os itens a serem esterilizados de forma que sua superfície fique diretamente exposta ao agente esterilizante.
- A carga deve ser colocada sem encostar na parede interna da autoclave, sendo distribuída de maneira uniforme.
- Os pacotes de papel grau cirúrgico devem ser dispostos sempre com o lado do filme de um pacote voltado para o lado do filme do outro pacote, deixando o vapor circular mais livremente pelo papel, onde sua penetração acontece.
- Os instrumentais cirúrgicos devem ser sempre esterilizados abertos e desmontados, para permitir que suas superfícies fiquem livres à esterilização.
- Os pacotes devem ser colocados na vertical e nunca sobrepostos, pois a sobreposição dificulta a circulação, penetração e retirada do vapor.
- Após o ciclo completo de esterilização, deixar que o resfriamento dos pacotes aconteça naturalmente, evitando condensação e pacotes molhados.
- Não colocar pacotes sobre superfície fria, após esterilização, para evitar condensação e contaminação do pacote.
- Limpar a câmara interna do equipamento, no mínimo uma vez por semana, de acordo com a orientação do fabricante.
- É necessário colocar a data da esterilização no pacote e fazer todos os registros de cada ciclo, quanto aos parâmetros do equipamento e a variedade da carga.

Controle do processo de esterilização:

Todo o processo de esterilização necessita ser validado, ou seja, é necessário confirmar que o ciclo tivesse sido eficiente, seguro e efetivo.

Quadro 6-4 Mínimos parâmetros de temperatura e tempo de exposição para ciclos de esterilização por vapor saturado sob pressão

Tipo de Artigo/ Tipo de Remoção de Ar	Tempo de Exposição a 121°C (min)	Tempo de Exposição a 132°C (min)	Tempo de Exposição a 135°C (min)
Instrumentos embalados			
Gravitacional	30	15	10
Sistema de vácuo	–	4	3
Pacotes de tecidos			
Gravitacional	30	25	10
Sistema de vácuo	–	4	3
Utensílios embalados			
Gravitacional	30	15	10
Sistema de vácuo	–	4	3
Itens não porosos desembalados			
Gravitacional	–	3	3
Sistema de vácuo	–	3	3
Itens porosos e não porosos misturados em uma mesma carga			
Gravitacional	–	10	10
Sistema de vácuo	–	4	3

Fonte: AMMI, 2006 (quadro modificado).

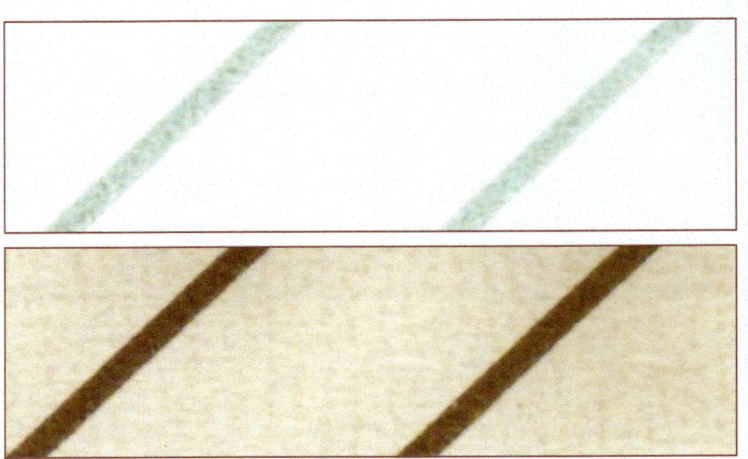

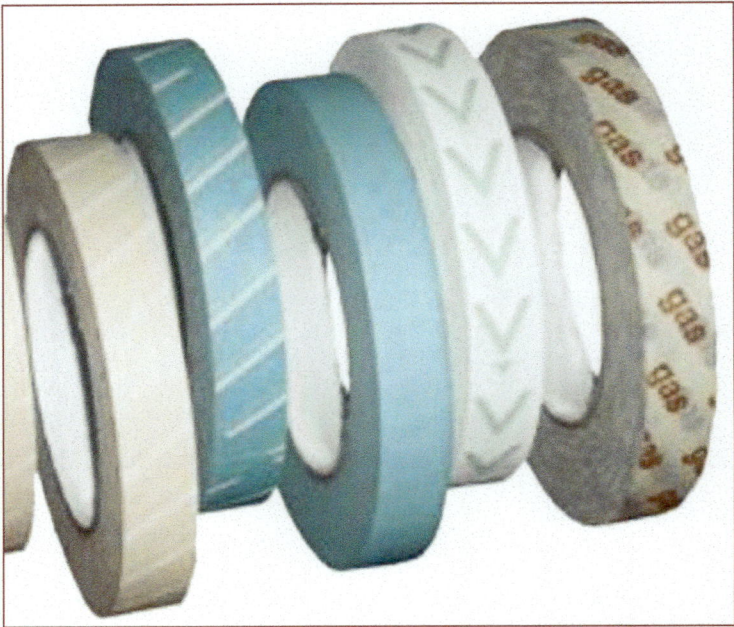

Fig. 6-3
Fita zebrada (3M).

A monitoração dos processos de esterilização incluem métodos físicos, controle do desempenho por meio da observação dos parâmetros do esterilizador; químicos, indicadores que controlam a exposição interna e externa do pacote; e biológicos, preparações de esporos bacterianos que verificam se o produto foi submetido a condições ideais de esterilização.

- *Controle físico:* todos os parâmetros, como tempo, temperatura e pressão, devem ser verificados durante a esterilização e registrados. É importante fazer uma avaliação do desempenho adequado do equipamento, sabendo os parâmetros-base. As autoclaves modernas têm ciclos pré-programados e são microprocessadas, com isso existe uma monitoração interna durante o processo e ao término obtém-se a impressão dos parâmetros.
- *Controle químico:* são tiras de papel impregnadas com tinta termocrômica que reagem aos parâmetros de esterilização, mudando de cor e/ou forma (APECIH, 2003).

Segundo a norma ANSI/AAMI/ISO 11.140-1 (2006), os indicadores químicos são classificados em 6 classes, sendo o de classe 1 os indicadores de processo, classe 2 os indicadores para teste específico, classe 3 os indicadores de parâmetro único, o de classe 4 os indicadores multiparamétricos, o de classe 5 os indicadores integradores e o de classe 6 os indicadores emuladores.

Para realizar o controle químico dos artigos críticos utilizados nos procedimentos histeroscópicos e laparoscópicos, com base nas orientações nacionais e internacionais, podem-se utilizar três tipos de indicadores, os de classes 1, 2 e 5.

O indicador de processo pode ser as tiras impregnadas com tinta termocrômica ou a própria marcação química impressa nas embalagens, que mudam de coloração ao passarem pelas condições de esterilização. Servem para diferenciar o pacote processado do não processado e evitar o uso de um artigo não esterilizado em um procedimento (Fig. 6-3).

O indicador usado para teste específico é o Bowie Dick, projetado para ser aplicado em equipamentos com pré-vácuo, onde verificará a eficiência do sistema de vácuo. Detecta a presença de bolhas de ar, caso o sistema não consiga removê-lo adequadamente. Deve ser feito diariamente, antes do primeiro ciclo do dia (Fig. 6-4).

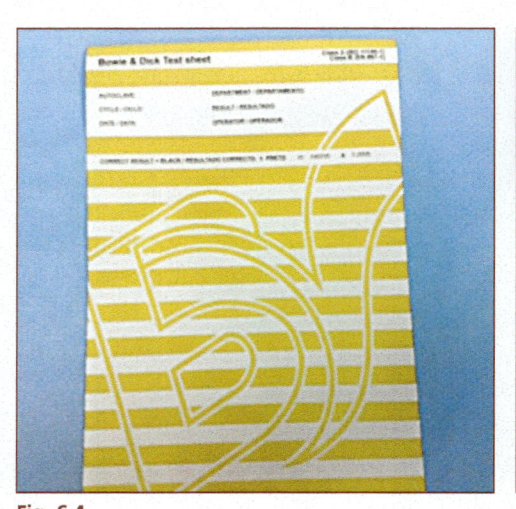

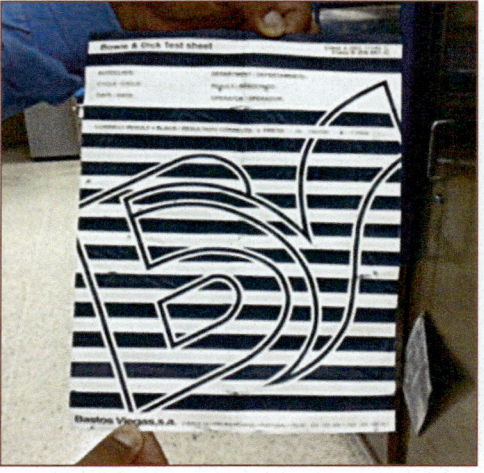

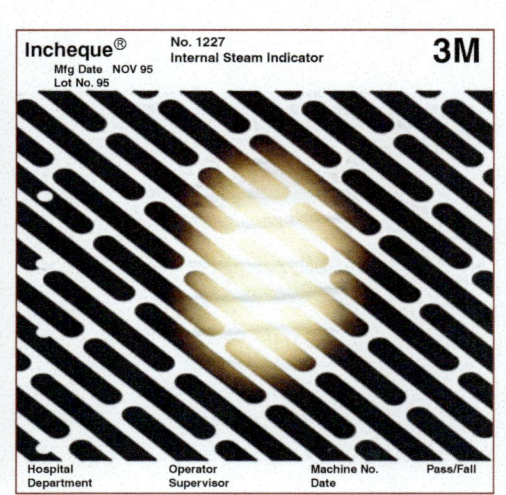

Fig. 6-4
Bowie Dick (3M).

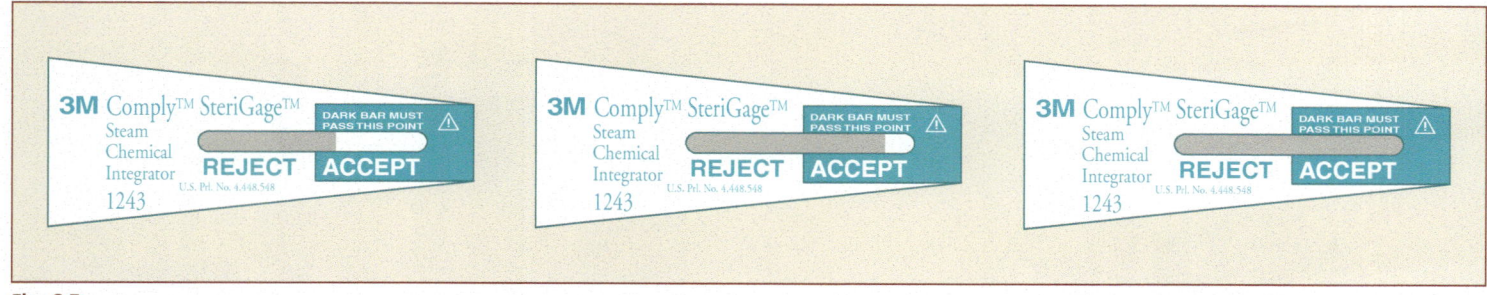

Fig. 6-5
Indicador integrador (3M).

Os integradores verificam todos os parâmetros críticos do esterilizador, temperatura, vapor e tempo, também por meio de mudança na coloração. Seu desempenho é comparado com a inativação de um microrganismo de teste (APECIH, 2010). É recomendado que seja colocado um em cada pacote a ser esterilizado e que no momento da abertura do pacote o integrador, com resultado negativo, seja recolhido e preso ao prontuário do paciente. Isto irá resguardar os profissionais e as instituições quanto à qualidade do processo de esterilização, o que garante que os artigos estão prontos para uso sem risco de causar infecção (Fig. 6-5).

- *Controle biológico:* os indicadores biológicos são preparações padronizadas de esporos bacterianos de *Geobacillus stearothermophillus*, que ao passarem pelo processo de esterilização comprovam a morte bacteriana. Apresentam-se no mercado em tubetes plásticos, contendo no seu interior outro pequeno tubo com os espros bacterianos e um meio de cultura externo. Devem ser colocados no interior do pacote teste, onde seja mais difícil o acesso do agente esterilizante, e após o processo o tubo interno deve ser quebrado para que o líquido caia no meio de cultura. Incubar o tubete em incubadora específica. Existem indicadores biológicos com leitura de 24 horas e de 3 horas, a escolha deve ser realizada de acordo com as características de cada serviço.

O referido teste deve ser realizado no mínimo semanalmente, mas o ideal é que seja diário antes de iniciar os ciclos com material (SOBECC, 2009).

Cabe lembrar a necessidade do registro destes testes, a etiqueta de cada tubete deve ser presa em impresso próprio e arquivada para as possíveis fiscalizações da vigilância sanitária (Figs. 6-6 e 6-7).

Esterilização *Flash*

A esterilização rápida é um processo realizado por meio de vapor saturado sob pressão, para artigos termorresistentes, com um tempo reduzido, normalmente utilizada para situações emergenciais. O mecanismo de ação é o mesmo da autoclave, tendo também os mesmos parâmetros de funcionamento, a única diferença é que no processo por esterilização *flash*, o tempo menor é resultado de uma secagem suprimida ou reduzida. Sendo assim, o ciclo de esterilização rápida compreende as etapas de drenagem do ar, admissão do vapor, exposição do material ao agente esterilizante e exaustão do vapor.

A esterilização *flash* pode ser executada em autoclaves de pequeno porte, principalmente em aparelhos que contenham ciclos programados. Não deve ser usada como método de rotina em procedimentos cirúrgicos, entretanto, nas histeroscopias diagnósticas, realizadas no ambiente ambulatorial pode ser uma solução bastante adequada para utilização imediata, já que é proibido o uso de esterilizante químico. Lembrando que o artigo crítico não deve sofrer esterilização rápida, como se refere a RDC 8 no art. 11 "O ciclo *flash*... não pode ser utilizado como rotina para o processamento de instrumental e produtos para a saúde utilizados nos procedimentos citados no artigo 1".

Neste método de esterilização utiliza-se a própria bandeja ou cassete do equipamento, como invólucro e o cuidado com a circulação (entrega do material ao cirurgião), e a cobertura estéril deve ser redobrada. É imprescindível a lavagem do artigo com água estéril antes do uso para evitar queimadura no paciente. A monitoração do ciclo *flash* acontece como na autoclave convencional e devem-se utilizar o indicador biológico e o integrador químico em cada ciclo (Fig. 6-8).

Esterilização por plasma de peróxido de hidrogênio

A esterilização por plasma acontece por meio de equipamento específico, tendo como agente esterilizante o peróxido de hidrogênio. O agente químico é introduzido no aparelho na forma de um cassete plástico, contendo ampolas. A esterilização ocorre em baixa temperatura, normalmente entre 45 e 55°C, e a duração de cada ciclo depende do tipo de equipamento utilizado, podendo variar de 30 a 70 minutos (SOBECC, 2009; APECIH, 2010).

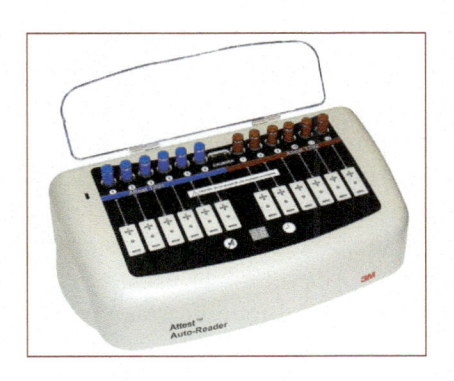

Fig. 6-6
Indicador biológico.

Fig. 6-7
Incubadora.

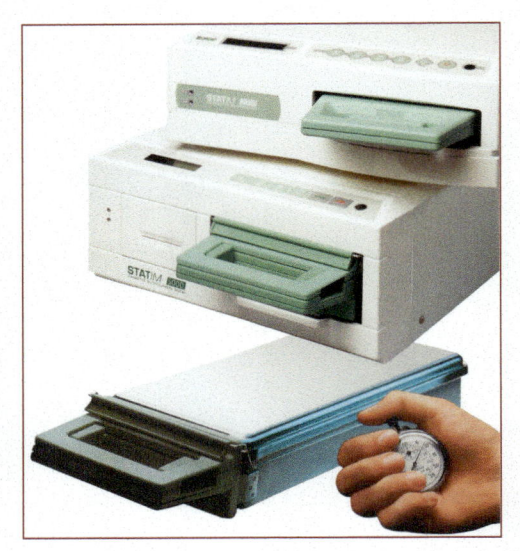

Fig. 6-8
Statin (H. Storz).

Fig. 6-9
Sterrad (Johnson).

Este método de esterilização tem a formação de plasma a partir do peróxido de hidrogênio, sob vácuo, mediante uma corrente elétrica. O plasma é considerado a quarta forma da matéria e pode ser entendido como uma nuvem de íons, elétrons e partículas neutras, onde várias aparecem na forma de radicais livres, sendo altamente reativos (Possari, 2010). Segundo a SOBECC (2009), "o plasma é um campo eletromagnético gerado pela utilização de ondas formadas por meio de um gerador de radiofrequência ou fonte pulsada que existe dentro do equipamento. Estas ondas eletromagnéticas sob o efeito de alto vácuo originarão um plasma de baixa temperatura." Os radicais livres produzidos dentro do campo de plasma são capazes de interagir com os componentes essenciais celulares e prejudicar o metabolismo e a reprodução dos microrganismos. Essa reação química é muito rápida, permitindo um processo em tempo reduzido (CDC, 2008).

O ciclo das esterilizadoras por plasma de peróxido de hidrogênio possui quatro fases: o vácuo, a injeção e vaporização do peróxido de hidrogênio; a difusão, onde o plasma é gerado e perfundi a carga e, finalmente, a ventilação e remoção do plasma. O plasma tem vida curta e os produtos finais de cada ciclo são inócuos ao meio ambiente, já que as moléculas tendem a se recombinar formando água e oxigênio, não havendo necessidade de aeração dos artigos esterilizados.

É necessário realizar a monitoração do processo de esterilização, por meio de controles biológicos e químicos. O indicador biológico deve ser utilizado, no mínimo, uma vez por semana, num pacote desafio (maior pacote geralmente esterilizado), e sua localização ideal é na parte do pacote onde há dificuldade de acesso do plasma. Este indicador é um tubete com esporos de *Bacillus subtilis*, que muda de coloração após passar pelo período de incubação. Se a leitura for positiva, é necessário parar o equipamento e reavaliar seu funcionamento.

O controle químico mais indicado para este processo seria uma classe 5, um indicador multiparamétrico, que verifica, por meio de mudança de cor numa tira plástica, a exposição às condições essenciais do processo de esterilização. Estas tiras devem ser colocadas em cada pacote e, antes da abertura dos mesmos, é necessária a observação da mudança de coloração, isto garantirá um processo eficiente. Caso não ocorra a modificação adequada o pacote deve ser descartado (Fig. 6-9).

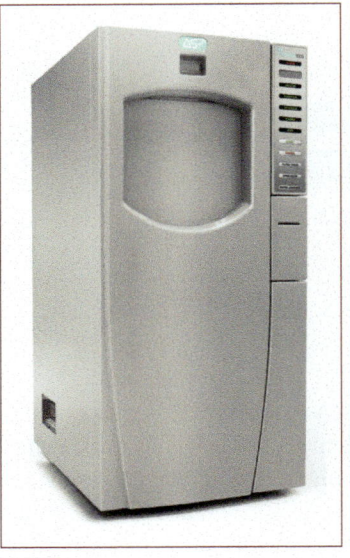

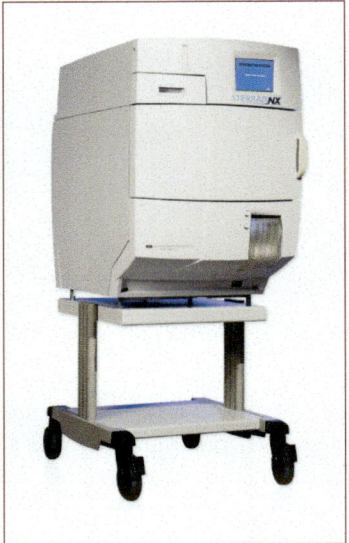

ETO

O óxido de etileno é um dos mais antigos métodos de esterilização à baixa temperatura disponível. Seu uso nos Estados Unidos data da década de 1970.

O gás óxido de etileno pode ser considerado como um agente químico de alta eficiência para artigos termossensíveis. Ele age em baixas temperaturas (25°C a 75°C), graças ao seu alto poder de penetração (APECIH, 2010).

O óxido de etileno é misturado a outros gases com o objetivo de diminuir sua inflamabilidade. Em concentrações superiores a 3% no ar, poderá explodir sem as devidas observações de segurança (APECIH, 2010). Não é corrosivo, não deforma plásticos e borrachas; penetra facilmente através das embalagens e difunde-se rapidamente pelas superfícies dos artigos sensíveis ao calor e/ou à umidade. É o método indicado para instrumentos delicados, equipamentos elétricos, acessórios de anestesia e terapia respiratória, cateteres cardíacos, endoscópios, equipamentos com lente e muitos outros.

A vantagem do uso do óxido de etileno consiste na sua penetrabilidade. Sua atividade microbicida inativa todos os microrganismos, incluindo aqueles altamente resistentes como o *Bacillus atrophaeus* (CDC, 2008).

A toxicidade do óxido de etileno poderia ser apontada como sua principal desvantagem. Os resíduos ou subprodutos do óxido de etileno podem estar presentes em artigos, oferecendo riscos para pacientes ou trabalhadores da área. Esses subprodutos devem ser removidos ao final do processo, na fase de aeração.

A Portaria Interministerial do Ministério da Saúde e do Trabalho e Previdência nº 482 de 1999 dispõe sobre as unidades de esterilização por óxido de etileno e inclui as responsabilidades relativas ao emprego de trabalhadores nessa área.

Os parâmetros essenciais para a efetivação da esterilização pelo óxido de etileno são os seguintes:

Concentração do gás: 450 a 1.200 mg/L
Temperatura: 37,8 a 63°C
Tempo de exposição: 1 a 6 horas
Umidade relativa: 40 a 80%
(CDC, 2008)

O ciclo de esterilização do OE é longo, podendo chegar até a 12 horas de duração (APECIH). Ele inclui as etapas de pré-aquecimento, pré-vácuo, aquecimento com obtenção da temperatura ideal, introdução do gás, remoção do gás, aeração. Esta tem como objetivo principal remover os resíduos de OE e seus subprodutos.

A monitoração do processo de esterilização pelo OE é realizada por um conjunto de métodos físicos, químicos e biológicos. Os métodos físicos estão representados por equipamentos, como termômetros, manômetros que garantem as condições necessárias à esterilização.

Há métodos químicos específicos para o OE. É o caso do indicador químico externo de um pacote que indica que um determinado artigo passou pelo processo de esterilização, quando se observa a mudança da cor. Existem, também, os indicadores químicos que devem ser dispostos no interior dos pacotes, para a avaliação do processo, incluindo umidade, concentração e pureza do gás.

Os indicadores biológicos empregam formas de vida resistentes como o *Bacillus atrophaeus*, e são específicos para OE, devendo ser colocado em pacote teste no centro da câmara (SOBECC, 2009).

Atualmente, o uso do óxido de etileno como agente esterilizante é via de regra feito por empresas terceirizadas face à complexidade das instalações requeridas. No entanto, algumas unidades hospitalares dispõem, ainda, de áreas destinadas à esterilização pelo OE. É importante destacar a responsabilidade compartilhada entre a firma terceirizada e a instituição hospitalar que a contrata. Dessa forma, permanece o hospital respondendo pelos artigos estéreis que a sua clientela utiliza. O prestador desse serviço será responsável pelos produtos que oferta, naturalmente.

VBTF

A esterilização pelo vapor à baixa temperatura de formaldeído (VBTF) é uma opção para artigos termossensíveis. O processo ocorre em autoclaves em uma série de estágios que tem início com o estabelecimento do vácuo, seguindo-se a admissão do gás formaldeído e de vapor de água à baixa temperatura.

É um método mais rápido e barato que o óxido de etileno, mas representa sérios problemas para a saúde dos trabalhadores. A exposição dos trabalhadores a concentrações de formaldeído superiores a 10 ppm pode provocar uma série de distúrbios, como irritação das mucosas, cefaleia, fadiga, problemas respiratórios e hepatite tóxica (Mulazzini e Cioato).

Os parâmetros para a esterilização incluem concentração do gás formaldeído de 8-16 mg/L, temperatura entre 60 e 80°C e umidade relativa do ar entre 75 e 100% (APECIH, 2010).

Esse método não se aplica a artigos que absorvem grande quantidade de formaldeído, como papel, papelão, látex e produtos têxteis.

A monitoração da esterilização pelo VBTF poderá ser feita através de indicadores biológicos específicos, indicadores químicos classe 5, além da garantia do atendimento a todos os parâmetros que incluem tempo, temperatura, pressão, umidade, concentração de formaldeído e resíduo de formaldeído após a esterilização.

Ácido peracético

O ácido peracético poderá ser utilizado como agente esterilizante ou desinfetante, como foi apresentado anteriormente.

O ácido peracético poderá ser utilizado com auxílio de um equipamento já disponível no Brasil e indicado especialmente para a esterilização de ópticas rígidas e flexíveis.

É um microprocessador de baixa temperatura, onde utilizam-se 35% de ácido peracético associado a um agente anticorrosivo, colocado em dose única logo antes de iniciar o ciclo. O ácido peracético concentrado é diluído em água filtrada e distribuído dentro da câmara da máquina (CDC, 2008).

Este método automatizado apresenta vantagens, como a garantia de reprodução dos ciclos de modo uniforme, o uso único da solução de ácido peracético, a penetrabilidade do germicida aquecido, removendo o *bioburden* e eventuais resíduos orgânicos e inorgânicos do material. Esse equipamento poderá utilizar água de torneira ou tratada por osmose reversa. Ele não inclui no seu ciclo a fase de limpeza.

A monitoração desse ciclo é feita com o uso do Indicador Biológico diária ou semanalmente. Vale destacar que a validade e segurança do uso dos indicadores biológicos para a monitoração das soluções químicas germicidas são ainda questionadas (APECIH, 2010).

PRAZO DE VALIDADE E ARMAZENAMENTO DE ARTIGOS ESTÉREIS

A validade da esterilização de um artigo é matéria complexa e sujeita a inúmeros fatores intervenientes. Dentre eles poderão ser citados o método de esterilização empregado, a embalagem utilizada, o número de embalagens usado, o local de armazenagem e o número de vezes que o artigo estéril foi manipulado.

O que se depreende é que a integridade da embalagem é ponto-chave para a garantia da condição de esterilidade. Assim, quanto maior a manipulação, maior a possibilidade de ruptura de uma embalagem. Da mesma forma, as embalagens mais resistentes e homogêneas seriam mais seguras em comparação com as outras mais frágeis. Destacam-se os contêineres, de forma especial pelas suas propriedades físicas, como a resistência ao peso.

Um prazo único ou universalmente aceito não poderá ser proposto. As rotinas de reesterilizar artigos embalados em tecidos a cada 7 dias ou em embalagem de papel grau cirúrgico a cada 30 dias fazem parte de algumas normas hospitalares que merecem ser conhecidas e, assim, mais bem compreendidas.

A área destinada à guarda de materiais estéreis deverá ser de fluxo controlado, dentro da rotina de trabalho de uma Central de Material e Esterilização. As condições ambientais recomendadas são de temperatura entre 25 e 30°C, umidade relativa do ar variando entre 30 e 60% (APECIH, 2010).

Os artigos de vídeo, via de regra, são utilizados com relativa frequência e normalmente não ficam estocados, sendo utilizados no dia a dia. Com isso, a preocupação com o tempo de validade não é quase pertinente. Destaca-se, porém, que os mesmos princípios merecem ser considerados: evitar manipular artigos estéreis além do necessário; acondicionar artigos estéreis em locais limpos e secos.

Para a guarda dos artigos de videocirurgia é dada preferência aos contêineres. Finalmente, nos serviços que seguramente todo o material será utilizado em 24 horas, não existe a necessidade de identificar o prazo de validade no invólucro (APECIH, 2010).

REFERÊNCIAS BIBLIOGRÁFICAS

AAMI. Association for the Advancement of Medical Instrumentation. *Water for the reprocessing medical devices*. Arlington, VA: Technical Information Report nº 34, 2007.

AAMI. Association for the Advancement of Medical Instrumentation. *Sterilizationof healthcare products – Chemical indicators – Part 1: general requirements*. ANS/AAMI ISO 11140-1. Arlington: American National Standards Intitute, 2006.

APECIH. Associação Paulista de Epidemiologia e Controle de Infecção Relacionada à Assistência à Saúde. *Limpeza, desinfecção e esterilização de artigos em serviços de saúde*. São Paulo, 2010.

APECIH. Associação Paulista de Estudos e Controle de Infecção Hospitalar. *Reprocessamento de artigos de uso único*. São Paulo, 2008.

Ball KA. *Endoscopy surgery*. St Louis: Mosby, 1997

Brasil. Ministério da Saúde e Ministério do Trabalho e Previdência Social. Portaria Interministerial nº 482 de 16 de abril de 1999.

Brasil. Ministério da Saúde. *Princípios básicos para limpeza de instrumental cirúrgico em serviços de saúde*. Unidade de prevenção e investigação das infecções e dos eventos adversos – Uipea. Informe Técnico 01/09. Brasília, DF: Anvisa, 2009.

Brasil. Ministério das Saúde. Resolução RDC nº 307 de 14 de novembro de 2002 altera a RDC nº 50 de 21 de fevereiro de 2003. *Dispõe sobre regulamento técnico para planejamento, programeção, elaboração e avaliação de projetos físicos de estabelecimentos assistenciais de saúde*. Brasília, DF: Anvisa, 2002.

Brasil. Ministério das Saúde. Resolução RDC nº 35 de 16 de agosto de 2010. *Dispõe sobre regulamento técnico para produtos com ação antimicrobiana utilizados em artigos críticos e semicríticos*. Brasília, DF: Anvisa, 2010.

Brasil. Ministério das Saúde. Resolução RDC nº 8 de 27 de fevereiro de 2009. *Dispõe sobre as medidas para redução da ocorrência de infecções por micobactérias de crescimento rápido*. Brasília, DF: Anvisa, 2009.

Castilho V, Gonçalves VLM. Gerenciamento de recursos materiais. In: Kurcgant P. *Gerenciamento em enfermagem*. Rio de Janeiro: Guanabara Koogan, 2005. p. 157-70.

Centers for Disease Control and Prevention. Guideline for disinfection and sterilizacion in healthcare facilities. 2008.

Costerton JW, Stewart PS, Greenberg EP. Bacterial biofilms; a common cause of persistent infections. *Science* 1999;284(5418):1318-22.

Graziano KU, Silva A, Bianchi EFF. Limpeza, desinfecção, esterilização de artigos e anti-sepsia. In: Fernandes AT, editor. *Infecção hospitalar e suas interfaces na área de saúde*. São Paulo: Atheneu; 2000.

International Organization for Standardization ISO 15883-1/2006. Washer-disinfectors-Part I: general requirements, terms. Geneve: 1994.

Mulazzani MP, Cioato MJG. *Enfermagem em videocirurgia*. Fundamentos, procedimentos e práticas. São Paulo: Atheneu, 2006.

Nogaroto SL, Penna TCV. *Desinfecção e esterilização*. São Paulo: Atheneu, 2006.

Padoveze MC. Limpeza, desinfecção e esterilização: aspectos gerais. In: Associação paulista de epidemiologia e controle de infecção relacionada à assistência à saúde. *Limpeza, desinfecção e esterilização de artigos em serviços de saúde*. São Paulo, 2010. p. 1-56.

Possari JF. *Centro de material e esterilização:* planejamento organização e gestão. 4. ed. Rev atual e ampl. São Paulo: Iátria, 2010.

Ribeiro SMCP. Limpeza. In: Associação paulista de epidemiologia e controle de infecção relacionada à assistência à saúde. *Limpeza, desinfecção e esterilização de artigos em serviços de saúde*. São Paulo, 2010. p. 57-82.

Rio de Janeiro. Secretaria de Estado de Saúde e Defesa Civil. Resolução SESDEC nº 431 de 29 de agosto de 2008. Dispõe sobre suspensão cautelar do uso da solução de gluteraldeído à 2% como desinfetante de médio e alto nível e esterilizante para artigos médicos no âmbito do estado do Rio de Janeiro. Rio de Janeiro, 2008.

Rutala WA, Weber DJ. HICPAC guideline for disinfection and sterilization in healthcare facilities. CDC 2008.

Shafferman ASL, Lacerda RA. Relatório do simpósio internacional sobre reuso de produtos de uso único na área da saúde. Brasília, 2006.

SOBECC. *Práticas recomendadas da sociedade brasileira de enfermeiros de centro cirúrgico, recuperação pós-anestésica e centro de material e esterilização*. 5. ed. São Paulo, 2009.

Sociedade brasileira de enfermeiros de centro cirúrgico, recuperação pós anestésica e centro de material e esterilização. Reutilização de artigos de uso único. *Rev SOBECC* São Paulo 2001 Out.-Dez.;6(4):13-16.

7 Meios de Energia

Marco Aurelio Pinho de Oliveira
Paulo Guimarães
José Baptista Portugal Paulin
Flavio Malcher Martins de Oliveira
José Alberto Burlá

ELETROCIRURGIA

- **INTRODUÇÃO**
- **CONCEITOS BÁSICOS**
  Definições
  Tipos de corrente elétrica
  Capacitores
- **EFEITOS TECIDUAIS E BIOLÓGICOS**
  Efeito farádico
  Efeito eletrolítico
  Efeito térmico
- **TIPOS DE CORRENTE**
  Monopolar
  Efeitos eletrocirúrgicos
  Bipolar
  Termocoagulação
  Coagulação com plasma de gás argônio
- **RISCOS DA ELETROCIRURGIA EM LAPAROSCOPIA**

BISTURI ULTRASSÔNICO (HARMÔNICO)

LASER NA CIRURGIA LAPAROSCÓPICA

- **INTRODUÇÃO**
- **PRINCÍPIOS BÁSICOS**
  Emissão estimulada da radiação luminosa
  Amplificação luminosa
- **FORMAS DE UTILIZAÇÃO**
- **TIPOS DE LASER**
- **INTERAÇÃO TECIDUAL**
- **EFEITOS BIOLÓGICOS**
- **REGULAGEM**
- **ENERGIA, POTÊNCIA E DENSIDADE DE POTÊNCIA**
- **SEGURANÇA**
- **USO DO LASER DE CO_2 NA CIRURGIA LAPAROSCÓPICA**
  Técnica e instrumental
- **BIBLIOGRAFIA**

ELETROCIRURGIA

INTRODUÇÃO

O homem sempre se preocupou em usar alguma forma de energia no controle ou eliminação de tecidos doentes. A aplicação do calor para eliminar sangramentos é conhecida de longa data e foi utilizada pelos nossos ancestrais em suas mais diversas formas. Cita-se que, na Roma Antiga, Celsus recomendava o uso de um ferro aquecido até o vermelho para conter grandes hemorragias. Técnicas cirúrgicas do século XVI continuavam recomendando o uso do ferro aquecido para prover cauterização de veias e artérias, quando outras técnicas falhavam para conter uma hemorragia. Uma dessas formas primitivas consistia em aquecer uma ponta metálica em alguma fonte de calor e, então, aplicar o dispositivo aquecido ao tecido doente, produzindo a eliminação de sangramento ou a destruição do tecido. A história registra alguns desses procedimentos primitivos, fato que alertou os cientistas da época a procurarem outra maneira de obter o mesmo efeito a partir do mesmo princípio ativo: o calor. A evolução tecnológica propiciou o uso de técnicas cada vez mais sofisticadas, fornecendo os recursos disponíveis para a evolução natural da utilização do calor como fonte terapêutica. Do aquecimento indireto de uma ponta metálica passou-se ao aquecimento direto, por meio da passagem de uma corrente elétrica no próprio condutor metálico, produzindo seu aquecimento por meio do conhecido efeito Joule (a passagem de corrente elétrica em um condutor é capaz de transformar parte dessa energia elétrica em calor). Este princípio é largamente utilizado atualmente, produzindo todo tipo de aquecimento industrial ou doméstico que se conhece. O conceito básico, então, é este: passagem de corrente elétrica (I) em um condutor (qualquer que seja ele, metálico ou não) é acompanhada de produção de calor. Isto porque este condutor oferece uma certa resistência (R) à passagem da corrente elétrica, que deverá ser vencida pela aplicação de um potencial elétrico (V) suficientemente elevado para vencer esta resistência. Essas três grandezas elétricas estão relacionadas entre si através da lei de Ohm, que estabelece a relação fundamental:

$$V = R \times I$$

A transformação de energia elétrica em calor é regida pela lei de Joule, anteriormente mencionada, e que pode ser assim resumida:

$$E = R \times I^2 \times t$$

onde:
E = energia elétrica transformada em calor (Joules);
R = resistência elétrica (Ohms);
I = intensidade da corrente elétrica (ampères);
T = tempo durante o qual a corrente circula pelo condutor (segundos).

Quanto mais tempo a corrente elétrica percorrer o condutor de resistência R, maior a quantidade de calor produzida. Portanto, a quantidade de calor produzida e, como consequência, a temperatura final atingida, depende não apenas da corrente elétrica, mas também do tempo em que esta corrente permanece no condutor. Este conceito é muito importante e será útil nas explicações que se seguem.

Se a corrente elétrica passar em um condutor metálico produzindo calor e este condutor aquecido for levado diretamente ao tecido que se deseja atingir, estaremos utilizando o princípio do eletrocautério. O eletrocautério é, então, o aquecimento de um condutor metálico pela passagem de um tipo de corrente elétrica, e o calor produzido e acumulado na ponta é levado diretamente ao tecido (princípio usado pelo ferro elétrico de passar roupas). *Não há passagem* de corrente elétrica no tecido. Apenas o calor é levado diretamente ao tecido pelo condutor (em geral um fio metálico) aquecido. A temperatura do fio é suficientemente alta para mantê-lo ao rubro, ou mesmo aquecido ao branco. Não há um controle preciso da temperatura do fio, e a transferência do seu calor para o tecido é muito precária, primitiva, ocasionando muitas vezes a destruição generalizada do tecido próximo ao desejado, por queimaduras de segundo ou terceiro graus. Por essas razões, a técnica do eletrocautério foi abandonada, dando lugar aos modernos geradores eletrocirúrgicos, ou bisturis elétricos/eletrônicos.

CONCEITOS BÁSICOS

A endoscopia ginecológica se associou à eletrocirurgia como um perfeito casamento para complementar os procedimentos ou torná-los mais rápidos e seguros com cortes precisos e hemostasias mais garantidas. O profissional médico acostumado apenas com os antigos bisturis elétricos, em que precisava saber apenas ligar e desligar e graduá-lo, segundo os efeitos visíveis, encontra-se numa posição mais exigente para aquilatar seus atos médicos. Os modernos recursos de eletroeletrônica exigem conhecimento da física e da interação tecidual para se obterem melhores e mais seguros resultados. Assim, vamos descrever alguns conceitos básicos para um entendimento mais aprofundado da dinâmica aplicada à eletrocirurgia.

Definições

- *Circuito:* direção dos elétrons.
- *Corrente (ampères):* número de elétrons que fluem por um circuito.
- *Voltagem (volts):* força que direciona os elétrons por um circuito.
- *Potência (watts):* energia produzida ou consumida num determinado tempo.
- *Resistência (ohms):* dificuldade que uma substância apresenta ao fluxo de elétrons.

A corrente elétrica é definida como um fluxo de elétrons, gerado por um potencial elétrico ou por uma força eletromotriz (FEM), que transita através de uma substância ou tecido. O termo corrente é utilizado para definir um número de elétrons que fluem por uma substância, cuja unidade de medida é o ampère (A). Um ampère de corrente é definido como $6,24 \times 1.018$ elétrons (1 Coulomb) que fluem num circuito por 1 segundo. Para atender aos propósitos da eletrocirurgia, trabalha-se com correntes menores, medidas em miliampères (mA). A passagem de elétrons de um gerador elétrico para o tecido cria o circuito. A quantidade de corrente que circula em um circuito depende de dois fatores:

1. O potencial elétrico ou força eletromotriz (FEM) que viaja no circuito.
2. A resistência que o circuito promove para a corrente.

A força eletromotriz (FEM) é que direciona os fluxos de elétrons. É o potencial elétrico diferente entre dois terminais de um circuito em razão do desequilíbrio de densidade ou dos números de elétrons entre os dois terminais do circuito. Se existir uma disparidade entre os dois polos, existe uma grande FEM. Este potencial é medido em volts (V). Um volt é definido como uma FEM que produz uma corrente de 1 ampère por um condutor com resistência de 1 ohm.

A resistência é o segundo fator que determina a quantidade de corrente que fluirá através de um circuito. Define-se como a dificuldade que um tecido oferece ao fluxo de elétrons. É medida em ohms. Um ohm é a quantidade de resistência oferecida por uma coluna de mercúrio de 106,3 cm de comprimento em 1 mm². A resistência dos tecidos biológicos varia bastante: de 100.000 ohms (quase que não condutores), como as calosidades em área plantar com conteúdo de baixa concentração de água e vascularização, até 200 ohms, em áreas como o colo do útero, em decorrência das altas vascularização e concentração de água e eletrólitos (Quadro 7-1).

Potência é a energia produzida ou consumida num período de tempo.

1 Watt = 1 Joule/segundo.
Potência (watts) = FEM (volts) × corrente (ampères).
Hertz = 1 ciclo por segundo.

Tipos de corrente elétrica

A corrente elétrica pode ser unidirecional, isto é, deslocar-se dentro do condutor em uma única direção, convencionalmente do polo positivo para o negativo. Quando isto acontece, diz-se que a corrente é contínua (CC) (Fig. 7-1). De outro modo, a corrente

Quadro 7-1 Resistência biológica dos tecidos

Tecido	Resistência em ohms
Calosidade plantar	100.000
Tecido adiposo	2.000
Colo do útero	200

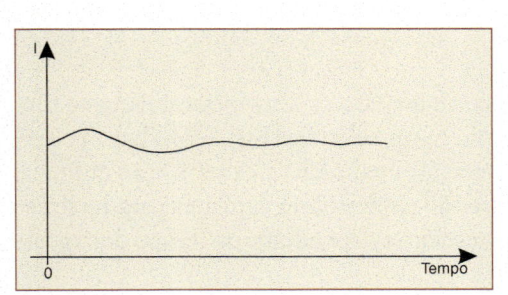

Fig. 7-1
Corrente contínua *(CC)* ou unidirecional. A corrente flui em um único sentido, do polo positivo para o negativo (sentido convencional). Pode haver variação de amplitude, porém não de sentido.

poderá mudar de direção, ora indo do polo positivo para o negativo, ora indo do negativo para o positivo, alternando sua direção. Diz-se, neste caso, que a corrente é alternada (CA). A forma como a corrente muda de direção é bastante variada. Duas das formas mais conhecidas e utilizadas estão mostradas na Figura 7-2. A Figura 7-2A é conhecida como onda quadrada ou retangular, e a Figura 7-2B é a forma de onda senoidal. A primeira é muito utilizada em biologia para produzir estimulações elétricas, e a segunda é a forma mais comum utilizada na geração e distribuição de energia elétrica, para uso domiciliar e industrial.

A forma de onda senoidal poderá ser de amplitude máxima constante ou pulsante, com parte do tempo em que seu valor é nulo. A Figura 7-3 mostra estes dois casos mais comuns. Na forma de onda senoidal podem-se definir dois parâmetros fundamentais: a amplitude máxima ou valor de pico (positivo ou negativo) e o período (distância, na escala de tempo, entre dois valores iguais e sucessivos). O número de períodos por segundo (unidade de tempo) é a frequência, medida em Hertz (Hz). Um quilohertz (1 kHz) corresponde a 1.000 períodos por segundo, ou 1.000 ciclos por segundo. Um megahertz (1 MHz) corresponde a 1 milhão de períodos por segundo.

Capacitores

Dois condutores, próximos um do outro, com um isolante entre eles, formam um capacitor (condensador). O valor desse capacitor dependerá, entre outras coisas, da área de um condutor diante do outro, da distância que separa um condutor do outro e das propriedades físicas do meio material existente entre eles (que poderá ser o próprio ar, algum tipo de tecido, plástico, ou outro isolante qualquer). Quanto maior a área dos condutores, e quanto mais próximo um do outro, maior o valor do capacitor formado. Um capacitor é sempre formado quando se tem um condutor próximo a outro, como entre o condutor da corrente elétrica do bisturi (fio da caneta ou da placa) e o paciente, ou ainda entre o paciente e a mesa cirúrgica, ou entre o próprio bisturi elétrico e a terra. Assim, sempre se terá formação intrínseca, muitas vezes indesejável, de um capacitor. Por ser imprevisível e incontrolável, chama-se este capacitor de capacitância parasítica. Na realidade este capacitor inerente ao sistema e em virtude da posição relativa de suas partes e componentes, independente de se desejar ou não sua presença, apresenta pequenos valores, em muitas situações desprezíveis, em outras, porém responsáveis por alguns inconvenientes. A capacitância parasítica pode permitir a passagem indesejável da corrente fornecida pelo bisturi elétrico. Essa corrente, que geralmente percorre caminhos não previstos pelo usuário, pode produzir efeitos indesejáveis, entre eles as queimaduras inesperadas em lugares não previstos. Isso vai depender da frequência dessa corrente, uma vez que o capacitor parasítico é inerente ao sistema e sempre terá um valor mínimo que não se conseguirá reduzir. Quanto maior a frequência, maior o efeito desse capacitor (menor sua reatância) e maiores as chances de acidentes térmicos ou queimaduras. Diz-se, de maneira mais geral, que essas são correntes de fuga (por escaparem de nosso controle), e que poderão ser minimizadas, porém nunca totalmente eliminadas. Uma forma de reduzi-la é utilizar geradores eletrocirúrgicos que trabalham com frequências dentro do que já está claramente estabelecido e que se encontra abaixo de 1 MHz. Com estas considerações fica claro que os geradores eletrocirúrgicos deverão trabalhar com frequências acima de 100 kHz e abaixo de 1 MHz (em geral, abaixo de 750 kHz).

EFEITOS TECIDUAIS E BIOLÓGICOS

Quando a corrente elétrica percorre o tecido, três efeitos básicos ocorrem: o térmico, o eletrolítico e o farádico. A amplitude desses efeitos dependerá da forma da onda elétrica e da densidade de corrente (Fig. 7-4).

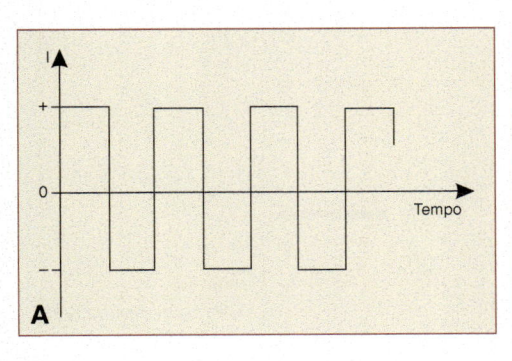

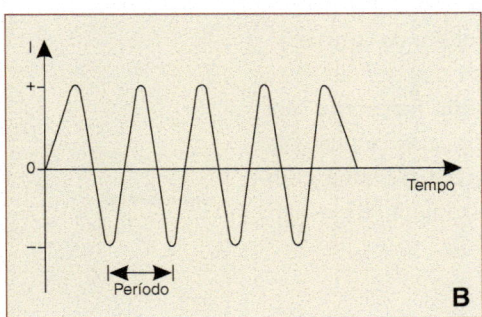

Fig. 7-2
(**A**) Forma de onda quadrada ou retangular alternadamente positiva e negativa. (**B**) Forma de onda senoidal alternadamente positiva e negativa.

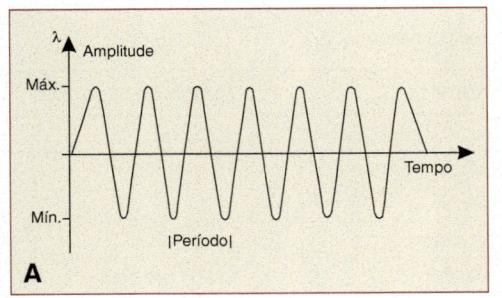

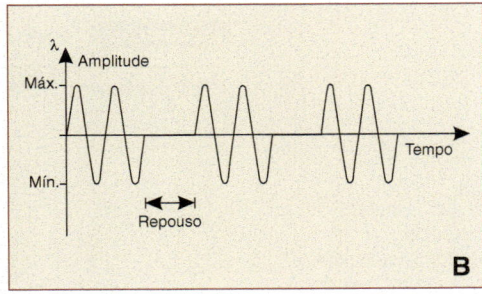

Fig. 7-3
(**A**) Forma de onda de corrente sencidal com amplitudes máximas e mínimas constantes.
(**B**) Forma de onda de corrente senoidal pulsante, com intervalos de repouso.

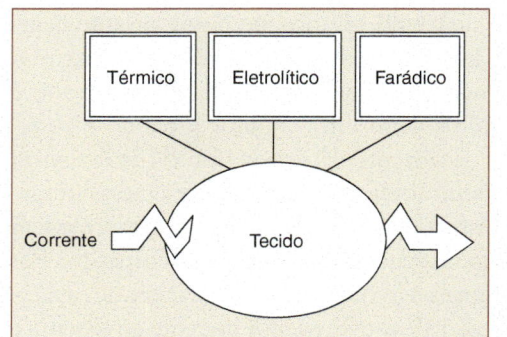

Fig. 7-4 Efeitos biológicos que ocorrem quando uma corrente alternada passa por um tecido.

Efeito farádico
O efeito farádico é uma estimulação de uma célula muscular ou neural, produzindo uma sensação de dor ou contração muscular. A frequência que induz o efeito farádico oscila em torno de 100 Hz, e acima de 300 kHz não se observam efeitos semelhantes. Os modernos equipamentos possuem bloqueadores de frequências baixas.

A passagem de corrente contínua ou alternada (qualquer que seja sua forma de onda) em um tecido biológico produzirá calor, de acordo com a lei de Joule. Porém, em algumas situações, este calor poderá vir acompanhado de outras sensações fisiológicas, como a estimulação neuromuscular. Já em 1891, D'Arsonval demonstrou, em Paris, que correntes com frequências altas (correntes alternadas com frequência de dezenas de quilohertz) podem passar pelos tecidos vivos sem produzir nenhuma resposta muscular ou nervosa, apesar da produção de calor. Isto significa que, a partir de uma certa frequência da corrente alternada, o tecido vivo não responderá com contrações ou sensação de choque elétrico, prevalecendo apenas o efeito térmico.

Na Figura 7-5 observa-se que o limiar de sensibilidade do tecido neuromuscular (valor da corrente elétrica acima do qual existe estimulação neuromuscular) aumenta à medida que se aumenta a frequência. Em correntes alternadas com frequências superiores a 100 kHz, o tempo da passagem da corrente, em um semiciclo, é insuficiente para produzir uma corrente de íons no tecido neuromuscular e produzir despolarização celular. Não havendo despolarização da membrana celular, não haverá excitação da mesma e, consequentemente, não haverá o efeito da contração muscular (efeito farádico). Na realidade, os íons disponíveis só se deslocarão a uma pequena distância, e a energia fornecida será dissipada apenas na forma de calor, aquecendo suas células. Na prática, a maioria dos geradores eletrocirúrgicos trabalha com correntes alternadas acima de 200 kHz e abaixo de 1 MHz.

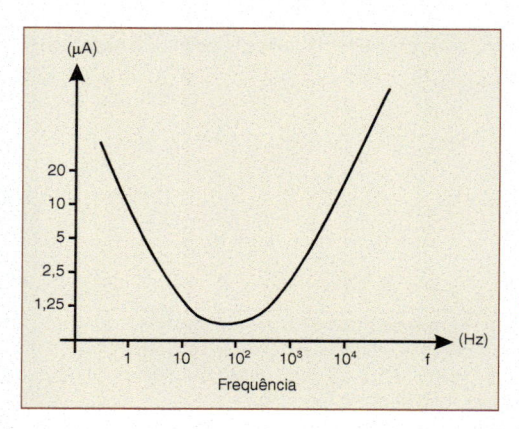

Fig. 7-5 Limiar de sensibilidade do tecido neuromuscular com a variação da frequência.

Efeito eletrolítico
O efeito eletrolítico ocorre quando os íons intracelulares se tornam polarizados ante um campo elétrico (Fig. 7-6). Podem ocorrer oxidação celular, alterações enzimáticas, cauterização química. Um bom exemplo disso são as eletrólises capilares para hirsutismo ou hipertricose. Este efeito é dependente do tempo de exposição ao campo elétrico.

Efeito térmico
O equilíbrio térmico é alterado pela passagem da corrente elétrica no tecido-alvo, produzindo um aquecimento da água intracelular e promovendo sua ebulição e evaporação intracelular. Dos fatores que podem influenciar a elevação da temperatura, o mais importante é o conteúdo predominante do tecido. A água é um meio adequado para a manutenção desse fenômeno, tanto pela perda quanto pela absorção do calor dissipado pela energia emprestada ao tecido. Outro fator que auxilia na manutenção do equilíbrio térmico é o da vascularização. O efeito final depende do potencial de energia, da temperatura atingida e da duração do tempo em que é exposto este tecido. Todos esses fatores associados definirão modificações intracelulares tanto reversíveis como irreversíveis (Quadro 7-2).

TIPOS DE CORRENTE
Para se completar um circuito elétrico é necessário que dois eletrodos sejam usados. Dependendo da forma de sua utilização, podemos classificar em corrente monopolar ou bipolar.

Monopolar
Na corrente monopolar um dos eletrodos é denominado ativo, pois executa ação de corte e coagulação. Pode ter diversas formas, como alça, esfera, haste, bisturi, agulhas etc. O outro eletrodo é denominado neutro. O eletrodo neutro ou de retorno é muito maior comparado com o eletrodo ativo. Nos procedimentos monopolares, a corrente flui do eletrodo ativo na direção do eletrodo de retorno pelo corpo da paciente (Fig. 7-7). A Figura 7-8 mostra a disposição da paciente em uma mesa cirúrgica e o caminho per-

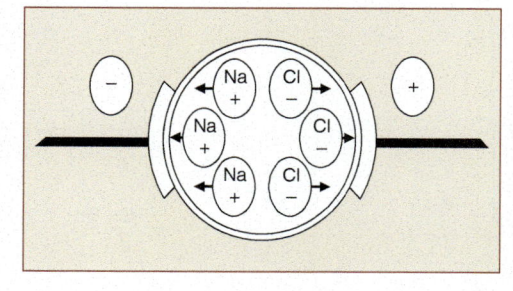

Fig. 7-6 Efeitos eletrolíticos em um tecido.

Quadro 7-2 Tempo de necrose tecidual

Temperatura	Mecanismos	Tempo de Exposição
40-45°C	Aceleração do metabolismo	> 2 horas
50°C	Desnaturação proteica	10 minutos
70°C	Coagulação	
	Desidratação	< 1 segundo
100°C	Vaporização	Milissegundos

corrido pela corrente elétrica, do gerador eletrocirúrgico até a paciente e da paciente retornando ao gerador. Note que a corrente que sai do gerador é a mesma que retorna, formando um circuito fechado.

Os geradores eletrocirúrgicos são capazes de produzir várias formas de ondas elétricas. Variando-se a forma de onda, obtêm-se efeitos teciduais diferentes. Acionando-se a corrente de "corte" (tipo contínua), a temperatura intracelular é elevada rapidamente, promovendo ruptura da membrana celular com consequente efeito de corte. Usando-se uma corrente de "coagulação" (tipo intermitente), a temperatura é elevada gradualmente, promovendo coagulação das proteínas, com consequente morte celular e hemostasia (Fig. 7-9). Aliando as propriedades do corte puro e da coagulação, criou-se uma forma de corrente mista, chamada de *blend*, que permite realizar esta ação intermediária. O *blend* pode variar de 1 a 3 (*blend* 1 é similar ao corte, e *blend* 3 é similar à coagulação). Variando-se o "tempo ligado" e o "tempo desligado" do gerador, obtêm-se diferentes ações de corte e de coagulação (Fig. 7-10).

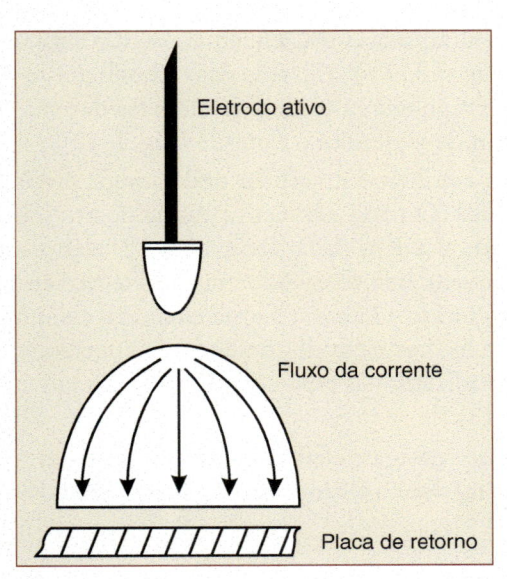

Fig. 7-7
Fluxo da corrente pelos eletrodos durante o uso de corrente monopolar.

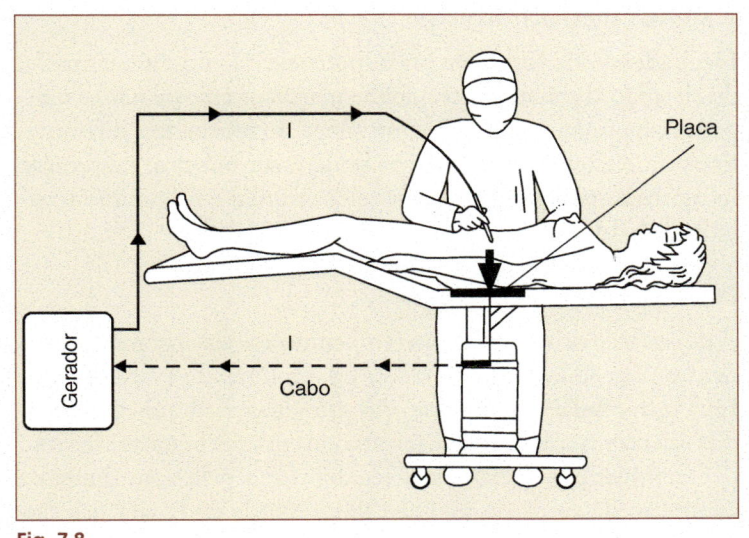

Fig. 7-8
Disposição dos componentes básicos para uma eletrocirurgia. Observe o caminho percorrido pela corrente I, que é a mesma na caneta e no circuito da placa (eletrodo de dispersão).

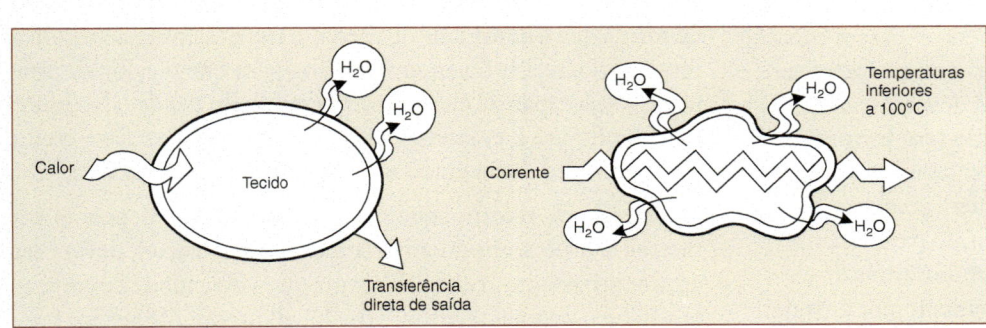

Fig. 7-9
Equilíbrio térmico de um tecido exposto a uma corrente elétrica.

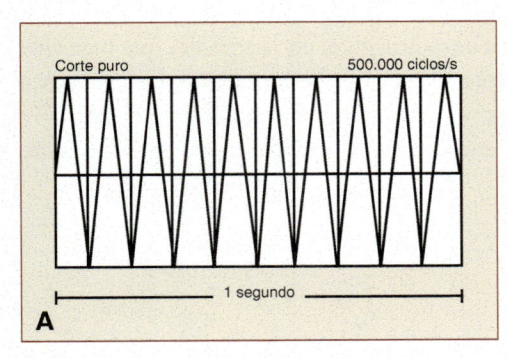

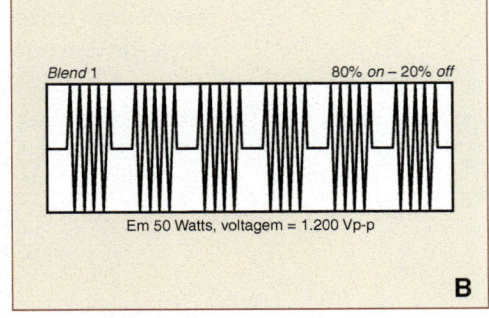

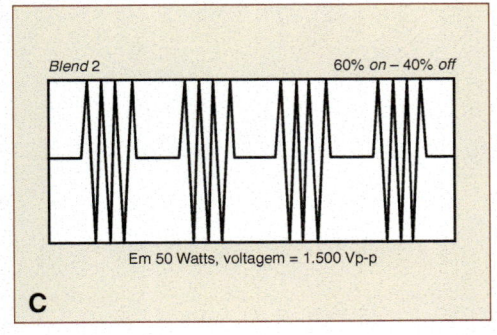

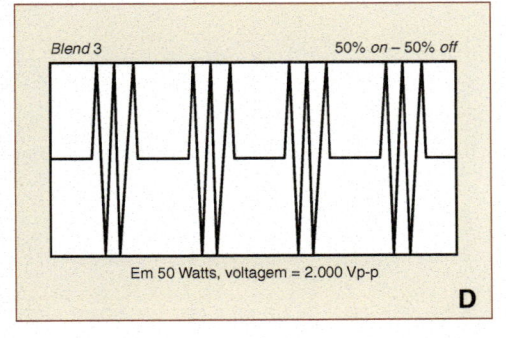

Fig. 7-10
Tipos de corrente. (**A**) Corte puro. (**B**) *Blend* 1. (**C**) *Blend* 2. (**D**) *Blend* 3.

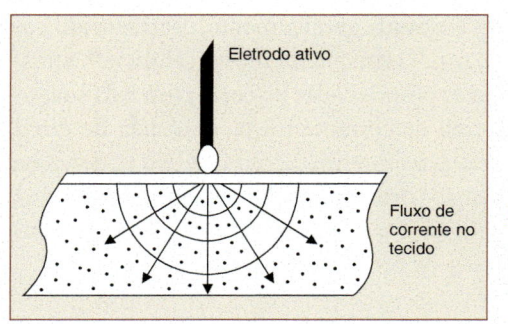

Fig. 7-11 A dessecação do tecido ocorre pelo contato direto de um eletrodo grande.

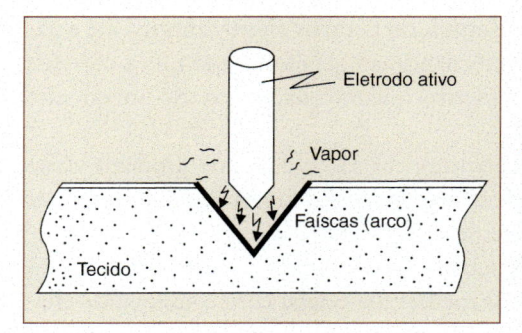

Fig. 7-12 Representação do processo de corte, com indicação da região de faiscação (formação de arco elétrico) e liberação de vapores e gases.

■ Efeitos eletrocirúrgicos

Dependendo da forma de onda, potência da corrente, tamanho do eletrodo, distância do tecido (formação de arco ou não) e tempo de exposição e resistência intrínseca do tecido, três diferentes tipos de efeitos eletrocirúrgicos podem ser obtidos: dessecação (coagulação por contato); corte (eletrotomia) e fulguração (coagulação a distância).

Dessecação

A dessecação ocorre quando a temperatura se eleva gradualmente dentro das células (inferior a 100°C), produzindo evaporação da água intracelular e coagulação das proteínas. Este substrato produz uma contração tecidual, resultando em uma hemostasia tanto por desidratação do sangue e tecido, como pela ação direta da contração de vasos de menor calibre, produzindo sua oclusão. Este efeito é verificado quando o eletrodo entra em contato direto com o tecido-alvo sob condições de baixa voltagem. O efeito da dessecação (coagulação das proteínas) é mais bem obtido com a corrente em "corte" do que em "coagulação". Ao contrário da corrente "coagulação" (alta voltagem), a corrente "corte" possui baixa voltagem (suficiente, já que o eletrodo está em contato com o tecido), minimizando o dano térmico para áreas desnecessárias. O fluxo de elétrons parte do eletrodo para o tecido sem formar um arco elétrico (Fig. 7-11). O tempo que o eletrodo permanece em firme contato com o tecido vai depender da potência selecionada: quanto maior a potência, menor o tempo requerido para se conseguir o efeito desejado. O valor da potência depende da área do eletrodo, sendo maior à medida que o eletrodo tenha maior área de contato com o tecido.

Corte

Este efeito eletrocirúrgico ocorre semelhantemente ao corte produzido pelo *laser* de CO_2. A temperatura se eleva rapidamente, quase de forma explosiva, dentro da célula, rompendo-a por vaporização abrupta da água intracelular rompendo a membrana celular. A temperatura ultrapassa 100°C em um espaço de tempo de milissegundos, provocando a volatilização dos carboidratos teciduais e a formação de vapores e gases, deixando um resíduo carbonáceo no local por onde se desloca o eletrodo (Fig. 7-12).

Nestas condições, a pressão intracelular pode atingir níveis altos, rompendo a célula. O corte em eletrocirurgia ocorre sob condições de corrente de alta densidade. Todo o fluxo de elétrons converge para uma pequena área, formando um arco elétrico entre o eletrodo ativo e o tecido. O arco se forma quando o campo elétrico formado entre os dois eletrodos ou eletrodo e tecido se torna fortemente ionizado entre os espaços dos dois polos (ativo e de retorno) (Fig. 7-13).

Para que o cirurgião consiga o efeito desejado de corte junto ao eletrodo ativo (caneta) devem ser tomados os seguintes cuidados:

- O eletrodo ativo deverá ter uma área relativamente pequena de tal forma que a densidade de corrente elétrica, junto ao tecido a ser cortado, seja suficientemente alta para que o calor ali produzido seja capaz de elevar a temperatura do tecido-alvo junto ao eletrodo até a evaporação da água extracelular. Este efeito pode ser obtido utilizando eletrodos tipo agulha ou faca.

- O eletrodo de retorno, que recolherá a corrente depois que a mesma sair do eletrodo ativo (produzindo o corte), deverá ter uma área bastante grande, de forma que a densidade de corrente seja bem pequena para que o calor ali produzido (efeito Joule) esteja bem distribuído e dissipado em toda a área antes de retornar ao gerador eletrocirúrgico. Isto impedirá que haja elevação da temperatura capaz de produzir qualquer lesão térmica tecidual. É claro que se supõe que haja sempre um contato elétrico e mecânico perfeito entre este eletrodo e o paciente. Este

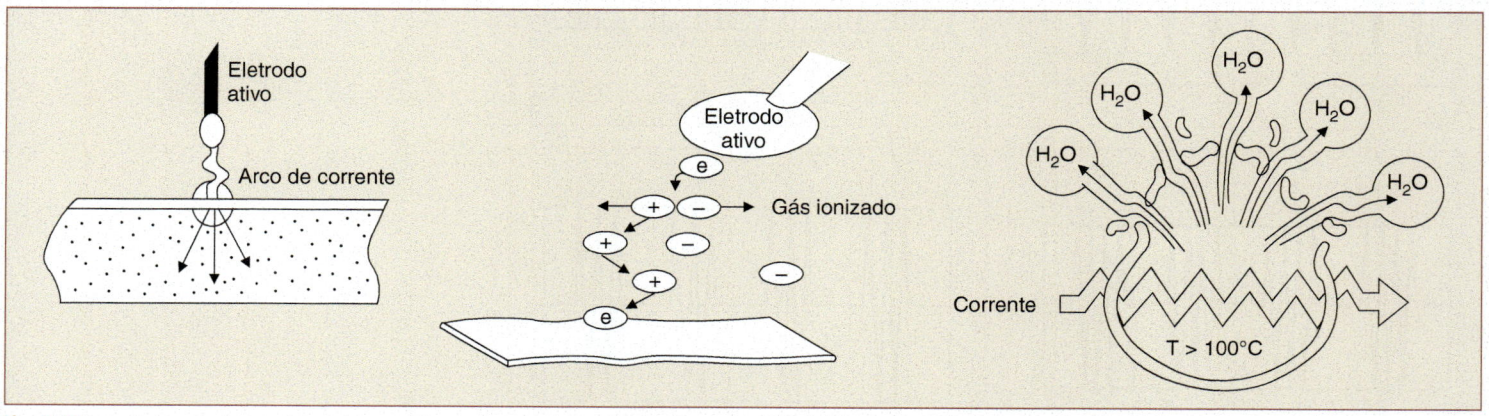

Fig. 7-13 Formação de um arco de corrente do eletrodo até o tecido durante o uso da corrente tipo corte com consequente ruptura celular.

eletrodo é, algumas vezes, chamado erroneamente de "eletrodo terra" (não está necessariamente ligado à terra). Na realidade é o "eletrodo de retorno", "placa neutra", ou "eletrodo de dispersão". Faz, necessariamente, parte do circuito elétrico e tem uma função importante e indispensável. A relação de áreas (a área da placa é centenas de vezes maior que a área do eletrodo ativo) determina a relação entre as densidades de corrente elétrica, determinando, assim, o local onde o efeito Joule será predominante, com elevação da temperatura do tecido-alvo. Do ponto de vista puramente físico, o efeito de corte (ou queimadura) poderia ocorrer nos dois eletrodos. O que importa é a relação entre as áreas envolvidas, uma vez que a corrente total é a mesma. Com este conceito já se consegue explicar por que algumas queimaduras de pacientes acontecem junto à placa, ou em outras áreas de contato do paciente com partes metálicas, porém sempre em pequenas áreas. Não adianta a placa ter área grande, é preciso que o paciente esteja em bom contato elétrico com uma grande área da mesma. Só assim os acidentes serão evitados.

Havendo um ajuste correto da potência elétrica (energia por unidade de tempo) e controlando o tempo que o eletrodo permanece em contato com o tecido (isto é, ajustando empiricamente a velocidade de deslocamento do eletrodo sobre o tecido), ocorrerá uma separação adequada do tecido, com um corte suave e liso, com pequena destruição do tecido adjacente. Quando o cirurgião deseja o efeito do corte com alguma hemostasia, ele pode lançar mão da corrente *blend* (1, 2 ou 3).

Fulguração

Para obtenção desse efeito, a corrente é interrompida periodicamente, mantendo-se nula em intervalos de 30 a 100 microssegundos. A relação entre "tempo ligado" e "tempo desligado" determina o nível de coagulação. Valores entre 1:5 e 1:10 produzem os melhores resultados. Na fulguração, o eletrodo é mantido alguns milímetros (de 2 a 4) afastado do tecido, favorecendo o aparecimento de pequenas faíscas (arco elétrico) entre o eletrodo e o tecido. O calor é produzido tanto nas faíscas quanto na passagem de corrente pelo tecido, porém a maior quantidade de calor é produzida pelas faíscas, produzindo uma necrose superficial do tecido, com ótimo efeito de coagulação. A voltagem deve ser suficientemente alta (usando corrente "coagulação") para que o campo elétrico criado nesta região seja capaz de ionizar o ar ou mistura de gases aí existentes. O arco elétrico então formado (faiscamento) é essencial e faz parte da técnica da fulguração. Nenhum material inflamável deve estar próximo, pois há grande chance de ignição desse material.

O calor desenvolvido no arco elétrico e no tecido facilita a coagulação do tecido abaixo dela, favorecendo o trabalho em regiões onde existe maior sangramento superficial em decorrência da presença de grande quantidade de vasos capilares. Para coagulação onde existam vasos de maior calibre a técnica da dessecação, com o eletrodo tocando firmemente o tecido, é mais vantajosa e oferece um resultado mais seguro (usando corrente "corte").

A técnica da fulguração (alguns fabricantes a chamam de *spray*), muito útil em sangramentos superficiais, permite uma coagulação eficiente e rápida, com o cirurgião executando pequenos deslocamentos do eletrodo sobre a região que sangra.

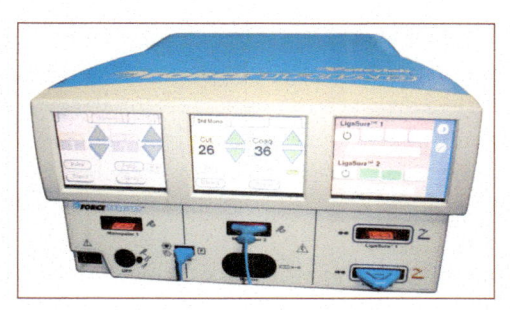

Fig. 7-14
Force Triad.

No ano de 2006 foi lançado o primeiro aparelho da nova geração de geradores eletrocirúrgicos: o *Force Triad*™ (Fig. 7-14). Este aparelho microprocessado permite cortes de tecido com mínima lesão tecidual e com hemostasia adequada, graças à leitura imediata das características do tecido atingido e regulagem automática do tipo de corrente necessária.

Bipolar

Nos procedimentos bipolares os dois eletrodos são utilizados num mesmo instrumento, como tesouras, pinças de apreensão ou agulhas, cuja finalidade é a coagulação em baixas temperaturas sem carbonização. A área de atuação dos bipolares se resume nos tecidos entre as duas hastes, o que o torna mais seguro e mais preciso na execução da hemostasia (Fig. 7-15). Assim, o circuito elétrico se resume apenas nos tecidos apreendidos e não no corpo do paciente para se atingir a placa do eletrodo de retorno. Dessa maneira restringem-se os efeitos do fluxo de elétrons, impedindo ação e dano tecidual além da área de trabalho. A corrente bipolar utiliza corrente não modulada de alta frequência (corte), idealmente entre 20 e 50 W. Vasos calibrosos são comprimidos entre as pás, e a corrente passa até a dessecação ser alcançada. Corrente modulada (tipo coagulação) não é utilizada, pois causaria uma rápida dessecação das camadas mais externas dos tecidos, impedindo penetração profunda da coagulação pelo aumento da resistência superficial. A pinça deve ser aplicada de forma que os vasos sejam ocluídos completamente, pois se houver fluxo nos vasos durante a coagulação, a corrente pode continuar fluindo entre as pás, enquanto o calor é dissipado do ponto de ação pelo fluxo sanguíneo, impedindo que o tecido seja totalmente dessecado.

A corrente bipolar pode ser usada em praticamente todo tipo de cirurgia em ginecologia. Pode ser utilizada desde a laqueadura

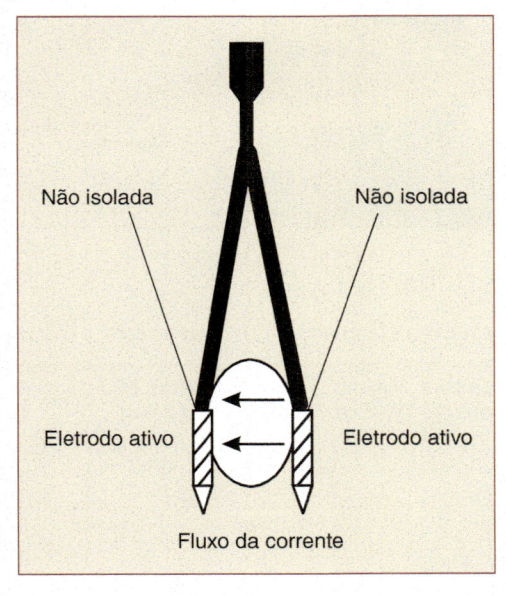

Fig. 7-15
Fluxo da corrente pelos eletrodos bipolares.

tubária até a coagulação de vasos calibrosos, como os vasos ovarianos (infundíbulo) e as artérias uterinas. Apenas com a pinça bipolar e tesoura é possível a realização de salpingectomias, ooforectomias e a histerectomia por via laparoscópica. Para maior eficácia no controle da hemostasia, a coagulação com a bipolar deve ser feita em três áreas adjacentes, e apenas a do meio deve ser seccionada.

Mais recentemente surgiram instrumentais bipolares com tecnologia mais aprimorada, trabalhando com corrente "inteligente", que varia conforme a impedância tecidual, otimizando o efeito biológico do calor. Algumas pinças bipolares (ATLAS/LIGASURE®) ainda utilizam uma pressão adicional no momento da transmissão da corrente, aplicando um efeito de selagem dos vasos a fim de desnaturar o colágeno contido nas paredes dos vasos sanguíneos e linfáticos e criar um selo permanente, com mínima carbonização (Fig. 7-16). Foi o primeiro aparelho (LIGASURE®) e pinça bipolar (ATLAS®) que retirou do cirurgião a decisão e o controle sobre o tempo de acionamento do pedal. O aparelho mede constantemente a impedância do tecido apreendido até que se chegue a um valor pré-estipulado que corresponde à selagem daquele tecido. Neste momento, o aparelho emite um sinal sonoro e corta a corrente automaticamente. Isto evita queimaduras excessivas e lesões térmicas adjacentes. Esta selagem é segura para vasos com até 7 mm de calibre. No entanto, como o efeito depende da quantidade de fibras de colágeno e elastina nos vasos, a obtenção de hemostasia, que funciona bem para artérias e veias, pode ser inconsistente nos tecidos onde o suprimento de sangue é feito predominantemente por vasos capilares, que têm um baixo teor de colágeno. O modo de energia Valleylab™, disponível nas pinças mais modernas, possibilita o cirurgião cortar, dissecar tecidos de forma rápida e coagular em um único instrumental, possibilitando a redução do número de punções. Outras vantagens dessas formas de energia computadorizadas são: menor perda de sangue, redução do tempo cirúrgico e menor dano tecidual (Demirturk, 2007; Lamberton, 2008, Newcomb, 2009). A principal vantagem do Ligasure® é o menor dano tecidual e corte preciso e eficiente. A pinça Atlas não tem poder de apreensão nem funciona para cauterização bipolar por contato lateral (como fazem as pinças permanentes ou tripolares), pois só é cauterizado o tecido que se encontra em contato com as células elétricas no interior das ponteiras ativas.

Duas outras formas de energia bipolar controlada estão disponíveis no mercado. O *Plasma Trissecor*™ (Gyrus Medical) tem uma mandíbula curva de 17 mm de ouro com um elemento de corte isolado de cerâmica que emite corrente com pulsos rápidos, permitindo um esfriamento mais eficiente dos tecidos e menos dissipação de calor aos tecidos vizinhos. Já o *EnSeal*™ (SurgRx) utiliza da nanotecnologia por meio de um sistema de vedação e hemostasia, que utiliza microsferas de carbono embutidas na matriz da mandíbula do instrumento, capaz de fazer a leitura do tecido e controlar a compressão, obtendo um efeito uniforme. Tem a vantagem de não requerer uma unidade eletrocirúrgica dedicada, permitindo o uso em outros geradores através de um adaptador. Estes dispositivos são mais utilizados em laparoscopias urológicas. Existe em duas versões de 5 mm: Standard (reta) e Trio (curva).

As principais características dos sistemas de corte e selagem de vasos estão apresentadas no Quadro 7-3.

A tecnologia bipolar também vem sendo empregada na cirurgia histeroscópica. O emprego desse tipo de corrente permite o uso de soro fisiológico como meio de distensão (isotônico), minimizando as possíveis complicações da absorção maciça de líquido hipotônico (tipo de líquido usado com o ressectoscópio histeroscópico monopolar).

A vantagem desse método é permitir, dentro da cavidade uterina, o uso de um instrumental que na sua extremidade dispõe do eletrodo positivo e do eletrodo neutro. Entre os dois existe um dispositivo de cerâmica com função de isolar os polos. Para que os elétrons emitidos pelo eletrodo positivo possam retornar ao neutro, é preciso um meio condutor. Dessa forma, o soro fisiológico e o Ringer lactato estão indicados. Além de a vantagem da solução permitir lavagem constante de detritos celulares e sangue, diminui sensivelmente o risco de intravazamento, pois, como se sabe, estes meios possuem níveis fisiológicos de sódio, alterando o equilíbrio hidreletrolítico somente quando grandes volumes são intravazados. O eletrodo pode ser utilizado em canal

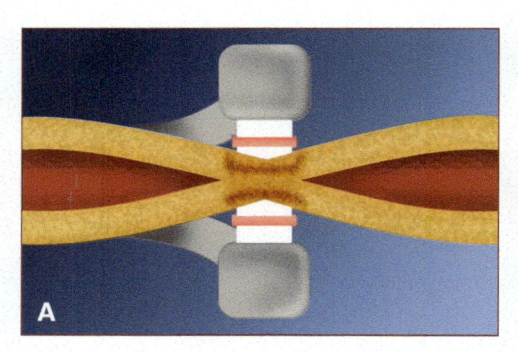

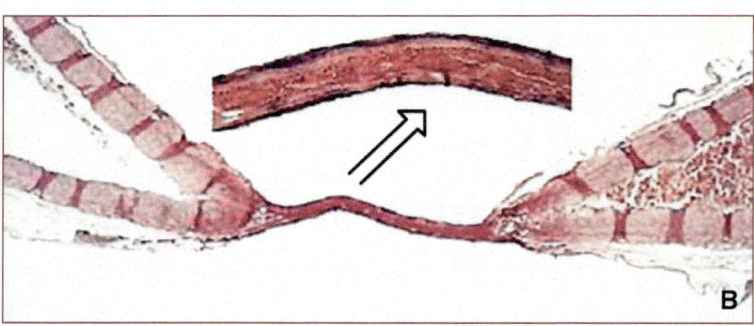

Fig. 7-16
(**A**) Selagem de um vaso sob pressão utilizando corrente bipolar "inteligente". (**B**) Microscopia – Selagem do vaso de modo homogêneo e sem carbonização.

Quadro 7-3 | Características básicas dos principais sistemas de corte e coagulação (Newcomb, 2009; Lamberton, 2008)

Dispositivo	Segurança: Mínima Dissipação Térmica	Confiabilidade: Eficácia em Vasos ≤ 7 mm	Eficiência: Tempo de Coagulação	Consistência: Independência do Cirurgião	Utilidade: Uso Múltiplo
Bisturi harmônico	Ótima	Ruim	Ótima	Ruim	Ótima
Plasma Trissector	Ruim	Ruim	Ótima	Regular	Regular
LigaSure	Boa	Ótima	Boa	Ótima	Regular
EnSeal	Regular	Ótima	Ruim	Ótima	Ruim

cirúrgico de 1,6 mm, o que permite o uso de camisas cirúrgicas com pequenos diâmetros. Seu mecanismo de ação de alta potência produz uma explosão celular muito rápida, pelo mecanismo de ebulição, e isto se dá pela proximidade dos eletrodos, o que faz a corrente elétrica passar pelo tecido-alvo e retornar ao eletrodo neutro sem percorrer ou atravessar outros tecidos e órgãos. Também pelo mesmo mecanismo provoca a vaporização tecidual, ou seja, sua total destruição sem resíduo celular. Quando o eletrodo positivo se aproxima do tecido-alvo, a corrente elétrica transita de um eletrodo ao outro pelo meio de distensão, formando um potente turbilhão de vapor que, em contato com o tecido-alvo, lhe transmite este efeito. Neste modo há grande formação de bolhas que precisam de um perfeito sistema de fluxo contínuo para o seu escoamento. A energia bipolar subaquática é utilizada através de eletrodos que passam por pequenos diâmetros dos canais cirúrgicos e também na forma de alça para ressectoscópios específicos (Fig. 7-17). Esta tecnologia foi desenvolvida pela Johnson & Johnson e recebeu o nome de Versapoint®. Mais recentemente, outras empresas já desenvolveram ponteiras bipolares e ressectoscópios bipolares.

Termocoagulação

Outra forma de energia utilizada para a obtenção de hemostasia é a *termocoagulação*. Esta forma de hemostasia não é muito difundida, porém vale a pena ressaltar o seu mecanismo de ação. Uma pinça específica é aquecida (através de um resistor interno, similar a um ferro de passar roupa) a 120-140°C por um tempo predeterminado em 20-40 segundos. As proteínas do tecido apreendido são, então, desnaturadas e coaguladas. Este método é seguro, porém é mais lento do que a eletrocirurgia. A pinça só deve ser retirada após ter sido resfriada. Geralmente o aparelho termocoagulador possui sinais luminosos e sonoros quando em funcionamento.

Coagulação com plasma de gás argônio

Esta nova técnica, complementar da clássica eletrocirurgia, vem ganhando popularidade por apresentar algumas vantagens, principalmente com relação à diminuição do tempo cirúrgico.

Na eletrocirurgia clássica, quando se utiliza a técnica da fulguração (algumas vezes denominada *spray*) para prover uma coagulação superficial, um arco elétrico é formado pela ionização do ar, entre a ponta do eletrodo ativo e o tecido. Essa ionização diminui a impedância do ar e permite a passagem da corrente de radiofrequência do eletrodo ativo para o tecido, produzindo o efeito desejado da coagulação na superfície. Este arco se mantém a uma distância entre 2 e 4 mm sobre o tecido e o cirurgião, com movimentos lentos do eletrodo sobre a superfície do tecido, é capaz de ir coagulando os vasos capilares que sangram. Uma escara é, então, formada sobre o tecido, propiciando a coagulação superficial desejada. O eletrodo, normalmente com área maior do que o utilizado em corte, não toca o tecido, mantendo-se a distância.

Uma evolução dessa técnica utiliza um fluxo de gás argônio (da ordem de 4 litros por minuto) para ajudar a ionização da região entre o eletrodo ativo e o tecido e, então, favorecer a passagem da corrente de radiofrequência (RF). Na realidade a energia para a coagulação continua sendo fornecida pelo gerador eletrocirúrgico, que criará o campo elétrico de alta intensidade necessário para ionizar o gás, que sai coaxialmente com um eletrodo ativo (em forma de agulha) ligado ao gerador. O argônio ionizado apenas servirá como ponte para a passagem da corrente de RF do eletrodo ativo para o tecido (Fig. 7-18).

Como o gás argônio se ioniza mais facilmente que o ar, um pequeno fluxo desse gás é suficiente para manter a passagem da corrente de RF. O resultado é um jato de gás ionizado com uma cor azul-claro/violeta e comprimento que pode facilmente atingir 15 mm. Possui a forma de um cone com origem no eletrodo ativo e base no tecido, com diâmetro de 2 a 5 mm (ou um pouco mais) e que pode ser deslocado com movimentos relativamente rápidos sobre a superfície sangrenta. Produz uma coagulação eficiente, rápida, com formação de uma escara mais fina do que a obtida na fulguração convencional, de 1 a 2 mm. A profundidade de penetração é também aproximadamente a metade da conseguida na fulguração tradicional. Sendo mais delgada, esta escara pode acompanhar os movimentos do tecido, não se desprendendo dele com facilidade e reduzindo, portanto, as chances de novo sangramento. A temperatura do tecido raramente excede os 110°C em razão do efeito de resfriamento proporcionado pelo fluxo do gás e pela potência de RF reduzida, diminuindo acentuadamente a lesão do tecido adjacente. Por outro lado, o fluxo de gás argônio desloca o oxigênio e o nitrogênio do ar junto ao tecido onde incide, permitindo que a corrente de RF realize seu trabalho com menor carbonização, menor produção de fumaça e redução significativa do odor característico. A pressão do gás sobre o tecido ainda afasta o sangue aí existente, permitindo melhor visualização da área trabalhada. Em laparoscopia esta técnica também começa a ser utilizada, substituindo-se a caneta por uma sonda de pequeno diâmetro e que mantém as mesmas funções e tem o mesmo princípio de funcionamento dela.

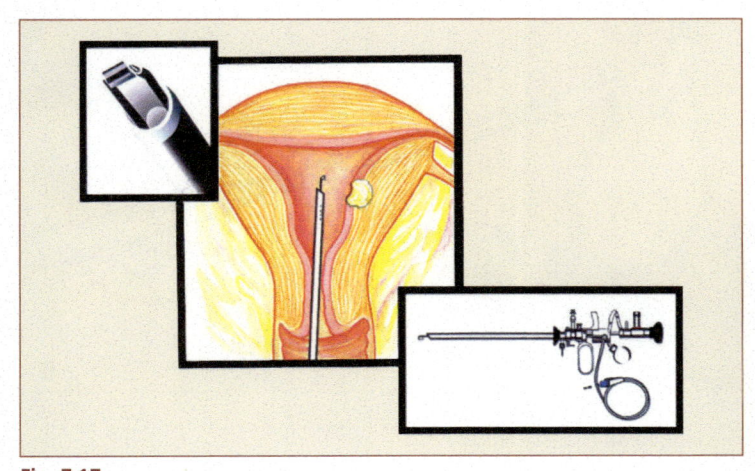

Fig. 7-17
Ressectoscópio para uso com fonte de energia bipolar. Em detalhes, a sua extremidade distal e sua visão panorâmica do conjunto.

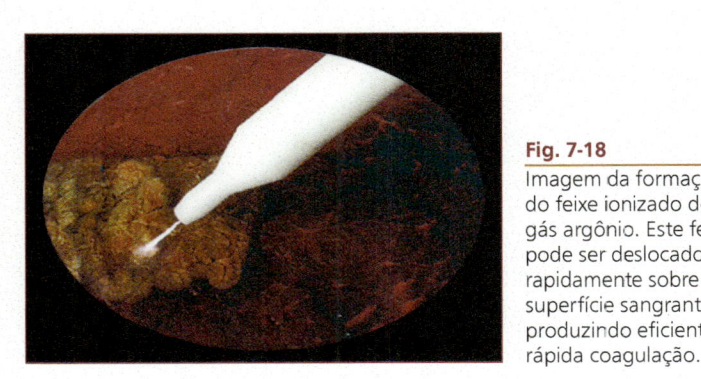

Fig. 7-18
Imagem da formação do feixe ionizado do gás argônio. Este feixe pode ser deslocado rapidamente sobre a superfície sangrante, produzindo eficiente e rápida coagulação.

Propriedades do gás argônio:

- Gás nobre, inerte, inodoro.
- Não inflamável.
- Atóxico.
- Fácil de obter e relativamente barato.
- Mais pesado que o ar e mais fácil de ser ionizado.
- Arco elétrico formado com o argônio mais homogêneo que o feito com o ar.
- Pode ser obtido com grau de pureza de 99,99%, próprio para uso medicinal.
- Disponível em embalagens de 1 m^3.

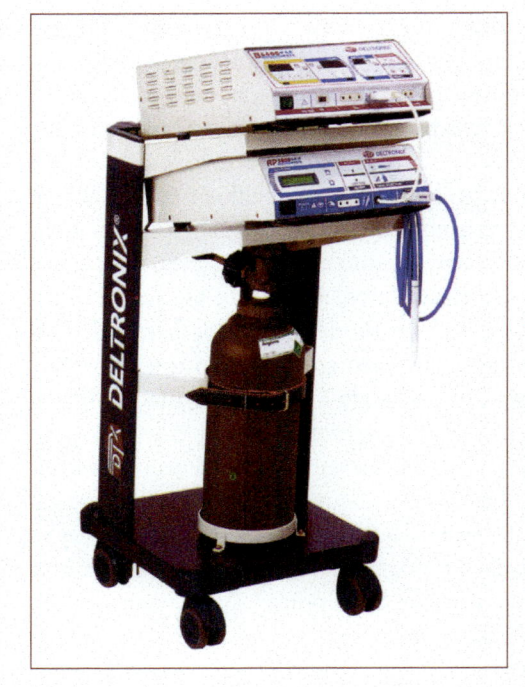

Características desejáveis em um coagulador a plasma de gás argônio (Fig. 7-19):

- Controle preciso do fluxo de gás. Recomendável entre 2 e 15 litros por minuto, indicados em painel digital.
- O sistema deve trabalhar sempre com pressão de saída constante. Com isso obtém-se maior segurança para os procedimentos cirúrgicos.
- Monitoração permanente da pressão do gás no cilindro.
- Fácil conexão das mangueiras e cabos. Trocas e manutenção facilitadas.
- Comutação rápida dos cilindros, quando disponível mais de um.
- *Display* digital das funções do equipamento, quando microprocessado.
- Acionamento do coagulador pela caneta ou pelo pedal.
- Permitir a remoção de ar na tubulação com facilidade (*purge*).
- O conjunto deverá trabalhar como bisturi elétrico convencional ou como coagulador.

Fig. 7-19 Coagulador a plasma de gás argônio inteiramente fabricado no Brasil. Veem-se o cilindro de gás, o bisturi elétrico e o coagulador interligados, todos alojados em uma unidade de transporte apropriada. Todos os equipamentos são microprocessados com tecnologia de última geração.

RISCOS DA ELETROCIRURGIA EM LAPAROSCOPIA

Há mais de 25 anos, a eletrocirurgia em laparoscopia vem sendo utilizada em diversas propostas cirúrgicas. As grandes complicações, produzidas por uso inadvertido ou parco conhecimento das bases eletrocirúrgicas têm levado a uma busca de outras alternativas de Energia não condutiva, como *laser*, ultrassom etc. Existem alguns riscos em cirurgias laparoscópicas, pois os elementos de trabalho, como pinças, tesouras, *probes*, possuem perto de 35 a 50 cm de comprimento, e menos que 10% dessa extensão é visualizada durante o tempo ativo desses eletrodos. A proximidade com outros elementos metálicos e condutores forma campos elétricos, que podem produzir dano térmico tecidual em áreas cegas da laparoscopia (Figs. 7-20 e 7-21). Assim, quando os trocartes de acesso aos eletrodos são metálicos, ou seja, com baixa densidade de potência, em contato ou com aproximação de outro instrumento ou mesmo a óptica num acesso com trocarte plástico, pode-se criar um desvio de fluxo de elétrons por haver alta densidade de potência (Fig. 7-22). Os elementos de trabalho ativos são revestidos de material não condutor e isolante; isto promove uma garantia de isolamento ao fluxo de elétrons que percorrem em direção ao eletrodo de retorno ou placa neutra. Porém, com uso permanente dentro de um trocarte metálico, o desgaste desse isolante pode induzir escapes de elétrons também para áreas cegas da laparoscopia. Deve-se estar atento à manutenção desses equipamentos associados à eletrocirurgia e sempre quando estiver em tempo ativo observar toda a extensão do *probe* utilizado. As lesões provocadas por danos térmicos elétricos, quando não detectadas na vigência da laparoscopia, apresentam alta morbidade nos quadros de complicações tardias.

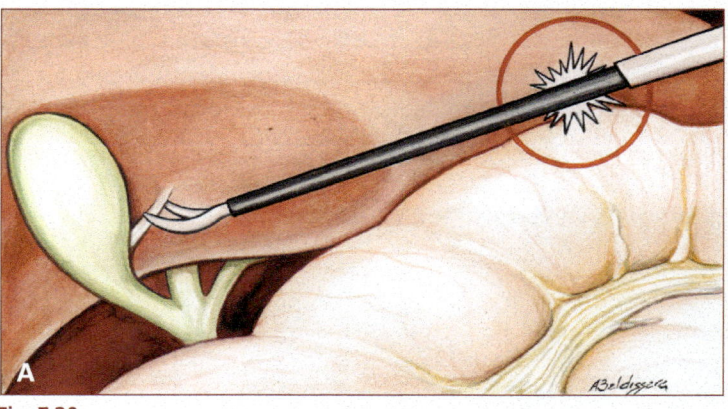

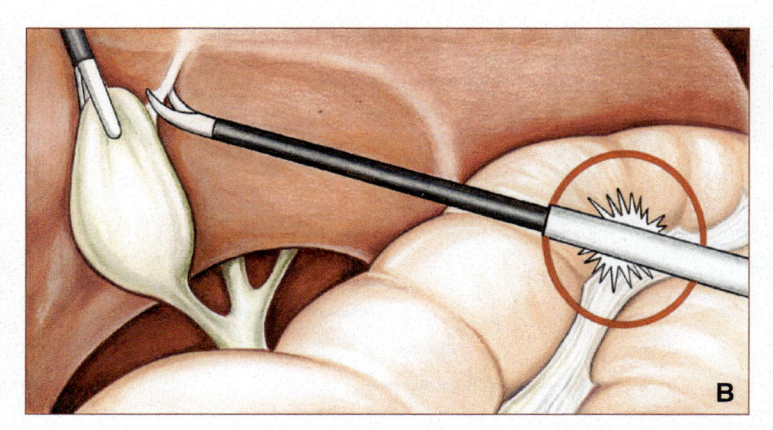

Fig. 7-20 Falhas no isolamento podem causar acidentes a distância, tanto na pinça (**A**) como no redutor ou trocarte (**B**).

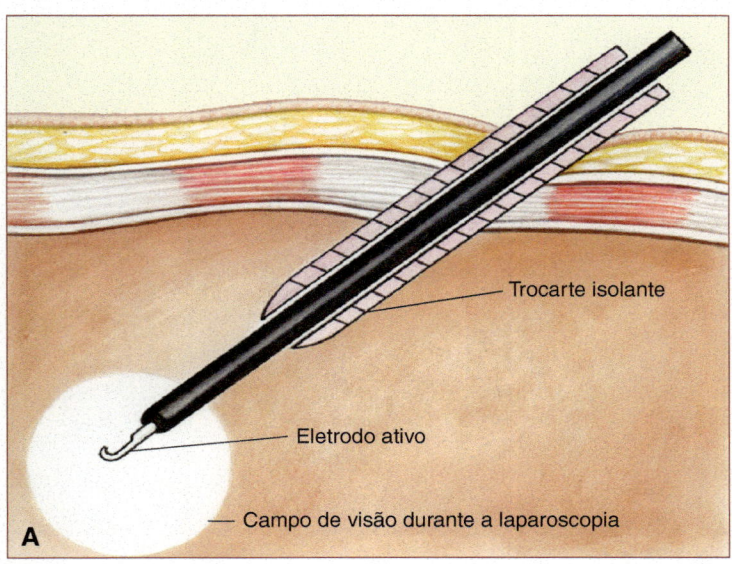

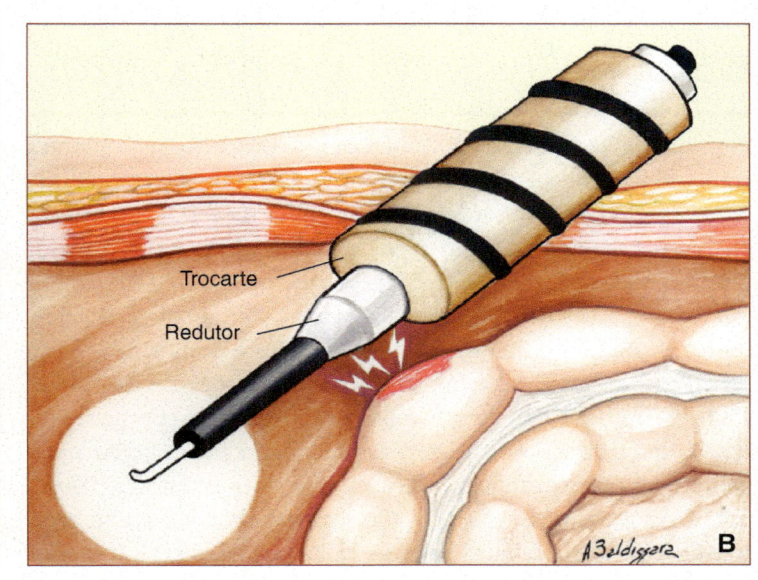

Fig. 7-21
(**A**) Cânula de trocarte híbrido que bloqueia a passagem de corrente pela parede abdominal. (**B**) Sistema de trocarte e redutor que cria um capacitor e, assim, uma perigosa rota de retorno da corrente pela paciente.

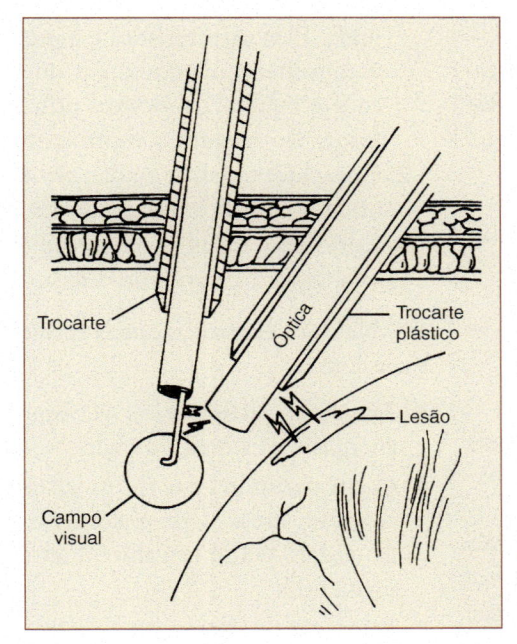

Fig. 7-22
Visão panorâmica de acidente com uso de energia elétrica utilizando-se a óptica como condutor.

BISTURI ULTRASSÔNICO (HARMÔNICO)

No final da década de 1990 foi lançado o primeiro instrumental com a função de cortar e criar hemostasia com uma energia diferente da elétrica: a tesoura Ultracision® (Fig. 7-23), utilizando energia ultrassônica, que, por meio de rápidas vibrações (55,5 Khz), produz um aumento da energia cinética das células com sua explosão e vaporização com a secção dos tecidos. A mesma vibração se transmite para as proteínas, que se coagulam e desnaturam. Suas vantagens incluem uma temperatura de corte e coagulação dos vasos baixa (mínimo dano térmico dos tecidos vizinhos) e a quase ausência de fumaça. O seu uso é recomendado em cirurgias mais complexas, principalmente nos casos avançados de endometriose, pois a grande vantagem da energia ultrassônica é a segurança de trabalhar próxima às alças intestinais, ureteres e bexiga, minimizando a lesão térmica sobre estes órgãos. A ergonomia desta tesoura ultrassônica melhorou bastante após o lançamento da segunda geração, chamada Ultracision-Ace (5 mm). Possui a desvantagem de ser descartável, aumentando o custo do procedimento cirúrgico. Já existe no mercado tesoura ultrassônica (Sonosurg®) que pode ser esterilizada, o que pode minimizar os custos. Esta tesoura funciona como uma amplitude 100 micro e 23,5 kHz de vibração. Com o bisturi harmônico o cirurgião pode ajustar a quantidade de energia fornecida ao tecido, obtendo efeitos variados (corte *versus* hemostasia) de acordo com a forma que é aplicada. Essas características fazem com que o bisturi harmônico apresente importantes vantagens nas cirurgias com dissecções amplas, como na endometriose e na cirurgia intestinal (Morino, 2005; Ubner, 2008).

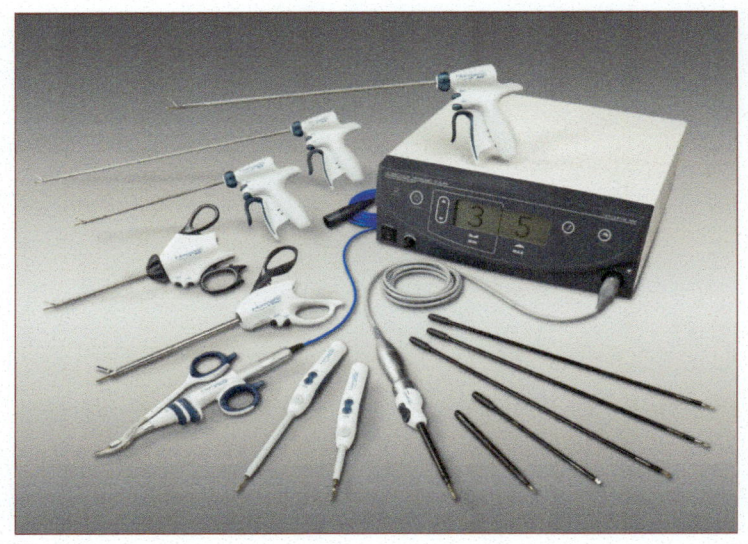

Fig. 7-23
Tesoura Ultracision®.

LASER NA CIRURGIA LAPAROSCÓPICA

INTRODUÇÃO

A luz é uma radiação eletromagnética de alta potencialidade energética. Einstein, em 1916, defendeu a tese da teoria de emissão estimulada de luz. Na atmosfera os átomos dos elementos gasosos estão em repouso. Nos polos as radiações cósmicas são mais intensas e, ao se chocarem com as moléculas, transmitem um *pool* de energias, tornando o átomo excitado. Como nada permanece excitado indefinidamente, em seguida ele volta ao estado enérgico basal e perde energia, emitindo fótons que se chocam com outras moléculas, excitando-as novamente. Esses fótons emitidos produzem as cores que caracterizam a aurora boreal. Define-se, assim, uma emissão estimulada de luz. Porém, na radiação luminosa é sem controle ou direção. A palavra *laser* é um acrônimo para *Light Amplification by Stimulated Emission of Radiation*. Existem várias características que diferenciam a luz do *laser* das luzes que costumamos perceber (Fig. 7-24).

1. **Monocromática:** a luz do *laser* é pura e composta por uma única cor. O que define a cor da luz é seu comprimento de onda. Esta característica é a impressão digital do *laser*. Cada comprimento de onda tem uma forma própria de interagir com o tecido. Os átomos utilizados são idênticos, gerando fótons do mesmo comprimento de onda.
2. **Coerente:** todas as ondas são de mesmo comprimento de onda. Há uniformidade da luz.
3. **Colimado:** todas as ondas são direcionadas em paralelo, ou seja, viajam na mesma direção.

Na física clássica as ondas apresentam alguns parâmetros básicos como:

- *Magnitude ou amplitude (A):* representa intensidade, força ou energia com a qual é gerada.
- *Comprimento de onda (y):* é a distância entre duas cristas sucessivas de ondas. Um nanômetro (1 nm) = 1 mm (milímetro)/1.000.000 e um micrômetro (1 μm) = 1 mm (milímetro)/1.000.
- *Velocidade de propagação (C).*
- *Frequência (f):* medida em Hertz (ciclos por segundos) representa o movimento vibratório por segundos.

As frequências de onda são medidas em milissegundos, e mais modernamente já se estuda frequência em fentossegundos. A fórmula de relação entre velocidade de propagação, frequência

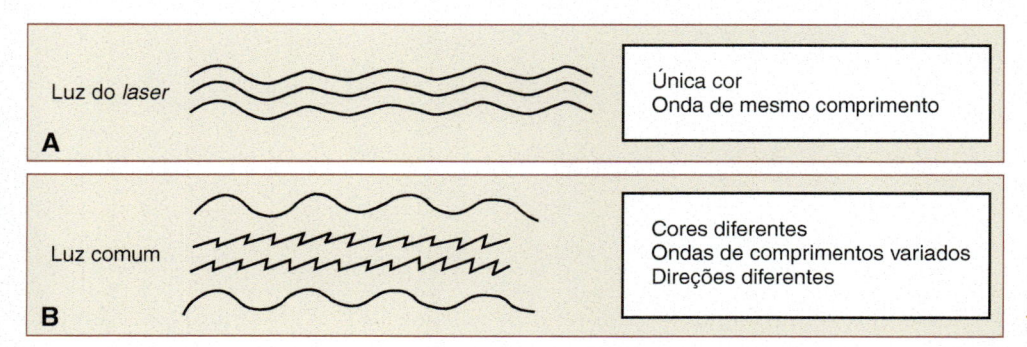

Fig. 7-24
Ondas colimadas e coerentes (**A**) e luz comum (**B**).

e comprimento de onda se definem: C = y. f, em que a velocidade é constante = 300.000 km/s.

A maioria dos raios *laser* utilizados pertence à faixa do invisível. Apenas uma pequena e estreita parte dos fenômenos eletromagnéticos é visível (Fig. 7-25).

PRINCÍPIOS BÁSICOS

Light Amplification by Stimulated Emission of Radiation (laser), ou seja, amplificação da luz pelo efeito da emissão estimulada da radiação. Para melhor compreendermos, iremos dividir a sigla em duas partes:

1. Missão estimulada da radiação luminosa.
2. Amplificação da luz.

Emissão estimulada da radiação luminosa

A luz é uma forma de energia gerada, emitida ou absorvida por átomos ou moléculas. Para emitir energia, o átomo necessita ser elevado a um nível de energia (excitado) acima de seu estado natural de repouso. Em estado natural este excesso de energia precisa ser descarregado na forma de emissão de partículas de ondas luminosas conhecidas como fótons. Este fenômeno é definido com emissão espontânea. O comprimento de onda está relacionado com o excesso de energia pela relação $y = h \times c/E$, onde (h) é a constante de Planck, (E) é o excesso de energia, (c) a velocidade da luz e (y) o comprimento de onda. Cada átomo ou molécula na natureza possui níveis de excitação distintos. Elementos diferentes emitirão fótons de energias diferentes e comprimentos de onda idênticos. Os átomos se excitam por diferentes energias: calor, luz, vibração, som, choques mecânicos, descargas elétricas, radiações eletromagnéticas. Einsten, em 1916, deflagrou a teoria de que um fóton que se chocasse com um átomo produziria outro fóton de igual energia e comprimento de onda. Sendo assim, os fótons gerados seriam monocromáticos e coerentes, somando sua intensidade luminosa (Fig. 7-26).

Amplificação luminosa

Vamos imaginar um tubo fosco fechado com suas extremidades com espelhos, e em uma das extremidades haverá uma reflexão de 90% e uma janela de evasão luminosa. Dentro desse tubo existe um gás contendo CO_2, cujas moléculas são estimuladas por uma descarga elétrica. Isto desencadeia uma produção de fótons, que se propagam em todas as direções. Os fótons que viajam para a parte fosca do tubo são absorvidos, produzindo calor, e os que viajam na direção dos espelhos são novamente refletidos, e assim por diante. Portanto, são amplificados, já que cada fóton é capaz de produzir mais um novo. Os fótons chocam-se com as moléculas do CO_2, amplificam-nas interminavelmente, produzindo fótons de mesma energia, mesmo comprimentos de onda e mesma direção. Apenas 10% deste feixe luminoso de intensa energia escapa pela janela do espelho. Este feixe é o *laser*. Este tubo é o seu meio de excitação (gasoso, sólido, semicondutores, corante líquido) e é conhecido como ressonador. Adiciona-se uma fonte de excitação que pode ser descarga elétrica, *flash*, ou outro *laser* (Fig. 7-27). Esse exemplo pode ser considerado como o mecanismo básico da geração do *laser*.

FORMAS DE UTILIZAÇÃO

Após a geração do feixe de *laser* precisamos conduzir este feixe. Alguns tipos de *laser*, como o CO_2, podem ser conduzidos por braços articulados com espelhos que refletem sucessivamente a luz até o tecido-alvo. Outros como Nd:YAG, Erbium:YAG ou diodo podem ser conduzidos por fibras ópticas ou quartzo (*touch, non-touch* e intersticial). A forma como se pretende usar o *laser* depende da sua focalização. Através do sistema de lentes manipula-se o feixe do *laser*, concentrando sua energia para convergir para um ponto único e pequeno (semelhante ao que se faz com as lentes para queimar papel usando a luz solar). Este foco é definido como *spot-size* (Fig. 7-28). O *laser*, quando focalizado, permite cortar e concentrar sua energia sobre um ponto muito pequeno, como um foco de 0,67 mm no *laser* de CO_2. Quando desfocamos o *laser*, sua energia se dispersa, ampliando a área do *spot-size* para 2

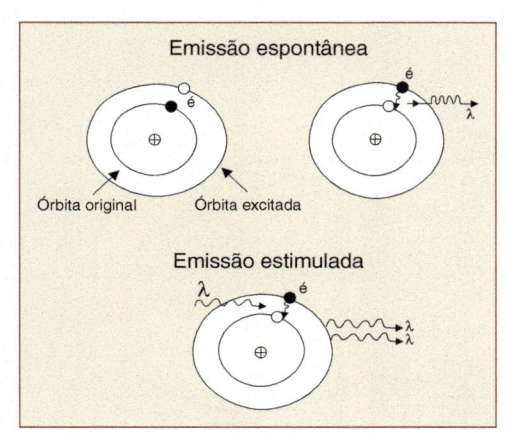

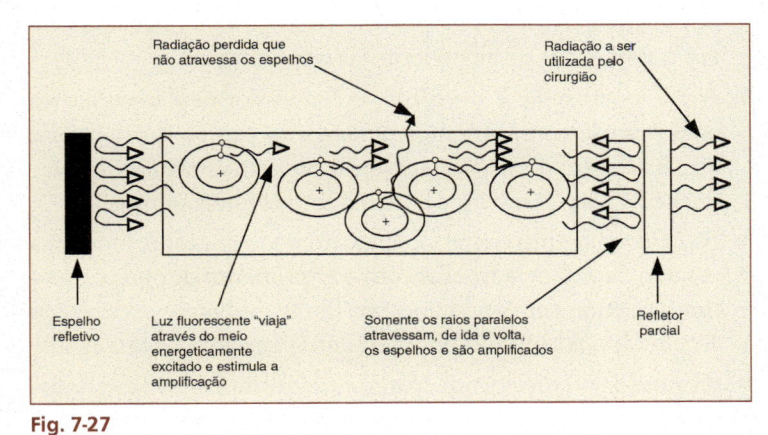

Fig. 7-26
Átomo estimulado + fótons.

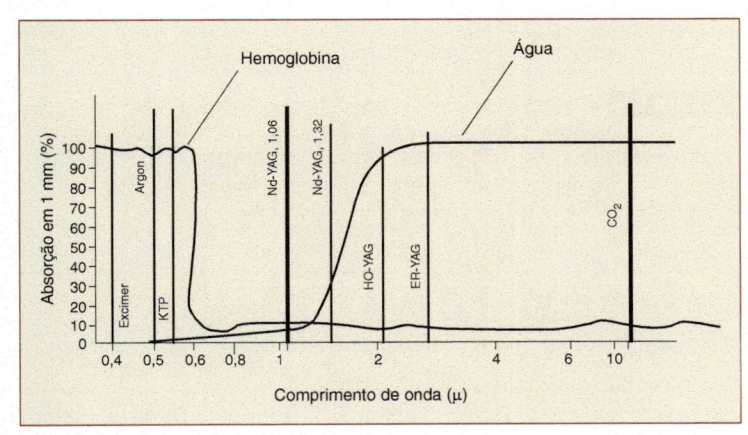

Fig. 7-25
Espectro de ondas.

Fig. 7-27
Sistema *laser*.

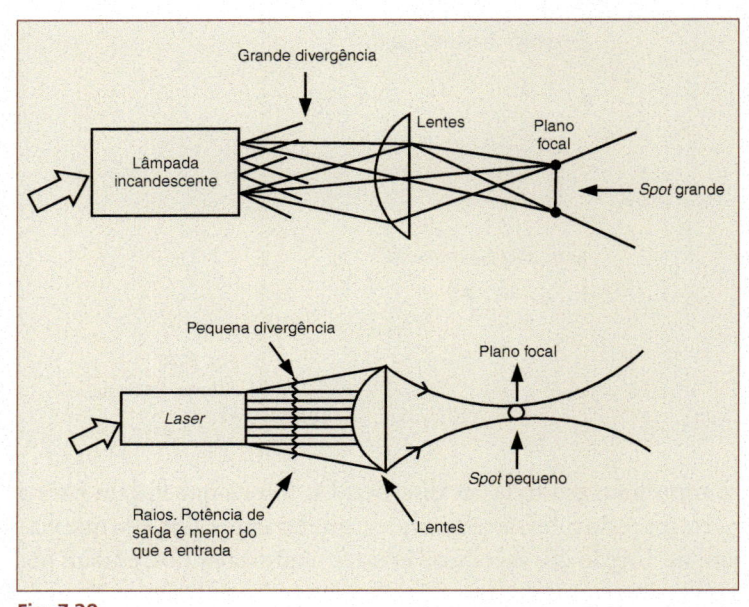

Fig. 7-28
Focalização.

a 6 mm ou mais. Possui a mesma energia, porém agora distribuída em uma área maior. Obtém-se um efeito menos intenso, podendo produzir um efeito de coagulação tecidual. Existem outras formas de minimizar o efeito tecidual, como os *scanners*, que serão descritos em outra seção.

TIPOS DE *LASER*

- *Excimer laser:* o meio é gasoso e só existe em estado excitado. Alguns comprimentos de onda na faixa do ultravioleta, como ArF -193 nm, KrCl -222 nm, KrF 248 nm, XeCl -308 nm, XeF- 351 nm. A estimulação é realizada por descarga elétrica produzindo o feixe e conduzido por fibra óptica de quartzo.
- *Argon-ion:* o meio excitado é o gás argônio ionizado. Ondas de comprimento de 488 nm (azul) ou 514 nm (verde). Conduzido por fibras ópticas.
- *Kripton íon:* o meio excitado é o gás criptônio ionizado, excitado por descarga elétrica, gerando um *laser* de comprimento de onda de 521 nm verde até o vermelho 647 nm, também conduzido por fibras ópticas.
- *Dye laser:* o meio excitado é líquido, solução de rodamina, corante fluorescente excitado por *flash* ou outro *laser*, produzindo um *laser* de comprimento de onda de 300 nm até 1.000 nm. O mais utilizado é o amarelo de 585 nm também conduzido por fibras e quartzo. É bem absorvido pela hemoglobina, aplicado em tratamento das telangiectasias e endometriose.
- *HeNe:* o gás hélio e o neônio, excitado por descarga elétrica com *laser* de comprimentos de onda no campo do visível de 632,8 nm, têm baixa potência, utilizados em estimulações tecidual e celular. Também é conduzido por fibras ópticas.
- *Ruby:* o meio é um cristal ionizado excitado por fonte luminosa como o *flash*. Cor vermelha com comprimento de onda de 694 nm, podendo ser conduzido por fibras ou braços articulados espelhados. Absorvido por pigmentos, melanina e tatuagens.
- *Alexandrita:* o meio é um cristal, alexandrita ionizada, estimulada por *flash*. Na cor vermelha, comprimento de onda de 755 nm e conduzido por fibra óptica.
- *Diodo:* o meio excitado é um semicondutor (componente eletrônico), estimulado por corrente elétrica. Os mais utilizados são o AlGaAs com comprimento de onda de 620-900 nm e o GaAs no infravermelho próximo de 820-920 nm conduzidos por fibras ópticas. É portátil e demanda equipamentos de custos menores. É considerado o *laser do futuro*. É bem absorvido por hemoglobina, portanto, sendo aplicado em histeroscopia, videocolposcopia e laparoscopia.
- *Família YAG:* o acrônimo de Ytrium, Alumínio e Granada. É um cristal que serve de passarela para um íon determinado a produzir o comprimento de onda desejado. São excitados por *flash* e produzem *laser* no espectro do infravermelho e são conduzidos por fibras ópticas de quartzo, em alguns casos *laser* de alta energia, pulsados por espelhos colimados.
  1. **Nd-YAG:** os íons de neodímio com onda de 1.064 nm, associados a um segundo cristal de KTP (potássio, titânio e fosfato), conseguem dobrar a frequência com ondas de 532 nm. São absorvidos por hemoglobina.
  2. **HoYAG:** íons de Holmium com comprimento de onda de 2.100 nm.
  3. **Erbium YAG:** com comprimento de onda de 2.940 nm.
- CO_2: o meio é uma mistura de nitrogênio, hélio e CO_2, estimulada por descarga elétrica produzindo um *laser* de onda de 10.600 nm, conduzido por braços articulados e espelhos colimados. São absorvidos pela água. Podem ser utilizados em dermatologia, odontologia, cirurgia plástica e videocolposcopia. O Quadro 7-4 compara os *lasers* mais usados na cirurgia laparoscópica.

INTERAÇÃO TECIDUAL

Ao interagir com os tecidos, a luz reage com os componentes teciduais e seus pigmentos. Assim, podemos observar as seguintes interações do *laser* com o tecido:

A) Parcialmente absorvido.
B) Refletido.
C) Espalha-se parcialmente *(scattering)*.
D) Absorvido.

Essa interação pode ser detalhada na fórmula: $W.T/spot\ size = f.J/cm^2$. É diretamente proporcional à potência (w) e ao tempo de exposição (t), frequência (f) e inversamente ao *spot size*. Pode-se manifestar das seguintes formas:

- *Fototérmica:* a energia emprestada pelo *laser* é absorvida e convertida em calor, produzindo vaporização, onde os pulsos são longos (em torno de 1 milissegundo ou mais).

Quadro 7-4 Características básicas dos principais feixes de *lasers*

Características	KTP	Nd:YAG	CO₂
Penetração tecidual (mm)	0,4-0,8	0,6-4,2	0,1
Comprimento de onda (μm)	0,458-0,532	1,064	10,6
Transmissão em meio líquido	Sim	Sim	Não
Absorção	Depende da cor	Depende da cor	Todos os tecidos e líquidos
Equivalentes eletrocirúrgicos	Coagulação	*Blend*	Corte
Transmissão por fibras ópticas	Sim	Sim	Não

- *Fotomecânica:* a energia é fornecida em pulsos rápidos (em torno de 100 microssegundos ou menos), produzindo uma onda de choque mecânica que rompe o tecido.
- *Fotoquímica:* a interação do *laser* ocorre nas ligações em nível molecular, podendo estimular uma molécula inerte em ativa, com produção de um gatilho de ação intracelular. Apresenta comprimento de onda muito pequeno (ultravioleta) e normalmente não produz efeito térmico. Direciona uma canalização química, como, por exemplo: PDT (protoporfirina), fotoquimioterapia dinâmica seletiva. A droga é absorvida apenas pelo tecido cancerígeno e, quando estimulada pelo *laser*, torna-se ativa e produz lise celular.
- *Fotobioestimulação: laser* de baixas potências (miliwatts) produz feixe de fótons para estimular e ordenar ação em nível de mitocôndrias e membrana celular. Utilizado, frequentemente, em gerontologia e reumatologia.
- *Fototermólise seletiva:* a principal característica do *laser* quando aplicado em medicina. Dessa maneira, a combinação do comprimento de onda com a duração do pulso é feita para minimizar os efeitos teciduais ao redor do tecido-alvo. Este efeito ocorre na presença dos cromóforos, que são os pigmentos endógenos do tecido que absorvem seletivamente o *laser*. Assim, alguns tecidos serão transparentes ao *laser*, enquanto outros o absorverão totalmente. Portanto, podemos atingir a destruição de alguns tecidos-alvo preservando outros tecidos. É o que acontece com o *laser* de alexandrita e o *Rubylaser*, que estão na faixa do vermelho e são absorvidos principalmente pela melanina e pigmentos escuros da pele, produzindo destruição de pelos ou manchas, sem destruir a pele. O *Dye Laser* na faixa do amarelo tem afinidade pela melanina e está sobre o pico de absorção da hemoglobina o que dá uma especificidade para tratamento de lesões vasculares. Os Nd-YAG *laser* e Diodo *Laser* na faixa do infravermelho têm mais afinidades com a hemoglobina em relação à melanina, podendo ser utilizados em lesões pigmentadas. Como seu comprimento de onda é mais longo, sua penetração é maior. Assim, quando cedidos ao tecido com duração de pulso correta, são capazes de atravessar a pele e atingir um alvo sem produzir dano algum aos tecidos adjacentes, sendo absorvidos apenas pelo cromóforo específico. Por exemplo, tatuagem, lesões vasculares, clareamento de lesões pigmentadas, depilação.
- *Laser de CO_2:* possui afinidade e é absorvido pela água. Como os tecidos têm como componente predominante a água, suas aplicações são amplas. Algumas reações teciduais são identificadas. Até 45°C as alterações são reversíveis. Entre 45°-65°C as enzimas são destruídas, ocorrendo uma coagulação celular. Entre 65°-90°C as proteínas se desnaturam completamente, e o tecido adquire uma cor esbranquiçada. A 100°C ocorre uma vaporização da água celular rompendo as células, produzindo vapor e fumaça. Se houver empréstimo de energia em alta potência, atingindo temperaturas superiores, observa-se a carbonização. Entre as características do *laser* está a esterilização obtida pelas altas temperaturas. O *laser* de CO_2 não possui um bom efeito hemostático, atingindo eficiência em vasos de 1 mm de diâmetro, no máximo. Como vantagens podem-se citar:
  - Controle de profundidade (1 a 2 mm).
  - Absorção pela água (proteção de órgãos nobres).
  - Utilização de *scanners (Swiftlase* e outros).
  - Menor tempo de execução.
  - Menor dano térmico.
  - Menor absorção lateral.
  - Boa hemostasia de vasos até 1 mm.
  - Menor reação negativa tecidual (aderências).
  - Homogeneidade de efeitos sobre o tecido. Energia não condutiva.

EFEITOS BIOLÓGICOS

Observa-se nas áreas atingidas pelo *laser* uma baixa resposta inflamatória com índice baixo de polimorfonucleares nos tecidos-alvo e periféricos. Por produzir coarctação de vasos sanguíneos e vasos linfáticos, são antiedematosos. Produzem respostas bioestimulantes: aumentando a celularidade e a velocidade do tempo de mitose; potencializando as atividades dos liposssomas; reduzindo as atividades dos fibrócitos, com consequente diminuição da fibrose residual e melhor cicatrização.

REGULAGEM

O feixe produzido pelo equipamento proporciona um raio monocromático direcionado e com determinada potência a ser graduada por programação prévia. O modo de usar o *laser* definirá o efeito tecidual desejado. Assim, se necessitamos de efeito máximo, o utilizamos focalizado, produzindo vaporização e corte. Por outro lado, se desfocamos o *laser*, minimizamos o efeito tecidual, proporcionando coagulação. O *laser* pode ser regulado para um feixe *contínuo* ou *pulsátil*, ou seja, o feixe incide sobre o tecido continuamente (efeito máximo) ou alternadamente (efeito minimizado) (Figs. 7-29 e 7-30). A frequência dos feixes de *laser* em um intervalo de tempo de um segundo pode ser programada, alterando o *On Time* e *Off Time*. Assim, programamos o equipamento para que num intervalo de 1 segundo tenhamos, por exemplo, cinco disparos de *laser* com duração de 100 milissegundos *(on time)* e cinco intervalos de 100 milissegundos *(off time)*. Nesse intervalo ocorre o esfriamento do tecido, permitindo menor dano térmico. Para produzir um efeito menos intenso, a indústria de tecnologia produziu um sistema denominado *Flash-Scanner* (Fig. 7-31). O *scanner* produz um ciclo de passeio do feixe do *laser* sobre uma determinada área com velocidade necessária a produzir o efeito tecidual sem dano térmico. Em ginecologia é útil na vaporização de focos de endometriose sobre áreas nobres (sobre bexiga, ureter etc.), evitando aprofundar o efeito do feixe do *laser*.

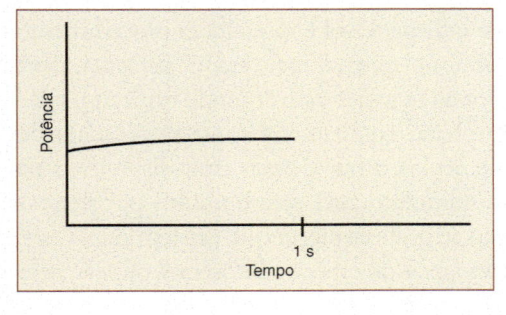

Fig. 7-29
Laser contínuo.

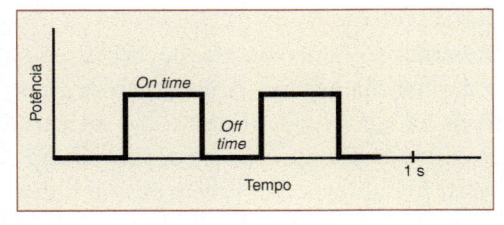

Fig. 7-30
Laser pulsátil.

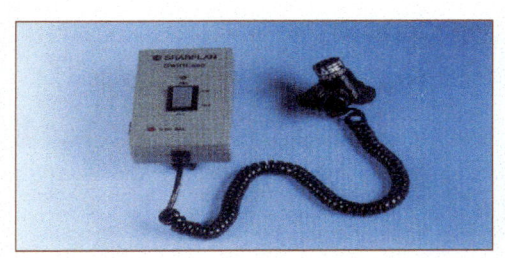

Fig. 7-31
Foto scanner (Swiftlase).

ENERGIA, POTÊNCIA E DENSIDADE DE POTÊNCIA

O efeito térmico é diretamente proporcional à energia que é cedida ao tecido. Energia, potências e densidade de potência são parâmetros físicos. A energia é medida em Joules (J), e a potência, em Watts (W). Potência (W) = Energia (J)/Tempo (T). Portanto, a energia é entregue a cada segundo para o tecido. A resposta tecidual é governada pela área *(spotsize)*, ou seja, *fluência* (densidade de potência). Quanto maior a fluência, maior o calor gerado no tecido-alvo. Assim, além de os equipamentos permitirem alterar a fluência do *laser* sobre o tecido, o manuseio também colabora com este efeito tecidual.

A velocidade do operador também determina efeitos inversamente proporcionais. Quanto mais rápido, menor o efeito tecidual; quanto mais lento, maior o efeito tecidual.

Focalizado → fluência máxima → corte
Desfocalizado → fluência reduzida → vaporização – hemostasia

SEGURANÇA

A segurança do *laser* deve ser levada em consideração com uma preocupação máxima. Devemos lembrar que alguns raios *lasers* operam na faixa de luz invisível. O *laser* de CO_2, por exemplo, atua na faixa do infravermelho (comprimento de onda de 10,6 µm), com uma potência de saída de centenas de watts. Para evitar acidentes, o *laser* é alinhado com um raio de *laser* He-Ne de baixa potência que serve de "mira" e como marcador para o raio invisível. Mesmo o *laser* de baixa potência representa perigo quando atinge diretamente os olhos por tempo prolongado. Lesões potenciais de córnea, retina e pele podem ocorrer em ambiente onde se emprega o *laser*.

Deve haver um supervisor de proteção para o *laser*, que assumirá o controle do uso adequado e seguro desse equipamento, mantendo registro do pessoal autorizado a usar o aparelho. O uso de óculos de proteção é indispensável em qualquer procedimento com *laser*. Todo o pessoal no recinto, incluindo a paciente, deve usar os óculos adequados ao *laser* que estiver sendo utilizado, salvo o operador quando empregar equipamentos que prescindam do uso de óculos. Pares de óculos extras devem estar disponíveis na entrada da sala de procedimento para serem usados por pessoas que entrem na sala. Não se pode esquecer que existem raios *lasers* que atuam em diferentes faixas do espectro luminoso, ou seja, possuem diferentes comprimentos de onda e necessitam, portanto, de diferentes óculos para a sua proteção.

Os instrumentos utilizados no campo onde se opera com o *laser* devem ser foscos para evitar sua reflexão. A utilização de gases ou substâncias inflamáveis na sala deve ser evitada. No mercado encontram-se tubos revestidos de silicone específicos para cirurgias com *laser*. Aspiradores de fumaça especiais devem possuir filtros biológicos. Em *laserterapia* em HPV cervical ou vulvar, as partículas de DNA ativos podem ser aspiradas pelos membros da equipe e pelo paciente. Em laparoscopia é fundamental sua utilização, pois alguns trabalhos revelam um índice de carboxiemoglobina que preocupam os anestesistas pela conversão do dióxido de carbono em monóxido de carbono. Assim, a fumaça gerada deve ser aspirada continuamente durante o uso do *laser* (vapor e resíduo tecidual), bem como se deve realizar irrigação abundante. Em alguns trabalhos foram observadas áreas com pigmentação negra no *second-look* causada pela impregnação de tecido carbonizado incorporado ao peritônio, por irrigação deficiente.

Alguns equipamentos de *laser* possuem aspiradores automáticos que, ao iniciar o disparo, são acionados imediatamente. Outro ponto importante são avisos nas salas de cirurgia onde se está operando com o sistema *laser*, notificando como área de risco, alertando todo o pessoal. A definição ergonométrica da sala em laparoscopia já bastante preenchida pelos *racks*, mesa de anestesia e assistência ventilatória deve ser planejada para permitir a inserção dos equipamentos de *laser* sem comprometer o espaço e a comodidade da equipe de trabalho.

É de responsabilidade do operador certificar-se de que o aparelho esteja ligado corretamente, atentando para o detalhe do direcionamento do *laser* em relação a portas ou janelas. Deve ainda se preocupar com o posicionamento do aparelho de modo a conseguir a leitura fácil do controle e ter acesso imediato aos controles, bem como checar os cabos e conexões. Deve-se manter um extintor de incêndio de CO_2 no local em que o *laser* é usado. No caso especial do *laser* de CO_2, onde os braços articulados podem limitar sua comodidade, necessita-se de um bom planejamento para integrar equipamento com a funcionalidade.

Os aparelhos de *laser* são classificados de acordo com sua potência e de seus efeitos sobre os tecidos. Cada classe corresponde a um LEA – Limite de Emissão Acessível.

- Classe I = Não apresentam nenhum perigo mesmo com exposições prolongadas, ou seja, o limite de exposição nunca será alcançado.

- Classe II = Emitem radiação visível e podem-se proteger os olhos dos mesmos apenas com o reflexo de piscar. Sua potência é limitada ao LEA da classe I por um período máximo de exposição de 0,2 segundo.

- Classe IIIa = Estes já apresentam perigo para o meio ambiente e são pouco perigosos, pois emitem radiação com um comprimento de onda por volta de 470 nm. A potência de emissão contínua é limitada a 5 mW, e o reflexo de piscar limita o tempo de exposição a 0,2 s, protegendo os olhos.

- Classe IIIb = Estes já são considerados perigosos quando atingem diretamente a visão, mas não se refletidos por difusão de um feixe desfocado, desde que mantida a distância mínima de 13 cm e um tempo de exposição máximo de 10 s.

- Classe IV = São perigosos até por reflexão difundida, causando danos aos olhos, pele e podendo provocar incêndios.

É preciso ter em mente que diferentes tipos de *laser* concentram diferentes quantidades de energia. Noventa por cento da energia de um raio *laser* de CO_2 é absorvido dentro de uma profundidade de 0,2 mm. Essa profundidade aumenta para 0,4 mm com um *laser* de argônio e para 2,0 mm com o *laser* de Nd:YAG.

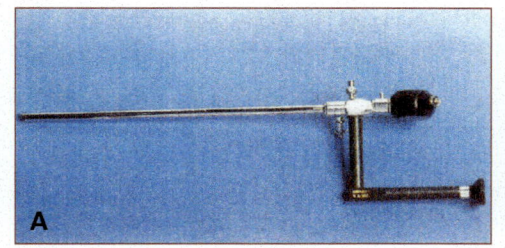

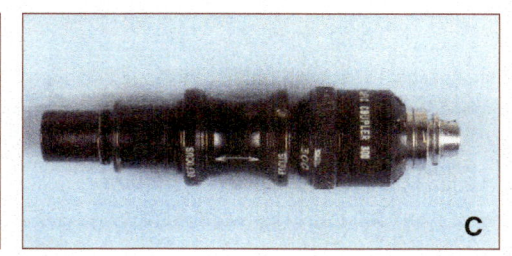

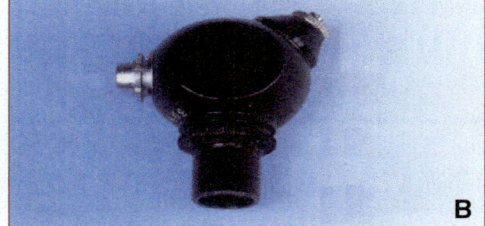

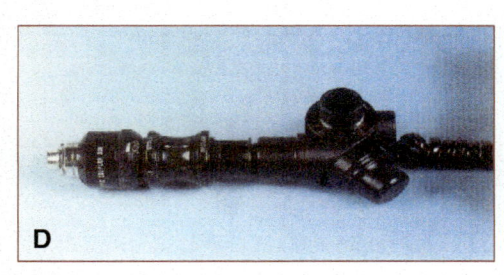

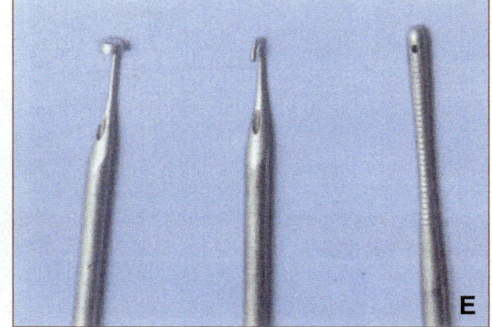

Fig. 7-32
Instrumental para o uso de *laser*: (**A**) laparoscópio cirúrgico; (**B** a **D**) adaptadores; (**E**) detalhes das ponteiras.

USO DO *LASER* DE CO_2 NA CIRURGIA LAPAROSCÓPICA

Técnica e instrumental

O instrumental para a aplicação do *laser* de CO_2 em laparoscopia pode ser utilizado por duas opções: pelas punções secundárias ou pela principal. Mediante um acoplador entre o sistema óptico/instrumental insere-se o braço articulado do *laser* que também pode estar acoplado a um *scanner* (Fig. 7-32).

A punção principal se constitui de um canal de 7,3 mm para fluxo do feixe de *laser* acoplado à óptica introduzida num trocarte de 12 mm que trabalha com distância focal de 300 mm com *spot* de 0,7 mm. Regula-se o foco do He-Ne (alvo hélio-neônio) a 2/3 à direita do campo visual, isso significa estabelecer uma distância de 10 mm da extremidade da óptica e o tecido-alvo, obtendo-se, assim, um efeito máximo de vaporização/corte. Quando se deseja um efeito de coagulação, desfocamo-nos do acoplador e distanciamo-nos do tecido-alvo em torno de 80 mm da extremidade da óptica. Eventualmente, a intensidade luminosa na cavidade pélvica deve ser diminuída para melhor visualizar o foco He-Ne. Na utilização da punção secundária a distância focal é menor (200 mm) com *spot* de 0,64 mm. O canal de entrada de feixe de *laser* é de 5,6 mm num trocarte de 8 mm, onde se utilizam diversas hastes apropriadas para diversas tarefas de aplicação do *laser* (haste de fluxo frontal, *hook*, haste com *back stop*). A programação do *laser* é individualizada para cada procedimento, assim, a potência pode variar de 15 a 50 W, o modo de utilização do disparo pode variar de contínuo, pulsátil ou ultrapulsátil, o tempo pode variar de 0,1-0,6 milissegundo. Todos esses parâmetros visam a lesionar menos tecidos, produzindo menor dano térmico.

A seguir, equalizam-se os parâmetros da programação para cada momento da cirurgia. Para evitar que inadvertidamente ocorra um disparo atingindo principalmente os órgãos do retroperitônio ou retossigmoide, preenche-se a cavidade pélvica com 300 mL de Ringer lactato, para servir de escudo dessas estruturas, já que o *laser* de CO_2 é absorvido pela água. Pode-se produzir também um *back stop* hídrico introduzido por meio de uma agulha de punção 10/20 mL de Ringer lactato, criando assim uma bolsa entre o peritônio e órgãos nobres, como ureter, bexiga e vasos. Em programas de tempo de exposição de 0,05 a 0,10 segundo, a penetração máxima atingida situa-se entre 100 a 200 µm. A utilização de um aspirador de fumaça é fundamental para permitir um campo sempre livre das névoas produzidas pela vaporização tecidual. É bom lembrar que devem-se fazer uma irrigação e aspiração dos fragmentos dispersos ao final de cada procedimento para evitar o que se observa nos *second-look*: áreas negras de inclusão de material carbonizado na membrana peritoneal. Geralmente uma terceira punção com trocarte de 5 mm dá acesso a uma cânula de aspiração e irrigação. Em trabalhos de Nisolle/Donnez o índice de gravidez acumulada em endometriose moderada atinge perto de 51% nos 18 meses. No tratamento das aderências graus I e II, observaram-se taxas de gravidez de 64 e 50%, respectivamente, no mesmo período.

Nos tratamentos por vaporização dos endometriomas ovarianos observa-se que o revestimento interno dos mesmos (que em média tem 2-3 mm de espessura) após a utilização dos análogos fica com espessura média de 0,5-1,0 mm, podendo ser abordado pela vaporização com o *laser* de CO_2, acoplada ao *scanner (swiftlase)*. Obtém-se uma destruição segura sem comprometer o córtex ovariano próximo, muitas vezes a uma distância de 2 a 4 mm, expondo inclusive ovócitos primários, garantindo produção estrogênica e fertilidade desta mulher.

A utilização do *laser* de CO_2 assegura eficácia e resultados satisfatórios em várias doenças, como a endometriose, a infertilidade e a dor pélvica crônica. A experiência de uso do *laser*, há mais de 17 anos na Europa e nos EUA, nos encoraja a seguir a tendência de hoje em afirmar que estamos para assistir à década do *laser* na medicina como um instrumento de rotina e não mais com rótulos de sofisticação ou requinte técnico.

BIBLIOGRAFIA

AAMI American National Standard. *Safe current limits for electromedical apparatus.* association for the advancement of medical instrumentation. Arlington, VA: ANSI/AAMI ESI-1985.

Adelson L, Hirsch CS. Physical agents in causation of injury and disease. In: Anderson WAD, Kissane JM. *Pathology.* 7th ed. St Louis: Mosby, 1977. p. 227-31.

Almeida-Lopes L, Jaegermm M, Brugnera AJ *et al. Acción del láser a baja potência en la proliferación de fibroblastos gingivales humanos en cultivo.* Anais do VI Congresso da Sociedad Española de láser Médico Cirurgico em Andorra La Vella 19 a 22 fevereiro de 1997.

Almeida-Lopes L. Laser. *J Bras Odontol Clin* 1997;1(4):5-8.

Aún CA, Brugnera AJ, Villa RG. Raio laser – Hipersensibilidade dentária. *Rev APCD* 1989;43:920.

Bailey RW, Flowers JL. *Complicações em videocirurgia*. Rio de Janeiro: Revinter, 2000.

Ballantyne GH, Leahy PF, Modlin IM. Physics of electrosurgery. In: *Laparoscopic surgery*. Philadelphia: WB Saunders, 1994.

Barlow DE. Endoscopic applications of electrosurgery and review of basic principles. *Gastrointest Endosc* 1982;28:73-76.

Bezuur NJ et al. The effect of therapeutic laser treatment in patient with cranomandibular disorders. *J Cranomandib Disord* 1988;2:83.

Bhatta N, Isaacson K, Bhatta KM et al. Comparative study of different laser systems. *Fertil Steril* 1994 Apr.;61(4):581-91.

Binder SA. Applications of low and high voltage electro-therapeutic currents. In: Wolf SJ (Ed.). *Electrotherapy*. New York: C Livingstone, 1981.

Creuz O. *Manual de cirurgia vídeo endoscópica*. Rio de Janeiro: Revinter, 1993.

Davis JH, Abbott WE. The pathology of thermal burns-changing concepts: A review of literature since 1945. *Surgery* 1955;40:788-806.

Donnez J, Nisolle M, Gillet N et al. Large ovarian endometriomas. *Hum Reprod* 1996 Mar.;11(3):641-46.

Donnez J, Nisolle M. CO_2 laser laparoscopic surgery. Adhesiolysis, salpingostomy, laser uterine nerve ablation and tubal pregnancy. *Baillieres Clin Obstet Gynaecol* 1989 Sept.;3(3):525-43.

Donnez J. CO2 laser laparoscopy in infertile women with endometriosis and women with adnexal adhesions. *Fertil Steril* 1987 Sept.;48(3):390-94.

Duffy S, Cobb GV. *Practical electrosurgery*. London: Chapman & Hall Medical, 1995.

Exposito JM. The laparoscopist and electrosurgery. *Am J Obstet Gynecol* 1976;126:633-37.

Grodzinsky AJ, Chen TL, Newton DW. Physical characterization of electrosurgical coagulation. *J Surg Res* 1982;33(6):469-81.

Honig WM. The mechanism of cutting in electrosurgery. *IEEE Trans Biomed Eng* 1975;22:58-62.

Hunter JG. Laser or electrocautery for laparoscopic cholecystectomy? *Am J Surg* 1991;161(3):345-49.

Jacques SL. Interações laser-tecido. *Surg Clin North Am* 1992;72(3):525-52.

Jourdan M. Diathermy and cautery equipment. *Br J Hosp Med* 1981;26(1):89-92.

Kelly HA, Ward GE. *Electrosurgery*. Philadelphia and London: W.B. Saunders, 1932.

Koninckx PR, Timmermans B, Meuleman C et al. Complications of CO_2-laser endoscopic excision of deep endometriosis. *Hum Reprod* 1996 Oct.;11(10):2263-68.

Mangal R, Taskin O, Nezhat C et al. Laparoscopic vaporization of diaphragmatic endometriosis in a women with epigastric pain: a case report. *J Reprod Med*, 1996 Jan.:41(1)64-66.

Manual de orientação. Cirmed-Nidek.

Manual de orientação. DF Vasconcelos-Sharplan.

McParland P, Halligan AW, Taylor DJ et al. Laparoscopic laser treatment for endometriosis. *Gynecol Obstet Invest* 1997;44(1):38-40.

Moritz AR. Thermal injury. *Am J Pathol* 1947;23:915-41.

Neufeld GR. Principles and hazards of electrosurgery including laparoscopy. *Surg Gynecol Obstet* 1978;147:705-10.

Nezhat CR, Nezhat FR, Silfen SL. Videolaseroscopy. The CO_2 laser for advanced operative laparoscopy. *Obstet Gynecol Clin North Am* 1991 Sept.;18(3):585-604.

Nisolle M, Donnez J. CO_2 laser laparoscopy in infertile women. *Arch Gynecol Obstet* 1990;247(Suppl):S65-71.

Pearce J. *Electrosurgery*. New York: Willey Medical, 1986.

Pearce JA. Dispersive electrodes. In: *Electrosurgery*. London: Chapman & Hall Medical, 1986.

Pinheiro ALB. Normas de segurança quando da utilização de laser de CO_2. *Rev Bras Med* 1994;51(8):1142-48.

Ramsay JWA, Shepherd NA, Butler M et al. A comparison of bipolar and monopolar diathermy probes in experimental animals. *Urol Res* 1985;13:99-102.

Resnick R. *Física II*. v I. Rio de Janeiro: LTC, 1997.

Shephard DAE. Glimpses of surgical history for diathermy. *Can J Surg* 1975;18:333.

Sittner WR, Fitzgerald JK. High-frequency electrosurgery. In: Berci G. (Ed.) *Endoscopy*. New York: Appleton-Century-Crofts, 1976. p. 214-20.

Sutton CJ, Pooley AS, Ewen SP et al. Follow-up report on a randomized controlled trial of laser laparoscopy in the treatment of pelvic pain associated with minimal to moderate endometriosis. *Fertil Steril* 1997 Dec.;68(6):1070-74.

Voyles CR, Tucker RD. Education and engineering solutions for potentials problems with laparoscopic monopolar electrosurgery. *Am J Surg* 1992;104:57-62.

Wattiez A, Khandwala S, Bruhat MA. *Electrosurgery in operative endoscopy*. Oxford: Blackwell Science, 1995.

8 Considerações Anestésicas para o Cirurgião

Márlon de Freitas Fonseca
Eduardo de Almeida Nogueira
Claudio Moura de Andrade Jr.

- **O QUE É LEGAL EM MEDICINA**
  Considerações fundamentais sobre sedação/analgesia e anestesia geral
- **CONSIDERAÇÕES SOBRE HISTEROSCOPIA**
  Anestesia ou sedação em unidade independente de um hospital – aspectos legais no Brasil
  Conforto e segurança em histeroscopia
  Reflexo vasovagal
  Anestesia local e regional para histeroscopia em regime ambulatorial
  Intravazamento e *overload* durante ressecções histeroscópicas complexas
- **CONSIDERAÇÕES SOBRE LAPAROSCOPIA**
  Pneumoperitônio: alterações fisiológicas
  Posicionamento durante o pneumoperitônio
  Pneumoperitônio em vigência de hemorragia e hipovolemia
  Óxido nitroso (N_2O)
  Cateter orogástrico durante a laparoscopia
  Monitoração básica
  Capnografia e capnometria
  Anestesia geral combinada à raqui ou anestesia epidural em laparoscopia
- **REFERÊNCIAS BIBLIOGRÁFICAS**

O QUE É LEGAL EM MEDICINA

Em geral, cada país possui sua legislação específica acerca da prática médica. No Brasil, o Conselho Federal de Medicina (CFM) é o órgão que hoje possui atribuições constitucionais de fiscalização e normatização da prática médica. Criado em 1951, sua competência inicial restringia-se somente ao registro profissional do médico e à aplicação de sanções do Código de Ética Médica. As Resoluções do CFM hoje são mais abrangentes e podem, inclusive, ser acessadas livremente na internet (http://www.cfm.org.br). Este capítulo inclui trechos (*ipsis litteris*) de resoluções do CFM em vigor, visando a uma apresentação mais fidedigna de seus conteúdos ao leitor deste tratado.

Destacamos aqui a Resolução 1.802/06 do CFM, que regulamenta a prática de procedimentos anestésicos no Brasil. Esta publicação inclui as diretrizes e determinações acerca dos tópicos: avaliação pré-anestésica, monitoração mínima essencial e acompanhamento da recuperação pós-anestésica, além de listar equipamentos, instrumental, materiais e fármacos que obrigatoriamente devem estar disponíveis no ambiente onde se realiza qualquer anestesia enquanto ato médico.

Considerações fundamentais sobre sedação/analgesia e anestesia geral

Segundo a Resolução 1.670/03 do CFM, sedação é um ato médico realizado mediante a utilização de medicamentos com o objetivo de proporcionar conforto ao paciente para a realização de procedimentos médicos ou odontológicos. Sob diferentes aspectos clínicos, esta Resolução classifica uma sedação como leve, moderada ou profunda. A sedação leve é um estado obtido com o uso de medicamentos em que o paciente responde ao comando verbal. A função cognitiva e a coordenação podem estar comprometidas. As funções cardiovascular e respiratória não apresentam comprometimento. A sedação moderada/analgesia é por vezes chamada de "sedação consciente" embora compreenda, na verdade, um estado de depressão da consciência, que é obtido com o uso de medicamentos. O paciente responde ao estímulo verbal isolado ou acompanhado de estímulo tátil, e não são necessárias intervenções para manter a via aérea permeável. A ventilação espontânea é suficiente e a função cardiovascular geralmente é mantida adequada. A sedação profunda/analgesia é uma depressão da consciência induzida por medicamentos, e nela o paciente dificilmente é despertado por comandos verbais, mas responde a estímulos dolorosos. A ventilação espontânea pode estar comprometida e ser insuficiente. Pode ocorrer a necessidade de assistência para a manutenção da via aérea permeável. A função cardiovascular geralmente é mantida. As respostas são individuais. Apesar destas classificações, as respostas ao uso de medicamentos são individuais, e os níveis são contínuos, ocorrendo, com frequência, a transição entre eles. O médico que prescreve ou administra a medicação deve ter a habilidade de recuperar o paciente deste nível ou mantê-lo e recuperá-lo de um estado de maior depressão das funções cardiovascular e respiratória.

A Resolução 1.670/03 do CFM determina que sedação profunda só pode ser realizada no Brasil por médicos qualificados e em ambientes que ofereçam condições seguras para sua realização, ficando os cuidados do paciente a cargo do médico que não esteja realizando o procedimento que exige sedação.

Na verdade, tecnicamente, não existe um limite seguro entre sedação profunda e anestesia geral, visto que a linha que separa estas condições é tênue. Quando em plano de anestesia geral, o paciente experimenta uma condição em que ocorre perda plena dos reflexos fisiológicos protetores (p. ex., reflexo da tosse) e ausência da reação a estímulos nociceptivos e dolorosos.

CONSIDERAÇÕES SOBRE HISTEROSCOPIA

Anestesia ou sedação em unidade independente de um hospital – aspectos legais no Brasil

Graças à evolução das drogas e da tecnologia de monitoração, o número de procedimentos realizados sob sedação ou anestesia em unidades independentes de um hospital tem aumentado exponencialmente.[30] No Brasil, a Resolução 1.886/08 do CFM dispõe sobre as Normas Mínimas para o Funcionamento de consultórios médicos e dos complexos cirúrgicos para procedimentos com internação de curta permanência. Esta Resolução revogou a anterior (Resolução 1.409/94), que norteava os médicos na prática de atos cirúrgicos e/ou endoscópicos em regime ambulatorial em unidade independente do hospital. De acordo com as diretrizes atuais do CFM, entende-se por cirurgias com internação de curta permanência todos os procedimentos clinicocirúrgicos (com exceção daqueles que acompanham os partos) que, pelo seu porte, dispensam o pernoite do paciente na unidade. Eventualmente, o pernoite do paciente poderá ocorrer, desde que o tempo de permanência do paciente no estabelecimento não ultrapasse 24 horas.

Segundo a Resolução 1.886/08 do CFM, a anestesia para cirurgias com internação de curta permanência inclui todos os procedimentos anestésicos que permitem pronta ou rápida recuperação do paciente, sem necessidade de pernoite, exceto em casos eventuais. Os estabelecimentos são classificados em unidades do tipo I (consultório médico destinado à realização de procedimentos clínicos, ou para diagnóstico, sob anestesia local, sem sedação, em dose inferior ao equivalente a 3,5 mg/kg de lidocaína), tipo II (fora de um hospital e com condições para internações de curta permanência e anestesia locorregional, com exceção dos bloqueios subaracnóideo e peridural), tipo III (previsão de internação por, no máximo, 24 horas) e tipo IV (unidade anexada a um hospital geral ou especializado). Estas unidades recebem diretrizes específicas diferentes quanto aos recursos humanos, materiais e equipamentos necessários.

Em relação aos critérios de seleção de pacientes, estes incluem o estado físico, a extensão e a localização do procedimento a ser realizado, se permitirem o tratamento com internação de curta permanência, a não necessidade de procedimentos especializados e controles estritos no pós-operatório, a presença de uma pessoa acompanhante adulta, lúcida e responsável (no caso de unidades tipos II, III e IV) e aceitação, pelo paciente, da estratégia de tratamento proposto. Em relação ao estado físico, os pacientes que podem ser submetidos a cirurgias/procedimentos com internação de curta permanência são os classificados nas categorias da *American Society of Anesthesiologists* como ASA I (pacientes sem transtornos orgânicos, fisiológicos, bioquímicos ou psicológicos, cuja enfermidade que necessita de intervenção é localizada e não gera transtornos sistêmicos) e ASA II (o paciente apresenta pequenos ou moderados transtornos gerais, seja pela enfermidade sob intervenção ou outra; são exemplos: enfermidade cardíaca leve, diabetes leve ou moderada, anemia, hipertensão compensada, idades extremas e obesidade).

A cirurgia/procedimento com internação de curta permanência é contraindicada pelo CFM quando: (1) os pacientes são portadores de distúrbios orgânicos de certa gravidade, avaliados a critério do médico assistente; (2) os procedimentos a serem realizados são considerados extensos; (3) há grande risco de sangramento ou outras perdas de volume que necessitem de reposição importante; (4) há necessidade de imobilização prolongada no pós-operatório; (5) os procedimentos estão associados a dores que exijam a aplicação de narcóticos, com efeito por tempo superior à permanência do paciente no estabelecimento.

No que diz respeito às responsabilidades médicas, a indicação da cirurgia/procedimento com internação de curta permanência no estabelecimento apontado é de inteira responsabilidade do médico executante. Toda a investigação pré-operatória/pré-procedimento do paciente (realização de exames laboratoriais, radiológicos, consultas a outros especialistas etc.) para diagnóstico da condição pré-operatória/pré-procedimento do paciente é de responsabilidade do médico e/ou da equipe médica executante. A avaliação pré-operatória/pré-procedimento dos pacientes a serem selecionados para a cirurgia/procedimento de curta permanência exige, no mínimo, história clínica, exame físico e exames complementares habituais e especiais, que cada caso requeira.

Ainda segundo a Resolução 1.886/08 do CFM, após a realização da cirurgia/procedimento, o médico anestesiologista é o responsável pela liberação do paciente da sala de cirurgia e da sala de recuperação pós-anestésica. A alta do serviço será dada por um dos membros da equipe médica responsável. As condições de alta do paciente serão as estabelecidas pelos seguintes parâmetros: orientação no tempo e espaço; estabilidade dos sinais vitais há pelo menos sessenta minutos; ausência de náusea e vômitos; ausência de dificuldade respiratória; capacidade de ingerir líquidos; capacidade de locomoção como antes (se a cirurgia o permitir); sangramento ausente ou mínimo; ausência de dor importante; sem retenção urinária. O médico deverá orientar o paciente ou o seu acompanhante, por escrito, quanto aos cuidados pré- e pós-operatório/procedimentos necessários e complicações possíveis, bem como a determinação da unidade para atendimento das eventuais ocorrências. A responsabilidade do acompanhamento do paciente (após a realização da cirurgia/procedimento até a alta definitiva) é do médico e/ou da equipe médica que realizou a cirurgia/procedimento.

Conforto e segurança em histeroscopia

A equipe deverá considerar as diferentes etapas do exame e suas devidas repercussões para proporcionar qualidade máxima na assistência. Na realização de um procedimento ginecológico invasivo qualquer, o primeiro sofrimento vivenciado pela paciente é emocional. Como todo exame diagnóstico, a histeroscopia desperta na paciente grande ansiedade em relação ao resultado, pois há a possibilidade de se esclarecer causas de infertilidade, presença de câncer ou mesmo de uma patologia cirúrgica benigna ou mais simples. Como regra geral, as pacientes têm medo de sentir dor, condição muitas vezes anunciada por outras mulheres que já se submeteram ao exame.

Após uma entrevista, a paciente é dirigida à mesa de exame onde será examinada pelo ginecologista e posicionada para a histeroscopia. Este momento causa desconforto pela exposição da intimidade da mulher e, para algumas pacientes, esta manipulação é dolorosa e constrangedora.

Quando não submetida a nenhum tipo de anestesia, ao se iniciar o exame histeroscópico propriamente dito, a paciente perceberá a introdução do aparelho do colo uterino. Este é o momento de maior estímulo álgico do exame e, independente do estado emocional, toda a paciente sentirá algum desconforto, mesmo que mínimo. Não raramente, a necessidade de algum tipo de analgesia é notória; esta se justifica não somente pela rica inervação perineal, mas também pela complexa aferência nociceptiva que será solicitada quanto à distensão uterina.[37]

A maioria das pacientes suporta a realização da histeroscopia diagnóstica sem quaisquer estratégias de anestesia, principalmente em razão dos instrumentos mais delicados recentemente desenvolvidos. Grande intolerância ao procedimento ocorre, mais frequentemente, devido à ansiedade e a particularidades da própria paciente como, por exemplo, em relação à sua anatomia e à sua fase fisiológica (se na fase da menacme ou no pós-menopausa).[14] Além disso, o desconforto será maior de acordo com a complexidade da manipulação histeroscópica ou quando existe alguma dificuldade técnica com a necessidade de algum tipo de exploração ou dilatação cervical.

Como regra geral, o estímulo doloroso diminui após a passagem do histeroscópio pelo colo. Porém, este poderá ainda manter-se presente após esta etapa.[22] Ao término do procedimento, a paciente poderá apresentar dor tipo cólica, variada em sua intensidade, mesmo quando não se realiza biópsia. Idealmente, esta dor deverá ser prevenida com administração de medicações analgésicas antes do início do exame (p. ex., 30 a 40 minutos antes). Quando presentes, os processos dolorosos deverão ser prontamente tratados, visto que não são mais aceitos como "normais" na prática médica contemporânea. Para analgesia, a abordagem multimodal (associação de drogas, visando a vias farmacológicas diferentes) deve ser a preferida.[21,37]

Reflexo vasovagal

Ramos aferentes situados na cérvice e na porção superior da vagina convergem, através dos nervos pélvicos, para alcançarem os ramos viscerais das raízes sacras, S2, S3 e S4. Em gânglios da raiz posterior estão corpos celulares dos quais partem prolongamentos para o corno médio, onde ocorrem sinapses, de forma direta ou indireta, com vias eferentes parassimpáticas (sacrais) e com vias ascendentes medulares e encefálicas.[16,45] Estímulos nociceptivos nesta região, como, por exemplo, estimulações sucessivas da cérvice e do istmo uterinos na introdução do histeroscópio, podem ocasionar reflexo vasovagal intenso.[12,28] Aferências nociceptivas que *bypassam* a medula espinal através de ramos vagais corroboram para a ocorrência de reflexos cardiovasculares na presença de manipulações desta natureza.[16,32,50]

A ocorrência de reflexo vagal durante a realização de histeroscopia diagnóstica sem anestesia varia, segundo a literatura, de 1 a 30% dos casos.[49] Na verdade, a dilatação cervical pode desencadear reflexo vagal importante (condição difícil de prever), em especial, quando a paciente se encontra mais ansiosa e vulnerável emocionalmente. Nestes casos, podem ocorrer bradicardia, hipotensão, lipotímia, sudorese, náusea, vômito e, às vezes, perda transitória da consciência mesmo minutos após o término do exame.

O tratamento medicamentoso efetivo do reflexo vasovagal consiste na administração imediata de um antagonista colinérgico muscarínico por via endovenosa. Quando há possibilidade de obter-se um acesso venoso rapidamente, deve-se injetar 0,5 mg de sulfato de atropina.[37] Como efeito indesejável desta medicação, podem ocorrer taquiarritmias, alterações neurocomportamentais (por atravessar a barreira hematoencefálica), visão turva e boca excessivamente seca. Se nenhuma medicação for administrada, normalmente a paciente recupera sua condição de equilíbrio autonômico após um período variável de repouso. Em geral, esta condição vem acompanhada de uma desconfortável sensação de insegurança, ansiedade e medo.

Ao não considerarmos a histeroscopia como mecanismo único deflagrador do reflexo vasovagal, devemos ter em mente outros fatores independentes da genitália feminina. Um dos modelos mais comumente evocados como causa dos distúrbios vasovagais, tidos como idiopáticos, é o reflexo Bezold-Jarisch. Este reflexo pode, didaticamente, ser explicado como sendo uma apresentação exacerbada dos fenômenos fisiológicos envolvidos na adaptação postural.[3,9,42] O aumento da atividade simpática reflexa a um estímulo estressante primário provoca um natural aumento do inotropismo cardíaco. Isto acaba por ativar os presso-receptores (baroceptores) localizados nas paredes inferobasais do ventrículo esquerdo, aumentando, paradoxalmente, o trânsito neural aferente (vago-mediado). Assim, uma intensa vasodilatação acompanhada de bradicardia (resposta vagal) surge, de forma exagerada, reflexamente a um estímulo essencialmente adrenérgico.

Durante a histeroscopia sem anestesia, por vezes, como resultado da ansiedade e da dor, observa-se aumento do inotropismo, do cronotropismo (FC) e vasoconstrição periférica, característicos de uma situação de estresse com resposta simpática. Como dito, estas alterações *per se* justificam a possibilidade de ocorrência de reflexo vasovagal seguido ou não de lipotímia ou síncope. Neste contexto, é razoável afirmar que a síncope vasovagal é uma síndrome multifatorial, que inclui reflexos neurais centrais e periféricos,[8,43] ambos passíveis de influência emocional.

Os sintomas premonitórios podem ser marcantes. Palpitação ou taquicardia intensas, precedendo náuseas, sudorese profusa e turvação visual são características e podem ser acompanhadas de fraqueza, palidez, bocejamento e hiperventilação, antes da síncope. Após a recuperação da consciência, a paciente poderá queixar-se de sensação de fraqueza, mas, geralmente, encontrar-se-á lúcida e orientada. Nenhum achado prévio do exame físico tem sido relacionado com a bradicardia reflexa[47] e à síncope vasovagal.[3] Nestas circunstâncias, a sensação de morte iminente eventualmente experimentada por estas pacientes promove má fama ao exame e, consequentemente, grande ansiedade àquelas pessoas que presenciam (p. ex., acompanhantes) ou que serão informadas sobre o ocorrido.

Os autores deste capítulo acreditam que pacientes mais jovens são mais propensas a apresentarem reflexo vagal em decorrência de maior integridade do sistema nervoso autonômico, frequentemente associada à vagotonia juvenil e à arritmia sinusal respiratória (típicas dos atletas). Esta condição sofre um processo degenerativo natural ao longo da vida, gerando indivíduos com menos capacidade reflexa. Assim, em teoria, o uso de uma medicação anticolinérgica antes do exame, além de atuar prevenindo cólicas, pode ser benéfico também no sentido de bloquear terminações colinérgicas responsáveis pelo reflexo vagal, favorecendo, assim, sua não ocorrência.

O brometo de N-butil escopolamina (hioscina) é um antagonista dos receptores colinérgicos muscarínicos M1. Porém, diferentemente da escopolamina e da atropina (mais eficientes no tratamento de náuseas, vômitos e vertigens), o brometo de N-butil escopolamina não é capaz de atravessar a barreira hematoencefálica e, por isso, não apresenta efeitos significativos no sistema nervoso central. Seu pico de concentração no sangue após administração oral ocorre em, aproximadamente, 1 hora e 30 minutos, e seu uso é muito difundido no tratamento de dores em cólica no Brasil. Comercialmente, existem também apresentações do brometo de N-butil escopolamina associado a uma droga com propriedade analgésica intrínseca, tal como a dipirona, o diclofenaco e o paracetamol.

Anestesia local e regional para histeroscopia em regime ambulatorial

Inicialmente, é importante ter-se em mente que qualquer técnica de anestesia regional pode ser utilizada com segurança de modo a proporcionar alta no mesmo dia após o procedimento (incluindo raquianestesia e bloqueio peridural).[35,38] Obviamente, nos casos em que se opta por bloqueio espinhal ou peridural, deve-se respeitar um tempo mínimo de recuperação para cada anestésico local escolhido (bem como para cada dose utilizada) a exemplo das clássicas diferenças entre a lidocaína (menores latência e toxicidade) e a bupivacaína (início de ação mais tardio, mas com maior duração).

Há tempo os anestésicos locais têm-se mostrado muito úteis em procedimentos ginecológicos, inclusive em histeroscopia.[31] Mais especificamente, verifica-se uma tendência à realização de procedimentos histeroscópicos cada vez mais complexos no consultório (leia-se fora do ambiente hospitalar), o que depende, em parte, do domínio das técnicas de anestesia local.[39] Recentemente, uma revisão sistemática para avaliar os efeitos de várias técnicas de anestesia local para histeroscopia (Fig. 8-1) concluiu que o bloqueio com injeção paracervical de anestésico local foi o melhor método quando comparado com a injeção transcervical e a anestesia tópica.[17] Apesar desta conclusão,[39] sugere-se, concomitantemente, a necessidade de uma padronização das melhores técnicas de bloqueio paracervical (e intracervical), não somente no que diz respeito ao tipo, volume e concentração de anestésico local, mas também quanto ao local exato (em relação à cérvice uterina) e profundidade das injeções.

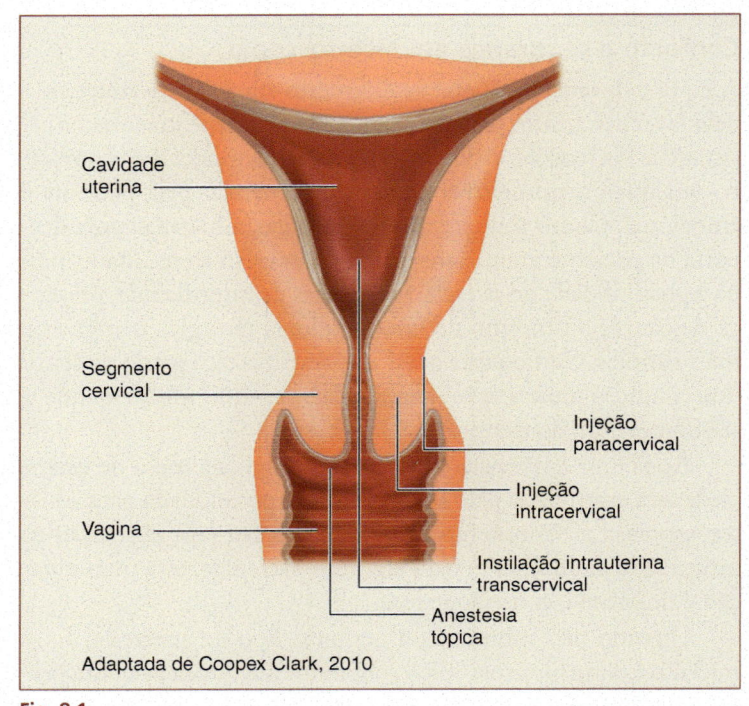

Fig. 8-1
Desenho esquemático para anestesia local e regional.

O ginecologista há de ter em mente que, embora ofereça alívio efetivo aos processos dolorosos no colo uterino (p. ex., dilatação cervical), o bloqueio paracervical não reduz, efetivamente, a dor associada à manipulação das tubas e da porção superior do útero.[11] Estas regiões, de fato, recebem também importantes inervações oriundas de dermátomos superiores não sacrais.[48]

A descrição das estratégias para realização do bloqueio paracervical não é idêntica em todos os manuais práticos. Porém, sempre exigem conhecimento elementar da anatomia do colo uterino (região de atuação fundamental do médico ginecologista), assim como da farmacologia básica dos anestésicos locais. Por exemplo, usando-se como referência anatômica os fundos de saco laterais da vagina na interseção entre o colo uterino e a mucosa vaginal, pode-se alcançar o plexo urogenital nos ligamentos largos. Assim, introduz-se uma agulha a uma profundidade de 2,5 a 3,5 cm nas posições 3, 5, 7 e 9 horas e injetam-se cerca de 2,5 mL de solução anestésica em cada punção.

O posicionamento do tenáculo (p. ex., Pinça de Pozzi) para manipulação do colo uterino e exposição da transição entre os tecidos cervical e vaginal (durante as injeções precisas no fundo de saco) é em geral doloroso. Para minimizar esta inconveniência, uma injeção prévia de cerca de 2 mL de anestésico local onde será posicionado o tenáculo (posição 12 horas) proporcionará conforto adicional à realização do bloqueio paracervical. Eventualmente, trações exageradamente grosseiras do corpo uterino pelo tenáculo (momento das injeções para o bloqueio paracervical) ocasionam dor importante, a qual foge do propósito da assistência médica contemporânea.

Outra importante opção para anestesia local do colo uterino é o bloqueio intracervical, onde realizam-se injeções de anestésico local (p. ex., posições 2, 5, 7 e 10 horas) ao redor do orifício externo em uma profundidade de 1,5 a 2 cm. Embora as injeções em si também possam ser dolorosas, esta técnica de anestesia local pode proporcionar condições favoráveis à dilatação e à passagem do histeroscópio.[18,39]

Em qualquer abordagem, uma especial atenção deve ser prestada no momento das injeções, pois a presença de importantes estruturas vasculares intimamente relacionadas com o conjunto de fibras nervosas aumenta a possibilidade de injeção intravascular acidental. O uso de anestésico local pressupõe o conhecimento dos limites para evitar administração de dose tóxica e da importância do suporte necessário para tratamento desta complicação. Recomendamos a utilização de lidocaína 1% (10 mg/mL) com vasoconstritor (p. ex., adrenalina 1:200.000), que pode ser obtida com a adição de 0,1 mL de adrenalina (normalmente apresentada em ampolas de 1 mg/mL) a 20 mL de lidocaína 1%. A dose de lidocaína não deve atingir 10 mg/kg de peso, quando administrada com adrenalina 1:200.000 (proporção equivalente à concentração de 5 µg/mL). Se a solução de lidocaína não contiver um vasoconstrictor, a dose máxima de lidocaína não deverá atingir 7 mg/kg de peso.

O procedimento deve, obrigatoriamente, ser realizado com segurança e conforto máximos. Logo, se o histeroscopista não puder esperar ao menos 5 minutos após a realização das infiltrações de anestésico local (tempo de latência) para então iniciar o procedimento histeroscópico, recomendamos, enfaticamente, que não perca seu precioso tempo realizando anestesia.

Como os dados são conflitantes,[39] faz-se ainda necessário a realização de estudos científicos que definam e, se possível, quantifiquem quais os fatores clínicos, epidemiológicos e anatômicos capazes de predizer significativamente quais pacientes poderiam realizar procedimentos histerocópicos mais complexos sem anestesia (p. ex., idade, índice de massa corporal, paridade, história de curetagem uterina ou de cesariana, período pós-menopausa, retroversão uterina etc.). Em paralelo, fatores preditores de dor ou insucesso, se conhecidos, poderiam nortear a identificação de quais mulheres realmente seriam beneficiadas de um ambiente hospitalar ou da administração de um ou outro tipo de anestesia.[6,7,13,44]

Intravazamento e *overload* durante ressecções histeroscópicas complexas

Em relação à escolha da melhor estratégia de anestesia para histeroscopias cirúrgicas, esta deve levar em conta os cuidados com a absorção inadvertida de solução de irrigação.[24,25] Este tema está abordado neste tratado no capítulo de técnica de histeroscopia.

CONSIDERAÇÕES SOBRE LAPAROSCOPIA

Pneumoperitônio: alterações fisiológicas

O pneumoperitônio causa uma redução importante no retorno venoso (RV) e esta condição, por sua vez, simula uma condição de hipovolemia aguda. Assim, uma resposta fisiológica natural ocorre imediatamente após a distensão abdominal na forma de um aumento da resistência vascular sistêmica (RVS), da pressão arterial média (PAM) e das pressões de enchimento cardíaco medidas por métodos invasivos (Quadro 8-1).

As respostas neuroendócrinas ao pneumoperitônio sustentado incluem aumento das concentrações plasmáticas de hormônio antidiurético (vasopressina), de renina e aldosterona, provavelmente em razão da interpretação autonômica equivocada de queda da volemia. A liberação de catecolaminas não é uma exclusividade da cirurgia laparoscópica, sendo também verificada em cirurgias convencionais sob anestesia geral.[19,40]

O posicionamento precoce do paciente em cefalodeclive (Trendelenburg) restaura somente em parte estes efeitos, ao favorecer o retorno venoso. Todavia, o peso das vísceras abdominais sobre o diafragma, nesta posição, agrava a restrição ventilatória causada pelo pneumoperitônio. Em relação ao sistema respiratório, resumidamente, a insuflação de gás para promover o pneumoperitônio aumenta imediatamente a pressão intra-abdominal, deslocando o diafragma cefalicamente. Esta situação diminui a complacência e a expansibilidade pulmonares, diminuindo a capacidade residual funcional, exigindo maior pressão das vias aéreas quando em ventilação controlada e aumentando ainda mais a retenção de CO_2 e, consequentemente, o risco de barotrauma.[23]

Para se garantir uma expansão pulmonar adequada nestas condições, opta-se normalmente por ventilação controlada (seja por pressão ou por volume) com pressão positiva nas vias aéreas, o que aumenta ainda mais a pressão dentro do tórax. A queda do índice cardíaco é regra e será diretamente proporcional à pressão intra-abdominal, assim como todas as repercussões até agora citadas.[40]

O cirurgião e o anestesiologista devem estar cientes de que estas alterações são diretamente influenciadas pelo manejo cirúrgico do paciente, o que inclui a otimização da pressão intra-abdominal e do posicionamento do paciente, além da natureza e da duração do procedimento cirúrgico. Em resumo, é dever do cirurgião ajustar a pressão do pneumoperitônio em um valor mais baixo, sempre que possível.

As alterações hemodinâmicas associadas ao pneumoperitônio parecem ocorrer também em uma sequência lógica. Inicialmente, com a insuflação do gás, ocorre um rápido aumento do retorno venoso consequente à compressão do leito venoso esplâncnico (complacente por natureza). Mais adiante, as pressões intra-abdominal e intratorácica aumentadas trazem efeitos opostos a este, dificultando o fluxo venoso rumo ao átrio direito.[23,36,40]

Quadro 8-1 Consequências naturais do pneumoperitônio

Cardiovasculares	Respiratórias
■ Redução do índice cardíaco	■ Elevação do diafragma
■ Aumento da P arterial média	■ Redução do volume corrente
■ Aumento da resistência vascular sistêmica	■ Redução da capacidade residual funcional (de até mais de 20% em obesos)
■ Aumento da P de enchimento (PVC e PCAP)	■ Aumento da $\dot{V}/\dot{Q}$
■ Desvio do eixo cardíaco	■ Aumento do $A\text{-}aO_2$
■ Diminuição do retorno venoso de MMII	■ Redução da complacência torácica
■ Aumento da P venosa femoral	■ Aumento das elastâncias torácica e pulmonar
■ Redução do fluxo venoso femoral	■ Favorecimento à entubação endobrônquica
■ Favorecimento à estase venosa e TVP	■ Aumento da P intrapleural, intratorácica e intra-abdominal
■ Diminuição da função e da perfusão renal	

P = Pressão; PVC = Pressão venosa central; PCAP = Pressão capilar pulmonar; MMII = Membros inferiores; TVP = Trombose venosa profunda; $\dot{V}/\dot{Q}$ = Relação ventilação perfusão; $A\text{-}aO_2$ = Gradiente alveoloarterial de oxigênio. Adaptada de Fonseca MF, Nogueira EA, Gemal AE, Andrade JLG. Anestesia em videocirurgia: Fundamentos para o cirurgião. In: Crispi CP (Org.). *Tratado de videoendoscopia ginecológica/Edição II*. 2. ed. Rio de Janeiro: Atheneu, 2006. Cap. 6, p. 75-89.

As pressões intracraniana e intraocular aumentam proporcionalmente a pressão intra-abdominal e o ângulo de cefalodeclive imposto. Além da vasodilatação cerebral em razão do aumento dos níveis de CO_2, a maior pressão sobre a medula lombar dificulta a circulação e a reabsorção de liquor, o que também favorece o aumento na pressão intracraniana. Consequentemente, o edema cerebral tende a aumentar ao longo do tempo em que o paciente se encontra submetido ao pneumoperitônio, principalmente, se a posição for a de cefalodeclive.[34]

A pressão limítrofe para ocorrência de efeitos hemodinâmicos significativos é em torno de 12 mmHg. É importante o cirurgião ter em mente que, muitas vezes, não é necessário sequer atingir este valor para se obter um campo visual satisfatório. Logo, é papel do anestesiologista também opinar no sentido de se estabelecer uma pressão intra-abdominal ideal para a cirurgia transcorrer de forma rápida, segura e com as menores repercussões adversas possíveis.[23,40] Embora tolerado pela grande maioria dos pacientes, o pneumoperitônio sustentado pode trazer consequências vitais a indivíduos com reserva cardíaca limitada e, principalmente, em caso de doenças valvares que cursam com débito cardíaco fixo (eventualmente, interpretados como assintomáticos).

Posicionamento durante o pneumoperitônio

Como já mencionado, as alterações hemodinâmicas e respiratórias podem ser agravadas ou atenuadas pelo posicionamento do paciente. A posição de cefaloaclive (reversa a de Trendelenburg) favorece o aprisionamento sanguíneo e a estase venosa no território abdominal e nos membros inferiores. Quando em posição de cefalodeclive, por sua vez, diminuem-se ainda mais a capacidade vital e o curso diafragmático. Assim, além de favorecer a hipoventilação, o pneumoperitônio tende a aumentar a diferença alveolo-arterial de CO_2 ($D_{A-a}CO_2$), podendo torná-la crítica em pacientes com comorbidades cardiorrespiratórias e em pacientes obesos.[29]

A mudança da posição supina para a posição de cefaloaclive oferece melhor campo operatório no andar superior do abdome, embora agrave a diminuição do retorno venoso. A posição de Trendelenburg, por sua vez, embora acarrete maior restrição diafragmática à ventilação em razão de as vísceras abdominais acomodarem-se cefalicamente, melhora a visualização e manipulação das estruturas pélvicas, o que faz com que esta última seja a posição básica para procedimentos em ginecologia e proctologia.

Pneumoperitônio em vigência de hemorragia e hipovolemia

Concomitantemente à pesquisa de discrasias sanguíneas (potenciais causas de sangramento que exigem terapia específica), a avaliação pré-operatória do estado volêmico/cardiocirculatório definirá, inicialmente, a abordagem cirúrgica de emergência. No caso de uma cirurgia laparoscópica ser indicada, a equipe médica deverá agir antecipadamente no sentido de minimizar as alterações hemodinâmicas, associadas ao pneumoperitônio, em especial, a diminuição do retorno venoso.

Inicialmente, todos os pacientes devem ser repostos generosamente com soluções cristaloides e coloides para uma expansão volêmica que garanta mínima perfusão tecidual, mesmo que à custa de baixas concentrações de hemoglobina. Evitando-se a hipovolemia grave e o colapso cardiovascular, garante-se perfusão mínima aos órgãos mais exigentes, como o cérebro, o miocárdio e os rins.[23,27] Serão candidatos à cirurgia laparoscópica pacientes com hemoperitônio de pequena monta que estejam hemodinamicamente estáveis mediante providências de rotina, que incluem hidratação venosa adequada, acesso venoso de grosso calibre (16 ou 14G), tipagem sanguínea com reserva de hemoderivados e monitoração imediata do débito urinário e dos sinais vitais.

Naqueles pacientes em que a perda de sangue estimada for superior a 30%, faz-se necessária uma reposição volêmica generosa para otimizar as condições cardiocirculatórias (frequentemente, mais que 2.000 mL de solução cristaloide administrados rapidamente). Geralmente, esta etapa, chamada "ressuscitação volêmica", antecede a chegada do anestesiologista e, por isso, deve ser iniciada pelo médico que conduz o primeiro atendimento, no caso, o cirurgião/ginecologista. Em nosso entender, pacientes com instabilidade hemodinâmica intensa, que não responde prontamente à expansão volêmica, caracterizam indicações evidentes de cirurgia aberta.[23]

Utilizar uma solução isotônica sem eletrólitos para reposição volêmica (p. ex., glicose a 5%) no lugar de uma solução cristaloide ou coloide constitui ERRO GROSSEIRO. Esta tem curtíssimo tempo de permanência no espaço vascular além de proporcionar hiponatremia dilucional. Solução de Ringer lactato, solução de NaCl 0,9% ou Ringer simples são as mais indicadas. Em relação às soluções cristaloides (erroneamente tidas como inócuas), os coloides sintéticos (p. ex., hidroxietilamida) apresentam a vantagem de menor lesão endotelial, além do maior tempo de permanência no espaço vascular. Em contrapartida, os coloides sintéticos podem comprometer a hemostasia e proporcionar reações alérgicas.[10]

Plasma fresco e plaquetas são reservados exclusivamente para deficiências específicas destes componentes confirmadas clínica e laboratorialmente. Os mesmos jamais deverão ser utilizados como expansores volêmicos. Obviamente, a coleta imediata de sangue para tipagem sanguínea e a solicitação de hemocomponentes devem anteceder a necessidade de seu uso.

Após prevenir o colapso cardiovascular através do uso de soluções artificiais (cristaloides e coloides sintéticos), pode ser necessário o uso de concentrado de hemácias. A hemotransfusão constitui um transplante de tecido e oferece riscos de complicações infecciosas por diversas formas. Por isso, deve ser realizada quando não mais houver opções para garantir perfusão tecidual com transporte mínimo de oxigênio. Esta não deve ser baseada somente em valores laboratoriais de concentração de hemoglobina ou hematócrito, mas também em dados individuais do paciente, como idade e comorbidades.[27] Indivíduos jovens e sem comorbidades suportam valores de hematócrito e hemoglobina extremamente baixos, desde que adequadamente hidratados para proporcionar boa perfusão periférica.

Além da diurese, a observação de parâmetros, como pressão arterial, frequência cardíaca e enchimento capilar, devem ser considerados com grande peso. Como referência, valores de hemoglobina acima de 9,0 $g.dL^{-1}$ raramente exigem transfusão sanguínea. Por outro lado, indivíduos com hemoglobina abaixo de 6,0 $g.dL^{-1}$ raramente terão suas células bem perfundidas sem hemotransfusão. Cada concentrado de hemácias faz com que a concentração de hemoglobina de um adulto normal seja acrescida de aproximadamente 1 $g.dL^{-1}$ (ou 2 a 3 pontos percentuais do hematócrito).[2]

Óxido nitroso (N_2O)

Também chamado de protóxido de azoto, trata-se de um gás com propriedades anestésicas de baixa potência, que frequentemente é utilizado em anestesia geral como agente inalatório adjuvante. As vantagens do seu uso incluem a necessidade de menores concentrações de outros agentes, o menor risco de consciência durante anestesia *(recall)* e o não uso de ventilação com oxigênio a 100%, visto que o oxigênio é tóxico aos pneumócitos, quando utilizado por períodos prolongados.[1] Apesar de possuir ainda como fator positivo uma farmacocinética extremamente favorável com início e término de ação muito rápidos em virtude da sua baixa solubilidade no sangue, o N_2O tem como pontos negativos a propriedade de aumentar a ocorrência de náuseas e vômitos após a cirurgia e, principalmente, a de distender vísceras ocas (aeradas) ao longo do tempo de anestesia, o que pode restringir significativamente o campo operatório.[20] Seu uso não está formalmente contraindicado em anestesia para laparoscopia. Porém, deve-se ter em mente estas importantes desvantagens, visto que uma ventilação com uma mistura de oxigênio e ar comprimido garante concentrações adequadas de oxigênio sem a necessidade da administração de N_2O.

Cateter orogástrico durante a laparoscopia

O posicionamento precoce de um cateter no estômago para promover esvaziamento gástrico antes do início da cirurgia é de grande importância, visto que qualquer distensão visceral implica em menor espaço de trabalho, além de aumentar a probabilidade de acidentes no momento das punções. Recomendamos a via orogástrica em relação à nasogástrica pela maior facilidade e menor risco de sangramentos no momento da introdução. Cateteres mais calibrosos (p. ex., número 20 ou acima) lubrificados com gel são introduzidos mais facilmente e de forma menos traumática. Idealmente, este procedimento deve ser feito pelo anestesista imediatamente após o acesso seguro à via aérea, ou seja, no momento do posicionamento e da fixação do tubo traqueal.

Monitoração básica

À exceção de condições especiais como, por exemplo, a laparoscopia para pesquisa consciente de pontos dolorosos (eventualmente indicada em pacientes portadoras de dor pélvica), a escolha de uma das várias técnicas de anestesia geral constitui regra básica para viabilizar uma cirurgia laparoscópica.[15,29] Apesar de exequível, a anestesia local e as técnicas de anestesia regional (raquidiana ou epidural) raramente são utilizadas como técnica única em laparoscopia. De fato, o desconforto experimentado durante o pneumoperitônio prolongado seria demasiadamente grande em pacientes acordados, enquanto o comprometimento da função respiratória seria ainda maior em pacientes sob sedação,[5] em especial na posição de cefalodeclive acentuado.

Além dos riscos inerentes à técnica cirúrgica *per se*, a insuflação do gás para promover pneumoperitônio e o posicionamento do paciente (ambos realizados para viabilizar a cirurgia) precipitam alterações cardiocirculatórias e ventilatórias importantes, que devem ser sempre prevenidas ou minimizadas. Para isto, o médico responsável pela anestesia deve dispor de monitoração adequada.[46] Segundo a Resolução 1.802/08 do CFM, a monitoração contínua da pressão arterial (podendo ser não invasiva), da saturação arterial de O_2 (oximetria de pulso), a eletrocardiografia contínua (cardioscópio) e a capnografia/capnometria são componentes obrigatórios para a monitoração de quaisquer indivíduos submetidos a quaisquer técnicas de anestesia geral. Além disso, é desejável (e altamente recomendável) o uso de monitores de oxigênio e agentes anestésicos voláteis em linha (*on line*), além do acesso a monitores da intensidade do bloqueio neuromuscular, quando este é realizado.

Capnografia e capnometria

O CO_2 é universalmente aceito e utilizado em cirurgia por suas características de não combustão e alta solubilidade no sangue. Embora haja relatos de tromboembolismo com seu uso, as propriedades supracitadas tornam-no extremamente seguro, seja para produção do pneumoperitônio ou para distensão da cavidade visceral do sistema genital (útero e tubas).[4]

A pressão parcial de CO_2 medida ao término da expiração (capnometria ou $ETCO_2$), bem como seu registro na forma de uma curva (capnografia) são monitorados e interpretados pelo anestesiologista. Este deve saber que a pressão parcial arterial de CO_2 ($PaCO_2$) é sempre maior que o $ETCO_2$ em cerca de 5 mmHg em indivíduos saudáveis e, principalmente, que esta diferença pode ser bem maior em pulmões doentes.

Numa sequência lógica, logo após o início do pneumoperitônio, a eliminação pulmonar de CO_2 aumenta até alcançar um *plateau* de 15 a 20% acima do valor basal de 20 a 30 minutos após o início da insuflação. Diferentemente do que ocorre em uma condição normal, um acidente de punção seguido de insuflação de CO_2 subcutâneo ou intravisceral (extraperitoneal) pode causar aumentos crescentes nas $PaCO_2$ e na eliminação pulmonar de CO_2.[26,36]

Anestesia geral combinada à raqui ou anestesia epidural em laparoscopia

Embora pouco utilizada em laparoscopia,[15] a escolha de uma técnica que combina anestesia geral a um bloqueio de neuroeixo é uma excelente opção para analgesia pós-operatória, em especial, quando associam-se pequenas doses de opioides (p. ex., morfina 0,08 mg) ao anestésico local.[41] A qualidade de analgesia obtida, em geral, favorece muito a expansão pulmonar (importante na recuperação de alvéolos atelectasiados) e a deambulação precoce (p. ex., 4 a 8 horas após o término da cirurgia). Os pacientes mais beneficiados serão aqueles especialmente mais propensos à dor (p. ex., portadoras de dor pélvica crônica intensa) ou alérgicos a múltiplas drogas analgésicas. Além disso, como regra geral, cirurgias realizadas em vigência de bloqueio subaracnóideo (raquianestesia) ou bloqueio epidural (anestesia peridural) estão sabidamente associadas a um menor risco de TVP.[33]

A escolha e a dose de anestésico local e de opioides deverão ser sempre individualizadas e adequadas à paciente e à cirurgia proposta. Alguns efeitos indesejáveis podem ocorrer mesmo com baixas doses de opioides (p. ex., retenção urinária, prurido, náuseas e vômitos); estes deverão ser sempre prevenidos e abordados com estratégias específicas previstas e definidas claramente na prescrição médica. Em outras palavras, é inadmissível mostrar-se surpreso com a ocorrência de uma destas condições ou não saber como preveni-la ou tratá-la.

Quando realizado um bloqueio raquidiano ou peridural antes da indução da anestesia geral, o paciente fica mais vulnerável a quedas importantes da pressão arterial. Na prática clínica, o anestesiologista deverá estar atento para a necessidade de uso de pequenas doses de um vasopressor (p. ex., efedrina 10 mg endovenosa em *bolus*) imediatamente antes de induzir a anestesia geral em pacientes com bloqueio simpático total estabelecido. Minutos após o início do pneumoperitônio, por sua vez, esta tendência à hipotensão (secundária ao bloqueio simpático) não mais se verifica. Nesta nova fase, uma relativa estabilidade nos níveis de pressão arterial tende a estabelecer-se, visto que esta é compensada pelas respostas neuroendócrinas ao pneumoperitônio (principalmente nas cirurgias realizadas em cefalodeclive). Cirurgias realizadas em cefaloaclive (p. ex., colecistectomias), entretanto, exigirão maior cautela no emprego dos anestésicos locais no que concerne à extensão do bloqueio simpático em razão do favorecimento gravitacional à queda do retorno venoso. Essencialmente, resolver esta questão de forma a antecipar a solução dos problemas é uma atribuição do anestesiologista.

REFERÊNCIAS BIBLIOGRÁFICAS

1. Altemeier WA, Sinclair SE. Hyperoxia in the intensive care unit: why more is not always better. *Curr Opin Crit Care* 2007;13(1):73-78.
2. ASA - Practice guidelines for perioperative blood transfusion and adjuvant therapies. An updated report by the American society of anesthesiologists task force on perioperative blood transfusion and adjuvant therapies. *Anesthesiology* 2006;105:198-208.
3. Barbosa PRB, Bernardino Jr LC, Barbosa Filho J et al. 2002. Síncope vaso-vagal e teste da mesa de inclinação. Laranjeiras 2002, v.1(1).
4. Beck DH, McQuillan PJ. Fatal carbon dioxide embolism and severe haemorrage during laparoscopic salpingectomy. *Br J Anaesthesia* 1994;72:243-45.
5. Bordahl PE, Raeder JC, Nordentoft J et al. Laparoscopic sterilization under local or general anesthesia? A randomized study. *Obstet Gynecol* 1993;81(1):137-41.
6. Braga DA, Lunardi C, Raymundo TS et al. Cicatriz de cesariana não prediz dor durante histeroscopia sem anestesia. XI Congresso Regional de Videocirurgia – SOBRACIL. 22-24 Maio 2008. Búzios-RJ.
7. Braga DA, Rodrigues RF, Souza VA, Santos LCS, Oliveira MAP & Fonseca MF. *Dispareunia ou dismenorreia são fatores isolados capazes de predizer dor durante histeroscopia diagnóstica sem anestesia?* XI Congresso Regional de Videocirurgia – SOBRACIL. 22-24 de Maio de 2008. Búzios-RJ.
8. Callera JC, Colombari E, De Luca LA et al. The bradycardic and hypotensive responses to serotonin are reduced by activation of GABAA receptors in the nucleus tractus solitarius of awake rats. *Braz J Med Biol Res* 2005;38(7):1123-31.
9. Campagna JA, Carter C. Clinical relevance of the Bezold-Jarisch reflex. *Anesthesiology* 2003;98(5):1250-60.
10. Chappell D, Jacob M, Hofmann-Kiefer K et al. A Rational Approach to Perioperative Fluid Management. *Anesthesiology* 2008;109:723-40.
11. Chudnoff S, Einstein M, Levie M. Paracervical block efficacy in office hysteroscopic sterilization: a randomized controlled trial. *Obstet Gynecol* 2010;115(1):26-34.
12. Cicinelli E, Schönauer LM, Barba B et al. Tolerability and cardiovascular complications of outpatient diagnostic minihysteroscopy compared with conventional hysteroscopy. *J Am Assoc Gynecol Laparosc* 2003;10(3):399-402.
13. Cicinelli E, Rossi C, Marinaccio M et al. Predictive factors for pain experienced at office fluid minihysteroscopy. *J Minim Invasive Gynecol* 2007;14:485-88.
14. Cicineli E. Hysteroscopy without anesthesia: review of recent literature. *J Minim Invasive Gynecol* 2010;17(6):703-8.
15. Collins LM, Vaghadia H. Regional anesthesia for laparoscopy. *Anesth Clin N Am* 2001;19(1):43-55.
16. Collins JJ, Lin CE, Berthoud HR et al. Vagal afferents from the uterus and cervix provide direct connections to the brainstem. *Cell Tissue Res* 1999;295(1):43-54.
17. Cooper NAM, Clark TJ. Local anaesthesia for pain control during outpatient hysteroscopy: systematic review and meta-analysis. *BMJ* 2010;340:c1130.
18. Damian BB, Damian Jr JC, Cardoso MM et al. Técnica da vídeo-histerosocpia ambulatorial. In: Crispi CP. (Ed.). *Tratado de videoendoscopia ginecológica*. 2. ed. Rio de Janeiro: Atheneu, 2006. p. 75-89, cap 6.
19. Demyttenaere S, Feldman LS, Fried GM. Effect of pneumoperitoneum on renal perfusion and function: A systematic review. *Surg Endosc* 2007;21:152-60.
20. El-Galley R, Hammontree L, Urban D et al. Anesthesia for laparoscopic donor nephrectomy: is nitrous oxide contraindicated? *J Urol* 2007;178(1):225-27.
21. Elvir-Lazo OL, White PF. Postoperative pain management after ambulatory surgery: role of multimodal analgesia. *Anesthesiol Clin* 2010;28:217-24.
22. Floris S, Piras B, Orrù M et al. Efficacy of intravenous tramadol treatment for reducing pain during office diagnostic hysteroscopy. *Fertil Steril* 2007;87(1):147-51.
23. Fonseca MF, Nogueira EA, Gemal AE et al. Anestesia em videocirurgia: fundamentos para o cirurgião. In: Crispi CP. (Ed.). *Tratado de videoendoscopia ginecológica*. 2. ed. Rio de Janeiro: Atheneu, 2006. p. 75-89, cap. 6.
24. Fonseca MF, Andrade Jr CM, Nogueira EA et al. Is time monitoring necessary for preventing fluid overload in hysteroscopic surgery? A case report. *Braz J Videoend Surg* 2008;1(3)128-32.
25. Fonseca MF, Andrade Jr CM, Mello MJE et al. Effect of temperature on fluidity of irrigation fluids. *Br J Anaesth* 2010 (In press.).
26. Ganem EM, Guasti VMD, Angelo SM et al. Enfisema subcutâneo durante videolaparoscopia ginecológica – Relato de caso. *Rev Bras Anestesiol* 1995;45(2):113-11.
27. Goodnough LT. Risks of blood transfusion. *Anesthesiol Clin N Am* 2005;23:241-52.
28. Goulson DT. Anesthesia for outpatient gynecologic surgery. *Curr Opin Anaesthesiol* 2007;20(3):195-200.
29. Henry CP, Hofland J. Laparoscopic surgery – Pitfalls due to anesthesia, positioning, and pneumoperitoneum. *Surg Endosc* 2005;19:1163-71.
30. Hession PM, Joshi GP. Sedation: not quite that simple. *Anesthesiol Clin* 2010;28:281-94.
31. Hong JY, Kim J. Use of paracervical analgesia for outpatient hysteroscopic surgery: A randomized, double-blind, placebo-controlled study. *Ambulat Surg* 2006;4:181-85.
32. Hubscher CH, Kaddumi EG, Johnson R. Brain stem convergence of pelvic viscerosomatic inputs via spinal and vagal afferents. *Neuroreport* 2004;15(8):1299-302.
33. Indelli PF, Grant SA, Nielsen K et al. Regional anesthesia in hip surgery. *Clin Orthop Relat Res* 2005 Dec.;441:250-55.
34. Irgau I, Koyfman Y, Tikellis JI. Elective intraoperative intracranial pressure monitoring during laparoscopic cholecystectomy. *Surg* 1995;130(9):1011-13.
35. Jacob AK, Walsh MT, Dilger JA. Role of regional anesthesia in the ambulatory environment. *Anesthesiol Clin* 2010;28:251-66.
36. Joshi GP. Complications of laparoscopy. In: Anesthesia for minimally invasive surgery, laparoscopy, thoracoscopy, hysteroscopy. *Anesthesiol Clin N Am* 2001;19(1):89-106.
37. Maciel FC, Nogueira EA, Andrade Jr CM. Anestesia para procedimentos em ginecologia – Histeroscopia e histerossalpingografia. In: Cavalcanti IL, Assad AR, Lacerda MA. *Anestesia fora do centro-cirúrgico*. SAERJ 2007. p. 301-22.
38. Merril DG, Laur JJ. Office-based anesthesia: how to start an office-based practice. *Anesthesiol Clin* 2010;28:353-67.
39. Munro MG, Brooks PG. Use of local anesthesia for office diagnostic and operative hysteroscopy. *J Minim Invasive Gynecol* 2010;17(6):709-18.

40. O'Malley C, Cunningham AJ. Physiologic changes during laparoscopy. *Anesthesiol Clin N Am* 2001;19(1):1-19.
41. Rathmell JP, Lair TR, Nauman B. The role of intrathecal drugs in the treatment of acute pain. *Anesth Analg* 2005;101:S30-43.
42. Rocha I, Oliveira EI, Spyer KM *et al.* Interaction of the Bezold-Jarisch reflex with the urinary bladder function. *Rev Port Cardiol* 2000;19(10):977-88.
43. Salo LM, Woods RL, Anderson CR *et al.* Non-uniformity in the von Bezold-Jarisch reflex. *Am J Physiol Regul Integr Comp Physiol* 2007;293:714-20.
44. Silva LMG, Leal AC, Rodrigues RF *et al. Retroversão uterina como variável preditora de dor em mulheres candidatas à histeroscopia diagnóstica sem anestesia.* XV Seminario Nacional de Pesquisa – SENPE/UERJ. Rio de Janeiro, 2009.
45. Silveira FA, Guimarães ICCD, Souza MCB. Fisiologia uterina. In: Crispi CP (Ed.). *Tratado de videoendoscopia ginecológica.* 2. ed. Rio de Janeiro: Atheneu, 2007. p. 711-33.
46. Soares Jr. WN. Anestesia em videolaparoscopia. In: Donadio N, Albuquerque Neto LC. *Consenso brasileiro em videoendoscopia ginecológica.* Federação brasileira das sociedades de ginecologia e obstetrícia - FEBRASGO. São Paulo: Artes médicas, 2001. p. 42-48.
47. Sprung J, Abdelmalak B, Schoenwald PK. Recurrent complete heart block in a healthy patient during laparoscopic electrocauterization of the Fallopian tube. *Anesthesiology* 1998;88(5):1401-3.
48. Tangsiriwatthana T, Sangkomkamhang US, Lumbiganon P *et al.* 2009. Paracervical local anaesthesia for cervical dilatation and uterine intervention. *Cochrane Database Syst Rev* 21(1):CD005056.
49. Vilos GA, Abu-Rafea B. New developments in ambulatory hysteroscopic surgery. *Best Pract Res Clin Obstet Gynaecol* 2005;19:727-42.
50. Yamaguchi Y, Tsuchiya M, Akiba T *et al.* Action of autonomic nervous reflex arising from visceral organs upon the heart. *J Neural Transmission* 1966;28(1-4):224-33.

9 Cuidados Perioperatórios

Márlon de Freitas Fonseca
Alexandra Rezende Assad
Eduardo de Almeida Nogueira
Marcio Vaz Sanches

- **CUIDADOS FUNDAMENTAIS ANTES DA CIRURGIA**
  Alteridade e a prática médica
  O papel do anestesista
  A obtenção do termo de consentimento para a realização do procedimento médico
  Avaliação clínica pré-operatória
  Avaliando o risco do procedimento cirúrgico
  Considerações acerca dos exames complementares pré-operatórios
  Avaliação do risco cirúrgico para histeroscopia
  Quando interromper as medicações de uso regular
  Como identificar um paciente com via aérea difícil
  Orientações acerca do jejum absoluto antes da cirurgia
  Ansiedade durante a espera
  Profilaxia dirigida à trombose venosa profunda (TVP)
- **CUIDADOS FUNDAMENTAIS DURANTE A CIRURGIA**
  Posicionamento da paciente: o início da cirurgia
  TVP – cuidados durante a cirurgia
  Profilaxia antibiótica em cirurgia minimamente invasiva
  Controle do líquido corporal: hidratação
  Prevenindo a hipotermia
- **CUIDADOS FUNDAMENTAIS APÓS A CIRURGIA**
  Buscando uma analgesia pós-operatória efetiva
  Náuseas e vômitos pós-operatórios (NVPO)
  TVP – cuidados após a cirurgia
  Dor referida no ombro após laparoscopia: "ombralgia"
- **CONSIDERAÇÕES FINAIS**
- **REFERÊNCIAS BIBLIOGRÁFICAS**

CUIDADOS FUNDAMENTAIS ANTES DA CIRURGIA

Alteridade e a prática médica

Caso nos fosse possível resumir em uma só palavra o significado do exercício da medicina em seu sentido mais amplo, esta palavra deveria ser alteridade. Segundo o Prof. Aurélio Buarque de Holanda Ferreira na 3ª edição do seu dicionário brasileiro, trata-se da *qualidade do que é outro*. Mais amplamente, podemos ter alteridade (ou outridade) como a concepção que parte do pressuposto básico de que todo o homem social interage e interdepende de outros indivíduos. Assim como muitos antropólogos e cientistas sociais afirmam, a existência do "eu-individual" só é permitida mediante um contato com o outro; que, em uma visão expandida, torna-se o Outro – a própria sociedade diferente do indivíduo (Wikipédia, a enciclopédia livre).

A capacidade de se colocar no lugar do outro em uma relação interpessoal com consideração, respeito, carinho, valorização, humildade e, porque não, com amor, permite entender, compreender e respeitar diferenças, questionamentos, pensamentos e atos contrários ao nosso modo de ser, pensar e agir.

A medicina atual nos exige a cada dia maior dedicação ao estudo de técnicas avançadas, de drogas mais potentes e com menores efeitos adversos, de novas terapias e procedimentos cada vez menos invasivos, mais cuidadosos, capazes de eliminar ou, ao menos, reduzir em muito o desconforto, o sofrimento e toda a sorte de males físicos que acometem o ser humano em seus momentos de padecimento ou de recuperação.

No entanto, o médico jamais poderá prescindir daquilo que deveria ser o seu maior talento – desenvolver a habilidade de lidar com pessoas. Desenvolver uma boa relação médico-paciente é condição básica para bons resultados em medicina. Diriam alguns que, mesmo sem uma boa relação médico-paciente, muitos colegas conseguem, ainda assim, bons resultados em suas práticas médicas. É verdade. Mas, o quanto mais não conseguiriam se a desenvolvessem e praticassem?

Neste sentido, o exercício da alteridade é o que mais favorece o desenvolvimento dessa relação de confiança e cumplicidade. É mais fácil fazer alguém acreditar em nós quando, para esta pessoa, fica evidente nossa preocupação de que desejamos e estamos prontos a fazer exatamente o que desejaríamos que fizessem conosco.

A esse tempo, o que diríamos se estivéssemos prestes a sermos operados e mal soubéssemos a que procedimento e riscos estaríamos sendo submetidos? Seria diferente se, no caso, o paciente em questão fosse nossa mãe, esposa, filho? Certamente, desejaríamos todo o tempo do mundo para nosso adequado e completo entendimento. E se não entendêssemos de primeira, não importa, estaríamos ansiosos e angustiados por explicações, quantas fossem necessárias.

E como exercer a alteridade? Fácil. Basta conversar com pessoas, gastar tempo escutando seus lamentos e alegrias, suas histórias de vida, como vivem, se relacionam, quais são suas angústias, seus medos, suas verdades, suas dúvidas. Lamentável que isso nos tome tempo, no entanto. Seria tão mais fácil que viesse escrito em livros, *guidelines* ou manuais terapêuticos. Mas, ao mesmo tempo, nos conforta saber que nossa profissão talvez seja a que permite desenvolver uma relação alteritária como nenhuma outra. Vejam-na, alteritária, e não autoritária.

O papel do anestesista

No exercício da medicina contemporânea, enfatiza-se cada vez mais a atuação do anestesiologista como médico perioperatório (antes, durante e depois da cirurgia). A avaliação pré-operatória realizada por um médico anestesiologista tem como finalidade a redução do sofrimento e da morbimortalidade do ato cirúrgico. Com uma avaliação clínica antecipada, esclarecem-se dúvidas, diminui-se a ansiedade pré-operatória e planeja-se mais adequadamente o ato anestésico. Esta pode ser a melhor oportunidade para assegurar um bom relacionamento médico-paciente, não somente com o anestesista, mas com a equipe médica como um todo. Uma relação médico-paciente permeada de carinho, clareza e sinceridade constitui um grande passo para evitar problemas futuros, na maioria das vezes, frutos de desinformação e desconfiança.

No período pré-operatório, o anestesiologista deve ter a oportunidade de preparar adequadamente os pacientes que serão submetidos às cirurgias. Faz-se necessário um amplo conhecimento do seu estado clínico através da realização de anamnese e exame físico objetivos, avaliação dos exames complementares previamente solicitados. Neste momento, estabelece-se sua classificação em relação ao seu estado físico, segundo a Sociedade Americana de Anestesiologia (ASA), e estima-se o risco cirúrgico (Quadro 9-1).

A avaliação pré-anestésica poderá ser realizada no dia da cirurgia, ou seja, antes do início desta. Recomenda-se, porém, que esta avaliação seja realizada em regime ambulatorial alguns dias antes do ato cirúrgico. Existem inúmeras vantagens desta estratégia, que devem ser destacadas a redução do número de exames solicitados desnecessariamente, do tempo de internação hospitalar (pré-operatória), dos custos hospitalares e do número de suspensões das cirurgias.[8]

Segundo a Resolução 1.802/06 do CFM[52], órgão que tem atribuições constitucionais de fiscalização e normatização da prática médica no Brasil, a visita pré-anestésica é um direito do paciente e um dever do médico anestesiologista. Esta resolução dispõe sobre a prática do ato anestésico e versa sobre a avaliação pré-anestésica no seu artigo primeiro: "*Antes da realização de qualquer anestesia, exceto nas situações de urgência, é indispensável conhecer, com a devida antecedência, as condições clínicas do paciente, cabendo ao médico anestesiologista decidir da conveniência ou não da prática do ato anestésico, de modo soberano e intransferível*". Importante ressaltar que:

A) Para que possa ter eficácia médico-legal, a visita pré-anestésica deve ser registrada no prontuário do paciente.
B) Para os procedimentos eletivos, recomenda-se que a avaliação pré-anestésica seja realizada em consulta médica antes da admissão na unidade hospitalar.
C) Na avaliação pré-anestésica, com base na condição clínica do paciente e procedimento proposto, o médico anestesiologista solicitará ou não exames complementares e/ou avaliação por outros especialistas.
D) O médico anestesiologista que realizar a avaliação pré-anestésica poderá não ser o mesmo que administrará a anestesia.
E) A consulta anestésica em consultório não substitui a visita pré-anestésica com o paciente internado.

A obtenção do termo de consentimento para a realização do procedimento médico

O Código de Ética Médica no seu Capítulo IV referente a Direitos Humanos diz que: "É vedado ao médico: artigo 22 – Deixar de obter consentimento do paciente ou de seu representante legal após esclarecê-lo sobre o procedimento a ser realizado, salvo em caso de risco iminente de morte". É também vedado ao médico no artigo 24 "Deixar de garantir ao paciente o direito de decidir livremente sobre a sua pessoa ou seu bem-estar, bem como exercer sua autoridade para limitá-lo". Além disso, no artigo 15 do Código Civil, "Ninguém pode ser constrangido a submeter-se, com risco de vida, a tratamento médico ou intervenção cirúrgica". Portanto, o médico tem o dever de informar sobre o procedimento a ser realizado e sobre os seus riscos potenciais.

A interpretação desta manifestação civil e do código de ética médica traduz que todo e qualquer tratamento de risco, como no caso *in situ* da anestesia e da cirurgia, deve ser precedido do consentimento livre e esclarecido (informado) do paciente ou de seu representante legal. O esclarecimento dá oportunidade ao paciente para que este conheça não somente os planos anestésicos e cirúrgicos, mas também os potenciais riscos existentes. Dessa forma, permite-se que este se decida, até mesmo, contrário ao procedimento a tempo de sua não realização.

Um termo de consentimento livre e esclarecido (ou simplesmente consentimento informado) é indicado para minimizar problemas médico-legais. Após devidamente explicado, este deverá ser assinado pelo paciente ou por seus familiares, no caso de pacientes menores de idade ou com problemas psiquiátricos. O material impresso deverá conter uma explicação concisa sobre os procedimentos anestésicos e cirúrgicos aos quais o paciente será submetido e sobre as possíveis complicações. Existem inúmeras

Quadro 9-1 Classificação dos pacientes em relação ao seu estado físico segundo a Sociedade Americana de Anestesiologia (ASA)

Classe ASA I	Saudável
Classe ASA II	Doença(s) sistêmica(s) controlada(s)
Classe ASA III	Doença(s) sistêmica(s) com limitação da atividade, mas não incapacitante
Classe ASA IV	Doença(s) sistêmica(s) com limitação da atividade e incapacitante
Classe ASA V	Moribundo, sem condições de sobrevida por mais de 24 horas
Classe ASA VI	Morte cerebral, candidato à doação de órgãos

Caso a cirurgia seja de emergência, acrescenta-se a letra E (p. ex., ASA IE, ASA IIE etc).

versões de termos de consentimento disponíveis em sites de sociedades de especialidades médicas; cada médico será responsável pelo termo que utilizar em sua prática.

Idealmente, os termos de consentimento para ato anestésico ou cirúrgico (enquanto procedimentos eletivos) devem ser obtidos com o paciente ou seu representante legal com antecedência no consultório. No caso de impossibilidade, estes deverão ser assinados, mais tardar, durante a avaliação pré-anestésica, ou seja, antes da administração de medicações psicoativas.

A falta deste cuidado no atendimento ao paciente pode ser interpretada como infração ética, com possibilidade de servir de subsídio em ações indenizatórias de natureza civil pelos nossos Tribunais.

Avaliação clínica pré-operatória

O cirurgião deve estar alerta para informações obtidas em sua anamnese no que diz respeito às doenças preexistentes, pois estas poderão exigir avaliação complementar específica ou, até mesmo, intervenções clínicas antes do dia da cirurgia. Em especial, destacam-se aquelas alterações que potencialmente podem interferir no desfecho da cirurgia. São exemplos:

1. Cardiovasculares (hipertensão arterial, coronariopatia, arritmias).
2. Respiratórias (asma, DPOC, tabagismo).
3. Neurológicas (convulsão, isquemias).
4. Psiquiátricas (depressão, transtorno bipolar).
5. Endocrinológicas (diabetes, doenças da tireoide).
6. Gastrointestinais (úlcera, gastrite).
7. Renais (insuficiência renal necessitando ou não de diálise).
8. Hepáticas (alcoolismo, cirrose, hepatite).
9. Hematológicas (sangramentos, púrpuras, petéquias, hematomas, anemia).
10. Imunológicas (imunossupressão, atopias e alergias).
11. Fisiológicas (possibilidade de gestação em curso).
12. Urinária (bacteriúria assintomática).

O cirurgião deve sinalizar imediatamente ao(s) anestesista(s) quanto às pacientes que relatam fatos relevantes que ocorreram durante procedimentos anestésicos-cirúrgicos prévios, tais como: consciência perioperatória, náuseas e vômitos pós-operatórios, dificuldade de entubação traqueal, cefaleia após bloqueio espinhal, dor intensa no pós-operatório e, em especial, parada cardíaca. Vale também ser enfático nos casos em que há relato de óbito ou complicações graves após anestesia geral em seus familiares, haja vista que esta condição implica em maior risco de ocorrência de hipertermia maligna.[8]

Ainda no período que antecede a cirurgia, os hábitos sociais ou os vícios devem ser pesquisados. É recomendável suspender o fumo 24 horas antes da cirurgia para promover uma diminuição dos níveis de carboxiemoglobina e, assim, aumentar a quantidade de oxigênio liberada para os tecidos.[62] Quanto à ingestão de bebidas alcoólicas, recomenda-se sua suspensão também 24 horas antes da cirurgia. Da mesma forma, ou seja, com muita serenidade, o uso de drogas ilícitas, como maconha, cocaína e *crack* deve ser indagado de forma objetiva e direta.

A tolerância ao exercício físico é um dos mais importantes determinantes do risco perioperatório, porque serve para avaliar a capacidade funcional do paciente. Valores acima de 4 METS (equivalente metabólico) são considerados normais e correspondem, em termos práticos, à capacidade de subir lances de escadas ou correr curtas distâncias sem apresentar sintomas cardíacos.

A história de alergia medicamentosa e suas formas de manifestações devem ser pesquisadas. As mais comuns são a iodo, antibióticos, analgésicos, anti-inflamatórios e a alimentos como camarão e frutos do mar (relação com o iodo) ou a kiwi, abacaxi, banana ou abacate (relacionados com o látex). Se uma substância provocar reação alérgica, não deverá ser utilizada novamente.

Hoje, sabe-se que um número crescente de pacientes em que houve contato frequente com luvas de borracha pode desenvolver alergia ao látex (p. ex., pacientes que sofreram queimaduras graves, que foram submetidos a vários procedimentos cirúrgicos ou profissionais que fazem uso de luvas de látex). Em caso de suspeita, devem ser submetidos a testes cutâneos e laboratoriais. Sendo o resultado positivo, todo o material empregado no ato anestésico e cirúrgico não deverá conter látex (p. ex., as luvas utilizadas deverão ser as de silicone).

Avaliando o risco do procedimento cirúrgico

O risco cirúrgico depende de três fatores: o estado físico do paciente (ASA), o tipo de procedimento e a equipe anestésico-cirúrgica. Quanto pior o estado físico, a complexidade cirúrgica e a habilidade da equipe anestésico-cirúrgica, maior será o risco inerente à cirurgia. Uma das primeiras classificações de risco cardíaco associado a procedimentos cirúrgicos não cardíacos foi a Classificação de Goldman.[29] Mais adiante, ainda no final do século passado, foi publicado o Índice de Risco Cardíaco Revisado (IRCR) de Lee,[43] do mesmo grupo de Goldman. Neste índice, os pacientes são classificados de acordo com os fatores (Quadro 9-2):

1. História de cardiopatia isquêmica.
2. História de insuficiência cardíaca.
3. História de doença cerebrovascular.
4. Diabetes.
5. Creatinina > 2 mg/dL.

Em 2007, a *American Heart Association* (AHA) juntamente com a *American College of Cardiologist* (ACC) publicaram uma avaliação de risco cardiológico (IAM, ICC e morte cardíaca) em procedimentos não cardíacos.[1] Nessa avaliação, foram definidos critérios de gravidade do paciente e da cirurgia. Entre os critérios de gravidade do paciente estão: doença arterial coronariana instável e estável, insuficiência cardíaca, arritmias, doença valvular grave e diabetes melito. Critérios menores de gravidade foram definidos como: idade avançada, bloqueios de ramo esquerdo, hipertrofia ventricular esquerda, anormalidades do segmento ST-T, ritmo não sinusal, tabagismo, hipertensão arterial não controlada, acidente vascular encefálico prévio e pequena capacidade funcional.

Os procedimentos cirúrgicos foram classificados em risco elevado, intermediário e baixo de complicações. As cirurgias de risco elevado (incidência de complicações acima de 5%) são: ci-

Quadro 9-2 Classificação de Goldman de risco cardíaco associado a procedimentos cirúrgicos não cardíacos

Classe	Fator de Risco	Complicações Cardíacas (%)
1	Nenhum	0,4
2	1	0,9
3	2	7
4	≥ 3	11

rurgia vascular (aorta e grandes vasos), cirurgia vascular periférica, cirurgia de emergência, procedimentos cirúrgicos de grande porte com grande perda sanguínea. As cirurgias de risco intermediário (incidência de complicações entre 1 e 5%) são: cirurgia de cabeça e pescoço, endarterectomia carotídea, cirurgia intratorácica e intra-abdominal, próstata e ortopédica. As cirurgias de pequeno risco (incidência de complicações abaixo de 1%) são: catarata, mama, procedimentos superficiais e endoscópicos (p. ex., histeroscopia).

Recentemente, um *guideline* sobre avaliação de risco cardiológico em pacientes adultos assintomáticos acima de 20 anos foi editado e publicado pela ACC/AHA.[2] Este apresenta diretrizes quanto à solicitação de exames de laboratório, imagem, entre outros. Segundo essas novas orientações, o eletrocardiograma deve ser realizado em pacientes hipertensos e diabéticos; o ecocardiograma transtorácico oferece informações importantes em pacientes com hipertensão arterial, devendo ser realizado neste grupo.

Considerações acerca dos exames complementares pré-operatórios

Durante muito tempo, os exames pré-operatórios foram solicitados de forma indiscriminada para todos os tipos de pacientes. A partir da década de 1980, vários questionamentos e pesquisas demonstraram que, na sua grande maioria, os exames solicitados como rotina no pré-operatório tinham pouca ou nenhuma relevância no contexto da cirurgia. Uma bateria indiscriminada de exames laboratoriais detecta um número pequeno de doenças e resulta em gastos adicionais muitas vezes desnecessários. Pacientes estão sujeitos a um grande desgaste emocional quando ocorrem resultados falsos positivos em algum exame ou, por exemplo, no caso de termos eletrocardiográficos ou ecocardiográficos sem quaisquer relevância clínica.[35]

Os exames laboratoriais devem ser pedidos de forma individual com base no estado físico do paciente, na idade, no tipo de cirurgia e nos achados positivos encontrados na anamnese e no exame físico. Um outro motivo para solicitação é a título de comparação dos valores no pré- e pós-operatório de cirurgias.[55,56] As recomendações deste tratado estão descritas no Quadro 9-3.

Avaliação do risco cirúrgico para histeroscopia

A grande maioria das histeroscopias é considerada de baixo risco por se tratar de procedimento minimamente invasivo com risco de sangramento de pequeno a moderado, podendo ser feito, até mesmo, sob anestesia local e em regime ambulatorial.[16,17,47] Nestes casos, a necessidade de uma avaliação clínica ou laboratorial complementar antes da realização do procedimento não é obrigatória; esta deverá levar em conta essencialmente o estado físico e as comorbidades de cada paciente. Cabe ao médico que realizará a histeroscopia consultar previamente o anestesista em caso de dúvidas. A paciente não pode estar grávida.

Quando interromper as medicações de uso regular

Os medicamentos utilizados pelos pacientes por via tópica, oral ou parenteral devem ser considerados (Quadro 9-4). A maioria deles é usada para o controle das doenças crônicas e deve ser mantida no período pré-operatório, inclusive no dia da cirurgia.[48] São exemplos os anti-hipertensivos, antianginosos, antiarrítmicos, hipolipemiantes, anticonvulsivantes, broncodilatadores, antidepressivos serotoninérgicos (fluoxetina, paroxetina) e aqueles para tratamento das doenças tireoidianas.[12]

As medicações conhecidas popularmente como homeopáticas ou fitoterápicas, as fórmulas emagrecedoras e as substâncias psicoterapêuticas (p. ex., antidepressivos) devem ser inquiridas com cautela e de forma direta, pois são utilizadas com bastante frequência pela população em geral, principalmente por indivíduos do sexo feminino.[39]

Os hipoglicemiantes orais devem ser suspensos para evitar o risco de hipoglicemia durante o jejum pré-operatório. Os pacientes diabéticos devem ser submetidos a aferições regulares de glicemias capilares e, caso seja necessário, deve-se utilizar insulina regular para o tratamento da hiperglicemia. Os antiagregantes plaquetários devem ser suspensos para evitar sangramentos no perioperatório. A suspensão dos antidepressivos tricíclicos e inibidores da MAO (monoaminoxidase) segue questionada, pois nesses pacientes poderá haver agravamento da doença psiquiátrica.

Quadro 9-3 Exames pré-operatórios indicados em pacientes assintomáticos

Exames Importantes	Perfil do Paciente Assintomático
Hemoglobina ou hematócrito	Idade > 60 anos, cirurgias com previsão de grande perda sanguínea, mulheres que menstruam
Ureia, creatinina, glicose, sódio e potásssio	Idade > 60 anos
Coagulograma	Não solicitar de rotina (ou somente em anestesias com bloqueios regionais)
Teste de gravidez	Idade fértil, com atividade heterossexual
Eletrocardiograma	Idade > 50 anos (homens > 40 anos)
Radiografia de tórax	Idade > 75 anos ou tabagistas
Urinocultura	Procedimentos com manipulação das vias urinárias (incluindo cateterismo vesical)

Quadro 9-4 Exemplos de medicações que deverão ser suspensas antes da cirurgia

Medicamentos	Intervalos para Suspensão
Glibenclamida (Daonil®)	24 horas
Clorpropamida (Diabenese®)	36 a 48 horas
Insulina NPH	24 horas, iniciar a regular
Aspirina	7 dias
HBPM (Enoxiparina®)	12 a 24 horas
Heparina cálcica ou sódica	6 horas
Ticlopidina (Ticlid®)	15 dias
Antidepressivos tricíclicos (Amitriptlina)	3 dias (ou não suspender)
Inibidores da MAO (Parnate®)	15 dias (questionável a suspensão)
Inibidores do apetite (Sibutramina - Reductil®)	15 dias
Fórmulas emagrecedoras em geral	15 dias
Inibidores da enzima conversora	No dia da cirurgia
Varfarina (Marevan®)	3 a 5 dias - substituir por heparina
Alho	7 dias
Ginkgo biloba	7 dias
Ginseng	7 dias
Erva de São João	7 dias

Diretrizes com base em Nagelhout *et al.* (2009).[48]
HBPM = Heparina de baixo molecular; MAO = Monoaminoxidase.

Os inibidores do apetite atuam no sistema nervoso central por meio de dois mecanismos: liberação de noradrenalina contida nas vesículas sinápticas na fenda sináptica (p. ex., amfepramona e Fenproporex, presentes nas fórmulas emagrecedoras) ou inibição da recaptação da noradrenalina na terminação pré-sináptca (p. ex., sibutramina). O resultado é um aumento de neurotransmissores simpáticos na fenda sináptica, levando a um estado de hiperestimulação simpática, caracterizado por hipertensão arterial, taquicardia e arritmia, podendo até mesmo ocasionar complicações no transcurso anestésico. Estas medicações devem ser suspensas pelo menos 15 dias antes da cirurgia.

A suspensão dos inibidores da enzima conversora (p. ex., Captopril, Enalapril) no dia da cirurgia deve-se à maior incidência de hipotensão arterial intensa durante anestesia geral ou regional em pacientes que fazem uso desses medicamentos.

Quanto aos corticosteroides, caso alguma medicação desta natureza tenha sido utilizada por ao menos 5 dias (via oral, parenteral ou tópica), até 6 meses antes da cirurgia, uma reposição deverá ser realizada no período perioperatório para evitar a insuficiência suprarrenal (p. ex., hidrocortisona na dose de 100 a 200 mg por via endovenosa).

Como identificar um paciente com via aérea difícil

Cabe ao cirurgião ter em mente que, para o anestesiologista, será extremamente importante o exame das vias aéreas para avaliar a possibilidade de uma entubação difícil.[51] O objetivo será sempre o de agir antecipadamente através da solicitação de equipamento específico quando necessário (p. ex., exigir a presença de um broncofibroscópio). Os critérios elementares de entubação difícil são dentes protrusos ou ausência dos incisivos centrais, pequena abertura da boca (menor que 50 ou 60 mm), limitação da mobilidade do pescoço (se menor que 35°), distância tireomentual (borda inferior do mento à proeminência da cartilagem tireoide) inferior a 6 cm, distância esternomentual (borda inferior do mento ao manúbrio esternal) abaixo de 12,5 cm. Faz parte do exame das vias aéreas a classificação do índice de Mallampati. Ela é obtida com o paciente sentado, em frente ao anestesiologista, com a cabeça centrada, boca aberta e com exteriorização da língua. São descritos quatro índices de Mallampati:

- *I:* visualização do palato, úvula e pilares tonsilianos.
- *II:* visualização do palato e da úvula e uma pequena parte dos pilares.
- *III:* visualização do palato duro e base da inserção da úvula.
- *IV:* visualização somente do palato duro.

A classificação do índice de Mallampati em III e IV, a circunferência do pescoço nos pacientes obesos com valores acima de 49 cm, além dos outros parâmetros acima citados, sugerem uma maior probabilidade de entubação traqueal difícil.

Orientações acerca do jejum absoluto antes da cirurgia

Independente da técnica anestésica a ser empregada, seja anestesia geral, regional ou sedação, deve-se respeitar o período mínimo de jejum pré-operatório em pacientes adultos de 8 horas para alimentos sólidos e de 2 horas para líquidos claros.

O termo "líquido claro" pode confundir o paciente, visto que se trata da tradução de uma expressão da língua inglesa. Na verdade, este inclui líquidos aquosos sem resíduo, como, por exemplo, água, chá, refrescos e cafezinho (este último, ironicamente, preto). Não se deve incentivar a ingestão de volumes excessivos destes líquidos, visto que uma hidratação adequada será imediatamente garantida pelo anestesista após obtenção de um acesso venoso.

Ansiedade durante a espera

A opção pelo uso de medicação pré-anestésica tem como meta primordial tornar o ato cirúrgico mais agradável, permitindo uma chegada suave e tranquila no centro cirúrgico. Os objetivos fundamentais incluem a redução da ansiedade, a produção de amnésia anterógrada, a analgesia efetiva (quando em situações de dor), o efeito antiemético, além da redução da concentração alveolar mínima (CAM) de agentes inalatórios e das necessidades de outras drogas associadas à anestesia.

Apesar do grande arsenal de medicamentos utilizados como medicação pré-anestésica, as drogas mais utilizadas são os benzodiazepínicos e os agonistas α_2-adrenérgicos.

Geralmente os benzodiazepínicos por via oral ou sublingual são os mais utilizados (p. ex., midazolam 7,5 a 15 mg; diazepam 5 a 10 mg; flunitrazepam 1 a 2 mg). Estes produzem ansiólise, amnésia e sedação, mas não têm efeito analgésico. Promovem pouca repercussão cardiovascular e não ocasionam depressão respiratória significativa. Porém, não devem ser oferecidos em dose plena a indivíduos com apneia do sono.

Embora não oferecendo amnésia anterógrada efetiva, o uso da Clonidina (agonista α_2-adrenérgico) ressurgiu nos últimos anos pelo seu mérito de atender a quase todos os objetivos da medicação pré-anestésica: analgesia residual, ansiólise, diminuição das necessidades anestésicas, além da redução dos reflexos autonômicos. A dose recomendada por via oral é de 2 a 3 µg/kg de peso corpóreo (1 a 2 comprimidos de 100 µg para um adulto normal), preferencialmente, 90 minutos antes da cirurgia.[8]

Profilaxia dirigida à trombose venosa profunda (TVP)

Na atualidade, alguma estratégia para a profilaxia de TVP está sempre indicada em razão do conhecimento do maior risco da ocorrência desta complicação durante os primeiros dias após qualquer cirurgia.[14] Na laparoscopia, a estase venosa proporcionada pelo pneumoperitônio soma-se ao estado de maior coagulabilidade secundário às respostas neuroendocrinometabólicas ao trauma anestésico-cirúrgico no sentido de aumentar o risco de TVP.[30] Todavia, este tema ainda é pauta de contradições na literatura e de discussões fervorosas em congressos por todo o mundo.[3,53,57]

A profilaxia medicamentosa com heparina subcutânea (não fracionada ou de baixo peso molecular) significativamente diminui o risco de TVP sem aumentar o risco de sangramentos.[28,30] Por isto, esta é formalmente indicada nas condições de maior risco para TVP concomitante a estratégias não medicamentosas (p. ex., indivíduos com história prévia de TVP). O início da administração deve anteceder a cirurgia, respeitando-se a farmacocinética de cada droga.[45,46]

O cirurgião não deve esperar o primeiro caso de TVP para incorporar à rotina de sua equipe medidas preventivas. A definição do melhor conjunto de estratégias preventivas, entretanto,

Quadro 9-5 *Check list*

Questão em Foco	Risco	O que Deve Ser Feito	Inadequações Frequentes
Jejum antes da cirurgia	Broncoaspiração durante o período em que está sob efeito de anestesia	Jejum de 8 h para alimentos com resíduo Jejum de 4 h para líquidos claros[1]	Estômago cheio na hora da cirurgia Tempo de jejum excessivo
Estase venosa e hipercoagulabilidade	TVP[2] e embolia pulmonar	Heparina antes da cirurgia[3] Meias de compressão graduada antiembolia[4]	Não adoção de medidas profiláticas em pacientes saudáveis
Diabéticos em uso de hipoglicemiantes	Hipoglicemia durante jejum prolongado	Suspender hipoglicemiantes antes da cirurgia[5] Monitorar glicemia e introduzir insulina, se necessário Alterar o esquema de insulina em pacientes que já fazem uso[6]	Generalização das orientações sem individualizar cada caso e cada tipo de diabetes
Hemotransfusão	Necessidade de hemoderivados durante a cirurgia	Solicitar reserva sempre que houver maior risco	Hemotransfusão antes da cirurgia sem real necessidade[7]
Medicações para controle da pressão arterial	Hipertensão rebote ou hipotensão grave durante anestesia	Manter as medicações regulares, mas ajustar ou suspender o uso de IECA-ARA[8] e diuréticos	Usar dose plena de IECA-ARA e diuréticos no dia da cirurgia
Psicotrópicos de uso regular	Interações medicamentosas durante anestesia Descompensação clínica	Manter as medicações de uso regular Contatar o médico anestesiologista antecipadamente	Suspensão desnecessária da medicação
Possibilidade de gestação em curso	Paciente em início de gestação	Solicitar dosagem de β-HCG às vésperas da cirurgia	Considerar a menstruação recente como certeza de não gestação em curso
Asma brônquica	Broncospasmo grave durante anestesia ou após a cirurgia	Profilaxia medicamentosa específica para asma	Solicitar somente risco cirúrgico cardiológico
Ansiedade antes da cirurgia	Ocorrência de sintomas cardiológicos	Consulta com médico anestesiologista Ansiolíticos desde a véspera	Administração de ansiolítico somente na hora da cirurgia
Uso de varfarina	Hemorragias	Substituir por heparina 3 dias antes	Suspender somente
Uso de aspirina	Hemorragias	Suspender 7 dias antes	Tomar até a véspera ou suspender semanas antes
Infecção respiratória aguda	Tosse, laringo e broncospasmo	Aguardar um mínimo de 2 semanas após resolução do quadro	Adiar a cirurgia por períodos inferiores a 2 semanas
Tabagismo	Aumento da ansiedade	Parar de fumar definitivamente ou, ao menos, interromper 24 h antes	Não tocar no assunto com o paciente
Preparo intestinal	Alças distendidas durante a cirurgia e complicações infecciosas pelo conteúdo fecal Distúrbios eletrolíticos pelo uso de laxativos	Basear-se em evidências científicas para individualizar a indicação de preparo intestinal Prevenir a desidratação	Uso de laxativos potentes sem necessidade Hidratação inadequada sem reposição de eletrólitos

[1]São considerados líquidos claros: água, chá, mate, refrescos coados e cafezinho.
[2]Trombose venosa profunda.
[3]Consultar protocolos de profilaxia medicamentosa para TVP.
[4]Consultar manual dos fabricantes.
[5]As medicações apresentam farmacocinética e farmacodinâmica próprias; algumas devem ser suspensas com mais antecedência que outras.
[6]Planejar junto ao médico anestesiologista.
[7]Não existe um valor mínimo universal para hemoglobina.
[8]Inibidores da enzima conversora e antagonistas dos receptores de angiotensina.

deve ponderar os fatores de risco do paciente associados à extensão e duração do procedimento cirúrgico. Essencialmente, uma laparoscopia para laqueadura tubária numa paciente sem fatores de risco em que se espera deambulação após 2 horas e alta hospitalar no mesmo dia não exigirá, obrigatoriamente, medidas medicamentosas.[4,63,65]

Recomendamos que, além da deambulação precoce, o uso de meias elásticas de compressão graduada do tipo antiembolia (especialmente destinadas à prevenção de trombose em ambiente hospitalar) deva ser considerado em todas as cirurgias. Na verdade, deve-se buscar um forte motivo para não utilizá-las como rotina, visto sua significativa efetividade e seu baixo custo, somado ao fato de faixas e ataduras serem sabidamente ineficazes.[7]

Em relação ao uso de heparina subcutânea (não fracionada ou de baixo peso molecular), as maiores controvérsias giram em torno das grandes cirurgias pélvicas com maior risco de sangramento pós-operatório (p. ex., grandes superfícies cruentas, anastomoses intestinais com grampeadores etc.). Nestas ocasiões, mecanismos de compressão pneumática intermitente estão indicados por não comprometerem os mecanismos de coagulação sanguínea.[44,59]

Uma consulta frequente à literatura sobre novas diretrizes na profilaxia de TVP deve manter a equipe alerta ao surgimento de estratégias mais eficientes visando, sempre, à maior segurança.

CUIDADOS FUNDAMENTAIS DURANTE A CIRURGIA

Posicionamento da paciente: o início da cirurgia

Imagine que, após uma cirurgia ginecológica laparoscópica, haja suspeita de uma iatrogenia (p. ex., dor lombar, parestesia e perda de força nos membros inferiores). Neste caso, para complicar a situação e enriquecer a discussão, o correto estabelecimento de um nexo causal pode tornar-se ainda mais complicado se uma técnica de anestesia combinada foi empregada, ou seja, bloqueio (raquidiano ou epidural) + anestesia geral. O que aconteceu?

Não é incomum que uma intercorrência como esta seja inicialmente atribuída ao procedimento anestésico, curiosamente, até mesmo quando a técnica empregada constitui somente sedação ou anestesia geral. Aliás, muitas pacientes têm mais receio da anestesia do que da cirurgia.

Antes do início da cirurgia, a importância de um cuidadoso posicionamento da paciente na mesa jamais deve ser subestimada, em especial, quando o procedimento envolver a posição de litotomia. Esta etapa deve ser sempre conduzida pela equipe médica responsável pelo procedimento, o que inclui o anestesiologista. Neste momento inicia-se a cirurgia.

TVP – cuidados durante a cirurgia

Toda a equipe deve estar atenta quanto à compressão da região poplítea pelo cirurgião auxiliar durante o manuseio do manipulador uterino; esta poderá aumentar a estase na perna por compressão do plexo vascular nesta região. Ademais, o peso do seu braço poderá ser a causa da queixa de dormência ou mesmo de dor, que é mais comum na perna direita (mais frequentemente afetada em razão da ergonomia usual). Não raro, a equipe fica obrigada a pensar no diagnóstico de TVP no pós-operatório como consequência deste desagradável contratempo.

O uso de meias elásticas de compressão graduada durante a cirurgia oferece proteção adicional por diminuir (mas não evitar totalmente) o risco de ocorrência de TVP.[7]

Profilaxia antibiótica em cirurgia minimamente invasiva

Essencialmente, o objetivo da profilaxia antibiótica em cirurgia é o de diminuir a quantidade de patógenos na ferida, reduzindo, portanto, o risco de infecção local. Embora não seja seu objetivo, é provável, também, que diminua o risco de infecção em locais distantes da área operada (p. ex., pneumonia, infecção urinária, ocorrência de bacteriemias etc.).[58]

Os conceitos fundamentais para escolha dos mais apropriados agentes destinados à profilaxia antibiótica não são específicas à prática de cirurgias convencionais (abertas). Logo, os antibióticos serão definidos segundo as mesmas diretrizes nas cirurgias minimamente invasivas, ou seja, muito mais pelo conhecimento da microbiota existente no sítio cirúrgico a ser abordado do que pela técnica cirúrgica a ser empregada (p. ex., laparoscópica ou laparotômica).

Controle do líquido corporal: hidratação

Aproximadamente 55 a 65% de toda massa corporal é constituída por água (incluindo os compartimentos intra e extracelular), variando de acordo com a idade, sexo e a proporção de gordura de cada indivíduo. Cerca de 55 a 65% de toda água corporal encontra-se no meio intracelular, enquanto o restante, 35 a 45%, está contido no meio extracelular. Cerca de 75% da água extracelular é intersticial, sendo que esta proporção será maior nos casos de edema. Assim, somente algo em torno de 25% do líquido existente fora das células corresponde ao volume circulante efetivo (espaço intravascular).[64]

Apesar de apresentarem curta permanência no compartimento intravascular, as soluções de Ringer com lactato, de NaCl 0,9% ou de Ringer simples são as mais indicadas para reposição rotineira em cirurgias sem perdas importantes. Estas são as chamadas soluções cristaloides, ou seja, soluções isotônicas em relação ao plasma sanguíneo, formadas por eletrólitos ou moléculas de pequenas dimensões. Em razão do favorecimento significativo de edemas e de lesão endotelial, os cristaloides não são inócuos como durante muito tempo se pensou, em especial quando utilizados grandes volumes em infusões rápidas. As suturas de alças intestinais, por exemplo, tornam-se tecnicamente mais difíceis em vigência de grandes edemas. Pelo mesmo motivo, o cérebro tende a ficar mais edemaciado quando na posição em cefalodeclive. A administração concomitante e rotineira de coloides sintéticos (p. ex., hidroxietilamida a 6%) apresenta importantes vantagens neste sentido, embora se deva estar alerta ao possível comprometimento da hemostasia e à possibilidade de ocorrência de reações alérgicas.[15]

Os distúrbios eletrolíticos são causas comuns de problemas no pós-operatório, a exemplo do íleo paralítico. Diminuição dos níveis séricos de potássio, sódio, cálcio e magnésio é muito comum após cirurgias abdominais com restrição alimentar após preparo intestinal, mesmo sem a administração prévia de laxantes. As reposições parenterais de eletrólitos devem ser sempre feitas na forma de infusão. No caso do potássio, em especial, recomenda-se o uso de soluções diluídas (máximo de 60 meq/L) em um ritmo de infusão de 20 a 40 meq/h em adultos.

Prevenindo a hipotermia

A taxa metabólica basal de um ser humano adulto é de, aproximadamente, 58 $W.m^{-2}$ de área de superfície corpórea, o que corresponde a cerca de 110 W por indivíduo. Em outras palavras, do ponto de vista fisiológico, somos uma máquina de produzir calor. Abaixo de certa temperatura, a produção de calor adicional através de tremores musculares (*shivering*) pode aumentar a taxa metabólica para um máximo de 300-500 W. Estudos realizados em regiões geladas do hemisfério norte concluíram que a tolerância ao frio é maior em organismos de maior massa (menor relação área/massa), com maior quantidade de gordura subcutânea, com bom condicionamento físico (habilidade para produzir calor e boa circulação), do sexo masculino (predominantemente em razão do seu maior tamanho), de idade jovem (maior massa muscular e melhor circulação), com adaptação prévia ao frio e com boa saúde.[54]

Sabe-se que a hipotermia (temperaturas centrais inferiores a 36°C) está presente praticamente em todos os procedimentos cirúrgicos realizados sob quaisquer técnicas anestésicas.[9] Uma diminuição do metabolismo basal com menor produção de calor e, além disso, baixas temperaturas do ambiente, dos instrumentos, dos líquidos venosos, gases etc., acabam por causar importantes quedas na temperatura corporal.[34,50] A hipotermia causa alterações importantes que devem ser evitadas (Quadro 9-6).[54]

São cuidados básicos visando à preservação do calor: não deixar o paciente desnecessariamente exposto ao ambiente refrigerado no centro cirúrgico; cobrir o paciente com cobertores nos locais que não estiverem sendo manipulados pelo cirurgião; em-

Quadro 9-6 Considerações sobre hipotermia

Consequências da Hipotermia	Mecanismo Responsável
Despertar mais demorado	Metabolismo das drogas diminuído
Alterações da hemostasia	Inativação de alguns fatores da coagulação
Tremores e calafrios	Resposta central visando à produção de calor
Consumo aumentado de oxigênio (até 600 vezes)	Metabolismo aumentado para produzir calor
Maior risco de processos isquêmicos em coronariopatas	Menor relação oferta/consumo de oxigênio ao miocárdio
Desconforto, ansiedade, insegurança e medo	Interpretações equivocadas por parte do paciente e seus acompanhantes

Adaptado de Fonseca MF, Nogueira EA, Gemal AE et al. Anestesia em videocirurgia: fundamentos para o cirurgião. In: CP Crispi (Org.). *Tratado de videoendoscopia ginecológica*. 2. ed. II. Rio de Janeiro: Atheneu, 2006, Cap. 6, p. 75-89.

pregar sistemas de aquecimento das soluções injetadas. O uso de mantas térmicas é recomendado para se contrapor à hipotermia, prevenindo a perda de calor por convecção e irradiação, esta última responsável por até 70% das perdas de calor durante a cirurgia.

Líquidos de irrigação aquecidos devem ser evitados em ressecções endoscópicas (p. ex., histeroscopia cirúrgica), enquanto estudos clínicos não demonstrarem sua segurança no que diz respeito à possibilidade de maior ritmo de intravazamento secundário à diminuição da viscosidade.[22] Quando grandes fluxos de solução de irrigação são utilizados para promover a distensão uterina, a absorção de solução de irrigação torna-se mais difícil de ser monitorada por balanço hídrico.[21] Da mesma forma, a tendência à hipotermia será maior. Devido à troca de calor.

A ocorrência de tremores (*shivering*) aumenta o desconforto e o consumo de oxigênio no pós-operatório imediato (Harper *et al.*, 2003).[31] O uso de pequenas doses de meperidina intravenosa (20-30 mg) abole os tremores, promovendo conforto, mas não corrige a temperatura.[5,19,33] Outras alternativas farmacológicas incluem dexmedetomidina,[10] cetamina[40] e ondansetron.[38]

Embora rara, a hipertermia pode ocorrer em condições em que a predisposição à troca de calor pela vasodilatação periférica contribua no sentido de o paciente ganhar calor (p. ex., salas cirúrgicas não refrigeradas com temperaturas acima de 40°C). Pacientes com hipertermia devem ser resfriados ativamente nestes casos.[20]

CUIDADOS FUNDAMENTAIS APÓS A CIRURGIA

Buscando uma analgesia pós-operatória efetiva

A analgesia constitui a base de sustentação para que a paciente usufrua dos benefícios de técnicas minimamente invasivas em sua plenitude,[18] recebendo alta hospitalar precoce ou, até mesmo, realizando procedimentos em regime ambulatorial.

No pós-operatório imediato, para viabilizar a deambulação precoce, deve-se garantir analgesia efetiva e, ao mesmo tempo, evitar a sonolência excessiva.[60] A estratégia analgésica deve ser iniciada na sala de cirurgia, incluindo infiltração profunda de anestésico local no entorno das punções[11,13] e administração de analgésicos sistêmicos.

Embora, idealmente, um bloqueio de cada porta de entrada deva ser realizado antes mesmo das punções, estes não devem ser esquecidos ao término da cirurgia. Seja antes ou depois do estímulo nociceptivo, o uso de um anestésico local de longa duração (p. ex., bupivacaína, ropivacaína) deve ser sempre preferido. Os autores deste capítulo recomendam, quando utilizada somente anestesia geral, uma infiltração generosa de anestésico local no entorno das punções, visando a um bloqueio nociceptivo máximo das fibras aferentes oriundas das circunvizinhanças de cada portal no momento do despertar (bloqueio de campo). Geralmente, um volume total de 30 a 40 mL de anestésico local (em diluição adequada à massa do paciente) é suficiente. O uso de vasoconstritor é desejável por diminuir os riscos de efeitos sistêmicos (p. ex., adrenalina 1:200.000), especialmente quando utiliza-se a bupivacaína.

Os AINHs constituem a base da analgesia pós-cirúrgica. Porém, há de se ter em mente que estes apresentam ação antiagregante plaquetária (podendo interferir na crase sanguínea) e podem produzir broncospasmo, insuficiência renal aguda e lesão aguda de mucosa gástrica (mesmo por via retal, sublingual ou parenteral).[61] Quando não se dispõe de acesso venoso e não se deseja utilizar a via intramuscular ou retal, o uso de AINHs por via sublingual apresenta a vantagem de início de ação mais rápido e de não sofrer efeito de primeira passagem no fígado (p. ex., cetorolaco e piroxican).

Nas primeiras horas após a cirurgia e em situações de dores mais intensas, a associação de um opioide fraco visa a garantir um controle satisfatório da dor, ainda possibilitando recuperação precoce seguida de alta.

Em resumo, a elaboração de uma prescrição pós-operatória com clareza garantirá uma continuidade da analgesia,[49] desde que inclua a administração de analgésicos e AINHs regularmente (mesmo se não houver dor) e a possibilidade de uma analgesia de resgate (SOS) com opioides, esta última a ser administrada ao primeiro sinal de dor espontânea sob solicitação da paciente. São exemplos: o tramadol (p. ex., 50 mg por via subcutânea de 4/4 h), a codeína (p. ex., 30 mg por via oral de 4/4h) a nalbufina (p. ex., 10 mg por via subcutânea de 6/6 h). Doses maiores poderão ser necessárias, eventualmente, para proporcionar conforto pleno.

Pacientes com suspeita de doença péptica exigem extremo cuidado na prescrição de quaisquer AINHs. Apesar de os AINHs bloqueadores seletivos da ciclo-oxigenase II (COX-2) terem a proposta de oferecer menor risco de lesão de mucosa gástrica,[37] algumas drogas desta família encontram-se com comercialização suspensa pela Agência Nacional de Vigilância Sanitária (Anvisa). O recente cancelamento do registro do lumiracoxibe e do etoricoxibe, por exemplo, faz parte de um processo de trabalho para reavaliar a segurança dos anti-inflamatórios não hormonais inibidores da COX-2, em especial, para uso prolongado.[6]

A associação de um AINH com um protetor gástrico faz-se justificada quando houver maior possibilidade de uso prolongado (mesmo em indivíduos sem história de dispepsia ou gastrite).[23,66] Logo, bloqueadores histamínicos H2 ou inibidores da bomba de prótons devem ser prescritos durante o uso prolongado de AINHs.[42] É importante ter em mente que o paracetamol e a dipirona, embora também inibidores da ciclo-oxigenase, são drogas desprovidas de efeitos negativos sobre a agregação plaquetária e sobre os mecanismos protetores da mucosa gástrica. Estas drogas podem, inclusive, ser administradas em combinação com os AINHs.

O uso de anticolinérgicos, como a hioscina (Brometo de N-butil Escopolamina), pode ajudar nas dores em cólica mediadas por estímulos parassimpáticos. Sensação de boca seca é muito comum após seu uso, principalmente por via endovenosa. Taquicardia sintomática pode surgir e, por isso, sugerimos que sua administração endovenosa seja feita por infusão lenta (p. ex., 10-30 min).

Os princípios do tratamento medicamentoso da dor crônica não serão abordados neste tratado.

Náuseas e vômitos pós-operatórios (NVPO)

As cirurgias ginecológicas laparoscópicas frequentemente selecionam indivíduos que apresentarão vários fatores de risco para o desenvolvimento de NVPO (Quadro 9-7).[25,32]

Sabe-se que, se não prevenida e tratada, muitas vezes as NVPO são responsáveis por adiamentos da alta hospitalar e por uma grande sensação de insatisfação por parte do paciente e de seus acompanhantes. As cirurgias ginecológicas laparoscópicas têm indicação formal para profilaxia medicamentosa para NVPO. Recentemente, com o melhor conhecimento da fisiologia dos diversos mecanismos ligados ao centro do vômito e a descoberta de antieméticos mais potentes (p. ex., bloqueadores da 5-HT3, como o ondansetron), conseguiu-se reduzir de forma contundente a ocorrência de NVPO.[27,36,41,60]

O ondansetron, o droperidol e a dexametasona, como agentes únicos ou associados, são as drogas mais frequentemente utilizadas atualmente na profilaxia da NVPO.[27,41] Para maior eficácia na prevenção, estas drogas devem ser administradas sempre antecipadamente ao final da cirurgia. A Dexametasona age por mecanismos desconhecidos e deve ser administrada bem no início do procedimento. Doses de 5 a 10 mg IV apresentam resultados significativos.[36] O droperidol, em doses tão baixas quanto 0,5 mg, possui a propriedades de prevenir náuseas, mas deve ser administrado em doses mais frequentes. A metoclopramida não apresentou benefício como agente profilático único na dose habitual de 10 mg IV. Entretanto, os trabalhos mais específicos não mencionam os efeitos de doses maiores, talvez pelo receio do surgimento de síndrome extrapiramidal. O propofol pode ser utilizado em pequenas doses (p. ex., 20 mg IV) na qualidade de um potente antiemético,[26] apesar de a fugacidade de seu efeito poder exigir doses subsequentes.

Agentes com ação anticolinérgica central e periférica também podem ser utilizados visando a assegurar a não ocorrência de NVPO. Os mais comumente disponíveis para uso são os benzodiazepínicos, a prometazina, o dimenidrato e o brometo de N-bultil-escopolamina (Hioscina).[67] Pacientes com maior risco para NVPO (tido como de moderado a alto) beneficiam-se de profilaxia com uma combinação de diferentes drogas. O uso de adjuvantes que diminuem a descarga simpática (p. ex., clonidina) diminui a ocorrência de NVPO. Além disso, o retardo no início da dieta (mais que 2 horas após o despertar) sempre constitui medida prudente. O uso de antagonistas de receptores NK-1 mostra-se promissor em um futuro próximo.[24]

O risco de pneumonite química por broncoaspiração justifica um jejum absoluto de várias horas antes da cirurgia. Por sua vez, para evitar angústia e preocupação, paciente e seus acompanhantes devem ser informados, antecipadamente, o caráter benigno das NVPOs. Em um paciente que goze de seus reflexos protetores (tosse) as NVPOs jamais devem ser confundidas com a regurgitação durante a indução anestésica (esta última, condição extremamente perigosa).

TVP – cuidados após a cirurgia

As medidas de profilaxia para TVP devem fazer parte do universo cirúrgico durante todo o período pós-operatório, independente de quais estratégias tenham sido definidas como ideais ao caso em questão.[3,53,57]

Como regra dogmática, o deambular precoce deve ser o objetivo fundamental a ser alcançado, o que exige todo um suporte de condições favoráveis, tais como analgesia efetiva, ausência de sonolência e lipotimia, suporte de soro com rodinhas e companhia adequada.

As meias de compressão graduada (antiembolia), por exemplo, podem ser mantidas por mais dias sem quaisquer problemas, mesmo após a alta hospitalar. Na nossa prática, aquelas de tamanho ¾ (até o joelho) são muito bem toleradas mesmo em tempos de calor, além de oferecerem a possibilidade de uso da placa de bisturi na coxa durante a cirurgia. As pacientes devem ser orientadas a observar se as meias estão enrolando e formando garrotes, o que dificulta o retorno venoso (efeito absolutamente inadmissível).

Os anticoagulantes (caso já não administrados) devem ser considerados imediatamente caso perceba-se uma maior probabilidade de a paciente não se levantar da cama.

Dor referida no ombro após laparoscopia: "ombralgia"

Não raro, pacientes se queixam de dor no ombro após serem submetidas à laparoscopia. Este processo doloroso responde mal aos analgésicos não narcóticos usuais quando comparados àqueles secundários ao trauma cirúrgico. Diversas discussões existem a respeito de sua etiologia, sempre concordantes de que se trata de uma dor referida e não associada a qualquer alteração na articulação do ombro. Caso não informada desta possibilidade antes da cirurgia, a paciente necessitará ser imediatamente esclarecida quanto ao caráter benigno da dor e da sua não associação a nenhuma lesão orgânica de maior importância. O desaparecimento desta dor ocorrerá espontaneamente após um período de tempo de poucos dias.

Quadro 9-7 | Alguns fatores de risco para ocorrência de náuseas a vômitos pós-operatórios

- Idade jovem
- História de náuseas e vômitos em anestesias anteriores
- Sexo feminino
- Dor
- Cirurgia ginecológica
- Cirurgias com pneumoperitônio
- Uso de opioides
- Uso de inibidores da acetilcolinesterase (p. ex., neostigmina)
- Uso de N_2O (óxido nitroso) na anestesia
- Indução de anestesia geral com etomidato ou cetamina
- Início precoce da dieta oral
- Paciente não tabagista

Adaptado de Fonseca MF, Nogueira EA, Gemal AE et al. Anestesia em videocirurgia: fundamentos para o cirurgião. In: Crispi CP (Org.). *Tratado de videoendoscopia ginecológica*. 2. ed. Rio de Janeiro: Atheneu, 2006. Cap. 6, p. 75-89.

Eventualmente, uma analgesia mais agressiva torna-se necessária para promover um estado de conforto satisfatório. Para isto recomendamos a associação de um opioide ao esquema inicialmente proposto (AINH + analgésico comum em dose plena e administrações regulares). Pode-se optar pela via parenteral (p. ex., nalbufina 10 mg até de 6/6 h, tramadol 50 mg até de 4/4 h) ou por via oral (p. ex., tramadol 50 mg, morfina 10 mg, codeína 30 mg até de 4/4 h) sob demanda da paciente (SOS).

O uso de opioides de forma regular diminui a peristalse, aumenta a ocorrência de sonolência, bem como de náuseas e vômitos pós-operatórios, principalmente quando administrados sem necessidade real (ausência de dor). Mais que desnecessária, a dor é indesejada à boa evolução do pós-operatório.

CONSIDERAÇÕES FINAIS

Cada vez mais, pacientes buscam técnicas minimamente invasivas para solução de seus problemas cirúrgicos. Junto aos seus medos, trazem a expectativa de um procedimento resolutivo e não traumático. Neste contexto, manter-se atualizado frente aos recursos tecnológicos não é suficiente para o bom desempenho da prática médica, visto que tão importante quanto o desfecho da cirurgia é a percepção, por parte dos pacientes e de seus familiares, deste resultado. Para isto são indispensáveis a gentileza e a atenção da equipe médica, em seus mínimos detalhes. Sabidamente, não há mais espaço para desinformação, dor ou abandono.

REFERÊNCIAS BIBLIOGRÁFICAS

1. Fleisher LA, Beckman JA, Brown KA. ACC/AHA Guidelines on perioperative cardiovascular evaluation and care for noncardiac surgery: a report of the American College of Cardiology/American Heart Association Task Force on Practice Guidelines. *J Am Coll Cardiol* 2007 Oct. 23;50(17):e159-241.
2. Greenland P, Alpert JS, Beller GA et al. ACC/AHA guideline for assessment of cardiovascular risk in asymptomatic adults. *J Am Coll Card* 2010;56(25):2182-99.
3. ACOG practice bulletin. 2007. Prevention of deep vein thrombosis and pulmonary embolism. Clinical management guidelines for obstetrician-gynecologists. The American College of Obstetricians and Gynecologists. Number 84, replaces practice bulletin number 21, october 2000. *Obstet Gynecology* 2007 Aug.;110(2):429-40. Part 1.
4. Ageno W, Dentali F, Squizzato A. Prophylaxis of venous thromboembolism following laparoscopic surgery: where is the evidence? *J Thromb Haemos* 2005;3:214-15.
5. Albergaria VF, Lorentz MN, Lima FAS. Intra-and postoperative tremors: prevention and pharmacological treatment. *Rev Bras Anestesiol* 2007;57:431-44.
6. Anvisa. http://www.anvisa.gov.br/divulga/noticias/2008/031008_nota.pdf. Acesso em: June 2009.
7. Ashwin S, Mark D, Sachiendra A et al. Elastic compression stockings for prevention of deep vein thrombosis. Cochrane database of systematic reviews. *Cochrane Library* 2010;9.
8. Assad AR, Verçosa NF. Preparo pré-operatório. In: Cavalcanti IL, Cantinho FAF, Assad AR. (Eds.). *Anestesia para cirurgia plástica*. Rio de Janeiro: 2005. p. 13-25, v. 1.
9. Biazzotto CB, Brudniewski M, Schimidt AP et al. Hipotermia no período perioperatório. *Rev Bras Anestesiol* 2006;56(1):89-106.
10. Bicer C, Esmaoglu A, Akin A et al. Dexmedetomidine and meperidine prevent postanaesthetic shivering. *Eur J Anaesthesiol* 2006 Feb.;23(2):149-53.
11. Breivik H. *Post-operative pain management*. Baillière's clinical aAnaesthesia. 1995.
12. Buse GL, Bucher E, Seeberger MD et al. Perioperative management of chronic medication: to withhold, continue or intensify? *Ther Umsch* 2009 July;66(7):509-17.
13. Cantore F, Boni L, Di Giuseppe M et al. Pre-incision local infiltration with levobupivacaine reduces pain and analgesic consumption after laparoscopic cholecystectomy: a new device for day-case procedure. *Int J Surg* 2008;6(Suppl 1):S89-92. Epub 2008 Dec. 24.
14. Cayley WE. Preventing deep vein thrombosis in hospital inpatients. *BMJ* 2007;335:147-51.
15. Chappell D, Jacob M, Hofmann-Kiefer K et al. A rational approach to perioperative fluid management. *Anesthesiology* 2008;109:723-40.
16. Chudnoff S, Einstein M, Levie M. Paracervical block efficacy in office hysteroscopic sterilization: a randomized controlled trial. *Obstet Gynecol* 2010;115(1):26-34.
17. Cooper NAM, Clark TJ. Local anaesthesia for pain control during outparient hysteroscopy: systematic review and meta-analysis. *BMJ* 2010;340:c1130.
18. Cunningham AJ, Dowd N. Anesthesia for minimally invasive procedures. In: Barash PG, Cullen BF, Stoelting RK. *Clinical anaesthesia*. 4th ed. Philadelphia: Lippincot Williams & Williams, 2001.
19. Davoudi M, Mousavi-Bahar SH, Farhanchi A. Intrathecal meperidine for prevention of shivering during transurethral resection of prostate. *Urol J* 2007;4(4):212-16.
20. Fonseca MF, Nogueira EA, Gemal AE et al. Anestesia em videocirurgia: fundamentos para o cirurgião. In: Crispi CP. (Ed.). *Tratado de videoendoscopia ginecológica*. 2. ed. Rio de Janeiro: Atheneu, 2006. p. 75-89, cap. 6.
21. Fonseca MF, Andrade Jr CM, Nogueira EA et al. Is time monitoring necessary for preventing fluid overload in hysteroscopic surgery? (A case report). *Braz J Videoend Surg* 2008;1(3):128-32.
22. Fonseca MF, Andrade Jr CM, Mello MJE et al. Effect of temperature on fluidity of irrigation fluids. *BR J Anaesth* 2011 Jan.;106(1):51-56. Epub 2010 Nov. 4.
23. Frech EJ, Go MF. Treatment and chemoprevention of NSAID-associated gastrointestinal complications. *Ther Clin Risk Manag* 2009;5(1):65-73.
24. Gan TJ. Mechanisms underlying postoperative nausea and vomiting and neurotransmitter receptor antagonist-based pharmacotherapy. Review article. *CNS Drugs* 2007;21(10):813-33.
25. Gan TJ. Risk factors for postoperative nausea and vomiting review article. *Anesth Analg* 2006;102:1884-98.
26. Ganem EM, Fukushima FB, Silva DSM et al. Eficácia do propofol e da associação de propofol e dexametasona no controle da náusea e vômito no pós-operatório de laparoscopia ginecológica. *Rev Bras Anestesiol* 2002;52(4):394-401.
27. Gant J, Mayer T, Apfal CC. Consensus guidelines for managing postoperative nausea and vomiting. *Anaesthesia Analgesia* 2003;97(1):622-71.
28. Geerts WH, Pineo GF, Heit JA et al. Seventh ACCP conference on antithrombotic and thrombolytic therapy. *Chest* 2004 Sept.;126(3 Suppl):338S-400S. Review.
29. Goldman L, Caldera DL, Nussbaum SR et al. Multifactorial index of cardiac risk in non cardiac surgical procedures. *N Engl J Med* 1977 Oct. 20;297(16):845-50.
30. Gulex B, Oner K, Yigitler C et al. Lower extremity venous changes in pneumoperitoneum during laparoscopic surgery. *ANZ J Surg* 2006;76:904-6.
31. Harper CM, McNicholas T, Gowrie-Mohan S. Maintaining perioperative normothermia: A simple, safe, and effective way of reducing complications of surgery. *BMJ* 2003;326:721-22.
32. Henry CP, Hofland J. Laparoscopic surgery – Pitfalls due to anesthesia, positioning, and pneumoperitoneum. *Surg Endosc* 2005;19:1163-71.
33. Höcker J, Weber B, Tonner PH et al. Meperidine, remifentanil and tramadol but not sufentanil interact with alpha(2)-adrenoceptors in alpha(2A)-, alpha(2B)- and alpha(2C)-adrenoceptor knock out mice brain. *Eur J Pharmacol* 2008 Mar. 17;582(1-3):70-77.
34. Hodges GJ, Zhao K, Kosiba WA et al. The involvement of nitric oxide in the cutaneous vasoconstrictor response to local cooling in humans. *J Physiol* 2006;574:849-57.
35. Kaplan EB, Sheiner LB, Boeckmann AJ et al. The usefulness of preoperative laboratory screening. *JAMA* 1985 June 28;253(24):3576-81.

36. Karanicolas PJ, Smith SE, Kanbur B et al. The impact of prophylactic dexamethasone on nausea and vomiting after laparoscopic cholecystectomy: a systematic review and meta-analysis. *Ann Surg* 2008;248(5):751-62.
37. Kaye AD, Baluch A, Kaye AJ et al. Pharmacology of cyclooxygenase-2 inhibitors and preemptive analgesia in acute pain management. *Curr Opin Anaesthesiol* 2008;21(4):439-45. Erratum in: *Curr Opin Anaesthesiol* 2009 Feb.;22(1):140.
38. Kelsaka E, Baris S, Karakaya D et al. Comparison of ondansetron and meperidine for prevention of shivering in patients undergoing spinal anesthesia. *Reg Anesth Pain Med* 2006 Jan.-Feb.;31(1):40-45.
39. Kleinschmidt S, Rump G, Kotter J. Herbal medications. Possible importance for anaesthesia and intensive care medicine. *Anaesthesist* 2007;56(12):1257-66.
40. Kose EA, Dal D, Akinci SB et al. The efficacy of ketamine for the treatment of postoperative shivering. *Anesth Analg* 2008 Jan.;106(1):120-22.
41. Lages N, Fonseca C, Neves A et al. Náuseas e vômitos no pós-operatório: uma revisão do "pequeno-grande" problema. *Rev Bras Anestesiol* 2005;55(5):575-85.
42. Lazzaroni M, Porro GB. Management of NSAID-induced gastrointestinal toxicity: focus on proton pump inhibitors. *Drugs* 2009;69(1):51-69.
43. Lee TH, Marcantonio ER, Mangione CM et al. Derivation and prospective validation of a simple index for prediction of cardiac risk of major noncardiac surgery. *Circulation* 1999;100:1043-49.
44. Maffei FHA, Caiafa JS, Ramacciotti E et al. Para o grupo de elaboração de diretrizes em trombose venosa profunda da SBACV. *Diretrizes para prevenção, diagnóstico e tratamento da trombose venosa profunda*. Belo Horizonte: SBACV, 2001.
45. Maffei FHA. Doenças vasculares periféricas. *Trombose venosa profunda dos membros inferiores: incidência, patologia, fisiopatologia e diagnóstico*. 2. ed. Botucatu: Médici, 1995.
46. Maffei FHA. Epidemiologia da trombose venosa profunda e de suas complicações no Brasil. *Cir Vasc Angiol* 1998;14:5-8.
47. Munro MG, Brooks PG. Use of local anesthesia for office diagnostic and operative hysteroscopy. *J Minim Invasive Gynecol* 2010;17(6):709-18.
48. Nagelhout J, Elisha S, Waters E. Should I continue or discontinue that medication? *AANA J* 2009 Feb.;77(1):59-73.
49. Paw HGW, Park GR. *Drug prescribing in anaesthesia and intensive care*. London: GMM, 1996. p. 23-48.
50. Rajagopalan S, Mascha E, Na J et al. The effects of mild perioperative hypothermia on blood loss and transfusion requirement. *Anesthesiology* 2008;108:71-77.
51. Randell T. Prediction of difficult intubation. *Acta Anaesthesiol Scand* 1996;40:1016-23.
52. Resolução CFM N° 1.802/2006. Publicado no DOU de 01 Nov. 2006, Seção I, p. 102; (retificação publicada no DOU 20 Dez. 2006, Seção I, p. 160.
53. Richardson WS, Apelgren K, Fanelli RD et al. Deep venous thrombosis prophylaxis in laparoscopy: an evidence-based review. *Surg Endosc* 2001;21(12):2335-38.
54. Rintamäki H. Human responses to cold. *Alaska Med* 2007;49:29-31.
55. Roizen MF. Cost-effective preoperative laboratory testing. *JAMA* 1994 Jan. 26;271(4):319.
56. Roizen MF. More preoperative assessment by physicians and less by laboratory tests. *N Engl J Med* 2000 Jan. 20;342(3):204-5.
57. SAGES – Guidelines for deep venous thrombosis prophylaxis during laparoscopic surgery. Society of American Gastrointestinal and Endoscopic Surgeons. Guidelines Committee and approved by the SAGES Board of Governors October 2006. *Surg Endosc* 2007;21:1007-9.
58. Santos MS, Espanha CA, Marangoni DV. Profilaxia antibiótica. In: Schechter M, Marangoni DV. *Doenças infecciosas: conduta diagnóstica e terapêutica*. 2. ed. Rio de Janeiro: Guanabara Koogan, 1998. p. 54.
59. Silbersack Y, Taute BM, Hein W. Prophylactic use of LMWH plus intermittent pneumatic compression prevented DVT in hip or knee arthroplasty prevention of deep-vein thrombosis after total hip and knee replacement. Low-molecular-weight heparin in combination with intermittent pneumatic compression. *J Bone Joint Surg Br* 2004;86:809-12.
60. Smith I. Anesthesia for laparoscopy with emphasis on outpatient laparoscopy. *Anesthesiol Clin North Am* 2001 Mar.;19(1):21-41.
61. Süleyman H, Demircan B, Karagöz Y. Anti-inflammatory and side effects of cyclooxygenase inhibitors. *Pharmacol Rep* 2007;59(3):247-58.
62. Thomsen T, Villebro N, Møller AM. Interventions for preoperative smoking cessation. *Cochrane Database Syst Rev* 2010 July 7;(7):CD002294.
63. Tincani E, Piccoli M, Turrini F et al. Video laparoscopic surgery: is out-of-hospital thromboprophylaxis necessary? *J Thromb Haemost* 2005;3:216-20.
64. Verbalis JG, Berl T. Disorders of water balance. In: *Brenner and Rector's The Kidney*. 8th ed. Philadelphia, Saunders Elsevier, 2007. p. 459-505.
65. Wasowicz-Kemps Dk, Biesma Dh, Leeuwen JSv et al. Prophylaxis of venous thromboembolism in general and gynecologic day surgery in the Netherlands. *J Thromb Haemost* 2006;4(1):269-71.
66. Weaver AL. Current and emerging treatments for mild/moderate acute ambulatory pain. *Am J Ther* 2008;15(Suppl 10):S12-16.
67. Wilhelm SM, Dehoorne-Smith ML, Kale-Pradhan PB. Prevention of postoperative nausea and vomiting. *Ann Pharmacother* 2006;40:68-78. Published Online, 2 Jan. 2007, www.theannals.com, DOI 10.1345/aph.1H398.

II

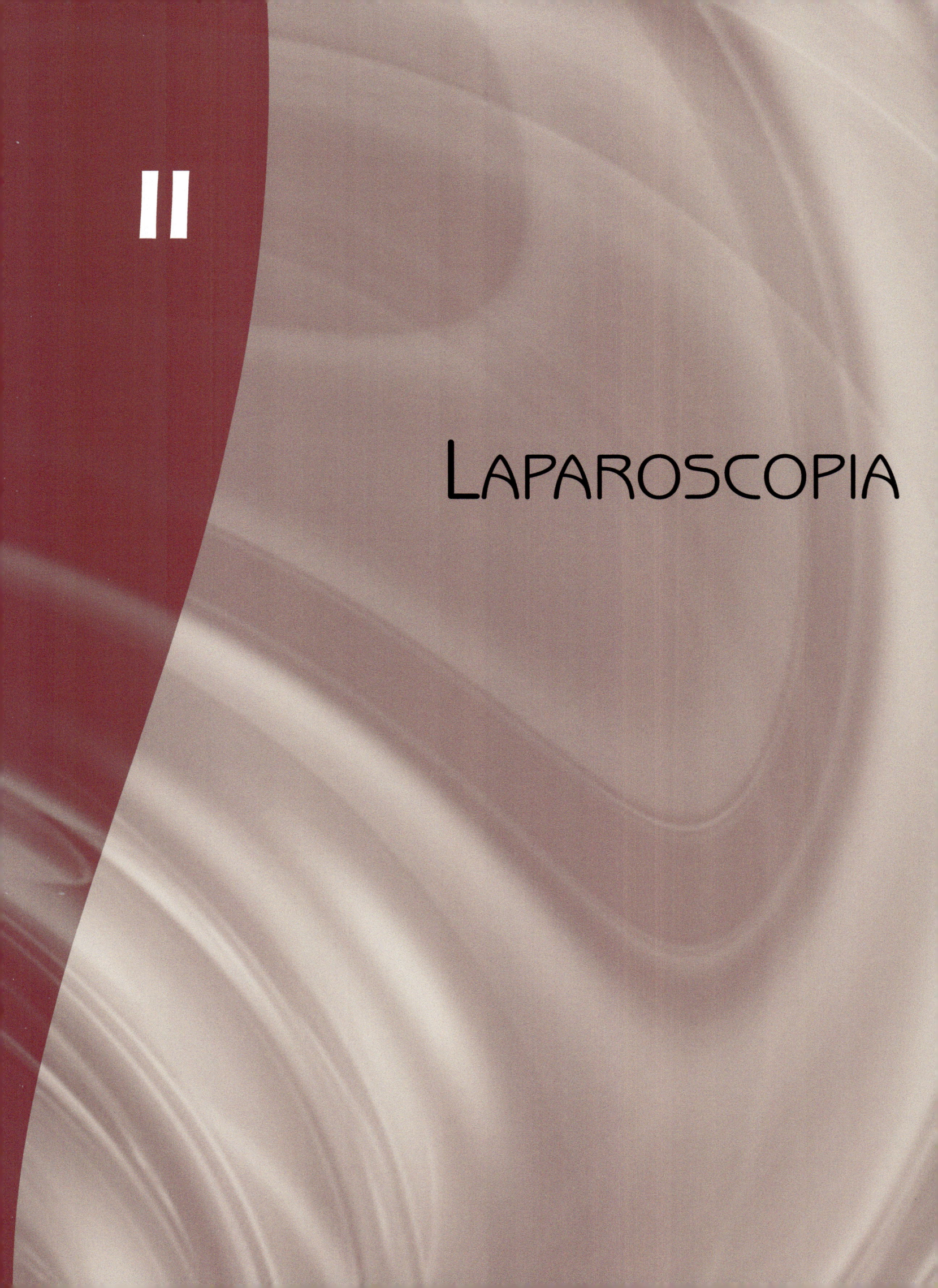

LAPAROSCOPIA

10 Instrumental

Flavio Malcher Martins de Oliveira
Guilherme Karam Corrêa Leite
Paulo José Macedo

- **INTRODUÇÃO**
  Não específico
  Específico
     Ópticas
     Trocartes
     Pinças de apreensão
     Tesouras
     Pinças para sutura e ligadura
     Instrumental para eletrocirurgia
     Aspiradores e irrigadores
     Afastadores
     Material para extração de peças
  Manutenção
- **PLANEJAMENTO**
- **TREINAMENTO**
- **CONCLUSÃO**
- **BIBLIOGRAFIA**

INTRODUÇÃO

Neste capítulo abordaremos detalhes do instrumental dedicado para a realização de cirurgias laparoscópicas. Todo o equipamento comum para a endoscopia ginecológica como um todo já foi detalhado em capítulo prévio, como microcâmeras, fontes de luz, insufladores entre outros. Didaticamente dividimos este capítulo em materiais não específico e específico.

Não específico

O instrumental não específico se compõe de pinças utilizadas no dia a dia da cirurgia ginecológica tradicional que são necessárias para a realização e fechamento das punções, para a colocação do manipulador uterino, para abertura de peças cirúrgicas e, eventualmente, para o início de uma conversão para laparotomia de emergência. É importante a disponibilização desse material, pois de nada adianta o investimento de grandes quantias em instrumental específico se não houver instrumental básico para os passos iniciais da cirurgia. Assim, o Quadro 10-1 resume o material que deve estar presente no campo cirúrgico.

Este material não específico pode ficar arrumado em uma mesa auxiliar em separado, pois só será utilizado no início da cirurgia (punções) e no final (fechamento).

Além disso, deve estar disponível na sala o material para a via laparotômica da cirurgia proposta para o caso de conversão, in-

Quadro 10-1 Instrumental convencional necessário para uma cirurgia laparoscópica

Instrumental
- Espéculos vaginais grande e médio
- Velas de Hegar 3 a 7 (dilatação do colo para a passagem do manipulador)
- 1 pinça de Pozzi
- Bisturi cabo 3 com lâmina 15
- 10 pinças de Bakaus (para fixação dos campos e primeira punção)
- 4 pinças Kelly curvas
- 4 pinças Kelly retas
- 1 porta-agulha
- 1 tesoura de Metzembaum
- 1 tesoura reta
- 2 pinças dente-de-rato
- 2 pinças anatômicas
- 1 pinça para antissepsia da pele e vaginal
- 2 pinças Kocher
- 1 par de Farabeuf

cluindo-se aí canetas de bisturi elétrico e ponteiras de aspiração. Este material pode ficar estéril em caixas, não sendo necessária sua abertura para todas as cirurgias. Pinças específicas para uso em acidentes intraoperatórios também devem ficar disponíveis na sala de cirurgia, como pinças de Satinsky, *clamps* intestinais e material para sutura vascular (porta-agulhas e pinças próprias).

Específico

As pinças detalhadas a seguir são as que foram especificamente desenvolvidas para a cirurgia laparoscópica e em sua maioria são as mesmas pinças utilizadas em cirurgia laparotômica que foram "adaptadas" para a laparoscopia. Didaticamente, podem-se dividir estes instrumentos em certos grupos:

- Ópticas.
- Trocartes.
- Pinças de apreensão.
- Tesouras.
- Pinças para sutura e ligadura.
- Instrumental para eletrocirurgia.
- Aspiradores e irrigadores.
- Afastadores.
- Material para extração de peças.
- Manipuladores uterinos

Ópticas

As ópticas, também chamadas de laparoscópios ou telescópios, são compostos de uma extremidade proximal, a ocular, que fica em contato com o olho do cirurgião ou com a câmera, de um sistema de lentes e de uma extremidade distal, a objetiva. São, literalmente, "os olhos" do cirurgião, por isso devem existir no mínimo duas ópticas disponíveis no hospital para que uma possível quebra ou conserto não interrompa o funcionamento do serviço. O sistema óptico utilizado atualmente é o Hopkins. Em 1953, um físico britânico, H. H. Hopkins, descobriu que a luz era mais bem transmitida se os espaços de ar e lentes nos telescópios fossem invertidos. Assim, como as lentes preenchem a maior parte do laparoscópio, e o vidro possui um índice de refração entre 1,5 e 1,6, a transmissão de luz é bem maior (mais do que o dobro), já que a relação é exponencial (quadrado) (Fig. 10-1).

Normalmente, cerca de 6% da luz são refletidos e perdidos em toda interface ar-vidro. Assim, em um endoscópico tradicional com 16 lentes há 32 superfícies ar-vidro, causando uma perda de luz significativa. Para diminuir este fator, os fabricantes apli-

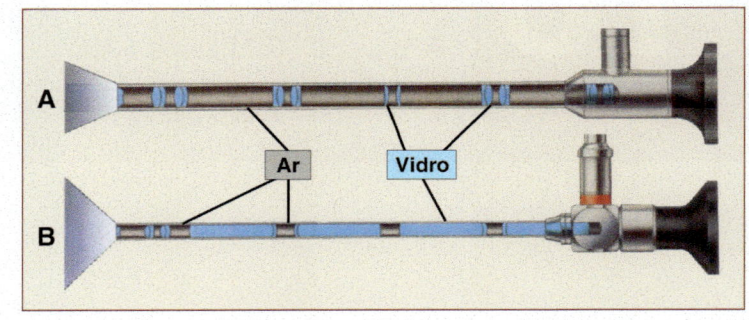

Fig. 10-1
Sistema óptico clássico (**A**) e Hopkins (**B**).

cam uma película de fluoreto de magnésio nas lentes por meio de evaporação no vácuo. Esta película possui uma espessura quatro vezes o comprimento da onda de luz e diminui a reflexão no espectro visível da luz dos 6% para 0,5%, melhorando o desempenho das ópticas modernas.

Talvez as ópticas sejam os instrumentos que menos foram modificados durante os anos de evolução da laparoscopia, sendo possível a utilização de ópticas fabricadas há duas décadas sem prejuízo (Fig. 10-2). Existem dois tipos básicos de laparoscópios: diagnóstico e cirúrgico (Fig. 10-3). Os *laparoscópios diagnósticos* consistem em um jogo de lentes central cercado perifericamente por feixes de fibras ópticas (que transmitem a luz para a cavidade). Geralmente possuem um diâmetro externo de 10 mm, porém laparoscópios mais delgados com 3 a 5 mm estão disponíveis para minilaparoscopia. Já os *laparoscópios cirúrgicos* possuem um canal adicional que permite a passagem de pinças ou fibras do *laser*, com a óptica ficando em um ângulo de 45° ou em eixo de manivela em relação ao canal cirúrgico. Estes laparoscópios foram muito utili-

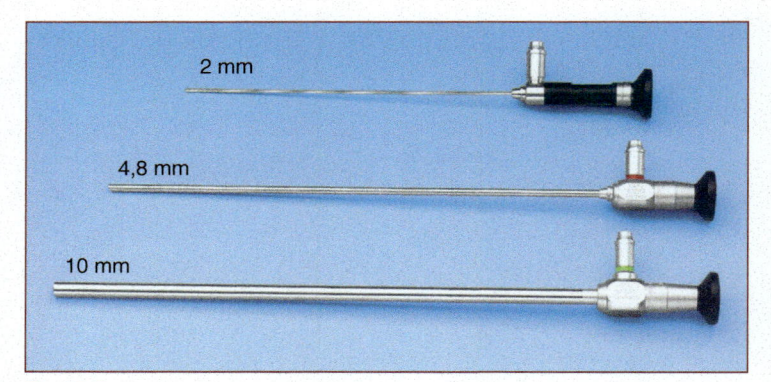

Fig. 10-2
Ópticas.

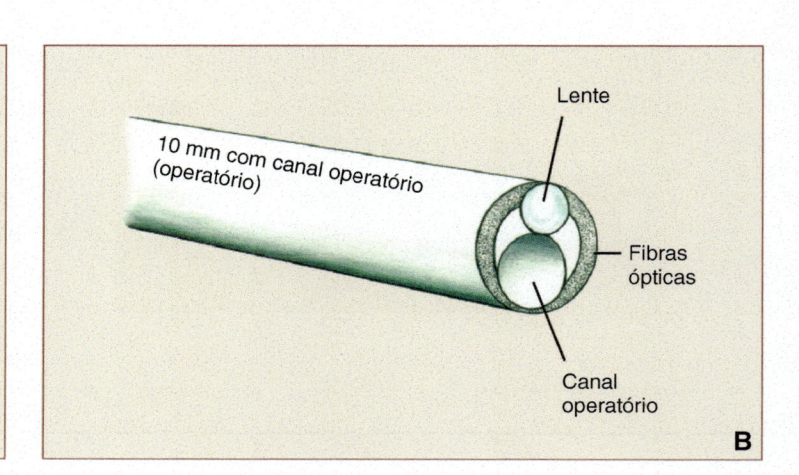

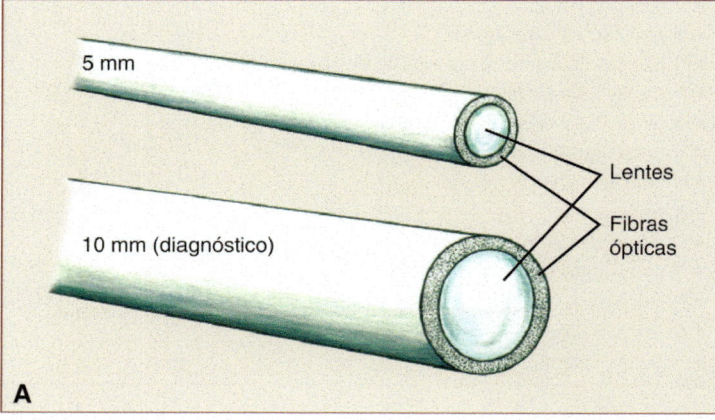

Fig. 10-3
Laparoscópios diagnósticos (**A**) e operatório (**B**).

zados nas décadas de 1960 e 1970 para pequenos procedimentos, sendo abandonados nas últimas décadas. Foram redescobertos por alguns cirurgiões que preferem a utilização do feixe de *laser* pela mesma punção da óptica. Laparoscópios cirúrgicos possuem menor número de fibras ópticas e um sistema de lentes mais delgado do que os laparoscópios diagnósticos do mesmo diâmetro, em decorrência do espaço ocupado pelo canal operatório (p. ex., as ópticas diagnósticas de 10-12 mm possuem um jogo de lentes de 5 a 6 mm, e as operatórias de 2 a 3 mm). Assim, eles fornecem um campo menos nítido e com menor iluminação. As ópticas em geral têm um foco de trabalho entre 7 e 12 cm apesar de a distância real para focos mais nítidos girar em torno de 5 a 7 cm.

Nos últimos anos foram desenvolvidas sondas ópticas flexíveis com diâmetro entre 1,2 e 1,8 mm que podem ser introduzidas pelo interior de uma agulha de Veres, produzindo uma imagem com qualidade surpreendente. Essas ópticas utilizam fibras ópticas com feixes coerentes (vide cabos de luz) e entre suas aplicações destacam-se a visualização de aderências em pacientes com cirurgias prévias (após punção no hipocôndrio esquerdo) e pequenos procedimentos, como lise de aderências e ligaduras tubárias. Essas ópticas exigem uma potente fonte de luz e uma visão aproximada para que o campo operatório seja adequado. Existe todo um instrumental especializado com diâmetros entre 2 e 3 mm para estes procedimentos.

A maioria das ópticas possui uma extremidade reta, sem deflexões, o que transmite uma imagem colinear com a realidade (laparoscópios de visão direta). Isto facilita o início do treinamento em cirurgia laparoscópica. A angulação dessa extremidade traz mais versatilidade para o campo operatório (como a comparação entre pinças Kelly curvas e retas), porém exige maior adaptação do cirurgião (Fig. 10-4). Esta angulação pode variar entre 5 e 700, sendo as ópticas de 300 as mais comuns em ginecologia. Vale a pena ressaltar que, quanto maior a angulação, maior a perda de luz, e distorções podem ocorrer nas áreas periféricas da visão. Laparoscópios operatórios possuem geralmente uma pequena angulação entre 5 e 100.

O laparoscópico permite uma magnificação da imagem. Este aumento sofre alterações de acordo com algumas variáveis como o tamanho do monitor (monitores maiores acarretam magnificações ligeiramente maiores), o meio de distensão (meios líquidos levam a maiores aumentos pelo seu índice de refração maior) e a distância do objeto à objetiva do laparoscópio. A Figura 10-5 resume esta relação.

Com estes valores podem ser definidas três zonas de trabalho, onde a variação de magnificação é relativamente constante.

- *Zona de diagnóstico macroscópico:* visões panorâmicas, além de 6 cm de distância e magnificação entre 4 e 7 vezes.
- *Área operatória:* área de trabalho, entre 2 e 6 cm do objeto e com aumentos entre 7 e 15 vezes.
- *Zona de diagnóstico microscópico: closes* de pequenas imagens, com foco entre 0,5 e 2 cm, culminando em aumentos entre 15 e 40 vezes.

Para funcionamento com câmeras 3D, foram desenvolvidas ópticas especializadas que possuem dois sistemas paralelos de lentes para permitir a captura de imagens sobrepostas a fim de criar a noção de profundidade. Essas ópticas são mais pesadas, podendo cansar o auxiliar, que pode começar a realizar movimentos inconscientes com a câmera, causando cefaleia e náuseas nos espectadores. Outra novidade em desenvolvimento é o sistema óptico com um *microchip* na extremidade da óptica para a captura da imagem sem a necessidade de lentes.

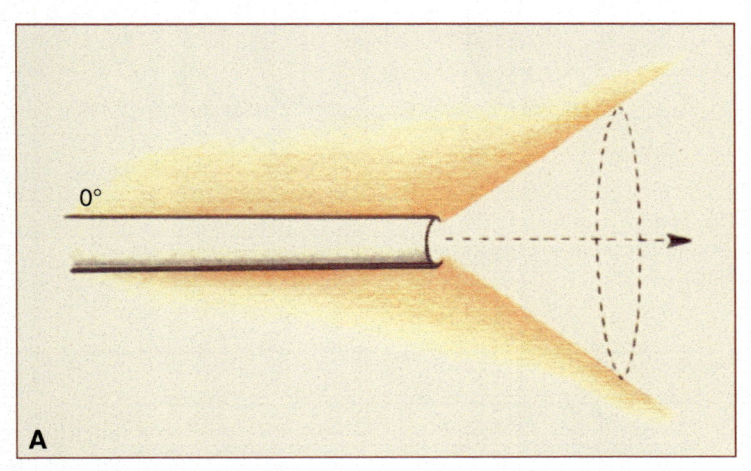

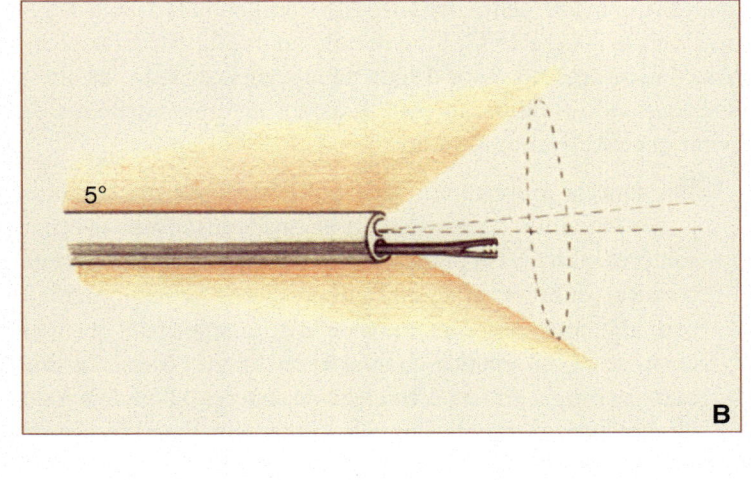

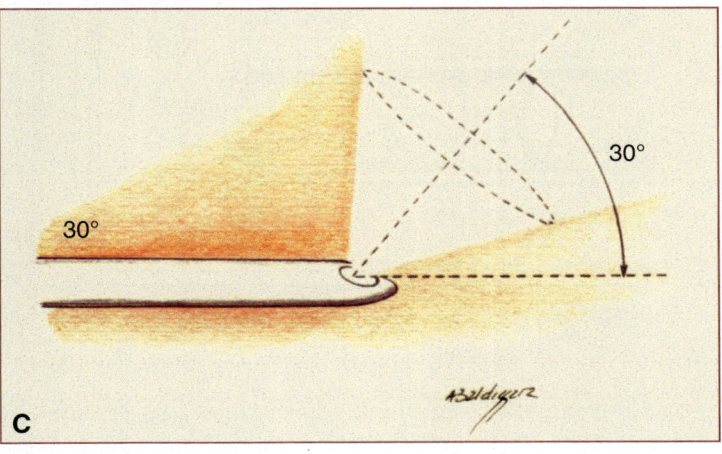

Fig. 10-4
Angulação da extremidade ocular das ópticas. (**A**) Reto, 0°. (**B**) Cirúrgico, 5°. (**C**) Angulado oblíquo, 30°.

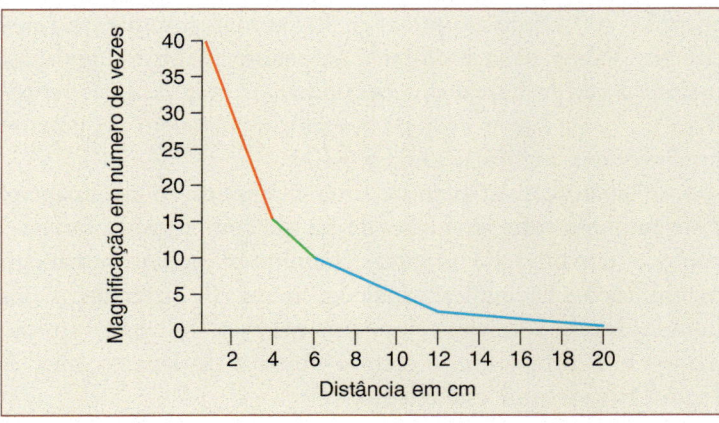

Fig. 10-5
Relação entre a distância (eixo horizontal em cm) do objeto à objetiva do laparoscópio e a magnificação (eixo vertical em número de vezes). A zona de diagnóstico macroscópio é representada pela linha azul, a área cirúrgica pela linha verde, e a zona de diagnóstico microscópico pela linha vermelha.

Hoje estão disponíveis no mercado laparoscópios rígidos com maior versatilidade, capazes de ampliar o limite do campo de visualização. O *Endocamaleon*® (Karl Storz) combina uma óptica tipo *Hopkins*® convencional de 0 com as vantagens e possibilidades de um laparoscópio com ângulo visual variável. Já a Olympus lançou recentemente o endoscópio *HD EndoEYE LTF-VH*™ com extremidade flexível que possui um *chip* com sensor de imagem capaz de transmitir em sinal digital de alta resolução (HD). O laparoscópio com ponta articulada da *Stryker*®, o *IDEAL EYES HD*™, possui tecnologia semelhante e permite uma angulação de mais de 100 em todas as direções. As cirurgias ginecológicas de grandes massas pélvicas e úteros volumosos beneficiariam-se do uso dessas ópticas.

Embaçamento. A cavidade peritoneal possui uma temperatura ambiente de 37°C com uma umidade de 100%. Assim, quando um instrumento metálico frio (temperatura da sala de cirurgia entre 20°C e 25°C) for colocado dentro da cavidade, ocorre a condensação do vapor d'água na superfície de vidro da objetiva, causando o embaçamento. Existem algumas maneiras de evitar que este evento aconteça:

1. Pré-aquecer a óptica em água a 40-50°C por três minutos justamente antes de introduzi-la na cavidade (devem-se evitar soluções salinas). Na prática, pode-se ter uma pequena garrafa térmica (desinfetada quimicamente como o instrumental) com líquido aquecido na mesa de instrumentos para que esta etapa possa ser repetida quantas vezes forem necessárias durante a cirurgia sem a necessidade de aquecer o líquido a todo o momento (na garrafa o líquido se mantém aquecido por até seis horas). Lembrar sempre de "forrar" o fundo da garrafa com gazes para evitar danos à objetiva da óptica.
2. Encostar por alguns segundos com a objetiva em uma superfície serosa intra-abdominal (fundo uterino, intestino delgado, fígado), embora a imagem possa ficar distorcida pelos resíduos acumulados na lente. Todo o cuidado deve ser tomado para evitar queimaduras aos tecidos.
3. Uso de soluções antiembaçantes que diminuem a tensão superficial das gotículas de líquido, permitindo que estas se espalhem rapidamente sobre a superfície da lente, tornando-se invisíveis. Algumas dessas soluções não são estéreis e todo o cuidado deve ser tomado. Essas soluções podem distorcer a imagem, devendo ser evitadas quando se tem um propósito de fotodocumentação. Alguns cirurgiões descrevem a utilização de soluções degermantes de clorexidina ou povidine com sucesso nesta tarefa. Este método é preferido por alguns, pois não danifica a óptica com as variações rápidas de temperaturas.
4. Equipamentos eletrônicos foram desenvolvidos com esta finalidade. São pequenos aparelhos com três a quatro orifícios por onde se introduzem as ópticas. Permitem o controle da temperatura (45 a 60°C), porém requerem a permanência longa (até 60 minutos) das ópticas, pois a transmissão de calor pelo ar é pobre.

Os laparoscópios são combinações entre o metal de seu corpo e o vidro de suas lentes. Estes materiais possuem diferentes coeficientes de expansão quando aquecidos. Quando são colocados em autoclaves, o vidro e o metal expandem-se em diferentes padrões e, independentemente dos selos entre eles, o vapor pode penetrar no sistema de lentes e aí se acumular. Isto causa o embaçamento persistente após todos os esforços de limpeza das lentes da ocular da objetiva (Fig. 10-6). Este fato pode ser confirmado segurando-se a óptica contra o foco cirúrgico e observando-se a outra extremidade para encontrar gotículas entre as lentes. Se não houver outro laparoscópio para utilização, pode-se tentar, temporariamente, sanar esta infiltração colocando a óptica em calor seco a 100°C. Isto converte estas gotículas em vapor, que escapará pelo mesmo trajeto de entrada (Fig. 10-7). Após seu uso, este laparos-

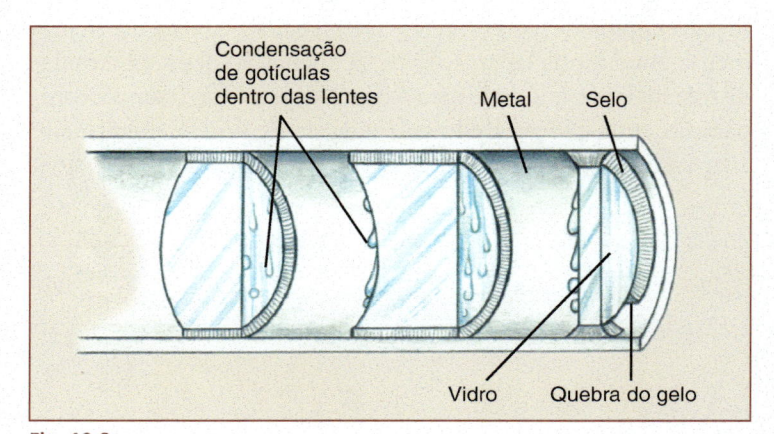

Fig. 10-6
Problemas com os selos entre metal e vidro durante expansão em um laparoscópio.

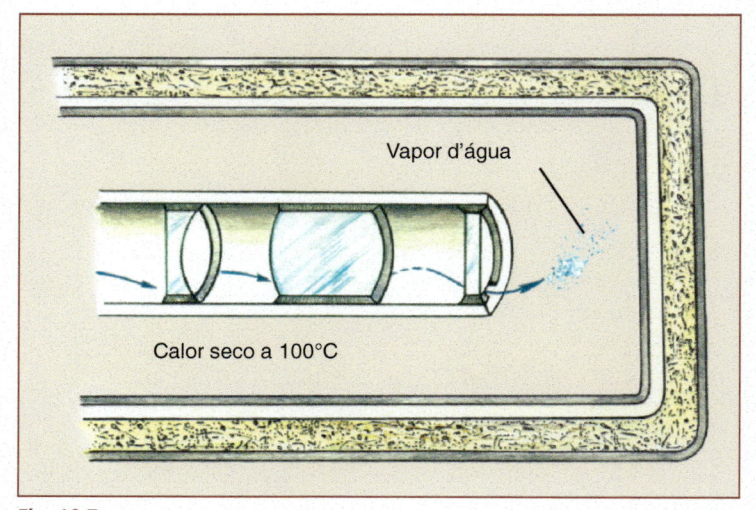

Fig. 10-7
Tratamento provisório de embaçamento interno. O vapor d'água pode ser retirado das lentes, se a óptica for aquecida a 100°C em calor seco.

cópio deve ser encaminhado diretamente para conserto para limpeza e nova selagem.

Por esta razão, as ópticas não podem ser autoclavadas e sim desinfetadas por métodos frios. Existem ópticas "autocláváveis", porém, este processo deve ser rigoroso, com transições lentas de temperaturas (entre os 138°C da esterilização e os 20°C de armazenamento). Como este processo nem sempre é controlado pelo cirurgião, sugere-se que mesmos as ópticas autocláváveis sejam desinfetadas a frio, o que prolonga sua vida útil.

■ Trocartes

Como existe a necessidade de um pneumoperitônio para a realização de uma cirurgia laparoscópica, criou-se a obrigatoriedade de desenvolvimento de instrumentos que permitam o acesso à cavidade abdominal de pinças sem que haja perda de gás. Estes instrumentos são os trocartes. Os trocartes compõem-se grosseiramente de dois componentes básicos:

- *Bainha:* porção externa que possui um canal para introdução das pinças com um sistema valvulado que impede o escape do gás.
- *Mandril:* porção interna constituída de elemento cortante para atravessar a parede abdominal durante a sua introdução.

Os trocartes podem possuir um diâmetro variável, entre 2 e 30 mm, na dependência do seu propósito. Os mais utilizados no dia a dia são os de 5 e 10-12 mm (Fig. 10-8). Os trocartes de 2 e 3 mm são utilizados para minilaparoscopias, e os maiores do que 12 mm geralmente são empregados para a passagem de grampeadores ou para a retirada de peças. Os trocartes devem possuir um diâmetro 1 mm maior do que o das pinças que nele serão utilizadas. Assim, nas cirurgias ginecológicas em geral, o trocarte umbilical e mais um devem ser de 10-12 mm, e os outros auxiliares de 5 mm. Existem redutores metálicos, longos ou curtos, de 10-12 para 5 mm ou de 5 para 3 mm para uso com os trocartes.

O comprimento padrão dos trocartes é de 10-11 cm. Se fossem mais curtos, poderiam escapar da cavidade a todo tempo, culminando em perda do pneumoperitônio. Para minimizar este problema foram desenvolvidas roscas adaptáveis à bainha do trocarte que, literalmente, enroscam-se na pele, diminuindo este deslizamento. Trocartes mais compridos (15 cm) existem para uso em pacientes obesas.

O mandril pode ter basicamente duas formas: cônica ou piramidal. Os piramidais são a preferência da maioria dos cirurgiões, pois seus três lados cortantes permitem uma passagem mais suave pela musculatura abdominal, porém, possuem o inconveniente teórico de maior lesão de vasos da parede com maior chance de hematomas no pós-operatório. Já os cônicos não possuem este inconveniente, porém necessitam de maior força para a sua passagem pela parede, o que ocasiona maior risco de lesão de vísceras ou grandes vasos. Uma alternativa para minimizar este risco é o uso da técnica de punção em "Z" ou em "J" (punção perpendicular da parede até o aparecimento da ponta no peritônio com a posterior passagem pelo mesmo tangencialmente à parede). Outro ponto que deve ser sempre lembrado é que os mandris devem estar sempre afiados, o que diminui o esforço e riscos da punção. Um pequeno teste que pode ser feito é observar o mandril embaixo de um foco de luz. Um mandril afiado, assim como uma faca, não reflete a luz. Já os mandris cegos refletirão a luz em várias direções, inclusive para os olhos do expectador (Fig. 10-9). O armazenamento com capas protetoras das pontas cortantes também evita a perda precoce do corte. Vale a pena lembrar que o diâmetro do trocarte também influencia no esforço necessário para a punção. Um trocarte de 5 mm exige um quarto da força necessária à punção com um trocarte de 10 mm, pois possui um quarto da área em corte transversal.

Os mandris têm um orifício lateral em sua extremidade cortante, que se comunica por meio de um diminuto canal com a extremidade proximal. Este artefato permite que, assim que a ponta alcance a cavidade peritoneal, o gás escape pela extremidade proximal, alertando o cirurgião.

Como já foi relatado, uma das funções do trocarte é impedir o escape de gás da cavidade. Isto é alcançado por meio de válvulas. Existem três tipos de válvulas utilizados:

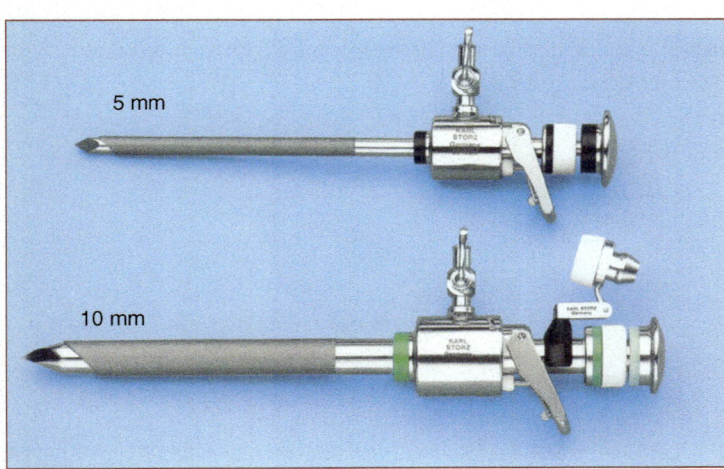

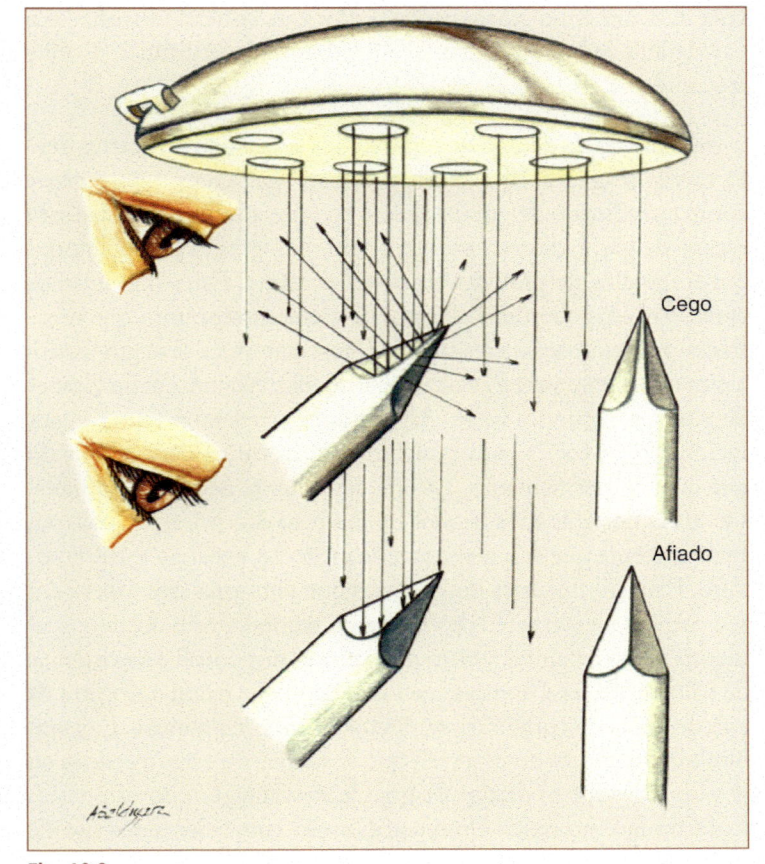

Fig. 10-8
Trocartes permanentes.

Fig. 10-9
Checagem do fio do mandril do trocarte contra a luz.

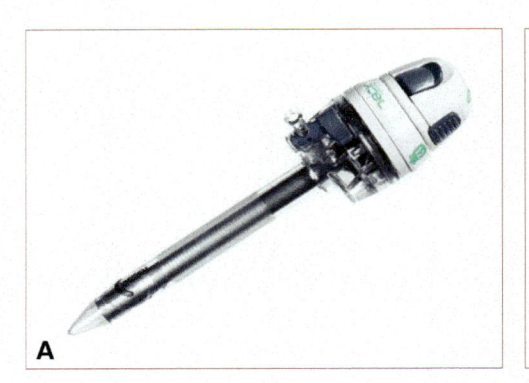

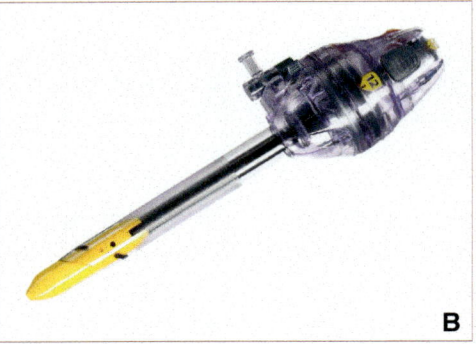

Fig. 10-10
Trocartes descartáveis. (**A**) Trocarte descartável com ponta romba. (**B**) Trocarte descartável de 12 mm.

1. **Válvula tipo corneta:** mais antiga, abre-se empurrando o êmbolo externo para permitir a passagem do instrumento. Para o esvaziamento do gás ou retirada de peças, necessita que o êmbolo seja novamente pressionado. É incômoda para a mobilização do instrumento, pois necessita-se, a cada movimentação, da pressão externa no êmbolo.

2. **Válvula tipo *flap*:** abre-se diretamente com o contato do instrumento. Não permite sua abertura para a retirada de peças. Somente alguns trocartes possuem um mecanismo externo para a abertura da válvula. É extremamente prático à troca de pinças com uma das mãos. Atualmente é o sistema mais utilizado.

3. **Válvula tipo diafragma maleável:** localizada na extremidade do trocarte, funciona com a mesma configuração de uma válvula tricúspide cardíaca. Ajusta-se perfeitamente à pinça, porém, permite o escape de gás na ausência desse. Funciona bem para a retirada de peças.

Alguns trocartes possuem uma conexão lateral para permitir a entrada e a saída de gás com controle por meio de uma válvula de Luer (tipo "torneirinha"). Por esta conexão insufla-se a cavidade, e esvazia-se a fumaça resultante da utilização do eletrocautério.

No início da década de 1990 foram lançados os trocartes descartáveis (Fig. 10-10). Estes possuem vantagens indiscutíveis como a facilidade de punção (estão sempre afiados), válvulas sem escape de gás, radiotransparência para radiografias peroperatórias e mecanismos de proteção da ponta cortante. Estes mecanismos consistem em coberturas plásticas do elemento cortante, que se retraem, enquanto existe resistência (musculatura), e se exteriorizam assim que penetram na cavidade peritoneal, evitando, assim, lesões de vísceras e grandes vasos. Alguns autores relataram uma maior incidência de lesões com punções com trocartes descartáveis do que com os permanentes. Isto provavelmente ocorreu pela inobservância dos cuidados básicos de inserção dos trocartes, pois por mais eficiente que seja o sistema de proteção, este não é 100% seguro. Existem trocartes descartáveis que têm uma área áspera em seu corpo para evitar seu deslizamento peroperatório ou até roscas incorporadas à bainha. Outro mecanismo disponível é a existência de balões infláveis (tipo cateteres de Foley) que fixam o trocarte na parede, além de coibir sangramentos no sítio de punção. Existem também redutores descartáveis que se adaptam a estes trocartes ou já vêm neles incorporados. A grande desvantagem do uso destes trocartes é o seu custo. Uma combinação conveniente é o uso de trocartes descartáveis para a primeira punção e trocartes permanentes para as punções seguintes sob visão direta.

Já foram lançados trocartes permanentes com sistemas de proteção, porém estes com o uso repetido não funcionam tão bem como os descartáveis.

Alguns tipos especializados de trocartes foram desenvolvidos, entre eles o *trocarte de Hasson*. Esse trocarte foi desenvolvido para a técnica de primeira punção aberta para a obtenção do pneumoperitônio. Ele possui um mandril com ponta romba, sem lâmina de corte e um cone por fora de sua bainha além de duas pequenas aletas laterais (Fig. 10-11). Existem, também, trocartes de Hasson descartáveis. O trocarte de Hasson é introduzido por uma abertura na aponeurose e adaptado no orifício pelo seu cone até não haver vazamento de gás, e, então, fixado por fios transpassados na aponeurose e ancorados nas duas aletas laterais. A técnica da punção aberta pode ser encontrada no Capítulo 12 – Punções e Inventário da Cavidade.

Dentre os trocartes descartáveis destaca-se o *Visiport*™, da US Surgical® (Fig. 10-12). Este instrumento foi desenvolvido para primeiras punções sob visão direta e possui uma lâmina cortante em sua extremidade acoplada a um gatilho. Assim, posiciona-se a óptica de 0° pelo interior desse trocarte (sua bainha é transparente) e dispara-se o gatilho repetidamente, visualizando-se as estruturas transpassadas, até alcançar a cavidade peritoneal. Também visando à maior segurança da punção direta, temos o *Optiview*™ (Ethicon®), que permite a identificação das camadas abdominais, conforme vão sendo dilatadas com uma ponta cônica. A última versão é chamada *XCEL Endopath*™, com a principal diferença no desenho diafragma que facilita a penetração no tecido sem liberação do pneumoperitônio.

Seguindo este conceito foi lançado o trocarte permanente *Endotip*™ (Karl Storz®). Este instrumento possui uma bainha rosqueável que pode ser introduzida na cavidade abdominal através de rosqueamento, sob visualização direta de um laparoscópio de 0 grau. Assim o cirurgião visualiza os planos da parede abdominal à medida que são atravessados. A técnica adequada está descrita no Capítulo 11.

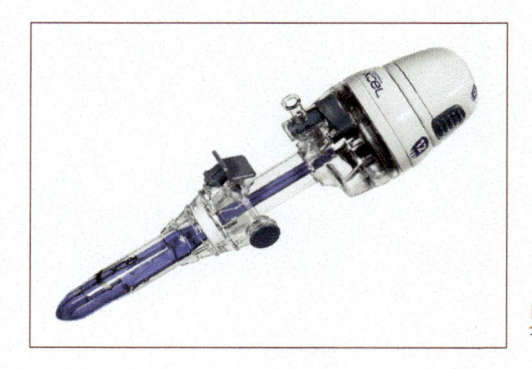

Fig. 10-11
Trocartes de Hasson.

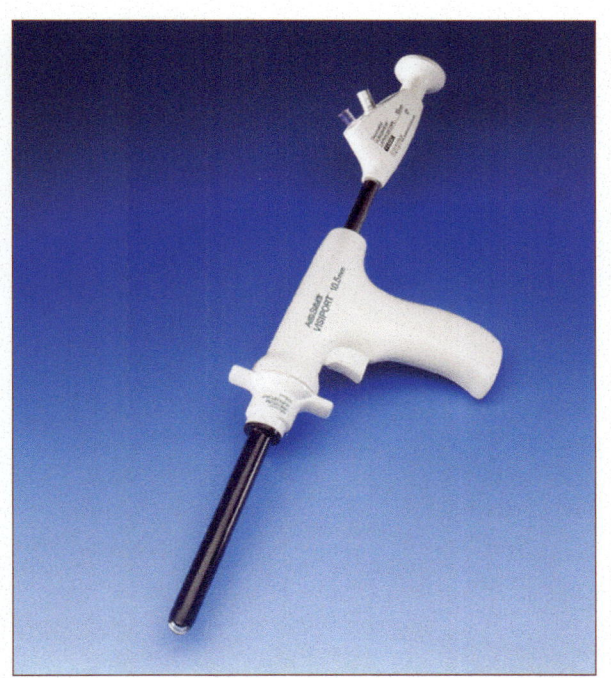

Fig. 10-12
Visiport.

Um outro instrumento que não é um trocarte especificamente, mas deve ser abordado nesta parte do capítulo, é a agulha de Veres (Fig. 10-13A) (a grafia correta é esta e não Verres, exatamente como descrita em 1938). Essa agulha foi inicialmente desenvolvida para toracocentese em pacientes com derrames pleurais e consiste em uma bainha externa com uma ponta cortante, uma ponta interna romba por onde passa o gás e uma mola que mantém a parte romba empurrada para frente (Fig. 10-14). Assim, quando introduzida na parede abdominal, a resistência empurra para trás o interior rombo (vencendo a resistência da mola) e permite que o bisel externo corte os tecidos. Vencida a resistência, a mola empurra novamente o interior rombo, protegendo as vísceras de uma lesão. Possui cerca de 2 mm de diâmetro e entre 8 e 12 cm de comprimento. Assim como os trocartes descartáveis, este mecanismo não é infalível, e alguma experiência é necessária para o manuseio seguro dessa agulha. Um pequeno teste deve ser realizado periodicamente para avaliar o funcionamento da agulha. Consta de conectá-la ao insuflador e aferir um fluxo de 3 L/min. A pressão mensurada não pode ultrapassar 3 mmHg, e, se isto ocorrer, a agulha deve ser desprezada ou enviada para manutenção. Já existem agulhas de Veres descartáveis, que não perdem o corte e possuem um mecanismo visual para observar-se o fluxo de ar (Fig. 10-13B). Essa agulha também pode ser utilizada para outras aplicações, como aspiração de cistos ovarianos.

Recentemente foi aprovado pelo *Food and Drug Administration* (FDA) americano um novo sistema de inserção da agulha de Veres, chamado *LapCap*™, da Aragon Surgical® (Fig. 10-15), que coloca uma redoma de plástico no abdome puxando toda a espessura da parede abdominal para alto por sucção, permitindo que a agulha de Veres seja inserida com maior segurança. Este sistema dispensa a elevação da parede abdominal realizada pelo cirurgião e auxiliada pela apreensão manual da pele e subcutâneo ou com o auxílio de pinças de tração.

Outra inovação em matéria de primeira punção é o *VersaSep*™, fabricado pela Covidien® (Fig. 10-16). Com o intuito de minimizar os acidentes com a transfixação do trocarte com ponta cortante, este dispositivo permite a realização do pneumoperitônio por uma agulha de Veres recoberta com uma trama especial. Após a retirada da agulha, é inserido um trocarte cônico não cortante por dentro da malha, que sofre uma dilatação radial, possibilitando uma punção segura e menor lesão aos tecidos da parede abdominal.

A todo o momento surgem novos produtos com novas tecnologias visando sempre à segurança e à facilidade de adentrar a cavidade abdominal, buscando menor dano tecidual. São inegáveis os benefícios que alguns produtos trazem para cirurgia laparoscópica, em específico na primeira punção. No entanto, estes instrumentos não substituem a atenção e os cuidados que devem ser observados e individualizados para cada paciente. Além disso, não se devem desprezar as manobras de segurança, já consagradas há tempos.

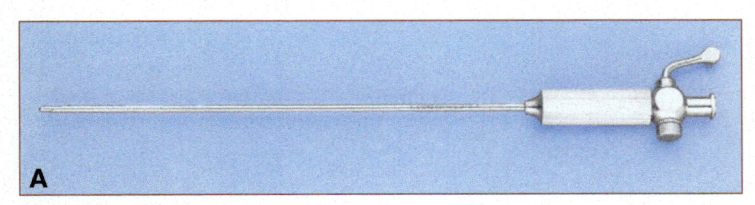

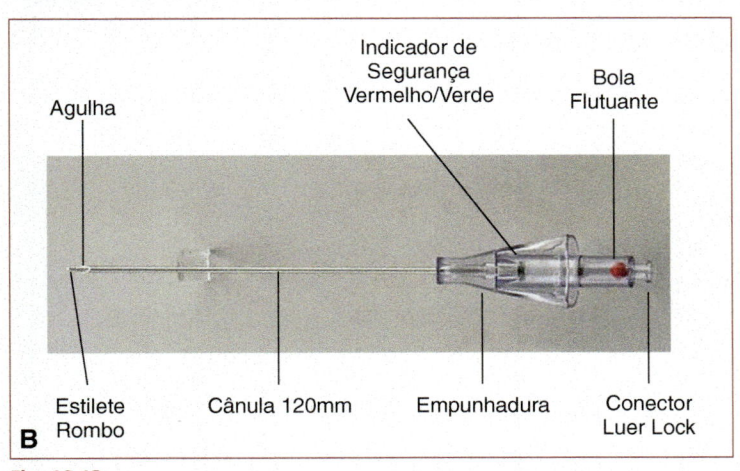

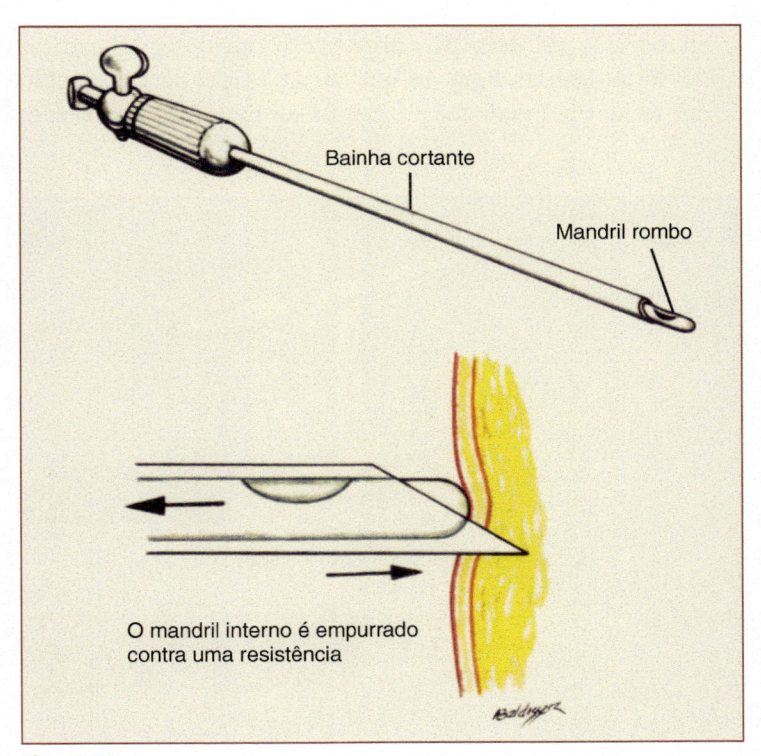

Fig. 10-13
Agulhas de Veres: (**A**) permanente; (**B**) descartável.

Fig. 10-14
Mecanismo de uma agulha de Veres, onde a bainha externa cortante se expõe contra uma resistência que empurra o mandril interno rombo.

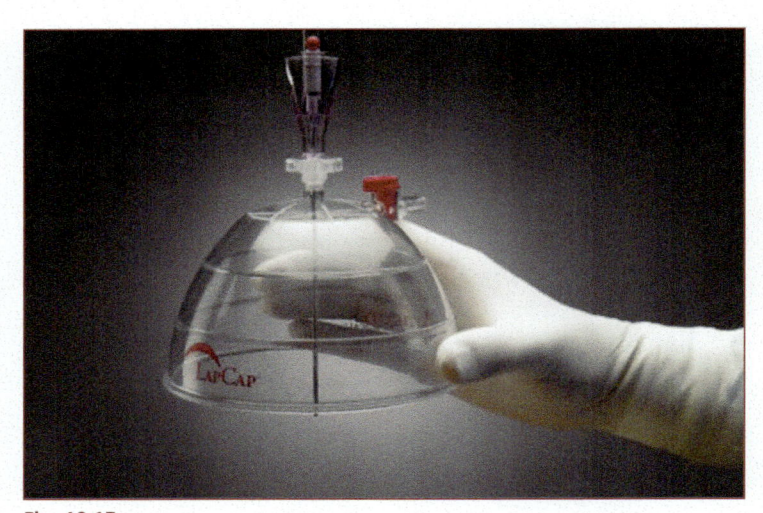

Fig. 10-15
Sistema de punção LapCap.

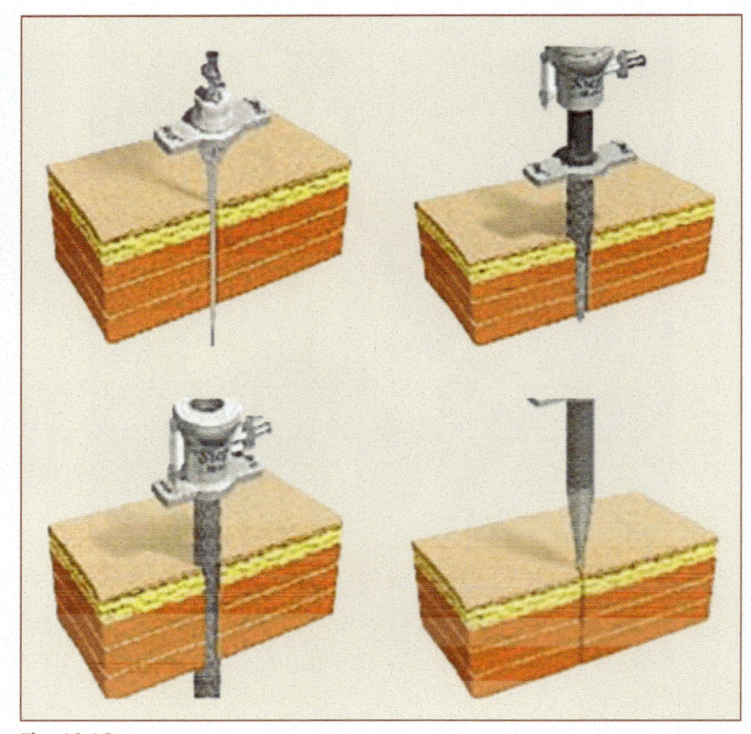

Fig. 10-16
Passos de punção abdominal com sistema de trocarte Versa Step.

▪ Pinças de apreensão

Sem dúvida alguma, este grupo de pinças é o mais utilizado em cirurgia ginecológica laparoscópica. Grosso modo, as pinças disponíveis são adaptações das pinças tradicionais de cirurgia laparotômica. Dentre as suas características básicas podem-se citar:

- Pontas atraumáticas ou traumáticas (Fig. 10-17). Na verdade, a pinça ideal seria aquela com uma boa pegada do tecido sem trauma a este. Infelizmente, isto não existe. Assim, utilizam-se as pinças atraumáticas (tipo *babcock*, *maryland*, golfinho e outras) para a manipulação de tecidos nobres, como as tubas e o intestino, e as traumáticas (tipo dente-de-rato) para apreensão firme de outras estruturas como cápsulas ovarianas e miomas.
- Diâmetro de 5 ou 10 mm, sendo as de 5 mm muito mais utilizadas. As de 10 mm traumáticas geralmente são reservadas para a retirada de peças.
- Empunhadura com ou sem mecanismos de trava (cremalheiras). Em geral, as pinças atraumáticas não possuem cremalheiras, pois são utilizadas para dissecção, enquanto as traumáticas devem possuí-las, uma vez que sua utilização para apreensão dos tecidos por períodos prolongados é mais confortável com travas e evita a perda do campo operatório repetidamente. Existe no mercado uma infinidade de mecanismos de cremalheira. O cirurgião deve-se adaptar aos sistemas utilizados pelas suas pinças para evitar perda de tempo e acidentes peroperatórios. Alguns fabricantes possuem pinças com empunhaduras intercambiáveis. Isto permite uma flexibilidade no campo cirúrgico, uma vez que a instrumentadora pode trocar manoplas a qualquer momento.
- Comprimento que pode variar dos 35 cm tradicionais para os 50 cm das pinças para utilização em obesos ou pelo laparoscópio cirúrgico.
- Rotação em seu maior eixo ou não. As pinças mais modernas possuem um sistema de rotação, o que permite um conforto extremo ao cirurgião, pois evita contorcionismos com os punhos

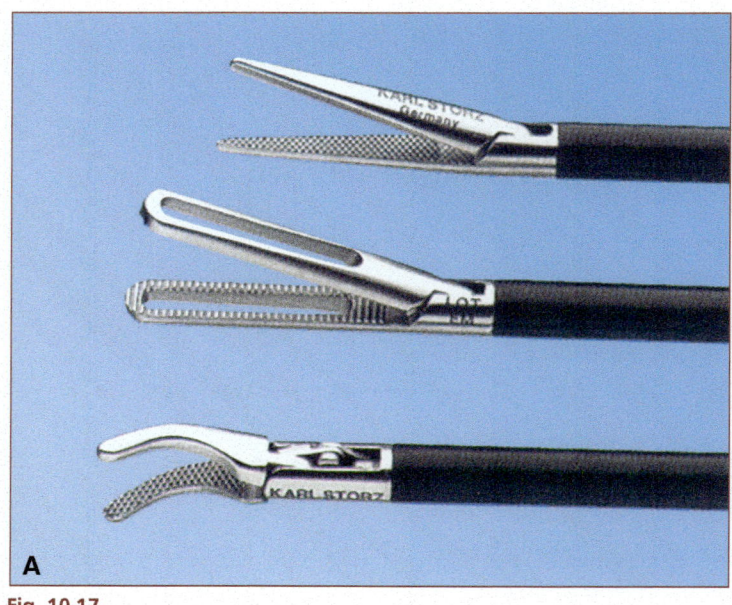

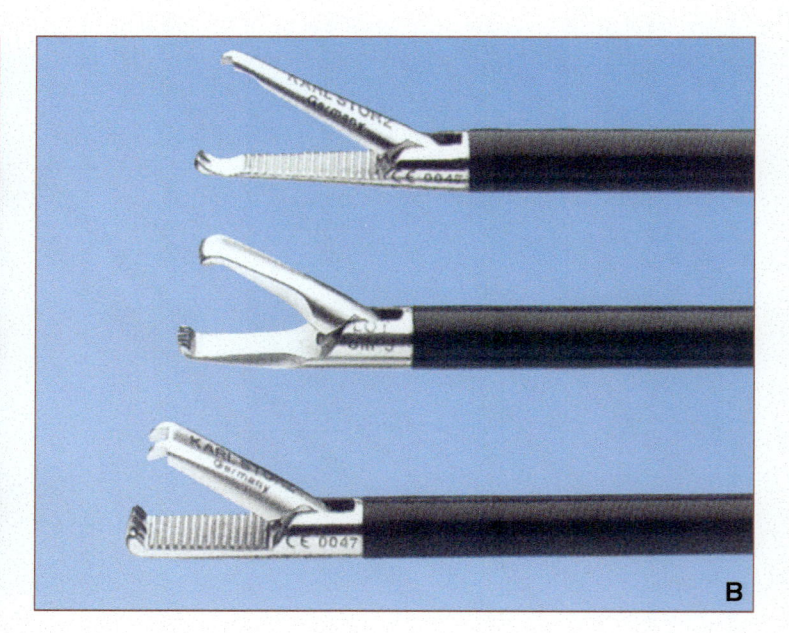

Fig. 10-17
Diversas pinças de apreensão. (**A**) Pinças atraumáticas; (**B**) pinças traumáticas.

durante a cirurgia. Este mecanismo deve estar bem ajustado para evitar a rotação involuntária das pinças durante apreensões mais firmes. Outro mecanismo desenvolvido, mais moderno, é a angulação da extremidade distal da pinça até ângulos de 90°, o que permite maior maleabilidade cirúrgica (Fig. 10-18).

- Possibilidade do uso de corrente monopolar. Existe um grupo de pinças de apreensão que permite o acoplamento de cabos de bisturi monopolar para seu uso sem a necessidade de trocas de pinças. Este artifício pode ser muito prático e ágil em coagulações de pequenos vasos sanguíneos e linfáticos durante dissecções. Todo o cuidado deve ser tomado, pois a corrente não age somente na extremidade da pinça, e sim em toda a sua ponta metálica, que deve ser inteiramente visualizada no momento do uso da corrente elétrica. As pinças que permitem este uso são revestidas em seu corpo e empunhadura por material plástico isolante, possuindo somente a ponta metálica exposta. Já foram lançadas pinças descartáveis tipo Maryland (curvas) bipolares, que permitem o uso da corrente elétrica com mais segurança.

Outro grupo de pinças que se encaixa aqui é o das pinças de biópsia. Essas pinças possuem dentes que mantêm o tecido em posição e mandíbulas cortantes que o seccionam (tipo saca-bocado), sem a necessidade de tesouras. Vale a pena lembrar que o tecido deve ser seccionado e não arrancado, sendo necessária a manutenção do fio dessas pinças. A hemostasia deve ser obtida após a retirada do fragmento para não prejudicar o estudo anatomopatológico.

O lançamento, na última década, de pinças descartáveis trouxe muito conforto apesar de seu custo elevado (Fig. 10-19).

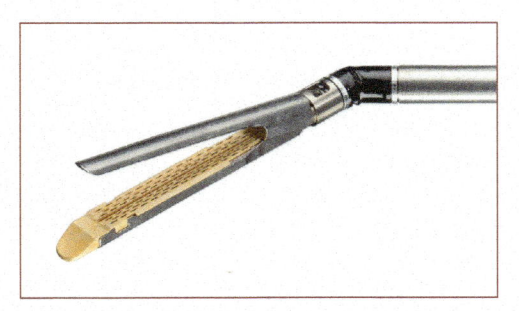

Fig. 10-18
Sistema roticulator, exemplificado com grampeador.

Existe uma variedade de pinças descartáveis, traumáticas ou não, com cremalheira ou não, rotatórias ou não. A qualidade desse material é indiscutível, atualmente, podendo ser exigido em cirurgias prolongadas sem problemas. Com o advento dos *Single Ports*, surgiram as pinças articuladas que possibilitam alguns movimentos antes só possíveis com a cirurgia robótica. Estes instrumentos serão abordados em detalhe no Capítulo 4.

■ Tesouras

Assim como para cirurgia laparotômica, existem tesouras retas e curvas para cirurgia laparoscópica, ambas com ação dupla, ou seja, ambas as lâminas se movimentam para o corte. As curvas são utilizadas como as tesouras de Metzembaum tradicionais, e as retas para corte de fios e outras estruturas (Fig. 10-20). Como na cirurgia tradicional, deve-se separar uma tesoura para o corte de fios para que não se perca o fio das tesouras mais delicadas. A maioria das tesouras é de 5 mm, porém existem tesouras de 10 mm reservadas para corte de estruturas mais calibrosas e resistentes. O fio das tesouras laparoscópicas se perde facilmente, e o seu amola-

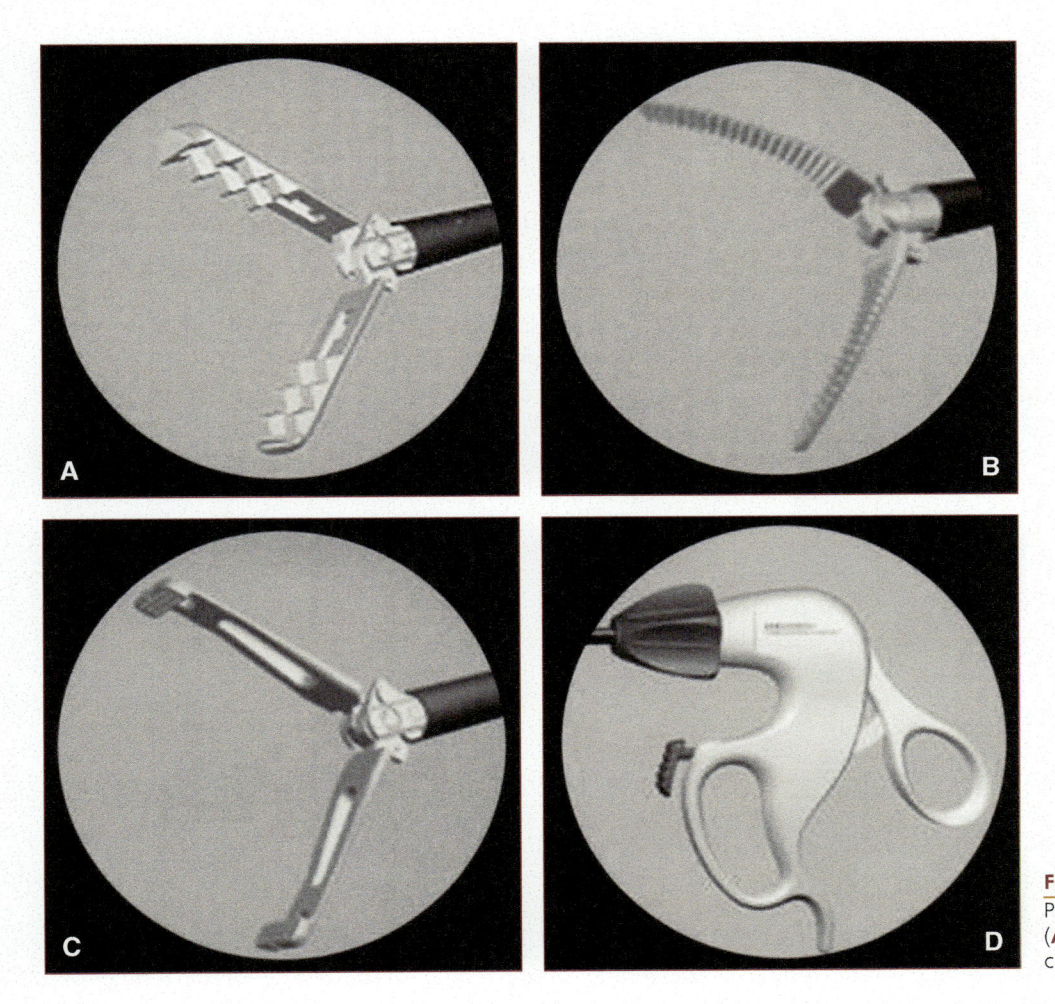

Fig. 10-19
Pinças descartáveis de apreensão atraumáticas com (**A** e **C**) e sem cremalheira (**B**). Manopla com cremalheira (**D**).

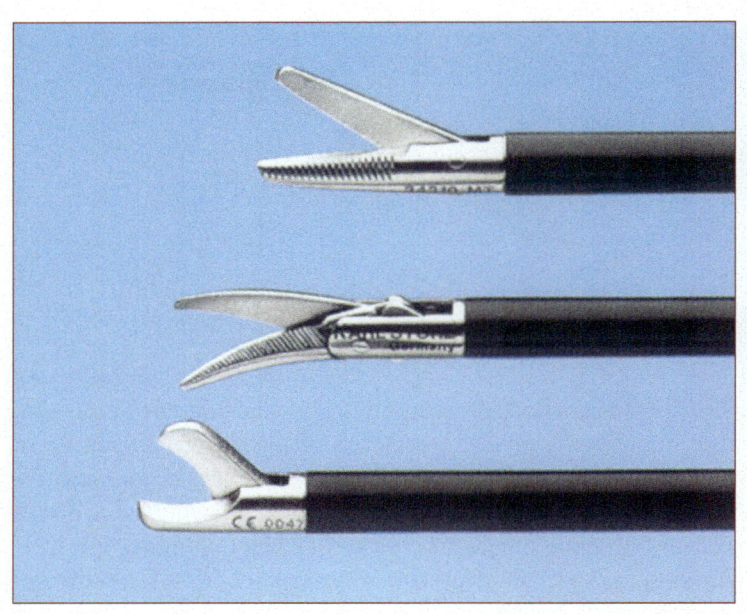

Fig. 10-20
Tesouras laparoscópicas. De cima para baixo: reta de ação única; curva de ação dupla; bico-de-papagaio.

Fig. 10-21
Tesoura bico-de-papagaio descartável.

mento é difícil pelo seu tamanho. As tesouras de 10 mm demoram um pouco mais para perder seu corte, porém não permitem a dissecção delicada dos tecidos. Tesouras ditas autoamoláveis foram lançadas, porém ainda possuem uma vida útil limitada.

Um tipo de tesoura que foi muito utilizado no passado em cirurgia laparoscópica e ainda possui serventia atualmente é a tesoura "bico-de-papagaio" (Fig. 10-21). Este tipo de tesoura possui ação única (só uma lâmina se movimenta) e é mais difícil de manusear. É desenhada de forma que suas pontas entrem em contato antes que o corte ocorra. Assim, as estruturas a serem cortadas podem ser tracionadas e individualizadas antes do corte.

Existem, atualmente, as microtesouras, extremamente delicadas, de 5 ou 3 mm para dissecções e cortes finos (como em cirurgias tubárias). Todo o cuidado deve ser tomado, pois essas tesouras se quebram facilmente.

Praticamente todas as tesouras permitem o uso da corrente monopolar, e precauções devem ser tomadas como nas pinças de apreensão. Teoricamente, o uso da corrente durante o corte apressa a perda do fio, diminuindo a vida útil da tesoura. Por isto preconiza-se o uso da corrente com a tesoura fechada. Atualmente, existem tesouras bipolares em que a corrente passa somente entre as lâminas de corte.

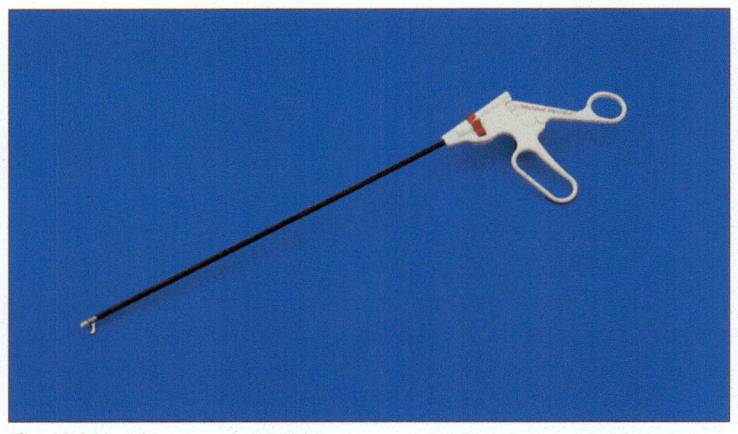

O uso de tesouras descartáveis facilitou muito a vida cotidiana dos cirurgiões (Fig. 10-22). Geralmente são rotatórias, e algumas permitem a angulação da ponta. A relação custo × benefício justifica o seu uso pelo ótimo corte que sempre se oferece em oposição à perda frequente do fio e envios repetidos à manutenção das tesouras permanentes.

Foram desenvolvidos instrumentos que permitem uso de lâminas de corte a frio dentro da cavidade, principalmente para secção de peças grandes a fim de facilitar sua retirada em pequenos fragmentos. São semelhantes aos bisturis da cirurgia laparotômica e são chamados de facas.

■ Pinças para sutura e ligadura

O uso de suturas em cirurgias laparoscópicas era extremamente raro no passado, tanto que porta-agulhas não existiam no instrumental laparoscópico até a década de 1990. Com o desenvolvimento da cirurgia laparoscópica avançada, a capacidade de suturar tornou-se obrigatória ao cirurgião. No passado, o único instrumento desenvolvido para sutura endoscópica era o *Endo-Loop*, idealizado por Kurt Semm, o qual é uma modificação da asa de Roeder originalmente utilizada em tonsilectomias. Este *Endo-Loop* consiste em um laço de categute simples ou cromado 0, com nó já pronto, com o qual literalmente se laça o tecido desejado e amarrando-o com a corrida do nó pelo fio. Possui utilidade maior em ligaduras de pedículos vasculares em ooforectomias e salpingectomias, em ressecções de fragmentos de omento e na apendicectomia.

Existe uma grande variedade de *porta-agulhas* disponíveis no mercado (Fig. 10-23). Estes podem ter ponta reta ou curva (ide-

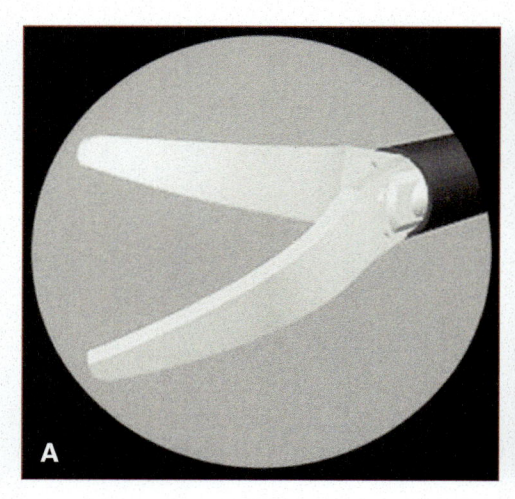

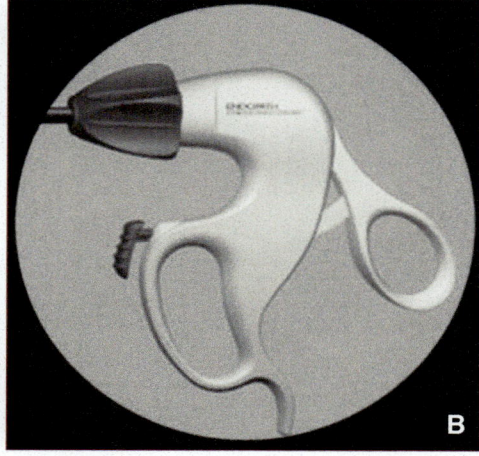

Fig. 10-22
Tesoura descartável.

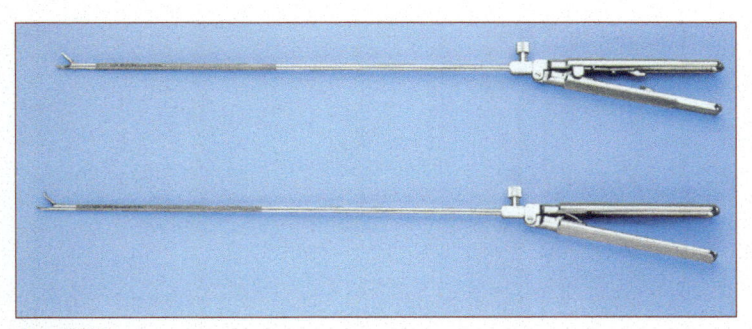

Fig. 10-23
Porta-agulhas laparoscópico.

almente revestidas com uma camada de tungstênio-carbureto que diminui a mobilidade lateral da agulha), ação dupla ou única de suas hastes, empunhaduras com cremalheiras de vários tipos (desde iguais às pinças tradicionais até tipo Mathier). Na opinião dos autores, os melhores porta-agulhas são aqueles com uma empunhadura tipo Mayo (igual aos da cirurgia tradicional o que facilita o manuseio, permitindo rotação na mão do cirurgião) e com a ponta levemente curvada.

Recentemente foram lançados os porta-agulhas ditos inteligentes. Estes possuem uma ponta com ambas as pás convexas, o que faz com que as agulhas curvas sempre fiquem em um ângulo de 90° com a pinça, facilitando o preparo da agulha para a passagem de um ponto (passo da cirurgia que pode levar tempo com cirurgiões menos experientes). Esta vantagem pode ser uma desvantagem nos casos em que o posicionamento oblíquo da agulha facilita a passagem do ponto, tornando este porta-agulha desnecessário após alguma experiência do cirurgião.

Deve-se ter um cuidado especial com o manuseio de agulhas no interior da cavidade durante uma cirurgia laparoscópica. A agulha deve entrar na cavidade por meio de um redutor de metal, com a pinça segurando o fio a dois centímetros dessa. As agulhas tipo esqui foram desenvolvidas para laparoscopia, porém podem-se utilizar agulhas curvas tradicionais, desde que estas tenham sua curvatura um pouco aberta para que entrem no redutor. Durante a mobilização do fio na cavidade, não se deve segurar pela agulha, que quando solta na cavidade não causa lesões. Já a agulha fixa por uma pinça pode penetrar nos diversos tecidos. A retirada deve seguir os moldes da introdução e deve-se sempre conferir a presença da agulha fora do campo cirúrgico.

Os nós podem ser realizados dentro (intracorpóreos) ou fora da cavidade (extracorpóreos). Quando realizados externamente, é necessário uso de um *empurrador de nó*, que consiste em uma haste de metal com alguma abertura, fenda ou orifício na ponta que permite a passagem da ponta livre do fio do nó extracorpóreo. Este empurrador leva, então, o nó até o lugar da sutura, apertando-o. As técnicas de sutura podem ser mais bem vistas no Capítulo 14 – Suturas e Reconstruções Endoscópicas.

Uma outra pinça desenvolvida para a realização de suturas é o *contraporta-agulha*. Esta pinça deve ser utilizada na mão não dominante do cirurgião para auxiliar na confecção dos pontos. Consiste numa ponta igual à do porta-agulha (inclusive com seu revestimento), porém com uma empunhadura sem cremalheiras. Alguns contraporta-agulhas possuem lâminas de corte em sua ponta para cortar o fio após os nós. O uso dessa pinça pode parecer um luxo, porém dá muito conforto nas cirurgias em que são realizadas muitas suturas com nós intracorpóreos.

Existem algumas pinças descartáveis desenvolvidas para auxiliar a confecção de suturas.

- *Suture Assistant* (Fig. 10-24): funciona como a pinça de auxílio que, após a passagem do ponto no tecido com o porta-agulha, realiza um nó com o fio automaticamente.
- *Endo-Stitch* (Fig. 10-25): pinça que possui uma agulha reta que corre de uma pá a outra, facilitando a passagem do ponto. Dispensa o uso de porta-agulhas e dá conforto à sutura.

Estes aparatos exigem fios específicos para uso exclusivo.

Outro instrumento para ligadura é o *clipador* endoscópico. Esses clipadores permitem a aplicação de *clips* de titânio. Os *clips* são os meios mais simples, rápido e efetivo de oclusão de pequenas estruturas, como vasos ou ductos sem o uso de corrente elétrica. Os clipadores geralmente possuem 10 mm de diâmetro e são mais utilizados em cirurgia geral, porém podem ser úteis em cirurgias ginecológicas (ligaduras de vasos uterinos e infundíbulo-pélvico). Idealmente esses *clips* devem ser aplicados em vasos antes de sua secção para evitar sangramentos. Após a sua aplicação, deve-se tomar cuidado para evitar seu deslocamento por traumas locais. Cuidado também deve ser tomado com o uso de corrente elétrica perto de *clips*, pois estes podem conduzir a corrente, provocando queimaduras com posterior queda de escara e do próprio *clip*. Os clipadores permanentes são duráveis, porém têm o inconveniente de necessitar uma recarga de *clip* após cada aplicação. Essa recarga necessita uma reorientação repetida do campo cirúrgico, além de existir a possibilidade de perda do *clip* no momento da introdução do clipador pelo trocarte. Os clipadores descartáveis possuem cerca de 20 *clips* e dão uma grande agilidade para a cirurgia, além de serem rotatórios (Fig. 10-26). Existem vários tamanhos de *clips* (4, 6 e 9 mm são os mais comuns), e clipadores de 5 mm descartáveis já estão disponíveis.

O uso de *grampeadores* já é uma realidade em cirurgia laparoscópica. Esses grampeadores disparam seis fileiras de grampos e seccionam o tecido entre elas (Fig. 10-27). Geralmente, esses grampeadores permitem a troca da carga para reutilização na mesma cirurgia. Existem três tipos de carga: azul (parenquimatosa), verde (parenquimatosa com grampos mais longos para tecidos espessos, tipo o pulmonar) e branca (vascular com grampos mais juntos). Existem cargas de diversos comprimentos, geralmente entre 3 e 6 cm. Os grampeadores geralmente necessitam de um trocarte de 12 mm para sua introdução na cavidade. Uma

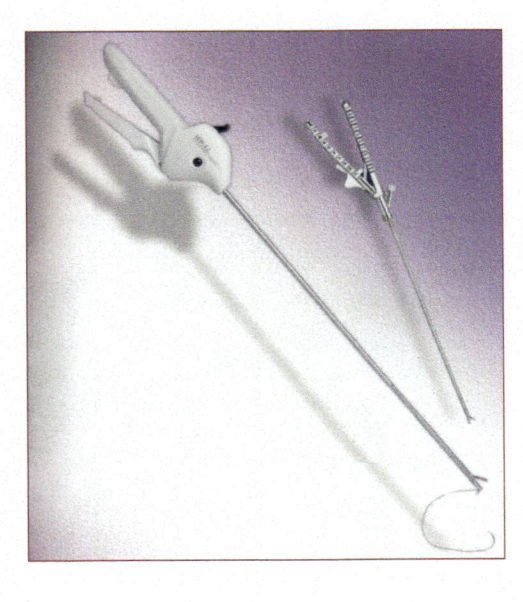

Fig. 10-24
Suture Assistant.

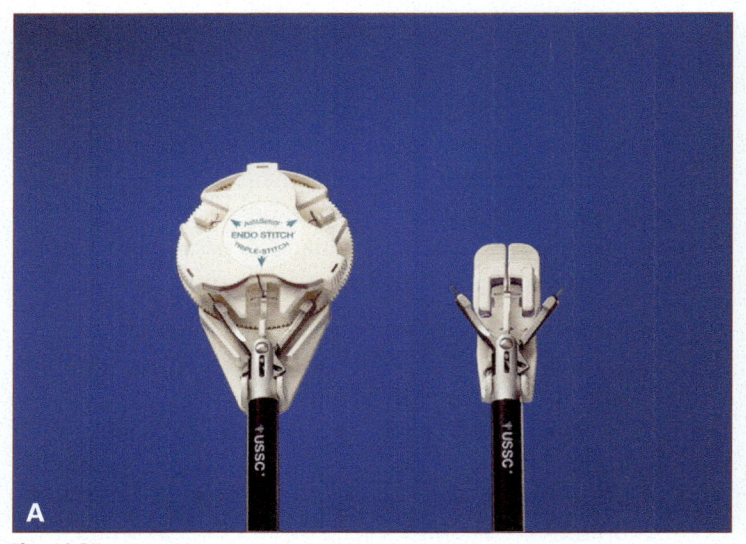

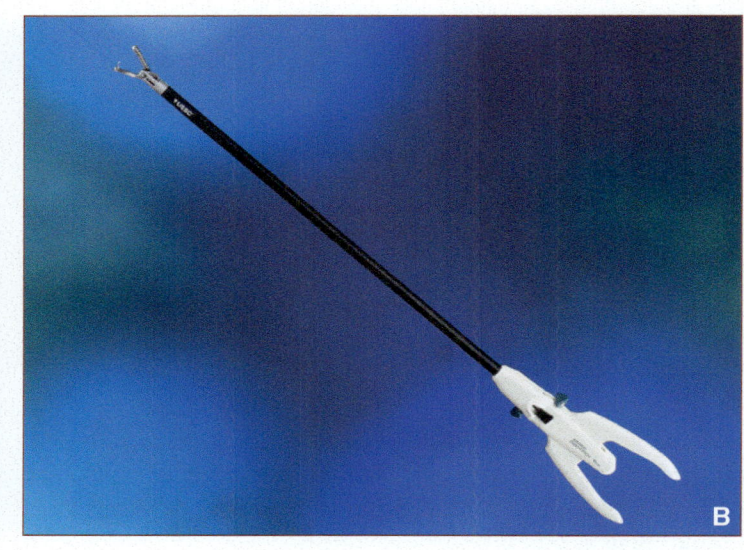

Fig. 10-25
Endo-Stitch. Fios específicos são obrigatórios (**A**) para o uso do instrumento (**B**).

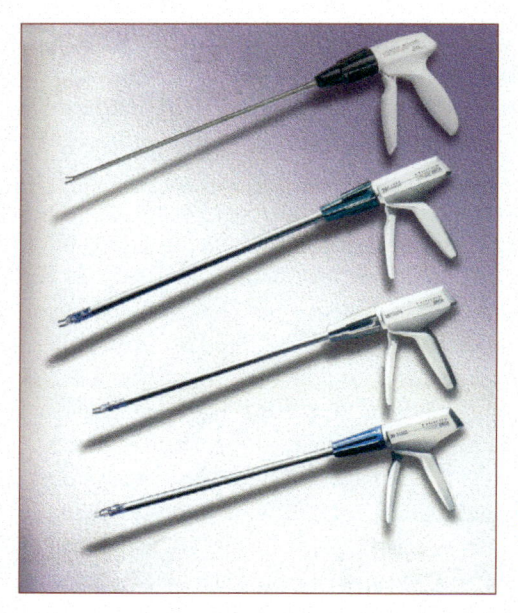

Fig. 10-26
Clipadores descartáveis de variados diâmetros e tamanhos de clipes.

segunda geração de grampeadores com angulação da ponta já está disponível. Os grampeadores não são muito utilizados em cirurgia ginecológica (p. ex., na hemostasia de ligamento largo), porém viabilizam muitos procedimentos em cirurgias intestinal e pulmonar. Os grampeadores circulares tradicionais podem ser utilizados em procedimentos laparoscópicos no reto. Um outro tipo de grampeador para fixação de telas em hernioplastias foi desenvolvido e aproveitado para a cirurgia de incontinência urinária de esforço (colpossuspensão com tela). Esses grampeadores emitem um grampo por vez, com uma boa penetração tecidual (Fig. 10-28).

Outro mecanismo de hemostasia que pode ser utilizado é a cola tecidual. Este material pode ser utilizado para fechamento de falhas no tecido ovariano após ooforoplastias e em áreas desperitonizadas, uma vez que pode diminuir a incidência de aderências.

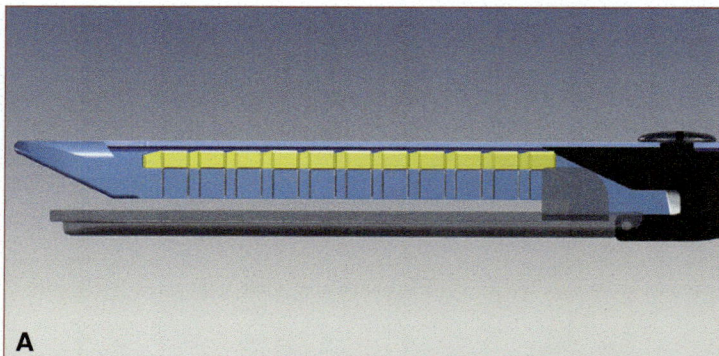

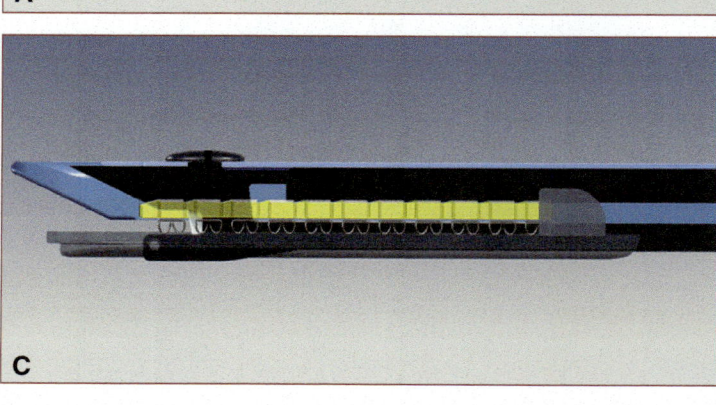

Fig. 10-27
Stapler linear cortante laparoscópico (**A**). À medida que a lâmina corta o tecido (**B**), os grampos vão sendo aplicados no tecido (**C**).

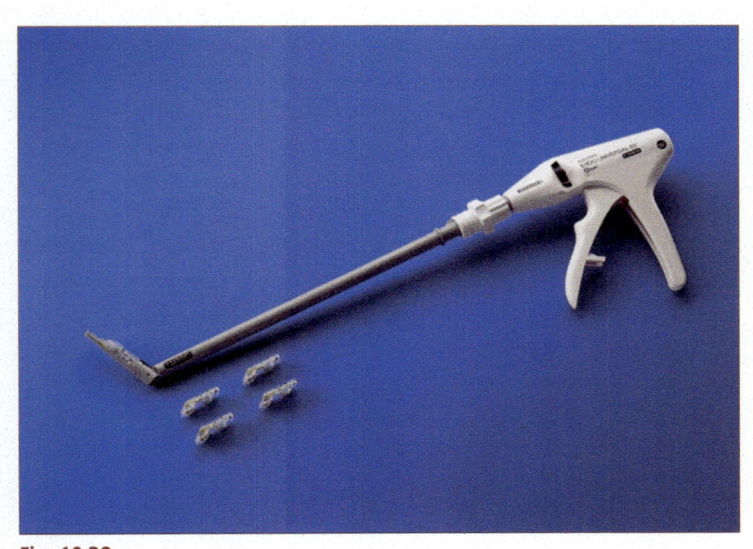

Fig. 10-28
Grampeador para hérnia com ponta dobrável.

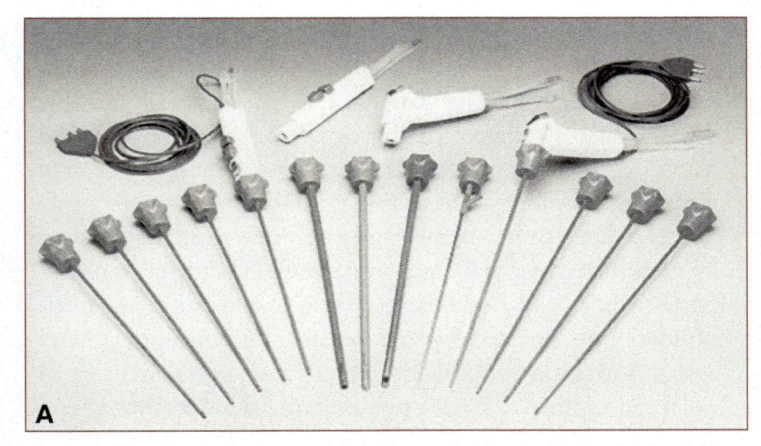

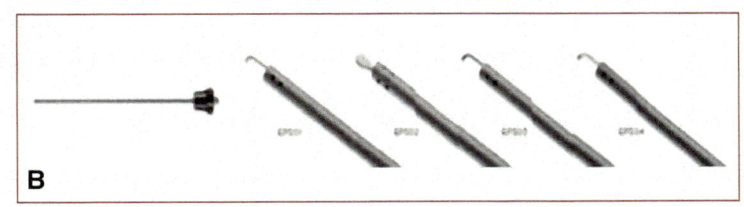

Fig. 10-29
Sistema de aspiração Surgiwand (**A**) com diversas ponteiras (**B**).

■ Instrumental para eletrocirurgia

Aqui será abordado o instrumental utilizado para uso de corrente monopolar e bipolar.

- *Monopolar:* destacam-se as pinças que possuem ponta em gancho *(hook)*, espátula ou estilete (agulha monopolar). Algumas pinças têm um canal de aspiração para evacuação de sangue ou fumaça durante a coagulação, que pode ser utilizado como canal de irrigação para resfriamento dos tecidos coagulados. Estas pinças são utilizadas com mais frequência em cirurgia geral e possuem pouca aplicação em ginecologia (fulguração multifocal de ovários, secção da vagina e do colo uterino nas histerectomias). Existem pinças descartáveis que permitem o uso de ponteiras monopolares com aspiração e irrigação (Fig. 10-29). Além das pinças específicas, muitas pinças têm a capacidade do uso de energia monopolar, como já foi descrito nas pinças de apreensão e tesouras. Todas as pinças que utilizam corrente monopolar devem ter seu corpo revestido por material isolante, e sua integridade deve ser sempre checada (Fig. 10-30). Se houver partes desencapadas, acidentes podem acontecer, com queimaduras incidentais de alças intestinais, bexiga ou outras estruturas. Outro cuidado deve ser com o uso de redutores e/ou trocartes metálicos. Se houver contato da ponta da pinça com essas estruturas, a corrente irá ser conduzida, causando queimaduras na parede abdominal, na pele ou até em vísceras vizinhas (Fig. 10-31). Assim, durante todo o tempo de uso de corrente monopolar, toda a extremidade metálica da pinça deve estar no campo visual do cirurgião.
- *Bipolar:* lançada na década de 1970 (pinça de Kleppinger), a pinça bipolar é uma das mais antigas para uso em cirurgia laparoscópica. Consiste numa pinça de apreensão onde cada pá é um polo, e a corrente passa de uma pá para a outra, causando coagulação por causa da impedância (resistência) do tecido aos elétrons. Existem diversas ponteiras disponíveis, algumas mais delicadas, de 1 e 3 mm (microbipolares), outras tradicionais, de 5 e 10 mm. A empunhadura da pinça também pode variar, porém quase sempre sem cremalheira. Geralmente são atraumáticas, algumas praticamente sem nenhuma pegada, e outras com bom desempenho, como pinças de apreensão. Deve-se tomar cuidado nesta utilização, pois a ponta da pinça pode per-

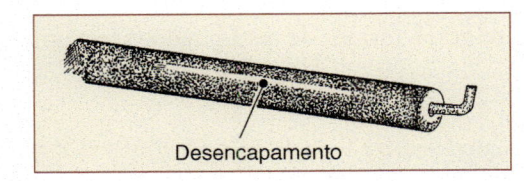

Fig. 10-30
Desencapamento do isolamento de uma pinça monopolar pode causar acidentes.

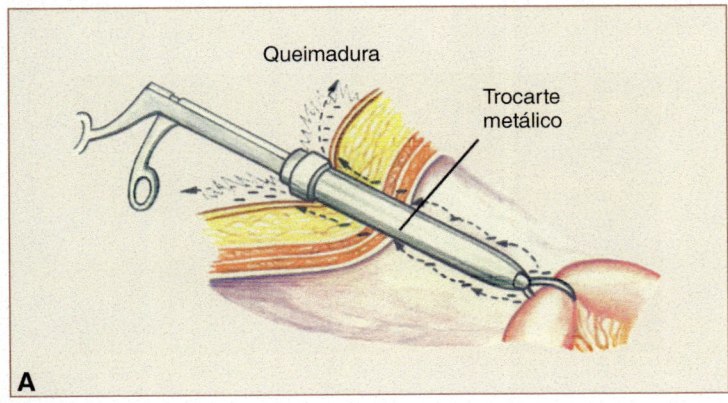

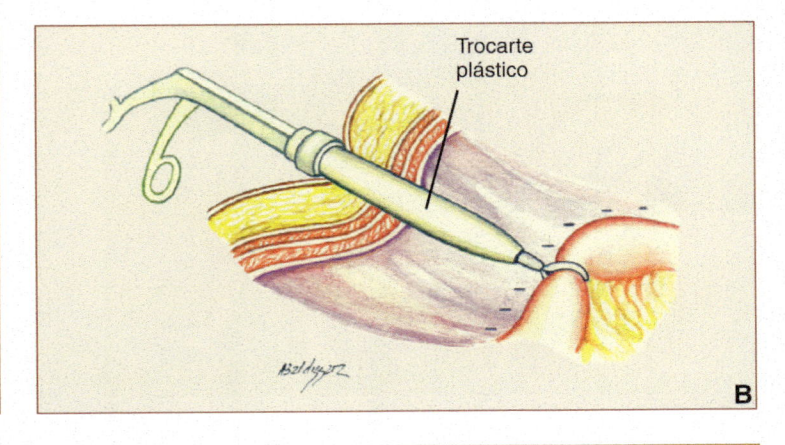

Fig. 10-31
(**A**) Uso de trocarte ou redutor metálico pode causar acidentes durante o uso de corrente monopolar com queimadura de vísceras ou parede. (**B**) Uso de trocarte ou redutor plástico evita este tipo de queimadura.

manecer aquecida durante alguns segundos após o seu uso. As pinças com melhor pega tecidual tipo Kelly (Maryland) conferem maior segurança na coagulação, além da possibilidade de apresentação e auxílio na dissecção, o que as tornam mais versáteis. O modelo *RoBi®* da Karl Storz® tem a opção de ponteiras em outros formatos (Fig. 10-32).

- *Tripolar:* lançada há alguns anos, esta pinça é uma pinça bipolar com forte apreensão, que possui um elemento cortante que corre entre as pás. Assim, a secção do tecido coagulado é feita rapidamente sem necessidade de troca da pinça por uma tesoura. A maioria dessas pinças é de 10 mm, porém existem tripolares de 5 mm. A lâmina perde o corte rapidamente, porém, essas pinças podem ser utilizadas como excelentes pinças bipolares, pois têm ótima apreensão dos tecidos. Em algumas pinças, o elemento cortante transmite corrente e deve ser acionado durante a passagem da corrente, facilitando enormemente o corte (Fig. 10-33).

Como essas pinças podem ser necessárias para hemostasia em situações de emergência, deve-se sempre testá-las no campo cirúrgico e deixá-las disponíveis a qualquer instante da cirurgia.

▪ Aspiradores e irrigadores

Existem inúmeros aparatos com este propósito. Pode-se dividi-los nos seguintes grupos:

- *Agulhas:* agulhas de diversos calibres existem para aspiração de cistos ou injeção de soro. Agulhas de peridural e de Veres também podem ser utilizadas com o mesmo propósito. Agulhas mais finas são utilizadas para punção de peritônio, facilitando um descolamento para dissecções perto de estruturas nobres, como ureteres e bexiga, com um menor risco de sangramento. Muito cuidado deve ser tomado na introdução e manuseio das agulhas de aspiração na cavidade, a fim de evitar acidentes com sua ponta biselada cortante.
- *Aspiração:* cânulas mais calibrosas são utilizadas para aspiração da cavidade. A maioria é de 5 mm, porém existem pinças que possuem cânulas intercambiáveis de 5 e 10 mm. Cânulas de 10 cm facilitam enormemente a aspiração de coágulos e líquidos espessos em urgências hemorrágicas. Idealmente, devem ser valvuladas a fim de evitar perda de gás. A maioria desses aspiradores tem um mecanismo na extremidade proximal que permite ao cirurgião escolher com os dedos entre aspiração ou irrigação. Este mecanismo deve ser confortável para evitar fadiga da mão do cirurgião em cirurgias prolongadas. Como já foi descrito, existem pinças descartáveis que permitem a aspiração e irrigação ao mesmo tempo em que possuem um eletrodo monopolar (Fig. 10-29). Cânulas com uma abertura única na extremidade distal são mais precisas, porém entopem com facilidade com *debris*. Orifícios múltiplos nas laterais funcionam melhor para a aspiração.
- *Irrigação:* a irrigação da cavidade possui vários propósitos, entre eles a retirada de *debris*, evitando aderências, identificação de pontos sangrantes, visualização das fímbrias e anteparo para o uso do *laser*. Essa irrigação é conseguida por cânulas de aspiração/irrigação descritas anteriormente. Já a hidrodissecção lateral necessita de uma fonte de líquido sobre pressão (os diversos mecanismos são descritos nos recursos físicos) e de uma cânula de hidrodissecção. Esta cânula deve ter uma ponta romba para permitir uma mobilização segura dos tecidos e um orifício terminal para permitir a saída sobre pressão do líquido (orifícios laterais não funcionam bem).

▪ Afastadores

Grupo de instrumentos com função de fornecer um melhor campo cirúrgico. Os afastadores propriamente ditos são pouco utilizados em cirurgia ginecológica, sendo mais úteis em cirurgias geral e torácica. Um instrumento indispensável em cirurgia ginecológica é o *manipulador uterino* (Fig. 10-34). Este aparelho dá uma mobilização ao útero com uma retro ou anteversoflexão forçada com ou sem lateralização, funcionando como um verdadeiro segundo auxiliar no campo cirúrgico. A abordagem da pelve sem o uso de um manipulador é extremamente desconfortável e dificultosa. Só em casos específicos não se utiliza o manipulador, como em pacientes virgens, pacientes com suspeita de gravidez intrauterina ou histerectomizadas. Além da mobilização do útero, o manipulador permite a instilação intrauterina de líquidos para cromotubação ou para lavagem das tubas em infecções ginecológicas. Diversas cânulas foram improvisadas como manipuladores no início da cirurgia laparoscópica desde velas de Hegar ou histerômetros, até cânulas de histerossalpingografia. Manipuladores permanentes foram desenvolvidos para esta função, como as câ-

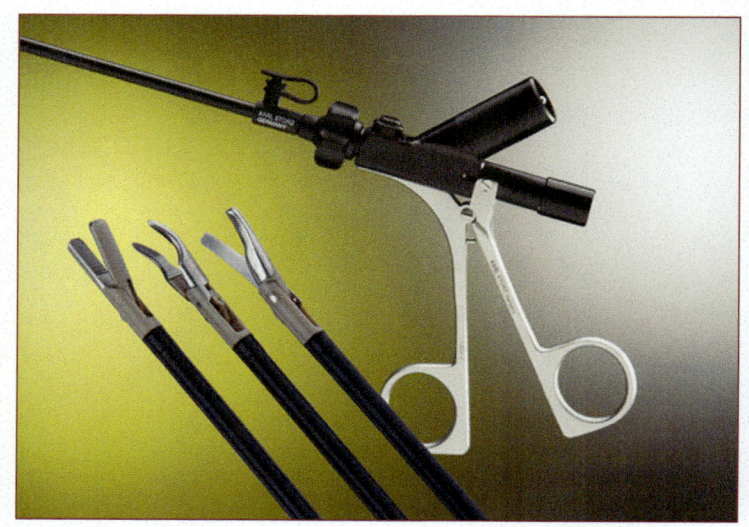

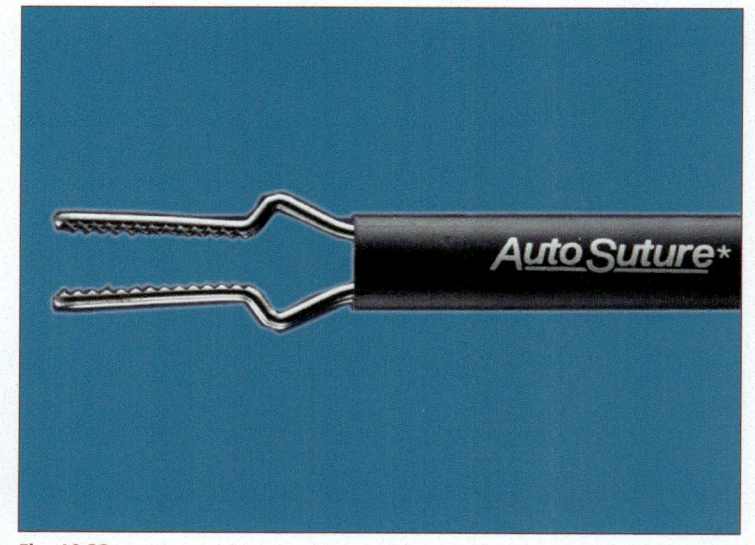

Fig. 10-32
Pinça bipolar RoBi com suas possíveis ponteiras: reta, curva e tesoura.

Fig. 10-33
Tripolar Trimax.

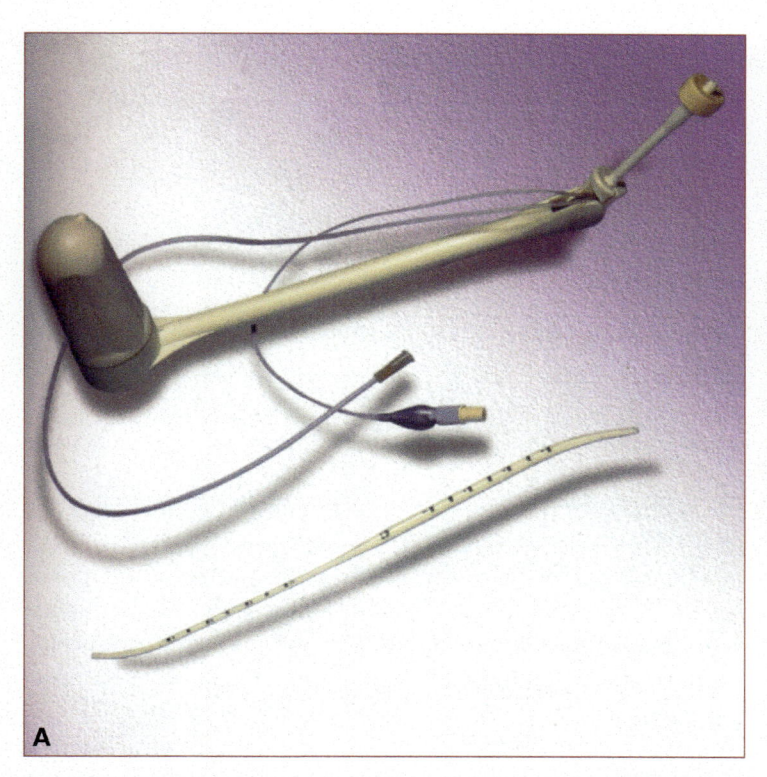

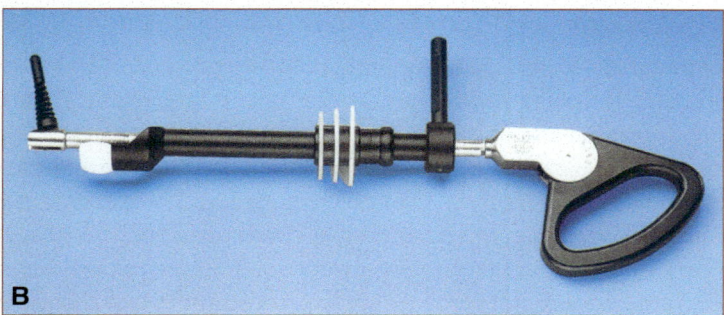

Fig. 10-34
Manipuladores permanente (B) e descartável (A).

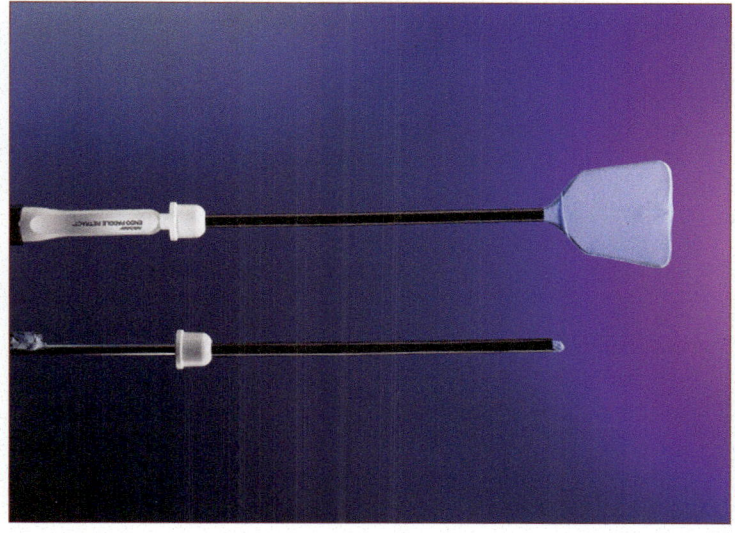

Fig. 10-35
Afastadores para laparoscopia.

nulas de Hulka, Cohen e Majoli. Todas estas cânulas possuem certa dificuldade de fixação ao colo uterino, permitindo uma mobilização restrita do útero. O posicionamento adequado da paciente na mesa cirúrgica facilita a fixação do manipulador. As nádegas da paciente devem ficar ligeiramente fora da mesa para permitir o deslocamento posterior do manipulador. O desenvolvimento de cânulas plásticas descartáveis, com um mecanismo com balão inflável na ponta, ajudou muito neste passo da cirurgia. Essas cânulas também permitem a instilação de contraste e são ligeiramente curvadas para permitir a manipulação pelo cirurgião ou auxiliar. Um manipulador descartável foi desenvolvido com um cone em sua extremidade distal, que se acopla ao redor do colo uterino, delimitando bem os fórnices vaginais para sua secção durante uma histerectomia. Esse manipulador facilita muito este tempo da histerectomia videolaparoscópica. Em cirurgias de septo retovaginal, pode ser necessária a introdução de uma sonda retal ou de uma vela de Hegar calibrosa (> 20) ou um *probe* retal pelo ânus para uma melhor delimitação das estruturas.

Outra pinça útil dentro desse grupo de afastadores é o *palpador*. Este se constitui um bastão de metal com a ponta romba e o corpo com marcações a cada 10 mm. Sua função é o afastamento e manipulação das vísceras com o intuito de identificação de patologias e, principalmente, mensuração das estruturas com o seu corpo marcado, uma vez que a magnificação obtida pelo laparoscópio pode distorcer o senso de proporção do cirurgião. Possui um diâmetro padrão de 5 mm.

Existem diversas formas de *afastadores* (Fig. 10-35). A maioria consiste em um instrumento com um mecanismo que se abre dentro da cavidade com ampliação de sua área. Com suas pás abertas geralmente tomam uma forma triangular. Alguns têm, também, a propriedade de angular sua extremidade como algumas pinças de apreensão. Existem afastadores descartáveis que insuflam sua extremidade distal com ar dentro da cavidade, permitindo um afastamento mais suave das estruturas.

■ Material para extração de peças

A retirada de peças operatórias sempre constituiu um problema em cirurgia laparoscópica. Existem diversas maneiras de realizar este procedimento, citadas com detalhes no Capítulo 15 – Técnicas de Retirada de Peças Cirúrgicas e Fechamento. Dentre estas técnicas, uma necessita de um recipiente para a peça. Esta proteção durante a retirada de material evita a contaminação da parede abdominal e previne o risco de disseminação benigna (nos casos de endometriose, prenhez ectópica e cistos), de infecção (piossalpinge) e de disseminação maligna (cistos e linfonodos suspeitos). Este saco pode ser improvisado com um dedo ou punho de luva, porém existem instrumentos desenvolvidos, especificamente, para esta função: as *endobags* (Fig. 10-36). Fabricadas por duas empresas de descartáveis, são constituídas de bolsas conectadas a um anel metálico, que é dobrado durante a passagem por um trocarte de 10 mm e se abre dentro da cavidade. Depois de colocada a peça dentro da bolsa, um fio de sutura em bolsa posicionada na abertura é tracionado, culminando no fechamento da bolsa, evitando extravasamento do conteúdo. O anel metálico é, então, fechado, e a bolsa, retirada. Em algumas ocasiões é necessária a ampliação da pele e/ou musculatura de uma punção para a retirada da bolsa com o seu conteúdo.

O instrumento desenvolvido com o propósito de fatiamento de peças cirúrgicas para a sua retirada chama-se *morcelador*. Existem dois tipos básicos:

- *Mecânico:* formado por uma bainha com uma lâmina circular serrilhada na ponta. A peça (geralmente mioma ou útero) é tracionada por uma pinça tipo saca-rolhas pelo interior dessa bainha ao mesmo tempo que o cirurgião manualmente a gira

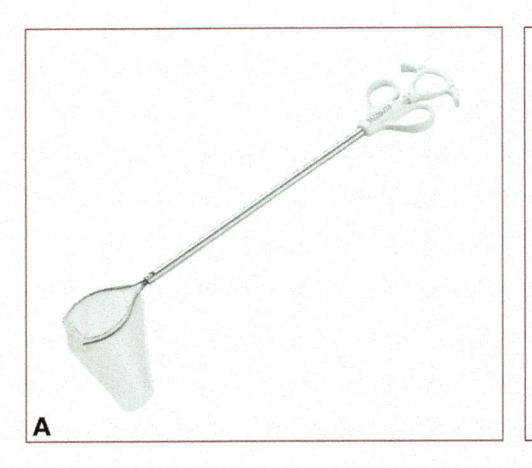

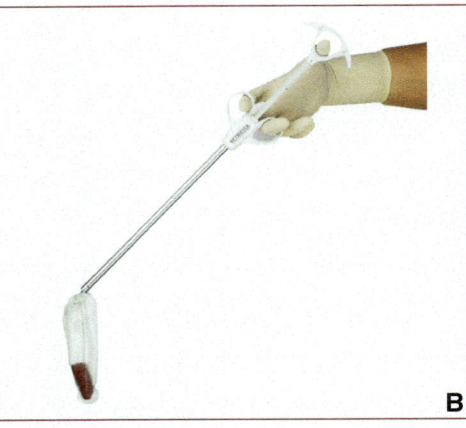

Fig. 10-36
Endocatch (**B**) com detalhe da bolsa e seu anel metálico retrátil (**A**).

(Fig. 10-37). Assim formam-se "tubinhos" de material que são retirados um após o outro. Este processo é demorado e extremamente cansativo para o cirurgião.

- *Elétrico:* funciona com o mesmo sistema, porém possui um motor elétrico que faz a rotação do elemento cortante (Fig. 10-38). É um aparelho confortável de se utilizar e produz um ganho de tempo significativo à cirurgia. Deve-se tomar cuidado para não se perder o fio da lâmina precocemente. Por isso o saca-rolhas deve ser utilizado no início do morcelamento e pinças de apreensão traumáticas fortes somente após o material permitir o fechamento total de suas pás. O fechamento incompleto dessas faz com que a lâmina aja sobre o metal, perdendo, assim, seu fio rapidamente.

Sistemas de retirada de peça por colpotomia posterior que impedem a perda do pneumoperitônio podem ser interessantes em alguns casos. Geralmente são constituídos por esferas com um canal de trabalho no meio por onde passam as pinças de apreensão. Esta esfera ocupa a área da incisão do fórnice, evitando o escape de gás (Capítulo 14).

Manutenção

Dada a importância e dependência do cirurgião pelo material, fica claro que a manutenção do mesmo é tão importante quanto o seu conhecimento. É claro que o ponto de partida para que o material possua uma durabilidade e disponibilidade adequada é o seu conhecimento, não só pelo cirurgião, mas principalmente pela instrumentadora.

A instrumentadora deve ser corretamente treinada para o manuseio e manutenção do instrumental. O conhecimento de cada pinça pelo seu nome e função, incluindo os passos de sua montagem e desmontagem, é obrigatório. Cada pinça deve ser desmontada para sua lavagem e secagem. A lavagem deve ser cuidadosa e caprichosa. Pode ser manual, com o uso de pequenas escovas adequadas, ou, idealmente, pelo uso de aparelhos específicos de lavagem por ultrassom. A desinfecção e esterilização já foram abordadas no Capítulo 6 – Manuseio e Processamento dos Instrumentais Endoscópicos. O armazenamento e o transporte em maletas próprias revestidas por espuma são recomendados para evitar quebras e perdas de fios das estruturas cortantes. Cuidados específicos com ópticas, cabos de luz, trocartes e tesouras já foram descritos em suas respectivas partes.

PLANEJAMENTO

O material necessário à laparoscopia é sofisticado e caro. Todos os aparatos descritos neste capítulo são úteis e interessantes, mas nem sempre essenciais. Sua aquisição deve ser planejada e adequada à realidade financeira e ao anseio técnico do serviço. Alguns fatores fora o seu custo devem ser levados em conta no momento de sua compra, como a já citada assistência técnica e compatibilidades. As conexões entre cabos de luz e ópticas devem ser verificadas, assim como o acoplamento entre pinças e trocartes. Infelizmente não existe uma padronização entre os diversos fabricantes, sendo frustrante a não adaptação de uma pinça ou clipador a um trocarte. O ideal é, sempre que possível, a utilização de instrumental de um mesmo fornecedor.

A compra de pinças também deve ser organizada e proporcional às ambições cirúrgicas do serviço. O Quadro 10-2 resume a

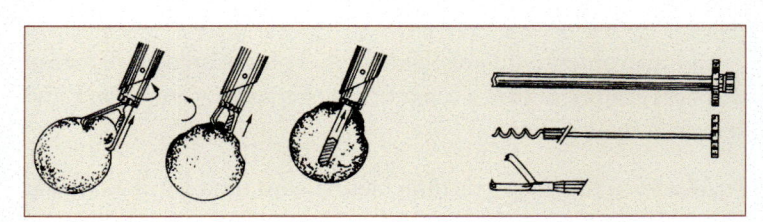

Fig. 10-37
Funcionamento de um morcelador. Tração do tecido contra a lâmina cortante circular.

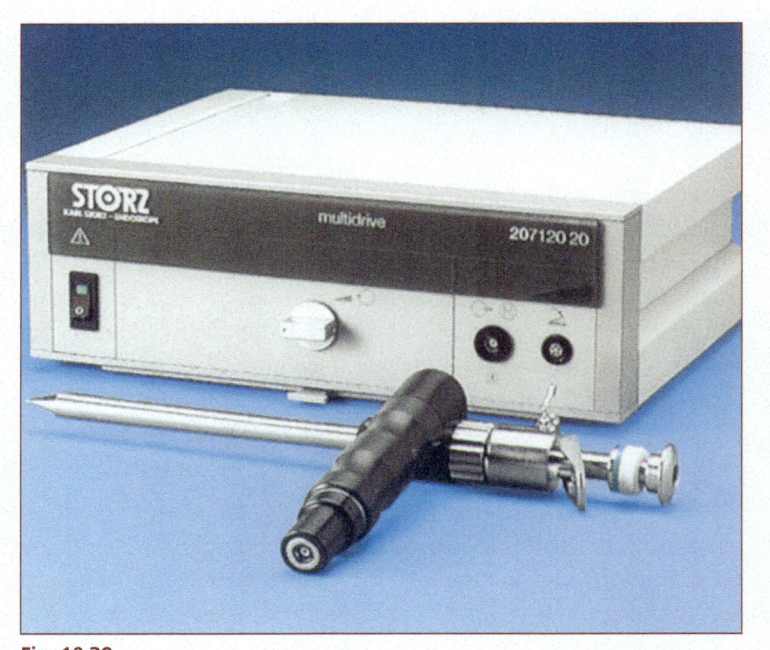

Fig. 10-38
Morcelador elétrico.

Quadro 10-2 — Lista de instrumental básico e adicional

Grupos de Instrumental	Instrumental Básico	Instrumental Adicional
Trocartes	1 agulha de Veres	1 trocarte de Hasson
	2 trocartes de 10-12 mm	+ 1 trocarte de 12 mm
	3 trocartes de 5 mm	+ 1 redutor 12-5 mm
	1 redutor 10-5 mm	
Ópticas	1 óptica de 0 ou 300	1 óptica 00 de 4 mm
Pinças de apreensão	2 atraumáticas de 5 mm, sendo uma curva	1 Bab-Cock
	3 traumáticas de 5 mm, com cremalheiras	1 pinça de biópsia
		1 alien de 10 mm
Bisturi elétrico	1 *hook* monopolar	1 monopolar espátula
	1 bipolar (ou tripolar)	1 microbipolar
		1 tripolar
Material para sutura e ligadura	1 porta-agulha	1 contraporta-agulha
	1 clipador	1 empurrador de nó
Aspiração e irrigação	1 aspirador/irrigador 5 mm	1 cânula de aspiração de 10 mm
		1 agulha de punção 5 mm
		1 cânula de hidrodissecção 5 mm
Tesouras	2 tesouras (uma reta e outra curva)	1 tesoura bico-de-papagaio
		1 microtesoura
		1 tesoura de 10 mm curva
Material para extração de peças		1 morcelador elétrico (trocarte, pinças e motor)
		Saco para retirada de peças
Afastadores	1 manipulador uterino	1 palpador

lista de instrumental básico mínimo para cirurgia laparoscópica, além da lista de instrumental que pode ser adicionado para maior conforto ao cirurgião e para a possibilidade de realização de cirurgias avançadas. Vale a pena ressaltar que esta escolha de pinças deve ser feita de acordo com a preferência do cirurgião, e este quadro reflete a do autor.

Outras pinças devem ser utilizadas de acordo com a cirurgia proposta, como pinças de *ligasure*, *ultracision*, ponteiras de *laser*, afastadores, grampeadores e outras.

TREINAMENTO

O principal objetivo de um treinamento é dar ao participante a oportunidade de adquirir a base teórica de uma nova técnica, e, então, poder aplicar este conhecimento em algo prático, como em cirurgias de animais *in vivo*, antes de iniciar sua rotina de cirurgias laparoscópicas reais.

Para aprender técnicas de sutura, por exemplo, acreditamos numa maior eficácia docente se utilizarmos um *pelvic trainer* real, em comparação com outros modelos de ensino (incluindo a cirurgia em animais). Os simuladores virtuais, embora possam apresentar algum valor, são incapazes de reproduzir o sentido do tato, que é essencial à percepção da orientação da agulha e à compreensão das forças aplicadas durante a amarração dos nós intra e extracorpóreos, pois não produzem a sensação de *feedback* durante a aproximação correta dos tecidos. Os primeiros simuladores do "tipo caixa" (Fig. 10-39), utilizados a princípio com a intenção de desenvolver os movimentos e a capacidade de orientação laparoscópica, utilizavam algumas práticas como o reposicionamento de pequenos objetos, palitos de fósforo ou pequenos grãos.

Das limitações desses modelos de simulação surgiu a necessidade de criar novas técnicas de ensino, bem como novos simuladores cirúrgicos que viessem ao encontro de uma demanda de simulação mais realística para ser usada no lugar das antigas. Até pouco tempo atrás, o treinamento era realizado sem a preocupação de que nos arredores do ambiente cirúrgico abordado, deveria haver limites de segurança a serem respeitados. Nada havia para limitar o *trainee*. Um simulador eficaz deve reproduzir as mesma dificuldades e cuidados que se deve ter ao abordar uma cavidade abdominal. Assim temos a possibilidade de trabalhar na região anatômica da pelve e órgãos retroperitoneais, associada à necessidade de repetição de gestos e de simulação de ângulos de sutura que o cirurgião vai encontrar na realidade.

Foi, então, desenvolvido um conjunto de simuladores que foram desenhados como cópias de setores do corpo humano. No caso da laparoscopia, a EVA foi utilizada para permitir treinamento em técnicas para Robot, NOTES, laparoscopia convencional minilaparoscopia e *single port*. O conceito de realidade avançou ao encontro da necessidade de uso de materiais sintéticos, permitindo a criação de modelos à base de Neoderma®, borracha sintetizada com diversas fórmulas para mimetizar os diferentes tecidos humanos. Existem, hoje, mais de 60 diferentes formulações de Neoderma®, com a capacidade de assemelhar-se desde a secreção nasal até a cartilagem (Fig. 10-40).

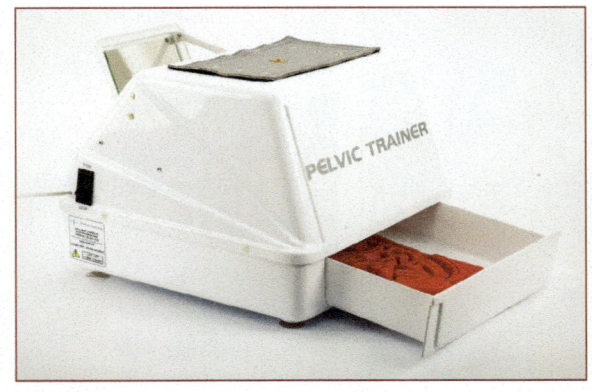

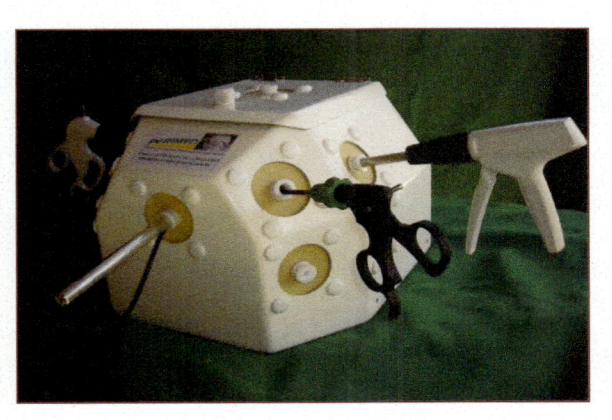

Fig. 10-39
Exemplos de "caixas pretas".

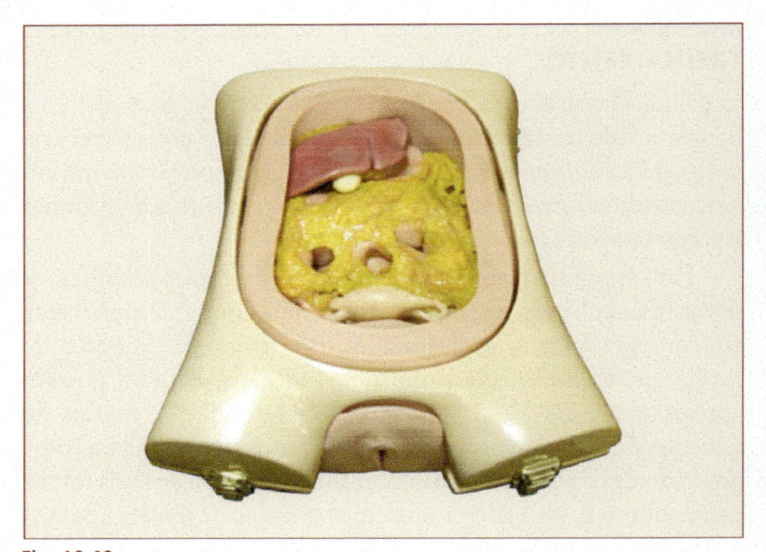

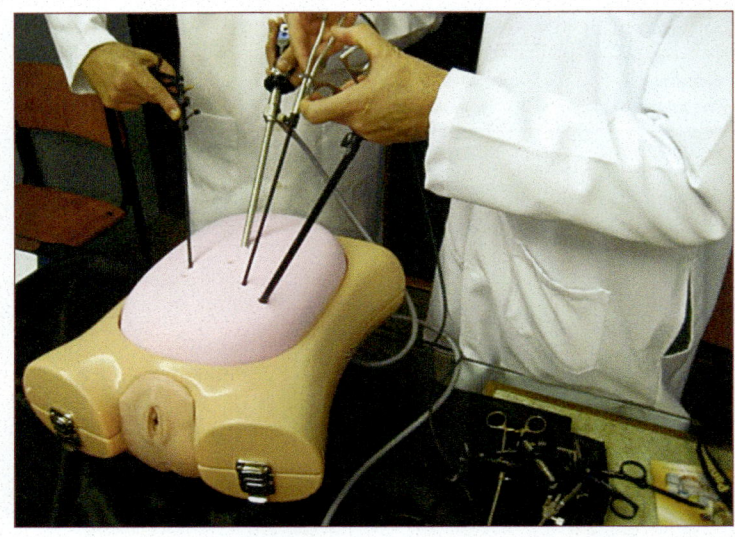

Fig. 10-40
Modelos para treinamento EVA.

Durante um treinamento laparoscópico é possível a prática de vários procedimentos semelhantes à realidade como mostrado a seguir: adesiólise, salpingostomia, extrusão de endometrioma, dissecção de ureter, apendicectomia e miomectomia entre outros múltiplos procedimentos (Fig. 10-41).

Seguindo esta nova tendência será possível ao aluno realizar um procedimento de laparoscopia completo, com a ajuda de um assistente de câmera e utilizando o mesmo equipamento e instrumentos cirúrgicos laparoscópicos de uma cirurgia em sala cirurgia.

Iniciar um treinamento teórico-prático, sem o estresse de um ambiente cirúrgico, oferece ao cursante até 25% a mais de absorção dos postulados a serem ensinados, segundo Richard Bandler, um dos pais da PNL (programação neurolinguística).

No final de um curso, a normatização de cada exercício levará ao entendimento das dificuldades. A opção de escolha da padronização dos acessos, dos ângulos e nós ensinados, será de fundamental ajuda na resolução dos problemas em uma cirurgia real. Por isso, as últimas séries de modelos criados estimulam os alunos a enfrentarem o tipo de movimento que ele deverá realizar no procedimento real. O modelo final mimetiza todas as patologias (em diversas formas e medidas, assim como posições anatômicas) para que o aluno repita e aprenda a melhor forma de manipular os tecidos.

CONCLUSÃO

Neste capítulo tentamos abordar o mais completamente possível todo o material que deve e pode ser utilizado em cirurgia laparoscópica. Esta nova forma de propedêutica e terapêutica em ginecologia evolui rapidamente, e novos procedimentos estão sendo

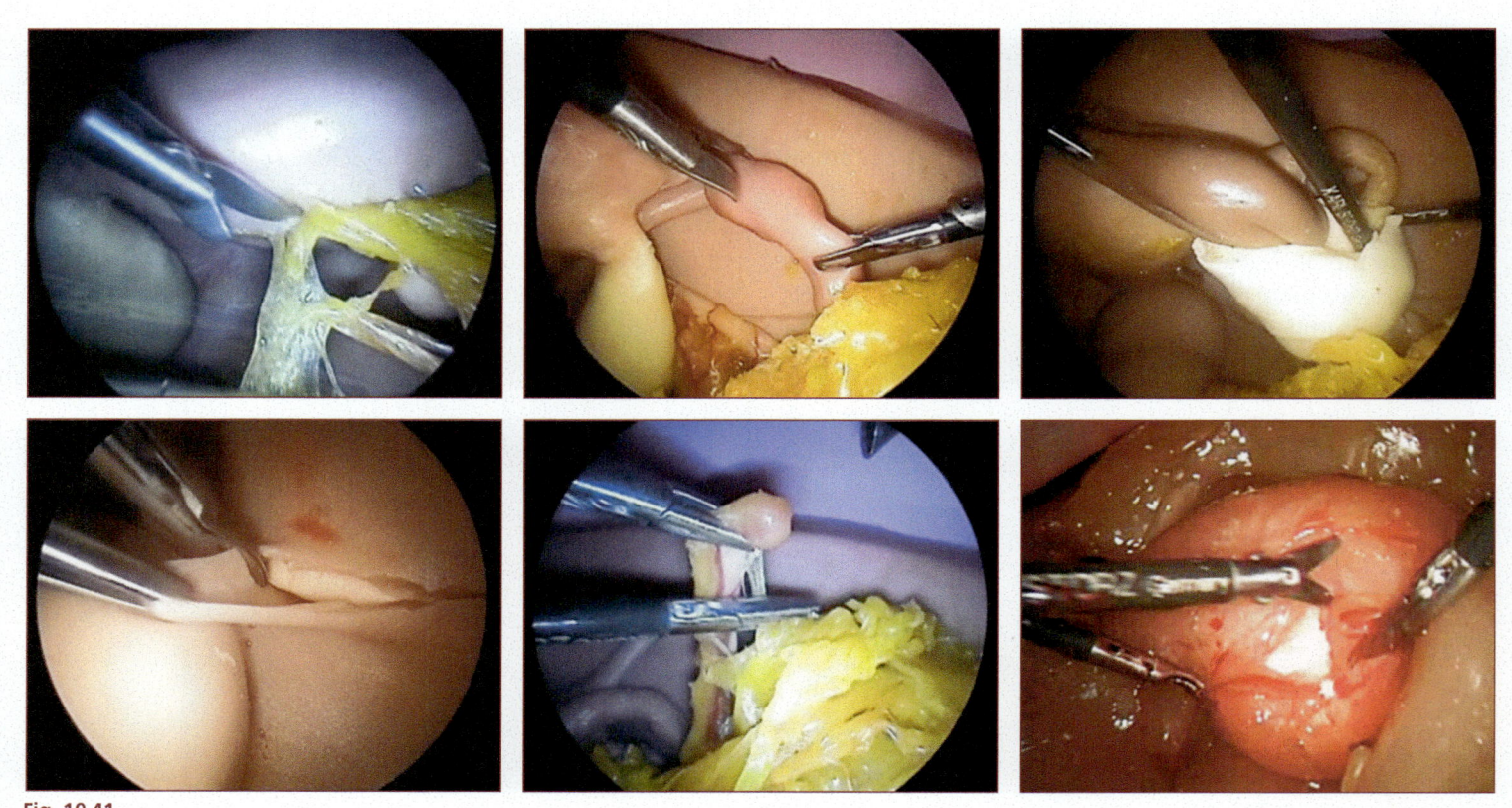

Fig. 10-41
Imagens de procedimentos o modelo EVA.

realizados diariamente, ficando a laparotomia cada vez mais restrita em ginecologia. Esta evolução técnica traz à tona a necessidade do desenvolvimento de novos equipamentos, pois a cada dia há lançamentos. Este desenvolvimento nos confere conforto cirúrgico, porém faz com que o nosso conhecimento seja obrigado a acompanhar esta evolução tecnológica para que possamos disponibilizar às pacientes o melhor tratamento existente, dentro de nossa realidade.

BIBLIOGRAFIA

Alanis RT, Guerra AM, Ramirez AM. Requisitos de la sala de operaciones. In: Sosa AM. *Endoscopia quirúrgica ginecológica*. McGraw-Hill Interamericana, 1997. p. 16-25.

Buyalos RP. Principles of endoscopic optics and lighting. In: *Practical manual of operative laparoscopy and hysteroscopy*. Springer, 1996. p. 23-31.

Chan AH, Courtney AJ. Safety and ergonomics evaluation of hybrid systems in Hong Kong. *Accid Anal Prev* 2001 July;33(4):563-65.

Coddington III CC, Schenk LM. Laparoscopia e histeroscopia. In: *Endoscopia operatória ginecológica – Clínicas obstétricas e ginecológicas da América do Norte*. Madri: Hartcourt, 1999, v. 26(1).

Creuz O. Equipamento e instrumental. In: *Cirurgia vídeo-endoscópica*. Rio de Janeiro: Revinter, 1997. p. 7-28.

D'Amico TA, Schwartz LB, Eubanks S. Instrumentação laparoscópica e técnicas básicas. In: Pappas TN. *Atlas de cirurgia laparoscópica*. Porto Alegre: Artes Médicas, 1997. p. 1.2-1.10.

Donnez J, Nisolle M. Instrumentation and operational instructions. In: *An atlas of laser operative laparoscopy and hysteroscopy*. Parthenon Publishing, 1994. p. 21-23.

Falcone T, Goldberg J. Laparoscopic microsurgical tubal anastomosis with robotic assistance. *Hum Reprod* 2003 Jan.;18(1):145-47.

Gomel V. Equipo e instrumentación. In: *Laparoscopia ginecológica: diagnóstico y cirurgía*. Mosby, 1996. p. 13-25.

Gordon AG. Instrumentos para laparoscopias diagnóstica e operatória. In: *Atlas colorido endoscopia ginecológica*. Rio de Janeiro: Revinter, 1997. p. 2-8.

Hulka JF, Reich H. Facilities and equipment. In: *Textbook of laparoscopy*. Philadelphia: WB Saunders, 1998. p. 69-82.

Hulka JF, Reich H. Gas and pneumoperitoneum. In: *Textbook of laparoscopy*. Philadelphia: WB Saunders, 1998. p. 53-56.

Hulka JF, Reich H. Light: optics and television. In: *Textbook of laparoscopy*. Philadelphia: WB Saunders, 1998. p. 9-24.

Hulka JF, Reich H. Power: eletricity and laser. In: *Textbook of laparoscopy*. Philadelphia: WB Saunders, 1998. p. 25-52.

Margossian H, Garcia-Ruiz A, Falcone T *et al*. Robotically assisted laparoscopic microsurgical uterine horn anastomosis. *Fertil Steril* 1998;70:530-34.

Meirelles Jr HL. Instrumental para videolaparoscopia cirúrgica ginecológica. In: *Cirurgia videolaparoscópica ginecológica*. Rio de Janeiro: Revinter, 1995. p. 5-25.

Mellotti G, Meinero M, Bonilauri S *et al*. Equipo técnico e instrumentación. In: *Cirurgia laparoscópica*. Panamericana, 1996. p. 45-68.

Mencaglia L, Wattiez A. Instrumentos e preparação da sala operatória. In: *Manual de cirurgia ginecológica laparoscópica*. Endo-Press, 1999. p. 6-17.

Mettler L, Ibrahim M, Jonat W. One Year experience working with the aid of a robotic assistant (the voice-controlled optic holder AESOP) in gynecological endoscopic surgery. *Hum Reprod* 1998;13:2748-50.

Mettler L, Ibrahim M, Lehmann-Willenbrock E *et al*. Pelviscopic reversal of tubal sterilization with the one-to two stitch technique. *J Am Assoc Gynecol Laparosc* 2001 Aug.;8(3):353-58.

Osborne N, Padial JG. Instrumental. In: *Laparoscopia para ginecologistas*. Artes Médicas, 1995. p. 26-45.

Park SH, Woldstad JC. Multiple two-dimensional displays as an alternative to three-dimensional displays in telerobotic tasks. *Hum Factors* 2000 Winter;42(4):592-603.

Patton Jr GW. Setting up a service: instrumentation and administration. In: Sutton C. *Endoscopic surgery for gynecologists*. Londres: Saunders, 1998. p. 19-30.

Reddy S, Morales A, Murphy AA. Technique and instrumentation in operative laparoscopy. In: Azziz R. *Practical manual of operative laparoscopy and hysteroscopy*. New York: Springer, 1996. p. 61-75.

Reich H, McKernan JB. Basic equipment and instrumentation. In: Arregui ME. *Principles of laparoscopic surgery. Basic and advanced techniques*. 1st ed. New York: Springer-Verlag, 1995. p. 21-29.

Romeo A, Minelli L. *Manuale dei nodi e delle technique d'annodamento in laparoscopia*. Verona: EGES, 2006.

Semm K. *Pelviscopy operative guidelines*. UFK/Kiel, 1992. p. 53-76.

Talamini MA, Gadacz TR. Laparoscopic equipment and instrumentation. In: *Surgical laparoscopy*. Quality Medical, 1991. p. 23-55.

Tonellotto D, Ayrosa P, Wattiez A *et al*. Suturing techniques in gynecologic laparoscopy. In: *Manual of Gynecological laparoscopic surgery*. Germany: Tuttlingen, 2009.

Tulandi T, Mettler L. Instrumentation. In: *Atlas of laparoscopic and hysteroscopic techniques for gynecologists*. Saunders, 1999. p. 9-15.

Ueno J, Isaia, Filho C. Equipamentos e instrumentais de videolaparoscopia. In: *Cirurgia videoendoscópica em ginecologia*. São Paulo: Roca, 1997. p. 7-14.

Wilson P. Instruments and equipment. In: *Basic gynecological endoscopy*. Gladwyns, 1997. p. 12-18.

11. Punções, Pneumoperitônio e Inventário

Flavio Malcher Martins de Oliveira
Thiago Rodrigues Dantas Pereira
Alessandra Viviane Evangelista Demôro

- INTRODUÇÃO
- PRIMEIRA PUNÇÃO E PNEUMOPERITÔNIO
  Técnica fechada
  Técnica aberta
  Técnica semiaberta
  Técnica direta
   Técnica direta sob visão
- COMPLICAÇÕES
- PUNÇÕES SUBSEQUENTES
- INVENTÁRIO DA CAVIDADE
  Técnica
- REFERÊNCIAS BIBLIOGRÁFICAS

INTRODUÇÃO

A cirurgia laparoscópica permite ao cirurgião uma visão ampla e detalhada da cavidade abdominal. A instalação do pneumoperitônio e as punções na parede abdominal tornam esta visão factível e têm como objetivo o acesso à técnica laparoscópica e a criação de um espaço que permita a inserção dos instrumentos e sua manipulação sobre os órgãos abdominais e pélvicos. As táticas e técnicas utilizadas na laparoscopia irão variar de acordo com casos específicos como a presença de aderências, região anatômica a atuar, cirurgias combinadas e com a experiência do cirurgião.

PRIMEIRA PUNÇÃO E PNEUMOPERITÔNIO

Após a indicação desta via cirúrgica, o preparo do(a) paciente e dos instrumentos é fundamental. Uma anamnese adequada pode revelar passado de infecção ginecológica ou de cirurgias prévias, o que pode levar a suspeitar de aderências. No exame do abdome e da pelve devem-se pesquisar visceromegalias ou massas abdominais, bifurcação ou aneurisma da aorta palpáveis, cicatrizes abdominais e a presença de hérnias. Audebert *et al.*[1] avaliaram a prevalência de aderências na região umbilical em um grupo de 814 pacientes submetidas à laparoscopia. Os pacientes foram divididos em 4 grupos (sem cirurgia prévia, com laparoscopia prévia, com laparotomia transversa prévia e com laparotomia mediana prévia). Observou-se aderências na região periumbilical em 0,68%, 1,6%, 19,8% e 51,7% respectivamente nos quatro grupos. Aderências consideradas de alto risco para lesão intestinal foram detectadas em 31,46% do grupo com cicatriz mediana (grupo 4).

Kodama[2] descreveu a técnica de deslizamento visceral avaliado por ultrassonografia como forma de avaliação de aderências intestinais na parede abdominal. Durante inspiração forçada realiza-se a medida do deslocamento de alça intestinal ou omento em direção à pelve. Kodama demonstrou que quando este deslocamento é inferior a 1 cm, o risco de aderências à parede aumenta de forma considerável. Outros autores[3,4] posteriormente comprovaram estes achados e demonstraram que a técnica possui boa especificidade na avaliação de aderências à parede abdominal. Tu *et al.*[4] em estudo desenvolvido para avaliação da acurácia diagnóstica do método avaliaram 60 pacientes de alto risco para aderências abdominais (cirurgias prévias, peritonite, entre outros) através do método. Observaram que em um deslocamento inferior a 1 cm encontrou-se valor preditivo positivo de 55% (IC 95% 42-68%) e negativo de 98% (IC95% 94-100%). Em um estudo com 130 pacientes com pelo menos uma cirurgia prévia, Borzellini (*Surg Laparosc Endosc Percutan Tech*

1998;8:273-6) demonstrou acurácia de 88,5%. Todavia pesquisadores não são unânimes quanto à técnica. Uberoi et al.[5] avaliaram 48 pacientes com cirurgia prévia e 15 controles e encontraram uma sensibilidade de 42% e especificidade de 73,5% com uma acurácia de 62% para a técnica de deslizamento visceral. Os autores concluíram que os valores preditivos positivo e negativo tornavam o exame pouco confiável para a avaliação pré-operatória.

Uma variação da técnica, publicada por Nehzat et al.,[6] associa a avaliação ultrassonográfica de deslizamento visceral à injeção de 8 a 10 mL de soro fisiológico na região umbilical sob controle ultrassonográfico para observar a retenção ou acúmulo de líquido na região umbilical. A sensibilidade e a especificidade foram de 100% no estudo, sugerindo que os dois testes em associação possuiriam boa *performance*. Maiores estudos são necessários para avaliar o real papel destas avaliações em procedimentos de rotina, porém podem ser usados em casos onde se antecipe a possibilidade de aderências na parede.

Para iniciar a técnica faz-se necessário a insuflação de CO_2 na cavidade abdominal. A introdução deste gás para confecção do pneumoperitônio é permitida através da realização da primeira punção, com a agulha de Veres ou com o uso de um trocarte. Esta primeira punção é realizada na maioria das vezes na cicatriz umbilical, pois tem menos tecido subcutâneo, está mais aderida ao peritônio e é menos vascularizada. As técnicas podem ser classificadas em fechada, aberta e semiaberta.

O acesso à cavidade abdominal é um desafio particular da técnica laparoscópica. Este acesso, que permitirá a introdução de todos os instrumentos de trabalho, está associado a lesões do trato gastrointestinal e grandes vasos, sendo que cerca de 50% ocorrem antes mesmo de iniciar o procedimento cirúrgico propriamente dito.[7-12] Este número não se alterou nos últimos 25 anos,[10] sendo a maioria destas lesões relacionadas com a realização da primeira punção.[13]

Visando a minimizar os números de acidentes, diversas técnicas foram descritas. Entre as principais estão a técnica clássica fechada com agulha de Veres, a técnica aberta (ou de Hasson) e a técnica pela introdução do trocarte direto. Outras menos utilizadas, mas também descritas, estão a realização da primeira punção com trocartes que permitem a visualização da entrada (descartável ou permanente), agulha de Veres óptica, trocarte com expansão radial e trocartes descartáveis com mecanismos de segurança.

A segurança de cada técnica dependerá da habilidade, conhecimento e segurança do cirurgião. Cada uma delas possui características favoráveis e desfavoráveis, e o profissional deve ter conhecimento de mais de um método de entrada na cavidade, podendo, assim, adaptar-se a diferentes situações encontradas em cada paciente.

Segundo revisão da Cochrane com 17 estudos[14] randomizados, concluiu-se que até o presente momento nenhuma técnica se mostrou superior às demais em termos de segurança e complicações. Foi observado superioridade da técnica por introdução do trocarte direto sobre a técnica clássica com agulha de Veres em relação à frequência de insuflação extraperitoneal e quanto à falha na punção. Houve também vantagem na técnica por trocarte com expansão radial quando comparada com a técnica convencional em termos de sangramento no sítio de punção. Os autores concluem que pelo reduzido número e participantes nos estudos não é possível apontar método mais seguro para a realização da primeira punção.

Alguns autores publicaram orientações visando a padronizar o acesso à cavidade abdominal em laparoscopia. Uma pesquisa feita com laparoscopistas do Reino Unido (60,7% de respostas), mostrou que 59,4% dos respondedores aceitariam mudar sua prática caso *guidelines* baseados em evidência estivessem disponíveis.[15] Todavia, mesmo após a formulação de orientações pela sociedade canadense em 2007,[16] pesquisa realizada pela sociedade local[17] mostrou que, apesar de 72% responderem ter conhecimento das referidas orientações, ainda assim observou-se grande divergência nas condutas efetivamente realizadas.

Técnica fechada

É a técnica mais utilizada por ginecologistas. Pesquisas realizadas através de pesquisa postal com diversas sociedades mostrou que a técnica com agulha de Veres é a mais utilizada, variando de 73 a 98,8%.[10,15,17,18] Levantamento feito por Molloy et al.[18] mostrou que esta é a técnica de preferência em 48% dos procedimentos realizados por cirurgiões gerais, enquanto a técnica aberta é usada em 46% das cirurgias. A técnica consiste na realização de incisão cutânea que, na ausência de fatores de risco para aderência na região periumbilical, é realizada na cicatriz umbilical (infra, trans ou supraumbilical), introdução da agulha de Veres para realização do pneumoperitônio e posterior introdução de trocarte. Com a bainha em posição, introduz-se a óptica e o local logo abaixo da punção deve ser examinado para avaliação de eventuais lesões.

A agulha de Veres (ver Capítulo 10) trata-se de uma agulha associada a uma mola circundada por uma sonda romba que, ao retrair-se a cada passagem pelas camadas da parede abdominal, expõe uma camisa externa aguda. A agulha deve ser testada inicialmente quanto à perviedade. Se o manômetro do insuflador indica ausência de fluxo de gás e pressão elevada, pode-se traduzir uma obstrução da mesma. Uma agulha de Veres em bom estado permite um fluxo mínimo de 1 L/min. Valores menores que este indicam entupimentos ou obstruções na agulha.

Inicia-se a técnica com uma incisão cutânea. A grande maioria dos cirurgiões ginecológicos utiliza a cicatriz umbilical para a passagem da agulha.[10,15,17,18] Outras opções, na linha média incluem a região suprapúbica ou epigástrica. Em situações onde há forte suspeição de aderências periumbilicais, recomenda-se a utilização de outros locais.[16] Como opções podemos citar o quadrante superior esquerdo na linha média clavicular (Fig. 11-1) ou entre o 9º ou 10º espaço intercostal. Outros acessos incluem as punções transfúndica e transvaginal pelo fundo de saco posterior.

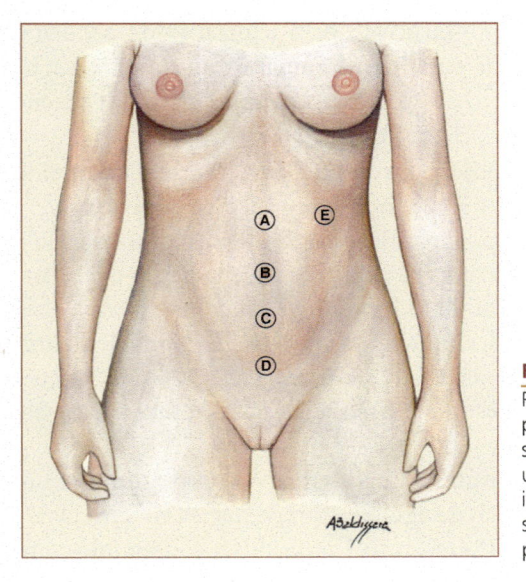

Fig. 11-1
Pontos possíveis para a primeira punção: supraumbilical (A), umbilical (B), infraumbilical (C), suprapúbico (D) e ponto de Palmer (E).

Alguns cuidados são importantes de acordo com a via optada, como o cateterismo nasogástrico para a punção no quadrante superior esquerdo e o cateterismo vesical para a punção suprapúbica. Estes procedimentos evitam as lesões do estômago e da bexiga, respectivamente. A incisão vertical na cicatriz umbilical é mais anatômica, estética e está em situação de menor distância da pele até o peritônio anterior, mesmo em pacientes obesos. Quanto mais inferior a incisão na linha média, maior será a distância entre a pele e o peritônio parietal. Em pacientes com cirurgia prévia no andar superior do abdome, dá-se preferência à punção infraumbilical ou suprapúbica. Quando há indícios de manipulação do andar inferior do abdome, em gestantes ou nos politraumatizados com fratura pélvica, é melhor a punção supraumbilical ou no quadrante superior esquerdo (técnica de Palmer). Esta última região dificilmente é sede de aderências e, no politraumatizado com lesão de bacia, evita-se a punção acidental do retroperitônio.

A introdução da agulha através do fórnice vaginal posterior foi sugerida por Neely et al. O colo uterino deve ser pinçado e tracionado superiormente para facilitar a introdução da agulha. As condições especiais seriam as patologias de fundo de saco (com massa anexial, endometriose ou retroversão rígida). Morgan, em 1979, e Wolfe e Pask, em 1990, descreveram uma punção uterina transfúndica para a obtenção do pneumoperitônio, em condições especiais, como cirurgia abdominal prévia, miomectomia e história de doença inflamatória pélvica extensa.

A agulha de Veres deve ser segura firmemente entre o indicador e o polegar, com a face ulnar da mão impedindo a introdução da agulha além do nível desejado. Em seguida, a agulha ou trocarte é introduzido em uma angulação adequada, dependendo do tipo físico da paciente. Estudos conduzidos por Hurd et al.[19,20] mostraram por meio de exames de imagem que, em pacientes magras ou com sobrepeso (IMC inferior a 30 kg/m²), deve-se utilizar uma angulação de 45°, espessura da parede abdominal possui espessura média de 2 a 3 cm e distância perpendicular dos grandes vasos no retroperitônio, variando de 12 cm nas pacientes com sobrepeso até 2 cm nas pacientes magras. É importante ressaltar que em pacientes não obesas, a bifurcação da aorta é normalmente caudal ou no nível da cicatriz umbilical. Em pacientes obesos recomenda-se a inserção da agulha ou trocarte com uma angulação próxima a 90° em relação ao plano horizontal. Em pacientes obesos utilizando uma angulação de 45°, a distância até a cavidade abdominal pode chegar a 11 cm, o que aumentaria a chance de insucesso para realização da primeira punção. A espessura da parede abdominal na altura da cicatriz umbilical em um ângulo de 90° é de 4 cm (± 2 cm), e a distância dos grandes vasos é de 13 cm (± 4 cm)

Outro fator a ser observado durante a realização da primeira punção deve ser quanto à nivelação da paciente. Nezhat et al.[21] mostraram por avaliação laparoscópica de 97 pacientes que a localização da bifurcação aórtica possui grande variação e que, na posição supina, 11% estariam localizadas caudalmente em relação à cicatriz umbilical, enquanto em posição de Trendelemburg 33% ficariam nesta topografia. Esta diferença foi estatisticamente significativa e não estava relacionada com o índice de massa corporal (Fig. 11-2).

A tração da parede abdominal é feita no sentido superior no momento da introdução da agulha a fim de que as vísceras livres se afastem do local de sua inserção. Isso pode ser conseguido com

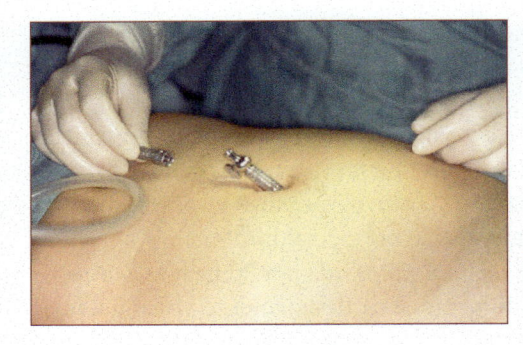

Fig. 11-2
Punção com agulha de Veres em direção à pelve.

as mãos do operador, com a tração de fios de reparos nas bordas laterais do ponto de punção ou simplesmente por intermédio de pinças de campo que podem ser colocadas na lateral da incisão ou a cerca de 2 cm lateralmente à cicatriz umbilical. Roy et al.[22] compararam a distância criada entre o peritônio parietal umbilical e as viscerais localizadas abaixo após três diferentes formas de tração, isto é, elevação manual da porção infraumbilical parede abdominal, tração por pinças de campo colocadas a cerca de 2 cm, lateralmente à cicatriz umbilical, e tração pelas mesmas pinças colocadas na porção interna da incisão feita em 20 pacientes de diferentes índices de massa corporal. A distância em centímetros medida nas diferentes formas de tração foram 3,5 (± 1,4), 5,14 (± 1,04) e 6,8 (± 0,94) respectivamente ($p < 0,01$). Ao se aplicar força para inserção da agulha ou trocarte, estas distâncias foram reduzidas em 2,1 (± 0,91), 1,03 (± 0,32) e 0 centímetro respectivamente ($p < 0,01$). Esta técnica minimiza lesões de grandes vasos e partes moles, mas não vai evitar lesões em alças intestinais firmemente aderidas na parede abdominal.

No momento da introdução da agulha com tração da parede cria-se uma pressão negativa na cavidade peritoneal, o que implica a necessidade de manter a válvula reguladora aberta, permitindo a entrada de ar e o afastamento das vísceras.[23]

Mesmo seguindo as orientações descritas anteriormente, ainda assim ocorrem acidentes na punção. São descritos na literatura diversos testes na tentativa de identificar o correto posicionamento da agulha de Veres na cavidade abdominal. O cirurgião deve estar familiarizado com a maioria deles e compreender que eles também não são a prova de falhas. Abaixo listamos alguns dos testes e técnicas mais utilizados para certificação do posicionamento da agulha de Veres:

1. **Teste do duplo recuo:** neste teste o cirurgião ao introduzir a agulha observará o recuo da mola presente na agulha com o som característico na passagem pela aponeurose abdominal (1º recuo/som) e na passagem pelo peritônio parietal (2º recuo/som). O teste é considerado positivo quando dois recuos/sons são observados. Número menor ou maior que este torna o teste negativo ou falso.

2. **Teste de aspiração:** neste teste coloca-se uma seringa com 5 mL de soro fisiológico e a válvula na posição aberta. Após a introdução da agulha realiza-se a aspiração para assegurar que não houve perfuração de vaso sanguíneo ou alça intestinal. O passo seguinte é a injeção do soro fisiológico contido dentro da agulha na cavidade abdominal, o qual deve ocorrer com mínima resistência. A etapa final é a aspiração da seringa, observando se o líquido injetado é recuperado o que poderia significar a localização pré-peritoneal ou que a agulha esteja confinada em área envolvida por aderências. Para um

teste verdadeiramente positivo, todas as etapas devem estar de acordo com a descrição anterior.

3. **Teste da gota pendente:** neste teste, o cirurgião deve desconectar a seringa com soro fisiológico, deixando pequena camada líquida na válvula, que deverá estar aberta. Ao elevar a parede abdominal, a gota de soro deverá mover-se de uma área de alta pressão (fora do abdome) para uma área de baixa pressão (cavidade abdominal) sem sinais de obstrução na extremidade distal da agulha.

4. **Medidas seriadas da pressão intra-abdominal:** após passagem inicial de CO_2 pela mangueira de insuflação para retirada de todo o ar ambiente do sistema, o sistema de insuflação é ajustado para 1 L/min. Após a introdução da agulha e a conexão com a mangueira, as primeiras medidas da pressão intra-abdominal são observadas. O teste é positivo, quando a pressão é inferior a 10 mmHg.

Apesar de realizado por muitos cirurgiões com intuito de avaliar o posicionamento da agulha, movimentar a agulha livremente pode transformar pequenas lesões puntiformes de até 1,6 mm em lacerações de até 1 cm em vasos sanguíneos ou órgãos abdominais.

A realização de um ou mais dos testes descritos de forma rotineira dependerá do hábito, segurança e conforto do cirurgião. Entretanto, os resultados não garantem que a cavidade peritoneal foi penetrada. Até que seja confirmado o posicionamento da agulha, a insuflação deve ser com baixo fluxo, à velocidade de 1 ou 2 L/min. Atingida a pressão abdominal predeterminada (10 a 15 mmHg), retira-se a agulha, incisa-se a pele na cicatriz umbilical e introduz-se o trocarte de 10/12 mm com uma angulação de 45° mantendo-se a parede abdominal tracionada, como descrito para a introdução da agulha de Veres. Em um estudo prospectivo realizado por Azevedo,[24] comparando as técnicas de verificação do posicionamento da agulha de Veres introduzidas no hipocôndrio esquerdo concluiu-se que um resultado negativo na prova da aspiração garante ausência de iatrogenia; a prova da resistência não indica com certeza o malposicionamento da agulha, mas indica corretamente seu bom posicionamento, as provas da recuperação e do gotejamento não reconhecem bem o adequado posicionamento da agulha, mas detectam com segurança seu inadequado posicionamento, a prova da pressão inicial indica com segurança tanto o mau como o bom posicionamento da agulha, sendo a prova mais confiável dentre as estudadas. Resultado semelhante foi observado por Teoh et al.[25] em estudo feito para avaliação da *performance* de quatro testes (teste do duplo recuo, o teste de aspiração, o teste de aspiração e medidas seriadas da pressão intra-abdominal) para verificação do adequado posicionamento da agulha de Veres com 345 mulheres submetidas à cirurgia laparoscópica. A medida seriada da pressão intra-abdominal foi a técnica que obteve melhor sensibilidade (79%), principalmente em casos de insuflação pré-peritoneal (sensibilidade de 100%) e alto valor preditivo negativo (93%). Os outros testes apresentaram baixo desempenho, ressalva deve ser feita em relação ao teste de aspiração, que, apesar de possuir alta taxa de falso-positivos, pode identificar lesões que podem acarretar alta morbidade. É importante ressaltar que apesar da baixa incidência de acidentes de punção (18,8%) o objetivo do trabalho não tinha este objetivo. A pressão intraperitoneal (< 10 mmHg) é uma forma segura na avaliação do posicionamento da agulha e possui correlação positiva com o peso e o índice de massa corporal e negativamente com a paridade da paciente, não houve correlação com a idade e altura da paciente.[26]

Atenção deve ser dada com relação ao número de tentativas de inserção da agulha de Veres,[16] sendo sugeridas até três tentativas. Já foi demonstrada uma correlação positiva entre o número de tentativas à incidência de acidentes de punção. Dados mostram que, com a tentativa, os acidentes podem variar entre 0,8 a 16%, podendo chegar de 84,6 a 100% quando realizam-se mais de três tentativas[25] (*Gynaecological Endoscopy* 1999;8:327-334), sendo a insuflação pré-peritoneal, do omento e a lesão intestinal as complicações mais frequentes. No insucesso, locais alternativos ou técnicas diferentes devem ser tentadas.

Preferimos que este primeiro trocarte possua mecanismo protetor de sua parte cortante. Trocartes descartáveis são mais suaves e delicados para introdução, dando mais segurança aos pacientes. O trocarte deve estar apoiado na palma da mão direita, com o dedo mínimo apoiado na parede abdominal, com o indicador esticado, apoiado no corpo do trocarte. A ponta do trocarte deve estar fixa em um ponto na fáscia, e a mão e o antebraço fazem movimentos de rotação a 45°, pressionando o trocarte para que vença os planos gradual e lentamente. Estas manobras visam a evitar que o trocarte, ao vencer a resistência da aponeurose, penetre profundamente na cavidade, ocasionando lesões viscerais e/ou vasculares.

Em pacientes onde se suspeita de aderências à parede abdominal ou em situações quando não houve sucesso na realização do pneumoperitônio após três tentativas, é recomendável a escolha de um local alternativo ou outra técnica para realização da punção.

Outros sítios de punção com agulha de Veres incluem a punção transuterina, pelo fundo de saco de Douglas, na linha média hemiclavicular 3 cm abaixo da borda costal (ponto de Palmer) ou no 9° ou 10° espaço intercostal.

Técnica aberta

A incidência variável de complicações decorrentes da introdução da agulha de Veres na cavidade peritoneal, como descritas lesões vasculares (aorta, vasos ilíacos, veia cava inferior) e principalmente intestinais, motivou o surgimento de outras opções de punção para a obtenção do pneumoperitônio.

A técnica aberta tem a vantagem de induzir o pneumoperitônio sob visão direta da cavidade peritoneal. Passou a ser realizada, principalmente, nas pacientes com cirurgias abdominais prévias e aderências. Esta técnica não utiliza punção às cegas. Incisa-se a pele longitudinalmente com uma extensão de cerca de 12 mm no interior da cicatriz umbilical, que deve ser evertida com a tração de pinças de campo ou de dentes de rato para facilitar. Incisa-se desde a pele até o peritônio anterior, quando, então, já iremos observar alças intestinais e omento. A exploração digital exclui aderências de vísceras no local de punção. Alguns autores preferem a posição infraumbilical, porém, esta técnica pode ser aplicada em qualquer ponto da parede abdominal. O peritônio é reparado com uma sutura em bolsa, e introduz-se o trocarte. Só então se inicia a insuflação de gás. Esta técnica, descrita por Hasson, é facilitada se, no trocarte, for colocado um dispositivo para ancorar o fio (evitando-se a saída do trocarte) que se utiliza para reparar o peritônio, podendo esse

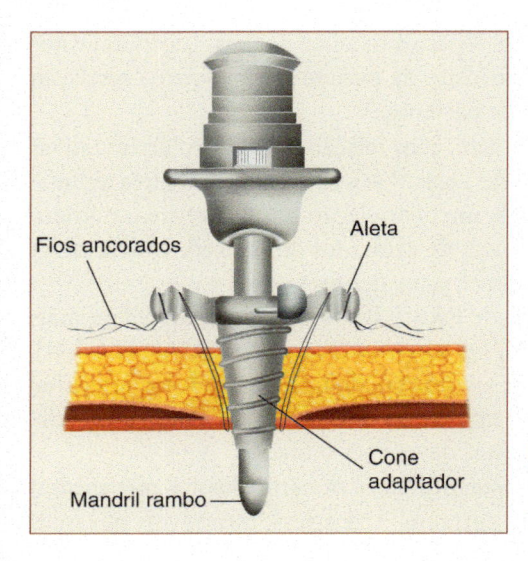

Fig. 11-3
Trocarte de Hasson posicionado na parede abdominal.

dispositivo ser descartável ou permanente com anel cônico utilizado para vedação do orifício alargado da punção (Fig. 11-3). O inconveniente observado por nós é que, em alguns casos, a incisão fica um pouco maior que a necessária e, mesmo que minimamente, pode permitir o escape de gás constante durante todo o ato cirúrgico. Isto levou alguns autores a desenvolverem uma nova opção de punção: a técnica semiaberta.

Técnica semiaberta

Intermediária entre as técnicas fechada e aberta proporciona menos riscos que a punção com a agulha de Veres e subsequente introdução de trocarte totalmente às cegas, e extingue o escape de gás ocasional da técnica aberta, não sendo necessário o uso de trocartes especiais.

A técnica consiste em uma incisão cutânea no interior da cicatriz umbilical, como descrita na técnica aberta (Fig. 11-4A). Após incisar a pele em cerca de 12 mm, incisa-se o ligamento umbilical. Ao abri-lo, surge a gordura pré-peritoneal, característica de quando este ligamento realmente está aberto (Fig. 11-4B). Esta abertura de cerca de 3 a 5 mm é franqueada com uma pinça hemostática de forma suave, com o objetivo de vencer a resistência do peritônio, penetrando, assim, na cavidade peritoneal (Fig. 11-4C). Essa pinça pode, ainda, servir para a dilatação discreta do orifício aberto, desde que, após aberta dentro da cavidade, não seja de modo algum novamente fechada em função do risco de apreensão de alças, omento ou qualquer estrutura que possa ser lesionada. Repara-se com fio forte a aponeurose de cada lado, e introduz-se um trocarte rombo de 5 mm, sem o mandril cortante, que passará pelo trajeto proporcionado pela pinça hemostática anteriormente (Fig. 11-4D a F). Inicia-se o pneumoperitônio com baixo fluxo (1 a 2 L/min). Ao atingir-se a pressão pretendida (12 a 13 mmHg), retira-se o trocarte de 5 mm e introduz-se o trocarte definitivo de 10/12 mm para a passagem da óptica (Fig. 11-4G e H).

Uma variante dessa técnica também foi desenvolvida e tem sido utilizada, que seria uma intermediária ainda entre a técnica semiaberta e a aberta. Na mesma sistemática descrita para a semiaberta, em vez de incisar em 3 a 5 mm o ligamento umbilical, amplia-se um pouco mais a abertura, o suficiente para introduzir-se de forma bem justa um trocarte de 10/12 mm. O peritônio é franqueado com uma pinça hemostática conforme descrito.

Com as bordas laterais da aponeurose reparadas e auxiliado por reparo da pele com as pinças de campo, fazemos uma efetiva e segura contratração da parede abdominal ao mesmo tempo em que se introduz o trocarte descartável e desarmado de 10/12 mm pelo orifício. O trocarte descartável desarmado tem a forma de um cone que, à medida que penetra pela parede, deixa-a moldada e justa. Inicia-se o pneumoperitônio com visão direta, pois a óptica já pode ser introduzida no trocarte.

Técnica direta

Punção direta é uma técnica que envolve a inserção de um trocarte diretamente na cavidade abdominal sem pneumoperitônio prévio. Esta técnica foi realizada pela primeira vez em 1978, por Dingfelder.

Os principais benefícios desse método são: menor tempo cirúrgico, reconhecimento imediato de danos viscerais/vasculares e praticamente eliminar o fracasso da entrada, quando comparada com a punção com a agulha de Veres. Além disso, a punção direta também reduz o número de procedimentos às cegas (apenas a inserção do trocarte).

Na técnica com a agulha de Veres, três etapas são feitas às cegas: inserção da agulha, insuflação do pneumoperitônio e introdução do trocarte.

Para a realização da punção direta recomenda-se o uso de um trocarte descartável (lâmina nova), pois o cirurgião não precisa exercer muita força para a introdução do mesmo. A técnica é relativamente simples. Após a incisão longitudinal na parte inferior da cicatriz umbilical, o cirurgião e o auxiliar elevam a parede abdominal próximo à cicatriz umbilical. O trocarte (geralmente de 10 mm) é inserido em um ângulo de 30°. Antes de insuflar, o cirurgião deve verificar se a cavidade abdominal foi penetrada adequadamente e se não há lesões vasculares ou viscerais aparentes.

Apesar do aparente risco de lesões vasculares maiores com a técnica de punção direta, não existe tal relato na literatura. Já no uso da agulha de Veres a taxa de lesão vascular de grandes vasos é de 0,4/1.000. Dos 7 incidentes graves de lesões intestinais com a punção direta, em 5 casos a paciente possuía incisão mediana prévia. A técnica de punção direta deve ser evitada em pacientes com cicatriz mediana por laparotomia anterior. Nestes casos, deve ser dada preferência para a entrada no ponto de Palmer ou no 9º espaço intercostal à esquerda. Em recente trabalho prospectivo envolvendo 1.838 pacientes consecutivas submetidas à punção direta (trocartes de 5 ou 10 mm, descartáveis ou não), Kaloo et al. tiveram apenas uma complicação (lesão de intestino grosso – com trocarte de 5 mm não descartável; 0,5/1.000). Não relataram nenhuma complicação vascular ou complicações menores.

■ Técnica direta sob visão

Visando a uma maior segurança nas punções diretas, foram desenvolvidos instrumentos que permitem a visualização dos planos da parede abdominal à medida que estes são atravessados pelo trocarte.

É feita uma incisão intraumbilical de 10 mm, e a parede abdominal é elevada pela tração direta das mãos do cirurgião e seu auxiliar. Depois é introduzido por uma constante força axial um trocarte óptico sem lâmina com um laparoscópio de 0° em seu interior que permite a visualização de todas as camadas desde a camada de tecido celular subcutâneo, passando pela bainha do

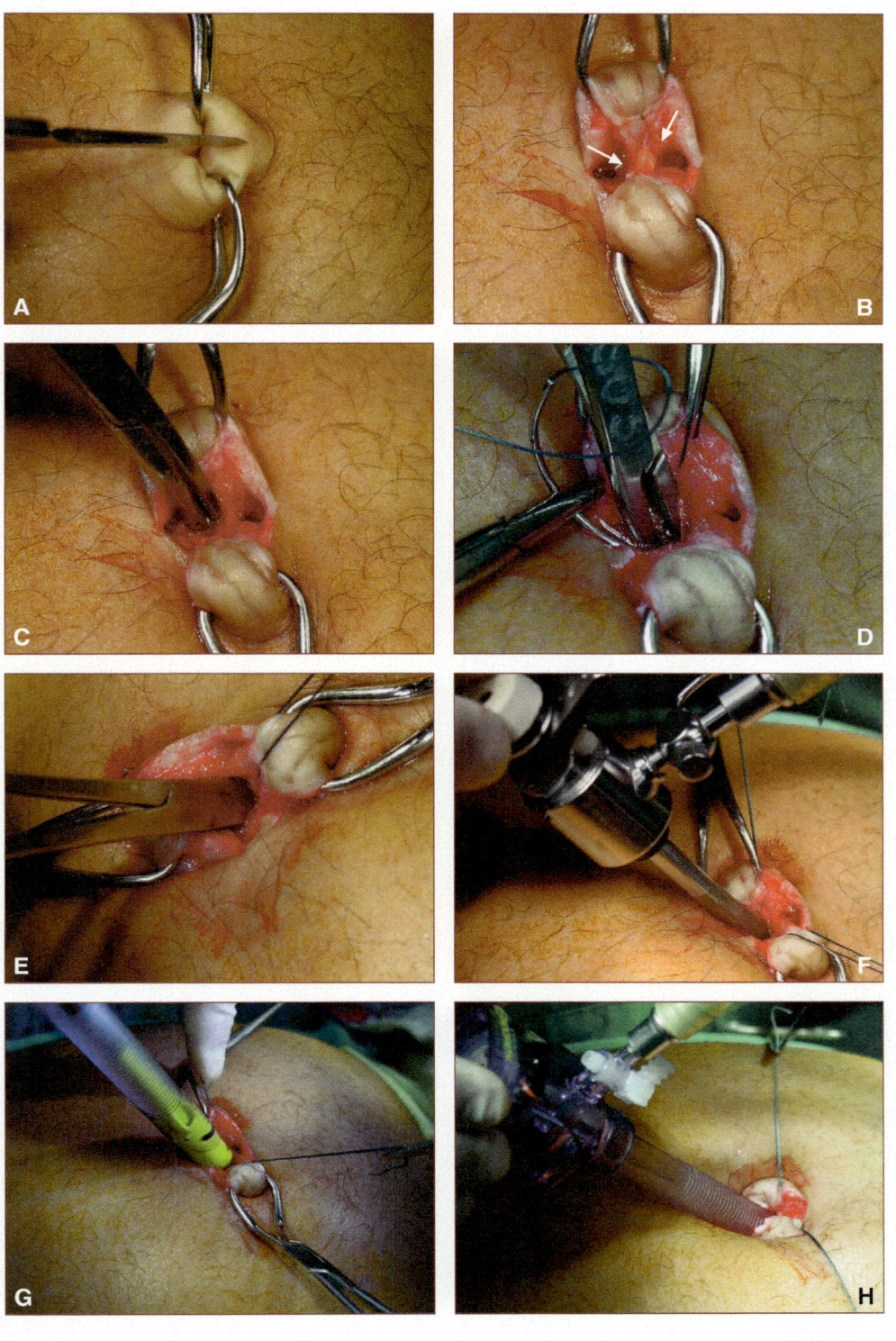

Fig. 11-4
(**A**) Incisão longitudinal de 1,0 cm na cicatriz umbilical. (**B**) Ligamento umbilical incisado. Aparece gordura pré-peritoneal central do ligamento *(setas)*. (**C**) Pinça hemostática permeia o ligamento umbilical. Pinças de campo auxiliam a tração da parede abdominal. (**D**) Reparo com fios das bordas laterais do ligamento umbilical. (**E**) Introdução de pinça hemostática que vence a resistência do peritônio. (**F**) Insuflação de CO_2 pela bainha do trocarte de 5 mm inserida pelo orifício dilatado. (**G**) Pneumoperitônio instalado. Introdução do trocarte de 10 mm através do ligamento umbilical. Tração da parede abdominal auxiliada pelos fios de reparo e pelas pinças de campo. (**H**) Manutenção do pneumoperitônio pelo trocarte de 10 mm já posicionado.

reto e peritônio parietal até a entrada finalmente na cavidade intra-abdominal.[27]

Existem instrumentos descartáveis como o Visiport, Endopath e o Optiview (Capítulo 10), que permitem este tipo de punção. Existe também um trocarte permanente para o mesmo propósito, o Endotip (Figs. 11-5 e 11-6). Cada um dos dispositivos possui uma técnica adequada para sua utilização, como a técnica descrita acima para introdução do Endopath e na Figura 11-7, o uso do Endotip. Todos eles são eficientes na identificação de lesões ocorridas na punção e exigem o uso de óptica de 0° para uma visão adequada frontal da punção pelo interior do dispositivo. Outra vantagem do uso desses dispositivos é a possibilidade de punção em qualquer ponto da parede abdominal, ao contrário da punção direta simples, que deve ser realizada na região periumbilical.

COMPLICAÇÕES

As complicações mais comuns da laparoscopia são aquelas associadas à insuflação e à introdução do trocarte. A lesão vascular durante a primeira punção é uma das principais causas de morte na laparoscopia, sendo precedida apenas pelas complicações anestésicas e lesões intestinais e sendo responsável por 15% da taxa de mortalidade.[28]

A incidência combinada das lesões por agulha de Veres e trocartes é estimada em 0,2 a 0,3%. Pesquisas retrospectivas da colecistectomia laparoscópica relatam taxas de lesões intestinais e vasculares que variam de 0,3 a 0,4%.[29,30] As lesões decorrentes da agulha de pequeno calibre tanto intestinais quanto vasculares geralmente não são identificadas. Elas cicatrizam espontaneamente e não requerem tratamento.

Fig. 11-5
Endotip.

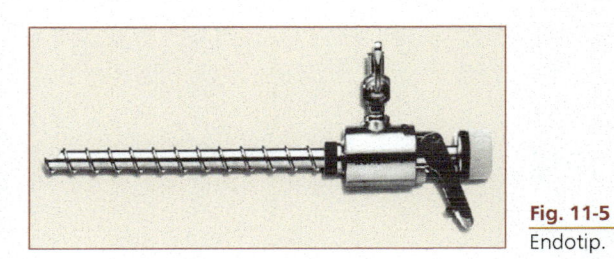

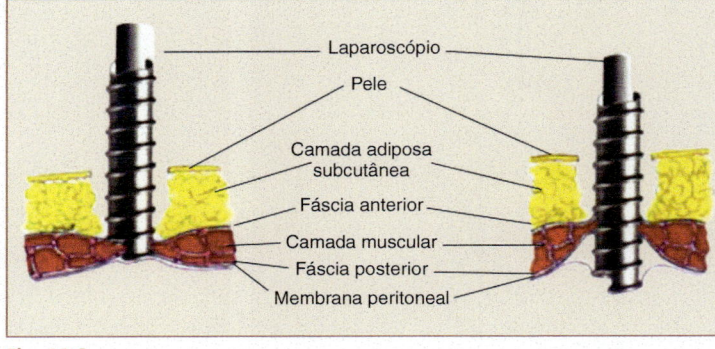

Fig. 11-6
Desenho esquemático de uma punção direta com Endotip.

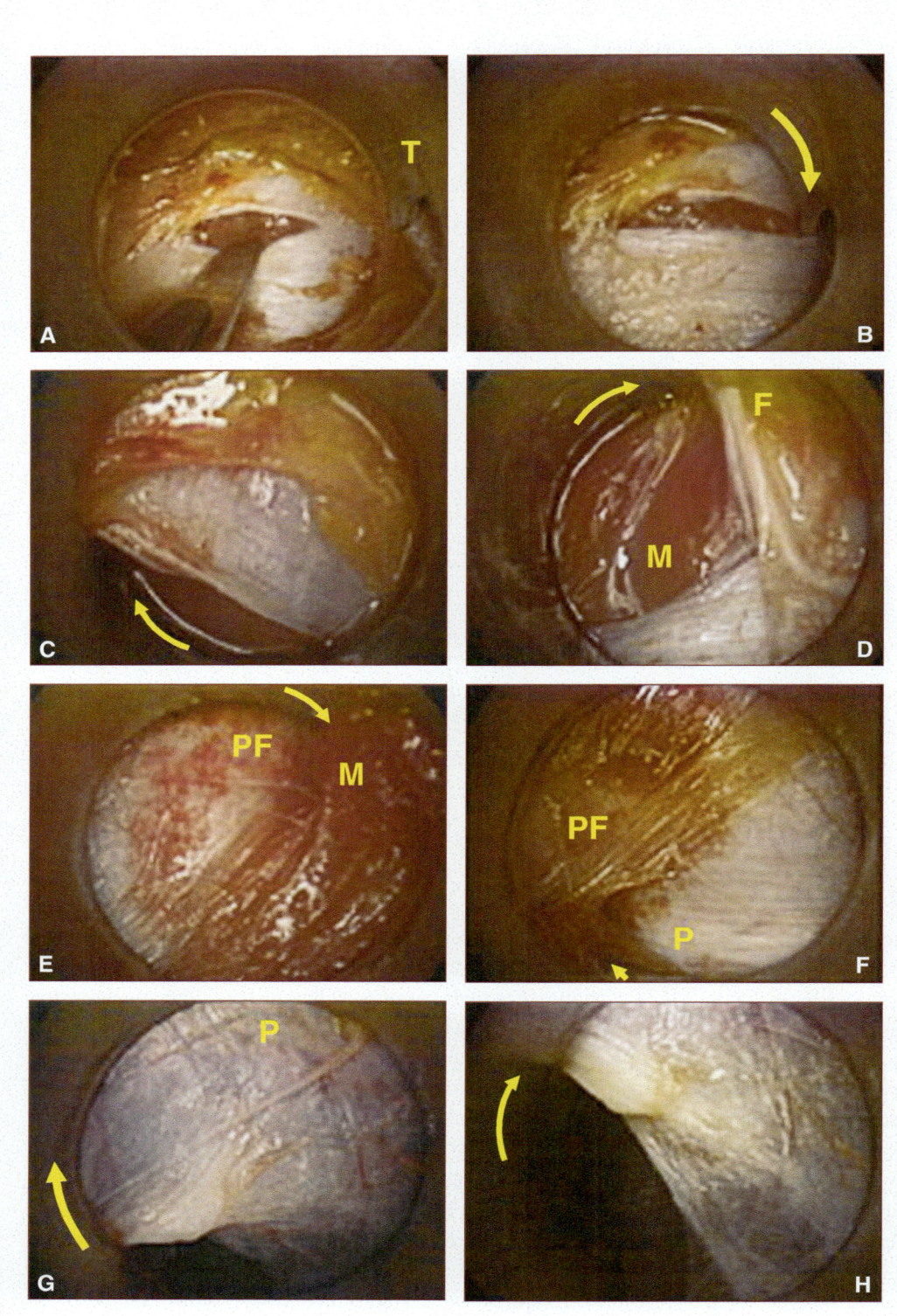

Fig. 11-7
(**A**) Passo a passo do Endotip – Pequena incisão horizontal na camada da fáscia anterior é realizada sob controle visual com a imagem ampliada em vídeo. (**B**) A cânula é encaixada na incisão e rotacionada na direção horário. (**C**) Sob controle visual a cânula avança atraumaticamente sem aplicação de força axial de penetração.
(**D**) A rotação desloca radialmente e levanta a fáscia anterior *(F)* e as fibras musculares *(M)* para fora das bordas da cânula. (**E**) As fibras musculares *(M)* são deslocadas lateralmente e expõem a fáscia posterior *(PF)*. (**F**) Continuando a rotação a fáscia posterior *(PF)* é elevada, e a cânula avança para o espaço peritoneal *(P)*. (**G**) A fina membrana peritoneal *(P)* é iluminada e aparece com a cor azul-acinzentada. (**H**) O controle visual contínuo pelo vídeo demonstra as diferentes camadas. Esta característica única permite ao cirurgião parar o avanço se forem encontrados vasos, aderências ou o intestino.

Em nossa casuística de cerca de 1.500 casos operados, envolvendo tanto patologias ginecológicas e de cirurgia geral, cirurgias eletivas e de emergência, obtivemos três casos de perfuração intestinal (0,2%), sendo duas de intestino delgado e uma de cólon transverso. Todos os casos foram tratados com sutura primária e antibioticoterapia complementar e tiveram boa evolução. Porém, apesar de praticamente sempre fazermos a técnica semiaberta, nos três casos a técnica empregada foi a aberta. Isto absolutamente não é consequência da técnica, mas sim da complexidade dos casos operados. Todos possuíam cirurgias prévias e aderências firmes. Podemos crer que todos provavelmente sofreriam a lesão com qualquer técnica de punção.

Para evitar as complicações no momento das punções deve ser seguida a técnica adequada. No caso da agulha de Veres deve-se segurar o dispositivo como um lápis e usar os músculos das mãos e não a musculatura do braço para inseri-la. Os trocartes são inseridos apoiando-os na palma da mão e com o dedo indicador ao longo de sua bainha para impedir a entrada descontrolada do mesmo. Para evitar lesão vascular, o paciente deve estar em uma posição fixa, com a mesa cirúrgica a zero grau. Para inserção da agulha ou do trocarte, o ângulo indicado na literatura deve ser de 45 graus, mas na realidade o ideal é fazer um arco no momento da inserção, sendo o dispositivo mantido na pele a um ângulo de 90 graus e após surgir no peritônio parietal descrever um ângulo de 45 graus, no caso de cirurgias ginecológicas, direcionando-o para a pelve.

Em um paciente obeso um ângulo de 45 graus a partir da pele poderia causar a inserção do trocarte umbilical muito perto do púbis, podendo lesionar a bexiga. Além disso, a parede abdominal durante a inserção é deprimida pela força impelida pelo cirurgião, o que pode ser minimizado pela superinflação da cavidade peritoneal de 25 mmHg para evitar lesão vascular, como descrito por Garry *et al*. Em pacientes muito magras e obesas esta tática é recomendada.[31]

A lição importante é que não existe superioridade absoluta de uma técnica em relação à outra. O cirurgião deve empregar aquela que está mais afeito e variar de acordo com o tipo de complexidade que o paciente apresente, procurando, assim, evitar os contratempos e as lesões inesperadas. A abordagem mais completa referente às complicações está relatada no Capítulo 6.

PUNÇÕES SUBSEQUENTES

As punções secundárias serão realizadas sempre sob visão direta, podendo ser de 5 mm, 10 mm ou de acordo com o procedimento proposto. Punções extras poderão ser necessárias a qualquer momento durante o ato operatório para auxílio e afastamento de estruturas que estão dificultando a realização da cirurgia (p. ex., paciente obeso). Nas cirurgias laparoscópicas ginecológicas geralmente são utilizadas, além da punção para a óptica na cicatriz umbilical, punção na fossa ilíaca esquerda, punção no flanco esquerdo ou suprapúbica e na fossa ilíaca direita (Fig. 11-8). Uma quinta punção pode ser feita no flanco direito, por exemplo, para as histerectomias. Nas laparoscopias diagnósticas podem ser utilizadas apenas as punções das fossas ilíacas. Procuramos realizar as punções mais inferiores onde as vestimentas cubram as cicatrizes e nas áreas não bronzeadas (p. ex., marca do biquíni).

A técnica inclui a identificação de vasos mais calibrosos da parede por meio de transiluminação realizada com a aproximação da óptica com a fonte de luz pelo interior da cavidade, ao redor do ponto de inserção do trocarte, e observação, externamente, de áreas menos transparentes da parede abdominal, que representam vasos. É obrigatório o escurecimento da sala operatória, incluindo o desvio de focos cirúrgicos e apagamento da iluminação de teto. A incisão da pele é feita, então, no ponto desejado, de 5 mm ou de 10 mm de acordo com o trocarte a ser introduzido. Da mesma forma descrita para a punção da cicatriz umbilical (após insuflação por meio da agulha de Veres), introduz(em)-se o(s) trocarte(s) no mesmo sentido que deverá permanecer durante a cirurgia. Ao identificar-se a ponta cortante do mandril do trocarte, aí então se pode mudar o sentido do instrumento com o intuito de desviar das estruturas intraperitoneais até penetrar completamente na cavidade. Durante a inserção do trocarte acessório é importante que o auxiliar mantenha a visão da ponta cortante do mandril ocupando um terço da tela e visualizando o caminho a ser percorrido nos dois terços inferiores da tela, para que o cirurgião consiga prever uma lesão, visualizando o ponto futuro em que o trocarte está sendo posicionado. Em uma punção na fossa ilíaca esquerda para realizar uma ooforoplastia esquerda, deve-se puncionar em sentido medial e não inferior, em direção à pelve, para evitar-se dificuldade em toda a duração do ato operatório. Formar-se-á um verdadeiro degrau na parede abdominal pelo trajeto feito pelo trocarte no momento da punção, dissecando os planos muscular e peritoneal num sentido oposto ao necessário para o procedimento. Além desse efeito, o trauma pela manipulação e tração constante acarretará uma maior lesão muscular, aponeurótica e peritoneal. Punção inadequada é traduzida por dificuldade técnica.

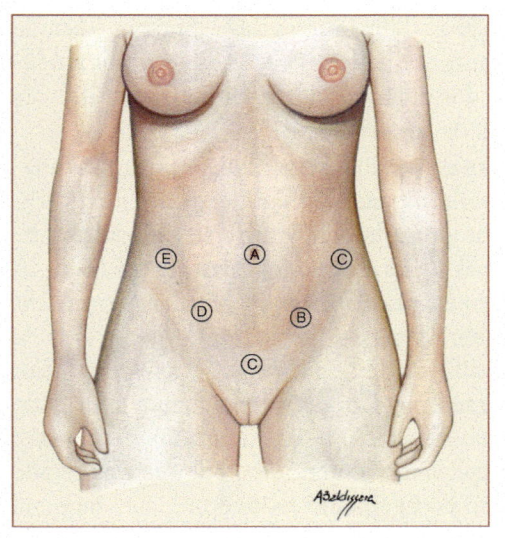

INVENTÁRIO DA CAVIDADE

Muitas vezes o cirurgião se torna tão prático que, após instalar o pneumoperitônio e as demais punções, ele inicia objetivamente o procedimento cirúrgico proposto. O inventário da cavidade peritoneal deve ser realizado de rotina em qualquer procedimento laparoscópico. O exame mais acurado de toda a cavidade pode evidenciar lesões não relacionadas com a cirurgia programada.

Técnica

Inicia-se ao entrar na cavidade pela inspeção da região imediatamente abaixo do local da punção para diagnosticar eventuais le-

Fig. 11-8
Punções para cirurgias ginecológicas: *(A)* transumbilical; *(B)* FIE; *(C)* flanco esquerdo ou suprapúbica; *(D)* FID; *(E)* flanco direito (opcional).

sões de vísceras ou de vasos. O inventário deve abranger o estudo da parede abdominal anterior, a identificação dos espaços anatômicos, a identificação dos órgãos abdominais com identificação de sua normalidade ou de suas alterações.

Na parede abdominal anterior encontram-se estruturas anatômicas envoltas por peritônio que formam pregas. A identificação destas estruturas é importante visto que serão realizadas punções acessórias próximas a elas, que não devem transfixá-las. A prega mediana é formada pelo ligamento umbilical mediano, composto pelo úraco, remanescente do alantoide, que se estende desde a cicatriz umbilical até o ápice da bexiga. As pregas mediais são compostas pelo ligamento umbilical medial, que é formado pela artéria umbilical obliterada. O ligamento umbilical lateral é formado pela artéria epigástrica inferior, e pode ser visualizado medialmente à inserção do ligamento redondo no anel inguinal profundo. Estas estruturas devem ser identificadas por visão direta e não transiluminação, como os vasos superficiais localizados na pele que também devem ser evitados pelo risco de sangramento e formação de hematomas. Outras duas estruturas que devem ser evitadas durante as punções são os nervos ilioinguinal e o ílio-hipogástrio. O primeiro está localizado 2 cm medial à espinha ilíaca anterossuperior, aproximadamente. O segundo está localizado 3 cm acima do anel inguinal superficial. Estes nervos são sensitivos e inervam o monte púbico e o lábio maior e quando lesionados podem causar parestesia nestas regiões.

Em seguida percorre-se desde a goteira parietocólica direita até a cúpula diafragmática ipsolateral. Na fossa ilíaca direita visualizam-se o ceco e a junção ileocecal. Através da elevação do ceco e visualização do fim da tênia do cólon ascendente, identifica-se o apêndice, que pode ter aderências, nodulações, hiperemia, podendo estar acometido por processos inflamatórios ou endometriose. Percorrendo todo a lateral direita da cavidade abdominal visualizam-se as alças intestinais e identificam-se possíveis aderências entre alças e dessas à parede abdominal ou a outros órgãos. No hipocôndrio direito identifica-se o fígado caracterizando sua superfície e sua borda, verificando se há neoplasias hepáticas (hemangiomas, nódulos metastáticos) ou aderências peripáticas (síndrome Fitz-Hugh-Curtis). Identificar a vesícula biliar e também suas características, como, por exemplo, se está dilatada ou não. O ligamento falciforme também deve ser visualizado e avaliado se há aderências, bem como a cúpula diafragmática direita que pode apresentar nodulações ou implantes endometrióticos. Retornando para a pelve, visualizando-se a goteira parietocólica esquerda identifica-se o sigmoide, pesquisando possíveis aderências ou nodulações. O cólon descendente é visualizado pesquisando possíveis aderências ou tumorações. Ao visualizar o estômago identificamos se está dilatado ou não e também visualizamos o correto posicionamento da sonda oro ou nasogástrica. O baço e o diafragma à esquerda também são visualizados.

Solicitamos então a posição de Trendelenburg para inspecionar adequadamente a pelve. Inicia-se a inspeção da mesma pela região anterior, identificando o fundo de saco anterior e o ligamento redondo, seguindo-o até o anel inguinal interno. O útero é, então, elevado anteriormente em anteversoflexão. Visualizam-se as tubas uterinas, seu posicionamento, se há aderências, enovelamentos das fímbrias ou mesmo presença de dilatação. Retiram-se as alças intestinais que ocupam o fundo de saco posterior e inspeciona-se o peritônio, o promontório, os ovários (face anterior) e os ligamentos uterossacros, que podem estar espessa-dos, com nodulações ou mesmo cobertos por aderências que impeçam sua individualização. Importante ressaltar que se deve evitar manipulação em excesso das estruturas, principalmente peritoneais, para não ocorrer formação de petéquias que podem simular focos de endometriose. Utilizando-se um bastão elevam-se os ovários de maneira delicada para visualizar as fossas ováricas bilaterais e identificar se há aderências ou nodulações, bem como implantes peritoneais nesta região.

Nos casos de endometriose profunda é importante a avaliação das alças de intestino delgado em razão da possibilidade de doença multifocal. De maneira delicada e com pinças atraumáticas são avaliados todos os segmentos de maneira sequencial.

A cromotubagem é feita com azul de metileno a 0,5% na investigação da paciente com esterilidade. Deve-se acompanhar com uma avaliação dinâmica a passagem do fluido pelas tubas até seu extravasamento pelas fímbrias (idealmente flutuando em solução salina para visualizá-las em sua posição anatômica e evitar a impregnação de azul nas vísceras pélvicas), atentando para retenção, estenoses, dilatações e dificuldade de extravasamento. Após o exame, as tubas devem ser lavadas com solução salina.

Ao término da cirurgia os locais de punção devem ser revisados para observar se há sangramentos que necessitem de hemostasia.

REFERÊNCIAS BIBLIOGRÁFICAS

1. Audebert AJ, Gomel V. Role of microlaparoscopy in the diagnosis of peritoneal and visceral adhesions and in the prevention of bowel injury associated with blind trocar insertion. *Fertil Steril* 2000;73:631-35.
2. Kodama I, Loiacono LA, Sigel B et al. Ultrasonic detection of viscera slide as an indicator of abdominal wall adhesions. *J Clin Ultrasound* 1992;20:375-80.
3. Kolecki RV, Golub RM, Sigel B et al. Accuracy of viscera slide detection of abdominal wall adhesions by ultrasound. *Surg Endosc* 1994;8:871-74.
4. Tu FF, Lamvu GM, Hartmann KE et al. Preoperative ultrasound to predict infraumbilical adhesions: a study of diagnostic accuracy. *Am J Obstet Gynecol* 2005;192:74-79.
5. Uberoi R, D'Costa H, Brown C et al. Visceral slide for intraperitoneal adhesions? A prospective study in 48 patients with surgical correlation. *J Clin Ultrasound* 1995;23:363-66.
6. Nezhat C, Cho J, Morozov V et al. Preoperative periumbilical ultrasound-guided saline infusion (PUGSI) as a tool in predicting obliterating subumbilical adhesions in laparoscopy. *Fertil Steril* 2009;91:2714-19.
7. Chapron CM, Pierre F, Lacroix S et al. Major vascular injuries during gynecologic laparoscopy. *J Am Coll Surg* 1997;185:461-65.
8. Harkki-Siren P, Kurki T. A nationwide analysis of laparoscopic complications. *Obstet Gynecol* 1997;89:108-12.
9. Jansen FW, Kapiteyn K, Trimbos-Kemper T et al. Complications of laparoscopy: a prospective multicentre observational study. *Br J Obstet Gynaecol* 1997;104:595-600.
10. Jansen FW, Kolkman W, Bakkum EA et al. Complications of laparoscopy: an inquiry about closed-versus open-entry technique. *Am J Obstet Gynecol* 2004;190:634-38.
11. Magrina JF. Complications of laparoscopic surgery. *Clin Obstet Gynecol* 2002;45:469-80.
12. Nuzzo G, Giuliante F, Tebala GD et al. Routine use of open technique in laparoscopic operations. *J Am Coll Surg* 1997;184:58-62.
13. Fuller J, Ashar BS, Carey-Corrado J. Trocar-associated injuries and fatalities: an analysis of 1399 reports to the FDA. *J Minim Invasive Gynecol* 2005;12:302-7.
14. Ahmad G, Duffy JM, Phillips K et al. Laparoscopic entry techniques. *Cochrane Database Syst Rev* 2008:CD006583.
15. Ahmad G, Duffy JM, Watson AJ. Laparoscopic entry techniques and complications. *Int J Gynaecol Obstet* 2007;99:52-55.

16. Vilos GA, Ternamian A, Dempster J et al. Laparoscopic entry: a review of techniques, technologies, and complications. *J Obstet Gynaecol Can* 2007;29:433-65.
17. Kroft J, Aneja A, Tyrwhitt J et al. Laparoscopic peritoneal entry preferences among Canadian gynaecologists. *J Obstet Gynaecol Can* 2009;31:641-48.
18. Molloy D, Kaloo PD, Cooper M et al. Laparoscopic entry: a literature review and analysis of techniques and complications of primary port entry. *Aust N Z J Obstet Gynaecol* 2002;42:246-54.
19. Hurd WW, Bude RO, DeLancey JO et al. The relationship of the umbilicus to the aortic bifurcation: implications for laparoscopic technique. *Obstet Gynecol* 1992;80:48-51.
20. Hurd WH, Bude RO, DeLancey JO et al. Abdominal wall characterization with magnetic resonance imaging and computed tomography. The effect of obesity on the laparoscopic approach. *J Reprod Med* 1991;36:473-76.
21. Nezhat F, Brill AI, Nezhat CH et al. Laparoscopic appraisal of the anatomic relationship of the umbilicus to the aortic bifurcation. *J Am Assoc Gynecol Laparosc* 1998;5:135-40.
22. Roy GM, Bazzurini L, Solima E et al. Safe technique for laparoscopic entry into the abdominal cavity. *J Am Assoc Gynecol Laparosc* 2001;8:519-28.
23. Chandler JG, Corson SL, Way LW. Three spectra of laparoscopic entry access injuries. *J Am Coll Surg* 2001;192:478-90, discussion 490-91.
24. Azevedo OC, Azevedo JL, Sorbello AA et al. Evaluation of tests performed to confirm the position of the Veres needle for creation of pneumoperitoneum in selected patients: a prospective clinical trial. *Acta Cir Bras* 2006;21:385-91.
25. Teoh B, Sen R, Abbott J. An evaluation of four tests used to ascertain Veres needle placement at closed laparoscopy. *J Minim Invasive Gynecol* 2005;12:153-58.
26. Vilos AG, Vilos GA, Abu-Rafea B et al. Effect of body habitus and parity on the initial Veres intraperitoneal CO_2 insufflation pressure during laparoscopic access in women. *J Minim Invasive Gynecol* 2006;13:108-13.
27. Tinelli A, Malvasi A, Istre O et al. Abdominal access in gynaecological laparoscopy: a comparison between direct optical and blind closed access by Verres needle. *Eur J Obstet Gynecol Reprod Biol* 2010;148:191-94.
28. Vilos GA. The ABCs of a safer laparoscopic entry. *J Minim Invasive Gynecol* 2006;13:249-51.
29. Deziel DJ, Millikan KW, Economou SG et al. Complications of laparoscopic cholecystectomy: a national survey of 4,292 hospitals and an analysis of 77,604 cases. *Am J Surg* 1993;165:9-14.
30. Airan MC, Ko ST. Assessment of quality of care in laparoscopic cholecystectomy. *Am J Med Qual* 1992;7:85-87.
31. Shirk GJ, Johns A, Redwine DB. Complications of laparoscopic surgery: how to avoid them and how to repair them. *J Minim Invasive Gynecol* 2006;13:352-59, quiz 360-61.

12 Anatomia Laparoscópica Aplicada

Paulo Augusto Ayroza Galvão Ribeiro
Marco Aurelio Pinho de Oliveira
Claudio Peixoto Crispi
Arnaud Wattiez
Nicolau Cotelesse da Costa
Helizabet Salomão Abdalla Ayroza Ribeiro

- **INTRODUÇÃO**
- **PAREDE ABDOMINAL ANTERIOR**
  Área anatômica
  Camadas da parede abdominal anterior
  Cicatriz umbilical
  Parede muscular
  Vascularização da parede abdominal anterior
- **ÚTERO**
  Corpo do útero
  Cérvice
  Cavidade uterina
  Ligamentos uterinos
- **VASOS E NERVOS**
  Artéria uterina
  Relações entre a artéria uterina e o ureter
- **URETER**
  Exposição cirúrgica do ureter
- **VASOS PÉLVICOS**
  Aorta/veia cava inferior e bifurcação
  Veia cava inferior
  Artérias ilíacas
  Artéria sacral média
  Artéria ilíaca externa
  Ramos da artéria ilíaca externa
  Artéria ilíaca interna ou hipogástrica
  Ramos da artéria ilíaca interna
- **ESPAÇOS PÉLVICOS**
  Espaço pararretal
  Espaço paravesical
  Espaço de Retzius
  Espaço vesicovaginal
  Espaço retovaginal
  Espaço pré-sacral
- **BIBLIOGRAFIA**

INTRODUÇÃO

A laparoscopia é uma via cirúrgica por excelência pois nos fornece excelente magnificação da imagem e visão compartimentada e detalhada da cavidade abdominal e pélvica, tornando possível a visualização e o estudo das estruturas anatômicas e dos espaços pélvicos que, no passado, com a laparotomia, eram difíceis de serem vistos.

PAREDE ABDOMINAL ANTERIOR

A parede abdominal anterior é a entrada para a cavidade abdominal. Normalmente é atravessada às cegas de modo que o conhecimento da anatomia é fundamental para evitar complicações durante a punção.

Área anatômica

A parede abdominal anterior é limitada superiormente pelo processo xifoide e pela margem inferior das cartilagens intercostais da 7ª à 10ª costela. Inferiormente, é limitada pela sínfise púbica e, lateralmente, pelo ligamento inguinal e espinha ilíaca anterossuperior (Fig. 12-1).

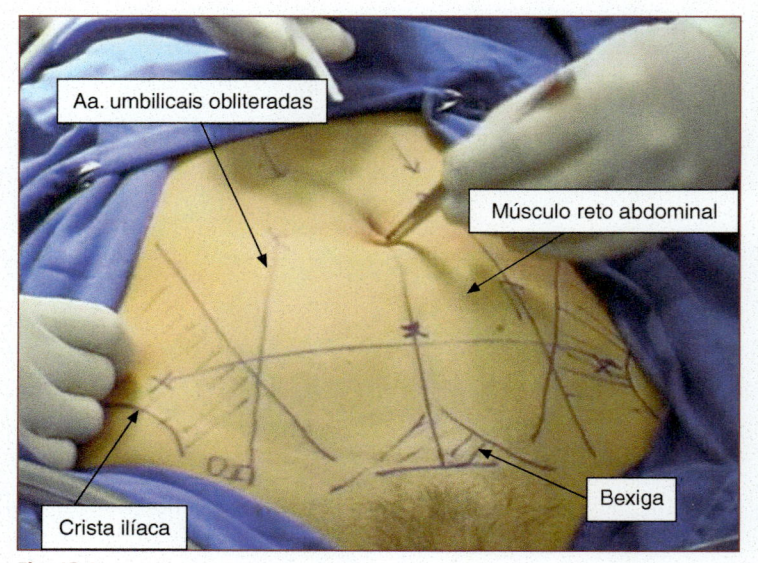

Fig. 12-1
Anatomia da parede abdominal e escolha dos pontos para inserção dos trocartes.

Camadas da parede abdominal anterior

A parede abdominal anterolateral é constituída por músculos e fáscias. Da pele para a cavidade peritoneal, há várias camadas: pele, gordura subcutânea, camada anterior da fáscia que cobre o músculo reto abdominal, medialmente; e músculo oblíquo externo, lateralmente, e músculos oblíquos interno e transverso.

O músculo oblíquo externo é o mais superficial, e o transverso, o mais profundo músculo da parede abdominal anterolateral.

A fáscia *transversalis* cobre o folheto posterior da bainha do reto abdominal e do músculo transverso.

O espaço pré-peritoneal contém tecido conectivo e gordura. A parte interna do peritônio parietal está em contato com os órgãos internos graças à pressão negativa interna da cavidade abdominal.

Cicatriz umbilical

A cicatriz umbilical localiza-se na linha mediana, cerca de 2 a 2,5 cm abaixo do nível das tuberosidades do osso ilíaco. A cicatriz umbilical está ao nível dos discos intervertebrais de L3 e L4.

A bifurcação da aorta abdominal em artérias ilíacas comuns direita e esquerda está localizada poucos centímetros abaixo da cicatriz umbilical. A veia ilíaca comum esquerda cruza à frente do corpo da 5ª vertebra lombar e atrás da bifurcação aórtica.

Em pacientes magras, a distância entre a parede anterior abdominal e os vasos calibrosos é curta, de modo que a atenção deve ser redobrada durante a inserção do primeiro trocarte (Fig. 12-2).

Atenção também deve ser dispensada ao suprimento vascular superficial à cicatriz umbilical que é em forma de círculo pela borda direita da cicatriz, sendo assim, a incisão umbilical é preferencialmente feita pela borda esquerda.

A diferença entre a fáscia acima e abaixo da cicatriz umbilical deve ser mencionada. Na parte superior, a camada posterior da fáscia obliqua interna e a aponeurose do músculo abdominal transverso passa atrás do músculo reto abdominal, enquanto a camada anterior da fáscia oblíqua interna passa em frente. Abaixo da cicatriz umbilical, todas as fáscias passam juntas anteriormente aos músculos retos abdominais. Esta relação anatômica é importante no momento da introdução da agulha de Veres durante uma laparoscopia. De fato, se for introduzida dentro ou abaixo da cicatriz, uma sensação tátil sutil é sentida quando a fáscia e o peritônio são transpostos. Se for introduzida acima da cicatriz, lateralmente à linha mediana, a passagem pelas fáscias anterior e posterior e peritônio pode ser percebida distintamente.

A cicatriz umbilical é o local mais apropriado para a introdução da agulha de Veres e primeiro trocarte em função de a parede abdominal anterior nesta porção conter menos tecido subcutâneo e não conter músculo, além de a distância entre a pele e o peritônio ser a menor possível. Entretanto, a parte superior da cicatriz umbilical é o local de escolha para a chamada *open laparoscopy*, técnica preferida e defendida por cirurgiões gerais.

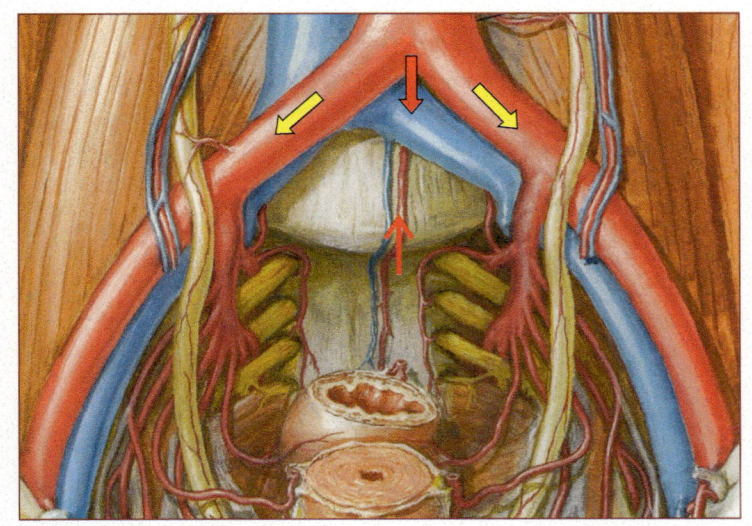

Parede muscular

Os músculos retos abdominais estão localizados lateralmente à linha central entre o apêndice xifoide e a sínfise púbica. Eles são divididos centralmente pela linha alba, que consiste em uma rafe tendinosa. O ângulo lateral do músculo reto abdominal é chamado linha semilunar. O músculo reto abdominal possui inserções tendinosas que o dividem em segmentos ao nível do apêndice xifoide, cicatriz umbilical e entre esses dois marcos.

O músculo externo oblíquo está localizado lateralmente ao músculo reto abdominal, entre a borda inferior das costelas e o osso ilíaco. A margem inferior de sua fáscia forma o ligamento inguinal.

Vascularização da parede abdominal anterior

A parede abdominal anterior possui irrigação sanguínea superficial e profunda. A rede vascular superficial é formada pela artéria epigástrica e circunflexa superficiais e pelas veias correspondentes. Esses vasos são ramos da artéria femoral, que emerge caudalmente ao ligamento inguinal. A artéria epigástrica corre medialmente ao músculo reto abdominal, enquanto a circunflexa é lateral. Esses vasos podem ser observados por transiluminação, especialmente em pacientes magras.

O sistema profundo de vascularização é formado pelas artérias epigástricas superior e inferior, pela artéria circunflexa profunda e suas veias correspondentes. A artéria epigástrica superior é ramo da artéria torácica interna, enquanto a artéria epigástrica inferior é ramo da artéria ilíaca externa. Esses vasos estão abaixo do músculo reto abdominal.

ÚTERO

Está localizado no fundo da cavidade pélvica, tem a forma de uma pera e é dividido em duas partes: a parte superior, o corpo, a porção maior, e parte inferior que consiste na cérvice. Entre essas duas partes, uma zona de transição chamada istmo é identificada, correspondente ao óstio interno da cérvice.

O eixo principal do útero corresponde ao eixo da parede pélvica. Lembrando que é um órgão móvel, sua posição pode ser variável em relação aos órgãos contíguos, bexiga e reto. Normalmente o ângulo formado entre o corpo e a cérvice é de 100°-120°. Quando posicionado anteriormente é dito anteversão, ao passo que seu posicionamento posterior denomina-se retroversão.

O útero possui cerca de 7,5 cm de comprimento, 5 cm de largura e cerca de 2,5 cm de espessura. Pesa de 30-40 g em nulíparas e 70 g em multíparas. Está localizado entre a bexiga, anteriormente, e o retossigmóide, posteriormente. Sua porção superior é suspensa pelo ligamento redondo, e a porção inferior é se-

Fig. 12-2
Áreas de risco para lesão vascular durante a inserção da agulha de Veress ou trocarte umbilical. Setas amarelas = Vasos ilíacos comuns esquerdo e direito; seta vermelha = Artéria sacral média.

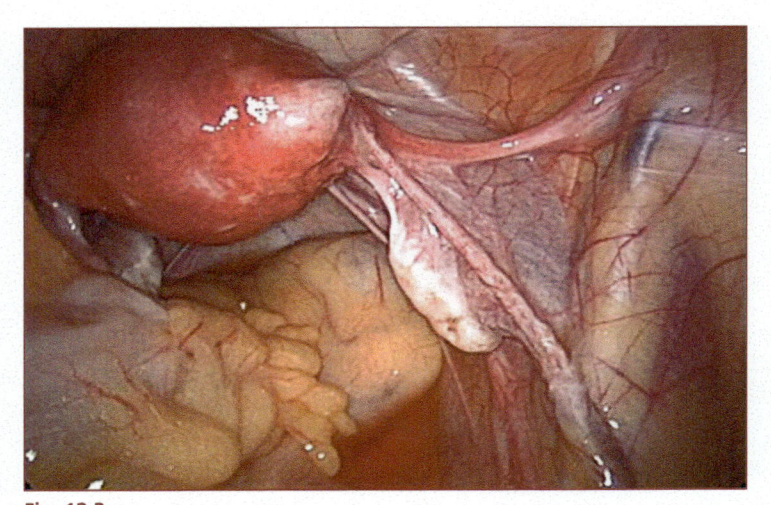

Fig. 12-3
Útero e anexo direito em mulher na menacme.

gura pelos ligamentos vesicouterinos, paramétrios laterais e ligamentos uterossacrais bilateralmente, formando, todos juntos, o *retinaculum uteri* ou anel pericervical (Fig. 12-3).

Forma, tamanho, peso e posição uterina variam com os diferentes períodos etários da mulher.

Corpo do útero

O corpo uterino torna-se gradualmente menor do fundo ao istmo, a parede anterior é coberta pelo peritônio visceral, que é continuo com o peritônio vesical anteriormente, formando o espaço vesicouterino. A parede posterior é convexa e coberta pelo peritônio visceral que, em seu trajeto inferior, cobre a cérvice e parte superior da vaginal. As tubas e ligamentos redondos conectam o útero à parede da pelve, emergem bilateralmente do topo e porção mais lateral do útero. O ligamento útero-ovariano emerge posteriormente. Essas três estruturas são cobertas pelo peritônio, indo da parede lateral uterina à parede pélvica, formando o ligamento largo (Fig. 12-4).

Cérvice

A cérvice é a extremidade distal do útero, tem a forma cônica. É dividida numa porção superior, parte supravaginal, e porção inferior, vaginal.

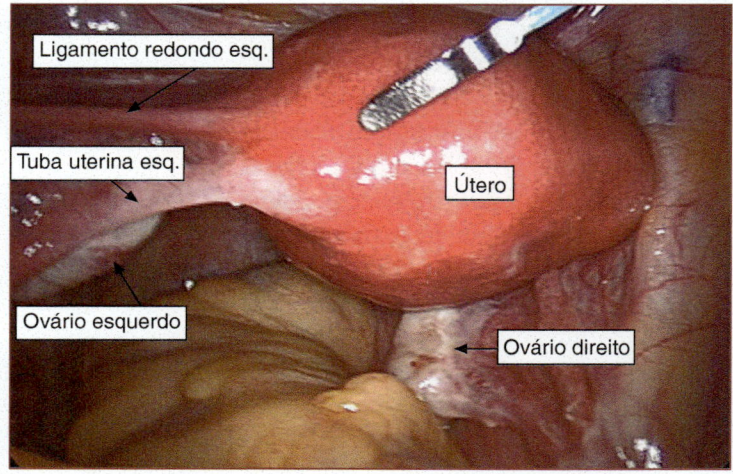

A parte supravaginal é separada anteriormente da bexiga por tecido fibroso, chamado paramétrio, que continua lateralmente no ligamento largo. A artéria uterina entra no útero pela cérvice, atravessando e acompanhando o limite superior do paramétrio lateral. Posteriormente a parte supravaginal é coberta por peritônio, que cobre, também, a parede posterior da vagina e sofre reflexão no reto, formando o espaço retouterino (Fig. 12-5).

Na extremidade da cérvice existe uma pequena abertura circular, chamada óstio cervical externo que abre na vagina.

Cavidade uterina

A cavidade uterina é relativamente pequena se comparada ao tamanho do útero, trata-se de um espaço virtual e de forma triangular com base no fundo entre os dois orifícios das tubas uterinas e o ápice no óstio interno, este comunica a cavidade uterina com o canal endocervical. O canal cervical é estreito no final e mais amplo no meio e separa a cavidade uterina da vagina. O comprimento da cavidade uterina do fundo ao óstio interno, medido por histerometria, é de cerca de 6 cm.

Ligamentos uterinos

O anel pericervical, ou *retinaculum uteri*, consiste em três pares de ligamentos ao nível do istmo, com a função de dar suporte ao útero. Os dois anteriores são os ligamentos vesicouterinos; e os posteriores, os ligamentos uterossacrais. Lateralmente há duas faixas fibrosas, chamadas cardinal ou ligamento de Mackenrodt, que se originam na cérvice e no fórnice vaginal lateral e são contínuas com o paramétrio e margeadas pelos vasos uterinos e cervicais (Fig. 12-6).

O ligamento uterossacro consiste em dois folhetos de peritônio visceral recobrindo fina faixa de tecido conectivo denso, que se origina da parte posterior do istmo, cérvice e fórnice posterior. Adjacente aos ligamentos uterossacrais e imediatamente inferior aos mesmos, encontra-se densa faixa de tecido neuronal, predominantemente simpático, oriundo dos plexos toracolombar e hipogástrico superior. Eles delimitam um espaço denominado fundo de saco de Douglas, que anteriormente é margeado pela parede posterior uterina, cérvice e vagina; posteriormente pelo reto e, lateralmente, pelos ligamentos uterossacros (Fig. 12-7).

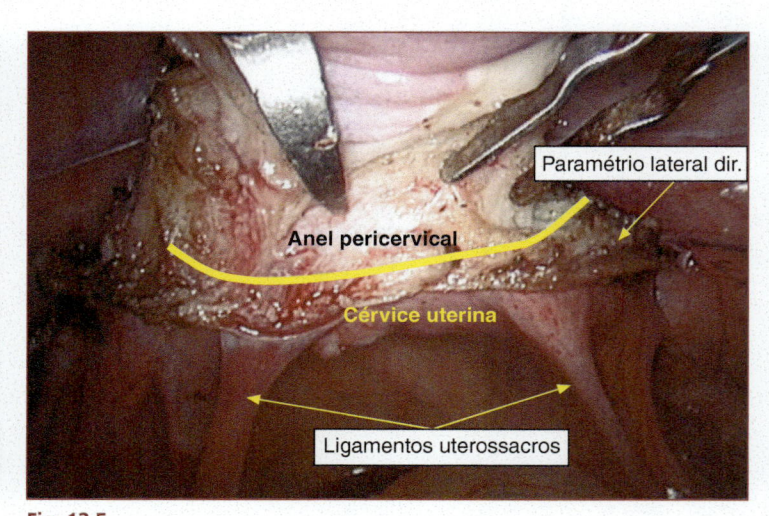

Fig. 12-4
Útero, anexos esquerdo e direito, tuba uterina esquerda e ligamento redondo esquerdo.

Fig. 12-5
Cérvice uterina, ligamentos uterossacros, anel pericervical e paramétrios laterais.

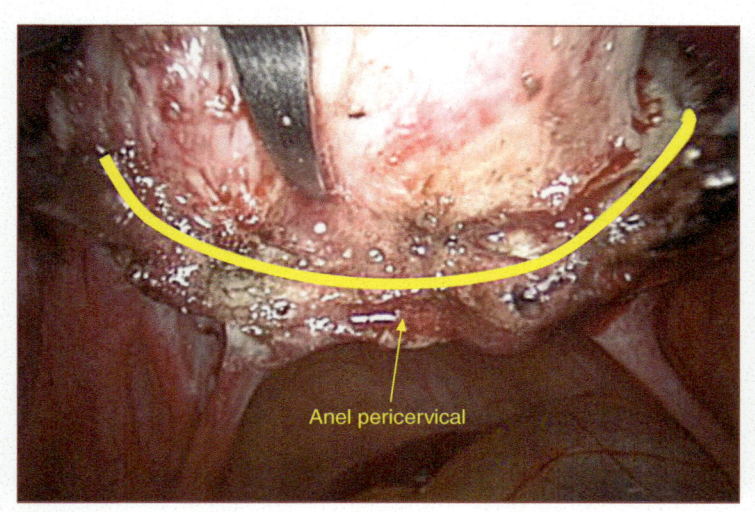

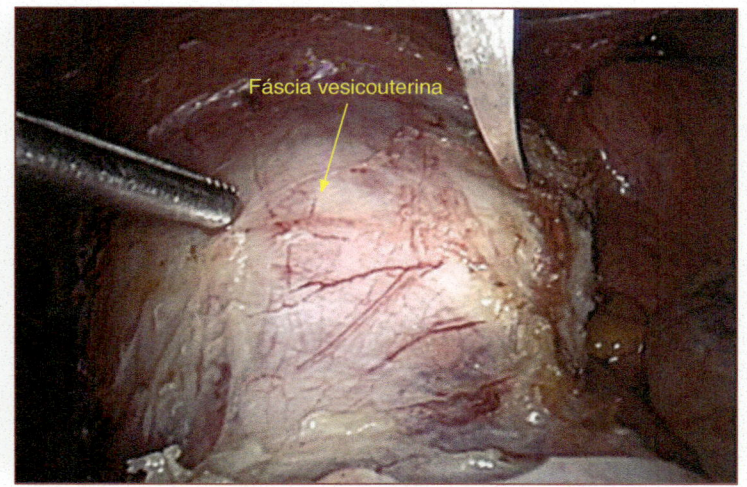

Fig. 12-6
Anel pericervical e fáscia vesicouterina em cirurgia de histerectomia laparoscópica.

Os dois ligamentos redondo e largo têm origem na parede lateral do útero bilateralmente, inserem-se na parede pélvica lateral e, juntos com o útero, formam uma linha divisória na pelve feminina, dividindo-a em duas partes. A parte anterior contém a bexiga e, a posterior, o retossigmoide e parte do intestino delgado (Fig. 12-8).

As tubas, ligamentos redondos, ligamentos utero-ovarianos, vasos e nervos estão localizados entre os folhetos peritoneais anterior e posterior do ligamento largo. A porção do ligamento largo abaixo da tuba é chamada mesossalpinge. A inserção do ligamento largo na parede lateral da pelve forma uma concavidade denominada infundibulopélvico, este último contém os vasos ovarianos e nervos.

O ligamento redondo se origina da parede lateral do útero atravessando o ligamento largo abaixo e anteriormente às tubas uterinas, acima dos vasos ilíacos, penetrando o anel inguinal interno, atravessando o canal inguinal e terminando no lábio maior. Possui cerca de 10-12 cm de comprimento e é formado por fibras musculares misturadas com tecido fibroso proveniente do útero. Contém em seu interior vasos e nervos.

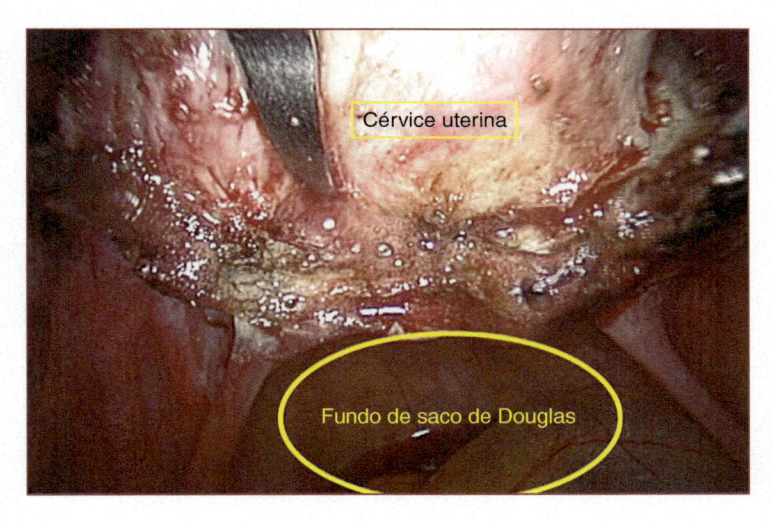

Fig. 12-7
Fundo de saco de Douglas e ligamentos uterinos.

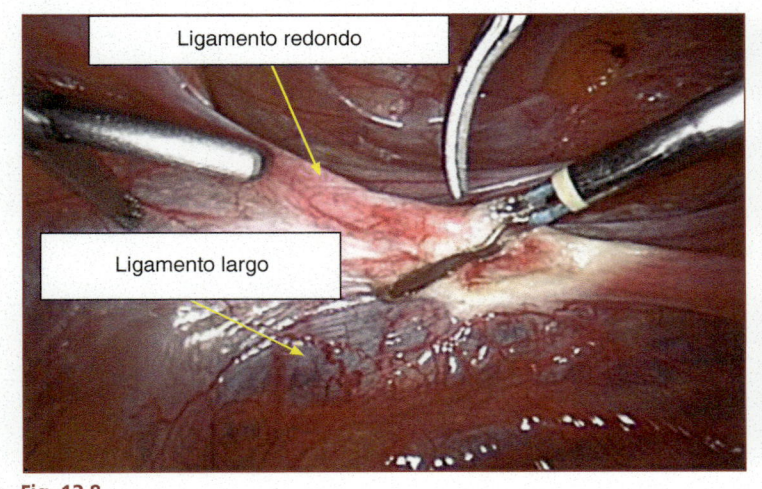

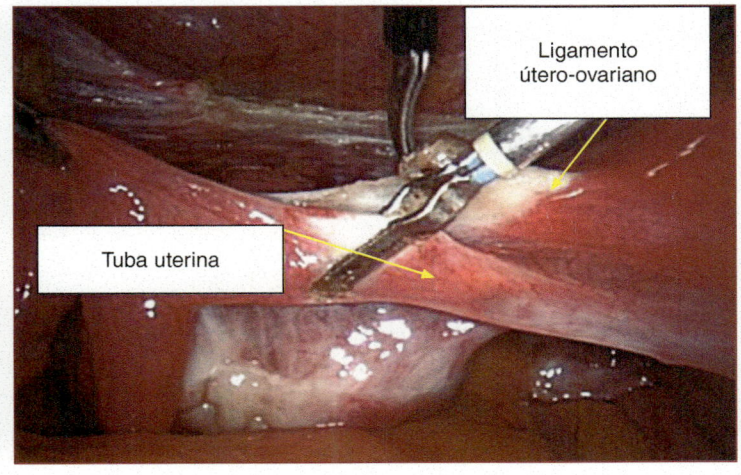

Fig. 12-8
Ligamento redondo e pedículo anexial.

VASOS E NERVOS

Artéria uterina

A artéria uterina tem origem no tronco da artéria ilíaca interna ou hipogástrica. Percorre a parte média do músculo levantador do ânus e entra no útero ao nível da cérvice. Fornece suprimento sanguíneo a todo útero, tem trajeto ondulado. Na cérvice, está localizado 2 cm acima e anterior ao ureter, para o qual fornece um pequeno ramo (Fig. 12-9).

De sua inserção cervical ascende tortuosamente ao longo da parede lateral do útero entre os dois folhetos do ligamento largo, paralelo as tubas e hilo ovariano para se anastomosar com a artéria ovariana. Fornece ramos descendentes para a cérvice e vagina que se anastomosam com ramos da artéria vaginal (Figs. 12-10 e 12-11).

Variações anatômicas da artéria uterina são incomuns. Apenas 1% das pacientes têm duas artérias uterinas no mesmo lado, enquanto a presença de duas veias para uma artéria é um achado constante. *Pelage et al.*, em 1999, demonstraram que o suprimento sanguíneo do útero poderia se originar da artéria ovariana ou da artéria do ligamento redondo. Por outro lado, é mais comum o suprimento sanguíneo ovariano se originar da artéria uterina, o que ocorre em 2-4% das mulheres. A artéria uterina geralmente se origina da artéria hipogástrica, mas também pode-se originar da artéria vaginal ou da artéria retal média.

Relações entre a artéria uterina e o ureter

Lesão ureteral durante cirurgia pélvica pode ocorrer especialmente durante a dissecção ou hemostasia da artéria uterina (Fig. 12-12). A parte caudal do ureter passa medialmente à fossa obturadora e é cruzada pela artéria uterina.

Neste ponto, o ureter é localizado entre a artéria uterina (anterior ao ureter) e a artéria vaginal (posterior ao ureter). A origem da artéria uterina é caudal e lateral, enquanto o ureter possui uma direção craniolateral. A artéria uterina cruza o ureter anteriormente, próxima ao fórnice vaginal lateral, cerca de 1,5-2 cm lateralmente à cérvice. Após este cruzamento, estas duas estruturas continuam na mesma direção.

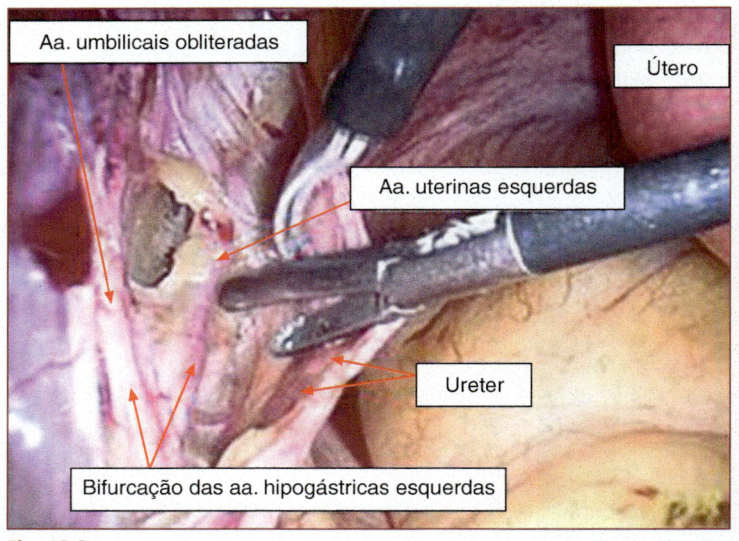

Fig. 12-9
Origem da artéria uterina.

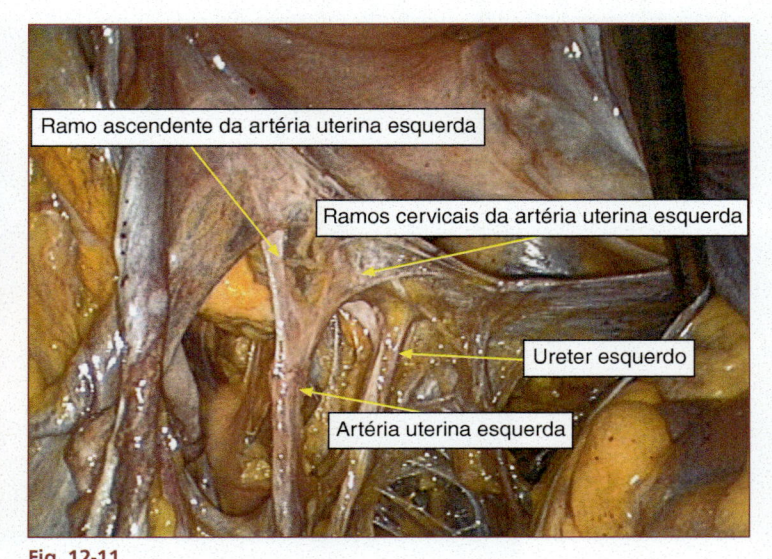

Fig. 12-11
Bifurcação dos ramos ascendente e cervical dos vasos uterinos.

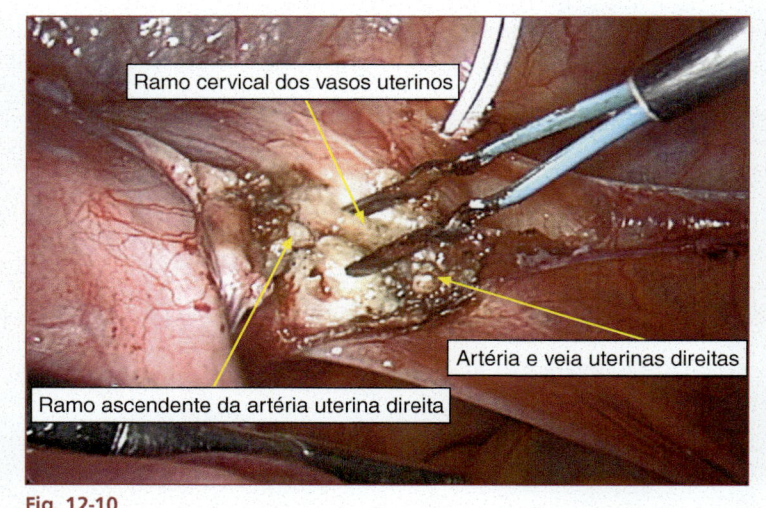

Fig. 12-10
Ramos ascendente e cervical da artéria uterina direita em cirurgia de histerectomia total.

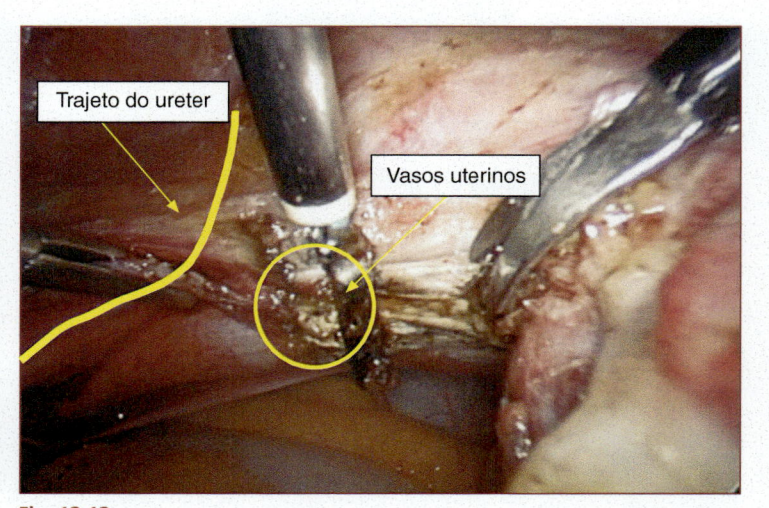

Fig. 12-12
Ligadura, por coagulação, dos vasos uterinos em histerectomia laparoscópica.

Seus trajetos geralmente são paralelos, portanto, a diferenciação é extremamente difícil. Por razões de segurança é necessário realizar dissecção anatômica ampla a fim de isolar estruturas antes de separá-los (Fig. 12-13).

Outra opção é o uso de transiluminação após cateterização do ureter por cistoscopia.

URETER

O ureter entra na cavidade pélvica através da pelve renal onde cruza com a artéria ilíaca externa distalmente à sua origem (bifurcação da artéria ilíaca comum em interna e externa), proximal ao infundíbulo pélvico.

O ureter é visível pela transparência do peritônio e também por seus movimentos peristálticos, que podem ser estimulados por sutis toques com as pinças. Seu curso caudal é paralelo e lateral à artéria ilíaca interna, próximo ao ligamento uterossacral (Fig. 12-14).

Deste ponto, ele desce paralela e medialmente à artéria obturadora, que segue até a fossa obturadora. Na parte caudal da fossa obturadora, o ureter segue um trajeto medial e é cruzado pela artéria uterina.

Neste ponto, o ureter está entre a artéria uterina (anterior ao ureter) e a artéria vaginal (posterior ao ureter) e é cruzado por vasos vesicais.

O ureter entra pela parte superior dos ligamentos cardinais, passando por baixo dos pilares vesicais para entrar na base da bexiga, ao nível do trígono vesical.

Exposição cirúrgica do ureter

As relações anatômicas entre o ureter e os vasos pélvicos são extremamente importantes para as cirurgias pélvicas. Conhecê-las é essencial quando se realizam cirurgias oncológicas, como por exemplo, a histerectomia de Werthein. Dissecção ampla ureteral é recomendada neste tipo de cirurgia.

Lesão ureteral é uma das mais temidas e mais frequentes complicações em cirurgias ginecológicas. Os locais mais comuns de lesão ureteral são a pelve renal por causa de sua proximidade com o infundíbulo pélvico; lateral ao útero onde é cruzado pela artéria uterina e próximo aos pilares vesicais e aos ligamentos uterossacros.

A técnica cirúrgica para dissecção do ureter possui vários passos:

- Fenestração do ligamento largo, a fim de afastar o ureter lateralmente. Este é um passo importante em anexectomias e essencial nas histerectomias.
- Localização e identificação do ureter e da artéria uterina. A ligadura da artéria uterina deve ser realizada após pleno conhecimento da localização ureteral.
- Dissecção completa da artéria uterina e ureter, principalmente em cirurgias radicais.
- Em caso de miomas intraligamentares, que podem desviar o ureter, este deve ser amplamente dissecado.
- Dissecção ureteral ao nível do ligamento cardinal não deve transpor a parte lateral dos pilares vesicais.

Na Figura 12-15 demonstramos alguns aspectos anatômicos relevantes na cirurgia de ligadura temporária das artérias uterinas previamente à miomectomia laparoscópica.

Para prevenir lesão do ureter durante histerectomia é aconselhável:

- Uso de manipulador uterino que seja capaz de elevar e lateralizar o útero a fim de expor a artéria uterina o mais retificada e afastada do ureter. A má exposição da artéria uterina pode, facilmente, *levar* à lesão ureteral durante a ligadura ou coagulação com o uso de pinça bipolar (Fig. 12-16).
- A fenestração do ligamento largo permite que o ureter seja afastado, sendo este localizado muito próximo ao folheto peritoneal posterior (Fig. 12-17).
- Dissecção adequada do folheto posterior do ligamento largo é essencial para melhor visualização e localização da artéria e veia uterina (Fig. 12-18).
- A artéria uterina é coagulada ao nível do istmo e, neste ponto, ela se encontra entre a cérvice e o corpo uterino (Fig. 12-19).
- Conhecimento sobre eletrocirurgia é essencial para prevenir riscos potenciais de lesão ureteral, sendo aconselhado o uso de instrumentos cirúrgicos adequados.
- A proximidade anatômica do ureter com o infundíbulo pélvico requer grande atenção durante anexectomias, quando da ligadura ou coagulação deste ligamento, principalmente em caso de aderência ou endometriose pélvica.
- Onde é possível, sempre visualizar o ureter por transiluminação.

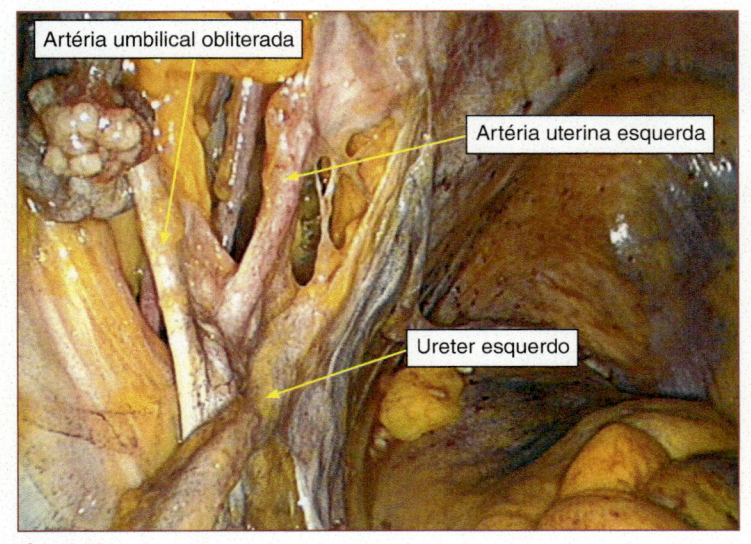

Fig. 12-13
Dissecção de retroperitônio demonstrando a relação entre artéria uterina e ureter.

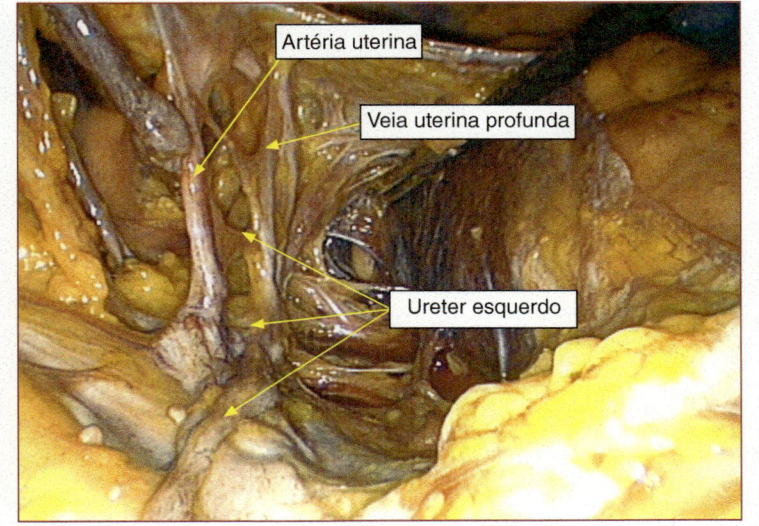

Fig. 12-14
O trajeto pélvico do ureter esquerdo.

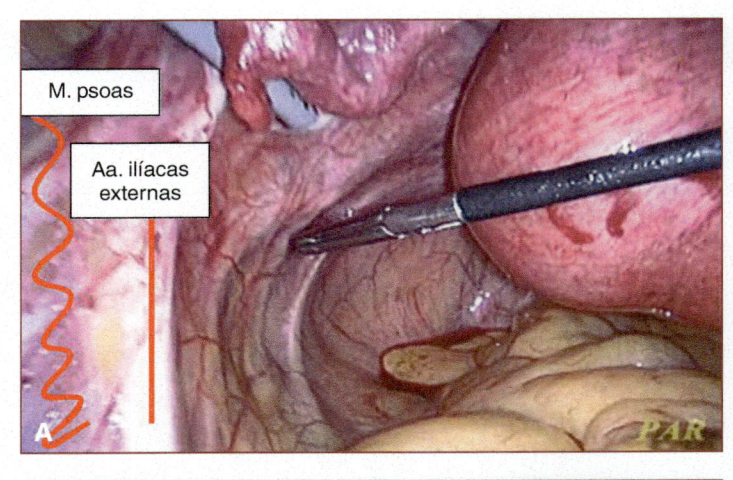

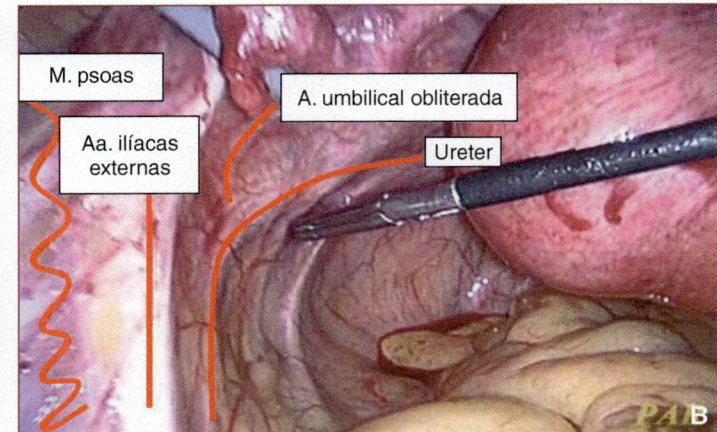

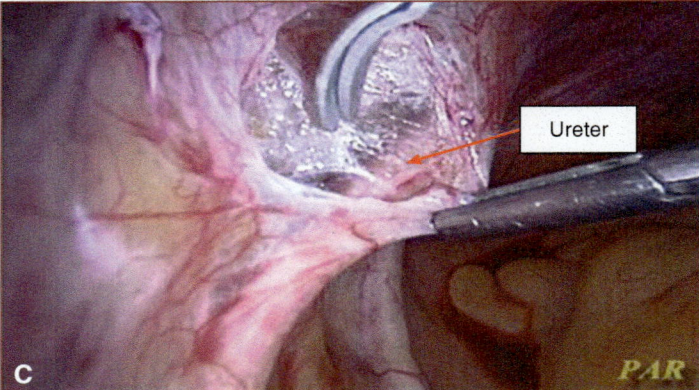

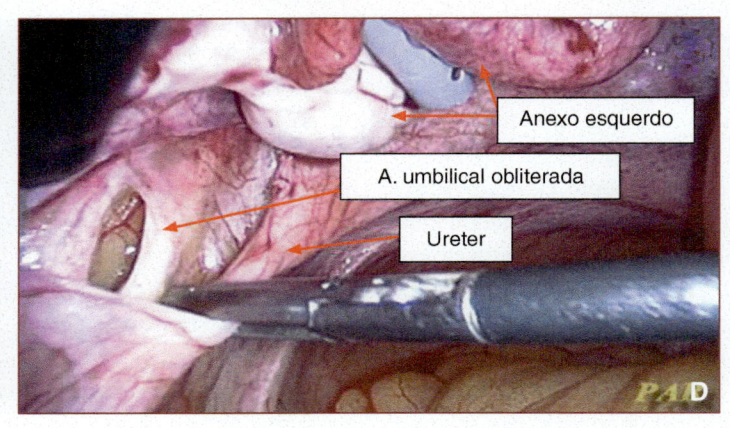

Fig. 12-15
(**A**) Marcos anatômicos para identificar o ureter e a artéria umbilical obliterada. (**B**) Visualização da artéria umbilical obliterada e do ureter por transparência. (**C**) Abertura do retroperitônio sobre o ureter e próximo à bifurcação da artéria ilíaca interna (hipogástrica). (**D**) Identificação e dissecção da artéria umbilical obliterada.

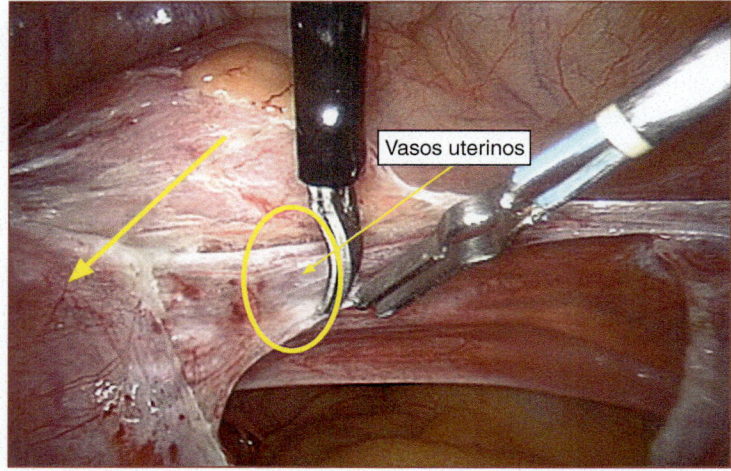

Fig. 12-16
Vasos uterinos retificados pela tração do manipulador uterino.

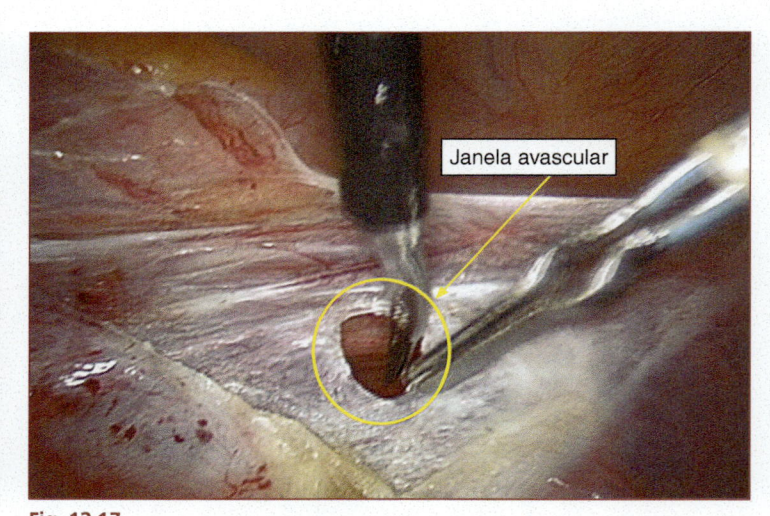

Fig. 12-17
Abertura de pequena janela, em espaço avascular, nos dois folhetos do ligamento largo.

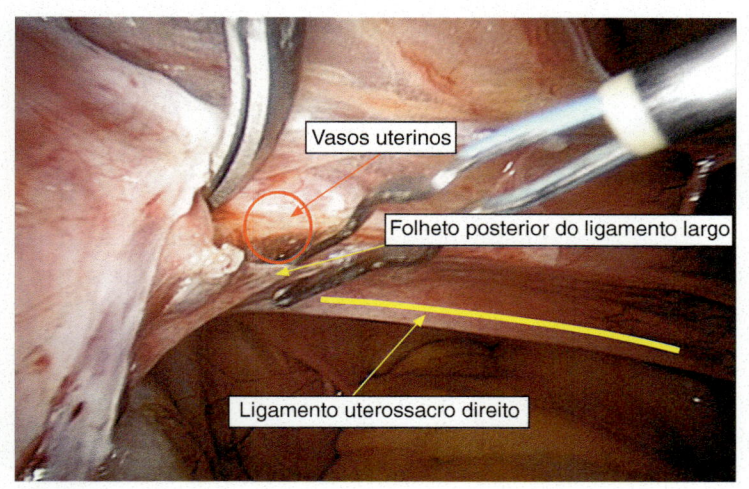

Fig. 12-18
Dissecção do folheto posterior do ligamento largo.

VASOS PÉLVICOS

Aorta/veia cava inferior e bifurcação

A aorta descende pelo espaço retroperitoneal à esquerda da linha média. Ao nível de L4 divide-se em três ramos: dois laterais e mais calibrosos, artérias ilíacas comuns direita e esquerda, e um ramo medial, menos calibroso, a artéria sacral média (Fig. 12-20).

A artéria ovariana tem origem diretamente da porção anterolateral da aorta, ao nível de L2-L3, caudalmente à origem das artérias renais. A artéria ovariana possui um trajeto retroperitoneal oblíquo e lateral. À esquerda atravessa o músculo psoas e, à direita, a veia cava inferior. A artéria ovariana cruza os vasos ilíacos externos 2 cm abaixo do ureter. Pequenos ramos suprem o ureter e as tubas uterinas e, finalmente, se anastomosam com a artéria uterina ao nível do corpo uterino.

Os vasos ovarianos, linfáticos e nervos locais terminais se localizam dentro do infundíbulo pélvico.

Outra importante artéria que se origina diretamente da aorta é a artéria mesentérica inferior, que supre a metade esquerda do cólon transverso, todo o cólon descendente, o sigmoide e parte do reto. A artéria mesentérica inferior origina-se da aorta 3-4 cm acima da bifurcação das artérias ilíacas comuns. Ela, então, cruza a artéria ilíaca comum esquerda e continua na pelves como artéria hemorroidal superior, esta desce entre os folhetos do sigmoide e termina na porção superior do reto.

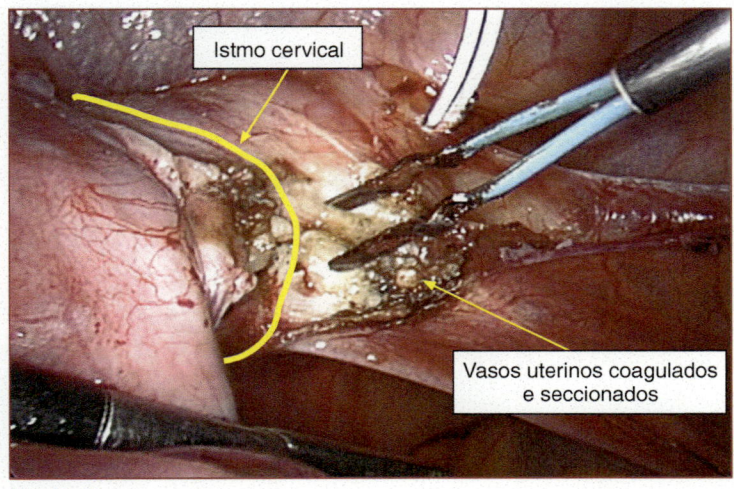

Veia cava inferior

Trata-se de um tronco venoso calibroso, que drena o sangue venoso da parte subdiafragmática do corpo humano até o átrio direito. A porção abdominal da veia cava inferior tem calibre de 22 mm e 20 cm de comprimento.

A veia cava inferior está localizada à direita da espinha lombar e é formada pela união das veias ilíacas comuns direita e esquerda ao nível de L5. O lado esquerdo dos dois ramos da veia ilíaca comum é de maior importância para os cirurgiões pélvicos, pois cruzam a linha central muito perto do paramétrio sacral. Lesões destas veias podem ocorrer durante a inserção do primeiro trocarte pela cicatriz umbilical ou durante manobras cirúrgicas ao nível do promontório sacral.

Perfuração ou lesão de grandes vasos durante a introdução da agulha de Veres ou do primeiro trocarte tem baixa incidência, ainda assim, é uma das mais temidas e perigosas complicações em laparoscopia. Os principais fatores de risco para ocorrência desta complicação são: baixa pressão intra-abdominal, pneumoperitônio insuficiente, manobras intempestivas quando da inserção do trocarte, posição incorreta da mesa operatória e pacientes obesas (Fig. 12-21).

Deve-se enfatizar a importância desta fase do procedimento, uma vez que um terço das complicações cirúrgicas em laparoscopia ocorre durante a introdução da agulha de Veres ou do primeiro trocarte.

Artérias ilíacas

A aorta abdominal se divide em dois ramos, as artérias ilíacas comuns, à esquerda da coluna lombar ao nível de L4. Possuem cerca de 5 cm de comprimento e se dividem em artérias ilíacas interna e externa bilateralmente.

A artéria ilíaca comum direita é retroperitoneal e apresenta o intestino delgado, os nervos simpáticos e o ureter anteriormente. Posteriormente temos o corpo vertebral de L4-L5, a parte terminal das duas veias ilíacas comuns e o início da veia cava inferior. Lateralmente, a veia ilíaca comum direita e o músculo psoas maior podem ser identificados. A veia ilíaca comum esquerda passa medialmente.

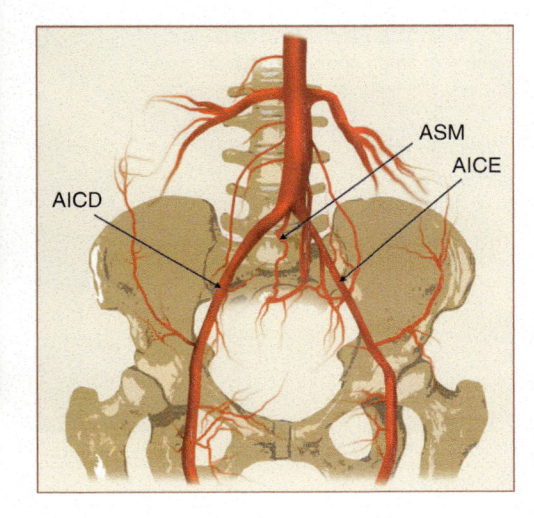

Fig. 12-19
Nível adequado para coagulação e secção dos vasos uterinos em histerectomia laparoscópica.

Fig. 12-20
Aorta abdominal e seus ramos. AICD = Artéria ilíaca comum direita; ASM = Artéria sacral média; AICE = Artéria ilíaca comum esquerda.

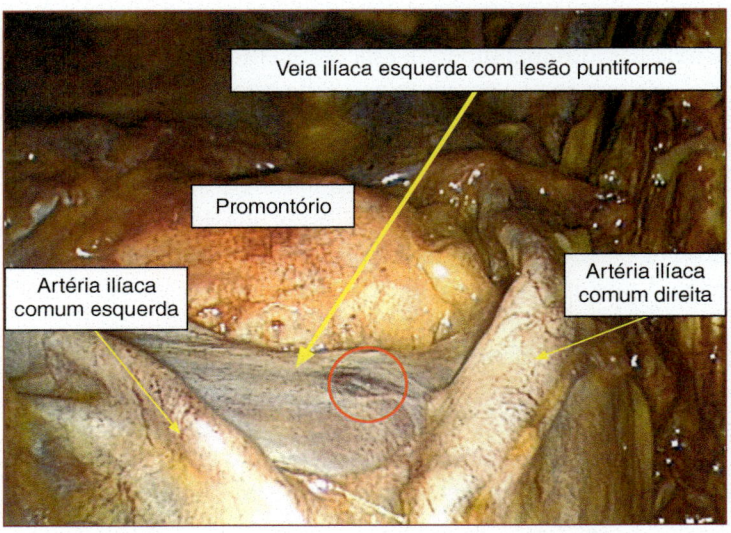

Fig. 12-21
Relações anatômicas entre a bifurcação da aorta, as artérias ilíacas comuns direita e esquerda, as veias ilíacas comuns esquerda e direita e o promontório do sacro.

A artéria ilíaca comum esquerda é retroperitoneal e apresenta o intestino delgado, nervos simpáticos e artéria hemorroidária superior à sua frente e, neste ponto, é cruzada pelo ureter. O corpo vertebral de L4 e L5 está posterior. A veia ilíaca comum esquerda corre medialmente ao músculo psoas maior (Fig. 12-22).

Os ramos da artéria ilíaca comum fornecem suprimento sanguíneo para o ureter, músculo psoas, linfonodos e peritônio.

Artéria sacral média

Esta artéria tem origem pela parte posterior da aorta, pouco acima de sua bifurcação. Segue um curso anteromediano próximo à vértebra lombar, sacro e cóccix. Fornece pequenos ramos para o reto. Em frente ao sacro sofre anastomose com as artérias sacrais laterais. É cruzada pela veia ilíaca comum esquerda.

A artéria sacral média e a veia ilíaca comum esquerda podem ser lesionadas acidentalmente por manobras cirúrgicas ao nível do promontório sacral. Nos casos de cirurgia desta região é aconselhável a realização de fenestração do retroperitônio. Uma pequena incisão é feita e, após poucos instantes, dissecção pelo CO_2 permite melhor visualização e identificação dos vasos (Fig. 12-23).

Artéria ilíaca externa

A artéria ilíaca comum divide-se em interna e externa. A artéria ilíaca externa é maior e tem seu percurso oblíquo e lateral à borda do músculo psoas. Ela, então, penetra o canal inguinal, onde afina-se e passa a ser chamada artéria femoral. Sua origem é cruzada pelos vasos ovarianos e, em alguns casos, pelo ureter. O ligamento redondo cruza por ela ao final de seu trajeto antes de penetrar o canal inguinal. A veia ilíaca externa corre abaixo da sua artéria correspondente, junto com numerosos vasos e linfonodos localizados ao longo de seu trajeto.

Ramos da artéria ilíaca externa

Além dos pequenos ramos ao músculo psoas, a artéria ilíaca externa fornece dois ramos calibrosos, a artéria epigástrica inferior e a artéria ilíaca circunflexa profunda.

A artéria epigástrica inferior tem origem na parte medial da artéria ilíaca externa, cerca de 1 cm acima do ligamento inguinal, forma uma curva anterior com o tecido subperitoneal da borda medial do anel inguinal interno, cruza a fáscia *transversallis* e corre para cima, rumo ao músculo reto abdominal e fáscia posterior, finalmente dividindo-se em numerosos ramos. Abaixo da cicatriz umbilical, faz anastomose com a artéria epigástrica superior, esta, ramo da artéria mamária interna e com as artérias intercostais inferiores. A artéria epigástrica inferior produz uma proeminência no peritônio parietal, conhecida como prega umbilical lateral. Fornecendo suprimento sanguíneo para o músculo reto abdominal além de fornecer ramo para o ligamento redondo.

A artéria ilíaca circunflexa profunda é originária da porção lateral da artéria ilíaca externa oposta à origem da artéria epigástrica inferior. Ascende obliquamente e lateral ao ligamento inguinal em direção à espinha ilíaca anterossuperior, onde se anastomosa com o ramo ascendente da artéria femoral circunflexa lateral.

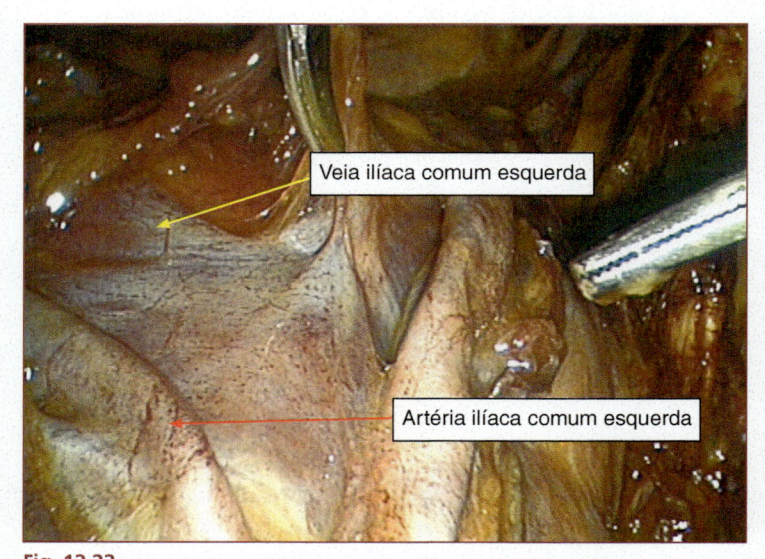

Fig. 12-22
Artéria e veia ilíacas comuns esquerdas.

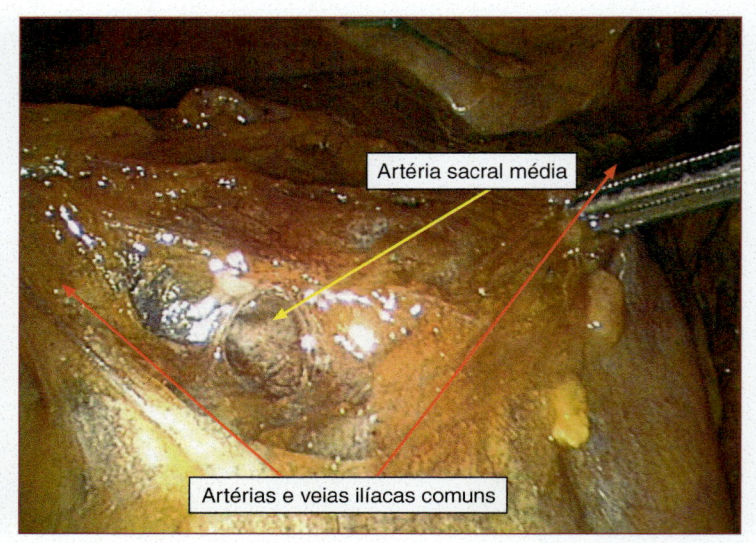

Fig. 12-23
Artéria sacral média e tecido adjacente.

Atenção especial deve ser dada aos ramos da artéria ilíaca externa quando da inserção dos trocárteres acessórios laterais. A introdução destes deve ser feita sob visão direta desses dois vasos, que correm cerca de 2 cm medialmente à espinha ilíaca anterossuperior em ambos os lados e lateralmente à margem externa do reto abdominal, fazendo um trajeto perpendicular à parede abdominal anterior. A mesma atenção é necessária quando se necessita inserir agulhas laterais atravessando a parede abdominal a fim de fixar os ovários ou intestino à parede abdominal.

A artéria ilíaca externa é essencial para a identificação, dissecção e remoção dos linfonodos ilíacos externos em cirurgias oncológicas.

Artéria ilíaca interna ou hipogástrica

A artéria ilíaca interna é altamente importante uma vez que é responsável pelo suprimento sanguíneo dos órgãos pélvicos. Trata-se de um vaso de grosso calibre, menor que a artéria ilíaca externa cerca de 4 cm. Tem origem na bifurcação da artéria ilíaca comum abaixo da borda superior do forame isquiático maior e divide-se em dois troncos, anterior e posterior. Segue um caminho descendente vertical pela parede posterior acompanhada por vasos linfáticos. Sua divisão em troncos entre a borda superior do sacro e a borda superior do forame isquiático maior pode variar anatomicamente. Faz relação anteriormente com o ureter, que a cruza da esquerda abaixo da veia ilíaca externa. Na origem da artéria hipogástrica, a veia ilíaca externa corre lateralmente com o nervo obturatório abaixo (Fig. 12-24).

Ramos da artéria ilíaca interna

Podem ser divididos, esquematicamente, em anterior e posterior:

- *Anterior:* umbilical, vesical superior, vesical média, vesical inferior, hemorroidária média, obturatória, pudenda interna, glútea inferior, uterina e vaginal (Fig. 12-25).
- *Posterior:* iliolombar, sacral lateral, glútea superior (Fig. 12-26).

A artéria umbilical é o primeiro ramo superior e um importante marco anatômico para muitas cirurgias. A artéria ascende lateralmente à bexiga e percorre a parede abdominal anterior em direção à cicatriz umbilical. As duas artérias umbilicais formam o cordão umbilical no feto e após o nascimento são transformadas em um cordão fibroso, o ligamento umbilical medial, facilmente identificado à laparoscopia (Fig. 12-27).

A artéria obturatória é um importante marco anatômico durante a linfadenectomia no percurso da artéria ilíaca externa. É acompanhada pela veia e nervo obturatório. Tem localização profunda e lateralmente na pelve, em direção à parte superior do forame obturatório bilateralmente. Dentro do forame obturatório, o nervo corre mais lateral comparado com a artéria. A artéria passa através do forame obturatório e se divide em ramos anterior e posterior. A artéria obturatória tem relação lateral com a fáscia obturatória e medialmente com o ureter. Variações anatômicas desses vasos são comuns, e a identificação da artéria umbilical e da artéria ilíaca externa é usada como pontos de referência, já que a artéria obturatória estará entre esses dois vasos (Fig. 12-28).

A artéria retal média ou hemorroidária segue trajeto inferior lateral ao reto no espaço pararretal. Supre o reto e se anastomosa com as artérias retal superior e inferior (Fig. 12-29).

A artéria pudenda interna é o menor dos ramos terminais da ilíaca interna e supre a genitália externa e períneo. Passa por baixo e

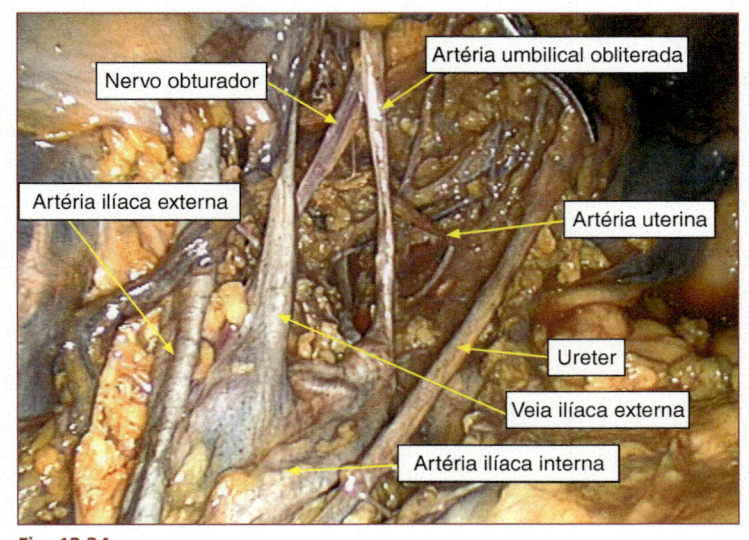

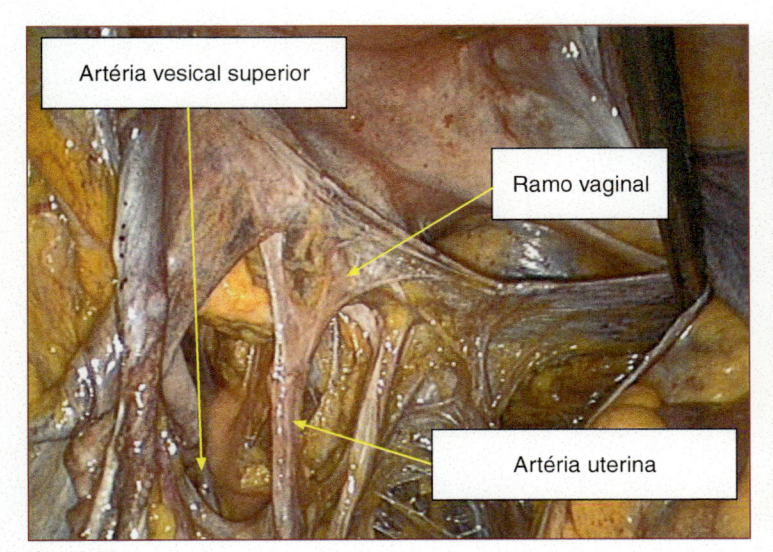

Fig. 12-24
Imagens de dissecção anatômica em cadáver mostrando os vasos ilíacos externos e alguns ramos da artéria ilíaca interna.

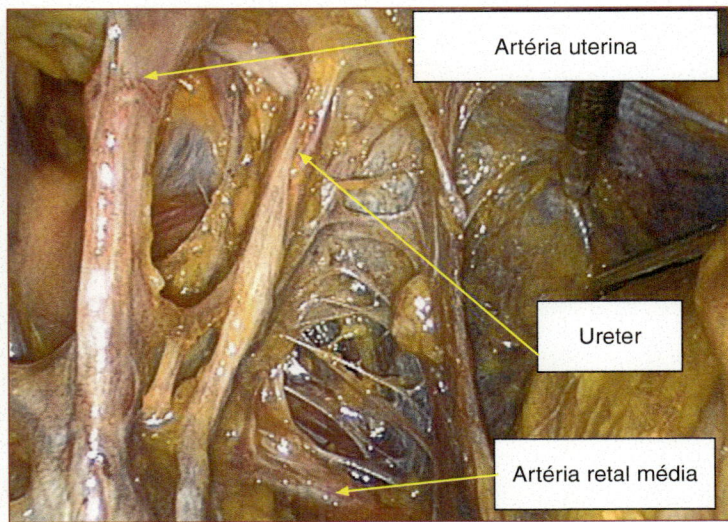

Fig. 12-25
Alguns ramos do tronco anterior da artéria ilíaca interna.

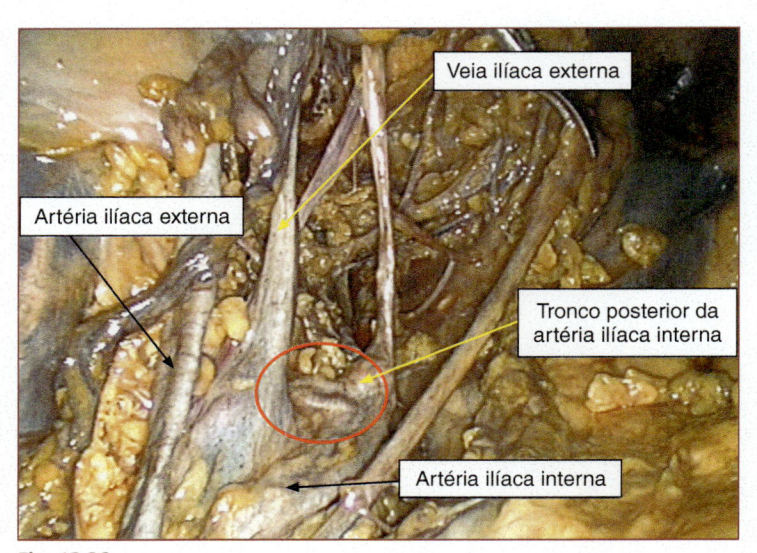

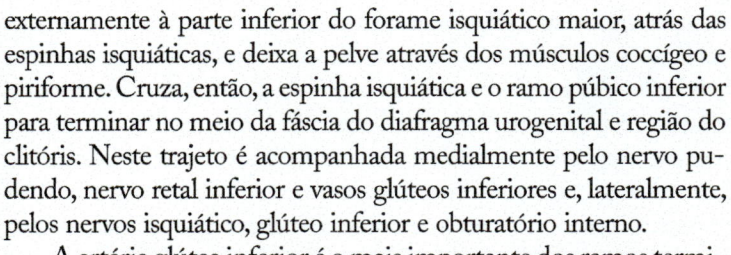

externamente à parte inferior do forame isquiático maior, atrás das espinhas isquiáticas, e deixa a pelve através dos músculos coccígeo e piriforme. Cruza, então, a espinha isquiática e o ramo púbico inferior para terminar no meio da fáscia do diafragma urogenital e região do clitóris. Neste trajeto é acompanhada medialmente pelo nervo pudendo, nervo retal inferior e vasos glúteos inferiores e, lateralmente, pelos nervos isquiático, glúteo inferior e obturatório interno.

A artéria glútea inferior é o mais importante dos ramos terminais da artéria ilíaca interna. Descende anteriormente aos nervos do plexo sacral e músculo piriforme, posterior à artéria pudenda interna e vai em direção da parte mais baixa do forame isquiático maior. Fornece suprimento sanguíneo ao músculo piriforme, coccígeo e levantador do ânus associado a outros vasos retais.

A artéria vaginal tem origem na artéria ilíaca interna num tronco comum à artéria uterina e artéria retal média. O ureter cruza-a posteriormente e deste ponto a artéria segue caminho descendente em direção à vagina medialmente ao ureter. Termina no terço médio da vagina em pequenos ramos anastomóticos suprindo toda a vagina.

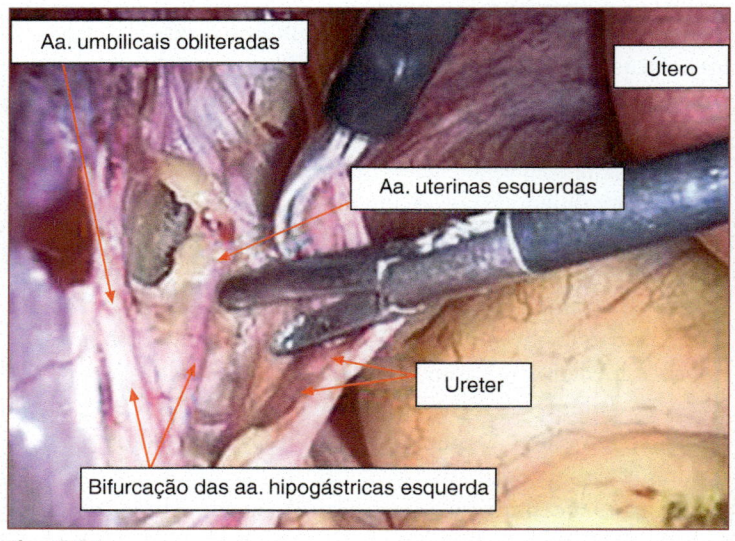

Fig. 12-26
Artéria ilíaca interna e emergência do tronco posterior.

Fig. 12-27
Emergência da artéria umbilical obliterada e sua relação com a artéria uterina.

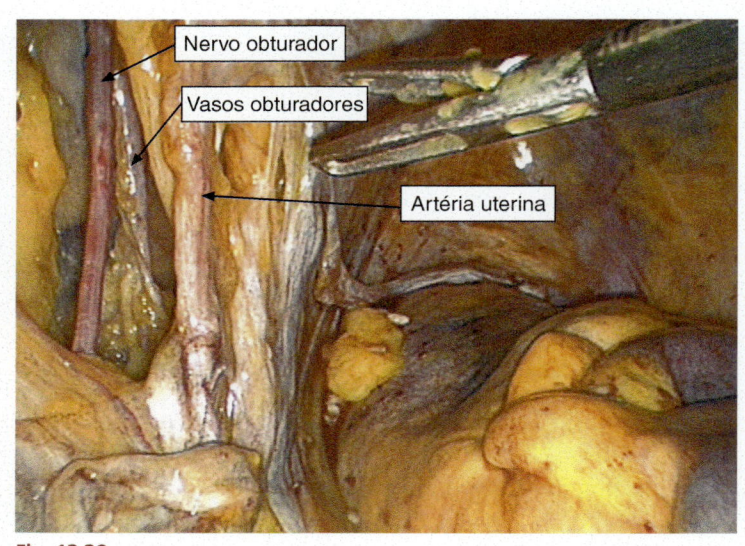

Fig. 12-28
Nervo e vasos obturadores.

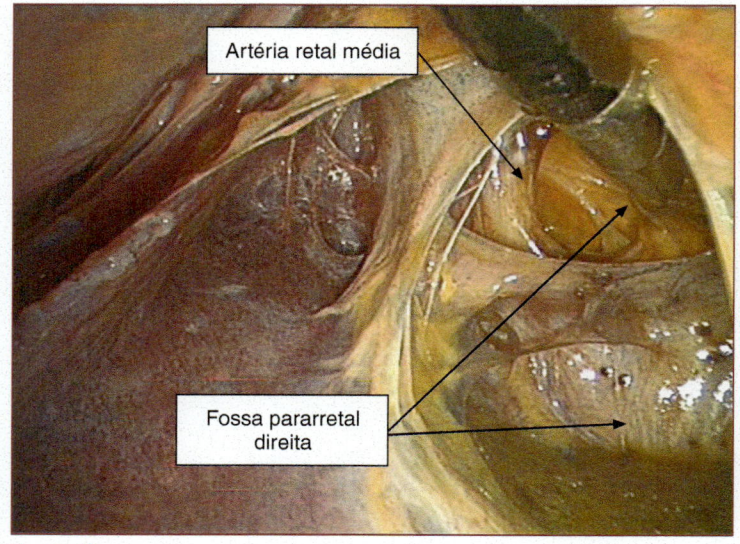

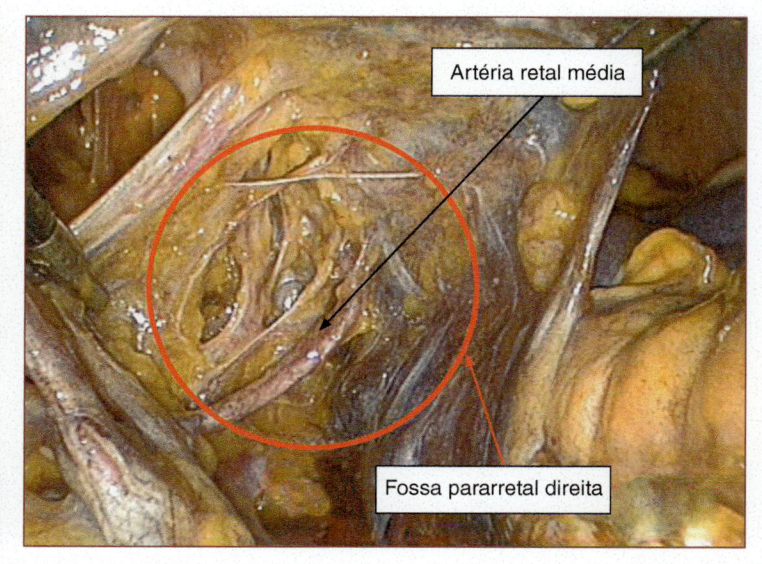

Fig. 12-29
Fossa pararretal e artéria retal média.

A artéria vesical superior tem origem na parte proximal do tronco anterior da artéria ilíaca interna e supre numerosos ramos para a parte superior da bexiga e ureter.

A artéria vesical média é ramo da artéria vesical superior e supre a base da bexiga.

A artéria vesical inferior normalmente tem origem em comum com a artéria hemorroidária média ou com a artéria vaginal. Supre a base, parte inferior da bexiga e trígono vesical.

O tronco posterior da artéria ilíaca interna ou hipogástrica:

A artéria iliolombar é uma ramo do tronco posterior e passa por trás do nervo obturatório e dos vasos ilíacos externos em direção à borda medial do músculo psoas maior, onde se divide em um ramo lombar e um ramo ilíaco.

As artérias sacrais laterais são ramos do tronco posterior, normalmente em número de duas, uma superior e outra inferior, seguindo um caminho descendente lateralmente à borda do sacro.

A artéria glútea superior vai para a área glútea, por um caminho por trás do tronco lombossacral ao nível do primeiro nervo sacral e deixa a pelve pelo músculo piriforme, dividindo-se em um ramo superficial e um profundo.

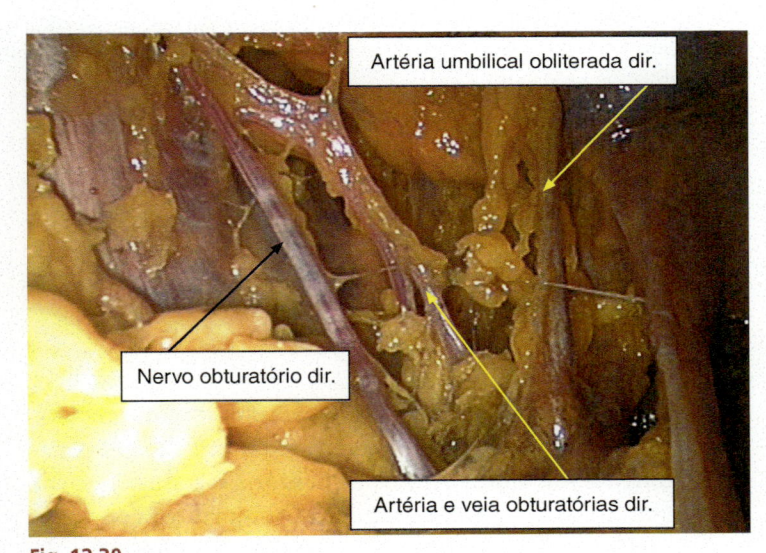

ESPAÇOS PÉLVICOS

Espaço pararretal

O espaço pararretal está localizado bilateralmente ao lado do reto. Estão localizados posteriormente à base do ligamento largo, este delimitando a margem anterior do espaço, ao passo que o ureter e a artéria ilíaca interna delimitam a margem lateral. A base é constituída pelo músculo puborretal (parte do levantador do ânus). Este espaço contém os ligamentos uterossacrais bilateralmente, que seguem em direção ao sacro.

Cirurgias laparoscópicas para correção de prolapso uterino ou de endometriose do septo retovaginal são procedimentos que requerem sólido conhecimento da anatomia desses espaços. A correta dissecção do espaço pararretal é de crucial importância a fim de prevenir lesões iatrogênicas dos plexos nervosos retais e vesicais que cruzam este espaço.

Espaço paravesical

O espaço paravesical está localizado anteriormente à base do ligamento largo, bilateralmente. A bexiga delimita a margem medial, e a fáscia obturatória delimita a margem lateral, ao passo que a margem inferior consiste em fibras do músculo iliococcígeo, que termina no arco tendinoso do músculo levantador do ânus.

Este espaço contém, do sentido medial para o lateral, a artéria umbilical obliterada, a artéria e veia obturatória e o nervo obturatório, juntamente com linfonodos e vasos linfáticos. O espaço paravesical é particularmente importante para a linfadenectomia pélvica (Fig. 12-30).

Espaço de Retzius

O espaço de Retzius ou espaço retropúbico está localizado entre a parte posterior do púbis e o ligamento de Cooper, que delimita sua margem anterior. A porção anterior da bexiga delimita a margem posterior do espaço, ao passo que a margem lateral é formada pelo músculo obturatório interno e é continuada posteriormente pelo espaço vesicovaginal (Fig. 12-31). O soalho do espaço de

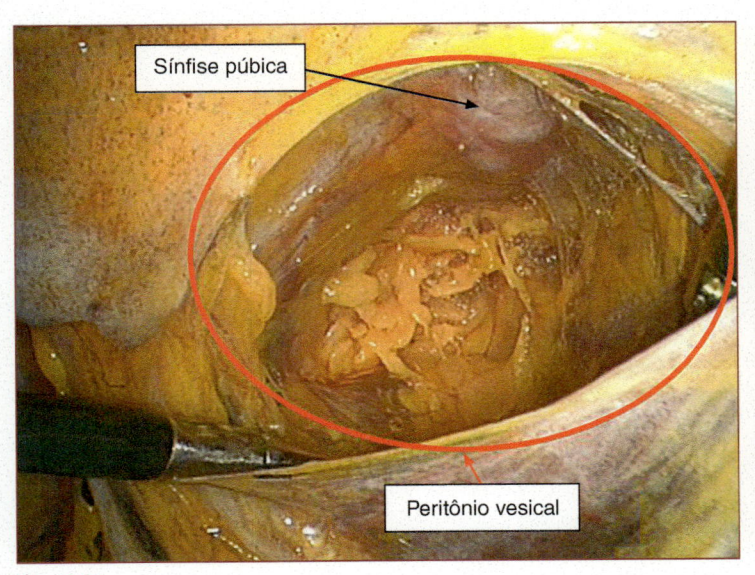

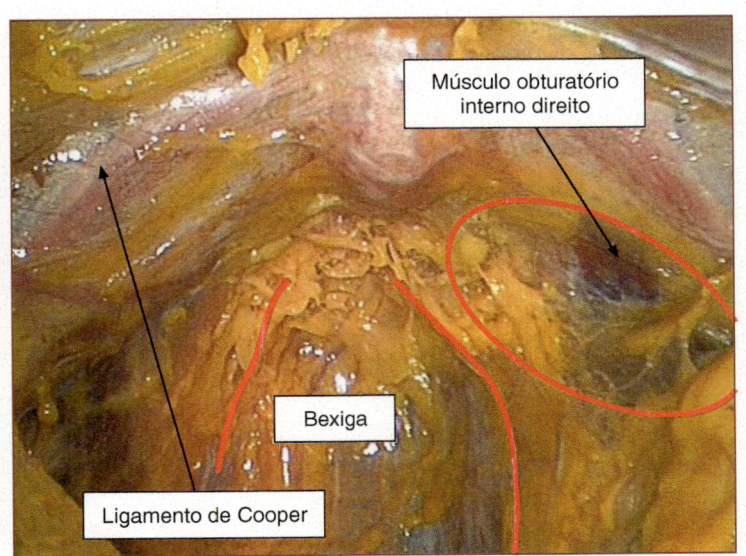

Fig. 12-30
Espaço paravesical com seus marcos anatômicos.

Fig. 12-31
Imagem de dissecção em cadáver mostrando o acesso transperitoneal do espaço de Retzius com seus marcos anatômicos. Linha curva vermelha = Arco tendíneo da fáscia endopélvica.

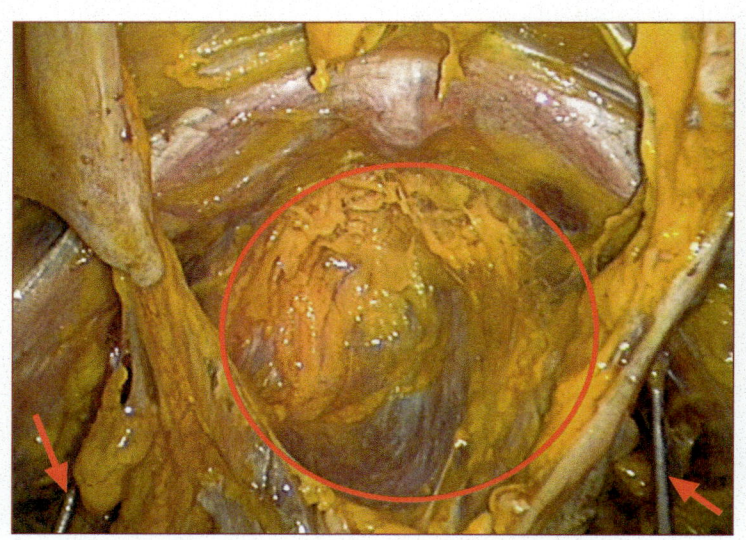

Fig. 12-32
Imagem de dissecção em cadáver evidenciando, no mesmo campo cirúrgico, o espaço de Retzius (círculo vermelho) e o espaço paravesical com os nervos obturatórios evidentes bilateralmente *(setas vermelhas grossas)*.

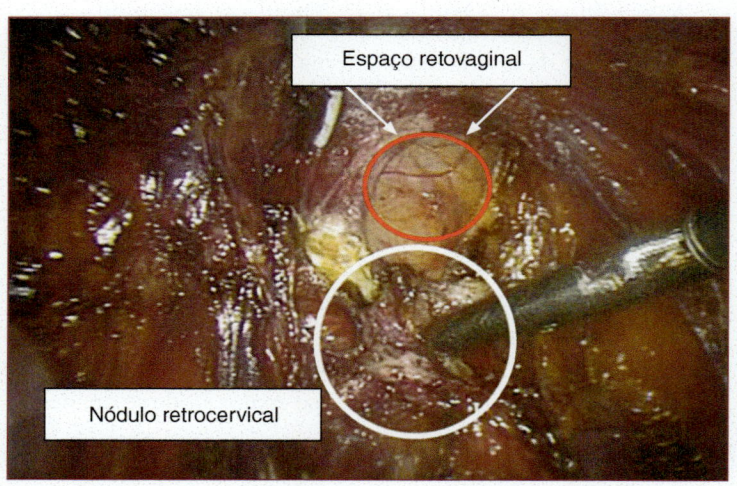

Fig. 12-34
Imagem do espaço retovaginal dissecado em cirurgia para exérese de nódulo de endometriose profunda.

Retzius é a fáscia pubocervical (paravaginal), que está inserida no arco tendinoso (tecido conectivo localizado medialmente à inserção do músculo iliococcígeo) na fáscia obturatória interna (Fig. 12-32).

Espaço vesicovaginal

Este espaço é encontrado entre a parte anterior da vagina e a parte posterior da bexiga e contém o trígono vesical e a fáscia vesicovaginal. É delimitada lateralmente pelos ligamentos vesicouterinos ou pilares vesicais. As artérias e veias vesicais inferior e os ureteres passam por baixo dos pilares em direção ao estreito da bexiga.

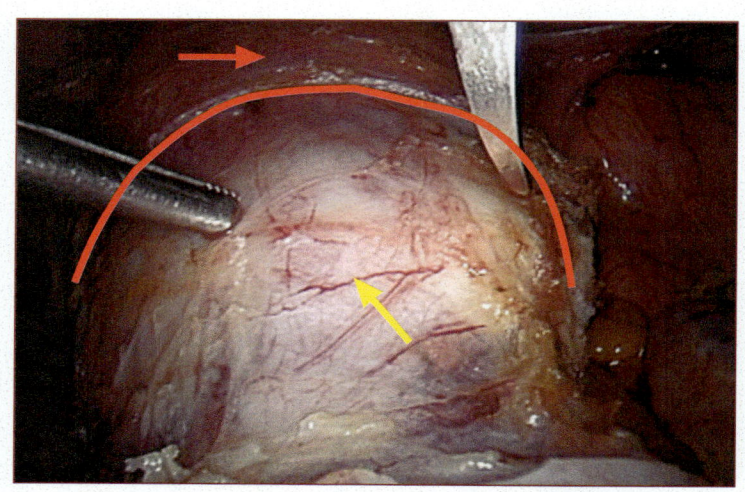

Este espaço é também virtual e é dissecado durante a histerectomia para liberação da bexiga; o cirurgião deve evitar a dissecção lateral em razão do risco de lesão ureteral (Fig. 12-33).

Espaço retovaginal

O espaço retovaginal é outro espaço virtual localizado entre a parte posterior da vagina e a anterior do reto. Começa na junção medial dos ligamentos uterossacrais e fundo de saco de Douglas. É delimitada, lateralmente, pelo músculo iliococcígeo do levantador do ânus (Fig. 12-34).

Espaço pré-sacral

É localizado posterior ao peritônio parietal em frente à coluna vertebral ao nível sacral. É delimitada posteriormente pelo ligamento longitudinal anterior, pelo promontório sacral e pelo sacro. A margem lateral direita é a artéria ilíaca comum direita e o ureter direito. À esquerda encontramos a artéria ilíaca comum esquerda, ureter esquerdo e a artéria e veia mesentérica inferior. Este espaço contém gordura e nervos pré-sacrais, que recebem múltiplas conexões aferentes e eferentes dos nervos sacrais simpáticos, parassimpáticos e somáticos. Dissecção deste espaço é necessária quando da realização de neurectomia pré-sacral.

Fig. 12-33
Imagem do espaço vesicovaginal em cirurgia de histerectomia laparoscópica. Linha curva vermelha = Plano de clivagem de bexiga e vagina; seta vermelha = Bexiga; seta amarela = Vagina com valva do minupulador de Clermond-Ferrand inserida.

BIBLIOGRAFIA

Baggish MS. Intra-abdominal pelvic anatomy. In: Baggish MS, Karram M. *Pelvic anatomy and gynecologic surgery.* Singapore: Saunders, 2001.
Barbosa C, Wattiez A, Mencaglia L. Gynecologic laparoscopic surgical anatomy. In: Mencaglia L, Minelli L, Wattiez A. *Manual of gynecological laparoscopic surgery.* 2nd ed. Tuttlingen, Germany: Endo-Press, 2007.
Ceccaroni M, Fanfani F, Ercoli A *et al*. *Innervazione viscerale e somatica della pelvi femminile.* Roma: Edizioni Internazionale, 2006.
Kamina P. *Anatomie operatoire: gynecologie & obstetrique.* Paris: Maloine, 2000.
Shah J, Farthing A, Richardson R *et al*. *Interaqctive pelvis & perineum: female.* London: Primal Pictures, 2003. ISBN: 1-904369-27-8.

13 Laparoscopia na Gestação e Cirurgia Fetal

José Paulo Pereira Júnior
Renato Augusto Moreira de Sá

- INTRODUÇÃO
- ANESTESIA E GESTANTE
- O FETO
- DIFICULDADES PRÓPRIAS DA LAPAROSCOPIA DURANTE A GESTAÇÃO
  A primeira punção
  Trato gastrointestinal e a parede abdominal
  Trato urinário
  Grandes vasos
- INDICAÇÕES GINECOLÓGICAS
- INDICAÇÕES GASTROINTESTINAIS
  Apendicite
  Colelitíase
- CIRURGIA FETAL
  Fetoscopia e embrioscopia
    Fundamentos básicos
    Ultrassonografia
    Fetoscopia
  Indicações
    Síndrome de transfusão feto-fetal (STFF)
    Síndrome do Gêmeo Acárdico (TRAP)
    Obstrução baixa do trato urinário
    Técnica e aparelhagem
    Oclusão traqueal
    Mielomeningocele
    Outras indicações
- REFERÊNCIAS BIBLIOGRÁFICAS

INTRODUÇÃO

A laparoscopia (LP) em muito evoluiu desde a primeira cirurgia experimental realizada em 1901. Na área de Ginecologia e Obstetrícia, foi uma ligadura tubária, praticada em 1936, a aplicação inicialmente descrita. Esta técnica foi praticada em uma gestante em 1991 (Mishra, 2008), com quadro de colecistite. Durante a década de 1990, encontramos muita discussão relacionada com o emprego da LP em grávidas, em razão da preocupação com a possibilidade de dano fetal, relacionado com malformações, aborto e parto prematuro. Alguns autores relatam que a possibilidade de cirurgia abdominal não obstétrica durante a gestação varia de 1 para 500 até 635 (Jackson *et al.*, 2008). As indicações mais frequentes relacionam-se com quadros de apendicite, colecistite, torções ovarianas e massas anexiais. Inicialmente a LP era contraindicada para gestantes. Com a evolução das técnicas cirúrgicas, dos equipamentos e maior número de casos apresentados nos últimos 20 anos, estabeleceu-se o conceito de cirurgia minimamente invasiva e segura. As vantagens da utilização da LP são sobejamente conhecidas e incluem: menor dor no pós-operatório, menor necessidade de analgesia, recuperação mais rápida com consequente retorno às atividades cotidianas, menor tempo de hospitalização, menores taxas de infecção operatória, diminuição dos custos hospitalares e da incidência de fenômenos tromboembólicos (Kilpatrick *et al.*, 2007). As preocupações com o bem-estar fetal durante os procedimentos laparoscópicos incluem o receio do abortamento, parto prematuro e hipóxia fetal durante a cirurgia, secundária à diminuição do fluxo uteroplacentário, em decorrência do aumento da pressão intra-abdominal, motivada pelo pneumoperitônio. Em virtude do número limitado de publicações sobre a utilização da LP em gestantes, entendemos que indicação precisa e uma equipe experiente neste tipo de abordagem cirúrgica podem ser o diferencial de segurança para resultados favoráveis que desejamos para nossas pacientes.

ANESTESIA E GESTANTE

A grávida já no primeiro trimestre apresenta importantes modificações hemodinâmicas como a rápida expansão do volume circulante, com consequente aumento do débito cardíaco. Durante o segundo e o terceiro trimestres, a capacidade residual funcional do pulmão diminui, e aumentam o consumo de oxigênio e a produção de gás carbônico. Durante a apneia, a gestante fica predisposta à hipóxia secundária às alterações previamente descritas. O pneumoperitônio na gestante induz a uma diminuição da expansão do diafragma, com consequente diminuição da complacência da cavidade torácica, aumento do gradiente de oxigênio alveolo-arterial e na ventilação-perfusão. Estes fatores se associam e favorecem o aparecimento de hipoxemia e hipercapnia. A posição de Trendelenburg aumenta a pressão intratorácica, acentuando os efeitos supracitados. Já a posição invertida de Trendelenburg exacerba as alterações cardiovasculares causadas pela insuflação de CO_2, com consequente redução do retorno venoso e do índice cardíaco.

A combinação do pneumoperitônio, anestesia geral e da posição de Trendelenburg invertida pode reduzir o índice cardíaco em até 50% (O'Rourke & Kodali, 2006). A solução seria manter a pressão arterial sistólica estável em relação à aferida antes do início da cirurgia, aceitando uma variação de, no máximo, 20%. Outro parâmetro importante nesta compensação seria a fração expirada de CO_2, que deveria ficar estabilizada entre 32 e 34 mmHg. Caso seja necessária a posição invertida de Trendelenburg, esta deveria ser aplicada lentamente, objetivando minimizar as alterações hemodinâmicas. Não podemos nos esquecer que o útero aumentado da gestante pode comprimir a veia cava quando a paciente se encontra na posição supina, causando diminuição do retorno venoso, com consequente hipotensão materna, redução do débito cardíaco e da perfusão placentária. Assim, devemos considerar procedermos à lateralização da paciente preferencialmente à esquerda, ou alternativamente para o lado direito, colocando um suporte sob a paciente, ou produzindo uma inclinação da mesa de cirurgia para o lado desejado.

O FETO

Classicamente as cirurgias eletivas não obstétricas devem ser evitadas durante a gestação. Porém, frente à necessidade da sua realização, o segundo trimestre deve ser o escolhido. No caso de urgências não obstétricas, a cirurgia será praticada em qualquer trimestre. Após 12 semanas de idade gestacional, a organogênese está completa, e, estatisticamente, as taxas de abortamento decrescem rapidamente. Alguns estudos experimentais demonstraram que a realização do pneumoperitônio poderia induzir taquicardia e acidose fetal. Porém, Bhavani-Shankar *et al.*, em 2000, realizando colecistectomias em gestantes entre 17 e 30 semanas, não encontraram acidose respiratória materna durante as cirurgias, demonstrando que a resposta em humanos pode ser diferente das encontradas em outros mamíferos (Bhavani-Shanka *et al.*, 2000). No terceiro trimestre a cirurgia pode acrescentar algumas dificuldades técnicas, pela visualização deficiente das estruturas em decorrência do tamanho do útero, e da possibilidade aumentada de irritabilidade uterina, levando a parto prematuro. Uma série de casos, totalizando 11 pacientes submetidas a laparoscopias por colecistites (5 casos), apendicite (4 casos) e massa anexial (2 casos), com idades gestacionais entre 28 e 32 semanas, apresentou 1 conversão por massa anexial volumosa. Entre as 10 pacientes restantes, 9 pariram a termo e uma paciente teve o parto com 34 semanas (Upadhyay *et al.*, 2007). Uma grande preocupação dos obstetras seria de tentar monitorar o bem-estar fetal durante o ato operatório. Em uma revisão sistemática, realizada por Jakson *et al.*, em 2008, 224 artigos sobre laparoscopia e gestação foram avaliados. A ausculta fetal realizada uma vez durante a cirurgia foi o melhor parâmetro para a avaliação da vitalidade. Nestes artigos não foi identificado nenhum caso de frequência cardíaca anormal. O autor, então, preconiza que a avaliação da frequência cardíaca fetal deva ser realizada antes e depois da cirurgia. Ele também observa que a tocólise não deve ser praticada rotineiramente, sendo reservada para os casos com evidência de trabalho de parto prematuro (Jackson *et al.*, 2008). Um dos maiores estudos sobre resultado perinatal, envolvendo laparoscopias e laparotomias durante a gestação, foi realizado a partir do registro sueco de saúde (Reedy *et al.*, 1997). Durante 20 anos e observando mais de 2 milhões de nascimentos encontraram 3.703 gestantes que foram submetidas a cirurgias abdominais por indicações não obstétricas, sendo 2.181 laparoscopias e 1.522 laparotomias. As variáveis estudadas foram o peso ao nascimento, idade da gestação no parto, crescimento intrauterino reduzido (CIR) e mortalidade perinatal. Não encontraram diferenças significativas no resultado perinatal, entre os recém-nascidos de gestantes submetidas à laparoscopia, quando comparadas aos recém-nascidos de grávidas submetidas à laparotomia. Quando compararam os recém-nascidos de ambos os grupos, submetidos à laparoscopia ou laparotomia, com os recém-nascidos cujas mães não foram operadas, encontraram significativo número de bebês apresentando baixo peso ao nascimento (< 2.500 g), prematuridade (< 37 semanas) e CIR. Existe pouca informação a respeito do acompanhamento pós-natal a longo prazo, em recém-nascidos de gestantes submetidas a laparoscopias. Estudo realizado por Rizzo, 2003 (Rizzo, 2003), apresentou o acompanhamento variando entre 1 e 8 anos, de 11 pacientes operadas por um único cirurgião. Todas as pacientes foram submetidas à anestesia geral, primeira punção aberta, monitoração intraoperatória de CO_2, decúbito lateral esquerdo parcial e pressão de insuflação limitada a 10 mmHg. Somente uma cirurgia de obstrução intestinal foi convertida em razão do tamanho do útero, em uma gestante de 28 semanas. A tocólise não foi utilizada de rotina. Todas as pacientes tiveram seus partos entre 37 e 44 semanas. As crianças foram monitoradas em relação ao ritmo de crescimento, desenvolvimento psicomotor, doenças da primeira infância e necessidade de medicamentos. Nenhuma complicação de foi identificada durante o período de observação.

DIFICULDADES PRÓPRIAS DA LAPAROSCOPIA DURANTE A GESTAÇÃO

Existem poucas publicações sobre o uso da LP durante o ciclo gravídico, embora a frequência destas cirurgias apresente aumento gradual desde a década de 1990. A segurança desta abordagem cirúrgica vem sendo comparada com a laparotomia, e ainda suscita debates (Corneille *et al.*, 2010). Alguns parâmetros, como a idade da gestação quando da cirurgia e a gravidade do quadro materno que suscitou o procedimento cirúrgico, parecem contribuir para o resultado adverso materno-fetal, independente da técnica empregada laparoscópica ou laparotômica.

A primeira punção

Uma parte importante das complicações relacionadas com a LP quando de seu emprego na Tocoginecologia moderna consiste no momento em que se pratica a técnica de primeira punção. Lesões acidentais maiores como das alças intestinais, bexiga, grandes vasos e dos vasos da parede abdominal necessitam de imediata identificação e resolução. Complicações menores incluem a falha na realização desta punção, a criação de enfisema subcutâneo e o sangramento periumbilical. Uma metanálise da Biblioteca Cochrane publicada em 2009 (Ahmad *et al.*, 2008) comparou quatro diferentes técnicas de 1ª punção e as taxas de complicações associadas, em uma população submetida à laparoscopia. Dezessete estudos randomizados controlados incluindo 3.040 pacientes foram revisados. Quatro técnicas foram confrontadas: punção fechada com agulha de Veres, punção fechada direta com trocarte, punção aberta e Sistema de acesso expandido radial (STEP). Esta técnica consiste na realização do pneumoperitônio com uma agulha revestida com uma camisa feita a partir de um polímero. Após o pneumoperitônio, a agulha é removida e a camisa deixada na parede, sendo então dilatada até 12 mm, permitindo, então, a passagem do trocarte e da óptica. Os resultados deste estudo não demonstraram diferenças significativas entre as quatro técnicas quando foram observadas as grandes complicações. Para as complicações menores, a técnica fechada com trocarte foi superior evitando a falha da punção e o enfisema subcutâneo. A utilização do STEP foi vantajosa evitando o sangramento umbilical.

Para gestantes, entendemos que o uso da agulha de Veres pode ser evitado durante o segundo e terceiro trimestres, principalmente estando o fundo uterino na altura do umbigo ou acima, embora existam alguns relatos de perfuração uterina seguida da remoção da agulha de Veres sem complicações. Um único caso de pneumoâmnio em uma gestante com 21 semanas, submetida à apendicectomia laparoscópica descrito na literatura, cursou com óbito fetal (Friedman *et al.*, 2002). Alternativas para a realização da primeira punção em gestantes podem ser o ponto de Palmer ou, ainda, o acesso supraumbilical.

Trato gastrointestinal e a parede abdominal

A perfuração de alças intestinais pode ocorrer em 0,18% das cirurgias laparoscópicas, sendo uma complicação rara (Ahmad *et al.*, 2008). Já as hérnias que aparecem nos sítios de inserções dos trocartes podem acometer até 1% das pacientes submetidas a este tipo de cirurgia. Cerca de 75% dos casos ocorrem em sítios extraumbilicais. Classicamente recomendamos a sutura da aponeurose quando utilizamos trocartes de 10 mm ou maiores. Em um estudo retrospectivo, envolvendo 5.300 cirurgias, Nezhat *et al.*, 1997, (Nezhat *et al.*, 1997), encontraram 11 casos de hérnias incisionais, 5 delas em sítios de 5 mm. Sugere a retirada dos trocartes acessórios sob visão direta e a retirada do trocarte umbilical com a válvula de gás aberta para evitar a pressão negativa, minimizando a entrada de omento ou alças na incisão. Referem ainda que em cirurgias com intensa manipulação dos trocartes de 5 mm, deve-se proceder à sutura destas incisões, em razão do risco de esgarçamento oculto da aponeurose. Até a presente data, não existem estudos sobre o aparecimento de hérnias em pacientes grávidas submetidas a cirurgias laparoscópicas; porém, em decorrência da elasticidade da aponeurose nestas pacientes, nos parece razoável o fechamento de todos os sítios de punção, independente do diâmetro do trocarte.

Trato urinário

Não existem trabalhos publicados sobre a prevalência de complicações do aparelho urinário, durante laparoscopias realizadas em gestantes. É sabido que com o aumento do volume uterino podem ocorrer a dilatação progressiva dos ureteres por compressão extrínseca e, concomitantemente, maior dificuldade de visualização dos mesmos, aumentando o risco de lesão acidental destas estruturas, durante as cirurgias realizadas na pelve.

Grandes vasos

A lesão acidental dos grandes vasos abdominais, aorta e veia cava inferior, quando da realização da primeira punção e de outros vasos importantes, como as artérias e veias ilíacas comuns e seus ramos, durante a introdução das punções acessórias, constitui eventos potencialmente letais, cujo melhor tratamento é a prevenção. Existem relatos de lesão de grandes vasos associados às três técnicas mais praticadas durante a primeira punção: fechada com Veres, fechada direta e aberta usando trocarte de Hasson (Molloy *et al.*, 2002). Um relatório da Food and Drug Administration de 2005 encontrou uma incidência de 0,1% de lesão de grandes vasos relacionada com os trocartes umbilicais e secundários quando da realização de cirurgias laparoscópicas na população em geral.

INDICAÇÕES GINECOLÓGICAS

Uma das indicações mais comuns de cirurgias laparoscópicas durante o ciclo gravídico é o achado de massas anexiais, cujo diagnóstico vem aumentando em razão da utilização da ultrassonografia durante o primeiro trimestre. Apostando em condutas conservadoras, cerca de 70 a 85% destes casos terão resolução espontânea. Presente a ruptura, torção, dor ou imagem sugestiva de malignidade, a cirurgia se impõe. Entre 1999 e 2004, três estudos contemplando um total de 129 gestantes, com idade gestacional variando entre 11 e 25 semanas, demonstraram a segurança da abordagem laparoscópica de massas anexiais, apresentando os seguintes resultados: três perdas fetais, 10 partos prematuros e 4 conversões (Mathevet *et al.*, 2003; Yuen *et al.*, 2004; Moore & Smith, 1999).

INDICAÇÕES GASTROINTESTINAIS

Apendicite

A apendicite é a causa mais frequente de cirurgia não obstétrica durante a gravidez, podendo acometer 1 paciente em 1.500 gestantes. Embora os sintomas clássicos de dor no quadrante inferior direito da parede abdominal, náuseas, vômitos e febre sejam semelhantes aos apresentados por mulheres não gestantes, o aumento do útero e o relaxamento da parede podem dificultar o diagnóstico precoce pela localização da dor. Outro dado que pode produzir confusão para o diagnóstico é o aumento fisiológico da contagem de glóbulos brancos, normalmente aumentados durante a gestação. O aumento da morbiletalidade feto-materna está diretamente relacionado com o atraso no diagnóstico. A mortalidade fetal varia de 3 a 5%, quando o diagnóstico de apendicite e a cirurgia são realizados com o apêndice íntegro. Encontrado no ato operatório o apêndice roto, as taxas de perda fetal podem chegar a 25%, e a mortalidade materna, a 4%. Não devemos postergar a laparoscopia para diagnóstico e tratamento desta doença, mesmo aceitando uma taxa de procedimentos desnecessários, variando de 22 a 50%, laparoscopias brancas, em razão dos benefícios do diagnóstico e tratamento precoces (Jackson *et al.*, 2008; Kilpatrick *et al.*, 2007). Alguns autores advogam o uso da laparotomia no tratamento da apendicite, objetivando minimizar as perdas fetais, quando comparam as duas técnicas (Walsh & Walsh, 2009). A apendicectomia laparoscópica durante a gravidez pode ser praticada de maneira segura, dependendo da experiência do cirurgião, da disponibilidade de material e suporte pós-operatório adequados, podendo ser convertida, se necessário, visando sempre ao melhor resultado.

Colelitíase

Com a evolução da gestação, existe um aumento na produção de esteroides sexuais, que causam retardo no processo de esvaziamento da vesícula biliar, capaz de acelerar o processo de formação de cálculos. A presença de lama biliar diagnosticada pela ultrassonografia em gestantes pode atingir até 31%, enquanto a visualização de pequenos cálculos acomete 2% destas gestantes. Sintomas como a dor e náuseas podem acometer 28% destas pacientes, porém, a incidência de colecistite aguda não aumenta em função do estado gravídico. O quadro clínico de colecistite aguda na gestante é semelhante à população em geral: dor no quadrante superior direito do abdome, náuseas, anorexia, vômitos e febre. Além das alterações na ultrassonografia, o exame de sangue revela leucocitose, aumento de enzimas hepáticas, hiperbilirrubinemia direta. Jakson et al., 2008, demonstram ser a abordagem laparoscópica o tratamento de escolha para a doença biliar, independente da idade gestacional. A conduta conservadora após a primeira crise pode apresentar recidiva em 57% das pacientes, com 23% de colecistite aguda e pancreatite secundária a cálculo biliar. Em razão da possibilidade de complicações associadas à conduta conservadora, a abordagem cirúrgica é preferida para tratar esta intercorrência durante a gravidez. Comparando a colecistectomia laparoscópica e laparotômica, estes autores encontraram melhores resultados pela via laparoscópica, quando observaram as taxas de abortamento e parto prematuro.

Uma abordagem sistematizada para o uso da laparoscopia em pacientes gestantes foi proposta, inicialmente, em 1998, pela *Society of American Gastrintestinal and Endoscopic Surgeons* (SAGES), e revisada em 2007 (Yumi et al., 2008), oferecendo diretrizes gerais para a abordagem laparoscópica em pacientes gestantes (Quadro 13-1).

CIRURGIA FETAL

A possibilidade da aplicação de terapia fetal intraútero nos últimos 40 anos vem apresentando um grau de desenvolvimento notável. Estes procedimentos podem incluir técnicas indiretas simples, como a administração de corticoides pela via intramuscular à gestante, objetivando a aceleração da maturidade pulmonar fetal, evoluindo para técnicas muito complexas como a cirurgia fetal "a céu aberto", para a correção de defeitos de fechamento do tubo neural. Com a associação de duas importantes tecnologias, a ultrassonografia e a fetoscopia, atualmente o acesso à cavidade amniótica e aos órgãos fetais pode ser realizado de maneira segura, permitindo o tratamento de patologias *in utero*, com consequente melhoria na morbiletalidade neonatal. O Quadro 13-2 apresenta um resumo das indicações atuais e a lógica que orienta estes procedimentos (Deprest et al., 2010). Embora vários estudos multicêntricos estejam em curso, já dispomos de resultados preliminares bastante animadores. Estamos convidando o leitor a conhecer algumas destas técnicas, apresentando os dilemas éticos, as dificuldades e as possibilidades que se apresentam para um futuro melhor para o feto, este nosso "paciente".

Quadro 13-1 Diretrizes da SAGES (2007) para a realização de procedimentos laparoscópicos em gestantes

Seleção da paciente	
Decisão da cirurgia	Tratamento laparoscópico tem as mesmas indicações para gestantes e não gestantes
Trimestre	LP pode ser praticada em qualquer trimestre
Tratamento	
Posição da paciente	Decúbito lateral esquerdo – evitar compressão da veia cava
Primeira punção	Qualquer técnica ajustada pela posição do fundo do útero
Pressão insuflação	10 a 15 mmHg
CO_2 durante cirurgia	Capnografia intraoperatória mandatória
Profilaxia TVP	Compressão intra e pós-operatória dos MMIIs além da deambulação precoce
Colecistectomia	Tratamento de escolha independente do trimestre
Apendicectomia	LP é procedimento seguro em gestantes
Órgãos sólidos	Adrenalectomia, nefrectomia e esplenectomia são procedimentos laparoscópicos seguros
Massas anexiais	LP é tratamento seguro em pacientes sintomáticas
	Conduta expectante é aceitável se não existe sinal de patologia maligna e se a massa possui diâmetro < 6 cm
Torção anexial	LP recomendada para diagnóstico e tratamento observando-se a gravidade e possível necessidade de laparotomia
Cuidados obstétricos	
Monitoração fetal	Ausculta dos batimentos cardíacos fetais pré- e pós-operatório
Consultor obstétrico	Deve fazer parte da equipe no atendimento à gestante
Tocólise	Não deve ser utilizada profilaticamente de rotina
	Deverá ser discutida no peroperatório, de comum acordo com o consultor obstetra

Quadro 13-2 Indicações atuais para cirurgia fetal (Deprest et al., 2010)

Cirurgia Fetal	Lógica do Procedimento *in utero*
Cirurgias no feto	
Hérnia diafragmática	Reversão da hipoplasia e prevenção da hipertensão pulmonar
Teratoma sacrococcígeo	Reversão da falência cardíaca e poli-hidrâmnio
Obstrução do trato urinário	Prevenção da falência renal e hipoplasia pulmonar
Malformações cardíacas	Prevenção da hipoplasia de câmaras
Mielomeningocele	Cobertura da lesão da coluna, prevenção de fístulas com perda de líquido cefalorraquidiano, prevenção de lesões das raízes e herniação das amígdalas
Cirurgias na placenta, cordão e membranas	
Complicações em gestações monocoriônicas: Interromper a transfusão feto-fetal e suas consequências	
S. transfusão feto-fetal	Evitar a prematuridade
S. TRAP	Prevenir dano no gêmeo sadio
S. anemia-policitemia	Reversão da falência cardíaca e poli-hidrâmnio
Crescimento intrauterino	
Seletivo	Feticídio seletivo quando necessário
S. banda amniótica	Prevenção das deformidades e perda de função
Corioangioma	Prevenção ou reversão da falência cardíaca

Fetoscopia e embrioscopia

A fetoscopia é um procedimento endoscópico, transabdominal, guiado por ultrassonografia, permitindo acesso ao feto para indicações diagnósticas e terapêuticas, como também para o estudo de sua fisiologia e da fisiopatologia de várias doenças que possam acometê-lo.

A primeira observação direta fetal foi realizada em 1954 por Westin, ao introduzir um endoscópio (pan-endoscópio de McCarthy) no útero de gestantes que seriam submetidas a abortamento terapêutico, entre 14 e 16 semanas de gestação. O desenvolvimento da técnica foi lento pela inadequação da tecnologia da época, pelos riscos potenciais para a mãe e seu feto e porque poucas pacientes beneficiar-se-iam com este procedimento.

Na década de 1970 ocorreu o grande desenvolvimento da embrioscopia e da fetoscopia. Scrimgeour (1973) foi o primeiro a permitir que uma gestação continuasse após o exame fetoscópico. Valenti (1972) foi o primeiro a obter amostra de sangue e pele fetais. Ambos os autores realizaram o procedimento após a exteriorização do útero por laparotomia. Somente em 1974, com o desenvolvimento do *Dyonics Needlescope*, inserido pela via transabdominal com anestesia local, a fetoscopia tornou-se factível como um procedimento clínico, para a coleta do sangue fetal nos vasos da placa corial, permitindo o diagnóstico de hemoglobinopatias. A fetoscopia e a embrioscopia foram, então, introduzidas como instrumento diagnóstico para visualizar malformação externa do feto no primeiro, segundo e terceiro trimestres da gestação, como também para obter tecido fetal para diagnóstico e para realizar transfusão fetal intravascular. Com o desenvolvimento da ultrassonografia de alta resolução e sua associação ao estabelecimento do acesso percutâneo para coleta de amostra sanguínea e tecidual fetais no final da década de 1980, a fetoscopia foi parcialmente abandonada.

A cirurgia fetal a "céu aberto", consistindo em laparotomia seguida de histerotomia, com exposição de partes fetais, realizada pela primeira vez em 1982 por Harrison *et al.* na Universidade da Califórnia em São Francisco, estava associada a altos índices de morbidade materna e fetal, o que levava ao questionamento sobre se os potenciais benefícios realmente se sobrepunham aos riscos. Com o desenvolvimento de novos instrumentais endoscópicos e técnicas cirúrgicas, os procedimentos endoscópicos encontraram o seu lugar na terapia fetal moderna. Uma das observações mais marcantes deste período diz respeito à expansão das indicações para cirurgia fetal, que passaram a incluir não só as condições letais, mas também as não letais, reduzindo a morbidade nos sobreviventes.

Existem ainda várias dilemas éticos que precisam ser discutidos com a gestante, sua família, as outras especialidades relacionadas e ainda com a sociedade em que esta gestante se insere. A necessidade de definirmos quais as patologias que deverão passar por estes tratamentos refere-se não somente a custos, mas à disponibilidade de equipes treinadas, equipamentos modernos e ainda, à provisão de recursos para o acompanhamento pós-natal destes conceptos.

■ Fundamentos básicos

A grande justificativa que suporta a cirurgia fetal minimamente invasiva é a possibilidade de tratamento de condições letais ou com alta morbidade no feto quando nenhuma intervenção pós-natal efetiva existe. A *International Fetal Medicine and Surgery Society* (IFMSS) (Harrison *et al.*, 1982) definiu critérios para a indicação da cirurgia intraútero, listados a seguir:

- Diagnóstico preciso e estadiamento da doença com exclusão de anomalias associadas.
- História natural da doença documentada e prognóstico conhecido.
- Ausência de tratamento pós-natal efetivo e um feto muito imaturo para o parto.
- Cirurgia intraútero já demonstrada em modelos animais com a capacidade de reverter os efeitos deletérios de tal condição.
- Intervenção realizada em centro multidisciplinar especializado.
- Obtenção do consentimento dos pais e do Comitê de Ética.
- Benefícios esperados ao feto superiores aos riscos maternos.

■ Ultrassonografia

Durante qualquer procedimento fetal a ultrassonografia é um componente essencial para o sucesso da cirurgia. Os procedimentos de endoscopia fetal necessitam, simultaneamente, de duas visualizações em tempo real do paciente intrauterino: a visão ultrassonográfica em um dos monitores de vídeo e a visão endoscópica em outro. O ultrassonografista tem o papel de monitorar o feto e guiar a intervenção operatória com informações que ajudarão a escolher o local de inserção do trocarte, a posição da placenta, a posição da membrana entre os gêmeos e a posição fetal. Demais disso, a ultrassonografia se presta como instrumento de monitoração durante a cirurgia, determinando a frequência cardíaca fetal e o volume de líquido amniótico.

Técnica cirúrgica

A cirurgia fetal minimamente invasiva se fundamenta no princípio da preservação da homeostasia fetal pela preservação do ambiente uterino e na redução da morbidade materna, por não requerer grande incisão uterina e nem altas doses de tocolíticos. A fetoscopia é realizada com anestesia local, utilizando-se de trocartes com diâmetros de 3 a 5 mm, bomba de irrigação e instrumental fetoscópico variável, geralmente sob orientação ultrassonográfica.

A cirurgia "dentro d'água" necessita de perfusão constante e troca do líquido amniótico quando este se tornar turvo. A amnioinfusão aumenta linearmente a pressão intrauterina (pressão basal de 8 a 10 cm de água). Minimizar a sobredistensão é vital para se preservar o fluxo uteroplacentário e prevenir a dissecção entre as membranas, sendo a amnioinfusão de 100 a 200 mL/minuto de solução de Ringer na temperatura corporal, a técnica mais indicada. A insuflação do útero com gás deve ser evitada, pois resultará em interferência na imagem ultrassonográfica.

Inicialmente se procede a anestesia local com 10 mL de xilocaína a 1%, profundamente, até alcançar o miométrio, com uma agulha de injeção intramuscular. O trajeto da agulha é monitorado continuamente pelo ultrassom, ajudando a planejar a introdução da cânula. Nós preferimos utilizar cânulas plásticas semiflexíves descartáveis, comercializadas para acesso vascular, e trocarte Karl Storz, Alemanha, apropriado para guiar a introdução. Também sob guia ultrassonográfico, a cânula e o trocarte são introduzidos e progridem, exercendo-se uma pressão controlada, de maneira tal que não empurre ou cause tensão nas membranas.

Uma vez no interior da cavidade amniótica, o trocarte é removido e, em seguida, é introduzida a bainha operatória. A mesma possui dois lúmens por onde serão introduzidos o fetoscópio e o instrumental adicional como, por exemplo, a fibra óptica do *laser* nos casos de fotocoagulação de vasos da placa corial ou do cordão. O fetoscópio consiste em um endoscópio semirrígido com aproximadamente 2 mm de diâmetro, com a ocular remota, acoplado a uma microcâmera.

Os movimentos devem ser delicados e monitorados por ultrassom todo tempo, endereçando a bainha operatória à região que se pretende.

A gestante deve ser pré-hidratada com solução de Ringer (1.000 mL) e receber tocólise perioperatória e redutores da acidez gástrica. Embora o Atosiban venha apresentando resultados promissores na prevenção do parto prematuro, sua utilização para cirurgia fetal e em gemelares ainda precisa ser mais bem estudada.

Embrioscopia é o termo utilizado para definir o procedimento endoscópico realizado em gestações antes de 12 semanas, enquanto a fetoscopia pode ser usada para os procedimentos mais tardios. Antes da fusão do cório e do âmnio, o espaço extracelomático pode ser usado para a observação do embrião, sem invadir a cavidade amniótica.

Embrioscopia

A embrioscopia pode ser indicada, em casos seletos, para o diagnóstico de malformações congênitas ou de condições genéticas familiares. Esta técnica pode ser realizada via transcervical ou transabdominal.

Embrioscopia transcervical

A embrioscopia transcervical baseia-se na introdução de um endoscópio rígido, de 1,7 mm, através do canal cervical até a cavidade extracelomática. O córion é, então, afastado em ângulo reto com a membrana amniótica, evitando-se a tensão nesta. Com a evolução dos equipamentos ultrassonográficos, para o exame transvaginal do primeiro trimestre, esta técnica foi praticamente abandonada.

Embrioscopia transabdominal

Desde os primeiros dias da endoscopia, as características técnicas dos endoscópios têm sofrido grandes transformações, tanto em termos de qualidade quanto em tamanho. Graças ao progresso da tecnologia de fibra óptica, endoscópios extremamente finos, variando de 0,5 a 2,0 mm, foram desenvolvidos. Os embriofetoscópios finos foram desenvolvidos na década de 1990. Considerando-se que somente uma visão parcial do feto será obtida, o sítio de entrada deve ser cuidadosamente escolhido.

Inicialmente se procede a anestesia local com 10 mL de xilocaína a 1%, profundamente, até alcançar o miométrio, com uma agulha de injeção intramuscular. O trajeto da agulha é monitorado continuamente pelo ultrassom, ajudando a planejar a introdução do trocarte. Também sob guia ultrassonográfico, o trocarte é introduzido e progride exercendo-se uma pressão controlada, de maneira tal que não empurre ou cause tensão nas membranas, especialmente porque o âmnio e o córion ainda não estão completamente fundidos. Uma vez no interior da cavidade amniótica, o trocarte é removido, e o endoscópio semirrígido de 1 mm, acoplado a uma microcâmera, é introduzido pelo lúmen da cânula. Os movimentos devem ser delicados e monitorados por ultrassom todo tempo, endereçando o embrioscópio à região que se pretende estudar.

A embrioscopia transabdominal pode ser indicada em duas situações:

1. Para o diagnóstico de anomalias fetais de origem genética, em famílias selecionadas, que não puderem ser adequadamente diagnosticadas pela ultrassonografia de primeiro trimestre e que o seriam por visão direta.
2. Quando existe forte suspeita de anomalia externa do embrião/feto e o estudo morfológico detalhado pelo ultrassom ainda não é possível.

O risco de abortamento após este procedimento não está completamente estabelecido. Estima-se que seja bem superior a 5%, uma vez que este é o risco de perda fetal considerado para a amniocentese realizada antes de 14 semanas.

■ Fetoscopia

Como considerado anteriormente, a fetoscopia tem sido gradativamente reintroduzida na prática da medicina fetal, ocasionalmente para diagnóstico e, frequentemente, para procedimentos cirúrgicos na placenta, cordão, membranas e também no feto, sob a denominação de cirurgia fetal minimamente invasiva. Portanto, consideraremos aqui somente a fetoscopia cirúrgica ou fetal minimamente invasiva.

Indicações

■ Síndrome de transfusão feto-fetal (STFF)

O diagnóstico e a conduta nas complicações obstétricas da gestação gemelar se constituem em grandes desafios para aqueles que se propõem a acompanhá-las, que demanda desde o aconselhamento dos pais até condutas intervencionistas por médicos experientes. Os objetivos do diagnóstico pré-natal na gestação gemelar são os mesmos da gestação única: identificar anormalidades e complicações que possam alterar a conduta durante a gestação e o parto, e identificar aqueles fetos que possam se beneficiar do tratamento intraútero ou neonatal precoce (Lewi *et al.*, 2005).

A gemelidade ocorre em uma para cada 90 gestações, das quais 30% são monozigóticas e 70% dizigóticas. Dois terços das gestações monozigóticas são monocoriônicas e podem ser acometidas, em 15% das vezes, pela síndrome da transfusão feto-fetal (STFF) (Lyerly *et al.*, 2001).

Na síndrome de transfusão feto-fetal, ambos os fetos apresentam morfologia normal, e a fisiopatologia da doença está relacionada com anastomoses vasculares entre as circulações destes fetos na placa corial. Alterações hemodinâmicas complexas produzem desequilíbrio entre as circulações fetais, levando à transfusão sanguínea de um dos fetos (doador) em direção ao outro (receptor).

A STFF é diagnosticada pela ultrassonografia por identificação de oligodrâmnia na bolsa amniótica do feto doador e poli-hidrâmnia na bolsa do receptor. A mortalidade perinatal associada a esta síndrome está em torno de 90% na ausência de tratamento (Quintero *et al.*, 2002; Quintero *et al.*, 2006). Morte fetal, parto prematuro e ruptura prematura das membranas são as principais complicações dos tratamentos disponíveis para a STFF. A publicação do estudo randomizado da EUROFETUS demonstrou que, antes de 26 semanas de gestação, a coagulação a *laser* apresenta melhores resultados quando comparada com a amniodrenagem seriada, no que diz respeito à sobrevivência de pelo menos um dos fetos e a sobrevida sem sequelas em até 6 meses de vida (Roberts *et al.*, 2008). Além disso, uma revisão da Medline Embase e outra da Cochrane Library também relataram melhores resultados da terapia com *laser* relativos à morbidade neurológica (Robinson, 2006).

O objetivo principal da coagulação a *laser* dos vasos da placa corial é a interrupção das anastomoses responsáveis pelo processo de transfusão. A utilização desta técnica resultará em "duas circulações placentárias distintas" no caso da sobrevivência de ambos os fetos, ou na "proteção" da exsanguinação do feto sobrevivente em caso de óbito de um deles.

O critério de seleção para a cirurgia a *laser* é a idade gestacional inferior a 26 semanas, diagnóstico ultrassonográfico de monocorionicidade no primeiro trimestre, poli-hidrâmnio no saco amniótico dos receptos (maior bolsão vertical igual ou maior que 8 cm antes de 20 semanas, ou a 10 cm após esta idade gestacional) associado à oligoidrâmnio na bolsa do doador (maior bolsão vertical igual ou menor que 2 cm).

Técnica

Anestesia local com xilocaína sem adrenalina é injetada até o miométrio. Uma cânula 10 Fr para cateterismo venoso central, associado a um trocarte, é introduzida por via percutânea, na bolsa do receptor, sob a orientação contínua do ultrassom. O fetoscópio de 2 mm é usado em uma bainha reta ou curva para cirurgia em placenta posterior ou anterior, respectivamente, introduzida por meio de um trocarte. A bainha tem também um canal de trabalho por onde se insere a fibra de *laser*.

A introdução é perpendicular ao eixo longitudinal do feto doador, ao longo de uma linha imaginária entre as duas inserções do cordão, promovendo uma melhor oportunidade de visão das anastomoses. A placenta deve ser visualizada diretamente e todas as anastomoses identificadas. O cirurgião usa como ponto de referência a membrana que separa os fetos. Examina-se, então, sistematicamente a placa corial ao longo da inserção da membrana que separa os gêmeos, de uma borda a outra da placenta, buscando a identificação das anastomoses arteriovenosas. Todos os vasos que cruzam a membrana devem ser seguidos até a sua origem.

As anastomoses profundas são, então, coaguladas, utilizando uma fibra de 400-600 μm de diâmetro para o Nd: YAG com potência de 60-70 W, que é introduzida ao longo do canal de trabalho da bainha operatória. Outra opção é a fibra de 600 μm para *laser* diodo com potência de 40-50 W. A coagulação a *laser* das anastomoses deve ser feita de maneira seletiva, mantendo-se intactos os vasos normais (11). A amniodrenagem conclui o procedimento, não devendo ultrapassar 3.000 mL. Não há consenso sobre o uso de antibióticos profiláticos ou tocolíticos, mas um esquema sugerido é a profilaxia antibiótica com cefazolina 2 g endovenosa, uma hora antes da cirurgia, associada à tocólise, também profilática, com supositório de indometacina (100 mg) e à sedação com flunitrazepan oral.

O acompanhamento deve ser feito em ambiente hospitalar nas primeiras 48 horas que se seguem à cirurgia, por avaliação ultrassonográfica do comprimento do colo uterino, vitalidade dos fetos e volume de líquido amniótico; e pelo Doppler, para avaliação da velocidade máxima da artéria cerebral média, do fluxo na artéria umbilical e no ducto venoso. Após a alta hospitalar o acompanhamento deve ser mantido semanalmente, buscando-se a identificação de anemia ou policitemia dos fetos ou a morte de um deles. No caso de anemia fetal pós-*laser*, mais comum no feto receptor, deve-se proceder à transfusão intrauterina. A gestação deve ser interrompida com 34 semanas de gestação por cesariana.

■ Síndrome do Gêmeo Acárdico (TRAP)

Uma complicação menos comum das gestações monocoriônias é o gêmeo acárdico ou *twin reversed arterial perfusion sequence (TRAP)*, cuja ocorrência está em torno de 1% das gestações monozigóticas ou um em 35.000 nascimentos (Quintero *et al.*, 2006). O mecanismo fisiopatológico responsável pela formação do gêmeo acárdico não está completamente elucidado. A principal hipótese é que ocorra a perfusão do sangue de um feto ("bomba") na direção do outro hemodinamicamente mal compensado (acárdico) através de anastomoses arterioarteriais e venovenosas. O feto acárdico é perfundido retrogradamente por sangue não oxigenado do feto "bomba", ocorrendo, então, todo o espectro de anomalias, geralmente letais, que caracterizam a patologia (acardia, acefalia, anormalidades graves na parte superior do corpo, redução variável dos membros e órgãos, e edema do tecido conectivo). O feto bomba é estruturalmente normal, entretanto, a conduta expectante está associada à mortalidade perinatal deste, em 50 a 75% dos casos.

Cirurgia fetal

O objetivo principal do tratamento cirúrgico fetal é a interrupção da circulação do feto acárdico. As principais técnicas estão listadas a seguir:

1. **Ligadura do cordão umbilical com fio:** consiste na inserção de trocarte de 3,5 mm na cavidade uterina, preferencialmente no saco amniótico do acárdico, com posterior introdução do fio para ligadura (Vicryl 3-0). O fio deve ser passado em torno do cordão umbilical do acárdico, próximo da inserção abdominal, e então realizada a ligadura. Este procedimento pode ser feito sob guia fetoscópica ou ultrassonográfica (Senat *et al.*, 2004).
2. **Ligadura do cordão com pinça bipolar:** consiste na eletrocoagulação do cordão umbilical do acárdico com pinça bipolar, sob guia ultrassonográfico. A principal limitação da técnica é a espessura do cordão.
3. **Oclusão do cordão por fotocoagulação:** coagulação dos vasos do cordão umbilical do acárdico com *laser*, sob guia endoscópica (Yamamoto & Ville, 2005).
4. **Ligadura e secção do cordão umbilical:** após a ligadura do cordão do acárdico com fio cirúrgico, este é seccionado a *laser* ou com tesoura endoscópica. Esta técnica foi desenvolvida para ser utilizada preferencialmente nas gestações monoamnióticas, visando a evitar o embaralhamento dos cordões (Yamamoto & Ville, 2006).
5. **Coagulação das anastomoses arterioarteriais e venovenosas:** consiste na utilização do *laser* para coagulação das anastomoses na placa corial. Esta técnica está indicada nos casos de fácil identificação das anastomoses e na impossibilidade de acesso ao cordão do acárdico. Inicialmente são coaguladas as anastomoses arterioarteriais e a seguir as venovenosas (Grosfeld).
6. **Obliteração da circulação com álcool absoluto:** consiste na injeção de álcool absoluto na circulação do acárdico sob guia ultrassonográfico. Esta técnica tem demonstrado taxa de sobrevida em torno de 45%, o que a coloca em segundo plano quando comparada com as demais.

Alguns casos de gêmeo acárdico podem apresentar oclusão espontânea do cordão umbilical, o que permitiria considerar a conduta expectante, entretanto as taxas de sobrevivência das técnicas cirúrgicas (de aproximadamente 75%) são bem superiores quando comparadas com as obtidas com a conduta conservadora.

■ Obstrução baixa do trato urinário

A obstrução baixa do trato urinário fetal (OBTU) comumente cursa com hidronefrose grave, displasia renal, hidroureter e adrâmnia, estando associada a elevadas taxas de mortalidade perinatal, geralmente secundárias à hipoplasia pulmonar e à própria deterioração da função renal. Dentre os nascidos vivos, a função renal estará prejudicada em cerca de 50% (Harrison, 1981). Na tentativa de não permitir a evolução desfavorável desta patologia, inicialmente foi tentada a realização de cistostomia a "céu aberto", cujos resultados foram desencorajadores. A proposta da aplicação de *shunt*s, pela via transcutânea guiada por ultrassom, parecia o caminho mais lógico para reduzir a morbidade materna, melhorando o prognóstico fetal neonatal. Os resultados publicados demonstraram grande variedade nas taxas de sucesso, bem como no do acompanhamento a longo prazo. Apresentada inicialmente por Quintero *et al.*, 1995, a cistoscopia fetal transabdominal teria como vantagens melhorar a acurácia do diagnóstico e propor uma nova modalidade de tratamento para a OBTU. Entretanto, somente pequenas séries ou relatos de casos estão publicados, não permitindo ainda uma real avaliação das vantagens desta técnica para a terapia da OBTU (Welsh *et al.*, 2003; Ruano *et al.*, 2010). Os principais critérios de inclusão para o tratamento fetal por cistoscopia estão listados no Quadro 13-3.

■ Técnica e aparelhagem

A cistoscopia fetal é praticada segundo a rotina apresentada a seguir (Ruano *et al.*, 2010):

1. Anestesia materna – epidural.
2. Anestesia fetal – fentanil (15 µg/kg) e pancurônio (2 mg/kg), sempre guiada por ultrassom, com agulha 22 G, intravascular (idade gestacional ≥ 24 semanas) ou intramuscular (idade gestacional < 24 semanas).
3. Cânula curva com 2,2 mm com 3 canais de trabalho: um canal com 1,1 mm de diâmetro para o fetoscópio, um canal com 1,0 mm e um canal com 0,5 mm para infusão de líquidos.
4. Introdução da cânula curva pelo abdome materno, parede uterina, cavidade amniótica até a bexiga fetal, sob guia ultrassonográfica.

Quadro 13-3 Critérios de inclusão para o tratamento fetal da OBTU por cistoscopia

1. Gestações únicas
2. OBTU grave
   a. Bexiga dilatada com aumento da espessura da parede (megabexiga)
   b. Dilatação da uretra (*keyhole sign* – sinal do buraco da fechadura)
   c. Hidroureter bilateral
   d. Hidronefrose bilateral
3. Ausência de outras malformações fetais ao ultrassom
4. Ausência de anomalias estruturais cardíacas na ecocardiografia fetal
5. Adramnia (ausência de líquido amniótico)
6. Idade gestacional < 26 semanas
7. Cariótipo fetal normal
8. Análise da urina fetal favorável, com amostra obtida da pelve renal menos dilatada, por meio de punção com agulha de 22 G, guiada por ultrassom, entre 2 e 3 dias antes do procedimento
   a. Sódio < 100 mEq/L
   b. Cloro < 90 mEq/L
   c. Osmolaridade < 210 mEq/L

5. O fetoscópio de 1,0 mm de diâmetro e 20 cm de comprimento (11 510 A, Karl Storz, Alemanha) é inserido na cânula e, após emergir na bexiga fetal, ganha a direção da uretra proximal dilatada.
6. Após a identificação da válvula de uretra posterior (VUP), uma fibra óptica de 600 µm para condução do *laser* é introduzida no segundo canal de trabalho.
7. A fulguração da válvula é realizada com disparos de *laser* pulsado Nd:YAG, utilizando 30 W de potência e 100 Joules (SmartEpil, DEKA, Florença, Itália).
8. Para evitar danos a tecidos periféricos, os disparos são realizados sempre após tocar gentilmente a válvula com a fibra óptica.
9. O procedimento é considerado completo quando se observa o esvaziamento da cavidade vesical do feto por ultrassom, e o *power* Doppler confirma a passagem de urina da bexiga para a cavidade amniótica.
10. Quando a atresia uretral é diagnóstica durante a cistoscopia, a fulguração a *laser* é suspensa, e o procedimento, encerrado.

O acompanhamento fetal é realizado através de ultrassonografias seriadas, realizadas semanalmente, para a avaliação do índice do líquido amniótico, tamanho da bexiga e do grau de hidronefrose. Nova amostra de urina colhida da pelve do rim que apresenta menor comprometimento é analisada com 26 semanas e comparada com a amostra pré-tratamento. Um novo aconselhamento para os pais pode, então, ser realizado, tendo por base a função renal. Nos primeiros 6 a 12 meses do período pós-natal, todos os fetos devem ser avaliados por uma equipe de urologistas pediátricos, realizando cistoscopia para eventual remoção de tecido valvular remanescente e avaliação da função renal pela dosagem seriada da creatinina sérica.

Ruano *et al.*, em 2010, apresentaram os resultados do acompanhamento pós-natal de 23 fetos elegíveis para tratamento da VUP através da fulguração a *laser*. Onze fetos foram submetidos ao procedimento e em 12 gestações, os pais optaram por uma conduta expectante. No grupo tratado, 4 fetos apresentaram suspeita de atresia de uretra durante o procedimento, que foi confirmada em exame de autópsia. Nos 7 fetos submetidos à fulguração a *laser*, a cistoscopia pós-natal ou a autópsia confirmaram a fulguração parcial da VUP. Cinco fetos apresentaram normalização do volume do líquido amniótico no 4º dia pós-fulguração e nasceram com a função renal preservada. Uma gestação foi interrompida após a manutenção da oligodrâmnia mesmo com a análise da urina normal. A autópsia mostrou grave hidronefrose sem sinais de displasia renal. Este grupo apresentou ainda um óbito neonatal, com diagnóstico de hipoplasia pulmonar e disfunção renal. Entre os 12 fetos não tratados, 4 apresentaram atresia uretral e 3 gestações foram interrompidas. Oito fetos morreram imediatamente após o parto, com diagnóstico de hipoplasia pulmonar e disfunção renal grave. Somente 1 feto deste grupo sobreviveu com função renal preservada, apresentando, durante exame de ultrassonografia realizado com 29 semanas de idade gestacional, esvaziamento espontâneo da bexiga, redução da hidronefrose e normalização do líquido amniótico.

Os resultados apresentados neste trabalho estão alinhados com outras publicações recentes, indicando que a cistoscopia fetal transcutânea com fulguração a *laser* da VUP pode ser uma alternativa promissora no tratamento da OBTU, melhorando o prognóstico perinatal. Estudos randomizados controlados serão necessários para confirmar estes resultados.

Oclusão traqueal

Durante a gestação, inúmeras são as condições clínicas que podem afetar o adequado desenvolvimento dos pulmões fetais e, por conseguinte, comprometer sua expansibilidade após o nascimento. Dentre elas merece menção uma gama variada de anomalias do produto conceptual, tais como as displasias esqueléticas, a doença pulmonar cística, os derrames pleurais, os tumores mediastinais e a hérnia diafragmática congênita (HDC) (Cortes & Farmer, 2004; Flake, 2001).

Descrita por Bochdaleck em 1848, a HDC ocorre por um defeito no forame posterolateral do diafragma, pelo qual vísceras abdominais passam para o interior do tórax (Fowler et al., 2002). As vísceras abdominais na cavidade torácica se comportam como uma lesão expansiva, impedindo o adequado crescimento e maturação dos pulmões. Dessa forma, os pulmões encontram-se diminuídos, sendo o ipsolateral ao defeito diafragmático o mais afetado. As ramificações brônquicas, o número de alvéolos e o desenvolvimento arterial pulmonar também são comprometidos. De etiologia pouco conhecida, a incidência da HDC varia de 1/2.500 a 1/5.000 nascidos vivos. Oitenta e quatro por cento das lesões são do lado esquerdo do diafragma, 13% são do lado direito, e 3% são bilaterais. Em cerca da metade dos casos são encontradas outras anomalias estruturais associadas, anomalias cromossômicas ou síndromes gênicas, sendo a taxa de mortalidade neste grupo próxima a 100%.[6] Considerando-se somente os casos com HDC isolada, as taxas de sobrevida neonatais variam de 60 a 70%. Esta alta mortalidade pode ser atribuída à hipoplasia e à hipertensão pulmonar, que são acompanhadas por imaturidade tecidual, bioquímica e estrutural do órgão.

As possibilidades terapêuticas para os casos de HDC consistem em tratamentos pré-, peri e pós-natais, sendo que a cirurgia pós-natal conta com uma sobrevida que varia de 50 a 92%. Há que se mencionar também o tratamento farmacológico para a hipertensão pulmonar, a terapia com oscilação de alta frequência, a oxigenação por membrana extracorpórea (ECMO) e a terapia com surfactante.

Atualmente, técnicas promissoras têm sido desenvolvidas, com o objetivo de melhorar o prognóstico pós-natal para fetos portadores de HDC. Dentre elas pode ser citada a cirurgia fetal para traqueoclusão (TO), que tem como objetivo promover o crescimento pulmonar intraútero.

A introdução da TO na clínica cirúrgica fetal ocorreu no final da década de 1990, motivada pela observação de que fetos com atresia/estenose de traqueia e/ou laringe (CHAOS = *Congenital High Airway Obstruction Syndrome* – Síndrome da obstrução congênita das vias aéreas superiores) apresentavam intensa distensão pulmonar, provavelmente ocasionada por acúmulo de fluido produzido no interior do órgão, e que não podia ser eliminado para a cavidade amniótica. Inicialmente, foi proposto o clampeamento traqueal fetal por exteriorização de sua região cervical por histerotomia. Foram realizadas 15 cirurgias deste tipo na Filadélfia (EUA), tendo sido as respostas de crescimento pulmonar variadas e a sobrevida de 33%. Na mesma época, na Universidade da Califórnia em São Francisco (EUA) foi proposta a TO por via laparoscópica. Os resultados obtidos com esta via de acesso foram mais encorajadores, tendo a sobrevida neonatal atingido 75%.

Durante este período, na Europa, outro grupo trabalhava no desenvolvimento de uma técnica percutânea, endoscópica, para oclusão reversível da traqueia fetal. A fetoscopia já havia encontrado boa aceitação no continente europeu, principalmente para o tratamento da síndrome da transfusão feto-fetal grave. Inicialmente, foram realizados estudos com ovelhas, para a utilização de um balão destacável, inserido e posicionado por endoscopia na traqueia fetal. O balão, que se adaptava facilmente ao crescimento traqueal, podia ser retirado ainda na vida intrauterina, sem danificar a via aérea e evitava rupturas e outros tipos de lesões no pescoço. Em 2001 teve início um programa para TO de fetos em humanos com a utilização deste balão, que seria instalado por fetoscopia, num procedimento que passou a ser chamado de FETO (*Fetoscopic endotracheal occlusion* – Oclusão endotraqueal fetoscópica). Os critérios de inclusão para o estudo envolviam fetos com HDC isolada, apresentando herniação hepática no tórax e relação pulmão/cabeça (RPC) menor do que um, características relacionadas com taxas de sobrevida pós-natais inferiores a 9% nos casos acompanhados de forma expectante durante a gravidez. O cálculo da RPC, descrito pela primeira vez por Metkus et al., 1996, foi obtido pela divisão da área do pulmão fetal contralateral à HDC (medida em mm^2, em corte transversal do tórax contendo as quatro câmaras cardíacas) pela circunferência craniana (em mm). A identificação ultrassonográfica da herniação hepática no tórax fetal e a medida da área do pulmão contralateral à HDC para obtenção da RPC estão representadas na Figura 13-1.

Recentemente, foram apresentadas os resultados obtidos com o uso da técnica mencionada (FETO) em 210 fetos portadores de HDC grave. A sobrevida com alta do berçário foi de 49% quando a HDC era à esquerda, e 38% quando à direita. Em toda a amostra não foram observadas complicações maternas

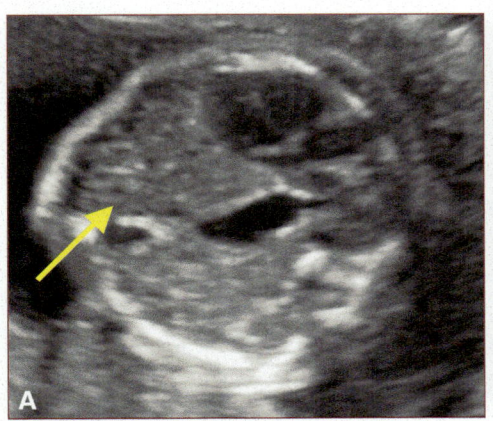

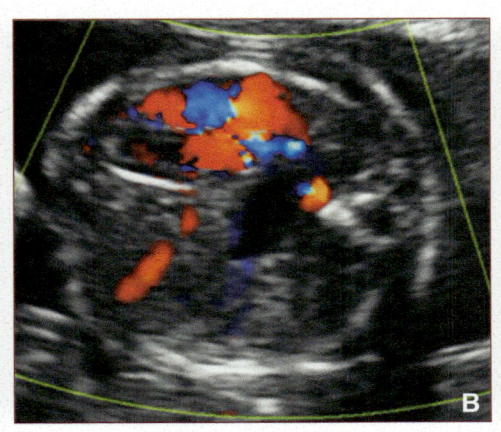

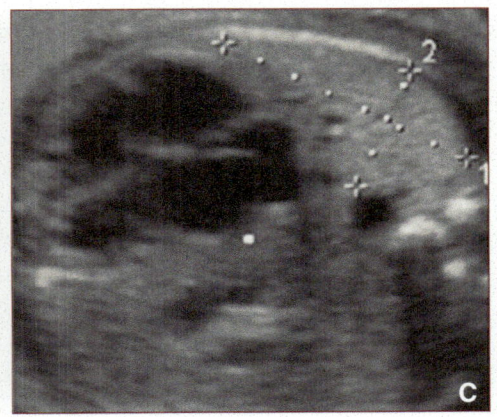

Fig. 13-1
Cortes ultrassonográficos transversais do tórax fetal. (**A**) Seta amarela identifica lobo hepático herniado no tórax, com deslocamento posterior do estômago. (**B**) Doppler colorido usado para visualização dos vasos hepáticos. (**C**) Medida da área pulmonar contralateral à HDC, como inicialmente proposto por Metkus et al., 1996.

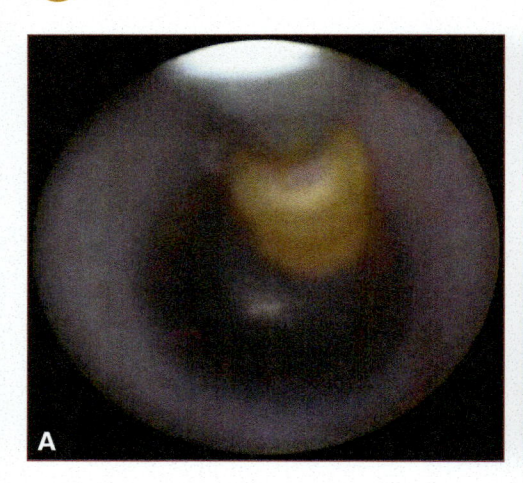

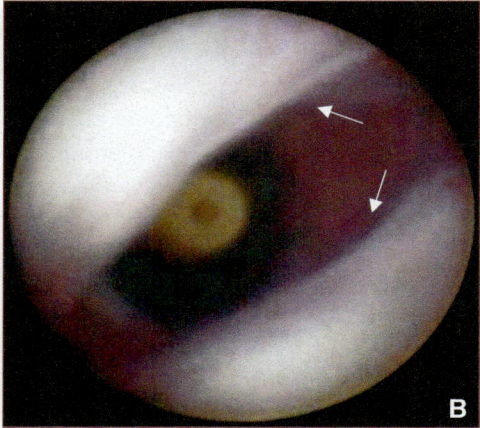

Fig. 13-2
Fotos de procedimento endoscópico realizado no CAISM (Centro de Atenção Integral à Saúde da Mulher), UNICAMP (Universidade Estadual de Campinas), para oclusão traqueal fetal. (**A**) Balão posicionado na traqueia fetal, sendo inflado com solução salina. (**B**) Balão inflado e destacado do cateter. As setas indicam as pregas vocais.

graves e a intercorrência mais frequente foi a ruptura prematura pré-termo de membranas, que ocorreu em 47% dos casos. A Figura 13-2 expõe imagens obtidas por via endoscópica durante a instalação do balão traqueal.

Fayoux *et al.*, 2010, publicaram os resultados de laringoscopias realizadas em 7 recém-nascidos submetidos à TO entre 26 e 29 semanas de idade gestacional, encontrando traqueomalacia, alargamento da traqueia, em 6 casos. Dois recém-nascidos faleceram no período neonatal, com 13 e 18 dias de vida, e um óbito ocorreu após 10 meses de vida. Entre os 4 bebês sobreviventes, 3 receberam alta para a residência entre o 5º e o 37º dias de vida, e 1 continuava internado após 3 meses de nascido, necessitando de intubações recorrentes, quando do envio do trabalho para publicação.

■ Mielomeningocele

Disrafismo é um defeito no desenvolvimento do tubo neural, que se manifesta como uma falha na fusão completa dos arcos vertebrais da coluna espinhal, levando a um crescimento displásico da medula e das meninges. Dentre as várias formas de apresentação, encontram-se a espinha bífida, a meningocele e a mielomeningocele (MMC). Na MMC com a exposição de elementos neurais no líquido amniótico existe um desenvolvimento defeituoso da medula espinal, mielodisplasia e, secundariamente, a possibilidade de erosão e necrose da região exposta, acelerada pelo trauma mecânico e contato com o líquido amniótico, acarretando o comprometimento destes tecidos durante a gravidez. A associação da MMC com uma malformação óssea da fossa posterior, Arnold-Chiari (AC), que se caracteriza pela herniação permanente do bulbo e do cerebelo através do forame magno, pode levar à dilatação dos ventrículos cerebrais, hidrocefalia, que agrava a evolução perinatal (Sbragia, 2010). Como consequência, no período pós-natal, o concepto pode apresentar importantes sequelas motoras, deformidades esqueléticas, incontinência vesical e intestinal, além de deficiências cognitivas para o resto da vida. Com incidência de 1 caso para 1.000 nascidos vivos, a MMC pode ser suspeitada ou diagnosticada pela ultrassonografia após a 16ª semana de gestação, complementando o estudo com a ressonância magnética após a 24ª semana. Nos últimos 20 anos, a cirurgia pós-natal pouco evoluiu, tendo, como objetivo, recobrir o tecido espinhal exposto, evitando a infecção, e tratar a hidrocefalia com a colocação de derivações ventriculoperitoneais. Atualmente existem registros de cerca de 400 cirurgias fetais realizadas intraútero em todo o mundo, para o reparo da MMC, utilizando técnicas de microcirurgia a "céu aberto" e endoscópicas, com resultados desanimadores. Alguns estudos observacionais mostraram que a cirurgia pode diminuir a incidência e a gravidade dos sintomas relacionados com o dano neurológico associado a esta doença (Danzer *et al.*, 2008). Um ensaio prospectivo randomizado está sendo financiado pelo *National Institute of Health* dos Estados Unidos, em 3 centros de referência, denominado *Management of Myelomeningocele Study* (MOMS), com o objetivo primário de observar a mortalidade ou a necessidade de derivação ventriculoperitoneal durante o primeiro ano de vida, e com objetivo secundário de observar o desenvolvimento neurológico até 2 anos de idade. Deverão ser recrutadas 200 pacientes e os resultados materno-fetais, controlados. Uma proposta interessante foi apresentada por Kohl *et al.*, 2009, utilizando a fetoscopia percutânea para a aplicação de um *patch* sobre a lesão espinhal, em dois fetos com lesão em L-5. Ambos os conceptos não necessitaram de neurocirurgia pós-natal para o fechamento da MMC, reverteram a herniação bulbar, preservaram os movimentos de membros inferiores além de apresentarem função intestinal e vesical satisfatórias. Um dos fetos necessitou de derivação ventriculoperitoneal.

■ Outras indicações

A síndrome da banda amniótica (SBA) caracteriza um grupo de anomalias congênitas causadas por "bandas" do âmnio que aderem a estruturas fetais. As anomalias resultam de aderências ou constrições nas partes fetais acometidas: edema dos dedos das mãos e pés, amputação de membros e defeitos graves da face, coluna, cordão umbilical e paredes abdominal e torácica. Só existe indicação de abordagem fetal quando a brida "estrangula" alguma extremidade fetal ou o cordão umbilical. Nestes casos observa-se edema dos dedos da mão ou do pé, a isquemia progressiva pode lavar à amputação de membro. A lise de banda amniótica por fetoscopia na tentativa de impedir a amputação de um membro fetal foi descrita por Quintero, em 1997.

O corioangioma placentário é um tumor geralmente benigno (hamartoma) originado dos vasos placentários. Os tumores grandes, acima 4-5 cm, podem levar à poli-hidrâmnia, anemia, insuficiência cardíaca, hidropisia fetal e ao crescimento intrauterino retardado. A intervenção fetal está indicada quando ocorrem sinais de insuficiência cardíaca congestiva no feto. O objetivo é fazer cessar o fluxo sanguíneo dentro do tumor pela coagulação dos vasos placentários que o irrigam pela fetoscopia.

O teratoma sacrococcígeo é um tumor originário de folhetos embrionários ou células germinativas que se localizam, na maior parte das vezes, na região sacral. A intervenção intrauterina está indicada nos casos de hidropisia fetal abaixo de 32 semanas. O principal objetivo é corrigir o estado de alto débito fetal, sendo que a principal alternativa é a oclusão dos vasos superficiais do tumor com *laser* através de fetoscopia (Hecher, 1996).

REFERÊNCIAS BIBLIOGRÁFICAS

Ahmad G, Duffy JM, Phillips K et al. Laparoscopic entry techniques. *Cochrane Reviews* 2008, Issue 2. Art Nº CD 006583.

Bhavani-Shankar K, Steinbrook RA, Brooks DC et al. Arterial to end-tidal carbon dioxide pressure difference during laparoscopic surgery in pregnancy. *Anesthesiol* 2000;93:370-73.

Corneille MG, Gallup MM, Bening T et al. The use of laparoscopic surgery in pregnancy: evaluation of safety and efficacy. *A J Surgery* 2010;200:363-67.

Cortes RA, Farmer DL. Recent advances in fetal surgery. *Semin Perinatol* 2004;28:199-211.

Ahmad G, Duffy JM, Phillips K et al. Laparascopic entry tecniques. *Cochrane Database Syst Rev* 2008;2:CD006583.

Deprest JA, Flake AW, Gratacos E et al. The making of of fetal surgery. *Prenat Diagn* 2010;30:653-67.

Fayoux P, Hosana G, Devisme L et al. Neonatal tracheal changes following in utero fetoscopic balloon tracheal occlusion in severe congenital diaphragmatic hernia. *J Pediatr Surg* 2010;45:687-92.

Flake AW. Prenatal intervention: ethical considerations for life-threatening and non-life-threatening anomalies. *Semin Pediatr Surg* 2001;10:212-21.

Fowler SF, Sydorak RM, Albanese CT et al. Fetal endoscopic surgery: lessons learned and trends reviewed. *J Pediatr Surg* 2002;37:1700-2.

Friedman JD, Ramsey PS, Ramin KD et al. Pneumoamnion and pregnancy loss after second-trimester laparoscopic surgery. *Obstet Gynecol* 2002;99:512-13.

Harrison MR, Filly RA, Golbus MS et al. Fetal treatment. *N England J Med* 1982;307:1651-52.

Harrison MR, Golbus MS, Filly RA. Management of the fetus with a correctable congenital defects. *JAMA* 1981;246:774-77.

Jackson H, Granger S, Price R et al. Diagnosis and laparoscopic treatment of surgical diseases during pregnancy: an evidence-based review. *Surg Endosc* 2008;22:1917-27.

Kilpatrick CC, Monga M. Approach to the acute abdomen in pregnancy. *Obstet Gynecol Clin N Am* 2007;34:389-402.

Kohl T, Tchatcheva K, Merz W et al. Percutaneous fetoscopic patch closure of human spina bifida apreta: advances in fetal surgical techniques may obviate the need for early postnatal neurosurgical intervention. *Surg Endosc* 2009;23(4):890-95.

Lewi L, Jani J, Deprest J. Invasive antenatal interventions in complicated multiple pregnancies. *Obstet Gynecol Clin North Am* 2005;32(1):105-26.

Lyerly AD, Gates EA, Cefalo RC. Toward the ethical evaluation and use of maternal-fetal surgery. *Obstet Gynecol* 2001;98:689-97.

Mathevet P, Nessah K, Dargent D. Laparoscopic management of adnexal masses in pregnancy: a case series. *Eur J Obstet Gynecol Reprod Biol* 2003;108:217-22.

Metkus AP, Filly RA, Stringer MD et al. Sonographic predictor of survival in fetal diaphragmatic hernia. *J Pediatr Surg* 1996;31:148-51.

Mishra RK. *History of minimal access surgery*. 2 Nov 2008. Disponível em: http://www.laparoscopyhospital.com/history_of_laparoscopy.htm. Accesso em: Feb 2009.

Molloy D, Kaloo PD, Cooper M et al. Laparoscopic entry: a literature review and analysis of techniques and complications of primary port entry. *Aust N Z J Obstet Gynecol* 2002;42(3):246-54.

Moore A, Umstad MP, Stewart M et al. Prognosis of congenital diaphragmatic hernia. *Aust N Z J Obstet Gynaecol* 1998;38(1):16-21.

Moore RD, Smith WG. Laparoscopic management of adnexal masses in pregnant women. *J Reprod Med* 1999;44:97-100.

Nezhat C, Nezhat F, Seidman DS et al. Incisional hernias after operative laparoscopy. *J Laparoendosc Adv Surg Tech A* 1997;7:111-15.

O'Rourke N, Kodali BS. Laparoscopic surgery during pregnancy. *Curr Opin Anaesthesiol* 2006;19:254-59.

Quintero RA, Chmait RH, Murakoshi T et al. Surgical management of twin reversed arterial perfusion sequence. *Am J Obstet Gynecol* 2006;194:982-91.

Quintero RA, Hume R, Smith C et al. Percutaneos fetal cystoscopy and endoscopic fulguration of posterior urethral valves. *Am J Obstet Gynecol* 1995;172:206-9.

Quintero RA, Munoz H, Pommer R et al. Operative fetoscopy via telesurgery. *Ultrasound Obstet Gynecol* 2002;20:390-91.

Reedy MB, Kallen B, Kuehl TJ. Laparoscopy during pregnancy: a study of five fetal outcome parameters with use of the Swedish health registry. *Am J Obstet Gynecol* 1997;177:673-79.

Rizzo AG. Laparoscopic surgery in pregnancy: long-term follow-up. *J Laparoendosc Adv Surg Tech A* 2003;13:11-15.

Roberts D, Gates S, Kilby M et al. Interventions for twin-twin transfusion syndrome: a Cochrane review. *Ultrasound Obstet Gynecol* 2008;31:701-11.

Robinson MB. Frontiers in fetal surgery anesthesia. *Int Anesthesiol Clin* 2006;44:1-15.

Ruano R, Duarte S, Bunduki V et al. Fetal cystoscopy for severe lower urinary tract obstruction- initial experience of a single centre. *Prenat Diagn* 2010;30:30-39.

Sbragia L. Tratamento das malformações fetais intraútero. *Rev Bras Ginecol Obstet* 2010;32(1):47-54.

Senat MV, Deprest J, Boulvain M et al. Endoscopic laser surgery versus serial amnioreduction for severe twin-to-twin transfusion syndrome. *N Engl J Med* 2004;351:136-44.

Upadhyay A, Stanten S, Kazantsev G et al. Laparoscopic management of a nonobstetric emergency in the third trimester of pregnancy. *Surg Endosc* 2007;21:1344-48.

Walsh CA, Walsh SR. Laparoscopic appendectomy during pregnancy: an evidencebased review. *Surg Endosc* 2009;23:671.

Welsh A, Agarwal S, Kumar S et al. Fetal cystoscopy in the management of fetal obstructive urophaty: experience in a single European centre. *Prenat Diagn* 2003;23:1033-41.

Yamamoto M, Ville Y. Recent findings on laser treatment of twin-to-twin transfusion syndrome. *Curr Opin Obstet Gynecol* 2006;18:87-92.

Yamamoto M, Ville Y. Twin-to-twin transfusion syndrome: management options and outcomes. *Clin Obstet Gynecol* 2005;48:973-80.

Yuen PM, Ng PS, Leung PL et al. Outcome in laparoscopic management of persistent adnexal mass during the second trimester of pregnancy. *Surg Endosc* 2004;18(9):1354-57.

Yumi H. Guidelines for diagnosis, treatment, and use of laparoscopy for surgical problems during pregnancy. *Surg Endosc* 2008;22:849-61.

14 Suturas e Reconstruções Endoscópicas

Paulo Augusto Ayroza Galvão Ribeiro
Thiers Soares Raymundo
Armando Romeo

- **PRINCÍPIOS E ERGONOMIA DA SUTURA LAPAROSCÓPICA**
- **O QUE É SUTURA?**
- **MATERIAIS DE SUTURA**
  Fios
  Agulhas
- **INSTRUMENTOS PARA SUTURA LAPAROSCÓPICA**
  Trocartes
  Porta-agulhas e contraporta-agulhas
  Empurrador de nó
  Tesoura
- **TÉCNICAS DE INTRODUÇÃO E REMOÇÃO DA AGULHA DA CAVIDADE ABDOMINAL**
- **O PONTO**
- **PRINCÍPIO DO PARALELISMO DOS EIXOS DE SUTURA E O PLANO DA AGULHA: O PONTO IDEAL (FIG. 14-23)**
- **OS NÓS**
  Nó extracorpóreo
  Nó intracorpóreo
  A regra do gladiador e o princípio do paralelismo
  Técnica do paralelismo dos instrumentos
- **SUTURA MECÂNICA**
  Classificação
- **BIBLIOGRAFIA**

PRINCÍPIOS E ERGONOMIA DA SUTURA LAPAROSCÓPICA

Um dos pontos mais importantes a ser considerado por aqueles que pretendem expandir sua prática cirúrgica aos domínios da sutura laparoscópica é o estudo da ergonomia em cirurgia. Um cirurgião bem posicionado em relação à paciente e aos seus equipamentos e instrumentos pode transformar uma extensa sutura em um procedimento simples e prazeroso. O contrário também é verdadeiro, assim, um cirurgião, trabalhando com a mesa muito elevada e com instrumentos inseridos em punções malposicionadas, pode ver um ato cirúrgico de baixa complexidade se transformar em uma verdadeira batalha contra a ergonomia. Nestes casos os prejuízos são nítidos para toda a equipe cirúrgica e possivelmente para o resultado da intervenção proposta.

O cirurgião deve operar a uma altura mínima adequada para permitir que o ângulo do cotovelo (braço com antebraço) seja superior a 90°. Nunca esquecer que existem alguns fatores que causam a elevação natural da mesa durante o ato cirúrgico, e que a mesa deve ser baixa o suficiente para compensar a elevação da parede abdominal causada pelo pneumoperitônio e, posteriormente, pelo posicionamento da paciente em Trendelenburg. Há que se considerar, ainda, o comprimento dos instrumentos laparoscópicos que podem variam de 30 a 50 cm, dependendo do modelo e fabricante. Caso a mesa cirúrgica não abaixe o suficiente para deixar o cirurgião em uma posição ergonômica e confortável, o cirurgião não deve hesitar em utilizar os dispositivos adequados para a sua elevação em relação ao piso, como o "tablado", a "escadinha" ou até mesmo os dispositivos usados em academia para fazer ginástica (*step*).

Outro critério importante para a ergonomia é lembrar que aproximadamente 1/3 de seu instrumento de trabalho está para fora da cavidade abdominal e que qualquer pequeno movimento feito em suas mãos pode se traduzir em um grande movimento na ponta do instrumento de trabalho. Por esta razão as técnicas de sutura laparoscópica devem empregar movimentos de pequena amplitude, realizados apenas com as mãos e os dedos. Recomendamos evitar movimentos maiores como rotação do tronco ou dos braços, pois estes implicam em maior amplitude do gesto. Por fim, sugerimos que os braços estejam sempre bem relaxados e com os cotovelos apoiados junto ao tronco para aumentar a precisão dos gestos cirúrgicos.

O QUE É SUTURA?

Entende-se por sutura qualquer gesto cirúrgico, ponto e nó, destinado a aproximar as bordas de um tecido que tenha sofrido uma solução de continuidade de seus planos anatômicos. A aproximação dos tecidos feita pela sutura deve durar o tempo necessário ao desenvolvimento completo do processo cicatricial. Essa é a principal função da sutura cirúrgica.

Se buscarmos a essência da sutura encontraremos duas técnicas tradicionalmente empregadas:

- Pontos separados.
- Sutura contínua.

É claro que existem múltiplas variáveis destas técnicas que poderíamos descrever, mas para a realização da sutura laparoscópica básica e avançada basta a compreensão destes conceitos tradicionais.

Os pontos separados são realizados para aproximar as bordas da incisão, com pontos independentes posicionados de forma equidistante entre si. Os pontos separados podem ser simples, quando o único objetivo é aproximar o tecido, duplos (dois pontos simples com o mesmo fio e sem cortá-lo, habitualmente assumindo figuras de letra U ou X), quando além da aproximação há, também, um interesse especial com a hemostasia do tecido aproximado e, por fim, invertidos, quando há o interesse em invaginar o tecido ou o material de sutura (p. ex., em miomectomia para reduzir a formação de aderências).

Os pontos separados apresentam algumas vantagens sobre a sutura contínua: a) quando um nó se desfaz não há a deiscência total da incisão, pois os outros pontos podem manter a resistência; b) menor quantidade de fio em contato com o tecido; c) em caso de infecção o fio não está em contato com toda a incisão e por este motivo não é considerado um fator de disseminação bacteriana. Uma possível desvantagem atribuída à sutura com pontos separados é o maior tempo para a confecção da mesma.

A sutura contínua permite a aproximação das bordas da incisão com uma série ininterrupta de pontos usando o mesmo fio. A sutura contínua pode ser a de seguir uma linha sucessiva de pontos com nó no princípio e no fim, ou pode seguir o modelo circular, formando uma bolsa ("bolsa de tabaco") em que as duas pontas do fio confeccionam o nó ao final. Há, ainda, a modalidade de sutura contínua "ancorada", em que a cada passagem simples ou série de pontos, o fio é cruzado para conferir à sutura maior resistência e hemostasia. Dentre as vantagens da sutura contínua ressaltam-se a sua maior velocidade de confecção e a facilidade de manter a força tênsil durante a sutura. Como desvantagem deve-se mencionar que em caso de ruptura de um nó ou do fio, toda a sutura poderá se abrir, favorecendo a deiscência da incisão e, ainda, que em caso de infecção o fio poderá ser um fator de disseminação bacteriana ao longo da incisão.

MATERIAIS DE SUTURA

Os materiais tradicionalmente empregados para a sutura são agulhas e fios de diferentes modelos e composições. A seguir, enfocaremos as agulhas e fios de interesse especial para a sutura laparoscópica.

Fios

Grampos, adesivos biológicos e fios têm, em comum, o fato de serem utilizados com o objetivo de manter coaptadas as bordas de uma ferida cirúrgica, permitindo a efetivação do processo de cicatrização. São, portanto, definidos como materiais de sutura.

Inúmeros são os fios disponíveis atualmente, e cada um deles tem características próprias. De forma geral, os fios podem ser classificados de acordo com seu diâmetro, estrutura, absorção e material.

Quanto ao diâmetro dos fios, habitualmente emprega-se em nosso meio a classificação americana (United States Pharmacopeia – USP) que divide os fios de acordo com seu diâmetro em milímetros e confere a cada intervalo de diâmetro outra sigla (Quadro 14-1).

Com relação à estrutura física, os fios podem ser mono ou multifilamentados. Os multifilamentados podem, ainda, ser divididos em torcidos ou trançados. Muitas outras características como memória, capilaridade e força tênsil os definem, no entanto, o diâmetro e o fato de um fio ser absorvível ou não determinam na maioria das vezes a sua utilização.

Segundo a farmacopeia americana, a sutura absorvível é aquela que perde sua força tênsil em menos de 60 dias.

O Quadro 14-2 apresenta alguns fios absorvíveis com suas principais características.

Alguns fios denominados inabsorvíveis (perdem sua força tênsil em mais de 60 dias) são na realidade biodegradáveis e orgânicos, como a seda e o algodão. Outros, como o náilon, poliéster e polipropileno, fios sintéticos, normalmente provocam menor reação tecidual. O desenvolvimento da tecnologia dos polímeros trouxe avanços nessa área, e a tendência é que cada vez mais tenhamos disponíveis fios próximos ao ideal.

Uma das inovações mais recentes em termos de fio de sutura foi a introdução dos fios autoblocantes, com formato tipo "escama de peixe", que permitem ao fio se manter fixo ao tecido sem a necessidade da confecção de nós. Estes fios são tracionados em uma única direção e prometem reduzir o tempo cirúrgico, mantendo a mesma segurança dos fios existentes no mercado. Atual-

Quadro 14-1 Classificação dos fios de acordo com a Farmacopeia Europeia (CP) e a Farmacopeia Americana (USP)

Diâmetro em mm	European Pharmacopeia (EP)	United States Pharmacopeia (USP)	
		Fios Naturais Absorvíveis	Fios Sintéticos e Não Absorvíveis
–	–	–	12/0
00,010-0,019	0,1	–	11/0
0,020-0,019	0,2	–	10/0
0,030-0,019	0,3	–	9/0
0,040-0,019	0,4	–	8/0
0,050-0,019	0,5	–	7/0
0,070-0,019	0,7	7/0	6/0
0,100-0,019	1	6/0	5/0
0,150-0,019	1,5	5/0	4/0
0,200-0,019	2	4/0	3/0
0,250-0,019	2,5	3/0	2/0
0,300-0,019	3	2/0	0
0,400-0,019	4	0	1
0,500-0,019	5	1	2
0,600-0,019	6	2	3 e 4
0,700-0,019	7	3	5
0,800-0,019	8	4	6

Quadro 14-2 Principais fios absorvíveis e suas características

Fio	Nome Comercial	Característica	Resistência Tênsil	Tempo Médio de Absorção
Colágeno animal	Categute simples	Absorvível	0% em 2 a 3 semanas	30 dias
		Orgânico		
Colágeno animal com sais de cromo	Categute cromado	Absorvível	0% em 2 a 3 semanas	40 dias
		Orgânico		
Ácido poliglicoico	Dexon	Absorvível	50% em 2 a 3 semanas	80 dias
		Sintético		
		Multifilamentar		
Poliglactina	Vicryl	Absorvível	50% em 2 a 3 semanas	80 dias
		Sintético		
		Multifilamentar		
Polidioxanona	PDS	Absorvível	50% em 2 a 3 semanas	180 dias
		Sintético		
		Monofilamentar		
Poligliconato	Maxon	Absorvível	50% em 2 a 3 semanas	180 dias
		Sintético		
		Monofilamentar		

mente, temos dois tipos disponíveis no mercado: um modelo com uma agulha em cada extremidade e com escamas mudando de direção no meio do fio, e outro modelo com apenas uma agulha e um nó na outra extremidade para fixação do mesmo ao tecido. Há especificações destinadas para o uso em laparoscopia (PDO).

Agulhas

A agulha cirúrgica pode apresentar formas geométricas que variam de acordo com o emprego que será dado às mesmas. De forma geral são dois os formatos mais empregados: agulha reta ou curva, sendo agulhas curvas subdivididas em ½ círculo, ¼ de círculo, 3/8 de círculo e 5/8 de círculo. As agulhas também são classificadas de acordo com sua ponta (cônica e cortante) e o formato do corpo (cilíndrica, oval, triangular, hexagonal e outras). Essa última classificação se aplica para escolher o emprego da agulha-fio no tecido a ser suturado (p. ex., corpo triangular cortante necessário para tecido muito resistente como a pele) (Fig. 14-1).

As agulhas de ½ círculo, corpo cilíndrico e ponta cônica ou semicortante são as usadas com maior frequência em cirurgia ginecológica, no entanto, as agulhas retas e longas encontram excelente aplicação na fixação transparietal de estruturas como intestino e ovário, tendo como objetivo principal melhorar a apresentação do campo cirúrgico e liberar os instrumentos cirúrgicos para exercerem sua função primordial, quer seja tração, corte ou coagulação.

A escolha do tamanho da agulha em laparoscopia varia de acordo com o tipo de tecido, no entanto, os comprimentos usados com maior frequência variam de 25 a 40 mm. Em algumas situações, em especial na sutura de tecidos mais consistentes, recomenda-se a utilização de agulhas com ponta cortante e corpo cilíndrico (*taper cut*), pois elas penetram com maior facilidade nos tecidos e evitam o trauma tecidual excessivo.

INSTRUMENTOS PARA SUTURA LAPAROSCÓPICA

A escolha do instrumental adequado para a realização da sutura laparoscópica é tão importante quanto à indicação da cirurgia. O cirurgião cuidadoso deve inspecionar a montagem da mesa cirúrgica e orientar os profissionais em sala de cirurgia quanto aos seus instrumentos preferidos, antes mesmo do início da cirurgia. Este cuidado evitará desgastes durante a cirurgia e proporcionará ao cirurgião um ato cirúrgico menos estressante.

Trocartes

Os trocartes são os instrumentos laparoscópicos utilizados para introdução de diferentes instrumentos dentro da cavidade abdominal. Os trocartes de 6 mm permitem ao cirurgião realizar movimentos mais finos e precisos, e por esta razão habitualmente preferimos utilizar instrumentos de 5 mm introduzidos por meio de um trocarte de 6 mm. Por outro lado, os trocartes com maior diâmetro (11 ou 13 mm) permitem a introdução das agulhas com maior facilidade.

O dilema da escolha do diâmetro dos trocartes vai sempre estar presente no dia a dia dos cirurgiões e, para facilitar a escolha,

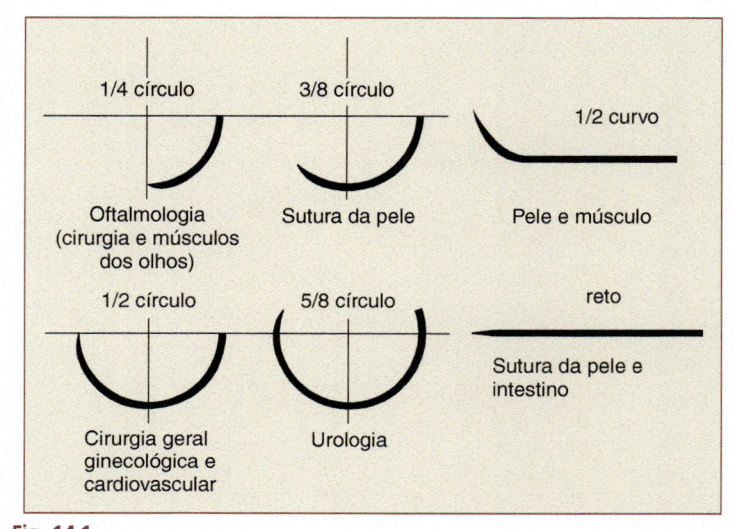

Fig. 14-1
Tipos de agulha.

- 1/4 círculo — Oftalmologia (cirurgia e músculos dos olhos)
- 3/8 círculo — Sutura da pele
- 1/2 curvo — Pele e músculo
- 1/2 círculo — Cirurgia geral ginecológica e cardiovascular
- 5/8 círculo — Urologia
- reto — Sutura da pele e intestino

sugerimos que em cirurgias com muita sutura, como nas cirurgias para correção de prolapso genital ou nas miomectomias, dá-se prioridade ao uso dos trocartes de 11 mm na punção central para facilitar a introdução e retirada das agulhas. Já nos procedimentos mais delicados, como cistorrafia ou enterorrafia, onde a precisão é imprescindível, sugerimos trabalhar com 3 punções auxiliares de 6 mm.

Para a realização de procedimentos microcirúrgicos, como anastomose tubária ou de ureter, pode-se optar pelo uso de porta-agulhas delicados de 3 mm inseridos através de trocartes de 3,9 mm ou de 6 mm com redutor.

Além da escolha do diâmetro dos trocartes outro ponto importante a ser observado pelos cirurgiões é o tipo de válvula que cada trocarte possui. Os trocartes multifuncionais, com válvula que se abre sobre a pressão do instrumento, podem causar maior perda do pneumoperitônio quando se realiza a sutura extracorpórea. Neste tipo de sutura, em razão da presença contínua dos fios dentro do trocarte até a confecção final dos nós, preferimos utilizar os trocartes descartáveis com válvulas de silicone bi ou tripartidas, pois estas dificultam a saída contínua do gás carbônico e mantém o pneumoperitônio mais constante.

Porta-agulhas e contraporta-agulhas

O porta-agulhas é o principal instrumento para a realização da sutura laparoscópica. Ele é o responsável pela apreensão da agulha, passagem e remoção da mesma pelo tecido e, finalmente, pela confecção dos nós.

Existem dezenas de modelos de porta-agulhas disponíveis no mercado que variam, essencialmente, no *design* da empunhadura (reta ou curva), no mecanismo de cremalheira utilizado para fechá-los, e no formato (reto ou curvo; curvatura simples ou dupla) e componentes de sua ponta (com vídeo ou não). No entanto, todos devem ser cômodos para manusear, robustos e leves ao mesmo tempo. Devem apreender a agulha com firmeza, porém sem deformá-la.

Algumas empresas optaram por um *design* variado de porta-agulha que endireita a agulha automaticamente com a ponta para cima, encurtando o tempo gasto nesta etapa de posicionamento da agulha sobre o porta-agulhas. A desvantagem destes porta-agulhas ditos "inteligentes", é que os mesmos não permitem a correção do ângulo de impacto da agulha sobre o tecido a ser suturado.

Na moderna laparoscopia, a utilização constante das duas mãos para dar pontos orienta a escolha de uma empunhadura reta, dita neutra. Esta empunhadura permite a utilização e a aplicação da sutura com ambas as mãos, mantendo e respeitando a ergonomia de trabalho em cada trocarte e aproveitando a possibilidade de reposicionar a agulha em fase de extração do tecido com uma rotação de 180 graus do instrumento. Ação esta considerada antiergonômica e de difícil realização com instrumentos de empunhadura curva.

No que se refere à ponta dos porta-agulhas temos preferência por instrumentos com ponta curva, pois estes facilitam atingir o ângulo adequado para sutura. A ponta curva para a direita ou para a esquerda ajuda a visualizar o posicionamento da agulha sobre o porta-agulha e facilita o ponto. No entanto, limitam a utilização com ambas as mãos.

Normalmente o porta-agulha curvo para a direita é utilizado na mão esquerda, enquanto o porta-agulhas curvo para a esquerda, na mão direita. Instrumentos com ponta reta penalizam a visualização da agulha, mas facilitam o uso por ambas as mãos. Existem porta-agulhas com ponta de dupla curvatura (à esquerda e a direita) e empunhadura reta para uso universal.

Recentemente, foi lançado no mercado um *set* de sutura em laparoscopia que permite todas as possibilidades de uso, composta de uma empunhadura reta fixa e três pontas diferentes que podem ser inseridas nessa empunhadura para se adaptar a qualquer tipo de sutura que o cirurgião tenha que enfrentar (Figs. 14-2 a 14-6).

O contraporta-agulhas, ou instrumento auxiliar de sutura, é um instrumento indispensável para a sutura precisa, pois auxilia nas manobras de posicionamento da agulha sobre o porta-agulhas, na passagem do ponto e na confecção do nó. Podem ser instrumentos normais de apreensão (menos recomendado pelo ris-

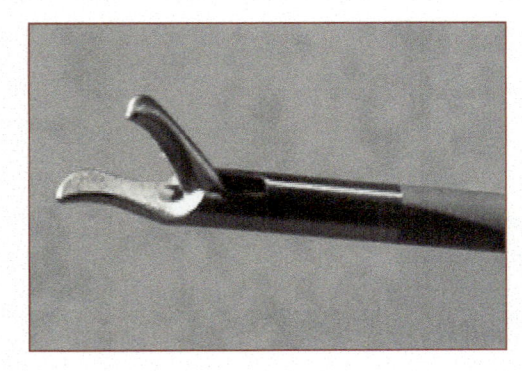

Fig. 14-2
Porta-agulhas com ponta de dupla curvatura, modelo Szabo-Berci.

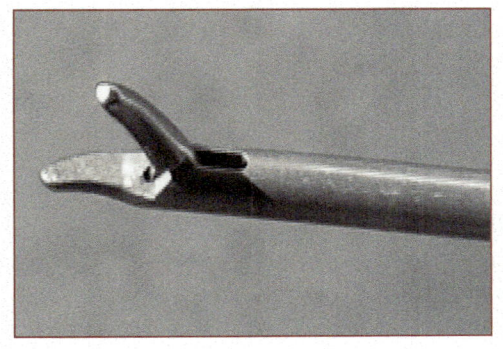

Fig. 14-3
Porta-agulhas com ponta curva tradicional, modelo Koh.

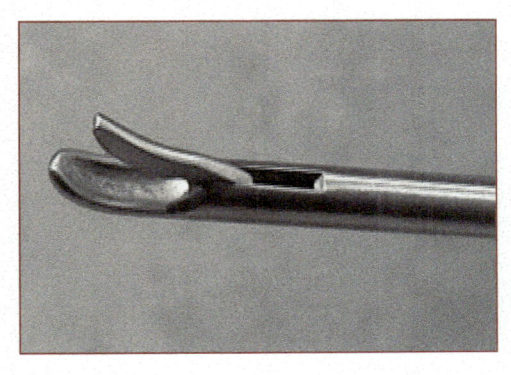

Fig. 14-4
Porta-agulhas com ponta reta, chamado "inteligente", pois permite o posicionamento rápido da agulha.

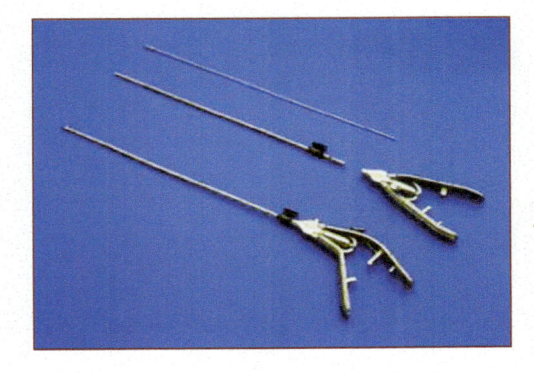

Fig. 14-5
Novo sistema desmontável com pontas intercambiáveis e empunhaduras reta ou curva.

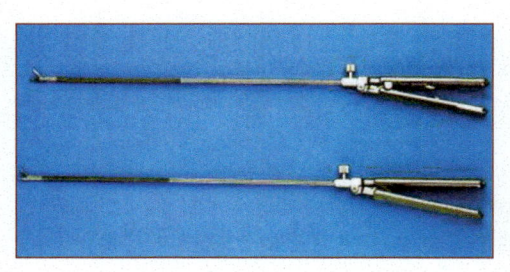

Fig. 14-6
Empunhadura reta com e sem cremalheira.

co de o fio enroscar na articulação das pinças durante a confecção dos nós), ou outro porta-agulhas similar para facilitar na confecção do nó. O contraporta-agulhas tem a importante função de apreender e apresentar o tecido para a passagem da agulha de maneira favorável, facilitando notavelmente a transfixação do tecido, além de pegar o fio e tracioná-lo sem deslizar, evitando, assim, a ruptura ou desgaste do mesmo.

Empurrador de nó

Sempre que se optar pela realização da sutura com nós extracorpóreos o cirurgião deverá ter em sua caixa de instrumentos algum tipo de instrumento para levar os nós para dentro da cavidade abdominal. Estes instrumentos substituem os dedos do cirurgião, que na cirurgia aberta levaria os nós até o tecido com as pontas dos dedos. O empurrador de nó é um prolongamento dos dedos do cirurgião. Seu desenho varia de acordo com o tipo de nó a ser utilizado: semichave (empurrador tipo forquilha) ou Roeder (instrumento cônico com furo no meio para passar o fio) (Figs. 14-7 e 14-8).

Tesoura

A escolha da tesoura adequada para cortar os fios vai depender de particularidades de cada serviço. Em geral, preferimos utilizar a tesoura descartável, do tipo Metzembaum, para todo o procedimento e inclusive para cortar os fios. No entanto, em alguns serviços onde há restrições para o uso de instrumental descartável, sugere-se o emprego da tesoura tipo gancho (Tesoura "Hook") para cortar fios, evitando, o desgaste excessivo da tesoura de Metzembaum permanente (Figs. 14-9 e 14-10).

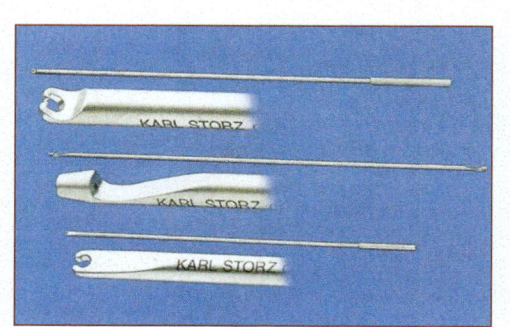

Fig. 14-7
Os três modelos mais utilizados de empurradores para semichave e Roeder.

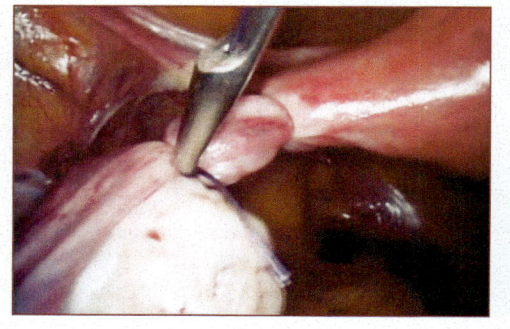

Fig. 14-8
Aplicação do empurrador de Roeder na ligadura do pedículo anexial.

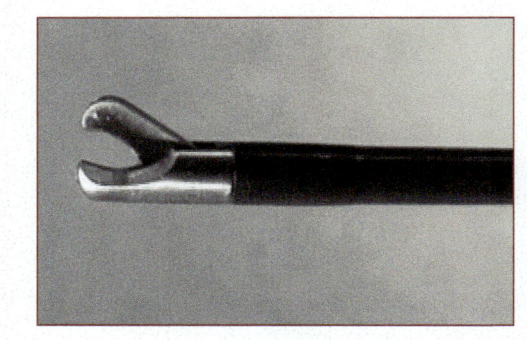

Fig. 14-9
Tesoura Gancho (*hook*), tradicionalmente utilizada para fios e tecido muito densos.

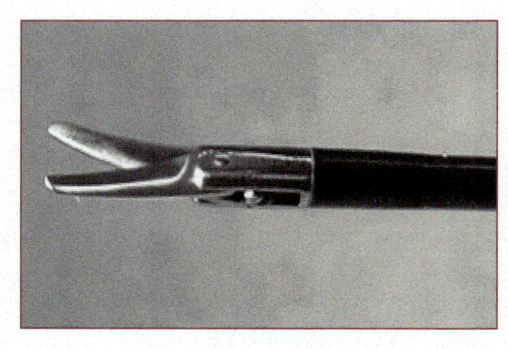

Fig. 14-10
Tesoura de Metzembaum, para cortes delicados e precisos.

TÉCNICAS DE INTRODUÇÃO E REMOÇÃO DA AGULHA DA CAVIDADE ABDOMINAL

Na sutura laparoscópica, por trabalharmos em uma cavidade fechada, a introdução e a remoção da agulha devem ser sempre um gesto programado e padronizado. Nada melhor do que repetir o mesmo gesto dezenas de vezes para adquirir segurança.

É claro que a escolha da técnica para introdução e remoção da agulha depende do tamanho e do formato das agulhas, mas de forma geral pode-se dizer que agulhas de até 27 mm passam com tranquilidade pelos trocartes descartáveis de 11 mm.

Entende-se por 27 mm o comprimento do arco da agulha, desde a sua ponta ate o final, onde o fio encontra-se inserido. A sua máxima largura será igual ao seu raio (sendo ele um ½ círculo). Calculando que 27 mm em uma agulha de ½ círculo é metade da sua circunferência, o seu raio será igual a 8,59 mm (suficiente para passar no interior de um trocarte de 11 mm).

$$\tfrac{1}{2} \text{ Círculo} = \tfrac{1}{2} \times 2 \times 3{,}14 \times R = 27 \quad \text{(Fig. 14-11)}$$

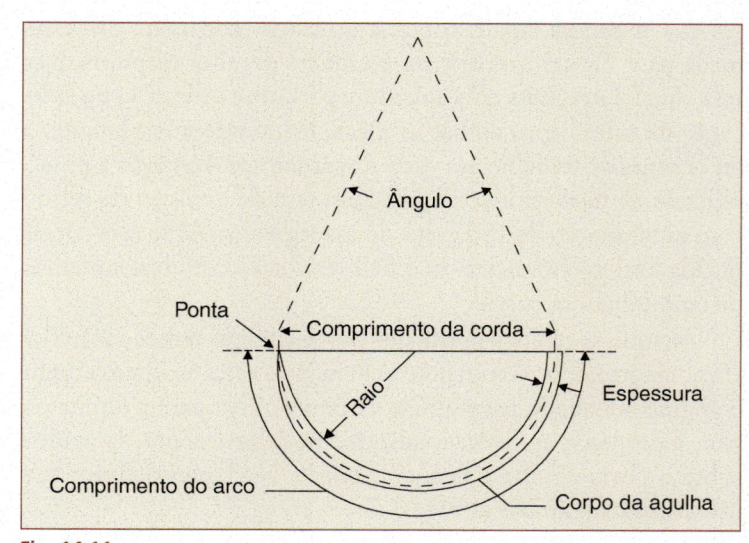

Fig. 14-11
Medidas de uma agulha.

Já as agulhas maiores que 27 mm são introduzidas com maior facilidade diretamente pela pele, através da incisão de um trocarte de 6 mm previamente removido. Uma agulha de 36 mm pode ser transformada de 1/2 círculo a 3/8 círculo pelas mãos da instrumentadora, diminuindo, assim, seu raio de largura.

Por este motivo, para evitar transtornos logo no início do procedimento cirúrgico de sutura, recomenda-se a utilização de agulhas menores (até 27 mm), introduzidas por dentro de um trocarte, descartável, preferencialmente, de 11 mm (Fig. 14-12).

Vale ressaltar que tanto a introdução quanto a remoção de agulhas da cavidade abdominal devem ser monitoradas continuamente pelo cirurgião. A vigilância endoscópica contínua é indispensável para a segurança do procedimento e sempre se deve tracionar a agulha pelo fio, deixando a mesma livre para se adaptar ao diâmetro interno do trocarte, como um líquido que se adapta à parte interna da garrafa (Figs. 14-13 a 14-15).

Outro conceito de segurança extremamente importante é que as agulhas devem ser tracionadas preferencialmente pelo fio, e não pela apreensão direta de seu corpo. Este cuidado permitirá que a agulha se acomode livremente sobre os tecidos e evitará traumas teciduais desnecessários.

Após adquirida a experiência inicial com os gestos da sutura laparoscópica, muitos cirurgiões optam pela inserção direta da agulha, sempre apreendida pelo fio, através da incisão cutânea de um dos trocartes auxiliares de 6 mm. Esta técnica, se por um lado apresenta a desvantagem de um eventual trauma tecidual da parede abdominal, por outro apresenta inúmeras vantagens, em especial o emprego de agulhas maiores que 27 mm, mantém o uso dos trocartes de 6 mm que conferem mais precisão aos gestos cirúrgicos e agiliza substancialmente os tempos cirúrgicos (Figs. 14-16 a 14-18).

Alguns cirurgiões defendem introdução de agulhas menores que 27 mm diretamente pelo trocarte da óptica e sem monitoração visual do procedimento. Este procedimento deve ser utilizado com muito cuidado para evitar perder a agulha.

O PONTO

Antes da realização do ponto todo o cirurgião deve se familiarizar com as manobras empregadas para posicionar a agulha sobre o porta-agulhas. Visando a padronizar os gestos de técnica cirúrgica e reduzir o tempo das manobras de sutura, existem algumas regras sugeridas para a preparação da confecção do ponto. Estas regras podem ser resumidas em três passos:

- *Passo 1:* orientação do sentido do ponto fixando como referência a ponta do porta-agulhas igual a 0 (0°-180° ponto da esquerda para a direita; 180°-360° ponto da direita para a esquerda) (Fig. 14-19).

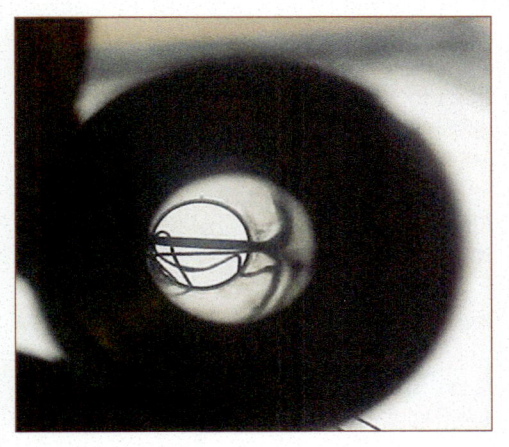

Fig. 14-12
Agulha presa dentro de um trocarte durante sua introdução.

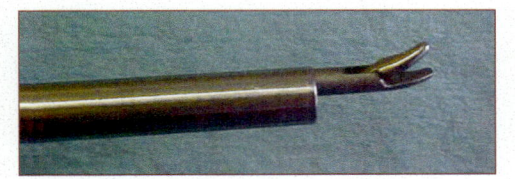

Fig. 14-13
Simulação da introdução do porta-agulhas dentro do trocarte.

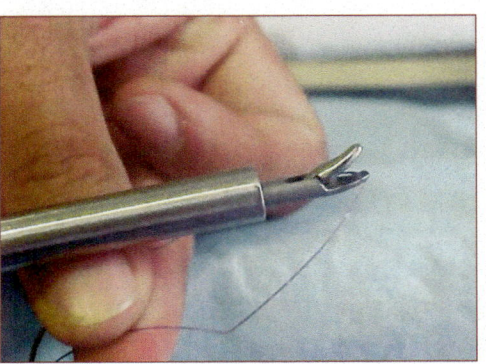

Fig. 14-14
Apreensão do fio próximo à agulha.

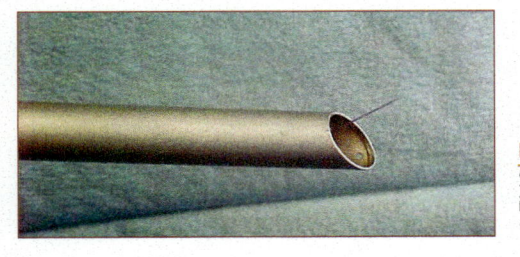

Fig. 14-15
Simulação da introdução da agulha "na cavidade".

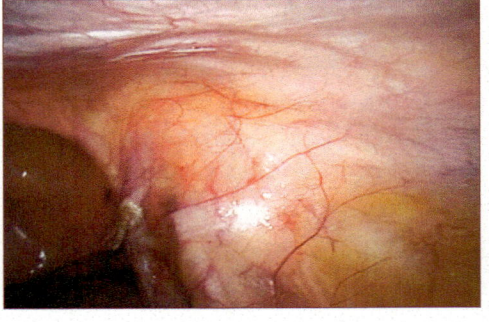

Fig. 14-16
Inventário do local da punção.

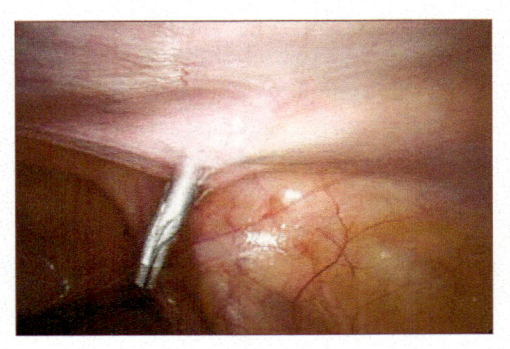

Fig. 14-17
Controle sob visão direta da introdução da agulha.

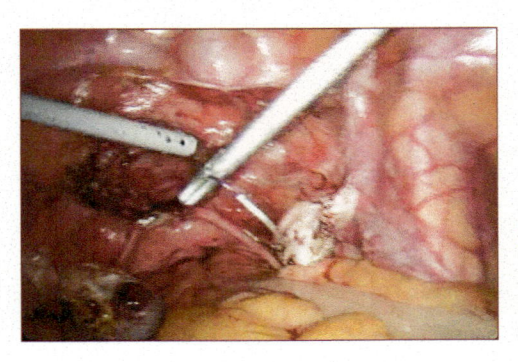

Fig. 14-18
Confirmação da introdução da agulha e preparo para a sistematização.

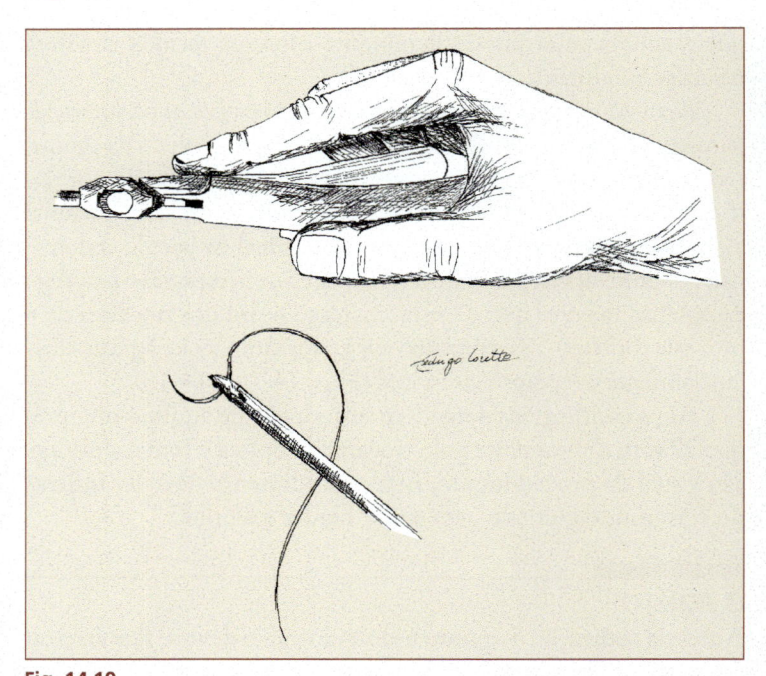

Fig. 14-19
Orientação do sentido do ponto.

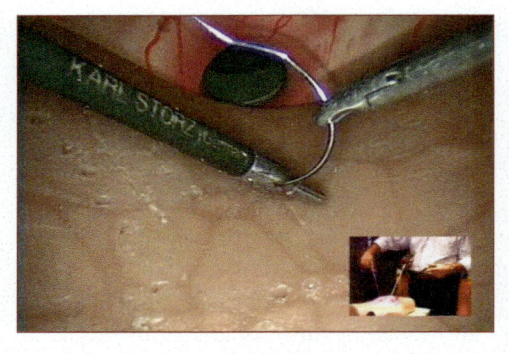

Fig. 14-21
Agulha no porta-agulhas. As manobras de posicionamento podem ser feitas pela tração do fio ou empurrando-se a agulha com o contraporta-agulhas.

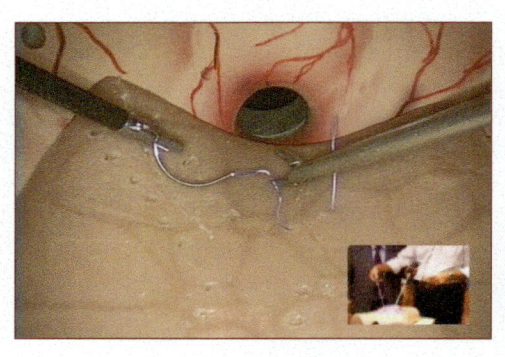

Fig. 14-22
Agulha tracionada pelo contraporta-agulhas e fio tracionado pelo porta-agulhas.

- *Passo 2:* direcionamento preciso da agulha ou *fine tuning* e definição de ponto direito ou reverso segundo o posicionamento da agulha com relação ao eixo do porta-agulha e a mão onde este se encontra.
- *Passo 3:* recarregamento da agulha no porta-agulha e preparação da mesma no contra-porta-agulha.

Também as manobras empregadas no posicionamento da agulha sobre o porta-agulhas devem obedecer regras, que visam a facilitar estes gestos e padronizar os movimentos. O objetivo final é aumentar a ergonomia cirúrgica, aumentar a precisão de nossos movimentos e reduzir o tempo cirúrgico. Estas regras são descritas a seguir e resumem-se em três níveis de **posicionamento da agulha:**

- *Nível 1:* agulha solta na cavidade e fio apreendido pelo contraporta-agulhas que irá empregar gestos de rotação da agulha até atingir a posição ideal (curvatura para cima ou para baixo e ponta para a direita ou para a esquerda) (Fig. 14-20).
- *Nível 2:* a agulha é apreendida pelo porta-agulhas, e o cirurgião toma o fio com o contraporta-agulhas para auxiliar no posicionamento da mesma. O fio não deve ser tracionado em qualquer direção, mas sim paralelo ou perpendicular ao eixo de rotação do porta-agulha (Fig. 14-21).
- *Nível 3:* após a passagem de um ponto a agulha é apreendida pelo contraporta-agulhas, e o cirurgião, tracionando o fio com o porta-agulhas, busca o posicionamento adequado da agulha.

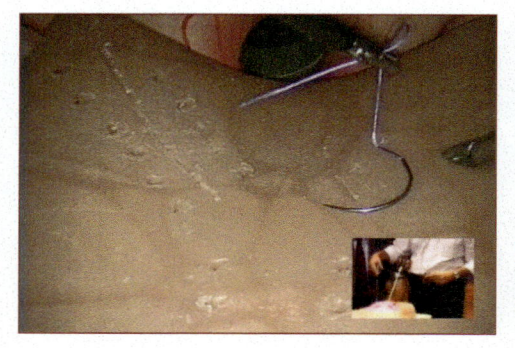

Fig. 14-20
Agulha solta e fio apreendido pelo contraporta-agulhas.

O fio deve ser tracionado no sentido anti-horário, evitando cruzar os instrumentos e possibilitando mudar a curvatura da agulha de cima para baixo ou o oposto (Fig. 14-22).

Outro gesto de extrema importância é a escolha do ponto de entrada e do ponto de saída da agulha. De forma prática, sugere-se a realização da manobra da "cruz de verificação" colocando a agulha perpendicularmente sobre a incisão e inferindo o trajeto da mesma no interior do tecido. Para pontos profundos, que tomam muito tecido, recomenda-se utilizar toda a curvatura da agulha durante a manobra da "cruz de verificação", já nos pontos superficiais esta manobra pode utilizar somente meia curvatura da agulha.

A passagem do ponto é um dos passos de maior dificuldade na sutura laparoscópica, pois em decorrência do posicionamento fixo dos nossos portais de entrada, não é possível girar o braço para ajustar a posição da agulha em relação à incisão.

PRINCÍPIO DO PARALELISMO DOS EIXOS DE SUTURA E O PLANO DA AGULHA: O PONTO IDEAL (FIG. 14-23)

Para melhor compreender o ponto ideal, ou perfeito, faz-se necessário discorrer sobre alguns conceitos básicos da relação entre os eixos P e F, o plano T e o ângulo de incidência A, como descrito a seguir:

- P = eixo de rotação do porta-agulha primário ou dominante (principal referência para a combinação ideal).
- F = eixo imaginário mediano da rima tecidual da incisão.
- T = plano da agulha.
- A = ângulo de incidência entre o eixo P do porta-agulha e o eixo F da incisão (Fig. 14-24).

Da Teoria do Paralelismo e da combinação destes quatro elementos, nasce o conceito do **ponto ideal** ou simples. Segundo esta teoria, descrita anteriormente por Armando Romeo como aquela em que a agulha posiciona-se perpendicular ao eixo P (do porta-agulhas) e penetra o tecido a exatos 90° de angulação em relação ao eixo F (da incisão), os dois eixos (P e F) devem ser paralelos entre si para a obtenção do **ponto ideal**. A teoria do paralelismo dos eixos de sutura deve estar incorporada ao nosso pensamento, aos gestos cirúrgicos e à rotina operatória daqueles que militam no universo da cirurgia laparoscópica avançada (Fig. 14-25).

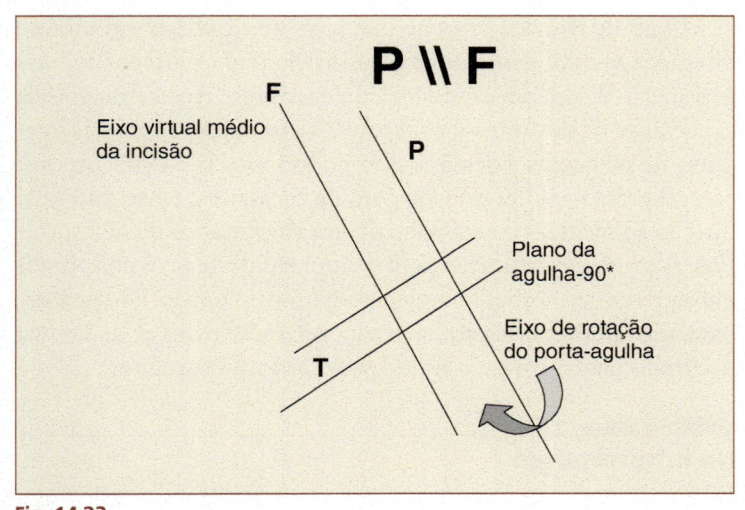

Fig. 14-23
Princípio do paralelismo.

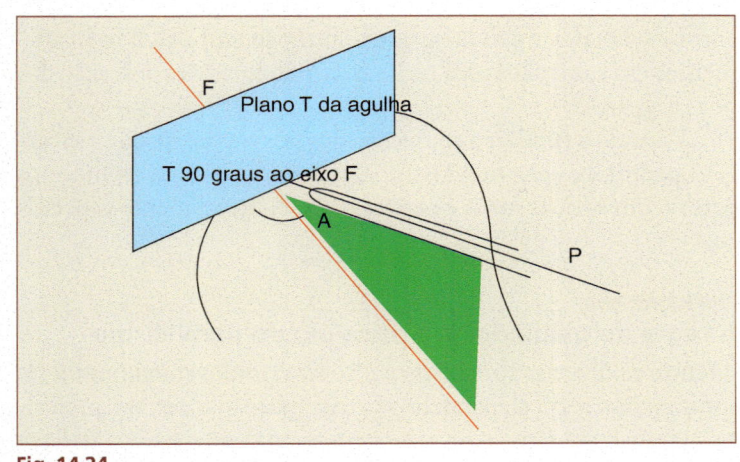

Fig. 14-24
Os eixos do porta-agulhas e dos planos de sutura.

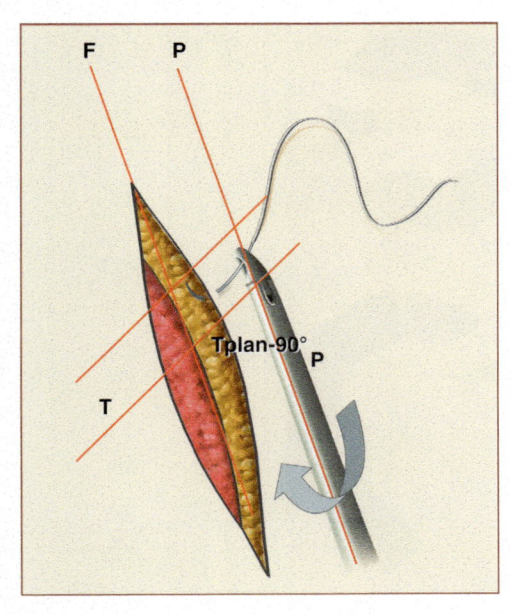

Fig. 14-25
O ponto ideal.

No entanto, em laparoscopia, em razão dos pontos fixos dos trocartes, o ponto ideal nem sempre é obtido. Para ultrapassar estas dificuldades e tentar sempre se aproximar do ponto ideal, o cirurgião deve "jogar" com suas habilidades cirúrgicas, trabalhando sempre com as duas mãos e escolhendo o melhor posicionamento do porta-agulhas (central suprapúbica ou lateral) para cada situação. A montagem da agulha sobre o porta-agulhas pode auxiliar a encontrar o ponto ideal, e o cirurgião deve se habituar a mudar o ângulo da agulha com o porta-agulhas para encontrar o ponto ideal. Outra situação usada com grande frequência é o ponto reverso, em que a agulha é montada no sentido inverso.

Após o adequado posicionamento da agulha, realização da manobra da "cruz de verificação" e correção de eventuais desvios do ângulo da agulha, o porta-agulhas deve ser fechado mais firmemente, e o cirurgião sentir-se-á pronto para a passagem do ponto (Fig. 14-26).

Para tal, o mesmo deverá "armar" o ponto, realizando a rotação do porta-agulhas no sentido inverso da ponta da agulha. Para pontos profundos sugere-se "armar" o ponto com rotação superior a 90°, já para pontos superficiais uma rotação de 90° é suficiente. A seguir, realiza-se movimento de rotação no sentido inverso, ou seja, na direção da ponta da agulha, tomando o cuidado para não empurrar a ponta do porta-agulhas contra o tecido, pois este gesto pode mudar o eixo P de rotação da agulha.

Após a passagem do ponto recomenda-se apreender a agulha imediatamente, evitando que ela caia sobre o tecido, e o cirurgião tenha que começar desde o princípio todos os passos do posicionamento da agulha.

OS NÓS

A confecção dos nós em cirurgia já faz parte de nossa rotina, e cada cirurgião tem uma preferência. A experiência obtida através dos anos, seja em campo operatório ou em cursos e treinamentos, nos permite afirmar que a técnica de realização dos nós cirúrgicos em laparoscopia deve ser divulgada e ensinada através de cursos específicos de técnica cirúrgica e sutura, com uma carga horária mínima de treinamento em simuladores e que proporcionem ao cirurgião adquirir o domínio pleno da técnica, com economia de tempo e segurança de aplicação, nos vários graus de dificuldade.

Neste capítulo enfocaremos somente os nós mais utilizados na sutura laparoscópica e as técnicas para realizá-los corretamente, de forma rápida e segura.

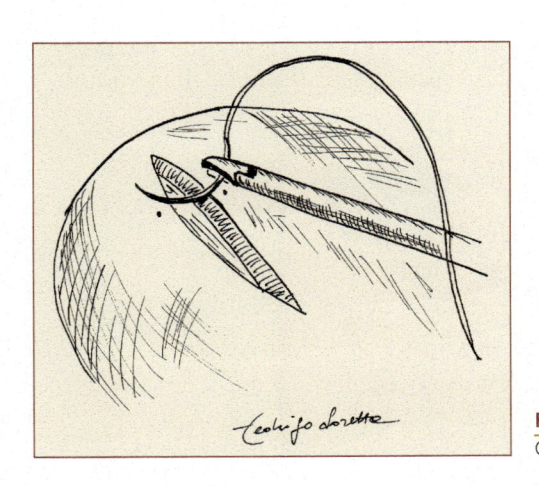

Fig. 14-26
Cruz de verificação.

Nó extracorpóreo

O nó extracorpóreo é preparado fora da cavidade abdominal e depois empurrado ou deslizado para dentro do abdome com o auxílio dos empurradores de nó. Existem vários tipos de nó, sendo os mais utilizados a semichave e o nó de Roeder.

A **semichave** é um nó assimétrico em que um dos fios permanece tracionado (fio passivo), e o outro fio (ativo) vai fazendo as voltas ao redor do passivo, confeccionando o nó. As semichaves podem ser deslizadas, uma a uma sucessivamente, ou a cada dois nós. Quando do envio de duas semichaves (dois nós) simultaneamente, o cirurgião deve tomar cuidado especial para que os nós não bloqueiem dentro do trocarte e dificultem a passagem dos mesmos.

Existe uma sequência particular de duas semichaves para apertar a rima tecidual. Uma sequência de semichaves é bloqueada quando, executando a última semichave (bloqueadora), inverte-se a função dos fios. O fio que era passivo e ficava parado passa a exercer a função de ativo, fazendo a semichave ao redor do passivo (anteriormente ativo).

Em geral recomenda-se deslizar dois nós idênticos utilizando um dos fios e somente no terceiro nó inverter a função dos fios para criar a sequência bloqueadora. Uma dica prática para saber quem é o ativo e o passivo é colocar uma pinça, reparando o fio passivo durante todo o procedimento. A semichave é um nó rápido e fácil de ser realizado, mas necessita de treinamento específico como todas as técnicas de sutura laparoscópica.

O **nó de Roeder** é uma sequência bloqueadora de seminós, voltas e semichaves que conferem ao nó um aspecto similar ao da forca ou do anzol, mas com características totalmente diversas. Para confecção do nó de Roeder recomenda-se a seguinte sequência de nós: semichave, três voltas e uma última semichave (Fig. 14-28).

O nó de Roeder é um nó que se pode empurrar em uma só direção. Quando bem confeccionado ele pode ser fechado, mas não aberto. É um nó seguro e fácil de ser feito. Apresenta grande capacidade de deslizar sobre os tecidos e bastante seguro nas ligaduras de pedículos vasculares. Como todos os nós extracorpóreos, o Roeder é confeccionado fora da cavidade e empurrado em direção ao tecido com o auxílio de um empurrador de nó específico. A principal indicação para o emprego deste nó é nos pontos que apresentam somente uma passagem pelo tecido. Isto porque, para ser apertado, necessita recuperar todo o fio e se houver múltiplas passagens pelo tecido, o fio se torna cortante.

Nó intracorpóreo

Os nós intracorpóreos são nós cirúrgicos iguais aos tradicionalmente utilizados em cirurgia aberta, aqui realizados de forma menos instintiva e diversa da técnica laparotômica. Para a confecção do nó intracorpóreo é necessário utilizar dois instrumentos (porta-agulha e contraporta-agulha) e técnica adequada para facilitar enrolar o fio. Recomenda-se que o cirurgião tenha os dois instrumentos em suas mãos para facilitar as manobras de confecção dos nós (Fig. 14-29).

Visando a facilitar a confecção dos nós sugere-se que o cirurgião padronize seus movimentos, repetindo sempre os mesmos gestos com as duas mãos e muitas horas de treinamento específico.

A regra do gladiador e o princípio do paralelismo

Dentre as diversas formas de padronização dos movimentos de sutura (zona vertical, paralelismo, triangulação e outras), preferimos trabalhar com a técnica consagrada pela escola italiana

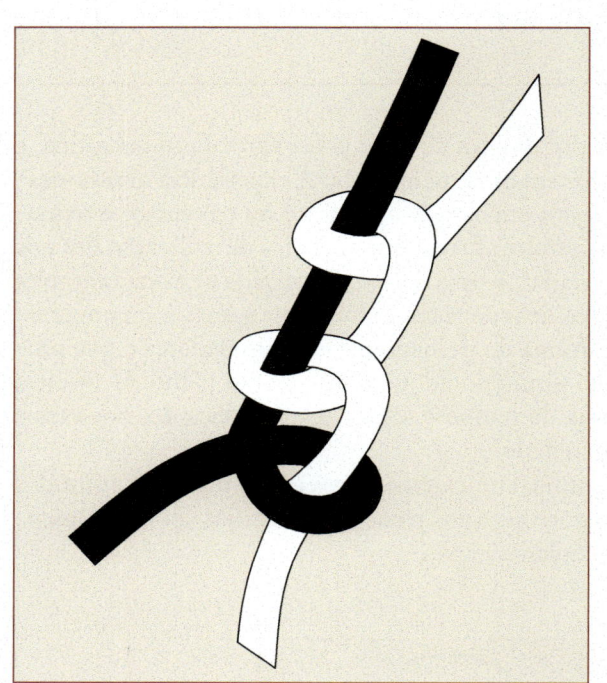

Fig. 14-27
Semichave.

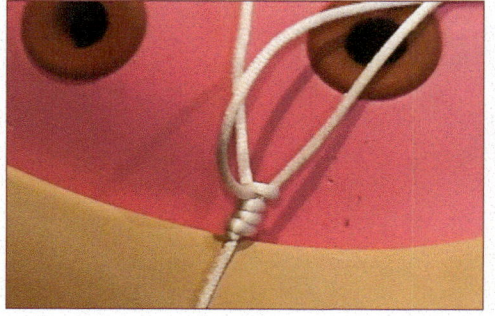

Fig. 14-28
Nó de Roeder.

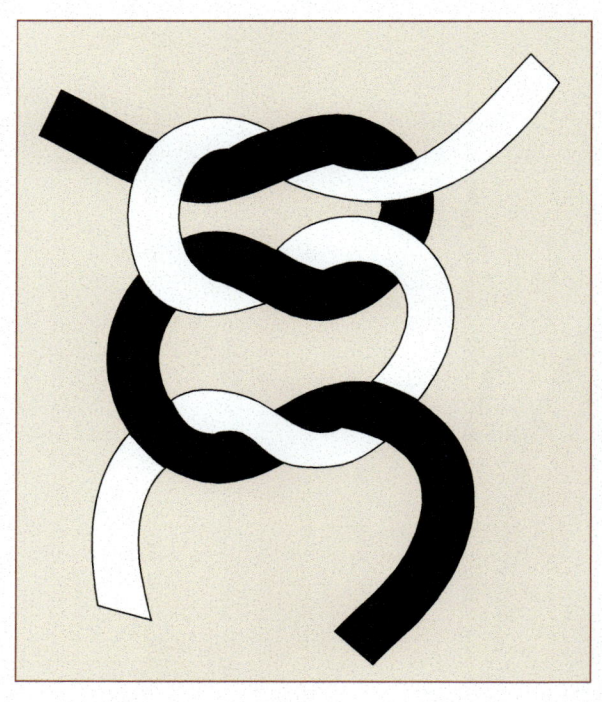

Fig. 14-29
O nó cirúrgico.

EGES do Dr. Luca Minelli e de seu diretor técnico, Armando Romeo, amplamente divulgada em nosso meio durante os últimos anos. O nome regra do Gladiador deriva do movimento de rotação da ponta do porta-agulhas, semelhante ao movimento *pollux versus* que o Imperador Romano fazia para condenar ou salvar da morte o gladiador ferido (Figs. 14-30 e 14-31).

Antes da aplicação da regra do gladiador deve-se observar claramente a presença de dois pontos de referência distintos que facilitaram aplicar a regra de forma adequada e precisa.

Os pontos de referência são:

- *Casa base:* último ponto de saída do fio do tecido que está sendo suturado.
- *Horizonte do fio:* posicionamento, horizontal ou oblíquo, de um segmento de fio (2-5 cm) que se encontra próximo à agulha.

Para fechar um nó intracorpóreo recomendam-se seguir os seguintes passos de preparação dos pontos de referência:

1. O porta-agulhas apreende o fio a aproximadamente 2 cm da agulha, e move o fio na direção da CASA BASE. Este movimento de aproximação da agulha aos tecidos permite desfrutar o maior comprimento do fio possível, sem tensioná-lo e sem desfazer o nó previamente realizado (Figs. 14-32 e 14-33).
2. A seguir, o porta-agulhas desloca a alça de fio para o mesmo lado do porta-agulhas (à direita ou à esquerda e, dependendo de qual porta-agulhas irá confeccionar o nó), criando um segmento de fio horizontal ou oblíquo, HORIZONTE DO FIO, que facilitará a próxima etapa de enrolar o fio (Fig. 14-34).
3. Exercendo uma rotação do punho da mão que está com o porta-agulhas, e auxiliando a enrolar o fio com a outra mão, realizam-se facilmente as duas voltas necessárias ao primeiro nó.
4. A seguir, apreende-se a cauda do fio com o porta-agulhas e traciona-se a mesma até ajustar o nó e o tecido com a tensão adequada. Caso seja necessário o nó deverá ser destorcido para formar um nó quadrado (dois seminós simultâneos) totalmente simétrico (Figs. 14-35 a 14-37).
5. Para a confecção da sequência bloqueadora habitualmente emprega-se uma série de três nós, sendo o primeiro duplo, ou quadrado, e os outros dois simples, sempre opostos, exe-

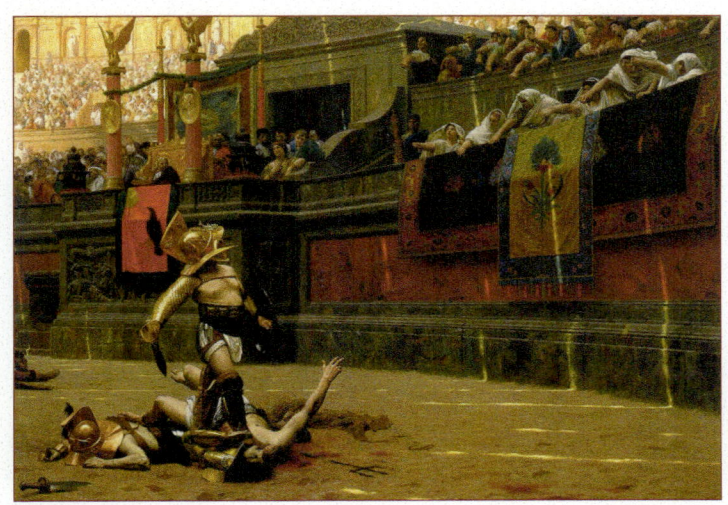

Fig. 14-30
Gladiador Romano.

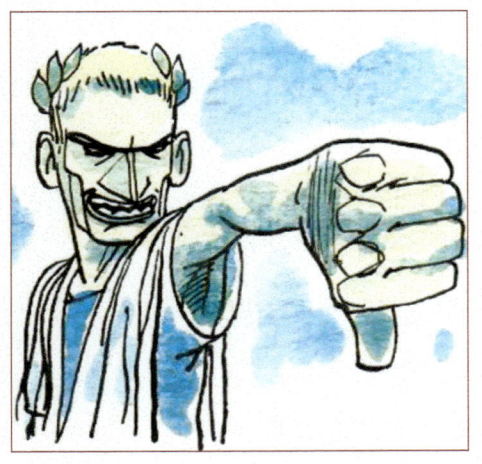

Fig. 14-31
Desenho do Imperador com movimento do polegar *pollux versus*.

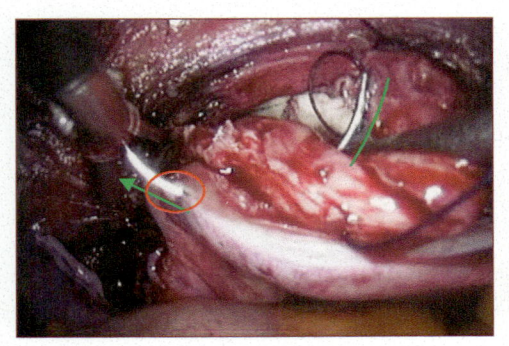

Fig. 14-32
Definindo a Casa Base. Círculo vermelho.

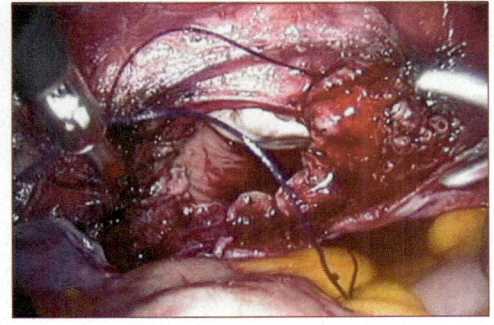

Fig. 14-33
Aproximando a agulha da Casa Base.

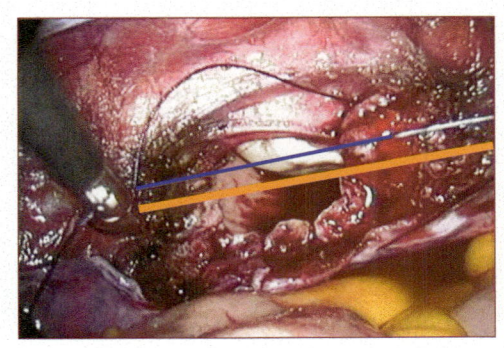

Fig. 14-34
Criando o horizonte do fio com sua tração, neste caso para a direita, pelo porta-agulhas.

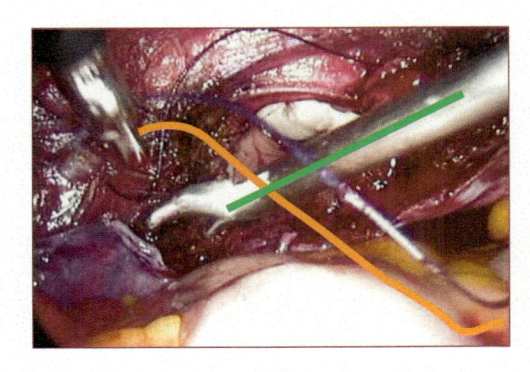

Fig. 14-35
Aproximação do porta-agulha e sua relação com o horizonte do fio.

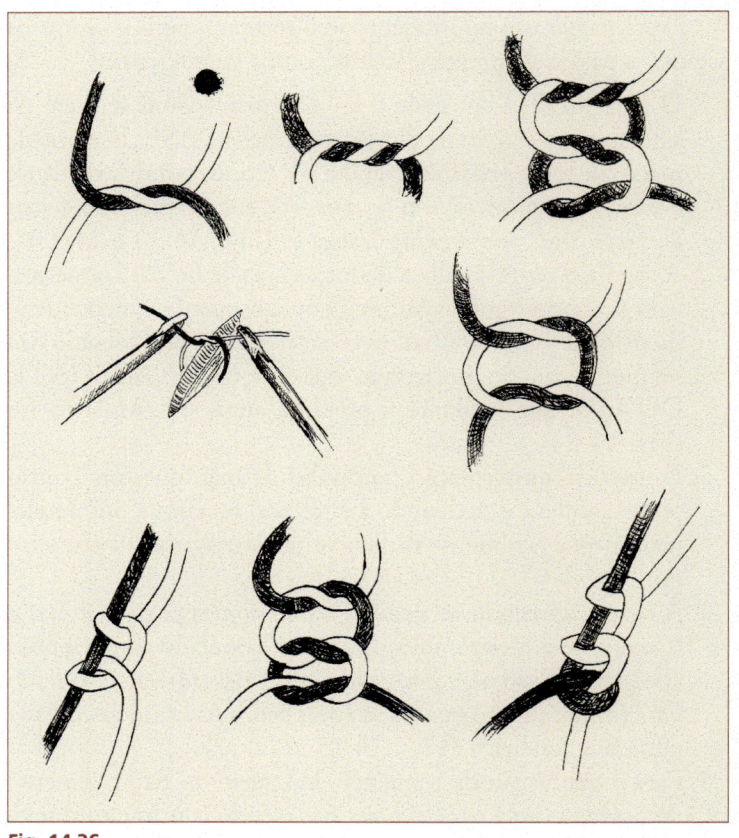

Fig. 14-36
Criando o nó quadrado e outros tipos de nó.

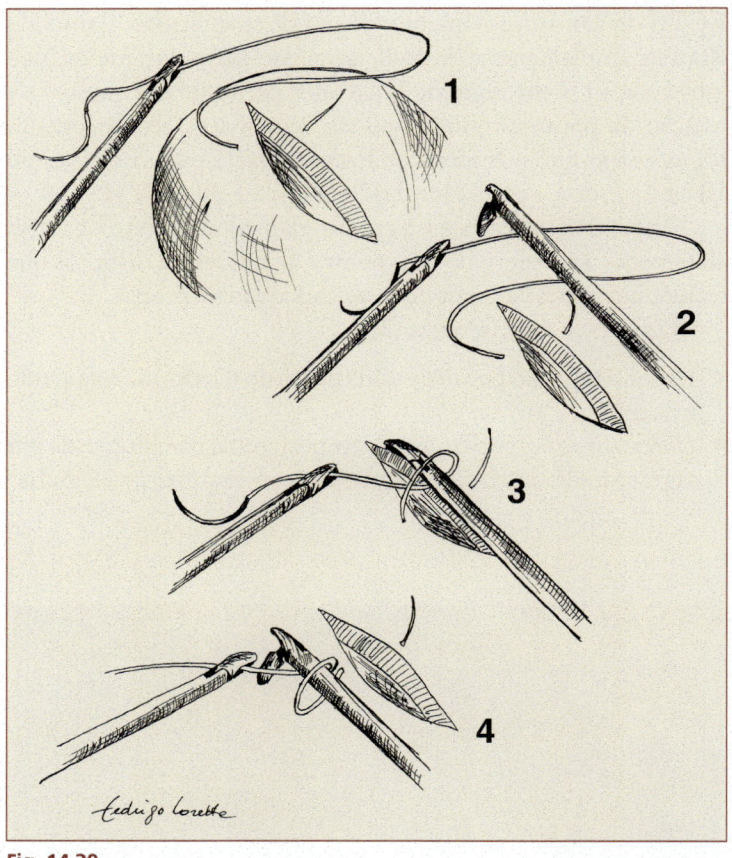

Fig. 14-39
A regra do Gladiador.

cutados com movimento horário e anti-horário do porta-agulha em relação ao horizonte do fio (Fig. 14-38).

Com o emprego da regra do Gladiador pode-se colocar uma parte do fio, chamada horizonte do fio, paralela ao eixo P de rotação do porta-agulha, facilitando a confecção das voltas ao redor do instrumento, que pode triangular facilmente e chegar a qualquer ângulo de acesso do trocarte, sem prejudicar a confecção dos nós. Segundo esta técnica, deve-se utilizar a ponta do porta-agulha sempre aberta, e sua rotação no sentido horário ou anti-horário é utilizada para facilitar a manobra de enrolar o fio no porta-agulhas (Figs. 14-39 e 14-40).

Nesta técnica o porta-agulhas e o contraporta-agulhas nem sempre triangulam com ângulo mais aberto, próximo de 90°, e o porta-agulhas trabalha com sua extremidade aberta para facilitar enrolar o fio durante a confecção dos nós.

Técnica do paralelismo dos instrumentos

Descreveremos a seguir algumas dicas para facilitar a execução do nó interno em paralelismo (as punções localizadas no mesmo lado da paciente), que podem ser extrapoladas para a triangulação (punções em lados opostos):

- Inserção do fio na agulha voltada para a pinça que vai executar o nó (passo 1) (Fig. 14-41).
- Fio paralelo à pinça que irá executar o nó (passo 2) (Fig. 14-41).
- Pinça que apreende a agulha no plano a frente da pinça que irá executar o nó (passo 3) (Fig. 14-41).

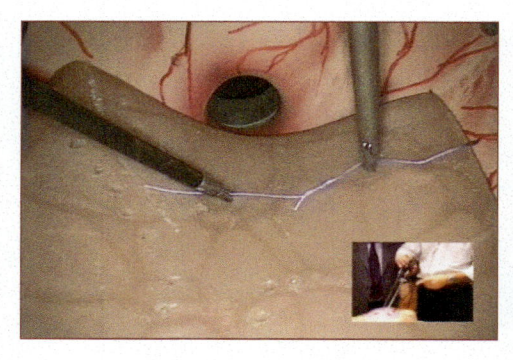

Fig. 14-37
Tração dos fios, descruzando os instrumentos, para criar o nó quadrado.

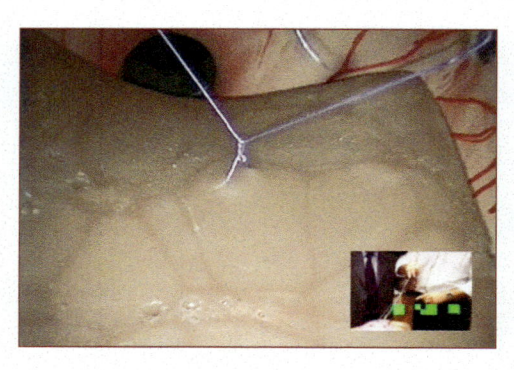

Fig. 14-38
Criando a sequência bloqueadora.

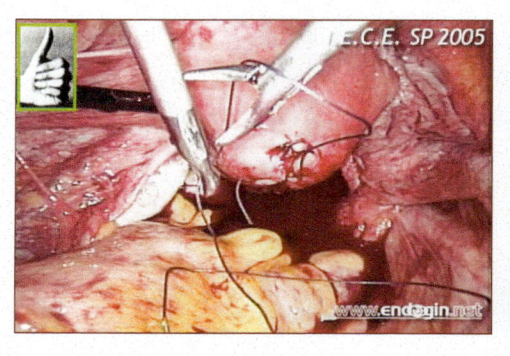

Fig. 14-40
Aplicação da regra em cirurgia.

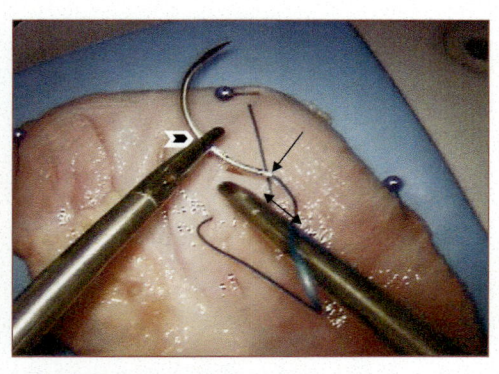

Fig. 14-41
Seta: passo 1, seta dupla: passo 2 e seta larga: passo 3.

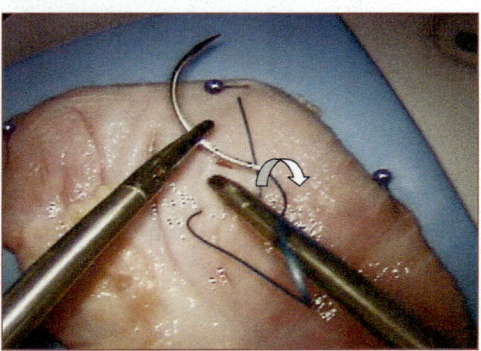

Fig. 14-42
Seta indicando a direção da rotação (horária).

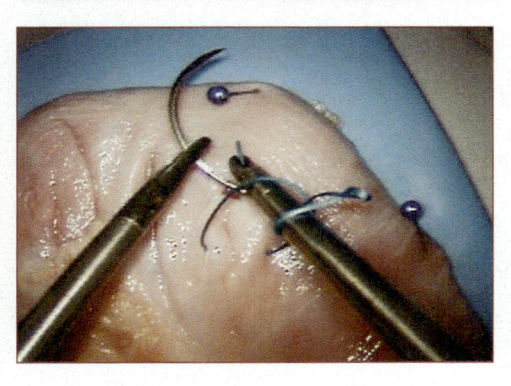

Fig. 14-43
Apreensão da ponta do fio. Repare a proximidade das pinças ("em bloco").

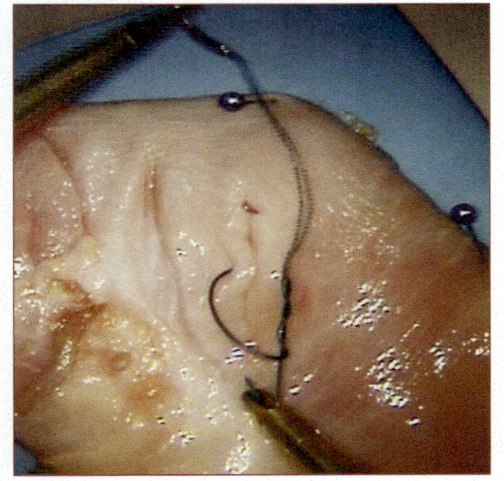

Fig. 14-44
Inversão do posicionamento das pinças.

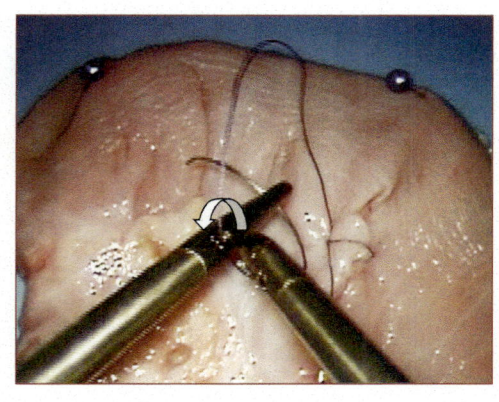

Fig. 14-45
Rotação anti-horária.

- O posicionamento da agulha é mais fácil quando a mesma está presa no porta-agulha e a pinça auxiliar faz a movimentação pelo fio.
- Realizam-se movimentos ao redor da agulha em rotação horária (duas rotações) (passo 4). **Evitar movimentos amplos** (Fig. 14-42).
- A seguir, o porta-agulhas (ou outra pinça que esteja executando o nó) vai em direção à ponta do fio e faz sua apreensão (passo 5). **Caminhar com as pinças "em bloco"** (Fig. 14-43).
- Inverte-se a posição das pinças (passo 6) (Fig. 14-44).
- A ponta do fio deve ser tracionada de leve por uma pinça e a parte do fio com a agulha deve ser "ordenhada" pela outra pinça (passo 7). Evitar segurar a agulha "armada" na pinça fora do campo de visão.
- Esta manobra evita que a ponta do fio fique muito comprida, dificultando a realização dos nós seguintes.
- Nova apreensão da agulha na posição já descrita anteriormente (passos 1, 2 e 3).
- Rotação anti-horária (uma rotação) (Fig. 14-45).
- Repetição dos passos 5, 6 e 7.

Essa sequência descrita pode ser realizada quantas vezes forem necessárias. Para a confecção dos pontos e dos nós.

A realização desses movimentos sistematizados permite o aprendizado da sutura de maneira rápida, mas, como qualquer atividade, requer treinamento.

SUTURA MECÂNICA

Em algumas situações, somente a aplicação de um ponto ou sutura não é o suficiente, principalmente quando estamos diante de uma grande reconstrução ou mesmo de uma secção. Para tal finalidade existem os grampeadores ou *staplers*.

A sutura mecânica teve sua origem na década de 1960 na antiga União Soviética, no Instituto de Pesquisas de Aparelhos e Instrumentos de Moscou, sendo aperfeiçoada nos Estados Unidos no final da mesma década em decorrência da guerra do Vietnã,

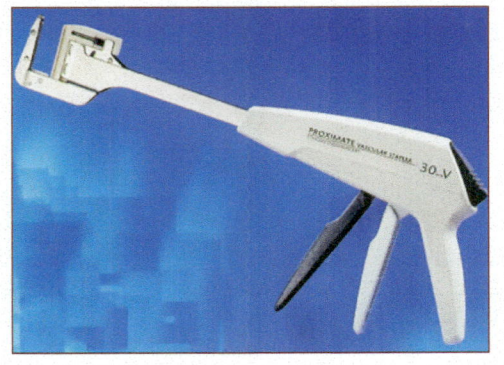

Fig. 14-46
Grampeador linear.

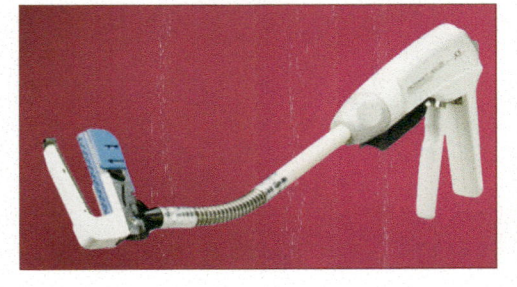

Fig 14-47
Grampeador linear articulável.

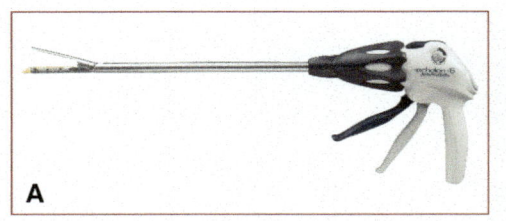

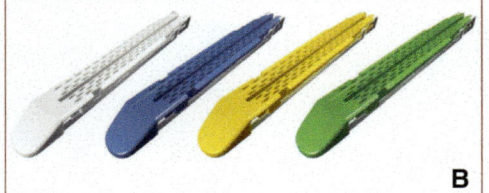

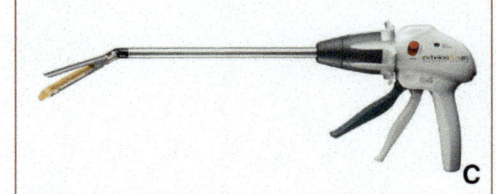

Fig. 14-48
(A) Grampeador linear. (B) Cargas para grampeadores lineares. (C) Grampeador linear articulável.

com a introdução de aparelhos descartáveis, semelhantes aos utilizados atualmente.

Inicialmente os grampeadores foram desenvolvidos para a cirurgia por via laparatômica (Figs. 14-46 a 14-47), porém, com o avanço da cirurgia laparoscópica, sofreram profundas modificações e aperfeiçoamento, passando a ser atualmente uma realidade indispensável na videocirurgia.

O uso dos grampeadores tem como objetivo facilitar o procedimento cirúrgico, tanto convencional como laparoscópico, diminuindo, consideravelmente, o tempo cirúrgico e, consequentemente, complicações inerentes a cirurgias de grande porte.

Como todo uso de material específico, a utilização de grampeadores possui limitações, dentre as quais podemos destacar:

- Inexperiência do cirurgião em manejar o equipamento.
- Alto custo para sua utilização.
- Dificuldade do controle de hemorragias nas linhas de sutura já que o eletrocautério não pode ser utilizado em razão do risco de transmissão de corrente ao restante do tecido através da linha de grampo, podendo ocasionar necrose e, consequentemente, deiscência da anastomose ou sutura realizada.
- Índice semelhante de fístulas quando comparado com suturas realizadas manualmente.

Classificação

Basicamente podemos classificá-los em dois tipos:

A) *Lineares* (Fig. 14-48): presentes em diversos tamanhos, aplicam-se duas ou três linhas de grampos de cada lado e dispara-se uma lâmina responsável pela secção do tecido (Fig. 14-49). De acordo com o tamanho dos grampos (altura do grampo fechado) são subdivididos em cores cada uma delas padronizadas para um determinado tipo de tecido. As cargas podem ser brancas (vasculares), azuis (tecidos normais), douradas (tecidos intermediários) ou verdes, destinadas a tecidos mais espessos (Quadro 14-3 e Fig. 14-48B). A carga branca possui os menores grampos, e a verde, os maiores. Estes grampeadores permitem a recarga e estão disponíveis com cargas de diversos tamanhos. Possuem uso amplo, podendo ser utilizados em cirurgias de diversas especialidades, geralmente para uma secção segura de algum tecido ou para confecção de uma anastomose laterolateral. A ligadura da base do apêndice é um exemplo de sua utilização em cirurgia geral. A carga vascular branca pode ser utilizada para a ligadura do pedículo vascular renal durante nefrectomia. Em ginecologia seu uso é pouco difundido, no entanto pode ser realizado em qualquer procedimento de ressecção, como, por exemplo, a histerectomia.

B) *Circulares:* são de uso único e possuem calibre que varia de 21 a 34 mm, dependendo do modelo e da marca e sua escolha depende do diâmetro do órgão onde será utilizado (Figs. 14-50 e 14-51). São principalmente utilizados em cirurgia coloproctológica (anastomoses colorretais) e, eventualmente, nas cirurgias esofágicas e gastroenterológicas.

A utilização dos grampeadores circulares deve ser feita por cirurgiões afeitos com a técnica, preferencialmente cirurgiões gerais e não coloproctologistas, geralmente para confecção de uma enteroanastomose. Pode ser resumida nos seguintes passos: ressecção do segmento intestinal (geralmente retossigmoide) com fechamento do coto distal (Fig. 14-52); introdução do grampeador circular (sem a sua ogiva) transanal (Fig. 14-52B); colocação da ogiva na alça proximal com aproximação de ambas as peças (Fig. 14-52C e D) e disparo final do instrumento com a confecção da anastomose (Fig. 14-52E).

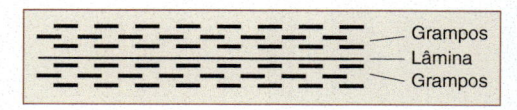

Fig. 14-49 Esquema mostrando o grampeamento triplo de cada lado e o corte realizado entre eles.

Quadro 14-3 Relação do tamanho dos grampos com a cor e sua utilização

Cor	Tamanho dos Grampos	Utilização
Branca	2,5 mm	Vascular
Azul	3,5 mm	Tecidos normais
Dourada	3,8 mm	Tecidos intermediários
Verde	4,8 mm	Tecidos espessos

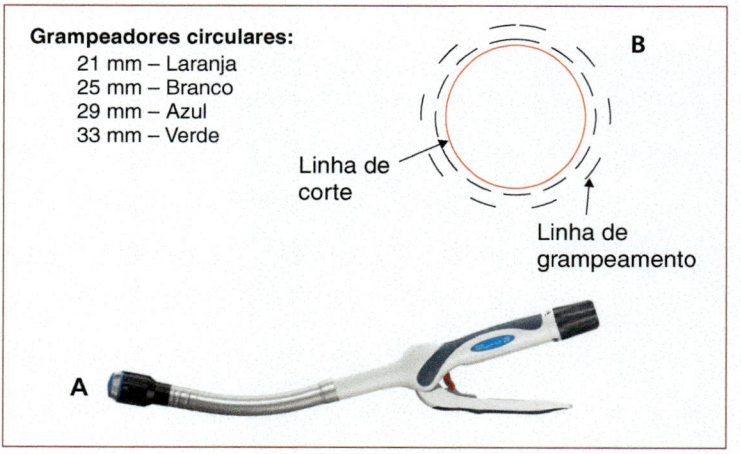

Grampeadores circulares:
- 21 mm – Laranja
- 25 mm – Branco
- 29 mm – Azul
- 33 mm – Verde

Fig. 14-50
(A) Grampeador circular. (B) Esquema dos grampos e da lâmina do grampeador circular.

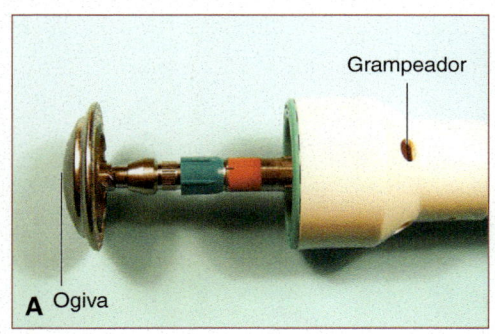

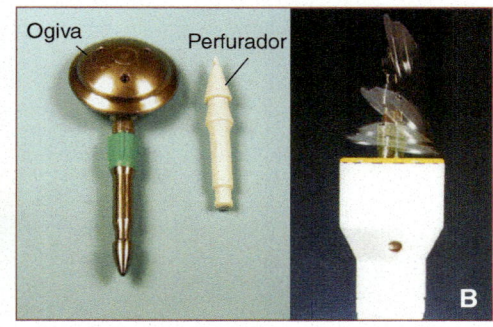

Fig. 14-51
(A) Detalhe da ogiva de um grampeador circular.
(B) Sistema Tilt-Top de retirada da ogiva.

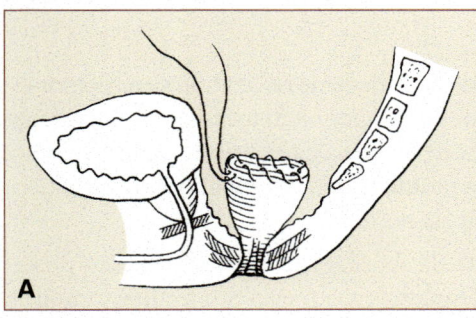

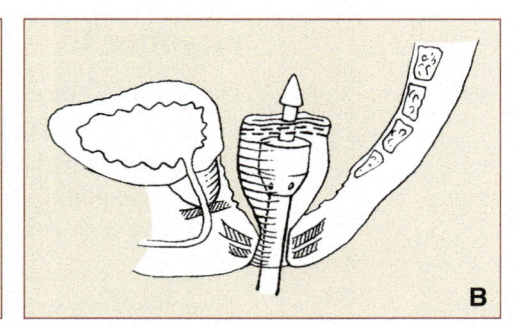

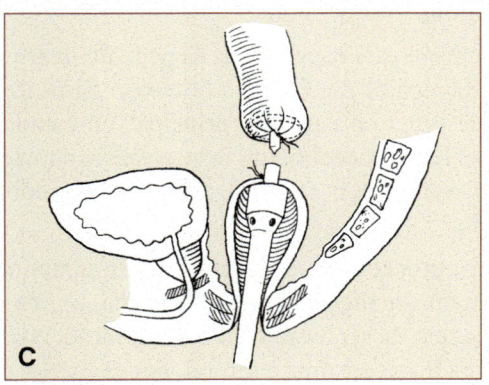

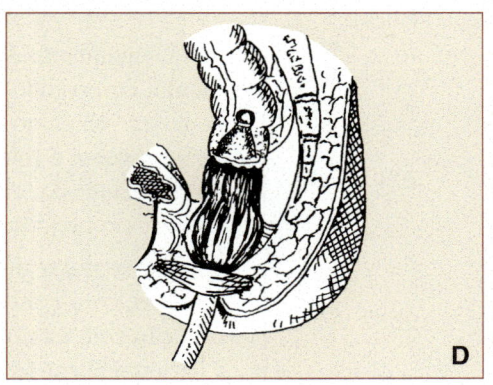

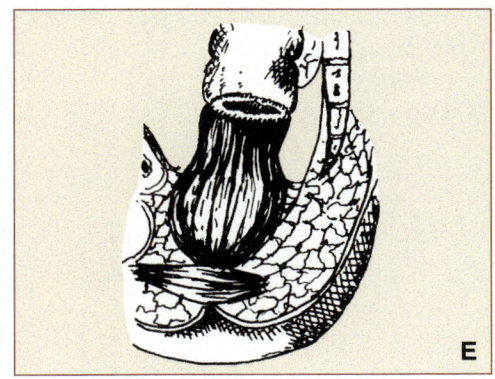

Fig. 14-52
(A a E) Passos da utilização de um grampeador circular para uma anastomose terminoterminal.

Outra utilização é a ressecção discoide de parede anterior de retossigmoide, técnica em que se introduz o grampeador transanal com a ogiva acoplada, posiciona-se o mesmo na altura da lesão a ser ressecada. Abre-se a ogiva com algumas voltas, criando um espaço entre a ogiva e grampos, onde se invagina a lesão com auxílio de fios de reparo. Uma vez que se tem certeza da invaginação da lesão fecha-se o grampeador e disparam-se a faca e grampos. Dessa forma resseca-se um disco da parede anterior do retossigmoide, sem a necessidade de grandes mobilizações do cólon.

A utilização dos grampeadores em videocirurgia tem valor significativo, pois, conforme já descrito, possibilitam uma cirurgia mais rápida, com a mesma segurança da técnica convencional e com menos riscos à paciente. A maior restrição ao seu uso é o custo. São instrumentos descartáveis e de alto custo.

BIBLIOGRAFIA

Emam TA, Hanna GB, Kimber C et al. Effect of intracorporeal – Extracorpoeral instrument length ratio on endoscopic task performance and surgeon movements. *Arch Surg* 2000;135(1):62-65.

Medina M. Analysis and physics of laparoscopic intra-corporeal square-knot tying. *JSLS* 2005;9(1):113-21.

Romeo A, Minelli L. *Manuale dei nodi e dele tecniche dánnodamento in laparoscopia*. EGES Edizioni. 2006. http://www.eges.it

Sharp HT, Dorsey JH, Chovan JD et al. A simple modification to add strength to the Roeder knot. *J Am Assoc Gynecol Laparosc* 1996 Feb. 3(2):305-7.

Tonelloto D, Ayroza P, Wattiez A et al. Suturing techniques in gynecologic laparoscopy. In: Mencaglia L, Minelli L, Wattiez A. *Manual of gynecological laparoscopic surgery*. 2nd ed. Tuttlingen, Germany: Endo-Press, 2007.

Trimbos JB, Rijssel EJ, Klopper PJ. Performance of sliding knots in monofilament and multifilament suture material. *Obstet Gynecol* 1986;68(3):425-30.

15 Técnicas de Retiradas de Peças Cirúrgicas e Fechamento

Paulo Augusto Ayroza Galvão Ribeiro
Fabio Sakae Kuteken

- INTRODUÇÃO
- TIPOS DE PEÇAS CIRÚRGICAS
- ESCOLHA DO LOCAL E TÉCNICAS
  Pelo trocarte
  Por laparotomia
  Por colpotomia
  Por contraincisões
  Morcelador e dispositivos plásticos
  Riscos associados à extração de espécime na laparoscopia
  Modelos de morceladores de tecido em laparoscopia avançada
  Modelos de *endobags*
- CONCLUSÕES
- BIBLIOGRAFIA

INTRODUÇÃO

Desde o início de nossa capacidade de realizar procedimentos cirúrgicos, a preocupação sempre girava em torno de excisão e reparação dos tecidos. O encerramento de uma cirurgia laparoscópica é precedido por um dos momentos mais trabalhosos e angustiantes do ato: o da retirada da peça.

Com o crescimento da abordagem laparoscópica nos procedimentos cirúrgicos complexos, a extração dos tecidos tornou-se uma preocupação legítima.

Dependendo do volume e da consistência da peça, do instrumental empregado e da técnica escolhida, este tempo cirúrgico pode ser maior do que o tempo cirúrgico principal, ensejando maior estresse à equipe. Este procedimento deve ser realizado de forma planejada, caso contrário, o custo-benefício do procedimento será prejudicado.

Por se tratar de um procedimento cirúrgico minimamente invasivo, com consequente sequela cicatricial mínima, a preocupação com a estética tem de ser levada em consideração. Não é lógico realizar-se uma histerectomia subtotal, por exemplo, e retirar o órgão por meio de uma incisão de Pfannenstiel, a mesma utilizada para tal procedimento por via laparotômica (convencional).

A escolha da via deverá variar de acordo com a consistência, conteúdo, origem e tamanho da peça a ser retirada. As técnicas de remoção da amostra não devem comprometer a segurança da paciente, quer durante o período intraoperatório quer o pós-operatório.

Neste capítulo serão discutidos os vários aspectos da extração de peças. Quais são os riscos que se colocam e como superá-los, as vantagens e desvantagens dos métodos mais atuais de extração de espécimes.

TIPOS DE PEÇAS CIRÚRGICAS

As peças cirúrgicas normalmente são produtos de ressecções parciais ou totais de órgãos, ressecções de tumores malignos e benignos, cirurgias contaminadas ou infectadas (abscessos orgânicos, abscessos livres), cirurgias para endometriose. Além disso, as peças podem ser fragmentadas ou não. Pela possibilidade de contaminação, várias delas devem ser protegidas com dispositivos plásticos isolantes, como na neoplasia maligna, endometriose e material infectado. Quando não há necessidade de proteção, as peças são retiradas com auxílio de pinças traumáticas.

ESCOLHA DO LOCAL E TÉCNICAS

Pelo trocarte

Peças cirúrgicas pequenas e sem necessidade de proteção são retiradas, aproveitando-se o maior trocarte (10/12 mm) com o auxílio de uma pinça traumática e redutor. Quando o diâmetro da peça impede a retirada dessa em conjunto com o redutor metálico e permanente, mas ela se acondiciona no interior do trocarte, traciona-se o conjunto peça-redutor para o interior do trocarte e, então, retira-se todo o conjunto peça-redutor-trocarte, podendo recolocar-se o trocarte novamente no mesmo orifício. Nesta mesma situação, se o redutor utilizado é adaptável no próprio trocarte, simplesmente retira-se a peça com pinça traumática em conjunto com trocarte, recolocando-o em seguida.

Por laparotomia

Quando o tamanho das peças não permite saída pelos trocartes, outras opções devem ser escolhidas.

Um local opcional frequentemente aproveitado é o da punção da cicatriz umbilical. É possível ampliar a abertura da aponeurose superior e inferiormente sem necessidade de ampliação igual da pele desse ponto. A óptica é retirada e reintroduzida em outro trocarte de 10 mm. enquanto em pinça forte e traumática segura e traciona a peça por meio da cicatriz. Aproveita-se a presença do trocarte para incisão da aponeurose, inclinando-o para baixo e depois para cima, seccionando a aponeurose sobre o trocarte. Dessa forma podem-se retirar peças de 4 a 5 cm. Peças maiores que esta dimensão podem ser seccionadas ainda no interior da cavidade abdominal, por tesouras ou por cautério monopolar no modo corte, devendo-se tomar cuidado com acidentes como lesão de alças intestinais ou bexiga.

Outros locais de abertura podem ser utilizados, principalmente a região suprapúbica em ginecologia, preocupando-se sempre com o resultado estético final.

Por colpotomia

A colpotomia é outra via muito utilizada e adequada para a retirada de peças grandes como miomas. Por via vaginal, pressiona-se o fundo de saco com pinça montada com gaze, para que o cirurgião visualize o ponto em que deverá incisar, entre os ligamentos uterossacrais. Incisa-se cerca de 1 cm e em seguida introduz-se trocarte de 10 mm longo, evitando assim a perda de gás do pneumoperitônio. Com uma pinça forte apreende-se a peça, como, por exemplo, um útero em histerectomia subtotal, e traciona-se, apoiando-a na mucosa vaginal. Retira-se o trocarte, mantendo a tração da pinça com a peça, e amplia-se a colpotomia. Reforça-se a apreensão da peça com pinças Pozzi, soltando as pinças laparoscópicas. Traciona-se lenta e alternadamente as pinças até que se consiga retirar completamente a peça. Dessa forma evitam-se a perda de gás e o desprendimento da peça, que implicaria recomeço de todo o procedimento. Uma vez retirada a peça, reparam-se com pinças as margens da mucosa vaginal e procede-se ao seu fechamento com fio absorvível sintético por via vaginal (Figs. 15-1 a 15-3).

Por contraincisões

Peças cirúrgicas de dimensão volumosa, como 10 e 20 cm ou mais, podem ser retiradas por outras incisões. A incisão de Pfannenstiel ou próxima à região operada é uma alternativa quando não se quer traumatizar a peça, geralmente um órgão. Isto é utilizado, atualmente, nas nefrectomias laparoscópicas de doadores de rins para transplantes, quando não pode haver trauma do órgão, e uma lobotomia econômica é feita para sua retirada.

Morcelador e dispositivos plásticos

Os dois avanços particularmente importantes na extração de tecido nos procedimentos em laparoscopia são: o uso de morceladores elétricos, com potência de cortar e remover grandes massas e as bolsas ou sacos de espécimes (*endobags*) para remover o tecido extraído de forma segura. Embora os morceladores ofereçam uma grande economia de tempo e pode, realmente, reduzir o risco de formação de hérnia porque a fáscia não precisa ser rasgada ou esticada, seu uso deve ser feito com a máxima atenção. A lâmina afiada de giro pode danificar os órgãos adjacentes. Além disso,

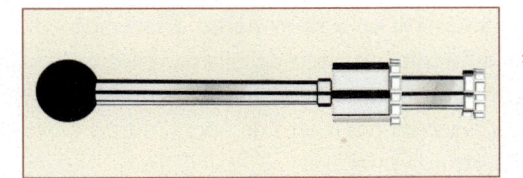

Fig. 15-1
Trocarte vaginal específico com dispositivo tipo "bola" para evitar perda de gás pela vagina.

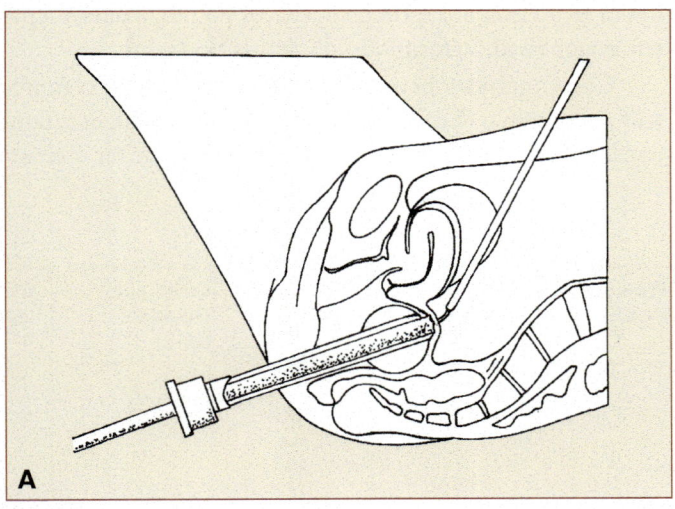

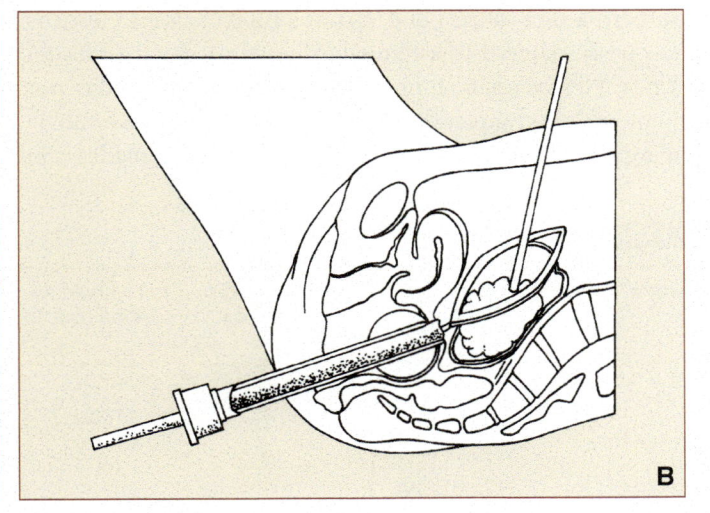

Fig. 15-2
Incisão vaginal após posicionamento do trocarte vaginal (**A**) e colocação da peça em *endobag* introduzida via vaginal (**B**).

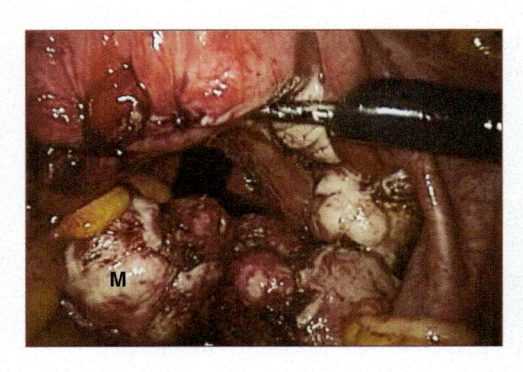

Fig. 15-3 Apreensão de mioma *(M)* por pinça traumática introduzida pelo fundo de saco posterior.

deve-se observar de perto, de modo que as amostras não sejam morceladas equivocadamente.

As bolsas de espécimes também são importantes, tanto em condições benignas quanto malignas. Em última análise, o problema é o derramamento de tecido, seja células cancerosas seja produtos da concepção. A maioria das bolsas é equipada com dispositivos de abertura automática, poucas delas são abertas manualmente.

Riscos associados à extração de espécime na laparoscopia

Idealmente, a extração do tecido deveria ser realizada através das punções de 5 mm; infelizmente isto não é o que acontece normalmente, pois com frequência faz-se necessário ampliar para 10 mm ou mais alguma das punções laterais, aumentando, assim, o risco de hérnia pós-cirúrgica. Vale ressaltar que mesmo usando somente trocartes de 5 mm nas punções laterais, o risco de hérnia existe, pois o uso contínuo e intenso de instrumentos de manipulação, e, ainda, a passagem de tecido por meio da punção pode esticar e rasgar a fáscia.

Considere o caso de um grande útero miomatoso sendo removido por um trocarte de 10 a 12 mm em uma punção lateral; grandes fragmentos de mioma são evacuados através desta incisão, que deverá suportar várias passagens dos instrumentos até a remoção completa dos fragmentos, principalmente se o mioma for grande. Esta atividade leva ao alongamento e laceração da fáscia, resultando em aumento do risco de hérnia. Mesmo nas punções de 10 a 12 mm pode ocorrer esse alongamento da incisão na aponeurose, em razão da passagem de peças muitas vezes maiores do que o diâmetro da punção.

Algumas medidas preventivas podem ajudar a reduzir este risco de hérnia incisional: (1) o uso dos morceladores elétricos permite que o material seja removido em tiras pela bainha do morcelador. Nestes casos, pinças de 10 mm são colocadas por meio do morcelador, apreendem o espécime e depois são removidas por meio do morcelador. Portanto, as peças removidas não são maiores do que os locais da punção e não há estiramento ou ruptura da fáscia; (2) o fechamento cuidadoso da fáscia, sob visão direta, com sutura manual ou dispositivos específicos para este fim como a agulha de Berci ou o dispositivo de Carter-Thomasson; (3) quando possível, tentar extrair o espécime pela incisão umbilical de 12 mm. Neste caso, no momento da remoção do tecido, uma óptica de 5 mm é colocada em um dos portais secundários para visualizar a remoção de tecido.

Embora os morceladores tenham reduzido o tempo cirúrgico e risco de herniação na punção, seu uso não é sem risco. Morceladores elétricos cortam o tecido através de uma lâmina afiada cilíndrica, que gira contra a amostra. Assim, é imperativo o controle sob visão direta da ponta rotativa do morcelador. Outro risco possível do uso dos morceladores é a lesão inadvertida de tecidos adjacentes durante as manobras de apreensão e posicionamento do mioma, quando a lâmina não está ativada. Para minimizar este risco, deve-se optar por modelos de morceladores que usem protetores de lâmina, enquanto a mesma não está acionada.

O emprego de morceladores com a ponta da camisa em forma de bizel, oblíqua, facilita o morcelamento e evita o efeito de "queijo suíço" nos miomas.

Atualmente existem múltiplos morceladores que diferem uns dos outros em algumas características de *design* e força motriz (Quadro 15-1).

A escolha do morcelador ideal deve levar em consideração os dispositivos de segurança que os mesmos apresentam sua força, durabilidade, taxa de manutenção e a relação custo-benefício.

Modelos de morceladores de tecido em laparoscopia avançada

O uso dos morceladores só está indicado em doenças supostamente benignas. Vale ressaltar que o morcelamento divide o material em tiras, dificultando a eventual definição das margens livres de enfermidade em caso de doença maligna.

Finalmente, especialmente quando grandes espécimes são submetidos a morcelamento, deve-se certificar que todos os fragmentos tenham sido retirados da cavidade abdominal. Existem relatos de pacientes que se queixavam de dor, a seguir miomectomia laparoscópica e/ou histerectomia laparoscópica.

Alguns autores afirmam que morceladores com diâmetro superior a 15 mm não são necessários. Além disso, a incisão maior requerida por estes dispositivos poderia colocar a paciente em maior risco de formação de hérnia posterior.

Como grandes benefícios pode-se dizer que o morcelador não só reduziu o risco de hérnia da punção lateral, mas também a necessidade de usar incisões maiores para remover o tecido. Seu

Quadro 15-1 Recursos atuais para morcelamento

Fabricante	Diâmetro (mm)	Substituição da Lâmina	Velocidade da Lâmina (rpm)	Proteção da Lâmina	Com Válvula em Linha	Descartável/ Reutilizável	Custo por Unidade (US$)	Uso da Lâmina
Gynecare (Morcellex)	12	Não	125 a 1.000	Sim	Sim	Descartável	3.000	1X
Storz: Rotcut Sawalhe Steiner	12-15 15 12	Sim Sim Sim	50 a 1.000 50 a 1.000 50 a 300	Sim Sim Não	Sim Sim Sim	Reutilizável Reutilizável Reutilizável	10.000	1X
Wisap	10, 15, 20, 24	Sim	150	Não	Não	Reutilizável	10.000	10X
Wolf	10-15	Sim	135	Não	Não	Reutilizável	8.500	10X

uso também reduziu a necessidade de minilaparotomia ou colpotomia posterior para remover grandes espécimes.

Alguns autores têm preocupação com colpotomia posterior, pois, na maioria dos casos, a colpotomia posterior parece ser um procedimento desnecessário, que coloca o paciente em risco para infecção, traumatismo em estruturas adjacentes, aderências, dispareunia e granulação da cicatriz. Além disso, pode aumentar as aderências no fundo de saco posterior, e a fertilidade pode ser comprometida.

Se por um lado as massas sólidas, como os miomas, encontraram nos morceladores eletrônicos um grande aliado para viabilizar a sua remoção mais segura, por outro lado as massas císticas também foram beneficiadas pelo desenvolvimento tecnológico que oferece, atualmente, enorme gama de dispositivos plásticos para a remoção de fragmentos e cistos.

Em certos casos, mesmo com condições benignas, a ruptura de um cisto ovariano pode colocar a paciente em situação de risco. Cita-se, como exemplo, o derrame na cavidade abdominal de um cistadenoma mucinoso pode levar ao pseudomixoma. Um segundo exemplo é o caso do teratoma maduro, pois se a ruptura do cisto ocorrer, e seu conteúdo for derramado de forma indiscriminada dentro da cavidade abdominal, uma peritonite química pode suceder, propiciando a formação de aderências subsequen-

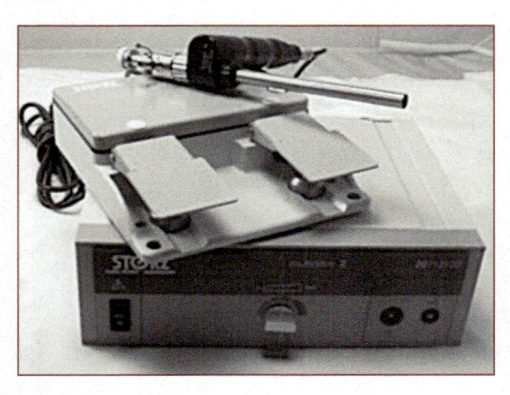

Fig. 15-4
Morcelador Storz para pinça de 10 mm. (Karl Storz Endoscopy America, Inc., Culver City, CA, EUA.)

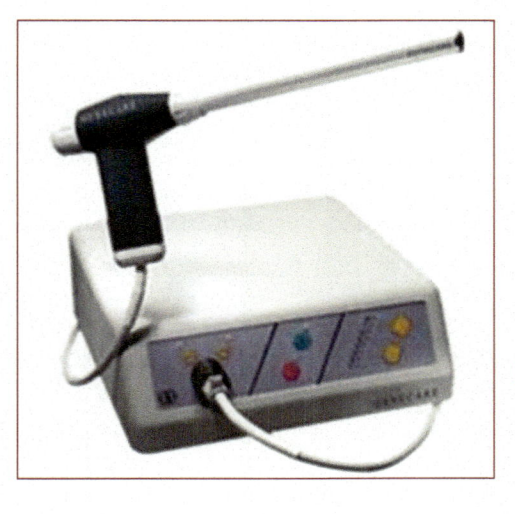

Fig. 15-5
Morcelador Gynecare de 15 mm. (Gynecare, Inc., Somerville, NJ, EUA.)

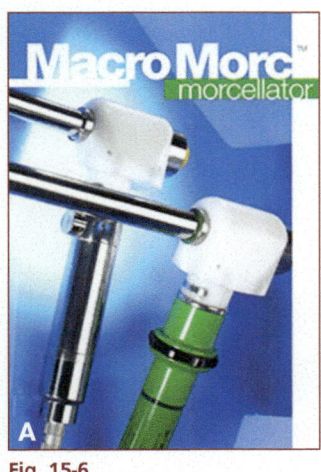

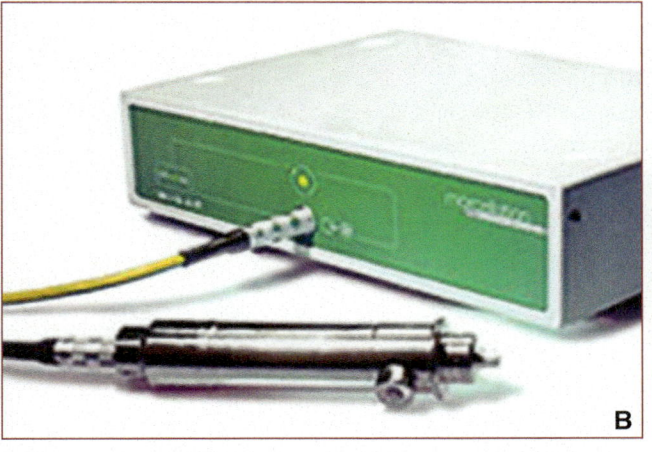

Fig. 15-6
(A e B) O Macro Morc da WISAP possui lâminas com diâmetro variando de 10 a 20 mm. As lâminas podem ter borda lisa ou serrilhada. (WISAP Munchen, Medicina, Alemanha.)

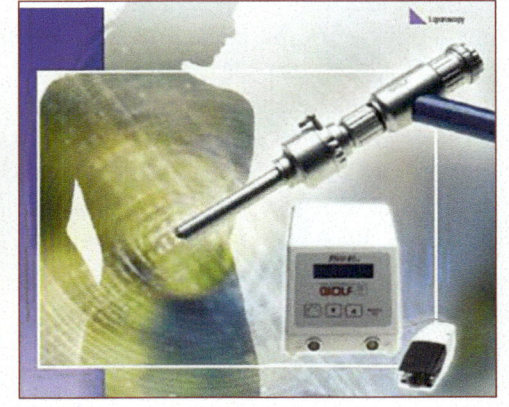

Fig. 15-7
O morcelador Morce Power Plus, da Richard Wolf com diâmetros, variando de 12 a 20 mm. Note-se que a camisa protetora tem ponta em bisel para facilitar a fragmentação. (Richard Wolf Medical Instruments Corporation, Vernon Hills, IL, EUA.)

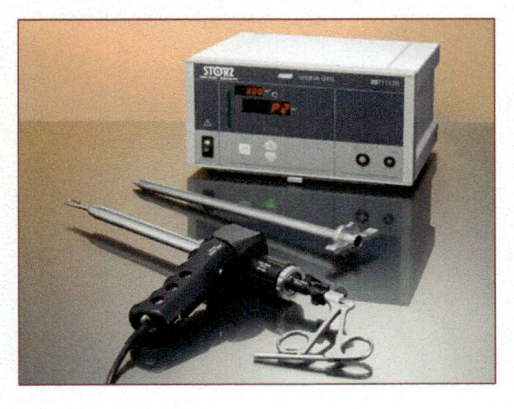

Fig. 15-8
Os 15 mm de morcelador Sawalhe com 5 mm de pinça. (Karl Storz Endoscopy America, Inc., Culver City, CA, EUA.)

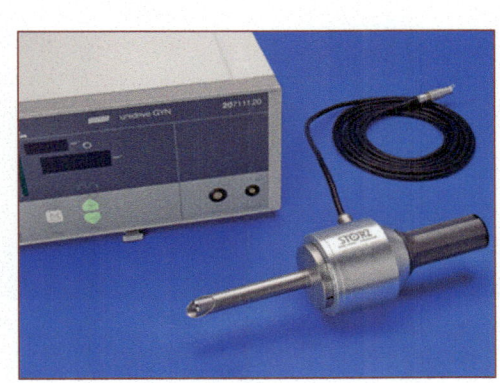

Fig. 15-9
O morcelador Rotocut da Karl Storz com diâmetro variando de 12 a 15 mm. Note-se que a camisa protetora tem ponta em bizel para facilitar a fragmentação. (Karl Storz Endoscopy America, Inc., Culver City, CA, EUA.)

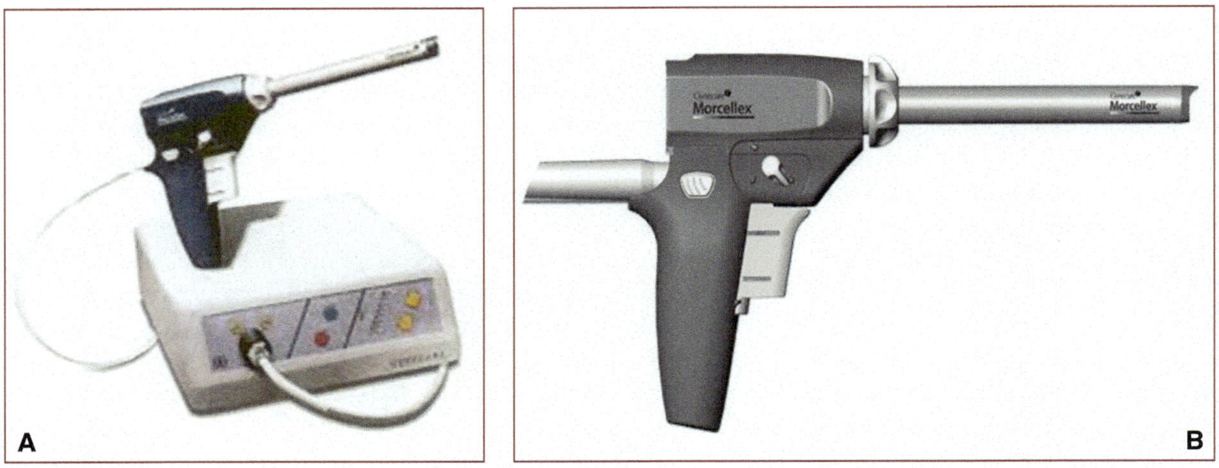

Fig. 15-10
O morcelador descartável Morcellex, da Gynecare, com diâmetro de 12 mm e controle manual do acionamento do motor. Note-se que a camisa protetora tem ponta em bizel para facilitar a fragmentação. (Gynecare, Inc., Somerville, NJ, EUA.)

tes. Como um terceiro exemplo, implantação disseminada de tecido trofoblástico peritoneal foi relatada após remoção laparoscópica de gravidez ectópica. Para todas estas situações descritas a lavagem abundante da cavidade pélvica e abdominal e o uso de dispositivos plásticos para remoção dos tecidos são as melhores condutas preventivas.

O impacto do derrame de massa ovariana *borderline* ou maligna na cavidade ainda é controverso. Alguns especialistas não acreditam que o derrame do tumor afete negativamente a sobrevida das pacientes, outros acreditam que ele pode ser um fator negativo de prognóstico.

A fim de evitar a possibilidade de derrame inadvertida do conteúdo dos cistos na cavidade abdominal, o uso rotineiro dos sacos de amostra (*Endobags*) é recomendado. Assim, mesmo que o cisto se rompa, o conteúdo será esvaziado no saco. Outro benefício destes dispositivos é permitir o esvaziamento dos cistos dentro das bolsas, visando a diminuir o diâmetro do cisto e torná-lo mais fácil de remover. Se a massa ainda for muito grande para a remoção, ela pode ser dividida enquanto na bolsa de amostra com uma tesoura, tesoura harmônica ou um morcelador.

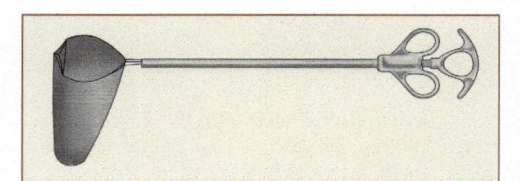

Embora estes dispositivos habitualmente já requeiram uma punção de 10 a 12 mm, algumas vezes o local da punção deverá ser dilatado ainda mais para a retirada do tecido. Em algumas situações, o diâmetro dos sacos de amostra disponíveis comercialmente é muito pequeno. Neste caso, pode-se utilizar uma luva sem pó cirúrgico.

Modelos de *endobags*

Infelizmente, a maioria dos sacos de recuperação de tecido foi concebida para colecistectomia laparoscópica. Assim, os sacos são projetados para ter um diâmetro estreito em sua abertura e ser

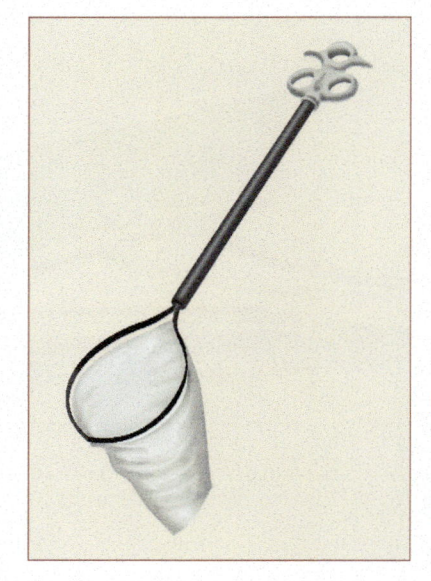

Fig. 15-11
Bolsa modelo Endopouch da Ethicon Endo-Surgery. Note-se que o saco se abre automaticamente. (Ethicon Endo-Cirurgia, Inc. Cincinnati, OH, EUA.)

Fig. 15-12
Bolsa modelo Endo Catch-Cirúrgica pela U. S. Note-se que o saco se abre automaticamente. (Saúde Tyco/Estados Unidos Cirúrgico, CT Norwalk, EUA.)

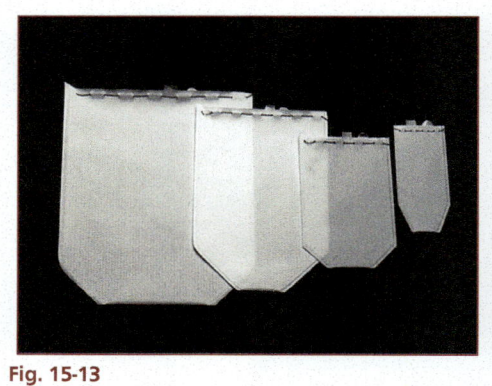

Fig. 15-13
Múltiplas dimensões de Lap Sacs de Cook OB/GYN. (Cook Urological Inc., Spencer, IN, EUA.)

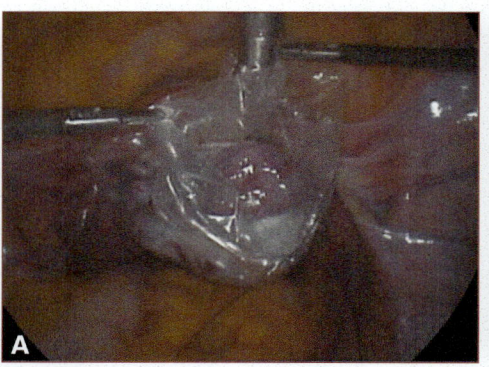

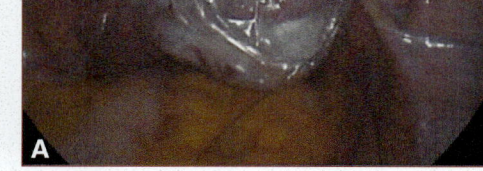

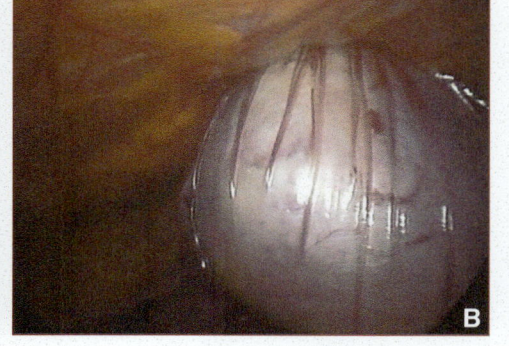

Fig. 15-14
(A e B) Duas suturas são amarradas acima dos dedos de uma luva, ou outro tipo de bolsa plástica. Os dedos são, então, cortados. O dispositivo é, então, virado do avesso e usado como uma bolsa.

Quadro 15-2 Características disponíveis dos sacos de amostra

Fabricante	Diâmetro do Trocarte para Entrada	Profundidade	Largura	Abertura Automática
USSC	10 mm	15 cm	10 cm	Sim
	15 mm	15 cm	10 cm	Sim
Ethicon	10 mm	10 cm	10 cm	Sim
Cook	10 mm	13 cm	5 cm	Não
	10 mm	15 cm	10 cm	Não
	10 mm	20 cm	13 cm	Não
	10 mm	25 cm	20 cm	Não
Circon	10 mm	20 cm	3 cm	Não

USSC (Tyco Healthcare/United States Surgical, Norwalk, CT, USA).
Ethicon (Johnson & Johnson Health Care Systems).
Cook (Cook Urological Inc., Spencer, IN, USA).
Circon (Circon Corporation, Santa Barbara, CA, USA).

profundo. Sacos deste tipo são, certamente, adequados para a evacuação de uma gravidez ectópica, hidrossalpinge, ou apêndice, mas cistos ovarianos podem ser muito grandes para serem colocados adequadamente. Além disso, alguns modelos de sacos precisam ser abertos manualmente, enquanto outros têm a capacidade de abrirem automaticamente, uma vez envolvidos no abdome e pelve. Em nossa opinião, os sacos de espécime com autoabertura são muito mais fáceis de usar. Por outro lado, a abertura manual dos sacos pode permitir a evacuação de espécimes maiores (Quadro 15-2).

CONCLUSÕES

Os cirurgiões que desejam realizar procedimentos laparoscópicos avançados devem se habituar ao uso de todos os métodos para extração de espécimes.

Os morceladores permitiram remover grandes massas não císticas através de incisões de 10 a 15 mm e devem ser utilizados com segurança. Os espécimes devem ser levados em direção à ponta do morcelador rotativo, em vez do morcelador avançado pela massa. Se este último procedimento for realizado, o potencial de danos ao intestino ou outros órgãos é mais provável.

A fim de retirar as amostras com segurança, os sacos plásticos são essenciais pois evitam o derramamento de fluido ou tecido na cavidade abdominal. Os melhores sacos são aqueles que se abrem automaticamente. Às vezes, no entanto, este tipo de saco de amostra não é suficientemente grande para acomodar o espécime cirúrgico, sendo recomendado, nestes casos, os sacos que não abrem automaticamente e que apresentam um diâmetro maior.

BIBLIOGRAFIA

Barbosa CP. Instalação da laparoscopia. In: Barbosa CP. *Cirurgia videolaparoscópica em ginecologia*. Rio de Janeiro: Revinter, 1998. p. 29-34.

Berci G. Pneumoperitônio. In: Phillips EH et al. *Videocirurgia – Atlas de técnicas operatórias*. Rio de Janeiro: Revinter, 1999. p. 13-18.

Cooperman AM. Complications of laparoscopic surgery. In: Arregui ME et al. *Principles of laparoscopic surgery*. New York: Springer-Verlag, 1995. p. 71-77.

Filho DM. *Técnicas avançadas de cirurgia laparoscópica*. Rio de Janeiro: Atheneu, 2001.

Lin P, Grow DR. Complicações da laparoscopia: estratégias de prevenção e cura. *Obst Ginecol Clin Am* 1999;26(1):23-38.

Miller CE. Methods of tissue extraction in advanced laparoscopy. *Curr Opin Obstet Gynecol*. 2001 Aug.;13(4):399-405.

Paolucci V, Schaeff B. Gasless laparoscopy In: *General surgery and gynecology*. Stuttgart – New York: Thieme, 1996:2-33.

Tarraza HM, Moore RD. Gynecologic causes of the acute abdomen and the acute abdomen in pregnancy. *Surg Clin North Am* 1997;77(6):1371-94.

16 Complicações na Cirurgia Laparoscópica

Paulo Sergio da Silva Reis Junior
Alexandre Miranda Duarte
Sibelle Nogueira Buonora
José Anacleto Dutra de Resende Júnior

- INTRODUÇÃO
- DEFINIÇÃO
- QUADRO CLÍNICO
- CLASSIFICAÇÃO
  Complicações gerais
    Material
    Equipe
    Acesso
    Paciente
  Complicações intestinais
  Complicações ginecológicas
  Complicações infecciosas
  Complicações urológicas
- CONSIDERAÇÕES ANATÔMICAS
- ABORDAGEM URETERAL
- ABORDAGEM VESICAL
- ABORDAGEM NAS DISFUNÇÕES MICCIONAIS PÓS-OPERATÓRIAS
- PREVENÇÃO DAS LESÕES UROLÓGICAS
  Complicações neurológicas
  Complicações vasculares
- REFERÊNCIAS BIBLIOGRÁFICAS

INTRODUÇÃO

Os procedimentos cirúrgicos minimamente invasivos são datados desde o início do século XIX, por meio de experimentos realizados em animais e, posteriormente, aperfeiçoados como procedimentos diagnósticos em humanos, continuando a evoluir até alcançar a cirurgia robótica nos dias de hoje.

Desde o princípio, a laparoscopia foi usada em ginecologia com maiores avanços na década de 1940, quando foi desenvolvida a laparoscopia transvaginal em posição ginecológica, culdoscopia, por Decker e Cherry nos EUA, e por Palmer na França. No Brasil, Meirelles, em 1943, foi o primeiro a publicar trabalho sobre laparoscopia.[20]

Apesar dos avanços dos equipamentos em laparoscopia e robótica, que nos propiciam imagens em alta definição, com ampliações e luminosidade que facilitam a identificação das estruturas anatômicas, sabemos que não bastam somente tais artifícios para evitar as complicações. Um conhecimento profundo sobre a doença em questão, bem como avaliação e planejamento bem detalhados no pré-operatório, aliados à experiência e habilidade do cirurgião laparoscopista, são também de extrema importância para um procedimento cirúrgico bem-sucedido.

O principal objetivo do desenvolvimento da laparoscopia foi reduzir o desconforto álgico pós-operatório e melhorar o aspecto estético das cicatrizes. No entanto, com a introdução do pneumoperitônio e a popularização do método, complicações antes raras e até mesmo desconhecidas passaram a assombrar os cirurgiões e seus pacientes.

As possíveis complicações da cirurgia laparoscópica devem ser de conhecimento da equipe cirúrgica, bem como os modos de prevenção e correção quando ocorrem.

DEFINIÇÃO

Complicação é um evento inesperado inerente a qualquer procedimento cirúrgico, seja este convencional ou laparoscópico, e pode ocorrer tanto no per como no pós-operatório. Seu conhecimento é fundamental para o desenvolvimento da prática médico-cirúrgico, a fim de evitá-las, diagnosticá-las, bem como tratá-las, mitigando, assim, a morbidade.

Algumas complicações são relacionadas com o método laparoscópico (via de acesso), outras associadas à cirurgia propriamente dita e variam em decorrência da patologia de base, comorbidades associadas e características físicas e/ou fisiológicas do paciente. Sua incidência varia principalmente em função da experiência do cirurgião (curva de aprendizado) e da qualidade do equipamento utilizado.

Fabio Campos, em um estudo com 1.966 pacientes submetidos à cirurgia colorretal laparoscópica, demonstrou que o índice de complicação e conversão está diretamente relacionado com a *expertise* do cirurgião e com a complexidade do procedimento cirúrgico.[4,5] Quanto maior a curva de aprendizado, menor a taxa de conversão. Deve-se também entender a conversão não como um erro ou insucesso, e sim uma mudança de tática cirúrgica a fim de salvaguardar a vida do paciente e assegurar o sucesso cirúrgico (Fig. 16-1).

As complicações devem ser antecipadas e, portanto, medidas preventivas devem fazer parte do pré-, per e pós-operatório de todo o paciente. Uma rotina sugerida a ser seguida no pré-operatório deve passar pelos seguintes tópicos:

- Conhecimento da patologia.
- Treinamento do cirurgião para realizar o procedimento.
- Humildade: pedir ajuda, quando necessário.
- Trabalho em equipe: uma equipe entrosada entre si e com a patologia executará o procedimento em menor tempo, reduzindo a incidência de complicações.
- Planejamento: presença de todo o material necessário para realização da cirurgia.
- Prudência: conhecer o seu limite e o do paciente.
- Tranquilidade: física e mental.

Além das medidas de rotina, existem condições clínicas do paciente que potencializam o risco de complicações, como:

- Obesidade (IMC ≥ 32).
- Presença de grandes massas tumorais.
- Obstrução intestinal.
- Hipertensão porta.
- Cardiopatias.
- Cirurgias prévias.
- Neoplasias.
- Hérnias incisionais.
- Aneurisma da aorta.
- Doença inflamatória aguda.

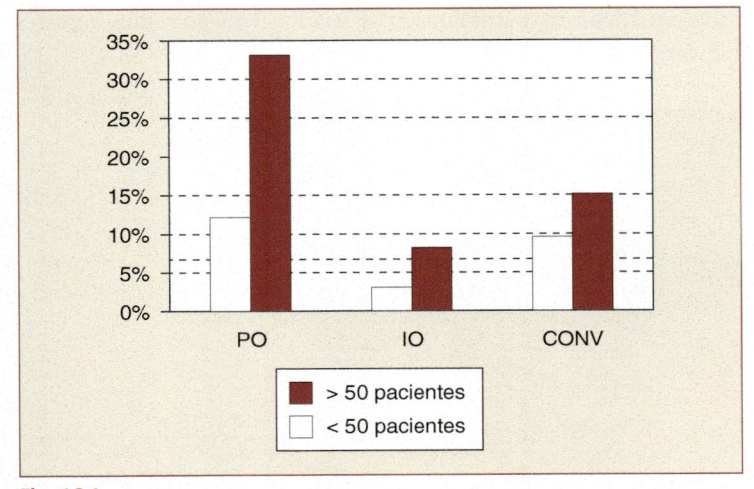

Fig. 16-1
Relação entre as complicações no pós-operatório *(PO)*, intraoperatório *(IO)* e taxa de conversão *(CONV)* em dois grupos de pacientes. Os primeiros 50 casos de um cirurgião e os 50 casos seguintes do mesmo cirurgião.

QUADRO CLÍNICO

As complicações têm quadros clínicos por vezes sutis. A anamnese, inclusive no pós-operatório, é fundamental, especialmente para o cirurgião. A intercorrência no ato cirúrgico ou no pós-operatório deve ser prontamente diagnosticada e tratada, evitando-se, assim, seu agravamento.

Dentre os principais sinais e sintomas sugestivos de complicação podem-se destacar:

- *Febre:* resposta normal do organismo nas primeiras 24/48 horas de pós-operatório. Pode, também, ser acompanhada de leucocitose. A persistência ou surgimento após esse período inicial sugere complicação infecciosa, o que, obrigatoriamente, necessita de investigação.
- *Hemorragias:* o sangramento no peroperatório deve ser sempre controlado. No pós-operatório, seu diagnóstico ocorre por dosagem seriada do hematócrito e da hemoglobina, associado aos sinais clínicos de hemorragia (sudorese, taquicardia, hipotensão, síncope). A utilização de exames de imagem tem seu valor, porém falso-positivos podem ocorrer em decorrência de derrames cavitários que podem ser confundidos com sangue à ultrassonografia, o que requer complementação diagnóstica por tomografia computadorizada (TC).
- *Distensão abdominal:* evidência importante de uma possível complicação. É premente a dosagem sérica de eletrólitos e realização de TC abdominal para pesquisar um desequilíbrio eletrolítico ou obstrução intestinal mecânica como a causada por uma brida.
- *Dor refratária à analgesia:* no pós-operatório imediato à ombralgia é considerada normal em consequência da distensão e compressão diafragmática e pode ser de difícil controle terapêutico. Após a alta, a dor refratária pode sugerir processo isquêmico e, portanto, sempre requer investigação em ambiente hospitalar.
- *Náuseas e vômitos:* podem estar presentes no pós-operatório imediato, no entanto, caso persista após as primeiras 24 horas, ocasionam retardo na progressão da dieta, desidratação e, consequentemente, maior tempo de internação.
- *Calafrios:* estão geralmente associados a processos infecciosos tardios. A persistência dos mesmos requer investigação laboratorial e por imagem.
- *Pneumotórax:* é raro e, em geral, é diagnosticado ainda na sala de cirurgia pelo anestesista. Requer tratamento imediato e admissão na unidade de terapia intensiva no pós-operatório imediato.
- *Hiperemia das incisões:* alarmante, caso ocorra após 72 horas de cirurgia. Está relacionada com processo inflamatório infeccioso como seromas e abscessos que requerem drenagem, desbridamentos e antibioticoterapia.

CLASSIFICAÇÃO

Para fins didáticos, podemos dividir as complicações cirúrgicas em dois tipos: complicações gerais e específicas (intestinais, ginecológicas, urológicas, neurológicas e vasculares).

Complicações gerais

A dor e os vômitos são as complicações mais frequentemente relacionadas com as cirurgias laparoscópicas no pós-operatório imediato. Geralmente são de fácil controle medicamentoso, persistem por pequeno período (menor do que nas cirurgias convencionais) e, por isso, não são consideradas complicações por alguns cirurgiões.

Outras complicações relacionadas com diversos fatores que isoladamente ou em associação entre si promoverão uma cascata de acontecimentos indesejados que irão determinar o insucesso do procedimento podem estar relacionadas com:

■ Material

O conhecimento da aparelhagem e seu funcionamento, assim como a conferência de todo o material necessário (*check list*) para a realização de um procedimento cirúrgico, são de responsabilidade do cirurgião chefe.

Uma simples verificação dos níveis de CO_2 do reservatório, a certificação de que todos os materiais necessários, como drenos e grampeadores, para a realização da cirurgia estão disponíveis ou facilmente alcançáveis, podem evitar desgaste desnecessário de toda a equipe, aumentando o risco de intercorrências previsíveis (Fig. 16-2).

■ Equipe

Uma equipe entrosada entre si e com o método é fundamental. Substituições desnecessárias, improvisações e até mesmo a falta de componentes aumentam significativamente a possibilidade de fracasso.

Atualmente as cirurgias de grande porte, principalmente em cirurgias pélvicas, onde a proximidade de estruturas complexas de vários sistemas (urinário, vascular, reprodutor e intestinal) exige a presença de uma equipe multidisciplinar (ginecologista, urologista, cirurgião gastrointestinal e vascular) que atuará em conjunto sobre determinado órgão-alvo, diminuem o risco de complicações cirúrgicas.

É fundamental informar à paciente o número de profissionais envolvidos no ato cirúrgico e a relevância dos mesmos. Um termo de consentimento informado deve ser sempre confeccionado no pré-operatório, informando o motivo da presença de uma equipe multidisciplinar, a cirurgia à que ela será submetida e suas possíveis complicações. Este simples documento pode ser um fator decisivo nos tribunais em favor do médico, quando este é questionado juridicamente por suas condutas.

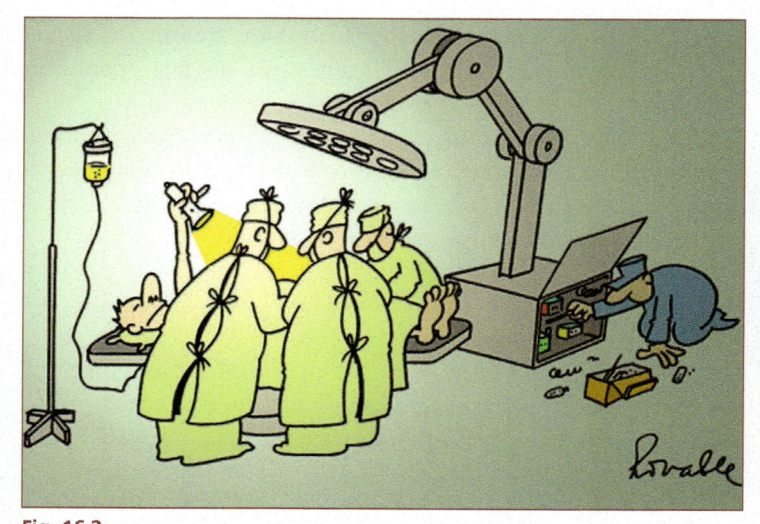

■ Acesso

O acesso seguro à região que será submetida ao procedimento é mandatório para o sucesso do mesmo. A técnica a ser utilizada dependerá da experiência do cirurgião e de fatores relacionados com o paciente, como gravidez, cirrose, cirurgias prévias e obesidade.

Podemos destacar três tipos de acessos à cavidade:

- Técnica fechada (p. ex., Agulha de Veres).
- Técnica semiaberta.
- Técnica aberta.

A complicação mais comum relacionada com a punção na cirurgia laparoscópica é a lesão dos vasos epigástricos inferiores, causados, na maioria das vezes, durante a colocação dos trocartes acessórios. É caracterizada pelo sangramento intraperitoneal (Fig. 16-3), pelo sangramento externo pelo sítio da punção ou pela formação de hematomas expansivos no peritônio e retroperitônio.

O diagnóstico desse tipo de intercorrência é extremamente fácil e o tratamento requer medidas imediatas a fim de evitar perdas sanguíneas consideráveis, danos estéticos, dor e infecção pós-operatória em razão da formação de hematomas.

Dentre as principais técnicas de controle do sangramento proveniente deste tipo de lesão, podemos destacar:

- Compressão externa sobre o local da incisão após a retirada do trocarte por, pelo menos, 5 minutos, mantendo-se o pneumoperitônio para observar a cavidade, assegurando a hemostasia.
- Retirada do trocarte com colocação de uma sonda de Foley de 12 FR pelo local da punção e insuflação do balonete com aproximadamente 20 mL de solução salina com aplicação de tração e observação direta da persistência do sangramento.
- Ligadura transfixante com ponto em U, proximal e distal à incisão, envolvendo todas as camadas da parede abdominal (pele, subcutâneo, aponeurose, musculatura e peritônio) após a retirada do trocarte com fio mononáilon 2.0 ou 3.0 com agulha reta sob visão direta da cavidade.
- Coagulação intraperitoneal com bisturi bipolar.
- Ampliação da incisão cirúrgica com abordagem direta da lesão.

A manobra de transiluminação da parede abdominal, segundo Hurd *et al.*, diminui em 64% o risco de lesões deste plexo em pacientes magros.[12] A visualização interna também auxilia na identificação deste plexo vascular, e a associação destas manobras com o mapeamento anatômico de sua localização reduz, significativamente, o risco de lesão, conforme Saber *et al.*[23]

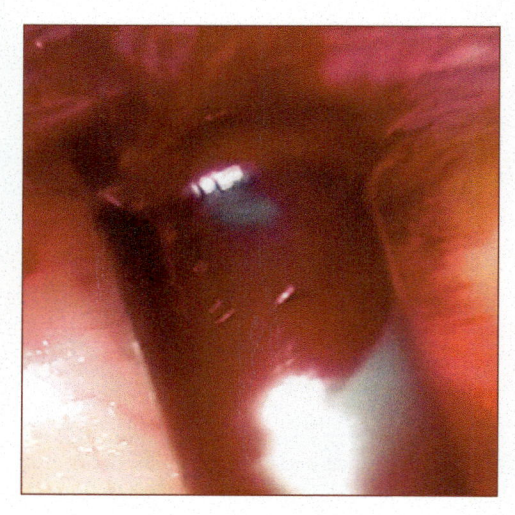

Fig. 16-2
Exemplo de complicação previsível durante o ato cirúrgico. (Retirada de Dias RC e Pereira LSM. *Cartunismo Médico*. Rio de Janeiro: Livraria e Editora Revinter, 2008).

Fig. 16-3
Lesão dos vasos epigástricos por punção da parede com trocarte permanente com sangramento intraperitoneal.

As lesões vasculares ocorridas durante a primeira punção para insuflação do pneumoperitônio, seja ela feita pela técnica fechada de Veres seja ela aberta, acometem principalmente os vasos ilíacos, em especial a veia ilíaca direita, e quando reconhecida durante a laparoscopia pode ser controlada com simples compressão local com uma gaze durante alguns minutos ou necessitar de imediata conversão para laparotomia para abordagem vascular imediata (Figs. 16-4 e 16-5).

Em um estudo retrospectivo comparando a técnica aberta de punção com a técnica fechada de Veres, Bonjer *et al.* observaram uma incidência maior de complicações vasculares com a técnica fechada.[2] Vilos *et al.*, em uma metanálise, não encontraram diferenças significativas entre as técnicas aberta e fechada.[30] Portanto, podemos considerar que a incidência de lesão na realização da primeira punção está diretamente relacionada com a experiência do cirurgião com o método, estando as complicações diretamente relacionados com fatores intrínsecos do paciente.

As lesões de vísceras ocas ocorrem na maioria dos casos durante a primeira punção (Fig. 16-6), seja ela realizada pela técnica aberta ou fechada. Em nossa experiência a técnica aberta com colocação do trocarte sob visão direta diminui a incidência deste tipo de complicação.

Quando acontecem, as lesões de vísceras ocas devem ser identificadas e prontamente reparadas. Elas podem ser parciais, apenas uma camada, ou totais com perfuração de todas as camadas, ocasionando extravasamento do conteúdo entérico para a cavidade.

Quando a perfuração do intestino delgado e do cólon decorrente da punção da cavidade, acomete menos de 50% da parede intestinal e não há comprometimento vascular, a sutura da lesão com fio gastrointestinal da preferência do cirurgião (Vicryl 3-0 ou 4-0 com agulha 2,5 ou 3 cm, por exemplo), lavagem da cavidade com SF0 a 9% e antibioticoterapia por 24 horas é o suficiente para o tratamento (Fig. 16-7).

As lesões que acometem mais de 50% da circunferência intestinal, podendo ou não ter comprometimento vascular, necessitam de ressecção e anastomose primária (mecânica ou manual), pelo risco de estenose e/ou fístula no pós-operatório (Fig. 16-8).

As lesões de vísceras maciças podem provocar sangramentos e hematomas de forma aguda que inviabilizam a continuidade do procedimento laparoscópico e/ou cirúrgico primário (Figs. 16-9 e 16-10).

Hematomas tardios podem provocar choque no pós-operatório com necessidade de exames complexos (angio-TC, arteriografia) e até mesmo novas intervenções. A lesão hepática pode ainda provocar uma solução de continuidade dos ductos biliares para o interior da cavidade peritoneal, ocasionando o extravasamento de bile no pós-operatório (coleperitônio), que também necessitará de correção cirúrgica.

Ainda em relação aos locais das punções, uma possível complicação precoce é a evisceração por um dos sítios da colocação dos trocartes (Fig. 16-11). É uma complicação rara que acontece nos primeiros dias de pós-operatório e pode ocorrer em decorrência de tosse (principalmente em pacientes tabagistas), fraqueza muscular e até mesmo erro técnico no fechamento da aponeurose. O local mais comumente acometido é a cicatriz umbilical, e o reparo, caso não existam outros fatores, como obstrução intestinal, infecção de ferida cirúrgica e/ou peritonites, é realizado com a ressutura da parede abdominal após correção da evisceração.

Outra complicação frequentemente encontrada é a obstrução intestinal pós-operatória pela herniação de uma alça intestinal pelo orifício interno de punções acessórias (Fig. 16-12).

Estas herniações acontecem em punções com diâmetro maior do que 10 mm. O paciente cursa com um quadro de obstrução intestinal alta, e o diagnóstico pode ser facilmente realizado por meio do exame físico, onde se encontra um abaulamento em um dos locais da punção. A comprovação diagnóstica pode ser realizada através da tomografia computadorizada (TC), e a correção requer uma nova intervenção cirúrgica, realizada pela ampliação

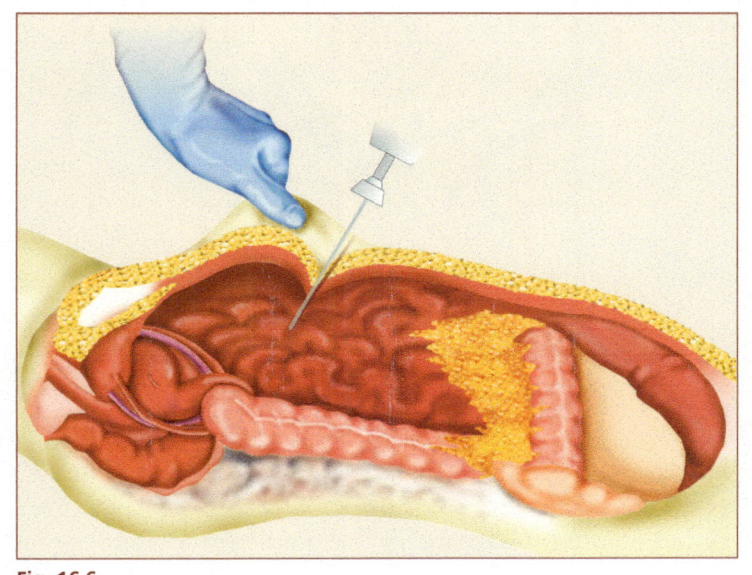

Fig. 16-6
Perfuração total de víscera oca.

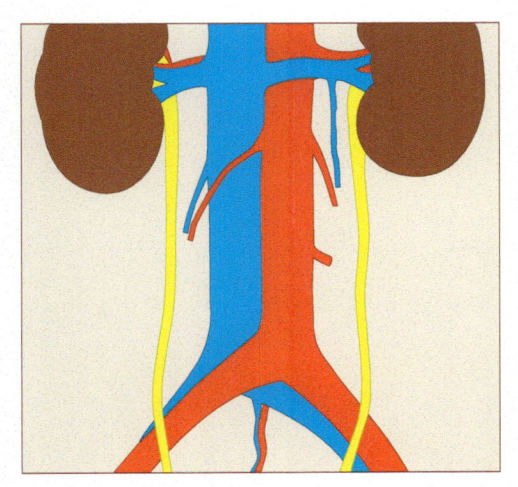

Fig. 16-4
Representação esquemática do posicionamento dos vasos ilíacos.

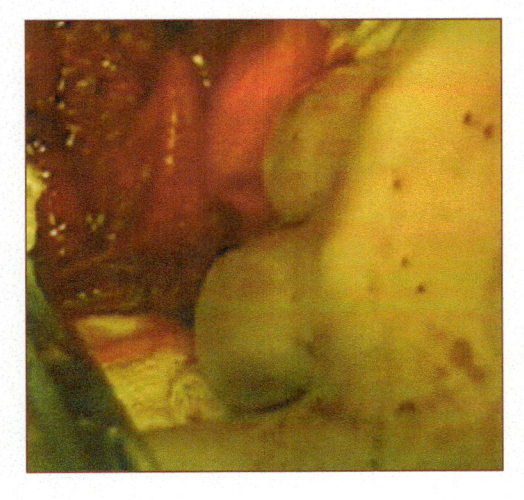

Fig. 16-5
Lesão da artéria ilíaca comum após punção com trocarte de 10 mm.

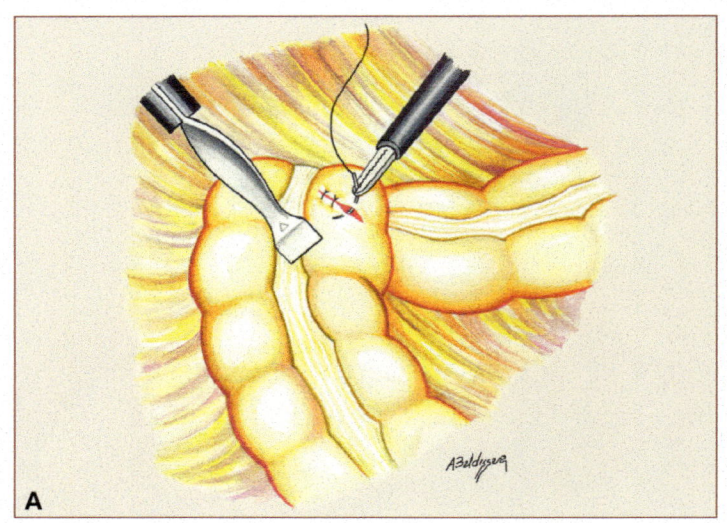

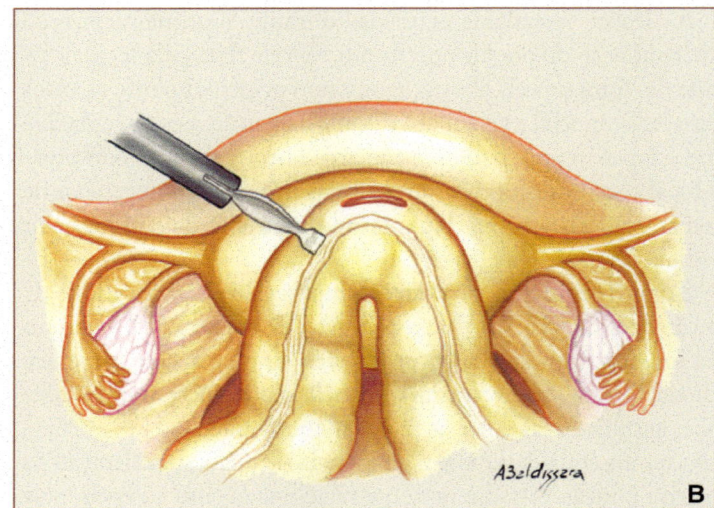

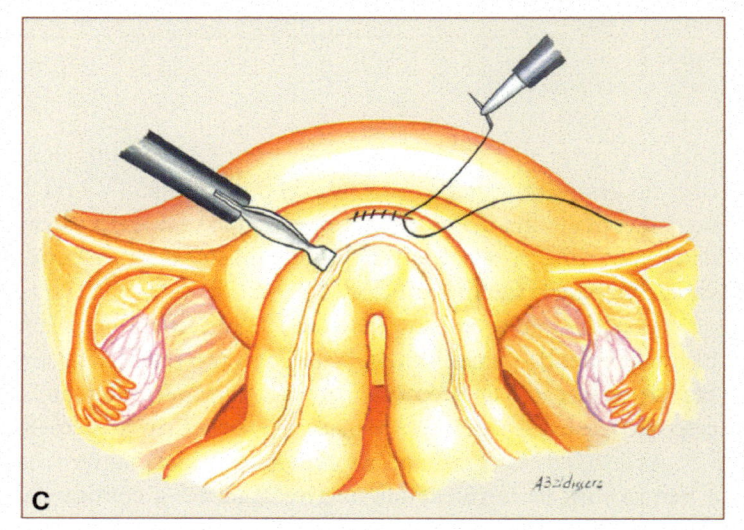

Fig. 16-7
(**A**) Sutura primária imediata pós-lesão. (**B**) Perfuração de cólon sem peritonite.
(**C**) Sutura primária da perfuração do cólon.

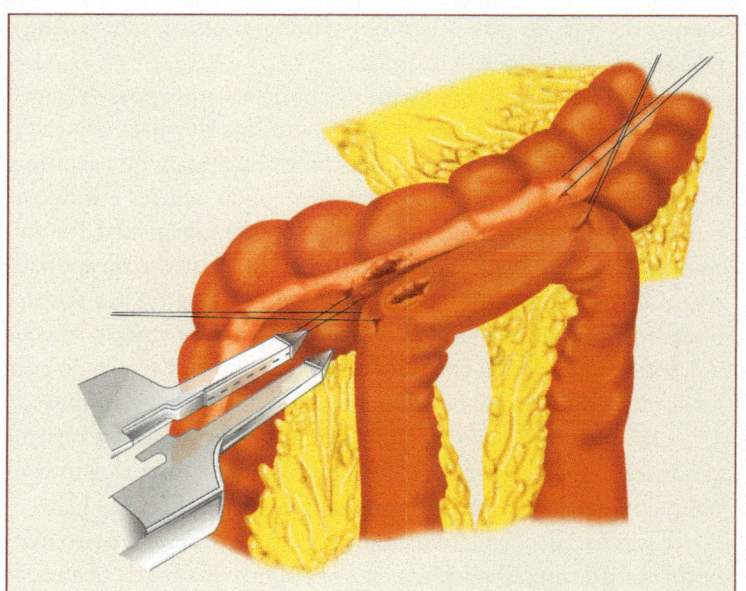

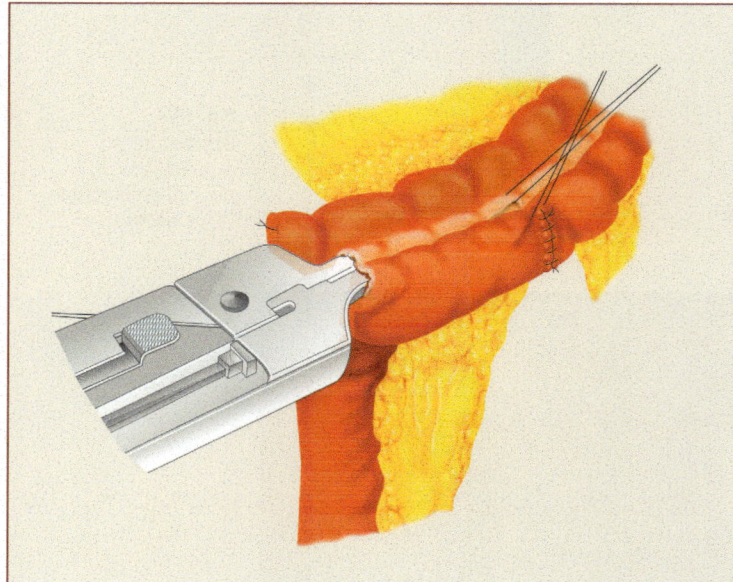

Fig. 16-8
Anastomose mecânica laterolateral com grampeador linear.

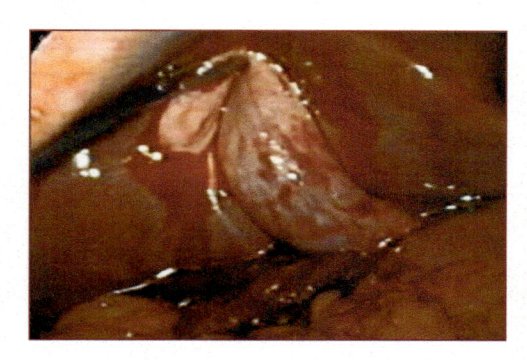

Fig. 16-9
Lesão hepática por trocarte permanente.

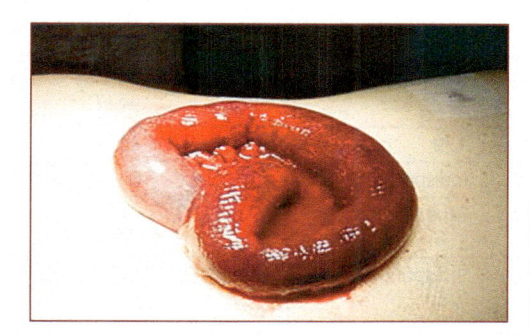

Fig. 16-11
Evisceração pela cicatriz umbilical pós-colecistectomia laparoscópica.

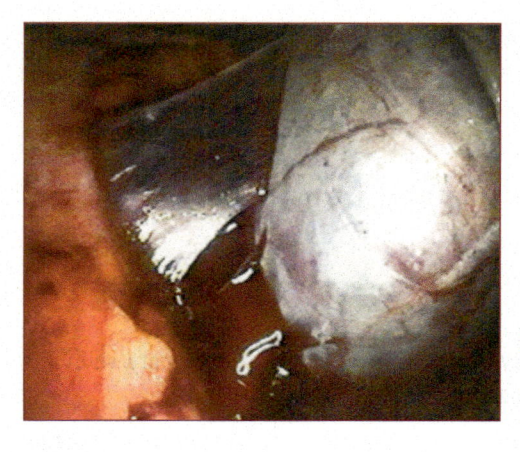

Fig. 16-10
Hematoma hepático pós-punção com agulha de Veres.

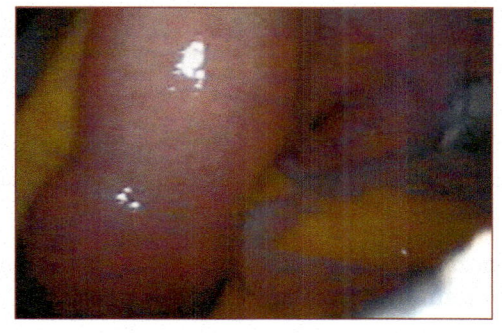

Fig. 16-12
Obstrução intestinal por hérnia de parede no sítio de punção com trocarte de 12 mm.

do local da herniação com desencarceramento intestinal associada ou não à ressecção do segmento, de acordo com a isquemia. Uma nova intervenção laparoscópica pode ser de difícil realização pela grande distensão próxima ao local da obstrução. Esta complicação é prevenida com o simples fechamento externo da aponeurose de todos os orifícios de punções com diâmetro superior a 10 mm.

■ **Paciente**

Normalmente são relacionadas com o procedimento anestésico (Capítulo 8) e são potencializadas pela realização do pneumoperitônio com CO_2.

Ocorrem na grande maioria das vezes no início do ato cirúrgico com a insuflação da cavidade e, portanto, devem ser prontamente diagnosticadas e tratadas pela equipe médica (cirurgião, anestesista e auxiliares), devendo o procedimento ser interrompido (desinsuflação da cavidade) até que se estabeleçam condições para seu acompanhamento seguro.

A presença de comorbidades tende a potencializar o risco de complicações na indução do pneumoperitônio, portanto a anamnese e o exame clínico pré-operatório são fundamentais.

Complicações sistêmicas graves decorrem tanto de fatores inerentes ao ato cirúrgico quanto pressão abdominal elevada (não exceder 12-15 mmHg), posição do paciente no leito cirúrgico, ventilação inadequada (troca gasosa ineficaz) como também da natureza e duração do procedimento.

O Quadro 16-1 correlaciona as alterações fisiológicas secundárias ao pneumoperitônio, bem como as complicações associadas.

Complicações intestinais

O estudo intestinal pré-operatório, principalmente em cirurgias pélvicas em mulheres, onde os diferentes órgãos podem estar aderidos entre si "pelve congelada", é fundamental para se evitarem situações indesejadas. Uma simples retossigmoidoscopia rígida realizada a nível ambulatorial pode trazer informações valiosas para o cirurgião. O manuseio das complicações intestinais varia de acordo com o tipo, tamanho e segmento intestinal lesionado.

A lesão intestinal pode acontecer através de lesão mecânica ou térmica. A lesão térmica intestinal ocorre pela utilização de energia monopolar, bipolar ou ultrassônica diretamente sobre um segmento intestinal e é reconhecida pela formação aguda de um halo, medindo 1-3 cm, de coloração esbranquiçada no local onde ocorreu o contato entre a fonte de energia e o intestino. Este halo irá, rapidamente, desaparecer (daí a importância do reparo imediato com sutura simples no local), e o intestino voltará a sua coloração normal, porém ocorrerá um processo de necrose gradual das camadas intestinais, levando à perfuração destas num prazo que varia entre 72-96 horas no pós-operatório. A paciente evoluirá com inapetência, febre, dor abdominal, poderá apresentar leucocitose com aumento da PCR e necessitará de tratamento cirúrgico para correção.

O traumatismo mecânico intestinal ocorre principalmente na colocação dos trocartes primários e secundários; na colocação do manipulador uterino com perfuração deste e lesão retal; ou durante manipulação inadvertida do intestino com pinças traumáticas. Alguns autores preconizam a não realização de nenhum

Quadro 16-1 Alteração fisiológica secundária ao pneumoperitônio e complicação associada

Alteração Fisiológica	Complicação
Desvio do eixo cardíaco	Arritmia (principalmente bradicardia)
Favorecimento da intubação endobrônquica acidental	Entubação seletiva Broncoaspiração
Diminuição do retorno venoso de MMII	Hipotensão
Aumento das pressões intrapleural, intratorácica e intra-abdominal	Pneumotórax Pneumomediastino
Redução do fluxo venoso femoral	Favorecimento à estase venosa e TVP

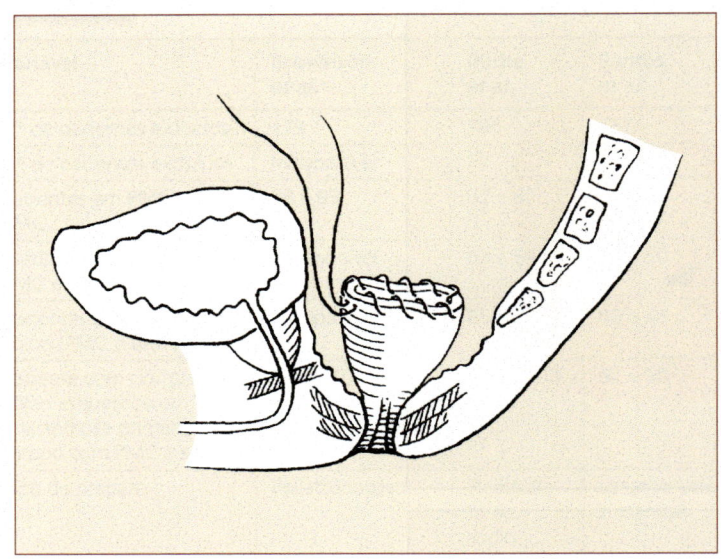

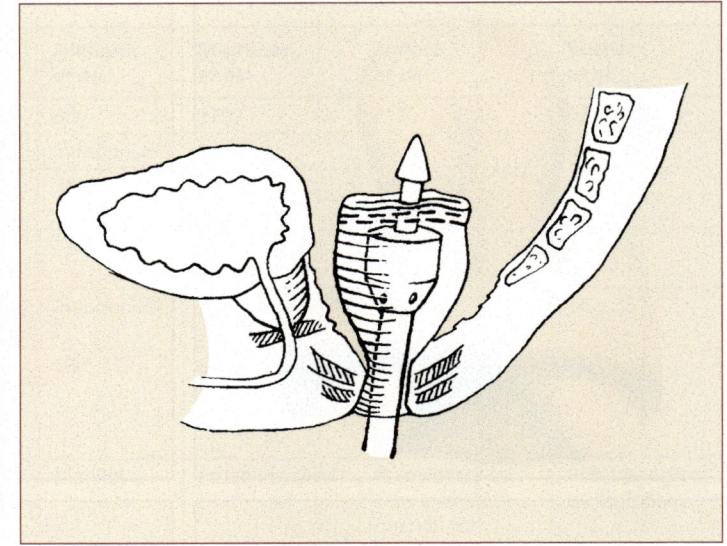

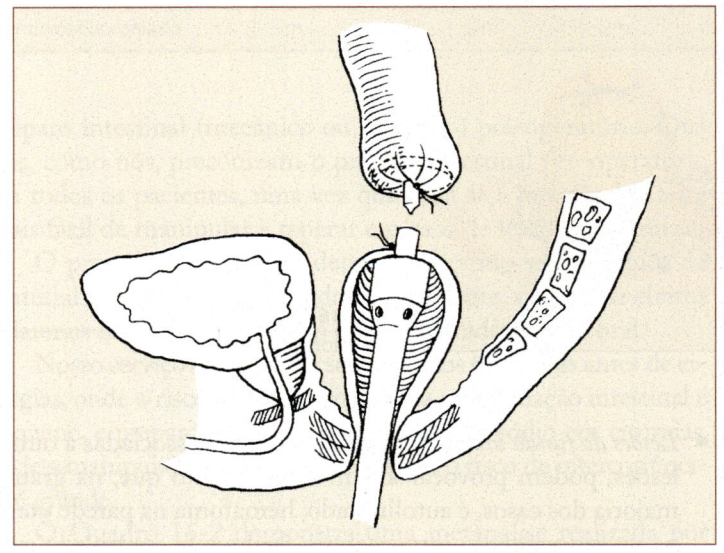

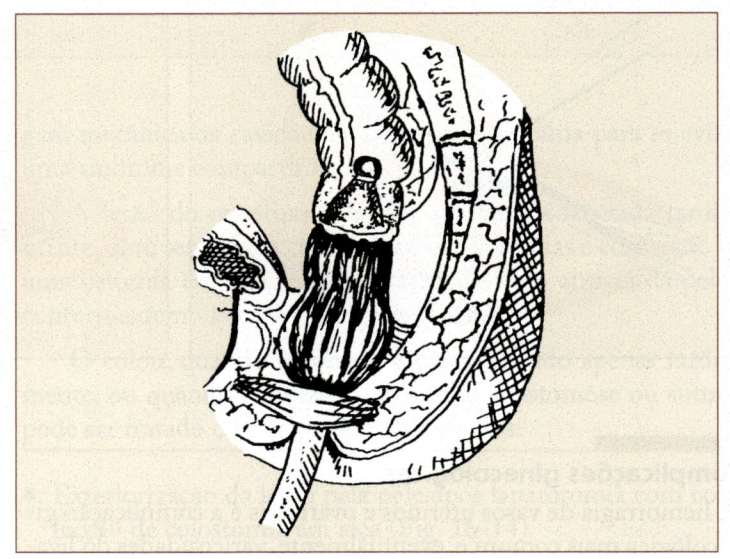

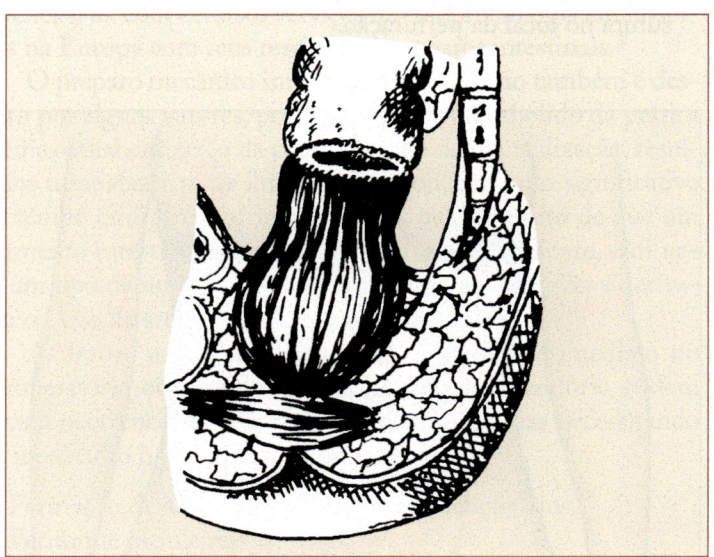

Fig. 16-16
Anastomose mecânica primária com grampeador circular.

- *Lesão anterior e posterior:* esse tipo de ocorrência pode provocar, respectivamente, lesões na bexiga e no reto. Ambas devem ser diagnosticadas por meio de exames complementares (cistoscopia e retossigmoidoscopia) e tratadas pela sutura simples realizadas por laparoscopia. Lesões complexas podem requerer a permanência de cateter vesical prolongado nos casos das lesões vesicais e até realização de ostomias terminais ou protetoras em caso de lesões graves do reto. Esse tipo de complicação deve ser tratado sempre na presença de um urologista e/ou coloproctologista.
- *Lesão lateral:* são associadas às lesões vasculares (vasos uterinos) e ureter. A primeira é tratada com a ligadura do vaso lesionado por laparoscopia por meio do uso do bisturi monopolar, bipolar, ultrassônico, colocação de endoclipes diretamente no local e até mesmo com o uso de cola de fibrina. O reparo do ureter encontra-se descrito em complicações urológicas.

Complicações um pouco mais tardias podem estar relacionadas com a vagina, como:

- *Hematoma e abscesso de cúpula:* deve ser suspeitado no caso de febre que geralmente se inicia após o quinto dia de pós-operatório. Pode estar acompanhada de desconforto urinário, podendo ser confundido com infecção urológica. Seu diagnóstico pode ser confirmado pela ultrassonografia pélvica transvaginal, e seu tratamento requer o uso de antibióticos e drenagem cirúrgica nos casos infecciosos.
- *Deiscência de sutura em cúpula vaginal:* de acordo com o estudo de Hur, em 2007, que avaliou 7.286 pacientes submetidas a histerectomias entre janeiro de 2000 e março de 2005, sendo 7.039 histerectomias totais procedidas por técnica laparoscópica, laparotômica, vaginal e vaginal assistida por laparoscopia, conclui que houve 10 destas cirurgias complicadas por deiscência de cúpula vaginal e 8 realizadas por técnica laparoscópica.[13] Portanto, embora seja rara complicação não devemos esquecê-la. Dar ênfase à técnica de sutura é importante, contudo dependemos de vários fatores. A escolha do material de sutura adequado para a cirurgia inclui: o tamanho, a resistência à tração, a absorbilidade, a estrutura, a flexibilidade e a textura do fio, além da resposta inflamatória tecidual que é responsável pela formação de granulomas de cúpula.[10] É importante salientar que a deiscência de cúpula vaginal pode ser tardia e estar associada à tosse, espirro, coito ou quaisquer causas que aumentem a pressão intra-abdominal e superem a resistência da linha de sutura.
- *Sangramento:* a deiscência precoce da sutura, realizada na cúpula vaginal após uma histerectomia ou após uma abertura acidental durante um procedimento cirúrgico, pode ocasionar um sangramento vaginal que, na maioria dos casos, requer intervenção cirúrgica no local (sutura do vaso sangrante) por via vaginal ou abdominal (laparoscópica.
- *Fístula:* as fístulas vaginais podem ocorrer para qualquer órgão adjacente (bexiga, ureter, uretra ou intestino). Aqui daremos ênfase à fístula retovaginal. Ela pode ser classificada em alta, média e baixa (Fig. 16-17) e sua localização é fundamental para se definir o tratamento adequado.

O quadro clínico é bastante peculiar com a saída de flatos e fezes pelo orifício vaginal. Seu diagnóstico é feito com o exame especular vaginal e retal. Fístulas pequenas podem necessitar de exames contrastados com bário para sua localização (Fig. 16-18) ou azul de metileno injetado por via retal.

O tratamento deste tipo de complicação depende do tamanho, localização, etiologia e condições clínicas associadas (principalmente nutricionais). Aproximadamente 50% das fístulas causadas por cirurgias fecham espontaneamente, sem nenhum tipo de tratamento específico, nas primeiras 6 semanas. Em nossa casuística optamos pela nutrição enteral elementar por pelo menos 3 semanas associada a antibiótico, terapia sistêmica por um período não inferior a 7 dias com o objetivo de diminuir população bacteriana local em todos os casos diagnosticados. As fístulas altas podem necessitar de derivação intestinal e abordagem cirúrgica abdominal. A prevenção de sua ocorrência pode ser feita com a interposição do grande omento, músculo ou alguma barreira sintética entre a anastomose intestinal e a vagina. A drenagem do oco pélvico ainda é bastante discutida no meio médico cirúrgico, mas nosso serviço a utiliza de rotina nas anastomoses baixas, com colocação de um dreno tubular fenestrado (Fig. 16-19) com o objetivo de evitar o acúmulo de líquido que poderá ser fonte de infecção futura.

Complicações infecciosas

Relacionadas com a contaminação do material cirúrgico (Fig. 16-20), ocasionando infecção do local da punção, na grande maioria das vezes de difícil controle, como na micobacteriose, gerando um novo procedimento cirúrgico para a correção (Fig. 16-21).

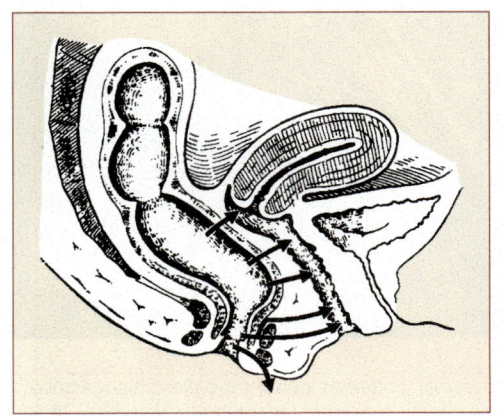

Fig. 16-17 Posição da fístula retovaginal.

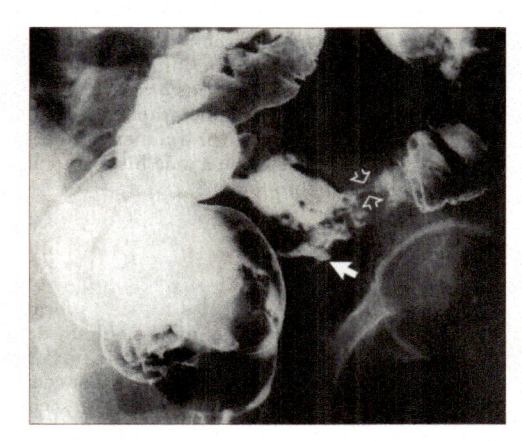

Fig. 16-18 Exame contrastado com bário para identificação da fístula retovaginal.

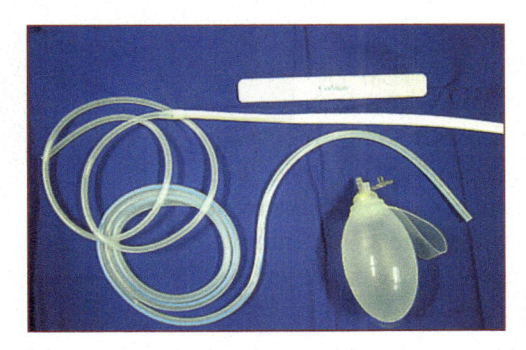

Fig. 16-19 Dreno de Blake.

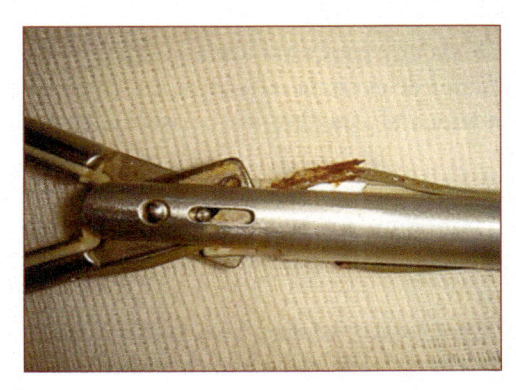

Fig. 16-20 Pinça que não pode ser adequadamente limpa.

Não sendo feito o diagnóstico no intraoperatório, a paciente pode evoluir com dor abdominal difusa, sinais de irritação peritoneal, distensão e diminuição dos ruídos peristálticos. Estes achados no exame clínico pós-operatório devem chamar a atenção para provável vazamento intraperitoneal e uma urografia excretora (UGE) e, principalmente, a tomografia computadorizada (TC) com contraste venoso pode nos dar informações importantes da localização.

O uso de eletrocauterização pode causar lesões cuja identificação durante a cirurgia é mais difícil. Estas pacientes podem evoluir com dor lombar causada por estreitamento ureteral e/ou drenagem de urina pela vagina em razão da fístula ureterovaginais, o que geralmente ocorre entre o 7º e 10º dias pós-operatórios. A urografia excretora e/ou a TC com contraste venoso são úteis na suspeita dessas complicações (Fig. 16-26).

As fístulas ureterovaginais devem ser tratadas no momento do diagnóstico, caso a paciente esteja em boas condições clínicas e não apresente sinais de infecção pélvica. O tratamento conservador com implante de cateter duplo "J" não apresenta bons resultados.[18]

Em pacientes com estenoses de ureter no pré-operatório é de fundamental importância uma avaliação adequada do trato urinário superior, principalmente para verificação e quantificação da função renal. A ultrassonografia (USG) das vias urinárias é um exame inicial e de fácil acesso, fornecendo informações importantes, avaliando se há dilatações e se existe um parênquima renal satisfatório. A cintilografia renal com DPTA fornece informações quanto à função relativa do rim dilatado/obstruído, para que a melhor decisão seja tomada. A TC é um exame que substitui com inúmeras vantagens a USG e, quando realizada com contraste venoso e oral, pode estabelecer o diagnóstico definitivo, avaliando o local da obstrução e sua extensão, para programação da melhor conduta cirúrgica para aquela determinada condição. A ressonância magnética (RM) é uma opção muito útil principalmente para avaliar pequenas massas localizadas entre os órgãos pélvicos e sua relação entre estas estruturas.

Diante de uma obstrução ureteral e após avaliarmos o comprometimento da função renal, a colocação de um cateter duplo "J" é uma saída muito útil e de fácil realização, até que se resolva o fator obstrutivo de forma definitiva, ex-"ressecção laparoscópica da endometriose". Pode ser necessária a realização da dilatação do segmento ureteral comprometido antes da colocação do duplo "J". Caso não se consiga passar um cateter duplo "J", a realização de uma nefrostomia deve ser discutida e avaliada, com o intuito de preservar a função renal daquele rim até que se programe a abordagem definitiva.

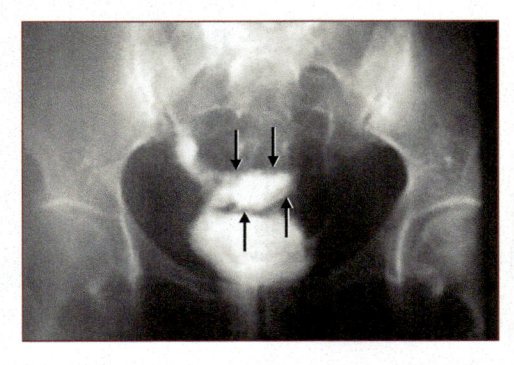

Fig. 16-26
Urografia excretora evidenciando extravasamento de contraste do ureter direito para vagina (fístula ureterovaginal).

ABORDAGEM VESICAL

Na lesão vesical por instrumento cortante não devemos esperar vazamento de urina no campo cirúrgico, pois, em razão da sonda vesical, este vazamento pode não ocorrer.

Em alguns casos, principalmente nas cirurgias laparoscópicas, podemos encontrar ar no coletor de urina no sistema fechado, o que sugere, fortemente, perfuração de bexiga.

Na suspeita de transfixação com fio de sutura da parede vesical, principalmente na cirurgia de Burch e no fechamento da cúpula vaginal no final da histerectomia e bem como nas suspeitas de perfurações vesicais, é mandatória a realização de cistoscopia no intraoperatório para uma avaliação mais adequada e acurada. Uma vez sendo identificada a transfixação por um fio, devemos retirá-lo, principalmente se este fio for de longa absorção, pelo fato de este ser foco de formação de cálculos primários de bexiga. No pós-operatório a paciente pode apresentar polaciúria, dor pélvica ou infecções recorrentes.[7]

As lacerações vesicais são suturadas em pontos separados e se possível em dois planos, sendo o primeiro plano da mucosa com fio categute simples 3.0 ou 4.0, e o plano muscular com fio de categute cromado 3.0 ou polyglactin 910 (Vicryl) 3.0. Este procedimento pode ser realizado por laparoscopia (Fig. 16-27), e a cavidade deve ser drenada, e a sonda vesical de demora (SVD)

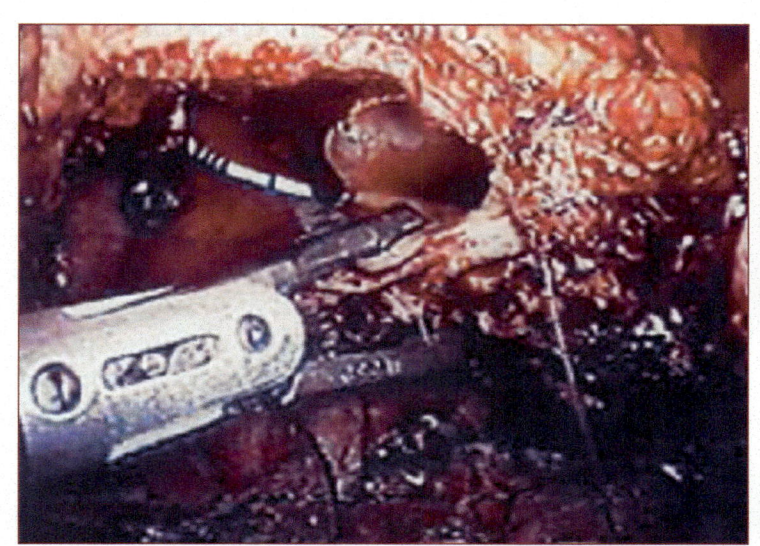

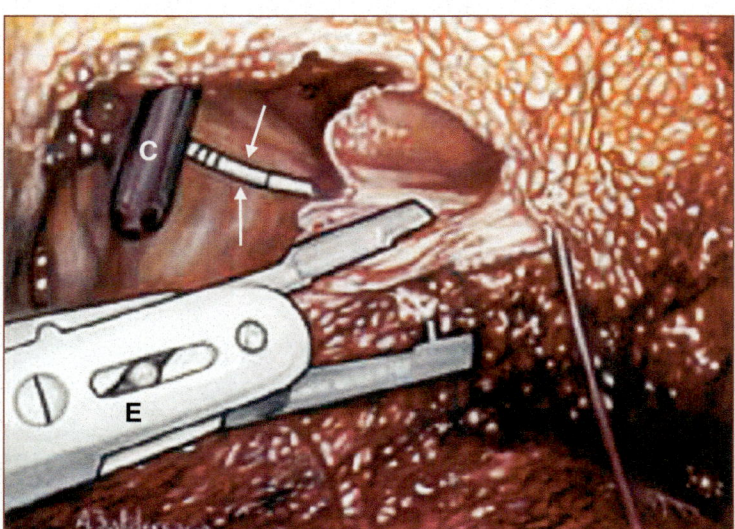

Fig. 16-27
Sutura laparoscópica de lesão vesical com *endostich* (E). Nota-se o cistoscópio (C) na bexiga e *stent* tipo "duplo J" (setas) introduzido no óstio ureteral direito.

(foley) deve permanecer por um período mínimo de 5 dias. Nas lesões pequenas recomendamos a permanência por 7 dias e em casos de lesões mais amplas, com uma longa linha de sutura e onde foi feita uma manipulação da parede posterior da bexiga, principalmente no espaço retovaginal, ligamento uterossacral e o septo retovaginal, que a SVD permaneça por 14 dias.

As fístulas vesicovaginais geralmente podem aparecer em decorrência de uma cicatrização inadequada na linha de sutura vaginal, principalmente nas histerectomias (91%, sendo 83% por via abdominal e 8% por via vaginal) e por outros fatores como radioterapia (4%), traumas obstétricos, colporrafia anterior e cateter vesical por longa permanência em 5%.[8] Porém, o momento ideal para corrigi-las ainda é pouco controverso. Alguns autores defendem que a correção no momento em que é feito o diagnóstico é mais adequado, pois abrevia o retorno da paciente ao convívio social sem o transtorno do vazamento constante de urina. A correção tardia da fístula só se justifica nos casos de infecção nos tecidos adjacentes ou no comprometimento destes por radioterapia, em que o preparo adequado da paciente melhora as taxas de sucesso. É de fundamental importância que, durante o reparo da fístula, seja colocado um tecido de interposição entre a linha de sutura da bexiga (sentido longitudinal) e a linha de sutura da vagina (sentido transversal), o peritônio ou o retalho de Martius, que demonstraram taxas de sucesso de 96% e 97%, respectivamente.

ABORDAGEM NAS DISFUNÇÕES MICCIONAIS PÓS-OPERATÓRIAS

As complicações miccionais geralmente ocorrem por manipulações prolongadas e exageradas (neuropraxias) ou por lesões/transecções dos nervos (neurotimese) do plexo hipogástrico inferior. Conforme descrito anteriormente em Considerações Anatômicas é de fundamental importância a identificação e a preservação deste plexo e nervos responsáveis pelo bom funcionamento do complexo vesicoesfincteriano.

Pacientes submetidas à histerectomia radical com linfadenectomia podem apresentar taxas de disfunções miccionais no pós-operatório, que são superiores a 45% e apresentar uma taxa de retenção urinária transitória superior a 25% e que pode durar em média entre 11,2 dias, quando se preserva o ligamento cardinal e pode durar, em média, 21,4 dias, quando se faz a transecção do ligamento cardinal.[21-24]

Lateralmente ao ligamento uterossacral e no ligamento cardinal existem altas concentrações de nervos simpáticos, parassimpáticos, sensoriais e motores. Lesões nas raízes destes nervos, nestes pontos, podem causar disfunções mais pronunciadas que as lesões dos nervos próximos do órgão em questão (bexiga), acarretando retenções urinárias crônicas (4,7 a 9,5%) com necessidade de cateterismo intermitente limpo, que pode variar de 3 a 24 meses.[14]

Desde que não apresente uma necessidade de sutura da bexiga ou outra complicação maior no intraoperatório que obrigue a paciente a permanecer com a SVD por mais tempo, geralmente esta sonda vesical é retirada no 1º ou 2º dia de pós-operatório. Deve-se avaliar a sensação de enchimento vesical, bem como o primeiro desejo miccional. A paciente só deve receber alta hospitalar, caso consiga urinar adequadamente e ter a sensação de esvaziamento completo, pois, caso contrário, podemos estar diante de uma disfunção miccional que necessite de cateterismo intermitente limpo e acompanhamento urológico imediato.

PREVENÇÃO DAS LESÕES UROLÓGICAS

A cistoscopia de controle é realizada na maioria dos pacientes, imediatamente após o término da cirurgia laparoscópica, no intraoperatório. Tal procedimento nos permite detectar pequenas lesões que por ventura passaram despercebidas durante a cirurgia. Este procedimento é realizado por meio da passagem de um cistoscópio rígido ou flexível, avaliando a uretra na sua extensão. Após avaliarmos o colo vesical, a próxima região a ser avaliada é o trígono vesical. Uma vez identificada a barra interureteral, movemos o aparelho lateralmente sobre esta, até identificarmos os óstios ureterais. É de fundamental importância constatarmos a saída de jato urinário dos óstios, para afastarmos a existência de obstrução ureteral.

A realização da cistoscopia no intraoperatório aumenta o índice de detecção de lesões ureterais e vesicais para 89 e 95%, respectivamente. Por outro lado quando não realizada de rotina, a taxa de detecção destas lesões podem ser de apenas 7% para lesões ureterais e 43% para lesões vesicais. É importante frisar que tais diagnósticos geralmente são tardios e associados a uma taxa de morbimortalidade aumentada. O risco de infecção urinária após a cistoscopia é inferior a 4%.[19]

Quando não é detectada saída de jato urinário pelo óstio ureteral, é então realizada a ureteropielografia retrógrada, onde o óstio ureteral é cateterizado por um cateter ureteral e injetado contraste iodado (Fig. 16-28). Com um arco em "C", podemos acompanhar a progressão por todo o trajeto do ureter até o rim em questão, permitindo a detecção de estreitamentos, obstrução completa e pequenas lesões no ureter, bem como sua localização exata para podermos, por via laparoscópica, fazer as devidas correções.[1]

Em pequenas lesões, podemos optar pela passagem de um cateter duplo "J" e, nas lesões maiores, devemos suturar ou ressecar o segmento lesionado e fazer a anastomose terminoterminal.

A utilização de cateter luminoso deve ser aventada para casos mais complexos, como pelve com intenso processo inflamatório (endometriose com pelve congelada) ou múltiplas aderências causadas por cirurgias anteriores, porém, acreditamos não ser necessário como rotina, nem mesmo o cateter ureteral convencional.

O ureter, depois de identificado, não deve ser dissecado extensamente, pois aumenta a possibilidade de isquemia e, consequentemente, de estenose.

Durante a histerectomia laparoscópica, a possibilidade de lesão térmica dos ureteres pode ser minimizada, utilizando-se as seguintes manobras:

- Nos casos de histerectomia com anexectomia, a abordagem do infundíbulo pélvico deve ser precedida da identificação e afastamento do ureter no seu cruzamento com os vasos ilíacos, com eletrocoagulação mais próxima possível do anexo (Fig. 16-29).
- O uso rotineiro de manipulador uterino específico para histerectomia com cone distal para delimitação dos fórnices vaginais e sua elevação (Capítulo 34 – Histerectomia). Esta manobra afasta as estruturas paracardinais dos ureteres.
- A eletrocoagulação e a secção dos vasos uterinos devem ser precedidas pela liberação da bexiga com abertura da prega vesicouterina e descolamento da mesma até um nível abaixo da impressão do cone.
- Abertura ampla anterior e posterior dos ligamentos largos após secção dos ligamentos redondos.

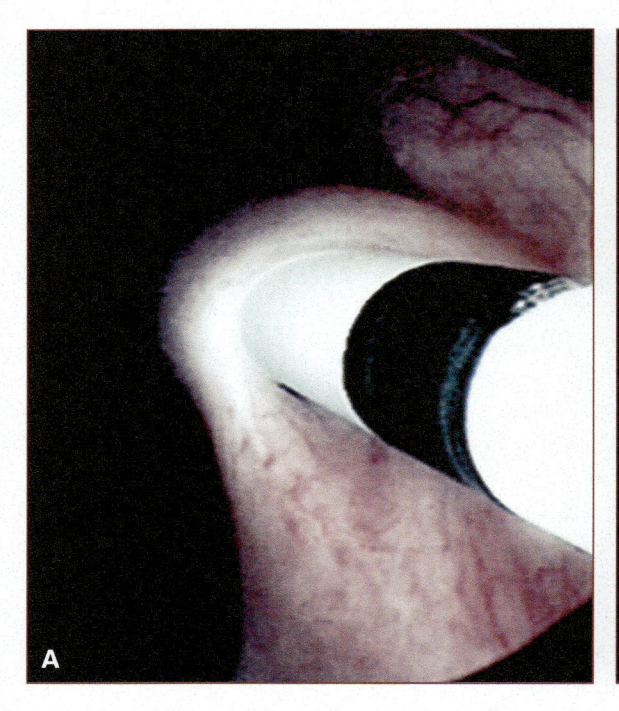

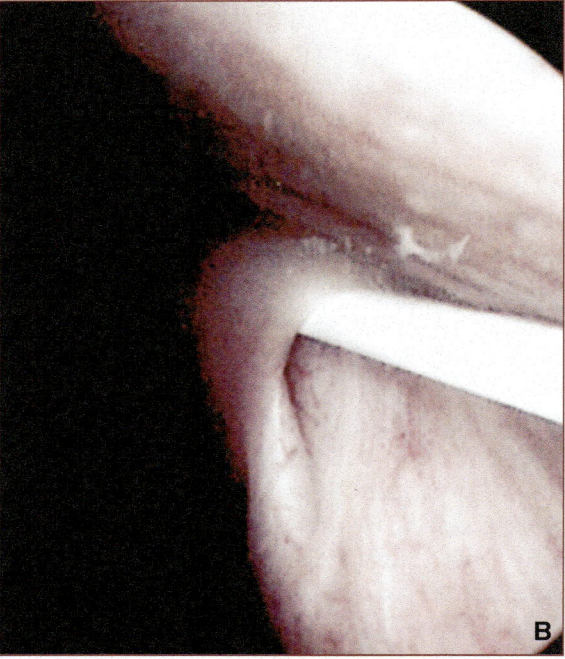

Fig. 16-28 Identificação e cateterização do óstio ureteral direito com um cateter ureteral (**A**) para a realização da ureteropielografia retrógrada. Passagem do fio-guia hidrofílico (**B**) pelo cateter ureteral para posterior colocação do cateter duplo "J". Procedimento todo realizado com o controle fluoroscópico (arco em "C").

- Na técnica extrafascial, os ligamentos uterossacrais devem ser seccionados antes da abordagem dos vasos uterinos. Porém, deve-se ter muito cuidado para identificar o plexo hipogástrico inferior e preservá-lo a fim de se evitarem possíveis complicações como disfunções miccionais no pós-operatório.

- Esqueletização e eletrocoagulação bipolar dos vasos uterinos o mais próximo possível do útero, após liberação, bilateralmente, dos elementos de sustentação uterina (Fig. 16-30).

- Se houver sangramento após a secção dos vasos uterinos, não deve ser realizada nova eletrocoagulação dos cotos retraídos, e sim a aplicação de clipes após identificação do ponto sangrento (evitar clipagem em massa).

- As cirurgias de endometriose de septo retovaginal e de fossa ovárica merecem especial atenção na identificação e isolamento dos ureteres no seu trajeto pélvico. A abertura do peritônio na altura do infundibulopélvico em direção caudal permite a dissecção do ureter em toda sua extensão. Deve-se evitar a esqueletização do mesmo para minimizar a chance de isquemia e fístulas futuras.

- A cateterização da bexiga e a utilização de sistema fechado são imprescindíveis, pois diminuem a possibilidade de perfuração vesical na introdução dos trocartes e, como citado, denuncia a lesão vesical em decorrência da insuflação do coletor.

Complicações neurológicas

As complicações nervosas estão associadas a lesões do plexo lombossacral que atravessa a pelve e fica exposto durante o procedimento cirúrgico. Cardosi *et al.*, em um estudo retrospectivo com 1.210 pacientes, submetidos a procedimentos pélvicos de grande porte, observaram uma incidência de aproximadamente 2% de lesões nervosas provocadas diretamente pelo trauma cirúrgico, estiramento e compressão externa pelo uso de afastadores.[6] Em nossa experiência, a lesão nervosa do plexo parassimpático pélvico está associada, principalmente, à ressecção ou traumatismo direto deste quando não identificado previamente, ocasionando disfunções urinárias, sexuais e intestinais. As lesões periféricas estão associadas a um posicionamento inadequado do paciente no peroperatório.

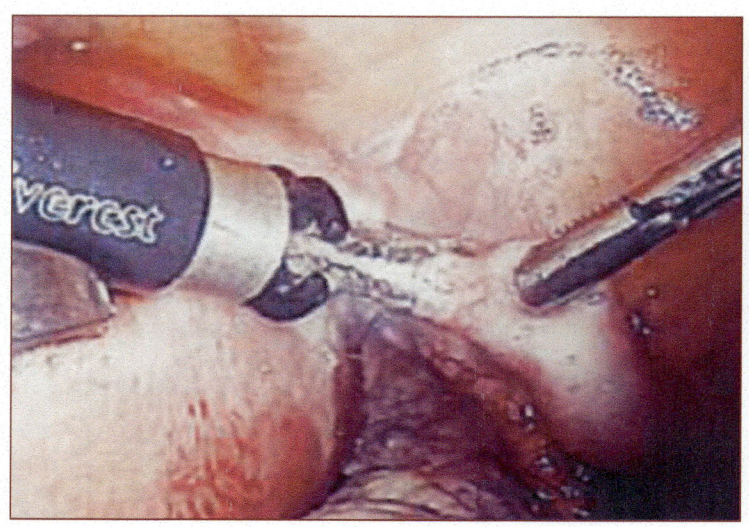

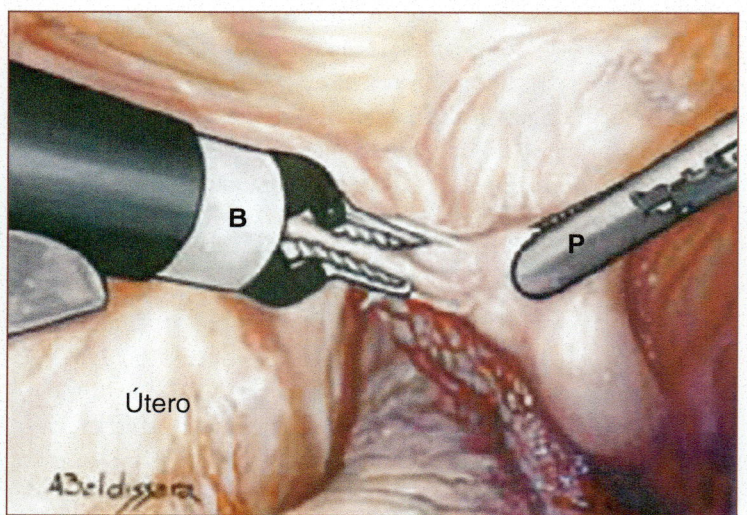

Fig. 16-29 Eletrocoagulação do infundibulopélvico à direita, com exposição com pinça de apreensão (P) e hemostasia bipolar (B).

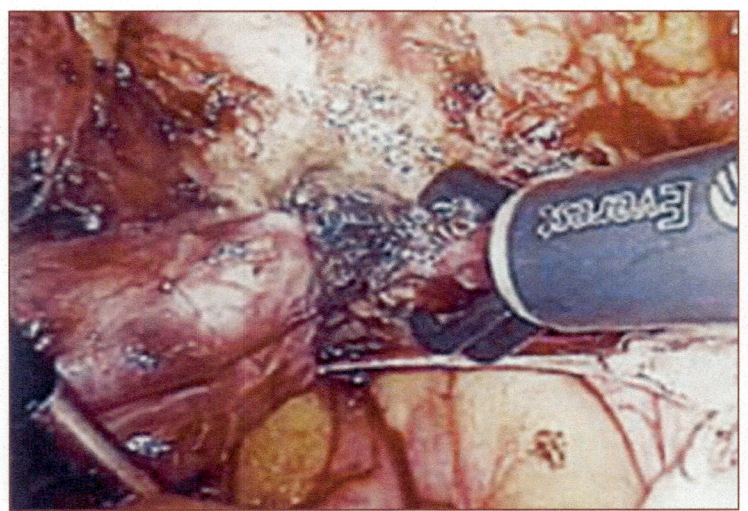

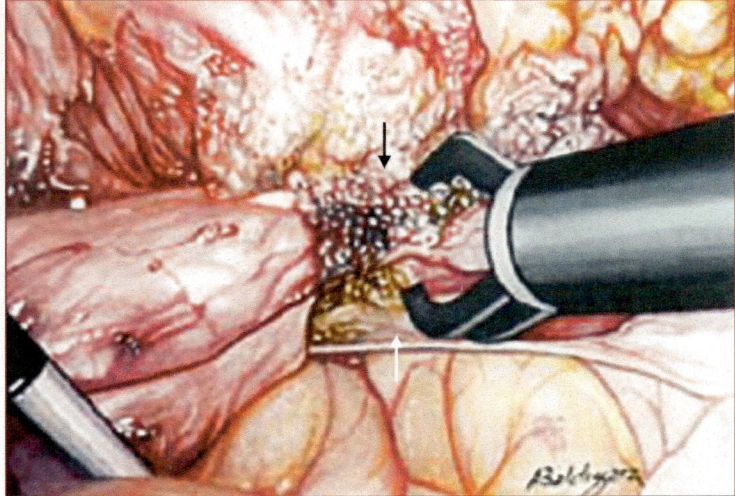

Fig. 16-30
Eletrocoagulação dos vasos uterinos à direita *(setas)*.

Quadro 16-3 Recomendações para prevenção de trombose venosa profunda em cirurgias ginecológicas

Procedimento	Fatores de Risco Adicionais	Intervenção
Procedimento ginecológico com < 30 min de duração	Ausentes	Nenhuma
Procedimentos laparoscópicos ginecológicos	Presente	Heparina em baixa dose não fracionada, heparina com baixo peso molecular, compressão pneumática intermitente ou meias compressivas
Cirurgia ginecológica de grande porte para patologias benignas	Ausentes	Compressão pneumática intermitente imediatamente antes da cirurgia ou heparina em baixa dose não fracionada 5.000 U duas ou heparina com baixo peso molecular uma vez ao dia
Cirurgia ginecológica de grande porte para patologias	Presente	Heparina em baixa dose não fracionada 5.000 U três vezes ao dia; doses maiores de heparina com baixo peso molecular; considerar combinação de compressão pneumática intermitente com meias compressivas
Cirurgia ginecológica de grande porte para patologias malignas	Presentes ou ausentes	Idem ao anterior

O tratamento das lesões nervosas se inicia com a prevenção pela identificação prévia peroperatória dos plexos nervosos e do posicionamento adequado do paciente no pré- e peroperatório e continua no pós-operatório, com uma fisioterapia, especializada associada a uma terapia medicamentosa específica.

Complicações vasculares

Segundo Whitehead *et al.*, a incidência de trombose venosa profunda em pacientes que se submetem à cirurgia ginecológica complexa por laparoscopia varia de 7-47%, de acordo com os fatores de risco existentes (obesidade, cirurgias pélvicas, fumo, idade, uso de contraceptivo oral, câncer, diabetes melito). Porém, a incidência de embolia pulmonar não ultrapassa 4% em até 7 semanas de pós-operatório.[17]

A prevenção também é a melhor maneira de tratamento e consiste em medidas simples, como a deambulação precoce, compressão pneumática dos membros inferiores no per e pós-operatório, uso de meias elásticas e heparina (Quadro 16-3) é medida simples que diminui consideravelmente o risco de TVP.

REFERÊNCIAS BIBLIOGRÁFICAS

1. Aungst MJ, Sears CL, Fischer JR. Ureteral stents and retrograde studies: a primer for the gynecologist. *Curr Opin Obstet Gynecol* 2009 Oct.;21(5):434-41.
2. Bonjer HJ, Hazebroek EJ, Kazemier G *et al.* Open versus closed establishment of pneumoperitoneum in laparoscopic surgery. *Br J Surg* 1997;84:599-602.
3. Bucher P, Mermillod B, Gervaz P *et al.* Mechanical bowel preparation for elective colorectal surgery. *Arch Surg* 2004;139:1359-64.
4. Campos FG. Complications and conversions in laparoscopic colorectal surgery results of a multicenter Brazilian trial. *Surg Laparosc Endosc Percutan Tech* 2003;13(3):173-79.
5. Campos FG, Valarini R. Evolution of laparoscopic colorectal surgery in Brazil results of 4744 patients from the national registry. *Surg Laparosc Endosc Percutan Tech* 2009;19(3):249-54.
6. Cardosi RJ, Cox CS, Hoffman MS. Postoperative neuropathies after major pelvic surgery. *Obstet Gynecol* 2002;100:240-44.
7. Dwyer PL, Carey MP, Rosamilia A. Suture injury to the urinary tract in ureteral suspeinsion procedures for stress incontinence. *Int Urogynecol/Pelvic Floor Dysfunct* 1999;10(1):15-21.
8. Eilber KS, Kavaler E, Rodríguez LV *et al.* Ten-year experience with transvaginal vesicovaginal fistula repair using tissue interposition. *J Urol* 2003 Mar.;169(3):1033-36.

9. Freire E, Freire MA, Santos Jr AB et al. Complicações gerais em: tratado de videoendoscopia e cirurgia minimamente invasiva em ginecológica. 2. ed. Rio de Janeiro: Revinter, 2007. p. 263-69.
10. Greenberg JA, Clark RM. Advances in suture material for obstetric and gynecologic surgery. *Rev Obstet Gynecol* 2009;2(3):146-58.
11. Harkki-Siren P, Sjoberg J, Kurki T. Major complications of laparoscopy: a follow-up Finnish study. *Obstet Gynecol* 1999 July;94(1):94-98.
12. Hurd WW, Amesse LS, Gruber JS et al. Visualization of epigatric vessels and bladder before laparoscopic trocar placement. *Fertil Steril* 2003;80:209-12.
13. Hur HC, Guido RS, Mansuria SM et al. Incidence and patient characteristics of vaginal cuff dehiscence after different modes of hysterectomies. *J Minim Invasive Gynecol* 2007 May-June;14(3):311-17.
14. Kovoor E, Nassif J, Miranda-Mendoza I et al. Long-term urinary retention after laparoscopic surgery for deep endometriosis. *Fertil Steril* 2011 Feb.;95(2):803.e9-803.e12. Epub 2010 Aug. 24.
15. Mereu L, Ruffo G, Landi S et al. Laparoscopic treatment of deep endometriosis with segmental colorectal resection: short-term morbidity. *J Minim Invasive Gynecol* 2007;14:463-69.
16. Minelli L, Fanfani F, Fagotti A et al. Laparoscopic colorectal resection for bowel endometriosis: feasibility, complications, and clinical outcome. *Arch Surg* 2009;144:234-39; discussion 239.
17. Oates-Whitehead RM, D'Angelo A, Mol B. Withdrawn:anticoagulant and aspirin prophylaxis for preventing thromboembolism after major gynaecological surgery. *Cochrane Database Syst Rev* 2007;4:CD003679.
18. Oh BR, Kwon DD, Park KS et al. Late presentation of ureteral injury after laparoscopic surgery. *Obstet Gynecol* 2000 Mar.;95(3):337-39.
19. Patel H, Bhatia N. Universal cystoscopy for timely detection of urinary tract injuries during pelvic surgery. *Curr Opin Obstet Gynecol* 2009 Oct.;21(5):415-18.
20. Pedrosa F, Meirelles Jr HL. Historico da endoscopia médica. In: *Tratado de videoendoscopia e cirurgia minimamente invasiva em ginecológica*. 2. ed. Rio de Janeiro: Revinter, 2007. p. 3-11.
21. Possover M, Stöber S, Plaul K et al. Identification and preservation of the motoric innervation of the bladder in radical hysterectomy type III. *Gynecol Oncol* 2000;79:154-57.
22. Querleu D, Narducci F, Poulard V et al. Modified radical vaginal hysterectomy with or without laparoscopic nerve-sparing dissection: a comparative study. *Gynecol Oncol* 2002 Apr.;85(1):154-58.
23. Saber AA, Meslemani AM, Davis R et al. Safety zones for anterior abdominal wall entry during laparoscopy: a CT scan mapping of epigastric vessels. *Ann Surg* 2004;239:182-85.
24. Slack A, Child T, Lindsey I et al. Urological and colorectal complications following surgery for rectovaginal endometriosis. *BJOG* 2007 Oct.;114(10):1278-82.
25. Soares RSQ, Abreu Jr RAA, Tavora JEF. Laparoscopic ureteral reimplant for ureteral stricture. *Int Braz J Urol* 2010 Jan.-Feb.;36(1):38-43.
26. Stany MP, Farley JH. Complications of gynecologic surgery. *Surg Clin N Am* 2008;88:343-59.
27. Teichman JM, Lackner JE, Harrison JM. Comparison of lighted ureteral catheter luminance for laparoscopy. *Tech Urol* 1997;3(4):213-15.
28. Tulikangas PK, Weber AM, Larive AB et al. Intraoperative cystoscopy in conjunction with anti-incontinence surgery. *Obstet Gynecol* 2000 June;95(6 Pt 1):794-96.
29. Vilos GA, Ternamian A, Dempster J et al. Laparoscopic entry: a review of techniques,Technologies, and complications. *J Obstet Gynaecol Can* 2007;29:434-65.
30. Volpi E, Ferrero A, Sismondi P. Laparoscopic identification of pelvic nerves in patients with deep infiltrating endometriosis. *Surg Endosc* 2004 July;18(7):1109-12. Epub 2004 May 27.

17 Aderências Pélvicas

José Paulo Pereira Junior
Jorge Roberto Di Tommaso Leão
Marianna Facchinetti Brock
Claudio Peixoto Crispi

- INTRODUÇÃO
- PERITÔNIO
- ETIOPATOGENIA
- ETIOLOGIA
  Doença inflamatória pélvica (DIP)
  Cirurgias abdominais e pélvicas prévias
  Endometriose
- CLASSIFICAÇÃO
- PRINCÍPIOS GERAIS NA ABORDAGEM DAS ADERÊNCIAS PÉLVICAS
  Omento
  Espaço subdiafragmático
  Tubas (salpingólise)
  Ovário (ovariólise)
  Útero
  Intestino (enterólise)
  Apêndice
  Ureter
- PREVENÇÃO
  Meios líquidos e fármacos
  Métodos de barreira
- REFERÊNCIAS BIBLIOGRÁFICAS

INTRODUÇÃO

As aderências pélvicas resultam da agressão ao tecido peritoneal, realizada por agentes físicos, químicos, infecciosos e por algumas afecções próprias do aparelho genital feminino, aqui representadas pela endometriose. A paciente portadora de aderências pélvicas pode apresentar-se completamente assintomática, referir dispareunia ou, na vigência de quadros mais graves, dor pélvica crônica, inclusive com comprometimento da qualidade de vida. A infertilidade pode ser o único sinal da patologia. Entretanto, para aquelas pacientes com história prévia de cirurgia abdominal os achados clínicos mais frequentemente associados incluem dor pélvica crônica, com incidência variando de 20-50%, a obstrução intestinal (49-74%) e a infertilidade (15-20%), esta última devida ao comprometimento, em graus variados, das tubas, dos ovários e do útero.[1,2,42] Estatísticas apontam que mais de 90% das mulheres submetidas a cirurgias ginecológicas de maior porte apresentam aderências pélvicas.[1] Vários autores demonstraram que pacientes submetidas a histerectomias radicais, laparotomias, tuboplastias, miomectomias, apendicectomias e curetagens obstétricas apresentam um risco aumentado para desenvolverem aderências,[1-4] que pode ser potencializado por fatores como: grau de isquemia tecidual, intensidade do trauma cirúrgico, processos inflamatórios secundários, hemorragias, lesões térmicas extensas e reações tipo corpo estranho.[1-6] Ray et al., 1998, assinalaram que a adesiólise foi responsável por 303.386 internações nos Estados Unidos durante o ano de 1994, a um custo final de 1,3 bilhão de dólares, gastos com cuidados hospitalares e honorários médicos. As taxas de internação para adesiólise permaneceram inalteradas quando compararam os anos de 1988 e 1994, apesar do incremento no número de cirurgias laparoscópicas.[7] O achado de aderências pélvicas durante o ato cirúrgico e a sua correta abordagem, além da adoção de medidas preventivas eficazes, capazes de evitar a formação de novas aderências, continuam a desafiar os cirurgiões, na busca da conduta ideal que possa minimizar o sofrimento dos seus pacientes.

PERITÔNIO

O peritônio é a maior membrana serosa do corpo, alcançando cerca de 2 m² de área no adulto. No homem, consiste em um saco fechado, uma parte do qual reveste a parede abdominal, e o restante, refletindo-se sobre as vísceras. Na mulher, as extremidades das tubas uterinas abrem-se na cavidade peritoneal. A mulher mias e salpingostomias, além das apendicectomias. Embora vários estudos afirmem que a via cirúrgica não interfere na formação de aderências, um estudo experimental, randomizado e prospectivo, utilizando porcos, comparou a linfadenectomia para-aórtica laparoscópica extraperitoneal com a transperitoneal. Um total de 66 animais foi utilizado, dividido em dois grupos de 33 porcos, sendo sacrificados entre 30 e 34 dias após a cirurgia. Encontraram no grupo submetido à técnica extraperitoneal uma área total da superfície peritoneal menor comprometida com aderências. Quando analisaram somente o sítio operatório, as aderências, além de aparecerem em menor frequência, ocupavam uma área menor e eram pouco densas no grupo extraperitoneal. Os três casos de aderências neste grupo resultaram de lesão peritoneal acidental durante a dissecção dos linfonodos.[44]

Endometriose

Em essência, os implantes endometrióticos no peritônio (Fig. 17-5), em suas mais variadas apresentações, produzem reação inflamatória crônica, fomentando o aparecimento de aderências. Sua forma ovariana, o endometrioma, pode-se associar à doença pélvica significativa. Mais detalhes podem ser pesquisados no **Capítulo 20**.

CLASSIFICAÇÃO

Existem na literatura várias propostas para se classificar as aderências pélvicas. Basicamente, podemos identificar três tipos de aderências:[13]

- *Tipo I:* traves finas ou em véu, avasculares (Fig. 17-6).
- *Tipo II:* traves finas ou em véu, vasculares (Fig. 17-7).
- *Tipo III:* traves densas, fibrosas e vasculares (Fig. 17-8).

Outra classificação proposta por Pedrosa,[14] em 1995, calcada nos achados intraoperatórios, se baseia na observância de três alterações independentes e fundamentais para uma tomada de decisão ainda durante o ato cirúrgico. São elas: (1) tipo e extensão das aderências; (2) dano ovariano e (3) dano tubário (Fig. 17-9).

- *Tipo I:* aderências finas ou espessas potencialmente separáveis:
  - Superfície livre do ovário recoberta até um terço pela aderência.
  - Tuba normal e permeável.
- *Tipo II:* aderências finas ou espessas potencialmente separáveis:
  - Superfície livre do ovário recoberta até a metade pela aderência.
  - Hidrossalpinge presente.
- *Tipo III*: aderências espessas potencialmente não separáveis:
  - Superfície livre do ovário recoberta até dois terços pela aderência.
  - Hidrossalpinge presente.

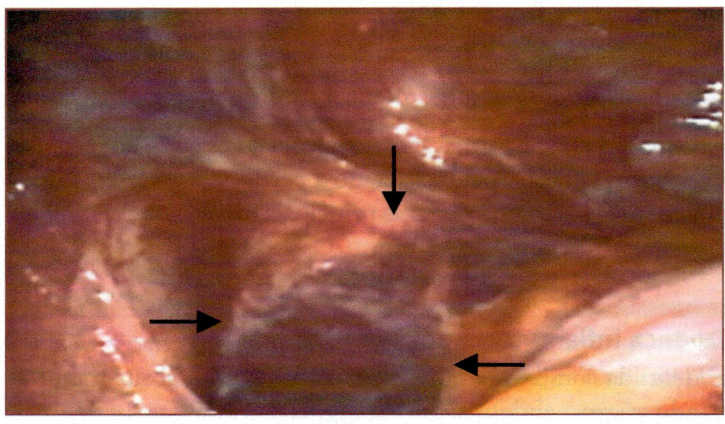

Fig. 17-6
Aderências do tipo I – traves finas ou em véu, avasculares.

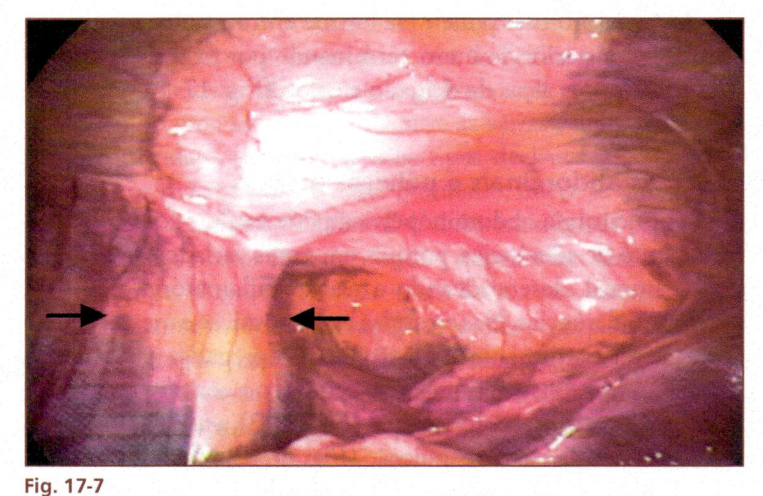

Fig. 17-7
Aderências do tipo II – traves finas ou em véu, vasculares.

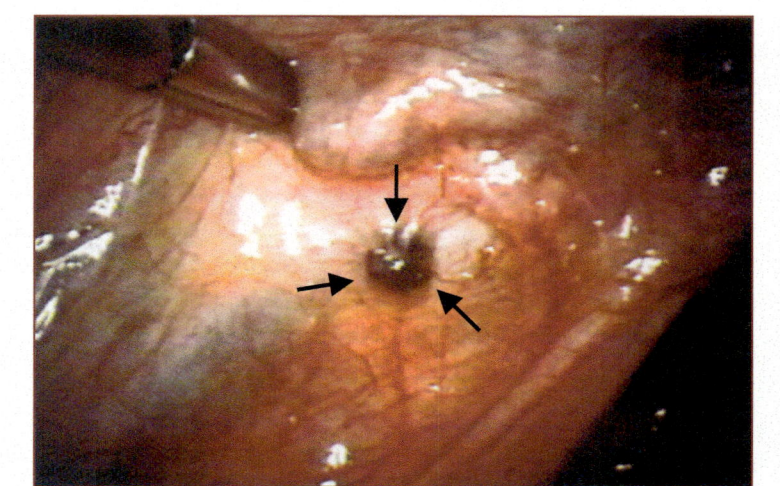

Fig. 17-5
Implante de endometriose peritoneal.

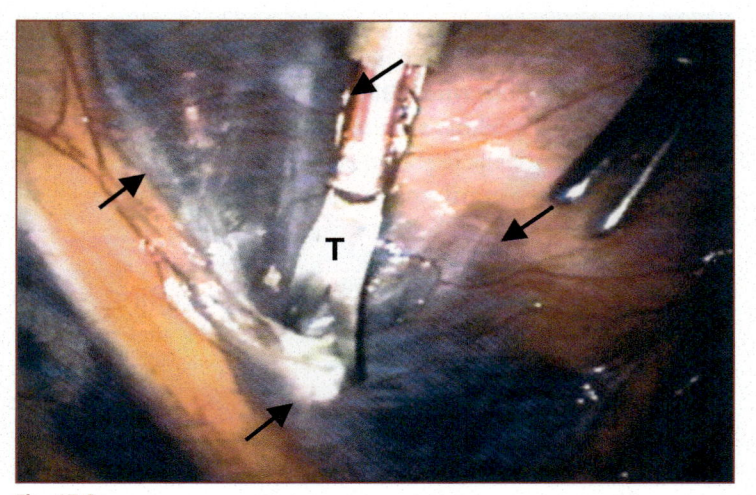

Fig. 17-8
Aderências do tipo III – traves densas, fibrosas e vasculares necessitando de dissecção com tesoura *(T)*.

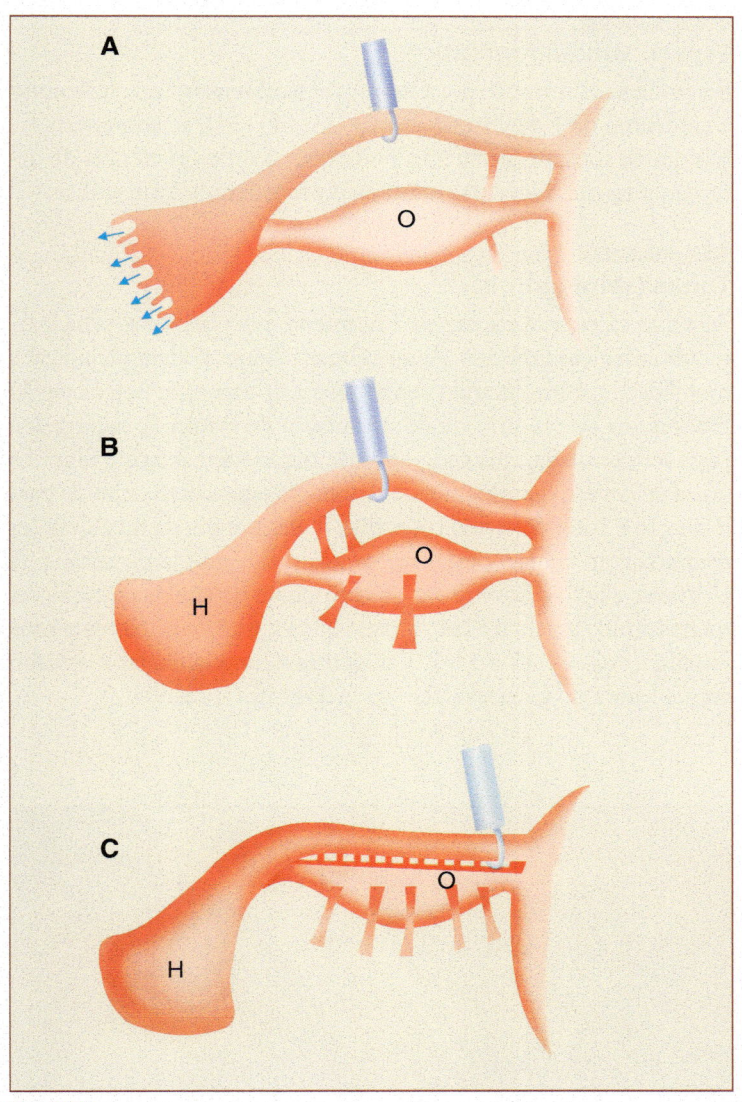

Fig. 17-9
Classificação das aderências perianexiais. (**A**) Apresenta aderências do tipo 1, finas e potencialmente separáveis, com ovário (O) recoberto em até 1/3 de sua superfície e tuba permeável. (**B**) Destaca aderências do tipo II, potencialmente separáveis, porém com metade da superfície ovariana encoberta e presença de hidrossalpinge (H). Em (**C**) observamos aderências do tipo III, inseparáveis, comprometendo 2/3 ou mais da superfície ovariana e hidrossalpinge.

roscópico, mesmo aplicando técnicas antiaderentes, como a utilização de barreiras ou interfaces líquidas; (3) as aderências podem estar firmemente aderidas a órgãos nobres, como tubas, ovários e alças de delgado, com risco de lesão durante a tentativa de remoção.

Assim, antes de iniciarmos a adesiólise, devemos: a) analisar se a lise da aderência trará algum benefício para a paciente; b) definir o instrumental a ser usado durante o procedimento e c) escolher a melhor tática para abordar a lesão, minimizando o risco de lesar órgãos nobres.[47]

A adesiólise pode ser praticada utilizando: (1) eletrocirurgia mono e/ou bipolar (Fig. 17-10); (2) dissecção à tesoura (Fig. 17-11); (3) *laser*; (4) endocoagulador e (5) bisturi ultrassônico. Todas as técnicas já foram empregadas em cirurgias de lise de aderências com sucesso.[50]

Embora o *laser*, principalmente o de CO_2, em meados da década passada tenha sido apontado como método de escolha para adesiólise em detrimento da eletrocirurgia, modernamente a literatura não faz distinção entre os dois procedimentos. Para que a adesiólise possa ser praticada de maneira segura e eficiente, alguns cuidados devem ser adotados: a) devemos proceder ao reconhecimento de todas as estruturas periaderenciais; b) a apreen-

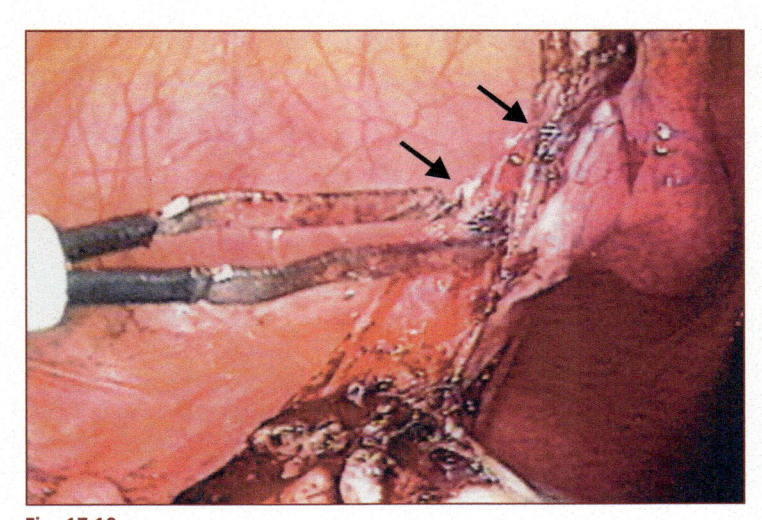

Fig. 17-10
Cuidados de hemostasia com eletrocoagulação bipolar após lise de aderências.

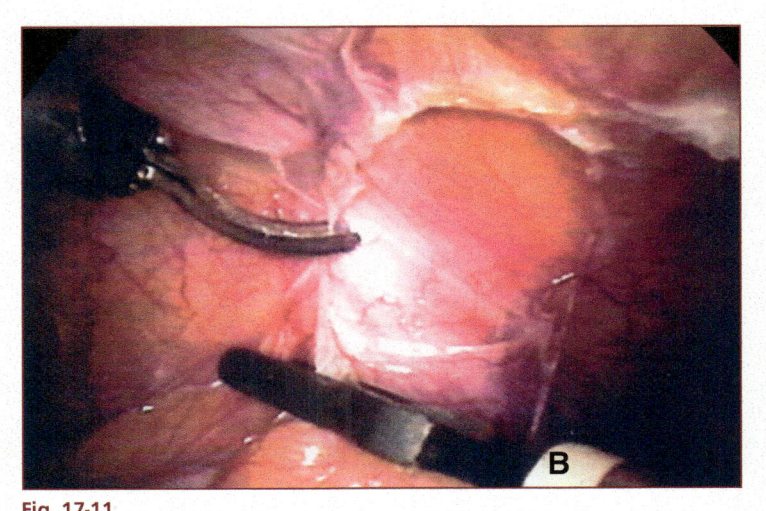

Esta classificação orienta o cirurgião com relação à melhor conduta, promover ou não a lise das aderências, poupando a paciente de riscos desnecessários. Assim, nas pacientes que apresentam aderências do tipo I, o cirurgião deve proceder à adesiólise, beneficiando a paciente, caso ainda deseje gestar. Para aquelas do tipo II, deve-se somar a salpingotomia, estando o prognóstico gestacional limitado. Para as pacientes do tipo III, tanto a lise quanto a salpingotomia não devem ser realizadas, encaminhando-se a paciente para serviço especializado em reprodução humana.

PRINCÍPIOS GERAIS NA ABORDAGEM DAS ADERÊNCIAS PÉLVICAS

Quando nos deparamos durante o ato cirúrgico com aderências acometendo órgãos pélvicos, devemos refletir sobre três pontos:[15] (1) as aderências encontradas podem ou não ser causas de morbidade para a paciente, como dor ou infertilidade; (2) provavelmente as aderências retornarão após o procedimento lapa-

Fig. 17-11
Dissecção com tesoura de aderência em véu do tipo I. Observe a contratração realizada pela pinça bipolar (B).

são e a tração deverão ser executadas sempre sobre a aderência, e não sobre órgãos nobres da pelve; c) identificação dos dois folhetos, o visceral e o parietal, que compõem aderências complexas, objetivando encontrar um plano de secção seguro; d) utilização de hidrodissecção sempre que possível; e) definição da tática de abordagem da aderência, antes de iniciar a lise; f) retirada da cavidade de todo o tecido fibroso lisado durante a cirurgia; g) lavagem e aspiração exaustiva da pelve após o término da cirurgia; h) realização de cuidadosa hemostasia, evitando deixar tecidos carbonizados no peritônio.

Omento

Geralmente as aderências se formam junto à parede abdominal, próximo ou sobre as áreas onde o peritônio foi incisado. Podem conter grandes vasos venosos, ocultos pela gordura. É necessário aplicar suave tensão sobre as aderências, para expor estes vasos ocultos. Procedemos, então, à ligadura ou eletrocoagulação desses vasos para posterior secção, evitando assim perda sanguínea desnecessária (Figs. 17-12 e 17-13).

Espaço subdiafragmático

Secundárias à infecção por *Chlamydia trachomatis*, caracterizando a síndrome de Fitz-Hugh-Curtis (Fig. 17-14), as aderências finas que se formam nesta área podem ser a única evidência de infecção passada. Habitualmente não procedemos à adesiólise.

Tubas (salpingólise)

As tubas são estruturas frágeis e ricamente vascularizadas, principalmente as regiões fimbriais. As aderências tubárias podem prejudicar a mobilidade tubária, levando a suboclusões do órgão, ou isolar a região fimbrial do ovário, impedindo a captação do óvulo. A salpingólise pode ser executada, aplicando-se suave tração sobre o tecido fibrótico que a envolve, o que geralmente resulta em janela bem definida para dissecção e corte do tecido conectivo. A hemostasia da tuba deve ser realizada com cuidado, evitando-se lesão na serosa já danificada. A eletrocoagulação microbipolar ou com ponta de agulha costuma ser menos ominosa para o tecido tubário que a aplicação de corrente monopolar (Figs. 17-15 a 17-17). Sugerimos complementar o assunto com a leitura do Capítulo 21 – Procedimentos Tubários.

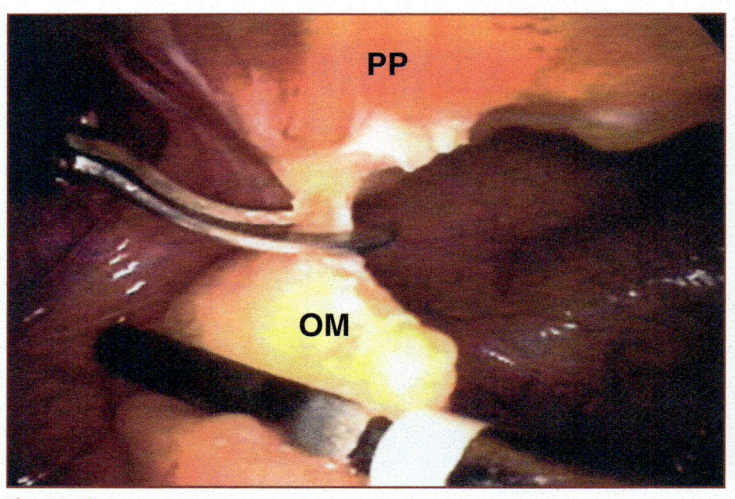

Fig. 17-12
Secção com tesoura de aderência entre o omento *(OM)* e o peritônio parietal *(PP)*.

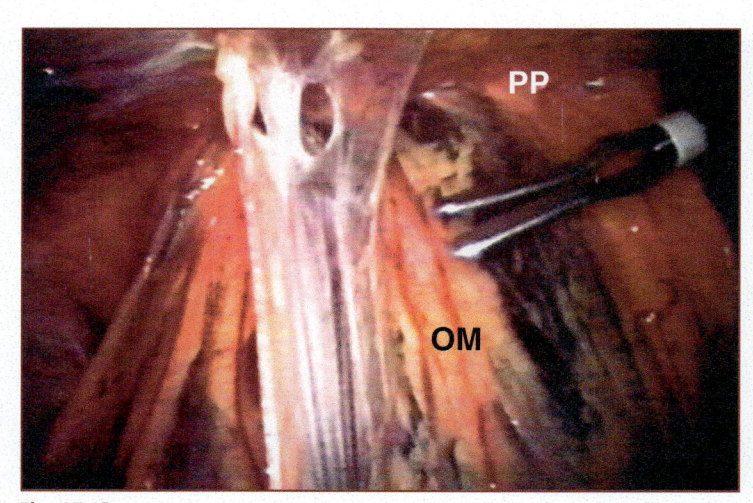

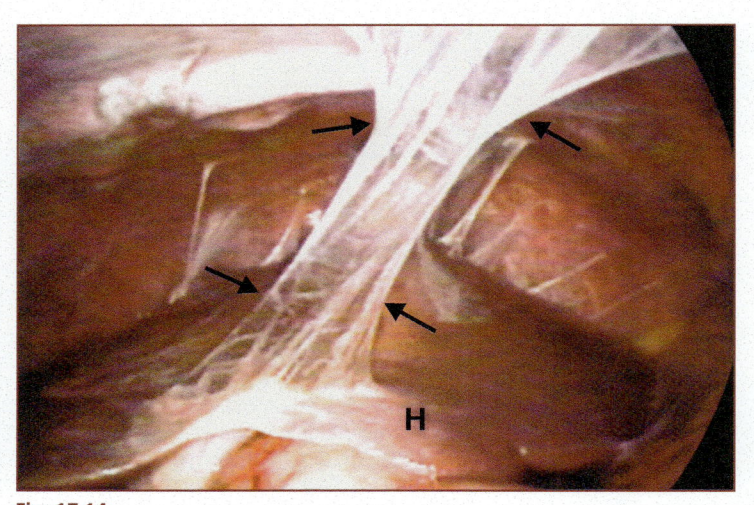

Fig. 17-14
Síndrome de Fitz-Hugh-Curtis. Aderências finas e avasculares entre a cápsula hepática *(H)* e o peritônio parietal.

Fig. 17-13
Aderência complexa vascular entre o omento *(OM)* e o peritônio parietal *(PP)*.

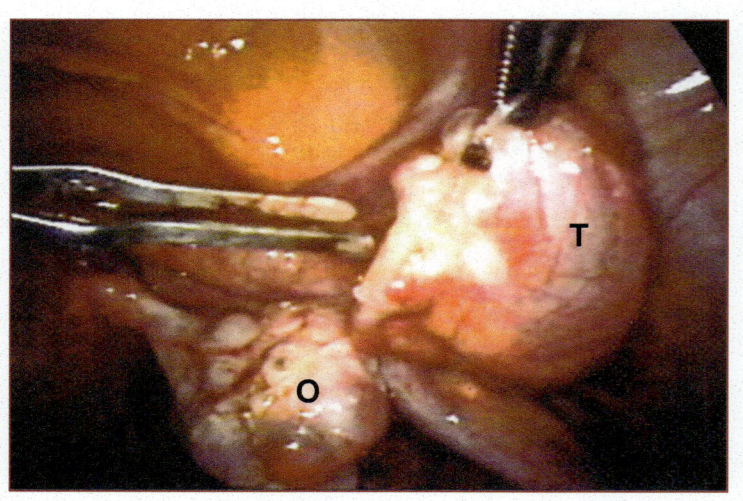

Fig. 17-15
Lise de aderência entre uma tuba *(T)* ocluída e o ovário *(O)* adjacente. Aplicação de corrente bipolar para correta hemostasia, buscando um mínimo de dano ao tecido tubário.

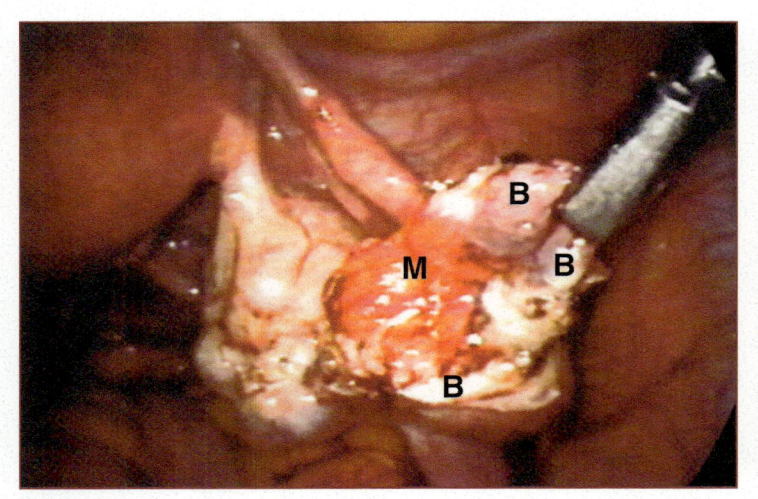

Fig. 17-16
Abertura do terço distal da tuba, salpingostomia, com exposição da mucosa (M) tubária, após hemostasia cuidadosa das bordas (B) (evolução da Fig. 17-15).

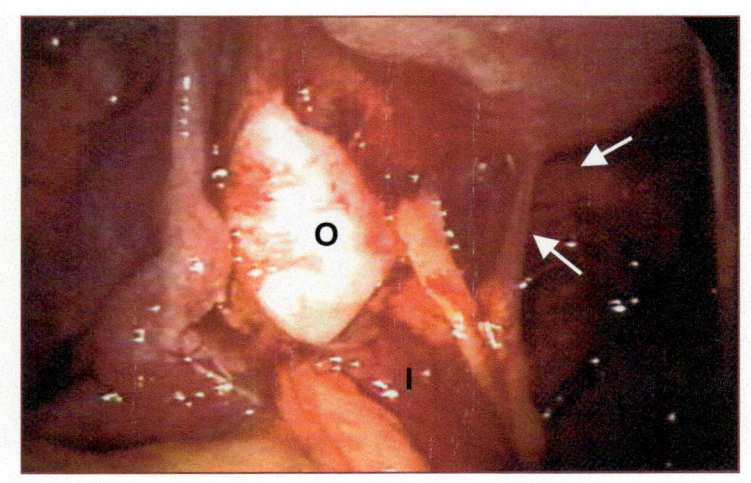

Fig. 17-18
Oclusão parcial da superfície ovariana (O) por aderências e vasculares com alça de intestino delgado (I).

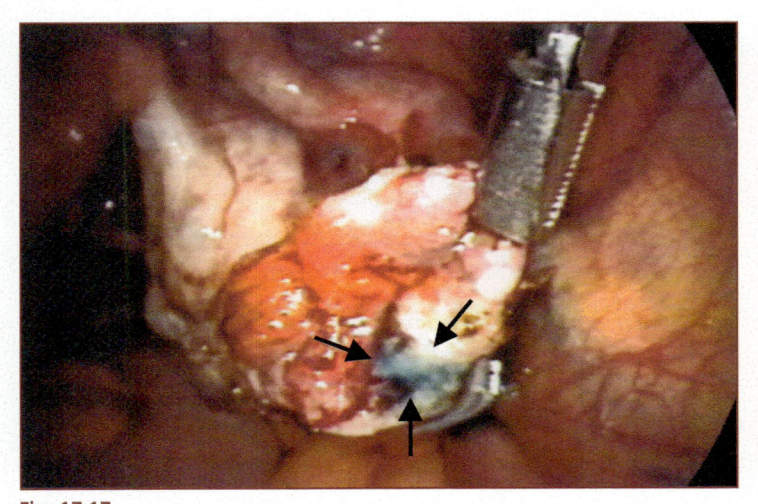

Fig. 17-17
Cromotubação positiva após salpingostomia.

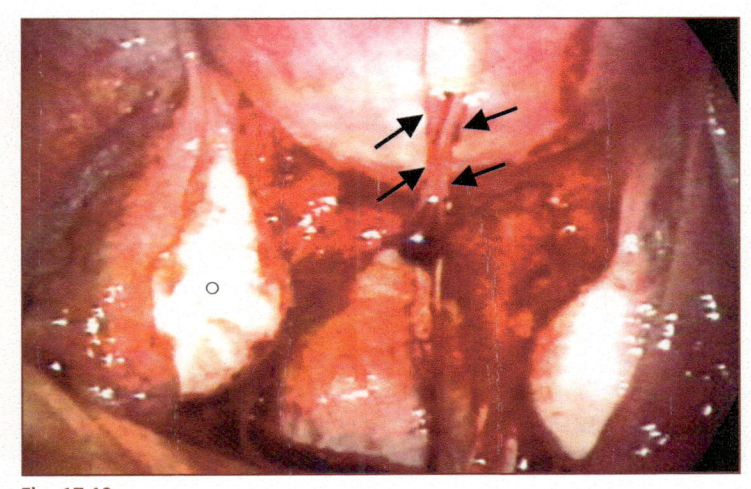

Fig. 17-19
Face medial do ovário (O) liberada após lise de aderência densa com o intestino delgado. Observe a remoção do tecido conectivo excisado da cavidade abdominal pelo trocarte (setas).

Ovário (ovariólise)

A lise de aderências envolvendo o ovário pode ser trabalhosa, principalmente se presente a endometriose. Este tipo de aderência costuma ser densa e firme. Alguns autores propõem a administração de terapia agonista com hormônio liberador de gonadotrofinas por um a três meses, visando a diminuir a reação inflamatória local, buscando simplificar a lise. As aderências periovarianas são capazes de impedir a captação do óvulo pela tuba, ou distorcerem as relações anatômicas do ovário com o resto da pelve (Figs. 17-18 e 17-19). Cuidados adicionais deverão ser aplicados se o ovário estiver aderido à parede pélvica por aderências espessas. O ovário deve, primeiro, ser mobilizado, pois pode estar aderido ao peritônio que reveste o ureter. Ainda, a remoção incompleta de um ovário parcialmente aderido pode dar origem à síndrome do ovário remanescente, caracterizada por pequenas formações cística na topografia antes ocupada pelo órgão.

Útero

Aderências entre os órgãos pélvicos, intestinos e omento podem terminar por envolver o útero (Figs. 17-20 e 17-21). Em um estudo prospectivo, tipo caso-controle, Bulleti et al.,[16] 1996, compararam o surgimento de aderências nos pós-operatórios de miomectomias laparotômicas e laparoscópicas, encontrando menor frequência e gravidade no grupo operado por laparoscopia. Entretanto, a presença de aderências neste grupo ainda foi de

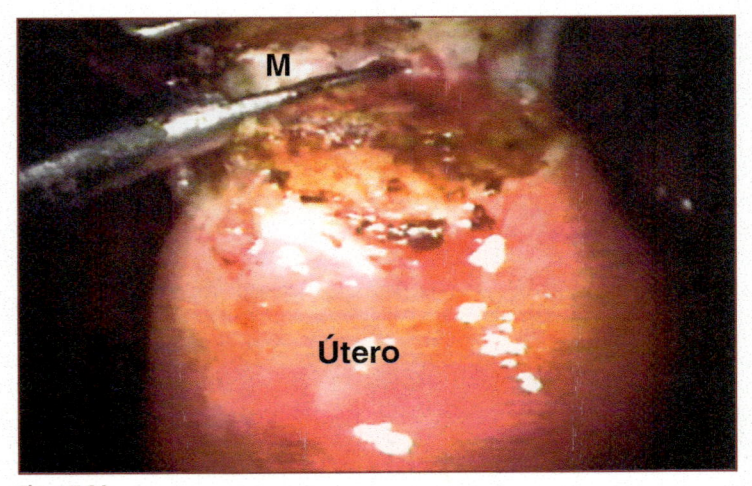

Fig. 17-20
Exérese de mioma (M) da parede anterior do útero.

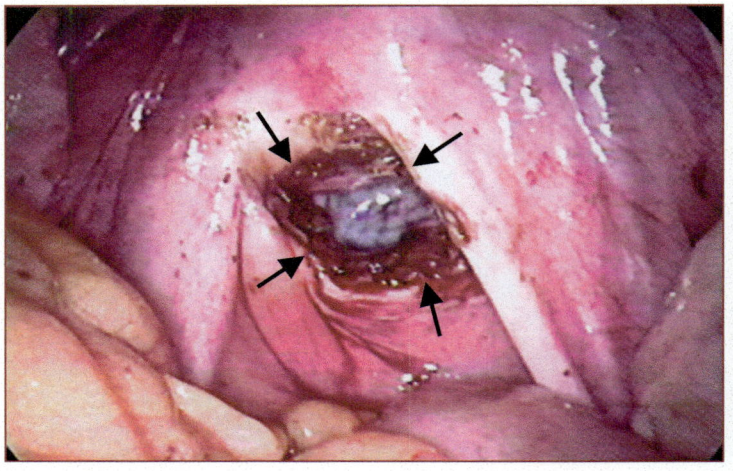

Fig. 17-21
Aspecto do miométrio após a remoção de mioma transmural localizado na parede posterior do útero. Realizada cuidadosa hemostasia antes da aproximação das bordas *(setas)*.

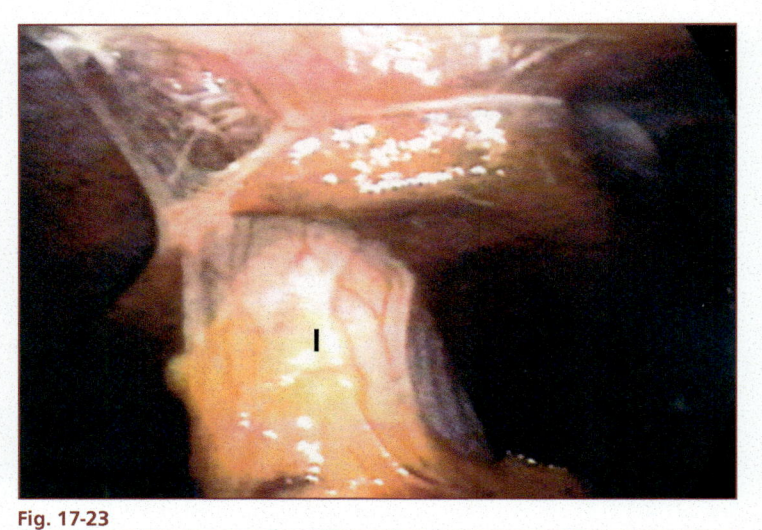

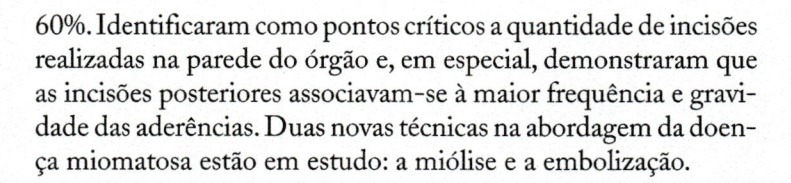

Fig. 17-23
Alça intestinal *(I)* aderida à cápsula hepática e à parede abdominal anterior, após colecistectomia.

60%. Identificaram como pontos críticos a quantidade de incisões realizadas na parede do órgão e, em especial, demonstraram que as incisões posteriores associavam-se à maior frequência e gravidade das aderências. Duas novas técnicas na abordagem da doença miomatosa estão em estudo: a miólise e a embolização.

Intestino (enterólise)

Aderências entre alças de intestino delgado ou grosso e a parede abdominal podem causar dor por tração direta do intestino. A formação dessas aderências se associa à DIP e à ocorrência de múltiplas cirurgias abdominais (Figs. 17-22 e 17-23). A maior preocupação do cirurgião laparoscopista, quando suspeita da possibilidade de aderências intestinais, deve ser o de solicitar à paciente preparo adequado do colo e explicar à mesma da possibilidade de lesão durante a cirurgia de enterólise. Embora sem respaldo científico, dois terços das pacientes com aderências graves antes da cirurgia referem melhora importante do quadro álgico no pós-operatório.

Apêndice

Aderências periapendiculares ou irregularidades no seu percurso, motivadas pelas aderências, podem sugerir endometriose do apêndice e devem ser retiradas.

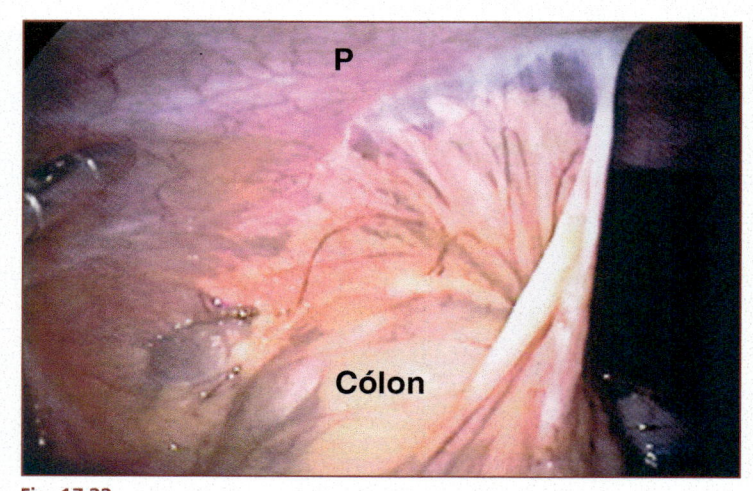

Fig. 17-22
Aderência extensa entre o cólon e a parede abdominal anterior *(P)*.

Ureter

Lesão ureteral acidental costuma estar presente na cirurgia de endometriose, associada à presença de aderências pélvicas. A maioria dessas lesões se manifesta entre o 1º e o 5º dias de pós-operatório. A paciente queixa-se de dor abdominal crescente e febre. Apresenta leucocitose importante e ascite (urinoma). A lesão pode ser identificada através de pielografia intravenosa, e o tipo de tratamento especializado prontamente deve ser aplicado.

PREVENÇÃO

As aderências pélvicas resultam basicamente de um processo inflamatório, agindo diretamente sobre o peritônio ou de um trauma cirúrgico. A cirurgia pélvica pode induzir a formação de aderências, ou ainda, não conseguir evitar a formação de novas aderências nos sítios onde se praticou a adesiólise. Nas últimas décadas, vários pesquisadores trabalharam com terapias adjuvantes, tais como fármacos, meios líquidos e métodos de barreira, na tentativa de prevenir ou minimizar a formação de aderências no pós-operatório das cirurgias abdominais. Didaticamente, podemos dividir estas terapias em dois grandes grupos: meios líquidos e fármacos e métodos de barreira.

Meios líquidos e fármacos

- *Dextran 70:* polissacarídeo hidrolisado com peso molecular de 70.000, geralmente usado em soluções a 32% (Hyskon; Pharmacia, Uppsala, Suécia). Deve ser aplicado diretamente na cavidade abdominal após o término da cirurgia, antes do fechamento da parede, ali permanecendo por vários dias. Imediatamente após sua aplicação, inicia-se um processo de transudação osmótica de soro para a cavidade. Além do efeito mecânico separando superfícies opostas, teria ainda a capacidade de "siliconizar" as superfícies cruentas. Existem complicações associadas ao uso do Dextran: derrame pleural, anafilaxia, edema labial e aumento de enzimas hepáticas. Foram descritos também alguns casos de peritonite quando o Dextran foi associado ao uso concomitante de esteroides. O volume geralmente utilizado varia de 100-250 mL. Não existem evidências científicas que sustentem o uso do Dextrana na prevenção de aderências.[17-20]

- **Esteroides:** desde a década de 1980 vários pesquisadores utilizaram os esteroides isoladamente ou combinados com outras substâncias, na tentativa de diminuir a incidência de aderências. Os esquemas variam segundo a via de administração: oral, endovenosa, intraperitoneal e hidrotubação; os medicamentos utilizados e o momento da administração. A intenção de usar os esteroides no peroperatório é o de diminuir a reação inflamatória local do peritônio, dificultando a formação de aderências. Alguns efeitos indesejáveis associados à sua utilização foram o atraso na cicatrização da ferida operatória e estados temporários de euforia, observados em algumas pacientes. O Quadro 17-1 sumariza os principais esquemas, utilizando esteroides na prevenção de aderências.

   Existem algumas evidências que o uso de esteroides pode ser benéfico ao reduzir a incidência e a gravidade das aderências pós-operatórias em pacientes com problemas de fertilidade.[25]

- **Heparina:** a heparina é constituída por uma mistura de ésteres polissulfúricos de um mucopolissacarídeo. Normalmente administrado pela via endovenosa ou subcutânea, seu efeito anticoagulante é exercido por intermédio da antitrombina III que, como cofator, neutraliza vários fatores ativados da coagulação (calicreína XIIa, XIa, IXa, Xa e trombina). Jansen,[26] em 1988, estudou o uso da heparina associada à solução de Ringer lactato na irrigação do peritônio, comparando com a utilização de solução de Ringer lactato isolada, e não encontrou diferença significativa. A dose de heparina utilizada neste estudo foi de 5.000 UI por litro de solução de Ringer lactato, administrada por irrigação peritoneal antes do fechamento da cirurgia.

- **Prometazina:** é um derivado etilamino da fenotiazina. Possui efeitos anti-histamínico, antiemético, antivertiginoso, hipnótico e sedativo. Bloqueia os efeitos espasmogênicos e congestivos da histamina, ao competir com esta, pelos receptores H1 nas células efetivas, e evita, mas não reverte, a resposta mediada somente pela histamina. Como antiemético, atua por inibição da zona disparadora quimiorreceptora medular. Tem um efeito antimuscarínico central no órgão vestibular. É bem absorvida nas formas oral e parenteral, e eliminada por vias renal e entérica, por meio de metabólitos inativos. Sua utilização na prevenção de aderências pós-operatórias foi proposta em 1990, na dose de 50 mg VO seis horas antes da cirurgia, e 50 mg IM durante o ato cirúrgico. Não existem evidências que justifiquem seu uso atualmente.[21,27]

- **Ringer lactato**, solução: a solução estéril de Ringer lactato é composta pelos cationtes sódio, potássio e cálcio, e por aniontes cloretos e lactato, sendo, este último, transformado em bicarbonato. A utilização dessa solução, associada ou não a outras substâncias, foi proposta por alguns autores, visando à prevenção de aderências pós-operatórias. A ideia era a de manter duas superfícies desperitonizadas a distância, de forma que as traves fibrosas não se formassem. À solução, poderia ser acrescentada heparina ou esteroides. O volume utilizado na irrigação direta do peritônio variou de 100-250 mL, não existindo evidências que justifiquem seu emprego.[20,26]

- **Cloreto de sódio 0,9%**, solução: a solução estéril de cloreto de sódio a 0,9% é composta, em partes iguais, pelo cationte sódio e o aniontes cloreto, na concentração de 154 mEq/L. Foi utilizada como controle em trabalhos que testavam a irrigação peritoneal com o Dextran. O volume utilizado variou de 100-250 mL. Embora não tenham sido evidenciados efeitos adversos com seu emprego, seu uso não se justifica na prática diária.[17,19]

- **Icodextrin 4%**, solução (Baxter Healthcare S.A.): é uma solução estéril constituída por um polímero de glicose de alto peso molecular, α-1,4-glicose, semelhante a outros carboidratos como o glicogênio, e eletrólitos, acondicionados em frascos de 1 L. Funcionando como um agente coloidosmótico, após sua administração intraperitoneal, é capaz de permanecer na cavidade abdominal por período de até 4 dias, sendo então absorvido lentamente pelos vasos linfáticos, metabolizado pela alfa-amilase na circulação sistêmica e eliminado do organismo através da excreção renal. Atua na prevenção de aderências abdominais, funcionando como um método de barreira líquido, não permitindo que duas superfícies cruentas mantenham contato tempo suficiente para formarem aderências. Inicialmente utilizado na Europa, foi alvo de um estudo multicêntrico envolvendo 4.620 pacientes, em cirurgias laparotômicas e laparoscópicas, nas áreas de cirurgia geral (1.738 pacientes) e ginecológicas (2.882 pacientes), denominado ARIEL. O número de eventos adversos manteve-se dentro do esperado para cada subgrupo do estudo. Os resultados demonstraram que o emprego deste produto, associado à boa técnica cirúrgica, contribuiu de maneira significativa para a redução das aderências intra-abdominais.[52]

Quadro 17-1 Principais esquemas farmacológicos utilizando esteroides para a prevenção de aderências

Fármaco	Momento	Via/Dose/Observação
Esquema 1[18]		
Hidrocortisona	Intraoperatório	IP 500 mg/Dextran 100-200 mL
Dexametasona	Intraoperatório	EV 8 mg
Prednisolona	Pós-operatório	VO 30 mg/dia*
Esquema 2[21]		
Prednisona	Pré-operatório	VO 50 mg 8 h antes da cirurgia
	Intraoperatório	EV 24 mg
	Pós-operatório	VO 25 mg 2×/dia por 4 dias
		VO 25 mg 1×/dia até *second-look*
Esquema 3[21]		
Prednisona	Pré-operatório	VO 50 mg 8 h antes da cirurgia
Dexametasona	Intraoperatório	EV 24 mg
Prednisona	Pós-operatório	VO 50 mg 24 h após a cirurgia
Esquema 4[22]		
Dexametasona	Pré-operatório	IM 2 mg 24 h antes da cirurgia
	Pré-operatório	IM 8 mg de 8/8 h no dia da cirurgia
	Pós-operatório	IM 2 mg até 5 dias após a cirurgia
Esquema 5[23]		
Hidrocortisona	Pós-operatório	Hidrotubação 150 mg 1×/dia por 4 dias diluída em 50 mL lactato de Ringer
Esquema 6[24]		
Hidrocortisona	Intraoperatório	IP 2.000 mg

*Manter até a cirurgia *second-look*. IP = Irrigação peritoneal; EV = Endovenoso; VO = Via oral; IM = Intramuscular.

5. Stangel JJ, Nisbet JD, Settles H. Formation and prevention of postoperative abdominal adhesions. *J Reprod Med* 1984;26:143-56.
6. Saravelos HG, Li TC, Cooke ID. An analysis of outcome of microsurgical and laparoscopic adhesiolysis for chronic pelvic pain. *Hum Reprod* 1995;10:2895-901.
7. Ray NF, Denton WG, Thamer M et al. Abdominal adhesiolysis: impatient care and expenditures in the United States in 1994. *J Am Coll Surg* 1998;186:1-9.
8. Warwick R, Williams PL. Esplancnologia. In: Warwick R, Williams PL. (Eds.). *Gray anatomia*. 35. ed. Rio de Janeiro: Guanabara-Koogan, 1979. p. 1186-88.
9. Condon RE, Malangoni MA. Peritonites e abscessos intra-abdominais. In: Schwartz (Ed.). *Princípios de cirurgia*. 4. ed. Rio de Janeiro: Guanabara-Koogan, 1985. p. 1544-46.
10. Motta ELA, Schizzi A, Paula FJP et al. Adesiólise. In: Donadio N, Albuquerque Neto LC (Eds.). *Consenso Brasileiro em Videoendoscopia Ginecológica*. Febrasgo, 2001. p. 126-28.
11. Bruhat MA, Mage G, Chapron C et al. Present day endoscopic surgery in gynecology. *Eur J Obstet Gynecol Reprod Biol* 1991;41:4-13.
12. Grainger DA, Meyer WR, DeCherney AH et al. Laparoscopic clips. Evaluation of absorbable and titanium with regard to hemostasis and tissue reactivity. *J Reprod Med* 1991;36:493-95.
13. Donnez J, Nisolle M, Squifflet J et al. CO_2 laser laparoscopic surgery: fimbrioplasty, salpingoneostomy and adhesiolisis. In: Donnez J, Nissolle M. (Eds.). *Atlas of operative laparoscopy and hysteroscopy*. 2nd ed. New York: Parthenon Publishing, 2001. p. 137-54.
14. Pedrosa F. Indicações, contra-indicações e complicações da cirurgia videolaparoscópica. In: Oliveira MAP, Oliveira HC e Meirelles Jr HL. (Eds.). *Cirurgia videolaparoscópica em ginecologia*. Rio de Janeiro: Revinter, 1995. p. 45-58.
15. Lin P, Grow DR. Complicações da laparoscopia, estratégias de prevenção e cura. *Clin Am Norte* 1999;26(1):25-40.
16. Bulleti C, Polli V, Negrini V. Adhesion formation after laparoscopic myomectomy. *J Am Assoc Gynecol Laparosc* 1996;3:533-36.
17. Buttran V, Malinak R, Cleary R et al. Adhesion Study Group. Reduction of postoperative pelvic adhesions with intraperitoneal 32% dextran 70: a prospective, randomized clinical trial. *Fertil Steril* 1983;40:612-19.
18. Jansen RPS. Failure in intraperitoneal adjuncts to improve the outcome of pelvic operations in young women. *Am J Obstet Gynecol* 1985;153:363-71.
19. Larsson B, Lalos O, Marsk L et al. Effect of intraperitoneal instillation of 32% dextran 70 on postoperative adhesion formation after tubal surgery. *Acta Obstet Gynecol Scand* 1985;64:437-41.
20. Rosenberg SM, Board JA. High-molecular weight dextran in human infertility surgery. *Am J Obstet Gynecol* 1984;148:380-85.
21. Jansen RPS. Controlled clinical approaches to investigating the prevention of peritoneal adhesions. In: *Treatment of postsurgical adhesions*. Wiley-Liss Inc, 1990. p. 177-92, v. 358.
22. Querleu D, Vankeerberghen-Deffense F, Bouteville C. Traitement adjuvant des platies tubaries. Etude prospective randomisee des corticoides par voie generale et de la noxytioline. *J Gynecol Obstet Biol Reprod* 1989;18:935-40.
23. Rock JA, Siegler AM, Boer MM et al. The efficacy of postoperative hydrotubation: a randomized prospective multicenter clinicai trial. *Fertil Steril* 1984;42:373-76.
24. Swolin K. Die Einwirkung von grossen intraperitonealen Dosen Glukokortikoid auf die bildung von postoperativen adhasionen. *Acta Obstet Gynecol Scand* 1967;46:204-10.
25. Watson A, Vanderkerckhove P, Lilford R. Liquid and fluid agents for preventing adhesions after surgery for subfertility (Cochrane Review). In: *The Cochrane Library*. Oxford: Update software, 2002, Issue 1.
26. Jansen RPS. Failure of peritoneal irrigation with heparin during pelvic operations upon young women to reduce adhesions. *Sur Gynecol Obstet* 1988;166:154-60.
27. PR *vade-mécum*. 4. ed. São Paulo: Soriak, 1988. p. 1046-47.
28. Holtz G. Prevention and management of peritoneal adhesions. *Fertil Steril* 1984;41:497-507.
29. Jansen RPS. Prevention of pelvic peritoneal adhesions. *Curr Opin Obstet Gynecol* 1991;3:369-74.
30. DiZerega GS. Contemporary adhesion prevention. *Fertil Steril* 1994;61:219-35.
31. Franklin RR, Diamond M, Malinak R et al. Reduction of ovarian adhesion by the use of interceed. *Obstet Gynecol* 1995;86:335-40.
32. Nordic adhesion prevention study group. The efficacy of intercede (TC7) for prevention of reformation of postoperative adhesions on ovaries, fallopian tubes, and fimbriae in microsurgical operations for fertility: a multicenter study. *Fertil Steril* 1995;63:709-14.
33. Sekiba K, Yoshida N, Fukaya T et al. Use of interceed (TC7) absorbable adhesion barrier to reduce postoperative adhesion reformation in infertility and endometriosis surgery. *Obstet Gynecol* 1992;79:518-22.
34. Farquhar C, Vandekerckhove P, Watson A et al. Barrier agents for preventing adhesions after surgery for subfertility (Cochrane Review). In: *The Cochrane Library*. Oxford: Update software, 2002, Issue 1.
35. Baptista ML, Bonsack ME, Felemovicius I et al. Abdominal adhesions to prosthetic mesh evaluated by laparoscopy and electron microscopy. *J Am Coll Surg* 2000;190:271-80.
36. Diamond MP. Reduction of adhesions after uterine myomectomy by seprafilm membrane (HAL-F): a blinded, prospective, randomized, multicenter clinicai study. *Fertil Steril* 1996;66(6):904-101.
37. Hooker GD, Taylor BM, Driman DK. Prevention of adhesion formation with use of sodium hyaluronate-based bioresorbable membrane in a rat model of ventral hernia repair with polypropylene mesh – A randomized, controlled study. *Surgery* 1999;125:211-6.
38. Mitchell JD, Lee R, Neya K et al. Reduction in experimental pericardial adhesions using a hyaluronic acid bioabsorbable membrane. *Eur J Cardiothorac Surg* 1994;8:149-52.
39. Diamond MP. Reduction of the novo postsurgical adhesions by intraoperative precoating with Sepracoat (HAL-C) solution: a prospective, randomized, blinded, placebo-controlled multicenter study. *Fertil Steril* 1998;69:1067-74.
40. Dunn R, Lyman MD, Edelman PG et al. Evaluation of spraygel adhesion barrier in the rat cecum abrasion and rabbit uterine horn adhesion models. *Fertil Steril* 2001;75:411-16.
41. Johns DA, Ferland R. Initial feasibility of a sprayable hydrogel adhesion barrier system in patients undergoing laparoscopic ovarian surgery. *Fertil Steril* 2002;77:S21-22.
42. Ellis H, Moran BJ, Thompson JN et al. Adhesion-related hospital readmissions after abdominal and pelvic surgery: a retrospective cohort study. *Lancet* 1999;353:1476-80.
43. Becker JM, Dayton MT, Fazio VW et al. Prevention of postoperative abdominal adhesions by a sodium hyaluronate-based bioresorbable membrane: a prospective, randomized, double-blind multicenter study. *J Am Coll Surg* 1996;183:297-306.
44. Occeli B, Narducci F, Lanvin D et al. Adhesions with extraperitoneal endosurgical paraaortic lymphadenectomy versus transperitoneal laparoscopic para-aortic lymphadenectomy: a randomized experimental study. *Am J Obstet Gynecol* 2000;183:529-33.
45. Lauder CI, Garcea G, Strikland A et al. Abdominal adhesion prevention. *Dig Surg* 2010;27:347-58.
46. Schnuriger B, Barmparas G, Branco BC et al. Prevention of postoperative peritoneal adhesions: a review of the literature. *Am J Surg* 2011;201(1):111-21.
47. Rajab TK, Ahmad UN, Kelly E. Implications of late complications from adhesions for preoperative informed consent. *J R Soc Med* 2010;103(8):317-21.
48. Robertson D, Lefebvre G, Leyland N et al. Adhesion prevention in gynaecological surgery. *J Obstet Gynaecol Can* 2010;32(6):598-608.
49. Imai A, Takagi H, Matsunami K et al. Non-barriers agents for postoperative adhesion prevention: clinical and preclinical aspects. *Arc Gynecol Obstet* 2010;282(3):269-75.
50. Awonuga AO, Saed GM, Diamond MP. Laparoscopy in gynecologic surgery: adhesion development, prevention, and use of adjunctive therapies. *Clin Obstet Gynecol* 2009;52(3):412-22.
51. Cheong YC, Tsang HH, Cheung JJ et al. Adjuvant therapy for the reduction of postoperative intra-bdominal adhesion formation. *Asian J Surg* 2009;32(3):180-86.
52. Menzies D, Pascual MH, Walz MK et al. Use of icodextrin 4% solution in the prevention of adhesion formation following general surgery: from the multicentre ARIEL registry. *Ann R Coll Surg Engl* 2006;88:375-82.
53. Kraemer B, Wallwiener M, Brochhausen C et al. A pilot study of laparoscopic adhesion prophylaxis after myomectomy with a copolymer designed for endoscopic application. *J Minim Invasive Gynecol* 2010;17(2):222-27.

18 Dor Pélvica Crônica

Eduardo Schor
Gustavo Marques de Sousa Safe
Helio Sato

- INTRODUÇÃO
- ETIOLOGIA
- PRINCIPAIS CAUSAS GINECOLÓGICAS
- CONGESTÃO OU VARIZES PÉLVICAS
  Síndrome do ovário restante e síndrome do ovário residual
- PRINCIPAIS CAUSAS UROLÓGICAS
- PRINCIPAIS CAUSAS GASTROINTESTINAIS
- PRINCIPAIS CAUSAS OSTEOMUSCULARES
- DIAGNÓSTICO
- LAPAROSCOPIA NA PACIENTE COM DPC
- CIRURGIAS NEUROABLATIVAS
- TRATAMENTO COMPLEMENTAR
- DISCUSSÃO
- BIBLIOGRAFIA

INTRODUÇÃO

A dor é definida, pela *International Association for the Study of Pain*, como uma experiência sensorial e emocional desagradável associada à possível dano tecidual. No que se refere à dor pélvica crônica (DPC), apesar do termo "dor" definir um sintoma, atualmente, considera-se que a DPC não é apenas o sintoma em localização pélvica, mas, sim, uma síndrome em que alterações emocionais, osteomusculares e de outros tratos são encontradas associadas à doença de base (Schor *et al.*, atualização terapêutica).

Caracteriza-se a DPC como dor, em região inferior do abdome ou pelve, com duração igual ou superior a 6 meses e intensidade incapacitante, que pode se manifestar de forma cíclica ou acíclica ou durante o coito. A queixa de DPC representa mais de 10% das consultas ginecológicas, sendo indicação frequente de procedimentos diagnóstico e cirúrgico (Reiter, 1990).

A dor pélvica crônica é causa comum de angústia de muitas mulheres, sendo que algumas relatam, enfaticamente, sua insatisfação com os cuidados recebidos no diagnóstico e tratamento de sua enfermidade. Estas pacientes buscam, invariavelmente, um cuidado mais personalizado, por profissional que valorize seus sintomas e posicione-se de forma precisa em relação aos possíveis diagnósticos e tratamentos (Preice *et al.*, 2006).

São três as principais formas de apresentação desta síndrome: dismenorreia, dispareunia ou dor acíclica, sendo que a última não guarda relação com o fluxo menstrual tampouco com o coito.

A DPC é afecção de alta prevalência em todo o mundo, variando de 4 a 25%, no entanto, apenas um terço das portadoras de DPC busca auxílio médico (Lippman *et al.*, 2003; Zondervan *et al.*, 1999).

Alguns autores relatam que, no Reino Unido, 38 de cada 1.000 mulheres, entre 15 e 70 anos de idade, apresentarão, em algum período da vida, a queixa de DPC (Zondervan *et al.*, 1999). Acredita-se que, em países em desenvolvimento, a prevalência seja maior, pois, segundo outros autores, 20% das histerectomias realizadas por afecção benigna e 40% das laparoscopias ginecológicas têm como indicação da cirurgia a DPC (Farquhar *et al.*, 2002; Howard, 1993).

No Brasil, em 1997, houve aproximadamente 1,8 milhão de consultas e 300.000 internações hospitalares em razão da queixa compatível com DPC (Yeng *et al.*, 2001). Em recente revisão sistemática, Latthe *et al.* reportaram uma prevalência de dor pélvica acíclica entre 4% e 43,4%, bem como relataram que muito embora existam síndromes dolorosas que acometem adolescentes ou mulheres na pós-menopausa, a maior parte das pacientes estava em idade reprodutiva.

"O diagnóstico da moléstia de base e das alterações associadas frequentemente é complexo e, por vezes, incompleto. O retardamento do diagnóstico causa redução significativa da qualidade de vida". Reforçam esta assertiva os relatos de que 15,8% das pacientes demandam medicamentos, 3,9% perdem pelo menos um dia de trabalho por mês, e a maioria refere diminuição significativa na qualidade de vida e satisfação sexual, tornando a DPC um problema de saúde pública (Tripoli et al., 2010).

ETIOLOGIA

No que se refere às etiologias primárias, didaticamente, são divididas em causas ginecológicas e não ginecológicas. A frequência relativa de cada uma das afecções que podem causar a DPC varia de acordo com a população estudada, fazendo com que em alguns centros, contrariando as experiências de nossos serviços, as causas urológicas e gastrointestinais sejam mais frequentes que as causas ginecológicas (Zondervan et al., 1999).

Dentre as causas ginecológicas destacam-se a endometriose, as varizes pélvicas, as aderências e os miomas uterinos. No entanto, dentre as causas não ginecológicas, cumpre citar as intestinais como a síndrome do intestino irritável e a constipação crônica, as urológicas, destacando-se a cistite intersticial crônica e as causas osteomusculares. Finalmente, destaca-se que não se podem negligenciar os distúrbios emocionais como fatores primários ou secundários à dor pélvica crônica. É importante salientar que, por vezes, diversas afecções coexistem, e o correto diagnóstico é fundamental para o sucesso terapêutico (Quadro 18-1).

Apesar de sabermos que qualquer uma dessas doenças isoladamente poder ser a causa da DPC, deve-se enfatizar o conceito multifatorial, em que a associação de enfermidades acaba por acentuar ou agravar o quadro clínico das mulheres portadoras de DPC. Um exemplo clássico desta associação de doenças é a endometriose coexistindo com cistite intersticial, distúrbios do soalho pélvico e estresse psicológico. Todas essas afecções, unidas e atuando concomitantemente, agravam o quadro de DPC em algumas mulheres.

Relata-se que mulheres com mais de uma causa de DPC apresentam dor mais intensa e mais frequente. Vale lembrar que, em algumas mulheres que apresentam DPC de origem multifatorial, o único diagnóstico que se pode firmar é o sindrômico, ficando a causa real da dor muitas vezes mascarada pela associação de doenças. A dificuldade em estabelecer a "causa" da dor acentua a insatisfação e frustação, tanto da paciente como dos médicos (Zondervan et al., 2001).

PRINCIPAIS CAUSAS GINECOLÓGICAS

Endometriose. A endometriose é o diagnóstico mais comum firmado durante as laparoscopias realizadas em mulheres portadoras de DPC. Relata-se que um terço das mulheres submetidas à laparoscopia por DPC tenha endometriose; e em centros especializados no acompanhamento de mulheres com endometriose esta frequência pode aumentar até 70% (Howard, 1996).

Doença inflamatória pélvica (DIP). Aproximadamente 30% das mulheres com DIP desenvolverão DPC a seguir. Portanto, a DIP é uma causa comum de DPC em populações com elevada prevalência de doenças sexualmente transmissíveis (Ness et al., 2002).

Dois fatores podem ser considerados como associados a maior risco de desenvolver DPC após um episódio de DIP:

- Gravidade das aderências e extensão da lesão tubária.
- Persistência de espessamentos ou enrijecimento dos órgãos pélvicos após 30 dias do tratamento.

Há que se ressaltar, no entanto, que os mecanismos precisos que levam uma mulher com DIP a desenvolver dor pélvica crônica ainda não foram totalmente esclarecidos. Sugere-se que as fumantes e aquelas com mais de dois episódios de DIP apresentem maior risco para desenvolver DPC após a DIP (Haggerty et al., 2005).

Quadro 18-1

Ginecológicas
- Aderências peritoneais
- Cistos anexiais
- Salpingite/endometrite crônica
- Endossalpingiose
- Síndrome do ovário residual
- Síndrome do ovário remanescente
- Síndrome de congestão pélvica
- Cistos peritoneais pós-operatórios
- Adenomiose
- Endometriose
- Leiomioma
- Distopias genitais

Urológicas
- Neoplasia de bexiga
- Infecção urinária crônica
- Cistite intersticial
- Litíase
- Síndrome uretral

Gastrointestinais
- Carcinoma de cólon
- Obstrução intestinal crônica intermitente
- Moléstias inflamatórias
- Obstipação crônica
- Hérnias de parede abdominal
- Síndrome do intestino irritável

Osteomusculares
- Dor miofascial
- Síndrome do piriforme
- Coccialgia crônica
- Alterações de coluna lombossacra
- Alterações posturais
- Neuralgias
- Espasmos musculares de soalho pélvico

Psicológicas
- Somatização
- Uso excessivo de drogas
- Assédio (ou abuso) sexual ou moral
- Depressão
- Distúrbios do sono

Outras causas
- Sequestro neural em cicatriz cirúrgica prévia (nerve entrapment)
- Porfiria
- Depressão
- Distúrbios somatoformes
- Distúrbios bipolares

Aderências pélvicas. Os mecanismos causais da DPC associada às aderências ainda não foram esclarecidos. Especula-se que a menor mobilidade das estruturas, a limitação do peristaltismo intestinal, a tração entre os órgãos e os estímulos das fibras aferentes C são os principais desencadeantes do desconforto e da dor de origem visceral.

Com base na experiência adquirida com os procedimentos de mapeamento consciente da dor, durante os quais as pacientes são submetidas à minilaparoscopia com anestesia local, alguns autores sugerem, também, que a manipulação de determinadas aderências pode causar dor (Howard et al., 2000).

As aderências são formações fibrosas regenerativas, decorrentes de traumas mecânicos, infecções, inflamações ou sangramentos, particularmente quando ocorrem na pelve remetem à infertilidade, dor pélvica crônica, dispareunia e em casos mais graves, obstrução intestinal. A suspeita diagnóstica surge diante da queixa de desconforto pélvico pouco específico, ou seja, de difícil caracterização quanto ao tipo da dor, o seu início, a sua periodicidade, os seus fatores de melhora ou piora bem como a sua irradiação. Quando alguma relação com o ciclo menstrual é reportada, nota-se o recrudescimento do sintoma álgico no período pré-menstrual (Alpay et al., 2008).

Outros elementos permanecem mal compreendidos, como a difícil correlação entre a quantidade das aderências com a intensidade da dor e a imprevisibilidade do surgimento das aderências diante de determinada agressão iatrogênica, como cirurgias e radioterapias. Dada a falta desta associação, seu surgimento imprevisível, assim como a dificuldade de confirmação diagnóstica, a melhor alternativa é prevenir seu surgimento (Monk et al., 1994).

Para o tratamento de pacientes com aderências pélvicas e DPC as opções podem ser clínicas ou cirúrgicas, sendo que a eficácia de ambos é discutível e, com certa frequência, insatisfatória. Dentre estas opções, destaca-se a remoção cirúrgica das aderências. Neste sentido, sabe-se que a intervenção por laparoscopia é mais eficaz que a laparotomia, entretanto, mesmo no procedimento endoscópico, o índice de recidiva, tanto das aderências quanto da dor, é elevado, portanto, esta intervenção é indicada, principalmente nos casos de insucesso dos tratamentos clínicos dos sintomas. Considerado estas recidivas, diversas substâncias podem ser utilizadas para evitar a reformação das aderências como soluções cristaloides, coloides e membranas, porém, muito embora as membranas apresentarem resultados mais favoráveis, a eficácia destas alternativas é relativa. Também, cumpre alertar que quanto mais intensas forem as aderências, maiores as probabilidades de complicações do procedimento, em especial, as lesões em alças intestinais (Ahmad et al., 2008).

CONGESTÃO OU VARIZES PÉLVICAS

Varizes pélvicas, também conhecidas como síndrome da congestão pélvica, é a condição em que se observa dilatação e tortuosidade do plexo venoso pélvico associado à diminuição do retorno venoso. Apesar de serem conhecidas algumas alterações hidráulico-mecânicas que predispõem à afecção, como a desembocadura da veia ovariana esquerda na veia renal esquerda em ângulo reto, o que favorece o refluxo venoso, assim como a transmissão da pulsação da aorta no cruzamento desta artéria com a veia renal esquerda, sua exata fisiopatologia ainda é obscura (Cheong et al., 2006).

Outra possível teoria para justificar a congestão e a dor baseia-se no dano valvular, observado em muitas veias ovarianas de mulheres portadoras de DPC. O refluxo venoso e a congestão induzida por este dano seriam possíveis responsáveis pela dor nestas mulheres. Ressalta-se, no entanto, que esta alteração valvular também pode ser observada em mulheres assintomáticas (Rozenblit et al., 2001).

A congestão pélvica afeta, com maior frequência, mulheres multíparas, leva ao desconforto abdominal baixo, e a dor varia quanto à intensidade e duração frequentemente está acompanhada de dispareunia de profundidade e dor após coito, levando a importante prejuízo da vida sexual. Outro sintoma comum é a exacerbação da dor após longa permanência em posição ortostática (Beard et al., 1988).

Quanto ao diagnóstico, alguns estudos que analisaram a laparoscopia para dor pélvica crônica que as varizes pélvicas poderiam ser diagnosticadas ao diminuir a pressão intra-abdominal e colocar a paciente em posição de proclive, observando, assim, veias dilatadas com diâmetros maiores que 8 a 10 mm em região parauterina. Porém, o procedimento endoscópico não deve ser indicado como método de escolha para o diagnóstico de congestão pélvica. Para este fim, as principais armas subsidiárias são a ultrassonografia endovaginal com Doppler, a ressonância magnética, a tomografia computadorizada e, principalmente, a flebografia ovariana retrógrada ou transuterina, que demonstra o aumento dos diâmetros venosos ovarianos e uterino, a estase venosa bem como a congestão pélvica.

Reitera-se que o aspecto radiológico mais acatado na síndrome de congestão pélvica é o refluxo do meio de contraste na veia ovárica, porém, a dilatação das veias ováricas e uterinas e a redução do retorno venoso são suficientes para se firmar o diagnóstico.

No que concerne às alternativas terapêuticas, são citados tratamentos medicamentosos com o uso de anticoncepcionais orais combinados, progestagênios intrauterinos ou implantes subcutâneos, anti-inflamatórios, flebotônicos, danazol ou análogos de GnRH. No entanto, cirurgias radicais (como histerectomia com ou sem ooforectomia bilateral) foram usadas no passado no tratamento das dores ocasionadas pela congestão pélvica resistentes ao tratamento medicamentoso, porém, resultados similares foram obtidos com cirurgias conservadoras (Soysal et al., 2001).

A ligadura das veias pélvicas por meio da laparoscopia, como tratamento cirúrgico, foi citada como opção terapêutica, porém, a embolização das veias ováricas por meio de flebografia revolucionou o tratamento das varizes pélvicas, pois, foi demonstrada a melhora dos sintomas de dor e da dispareunia de profundidade após o procedimento (Ferrero et al., 2008).

Finalmente, é importante salientar que, por vezes, as varizes pélvicas podem ser encontradas em mulheres assintomáticas, o que nos faz questionar se, em pacientes com DPC ela seria, realmente, a causa da queixa ou apenas um achado de exame. Assim, devemos ser criteriosos antes de firmar o diagnóstico de varizes pélvicas como causa da DPC.

Adenomiose. Sangramento uterino anormal e dismenorreia são os sintomas mais frequentes nas mulheres portadoras de adenomiose. A dor pode ser causada pelo sangramento ou pela descamação das ilhas de endométrio presente no interior do miométrio. Os sintomas habitualmente se instalam ao redor dos 40 ou 50 anos de idade.

Síndrome do ovário restante e síndrome do ovário residual

Trata-se de duas entidades distintas que podem ser a causa de DPC. A primeira, síndrome do ovário restante, ocorre em mulheres submetidas à ooforectomia bilateral que desenvolvem, após a cirurgia, quadro sugestivo de persistência da função ovariana em decorrência de pequenos fragmentos de tecido ovariano que ficam aderidos a outros tecidos, como intestino e útero, ou ainda presos ao infundíbulo pélvico. Na segunda, síndrome do ovário residual, o ovário é preservado intencionalmente, e desenvolve, após a cirurgia, alguma afecção que cause dor, como cistos ou aderências.

Leiomioma. Os leiomiomas uterinos podem causar sintomas de pressão e induzir à dor pela compressão. Podem ainda causar dor aguda devida a degeneração, torção ou expulsão dos mesmos através do colo do útero. A dor crônica é comum nas portadoras de miomas uterinos (Lippman et al., 2003).

Dismenorreia. A dismenorreia é sintoma frequente nas mulheres portadoras de DPC.

PRINCIPAIS CAUSAS UROLÓGICAS

Cistite intersticial. A cistite intersticial é uma causa comum de DPC. É uma condição inflamatória crônica da bexiga que causa dor pélvica e disfunção irritável da bexiga, com vontade exagerada de urinar e aumento da frequência urinária. A incontinência urinária é, também, um sintoma associado. Esta síndrome é também referida como síndrome da bexiga dolorosa, refletindo a importância da dor na bexiga como principal característica da síndrome (Stanford et al., 2007).

Bexiga neoplásica. Carcinoma *in situ* e carcinoma invasivo de bexiga podem apresentar sintomas semelhantes aos da cistite intersticial. A possibilidade de neoplasia deve ser considerada em mulheres com hematúria, história de tabagismo, ou que tenham mais de 60 anos de idade.

PRINCIPAIS CAUSAS GASTROINTESTINAIS

Síndrome do intestino irritável. A síndrome do intestino irritável (SII), por vezes também chamada de hiperalgesia visceral, é uma síndrome caracterizada por dor gastrointestinal crônica ou intermitente, dor abdominal, que está associada à função intestinal, na ausência de qualquer causa orgânica. A maioria dos pacientes com SII também tem disfunção intestinal. Cerca de 10% da população em geral apresenta sintomas compatíveis com o SII, e as mulheres são diagnosticadas com a síndrome duas vezes mais que os homens (Aslam et al., 2009; Parsons, 2004; O'Leary et al., 1997; Lane et al., 1991).

A SII é um dos diagnósticos mais comuns em mulheres com DPC, ocorrendo em até 35% destas mulheres. No entanto, em muitas mulheres com DPC e SII associada, a SII não é diagnosticada ou tratada adequadamente (Williams et al., 2005).

O diagnóstico da SII é baseado na anamnese, pois habitualmente os pacientes apresentam sintomas específicos da doença e exame físico normal.

Doença inflamatória intestinal. Fadiga, diarreia, cólica abdominal, perda de peso e febre, com ou sem sangramento grave, são as principais características da doença de Crohn. A natureza "transmural" do processo inflamatório causa fibrose importante que pode evoluir com quadros obstrutivos do intestino delgado e, em menor frequência, do cólon. A retocolite ulcerativa, assim como outras causas de colite, têm uma apresentação semelhante, porém, o sangramento retal é mais comum na retocolite ulcerativa que na doença de Crohn.

Diverticulite. Pacientes com doença diverticular podem desenvolver colite segmentar, mais comumente no cólon sigmoide. As características endoscópicas e histológicas variam de leves alterações inflamatórias com hemorragias submucosas (manchas vermelhas peridiverticulares na colonoscopia) até um quadro mais grave, com inflamação crônica ativa, assemelhando-se, histológica e endoscopicamente, à doença inflamatória intestinal. A patogênese não é completamente compreendida. A causa pode ser multifatorial, relacionada com o prolapso da mucosa, a estase fecal, ou isquemia localizada.

Câncer de cólon. A maioria das pacientes com câncer colorretal tem hematoquezia ou melena, dor abdominal e/ou uma mudança nos hábitos intestinais.

Constipação crônica. Apesar de a constipação crônica ser um sintoma comum em mulheres, a dor crônica não é um sintoma comum nestas mulheres.

Doença celíaca. A doença celíaca é uma doença causada por uma reação imune ao glúten que causa prejuízos na absorção e digestão de nutrientes pelo intestino delgado, resultando, habitualmente, em diarreia de repetição e perda de peso. Estas pacientes podem apresentar dor pélvica como queixa inicial (Porpora et al., 2002).

PRINCIPAIS CAUSAS OSTEOMUSCULARES

Fibromialgia. As mulheres com fibromialgia frequentemente procuram seus ginecologistas referindo DPC como queixa principal. A fibromialgia é uma enfermidade de difícil caracterização e que, frequentemente, se sobrepõe a outras afecções como a síndrome da fadiga crônica, depressão, somatização e SII (Lane e tal., 1991).

O Colégio Americano de Reumatologia tem dois critérios que devem estar presentes para o diagnóstico de fibromialgia:

- O paciente deve apresentar dor em todos os quatro quadrantes do corpo.
- Presença de dor em pelo menos 11 áreas distintas do corpo, num total de 18 áreas possíveis. Dentre estas áreas salientam-se os joelhos, ombros, cotovelos e pescoço, bem como a região pélvica e o soalho pélvico. Estas áreas devem ser sensíveis ao estímulo de pressão física aplicada pelo médico (Wolfe et al., 1990; Criteria for the Classification of Fibromyalgia, 1990).

Coccidinia e mialgia do soalho pélvico. Coccidinia, mialgia do soalho pélvico, ou a dor miofascial pélvica é causada por espasmos involuntários da musculatura do soalho pélvico (p. ex., piriforme, levantador do ânus, iliopsoas, obturador interno). Em especial, o levantador do ânus pode sofrer processos dolorosos observados em outros grupos musculares, como hipertonia, mialgia, excessiva e fadiga. A etiologia inclui qualquer distúrbio inflamatório doloroso, parto, cirurgia pélvica e trauma. Além de dispareunia, pode haver dor pélvica, que é agravada por sentar por períodos prolongados, e aliviada pelo calor e por deitar-se com os quadris flexionados.

Há evidências de que mulheres com DPC diminuíram limites à dor nos músculos do soalho pélvico, sugerindo que a mialgia da tensão do soalho pélvico pode, às vezes, ser uma sequela direta do DPC em razão de outras doenças, como endometriose ou IC/PBS.

Postura. A postura defeituosa pode causar desequilíbrio muscular, envolvendo a musculatura abdominal, fáscia toracolombar, lombar, extensores ou flexores do quadril e abdutores, levando à dor local ou referida.

A dor crônica da parede abdominal. Dor crônica proveniente da parede abdominal é frequentemente não reconhecida ou confundida com a dor visceral, frequentemente levando a exames de diagnóstico extensivo antes de um diagnóstico preciso ser alcançado. (Ver "Dor crônica da parede abdominal".)

Pode estar relacionada com a lesão muscular ou uma tensão (p. ex., reto abdominal, piramidal, oblíquos externo, transverso abdominal) ou lesão do nervo (ílio-hipogástrico, ilioinguinal, genitofemoral, cutâneo femoral lateral, pudendo). Patologia dos nervos também pode resultar em dor dos referidos órgãos viscerais. A dor crônica da parede abdominal ocorre em 7-9% das mulheres depois de uma incisão de Pfannenstiel. (Ver "Lesão nervosa associada à cirurgia pélvica".)

Síndrome miofascial à dor origina-se a partir de pontos-gatilho miofasciais na musculatura esquelética. A compressão do local hiperirritante é resultado no local, bem como dor referida, por vezes acompanhada de fenômenos autonômicos (piloereção, vasodilatação, hiperidrose, ou vasoconstrição) e sintomas viscerais (diarreia, vômito). Pode desenvolver-se após uma lesão (lesão muscular direta ou tensão excessiva), ou estar relacionada com a escoliose postural ou outros/anormalidades articulares.

Hérnias da parede abdominal podem também causar DPC. (Ver "Hérnias da parede abdominal".)

Osteíte púbica – púbis. Osteíte refere-se a mais baixa dor abdominal e pélvica em razão da inflamação não infecciosa da sínfise púbica. Pode ser uma complicação da cirurgia (p. ex., procedimentos uroginecológicos) ou relacionada com gravidez/parto, atividades esportivas, trauma ou doenças reumatológicas. A dor é agravada por movimentos como andar, subir escadas e tosse. No exame, a sínfise púbica é macia à palpação. (Ver "Dor na virilha Esporte-relacionada ou 'hérnia de esportes' e 'alterações osteomusculares e de dor durante a gravidez'".)

Problemas de saúde mental. Transtornos mentais, especialmente transtorno de somatização, comportamento de drogas procura e da dependência de opiáceos, as experiências de abuso físico e sexual e depressão estão comumente diagnosticados em mulheres com DPC. A somatização pode ser a causa do DPC, outros distúrbios de saúde mental são mais propensos a representar comorbidades.

Transtorno de somatização. A indivíduos com múltiplas queixas físicas "não totalmente explicado por uma condição médica geral conhecida" pode ser dado o diagnóstico de transtorno de somatização. Diagnóstico: na Associação Americana de Psiquiatria e Estatística de Transtornos Mentais (DSM-IV), os critérios para este diagnóstico requerem a presença de pelo menos quatro locais diferentes de dor, dois sintomas gastrointestinais, e além da dor, um sintoma neurológico e/ou um problema sexual e reprodutivo. Embora alguns relatos de práticas de psiquiatria sugerem que até 70% das mulheres com o DPC têm um transtorno de somatização em que coexistem, a prevalência é muito menor em centros especializados em dor crônica. (Ver "Somatização: epidemiologia, patogenia, aspectos clínicos, avaliação médica e de diagnóstico", seção "Terminologia".)

Dependência de opiáceos. Pacientes tratados com opioides para dor crônica têm um risco de 3-7% de manifestar uma alterações de dependência. Além disso, pacientes com dor crônica têm uma resposta diminuída aos analgésicos opioides, de tal forma que doses superiores às normais são necessárias para a analgesia adequada. Em razão desses fatores, a decisão de tratar as mulheres com DPC com opioides deve ser feita somente após uma avaliação cuidadosa, a falha de outras modalidades de tratamento e orientação adequada dos riscos. (Ver "Visão geral do reconhecimento e da gestão do usuário de drogas" e "Visão geral do tratamento da dor crônica".)

Abuso físico e sexual. Pacientes com dor crônica parecem ter uma maior incidência de abuso físico ou sexual prévia, e este parece ser o caso da DPC, bem como: até 47% das mulheres com a DPC divulgam a história física de abuso sexual. Passadas experiências traumáticas podem alterar o processamento neuropsicológico dos sinais de dor e permanentemente as respostas hipófise-suprarrenal e autonômicas ao estresse.

Em um estudo, mulheres com uma história de infância de abuso sexual ou físico tiveram um aumento de cinco vezes maior do hormônio adrenocorticotrófico a uma intervenção padronizada, estresse social em comparação com mulheres sem histórico de abuso. Em outra série, 713 mulheres consecutivamente atendidas em uma clínica de dor de referência com base pélvica receberam um questionário, 47% relataram terem um histórico de abuso físico ou sexual, e 31% tiveram uma triagem positiva para transtorno de estresse pós-traumático. (Ver "*Screening* diagnóstico, aconselhamento e para a violência doméstica" e "violência comunitária".)

Depressão. A depressão, que é prevalente na população em geral, parece ocorrer mais frequentemente em mulheres com DPC. Não está claro se a depressão e a DPC são casualmente relacionadas. Algumas autoridades acreditam que alguns casos de DPC são uma variante da depressão, enquanto outros acham que experiências estressantes, como abuso sexual na infância, podem causar tanto DPC quanto depressão. Alternativamente, a depressão pode aumentar o risco de que um trauma de estresse, tais como o abuso sexual na infância, leva à DPC.

Algumas mulheres apresentam com DPC têm histórias de comorbidade psiquiátrica primária. É importante distingui-los dos pacientes que estão desenvolvendo problemas psicológicos secundários, ou seja, pacientes que estão a desenvolver sintomas de ansiedade, depressão ou outras expressões da psicopatologia, em reação à sua dor. Desde vias nociceptivas são moduladas por processos psicológicos, este mecanismo provavelmente tem um papel importante na amplificação da dor sintomatológica. (Ver "Manifestações clínicas e diagnóstico de depressão" e "O tratamento inicial da depressão em adultos".)

Distúrbios do sono. Mulheres com DPC podem ter distúrbios do sono que tanto resulta e contribui para a sua dor e/ou depressão. (Ver "Classificação dos distúrbios do sono".)

Dor abdominal. Dor abdominal pode ser distinguida da dor pélvica pela sua localização: o abdome é a área acima do umbigo, enquanto a bacia é a área abaixo do umbigo. Algumas causas de dor abdominal também podem causar dor pélvica. A dor abdominal é analisada separadamente. (Ver "Diagnóstico diferencial da dor abdominal em adultos".)

DIAGNÓSTICO

Por ser a pelve sede de diversos tecidos e órgãos com neurobiologia complexa e, ainda pouco conhecida, o diagnóstico da causa da DPC talvez seja um dos mais desafiadores na ginecologia. E para a elucidação etiológica o principal recurso propedêutico é a anamnese minuciosa e o exame físico detalhado (Howard *et al.*, 2000).

A entrevista deve abranger as características da dor, a arguição detalhada de todos os sintomas relacionados com a queixa, e especial ênfase deve ser dada ao interrogatório sobre diversos aparelhos, dado que 40% das afecções que levam à DPC não são ginecológicas (Schor *et al.*, Manual Gineco).

O exame físico deve incluir palpação de todo o abdome com rastreamento de pontos dolorosos, sejam eles superficiais ou profundos. As cicatrizes devem ser notadas, e alterações, como fibroses, nódulos ou pontos de gatilho, devem ser identificadas.

O exame ginecológico, além de incluir a propedêutica clássica que avalia a ocorrência de alterações uterinas, ovarianas ou no fórnice posterior da vagina, deve abranger a identificação de alterações da musculatura de soalho pélvico, piriforme e obturadores. Para esta avaliação, por vezes, é necessária a mediação de especialista na área osteomuscular para o diagnóstico de vícios posturais ou pélvicos (Trabalho Renatinha *et al.*).

Os exames laboratoriais ou de imagem pouco auxiliam na suspeita diagnóstica da causa de DPC, porém são importantes na exclusão de outras afecções associadas e na definição da programação terapêutica. Em algumas afecções, como cistite intersticial e cólon irritável, a percepção de anormalidade depende da ausência ou não de alterações nos métodos propedêuticos. Na congestão pélvica, os métodos diagnósticos disponíveis são a ultrassonografia e a venografia.

Cumpre salientar que, modernamente, a laparoscopia diagnóstica tem papel secundário na rotina propedêutica da DPC, devendo seu emprego ser restringido a situações especiais em que os métodos diagnósticos disponíveis apresentem controvérsia.

LAPAROSCOPIA NA PACIENTE COM DPC

A partir da incorporação do sistema de vídeo à laparoscopia, o método repercutiu imensamente na ginecologia e, consequentemente, foi sendo amplamente utilizado no diagnóstico e tratamento de inúmeras afecções pélvicas. Destacou-se na função propedêutica nas mulheres com queixa de dor pélvica crônica.

A possibilidade de observar a pelve por meio de procedimento minimamente invasivo aumentou de forma significativa nosso conhecimento acerca de enfermidades que levam à DPC. Entretanto, com o passar das décadas, nova reflexão se faz necessária. Será que, para o diagnóstico das principais doenças que levam à DPC, a laparoscopia é imprescindível?

Pois, atualmente, com o maior conhecimento das causas da DPC, bem como dados de que parte destas pacientes não tem alterações observáveis por meio do procedimento que justifique a queixa. Portanto, a endoscopia pélvica protagoniza seu papel na terapêutica de doenças específicas, passíveis de tratamento por este método.

CIRURGIAS NEUROABLATIVAS

A interrupção do plexo nervoso sensitivo de Lee-Frankenhauser pela ablação do ligamento uterossacro (LUNA) por laparoscopia para o controle da dor foi proposta em 1963 e, para este fim, a eletrocauterização seguida de secção do LUS é a técnica mais utilizada. Diversos estudos procuraram avaliar a eficácia da LUNA em mulheres com DPC, a revisão de metanálises concluiu que a ablação do LUS não deve ser considerada como opção para o tratamento da DPC, independentemente da etiologia (Daniels *et al.*, 2008).

No que se refere à neurectomia pré-sacra, outra cirurgia neuroablativa, não encontramos dados suficientes na literatura que respaldem este procedimento em pacientes com DPC. Ressalta-se que complicações intraoperatórias, como sangramento, e pós-operatórias, como disfunções urinárias e/ou gastrointestinais, não são infrequentes (Proctor *et al.*, 2005).

TRATAMENTO COMPLEMENTAR

Cabe destacar que alterações osteomusculares e psicoemocionais são particularmente frequentes nas pacientes com DPC, e ambas podem ser a causa primária da síndrome ou ser consequência da mesma.

Além dos sintomas clássicos da doença, as alterações osteomusculares podem surgir, perpetuando ou piorando a queixa álgica. Isso ocorre devido ao longo tempo em que as mulheres permanecem com a queixa e, em busca de uma forma de amenizar o sintoma, adotam uma postura antálgica como forma de adaptação e proteção ao estímulo doloroso persistente. A longo prazo, esta atitude acaba levando a alterações posturais persistentes que contribuem para o quadro álgico e, posteriormente, mesmo que a afecção de base seja tratada, as alterações posturais podem ser o percalço na persistência da queixa (Montenegro *et al.*, 2009).

Baker, em 1993, definiu o que chamamos de *typical pelvic pain posture*. São alterações posturais características deste grupo de mulheres e caracteriza-se, principalmente, por hiperlordose lombar, anteversão pélvica e hiperextensão de joelhos. E, além da postura típica, outras alterações como espasmo de soalho pélvico, pontos-gatilho em musculatura abdominal ou lombar são encontradas com frequência. Estes dados tornam a correta avaliação destes parâmetros imperiosa e, se presentes, devem ser tratados em conjunto com a terapêutica da doença de base. Neste ponto justifica-se a presença de profissional fisioterapeuta para melhor avaliação e tratamento.

Similarmente, o longo tempo sem diagnóstico, a incerteza quanto à etiologia e o anseio sobre a possibilidade de doença maligna somada à diminuição acentuada na qualidade de vida das mulheres com DPC levam, com frequência, a distúrbios emocionais importantes que devem ser avaliados. A presença de depressão, principalmente em sua forma mais grave, não é infrequente, e a utilização de medicamentos psicoativos deve ser aventada. Assim, o parecer do psicoterapeuta e/ou psiquiatra deve ser encorajado, quando o ginecologista suspeita de alterações emocionais maiores (Lorençatto *et al.*, 2006). Demonstra-se, assim, a importância da abordagem multidisciplinar das pacientes portadoras de DPC. Finalmente, destaca-se que o sistema nervoso central reage aos estímulos dolorosos por fenômeno de neuroplasticicidade que, a longo prazo, acaba levando à hiperalgesia (sensação exagerada) e à alodinia (dor sem que haja estímulo que a justifique). Assim, o tratamento deste fenômeno deve ser efetuado nas pacientes com dor persistente (Jarrel, 2009).

DISCUSSÃO

Havendo estas circunstâncias complexas, fica patente que o cuidado da paciente com DPC deve seguir todos os predicados de um atendimento adequado, como uma anamnese ampla e detalhada, além de exame físico meticuloso. Deve haver, também, a preocupação em estreitar o relacionamento médico-paciente, pois a investigação por vezes é frustrante, dado que os exames comumente não revelam as etiologias, sendo que várias podem coexistir, soma-se a isto o fato de que, habitualmente, as pacientes têm dificuldades em aceitar a possibilidade de associações etiológicas e, inúmeras vezes, observa-se relativa resistência em aceitar a demanda de duas ou mais intervenções para o tratamento.

Soma-se, ainda, o caráter subjetivo da queixa que pode ser referida apesar da diminuição do estímulo doloroso, pois disfunções emocionais podem interferir na percepção dolorosa ou, eventualmente, podem-se identificar benefícios secundários da queixa, muitas vezes inconsciente à paciente, o que, também, dificulta a aceitação das propostas terapêuticas.

Ponderando-se sobre estas dificuldades, conclui-se que a capacitação do médico deve ser aprimorada e atualizada, as opções diagnósticas e terapêuticas devem ser discutidas com a paciente e escolhidas criteriosamente para evitar intervenções desnecessárias que possam remeter a riscos, limitações reprodutivas ou agravar a síndrome.

Até mesmo a abordagem conjunta com outras especialidades para avaliação de outras especialidades deve ser discutida com a paciente para maior aceitação, pois, em muitas ocasiões a paciente traz o anseio que o presente atendimento resolveria a sua queixa.

Pode-se, então, concluir que apesar de todos os recursos tecnológicos tanto na área diagnóstica quanto na terapêutica, o conhecimento e o zelo médico e dos seus pares ainda permanecem soberanos nas mulheres com DPC.

BIBLIOGRAFIA

Ahmad G, Duffy JM, Farquhar C et al. Barrier agents for adhesion prevention after gynaecological surgery. Cochrane Database Syst Rev 2008;16(2):CD000475.

Alpay Z, Saed GM, Diamond MP. Postoperative adhesions: from formation to prevention. Semin Reprod Med 2008;26(4):313-21.

Aslam N, Harrison G, Khan K et al. Visceral hyperalgesia in chronic pelvic pain. BJOG 2009;116:1551.

Baker PK. Musculoskeletal origins of chronic pelvic pain. Diagnosis and treatment. Obstet Gynecol Clin North Am 1993;20(4):719-42.

Beard RW, Reginald PW, Wadsworth J. Clinical features of women with chronic lower abdominal pain and pelvic congestion. Br J Obstet Gynaecol 1988;95(2):153-61.

Cheong Y, Stones R. Chronic pelvic pain: aetiology and therapy. Best Pract Res Clin Obstet Gynaecol 2006;20(5):695-711.

Wolfe F, Smythe HA, Yunus MB et al. The American College of Rheumatology 1990 criteria fo the classification of Fibromyalgia. Report of the Multicenter Criteria Committee. Arthritis Rheum 1990;33:160.

Daniels J, Gray R, Hills RK et al. LUNA Trial Collaboration. Laparoscopic uterosacral nerve ablation for alleviating chronic pelvic pain: a randomized controlled trial. JAMA 2009 Sept. 2;302(9):955-61.

Farquhar CM, Steiner CA. Hysterectomy rates in the United States 1990-1997. Obstet Gynecol 2002;99(2):229-34.

Ferrero S, Ragni N, Remorgida V. Deep dyspareunia: causes, treatments, and results. Curr Opin Obstet Gynaecol 2008;20:394-99.

Haggerty CL, Peipert JF, Weitzen S et al. PID Evaluation and Clinical Health (PEACH) Study Investigators. Predictors of chronic pelvic pain in an urban population of women with symptoms and signs of pelvic inflammatory disease. Sex Transm Dis 2005;32(5):293-99.

Howard FM, El-Minawi AM, Sanchez R. Conscious pain mapping by laparoscopy in women with chronic pelvic pain. Obstet Gynecol 2000;96(6):934-39.

Howard FM, Perry PP, Carter JE et al. Pelvic pain, diagnosis & management. Philadelphia: Lippincott Williams & Williams, 2000.

Howard FM. The role of laparoscopy in chronic pelvic pain: promise and pitfalls. Obstet Gynecol Surv 1993;48(6):357-87.

Howard FM. The role of laparoscopy in the evaluation of chronic pelvic pain: pitfalls with a negative laparoscopy. J Am Assoc Gynecol Laparosc 1996;4(1):85-94.

Jarrell J. Demonstration of cutaneous allodynia in association with chronic pelvic pain. J Vis Exp 2009 June;23(28). pii: 1232. doi: 10.3791/1232.

Lane TJ, Manu P, Matthews DA. Depression and somatization in the chronic fatigue syndrome. Am J Med 1991;91:335.

Latthe P, Latthe M, Say L et al. WHO systematic review of prevalence of chronic pelvic pain: a neglected reproductive health morbidity. BMC Public Health 2006(6);6:177.

Lippman SA, Warner M, Samuels S et al. Uterine fibroids and gynecologic pain symptoms in a population-based study. Fertil Steril 2003;80:1488.

Lippman SA, Warner M, Samuels S et al. Uterine fibroids and gynecologic pain symptoms in a population-based study. Fertil Steril 2003;80(6):1488-94.

Lorençatto C, Petta CA, Navarro MJ et al. Depression in women with endometriosis with and without chronic pelvic pain. Acta Obstet Gynecol Scand 2006;85(1):88-92.

Mathias SD, Kuppermann M, Liberman RF et al. Chronic pelvic pain: Prevalence, health-related quality of life, and economic correlates. Obstet Gynecol 1996;87:321-27.

Monk BJ, Berman ML, Montz FJ. Adhesions after extensive gynecologic surgery: clinical significance, etiology, and prevention. Am J Obstet Gynecol 1994;170(5 Pt 1):1396-403.

Montenegro ML, Mateus-Vasconcelos EC, Rosa e Silva JC et al. Postural changes in women with chronic pelvic pain: a case control study. BMC Musculoskelet Disord 2009 July 7;10:82.

Ness RB, Soper DE, Holley RL et al. Effectiveness of inpatient and outpatient treatment strategies for women with pelvic inflammatory disease: results from the Pelvic Inflammatory Disease Evaluation and Clinical Health (PEACH) Randomized Trial. Am J Obstet Gynecol 2002;186(5):929-37.

O'Leary MP, Sant GR, Fowler Jr FJ et al. The interstitial cystitis symptom index and problem index. Urology 1997;49:58.

Operative Laparoscopy Study Group. Postoperative adhesion development after operative laparoscopy: evaluation at early second-look procedures. Fert Steril 1991;55:700-4.

Parsons CL. Diagnosing chronic pelvic pain of bladder origin. J Reprod Med 2004;49:235.

Porpora MG, Picarelli A, Porta RP et al. Celiac disease as a cause of chronic pelvic pain, dysmenorrhea, and deep dyspareunia. Obstet Gynecol 2002;99:937.

Price J, Farmer G, Harris J et al. Attitudes of women with chronic pelvic pain to the gynaecological consultation: a qualitative study. BJOG 2006;113(4):446-52.

Proctor ML, Latthe PM, Farquhar CM et al. Surgical interruption of pelvic nerve pathways for primary and secondary dysmenorrhoea. Cochrane Database Syst Rev 2005 Oct 19;(4):CD001896.

Reiter RC. A profile of women with chronic pelvic pain. Clin Obstet Gynecol 1990;33(1):130-36.

Rozenblit AM, Ricci ZJ, Tuvia J et al. Incompetent and dilated ovarian veins: a common CT finding in asymptomatic parous women. AJR Am J Roentgenol 2001;176(1):119-22.

Schor E, Sato H. Algia pélvica crônica. In: Borges DR, Rothschild HA. (Eds.). Atualização terapêutica. São Paulo: Artes Médicas, 2007. p. 522-24.

Sharp HT. Myofascial pain syndrome of the abdominal wall for the busy clinician. Clin Obstet Gynecol 2003;46:783.

Soysal ME, Soysal S, Vicdan K et al. A randomized controlled trial of goserelin and medroxyprogesterone acetate in the treatment of pelvic congestion. Human Reprod 2001;16(5):931-39.

Stanford EJ, Dell JR, Parsons CL. The emerging presence of interstitial cystitis in gynecologic patients with chronic pelvic pain. *Urology* 2007;69:53.

Tripoli TM, Sato H, Sartori MG *et al.* Evaluation of quality of life and sexual satisfaction in women suffering from chronic pelvic pain with or without endometriosis. *J Sex Med* 2011 Feb.;8(2):497-503. doi: 10.1111/j.1743-6109.2010.01976.x. Epub 2010 Aug. 16.

Tu FF, Fitzgerald CM, Kuiken T *et al.* Comparative measurement of pelvic floor pain sensitivity in chronic pelvic pain. *Obstet Gynecol* 2007;110:1244.

Vercellini P, Somigliana E, Viganò P *et al.* Chronic pelvic pain in women: etiology, pathogenesis and diagnostic approach. *Gynecol Endocrinol* 2009;25(3):149-58.

Williams RE, Hartmann KE, Sandler RS *et al.* Recognition and treatment of irritable bowel syndrome among women with chronic pelvic pain. *Am J Obstet Gynecol* 2005;192:761.

Wolfe F, Smythe HA, Yunus MB *et al.* The American College of Rheumatology 1990 criteria for the classification of fibromyalgia. Report of the Multicenter Criteria Committee. *Arhristis Rheum* 1990 Feb.;33(2):160-72.

Yeng LT, Teixeira MJ, Romano MA *et al.* Avaliação funcional do doente com dor crônica. *Rev Med* 2001;80:443-73.

Zondervan KT, Yudkin PL, Vessey MP *et al.* Chronic pelvic pain in the community – symptoms, investigations, and diagnoses. *Am J Obstet Gynecol* 2001;184(6):1149-55.

Zondervan KT, Yudkin PL, Vessey MP *et al.* Prevalence and incidence of chronic pelvic pain in primary care: evidence from a national general practice database. *Br J Obstet Gynaecol* 1999;106:1149-55.

Zondervan KT, Yudkin PL, Vessey MP *et al.* Prevalence and incidence of chronic pelvic pain in primary care: evidence from a national general practice database. *Br J Obstet Gynaecol* 1999;106(11):1149-55.

19 Infertilidade sem Causa Aparente

Paulo Gallo de Sá
Joji Ueno
Maria Cecília Erthal
George Queiroz Vaz
Tsutomu Aoki

- INTRODUÇÃO
- INFERTILIDADE SEM CAUSA APARENTE (ISCA)
- ESTUDO DA PERMEABILIDADE TUBÁRIA
- ADERÊNCIAS PÉLVICAS
- TRATAMENTO LAPAROSCÓPICO DAS ADERÊNCIAS PÉLVICAS
  Fimbrioplastia
  Salpingo-ovariólise
- ENDOMETRIOSE MÍNIMA E LEVE
- CONSIDERAÇÕES FINAIS
- REFERÊNCIAS BIBLIOGRÁFICAS

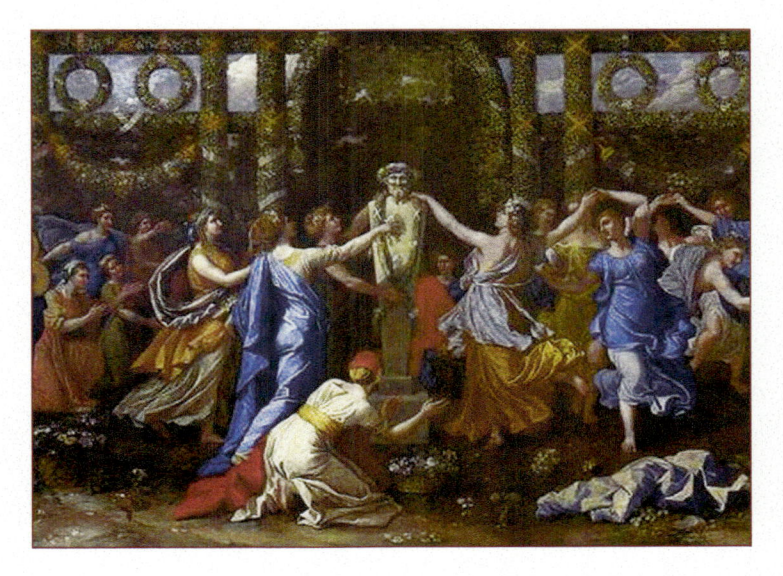

"Himeneu Travestido Assistindo a uma Dança em Honra a Príapo"
– Nicolas Poussin (1594-1665)

INTRODUÇÃO

A capacidade de se reproduzir para a perpetuação da espécie é uma das mais importantes funções dos seres vivos. Dessa forma, a preocupação da humanidade com a reprodução humana remonta de longa data, havendo relatos referentes a esse tema em vários papiros antigos, como os de Ebers e os de Berlim. As primeiras descrições precisas, porém, sobre fertilidade e infertilidade foram encontradas nos papiros de Kahovn, que datam de 2.200 a.C.

A infertilidade conjugal representa uma das mais difíceis experiências da vida de um casal, interferindo em todos os aspectos de suas vidas e acarretando, muitas vezes, transtornos irreparáveis ao relacionamento matrimonial. Altera seus sonhos familiares, fantasias, confiança mútua, autoestima e sexualidade, gerando, enfim, inestimáveis prejuízos aos relacionamentos interpessoal, familiar, com os amigos e com o mundo.

A Sociedade Americana de Medicina Reprodutiva (ASMR), por sua vez, conceitua infertilidade conjugal como "a falta de gestação detectada clínica ou hormonalmente, após 12 meses de relações sexuais regulares sem contracepção" (*Definitions of infertility and recurrent pregnancy loss*, 2008). Acomete 10 a 20% dos casais, sofrendo variações em função de diversos fatores, principalmente em relação à idade da mulher e à população avaliada (Menken, Trussell *et al.*, 1986; Stephen e Chandra, 2006; Wellons, Lewis *et al.*, 2008). Em um estudo que avaliou mulheres norte-americanas, os autores encontraram diferenças significativas na taxa de infertilidade em mulheres com idades diferentes. Aproximadamente 10% das mulheres, entre as idades de 20 e 29, registram alguma dificuldade em engravidar. Essa proporção aumenta para 25% entre 30 e 39 anos, e para mais de 50% em mulheres que desejam engravidar com uma idade acima de 40 anos (Menken, Trussell *et al.*, 1986).

Durante muitos anos, a investigação do casal infértil dependia basicamente da avaliação dos chamados procedimentos mínimos, que incluíam a exploração clínica, a histerossalpingografia, a biópsia endometrial, o espermograma e o teste pós-coito. Ao longo dos anos, novas técnicas e métodos foram sendo introduzidos, contribuindo de maneira decisiva para o esclarecimento dos fatores causais da infertilidade e possibilitando o tratamento satisfatório desses casais.

A laparoscopia, como ferramenta diagnóstica e terapêutica, vem sendo utilizada no tratamento da infertilidade desde os anos 1940, com as primeiras iniciativas de Palmer, na França, que usou essa via para estudar a infertilidade feminina e, também, realizar lise de aderência, biópsia ovariana e outras pequenas intervenções (Palmer, 1970). A divulgação da laparoscopia, também chamada de pelviscopia e celioscopia pelos autores mais antigos, teve grande impulso com os trabalhos de Kurt Seem, na Alemanha, divulgados em inúmeros eventos e, em especial, no seu atlas, mundialmente conhecido. Com o advento dos recursos de endoscopia, a partir de 1984, esse procedimento foi enriquecido no campo da semiologia da infertilidade e, sobretudo, como alternativa terapêutica em inúmeras enfermidades, antes tratadas pela via laparotômica (Marlovits e Lange, 1997).

A laparoscopia, e, hoje mais apropriadamente, a videolaparoscopia, teve sua utilização ampliada com a extensão da técnica a diversas áreas, como a cirurgia geral, gastroenterologia, proctologia, ortopedia e outras especialidades, o que permitiu uma maior racionalização dos elevados custos do equipamento. Este fato, associado à disponibilidade de cursos de treinamento, oferecidos em grande número de instituições, tornaram-na um procedimento ao alcance de um considerável universo de profissionais, que o praticam em escala progressiva, propiciando diagnóstico e tratamento na esfera tocoginecológica e, em especial, no manejo do casal infértil (Marlovits e Lange, 1997; Kahyaoglu, Kahyaoglu *et al.*, 2009; Tsuji, Ami *et al.*, 2009; Merviel, Lourdel *et al.*, 2010).

Diante da integração dos objetivos diagnóstico-terapêuticos, toda a equipe que inicia um procedimento laparoscópico tem o compromisso de dispor de instrumental e conhecimento adequados que permitam, após uma inspeção criteriosa da pelve, a adoção das medidas terapêuticas que a endoscopia permita alcançar.

A laparoscopia, como elemento terapêutico na infertilidade conjugal, assume posição relevante em uma série de enfermidades. Entretanto, neste capítulo será feita uma análise crítica de sua aplicação na infertilidade definida como sem causa aparente. Os aspectos relacionados com a técnica de realização serão discutidos em cada capítulo correspondente.

INFERTILIDADE SEM CAUSA APARENTE (ISCA)

A identificação de uma causa para infertilidade em mulheres com distúrbios ovulatórios, ou doença tubária, e em homens com anormalidades do sêmen é relativamente simples. Essas categorias representam a origem da infertilidade em, aproximadamente, 75% dos casais. A infertilidade nos outros 25% restantes dos casais é devida à endometriose (8%) ou de fatores diversos (2%) (p. ex., fator cervical, fator imunológico, sinéquias uterinas), ou é inexplicável (15%), também chamada infertilidade sem causa aparente (ISCA) (Templeton e Penney, 1982; Collins e Crosignani, 1992; Guzick, Grefenstette *et al.*, 1994).

A infertilidade sem causa aparente é definida como uma infertilidade inexplicável, sem uma etiologia identificável, após uma avaliação exaustiva e abrangente (Moghissi e Wallach, 1983). Autoridades variam em seu conceito do que constitui uma avaliação minuciosa, e essas opiniões têm evoluído ao longo do tempo. Atualmente, uma avaliação minuciosa da documentação normalmente inclui o estudo da ovulação, da permeabilidade tubária, da cavidade uterina normal, do sêmen e da reserva ovariana.

Entretanto, várias possibilidades têm sido propostas para explicar o porquê de alguns casais não conseguirem engravidar, na ausência de uma causa identificável (p. ex., fator masculino, fator tuboperitoneal, fator cervicouterino e fator ovariano). Mudanças sutis no desenvolvimento folicular, na ovulação e na fase luteal foram relatadas em algumas dessas mulheres (Blacker, Ginsburg *et al.*, 1997; Leach, Moghissi *et al.*, 1997; Pandian, Bhattacharya *et al.*, 2001). Em outros casais, a análise do parceiro mostrou a concentração do sêmen e motilidade dos espermatozoides no extremo inferior da escala normal (Guzick, Carson *et al.*, 1999; Pandian, Bhattacharya *et al.*, 2001). A falha da implantação é outra possibilidade. Muitos casos de infertilidade sem causa aparente são provavelmente causados pela presença de múltiplos fatores (p. ex., parceira com mais de 35 anos de idade e um parceiro com parâmetros seminais no limite inferior da normalidade, endometriose não diagnosticada, aderências tubo-ovarianas), cada qual não reduz significativamente a fertilidade, mas pode reduzir a taxa de gravidez, quando combinados (Randolph, 2000; Pandian, Bhattacharya *et al.*, 2001; Isaksson e Tiitinen, 2004).

Casais com infertilidade inexplicável ou sem causa aparente, que são tratados com fertilização *in vitro*, demonstraram uma redução da fertilização do oócito e da taxa de clivagem embrionária em relação aos casais em quem fator tubário é a causa da infertilidade, embora as taxas de nascimento por transferência sejam equivalentes para ambos os grupos. Isso foi ilustrado em um estudo que mostrou a fertilização do oócito e a taxa de clivagem embrionária, para fator de infertilidade sem causa aparente e fator tubário, no valor de 52 a 60%, respectivamente (Hull, 1994). Casais com infertilidade sem causa aparente também apresentaram maior taxa de insucesso de fertilização completa, quando tratados com fertilização *in vitro*, que os casais com fator de infertilidade tubária (6% *versus* 3%). Esses resultados sugerem que os casais com infertilidade inexplicada provavelmente apresentam sutis anormalidades funcionais no oócito e/ou nas tubas e/ou na função do esperma (Hull, 1994). Nesse sentido, a FIV é também um procedimento de diagnóstico.

Uma questão que motiva controvérsias é a seguinte: a laparoscopia deve ser indicada na investigação de todos os casais inférteis? Não parece existir dúvida que o procedimento pode ser dispensado diante de determinadas situações, segundo as quais a indicação de fertilização *in vitro* (FIV) é mandatória, a exemplo dos casos de fator masculino grave, pacientes salpingectomizadas ou mesmo portadoras de fator tuboperitoneal, já previamente diagnosticado como de grande relevância, visto que, nesses casos, a laparoscopia nada acrescentaria ao diagnóstico e/ou tratamento da paciente. Na avaliação prévia à aplicação das técnicas de reprodução assistida, o estudo laparoscópico da pelve apresenta fundamental importância em situações específicas, como nas indicações de transferência intratubária de gametas (GIFT), técnica que já teve sua relevância no passado, quando a aferição da integridade das tubas é indispensável (Pandian, Bhattacharya et al., 2001). Não nos resta dúvida, ainda, sua indicação em pacientes que apresentem suspeita clínica ou achados em exames de investigação de endometriose, doença inflamatória pélvica, hidrossalpinge, aderências, obstrução tubária e miomatose.

A maior controvérsia se concentra no real papel da laparoscopia na infertilidade sem causa aparente. Poderíamos falar em infertilidade sem causa aparente sem o prévio rastreamento endoscópico? Para alguns autores, tal conceito passa pela identificação de normalidade pélvica do ponto de vista laparoscópico (Moghissi e Wallach, 1983; Collins e Crosignani, 1992; Guzick, Sullivan et al., 1998; Isaksson e Tiitinen, 2004). Outros autores, em publicações mais recentes, incluem no grupo de infertilidade, sem causa aparente, pacientes cuja investigação tubária se resumiu à constatação de uma HSG normal (Pandian, Bhattacharya et al., 2001; Kahyaoglu, Kahyaoglu et al., 2009; Tsuji, Ami et al., 2009; Merviel, Lourdel et al., 2010).

A postura de suprimir a realização da laparoscopia em casais cuja investigação inicial básica se mostrou normal e de dar sequência a procedimentos de baixa complexidade como indução da ovulação seguida de coito programado e a inseminação intrauterina vem sendo cada vez mais adotada nos dias de hoje. Entretanto, ainda é motivo de questionamento (Kahyaoglu, Kahyaoglu et al., 2009; Merviel, Lourdel et al., 2010). Mesmo que existam evidências que possam justificar tal posicionamento, não podemos deixar de considerar que o sucesso de tais procedimentos depende da normalidade anatômica da pelve. Ainda assim, alguns autores não preconizam como imediata a indicação de estudo laparoscópico, quando a investigação básica não revelou anormalidade.

ESTUDO DA PERMEABILIDADE TUBÁRIA

Diversos métodos de avaliação da higidez pélvica têm sido confrontados com a laparoscopia no estudo de inúmeras condições que afetam a fertilidade feminina. Essa comparação se torna essencial para que se possa aquilatar o real papel da laparoscopia frente aos demais recursos de investigação da infertilidade. Em que pese a histerossalpingografia (HSG) represente uma opção de primeira linha no estudo do contorno da cavidade uterina e, sobretudo, da permeabilidade tubária, não resta dúvida que a laparoscopia é o padrão-ouro na identificação das alterações obstrutivas e, por assim dizer, da higidez das tubas (Lavy, Lev-Sagie et al., 2004; Okunlola, Adebayo et al., 2005; Veghes e Lupascu, 2006; Rodgers, Wang et al., 2010), principalmente quando existe a suspeita de aderências pélvicas.

Em um estudo, em que foram confrontados os achados histerossalpingográficos e laparoscópicos quanto à presença de aderências pélvicas (Valentini, Muzii et al., 2000), observou-se uma importante discordância entre as duas abordagens com relação à presença de aderências pélvicas, mostrando a pobre precisão do exame radiológico, frente à visão laparoscópica da pelve. Posicionamento semelhante é adotado por outros autores que também mencionaram uma diminuição na confiabilidade da HSG em diagnosticar aderências pélvicas, quando os achados radiológicos são aferidos pela inspeção laparoscópica da pelve (Swart, Mol et al., 1995; Mol, Swart et al., 1996; Mol, Collins et al., 1999).

Assim sendo, os únicos exames que oferecem certeza diagnóstica de um acometimento aderencial dos órgãos pélvicos são os endoscópicos: culdoscopia e laparoscopia. A primeira, apesar de ser pouco utilizada em função de suas limitações, algumas alternativas, como a hidrolaparoscopia, têm sido pesquisadas nos últimos anos (Watrelot, Nisolle et al., 2003). Graças à amplitude de ações possíveis de serem efetivadas, o procedimento laparoscópico estabelece o diagnóstico, permite o estadiamento do processo aderencial, viabiliza o tratamento imediato e determina o prognóstico para o futuro reprodutivo.

Quando os índices de concordância relativa à permeabilidade tubária são comparados, tomando como base a HSG e a laparoscopia, parece existir uma maior convergência de resultados, que variam em torno de 60 a 88% dos casos (Swart, Mol et al., 1995; Mol, Swart et al., 1996; Mol, Collins et al., 1999). Essa concordância é maior na vigência de um achado de permeabilidade tubária bilateral pela HSG, podendo chegar a 96% (Mol, Collins et al., 1999). Deve ser levado em consideração que o teste radiológico revelador da permeabilidade tubária baseia-se na constatação, de modo indireto, da dispersão pélvica do contraste radiológico hidrossolúvel, enquanto, na prova translaparoscópica, observa-se de modo direto o derrame fimbrial do azul de metileno (5 a 20 mL), injetado mediante uma cânula transcervical (Fig. 19-1).

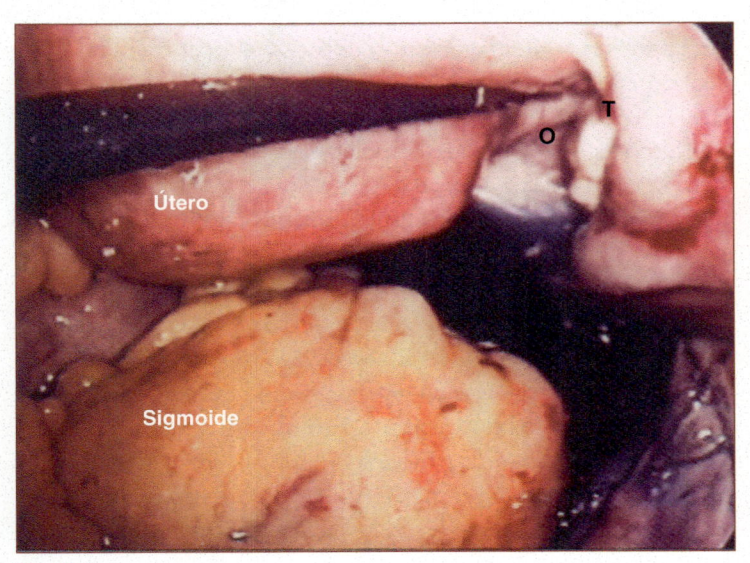

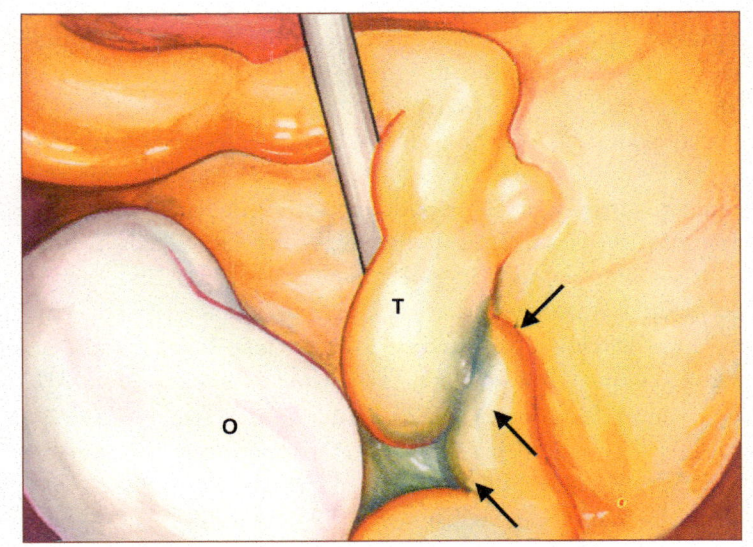

Fig. 19-1
Teste de cromotubagem *(setas)* positivo. Nota-se o ovário *(O)* com relação à tuba *(T)*.

Swart *et al.* (1995), em uma metanálise de 20 estudos, envolvendo 4.179 pacientes compararam a HSG com a laparoscopia associada à cromotubagem e encontrou sensibilidade e especificidade para o diagnóstico de permeabilidade tubária de apenas 65 e 83%, respectivamente. No entanto, quando os subgrupos de mulheres submetidas à HSG foram analisados, a HSG parece ter alta especificidade e sensibilidade para o diagnóstico de obstrução tubária distal ou para grandes aderências tubárias, mas muito mais baixa especificidade para o diagnóstico de obstrução tubária proximal (Swart, Mol *et al.*, 1995). A oclusão tubária proximal na HSG, frequentemente, representa o teste de artefato, em razão do espasmo das tubas ou o posicionamento do cateter, levando à má perfusão tubária unilateral. Tendo em conta essas deficiências, os achados de oclusão tubária proximal na HSG poderiam ser confirmados por um teste secundário, como uma nova HSG ou a cromotubagem via laparoscópica, se o diagnóstico definitivo puder influenciar na conduta. Curiosamente, a HSG parece também ter efeitos terapêuticos. Uma revisão sistemática de 12 ensaios clínicos randomizados concluiu que as taxas de gestação foram significativamente maiores em mulheres subférteis, submetidas ao exame histerossalpingográfico do que naquelas que não foram submetidos à HSG (Luttjeboer, Harada *et al.*, 2007).

Em outro estudo multicêntrico, com 794 pacientes submetidas à HSG e laparoscopia, a HSG mostrou obstrução tubária bilateral em 38% dos casos, dos quais a laparoscopia só confirmou o achado em 24% dos casos. Somente 5% das pacientes com HSG normal apresentaram obstrução bilateral à laparoscopia. Em contrapartida, a laparoscopia realizada após obstrução bilateral à HSG foi normal em 42% das pacientes (Mol, Collins *et al.*, 1999).

Lavy *et al.* (2004) compararam o tratamento proposto para a paciente após a HSG com o proposto após a laparoscopia e concluíram que, nas pacientes com HSG normal, 82,9% não apresentaram qualquer alteração após a laparoscopia; 9,7% apresentaram obstrução unilateral; 4,8% aderências peritubárias com permeabilidade tubária; e 2,4% apresentaram obstrução bilateral. A laparoscopia mudou a conduta preestabelecida após a HSG em 4,7% das pacientes com HSG normal ou com suspeita de patologia unilateral. Já nas pacientes com obstrução tubária bilateral à HSG, foi encontrada uma alta taxa de discordância; 30% das pacientes apresentaram tubas pérvias na laparoscopia, sendo, então, alterado o tratamento de FIV para indução da ovulação e inseminação artificial (Lavy, Lev-Sagie *et al.*, 2004). Tanahatoe *et al.* (2003) submeteram à videolaparoscopia diagnóstica 495 pacientes com HSG normal e indicação de IIU por fator masculino, fator cervical ou infertilidade sem causa aparente. Das 495 pacientes, 21 (aproximadamente 4%) apresentaram alterações graves à laparoscopia, que resultaram em mudança terapêutica para FIV ou laparotomia. Em 103 pacientes (aproximadamente 21%), a laparoscopia evidenciou endometriose mínima e leve ou aderências peritubárias que foram tratadas no momento da cirurgia, seguidas pela inseminação uterina. Esses autores defendem a laparoscopia diagnóstica em pacientes com HSG normal, pois acreditam poder alterar a decisão terapêutica em um número considerável de pacientes (Tanahatoe, Hompes *et al.*, 2003).

Dentro dessa ótica insere-se a publicação de Mol *et al.* (1999), que menciona que apenas 1 em cada 20 pacientes terá obstrução tubária bilateral, se a HSG for normal (Mol, Collins *et al.*, 1999). Além disso, segundo Meikle *et al.* (1994), se a HSG, a USG e o exame pélvico forem normais, a anamnese for negativa para DIP e dismenorreia, os títulos para clamídia estiverem ausentes e CA-125 também for normal, a chance de serem encontradas aderências na laparoscopia é menor que 5% (Meikle, Zhang *et al.*, 1994). Outro fato a ser registrado é que alguns autores têm mostrado resultados de gravidez semelhantes em pacientes com HSG normal que se submeteram à inseminação intrauterina, com e sem estudo laparoscópico prévio (Plosker, Jacobson *et al.*, 1994). Em função disso, Mol *et al.* (1999) recomendam que pacientes com idade inferior a 36 anos, com histerossalpingografia e outros testes normais, aguardem um período de até 10 meses, sem tratamento, para serem investigadas por laparoscopia (Mol, Collins *et al.*, 1999).

De fato, a HSG apresenta uma sensibilidade muito baixa para detectar aderências ou endometriose peritubária (Swart, Mol *et al.*, 1995) e a laparoscopia diagnóstica com cromotubagem, em mulheres com suspeita de ter endometriose ou aderências pélvicas relacionadas com uma infecção prévia ou cirurgia pélvica, pode ser indicada mesmo na vigência de uma histerossalpingografia normal.. A ablação dos implantes e lise de aderências, quando indicado, deve ser realizada no mesmo processo.

Além da HSG, a ultrassonografia (USG) representa um procedimento rotineiramente utilizado no estudo da mulher infértil e fornece informações que guardam relação com os achados laparoscópicos. Devem ser vistos como métodos que se completam, quando se busca estudar a morfologia pélvica. Muitas alterações evidenciadas pela USG pélvica transvaginal são esclarecidas e, com frequência, solucionadas pela laparoscopia.

Atualmente, assume importância significativa a identificação, em tempo oportuno, de lesões como a hidrossalpinge pelo ultrassom. Na metade da década de 1990, surgiram, na literatura, evidências de que pacientes portadoras de hidrossalpinge tinham menores chances de gravidez quando submetidas à FIV. Posteriormente, evidenciou-se que apenas os casos de hidrossalpinge, cuja dilatação tubária permitia ser identificada pelo ultrassom, influenciavam as taxas de implantação embrionária (De Bruyne, Puttemans *et al.*, 1989).

Diante dessa observação, passou-se a utilizar o critério ultrassonográfico para rastrear os casos de hidrossalpinge que necessitavam de salpingectomia laparoscópica prévia à FIV. Mais tarde, a ultrassonografia foi enriquecida com a infusão líquida na cavidade uterina que, além de delinear o contorno interno da cavidade do útero, permitiu também o estudo da permeabilidade das tubas. Em que pese o entusiasmo de alguns com a histerossonografia no estudo do trânsito tubário (Hajishafiha, Zobairi *et al.*, 2009), outros autores entendem que esse método não substitui a HSG, nem a laparoscopia, na avaliação do casal infértil (Shah, Towobola *et al.*, 2005). Não obstante os avanços do ultrassom nos dias de hoje, sobretudo com os recursos de Doppler, existem muitas situações em que a laparoscopia passa a ser a "prova dos nove" na elucidação diagnóstica de massas pélvicas, especialmente aquelas de localização ovariana. Via de regra, o mesmo procedimento esclarece o diagnóstico e permite o tratamento endoscópico.

Em suma, o papel da laparoscopia na investigação da infertilidade vem mudando na última década. Considerando que a laparoscopia fez parte da base na investigação do casal infértil, é agora reservada para casos selecionados. Sem dúvida, permite o exame visual direto da anatomia pélvica reprodutiva e é o teste de escolha para a identificação de formas reconhecidas de patologias peritoneais que influenciam na fertilidade, especificamente a endometriose e as aderências pélvicas. Segundo as orientações do ASRM, a laparoscopia deve ser realizada em mulheres com ISCA ou sinais e sintomas de endometriose ou doença tubária por aderências (*Optimal evaluation of the infertile female*, 2006).

Quando estamos diante de uma paciente com infertilidade sem causa aparente, devemos entender que na verdade se trata de uma infertilidade ainda não explicada. Buscar patologias que podem existir na forma assintomática e com exames diagnósticos normais como a endometriose mínima e leve e as aderências tubo-ovarianas representa uma tática importante no tratamento da ISCA e, consequentemente, a laparoscopia desempenha uma importante função diagnóstica.

Contudo, o papel da laparoscopia na avaliação da infertilidade é controverso. Laparoscopia é invasiva e cara. Entretanto, é custeada pelas operadoras de planos de saúdes e pelo SUS. Apreciação pela laparoscopia pode não alterar o tratamento inicial do casal infértil, quando a avaliação inicial da infertilidade é normal. Casais com uma avaliação da infertilidade normal (ISCA) possuem a alternativa de passar por um processo de estimulação ovariana com ou sem inseminação intrauterina e engravidar sem intervenção.

Não há estudos randomizados que avaliem a eficácia de custo e tempo de laparoscopia diagnóstica prévia à indução da ovulação, em casais com infertilidade sem causa aparente. A laparoscopia é indicada em mulheres com suspeita de endometriose (dismenorreia, dor pélvica, dispareunia de profundidade) ou aderências pélvicas/doença tubária (história de dor pélvica, apendicite complicada, infecção pélvica, cirurgia pélvica, ou gravidez ectópica), com base na história, exame físico ou HSG (Balasch, 2000; Smith, Pfeifer *et al.*, 2003; Luttjeboer, Verhoeve *et al.*, 2009).

Em síntese, a vantagem da laparoscopia, no início da avaliação de mulheres com ISCA, é a realização de um diagnóstico de endometriose ou aderências pélvicas e o início de uma terapia cirúrgica, evitando tratamentos potencialmente ineficazes ou desnecessários. Focos de endometriose, se identificados, podem ser extirpados no momento do procedimento de diagnóstico, e aderências pélvicas podem ser desfeitas.

A seguir dissertaremos sobre as duas entidades em que podemos diagnosticar, durante a laparoscopia diagnóstica em mulheres com ISCA, as aderências pélvicas e a endometriose.

ADERÊNCIAS PÉLVICAS

Aderências pélvicas podem corresponder a 25 a 35% (Serafini e Batzofin, 1989) das causas de infertilidade de origem feminina, e, geralmente, encontramos tubas obstruídas e aderências perianexias. Entre as suas etiologias, podemos destacar as infecções pélvicas, a endometriose e as cirurgias prévias.

A doença inflamatória pélvica (DIP) é a causa mais comum de aderências pélvicas, podendo ocorrer em até 50% dos casos (Decherney, 1987; Honore, Holden *et al.*, 1999).

A suspeita de aderências pélvicas, que caracterizam o fator tubário de infertilidade, é inicialmente suspeitada pela histerossalpingografia (Mol, Collins *et al.*, 1999). Entretanto, é a laparoscopia o elemento que confirma a existência das aderências, muitas vezes falsamente suspeitadas no exame radiológico, em decorrência de espasmos circunstanciais ou subdiagnosticadas, na presença da passagem do contraste pelas tubas na HSG. O fenômeno do falso positivo da HSG pode ser explicado pelo método avaliar bem a perviabilidade das tubas, mas não a mobilidade (Swart, Mol *et al.*, 1995).

A cromotubagem laparoscópica representa o padrão-ouro na investigação do fator tuboperitoneal (Swart, Mol *et al.*, 1995). Durante a laparoscopia, além da cromotubagem e da avaliação da anatomia pélvica, podemos também realizar a salpingoscopia e avaliar o estado da endossalpinge (Swart, Mol *et al.*, 1995; Marana, Catalano *et al.*, 1999).

Muito mais do que um método semiológico isolado, a salpingoscopia foi introduzida no arsenal de estudo da fertilidade como um recurso adicional à inspeção laparoscópica, permitindo a realização, concomitantemente, de pequenos procedimentos no lúmen ampolar. A salpingoscopia consiste em investigar o estado do endossalpinge, mediante a introdução de um tubo óptico rígido de 5 mm. Pode-se fazer uso da própria ótica histeroscópica, introduzida pelo pavilhão tubário, que permite a avaliação da presença de bridas, estenoses e da condição do epitélio das tubas. O grau de acometimento da endossalpinge, não necessariamente, possui uma relação direta com o grau de aderência perianexial, mas, sim, com o prognóstico reprodutivo (De Bruyne, Puttemans *et al.*, 1989; Marana, Catalano *et al.*, 1999; Marchino, Gigante *et al.*, 2001; Marana, Catalano *et al.*, 2003). Um estudo, analisando 51 mulheres com fator tuboperitoneal submetidas à salpingoplastia ou salpingostomia, sendo adicionada salpingoscopia, demonstrou uma taxa de sucesso de 71 e 64%, respectivamente, nas pacientes com uma salpingoscopia satisfatória, enquanto não houve gestação intrauterina nas pacientes com um salpingoscopia, apresentando comprometimento intramurtal das tubas (Marana, Catalano *et al.*, 1999). O valor desse passo no exame laparoscópico de mulheres inférteis não é isento de controvérsias. Defendido por alguns autores, entretanto, é passível ainda de graves críticas quanto sua real utilidade (Marconi, Auge *et al.*, 1992).

As aderências perianexiais, ao alterarem a relação tubo-ovariana e dificultarem a captura do oócito, no momento da postura ovular, constituem-se no fato independente da elucidação diagnóstica. O procedimento laparoscópico permite não somente o estadiamento do processo aderencial (Quadro 19-1), mas também o tratamento imediato e o prognóstico para uma futura gestação (Caspi, Halperin *et al.*, 1979). A HSG, eventualmente, sugere a presença de aderências. Entretanto, como vimos anteriormente, é pobre a capacidade preditiva de tal exame no diagnóstico dessa condição patológica.

TRATAMENTO LAPAROSCÓPICO DAS ADERÊNCIAS PÉLVICAS

Para o tratamento das aderências pélvicas, o tipo, o local e o grau de acometimento da tuba devem ser considerados, e várias aborda-

Quadro 19-1 Classificação de aderências pélvicas perianexiais

Grau	Descrição
Grau 1	Aderências localizadas, finas, na maioria das vezes avasculares, limitadas a pequenas áreas de tubas ou ovários
Grau 2	Aderências extensas, porém finas. A maioria avascular, envolvendo amplas porções das tubas e ovários
Grau 3	Aderências localizadas, fibrosas e grosseiras. A maioria vascular, limitada a pequenas áreas das tubas ou ovários
Grau 4	Aderências extensas, fibrosas e grosseiras. A maioria vascular, envolvendo amplas porções das tubas e ovários

Fonte: Caspi E, Halperin Y, Bukovsky I. The importance of periadenexal adhesions in tubal reconstructive surgery for infertility. *Fertil Steril* 1979;31: 296-299.

que o procedimento se refletiu em aumento da fecundidade, quando se adotou uma atitude terapêutica laparoscópica. A probabilidade cumulativa de 36 semanas de gravidez foi significativamente maior em mulheres que receberam tratamento cirúrgico (31% *versus* 18% no grupo sem tratamento) (Marcoux, Maheux *et al.*, 1997).

Uma metanálise posterior desses dois estudos concluiu que o tratamento cirúrgico por laparoscopia está associado a um aumento significativo da gestação. (OR 1,64, IC95% 1,05-2,57) (Jacobson, Barlow *et al.*, 2002). O número necessário para tratar (NNT – Number Needed to Treat) foi de 61, ou seja, 61 pacientes teriam de ser submetidas à ablação laparoscópica da endometriose para conseguir uma gravidez (Jacobson, Barlow *et al.*, 2002).

Os focos de endometriose podem ser excisados ou submetidos à ablação por laparoscopia, usando eletrocoagulação, *laser* ou ultrassom e dispositivo de corte de coagulação (Chang, Chou *et al.*, 1997; Tulandi e Al-Took, 1998; Paulson, Borremeo *et al.*, 2001). Não se sabe se uma modalidade é mais eficaz do que outra. Um estudo randomizado com 91 mulheres com endometriose mínima e leve não encontrou uma taxa de gravidez após excisão significativamente diferente do que após eletrocoagulação, 54% *versus* 57% (Tulandi e Al-Took, 1998). De fato, não existem evidências de que a escolha do método para exérese altere os resultados (Marcoux, Maheux *et al.*, 1997), porém, outros estudos apontam para uma menor lesão tecidual com o uso do *laser* (Sutton e Hill, 1990; Chang, Chou *et al.*, 1997; Paulson, Borremeo *et al.*, 2001).

A grande controvérsia no tratamento da endometriose mínima e leve consiste em optar pelo tratamento clínico com indução da ovulação associada à inseminação intrauterina (IIU) ou o tratamento laparoscópio. Em pacientes inférteis com menos de 35 anos com clínica de endometriose ou que durante a laparoscopia se diagnostique endometriose mínima e leve (sem outros fatores presentes), parece-nos uma conduta interessante optar por tratar os focos com menor risco de formação de aderências, realizar a lise de aderências, liberando as estruturas pélvicas, principalmente as localizadas nas tubas uterinas. Estudos randomizados e controlados têm mostrado que a ablação ou excisão de implantes de endometriose melhora a fertilidade (Marcoux, Maheux *et al.*, 1997; Jacobson, Barlow *et al.*, 2002; Kennedy, Bergqvist *et al.*, 2005) e apresenta a melhor relação custo-eficácia (Moayeri, Lee *et al.*, 2009). Osuga *et al.* descreveram maior sucesso da laparoscopia, quando associada à liberação das aderências tubárias (Osuga, Koga *et al.*, 2002). Desaconselhamos cauterizar áreas de elevado risco de formação de aderências, como a superfície ovariana ou mesmo a fossa ovárica.

No pós-operatório, para mulheres com menos de 35 anos, uma abordagem razoável é oferecer 6 meses de relação sexual programada, antes de passar para a indução da ovulação associada à IIU. Tal estratégia melhora sensivelmente os índices de gravidez (Kennedy, Bergqvist *et al.*, 2005).

Pacientes com endometriose, nos estágios mínima e leve e com idade acima de 35 anos, devem ser tratadas laparoscopicamente, caso tenham outra sintomatologia de dor ou suspeita de aderências tubárias nos exames complementares (Kennedy, Bergqvist *et al.*, 2005). Entretanto, nas situações em que se optou pela destruição (ablação) ou exérese dos focos, recomendamos, na ausência de outros fatores de infertilidade, instituir um esquema de indução de ovulação, com ou sem inseminação intrauterina, mais precocemente.

Considerando a idade da mulher, a alternativa de proceder diretamente a fertilização *in vitro* (FIV) deve ser oferecida ao casal, pois essa conduta pode proporcionar maiores índices de gravidez em casos selecionados. O ritmo mais rápido de intervenção em mulheres mais velhas é para garantir que o tratamento seja iniciado antes da reserva ovariana ou do *pool* folicular ovariano diminuir, evitando, assim, a redução da taxa de sucesso da FIV e da IIU (Kennedy, Bergqvist *et al.*, 2005).

Evidências de estudos randomizados demonstram que a indução da ovulação e IIU devem ser usadas em conjunto (Arici, Byrd *et al.*, 1994), e que essa terapia combinada melhora a taxa de gravidez em mulheres com endometriose mínima e leve (Deaton, Gibson *et al.*, 1990). A intenção da terapia combinada é melhorar o desenvolvimento folicular, a ovulação e os níveis de progesterona luteal, enquanto a colocação de um grande número de espermatozoides móveis no trato reprodutivo superior facilita a fecundação.

A maioria dos ensaios clínicos que avaliaram o uso de clomifeno associada à IIU concentrou-se em mulheres com endometriose estádios mínimo e leve (Dickey, Taylor *et al.*, 2002). No entanto, muitos especialistas acreditam que os benefícios desses tratamentos tenham sido claramente demonstrados em ensaios clínicos, em mulheres com infertilidade e endometriose em fase inicial, provavelmente também se estendem às mulheres com doença avançada, se suas tubas uterinas estiverem pérvias, após a cirurgia para endometriose. A taxa de gravidez por ciclo parece cair significativamente após três ou quatro ciclos de clomifeno associado à IIU.

Assim, depois de três ou quatro ciclos após tratamento cirúrgico, o médico deve passar a indução da ovulação com injeções de gonadotrofina associada à IIU. Pacientes com dor grave e remitente, sugestivos de doença persistente ou recorrente, devem ir diretamente para a FIV. Outros estudos randomizados em mulheres com endometriose leve demonstraram a eficácia da indução da ovulação com gonadotrofina associada à IIU em comparação com nenhum tratamento ou dois tratamentos isoladamente (Chaffkin, Nulsen *et al.*, 1991; Fedele, Bianchi *et al.*, 1992; Nulsen, Walsh *et al.*, 1993; Tummon, Asher *et al.*, 1997; Guzick, Carson *et al.*, 1999; Sallam, Garcia-Velasco *et al.*, 2006).

A eficácia das injeções de gonadotrofina seguidas da IIU, para o tratamento da infertilidade relacionado com a endometriose, foi mais bem ilustrada em um grande ensaio clínico patrocinado pelo *National Institutes of Health* (Guzick, Carson *et al.*, 1999). Mais de 900 casais inférteis (a maior parte com diagnóstico de endometriose estágio mínimo e leve ou infertilidade sem causa aparente) foram divididos aleatoriamente em quatro grupos de tratamento: inseminação intracervical sem estimulação ovariana (IIC); inseminação intrauterina sem estimulação ovariana (IIU); IIC com estimulação ovariana com gonadotrofinas e IIU com estimulação ovariana com gonadotrofinas.

O objetivo do grupo IIC era o de servir como grupo de tratamento controle, equivalente à relação sexual natural. A taxa de gravidez, após IIU com estimulação ovariana com gonadotrofinas, foi significativamente maior, quando comparadas com a IIC ou a IIU sem estimulação ovariana. A fecundidade para os quatro grupos de tratamento foi a seguinte: IIC somente (0,02), IIU somente (0,05), IIC com estimulação ovariana com gonadotrofinas (0,04) e IIU com estimulação ovariana com gonadotrofinas (0,09).

A principal desvantagem dessa abordagem é o aumento na taxa de gestação múltipla. Entre as gestações em curso, nos grupos que receberam injeções de gonadotrofina, 3% eram quadrigêmeos, 5% eram trigêmeos, e 20% eram gêmeos.

A taxa de gravidez por ciclo diminui significativamente após 3 ou 4 ciclos de injeções de gonadotrofina seguidas de IIU. Assim, após três ciclos deste tratamento, o médico deve conversar com o casal sobre as vantagens do passar para o tratamento pela técnica de FIV (Isaksson e Tiitinen, 1997).

Uma abordagem alternativa (e talvez controversa) para o tratamento da endometriose mínima e leve é a indicação da fertilização *in vitro* (FIV) como primeira escolha. Em um grande e recente estudo prospectivo, 503 pacientes com idade inferior a 40 anos, com infertilidade sem causa aparente e endometrioses mínima e leve, tratadas sem sucesso com estímulo ovariano com clomifeno, foram randomizadas para receber 3 IIU, seguida por até 6 ciclos de FIV (abordagem convencional) ou encaminhadas diretamente para FIV (Reindollar, Regan *et al.*, 2010). Comparado com a abordagem convencional, as pacientes que foram tratadas diretamente com FIV tiveram um aumento na taxa de gravidez (1,25, IC 95% 1,00-1,56) e uma otimização do tempo de tratamento até engravidar (mediana: 8 *versus* 11 meses). Os autores concluíram que a FIV é o passo mais intensivo de recursos na terapia da infertilidade, mas, também, o tratamento associado à maior taxa de gravidez por ciclo.

Não há, até o momento, estudos randomizados de grande porte que demonstrem a eficácia da fertilização *in vitro* no tratamento da infertilidade causada pela endometriose. Séries observacionais demonstraram que os procedimentos de fertilização *in vitro* em mulheres com endometriose rotineiramente resultam em uma taxa de gravidez por ciclo de, aproximadamente, 0,30, que é superior a 0,03 taxa de gravidez basal de mulheres com endometrioses leve e mínima (Chillik, Acosta *et al.*, 1985; Oehninger, Acosta *et al.*, 1988; Olivennes, Feldberg *et al.*, 1995). No entanto, uma metanálise de estudos observacionais concluiu que as mulheres com infertilidade relacionada com a endometriose, submetidas à FIV, tinham menos probabilidade de conseguir a gravidez do que mulheres com fator de infertilidade tubária (OR 0,56, IC 95% 0,44-0,70), e as taxas de gravidez após FIV foram menores nas mulheres com endometrioses moderada e grave que naquelas com endometrioses mínima e leve (OR 0,60, IC 95% 0,42-0,87) (Barnhart, Dunsmoor-Su *et al.*, 2002). Os resultados dessa análise ainda são controversos, e outros estudos posteriores não encontraram diferenças entre as taxas de gravidez em mulheres submetidas à FIV com endometriose mínima comparadas a outras patologias (Brosens, 2004; Gibbons, 2004; Catenacci e Falcone, 2008).

Em uma análise da relação custo-eficácia no tratamento de mulheres com ISCA ou endometrioses mínima e leve, os autores concluíram que a laparoscopia apresentava a melhor relação para o tratamento inicial de mulheres com menos de 35 anos (Moayeri, Lee *et al.*, 2009). Já em outro estudo, a análise da relação custo-eficácia dos vários tratamentos de infertilidade descreve que, em mulheres inférteis com endometriose mínima ou leve, a progressão de clomifeno associado à IIU diretamente para a FIV, ao invés de utilização de gonadotrofina associada à IIU antes da FIV, resultou em uma economia de cerca de 9.800 dólares por nascimento (Reindollar, Regan *et al.*, 2010). Vale ressaltar que, nessa última análise, os autores não consideraram a laparoscopia como tratamento para endometriose.

Outro tópico importante consiste no principal benefício do tratamento cirúrgico, realizado logo após a primeira tentativa. Aderências periovarianas, principalmente as graves, geralmente retornam ao longo do tempo e limitam a apreensão tubária do óvulo. Se a cirurgia inicial não resultar em gravidez, procedimentos cirúrgicos posteriores não são eficazes em aumentar as taxas de sucesso. Uma revisão sistemática de estudos que avaliaram o desempenho reprodutivo após a cirurgia de endometriose constatou que apenas cerca de 25% das pacientes obtiveram concepção após a segunda cirurgia, e esta taxa foi cerca de 50% menos efetiva do que a cirurgia inicial e inferior à taxa de concepção após a fertilização *in vitro* (Vercellini, Somigliana *et al.*, 2009). Devem-se avaliar, cuidadosamente, os benefícios limitados do segundo e terceiro procedimentos cirúrgicos, para aumentar a fertilidade contra os riscos potenciais de uma cirurgia de grande probabilidade de sucesso em relação à FIV.

Ressaltamos, também, a ineficácia dos tratamentos clínicos com agentes, como o danazol e os agonistas GnRH, para a supressão da endometriose. Os ensaios clínicos randomizados demonstraram, de forma consistente, que tal conduta não melhora a fertilidade ou as taxas de gravidez (Seibel, Berger *et al.*, 1982; Adamson e Pasta, 1994; Kennedy, Bergqvist *et al.*, 2005; Loverro, Carriero *et al.*, 2008). A ausência de melhora se aplica a mulheres tratadas unicamente com terapia medicamentosa, assim como aquelas tratadas com terapia medicamentosa e cirúrgica combinada *versus* cirurgia isolada. Por outro lado, a supressão hormonal é uma terapêutica eficaz da dor relacionada com a endometriose.

CONSIDERAÇÕES FINAIS

O papel da laparoscopia nos casos de ISCA permanece controverso. As evidências atuais não nos permite indicar o procedimento em todas as mulheres em tratamento de infertilidade conjugal, principalmente naquelas com HSG normal, exame clínico sem alterações, anamnese sem história prévia de DIP, endometriose ou cirurgia pélvica.

A indicação da laparoscopia deverá ser individualizada, principalmente em caso de suspeita de endometriose mínima ou leve, quando devemos aproveitar o procedimento diagnóstico e efetuar a exérese das lesões encontradas. Acreditamos que o procedimento laparoscópico poderá ser útil, ainda, em casos de ISCA quando não dispusermos das técnicas de reprodução assistida (IIU ou FIV).

REFERÊNCIAS BIBLIOGRÁFICAS

Adamson GD, Pasta DJ. Surgical treatment of endometriosis-associated infertility: meta-analysis compared with survival analysis. *Am J Obstet Gynecol* 1994 Dec.;171(6):1488-504; discussion 1504-5, ISSN 0002-9378 (Print) 0002-9378 (Linking). Disponível em: http://www.ncbi.nlm.nih.gov/pubmed/7802058.

Aghajanova L, Velarde MC, Giudice LC. The progesterone receptor coactivator Hic-5 is involved in the pathophysiology of endometriosis. *Endocrinology* 2009 Aug.;150(8):3863-70, ISSN 1945-7170 (Electronic) 0013-7227 (Linking). Disponível em: http://www.ncbi.nlm.nih.gov/pubmed/19389829.

Ahmad G *et al*. Techniques for pelvic surgery in subfertility. *Cochrane Database Syst Rev* 2006;19(2):CD000221, ISSN 1469-493X (Electronic) 1361-6137 (Linking). Disponível em: http://www.ncbi.nlm.nih.gov/pubmed/16625531.

Arici A *et al*. Evaluation of clomiphene citrate and human chorionic gonadotropin treatment: a prospective, randomized, crossover study during intrauterine insemination cycles. *Fertil Steril* 1994 Feb.;61(2):314-18, ISSN 0015-0282 (Print) 0015-0282 (Linking). Disponível em: < http://www.ncbi.nlm.nih.gov/pubmed/8299789.

Balasch J. Investigation of the infertile couple: investigation of the infertile couple in the era of assisted reproductive technology: a time for reappraisal. *Hum Reprod* 2000 Nov.;15(11):2251-57, ISSN 0268-1161 (Print) 0268-1161 (Linking). Disponível em: http://www.ncbi.nlm.nih.gov/pubmed/11056115.

Barnhart K, Dunsmoor-Su R, Coutifaris C. Effect of endometriosis on in vitro fertilization. *Fertil Steril* 2002 June;77(6):1148-55, ISSN 0015-0282 (Print) 0015-0282 (Linking). Disponível em: http://www.ncbi.nlm.nih.gov/pubmed/12057720.

Benadiva CA *et al*. In vitro fertilization versus tubal surgery: is pelvic reconstructive surgery obsolete? *Fertil Steril* 1995 Dec.;64(6):1051-61, ISSN 0015-0282 (Print) 0015-0282 (Linking). Disponível em: http://www.ncbi.nlm.nih.gov/pubmed/7589651.

Blacker CM *et al*. Unexplained infertility: evaluation of the luteal phase; results of the National Center for Infertility Research at Michigan. *Fertil Steril* 1997 Mar.;67(3):437-42,. ISSN 0015-0282 (Print) 0015-0282 (Linking). Disponível em: http://www.ncbi.nlm.nih.gov/pubmed/9091327.

Brosens I. Endometriosis and the outcome of in vitro fertilization. *Fertil Steril* 2004 May;81(5):1198-200, ISSN 0015-0282 (Print) 0015-0282 (Linking). Disponível em: http://www.ncbi.nlm.nih.gov/pubmed/15136075.

Bulun SE. Endometriosis. *N Engl J Med* 2009 15 Jan.;360(3):268-79, ISSN 1533-4406 (Electronic) 0028-4793 (Linking). Disponível em: http://www.ncbi.nlm.nih.gov/pubmed/19144942.

Caspi E, Halperin Y, Bukovsky I. The importance of periadnexal adhesions in tubal reconstructive surgery for infertility. *Fertil Steril* 1979 Mar.;31(3):296-300, ISSN 0015-0282 (Print) 0015-0282 (Linking). Disponível em: http://www.ncbi.nlm.nih.gov/pubmed/437162.

Catenacci M, Falcone T. The effect of endometriosis on in vitro fertilization outcome. *Minerva Ginecol* 2008 June;60(3):209-21, ISSN 0026-4784 (Print) 0026-4784 (Linking). Disponível em: http://www.ncbi.nlm.nih.gov/pubmed/18547983.

Chaffkin LM *et al*. A comparative analysis of the cycle fecundity rates associated with combined human menopausal gonadotropin (hMG) and intrauterine insemination (IUI) versus either hMG or IUI alone. *Fertil Steril* 1991 Feb.;55(2):252-57, ISSN 0015-0282 (Print) 0015-0282 (Linking). Disponível em: http://www.ncbi.nlm.nih.gov/pubmed/1899392.

Chang FH *et al*. Efficacy of isotopic 13CO2 laser laparoscopic evaporation in the treatment of infertile patients with minimal and mild endometriosis: a life table cumulative pregnancy rates study. *J Am Assoc Gynecol Laparosc* 1997 Feb.;4(2):219-23, ISSN 1074-3804 (Print) 1074-3804 (Linking). Disponível em: http://www.ncbi.nlm.nih.gov/pubmed/9050731.

Chillik CF *et al*. The role of in vitro fertilization in infertile patients with endometriosis. *Fertil Steril* 1985 July;44(1):56-61, ISSN 0015-0282 (Print) 0015-0282 (Linking). Disponível em: http://www.ncbi.nlm.nih.gov/pubmed/3924668.

Collins JA, Crosignani PG. Unexplained infertility: a review of diagnosis, prognosis, treatment efficacy and management. *Int J Gynaecol Obstet* 1992 Dec.;39(4):267-75. ISSN 0020-7292 (Print) 0020-7292 (Linking). Disponível em: http://www.ncbi.nlm.nih.gov/pubmed/1361459.

De Bruyne F *et al*. The clinical value of salpingoscopy in tubal infertility. *Fertil Steril* 1989 Feb.;51(2):339-40, ISSN 0015-0282 (Print) 0015-0282 (Linking). Disponível em: http://www.ncbi.nlm.nih.gov/pubmed/2912780.

Deaton JL *et al*. A randomized, controlled trial of clomiphene citrate and intrauterine insemination in couples with unexplained infertility or surgically corrected endometriosis. *Fertil Steril* 1990 Dec.;54(6):1083-8. ISSN 0015-0282 (Print) 0015-0282 (Linking). Disponível em: http://www.ncbi.nlm.nih.gov/pubmed/2245833.

Decherney AH. Anything you can do I can do better or differently! *Fertil Steril* 1987 Sept.;48(3):374-76, ISSN 0015-0282 (Print) 0015-0282 (Linking). Disponível em: http://www.ncbi.nlm.nih.gov/pubmed/3622792.

Practice Committee of the American Society for Reproductive Medicine. Definitions of infertility and recurrent pregnancy loss. *Fertil Steril* 2008 June;89(6):1603, ISSN 1556-5653 (Electronic)0015-0282 (Linking). Disponível em: http://www.ncbi.nlm.nih.gov/pubmed/18485348.

Dickey RP *et al*. Effect of diagnosis, age, sperm quality, and number of preovulatory follicles on the outcome of multiple cycles of clomiphene citrate-intrauterine insemination. *Fertil Steril* 2002 Nov.;78(5):1088-95, ISSN 0015-0282 (Print) 0015-0282 (Linking). Disponível em: http://www.ncbi.nlm.nih.gov/pubmed/12413999.

Fakih H *et al*. Interleukin-1: a possible role in the infertility associated with endometriosis. *Fertil Steril* 1987 Feb.;47(2):213-17, ISSN 0015-0282 (Print) 0015-0282 (Linking). Disponível em: http://www.ncbi.nlm.nih.gov/pubmed/3493176.

Fedele L *et al*. Superovulation with human menopausal gonadotropins in the treatment of infertility associated with minimal or mild endometriosis: a controlled randomized study. *Fertil Steril* 1992 July;58(1):28-31, ISSN 0015-0282 (Print) 0015-0282 (Linking). Disponível em: http://www.ncbi.nlm.nih.gov/pubmed/1624019.

Gibbons WE. Management of endometriosis in fertility patients. *Fertil Steril* 2004 May;81(5):1204-5, ISSN 0015-0282 (Print) 0015-0282 (Linking). Disponível em: http://www.ncbi.nlm.nih.gov/pubmed/15136077.

Gupta S *et al*. Pathogenic mechanisms in endometriosis-associated infertility. *Fertil Steril* 2008 Aug.;90(2):247-57, ISSN 1556-5653 (Electronic) 0015-0282 (Linking). Disponível em: http://www.ncbi.nlm.nih.gov/pubmed/18672121.

Guzick DS *et al*. Efficacy of superovulation and intrauterine insemination in the treatment of infertility. National Cooperative Reproductive Medicine Network. *N Engl J Med* 1999 Jan. 21;340(3):177-83, ISSN 0028-4793 (Print) 0028-4793 (Linking). Disponível em: http://www.ncbi.nlm.nih.gov/pubmed/9895397.

Guzick DS *et al*. Efficacy of treatment for unexplained infertility. *Fertil Steril* 1998 Aug.;70(2):207-13, ISSN 0015-0282 (Print) 0015-0282 (Linking). Disponível em: http://www.ncbi.nlm.nih.gov/pubmed/9696208.

Guzick DS *et al*. Infertility evaluation in fertile women: a model for assessing the efficacy of infertility testing. *Hum Reprod* 1994 Dec.;9(12):2306-10, ISSN 0268-1161 (Print) 0268-1161 (Linking). Disponível em: http://www.ncbi.nlm.nih.gov/pubmed/7714149.

Hajishafiha M *et al*. Diagnostic value of sonohysterography in the determination of fallopian tube patency as an initial step of routine infertility assessment. *J Ultrasound Med* 2009 Dec.;28(12):1671-77, ISSN 1550-9613 (Electronic) 0278-4297 (Linking). Disponível em: http://www.ncbi.nlm.nih.gov/pubmed/19933481.

Halme J, Becker S, Haskill S. Altered maturation and function of peritoneal macrophages: possible role in pathogenesis of endometriosis. *Am J Obstet Gynecol* 1987 Apr.;156(4):783-89, ISSN 0002-9378 (Print) 0002-9378 (Linking). Disponível em: http://www.ncbi.nlm.nih.gov/pubmed/3578392.

Haney AF, Muscato JJ, Weinberg JB. Peritoneal fluid cell populations in infertility patients. *Fertil Steril* 1981 June;35(6):696-98, ISSN 0015-0282 (Print) 0015-0282 (Linking). Disponível em: http://www.ncbi.nlm.nih.gov/pubmed/7195828.

Honore GM, Holden AE, Schenken RS. Pathophysiology and management of proximal tubal blockage. *Fertil Steril* 1999 May;71(5):785-95, ISSN 0015-0282 (Print) 0015-0282 (Linking). Disponível em: http://www.ncbi.nlm.nih.gov/pubmed/10231034.

Hull MG. Effectiveness of infertility treatments: choice and comparative analysis. *Int J Gynaecol Obstet* 1994 Nov.;47(2):99-108, ISSN 0020-7292 (Print) 0020-7292 (Linking). Disponível em: http://www.ncbi.nlm.nih.gov/pubmed/7843496.

Isaksson R, Tiitinen A. Present concept of unexplained infertility. *Gynecol Endocrinol* 2004 May;18(5):278-90, ISSN 0951-3590 (Print) 0951-3590 (Linking). Disponível em: http://www.ncbi.nlm.nih.gov/pubmed/15346664.

Isaksson R, Tiitinen A. Superovulation combined with insemination or timed intercourse in the treatment of couples with unexplained infertility and minimal endometriosis. *Acta Obstet Gynecol Scand* 1997 July;76(6):550-54, ISSN 0001-6349 (Print) 0001-6349 (Linking). Disponível em: http://www.ncbi.nlm.nih.gov/pubmed/9246961.

Jacobson TZ *et al*. Laparoscopic surgery for subfertility associated with endometriosis. *Cochrane Database Syst Rev* 2002(4):CD001398, ISSN 1469-493X (Electronic) 1361-6137 (Linking). Disponível em: http://www.ncbi.nlm.nih.gov/pubmed/12519555.

Jansen RP. Minimal endometriosis and reduced fecundability: prospective evidence from an artificial insemination by donor program. *Fertil Steril* 1986 July;46(1):141-43, ISSN 0015-0282 (Print) 0015-0282 (Linking). Disponível em: http://www.ncbi.nlm.nih.gov/pubmed/3720971.

Kahyaoglu S *et al*. Should diagnostic laparoscopy be performed initially or not, during infertility management of primary and secondary infertile women? A cross-sectional study. *J Obstet Gynaecol Res* 2009 Feb.;35(1):139-44, ISSN 1341-8076 (Print) 1341-8076 (Linking). Disponível em: http://www.ncbi.nlm.nih.gov/pubmed/19215561.

Kennedy S *et al*. Eshre guideline for the diagnosis and treatment of endometriosis. *Hum Reprod* 2005 Oct.;20(10):2698-704, ISSN 0268-1161 (Print) 0268-1161 (Linking). Disponível em: http://www.ncbi.nlm.nih.gov/pubmed/15980014.

Lavy Y *et al*. Should laparoscopy be a mandatory component of the infertility evaluation in infertile women with normal hysterosalpingogram or suspected unilateral distal tubal pathology? *Eur J Obstet Gynecol Reprod Biol* 2004 May 10;114(1):64-68. ISSN 0301-2115 (Print) 0301-2115 (Linking). Disponível em: http://www.ncbi.nlm.nih.gov/pubmed/15099873.

Leach RE et al. Intensive hormone monitoring in women with unexplained infertility: evidence for subtle abnormalities suggestive of diminished ovarian reserve. *Fertil Steril* 1997 Sept.;68(3):413-20, ISSN 0015-0282 (Print) 0015-0282 (Linking). Disponível em: http://www.ncbi.nlm.nih.gov/pubmed/9314906.

Lessey BA et al. Aberrant integrin expression in the endometrium of women with endometriosis. *J Clin Endocrinol Metab* 1994 Aug.;79(2):643-49, ISSN 0021-972X (Print) 0021-972X (Linking). Disponível em: http://www.ncbi.nlm.nih.gov/pubmed/7519194.

Loverro G et al. A randomized study comparing triptorelin or expectant management following conservative laparoscopic surgery for symptomatic stage III-IV endometriosis. *Eur J Obstet Gynecol Reprod Biol* 2008 Feb.;136(2):194-98, ISSN 0301-2115 (Print) 0301-2115 (Linking). Disponível em: http://www.ncbi.nlm.nih.gov/pubmed/17178185.

Luttjeboer F et al. Tubal flushing for subfertility. *Cochrane Database Syst Rev* 2007(3):CD003718,. ISSN 1469-493X (Electronic) 1361-6137 (Linking). Disponível em: http://www.ncbi.nlm.nih.gov/pubmed/17636730.

Luttjeboer FY et al. The value of medical history taking as risk indicator for tuboperitoneal pathology: a systematic review. *BJOG* 2009 Apr.;116(5):612-25, ISSN 1471-0528 (Electronic) 1470-0328 (Linking). Disponível em: http://www.ncbi.nlm.nih.gov/pubmed/19220240.

Lyons RA et al. Peritoneal fluid, endometriosis, and ciliary beat frequency in the human fallopian tube. *Lancet* 2002 Oct. 19;360(9341):1221-22, ISSN 0140-6736 (Print) 0140-6736 (Linking). Disponível em: http://www.ncbi.nlm.nih.gov/pubmed/12401250.

Marana R et al. The prognostic role of salpingoscopy in laparoscopic tubal surgery. *Hum Reprod* 1999 Dec.;14(12):2991-95, ISSN 0268-1161 (Print) 0268-1161 (Linking). Disponível em: http://www.ncbi.nlm.nih.gov/pubmed/10601084.

Marana R, Catalano GF, Muzii L. Salpingoscopy. *Curr Opin Obstet Gynecol* 2003 Aug.;15(4):333-36, ISSN 1040-872X (Print) 1040-872X (Linking). Disponível em: http://www.ncbi.nlm.nih.gov/pubmed/12858107.

Marchino GL et al. Salpingoscopic and laparoscopic investigations in relation to fertility outcome. *J Am Assoc Gynecol Laparosc* 2001 May;8(2):218-21, ISSN 1074-3804 (Print) 1074-3804 (Linking). Disponível em: http://www.ncbi.nlm.nih.gov/pubmed/11342728.

Marconi G et al. Salpingoscopy: systematic use in diagnostic laparoscopy. *Fertil Steril* 1992 Apr.;57(4):742-46, ISSN 0015-0282 (Print) 0015-0282 (Linking). Disponível em: http://www.ncbi.nlm.nih.gov/pubmed/1532560.

Marcoux S, Maheux R, Berube S. Laparoscopic surgery in infertile women with minimal or mild endometriosis. Canadian Collaborative Group on Endometriosis. *N Engl J Med* 1997 July 24;337(4):217-22, ISSN 0028-4793 (Print) 0028-4793 (Linking). Disponível em: http://www.ncbi.nlm.nih.gov/pubmed/9227926.

Marlovits H, Lange J. The history of laparoscopy. *Ther Umsch* 1997 Sept.;54(9):489-91, ISSN 0040-5930 (Print) 0040-5930 (Linking). Disponível em: http://www.ncbi.nlm.nih.gov/pubmed/9411839.

Meikle SF et al. Chlamydia trachomatis antibody titers and hysterosalpingography in predicting tubal disease in infertility patients. *Fertil Steril* 1994 Aug.;62(2):305-12, ISSN 0015-0282 (Print) 0015-0282 (Linking). Disponível em: http://www.ncbi.nlm.nih.gov/pubmed/8034077.

Menken J, Trussell J, Larsen U. Age and infertility. *Science* 1986 Sept. 26;233(4771):1389-94, ISSN 0036-8075 (Print) 0036-8075 (Linking). Disponível em: http://www.ncbi.nlm.nih.gov/pubmed/3755843.

Merviel P et al. Against the systematic practice of laparoscopy in infertility evaluation. *Gynecol Obstet Fertil* 2010 June;38(6):420-23, ISSN 1769-6682 (Electronic) 1297-9589 (Linking). Disponível em: http://www.ncbi.nlm.nih.gov/pubmed/20576556.

Moayeri SE et al. Laparoscopy in women with unexplained infertility: a cost-effectiveness analysis. *Fertil Steril* 2009 Aug.;92(2):471-80, ISSN 1556-5653 (Electronic) 0015-0282 (Linking). Disponível em: http://www.ncbi.nlm.nih.gov/pubmed/18722609.

Moghissi KS, Wallach EE. Unexplained infertility. *Fertil Steril* 1983 Jan.;39(1):5-21, ISSN 0015-0282 (Print) 0015-0282 (Linking). Disponível em: http://www.ncbi.nlm.nih.gov/pubmed/6336697.

Mol BW et al. Comparison of hysterosalpingography and laparoscopy in predicting fertility outcome. *Hum Reprod* 1999 May;14(5):1237-42. ISSN 0268-1161 (Print) 0268-1161 (Linking). Disponível em: http://www.ncbi.nlm.nih.gov/pubmed/10325270.

Mol BW et al. Reproducibility of the interpretation of hysterosalpingography in the diagnosis of tubal pathology. *Hum Reprod* 1996 June;11(6):1204-8, ISSN 0268-1161 (Print) 0268-1161 (Linking). Disponível em: http://www.ncbi.nlm.nih.gov/pubmed/8671424.

Nulsen JC et al. A randomized and longitudinal study of human menopausal gonadotropin with intrauterine insemination in the treatment of infertility. *Obstet Gynecol* 1993 Nov.;82(5):780-86, ISSN 0029-7844 (Print) 0029-7844 (Linking). Disponível em: http://www.ncbi.nlm.nih.gov/pubmed/8414326.

Oehninger S et al. In vitro fertilization and embryo transfer (IVF/ET): an established and successful therapy for endometriosis. *J In Vitro Fert Embryo Transf* 1988 Oct.;5(5):249-56, ISSN 0740-7769 (Print) 0740-7769 (Linking). Disponível em: http://www.ncbi.nlm.nih.gov/pubmed/3148021.

Okunlola MA et al. Assessment of tubal factor contribution to female infertility in a low resource setting (southwest Nigeria): hysterosalpingography vs laparoscopy. *J Obstet Gynaecol* 2005 Nov.;25(8):803-4, ISSN 0144-3615 (Print) 0144-3615 (Linking). Disponível em: http://www.ncbi.nlm.nih.gov/pubmed/16368589.

Olivennes F et al. Endometriosis: a stage by stage analysis-the role of in vitro fertilization. *Fertil Steril* 1995 Aug.;64(2):392-98, ISSN 0015-0282 (Print) 0015-0282 (Linking). Disponível em: http://www.ncbi.nlm.nih.gov/pubmed/7615119.

Practice Committee of the American Society for Reproductive Medicine. Optimal evaluation of the infertile female. *Fertil Steril* 2006 Nov.;86(5, Suppl 1):S264-67, ISSN 1556-5653 (Electronic) 0015-0282 (Linking). Disponível em: http://www.ncbi.nlm.nih.gov/pubmed/17055838.

Oral E et al. Peritoneal fluid from women with moderate or severe endometriosis inhibits sperm motility: the role of seminal fluid components. *Fertil Steril* 1996 Nov.;66(5):787-92, ISSN 0015-0282 (Print) 0015-0282 (Linking). Disponível em: http://www.ncbi.nlm.nih.gov/pubmed/8893686.

Osuga Y et al. Role of laparoscopy in the treatment of endometriosis-associated infertility. *Gynecol Obstet Invest* 2002;53(Suppl 1):33-39, ISSN 0378-7346 (Print) 0378-7346 (Linking). Disponível em: http://www.ncbi.nlm.nih.gov/pubmed/11834866.

Palmer R. Laparoscopy in diagnosis and treatment of endometriosis and pelvic adhesions. *Ned Tijdschr Verloskd Gynaecol* 1970 Aug.;70(4):293-96, ISSN 0301-2247 (Print) 0301-2247 (Linking). Disponível em: http://www.ncbi.nlm.nih.gov/pubmed/5449023.

Pandian Z, Bhattacharya S, Templeton A. Review of unexplained infertility and obstetric outcome: a 10 year review. *Hum Reprod* 2001 Dec.;16(12):2593-97, ISSN 0268-1161 (Print) 0268-1161 (Linking). Disponível em: http://www.ncbi.nlm.nih.gov/pubmed/11726580.

Parazzini F. Ablation of lesions or no treatment in minimal-mild endometriosis in infertile women: a randomized trial. Gruppo Italiano per lo Studio dell'Endometriosi. *Hum Reprod* 1999 May;14(5):1332-34,. ISSN 0268-1161 (Print) 0268-1161 (Linking). Disponível em: http://www.ncbi.nlm.nih.gov/pubmed/10325288.

Paulson JD, Borremeo R, Speck G. The success of laser laparoscopy in the treatment of endometriosis: a two-step analysis. *JSLS* 2001 Jan.-Mar.;5(1):21-27, ISSN 1086-8089 (Print) 1086-8089 (Linking). Disponível em: http://www.ncbi.nlm.nih.gov/pubmed/11303991.

Plosker SM, Jacobson W, Amato P. Predicting and optimizing success in an intra-uterine insemination programme. *Hum Reprod* 1994 Nov.;9(11):2014-21, ISSN 0268-1161 (Print) 0268-1161 (Linking). Disponível em: http://www.ncbi.nlm.nih.gov/pubmed/7868666.

Rachdi R et al. Surgical laparoscopy in the management of women infertility. *Tunis Med* 2004 Sept.;82(9):837-42, ISSN 0041-4131 (Print) 0041-4131 (Linking). Disponível em: http://www.ncbi.nlm.nih.gov/pubmed/15693477.

Randolph Jr JF. Unexplained infertility. *Clin Obstet Gynecol* 2000 Dec.;43(4):897-901, ISSN 0009-9201 (Print) 0009-9201 (Linking). Disponível em: http://www.ncbi.nlm.nih.gov/pubmed/11100304.

Reindollar RH et al. A randomized clinical trial to evaluate optimal treatment for unexplained infertility: the fast track and standard treatment (FASTT) trial. *Fertil Steril* 2010 Aug.;94(3):888-99, ISSN 1556-5653 (Electronic) 0015-0282 (Linking). Disponível em: http://www.ncbi.nlm.nih.gov/pubmed/19531445.

Revised American Society for Reproductive Medicine classification of endometriosis: 1996. *Fertil Steril* 1997 May;67(5):817-21, ISSN 0015-0282 (Print) 0015-0282 (Linking). Disponível em: http://www.ncbi.nlm.nih.gov/pubmed/9130884.

Rodgers AK et al. Association of tubal factor infertility with elevated antibodies to Chlamydia trachomatis caseinolytic protease P. *Am J Obstet Gynecol* 2010 July 17. ISSN 1097-6868 (Electronic) 0002-9378 (Linking). Disponível em: http://www.ncbi.nlm.nih.gov/pubmed/20643392.

Rodriguez-Escudero FJ et al. Does minimal endometriosis reduce fecundity? *Fertil Steril* 1988 Sept.;50(3):522-24, ISSN 0015-0282 (Print) 0015-0282 (Linking). Disponível em: http://www.ncbi.nlm.nih.gov/pubmed/3410104.

Sallam HN *et al.* Long-term pituitary down-regulation before in vitro fertilization (IVF) for women with endometriosis. *Cochrane Database Syst Rev* 2006(1):CD004635, ISSN 1469-493X (Electronic) 1361-6137 (Linking). Disponível em: http://www.ncbi.nlm.nih.gov/pubmed/16437491.

Seibel MM *et al.* The effectivenss of danazol on subsequent fertility in minimal endometriosis. *Fertil Steril* 1982 Nov.;38(5):534-37, ISSN 0015-0282 (Print) 0015-0282 (Linking). Disponível em: http://www.ncbi.nlm.nih.gov/pubmed/7128838.

Serafini P, Batzofin J. Diagnosis of female infertility. A comprehensive approach. *J Reprod Med* 1989 Jan.;34(1):029-40, ISSN 0024-7758 (Print) 0024-7758 (Linking). Disponível em: http://www.ncbi.nlm.nih.gov/pubmed/2649667.

Shah SM, Towobola OA, Masihleho M. Diagnosis of fallopian tube patency. *East Afr Med J* 2005 Sept.;82(9):457-62, ISSN 0012-835X (Print) 0012-835X (Linking). Disponível em: http://www.ncbi.nlm.nih.gov/pubmed/16619719.

Smith S, Pfeifer SM, Collins JA. Diagnosis and management of female infertility. *JAMA* 2003 Oct. 1;290(13):1767-70, ISSN 1538-3598 (Electronic) 0098-7484 (Linking). Disponível em: http://www.ncbi.nlm.nih.gov/pubmed/14519712.

Stephen EH, Chandra A. Declining estimates of infertility in the United States: 1982-2002. *Fertil Steril* 2006;86(3):516-23. ISSN 1556-5653 (Electronic) 0015-0282 (Linking). Disponível em: http://www.ncbi.nlm.nih.gov/pubmed/16952500.

Strathy JH *et al.* Endometriosis and infertility: a laparoscopic study of endometriosis among fertile and infertile women. *Fertil Steril* 1982 Dec.;38(6):667-72, ISSN 0015-0282 (Print) 0015-0282 (Linking). Disponível em: http://www.ncbi.nlm.nih.gov/pubmed/6216124.

Sutton C, Hill D. Laser laparoscopy in the treatment of endometriosis. A 5-year study. *Br J Obstet Gynaecol* 1990 Feb.;97(2):181-85, ISSN 0306-5456 (Print) 0306-5456 (Linking). Disponível em: http://www.ncbi.nlm.nih.gov/pubmed/2138497.

Swart P *et al.* The accuracy of hysterosalpingography in the diagnosis of tubal pathology: a meta-analysis. *Fertil Steril* 1995 Sept.;64(3):486-91, ISSN 0015-0282 (Print) 0015-0282 (Linking). Disponível em: http://www.ncbi.nlm.nih.gov/pubmed/7641899.

Tanahatoe S, Hompes PG, Lambalk CB. Accuracy of diagnostic laparoscopy in the infertility work-up before intrauterine insemination. *Fertil Steril* 2003 Feb.;79(2):361-66, ISSN 0015-0282 (Print) 0015-0282 (Linking). Disponível em: http://www.ncbi.nlm.nih.gov/pubmed/12568846.

Templeton AA, Penney GC. The incidence, characteristics, and prognosis of patients whose infertility is unexplained. *Fertil Steril* 1982 Feb.;37(2):175-82, ISSN 0015-0282 (Print) 0015-0282 (Linking). Disponível em: http://www.ncbi.nlm.nih.gov/pubmed/7060767.

Tsuji I *et al.* Benefit of diagnostic laparoscopy for patients with unexplained infertility and normal hysterosalpingography findings. *Tohoku J Exp Med* 2009 Sept.;219(1):39-42, ISSN 1349-3329 (Electronic) 0040-8727 (Linking). Disponível em: http://www.ncbi.nlm.nih.gov/pubmed/19713683.

Tulandi T *et al.* Treatment-dependent and treatment-independent pregnancy among women with periadnexal adhesions. *Am J Obstet Gynecol* 1990 Feb.;162(2):354-57. ISSN 0002-9378 (Print) 0002-9378 (Linking). Disponível em: http://www.ncbi.nlm.nih.gov/pubmed/2309813.

Tulandi T, Al-Took S. Reproductive outcome after treatment of mild endometriosis with laparoscopic excision and electrocoagulation. *Fertil Steril* 1998 Feb.;69(2):229-31, ISSN 0015-0282 (Print) 0015-0282 (Linking). Disponível em: http://www.ncbi.nlm.nih.gov/pubmed/9496333.

Tummon IS *et al.* Randomized controlled trial of superovulation and insemination for infertility associated with minimal or mild endometriosis. *Fertil Steril* 1997 July;68(1):8-12, ISSN 0015-0282 (Print) 0015-0282 (Linking). Disponível em: http://www.ncbi.nlm.nih.gov/pubmed/9207576.

Valentini AL *et al.* Improvement of hysterosalpingographic accuracy in the diagnosis of peritubal adhesions. *AJR Am J Roentgenol* 2000 Oct.;175(4):1173-6,. ISSN 0361-803X (Print) 0361-803X (Linking). Disponível em: http://www.ncbi.nlm.nih.gov/pubmed/11000185.

Veghes S, Lupascu I. Contribution of laparoscopy in improving the therapy in patients with tubal infertility. *Rev Med Chir Soc Med Nat Iasi* 2006 July.-Sept.;110(3):624-32, ISSN 0300-8738 (Print). Disponível em: http://www.ncbi.nlm.nih.gov/pubmed/17571556.

Vercellini P *et al.* The effect of second-line surgery on reproductive performance of women with recurrent endometriosis: a systematic review. *Acta Obstet Gynecol Scand* 2009;88(10):1074-82. ISSN 1600-0412 (Electronic) 0001-6349 (Linking). Disponível em: http://www.ncbi.nlm.nih.gov/pubmed/19707899.

Verkauf BS. Incidence, symptoms, and signs of endometriosis in fertile and infertile women. *J Fla Med Assoc* 1987 Sept.;74(9):671-75, ISSN 0015-4148 (Print) 0015-4148 (Linking). Disponível em: http://www.ncbi.nlm.nih.gov/pubmed/2961844.

Watrelot A *et al.* Is laparoscopy still the gold standard in infertility assessment? A comparison of fertiloscopy versus laparoscopy in infertility. Results of an international multicentre prospective trial: the 'FLY' (Fertiloscopy-LaparoscopY) study. *Hum Reprod* 2003 Apr.;18(4):834-39, ISSN 0268-1161 (Print) 0268-1161 (Linking). Disponível em: http://www.ncbi.nlm.nih.gov/pubmed/12660280.

Wellons MF *et al.* Racial differences in self-reported infertility and risk factors for infertility in a cohort of black and white women: the Cardia Women's Study. *Fertil Steril* 2008 Nov.;90(5):1640-48, ISSN 1556-5653 (Electronic) 0015-0282 (Linking). Disponível em: http://www.ncbi.nlm.nih.gov/pubmed/18321499.

20 Endometriose

Claudio Peixoto Crispi
Eduardo Schor
Marco Aurelio Pinho de Oliveira
Maurício Abraão
Paulo Augusto Ayroza Galvão Ribeiro

- **ETIOPATOGENIA**
- **EPIDEMIOLOGIA E FATORES DE RISCO**
- **QUADRO CLÍNICO**
- **EXAME FÍSICO**
- **ENDOMETRIOSE PERITONEAL**
  Diagnóstico
  Tratamento
  Clínico
  Cirúrgico
- **ENDOMETRIOMA DE OVÁRIO**
  Introdução
  Patogênese
  Diagnóstico
  Diagnóstico diferencial
  Tratamento
  Clínico
  Cirúrgico
  Recidiva
- **ENDOMETRIOSE INFILTRATIVA PROFUNDA**
  Quadro clínico
  Diagnóstico
  Exames laboratoriais
  Exames de imagem
  Clister opaco
  Retossigmoidoscopia e colonoscopia
  Cistoscopia, urografia excretora e urorressonância
  Classificação
  Tratamento (aspectos gerais)

Endometriose infiltrativa profunda do compartimento anterior
  Epidemiologia
  Etiopatogenia
Endometriose de bexiga
Endometriose dos óstios ureterais
Endometriose dos ligamentos redondos
Endometriose infiltrativa profunda do compartimento posterior
  Endometriose de fórnice vaginal posterior
  Endometriose dos ligamentos uterossacros
  Endometriose retrocervical
  Endometriose dos paramétrios
  Endometriose ureteral
  Endometriose intestinal
Tratamento
  Ressecção superficial (shaving)
  Ressecção discoide simples
  Ressecção discoide dupla (duplo grampeamento circular)
  Ressecção segmentar
Esquema para tratamento cirúrgico da endometriose intestinal (Fluxograma 20-2)
- **ENDOMETRIOSE DE APÊNDICE, CECO E DELGADO**
  Acompanhamento pós-operatório quanto aos resultados após a ressecção colorretal
  Quanto aos sintomas álgicos
  Quanto às taxas de gravidez
  Principais intercorrências da ressecção intestinal
  Tratamentos cirúrgicos associados
  Neurectomia pré-sacral
  Ablação laparoscópica dos nervos dos ligamentos uterossacros (LUNA)
- **REFERÊNCIAS BIBLIOGRÁFICAS**

ETIOPATOGENIA

Endometriose é uma doença de etiologia e fisiopatologia pouco conhecidas, de comportamento incerto e diversas apresentações clínicas, caracterizada pela presença de tecido semelhante ao endométrio fora do útero (Schor et al., 2005).

As primeiras descrições sobre a doença remontam ao século XIX, quando, em 1860, Carl Freiherr von Rokitansky, com o trabalho *Uterusdrüsen-Neubildungen in Uterus und Ovarial-Sarcomen*, descreveu a presença de endométrio fora da cavidade uterina. Porém, as primeiras hipóteses sobre a origem da moléstia só foram elaboradas 30 anos depois, quando Friedrich von Recklinghausen postulou que a doença seria ocasionada pela persistência, na pelve, ou transformação de restos do ducto de Wolff. A partir desta data, várias teorias foram propostas, como a de Cullen, Iwanoff, Meyer entre outras (Hudelist et al., 2009)

Buscando entender melhor a etiopatogenia da doença, Albert Sampson apresentou para a *American Society of Gynecology*, em 1921, seu trabalho sobre o refluxo de células endometriais viáveis, através das tubas, durante o período menstrual. Nasceu assim a teoria mais aceita durante todo o século passado. Em 1927, o autor publicou o trabalho que descreveu a teoria da menstruação retrógrada (Sampson, 1927). Porém, na década de 1980, alguns trabalhos mostraram que a menstruação retrógrada ocorria em cerca de 80% das mulheres. Como a prevalência da doença na população em geral é de, aproximadamente, 10%, a teoria de Sampson não bastava para, de forma isolada, explicar a gênese da doença. Surgiram, assim, as chamadas teorias atuais. Dentre as existentes, podemos destacar a teoria endometrial ou metastática, a imunológica, a genética e a ambiental (Sharpe-Timms, 2001; Matarese et al., 2003).

A teoria endometrial reputa à mucosa uterina tópica, a origem da endometriose. O endométrio tópico das enfermas possuiria alterações que permitiriam à célula regurgitada aderir ao peritônio, degradar a matriz extracelular e organizar seu próprio suprimento sanguíneo, por meio de neoangiogênese (Giudice & Kao, 2004). Dentre os distúrbios já identificados, podemos salientar os que se referem ao ciclo celular. O aumento da proliferação celular aliada à diminuição da apoptose permite que um grande número de células aptas a produzir a doença alcance a cavidade pélvica. Entre as proteínas que regulam a multiplicação celular já foi relatada diminuição significativa na p27, peptídeo fundamental na regulação da passagem da fase G1 para S (Schor et al., 2007). Posteriormente, comparando cultura primária de células endometriais de mulheres doentes com as saudáveis, foi demonstrado que as alterações no ciclo celular, previamente descritas, ocorreriam em decorrência da resistência do tecido à ação da progesterona (D'Amora et al., 2009).

A associação entre a endometriose e diversas condições imunológicas, como fibromialgia, asma, hipotireoidismo e alergias fez alguns investigadores suporem que, de alguma forma, o sistema imune teria participação na gênese da moléstia (Barrier, 2010). A linha imunológica sugere que as células endometriais regurgitadas "escapariam" da vigilância imunológica, conseguindo assim se instalar na cavidade pélvica. Após a instalação da doença, várias citocinas são secretadas, gerando um processo inflamatório que pode contribuir para a progressão ou perpetuação da moléstia. Apesar de os indícios da participação do sistema imune na gênese da endometriose serem grandes, até o momento ainda não foram identificadas alterações sistêmicas que poderiam estar envolvidas neste processo (Dmowski & Braun, 2004).

Quadro 20-1 Polimorfismos relacionados com a etiopatogenia da endometriose

Vitamina D	Fazerl et al., 2010
Receptor de FSH	Wang et al., 2011
Receptor de progesterona (PROGINS)	De Carvalho et al., 2007
TGF-β1	Romano et al., 2010
Receptor de estrogênio α	Sato et al., 2008
Receptor de estrogênio β	Bianco et al., 2009
Receptores de interleucina 1	D'Amora et al., 2006
Receptores de androgênios	Hsieh et al., 2001
Família CYP	De Carvalho et al., 2007
Família das MMPs	Kang et al., 2005
VEGF	Kim et al., 2005
P27	Camargo-Kosugi et al., 2009

Por ser a endometriose moléstia de origem poligênica e multifatorial, diversas alterações genéticas foram descritas nas últimas décadas. Dentre estas podemos destacar polimorfismos, alterações genéticas sutis que podem predispor a mulher a desenvolver a doença (Quadro 20-1). Apesar de existirem indícios da participação destas alterações na etiopatogenia da endometriose, estudos com casuística populacional ainda são necessários para identificar quais polimorfismos possam estar envolvidos na origem da endometriose (Tempfer et al., 2009).

Em recente publicação multinacional, onde mais de 10 mil mulheres foram estudadas, Painter et al. (2010) demonstraram alteração na região 15.2 do braço curto do cromossoma 7. Esta região está correlacionada ao gene HOX, já previamente correlacionado com a origem da doença. Este estudo foi o primeiro a identificar a localização, relativamente precisa, do distúrbio cromossômico provavelmente relacionado com a moléstia.

Paralelamente aos estudos genéticos, com o aumento da prevalência da doença e da maior agressividade observadas nas últimas décadas, alguns autores vêm tentando relacionar poluentes ambientais, principalmente a dioxina, com a etiopatogenia da endometriose. Apesar de alguns indícios, os trabalhos ainda são controversos quanto à influência da dioxina na gênese da doença (Bruner-Tran & Osteen, 2010).

Atualmente acredita-se que não apenas um, mas sim um conjunto de fatores possa interagir para gerar a endometriose (Fluxograma 20-1).

Após a instalação da doença, alguns mecanismos ainda obscuros vão atuar, definindo qual será a manifestação anatômica da doença. Acredita-se que a interação das lesões com o sistema imunológico seja fundamental para determinar se a endometriose regredirá, permanecerá na sua forma superficial ou evoluirá para manifestação profunda infiltrativa.

EPIDEMIOLOGIA E FATORES DE RISCO

Por ainda existir, em diversos serviços, o dogma de que o diagnóstico da moléstia deva ser anatomopatológico, a prevalência da doença na população feminina não pode ser definida. Em grupos específicos, como mulheres com dor pélvica ou com infertilidade que são submetidas à laparoscopia, estima-se a prevalência em 40%. Acredita-se que aproximadamente 10% da população femi-

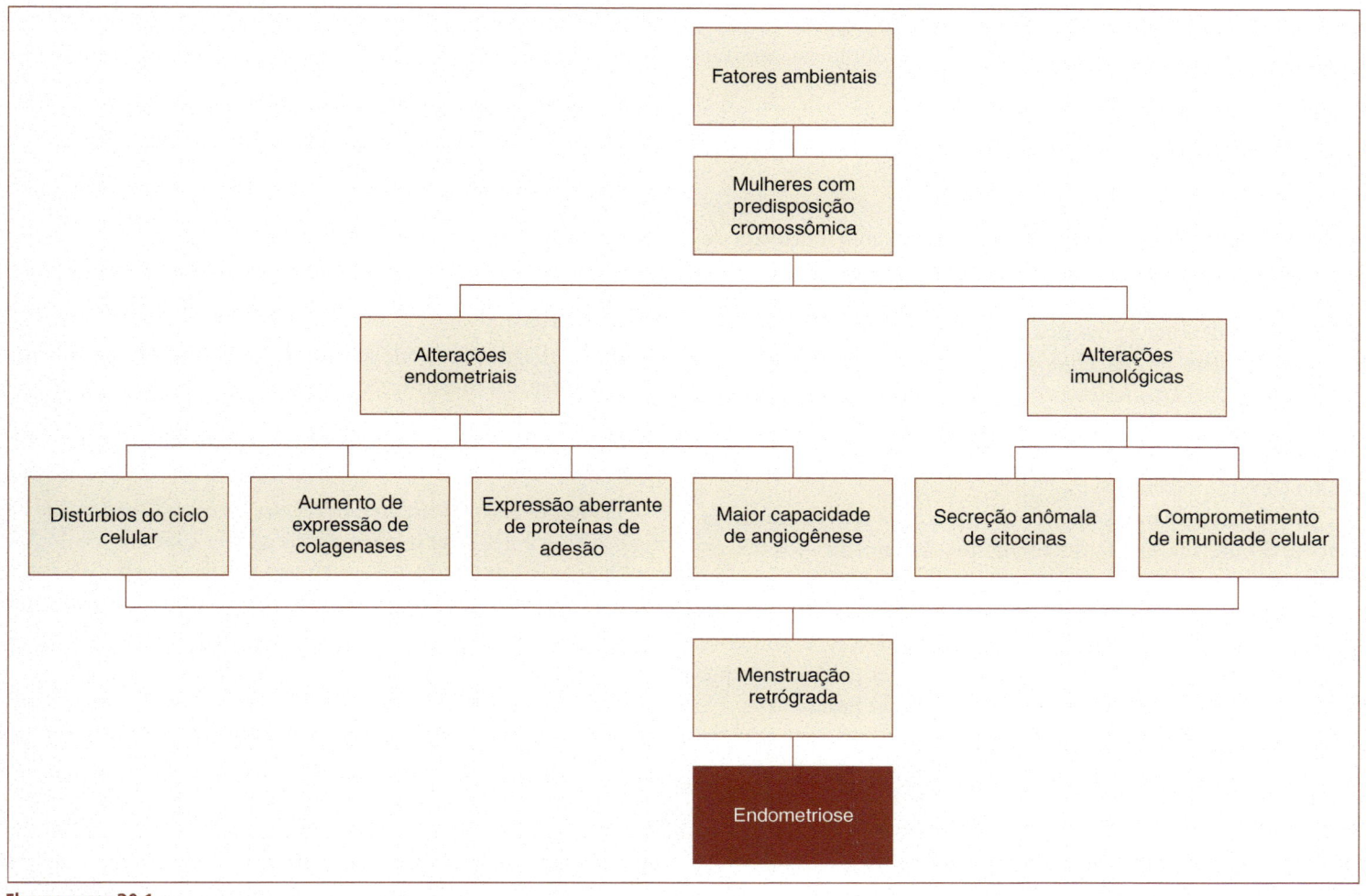

Fluxograma 20-1
Quebra-cabeças da etiopatogenia da endometriose.

nina, em idade reprodutiva, desenvolverá, em algum momento da vida, endometriose.

Dentre os fatores de risco, os antecedentes familiares, a nuliparidade e as malformações uterinas estão bem definidos. Outros, como o padrão menstrual, a idade da menarca e características físicas ou sociais ainda não estão bem estabelecidos (Missmer & Cramer, 2003).

A idade no momento do diagnóstico varia entre 20 e 40 anos, porém, sabe-se que há uma demora de cerca de 8 anos entre o início dos sintomas e o diagnóstico definitivo. Acredita-se que a endometriose seja uma doença de adolescentes ou de adultas jovens, e estratégias de prevenção primária ou secundária devem ser dirigidas a estes grupos (Arruda et al., 2003).

Os hábitos alimentares também estão relacionados com a doença, maior ingesta de ácidos graxos poli-insaturados e de gordura trans aumenta a chance de desenvolvimento da doença, enquanto a ingestão de alimentos ricos em ômega 3 diminui o risco (Missmer et al., 2010).

Em estudo com mais de 400 mulheres portadoras de endometriose, Chapron et al. (2010) não identificaram associação entre o hábito de fumar e a doença.

A relação entre atividade física ou índice de massa corpórea com a incidência da doença ainda é controversa (Vitonis et al., 2010).

QUADRO CLÍNICO

O sintoma principal é, sem dúvida, a dismenorreia. Esta se caracteriza por ser progressiva, refratária ao tratamento medicamentoso habitual e por interferir na qualidade de vida da mulher. A cólica menstrual deve-se à secreção de várias citocinas na cavidade pélvica, principalmente as prostaglandinas. O ambiente extremamente inflamatório causado pelas citocinas aumenta o peristaltismo uterino, além de irritar nociceptores peritoneais.

Com a progressão da moléstia, os implantes se aprofundam na superfície peritoneal e lesionam estes nociceptores, gerando a dor neuropática, traduzida clinicamente pela dor pélvica crônica. Este sintoma geralmente é diário, de forte intensidade e com piora acentuada durante o fluxo menstrual.

Dispareunia de profundidade também pode estar presente, quando os implantes se localizam nos ligamentos uterossacros. Geralmente é progressiva e, em casos extremos, chega a impedir o ato sexual. Os implantes podem ser notados após exame minucioso do fórnice posterior da vagina, quando se percebem indurações ou dor à mobilização dos ligamentos uterossacros (Schor et al., 2005).

Em razão da alteração anatômica causada pela doença avançada ou do processo inflamatório que a mesma acarreta, a infertilidade é observada nos diferentes estádios.

Quando acomete outros tratos, disfunções urinárias (menúria, sinais irritativos da bexiga) ou intestinais (disquezia, sangramento intestinal cíclico) podem ser relatadas.

EXAME FÍSICO

O exame ginecológico nos casos de doença superficial frequentemente é ineficaz, mas a dor na mobilização do colo uterino pode estar presente.

O aumento dos ovários, bem como dor à palpação de região anexial, pode denotar a presença de endometriomas. Estes, acima de 10 cm, podem ser percebidos já na palpação abdominal.

Não é raro o acometimento da vagina que pode ocorrer nos casos de doença profunda. Ao exame especular, podem ser percebidas irregularidade de sua mucosa e, por vezes, massas arroxeadas no fórnice posterior.

Já nos casos de moléstia profunda, nódulos retrocervicais ou retroversão uterina fixa frequentemente são encontrados no toque vaginal.

O toque retal pode, nos casos de suspeita de acometimento intestinal, definir o grau de infiltração da doença, especialmente quando as lesões são baixas (até 8 cm da margem anal). O toque retal é especialmente útil para avaliar infiltração parametrial.

O toque ginecológico é de fundamental importância para orientar adequadamente o radiologista no exame de imagem (ressonância magnética ou ultrassonografia especializada). Cabe enfatizar que o período menstrual é o momento mais adequado para a detecção de focos profundos. Koninckx et al. (2001) verificaram maior sensibilidade na detecção da EIP, quando o toque vaginal foi feito durante a menstruação. Antes da cirurgia, com a paciente já anestesiada, o cirurgião deve refazer os toques vaginal e retal. Neste momento ele tem a oportunidade de examinar de forma mais detalhada (paciente relaxada e sem dor devida à anestesia). É um passo importante, pois a infiltração retroperitoneal nem sempre é identificada visualmente durante a laparoscopia.

ENDOMETRIOSE PERITONEAL

A manifestação peritoneal da endometriose é, sem dúvida, a mais frequente. Pode-se manifestar como profunda ou superficial. A doença profunda é caracterizada pela invasão por mais de 5 mm abaixo da superfície peritoneal ou quando há acometimento de algum ligamento ou órgão (intestino, bexiga ou ureteres) (Chapron et al., 2005).

Diagnóstico

A suspeita diagnóstica pode ser realizada por meio da história clínica, entretanto a confirmação da doença se dá pela visão dos implantes na cavidade pélvica durante a laparoscopia. Esta deve ser indicada após a exclusão dos diagnósticos diferenciais (Quadro 20-2).

As lesões se apresentam de diversas formas (Quadro 20-3 e Figs. 20-1 a 20-8). Até o início da década de 1980 do século XX conhecíamos apenas as lesões chamadas de negras, mas, em 1986, Janssen & Russel descreveram as lesões conhecidas atualmente como atípicas (Donnez & Van Langendonckt, 2004).

Tratamento

Clínico

O tratamento da dor relacionada à doença superficial pode ser clínico ou cirúrgico. Para aqueles que acreditam em diagnóstico clínico, prescindindo da laparoscopia, o bloqueio da menstruação é indicado, sendo a laparoscopia reservada para os casos de persistência dos sintomas. A droga inicial de escolha é o contraceptivo hormonal, seja sob a forma oral, injetável ou de implantes (subdérmicos ou uterinos) de preferência utilizados de forma contínua. Até o momento, ainda não foi definida qual seria a alternativa mais eficaz, entretanto, estudos sugerem resultados superiores

Quadro 20-2 Diagnóstico diferencial da endometriose peritoneal

- Adenomiose
- Pólipos endometriais
- Miomatose uterina
- Doença inflamatória pélvica
- Síndrome do intestino irritável
- Cistite intersticial
- Alterações osteomusculares

Quadro 20-3 Tipos de lesões peritoneais

- Lesões negras típicas (chamuscado de pólvora)
- Lesões vermelhas em chama de vela
- Excrescências glandulares
- Petéquias peritoneais
- Áreas de hipervascularização
- Opacificações brancas
- Aderências subovarianas
- Falhas peritoneais amarelo-amarronzadas
- Defeitos peritoneais

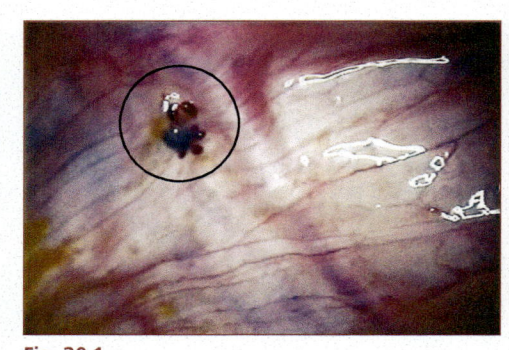

Fig. 20-1
Lesão tipo pólvora. Círculo = Lesão negra típica.

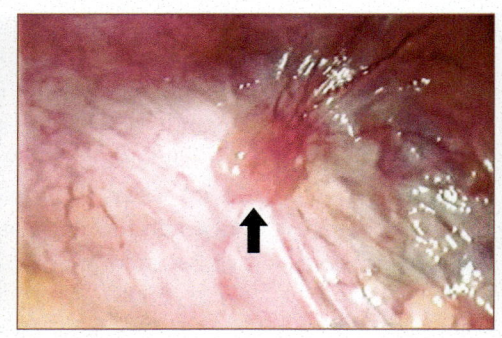

Fig. 20-2
Lesão endometriótica em pingo de vela.
Seta = Endometriose peritoneal em pingo de vela.

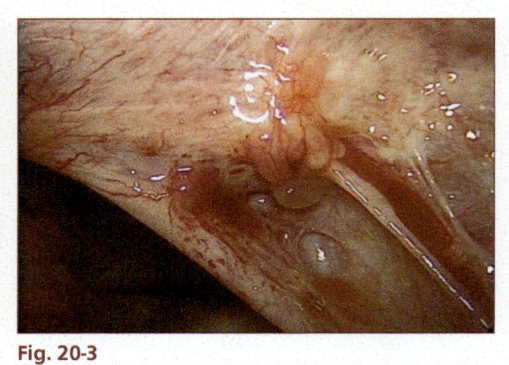

Fig. 20-3
Excrescência glandular.

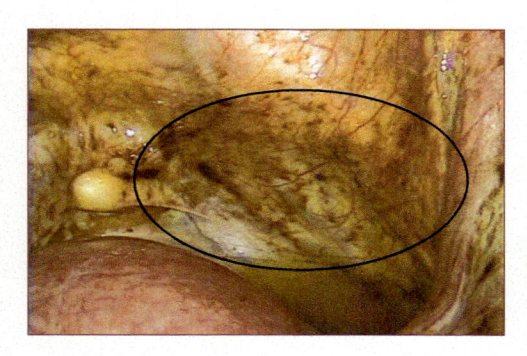

Fig. 20-4
Petéquias peritoneais.
Círculo = Petéquias peritoneais.

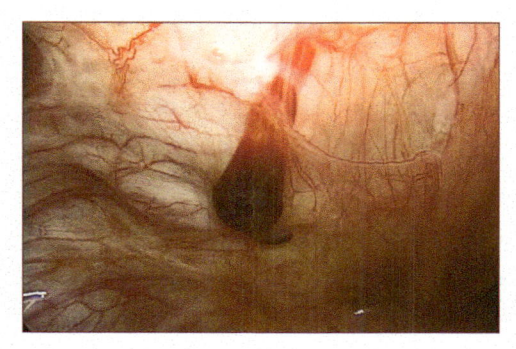

Fig. 20-5
Hipervascularização.

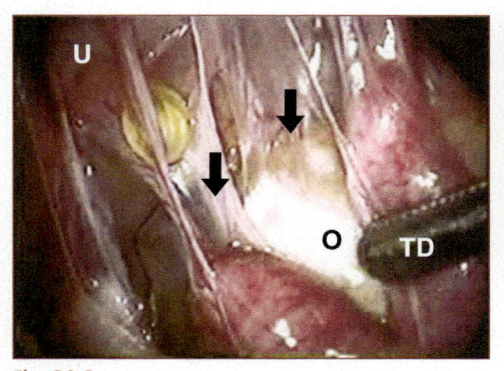

Fig. 20-6
Aderências ovarianas com vesículas endometrióticas. O = Ovário; TD = Tuba direita; U = Útero; Setas = Aderências periovarianas.

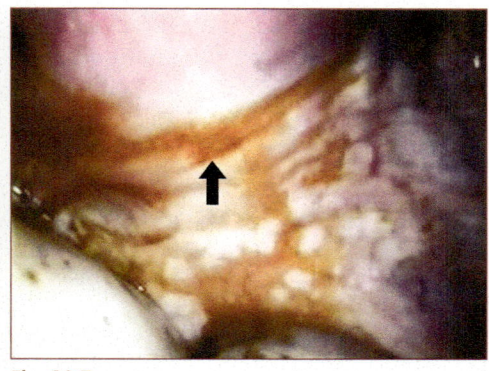

Fig. 20-7
Lesão endometriótica tipo mancha café com leite. Seta = Falhas peritoneais amarelo-amarronzadas.

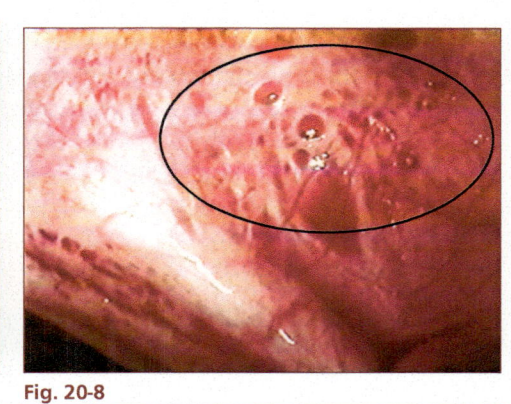

Fig. 20-8
Defeitos peritoneais. Círculo = Defeitos peritoneais.

com contraceptivos contendo clormadinona ou dienogest (McCormack, 2010). Outros medicamentos, como o danazol e a gestrinona, apesar de mais potentes, têm sido cada vez menos utilizados em decorrência de seus efeitos colaterais.

Caso não haja remissão dos sintomas após alguns meses de uso dos contraceptivos, os análogos do GnRH podem ser utilizados, com cautela, principalmente em adolescentes. Por induzir efeitos colaterais desagradáveis e por causar diminuição de massa óssea, o uso desta classe de medicação deve ser preferencialmente acompanhado de terapia de adição hormonal (*add back therapy*). Costuma-se utilizar, após 30 dias da primeira aplicação do análogo, um composto com ação estrogênica, como estrogênios equinos conjugados (0,03 mg) ou tibolona (1,25 mg) (Surrey, 2010).

São diversas as formas de apresentação dos análogos (Quadro 20-4) e deve-se ter cuidado ao prescrever a forma trimestral em mulheres com desejo de gestação a curto ou médio prazos. Por vezes o bloqueio ovariano permanece por vários meses após o término do tratamento. A utilização não deve exceder o período de 6 meses e se após 3 meses de uso não houver remissão dos sintomas, a cirurgia deve ser indicada.

Caso a paciente fique assintomática após o tratamento com análogos do GnRH ou contraceptivos, esta deve permanecer em amenorreia por tempo indeterminado, o que favorece o controle da doença.

O sistema intrauterino (SIU) liberador de levonorgestrel (Mirena®) (Fig. 20-9) também deve ser lembrado como opção, entretanto, o crescimento de endometriomas ovarianos pode acontecer durante o uso do SIU, devendo haver monitoração periódica dessas pacientes.

Novas drogas vêm sendo pesquisadas para o tratamento da endometriose. Dentre estas cabe destacar os inibidores da enzima aromatase. Entendendo melhor a fisiopatologia da doença, descobriu-se que os implantes ectópicos e o endométrio possuem a enzima aromatase p450, sendo capazes de converter precursores periféricos (testosterona e androstenediona) em estroma e estradiol. Se os sintomas persistirem mesmo com o bloqueio ovariano, os inibidores da aromatase (letrozole/anastrozole) podem contribuir para a remissão dos mesmos. Poucos estudos foram realizados até o momento e, na maioria dos casos, a droga foi utilizada, com sucesso, para o tratamento de mulheres com endometriose na pós-menopausa (ASRM, 2008).

Outras alternativas, como imunomoduladores e fitoterápicos, vêm sendo analisadas, porém seus papéis no futuro do tratamento da enfermidade ainda devem ser estabelecidos.

Para as pacientes com infertilidade, nenhuma medicação usada no tratamento da endometriose aumenta a taxa de gestação espontânea (ASRM, 2008).

Quadro 20-4 Análogos agonistas do GnRH

Acetato de gosserrelina	SC	3,6 mg	Mensal
Acetato de gosserrelina	SC	10,8 mg	Trimestral
Acetato de leuprolida	IM	3,75 mg	Mensal
Acetato de leuprolida	IM	11,25 mg	Trimestral
Acetato de nafarelina	Spray nasal	2 mg	2 *puffs* diários

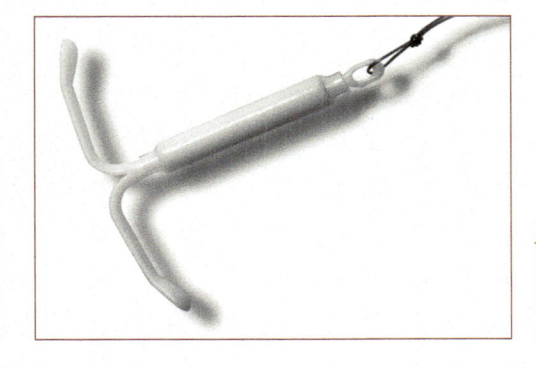

Fig. 20-9
Dispositivo intrauterino liberador de levonorgestrel (Mirena®).

▪ Cirúrgico

Quando a indicação é cirúrgica, a laparoscopia deve visar à eliminação de todos os implantes da doença, além de restabelecer a arquitetura da pelve. A inspeção minuciosa da escavação retouterina, vesicouterina, fossetas subováricas, superfície ovariana, ligamentos largos e tubas deve ser realizada. É de suma importância que os implantes sejam excisados (Figs. 20-10 e 20-11) ou destruídos com cautério ou *laser* (Fig. 20-12). A adequada avaliação pré-operatória é imperiosa, lesões subperitoneais ou abaixo de pequenas áreas fibróticas não são infrequentes e, por vezes, são negligenciadas durante a cirurgia, diminuindo a taxa de sucesso.

As técnicas neuroablativas, como a ablação dos ligamentos uterossacros (LUNA) e a neurectomia pré-sacra, já não têm mais função no tratamento adjuvante da endometriose, são reservadas para casos específicos de dor pélvica crônica central sem achados patológicos na pelve (Daniels *et al.*, 2009), como veremos mais adiante.

Muita controvérsia ainda existe sobre a indicação inicial de tratamento para mulheres com suspeita de endometriose peritoneal. Alguns grupos apregoam, mesmo em casos de doença profunda, a indução da amenorreia, sendo a laparoscopia reservada àquelas que não respondem ao tratamento clínico. No entanto, outros serviços acreditam ser a laparoscopia a melhor opção tanto para o diagnóstico de certeza quanto para o tratamento das lesões. Apesar desta polêmica, a literatura até o momento ainda não conseguiu definir qual deve ser a primeira opção de tratamento (Vercellini *et al.*, 2009).

Após o tratamento, independente da forma escolhida, a amenorreia deve ser induzida até que haja desejo de gestação. Lembrando da etiopatogenia da moléstia, a endometriose é afecção de menstruação dependente e, se permitirmos que esta retorne, a probabilidade de recidiva aumenta. Podem ser utilizados contraceptivos orais, transdérmicos, intravaginais, injetáveis (acetato de medroxiprogesterona de depósito) ou o sistema intrauterino liberador de levonorgestrel.

Nas pacientes com queixa de infertilidade, o tratamento cirúrgico laparoscópico com cauterização ou ressecção dos focos de endometriose parece aumentar as chances de gravidez. Em metanálise da Cochrane, revisada em 2010, Jacobson *et al.* só encontraram dois estudos com qualidade suficiente (randomizados) para serem avaliados. Os dois estudos chegaram a diferentes conclusões. Porém, o trabalho canadense de Marcoux *et al.* (1997) é maior e de melhor qualidade metodológica que o trabalho italiano de Parazzini (1999). O trabalho de Marcoux mostrou claramente um aumento na chance de gravidez (OR 2,03, IC 95% 1,28-3,24) com o tratamento laparoscópico das lesões por cauterização e/ou ressecção dos focos peritoneais.

ENDOMETRIOMA DE OVÁRIO

Introdução

Os endometriomas habitualmente se apresentam como massa pélvica decorrente do crescimento de tecido endometrial ectópico dentro do ovário. Eles geralmente contêm líquido marrom espesso (daí o nome de "cistos de chocolate") (Fig. 20-13) e muitas vezes são densamente aderidos às estruturas vizinhas, como o peritônio, as tubas e diversos segmentos intestinais (Fig. 20-14).

Os endometriomas ovarianos podem estar associados a sintomas de endometriose (p. ex., dor pélvica, dismenorreia e dispareunia) ou identificados isoladamente, como um achado de exame físico, no momento da avaliação de uma massa pélvica ou infertilidade. Em algumas mulheres os endometriomas são evidenciados

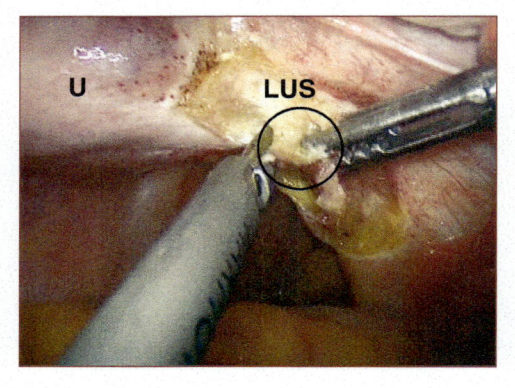

Fig. 20-10
Exérese de lesão endometriótica do ligamento uterossacro direito. U = Útero; LUS = Ligamento uterossacro; Círculo = Área de excisão de endometriose.

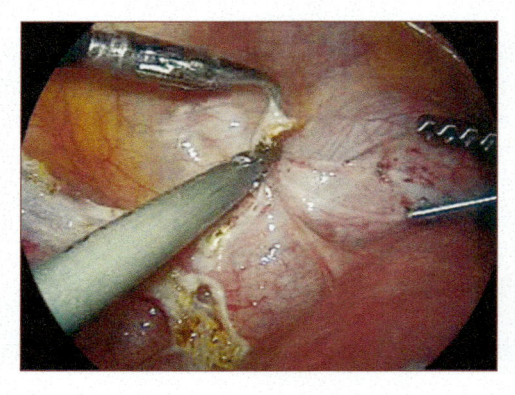

Fig. 20-11
Exérese de lesão de endometriose peritoneal.

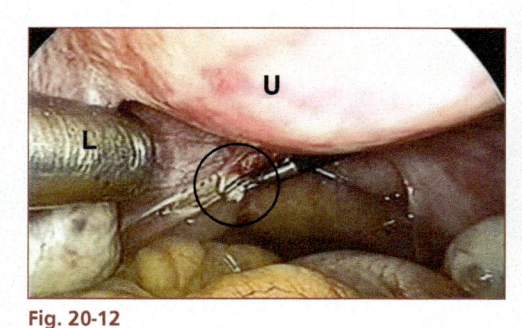

Fig. 20-12
Destruição térmica com *laser* de CO_2 no ligamento uterossacro esquerdo. L = *Laser*; U = Útero; Círculo = Área de vaporização com *laser*.

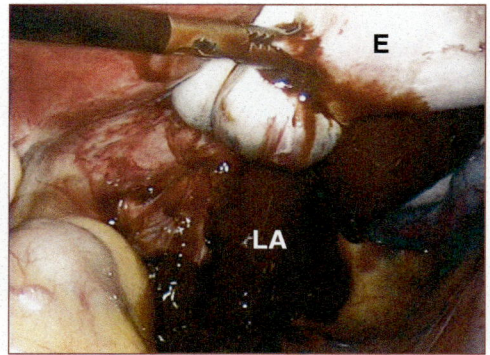

Fig. 20-13
Endometrioma ovariano com eliminação de conteúdo de aspecto achocolatado. E = Endometrioma ovariano; LA = Líquido achocolatado.

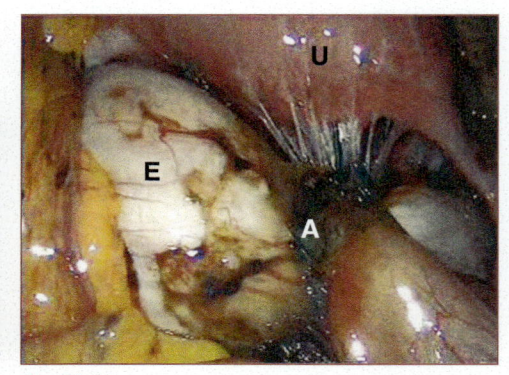

Fig. 20-14
Pelve "congelada" com aderência do ovário esquerdo ao sigmoide. U = Útero; E = Endometrioma ovariano; A = Aderência do endometrioma aderido ao sigmoide.

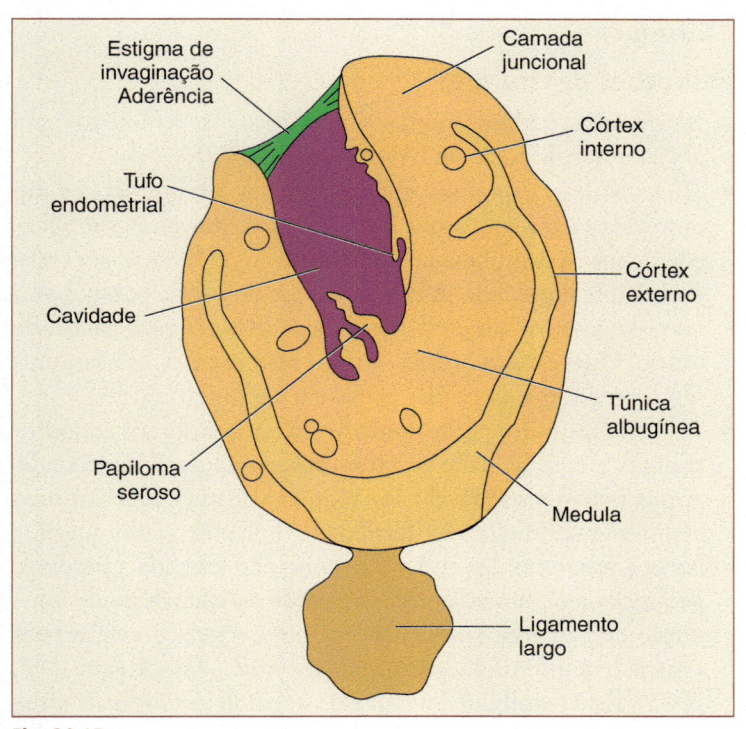

Fig. 20-15
Diagrama de endometrioma típico. (Cortesia de Brosens e Gordon, Tubal Infertility, Gaver Medical Publishing.)

somente em situações de emergência, diante da ruptura do cisto, com sinais e sintomas de irritação peritoneal, leucocitose e febre baixa, semelhante às pacientes com doença inflamatória pélvica ou apendicite.

Patogênese

A patogênese dos endometriomas não é clara. A hipótese da menstruação retrógrada, com regurgitação de células endometriais dentro da cavidade pélvica, também seria válida para a gênese dos endometriomas ovarianos. Vários modelos foram aventados para explicar a formação do endometrioma ovariano de origem. Entre eles destacam-se:

1. A primeira e mais antiga das teorias foi proposta por Hughesdon (1957). Nessa teoria o endometrioma corresponderia a um pseudocisto, formado pela deposição de sangue menstrual na superfície do órgão. A invaginação deste material seria dependente de seu envolvimento por aderências (Fig. 20-15).
2. A segunda teoria foi proposta por Nezhat *et al.* (1992). Ela sugere que os endometriomas teriam sua origem a partir de um implante endometriótico na parede de um cisto funcional.
3. A terceira teoria foi proposta por Brosens *et al.* (1994). Os focos na superfície ovariana promoveriam invaginação progressiva do córtex sobre esses depósitos, causando, assim, a formação dos endometriomas, que seria, na verdade, um pseudocisto. O conteúdo dos endometriomas apresenta alta concentração de ferro, presumivelmente de sangramento crônico no interior do cisto, possivelmente na época da menstruação.
4. A quarta teoria foi a proposta por Donnez *et al.* (1996). Segundo estes autores, a origem dos endometriomas resultaria de uma metaplasia de células ovarianas em células endometriais. Em outras palavras, estes autores consideram a teoria da metaplasia celômica em regiões de invaginação do epitélio celômico ovariano.

Diagnóstico

Não obstante o clássico conceito de que o diagnóstico definitivo de qualquer tumor seja histológico, no caso dos endometriomas o diagnóstico clínico pode, muitas vezes, ser feito com elevado grau de acerto nas mulheres sabidamente portadoras de endometriose, pois cerca de 50% destas mulheres desenvolvem endometriomas (Busacca *et al.*, 2006).

A ultrassonografia pélvica transvaginal (USTV) é muito útil para sustentar o diagnóstico clínico de endometrioma (Fig. 20-16), mas de valor limitado para a visualização de aderências ou de lesões ovarianas superficiais. Ressalta-se, no entanto, que quando há sinais ecográficos sugestivos de endometriomas, é provável que estas mulheres apresentem estágios mais avançados da doença e que a realização de cirurgia extensa possa ser necessária para alívio da dor (Ghezzi *et al.*, 2005). Os achados ultrassonográficos sugestivos de endometrioma incluem ecos homogêneos, de nível baixo ou médio, em uma massa cística espessa (uni ou multilocular). Nos cistos multiloculados podem-se observar diferentes graus de ecogenicidade entre as diferentes lojas císticas. Hudelist *et al.* (2009), avaliando com USTV 50 pacientes com endometrioma de ovário, encontraram sensibilidade de 98% e especificidade de 99,5% (razão de verossimilhança positiva e negativa de 87 e 0,04, respectivamente).

A ressonância magnética é outro método que vem se firmando como excelente opção no diagnóstico da endometriose, em especial no diagnóstico da endometriose ovariana e da endometriose infiltrativa profunda (Figs. 20-17 e 20-18). A ressonância magnética (RM) é método de mais difícil acesso e mais caro que a USG. Tem a vantagem de ser menos operador dependente, e os trabalhos mostram melhor acurácia para o endometrioma de ovário (apesar da boa acurácia da USG).

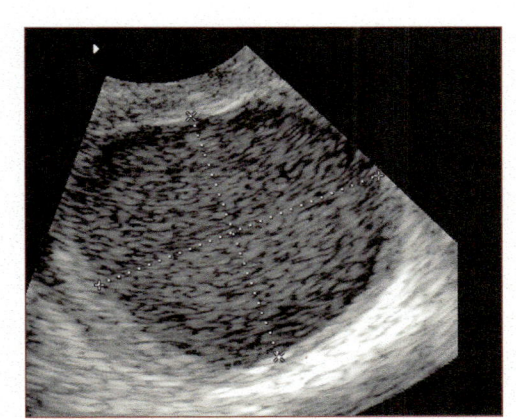

Fig. 20-16
Ultrassonografia apresentando endometrioma volumoso de aspecto homogêneo, contorno delimitado por paredes finas, se identificado tecido ovariano sadio na periferia.

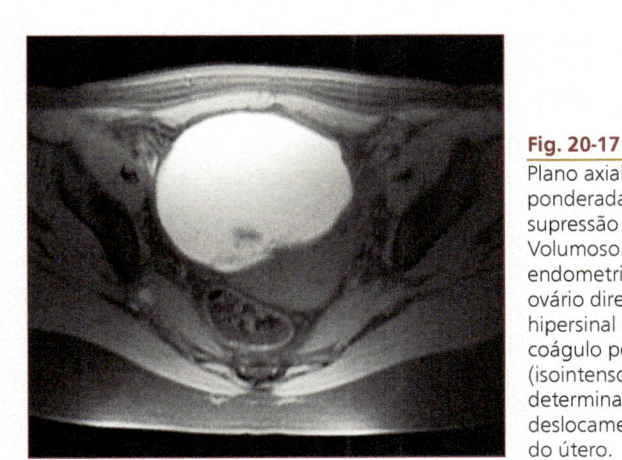

Fig. 20-17
Plano axial. Sequência ponderada em T1 com supressão de gordura. Volumoso endometrioma no ovário direito com hipersinal e discreto coágulo posterior (isointenso) determinando deslocamento posterior do útero.

Fig. 20-18
Plano axial. Sequência ponderada em T1 com supressão de gordura. Volumoso endometrioma no ovário direito com hipersinal e discreto coágulo posterior (isointenso), determinando deslocamento posterior do útero.

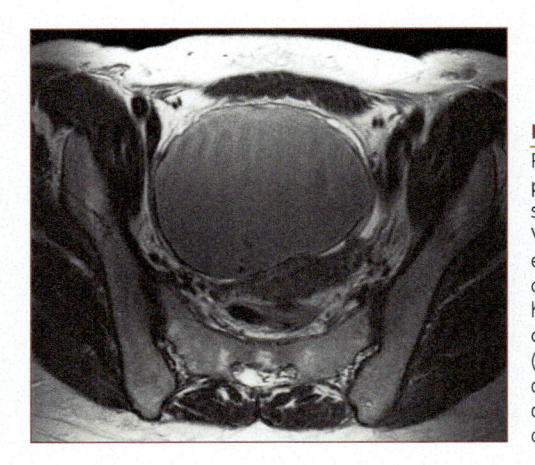

Os níveis de CA-125 encontram-se elevados em uma grande variedade de condições benignas e malignas (Levy e Barbieri, 2009). Ele é um importante marcador tumoral para o acompanhamento de pacientes com câncer epitelial ovariano, mas não é um marcador sensível de endometriose (especialmente nos casos mínimos e leves). A melhor correlação entre o CA-125 e endometriose foi encontrada nos estádios III e IV da doença. Nestas pacientes, níveis de CA-125 acima de 100 UI/mL (normal < 35 UI/mL) estão fortemente associados a doença peritoneal extensa, aderências ou endometriomas. O emprego do CA-125 pode auxiliar na detecção de massas anexiais com maior risco de malignidade (níveis muito elevados) e diferenciá-las dos endometriomas habituais (Cheng et al., 2002).

Diagnóstico diferencial

O aparecimento de cistos hemorrágicos de aparência benigna pode-se sobrepor aos endometriomas. Às vezes os endometriomas apresentam um componente sólido nodular em razão dos coágulos ou da presença de tecido endometrial focal, tornando difícil distinguir um endometrioma de uma verdadeira neoplasia. A parede espessa dos endometriomas é uma característica comum também aos tumores malignos de ovário.

Tratamento

Clínico

Sugerimos a cirurgia como a abordagem preferencial para o tratamento das mulheres portadoras de endometriomas sintomáticos ou em crescimento. A terapia médica é pouco eficaz nos endometriomas maiores que 1 cm e não proporciona o diagnóstico histológico definitivo (Alborzi et al., 2006; Chapron et al., 2002). Apesar de amplamente utilizado na atualidade, há evidências limitadas de que o bloqueio hormonal ovariano após a cirurgia tenha algum efeito benéfico na redução da recidiva dos endometriomas (Bateman et al., 1994; Saleh e Tulandi, 1999; Hemmings et al., 1998; Loh et al., 1999; Donnez et al., 2001; Beretta et al., 1998). Em estudo randomizado que acompanhou 239 mulheres por pelo menos dois anos após a ressecção de endometriomas, a taxa de recidiva dos endometriomas foi significativamente menor nas mulheres que tomavam contraceptivos hormonais orais (CHO) (15% para CHO cíclicos e 8% CHO contínuo) em comparação com o grupo sem CHO (29%) (Seracchioli et al., 2008).

Cirúrgico

Indicações de cirurgia

- *Alívio da dor:* endometriomas sintomáticos são removidos para aliviar a dor da paciente (Abbott et al., 2003).
- *Exclusão de malignidade:* endometriomas assintomáticos são removidos para confirmar o diagnóstico, prevenir complicações (como a ruptura, que requerem cirurgia de emergência) e excluir a malignidade. A endometriose do ovário possui baixo risco de desenvolvimento ou de transformação para câncer de ovário. Quando isto ocorre, os tipos histológicos mais comuns são o carcinoma de células claras e o endometrioide.
- *Infertilidade:* outro ponto controverso em relação aos endometriomas é a capacidade dos mesmos em causar infertilidade. Ainda mais questionável é se a remoção de um endometrioma assintomático melhora a fertilidade. Por outro lado questiona-se a ressecção dos endometriomas não causaria a perda de pequenos folículos adjacentes à parede do cisto, levando à redução do patrimônio folicular ovariano, o que "por si" estaria associado à infertilidade (Exacoustos et al., 2004; Ragni et al., 2005). Esta possibilidade tem sido apoiada por diversos estudos que compararam o ovário operado com o ovário contralateral durante a hiperestimulação para fertilização *in vitro* (FIV). Estudos observaram que o ovário operado produziu, significativamente, menos folículos dominantes, ovócitos e embriões de alta qualidade que o ovário intacto (Loh et al., 1999; Ragni et al., 2005; Somigliana et al., 2003; Nargund et al., 1996; Ho et al., 2002; Demirol et al., 2006). Uma preocupação ainda maior advém de uma série de pacientes na qual foi relatado que 3 de 126 pacientes (idade média de 30,4 anos) desenvolveram falência ovariana imediatamente após a excisão bilateral de endometriomas (Busacca et al., 2006).

A própria presença de endometrioma poderia afetar a função folicular, ou seja, a resposta ovariana à FIV já estaria prejudicada antes da abordagem cirúrgica do ovário (Muzii et al., 2005). Além disso, os trabalhos de Muzzi et al. (2005 e 2007) mostraram que a maioria dos folículos removidos da cápsula do endometrioma está na fase inicial de desenvolvimento. Os folículos mais viáveis se encontram no hilo (o trauma nessa região deve ser evitado ao máximo).

Entre os pacientes de fertilização *in vitro*, a presença de endometriomas ovarianos está associada à pior resposta à estimulação da gonadotrofina (Somigliana et al., 2006). No entanto, em metanálise de cinco estudos, comparando o tratamento cirúrgico contra nenhum tratamento em mulheres com endometriomas, não encontraram nenhuma diferença significativa nas taxas de gravidez clínica (Tsoumpou et al., 2009). Em outro estudo prospectivo randomizado, demonstrou-se que mulheres com endometriomas tiveram maior incidência de aborto (Yanushpolsky et al., 1998).

Embora não haja consenso, o Grupo de Interesse Especial em Endometriose da ESHRE recomenda a cistectomia para endometriomas com diâmetro maior ou igual a 4 cm. Tal medida tem como objetivos confirmar o diagnóstico histológico, melhorar o acesso aos folículos e, eventualmente, melhorar a resposta ovariana (Kennedy et al., 2005).

Tratamento cirúrgico

A cirurgia conservadora (cistectomia) (Fig. 20-19), com excisão do cisto inteiro por laparoscopia, parece ser a abordagem terapêutica ideal. A aspiração exclusiva é ineficaz, está associada à taxa de

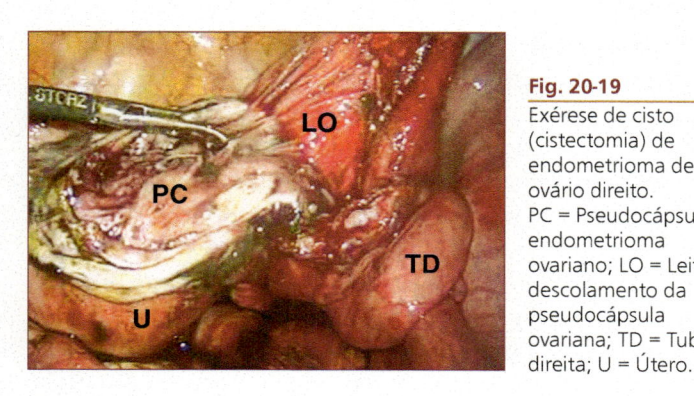

Fig. 20-19
Exérese de cisto (cistectomia) de endometrioma de ovário direito.
PC = Pseudocápsula do endometrioma ovariano; LO = Leito de descolamento da pseudocápsula ovariana; TD = Tuba direita; U = Útero.

recidiva de 88% em 6 meses de acompanhamento (Vercellini *et al.*, 1992; Saleh e Tulandi, 2000). A fenestração e a ablação (ou seja, a remoção de parte da parede do cisto, seguida de coagulação ou vaporização a *laser* da face interna da parede) são também menos eficazes do que a excisão, tanto em termos de melhorar a fertilidade, como para reduzir a dor (Vercellini *et al.*, 2003; Hart *et al.*, 2005).

Em comparação com a drenagem e eletrocoagulação do cisto, a excisão laparoscópica da parede do cisto associou-se à redução da taxa de recidiva do endometrioma (OR 0,41, IC 95%: 0,18-0,93), menor necessidade de nova intervenção cirúrgica (OR 0,21, IC 95%: 0,05-0,79), taxa de recidiva reduzida de sintomas, como dismenorreia (OR 0,15, IC 95%: 0,06-0,38), dispareunia (OR 0,08, IC 95%: 0,01-0,51) e dor pélvica não associada à menstruação (OR 0,10, IC 95%: 0,02-0,56). A excisão da cápsula do cisto também refletiu no aumento da taxa de gravidez espontânea em mulheres que tinham subfertilidade prévia (OR 5,21, IC 95%: 2,04-13,29) (Hart *et al.*, 2005).

Dentre os mecanismos possivelmente causadores da redução da função ovariana após o tratamento cirúrgico dos endometriomas, sugerem-se lesão do tecido ovariano pela eletrocoagulação excessiva, trauma de vasos ovarianos (particularmente no hilo) ou grave inflamação local causada por reação autoimune. A remoção excessiva de tecido ovariano normal adjacente ao endometrioma é outra possível causa de esgotamento folicular. Sugere-se, também, que a exérese da cápsula, empregando a técnica de *stripping* (tração e contratração) diretamente sobre da parede do cisto, seja priorizada em detrimento da incisão circular seguida de *stripping*, uma vez que esta parece reduzir o número de folículos ovarianos normais removidos com o espécime cirúrgico (Muzii *et al.*, 2005).

A análise histológica da parede dos endometriomas demonstrou que a doença raramente penetra mais de 1,5 mm na cápsula do cisto (Muziie *et al.*, 2007). Assim, a atenção para técnica parece ser crucial para preservar a função ovariana (Reich e Abrão, 2006). Sabe-se também que a cistectomia dos endometriomas é frequentemente mais difícil do que para outros tipos de cistos ovarianos benignos.

A cirurgia definitiva (ooforectomia), que é uma alternativa à cistectomia, deve ser discutida amplamente com a paciente antes da cirurgia. Como vantagem da ooforectomia ressalta-se a menor formação de endometriomas recorrentes. Trata-se, no entanto, de opção basicamente para as mulheres que não desejam mais engravidar. Quando há extenso processo fibrótico ao redor do ovário, o cirurgião pode optar pela dissecção "em bloco" do tecido ovariano, evitando assim deixar resquícios ovarianos não tratados. Para a realização de um procedimento efetivo e seguro pode ser necessária a abertura do retroperitônio, seguida da identificação de pontos anatômicos, como o ureter, a artéria umbilical obliterada e o infundíbulo pélvico. Assim, a ligadura dos pedículos vasculares é feita em total segurança, após o isolamento total da massa e das estruturas adjacentes. Mesmo após o tratamento de endometriomas com ooforectomia, a paciente pode desenvolver uma massa ipsolateral em decorrência da persistência de focos remanescentes retidos no peritônio ou no retroperitônio.

O fluxograma sugerido para a abordagem laparoscópica da endometrioma ovariana se encontra na Figura. 20-20.

Recidiva

O potencial de recidiva da endometriose é um tópico de extrema importância. Se por um lado a prevenção da recidiva depende diretamente de fatores genéticos e hormonais, por outro lado sabe-se que a taxa de recidiva da doença está diretamente ligada ao rigor técnico empregado por ocasião do tratamento cirúrgico. Alguns estudos relatam que a formação de novos endometriomas pode ocorrer em até 30% das pacientes em acompanhamento por 2 a 5 anos após a cirurgia para excisão dos mesmos (Koga *et al.*, 2006; Kikuchi *et al.*, 2006; Liu *et al.*, 2007). Segundo estas séries, as mulheres mais jovens, as portadoras de doença mais avançada e

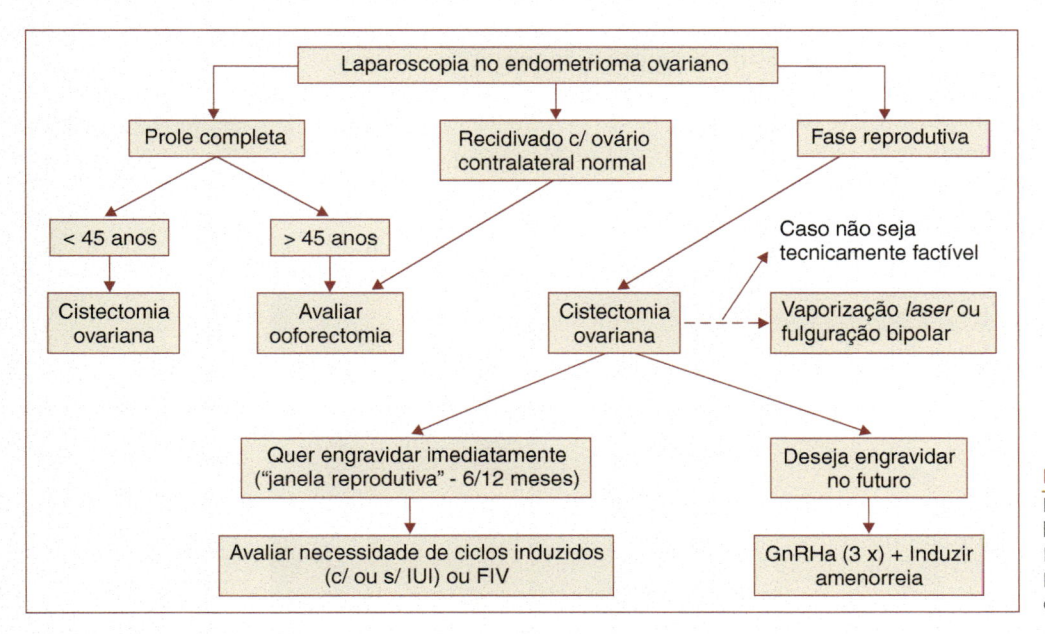

Fig. 20-20
Fluxograma sugerido para abordagem laparoscópica do endometrioma ovariano.
IUI = Inseminação intrauterina;
FIV = Fertilização in vitro;
GnRHa = Agonistas do GnRH.

aquelas submetidas a tratamento medicamentoso prévio apresentaram maior risco de recidiva dos endometriomas.

Sugere-se que diante de um quadro de recidiva de endometriomas, em pacientes assintomáticas, a conduta inicial seja conservadora e expectante. Uma boa proposta de acompanhamento dessas pacientes é a realização de exame físico e ultrassonografia pélvica transvaginal a cada 6 meses, por 1 a 2 anos, seguida por exame por ultrassom anual, sempre que o cisto mantenha suas características clínicas e ecográficas estáveis. Este protocolo de acompanhamento pode ser seguido por vários anos, no entanto, o aumento rápido do tamanho do cisto, a mudança na complexidade ecográfica do cisto ou o desenvolvimento de sintomas necessita da intervenção cirúrgica.

Para mulheres que não pretendam engravidar, há poucos estudos clínicos para orientar a o tratamento após a ressecção de um endometrioma. Contraceptivos hormonais à base de estrogênio e progestagênio são comumente prescritos no acompanhamento após a cirurgia de endometriose, pois estes agregam o potencial contraceptivo e impedem o crescimento de cistos funcionais. Advoga-se que esta terapia com contraceptivos hormonais teria um potencial de reduzir a formação futura de endometriomas, especialmente quando usados por tempo mais prolongado – um ano ou mais (Vercelini et al., 2000; Vercellini et al., 2008). Em contrapartida observou-se, em um ensaio clínico randomizado com 70 mulheres submetidas à excisão de endometriomas, que o uso ou não de contraceptivos de baixa dose estrogênica por 6 meses após a cirurgia não interferiu na formação de novos endometriomas em acompanhamento de 24 a 36 meses de operadas. A recidiva nas mulheres que usaram contraceptivos foi de 6%, e naquelas que não usaram qualquer tipo de terapia hormonal após a cirurgia, foi de 3% (Muzii et al., 2000).

ENDOMETRIOSE INFILTRATIVA PROFUNDA

Endometriose infiltrativa profunda (EIP) é definida pela infiltração superior a 5 mm abaixo da superfície peritoneal (Cornillie et al., 1990). Para alguns autores o termo "endometriose profunda" deveria ser reservado para lesões localizadas no espaço retroperitoneal (Vercellini et al., 2004). Segundo Darai (2007), estima-se que a forma infiltrativa profunda da endometriose afete de 20 a 35% das pacientes com endometriose O principal local de infiltração são os ligamentos uterossacros, seguido do reto, sigmoide, vagina e bexiga (Darai et al., 2007).

Didaticamente, após descrição dos aspectos gerais da EIP, esta parte do capítulo será dividida em três tópicos: (1) EIP do compartimento anterior, que envolve os ligamentos redondos, a parede anterior do útero (miométrio), a bexiga e os óstios ureterais; (2) EIP do compartimento posterior, que envolve a vagina, o septo retovaginal, a região retrocervical, a parede posterior do útero (miométrio), os ligamentos uterossacros, os paramétrios, os ureteres, o retossigmoide, os nervos pélvicos e os músculos do assoalho pélvico; (3) EIP intestinal, que envolve intestino delgado, cólon e apêndice.

Quadro clínico

A queixa mais frequente das pacientes é a dor. Dor geralmente cíclica ou permanente que piora no período menstrual. Aproximadamente três quartos das pacientes referem dor (Melin et al., 2007). A dor no baixo-ventre, a dismenorreia, a dispareunia e a disquezia são sinais importantes de suspeição de endometriose profunda e ainda sinalizam a provável localização da doença (Fauconnier et al., 2002).

A dor pélvica pode ser atribuída ao sangramento ativo, à produção de substâncias, tais como: citocinas, fatores de crescimento endovascular pelos implantes endometrióticos e o acometimento dos nervos (Anaf et al., 2000).

A endometriose está associada à infertilidade, tanto primária quanto secundária. A explicação para infertilidade está na distorção anatômica em razão das aderências pélvicas e dos endometriomas e/ou da produção de substâncias que são os "hostis" à função ovariana normal/ovulação, fertilização e implantação (Bulun, 2009). As aderências causadas pelas numerosas cirurgias para tratamento da endometriose também são responsáveis pela dificuldade de gestar.

A hematoquezia e a hematúria podem representar a invasão da doença da mucosa do reto e da bexiga, respectivamente. A presença de nódulos ou massas no ovário, útero, colo do útero, vagina, reto e região retrocervical pode representar infiltração do tecido endometrial ectópico nestas áreas. Quando percebidas no toque bimanual ou retal são muito dolorosas com a mobilização, principalmente as de compartimento posterior. Quando são identificadas visualmente, os focos de endometriose apresentam coloração azulada ou marrom, com conteúdo cístico e achocolatado.

A importância da anamnese foi demonstrada por Ballard et al. (2008) em estudo com 5.540 pacientes de 15 a 55 anos de idade portadoras de endometriose. Eles perceberam que 88% das pacientes com endometriose tinham uma ou mais queixas de dismenorreia, menorragia, dor pélvica, dispareunia, queixas urinárias e secreções vaginais. Quando associavam estas queixas à infertilidade, a correlação chegava a 91%. A história familiar de endometriose e o diagnóstico prévio de malformações uterinas podem ajudar no diagnóstico.

Diagnóstico

O exame físico é fundamental na propedêutica da endometriose profunda. Ele se fundamenta na identificação por visão direta de nódulos azulados ou marrons da vagina e do colo do útero pelo exame especular (Fig. 20-21) ou por meio de vaginoscopia nas pacientes virgens. Na palpação abdominal, grandes endometriomas podem estar presentes nas fossas ilíacas, assim como a queixa de dor à palpação profunda.

O toque bimanual permite a investigação tátil da vagina e colo do útero; as dimensões, a superfície, a consistência, a mobilização do útero e dos anexos, assim como dos ligamentos uterossacros e da região retrocervical (Fig. 20-22).

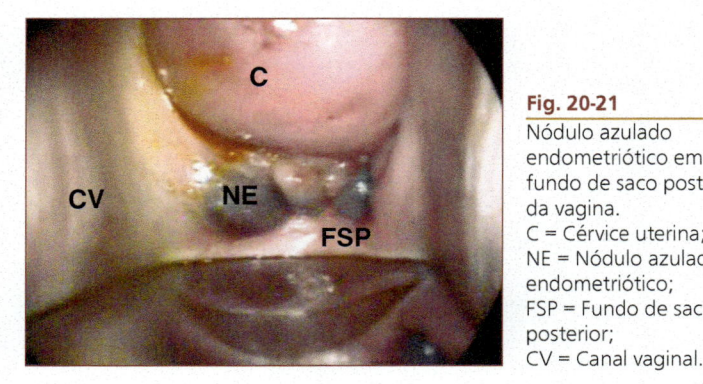

Fig. 20-21
Nódulo azulado endometriótico em fundo de saco posterior da vagina.
C = Cérvice uterina;
NE = Nódulo azulado endometriótico;
FSP = Fundo de saco posterior;
CV = Canal vaginal.

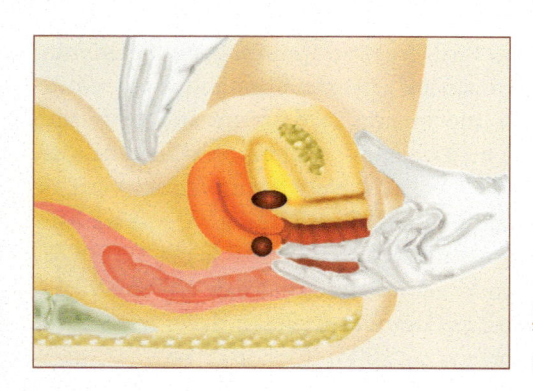

Fig. 20-22 Toque vaginal bimanual.

O toque retal, que permite um bom acesso à doença profunda, pois não há limite para se atingir o compartimento posterior que não o dedo do examinador, é a única forma de investigação pélvica nas pacientes virgens. Pelo toque retal percebe-se a integridade da mucosa do reto, tem-se acesso mais fácil ao compartimento posterior, identificando-se os ligamentos uterossacros, o espaço retrocervical e retrouterino. Os ovários podem ser avaliados por esta via, principalmente quando estão aderidos ao fundo de saco posterior, o que é frequente nestes casos.

O exame físico ginecológico apresenta uma sensibilidade e especificidade que varia de 46-72,2% e 54-99%, respectivamente, quando se trata de doença de retossigmoide, de 68,3-73,5% e 46-98% no diagnóstico da doença retrocervical, de 38% e 99% no diagnóstico de endometriose de ovário direito, de 23% e 99% no de ovário esquerdo, especificidade variando de 87 a 100% no diagnóstico de endometriose de vagina e de 96,3 a 99%% no de septo retovaginal (Abrao *et al.*, 2007; Bazot *et al.*, 2009; Hudelist *et al.*, 2009).

Exames laboratoriais

O grande desejo de todos que estudam a endometriose é a identificação de um marcador sérico que seria definidor da doença.

O único marcador que mostrou diferença estatística para diagnóstico de doença leve (I/II) foi o anticorpo IgM para anticardiolipina (aCL IgM). O CA-125 sérico dosado nos três primeiros dias do ciclo menstrual pode ser útil no diagnóstico de doença em estádios avançados (III/IV), apresentando uma sensibilidade de 27%, especificidade de 97%, valor preditivo positivo de 92% e valor preditivo negativo de 51% (Abrao *et al.*, 2007b).

A *performance* das medidas do CA-125 na detecção de qualquer tipo de endometriose é baixa, mas, enquanto ainda se aguarda a identificação de outros marcadores séricos, este antígeno representa e permanece o teste de referência (Somigliana *et al.*, 2004).

A mulher com endometriose profunda tem com frequência níveis elevados (> 35 U/mL) de CA-125 (Cheng *et al.*, 2002; Mol *et al.*, 2008). Apesar de não ser um marcador específico para endometriose (pode estar elevado em outras doenças ginecológicas, como o câncer de ovário), a dosagem do CA-125 pode ajudar no diagnóstico de endometriose, principalmente quando está aumentado em pacientes com quadro clínico sugestivo de EIP (porém em níveis bem menores do que nos casos de câncer de ovário). O CA-125 em níveis normais não afasta o diagnóstico de endometriose. É mais empregado no controle pós-tratamento cirúrgico, como marcador de possível recidiva (Pittaway & Fayez, 1986).

Exames de imagem

A constante busca pelo diagnóstico não invasivo da endometriose levou a um grande desenvolvimento e aperfeiçoamento dos métodos de imagem para o diagnóstico da doença.

Bazot *et al.* (2003 e 2007) estudaram a ultrassonografia transvaginal (USG-TV) e verificaram as seguintes sensibilidade/especificidade para diferentes locais de doença: ligamentos uterossacros, 75%/83%; vagina, 25%/100%; fundo de saco de Douglas, 82%/100% envolvimento colorretal, 95%/100% e ovário, 94,3% e 84,8%. Abrao *et al.* (2007) adicionaram a utilização de preparo intestinal com o uso de um enema retal uma hora antes do exame, com a finalidade de reduzir os resíduos fecais e a aerocolia, melhorando a acurácia do método, atingindo uma sensibilidade de 98,1% e especificidade de 100% no diagnóstico de doença de retossigmoide, e de 95,1% e 98,4% no diagnóstico de endometriose retrocervical (Fig. 20-23). O exame permite ainda a definição do número de lesões intestinais, assim como da camada intestinal acometida por cada uma destas lesões, informações fundamentais na definição da estratégia cirúrgica (Fig. 20-24) (Gonçalves *et al.*, 2010; Hudelist *et al.*, 2009; Gonçalves *et al.*, 2009).

A ressonância magnética (RM) apresenta uma sensibilidade e uma especificidade de 84,8% e 88,8% na identificação de doença acometendo os ligamentos uterossacros, de 89,4% e 92,3% no acometimento da região retrocervical, de 72,7% e 100% no diagnóstico de acometimento vaginal, de 54,5% e 98,7% no de septo retovaginal, de 88,3% e 92,8% no de envolvimento intestinal, de 23,1% e 100% na doença vesical, de 50% e 100% no diagnóstico de doença de ureter e de 97,1% e 86,8% no diagnóstico de endo-

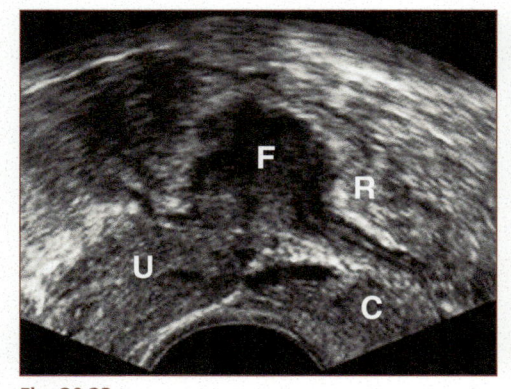

Fig. 20-23
Ultrassonografia com lesão retrocervical. U = Útero; F = Foco de endometriose; R = Reto; C = Canal vaginal.

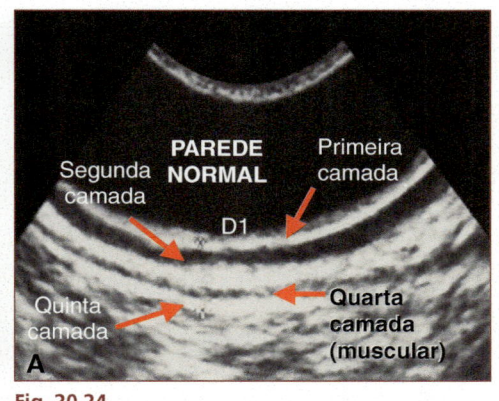

Fig. 20-24
(**A**) Aspecto ecoendoscópico intestinal (estratificação). (**B**) Classificação de Rossini de acordo com o comprometimento estratificado.

metriose ovariana (Figs. 20-25 a 20-29) (Bazot *et al.*, 2009; Bazot *et al.*, 2007; Chamie *et al.*, 2009). No entanto, a RM tem menor capacidade para identificar a camada intestinal acometida quando comparada à USG-TV com preparo intestinal e com a ecoendoscopia baixa, antigamente chamada de ecocolonoscopia (Bazot *et al.*, 2009; Gonçalves *et al.*, 2010).

A terceira ferramenta imagenológica diagnóstica é a ecoendoscopia baixa. Um probe endoscópico retal é introduzido, geralmente sob sedação, com o transdutor sempre posicionado no sigmoide e sendo vagarosamente retirado através do sigmoide e reto.

Estudos da parede intestinal, áreas adjacentes, como ligamentos uterossacros (região retrocervical), paredes vaginais e septo retovaginal, são feitos com a movimentação deste mesmo *probe* para cima e para baixo. Este método apresenta uma sensibilidade e especificidade de 75% e 67% para o envolvimento retrocervical, de 25% e 100% para acometimento vaginal, 22,2% e 94,9% para o diagnóstico de endometriose de septo retovaginal, de 90% e 89,3% para o diagnóstico de endometriose intestinal e de 62,9% e 92,5% para endometriose ovariana (Bazot *et al.*, 2003; Bazot *et al.*, 2007; Bazot *et al.*, 2007b, Abrao *et al.*, 2004) (Quadro 20-5).

Alguns outros exames devem ser solicitados na suspeita de acometimento de outros órgãos, tais como o clisteropaco, a retos-

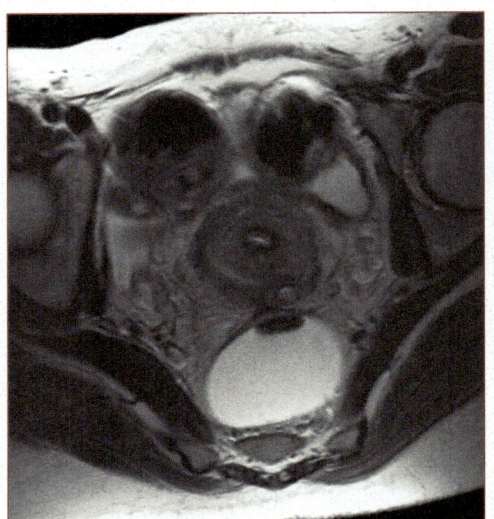

Fig. 20-25
Plano coronal do eixo curto. Sequência ponderada em T2. Gel vaginal e solução salina endorretal. Endometriose de compartimento posterior, envolvendo septo retovaginal, com extensão vaginal (com glândula endometrial ectópica à esquerda) e discreta retal.

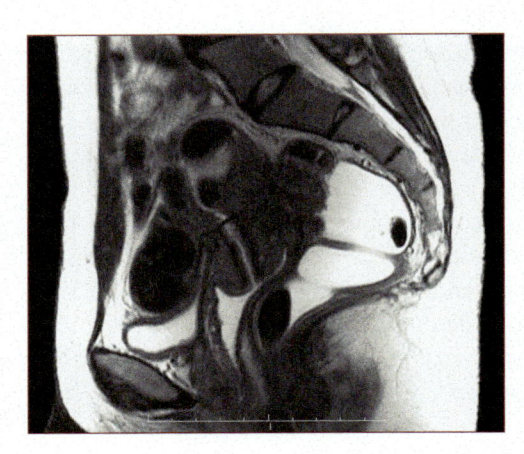

Fig. 20-26
Plano sagital. Sequência ponderada em T2. Gel vaginal e solução salina endorretal. Lesão endometriótica infiltrativa do compartimento posterior com comprometimento miometrial do colo uterino remanescente e importante envolvimento intestinal (espessamento parietal anterior no segmento retal superior).

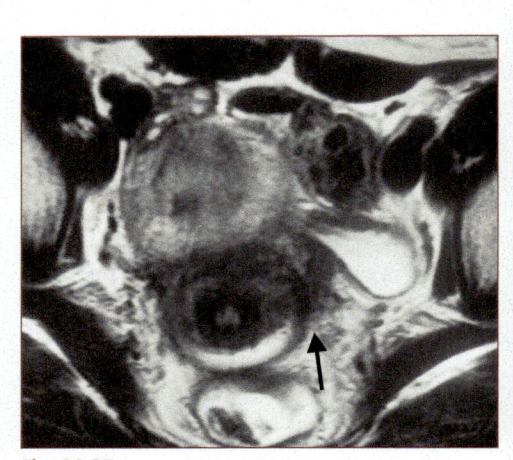

Fig. 20-27
Plano coronal do eixo curto. Sequência ponderada em T2. Gel vaginal e solução salina endorretal. Lesão endometriótica infiltrativa no paramétrio à esquerda, envolvendo a artéria uterina.

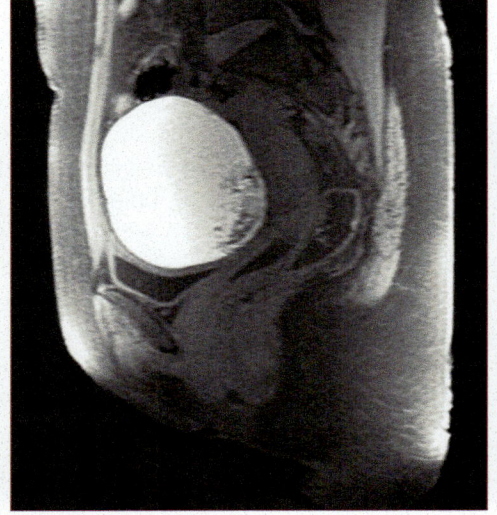

Fig. 20-28
Plano sagital. Sequência ponderada em T1 com supressão de gordura. Gel vaginal e solução salina endorretal. Volumoso endometrioma no ovário direito (cisto hiperintenso com discreto coágulo posterior), determinando deslocamento posterior do útero e inferior vesical.

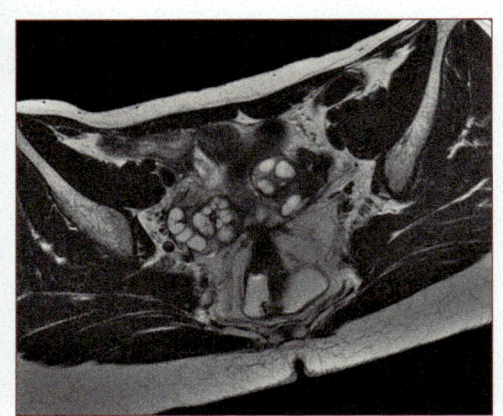

Fig. 20-29
Plano coronal eixo curto. Sequência ponderada em T2. Gel vaginal e solução salina endorretal. Lesão endometriótica infiltrativa do compartimento posterior determinando deslocamento posteromedial e contato na linha média dos ovários (aderência). Há comprometimento intestinal profundo associado.

Quadro 20-5 Comparação entre USG-TV, RM e ecoendoscopia no diagnóstico de endometriose em diversas localizações

	Retrocervical		Vagina		Septo Retovaginal		Intestino		Ovário	
	Sens.	Espec.	Sens.	Espec.	Sens.	Espec.	Sens.	Espec.	Sens.	Espec.
USG-TV	95,1%	98,4%	25%	100%	82%	100%	98,1%	100%	94,3%	84,8%
RM	89,4%	92,3%	72,7%	100%	54,4%	98,7%	88,3%	92,8%	97,1%	86,8%
Ecoendoscopia baixa	75%	67%	25%	100%	22,2%	94,9%	90%	89,3%	62,9%	92,5%

Sens. = Sensibilidade; Espec. = Especificidade.

sigmoidoscopia e a colonoscopia para o comprometimento intestinal e a cistoscopia, a urografia excretora e a urorressonância para o comprometimento do aparelho urinário.

▪ Clister opaco

O uso do exame de clister opaco com duplo contraste (Fig. 20-30), apesar das suas limitações, como a baixa especificidade em diferenciar a endometriose de outras doenças como diverticulose, tumores intestinais benignos ou malignos (Squifflet *et al.*, 2002), ainda tem grande valor para o estudo funcional intestinal, sendo capaz de determinar a necessidade de tratamento cirúrgico e de ressecção segmentar intestinal (Landi *et al.*, 2004).

▪ Retossigmoidoscopia e colonoscopia

Estes exames oferecem pouco ganho na avaliação da endometriose intestinal, visto que raramente a doença compromete a mucosa. É capaz de avaliar a presença de compressões extrínsecas, comprometimento da luz intestinal e, em algumas situações, realizar biópsias das lesões, confirmando sua etiologia (Fig. 20-31) (Garry, 2004).

▪ Cistoscopia, urografia excretora e urorressonância

Os exames para avaliação do aparelho urinário são muito importantes nas pacientes com EIP. A ressonância magnética e a ultrassonografia (Fig. 20-32) revelam, com precisão, o acometimento do detrusor, porém, pode ter dificuldade de identificar lesões dos óstios ureterais. A urorressonância (uso de contraste no aparelho urinário) permite melhorar o detalhamento do acometimento vesical e dos óstios ureterais, quando comparada à ressonância magnética sem o referido contraste (Fig. 20-33).

As lesões de bexiga que atingem a mucosa podem ser identificadas como áreas azuladas nas cistoscopias (Fig. 20-34). O histopatológico da biópsia destas lesões pode confirmar endometriose, mas, muitas vezes, pode revelar apenas sinais de inflamação crônica. O exame cistoscópico permite avaliar o tamanho da lesão e o local de acometimento. É importante saber se a lesão atinge os óstios ureterais e/ou a região do trígono, aumentando a dificuldade técnica do ato cirúrgico.

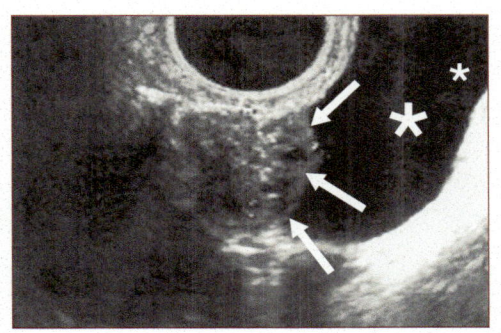

O comprometimento ureteral ocorre com frequência nas lesões extensas de compartimento posterior e também pode ocorrer nas lesões de compartimento anterior. A urografia excretora costuma ser útil na avaliação da excreção renal e afastar ou confirmar a dilatação ureteral à montante, com ou sem hidronefrose (Fig. 20-35). A urorressonância substitui com vantagem a urografia excretora, pois, além de oferecer mais detalhes na imagem, não emite radiação ionizante. A pielografia retrógrada pode ser necessária à avaliação da extensão da lesão ureteral. Em alguns casos deve ser solicitada a cintigrafia renal para avaliar a função renal. Hidronefrose por tempo prolongado pode levar a uma exclusão renal e a nefrectomia pode ser necessária.

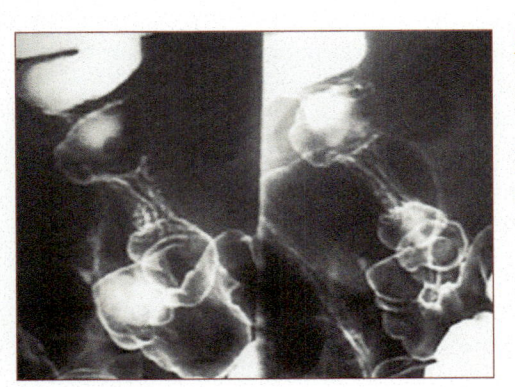

Fig. 20-32
Nódulo de 25 mm na prega vesicouterina, que deforma a parede vesical. Setas = Nódulo endometriótico; * = Bexiga.

Fig. 20-30
Clister opaco com lesão constritiva (tipo mordida de maçã) em sigmoide distal. Círculos = Área de estenose no sigmoide distal em clister opaco.

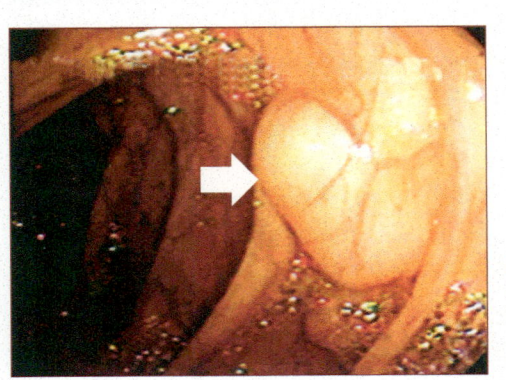

Fig. 20-31
Lesão da parede do cólon *(seta)* preservando a mucosa. Visão por colonoscopia.

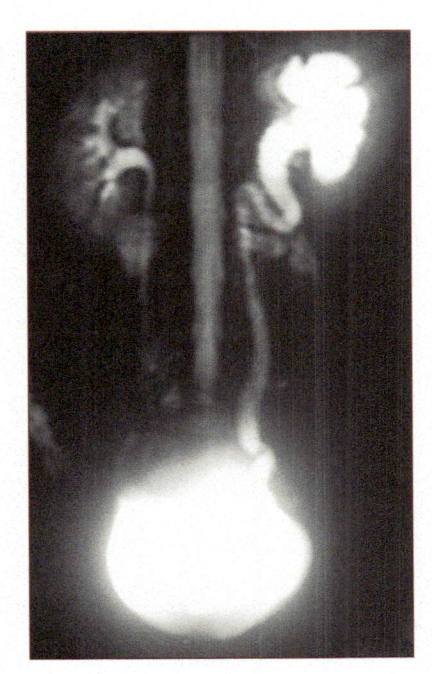

Fig. 20-33
Urorressonância. Sequência pesada em T2. Hidronefrose, dilatação e tortuosidade do ureter esquerdo por lesão pélvica.

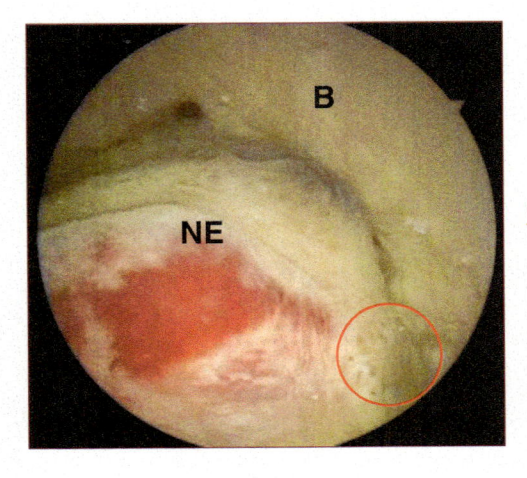

Fig. 20-34
Cistoscopia com grande nódulo de bexiga próximo ao trígono vesical. B = Fundo da bexiga; NE = Nódulo de endometriose no trígono vesical; Círculo = Óstio ureteral esquerdo.

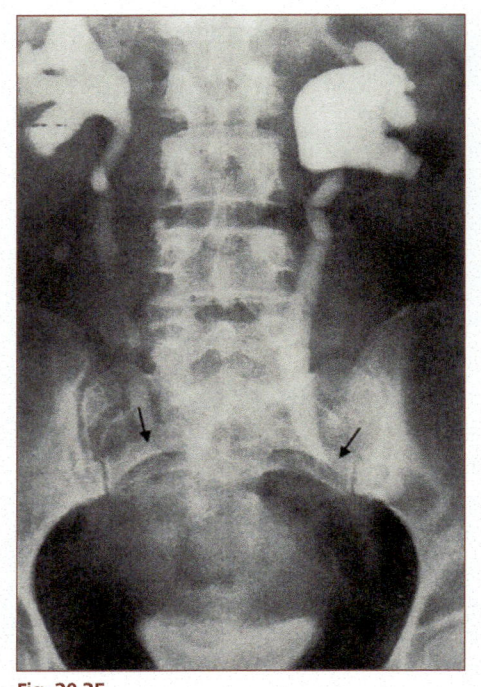

Fig. 20-35
Urografia excretora – observa-se hidronefrose bilateral por estenose dos ureteres pélvicos (setas).

Fig. 20-36
Classificação.

CLASSIFICAÇÃO
AMERICAN FERTILITY SOCIETY

ENDOMETRIOSE		< 1 cm	1-3 cm	> 3 cm
PERITÔNIO	Superficial	1	2	4
	Profunda	2	4	6
	D superficial	1	2	4
OVÁRIO	Superficial	4	16	20
	Profunda	1	4	4
	D superficial	4	16	20
Obliteração do fundo de saco		Parcial 4	Completa 40	

ADERÊNCIAS		< 1/3 envolvido	1/3-2/3 envolvidos	> 2/3 envolvidos
OVÁRIO	D velamentosa	1	1	4
	Densa	4	4	16
	E velamentosa	1	1	4
	Densa	4	4	16
	D velamentosa	1	1	4
TROMPAS	Densa	4	4	16
	E velamentosa	1	1	4
	Densa	4	4	16

Classificação

Com a realização dos exames pertinentes, orientados por uma boa anamnese e exame físico, é possível fazer uma boa avaliação da extensão da doença e fazer inclusive uma classificação inicial, que pode ser revisada após os achados cirúrgicos. A classificação mais usada em todo o mundo é a da Sociedade Americana de Medicina Reprodutiva (ASRM; antiga American Fertility Society – AFS) (Fig. 20-36). Esta classificação já possui deficiências importantes em relação à endometriose peritoneal e infertilidade (ainda possui pior desempenho em relação ao prognóstico da dor) e não contempla adequadamente a EIP, especialmente em relação à dor. Algumas classificações para EIP já foram propostas, porém a maioria delas não é muito útil na prática. A classificação proposta por Chapron *et al.* (2003) contempla várias localizações da EIP e pode ajudar na condução dos casos (Quadro 20-6). As cirurgias, atualmente, são feitas por laparoscopia, mesmo nos casos de lesões intestinais múltiplas.

Quadro 20-6 Endometriose infiltrativa profunda (EIP) – Classificação: proposta para procedimentos cirúrgicos

Classificação da EIP	Procedimentos cirúrgicos
A: EIP anterior	
A1: bexiga	Cistectomia parcial laparoscópica
P: EIP posterior	
P1: ligamento uterossacro	Ressecção laparoscópica do ligamento uterossacro
P2: vaginal	Ressecção vaginal laparoscópica da infiltração do fórnice posterior da vagina
P3: intestino	
Apenas de localização intestinal	
Sem infiltração vaginal (V–)	Ressecção intestinal por laparoscópica ou laparotomia
Com infiltração vaginal (V+)	Ressecção laparoscópica assistida intestinal e vaginal ou exérese por laparotomia
Localização intestinal múltipla	Ressecção intestinal por laparotomia

Tratamento (aspectos gerais)

Dentro do conhecimento atual sobre endometriose e o potencial da propedêutica clínica, acreditamos que três passos devem ser tomados antes da indicação de uma cirurgia:

1. Diagnóstico correto e desejos da paciente – necessária cuidadosa anamnese e um exame físico minucioso, indicando prováveis localizações da doença infiltrativa. Conhecer os anseios da paciente é fundamental – saber se tem desejo de gestar no futuro, o impacto da dor na sua qualidade de vida e suas dúvidas em relação ao tratamento e ao acompanhamento a longo prazo.
2. Métodos de imagem para confirmar a suspeita clínica e mapear a extensão da doença. Isso permite a complementação da investigação, programação cirúrgica com preparo correto da paciente e um prognóstico antecipado.
3. Discutir com a paciente o diagnóstico e a conduta a ser tomada. Buscar sua aceitação e fazer o consentimento informado. O apoio psicológico é importante no decorrer deste processo, pois ajuda a paciente já fragilizada pelo diagnóstico da endometriose.

Como falado anteriormente, o tratamento adequado se inicia com um bom diagnóstico. Esta afirmativa é de fundamental importância na terapêutica da endometriose profunda. Com um diagnóstico adequado, o cirurgião evita surpresas desagradáveis no ato cirúrgico. Não se admite atualmente que o ginecologista faça uma laparoscopia para endometriose e que "inesperadamente" descubra durante a cirurgia que existe uma endometriose infiltrativa profunda (EIP) em região retrocervical, atingindo o reto, causando estenose parcial do mesmo.

Vamos discutir na seção seguinte alguns aspectos particulares e o tratamento da endometriose infiltrativa profunda (EIP) dos compartimentos anterior, posterior e intestinal. Em relação ao tratamento, podemos pensar em uma conduta expectante, tratamento hormonal ou cirúrgico. A seguir será apontado o racional para cada uma destas abordagens.

A conduta expectante é uma opção para pacientes assintomáticas ou oligossintomáticas com EIP? Sim, existe essa possibilidade. Fedele *et al.* acompanharam 88 pacientes por 1 a 9 anos e em 92% a doença não progrediu, e as mesmas permaneceram assintomáticas ou oligossintomáticas (Fedele *et al.*, 2004). Porém, grande parte dos especialistas prefere manter as pacientes assintomáticas portadoras de EIP em alguma forma de tratamento hormonal, normalmente com indução da amenorreia. Para optar pela conduta expectante é necessária que seja afastada a possibilidade de obstrução ureteral ou intestinal nos exames de imagem. São nessas pacientes (oligo ou assintomáticas) que encontramos, com maior frequência, casos de obstrução ureteral com comprometimento da função renal (Carmignani *et al.*, 2010). Mesmo se assintomática, a cirurgia está bem indicada nos casos de hidronefrose ou de obstrução intestinal em mais de 50% da sua luz.

Nas pacientes sintomáticas a conduta expectante não é uma boa opção. As mulheres com EIP podem apresentar, basicamente, queixa de infertilidade ou de dor crônica (dismenorreia, dispareunia, dor pélvica, disquezia ou estrangúria).

Nas mulheres principalmente com infertilidade e EIP (sem dor ou praticamente sem dor) é importante considerar duas situações: a fertilização *in vitro* (FIV) está formalmente indicada (problema masculino grave e/ou obstrução tubária bilateral) ou não. Na primeira situação a FIV pode ser tentada antes da cirurgia ou ser realizada após a ressecção das lesões profundas. Este dilema ainda não está plenamente resolvido. As vantagens da FIV antes da cirurgia seriam de evitar a morbidade cirúrgica e de possibilitar o uso desta técnica de reprodução assistida mais precocemente (paciente ainda mais jovem). As vantagens da cirurgia prévia são mais evidentes, quando a dor está associada ao quadro clínico. Outra vantagem da cirurgia antes da FIV é que ela evita a possível progressão da EIP com a FIV (em decorrência dos altos níveis estrogênicos causados pelo hiperestímulo ovariano). Foram publicados quatro casos de obstrução intestinal em mulheres com EIP após realização da FIV. Estudo prospectivo envolvendo 179 pacientes com EIP e infertilidade até 38 anos de idade e com indicação de FIV mostrou que a taxa de gravidez foi de 41% nas mulheres que fizeram a cirurgia antes da FIV e apenas 24% nas pacientes que foram submetidas à FIV (Bianchi *et al.*, 2009). As realizações das técnicas de reprodução assistida previamente à cirurgia não se têm mostrado tão satisfatórias quando comparadas às realizadas após o procedimento cirúrgico (Barri *et al.*, 2010). Na segunda situação (FIV não obrigatória), a cirurgia apresenta uma vantagem adicional em relação à primeira situação. A taxa de gravidez espontânea após cirurgia de EIP, incluindo ressecção segmentar do retossigmoide, está em torno de 45%. Não devem ser usadas medicações hormonais no pós-operatório para não diminuir a chance de gestação espontânea, aumentada nos primeiros meses após a cirurgia. Caso não engravide após 6 meses, a FIV pode ser indicada.

Nas mulheres, principalmente com dor crônica e EIP, o ginecologista pode optar pelo tratamento clínico (pelo menos inicialmente) ou pelo tratamento cirúrgico. Nos casos de obstrução ureteral ou intestinal o tratamento clínico não costuma ser uma boa opção, sendo preferível a cirurgia. Caso não haja sinais de obstrução, o tratamento clínico pode ser tentado. O uso apenas dos anti-inflamatórios não hormonais (AINHs) não costuma ser efetivo. O tratamento normalmente envolve o uso de hormônios, com o objetivo de reduzir os níveis de estrogênio (ou atenuar seu efeito celular) e induzir amenorreia. Podem ser usados:

- Progestógenos (p. ex., acetato de medroxiprogesterona, desogestrel, levonorgestrel entre outros). Efeitos colaterais a longo prazo incluem: depressão, fadiga, ganho de peso entre outros. Podem ser usados por períodos prolongados (anos). O DIU de levonorgestrel pode ser eficaz na melhora dos sintomas álgicos (Fedele *et al.*, 2001).
- Contraceptivos combinados (preferência para o uso contínuo) – o efeito final desta combinação é progesterônico. A presença do estrogênio pode diminuir os incômodos escapes de sangue, que costuma ser mais frequente com o uso dos progestógenos isolados. Podem ser usados por períodos prolongados (vários anos).
- Gestrinona e danazol são mais potentes que os dois anteriores. Os efeitos colaterais são androgênicos e estão associados a perfil lipídico desfavorável. Em razão destes efeitos não devem ser usados por muito tempo.
- Os agonistas do GnRH são considerados os mais potentes em relação ao efeito antiestrogênico. Os efeitos colaterais são decorrentes do hipoestrogenismo: fogachos, cefaleia, insônia, irritabilidade, osteoporose entre outros. Não devem ser usados por muito tempo (normalmente limitado por 9 meses), pois o grau da osteoporose é tempo dependente.

Nenhum dos tratamentos medicamentosos causa eliminação dos focos de endometriose. Portanto, a EIP permanece mesmo após o uso dos hormônios mencionados anteriormente. Se houver a interrupção do tratamento medicamentoso, os sintomas tendem a voltar logo após a parada. Isto pode ser um problema para pacientes jovens, que irão necessitar de muitos anos de tratamento hormonal até chegar à menopausa. Se a prole não estiver completa, cria-se um problema adicional, pois os tratamentos hormonais impedem a gravidez espontânea.

A cirurgia está bem indicada quando existe falha do tratamento medicamentoso no controle da dor ou quando os efeitos colaterais são intoleráveis para a paciente. No controle da dor, a cirurgia citorredutora melhora estes sintomas em até 86% das pacientes (Remorgida *et al.*, 2007). O desejo de engravidar também aumenta a indicação para a cirurgia. O tratamento cirúrgico pode ser laparotômico ou laparoscópico. O resultado em relação à melhora da dor não parece ser diferente entre as duas vias, apesar do melhor desempenho da laparoscopia em relação à infecção de cicatriz cirúrgica, retorno às atividades habituais e menos dor no pós-operatório. Para este tipo de cirurgia a equipe deve estar preparada tanto do ponto de vista técnico, quanto de equipamento. São cirurgias extensas e que, muitas vezes, envolvem ressecções intestinais e de bexiga, ureterólise, reimplante ureteral e apendicectomia.

A histerectomia não costuma ser uma boa opção, pois a maioria das mulheres é jovem e ainda deseja gestar. Além disso, a histerectomia com manutenção dos ovários, apesar de manter função endócrina em mulheres jovens com prole constituída, pode ser prejudicial. Namnoum *et al.* (1995) compararam o resultado da histerectomia para a endometriose sintomática em 29 mulheres, em que algum tecido ovariano foi preservado, com 109 mulheres que tiveram os ovários removidos. Naquelas com preservação dos ovários, 18 (62%) apresentavam dor recorrente, e 9 (31%) necessitaram de reoperação. Naquelas que tinham ambos os ovários removidos, 11 (10%) tiveram recidiva dos sintomas e 4

(3,7%) necessitaram de reoperação. Em comparação com mulheres que tinham ooforectomia, as pacientes que se submeteram à histerectomia com conservação ovariana apresentaram um risco 6,1 vezes maior de desenvolver dor recorrente e um risco 8,1 vezes maior de reoperação.

Cirurgias adicionais podem cursar com maior morbidade que as anteriores. A histerectomia com anexectomia bilateral sem a retirada dos focos profundos pode melhorar o quadro álgico, porém, algumas mulheres ainda podem-se queixar de desconforto no local da doença, especialmente quando há invasão de nervos. O objetivo principal da cirurgia para EIP é a excisão de todos os focos profundos de endometriose identificados pelo cirurgião. O útero pode e deve ser mantido na maioria das vezes, e o endometrioma de ovário, muitas vezes associado à EIP, pode ser tratado pela ooforoplastia com retirada cuidadosa da cápsula.

Endometriose infiltrativa profunda do compartimento anterior

Epidemiologia

O acometimento do trato urinário é pouco frequente, ocorrendo em menos de 1% dos casos. A bexiga é o órgão mais afetado, estando acometida em 85% dos casos, e o ureter em 15% (Giudice & Kao, 2004; Kerr, 1966; Abeshouse & Abeshouse, 1960). O acometimento ureteral costuma ocorrer no terço distal, 3 a 4 cm acima da junção vesicoureteral. A literatura atual refere que o acometimento à esquerda é mais frequente (65% dos casos), enquanto o acometimento bilateral ocorre em 20% dos casos (Vercellini *et al.*, 2000).

Etiopatogenia

Em relação à etiopatogenia, três teorias foram propostas:

- Menstruação retrógrada com implantação sobre o peritônio vesical (Vercellini *et al.*, 2002).
- Extensão de focos de adenomiose da parede uterina anterior com infiltração da parede vesical (Fedele *et al.*, 1998).
- Metaplasia de remanescentes müllerianos localizados no septo vesicovaginal (Donnez *et al.*, 2000).

O refluxo tubário ocorrido durante o fluxo menstrual deposita células endometriais na região anterior, quando o útero é anteversofletido, nesta situação ocorre conformação anatômica necessária à proliferação do tecido endometrial ectópico (Vercellini *et al.*, 2002). O nódulo costuma ser palpado medialmente e, com frequência, os ligamentos redondos estão retraídos em direção à lesão (Vercellini *et al.*, 2004) (Fig. 20-37). Avaliações por exames de imagem corroboram esta teoria (Vercellini *et al.*, 2002; Verc ellini *et al.*, 2004) (Fig. 20-38). Somigliana *et al.* (2007) avaliando 58 mulheres com nódulos endometrióticos vesicais observaram a presença de outras formas de endometriose em 87,9% dos casos.

É importante observar que, durante a avaliação pré-operatória, em poucas ocasiões os exames de imagem conseguem detectar focos difusos ou localizados de adenomiose na parede anterior uterina (Fig 20-39), tornando as teorias de metaplasia ou de extensão de lesões adenomióticas menos prováveis (Vercellini *et al.*, 2003). Todavia, como nem sempre ocorre a retirada do útero, a prevalência de adenomiose uterina pode ser subestimada. Fedele *et al.* (1998) descreveram quatro casos de endometriose vesical originados de focos de adenomiose da parede uterina anterior. Esta observação, porém, não explica a maioria dos casos observados.

Uma avaliação incorreta, do ponto de vista patogenético, pode levar à tentativa de ressecção transuretral do nódulo endometriótico com consequente recidiva precoce tanto da sintomatologia como da doença infiltrativa do músculo detrusor. Com a origem da lesão inicial na parte externa da bexiga, a evolução pode levar ao desenvolvimento de nódulo transmural. A abordagem radical por ressectoscopia transureteral pode ter como consequência a perfuração vesical.

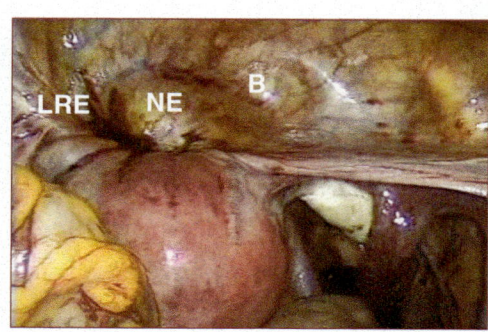

Fig. 20-37
Endometrioma de bexiga. Nota-se o envolvimento do ligamento redondo esquerdo (encurtado e espessado), com útero desviado para esquerda. LRE = Ligamento redondo esquerdo retraído, encurtado e desviado; NE = Nódulo endometriótico de bexiga; B = Cúpula vesical.

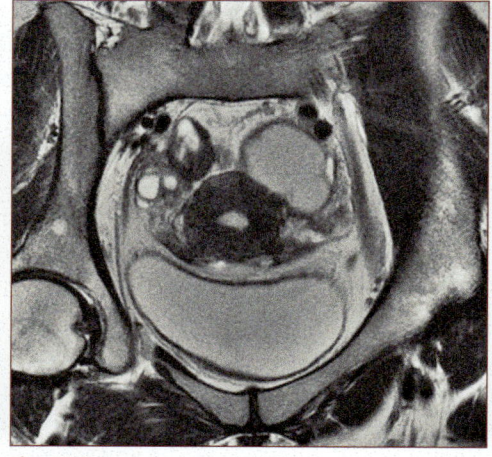

Fig. 20-38
Plano coronal do eixo curto. Sequência ponderada em T2. Espessamento e irregularidade dos ligamentos redondos por endometriose ligamentar. Líquido com septos parauterinos à esquerda por endometriose peritoneal. Endometrioma no ovário esquerdo (cisto levemente hipointenso). Notar discreto borramento dos planos gordurosos adjacentes a este ovário.

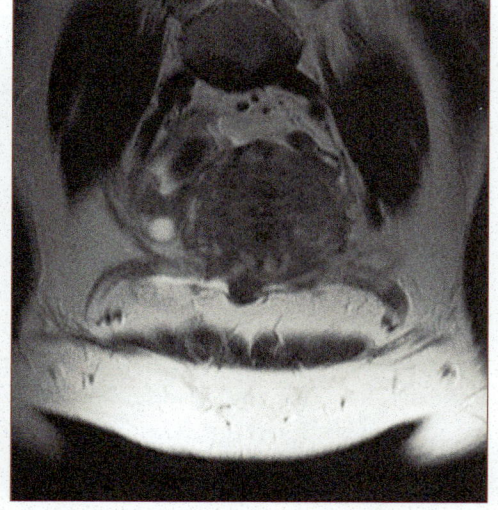

Fig. 20-39
Plano coronal do eixo curto. Sequência ponderada em T2. Endometriose infiltrativa do compartimento anterior com comprometimento miometrial corporal na linha média (nódulo hipointenso) e espessamento e retração bilateral dos ligamentos redondos.

Endometriose de bexiga

A endometriose de bexiga não é uma condição muito frequente, representando menos de 1% dos casos de endometriose (Doneez et al., 2000; Westney et al., 2000). Lesões do aparelho urinário envolvem a bexiga em cerca de 80% dos casos (Vercellini et al., 1996). Normalmente está associada a outras formas de endometriose (Somigliana et al., 2007). O diagnóstico geralmente demora a ser feito, pois os sintomas da doença parecem coincidir com os de infecções do trato urinário, síndrome uretral crônica, bexiga hiperativa, vulvodinia e cistite intersticial (Bogart et al., 2007). Quando um nódulo da bexiga é diagnosticado, ele tem que ser diferenciado do carcinoma da bexiga. Por esta razão, a confirmação do diagnóstico por biópsia deve ser tentada por cistoscopia, nem sempre possível pela localização da doença, que pode não atingir a mucosa.

A terapia medicamentosa é considerada apenas paliativa, já que os sintomas geralmente retornam após a suspensão da mesma (Vitagliano et al., 2006). Em contraste, o tratamento cirúrgico geralmente é considerado eficaz, assegurando alívio a longo prazo em quase todos os casos. A ressecção da endometriose é feita através da cistectomia parcial ou com a ressecção do nódulo (nodulectomia). A recidiva dos sintomas após a ressecção transuretral é proibitiva (Sanchez et al., 2005; Dubuisson et al., 1994).

A abordagem laparoscópica é considerada tão segura e eficaz quanto à laparotomia para o tratamento da endometriose de bexiga (Nezhat et al., 1996; Chapron et al., 1999; Chapron et al., 2000). Recentemente, Kovoor et al. (2010) publicaram o resultado do tratamento laparoscópico de 21 pacientes acompanhadas por um tempo mediano de 20 meses. Dez pacientes foram submetidas à cistectomia parcial, e 11 pacientes, à nodulectomia. Observaram que 16 pacientes (76%) tinham outras áreas infiltradas por endometriose na pelve (38% nódulos retovaginais e 14% doença ureteral, com sinais de obstrução). Complicações ocorreram em três pacientes (14%) em razão da cirurgia intestinal. Nenhuma paciente apresentou recidiva. Das 10 pacientes com queixa de infertilidade, 6 (60%) obtiveram a gravidez (5 espontaneamente e 1 através de FIV).

Na técnica laparoscópica para tratamento da EIP de bexiga, deve-se dar preferência para a exérese do nódulo sempre que possível (quando a lesão não atinge a mucosa ou submucosa). A mobilização da bexiga normalmente é necessária, o que pode ser conseguida após incisão da prega vesicouterina e dissecção craniocaudal da bexiga junto à fáscia vesicouterina. Em seguida o nódulo deve ser segurado com uma pinça de apreensão e tracionado, mudando a direção sempre que necessário para identificação do plano entre o tecido anormal e o detrusor. Para a secção pode ser usado o bisturi ultrassônico ou a corrente monopolar em corte, com potência suficiente para cortar sem causar muito dano térmico desnecessário. Com cortes progressivos é possível a retirada de todo o nódulo, muitas vezes sem abertura da mucosa. O defeito da musculatura vesical pode ser fechado com Vicryl 3-0 em plano único (Figs. 20-40 a 20-45). Recomenda-se o uso do cateter vesical por 5 a 7 dias. Quando a lesão é mais extensa e atinge a mucosa ou submucosa, opta-se pela cistectomia parcial (retirada de toda a parede vesical da área afetada). Após retirada

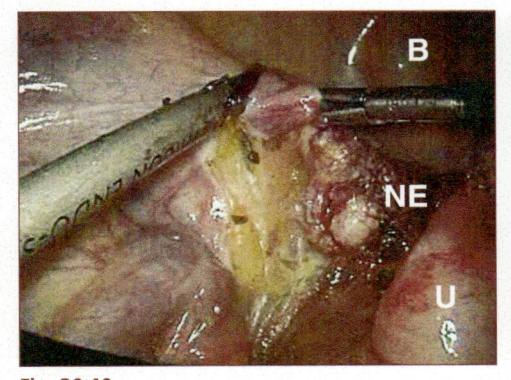

Fig. 20-40
Início da incisão de endometrioma de bexiga da parede anterior do útero e do ligamento redondo. B = Bexiga; NE = Nódulo de endometriose de bexiga; U = Útero.

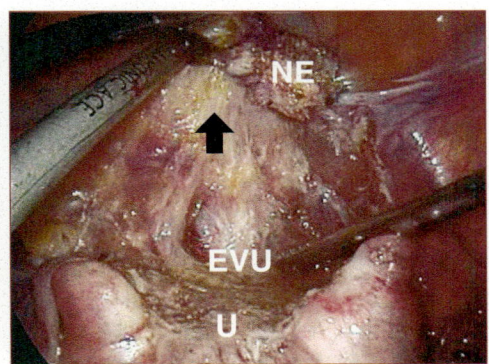

Fig. 20-41
Endometrioma de bexiga totalmente liberado da parede anterior do útero com parte do miométrio adjacente. NE = Nódulo endometriótico; EVU = Espaço vesicouterino; U = Útero; Seta = Músculo detrusor.

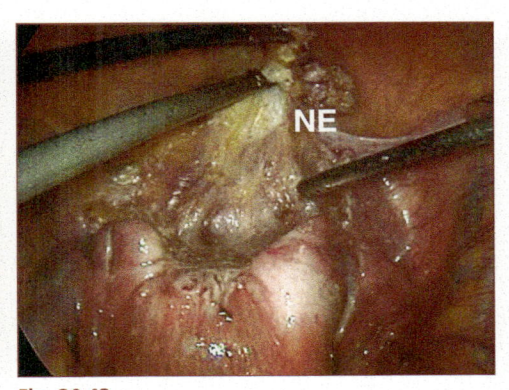

Fig. 20-42
Ressecção de endometrioma de bexiga pela técnica de shaving. NE = Nódulo endometriótico em cúpula vesical.

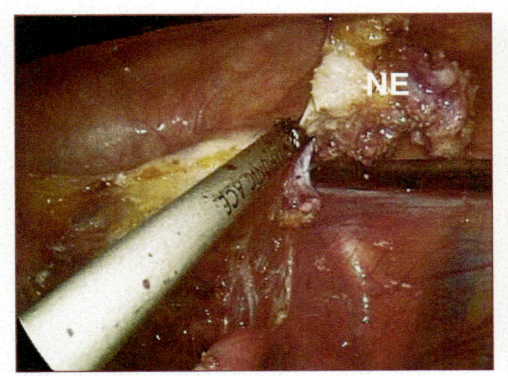

Fig. 20-43
Ressecção final de endometrioma de bexiga pela técnica de shaving. NE = Nódulo endometriótico.

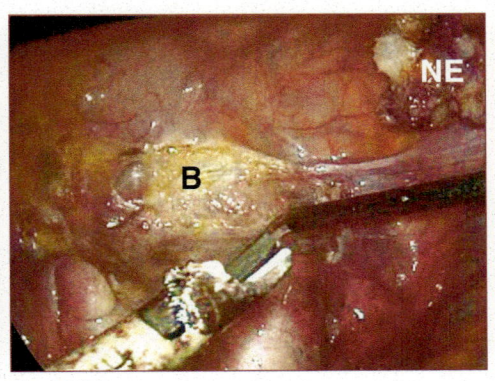

Fig. 20-44
Área de resssecção de endometrioma de bexiga, permitindo a visualização do músculo detrusor. B = Bexiga e músculo detrusor; NE = Nódulo endometriótico.

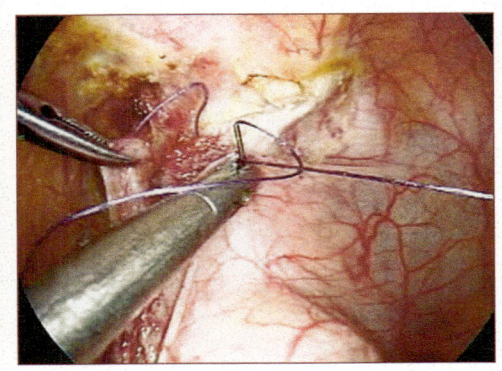

Fig. 20-45
Área de resssecção de endometrioma de bexiga, permitindo a visualização do músculo detrusor.

de parte da bexiga, usando-se corrente monopolar ou bisturi ultrassônico, a sutura pode ser contínua e feita com Vicryl 3-0, em uma única camada. Nestes casos recomenda-se o uso do cateter vesical por 7 a 10 dias (Figs. 20-46 a 20-52).

Além da ressecção de toda a lesão da bexiga, a remoção do miométrio subjacente pode ser importante para evitar recidivas da doença. Fedele *et al.* (2005) analisaram o resultado da cirurgia conservadora de 47 pacientes (29 por laparotomia e 18 por laparoscopia) portadoras de endometriose do detrusor e observaram que 70% dos nódulos situavam-se na base da bexiga e 30% na cúpula vesical. Nos casos dos nódulos da base, a recidiva foi de 37%, quando apenas o nódulo era ressecado × 7% quando se ressecava 0,5 a 1 cm do miométrio subjacente ao nódulo.

Endometriose dos óstios ureterais

Os ureteres são mais envolvidos nas lesões de compartimento posterior do que nas lesões de compartimento anterior (Abrao *et al.*, 2009). Porém, algumas lesões vesicais podem-se estender até um ou ambos os óstios ureterais (Fig. 20-53). Nos casos de envolvimento parcial, o cirurgião deve analisar se é possível ressecar toda a lesão sem a necessidade de reimplantar o ureter (Figs. 20-54 a 20-58). O

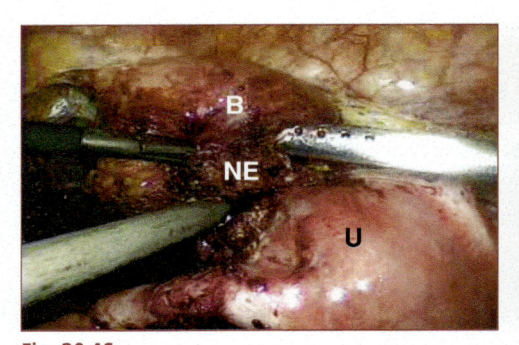

Fig. 20-46
Início da incisão do nódulo da bexiga da parede anterior do útero com parte do miométrio adjacente. B = Bexiga; NE = Nódulo de endometriose; U = Útero.

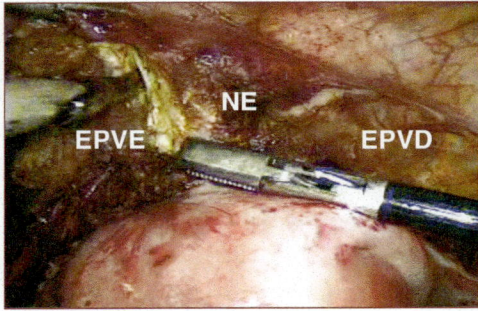

Fig. 20-47
Identificação do espaço paravesical esquerdo. Nota-se nódulo endometriótico em cúpula vesical. EPVE = Espaço paravesical esquerdo; NE = Nódulo endometriótico; EPVD = Espaço paravesical direito.

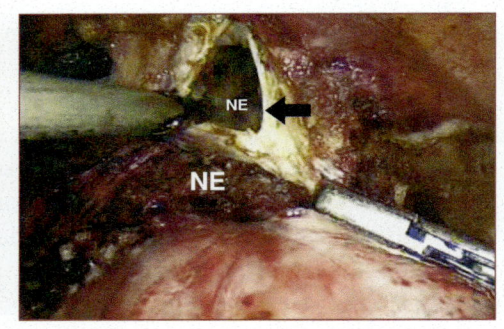

Fig. 20-48
Abertura da bexiga permitindo a visualização do comprometimento da mucosa vesical. NE = Nódulo de bexiga; Seta = Área da cistostomia.

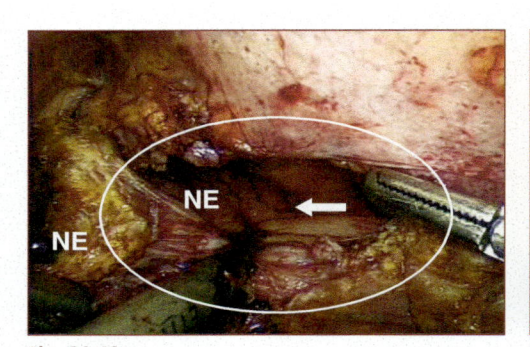

Fig. 20-49
Início da cistectomia parcial. Podemos observar o nódulo comprometendo a região do trígono e do óstio uretral esquerdo. NE = Nódulo endometriótico; Círculo = Área de cistostomia; Seta = Óstio ureteral esquerdo.

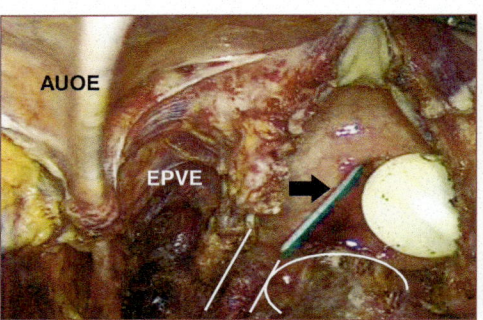

Fig. 20-50
Cistectomia parcial completa. Podemos observar toda área trigonal livre da doença e o ureter esquerdo cateterizado. AUOE = Artéria umbilical obliterada esquerda; EPVE = Espaço paravesical esquerdo; Seta = Cateter ureteral; Entrelinhas paralelas = Ureter esquerdo; Semicírculo = Área de cistectomia da parede posterior da bexiga.

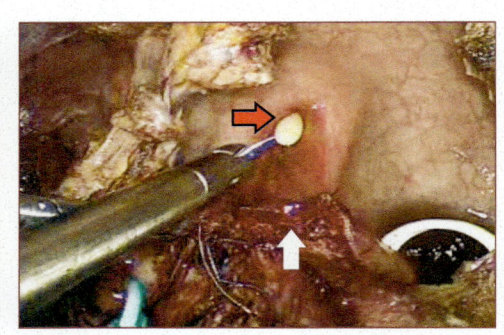

Fig. 20-51
Início da sutura e reconstrução da bexiga. Seta vermelha = Uretra; Seta branca = Músculo detrusor.

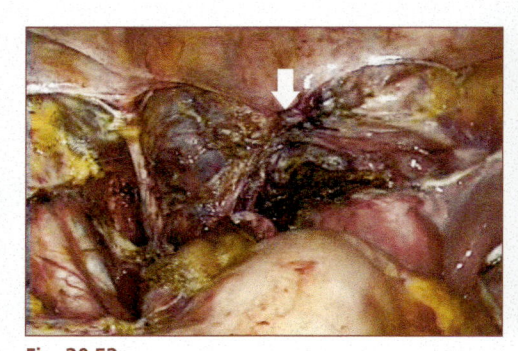

Fig. 20-52
Aspecto final da cistectomia parcial após a aproximação do músculo detrusor. Seta branca = Aspecto final da cistorrafia.

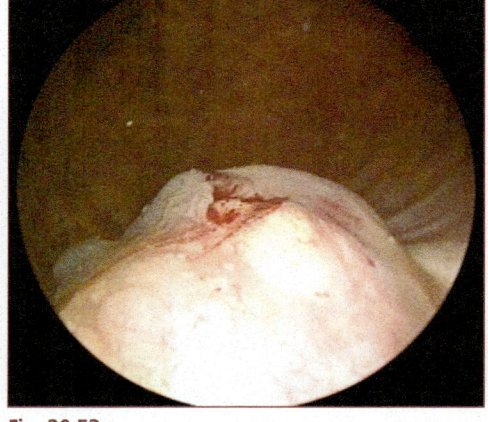

Fig. 20-53
Cistoscopia do óstio comprometido.

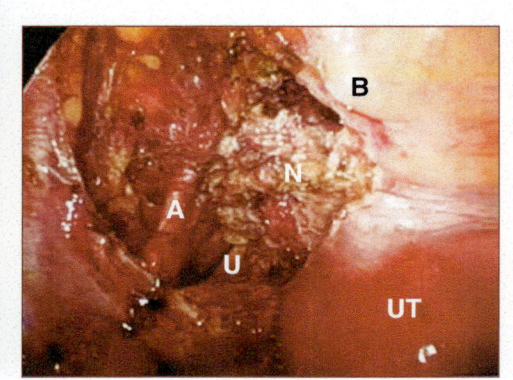

Fig. 20-54
Nódulo endometriótico envolvendo bexiga e ureter esquerdo. U = Ureter; N = Nódulo envolvendo ureter e bexiga; A = Artéria umbilical obliterada; UT = Útero; B = Bexiga.

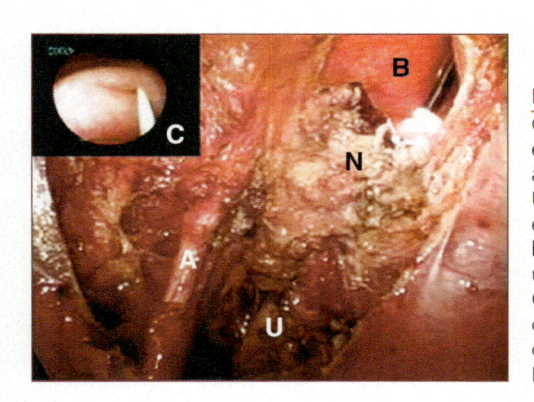

Fig. 20-55
Cateterização do ureter esquerdo previamente à ureterólise.
U = Ureter; N = Nódulo envolvendo ureter e bexiga; A = Artéria umbilical obliterada; C = Detalhe da cateterização do ureter com cistoscópio; B = Bexiga.

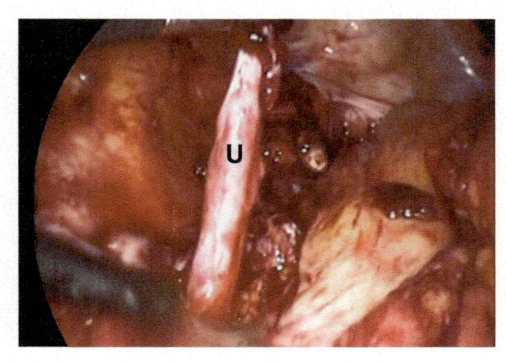

Fig. 20-57
Parte proximal do ureter (U) mobilizada.

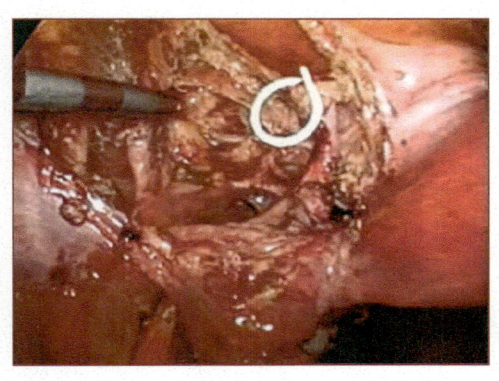

Fig. 20-56
Ureter esquerdo cateterizado.

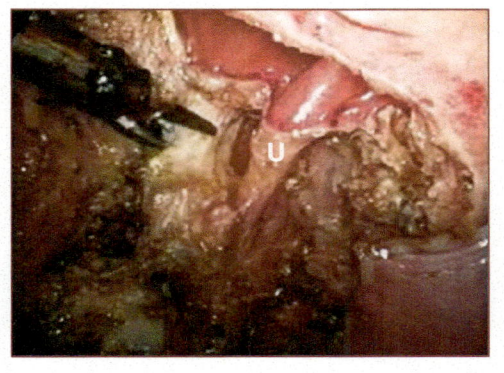

Fig. 20-58
Aspecto final da ureterólise sem que seja necessário o seu reimplante. U = Ureter.

reimplante deve ser evitado sempre que possível, pois o refluxo, mesmo usando técnicas antirrefluxo, pode causar danos renais a longo prazo. Quando existe comprometimento extenso do óstio ureteral, o reimplante (ureteroneocistostomia) está bem indicado.

Para realização da ureteroneocistostomia, utilizamos uma adaptação da técnica descrita por Nezhat (2004):

Após a identificação da área ureteral afetada, esta é incisada acima da estenose com tesoura laparoscópica, sem dano diatérmico, de forma oblíqua (mais ou menos 45°). A porção distal é ligada com sutura ou coagulada com energia monopolar ou ultrassônica.

Para fornecer uma ureteroneocistostomia livre de tensão é realizada uma mobilização ureteral adequada, com o cuidado de preservar sua vascularização. O espaço de Retzius é incisado entre os ligamentos umbilicais obliterados, semelhante à técnica utilizada para uretropexia retropúbica. A dissecção e a mobilização prosseguem inferiormente para permitir a mobilização da bexiga facilmente, até o músculo psoas homolateral ao ureter afetado. O peritônio lateral aos vasos ilíacos externos é incisado para exposição do músculo psoas. Em seguida é introduzido um cateter ureteral de 6F.

O ureter deve ser colocado na parede posterior da bexiga, longe do local da dissecção e de qualquer área potencial de endometriose residual. Com a orientação cistoscópica, o local da cistostomia é aberto com uma incisão de 1 cm, com tesoura laparoscópica.

O ureter é fixado à bexiga aplicando sutura de polidioxanona (fio inabsorvível de polipropileno) 4-0, em plano total incorporando todas as camadas da bexiga e do ureter, em 3, 6, 9 e 12 horas sobre o cateter ureteral. Este cateter é, então, trocado por um cateter duplo J. Se necessário, a bexiga mobilizada é fixada ao tendão do músculo psoas maior com dois ou três pontos de Vicryl® 2-0 (*psoas hitch*), garantindo uma anastomose livre de tensão, evitando-se, cuidadosamente, o nervo genitofemoral. A cavidade é drenada com a utilização de mecanismo ativo de pressão negativa, como, por exemplo, através do dreno de Jackson-Pratt® (Allegiance Saúde Corporation, McGraw, Illinois), colocado na pelve (Figs. 20-59 a 20-67).

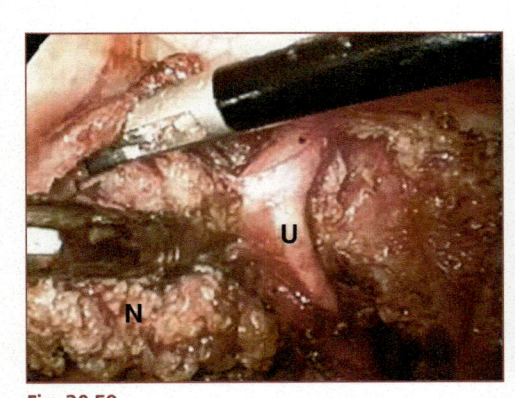

Fig. 20-59
Ureterólise com tesoura laparoscópica. U = Ureter; N = Nódulo envolvendo ureter.

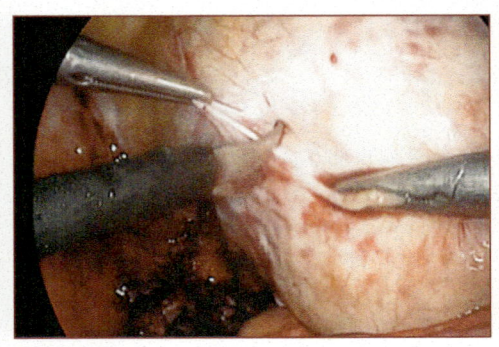

Fig. 20-60
Abertura do peritônio vesical no local escolhido para o reimplante.

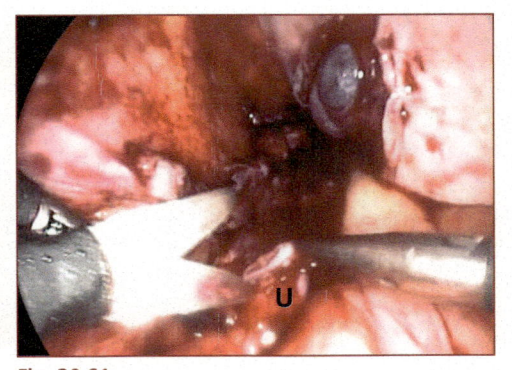

Fig. 20-61
Apreensão do ureter proximal (U) para realizar a espatulação com tesoura.

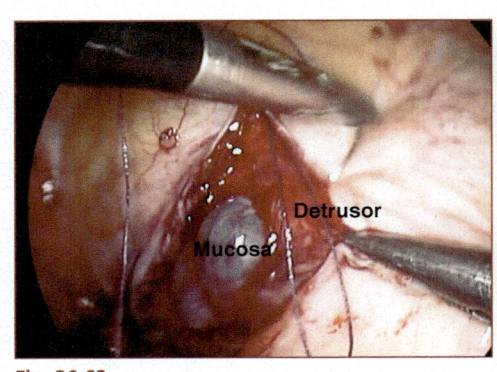

Fig. 20-62
Passagem do ponto no detrusor (12 h). Mucosa já faz protrusão (bolha).

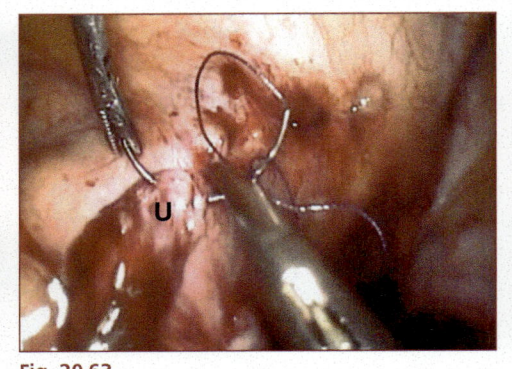

Fig. 20-63
Ponto no ureter (em 12 h).

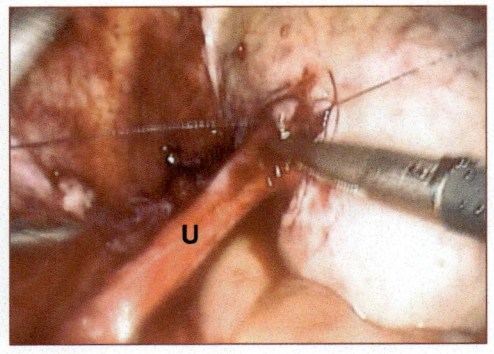

Fig. 20-64
Fixação do ureter em 12 h.

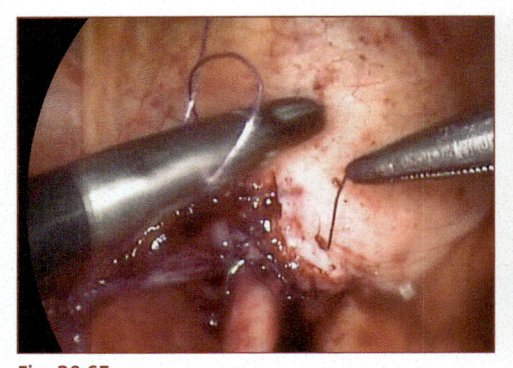

Fig. 20-65
Fechamento do túnel, aproximando-se o detrusor.

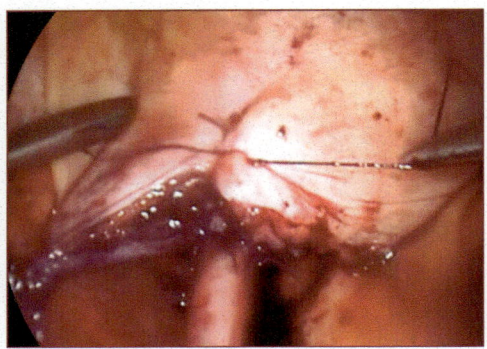

Fig. 20-66
Reimplante praticamente finalizado.

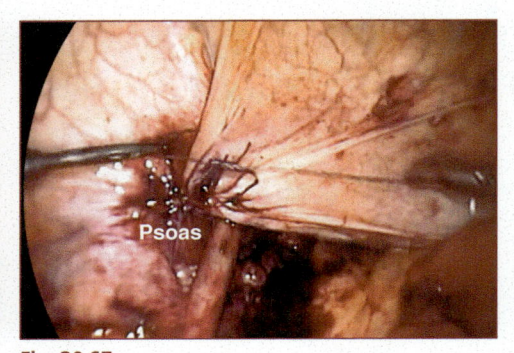

Fig. 20-67
Fixação de parte do detrusor no músculo psoas (*psoas hitch*).

Endometriose dos ligamentos redondos

Outro local de EIP no compartimento anterior, algumas vezes negligenciado, é o ligamento redondo do útero. Crispi *et al.* (dados não publicados), avaliando 174 pacientes com indicação cirúrgica por EIP, verificaram que 27 mulheres apresentaram o comprometimento de pelo menos um dos ligamentos redondos por EIP, perfazendo uma prevalência de 13%. Os aspectos macroscópicos visuais laparoscópicos que se correlacionaram com a positividade da EIP foram a retração, tortuosidade e/ou encurtamento dos ligamentos redondos (Figs. 20-68 e 20-69). É importante a remoção dessas lesões, pois a persistência da endometriose pode manter a queixa álgica e desconforto vesical da paciente.

A seguir seguem-se resumidamente os passos para a abordagem da EIP do compartimento anterior (incluindo bexiga, óstios ureterais e ligamentos redondos):

1. Se houver nódulo de bexiga, o mesmo deve ser removido na sua totalidade. Muitas vezes é necessária a abertura da mucosa para que a cirurgia seja completa. Os óstios ureterais podem ser cateterizados nas lesões próximas dos mesmos. A sutura pode ser contínua com Vicryl 3-0, interessando o músculo detrusor e a mucosa. A EIP pode infiltrar o miométrio anteriormente, e parte do mesmo deve ser ressecada para minimizar recidivas (Fedele *et al.*, 2005).
2. EIP próxima do óstio ureteral pode necessitar de reimplante ureteral. A ureterólise é menos utilizada nesta topografia.
3. Quando existe infiltração dos ligamentos redondos, os mesmos devem ser ressecados.

Endometriose infiltrativa profunda do compartimento posterior

Esta forma da doença até as duas últimas décadas foi negligenciada tanto em seu estudo diagnóstico, quanto terapêutico. Este fato ocorria, muito provavelmente, pelo desconhecimento dos ginecologistas e pela falta de informações disponíveis para classe leiga. Nos últimos anos, com o maior desenvolvimento e acesso aos meios diagnósticos por imagem e o maior conhecimento da fisio-

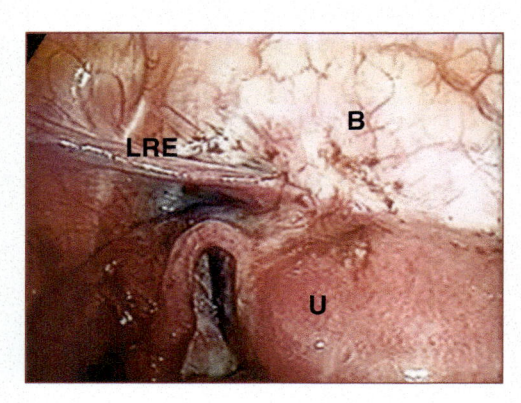

Fig. 20-68
Endometriose de bexiga e ligamento redondo esquerdo. Podemos notar o seu alargamento justauterino e seu encurtamento desviando o útero para esquerda.
B = Bexiga;
LRE = Ligamento redondo esquerdo encurtado, desviado e alargado; U = Útero desviado para esquerda.

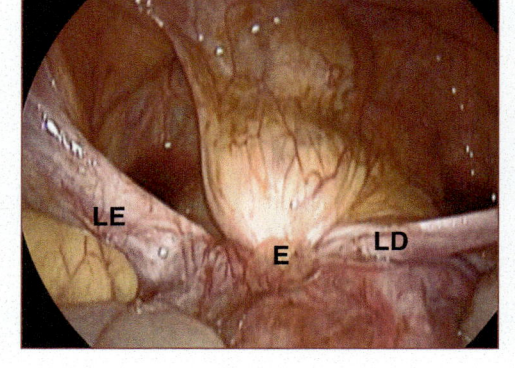

Fig. 20-69
Ligamentos redondos direito e esquerdo espessados, encurtados e alargados.
LE e LD = Ligamentos redondos direito e esquerdo, encurtado, alargado e desviado em direção à endometriose vesical; E = Endometriose vesical.

patologia desta doença, a endometriose intestinal ganhou destaque, e o número de estudos aumentou proporcionalmente. Neste sentido, a abordagem destas pacientes com equipes multidisciplinares tornou-se uma necessidade para o melhor desempenho cirúrgico, na tentativa da realização de cirurgias únicas e citorredutoras.

Em relação à etiopatogenia, duas teorias são propostas:

- Resíduos müllerianos sofreriam processo de metaplasia, transformando-se em nódulos adenomióticos do septo retovaginal.
- Evolução natural da doença peritoneal localizada no fundo de saco de Douglas.

Os principais argumentos a favor da primeira teoria são: (1) o fato de a composição histológica estar mais próxima de um nódulo adenomiótico, isto é, um agregado de musculatura lisa, epitélio glandular e pouco componente estromal; (2) o fato de a doença não evoluir após sua ressecção e sua invasividade seria secundário à proliferação do componente muscular induzido pelas células endometrióticas (Nisolle et al., 1997).

Evidências a favor da segunda teoria são mais contundentes. Estudo retrospectivo feito por Somigliana et al. (2004), com 93 mulheres portadoras de endometriose profunda, mostraram que a infiltração exclusiva do septo retovaginal ocorreu em apenas 6,5% dos casos. Os autores observaram a presença concomitante de endometriomas, implantes peritoneais ou aderências pélvicas em 93,5%. Quando avaliado um subgrupo de pacientes com nódulos maiores que 2 cm (n = 18), a alta prevalência de outras lesões associadas se manteve elevada (17 casos – 94,4%). Avaliação imuno-histoquímica de lesões endometrióticas de diferentes sítios e peritônio livre de doença demonstrou que o componente muscular liso está presente em diferentes focos de endometriose, mas não é observado no tecido normal (Anaf et al., 2000). Esses autores sugeriram que a metaplasia muscular se deva à capacidade totipotencial das células mesoteliais localizadas no abdome inferior e que em cada localização pode ocorrer resposta diferente e assim explicar as diferenças histológicas observadas. Finalmente, Vercellini et al. (2000) demonstraram que pacientes com endometriose do septo retovaginal possuem redução de um terço a profundidade do fundo de saco de Douglas, além de redução de seu volume quando comparada a pacientes portadoras de endometriose sem doença do compartimento posterior e pacientes com pelve normal. Esta observação não seria esperada, caso a origem da doença fosse extraperitoneal. A aderência da parede anterior do reto ao peritônio e ao fórnice posterior vaginal, levando à obliteração do fundo de saco, parece ser a principal causa desta redução. O sangramento cíclico leva à inflamação crônica e proliferação da doença, terminando com infiltração da parede muscular de ambos os órgãos. Este quadro pode dar a impressão de que o nódulo esteja subperitoneal (Vercellini et al. 2004).

Endometriose de fórnice vaginal posterior

O comprometimento do fórnice vaginal posterior pode ocorrer de forma isolada ou ser decorrente da extensão da endometriose retrocervical ou de septo retovaginal. A sua presença é facilmente observada no exame especular ou toque vaginal, com a presença de nodulações azuladas, endurecidas e dolorosas (Fig. 20-70).

Seu tratamento cirúrgico deve ser sempre por via abdominal. A tentativa da via vaginal deve ser reservada para biópsias, visto que a tentativa de remoção por esta via pode ocasionar lesões de órgãos adjacentes (intestino e ureter), que podem estar aderidos à patologia. Por via laparoscópica, procedemos a realização da colpectomia posterior, após a identificação do espaço do septo retovaginal para sua completa remoção (Figs. 20-70 a 20-74).

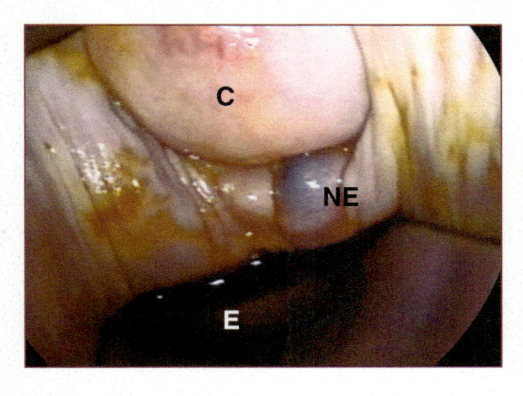

Fig. 20-70
Visão vaginal de nódulo azulado em fundo de saco posterior da vagina.
C = Cérvice uterina;
NE = Nódulo endometriótico;
E = Espéculo vaginal.

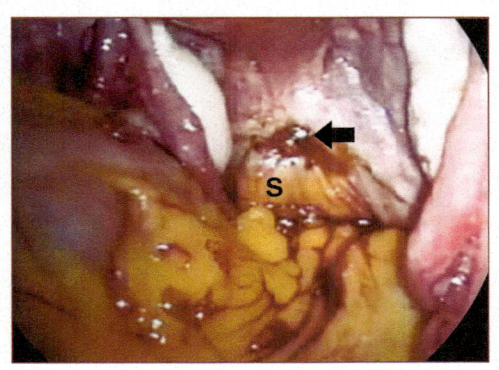

Fig. 20-71
Nódulo de fundo de saco posterior e retrocervical com aderência de sigmoide. Seta = Nódulo endometriótico em fórnice vaginal posterior. S = Sigmoide.

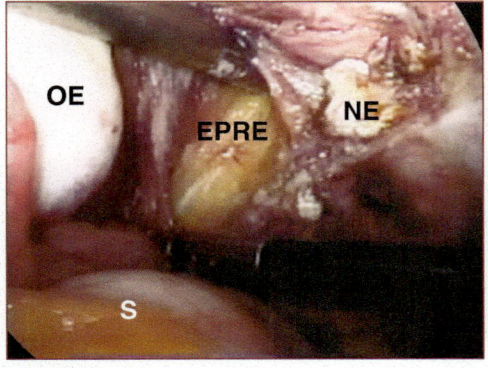

Fig. 20-72
Identificação e exposição do espaço pararretal esquerdo. OE = Ovário esquerdo; EPRE = Espaço pararretal esquerdo; NE = Nódulo endometriótico; S = Sigmoide.

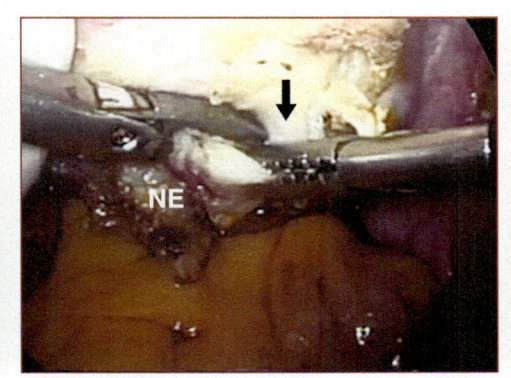

Fig. 20-73
Início da ressecção do nódulo de fundo de saco posterior com a realização de colpectomia.
NE = Nódulo endometriótico; Seta = Fórnice vaginal posterior.

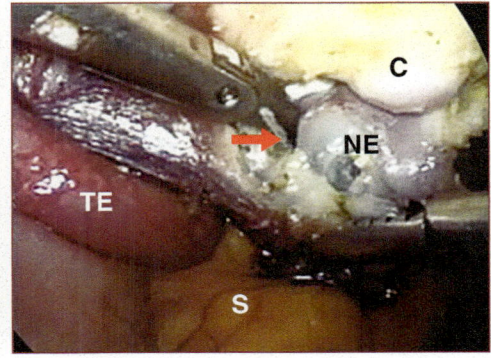

Fig. 20-74
Ressecção de nódulo de fundo de saco posterior.
C = Colo uterino; NE = Nódulo endometriótico;
TE = Tuba esquerda; S = Sigmoide;
Seta vermelha = Fórnice vaginal posterior.

Endometriose dos ligamentos uterossacros

Os ligamentos uterossacros podem estar comprometidos parcial ou totalmente (na sua base de inserção uterina ou até sua fixação sacral). Seu comprometimento isolado pode ser observado, porém é muito comum aderências ao ureter, nervos e intestino. Por este motivo, para sua completa remoção, as etapas de ureterólise, neurólise e identificação dos espaços pararretais são mandatórias, na tentativa de evitar intercorrências. Uma vez isolados, os mesmos podem ser removidos em toda a extensão comprometida (Figs. 20-75 a 20-77).

Endometriose retrocervical

A endometriose retrocervical é aquela localizada na altura da parede posterior do istmo uterino. Pode ser observada isoladamente, porém é frequentemente associada à sua extensão para musculatura uterina, fórnix vaginal posterior, paramétrio e parede superior do reto e/ou sigmoide (Fig. 20-78).

Quando sua presença é observada de forma isolada, sua remoção deve ser cuidadosamente estudada. Se houver a penetração miometrial, a ressecção da musculatura uterina envolvida é necessária, (Fig. 20-79) visto que sua manutenção favorecerá a manutenção das queixas de dismenorreia por parte destas pacientes (Ferrero *et al.*, 2009). Atenção também deve ser dada à preservação da integridade do colo uterino, já que seu comprometimento pode ocasionar desde a amputação do mesmo até sua oclusão (Figs. 20-80 a 20-82), causando hematometras (Kovoor *et al.*, 2010).

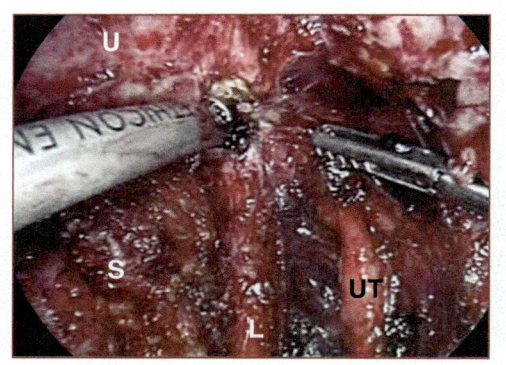

Fig. 20-75
Ligamento uterossacro direito após ser isolado do sigmoide e ureter direito. S = Sigmoide; U = Útero; L = Ligamento uterossacro; UT = Ureter.

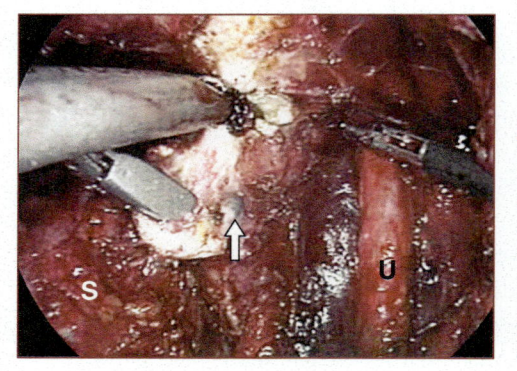

Fig. 20-76
Início da incisão do ligamento uterossacro direito em sua base uterina. Seta = Lesão endometriótica azulada no interior do ligamento uterossacro; S = Sigmoide; U = Ureter.

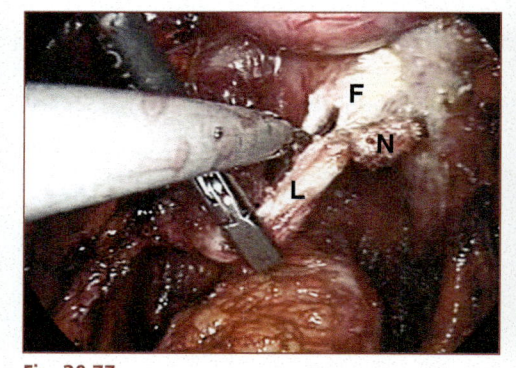

Fig. 20-77
Ressecção do ligamento uterossacro esquerdo e nódulo retrocervical. L = Ligamento uterossacro direito; F = Fórnice vaginal; N = Nódulo retrocervical.

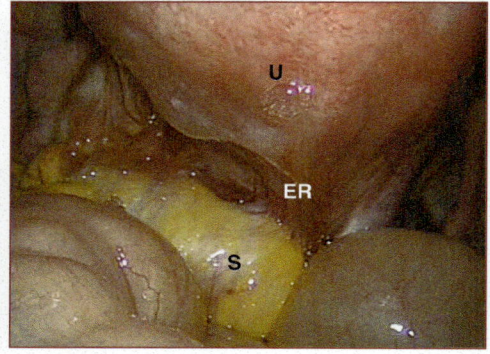

Fig. 20-78
Endometriose retrouterina e retrocervical, comprometendo o reto sigmoide. U = Útero; ER = Endometriose retrocervical; S = sigmoide.

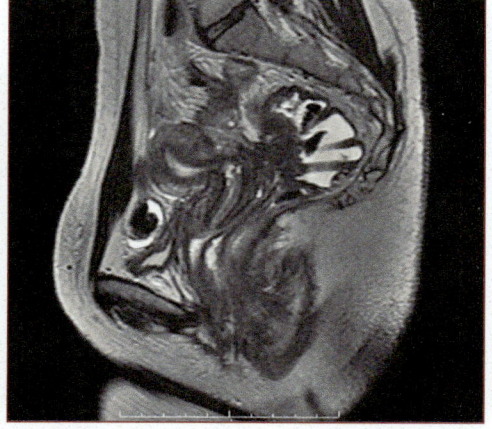

Fig. 20-79
Plano sagital. Sequência ponderada em T2. Gel vaginal e solução salina endorretal. Lesão endometriótica infiltrativa do compartimento posterior, retrocervical e no septo retovaginal, com comprometimento vaginal (retração e espessamento do fórnice) e dos segmentos retais e sigmoide distal.

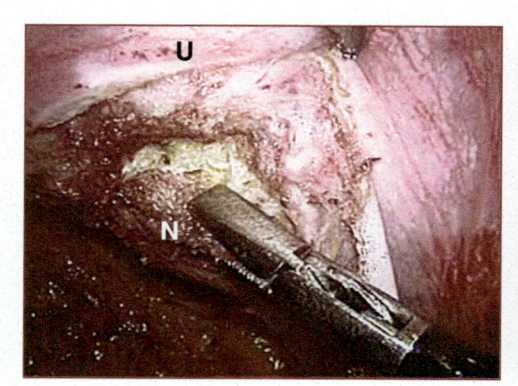

Fig. 20-80
Início da incisão de endometriose retrocervical. U = Útero; N = Nódulo retrocervical.

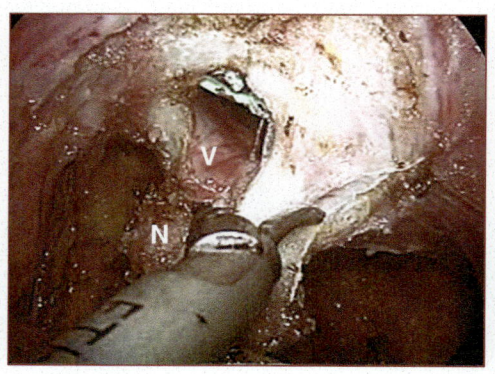

Fig. 20-81
Excisão da endometriose retrocervical e fórnice vaginal posterior. V = Vagina; N = Nódulo de fórnice posterior da vagina.

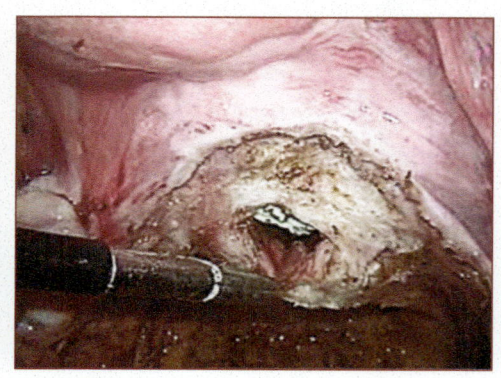

Fig. 20-82
Aspecto final do tratamento da endometriose retrocervical.

Endometriose dos paramétrios

Os paramétrios representam um desafio maior quando estão comprometidos. Seu comprometimento geralmente se deve às extensões das formas das doenças ovarianas e retrocervicais. Nesta topografia encontramos estruturas nobres como os nervos do plexo hipogástrico e os ureteres. Portanto as etapas de ureterólise e neurólise são de fundamental importância em sua abordagem (Fig. 20-83).

Endometriose ureteral

Algumas formas de apresentação da endometriose favorecem ao comprometimento direto dos ureteres na EIP de compartimento posterior:

- Nos casos de endometriomas ovarianos aderidos as fossas ováricas, que promovem intensa reação inflamatória no peritônio adjacente, espessando-o, aderindo e comprimindo o ureter.
- Nos paramétrios, encontramos anel fibrótico e, com maior frequência, observamos estenose do ureter com comprometimento funcional (Fig. 20-84).
- Aderidos aos ligamentos uterossacros, situação muito frequente, que requer liberação cuidadosa na tentativa de preservação da sua nutrição vascular. Quando esta aderência se estende à base dos ligamentos, podemos encontrá-lo aderido, também, à parede posterior uterina (Fig. 20-85).
- Nos casos de endometriose retrocervical, a extensão lateral da doença pode ocorrer com envolvimento do ureter, geralmente em nódulos acima de 2,5 cm (Frenna et al., 2007). Quando há nódulos retrocervicais acima de 3 cm, a prevalência de comprometimento ureteral é de 11,3% (Berlanda et al., 2009).

A endometriose com comprometimento funcional do ureter é observada em 0,08 a 1% das pacientes com endometriose profunda (Donnez et al., 2002).

A endometriose ureteral pode ser classificada como intrínseca e extrínseca:

- *Extrínseca:* compromete a adventícia e/ou submucosa e representa 80 a 90% das ocorrências. Ocorre quando o ureter está envolvido pela patologia endometrial adjacente.
- *Intrínseca:* compromete a mucosa e submucosa e representa entre 10 e 20% das ocorrências (Paulos et al., 2003).

O ureter esquerdo está comprometido em 53% dos casos, o direito em 36%, e os dois em 10% e, na grande maioria dos casos, em seu terço distal (Bosev et al., 2009).

As técnicas para sua abordagem variarão conforme o seu comprometimento funcional e a altura da lesão:

- Ureterólise (separação entre as superfícies da doença e do ureter) é, na grande maioria das pacientes, suficiente para sua liberação. Porém, quando esta manobra não é possível ou quando após a mesma a dilação do ureter e/ou a estenose do segmento comprometido não se alteram, outras técnicas devem ser adotadas: (Nezhat et al., 1996). A abordagem inicial dos ureteres deve ser feita na altura do infundíbulo pélvico. No ureter direito esta manobra é facilitada, pois esta região geralmente encontra-se livre de aderências. Já no ureter esquerdo, frequentemente precisamos liberar o sigmoide de suas aderências fisiológicas (ou mesmo endometriose). Realizamos incisão peritoneal paralela ao ureter (manobra facilitada pela observação dos movimentos peristálticos deste órgão) e o isolamos, até encontrarmos as artérias uterinas na altura do paramétrio (Figs. 20-86 a 20-96). Importante, neste momento, é a preocupação com a manutenção da sua vascularização. Neste sentido, a manutenção do seu revestimento adventício geralmente garante adequada nutrição.

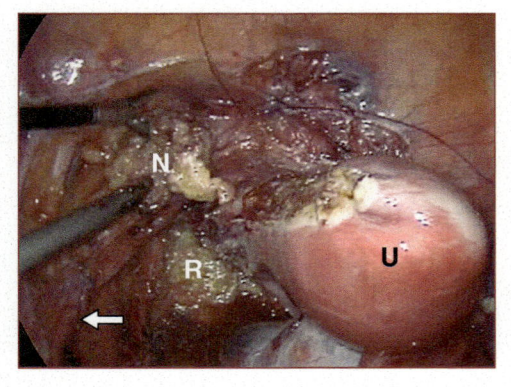

Fig. 20-83
Endometriose de paramétrio esquerdo. Seta = Ureter; N = Nódulo endometriótico removido; R = Região parametrial tratada; U = Útero.

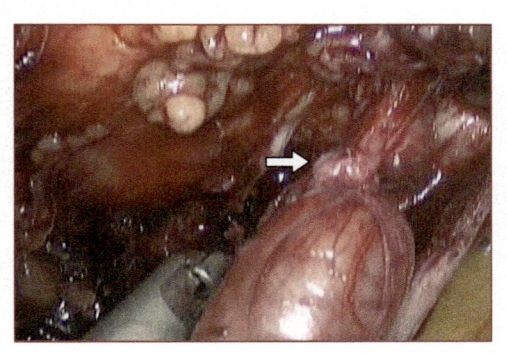

Fig. 20-84
Detalhe do anel fibrótico. Seta = detalhe da estenose com anel fibrótico.

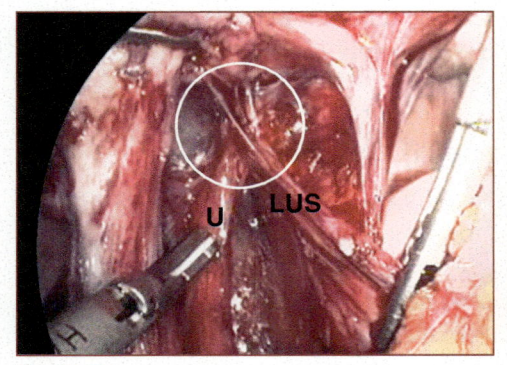

Fig. 20-85
Aderências de ligamento uterossacro ao ureter esquerdo. U = Ureter; LUS = Ligamento uterossacro; Círculo = Área de aderências.

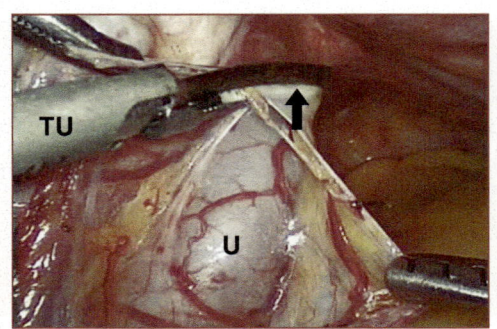

Fig. 20-86
Início da incisão do peritônio visceral, expondo ureter esquerdo muito dilatado. U = Ureter esquerdo dilatado; TU = Abertura do peritônio com tesoura ultrassônica; Seta = Observar o detalhe da mandíbula protegida da tesoura em contato com o ureter.

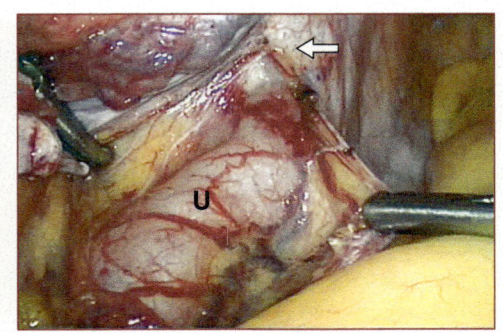

Fig. 20-87
Ureter esquerdo dilatado totalmente exposto, sendo observado início da área de estenose. U = Ureter; Seta = Área de estenose.

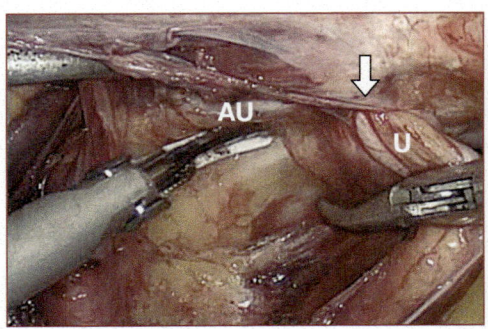

Fig. 20-88
Início da identificação da artéria uterina no cruzamento sobre o ureter. AU = Artéria uterina; U = Ureter; Seta = Área de estenose.

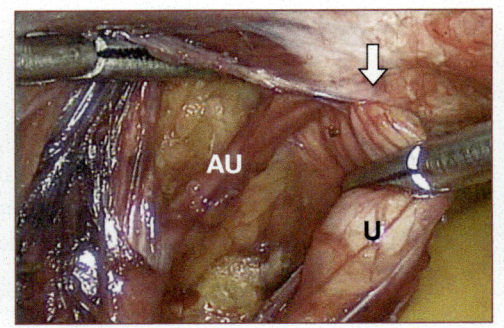

Fig. 20-89
Artéria uterina isolada. U = Ureter; AU = Artéria uterina; Seta = Área de estenose parametrial.

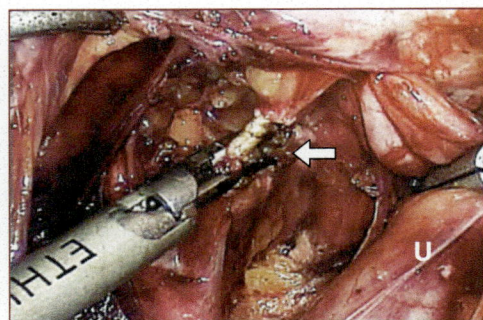

Fig. 20-90
Coagulação da artéria uterina com energia ultrassônica antes de sua secção (parte da tática cirúrgica para endometriose de paramétrio). U = Ureter; Seta = Coagulação da artéria uterina.

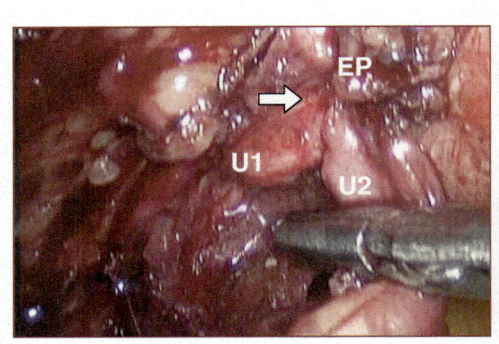

Fig. 20-91
Identificação da área do pinçamento do anel fibrótico. U1 = Ureter distal à estenose; U2 = Ureter proximal à estenose; EP = Nódulo da endometriose de paramétrio; Seta = Área de estenose do ureter.

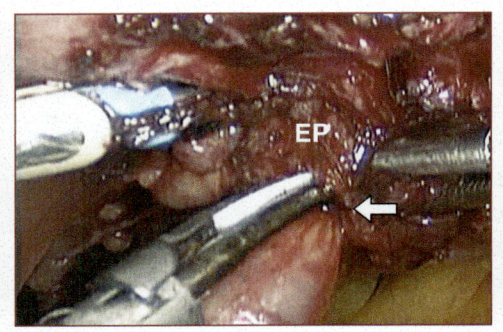

Fig. 20-92
Início da liberação do anel fibrótico. EP = Endometriose de paramétrio; Seta = Área de estenose.

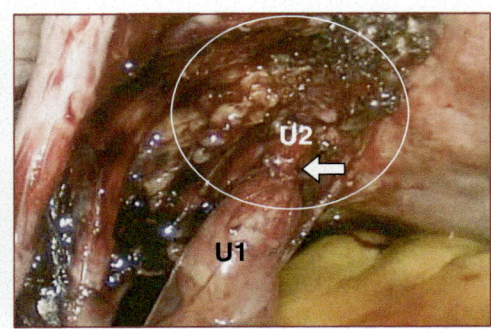

Fig. 20-93
Início da identificação da porção distal do ureter após área de estenose. Círculo = Área de ressecção do nódulo de paramétrio; U1 = Ureter proximal dilatado; U2 = Ureter distal estenosado; Seta = Área de estenose.

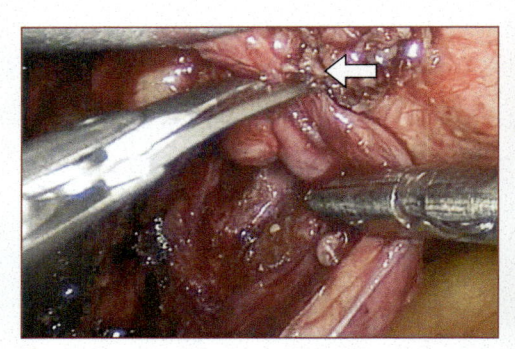

Fig. 20-94
Incisão com tesoura do anel fibrótico. Seta = Incisão da área de estenose.

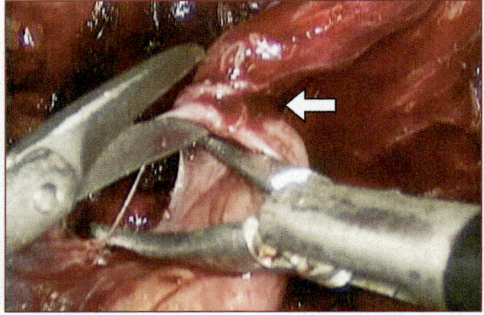

Fig. 20-95
Incisão com tesoura do anel fibrótico. Seta = Detalhe da secção do anel fibrótico.

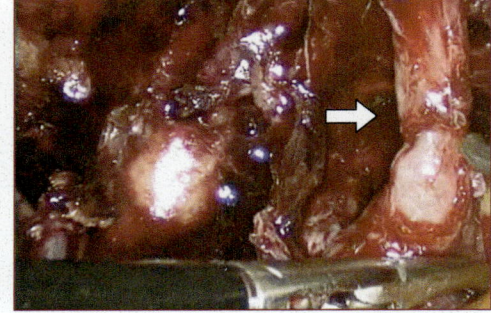

Fig. 20-96
Ureter livre do anel fibrótico. Seta = Detalhe do ureter sem o anel fibrótico.

- Anastomose terminoterminal geralmente é realizada quando o comprometimento ocorre nos terços proximal e médio. O ureter deve ser amplamente liberado para evitar tensão sobre a sutura, as extremidades sofrem incisão oblíqua para evitar estenoses, e são aproximadas com pontos simples em plano total com fio de sutura monofilamentado absorvível 4-0 (Monocryl® – poliglecaprone). Nestes casos, a manutenção de cateter duplo J por 2 a 3 meses e vesical por 15 dias é necessária na tentativa de evitar fístulas e estenoses (Figs. 20-97 a 20-103).

- Ureteroneocistostomia normalmente é reservada para casos mais extensos, em que a anastomose terminoterminal não é tecnicamente possível (descrita anteriormente).

Dorian Bosev, 2009, em sua série de 96 casos, realizou a ureterólise em sua grande maioria com apenas duas ureteroneocistostomia (Quadro 20-7).

No pós-operatório observaram-se duas intercorrências, uma paciente desenvolveu trombose séptica da pelve, e a outra, estenose após ureteroneocistostomia, sendo tratada com dilatação mecânica.

■ **Endometriose intestinal**

A endometriose infiltrativa intestinal é uma das formas mais graves da doença e é o 3º local mais frequente de ocorrência desta doença, sendo a doença peritoneal a primeira, e a ovariana, a segunda mais frequente. A doença intestinal ocorre em 3 a 37% das pacientes com a forma profunda (Anaf *et al.*, 2009). O reto e a junção retossigmoideana são os principais locais afetados, correspondendo até 93% dos casos de doença intestinal. Outros sítios importantes são o apêndice (2 a 18%), o íleo distal (2 a 16%) e o ceco (menos de 2%) (Darai *et al.*, 2007). Deve-se lembrar que, frequentemente, encontramos outras formas associadas da doença (Somigliana *et al.*,

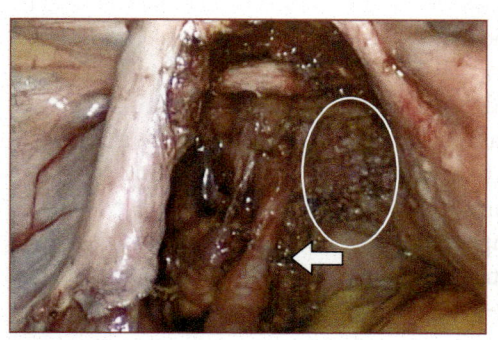

Fig. 20-97
Aspecto final da ureterólise em paciente com endometriose de paramétrio. Seta = Aspecto final do ureter sem estenose; Círculo = Área de ressecção de endometriose de paramétrio.

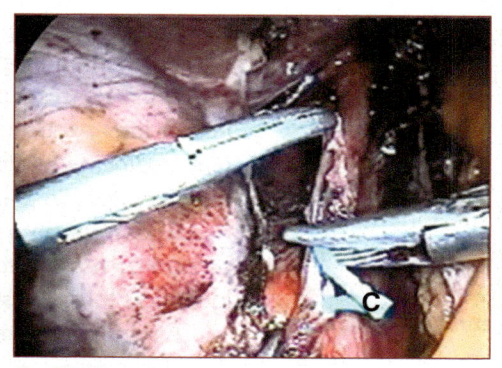

Fig. 20-98
Aplicação de cateter ureteral. C = Cateter ureteral.

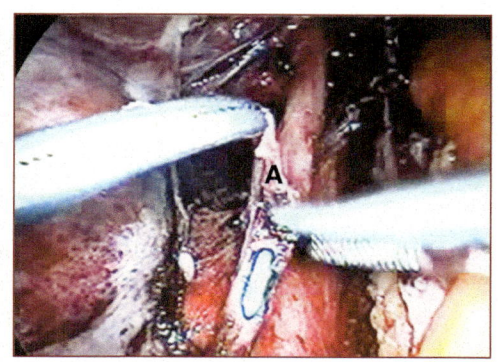

Fig. 20-99
Ressecção da área com estenose de ureter por endometriose. Área de estenose ureteral por endometriose.

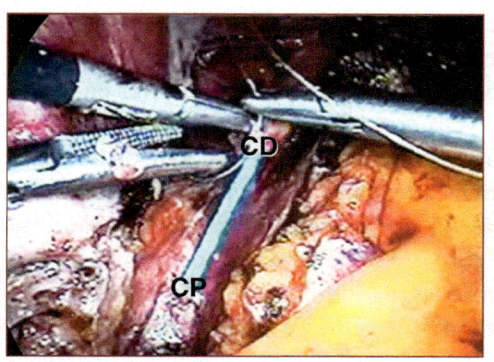

Fig. 20-100
Anastomose do ureter após a colocação de cateter ureteral. CD = Coto distal do ureter; CP = Coto proximal do ureter.

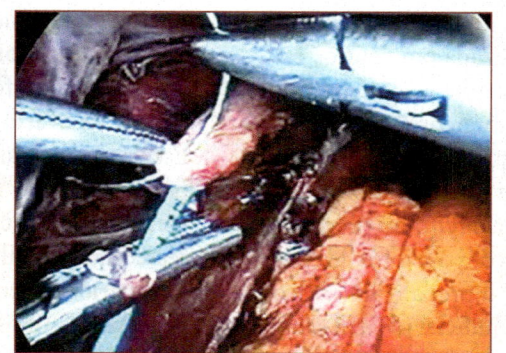

Fig. 20-101
Início da anastomose terminoterminal do ureter.

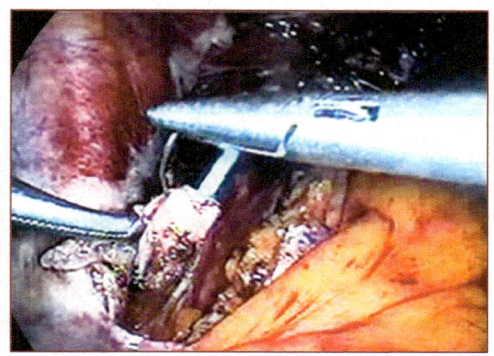

Fig. 20-102
Aplicação da sutura no coto proximal do ureter esquerdo.

2004), e que a doença intestinal pode ser multicêntrica (Kavallaris *et al.*, 2003). Quando múltiplas, podem ser representadas por pequenas lesões satélites em torno do nódulo principal ou localizada mais distante no mesmo segmento ou em outros segmentos (p. ex., delgado e apêndice). Esta forma de apresentação múltipla pode ser observada em 15 a 35% das pacientes. Redwine *et al.* (1999), em uma série de 453 mulheres com endometriose intestinal com confirmação histológica, encontraram apenas 4 casos de comprometimento intestinal isolado (Fig. 20-104).

Tratamento

A endometriose do compartimento posterior representa um desafio cirúrgico para a grande maioria dos ginecologistas em razão de seu comprometimento multifocal. Atualmente, com a ampla utilização dos métodos de imagem, é possível realizar, com grande precisão, o mapeamento da distribuição da doença na pelve.

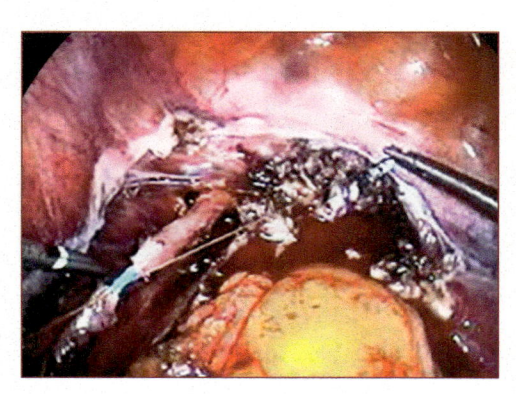

Fig. 20-103
Aproximação dos cotos proximal e distal do ureter esquerdo.

Quadro 20-7 Achados intraoperatórios

	Nº de Pacientes (%)
Envolvimento ureteral	
Direito	45 (47)
Esquerdo	61 (64)
Bilateral	10 (10)
Lesões endometrióticas concomitantes	
Peritônio	96 (100)
Ovário direito	70 (73)
Ovário esquerdo	73 (76)
Bexiga	45 (47)
Intestino	41 (43)
Septo retovaginal	56 (58)
Ligamentos uterossacros	50 (52)
Estadiamento da endometriose	
I (mínima)	13 (14)
II (leve)	21 (22)
III (moderada)	21 (22)
IV (grave)	41 (43)
Procedimentos realizados	
Ureterólise + excisão ou ablação	96 (100)
Ureteroneocistostomia + fixação no psoas	2 (2)
Colocação de *stent* ureteral	6 (6)

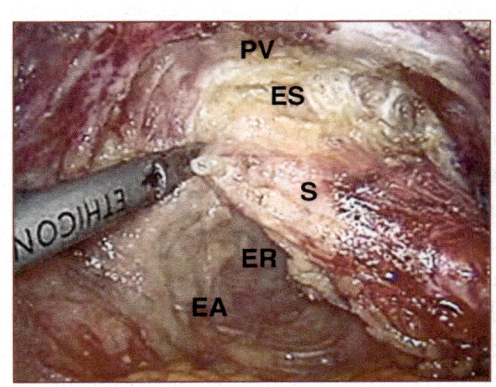

Fig. 20-116
Dissecção do espaço do septo retovaginal.
PV = Parede vaginal posterior; ES = Espaço do septo retovaginal; ER = Espaço retrorretal; EA = Músculo elevador do ânus; S = Sigmoide.

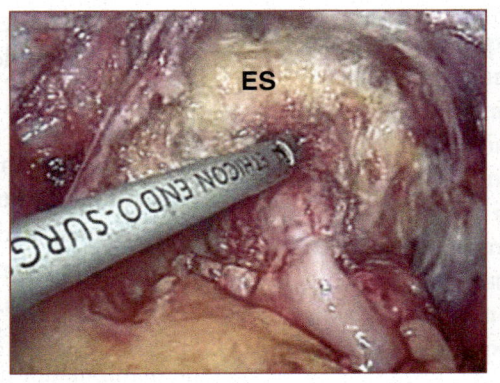

Fig. 20-117
Aspecto final do espaço do septo retovaginal.
ES = Aspecto final do espaço do septo retovaginal.

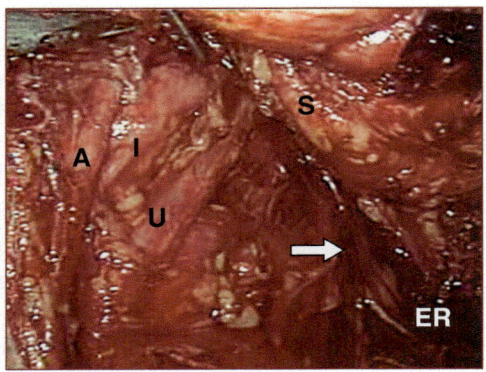

Fig. 20-118
Espaço retrorretal. A = Artéria mesentérica inferior. I = Infundíbulo pélvico esquerdo; U = Ureter esquerdo; S = Parede posterior do sigmoide; ER = Espaço retrorretal; Seta = Plexo hipogástrico inferior.

- *Neurólise:* a cirurgia radical para remoção dos focos de endometriose, principalmente quando há comprometimento dos ligamentos uterossacros e do paramétrio, pode comprometer a inervação autônoma do nervo hipogástrico inferior (simpáticos e parassimpáticos), responsáveis pelo controle retal, vesical e sexual (lubrificação). O comprometimento desta inervação durante a cirurgia pode ser seguida de retenções urinária e fecal e, em alguns casos, há a necessidade de autocateterização da bexiga e/ou manobras para esvaziamento retal. Portanto, técnicas para identificação e preservação do nervo e do plexo hipogástrico inferior têm sido adotadas (Kavallaris *et al.*, 2010). Possover *et al.* (2005) descreveram sua técnica de identificação nervosa com neuroestimulação direta em 261 pacientes, determinando diminuição de queixas urinárias abaixo de 1%. Ceccaroni *et al.* (2010), com base nos ensinamentos de preservação nervosa do trabalho de Possover *et al.* (2005), descreveram suas experiências cirúrgicas laparoscópicas, selecionando suas indicações em duas situações distintas:
  - Endometriose profunda com envolvimento retal e/ou parametrial com extensão para parede pélvica e os nervos somáticos: o exame por via laparoscópica da pelve revela uma infiltração endometriótica do fundo de saco de Douglas e do septo retovaginal, com aprofundamento sobre a parede lateral pélvica caudalmente para o espaço pararretal. A lesão envolve a parede anterior do retossigmoide, os ligamentos cardinais lateral e posterior, ligamentos uterossacros, retovaginal e lateral retal e o paramétrio. Estendendo-se lateralmente à parede pélvica, infiltra amplamente a fáscia parietal do músculo elevador do ânus e do ligamento piriforme do músculo obturador. A doença comprime a fáscia parietal da re-

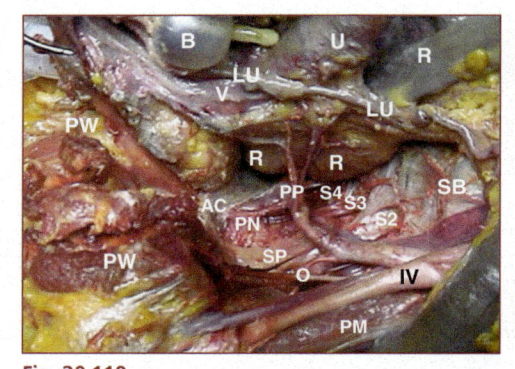

Fig. 20-119
Dissecção anatômica (em cadáver do sexo feminino fresco de injeção de látex nos vasos sanguíneos) na hemipelve esquerda, tornando evidentes as estruturas vasculares e neurais para parede lateral da pelve. PW = Parede pélvica; B = Cateter na bexiga; LU = Ureter esquerdo; U = Útero; R = Reto; V = Vagina; SB = Osso sacral; S2, S3, S4, S2-4 raízes sacrais; O = Nervos e vasos obliteradores; SP = Plexo sacral; PN = Nervos e vasos pudendos; PP = Vasos retais médios; AC = Canal de Alcock; PM = Músculo psoas. (Fotos retiradas do artigo Ceccaroni M, Clarizia R, Alboni C, Ruffo G, Bruni F, Roviglione G. Laparoscopic nerve-sparing transperitoneal approach for endometriosis infiltrating the pelvic wall and somatic nerves: anatomical considerations and surgical technique. *Surg Radiol Anat* 2010 July;32(6):601-4.)

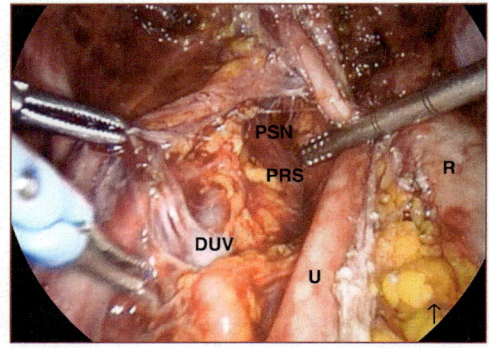

Fig. 20-120
Abordagem laparoscópica medial transperitoneal à esquerda da parede lateral da pelve. Após com a abertura do espaço pararretal. U = Ureter esquerdo; PSN = Nervos esplâncnicos pélvicos; PRS = Espaço pararretal; DUV = Veia uterina profunda; R = Reto. (Fotos retiradas do artigo Ceccaroni M, Clarizia R, Alboni C, Ruffo G, Bruni F, Roviglione G. Laparoscopic nerve-sparing transperitoneal approach for endometriosis infiltrating the pelvic wall and somatic nerves: anatomical considerations and surgical technique. *Surg Radiol Anat* 2010 July;32(6):601-4.)

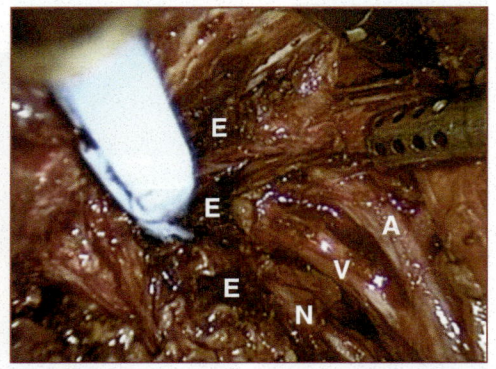

Fig. 20-121
Vista laparoscópica panorâmica da pelve na ocasião da erradicação de extensa endometriose da parede pélvica direita com infiltração do nervo pudendo e vasos do introito do canal de Alcock. E = Nódulo endometriótico; N = Nervo pudendo direito; A = Artéria pudenda direita; V = Veia pudenda direita. (Fotos retiradas do artigo Ceccaroni M, Clarizia R, Alboni C, Ruffo G, Bruni F, Roviglione G. Laparoscopic nerve-sparing transperitoneal approach for endometriosis infiltrating the pelvic wall and somatic nerves: anatomical considerations and surgical technique. *Surg Radiol Anat* 2010 July;32(6):601-4.)

Fig. 20-122
Visão laparoscópica panorâmica da hemipelve direita durante a neurólise do plexo sacral. U = Ureter; RVL = Ligamento retovaginal; SP = Plexo sacral; PB = Osso pélvico; PW = Parede pélvica; PSN = Nervo esplâncnico pélvico; IV = Vasos ilíacos. (Fotos retiradas do artigo Ceccaroni M, Clarizia R, Alboni C, Ruffo G, Bruni F, Roviglione G. Laparoscopic nerve-sparing transperitoneal approach for endometriosis infiltrating the pelvic wall and somatic nerves: anatomical considerations and surgical technique. *Surg Radiol Anat* 2010 July;32(6):601-4.)

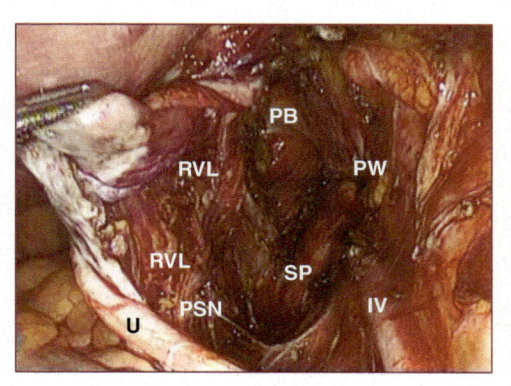

gião sacral que contém o plexo sacral e raízes ao nível da S1-S3 ou S1-S4 e do nervo pudendo em sua entrada no canal de Alcock (Figs. 20-119 a 20-122).

Para realizar a ressecção em bloco do nódulo endometriótico, inicia-se a dissecção do promontório, preparando o espaço pré-sacral para identificar o espaço retrorretal. Em seguida, desenvolvem-se os espaços pararretais lateral e medial. Praticam-se, então, a identificação, o isolamento e a preservação dos plexos hipogástricos superior e inferior.

A transecção da fáscia endopélvica expõe o nervo hipogástrico e esplâncnicos pélvicos (PSNs) em direção à sua origem. Esta última etapa permite a identificação das raízes sacrais de S2-S4 e em seguida a identificação subsequente de outros nervos somáticos, tais como: S1 e S5. Somente então é realizada a erradicação da endometriose pélvica profunda nos tratos envolvidos, como parametrectomia e ressecção segmentar do retossigmoide. Este procedimento muitas vezes exige o sacrifício das artérias uterinas.

Após identificar e seguir a raiz sacral S4 nas regiões glútea e pudenda, o segmento endopélvico do nervo pudendo é identificado, desde sua origem do plexo sacral, e seguindo pelo forame isquiático maior, até seu acondicionamento por trás da espinha isquiática ao nível do ligamento sacroespinal e sua entrada na área do canal de Alcock, juntamente com a artéria e a veia pudenda. Após a remoção completa da última parte do nódulo parametrial, ocorre a descompressão do nervo pudendo.

Este procedimento pode exigir, em poucos casos, a transecção do ligamento sacroespinhoso, quando uma dissecção mais distal dos nervos se faz necessária. Para a remoção completa da parte pudenda do nódulo, o sacrifício das veias obturadoras é, algumas vezes, necessário.

- Endometriose isolada da parede pélvica e dos nervos somáticos: esta etapa se inicia lateral aos vasos ilíacos externos e se aprofunda em direção laterocaudalmente, permitindo a exposição sistemática do tronco lombossacral na porção proximal do nervo obturador.

Conforme sugerido por Possover *et al.*, a dissecção eletiva dos vasos ilíacos internos e a transecção proximal dos vasos obturadores são necessárias para obter uma solução completa, segura e radical da excisão da endometriose extensa da parede pélvica lateral. Esta etapa permite a exposição anatômica distal da parte do plexo sacral, do nervo ciático e seus ramos distais e uma dissecção segura do nódulo de endometriose. Em casos muito raros, a infiltração da endometriose no forame isquiático ao redor do nervo ciático e suas ramificações permite apenas a liberação da parte endopélvica do próprio nervo, evitando uma dissecção mais ampla na região glútea do forame ciático, considerando que este passo é muito perigoso.

4. Após as etapas anteriores, o nódulo retrocervical (com ou sem invasão do reto/sigmoide) fica isolado na parte central da pelve. Este nódulo deve ser separado do útero (ressecando parte do miométrio, caso necessário). Parte da vagina deve ser ressecada, se houver invasão da mesma.

5. Caso o nódulo estiver acometendo o reto, a lesão deve ser abordada neste momento. Se o nódulo for mais superficial, é possível a retirada do mesmo sem abertura da luz intestinal (*shaving*). Em nódulos acima de 2 a 3 cm, muitas vezes é necessária a ressecção parcial da parede do reto (ressecção discoide). Pode ser feita ressecção manual com posterior sutura ou, de um modo mais rápido, com grampeamento circular ou linear. Em casos mais avançados, com estenose parcial da luz intestinal, a técnica de escolha é a ressecção segmentar do reto/sigmoide (retossigmoidectomia parcial). A seguir descreveremos com mais detalhes as táticas cirúrgicas para o tratamento da EIP intestinal.

Basicamente três tipos de técnicas são utilizadas para esta abordagem (Quadro 20-8).

■ Ressecção superficial (*shaving*)

Indicações

Lesões superficiais da serosa e/ou adventícia, com pequena penetração na parede intestinal.

Técnica

As lesões mais superficiais podem ser facilmente removidas por abordagem com tesoura adjacente à lesão. A lesão é apreendida e levantada com pinças de apreensão do tipo dente de rato e, simultaneamente, removidas com dissecção romba na junção da área de fibrose esbranquiçada com a área de tecido sadio (Redwine, 2004). O uso de excisão diatérmica com energia monopolar ou ultrassônica deve ser feito com cautela, pois pode causar danos térmicos na parede intestinal e, eventualmente, resultar em fístula pós-operatória. Uma vez que a lesão seja completamente removida da parede intestinal, possíveis defeitos (lesão térmica, perfura-

Quadro 20-8

1. Ressecção superficial ou *shaving*
2. Ressecção discoide
    - Simples
        - Com reparo manual
        - Com reparo mecânico (uso de grampeador circular ou linear)
    - Dupla (duplo grampeamento circular)
3. Ressecção segmentar

ções, exposição da mucosa ou muscular) podem ser reparados por suturas simples com fio de Vicryl® (Poliglactina) 3-0 com agulha gastrointestinal (Figs. 20-123 e 20-124 e filme).

■ Ressecção discoide simples

Indicações

Esta técnica geralmente é utilizada quando observamos lesões únicas, até 3 cm de extensão intestinal, com comprometimento de até 40% da sua circunferência e que penetram até a submucosa, quando a abertura da luz intestinal é quase inevitável (Nezhat *et al.*, 2004)

Técnica

Com reparo manual

Dois fios de tração são aplicados a cada um dos lados da lesão do intestino, seguida de uma incisão com abertura transversal até o lúmen, a lesão é removida com tesoura ou com uso de energia (monopolar ou ultrassônica). O lúmen intestinal pode ser fechado com pontos separados em "X" com fio de Vicryl® 3-0 em plano seromuscular, ou com chuleio simples com fio de PDS® (Polidioxanona) 4-0 também em plano seromuscular.

Técnica

Com reparo mecânico

Esta técnica com uso de grampeadores circulares tem sido proposta por ser de realização mais rápida e com resultados semelhantes à técnica manual, possibilitando, ainda, menores danos nervoso e vascular quando comparados às técnicas de ressecção segmentar (Woods *et al.*, 2003). Após a mobilização do reto ao redor da lesão, esta é individualizada com aplicação de sutura com Vicryl® 3-0. O grampeador circular de maior diâmetro (33 ou 34 mm) é, então, inserido por via transanal e cuidadosamente aberto até 3 cm (nesta etapa convém testar previamente a abertura do grampeador para qual abertura máxima não há o desprendimento da sua ogiva removível). A área a ser extirpada é deitada no sulco criado entre a ogiva e o grampeador, forçando os fios de sutura previamente aplicados na lesão em direção inferior (um para a esquerda e o outro para a direita). O grampeador deve ser erguido para evitar a parede retal posterior e, então, fechado e acionado, sendo removido através do ânus. O resultado é uma ressecção discoide anterior de uma cunha do reto ou sigmoide, contendo o nódulo e a sutura (Reich, 2004) (Figs. 20-125 a 20-131).

■ Ressecção discoide dupla (duplo grampeamento circular)

Indicação

No intuito de aumentar as indicações deste tipo de técnica, estabelecemos, recentemente, a ampliação de sua utilização para lesões únicas, com comprometimento de até 40% da luz intestinal e com extensão de até 6 cm.

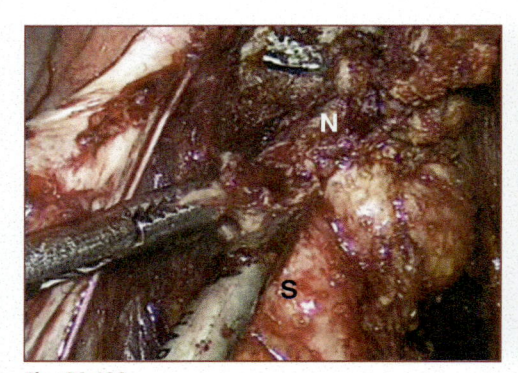

Fig. 20-123
Início da ressecção de nódulo endometriótico pela técnica de *shaving*. N = Nódulo endometriótico em sigmoide; S = Sigmoide.

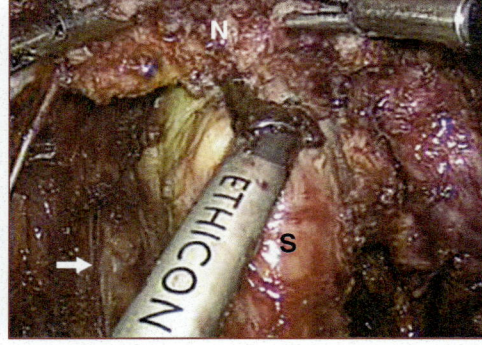

Fig. 20-124
Progressão da técnica de *shaving* com uso de energia ultrassônica. N = Nódulo endometriótico em sigmoide; S = Sigmoide; Seta = Plexo hipogástrico inferior.

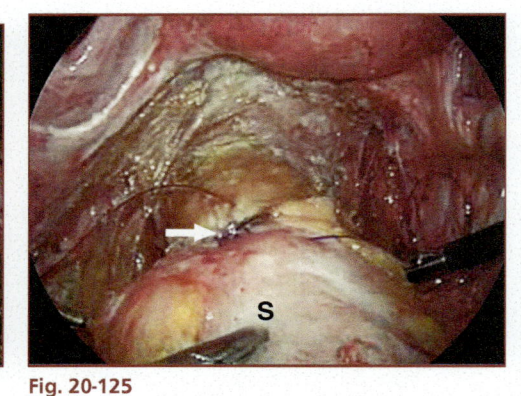

Fig. 20-125
Marcação e fixação da lesão sigmoide com sutura. S = Sigmoide; Seta = Lesão endometriótica com fio de sutura.

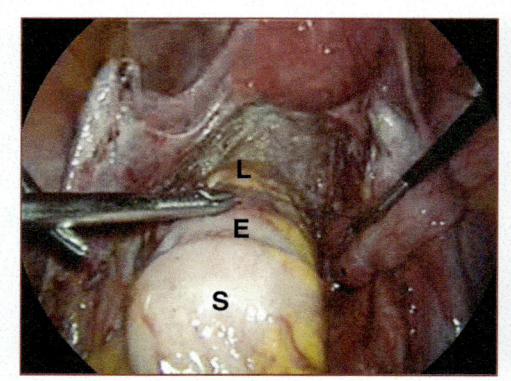

Fig. 20-126
Visualização do *stapler* circular aberto no interior do sigmoide. E = Sulco formado pela abertura do *stapler* circular; L = Lesão endometriótica; S = Sigmoide.

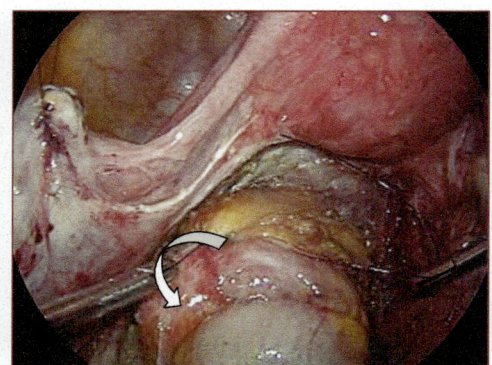

Fig. 20-127
Início da mobilização da lesão para o interior do sulco formado pela abertura do *stapler*. Seta = Movimento de mobilização da lesão para o interior do *stapler*.

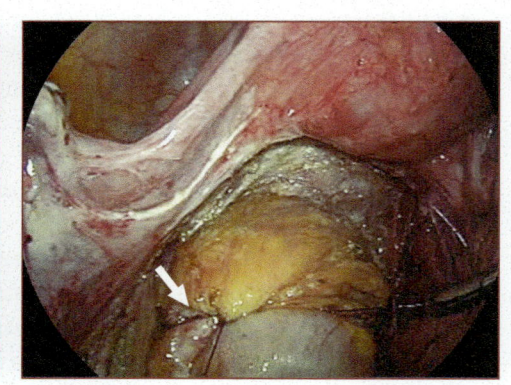

Fig. 20-128
Lesão totalmente incluída no interior do *stapler*. Seta = Lesão sendo introduzida no interior do *stapler* circular.

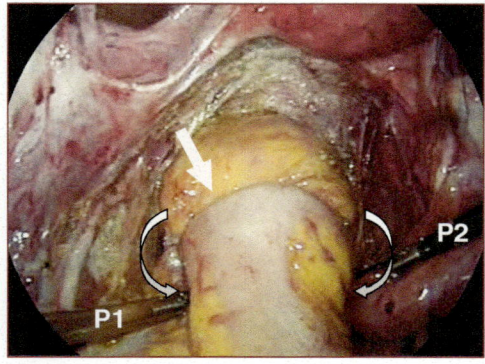

Fig. 20-129
Stapler fechado contendo a lesão. Seta reta = Linha formada pelo fechamento do *stapler* circular.
P1 e P2 = Pinças de reparo dos fios com movimento posterior (ver setas curvas), forçando a lesão para o interior do *stapler*.

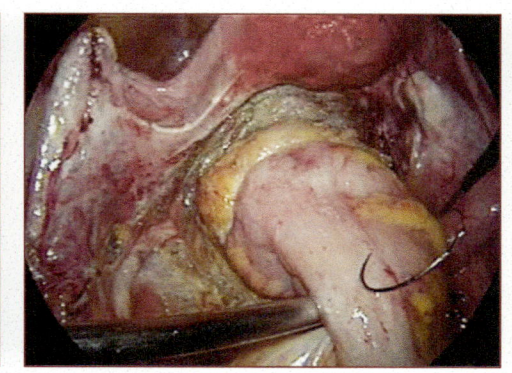

Fig. 20-130
Aspecto final da anastomose.

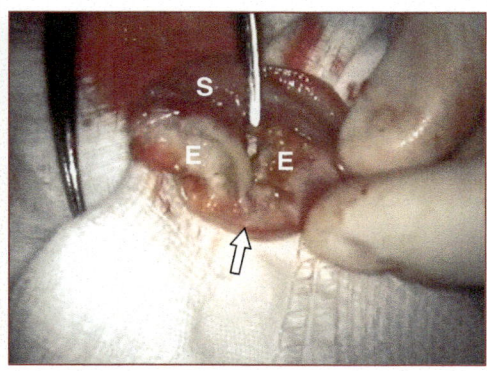

Fig. 20-131
Aspecto macroscópico de lesão endometriótica do sigmoide. Seta = Mucosa de sigmoide; E = Lesão endometriótica comprometendo a camada muscular e poupando a mucosa intestinal; S = Serosa.

Técnica

Seguimos os passos preconizados para ressecção simples descrita anteriormente, com a diferença de inicialmente realizarmos o reparo da lesão com sutura da sua borda livre proximal até o meio da lesão. Realizamos, então, um primeiro disparo de grampeador circular de 33 ou 34 mm, removendo parte da lesão (algumas vezes pode ser necessária a aplicação de um grampeador de menor diâmetro para ultrapassar a estenose). A seguir repetimos o procedimento, desta vez aplicando a sutura intestinal, tendo como limites a borda livre grampeada e porção livre distal da lesão, incluindo toda a doença restante em um segundo grampeamento circular.

Esta técnica foi recentemente (de janeiro a dezembro de 2010) utilizada em 10 pacientes de nosso serviço e obedeciam aos seguintes critérios de inclusão:

- Presença de sintomatologia intestinal de disquezia, dor retal no período menstrual, mudança no hábito intestinal (aumento do número de evacuações ou constipação no período menstrual) e infertilidade.
- Lesão única de até 6 cm de extensão.
- Comprometimento circular de até 1/3 da luz intestinal.

Todas foram avaliadas no pós-operatório quanto à integridade nervosa dos aparelhos urinário e intestinal, com avaliação clínica e exames complementares (urodinâmica e ultrassonografia com medida de resíduo vesical), não sendo observadas alterações em suas funções. A avaliação da luz intestinal foi realizada com retossigmoidoscopia pós-operatória, não sendo observadas áreas de estenose. Não foram observadas fístulas intestinais nas pacientes estudadas. Portanto, achamos esta técnica factível, ampliando a possibilidade das ressecções discoides, que diminuem as chances de lesões nervosas e vasculares, mais observadas nas ressecções segmentares que necessitam de ampla mobilização retal (Figs. 20-132 a 20-139).

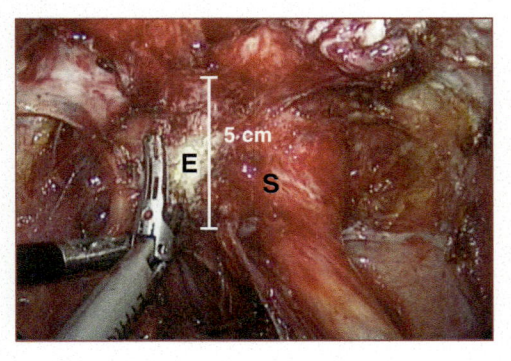

Fig. 20-132
Lesão endometriótica de 5 cm na parede lateral esquerda do sigmoide. S = Sigmoide; E = Lesão endometriótica comprometendo parede lateral esquerda da pelve e o sigmoide.

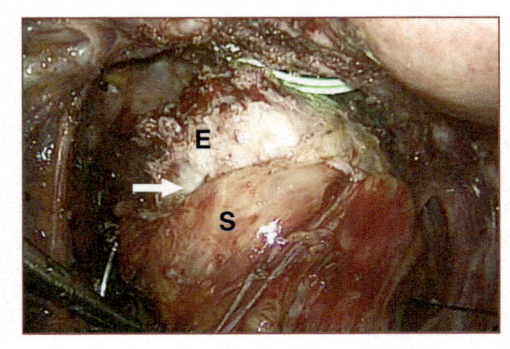

Fig. 20-133
Aspecto do primeiro grampeamento circular, notando-se a completa inclusão da porção proximal. Seta = Linha do primeiro grampeamento circular; E = Lesão endometriótica residual distal; S = Sigmoide proximal livre de lesão.

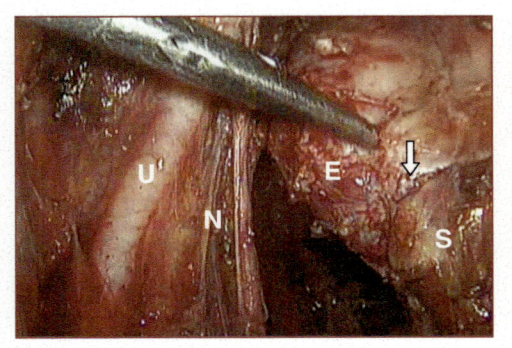

Fig. 20-134
Aspecto após o primeiro grampeamento circular, notando-se a lesão tecidual distal. Seta = Linha de anastomose do primeiro grampeamento; E = Lesão endometriótica residual; S = Sigmoide proximal sem lesão; U = Ureter; N = Plexo hipogástrico.

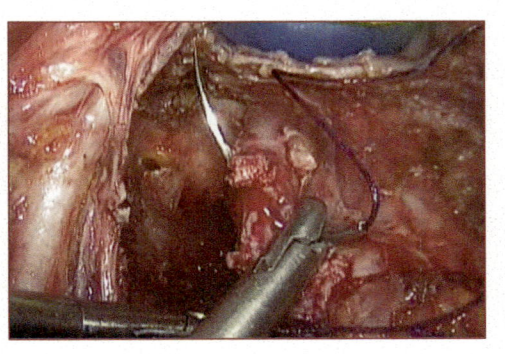

Fig. 20-135
Sutura de reparo, incluindo a área de anastomose primária e a lesão residual distal.

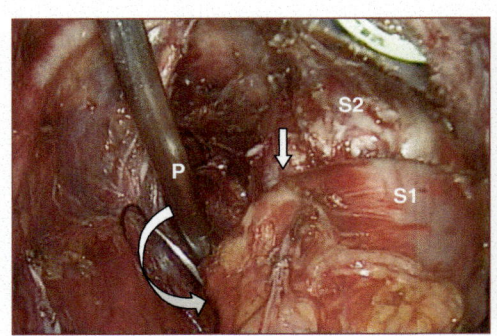

Fig. 20-136
Aspecto do segundo grampeamento circular. Seta reta = Linha do segundo grampeamento circular; S1 = Sigmoide proximal livre de lesão; S2 = Sigmoide distal livre de lesão; P e seta curva = Pinça de reparo do fio que fixa a lesão forçando com movimento posterior sua total inclusão no *stapler* circular (segundo grampeamento).

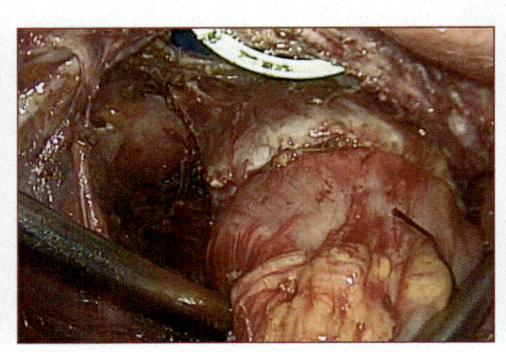

Fig. 20-137
Aspecto final da total inclusão da lesão residual distal no *stapler* circular.

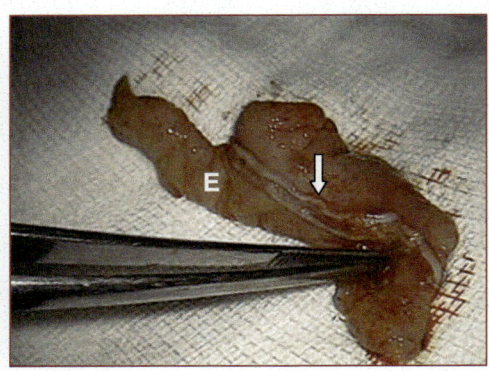

Fig. 20-138
Anel aberto de sigmoide ressecado pela técnica de duplo grampeamento, permitindo a visualização do grampeamento anterior. Seta = Primeira linha de grampeamento circular; E = Espécime resultante do segundo grampeamento circular.

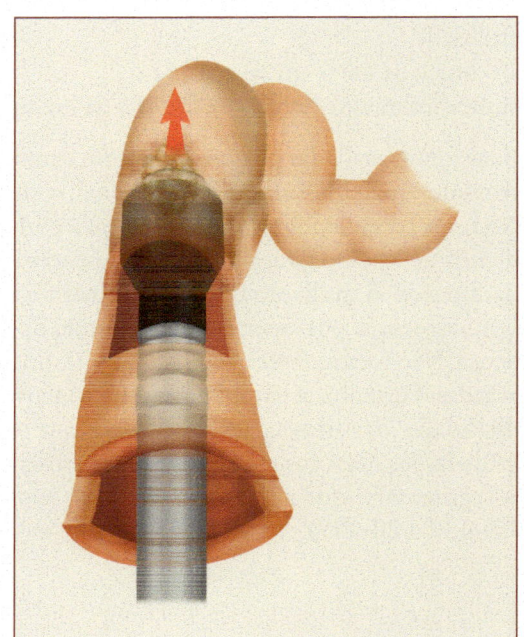

Fig. 20-139
(**A**) Introdução do *stapler* circular pelo reto ultrapassando a lesão endometriótica localizada na parede anterior do sigmoide.

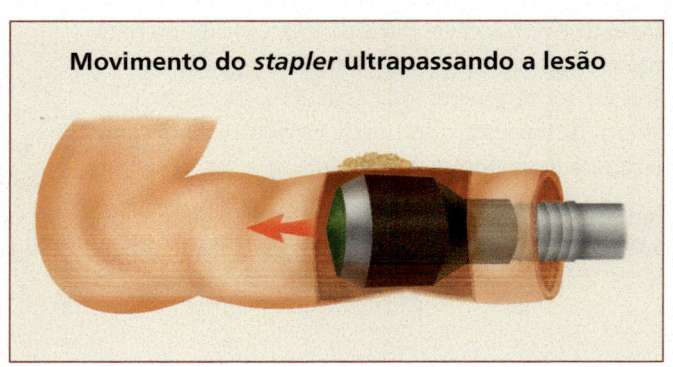

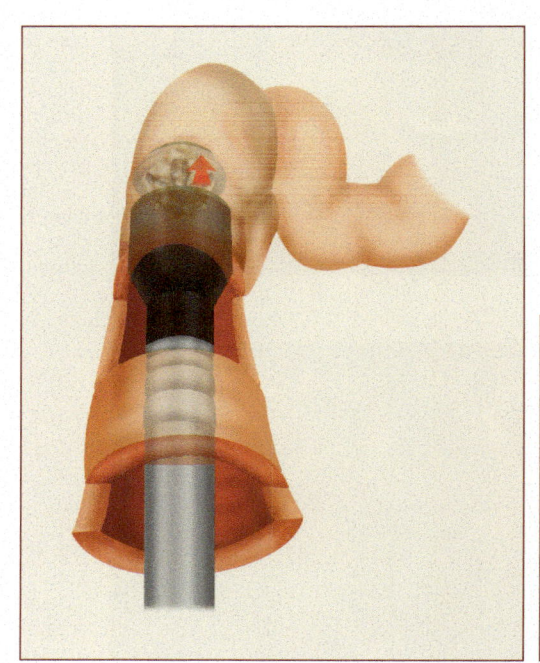

Movimento do *stapler* ultrapassando a lesão

(**B**) Abertura do *stapler* circular ultrapassando a lesão.

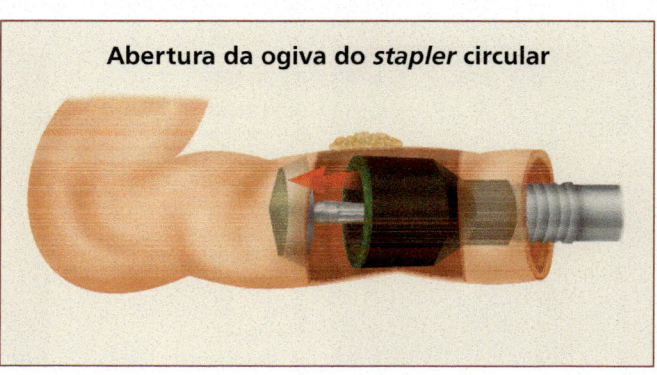

Abertura da ogiva do *stapler* circular

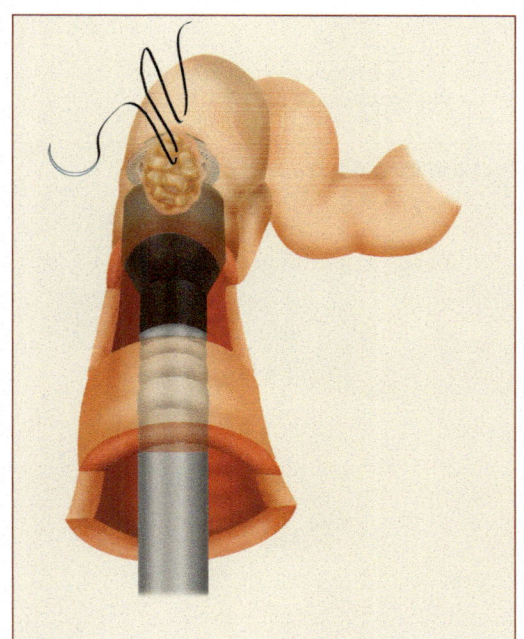

Fig. 20-139

(**C**) Passagem do fio de sutura pela lesão limitando sua porção cefálica livre da doença e o meio da lesão (área da primeira ressecção).

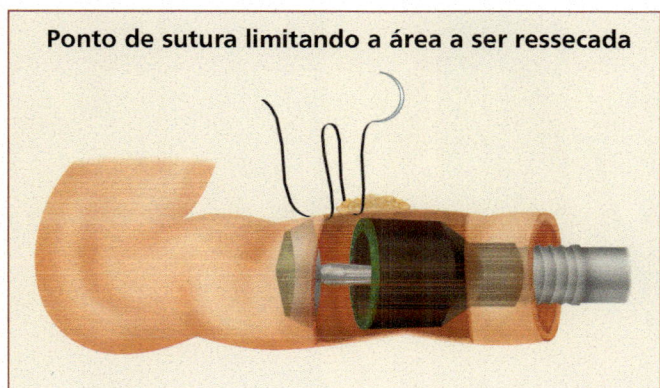

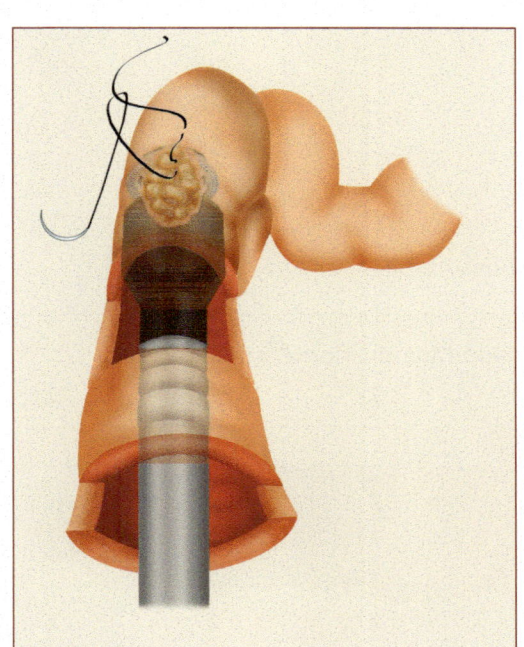

Ponto de sutura limitando a área a ser ressecada

(**D**) Confecção do nó de aproximação do fio de sutura.

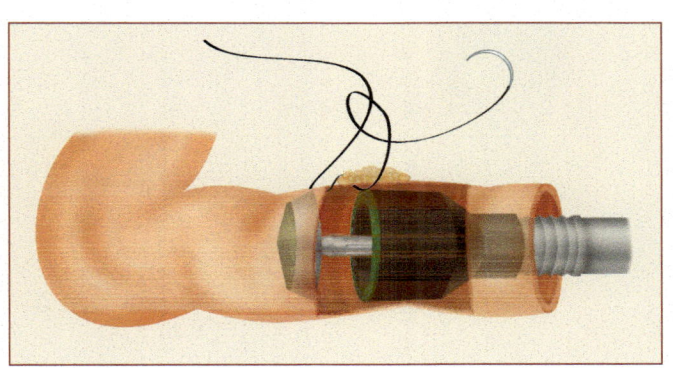

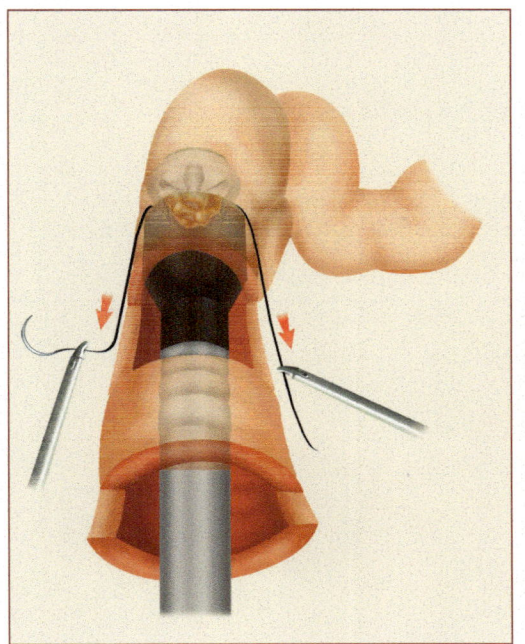

(**E**) Movimento posterior do fio de reparo forçando o posicionamento de parte da lesão no interior do *stapler* aberto.

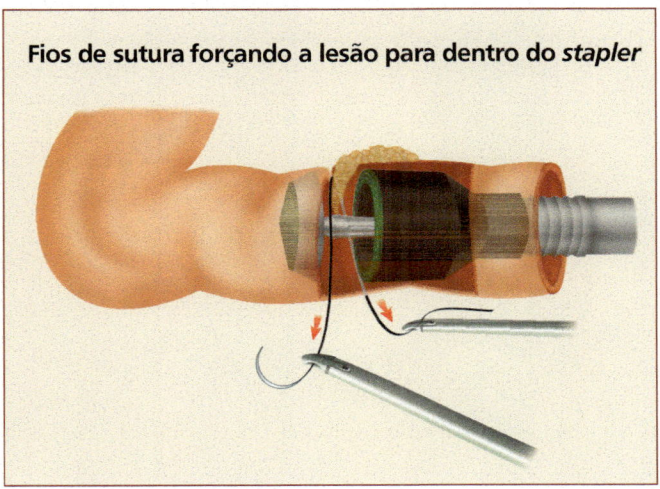

Fios de sutura forçando a lesão para dentro do *stapler*

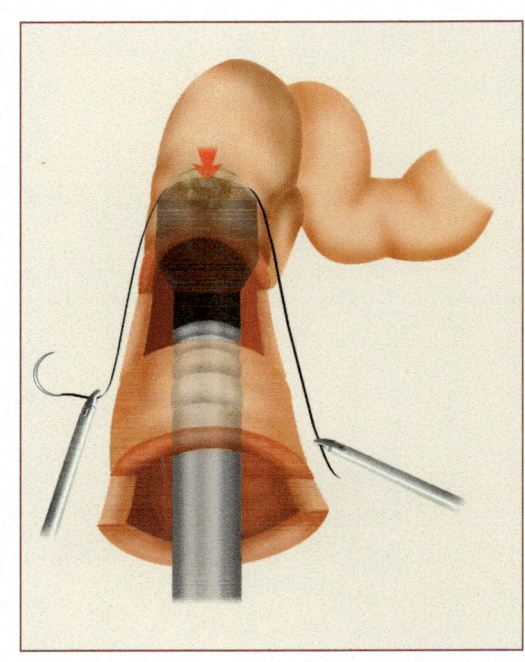

Fig. 20-139

(**F**) Fechamento do *stapler* e seu acionamento, cortando e grampeando a parede anterior do sigmoide.

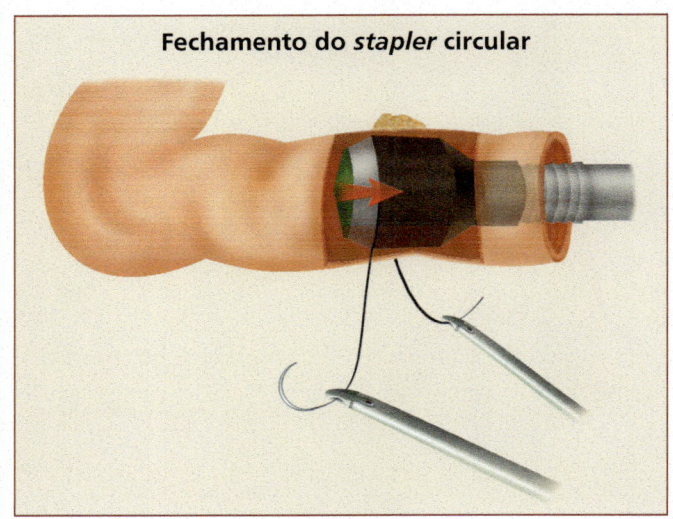

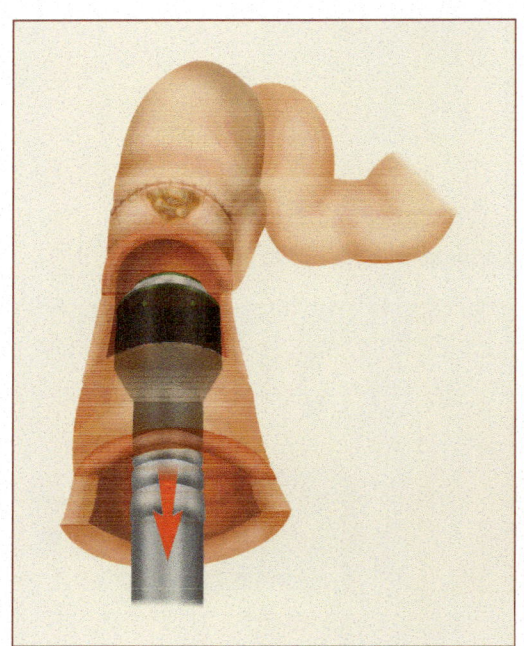

Fechamento do *stapler* circular

(**G**) Remoção do *stapler* circular.

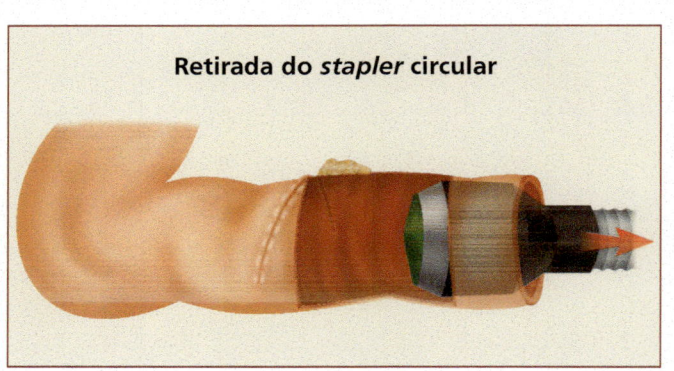

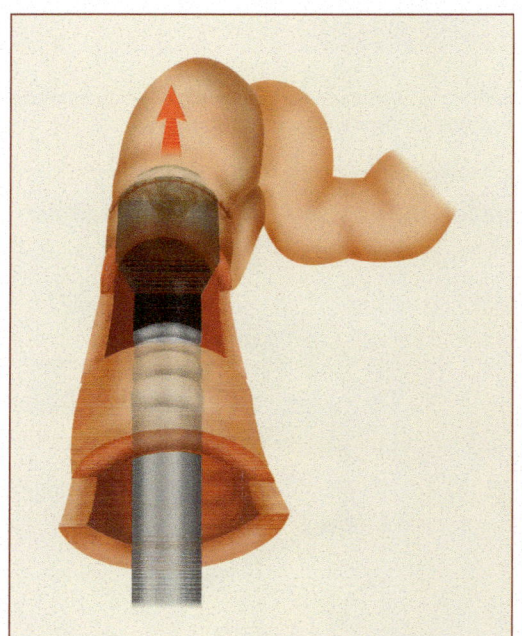

Retirada do *stapler* circular

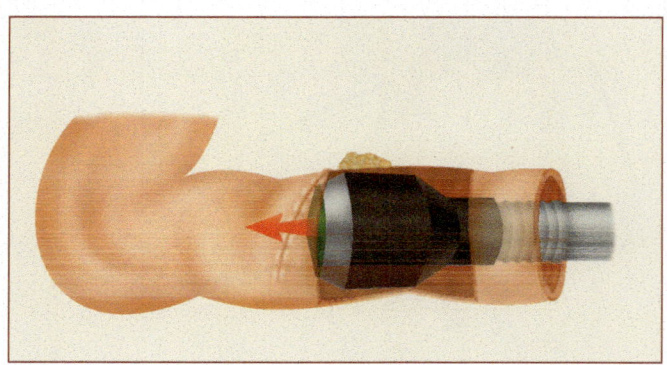

(**H**) Reposicionamento do *stapler* circular ultrapassando a lesão e a linha de grampeamento anterior.

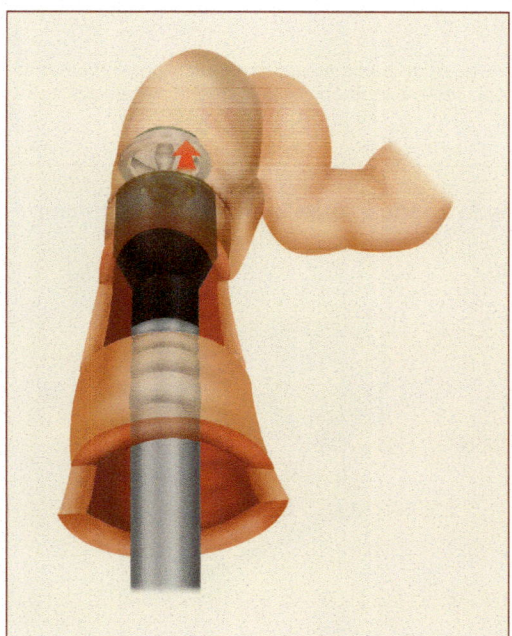

Fig. 20-139
(I) Abertura do *stapler* circular ultrapassando a linha de grampeamento anterior.

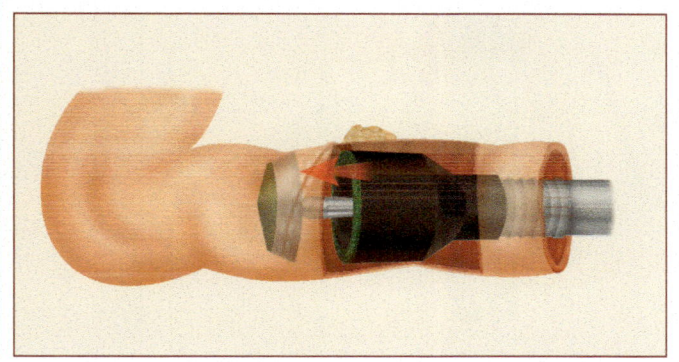

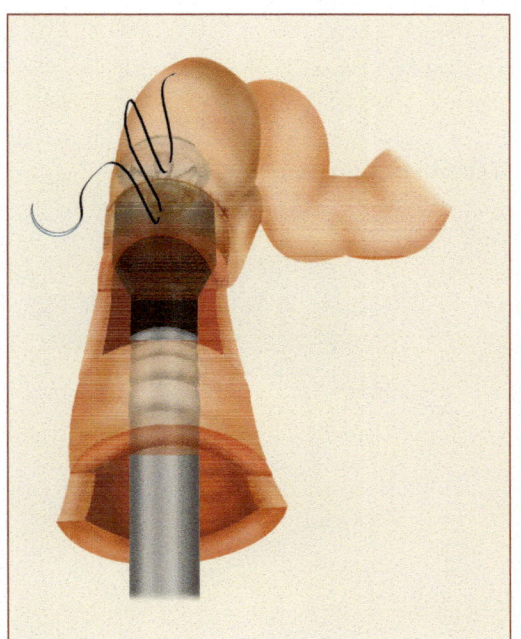

(J) Passagem de fio de sutura pela lesão limitando, cefalicamente, a área de grampeamento anterior e, distalmente, a área posterior à lesão endometriótica (área saudável).

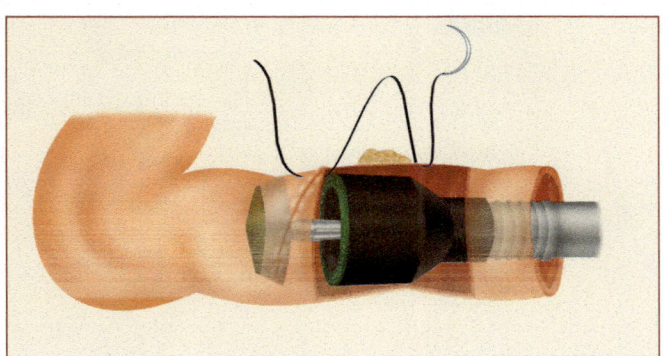

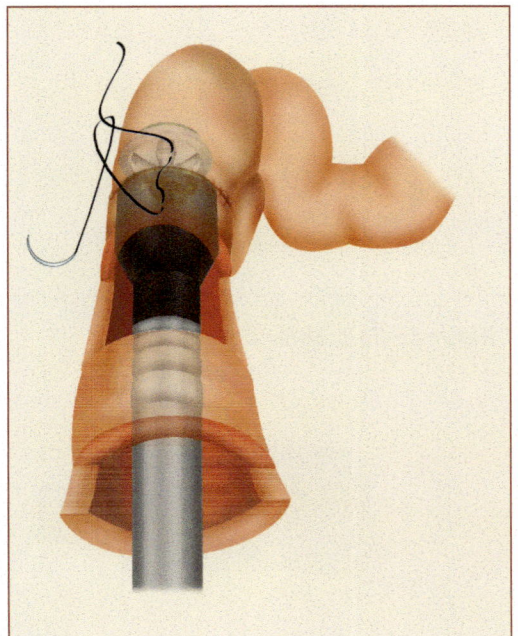

(K) Confecção do nó de aproximação do fio de sutura do segundo grampeamento.

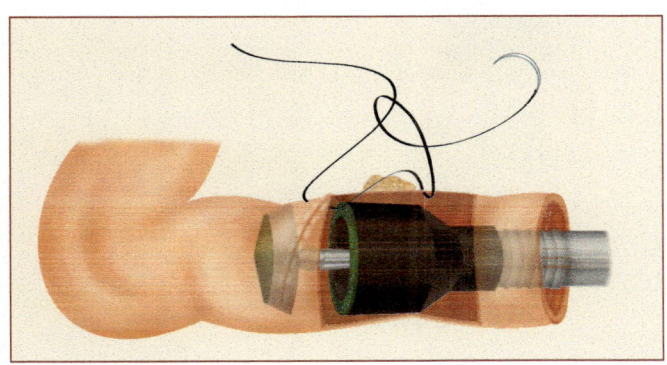

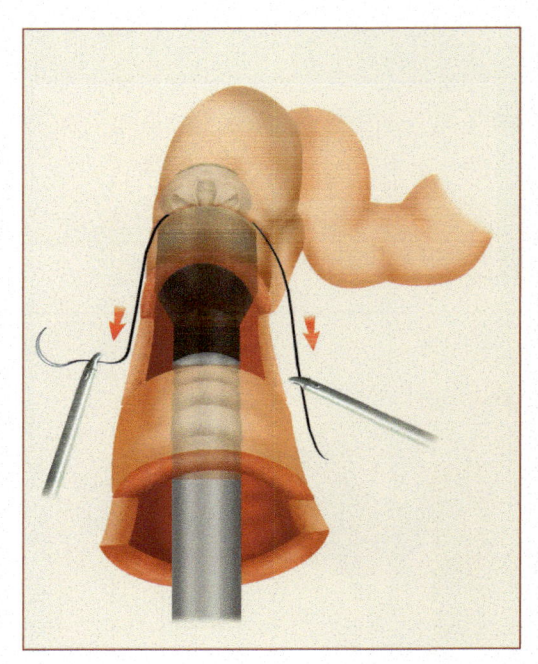

Fig. 20-139

(**L**) Movimento posterior do fio de reparo forçando o posicionamento da parte restante da lesão endometriótica no interior do *stapler* aberto.

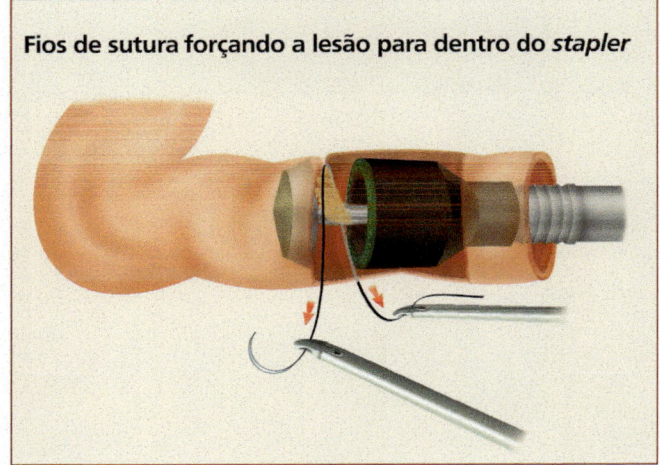

Fios de sutura forçando a lesão para dentro do *stapler*

(**M**) Fechamento do *stapler* circular, seu acionamento e remoção pelo orifício retal.

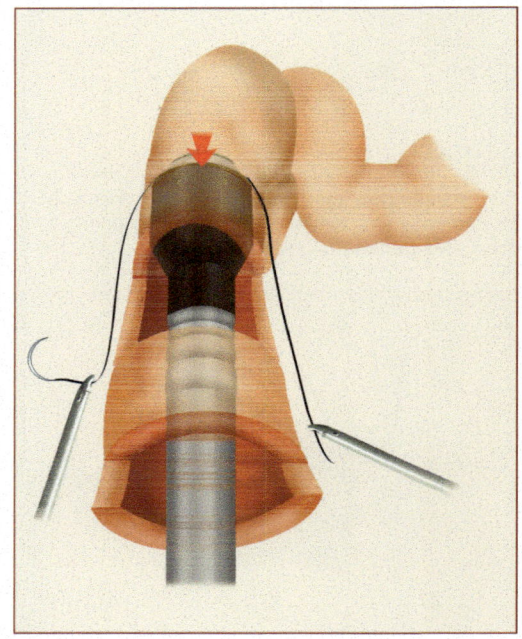

Fechamento do *stapler* circular

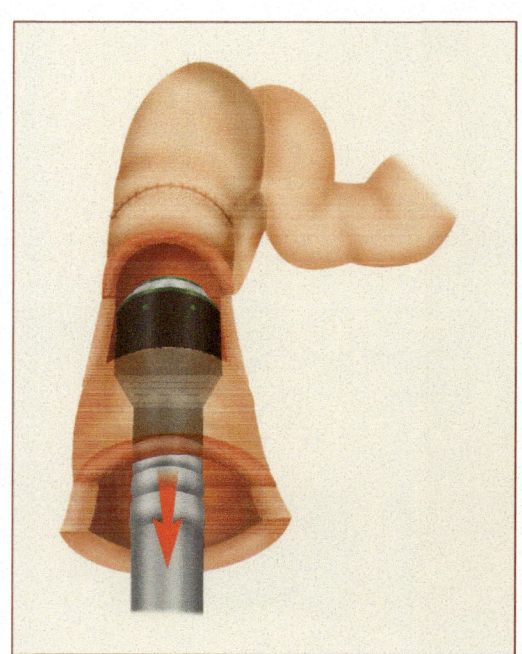

(**N**) Remoção do *stapler*, sendo possível observar linha de grampeamento único após dois grampeamentos.

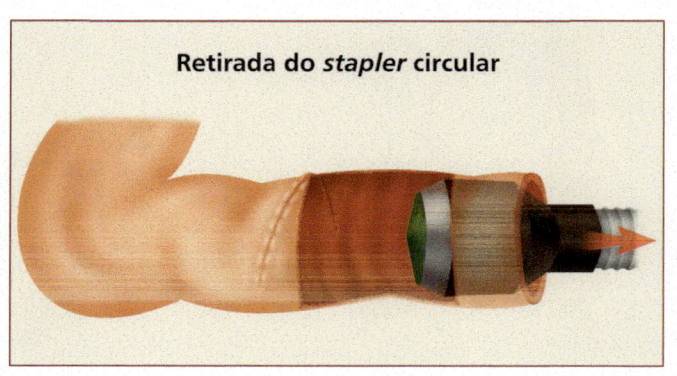

Retirada do *stapler* circular

Outra técnica empregada para ressecar os nódulos de endometriose intestinal, reduzindo assim as indicações para a realização da ressecção segmentar, é a Nodulectomia com ressecção linear.

Nesta técnica, o nódulo de endometriose é individualizado e circundado até a serosa do segmento intestinal a ser ressecado. A seguir, eleva-se o nódulo endometriótico e aplica-se o grampeamento linear em sua base, cuidando para que o grampeamento seja aplicado em tecido saudável, livre de doença (Fig. 20-140).

Em nossa experiência (Ribeiro *et al.*, 2010 – dados não publicados), comparando 40 nodulectomias lineares com 72 ressecções segmentares, o emprego da técnica linear reduziu significativamente o tempo cirúrgico, os dias de hospitalização e o tamanho do segmento ressecado. Nesta série de 40 pacientes estudadas, não foram observadas fístulas ou vazamento na linha de grampeamento.

■ Ressecção segmentar

Indicação

As ressecções segmentares têm como suas principais indicações:

- Lesões intestinais múltiplas com comprometimento da parede intestinal até submucosa ou mucosa.
- Extensão longitudinal maior do que 6 cm ou lesões menores assimétricas em que a técnica de duplo grampeamento não possa ser aplicada.
- Extensão na circunferência intestinal superior a 1/3 de sua luz.

Técnica

A ressecção pode ser realizada tanto por via laparoscópica ou laparotômica. A ressecção segmentar laparoscópica foi inicialmente descrita na década de 1990 por Redwine e Sharpe (Redwine & Sharpe, 1991) e, desde então, tem sido utilizada com sucesso por vários autores.

Inicialmente é realizada a identificação dos ureteres e dos espaços pararretais com ampla mobilização do intestino. No caso de extensão lateral da doença, técnicas de preservação nervosa devem ser utilizadas no intuito de evitar intercorrências urinárias no pós-operatório. Como não estamos lidando com doença maligna, a separação do tecido fibrogorduroso ligado ao intestino é mais bem realizada imediatamente adjacente à parede do intestino (espaço retrorretal), onde os vasos são menores e mais fáceis de manipular. O mesentério é dissecado 2 cm acima e abaixo da lesão nodular, mantendo a nutrição vascular nas bordas da anastomose. É realizada a transecção do intestino distalmente à lesão, utilizando grampeador linear com carga apropriado (pode ser azul, verde ou dourada) de 45 ou 60 mm (1 ou 2 disparos). A ampla mobilização intestinal permite a exteriorização de sua porção cefálica pela ampliação do portal direito (às vezes esquerdo ou até umbilical) ou por via vaginal. (Ghezzi *et al.*, 2008; Abrão *et al.*, 2005)

Após a exteriorização do segmento doente, a lesão é removida, seguida da inserção da ogiva do grampeador circular no coto intestinal sadio, sendo que fixada por uma sutura em bolsa. O coto intestinal é recolocado na cavidade abdominal. O grampeador circular é introduzido por via transanal para realização da anastomose terminoterminal.

A seguir, realizamos manobras para avaliar a integridade da anastomose com a injeção de ar na luz intestinal através de uma seringa ou cateter de Folley®, estando a cavidade pélvica cheia de solução salina, para observarmos possíveis vazamentos de bolhas de ar (Manobra do Borracheiro) (Figs. 20-141 a 20-149).

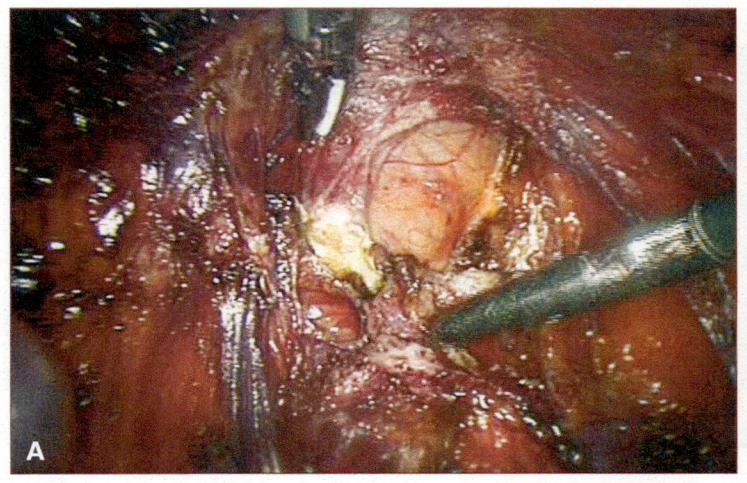

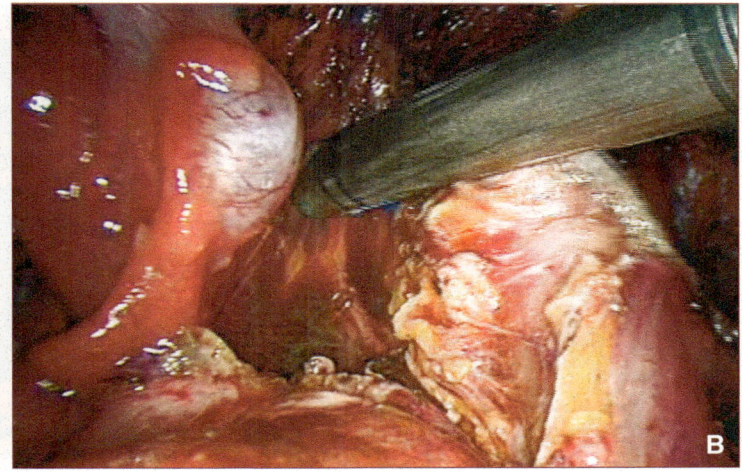

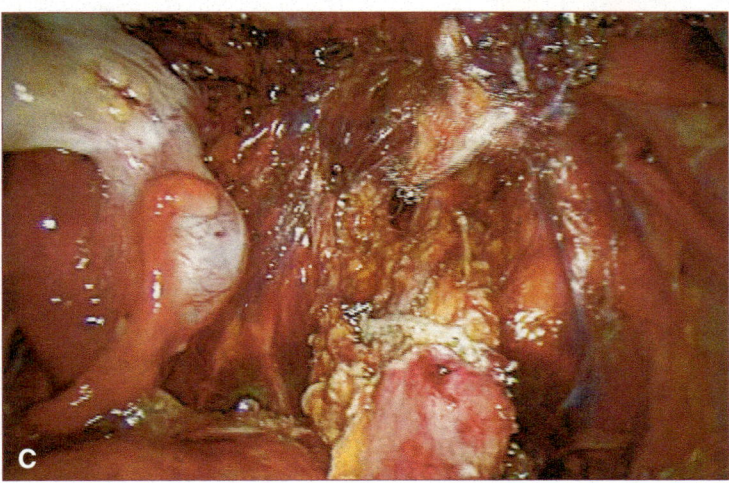

Fig. 20-140
(**A**) Nódulo de endometriose intestinal isolado. (**B**) Grampeamento linear de nódulo de endometriose. (**C**) Linha de grampeamento linear sobre o reto.

Esquema para tratamento cirúrgico da endometriose intestinal (Fluxograma 20-2)

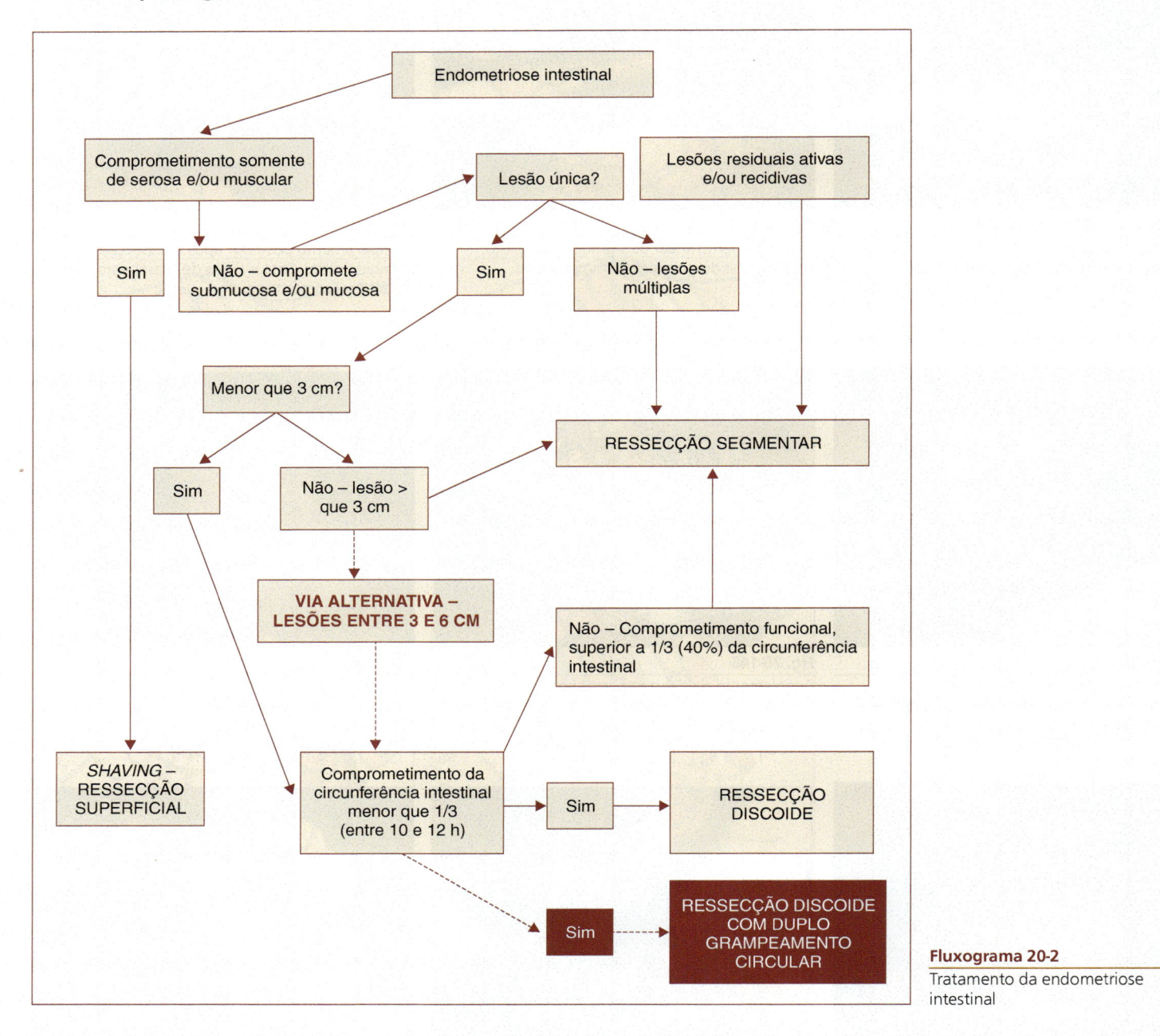

```
                        Endometriose intestinal
          ┌──────────────────┬──────────────────────┐
Comprometimento somente   Lesão única?        Lesões residuais ativas
de serosa e/ou muscular                       e/ou recidivas
    │             │           │         │            │
   Sim   Não – compromete    Sim    Não – lesões
          submucosa e/ou             múltiplas
          mucosa
                  │
          Menor que 3 cm?
           │        │
          Sim    Não – lesão >       RESSECÇÃO SEGMENTAR
                  que 3 cm
                     │
           VIA ALTERNATIVA –        Não – Comprometimento funcional,
           LESÕES ENTRE 3 E 6 CM    superior a 1/3 (40%) da circunferência
                                    intestinal
    │                │
 SHAVING –    Comprometimento da      Sim      RESSECÇÃO
 RESSECÇÃO    circunferência intestinal         DISCOIDE
 SUPERFICIAL  menor que 1/3
              (entre 10 e 12 h)
                   │
                  Sim  ──▶  RESSECÇÃO DISCOIDE
                            COM DUPLO
                            GRAMPEAMENTO
                            CIRCULAR
```

Fluxograma 20-2
Tratamento da endometriose intestinal

ENDOMETRIOSE DE APÊNDICE, CECO E DELGADO

Após o tratamento cirúrgico da pelve, pode ser necessária a abordagem de lesões mais distantes, como o apêndice, base do ceco ou intestino delgado, particularmente no segmento do íleo próximo da válvula ileocecal. O apêndice acometido pela endometriose costuma estar tortuoso e encurtado pela doença. Algumas vezes está completamente destruído. É possível, também, encontrarmos apenas lesões superficiais na ponta ou mesmo no corpo do apêndice cecal. Quando existe endometriose no apêndice, a apendicectomia está indicada. A cirurgia segue os passos de uma apendicectomia convencional: coagulamos e seccionamos o meso do apêndice até a base do mesmo. Uma das opções é amarrar a base com dupla ligadura com Vicryl ou PDS. Outra ligadura é passada mais distal (em direção à ponta) e, então, o apêndice é seccionado, deixando as duas ligaduras próximas da base. Para as suturas podem ser feitos nós intracorpóreos, extracorpóreos ou mesmo uso do *endoloop* (filme). Outra opção é o uso do grampeador linear (Figs. 20-150 a 20-153). Quando a base do apêndice possui a forma nodular da endometriose ou a doença atinge parte do ceco, é recomendada a tiflectomia parcial com o grampeador linear, sempre preservada a funcionalidade da válvula ileocecal. Em lesões extensas, envolvendo a válvula ileocecal e o ceco, normalmente está indicada a hemicolectomia direita com íleo transverso anastomose. Lesões nodulares em outros sítios do delgado não são comuns, mas podem ocorrer. Na maioria dos casos é possível a ressecção do nódulo e sutura primária com Vicryl, fechando no sentido adequado para não estenosar a luz intestinal. Em situações mais graves pode ser necessária a ressecção segmentar, que pode ser feita totalmente, por laparoscopia usando grampeador, ou fazendo-se pequena incisão na parede abdominal e posterior exteriorização da alça, seguida de ressecção da lesão e sutura manual do segmento intestinal.

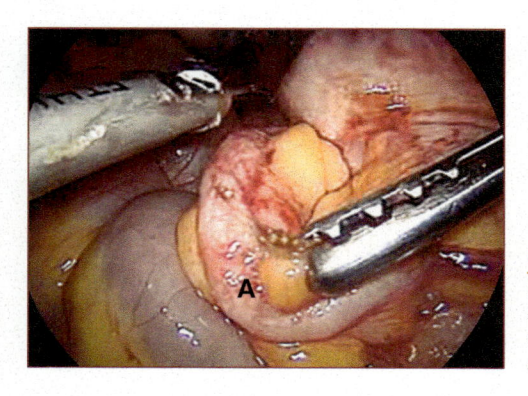

Fig. 20-150 Espécime após ressecção segmentar do sigmoide. A = Apêndice.

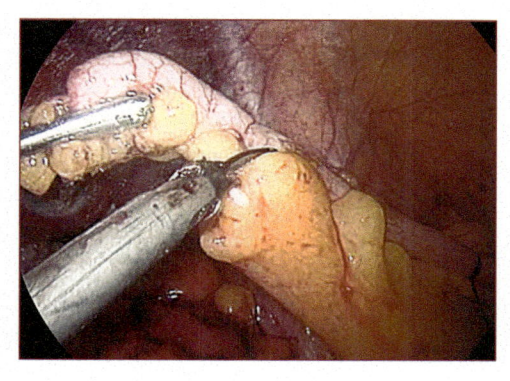

Fig. 20-151 Tratamento da artéria apendicular com energia ultrassônica.

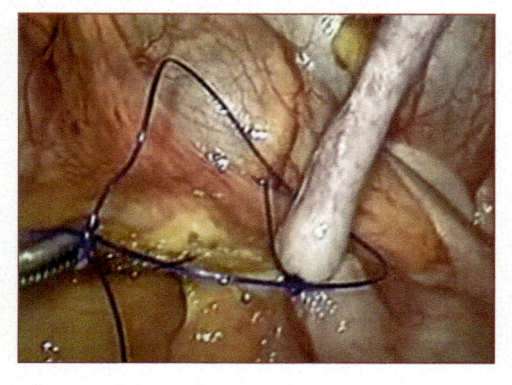

Fig. 20-152 Ligadura da base apendicular com sutura de *endoloop*.

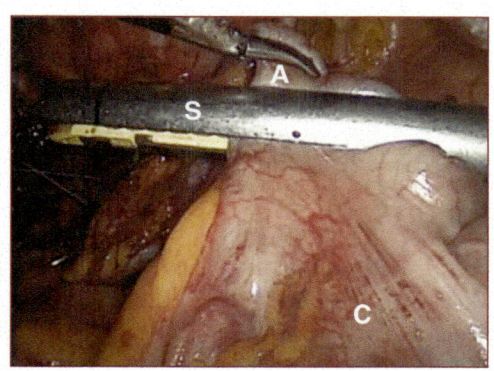

Fig. 20-153 Ligadura da base apendicular com uso de *stapler* linear. A = Apêndice; S = *Stapler* linear; C = Ceco.

Acompanhamento pós-operatório quanto aos resultados após a ressecção colorretal

Quanto aos sintomas álgicos

Bailey *et al.* (1994) relataram o acompanhamento de 130 mulheres que se submeteram a tratamento cirúrgico agressivo da endometriose colorretal. Após 60 meses de acompanhamento, 86% das pacientes relataram alívio completo ou quase completo dos sintomas e não houve recidiva da endometriose colorretal. Kavallaris *et al.* (2003) seguiram 50 pacientes tratadas por laparoscopia com ressecção vaginal assistida. Cerca de 70% destas pacientes permaneceram sem sintomas em uma média de 32 meses após a cirurgia, sendo que duas (4%) apresentaram recidiva da doença no intestino, necessitando de reoperações. Thomassin *et al.* (2004) em seu estudo prospectivo, incluindo 27 mulheres com ressecção colorretal, relataram uma melhora significativa da dor pélvica crônica (acíclica), da dismenorreia, da dispareunia e da dor durante a defecação, porém sem impacto sobre a dor do movimento intestinal, dor lombar ou astenia. O mesmo grupo foi avaliado com acompanhamento de 22 meses, apresentando melhora significativa da qualidade de vida e dos sintomas ginecológicos e digestórios.

Quanto às taxas de gravidez

Darai *et al.* (2008), em estudo de revisão, observaram taxas de gravidez de até 63% (Quadro 20-9) após ressecções colorretais. Identificaram ainda como critérios para os resultados satisfatórios:

- A idade da paciente – pacientes mais jovens, abaixo de 35 anos, obtêm melhores resultados.
- Baixo escore na classificação da *American Society of Reproductive Medicine* (ASRM).
- O uso da via laparoscópica.
- Donnez *et al.* (2010), usando a técnica de ressecção superficial (*shaving*), observaram um resultado de taxa de gravidez muito animadora. Das 500 pacientes operadas, 388 desejavam gravidez, destas, 221 (57%) engravidaram naturalmente, 107 engravidaram após fertilização *in vitro*, perfazendo um total de 328 (84%) pacientes que conseguiram engravidar após a cirurgia (Fluxograma 20-3).
- Uma série de 500 casos dos tipos nodulares II e III.
- Análise com acompanhamento de 3 anos.

Principais intercorrências da ressecção intestinal

As taxas de intercorrências são muitas vezes determinadas pelo tamanho e a extensão do tecido removido. Pequenos nódulos podem ser facilmente removidos com baixo risco (*shaving* e ressecção discoide), nódulos maiores que envolvem além do intestino, os ovários e a vagina podem ter um risco maior de complicações.

Além das ocorrências possíveis em qualquer cirurgia laparoscópica, o procedimento, envolvendo a ressecção intestinal, pode favorecer as duas intercorrências mais frequentes: dano ureteral e deiscência da sutura intestinal. O dano ureteral pode ser reduzido com cuidadosa identificação do ureter, quando as lesões de endometriose afetarem a parede pélvica lateral.

A taxa de intercorrências intestinais, como deiscência da anastomose e ocorrência de fístulas, varia de 3 a 7%, podendo

Quadro 20-9 Fertilidade após ressecção colorretal por endometriose

Autores	Pacientes que Desejavam Engravidar	Pacientes Grávidas
Nezhat	8	1
Jerby	7	3
Possover	15	8
Redwine and Wright	28	12
Darai	22	10
Lyons	3	3
Ferrero	46	22
Total	109	69 (63%)

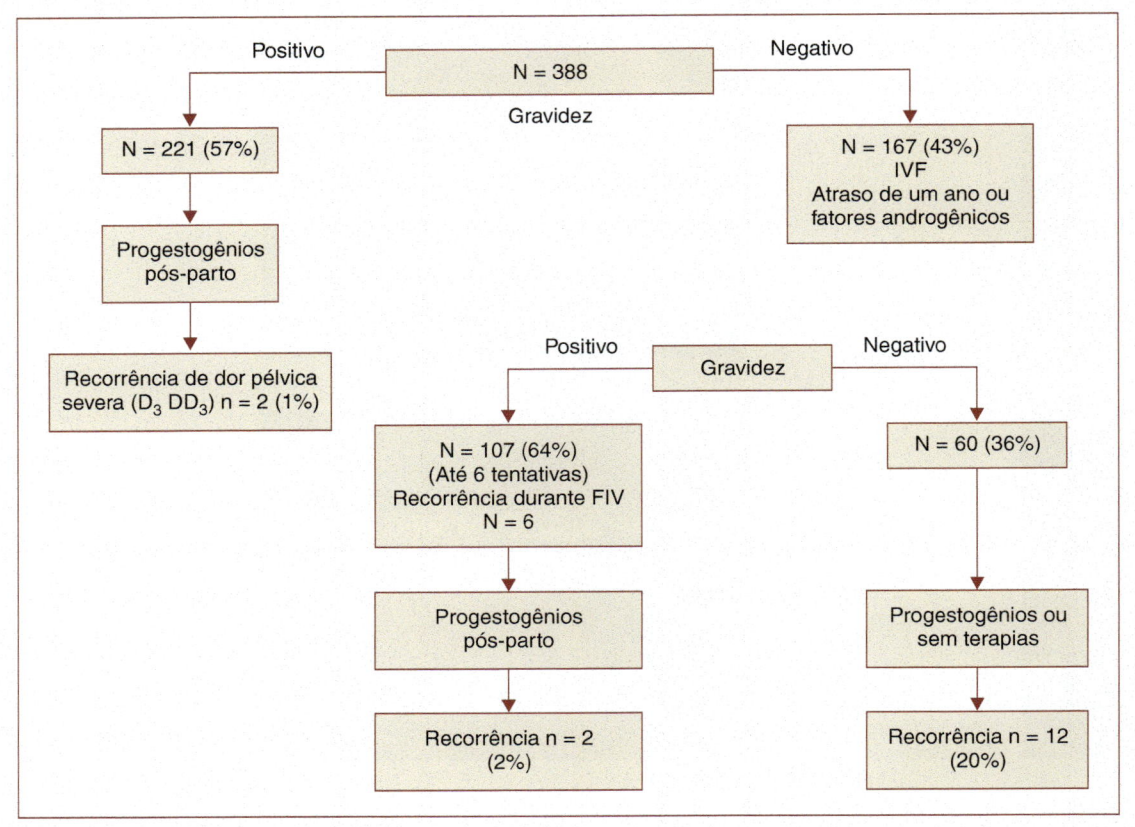

Fluxograma 20-3
Número de mulheres com desejo de engravidar: n = 388 (78%).
D_3 = Dismenorreia severa;
DD_3 = Dispareunia profunda severa.

chegar a 20%, quando a anastomose retal é muito baixa (abaixo de 5 cm da margem anal) e/ou quando há necessidade de colpectomia posterior com sutura vaginal. (Dousset *et al.*, 2010; Ruffo *et al.*, 2010). Dávalos *et al.* (2007), em seu trabalho de revisão da literatura, observaram que as taxas globais de intercorrências, como a deiscência da anastomose intestinal, variaram de zero a 10,25%. Estas diferenças se devem, principalmente, à experiência do cirurgião. Como foi observado por Chambers *et al.* (2004), que observaram taxas entre 3,4% e 6% desta complicação em cirurgias realizadas por cirurgiões mais experientes, observaram também maior probabilidade de vazamento da anastomose no pós-operatório nas ressecções anteriores de reto abaixo de 7 cm da margem anal. Nas ressecções de sigmoide, as taxas variaram de zero a 2,9%, enquanto nas ressecções anteriores de reto variam de zero a 12,7% (Quadros 20-10 e 20-11).

Davalos *et al.* – Resultados após ressecção de reto ou sigmoide.

Como foi relatado para com taxas de vazamento, os resultados funcionais foram relacionados com o nível da anastomose. McDonald e Heald (1983) descreveram alteração da continência em 17% das ressecções anteriores e altas, em contraste com 25% em ressec-

Quadro 20-10 Porcentual de vazamento após ressecção de reto e sigmoide

Referências	Nº Total de Cirurgias	Tipo e nº de Ressecções	Tipo (%) de Anastomoses	Vazamento Global (%)	Vazamento de Retossigmoide (%)	Tipo de Cirurgia
Fielding *et al.*	359	AR 151	N/A	2,7	N/A	Laparoscopia
Griffen *et al.*	75	AR 75	Stp (100)	2,7	AR 2,7	Laparotomia
Montesani *et al.*	533	AR 172 SR 54	Stp (5,2) Hsw (94,7)	4,5	N/A	Laparotomia
Kockesani *et al.*	1.143	AR 174 SR 519	Stp (75,2) Hsw (24,7)	4,25	AR 12,7 SR 2,9	Laparoscopia
Gooszen *et al.*	45	SR 45	Stp (11,1) Hsw (88,8)	0	N/A	Laparotomia
Schlachta *et al.*	750	AR 126 SR 191	N/A	2,5	N/A	Laparoscopia
Degiuli *et al.*	108	AR 24 SR 19	N/A	0	AR 0 SR 0	Laparoscopia
Rose *et al.*	4.834	AR 499 SR 2.750	Stp (76,9) Hsw (16,9)	3,1	AR 9,9 SR 2,6	Laparoscopia
Schwandner *et al.*	396	AR 36 SR 279	Stp (80,5)	1,6	N/A	Laparoscopia

Taxa de conservação da cirurgia laparoscópica não foi considerada. Do total de cirurgias intestinais, consideramos apenas a ressecção de reto e sigmoide.
AR = Ressecção anterior; Hsw = Anastomose manual; N/A = Sem dados disponíveis; SR = Ressecção de sigmoide; Stp = Anastomose com uso de *stapler*.

Quadro 20-11 Alterações funcionais intestinais após ressecção intestinal

Referência	Nº	Tipo de Ressecção	Urgência (%)	Diarreia (%)	Problemas Relacionados com a Continência	Dificuldade de Evacuação
McDonald and Heald*	21	uLAR	52**		57**	
	32	LAR	25		25	
	22	HAR	17**		9**	
Frigell et al.*	11	LAR		91		
	2	HAR		50		
Batignani et al.	20	LAR			80	
	13	HAR			0	
Lewis et al.*#	12	LAR	11,7**		23,5**	
	11	AR	0		5,8	
	10	SR	0**		0**	
Graf et al.	70	AR			40**	46
	40	CR			13**	25
Ikeuchi et al.	34	LAR	2,9		0	67**
	38	AR	0		0	13,2**
Ortiz and Armendariz*#	25	AR	40**		52**	20
	25	Co	12**		8**	4
Sato et al.#***	24	LAR		37	4	67**
	22	SR		36	9	32**

Problemas de continência incluem: vazamento e incontinência.
AR = Ressecção anterior, Co = Grupo-controle (sem ressecção), CR = Ressecção do cólon, HAR = Ressecção anterior alta, LAR = Ressecção anterior baixa, SR = Ressecção de sigmoide, uLAR = Ressecção anterior ultrabaixa.
*Segmento por 12 meses ou mais.
**Resultado com diferença significativa entre os dois grupos.
#Sem uso de radioterapia.
***Especificação da preservação dos nervos autonômicos.

ções baixas e 52% nas cirurgias com anastomose ultrabaixa. Eles também encontraram uma diferença significativa no extravasamento fecal, com 9% nas anastomoses altas, 25% para anastomoses baixas e 57% para as ultrabaixas (abaixo de 4 cm da margem anal).

Disfunções urinárias e sexuais são sequelas bem conhecidas de cirurgias colorretais e decorrem como resultado de danos aos nervos autônomos. Com o advento de novas técnicas que visam à preservação de estruturas nervosas estas complicações diminuíram, mas não desapareceram.

As intercorrências podem ser críticas, necessitando de tratamento imediato, sendo as mais comuns o abscesso perineal e as fístulas retovaginais. Outras intercorrências transitórias podem ocorrer e devem ser alertadas para as pacientes. Quando a lesão apresenta extensão lateral para os ligamentos uterossacros e estruturas que inervam a bexiga, estas podem ser danificadas, trazendo como consequência efeitos neurogênicos vesicais, como retenção urinária ou disúria. A bexiga arreflexa é uma ocorrência rara a longo prazo (Fedele et al., 2004). Dubernard et al. (2007) realizaram um estudo, no qual foram acompanhadas 86 pacientes submetidas a tratamento cirúrgico para endometriose profunda. Destas, 58 (68%) eram portadoras de endometriose colorretal, 21 (24%) apresentavam endometriose em ligamentos uterossacros, e 7 (8%) apresentavam doença em septo retovaginal. Durante o acompanhamento pós-operatório, as pacientes que apresentaram disfunções urinárias mais significativas foram aquelas submetidas à ressecção de ambos os ligamentos uterossacros e aquelas que tiveram ressecção colorretal. Os sintomas mais relatados pelas pacientes que se submeteram à ressecção colorretal foram: hesitância (p = 0,02), esforço miccional (p = 0,03), fluxo interrompido (p = 0,007) e sensação de esvaziamento incompleto (p = 0,004).

Donnez et al. (2010), revisando as complicações decorrentes das ressecções colorretais em pacientes com endometriose, observaram que, quando utilizadas técnicas de ressecção mais agressivas (não *shaving*), ocorreram maiores taxas de complicações. A retenção urinária foi relatada em 3-5% dos casos, e as lesões ureterais surgiram em 2-4% das vezes. Fístulas retovaginais foram descritas em 6-9% dos casos, abscessos pélvicos em 2-4%, peritonite fecal em 3-5% e estenose grave da anastomose em 3%. Neste mesmo trabalho, quando foi utilizada a técnica de *shaving* em 500 pacientes consecutivas, os seus achados de intercorrências pós-operatórias foram os seguintes: perfuração retal em 1,4%; lesão ureteral em 0,8% e retenção urinária em 0,8% dos casos.

Outros sintomas digestivos podem ocorrer, tais como a constipação, dificuldade para evacuar e diarreia (Dubernard et al., 2006; Ferrero et al., 2006). Qualquer paciente submetida à cirurgia de endometriose intestinal deve ser plenamente informada das possíveis necessidades de procedimentos adicionais, como a utilização de ileostomia ou colostomia protetora temporárias, principalmente nas anastomoses muito baixas, assim como o uso de cateterismo vesical prolongado e/ou do cateter duplo J.

TRATAMENTOS CIRÚRGICOS ASSOCIADOS

Na tentativa de prolongar o alívio dos sintomas dolorosos, a ablação da inervação pélvica isoladamente ou associada à cirurgia para endometriose tem sido proposta.

Duas técnicas são utilizadas para este fim:

- Neurectomia pré-sacral (NPS).
- Ablação laparoscópica dos nervos dos ligamentos uterossacros (*LUNA*, sigla em inglês – *laparoscopic uterosacral nerve ablation*).

Neurectomia pré-sacral

Na avaliação da neurectomia pré-sacral, dois trabalhos prospectivos randomizados com grandes amostras foram observados:

- Candiani *et al.* (1992) estudaram 71 mulheres com dismenorreia moderada e grave da linha média e foram alocadas em dois grupos, um de cirurgia conservadora por laparotomia mais NPS (n = 35) e outro de cirurgia conservadora apenas (n = 36). A recidiva da dismenorreia moderada ou grave, em menos de 1 ano de acompanhamento, foi observada em 6/35 (17%) indivíduos do grupo experimental e 9/36 (25%) no grupo controle de acordo com uma escala analógica linear, sem diferenças estatisticamente significativas. No grupo da NPS, sintomas como constipação foram desenvolvidos ou pioraram em 13 pacientes (37%, 95% CI, 21-55%) e a urgência urinária ocorreu em três pacientes.

- Zullo *et al.* (2004) estudaram pacientes com dismenorreia grave submetidas à cirurgia laparoscópica para a endometriose acrescida de NPS ou cirurgia laparoscópica apenas. Após acompanhamento de 24 meses foram observadas 120 mulheres (60 em cada grupo de estudo). A gravidade da dismenorreia, dispareunia profunda e dor pélvica não menstrual foram significativamente menor, e a qualidade de vida significativamente melhor nos indivíduos que foram submetidos à NPS. A taxa de cura foi de 83% (50/60) no grupo da NPS em comparação com 53% (32/60) no grupo da cirurgia exclusiva (diferença de 30%; 95% CI, 13-46%). No entanto, 11 mulheres que se submeteram à NPS referiam queixas de longa duração, como de constipação (n = 9,15%) e urgência urinária (n = 3,5%).

Portanto, em nossa opinião, como ainda não existem muitos estudos com resultados consistentes e algumas mulheres que se submeteram à NPS experimentam complicações e efeitos indesejáveis, esta técnica deve ser utilizada em casos selecionados de recidiva da dismenorreia mediana grave após cirurgias completas para endometriose, que sejam resistentes ao tratamento clínico.

Ablação laparoscópica dos nervos dos ligamentos uterossacros (LUNA)

De acordo com uma metanálise da Cochrane (Latthe *et al.*, 2007) a adição de LUNA para tratamento cirúrgico laparoscópico da endometriose não melhora o alívio da dismenorreia secundária (OR 0,77, IC 95%, 0,43-1,39), enquanto a NPS consegue alcançar bons resultados (OR 3,14, IC95%, 1,59-6,21). Daniels *et al.* (2009) publicaram um estudo controlado e randomizado com 487 mulheres portadoras de dor pélvica crônica e que apresentavam endometriose mínima e leve, ou aderências, ou doença inflamatória pélvica. Elas foram submetidas à LUNA. Entretanto, foi observado que não houve melhora da dismenorreia, dispareunia, dor pélvica crônica e nem na qualidade de vida das mulheres submetidas a esta técnica quando comparadas ao grupo-controle.

As evidências para a realização de LUNA para o tratamento não só da dismenorreia, mas também da dispareunia de profundidade e da dor acíclica são limitadas e novos estudos são necessários.

REFERÊNCIAS BIBLIOGRÁFICAS

Abbott JA, Hawe J, Clayton RD *et al.* The effects and effectiveness of laparoscopic excision of endometriosis: a prospective study with 2-5 year follow-up. *Hum Reprod* 2003;18:1922.

Abeshouse BS, Abeshouse G. Endometriosis of the urinary tract: a review of the literature and a report of four cases of vesical endometriosis. *J Int Coll Surg* 1960 July;34:43-63.

Abrao MS, Dias Jr JA, Bellelis P *et al.* Endometriosis of the ureter and bladder are not associated diseases. *Fertil Steril* 2009 May;91(5):1662-67.

Abrao MS, Goncalves MO, Dias Jr JA *et al.* Comparison between clinical examination, transvaginal sonography and magnetic resonance imaging for the diagnosis of deep endometriosis. *Hum Reprod* 2007 Dec.;22(12):3092-97.

Abrao MS, Goncalves MO, Dias Jr JA *et al.* Comparison between clinical examination, transvaginal sonography and magnetic resonance imaging for the diagnosis of deep endometriosis. *Hum Reprod* 2007;22:3092.

Abrao MS, Podgaec S, Filho BM *et al.* The use of biochemical markers in the diagnosis of pelvic endometriosis. *Hum Reprod* 1997b Nov.;12(11):2523-27.

Abrao MS, Sagae UE, Gonzales M *et al.* Treatment of rectosigmoid endometriosis by laparoscopically assisted vaginal rectosigmoidectomy. *Int J Gynaecol Obstet* 2005;91:27-31.

Alborzi S, Zarei A, Alborzi S *et al.* Management of ovarian endometrioma. *Clin Obstet Gynecol* 2006;49:480.

Anaf V, Nakadi IE, De Moor V *et al.* Anatomic significance of a positive barium enema in deep infiltrating endometriosis of the large bowel. *World J Surg* 2009;33:822-27.

Anaf V, Simon P, El Nakadi I *et al.* Relationship between endometriotic foci and nerves in rectovaginal endometriotic nodules. *Hum Reprod* 2000;15:1744.

Anaf V, Simon P, Fayt I *et al.* Smooth muscles are frequent components of endometriotic lesions. *Hum Reprod* 2000 Apr.;15(4):767-71.

Arruda MS, Petta CA, Abrão MS *et al.* Time elapsed from onset of symptoms to diagnosis of endometriosis in a cohort study of Brazilian women. *Hum Reprod* 2003;18(4):756-59.

Bailey HR, Ott MT, Hartendorp P. Aggressive surgical management for advanced colorectal endometriosis. *Dis Colon Rectum* 1994;37:747-53.

Ballard KD, Seaman HE, de Vries CS *et al.* Can symptomatology help in the diagnosis of endometriosis? Findings from a national case-control study – Part 1. *BJOG* 2008;115:1382.

Barri PN, Coroleu B, Tur R *et al.* Endometriosis-associated infertility: surgery and IVF, a comprehensive therapeutic approach. *Reprod Biomed Online* 2010 Aug.;21(2):179-85.

Barrier BF. Immunology of endometriosis. *Clin Obstet Gynecol* 2010;53(2):397-402.

Bateman BG, Kolp LA, Mills S. Endoscopic versus laparotomy management of endometriomas. *Fertil Steril* 1994;62:690.

Bazot M, Bornier C, Dubernard G *et al.* Accuracy of magnetic resonance imaging and rectal endoscopic sonography for the prediction of location of deep pelvic endometriosis. *Hum Reprod* 2007 May;22(5):1457-63.

Bazot M, Detchev R, Cortez A *et al.* Transvaginal sonography and rectal endoscopic sonography for the assessment of pelvic endometriosis: a preliminary comparison. *Hum Reprod* 2003 Aug.;18(8):1686-92.

Bazot M, Lafont C, Rouzier R *et al.* Diagnostic accuracy of physical examination, transvaginal sonography, rectal endoscopic sonography, and magnetic resonance imaging to diagnose deep infiltrating endometriosis. *Fertil Steril* 2009 Dec.;92(6):1825-33.

Bazot M, Malzy P, Cortez A *et al.* Accuracy of transvaginal sonography and rectal endoscopic sonography in the diagnosis of deep infiltrating endometriosis. *Ultrasound Obstet Gynecol* 2007 Dec.;30(7):994-1001.

Beretta P, Franchi M, Ghezzi F *et al.* Randomized clinical trial of two laparoscopic treatments of endometriomas: cystectomy versus drainage and coagulation. *Fertil Steril* 1998;70:1176.

Berlanda N, Vercellini P, Carmignani L *et al.* Ureteral and vesical endometriosis. Two different clinical entities sharing the same pathogenesis. *Obstet Gynecol Surv* 2009 Dec.;64(12):830-42.

Bianchi PH, Pereira RM, Zanatta A *et al.* Extensive excision of deep infiltrative endometriosis before in vitro fertilization significantly improves pregnancy rates. *J Minim Invasive Gynecol* 2009 Mar.-Apr.;16(2):174-80.

Bogart LM, Berry SH, Clemens JQ. Symptoms of interstitial cystitis, painful bladder syndrome and similar diseases in women: a systematic review. *J Urol* 2007;177:450-56.

Bosev B, Nicoll LM, Bhagan L *et al.* Laparoscopic management of ureteral endometriosis: the Stanford University hospital experience with 96 consecutive cases. *J Urology* 2009 Dec.;182,:2748-52.

Brosens IA, Puttemans PJ, Deprest J. The endoscopic localization of endometrial implants in the ovarian chocolate cyst. *Fertil Steril* 1994;61:1034.

Bruner-Tran KL, Osteen KG. Dioxin-like PCBs and endometriosis. *Syst Biol Reprod Med* 2010;56(2):132-46.

Bulun SE. Endometriosis. *N Engl J Med* 2009 Jan. 15;360(3):268-79.

Busacca M, Chiaffarino F, Candiani M et al. Determinants of long-term clinically detected recurrence rates of deep, ovarian and pelvic endometriosis. *Am J Obstet Gynecol* 2006;195:426.

Busacca M, Riparini J, Somigliana E et al. Postsurgical ovarian failure after laparoscopic excision of bilateral endometriomas. *Am J Obstet Gynecol* 2006;195:421.

Candiani GB, Fedele L, Vercellini P et al. Presacral neurectomy for the treatment of pelvic pain associated with endometriosis: a controlled study. *Am J Obstet Gynecol* 1992 July;167(1):100-3.

Carmignani L, Vercellini P, Spinelli M et al. Pelvic endometriosis and hydroureteronephrosis. *Fertil Steril* 2010;93:1741-44.

Ceccaroni M, Clarizia R, Alboni C et al. Laparoscopic nerve-sparing transperitoneal approach for endometriosis infiltrating the pelvic wall and somatic nerves: anatomical considerations and surgical technique. *Surg Radiol Anat* 2010 July;32(6):601-4.

Chambers WM, Mortensen NJ. Postoperative leakage and abscess formation after colorectal surgery. *Best Pract Res Clin Gastroenterol* 2004;18:865-880.

Chamie LP, Blasbalg R, Goncalves MO et al. Accuracy of magnetic resonance imaging for diagnosis and preoperative assessment of deeply infiltrating endometriosis. *Int J Gynaecol Obstet* 2009 Sept.;106(3):198-201.

Chapron C, Chopin N, Borghese B et al. Surgical management of deeply infiltrating endometriosis: an update. *Ann N Y Acad Sci* 2004;1034:326-37.

Chapron C, Dubuisson JB, Jacob S et al. Laparoscopy and bladder endometriosis. *Gynecol Obstet Fertil* 2000;28:232-37.

Chapron C, Dubuisson JB. Laparoscopic management of bladder endometriosis. *Acta Obstet Gynecol Scand* 1999;78:887-90.

Chapron C, Fauconnier A, Vieira M et al. Anatomical distribution of deeply infiltrating endometriosis: surgical implications and proposition for a classification. *Hum Reprod* 2003 Jan.;18(1):157-61.

Chapron C, Souza C, de Ziegler D et al. Smoking habits of 411 women with histologically proven endometriosis and 567 unaffected women. *Fertil Steril* 2010;94(6):2353-55.

Chapron C, Vercellini P, Barakat H et al. Management of ovarian endometriomas. *Hum Reprod Update* 2002;8:591.

Cheng YM, Wang ST, Chou CY. Serum CA-125 in preoperative patients at high risk for endometriosis. *Obstet Gynecol* 2002;99:375.

Cornillie FJ, Oosterlynck D, Lauweryns JM et al. Deeply infiltrating pelvic endometriosis: histology and clinical significance. *Fertil Steril* 1990 June;53(6):978-83.

D'Amora P, Maciel TT, Tambellini R et al. Disrupted cell cycle control in cultured endometrial cells from patients with endometriosis harboring the progesterone receptor polymorphism PROGINS. *Am J Pathol* 2009;175(1):215-24.

Daniels J, Gray R, Hills RK et al. Laparoscopic uterosacral nerve ablation for alleviating chronic pelvic pain: a randomized controlled trial. *JAMA* 2009 Sept. 2;302(9):955-61

Daraý E, Bazot M, Rouzier R et al. Endometriose rectale et fertilite´Colorectal endometriosis and fertility. *Gyne´cologie Obste´trique & Fertilite´* 2008;36:1214-17.

Darai E, Bazot M, Rouzier R et al. Outcome of laparoscopic colorectal resection for endometriosis. *Curr Opin Obstet Gynecol* 2007 Aug.;19(4):308-13.

Dávalos MLR, De Cicco C, D'Hoore A et al. Outcome after rectum or sigmoid resection: a review for gynecologists. *J Minim Invasive Gynecol* 2007;14:33-38.

Demirol A, Guven S, Baykal C et al. Effect of endometrioma cystectomy on IVF outcome: a prospective randomized study. *Reprod Biomed Online* 2006;12:639.

Donnez J, Jean S. Complications, pregnancy and recurrence in a prospective series of 500 patients operated on by the shaving technique for deep rectovaginal endometriotic nodules. *Human Reproduction* 2010;25(8):1949-58.

Donnez J, Nisolle M, Gillet N et al. Large ovarian endometriomas. *Hum Reprod* 1996;11:641-46.

Donnez J, Nisolle M, Squifflet J. Ureteral endometriosis: a complication of rectovaginal endometriotic (adenomyotic) nodules. *Fertil Steril* 2002 Jan.;77(1):32-37.

Donnez J, Spada F, Squifflet J et al. Bladder endometriosis must be considered as bladder adenomyosis. *Fertil Steril* 2000 Dec.;74(6):1175-81.

Donnez J, Wyns C, Nisolle M. Does ovarian surgery for endometriomas impair the ovarian response to gonadotropin? *Fertil Steril* 2001;76:662.

Dousset B, Leconte M, Borghese B et al. Complete surgery for low rectal endometriosis long-term results of a 100-case prospective study. *Ann Surg* 2010;251:887-95.

Dubernard G, Piketty M, Rouzier R et al. Quality of life after laparoscopic colorectal resection for endometriosis. *Hum Reprod* 2006;21:1243-47.

Dubernard G, Rouzier R, Piketty M et al. Assessment of the urinary side effects after surgery for deep pelvic endometriosis. *Gynecol Obstet Fertil* 2007 Apr.;35(Suppl 1):S1-7.

Dubuisson JB, Chapron C, Aubriot FX et al. Pregnancy after laparoscopic partial cystectomy for bladder endometriosis. *Hum Reprod* 1994;9:730-32.

Exacoustos C, Zupi E, Amadio A et al. Laparoscopic removal of endometriomas: sonographic evaluation of residual functioning ovarian tissue. *Am J Obstet Gynecol* 2004;191:68.

Fauconnier A, Chapron C, Dubuisson JB et al. Relation between pain symptoms and the anatomic location of deep infiltrating endometriosis. *Fertil Steril* 2002;78:719.

Fedele L, Bianchi S, Zanconato G et al. Is rectovaginal endometriosis a progressive disease? *Am J Obstet Gynecol* 2004 Nov.;191(5):1539-42.

Fedele L, Bianchi S, Zanconato G et al. Laparoscopic excision of recurrent endometriomas: long-term outcome and comparison with primary surgery. *Fertil Steril* 2006;85:694.

Fedele L, Bianchi S, Zanconato G et al. Long-term follow-up after conservative surgery for bladder endometriosis. *Fertil Steril* 2005 June;83(6):1729-33.

Fedele L, Bianchi S, Zanconato G et al. Long-term follow-up after conservative surgery for rectovaginal endometriosis. *Am J Obstet Gynecol* 2004;190:1020-24.

Fedele L, Bianchi S, Zanconato G et al. Use of a levonorgestrel-releasing intrauterine device in the treatment of rectovaginal endometriosis. *Fertil Steril* 2001 Mar.;75(3):485-88.

Fedele L, Piazzola E, Raffaelli R et al. Bladder endometriosis: deep infiltrating endometriosis or adenomyosis? *Fertil Steril* 1998 May;69(5):972-75.

Ferrero S, Camerini G, Menada MV et al. Uterine adenomyosis in persistence of dysmenorrhea after surgical excision of pelvic endometriosis and colorectal resection. *J Reprod Med*. 2009 June;54(6):366-72).

Ferrero S, Ragni N, Remorgida V. Post-operative digestive symptoms after colorectal resection for endometriosis. *Hum Reprod* 2006;21:1941-42.

Frenna V, Santos L, Ohana E et al. Laparoscopic management of ureteral endometriosis: our experience. *J Minim Invasive Gynecol* 2007;14:169-71.

Garry R. Electrosurgical resection of endometriosis. In: Redwine DB (Ed.). *Surgical management of endometriosis*. London: Taylor & Francis, 2004. p. 71-85.

Ghezzi F, Cromi A, Bergamini V et al. Management of ureteral endometriosis: areas of controversy. *Curr Opin Obstet Gynecol* 2007 Aug.;19(4):319-24.

Ghezzi F, Cromi A, Ciravolo GG et al. A new laparoscopic-transvaginal technique for rectosigmoid resection in patients with endometriosis. *Fertil Steril* 2008;90:1964-68.

Ghezzi F, Raio L, Cromi A et al. "Kissing ovaries": a sonographic sign of moderate to severe endometriosis. *Fertil Steril* 2005;83:143.

Giudice LC, Kao LC. Endometriosis. *Lancet* 2004 Nov. 13-19;364(9447):1789-99.

Goncalves MO, Dias Jr JA, Podgaec S et al. Transvaginal ultrasound for diagnosis of deeply infiltrating endometriosis. *Int J Gynaecol Obstet* 2009 Feb.;104(2):156-60.

Goncalves MO, Podgaec S, Dias Jr JÁ et al. Transvaginal ultrasonography with bowel preparation is able to predict the number of lesions and rectosigmoid layers affected in cases of deep endometriosis, defining surgical strategy. *Hum Reprod* 2010 Mar.;25(3):665-71.

Hart RJ, Hickey M, Maouris P et al. Excisional surgery versus ablative surgery for ovarian endometriomata. *Cochrane Database Syst Rev* 2005;CD004992.

Hemmings R, Bissonnette F, Bouzayen R. Results of laparoscopic treatments of ovarian endometriomas: laparoscopic ovarian fenestration and coagulation. *Fertil Steril* 1998;70:527.

Ho HY, Lee RK, Hwu YM et al. Poor response of ovaries with endometrioma previously treated with cystectomy to controlled ovarian hyperstimulation. *J Assist Reprod Genet* 2002;19:507.

Hudelist G, Oberwinkler KH, Singer CF et al. Combination of transvaginal sonography and clinical examination for preoperative diagnosis of pelvic endometriosis. *Hum Reprod* 2009 May;24(5):1018-24.

Hudelist G, Tuttlies F, Rauter G et al. Can transvaginal sonography predict infiltration depth in patients with deep infiltrating endometriosis of the rectum? *Hum Reprod* 2009 May;24(5):1012-17.

Hughesdon PE. The structure of endometrial cysts of the ovary. *J Obstet Gynaecol Br Emp* 1957 Aug.;64(4):481-87.

Jacobson TZ, Barlow DH, Koninckx PR, Laparoscopic surgery for subfertility associated with endometriosis. Cochrane Database Syst Rev. 2002;(4):CD001398. Review. Update in: Cochrane Database Syst Rev. 2010;(1):CD001398.

Kavallaris A, Banz C, Chalvatzas N et al. Laparoscopic nerve-sparing surgery of deep inwitrating endometriosis: description of the technique and patients' outcome. *Arch Gynecol Obstet* 2010 Aug. 1. [Epub ahead of print]

Kavallaris A, Kohler C, Heid RK et al. Histopathological extent of rectal invasion by rectovaginal endometriosis. *Hum Reprod* 2003 June;18(6):1323-27.

Kavallaris A, Kohler C, Kuhne-Heid R et al. Histopathological extent of rectal invasion by rectovaginal endometriosis. *Hum Reprod* 2003;18:1323-27.

Keckstein J. Combination of transvaginal sonography and clinical examination for preoperative diagnosis of pelvic endometriosis. *Hum Reprod* 2009 May;24(5):1018-24.

Kennedy S, Bergguist A, Charpon C et al. ESHRE guideline for the diagnosis and treatment of endometriosis. *Hum Reprod* 2005;20:2698.

Kerr Jr WS. Endometriosis involving the urinary tract. *Clin Obstet Gynecol* 1966 June;9(2):331-57.

Kikuchi I, Takeuchi H, Kitade M et al. Recurrence rate of endometriomas following a laparoscopic cystectomy. *Acta Obstet Gynecol Scand* 2006;85:1120.

Koga K, Takemura Y, Osuga Y et al. Recurrence of ovarian endometrioma after laparoscopic excision. *Hum Reprod* 2006;21:2171.

Koninckx PR, Meuleman C, Oosterlynck D et al. Diagnosis of deep endometriosis by clinical examination during menstruation and plasma CA-125 concentration. *Fertil Steril* 1996 Feb.;65(2):280-87.

Kovoor E, Nassif J, Mendoza IM et al. Endometriosis of bladder: outcomes after laparoscopic surgery. *J Minim Invasive Gynecol* 2010 Sept.-Oct.;17(5):600-4.

Kovoor E, Nassif J, Mendoza IM et al. Hematometra following laparoscopic resection of retrocervical and rectovaginal endometriosis. *Fertil Steril* 2010 Apr.;93(6):2074.e11-12.

Landi S, Barbieri F, Fiaccavento A et al. Preoperative doublecontrast barium enema in patients with suspected intestinal endometriosis. *J Am Assoc Gynecol Laparosc* 2004;11:223-28.

Latthe PM, Proctor ML, Farquhar CM et al. Surgical interruption of pelvic nerve pathways in dysmenorrhoea: a systematic review of effectiveness. *Acta Obstet Gynecol* 2007;86:4-15.

Levy BS, Barbieri RL. Diagnosis and management of ovarian endometriomas. *Up To Date*, 2009.

Liu X, Yuan L, Shen F et al. Patterns of and risk factors for recurrence in women with ovarian endometriomas. *Obstet Gynecol* 2007;109:1411.

Loh FH, Tan AT, Kumar J et al. Ovarian response after laparoscopic ovarian cystectomy for endometriotic cysts in 132 monitored cycles. *Fertil Steril* 1999;72:316.

Marcoux S, Maheux R, Bérubé S. Laparoscopic surgery in infertile women with minimal or mild endometriosis. Canadian Collaborative Group on Endometriosis. *N Engl J Med*. 1997 July 24;337(4):217-22.

McDonald PJ, Heald RJ. A survey of postoperative function after rectal anastomosis with circular stapling devices. *Br J Surg* 1983;70:727-29.

Melin A, Sparen P, Bergqvist A. The risk of cancer and the role of parity among women with endometriosis. *Hum Reprod* 2007;22:3021.

Merino JMS, Maquieira CG, Alonso JG. The treatment of bladder endometriosis. Spanish literature review. *Arch Esp Urol* 2005;58:189-94.

Mol BW, Bayram N, Lijmer JG et al. The performance of CA-125 measurement in the detection of endometriosis: a meta-analysis. *Fertil Steril* 1998;70:1101.

Muzii L, Angioli R, Zullo MA et al. Bowel preparation for gynecological surgery. *Crit Rev Oncol Hematol* 2003 Dec.;48(3):311-15.

Muzii L, Bellati F, Palaia I et al. Laparoscopic stripping of endometriomas: a randomized trial on different surgical techniques. Part I: clinical results. *Hum Reprod* 2005;20:1981.

Muzii L, Bianchi A, Bellati F et al. Histologic analysis of endometriomas: what the surgeon needs to know. *Fertil Steril* 2007;87:362.

Muzii L, Marana R, Caruana P et al. Postoperative administration of monophasic combined oral contraceptives after laparoscopic treatment of ovarian endometriomas: a prospective, randomized trial. *Am J Obstet Gynecol* 2000;183:588.

Namnoum AB, Hickman TN, Goodman SB et al. Incidence of symptom recurrence after hysterectomy for endometriosis. *Fertil Steril* 1995 Nov.;64(5):898-902.

Nargund G, Cheng WC, Parsons J. The impact of ovarian cystectomy on ovarian response to stimulation during in-vitro fertilization cycles. *Hum Reprod* 1996;11:81.

Nezhat C, Malik S, Nezhat F et al. Laparoscopic ureteroneocystostomy and vesicopsoas hitch for infiltrative endometriosis. *JSLS* 2004;8(1):3-7.

Nezhat C, Nezhat F, Nezhat CH et al. Urinary tract endometriosis treated by laparoscopy. *Fertil Steril* 1996;66:920-24.

Nezhat C, Nezhat F, Nezhat CH et al. Urinary tract endometriosis treated by laparoscopy. *Fertil Steril* 1996;66:920.

Nezhat C, Nezhat F, Pennington E et al. Laparoscopic disk excision and primary repair of the anterior rectal wall for the treatment of full-thickness bowel endometriosis. *Surg Endosc* 1994;8:682-85.

Nezhat CH, Malik S, Osias J et al. Laparoscopic management of 15 patients with infiltrating endometriosis of the bladder and a case of primary intravesical endometrioid adenosarcoma. *Fertil Steril* 2002;78:872-75.

Nezhat F, Nezhat C, Allan CJ et al. Clinical and histologic classification of endometriomas. Implications for a mechanism of pathogenesis. *J Reprod Med* 1992;37:771-76.

Nisolle M, Donnez J. Peritoneal endometriosis, ovarian endometriosis, and adenomyotic nodules of the rectovaginal septum are three different entities. *Fertil Steril* 1997 Oct.;68(4):585-96.

Parazzini F. Ablation of lesions or no treatment in minimal-mild endometriosisin infertile women: a randomized trial. Gruppo Italiano per lo Studio dell'Endometriosi. *Hum Reprod* 1999 May;14(5):1332-4.

Paulos Yohannes. Ureteral endometriosis, review article. *J Urology* 2003 July;170:20-25.

Pittaway DE, Fayez JA. The use of CA-125 in the diagnosis and management of endometriosis. *Fertil Steril* 1986;46:790.

Possover M, Quakernack J, Chiantera V. The LANN technique to reduce postoperative functional morbidity in laparoscopic radical pelvic surgery. *J Am Coll Surg* 2005 Dec.;201(6):913-17.

Possover M. Laparoscopic management of endopelvic etiologies of pudendal pain in 134 consecutive patients. *J Urol* 2009;181:1732-36.

Ragni G, Somigliana E, Benedetti F et al. Damage to ovarian reserve associated with laparoscopic excision of endometriomas: a quantitative rather than a qualitative injury. *Am J Obstet Gynecol* 2005;193:1908.

Redwine DB, Sharpe DR. Laparoscopic segmental resection of the sigmoid colon for endometriosis. *J Laparoendosc Surg* 1991;1:217-20.

Redwine DB. Intestinal endometriosis. In: Redwine DB. (Ed.). *Surgical management of endometriosis*. London: Taylor & Francis, 2004. p. 157-73.

Redwine DB. Ovarian endometriosis: a marker for more extensive pelvic and intestinal disease. *Fertil Steril* 1999;72:310-15.

Reich H. Laparoscopic hysterectomy for advanced endometriosis. In: Jain N. (Ed.). *Atlas of endoscopic surgery in infertility and gynecology*. New York: McGraw-Hill, 2004. p. 298-320.

Remorgida V, Ferrero S, Fulcheri E et al. Bowel endometriosis: presentation, diagnosis, and treatment. *Obstet Gynecol Surv* 2007 July;62(7):461-70.

Ruffo G, Scopelliti F, Scioscia M et al. Laparoscopic colorectal resection for deep infiltrating endometriosis: analysis of 436 cases. *Surg Endosc* 2010;24:63-67.

Saleh A, Tulandi T. Reoperation after laparoscopic treatment of ovarian endometriomas by excision and by fenestration. *Fertil Steril* 1999;72:322.

Saleh A, Tulandi T. Surgical management of ovarian endometrioma. *Infertil Reprod Med Clin North Am* 2000;11:61.

Seracchioli R, Mabrouk M, Frasca C et al. Long-term cyclic and continuous oral contraceptive therapy and endometrioma recurrence: a randomized controlled trial. *Fertil Steril* 2010 Jan.;93(1):52-56. Epub 2008 Oct. 29.

Somigliana E, Infantino M, Benedetti F et al. The presence of ovarian endometriomas is associated with a reduced responsiveness to gonadotropins. *Fertil Steril* 2006;86:192.

Somigliana E, Infantino M, Candiani M et al. Association rate between deep peritoneal endometriosis and other forms of the disease: pathogenetic implications. *Hum Reprod* 2004 Jan.;19(1):168-71.

Somigliana E, Ragni G, Benedetti F *et al.* Does laparoscopic excision of endometriótica ovarian cysts significantly affect ovarian reserve? Insights from IVF cycles. *Hum Reprod* 2003;18:2450.

Somigliana E, Vercellini P, Gattei U *et al.* Bladder endometriosis: getting closer and closer to the unifying metastatic hypothesis. *Fertil Steril* 2007 June;87(6):1287-90.

Somigliana E, Vigano P, Tirelli AS *et al.* Use of the concomitant serum dosage of CA 125, CA 19-9 and interleukin-6 to detect the presence of endometriosis. Results from a series of reproductive age women undergoing laparoscopic surgery for benign gynaecological conditions. *Hum Reprod* 2004 Aug.;19(8):1871-76.

Squifflet J, Feger C, Donnez J. Diagnosis and imaging of adenomyotic disease of the retroperitoneal space. *Gynecol Obstet Invest* 2002;54(Suppl 1):43-51.

Thomassin I, Bazot M, Detchev R *et al.* Symptoms before and after surgical removal of colorectal endometriosis that are assessed by magnetic resonance imaging and rectal endoscopic sonography. *Am J Obstet Gynecol* 2004;190:1264-71.

Vercellini P, Aimi G, Panazza S *et al.* Deep endometriosis conundrum: evidence in favor of a peritoneal origin. *Fertil Steril* 2000 May;73(5):1043-46.

Vercellini P, Chapron C, De Giorgi O *et al.* Coagulation or excision of ovarian endometriomas? *Am J Obstet Gynecol* 2003;188:606.

Vercellini P, Frontino G, Pietropaolo G *et al.* Deep endometriosis: definition, pathogenesis, and clinical management. *J Am Assoc Gynecol Laparosc* 2004 May;11(2):153-61.

Vercellini P, Frontino G, Pisacreta A *et al.* The pathogenesis of bladder detrusor endometriosis. *Am J Obstet Gynecol* 2002 Sept.;187(3):538-42.

Vercellini P, Meschia M, De Giorgi O *et al.* Bladder detrusor endometriosis: clinical and pathogenetic implications. *J Urol* 1996;155:84-86.

Vercellini P, Pisacreta A, Pesole A *et al.* Is ureteral endometriosis an asymmetric disease? *BJOG* 2000 Apr.;107(4):559-61.

Vercellini P, Somigliana E, Daguati R *et al.* Postoperative oral contraceptive exposure and risk of endometrioma recurrence. *Am J Obstet Gynecol* 2008;198:504.

Vercellini P, Vendola N, Bocciolone L *et al.* Laparoscopic aspiration of ovarian endometriomas. Effect with postoperative gonadotropin releasing hormone agonist treatment. *J Reprod Med* 1992;37:577.

Vitagliano G, Villeta M, Castillo O. Laparoscopic partial cystectomy in the management of bladder endometriosis: report of two cases. *J Endourol* 2006;20:1072-74.

Westney OL, Amundsen CL, McGuire EJ. Bladder endometriosis: conservative management. *J Urol* 2000;163:1814-77.

Woods RJ, Heriot AG, Chen FC. Anterior rectal wall excision for endometriosis using the circular stapler. *ANZ J Surg* 2003;73:647-48.

Yaushpolsky EH, Best CL, Jackson KV *et al.* Effects of endometriomas on oocyte quality, embryo quality, and pregnancy rates in in vitro fertilization cycles: a prospective, case-controlled study. *J Asst Reprod Genet* 1998;15:193.

Zullo F, Palomba S, Zupi E *et al.* Long-term effectiveness of presacral neurectomy for the treatment of severe dysmenorrhea due to endometriosis. *J Am Assoc Gynecol Laparosc* 2004 Feb.;11(1):23-28.

21 Cirurgia Tubária Eletiva

Marco Aurelio Pinho de Oliveira
Claudio Peixoto Crispi
Marcio Moura Pereira
Sergio Conti Ribeiro

- **INTRODUÇÃO**
- **MÉTODOS DIAGNÓSTICOS DAS ALTERAÇÕES TUBÁRIAS**
  Histerossalpingografia e histerossonografia
  Ultrassonografia transvaginal
  Falopioscopia
  Laparoscopia
  Salpingoscopia
  Fertiloscopia
- **CIRURGIAS PARA INFERTILIDADE**
  Adesiólise e salpingo-ovariólise
  Fimbrioplastia
  Reanastomose tubária
  Hidrossalpinge
  Salpingostomia
  Salpingectomia
  Esterilização tubária
     Mecânicos
     Uso de energia
- **RESULTADOS**
- **REFERÊNCIAS BIBLIOGRÁFICAS**

INTRODUÇÃO

As tubas são órgãos ocos, tubulares, localizados na borda superior do ligamento largo, ao qual estão ligadas por uma dobra peritoneal (a mesossalpinge). Partem do ângulo superior do útero e vão em direção ao ovário, possuindo, cerca de 10 cm de comprimento. As tubas comunicam a cavidade do útero com a cavidade peritoneal, sendo divididas em quatro partes: o infundíbulo, a ampola, o istmo e a porção intramural.

O infundíbulo, ou porção fímbrica, é uma extremidade distal afunilada, que se projeta para além do ligamento largo, situando-se sobre o ovário. A margem livre do funil fragmenta-se em uma série de processos digitiformes, conhecidos como fímbrias, que envolvem o ovário. A porção mais larga da tuba é a ampola e o istmo é a porção mais estreita, localizando-se próximo ao útero. O segmento que atravessa a parede uterina é a porção intramural. Internamente existe uma camada muscular de fibras lisas com disposições espiraladas.

A mucosa da tuba, ou endossalpinge, apresenta os seguintes tipos de células:

- *Ciliadas:* têm cílios longos, em número de 10 a 12. Esses cílios têm capacidade de movimentação, parecendo ser os responsáveis pela migração do ovo.
- *Secretórias:* intercalam-se entre as ciliadas e tornam-se maiores e mais ricas em citoplasma no pré-menstruo.
- *Intersticiais ou em cunha:* interpõem-se entre todas as citadas.

As variações cíclicas do epitélio da tuba podem ser apreciadas nas fases do ciclo menstrual. Na fase intermenstrual as células ciliadas são as maiores, com núcleos situados próximos à margem livre, enquanto as células não ciliadas são mais delgadas, com seus núcleos localizados mais profundamente. O movimento ciliar nesta fase é intenso. No pré-menstruo, desenvolvem-se as células secretórias (não ciliadas), que chegam a recobrir as ciliadas e apresentam seus núcleos na periferia. A secreção produzida nessa fase contém substâncias nutritivas, necessárias ao desenvolvimento do ovo. Nas fases menstrual e pós-menstrual, o epitélio perde altura e as células em cunha tornam-se numerosas.

A irrigação arterial das tubas origina-se nas artérias uterinas e ovarianas, formando duas arcadas vasculares. As veias acompanham as artérias. Os vasos linfáticos seguem as artérias correspondentes e drenam para os linfonodos ilíacos, internos e para-aórticos. A inervação parte dos plexos pélvicos.

Alterações tubárias respondem por cerca de 30% dos casos de esterilidade feminina (Dietrich et al., 1996). Anatomicamente, a presença de tumores ovarianos ou miomas uterinos podem comprimir as tubas, comprometendo permeabilidade e mobilidade das mesmas. A presença de pólipos tubários, situação mais rara, também pode alterar a permeabilidade das tubas. Porém, as causas mais frequentes de alterações tubárias são as doenças inflamatórias pélvicas, trauma cirúrgico e endometriose.

A laparoscopia iniciou-se, na prática ginecológica, há três décadas como uma técnica diagnóstica, sendo usada primeiramente na investigação da infertilidade, permitindo uma inspeção detalhada do útero, ovários, tubas e peritônio pélvico. Como procedimento cirúrgico, a laparoscopia foi inicialmente limitada à esterilização tubária, vindo, mais tarde, a ser utilizada como meio de acesso para outros procedimentos. Entre os primeiros procedimentos realizados estavam o tratamento de aderências perianexiais e a cirurgia de desobstrução tubária distal.

MÉTODOS DIAGNÓSTICOS DAS ALTERAÇÕES TUBÁRIAS

A tuba pode ser afetada por diferentes fatores nocivos, incluindo processos infecciosos, aderenciais e inflamatórios.

Na pesquisa do casal infértil é imperativa a avaliação da permeabilidade, morfologia e fisiologia tubária. A seguir serão apresentados alguns métodos diagnósticos para avaliação das tubas.

Histerossalpingografia e histerossonografia

O diagnóstico de fator tuboperitoneal foi iniciado por Rubin, em 1920, com o uso de dióxido de carbono para investigar a permeabilidade tubária (Gordon et al., 1997). Pouco tempo depois, a histerossalpingografia (HSG) tornou-se o método mais utilizado, principalmente após a introdução de meios iodados hidrossolúveis (Mitri et al., 1991).

A *histerossalpingografia* é o procedimento radiológico que utiliza meio de contraste iodado solúvel em água (Hypaque M 60%), devendo ser realizado entre o oitavo e o décimo dia do ciclo (dois ou três dias após o término da menstruação). Ainda continua a ser um excelente método para dar informação sobre a cavidade uterina, canal cervical, mucosa endotubária, porção intramural/intersticial da tuba, além da informação sobre a permeabilidade, dilatação e rigidez do segmento ampular. Pode, ainda, sugerir a presença de aderências peritubárias.

Dietrich et al. (1996) descreveram uma alternativa para as pacientes que apresentavam alergia ao contraste iodado: a *histerossonossalpingografia (HSNG)*. O método caracteriza-se pela avaliação tubária por ultrassonografia transvaginal após cateterização transcervical com injeção do meio de contraste (micropartículas do monossacarídeo de galactose ECHO-VIST [r]). Segundo os autores, essa técnica, quando utilizada com Doppler, tem sua sensibilidade aumentada e mostrou resultados concordantes em 82,5% quando comparada à cromotubação laparoscópica. De um modo geral, a HSNG parece ter resultados comparáveis aos da HSG na avaliação da permeabilidade tubária (Socolov et al., 2009). Além disso, a HSNG parece ser um pouco mais dolorosa que a HSG, provavelmente pela necessidade de infusão de quantidades maiores de líquido (Socolov et al., 2010).

Ultrassonografia transvaginal

A ultrassonografia transvaginal convencional para a avaliação da tuba apresenta baixa sensibilidade. Quando comparada com a histerossalpingografia na detecção da hidrossalpinge é potencialmente útil quando há bloqueio tanto da porção proximal quanto distal da tuba, já que a histerossalpingografia só poderá avaliar o bloqueio proximal, não podendo, então, detectar um possível bloqueio distal concomitante.

Falopioscopia

A *falopioscopia* é procedimento microendoscópico que torna possível a exploração da porção proximal da tuba até então não avaliada. Pode ser realizada em nível ambulatorial ou sob controle laparoscópico simultâneo e mostra toda a superfície luminal da tuba desde sua porção ístmica até as fímbrias; tem sua indicação na obstrução proximal da tuba, evidenciada pela histerossalpingografia. Aproximadamente 20% dos procedimentos realizados nas tubas são por oclusão da junção ístmico-cornual. As principais causas do bloqueio são: obliteração fibrosa, salpingite ístmico-nodosa, endometriose e processo inflamatório crônico da tuba (Ramson e Garcia, 1997).

O procedimento consiste na falopioscopia transcervical por meio da histeroscopia, com subsequente canulação tubária. O método necessita de um endoscópio flexível como instrumento de guia na introdução da cânula na tuba. A distensão da cavidade uterina é feita com líquidos ou pela insuflação de CO_2. A ponta do histeroscópio é dirigida de tal forma para o óstio tubário, que o eixo da área intramural da tuba e a parte distal do histeroscópio fiquem paralelos. Um fino arame de guia metálico, que se encontra dentro do cateter tubário, é introduzido no óstio tubário. O cateter é, então, empurrado cuidadosamente sobre o fio-guia. Quando o cateter tiver sido introduzido, o fio-guia é retirado e substituído pelo falopioscópio.

A classificação da doença luminal é avaliada no estudo de Kerin et al. (1992), porém, restringe-se à avaliação das pregas ampulares (Fig. 21-1). Ainda são escassos os estudos correlacionando métodos de investigação diagnóstica com a promoção de fertilidade. Dechaud et al. (1998) realizaram um trabalho prospectivo mostrando a taxa de gestação espontânea em pacientes submetidas à falopioscopia e compara com a histerossalpingografia associada à laparoscopia. É um método caro, pois necessita de material de alta tecnologia, e seus resultados também estão na dependência de uma curva de aprendizado e na habilidade do uso do material.

Laparoscopia

A *laparoscopia* é um procedimento cirúrgico que pode ser utilizado como método diagnóstico, sendo considerado padrão-ouro para a avaliação da infertilidade de causa tuboperitoneal (Gordon et al., 1997), pois permite avaliar o aspecto macroscópico da tuba, sua relação com o ovário e avaliar sua permeabilidade por meio de cromotubação (Fig. 21-2). Quando associada à salpingoscopia ou à falopioscopia, tem aumentado seu potencial em relação ao prognóstico gestacional, pela possibilidade da classificação das alterações das porções proximal e distal da tuba.

B) A morfologia e a arquitetura *(status)* da mucosa tubária são o parâmetro mais importante para o prognóstico de uma futura gestação (Marana e Rizzi, 1996).

Em um estudo prospectivo, Marana *et al.* (1995) compararam o valor prognóstico dos achados salpingoscópicos com a classificação da *American Fertility Society* (Fig. 21-4) em pacientes com infertilidade de causa tubária que foram submetidas à cirurgia reconstrutora da tuba. A mucosa tubária foi classificada de acordo com a classificação de Puttemans *et al.* (1987), como segue:

- *Grau I:* pregas mucosas normais.
- *Grau II:* as pregas maiores estão separadas, achatadas (em decorrência do aumento da pressão hidrostática intraluminal), porém normais.
- *Grau III:* aderências focais entre as pregas mucosas.

Nome _____ Data _____ Ficha Nº _____
Idade _____ G _____ P _____ Sp Ab _____ VTP _____ Ectópica _____ Infertilidade: Sim ____ Não ____
Idade histórica relevante (p. ex.: cirúrgica, infecção etc.) _____

HSG _____ USG _____ Fotografia _____ Laparoscopia _____ Laparotomia _____

		< 3 cm	3-5 cm	> 5 cm
Diâmetro ampular distal				
	E	1	4	6
	D	1	4	6
Espessura da parede tubária		Normal/fina	Moderadamente espessada ou edematosa	Espessa e rígida
	E	1	4	6
	D	1	4	6
Dobras mucosas no estoma		Normal/ > 75% preservada	35 a 75% preservada	< 35% preservada dobras mucosas aderidas
	E	1	4	6
	D	1	4	6
Extensão da aderência		Nenhuma/mínima/leve	Moderada	Extensa
	E	1	3	6
	D	1	3	6
Tipo de aderência		Nenhuma/leve	Moderadamente densa (vasculares)	Densas
	E	1	2	4
	D	1	2	4

Classificação prognóstica para salpingostomia terminal (salpingoneostomia)

	ESQUERDA		DIREITA
A. Leve	_____	1-3	_____
B. Moderado	_____	9-10	_____
C. Grave	_____	> 10	_____

Tratamento (procedimento cirúrgico)

	Salpingostomia	E	D
A. Terminal		_____	_____
B. Ampular		_____	_____

Outros _____

Prognóstico para concepção e nascimento*

_____ Ótimo (> 75%)
_____ Bom (50-75%)
_____ Regular (25-50%)
_____ Ruim (< 25%)

*Julgamento médio baseado na porção livre de doença

Tratamento continuado recomendado _____

Comentários _____

ESQUEMA

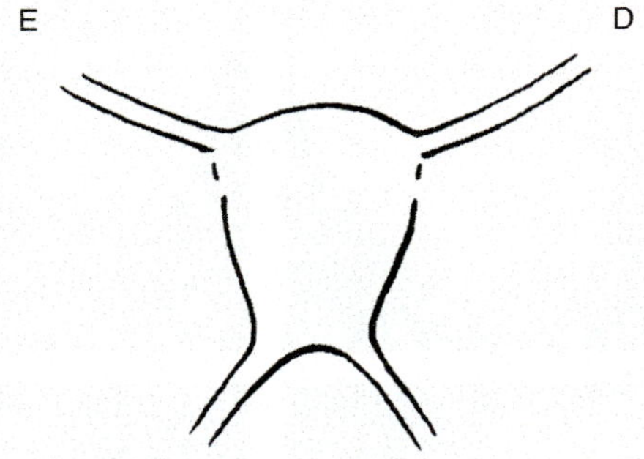

Para suporte escreva para:
The American Fertility Society
2140 11th Avenue, South
Suite 200
Birmingham, Alabama 35205

Propriedade
The American Fertility Society

Sociedade Americana de Fertilidade. Classificações de aderências anexiais, obstruções tubárias distais, obstrução tubária por ligadura, gravidez tubária, anomalias müllerianas e sinéquias uterinas. *Fertil-Steril* 49945, 1998.

Fig. 21-4

Classificação da oclusão da tuba distal segundo a *American Fertility Society*.

- *Grau IV:* aderências extensas são vistas entre as pregas mucosas e/ou áreas de compressão são vistas.
- *Grau V:* perda completa das pregas mucosas.

No estudo de Marana e Rizzii, 1996, 55 pacientes foram submetidas à cirurgia para correção da infertilidade e concluiu-se que há importante correlação entre o grau dos achados salpingoscópicos (Graus I e II *versus* Graus IV e V) e gestação a termo, tanto no grupo submetido à salpingo-ovariólise como no grupo submetido à salpingostomia. Porém, não houve correlação significativa entre a classificação da AFS e os achados de gestação a termo.

Portanto, o uso da salpingoscopia como método complementar para avaliação da tuba tem sido exaustivamente discutido, e a grande maioria dos autores concorda que ela deva ser usada sistematicamente (Bronsens *et al.*, 1987; Shapiro *et al.*, 1988; De Bruyne *et al.*, 1989, 1997; Marconi *et al.*, 1992; Marana *et al.*, 1995). De Bruyne *et al.* (1997) encontraram 49% de patologia endotubária em pacientes com laparoscopia normal, estando em concordância com os achados de 35,2% de Marconi *et al.* Em conclusão, somente o achado da aparência externa da tuba não reflete, necessariamente, a morfologia e a arquitetura luminal.

Complicações na salpingoscopia são raras, quando o salpingoscópio é manobrado com cuidado, porém, existem e devemos destacar:

- Sangramento da serosa superficial após manipulações com pinça de preensão que geralmente cessa após irrigação com solução aquecida.
- Perfuração da tuba também é relatada quando o endoscópio for introduzido às cegas.
- Ruptura ou dilatação edematosa da mesossalpinge, com a pressão excessiva no gotejamento nos casos de tubas patológicas.

Fertiloscopia

Outro método que vem sendo realizado é a fertiloscopia, que combina, em um mesmo procedimento de hidropelviscopia transvaginal, a salpingoscopia, a microssalpingoscopia com *dye test* e, finalmente, a histeroscopia (Fig. 21-5). Trata-se de poder avaliar a porção distal da tuba e sua relação com o ovário. O método surgiu em decorrência dos achados falso-negativos e positivos na histerossalpingografia, quando comparado com os achados laparoscópicos com relação às aderências perianexiais, além da necessidade de se diminuir os riscos do procedimento laparoscópico.

Um estudo realizado por Hu *et al.* (2005) revelou as vantagens da fertiloscopia no exame e no tratamento de 110 mulheres inférteis, incluindo a hidrolaparoscopia transvaginal, o *dye test* convencional, histeroscopia e *dye tests* utilizando o cateterismo do óstio tubário pela histeroscopia. Em razão da eficiência do método, os autores sugerem que seja usado como primeira linha de investigação tubárias nas pacientes inférteis; a laparoscopia seria utilizada como um procedimento complementar e terapêutico após a fertiloscopia. Não observaram complicações, tais como lesão de órgão pélvico, sangramento intra e pós-operatório e inflamação pélvica pós-operatória. Tal pensamento também foi corroborado por Watrelot *et al.* (2003), que elaboraram um estudo multicêntrico comparando as duas técnicas endoscópicas, a laparoscopia e a fertiloscopia, na investigação da paciente infértil. Os resultados confirmaram a fertiloscopia como um procedimento seguro, minimamente invasivo, que pode ser considerado como uma alternativa diagnóstica à laparoscopia. A laparoscopia tem papel fundamental tanto no campo diagnóstico, quanto no terapêutico, pois não só diagnostica aderência anexial (por processos inflamatórios prévios ou endometriose pélvica), como também permite sua correção cirúrgica. O fluxograma a seguir poderia ser usado na avaliação tubária em pacientes inférteis.

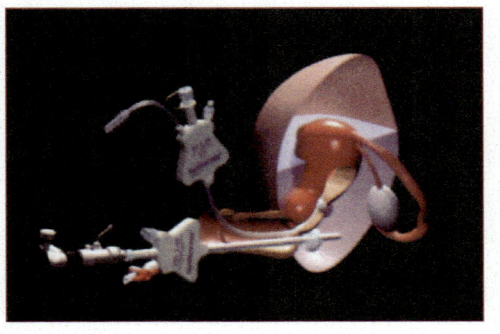

Fig. 21-5
Princípio da fertiloscopia. (Associação de histeroscopia, cromotubação, hidrolaparoscopia e salpingoscopia).

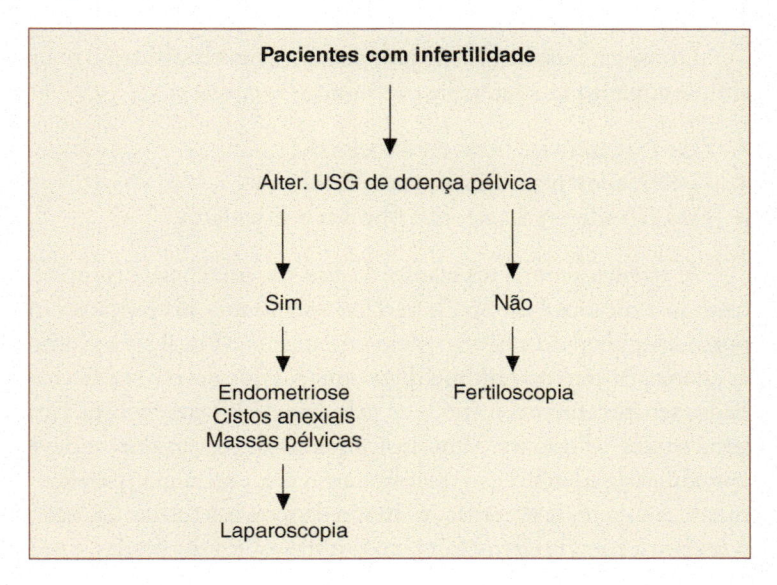

Portanto, quando indicamos uma propedêutica para avaliação tubária, não devemos esquecer que para o sucesso da cirurgia devem-se levar em consideração:

- A dilatação ampular.
- A preservação das pregas ampulares.
- A detecção de aderências intratubárias.
- O *status* da mucosa tubária macro e microscopicamente.

CIRURGIAS PARA INFERTILIDADE

Adesiólise e salpingo-ovariólise

A doença aderencial pélvica é considerada como uma das causas de infertilidade, sendo observada em 15 a 20% dos casais inférteis. A adesiólise laparoscópica com restauração da anatomia pélvica tem sido associada à taxa de gestação de 12%-58% (Chew *et al.*, 1998). As aderências pélvicas podem causar distorção da anatomia da pelve com ou sem bloqueio tubário. Podem, ainda, afetar a captação do óvulo pela fímbria, quando localizadas em áreas periovarianas, e podem interferir com a função ovulatória normal.

O fator mais importante para a realização da salpingo-ovariólise é avaliar a extensão e o tipo do processo aderencial, assim como os órgãos envolvidos no processo. As principais causas de aderências são:

- Doença inflamatória pélvica.
- Endometriose.
- Cirurgias prévias.

Quanto ao grau, as aderências podem ser classificadas em três tipos, a saber:

- *Tipo I:* aderências finas e espessas facilmente separáveis, em geral a tuba é normal e permeável e envolve até um terço da superfície ovariana.
- *Tipo II:* aderências finas e espessas, em geral a tuba apresenta hidrossalpinge, envolvendo até a metade da superfície ovariana.
- *Tipo III:* aderências espessas e dificilmente separáveis, apresentando hidrossalpinge, na maioria das vezes a superfície ovariana está recoberta em mais de dois terços.

Donnez e Nisolle (2001) propuseram uma classificação mais simples quanto às aderências, definindo-as como:

- *Tipo I:* aderências finas e avasculares.
- *Tipo II:* aderências finas e vasculares.
- *Tipo III:* aderências densas, fibrosas e vasculares.

A técnica para a realização da lise de aderência é simples, quando a mesma é do tipo I. Secciona-se junto a sua junção com órgão a ser liberado e não no meio do caminho (Fig. 21-6). Como as aderências têm no mínimo duas camadas que devem ser seccionadas separadamente, começa-se pela área mais bem exposta. Em geral utiliza-se tesoura como instrumento de secção que se deve aproximar da aderência, perpendicularmente, e seccionar, paralelamente, a superfície do órgão, evitando danos a sua serosa. Quando o *laser* ou a energia eletrocirúrgica ou ultrassônica são usadas, é necessário deixar um pequeno espaço entre o instrumento e o órgão, para prevenir danos por transmissão lateral do calor.

Na salpingólise aplica-se uma tração com pinça atraumática na aderência próxima à tuba e, então, utilizam-se tesoura, bisturi harmônico, pinça monopolar ou *laser* para secção da aderência. A ovariólise é realizada pela elevação e rotação ovariana com uma pinça atraumática presa ao ligamento tubovariano, facilitando a lise das aderências na superfície ovariana.

Comparando a adesiólise microcirúrgica laparotômica com a laparoscópica podem-se encontrar vantagens na adesiólise laparoscópica, como menor tempo de hospitalização e uma recuperação mais rápida. Entretanto, as taxas de gestação são similares nos dois grupos.

Fimbrioplastia

A fimbrioplastia laparoscópica é um procedimento realizado para promover a fertilidade, já que reconstrói as fímbrias existentes em uma tuba parcial ou totalmente ocluída.

A anormalidade da porção infundibular está relacionada com as lesões da mucosa, variando a gravidade do caso e comprometendo, com isso, sua função. Essas lesões podem ser agrupadas em:

1. Aderências perifimbriais, com ou sem associação de aderências intrainfundibular.
2. Aglutinação parcial ou completa da fímbria (fimose).
3. Porção da serosa fimbrial coberta, apresentando uma pequena abertura da tuba. Às vezes essa porção fimbrial pode estar completamente ocluída, dificultando a diferenciação com uma hidrossalpinge.
4. Fimoses pré-fimbriais.

A fimbrioplastia pode ser realizada nas alterações citadas anteriormente, porém em alguns casos podem-se realizar apenas a adesiólise na aderência fimbrial e a salpingostomia quando a incisão da serosa é requerida. A técnica consiste na introdução de uma pinça atraumática fechada no orifício identificado pelo azul de metileno, na confluência das fímbrias. Abre-se, então, a pinça, forçando a desaglutinação das fímbrias, repetindo esta manobra até obter-se uma boa amplitude na abertura da tuba (Fig. 21-7). Para a realização da fimbrioplastia é necessária a liberação prévia das aderências peritubárias que porventura existam. Eventuais sangramentos cessam espontaneamente ou com uso de coagulador bipolar delicado e preciso. Quando ocorrer uma aglutinação total da fímbria (fimose), realiza-se a secção da serosa com tesoura ou monopolar e alargamento do óstio tubário, evertendo-se as fímbrias com vaporização da serosa com CO_2, coagulação bipolar, ou fina sutura com prolene 7-0. Após esses procedimentos deve-se lavar exaustivamente a cavidade e aspirar. Com relação às técnicas para eversão das fímbrias, a taxa de concepção foi de 69,2% para *laser* de CO_2, 86,6% para coagulação bipolar e 57,1% para suturas, não sendo estatisticamente significativa (Audebert *et al.*, 1998).

Segundo Audebert *et al.* (1998), após fimbrioplastia laparoscópica a taxa de concepção foi de 74,3%, assim como as taxas de gestação intrauterina foram de 51,4% e fetos vivos 37,1%, e para a gravidez ectópica a taxa foi de 22,9%. Concluiu-se que a fimbrioplastia laparoscópica apresenta resultados similares àqueles obtidos por microcirurgia laparotômica para tratamento da oclusão fimbrial grave, representando uma alternativa para a FIV. Entretanto, devemos considerar as vantagens do método laparoscópico sobre o laparotômico.

Dubuisson *et al.* (1990) avaliaram os resultados após 18 meses da cirurgia de 65 casos consecutivos de tuboplastia terminal por la-

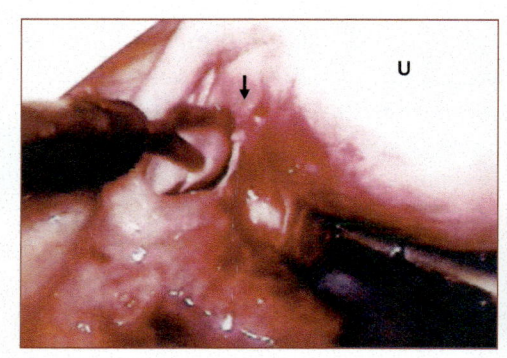

Fig. 21-6
Lise de aderência em anexo esquerdo e útero *(U)* com tesoura *(seta)*.

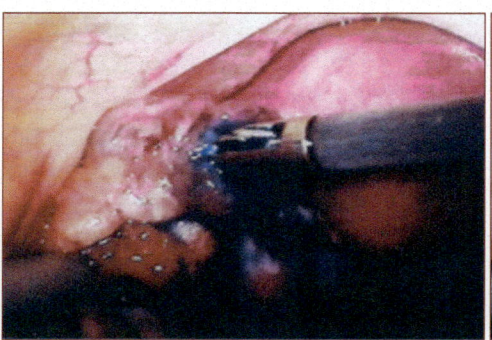

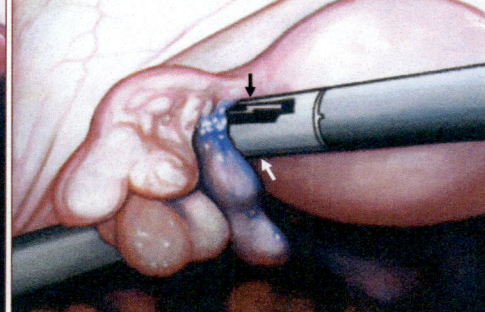

Fig. 21-7
Manobra de desaglutinação das fímbrias de tuba esquerda. Nota-se o começo da saída de azul de metileno.

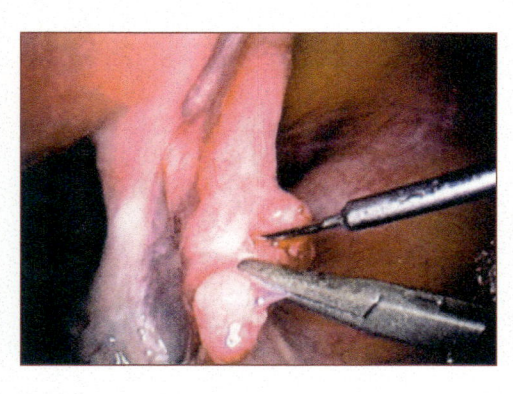

Fig. 21-8
Estabilização e circunscrição da mucosa da tuba proximal com microagulha monopolar.

paroscopia, das quais 21 fimbrioplastias e 34 salpingostomias. Vinte e duas pacientes tiveram gestação (33,8%), das quais 18 foram intrauterinas (27,7%). A média de gestação intrauterina foi de 25,8% após a fimbrioplastia, e 29,4% após salpingostomia. Estes resultados foram comparados àqueles da microcirurgia e não mostraram diferenças significativas.

Reanastomose tubária

A esterilização tubária é o método anticoncepcional mais popular no mundo. Estima-se que, aproximadamente, 138 milhões de mulheres em idade reprodutiva submeteram-se a esse procedimento. No Brasil, calcula-se que 21,1% das mulheres com idade entre 25 a 29 anos e 37,6% das entre 30 e 34 anos tenham sido submetidas a essa cirurgia. Cerca de 2% das pacientes laqueadas se arrependem, geralmente em razão da troca de companheiro ou da perda de um filho. Infelizmente, existe ainda um grupo de pacientes que são laqueadas sem o seu conhecimento ou aprovação.

Durante algum tempo a técnica microcirúrgica foi considerada padrão-ouro nas cirurgias para a infertilidade. Em fevereiro de 1992 foi realizada a primeira reanastomose tubária por microcirurgia laparoscópica, utilizando náilon 7-0 e 8-0, pinças de apreensão microlaparoscópicas e um porta-agulha modificado (Koh e Janik, 1999).

As indicações para a realização de reanastomose tubária são:

- Reversão da esterilidade por laqueadura tubária prévia.
- Oclusão tubária secundária a tratamento para gravidez ectópica.
- Salpingite ístmica-nodosa.
- Bloqueio tubário secundário a alguma patologia.

A reversão da laqueadura tubária por via laparoscópica necessita de um instrumental delicado, assim como um cirurgião que seja experiente em microcirurgia para infertilidade e laparoscopia cirúrgica. Os trocartes utilizados são os de 3 mm, podendo-se utilizar também trocartes de 5 mm com redutores para 3 mm. Estes trocartes mais delicados permitem a passagem do equipamento de mini-instrumental. O manipulador uterino é fundamental para a anastomose tubária, sendo útil na manipulação e na cromotubação.

Após o preparo da paciente verifica-se, sob visualização direta, o estado tubário pelo tamanho residual dos cotos distal e proximal, assim como a mucosa endotubária pela salpingoscopia. O cirurgião deve realizar a circunscrição da serosa da tuba proximal. A tuba deve ser apreendida com pinça delicada, através da mão não dominante do cirurgião, com o objetivo de estabilizar a sua extremidade. Para circunscrever a serosa da tuba, o cirurgião introduz o eletrodo com microagulha e incisa a porção proximal cerca de 5 mm distante da extremidade (Fig. 21-8). Se o comprimento da tuba for satisfatório e houver franca dilatação bulbosa da extremidade, pode-se seccionar um pouco mais e a secção da serosa poderá ser feita até 1 cm de distância da extremidade. A seguir utiliza-se a microagulha para a divisão da mesossalpinge até o ponto escolhido para a transecção. Mantém-se essa incisão próxima à tuba e com muito cuidado para que os vasos mesossalpíngeos não sejam lesionados e não necessitem de cauterização, o que pode comprometer a vascularização da tuba (Fig. 21-9), e realiza-se uma secção em ângulo reto na tuba proximal com a microtesoura ou uma guilhotina (Fig. 21-10). Para testar a permeabilidade da tuba proximal efetua-se a cromotubagem retrogradamente pela seringa acoplada ao manipulador uterino.

A extremidade distal da tuba será também avaliada. Um microeletrodo pode ser utilizado para dissecar e expor o coto distal, que é reposicionado na extremidade. Compara-se a luz tubária entre os dois cotos com o cromotubador que tem marcas de 1 mm em 1 mm ao longo de sua ponta. O ideal é que a luz distal não seja maior do que 1 mm maior que o coto proximal.

A seguir, a guilhotina ou tesoura bem afiada é introduzida para o corte do coto distal. O cromotubador curvo é introduzido para injetar, cuidadosamente, o corante azul de metileno na luz tubária distal com o objetivo de avaliar o corante emergindo através das fímbrias. Caso ocorra, isso confirma a permeabilidade da tuba distal; não haverá então a necessidade de canulação, o que é mais difícil de conseguir por via laparoscópica. A luz é inspecionada para garantir que seu diâmetro esteja adequado. Se o diâmetro não for adequado serão efetuados novos cortes com a guilhotina. A hemostasia será realizada com o microbipolar ponto a ponto, de acordo com a necessidade.

A mesossalpinge é aproximada, usando-se nós intracorpóreos afastados cerca de 5 mm da tuba (Fig. 21-11). Deve-se tomar cuidado em não aproximar demais a mesossalpinge da tuba, pois isso prejudica a anastomose subsequente.

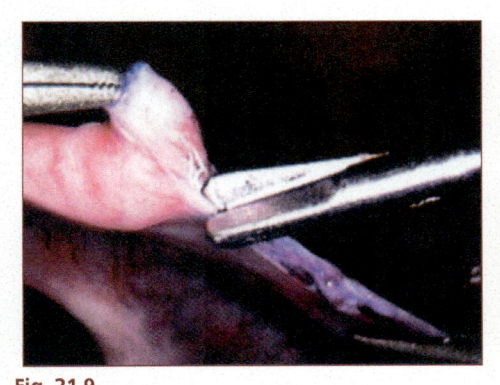

Fig. 21-9
Dissecção cuidadosa da mesossalpinge dos cotos.

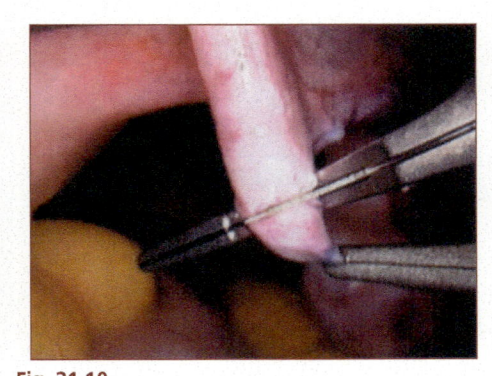

Fig. 21-10
Secção com guilhotina do coto proximal.

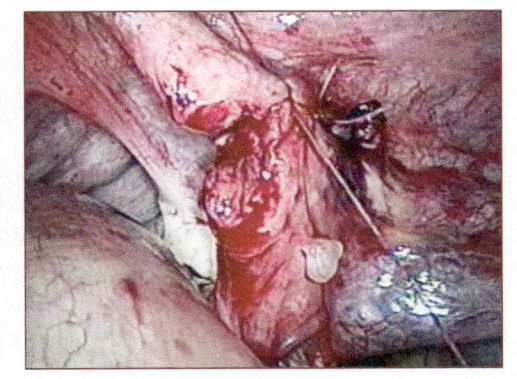

Fig. 21-11
Realização da sutura. Nota-se a aproximação dos cotos proximal e distal.

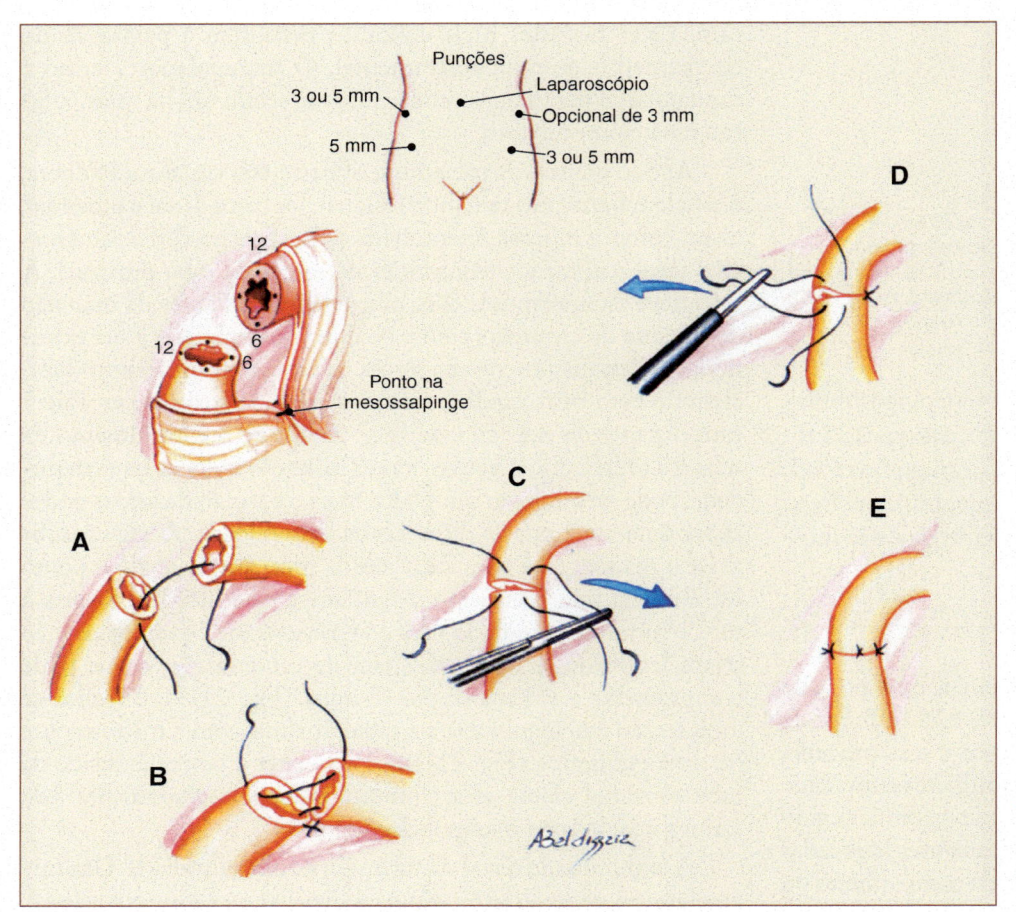

Fig. 21-12
Técnica para reanastomose tubária. (**A**) Ponto às "6 horas"; (**B**) ponto às "12 horas"; (**C**) rotação delicada da tuba; (**D**) sutura às "3 horas"; (**E**) aspecto final.

Em sequência, o cirurgião deve perfurar a camada muscular na posição de 6 horas na tuba distal, evitando-se a mucosa. A seguir a agulha é inserida na posição de 6 horas do tubo proximal, da submucosa até a muscular (Fig. 21-12A). A ligadura com nós intracorpóreos é realizada com três nós. Outro ponto de 6-0 a 8-0 é aplicado na posição de 12 horas da tuba proximal, da muscular à submucosa, e em seguida na posição de 12 horas da tuba distal, com a agulha penetrando da submucosa até a muscular (Fig. 21-12B). Neste momento o auxiliar segura a sutura e, com o auxílio do manipulador uterino, o cirurgião realiza a rotação da tuba, de forma a facilitar seu acesso para uma aplicação precisa das suturas de três horas e de nove horas (Fig. 21-12C e D). A seguir essas suturas são aplicadas e ligadas logo após a aplicação da sutura na posição das 12 horas. A cromotubagem é realizada através do manipulador uterino, quando então será comprovada a permeabilidade tubária. Uma pequena perda por meio do local da anastomose não deve causar preocupação, desde que haja saída do corante pelas fímbrias. Podem-se aplicar dois ou três pontos separados na serosa, utilizando-se para isso o prolene ou náilon 6-0 ou 7-0 (Fig. 21-12E). Para uma maior resistência da anastomose, essas suturas devem incluir a muscular externa. A seguir o mesmo procedimento é realizado na tuba oposta.

Dubuisson e Swolin (1995) relatam estudo utilizando a técnica de um único ponto para a reanastomose tubária. Faz-se o preparo dos cotos distal e proximal, conforme descrito. Para realizar a anastomose os dois segmentos são aproximados por sutura aplicada imediatamente adjacente aos cotos com Vicryl 4-0. Esta sutura da mesossalpinge é de grande importância para alinhar os dois segmentos da tuba. A anastomose com a técnica de um único ponto consiste em um único ponto de sutura, aproximando os segmentos tubários, localizado às 12 horas de suas bordas anti-

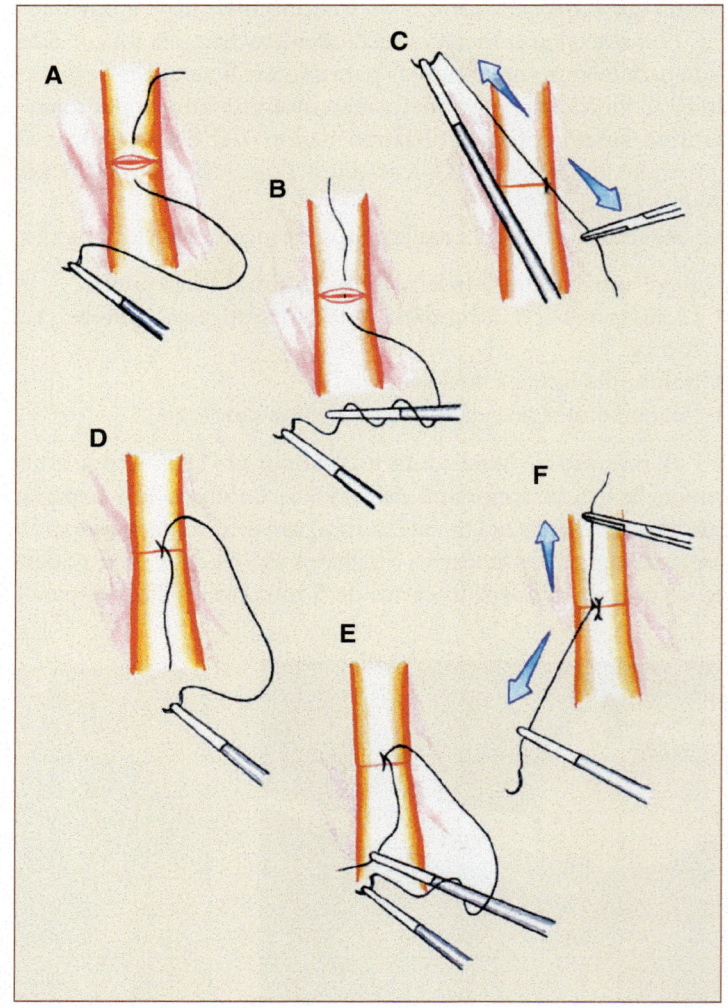

Fig. 21-13
(**A** a **F**) Técnica de reanastomose com um único ponto às 12 horas, com nó intracorpóreo.

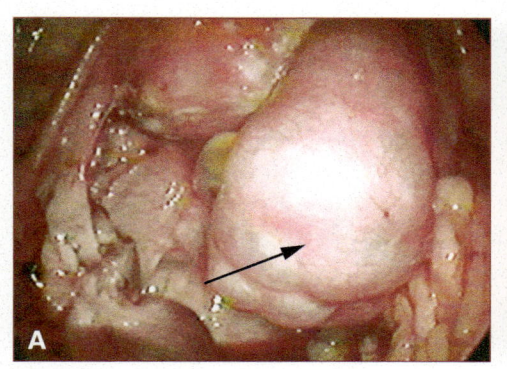

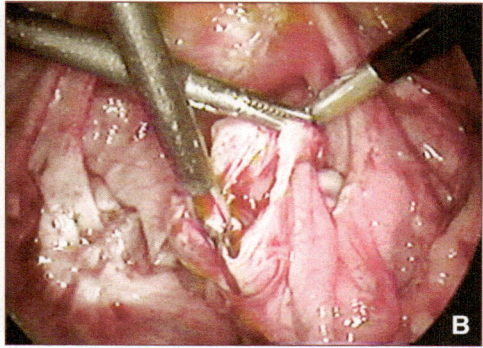

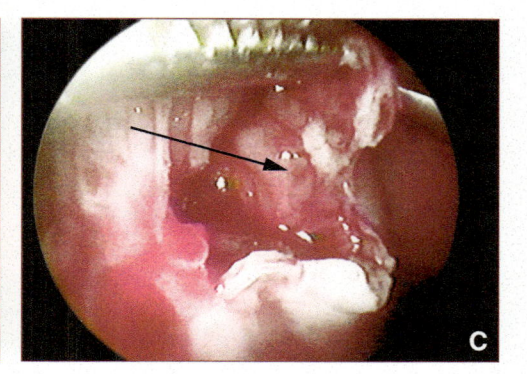

Fig. 21-14
(A) Obstrução da tuba distal *(seta).* (B) Abertura em cruz de todos os planos da tuba. (C) Avaliação da mucosa tubária *(seta).*

mesentéricas (Fig. 21-13). Acompanharam um total de 32 pacientes, e a média de permeabilidade foi de 87,5% (HSG após a cirurgia), a média de gestação intrauterina foi de 53,1% e a média de partos foi de 40,6%.

Para que se possa validar a cirurgia laparoscópica para a reanastomose tubária é importante que esta técnica atinja resultados iguais ou superiores àqueles obtidos pela técnica microcirúrgica aberta. Koh e Janik (1999) apresentam porcentagens cumulativas de gestações em pacientes operadas, de 35,5% em 3 meses, 54,8% em 6 meses, 67,7% em 9 meses e 71% em 12 meses, com uma incidência de gravidez ectópica de 5%.

Yoon *et al. (1999),* analisando 202 pacientes submetidas à reanastomose tubária laparoscópica, observaram média de gestação de 84,9% e uma média de gestação intrauterina de 82,8%; 98 pacientes tiveram gestação a termo com fetos saudáveis, 31 pacientes estavam grávidas naquele período, 25 evoluíram com abortamento, e 5 apresentaram gravidez ectópica. Não houve diferença significativa na média de gestação de acordo com o método utilizado para a esterilização, com a localização da anastomose ou com o tamanho final pós-operatório da tuba residual, porém, houve diferença significativa quanto à faixa etária (quanto maior a faixa etária, pior os resultados).

A mudança mais recente em cirurgia endoscópica é a introdução de robôs para realização de alguns procedimentos laparoscópicos, como reanastomose tubária. Alguns dos problemas a serem enfrentados são o treinamento adequado e a qualificação dos endoscopistas ginecológicos para essa nova forma de cirurgia, assim como os custos que não serão acessíveis a todos os serviços. Segundo Degulare *et al.* (2000), a associação da robótica para realização da reanastomose tubária pode gerar vantagens maiores do que a microcirurgia aberta e a própria laparoscopia. Essas vantagens são: movimentos cirúrgicos mais finos, precisos, delicados, evitando-se tremores que são comuns em outros tipos de cirurgia, sistema de visão binocular em três dimensões, facilitando a execução dos procedimentos.

Hidrossalpinge

As infecções do trato genital superior, decorrentes principalmente da presença de *Chlamydia trachomatis* e *Neisseria gonorrhoeae,* são as causas mais frequentes de esterilidade tubária. O prejuízo da tuba decorre da alteração de sua mucosa, da diminuição de motilidade ciliar, da presença de aderências intra e peritubárias e da obstrução com eventual dilatação e acúmulo de líquido, originando as hidrossalpinges.

Uma situação especial diz respeito às pacientes com hidrossalpinges leves e moderadas, cujo tratamento ideal consiste na abertura da porção distal das tubas, podendo ser realizada por microcirurgia ou por laparoscopia. Entretanto, a limitação deste procedimento está relacionada com o grau de dilatação e lesão da mucosa tubária, apresentando taxas de gestação reduzidas nos casos mais graves. Tal situação deve ser previamente discutida com o casal, para que o tratamento completo possa ser realizado, incluindo a remoção cirúrgica da tuba acometida. Posteriormente, encaminhamos o casal para tratamento por meio de técnicas de reprodução assistida.

Alguns casais podem optar por não realizar a laparoscopia e iniciar o tratamento já com as técnicas de fertilização *in vitro,* principalmente quando a idade da mulher estiver acima de 37 anos. Entretanto, a hidrossalpinge apresenta efeito deletério nos resultados da FIV, reduzindo a chance de sucesso (Johnson *et al.,* 2010). Dentre os mecanismos fisiopatológicos estão o fato de o líquido presente ser embriotóxico, de alterar a receptividade endometrial ou de simplesmente remover o embrião da cavidade endometrial.

Salpingostomia

O tratamento da oclusão da porção distal da tuba por microcirurgia é ainda muito debatido, principalmente pelo sucesso da FIV (fertilização *in vitro*) e o alto índice de prenhez ectópica 16,5% após salpingostomia (Taylor *et al.,* 2001). Alguns autores até concluíram que o tratamento da obstrução da tuba distal deveria ser abandonado. Porém, a baixa morbidade e a não desprezível taxa de gestação intrauterina (cerca de 25%) contribuem para que a salpingostomia endoscópica ainda seja uma opção, especialmente para quem não tem condições financeiras para a FIV.

A indicação da salpingostomia se faz necessária nos casos de hidrossalpinge (destruição total das fímbrias com obstrução total da extremidade distal da tuba, dilatação e comprometimento em grau variado da mucosa tubária) (Quadros 21-1 e 21-2).

A técnica da salpingostomia inicia-se pela cromotubagem com azul de metileno para distender a extremidade tubária, facilitando a identificação de pontos ou linhas avasculares que serão incisadas com tesoura, *laser* ou agulha monopolar normalmente em formato de cruz (Fig. 21-14A e B). Após este momento realiza-se a salpingoscopia para a avaliação do prognóstico (Fig. 21-14C). A tuba é, então, apreendida na borda da incisão e dobrada delicadamente para trás. Incisões adicionais podem ser realizadas ao longo da circunferência da tuba interessando todos os planos, esquivando-se das pregas mucosas vasculares. Isto é es-

Quadro 21-1 Classificação da oclusão da tuba distal segundo Donnez e Casanas-Roux

1	Grau I	Óstio fimótico com preservação da permeabilidade tubária
2	Grau II	Oclusão total da tuba distal sem dilatação ampular
3	Grau III	Dilatação ampular menor que 2,5 cm; pregas ampulares preservadas
4	Grau IV	Hidrossalpinge simples; dilatação maior que 2,5 cm; pregas ampulares preservadas
5	Grau V	Hidrossalpinge de parede espessa; ausência de pregas ampulares

Quadro 21-2 Classificação prognóstica segundo a Sociedade Americana de Fertilidade

Estádio I (leve)	Pregas normais (raros achados na oclusão distal, ausência de aderências ovarianas: cerca de 70% de chance de gestação a termo)
Estádio II (moderada)	Pregas aglutinadas ou destruídas, menos da metade do ovário envolvido em aderências, 10 a 30% de chance de gestação a termo quando feita a adesiólise e realização de salpingostomia laparoscópica
Estádio III (grave)	Pregas diminuídas ou ausentes, mais da metade do ovário envolvida em aderências, indicação de FIV

sencial para preservar as pregas e manter a função tubária e a do infundíbulo. A eversão da mucosa pode ser feita com Vicryl 5-0 ou 6-0 ou pela dessecação com corrente elétrica bipolar ou feixe de *laser* não convergente.

Salpingectomia

O líquido da hidrossalpinge se deve à despolimerização dos fluidos componentes e subsequente transudação do cório subjacente, resultado de uma diminuição gradativa da secreção epitelial combinada à ausência de drenagem. Quando essa secreção drena para o interior da cavidade uterina denomina-se vômica tubária.

Segundo Aboulghan *et al.* (1998), em pacientes que fizeram salpingectomia por hidrossalpinge, a fertilização *in vitro* teve mais sucesso do que nas pacientes-controle, assim como a relação de implantação na gravidez foi maior naquele grupo. A salpingectomia pode ser realizada com segurança por laparoscopia, contudo, a técnica se torna difícil quando existem extensas aderências pélvicas, sendo necessário liberar todas as aderências para se ter acesso às tubas.

A técnica da salpingectomia laparoscópica é simples. Depois de realizadas as punções abdominais, inicia-se da porção ístmica para as fímbrias (técnica retrógrada) ou ao contrário (técnica anterógrada) conforme conveniência e o posicionamento cirúrgico (Fig. 21-15A). O auxiliar expõe a mesossalpinge, que é sucessivamente coagulada (com a pinça bipolar) e seccionada em posição justatubária, para preservar ao máximo a circulação ovariana, até se completar toda a extensão da tuba (Fig. 21-15B e C). A retirada da tuba da cavidade pode ser feita por trocarte de 10 mm ou, em caso de grande volume (hidrossalpinge), pode ser aspirada, seccionada ou ainda retirada por culdotomia posterior.

Esterilização tubária

A esterilização tubária é um dos métodos mais usados na contracepção para mulheres com prole constituída. Apesar da possibilidade de reversão cirúrgica, a laqueadura tubária é considerada como um método definitivo. Quando indicada, a mesma deve ser, preferencialmente, realizada por laparoscopia, menos invasiva que a laparotomia.

Atualmente pode-se realizar o procedimento pela minilaparoscopia (óptica de 2 ou 3 mm), utilizando mini-instrumental (2 mm), material cirúrgico menor do que o da laparoscopia convencional. Francisco AR *et al.* compararam a microlaparoscopia com a laparoscopia e mostraram que não houve diferença significativa quanto ao tempo cirúrgico e custos, porém, o desconforto pós-operatório foi menor, e a satisfação da paciente foi maior no grupo da minilaparoscopia (Garcia *et al.*, 2000a).

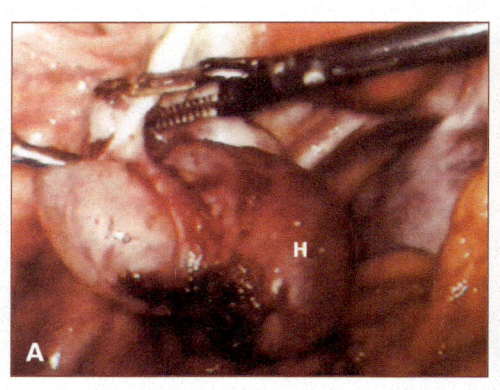

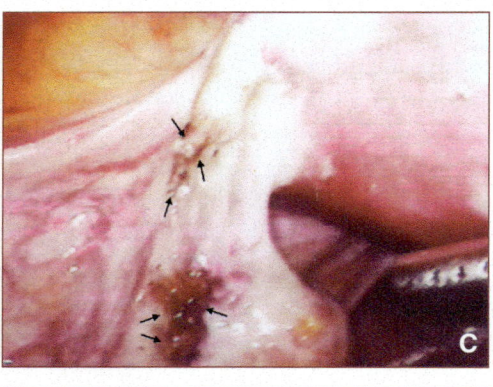

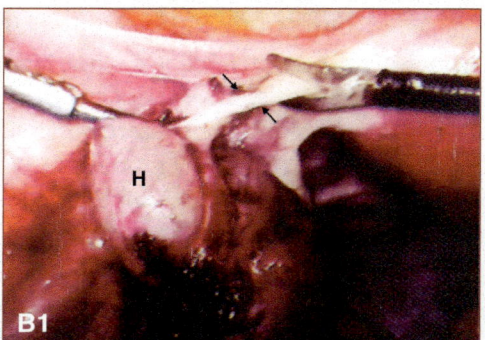

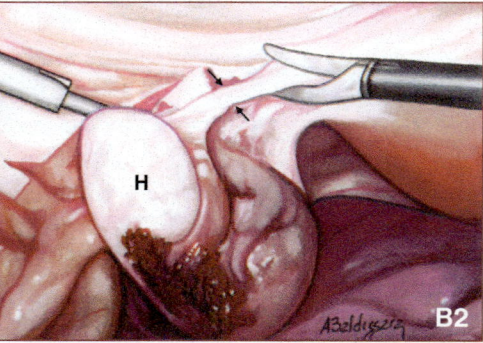

Fig. 21-15
Técnica de salpingectomia. (**A**) Início da salpingectomia por via anterógrada de uma hidrossalpinge *(H)* esquerda com coagulação bipolar; (**B**) secção da tuba *(setas)* com tesoura e tração lateral da hidrossalpinge; (**C**) aspecto final com hemostasia do coto tubário e mesossalpinge *(setas)*.

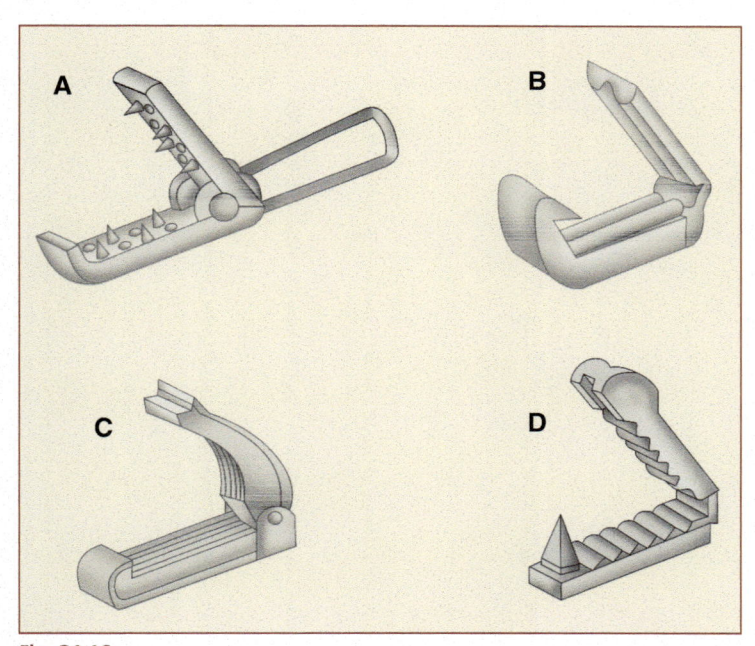

Fig. 21-16
Tipos de clipes. (**A**) Clipe de Hulka; (**B**) clipe de Bleier; (**C**) clipe de Filshie; (**D**) clipe de Tupla.

A esterilização das tubas pode ser feita por punção única (*single port*) ou por dupla punção com o instrumental de laparoscopia. Utilizam-se dois métodos de realização:

- *Mecânicos:* clipes (Hulka e Filshie), anel de Yoon, *endoloop*.
- *Com uso de energia:* monopolar, bipolar, tesoura ultrassônica e YAG *laser*.

Mecânicos
Os métodos mecânicos mais comuns envolvem o uso do anel de Yoon, do clipe de Hulka ou do clipe de Filshie.

Clipes
Segundo Garcia *et al. (2000b)*, o uso de clipes tem sido, com frequência, para a esterilização das tubas, sendo método rápido, relativamente simples e com poucas complicações. Também são utilizados em colecistectomias, apendicectomias, cirurgia para gravidez ectópica, hidrossalpinge bilateral e neoplasias ovarianas, assim como alternativas para proteger os pedículos e manter a hemostasia das cirurgias laparoscópicas (Fig. 21-16).

O uso do clipe foi desenvolvido por Hulka e Clemens em 1974. O clipe de Hulka é um dispositivo com dupla haste, semelhante a uma "boca de jacaré"; feito de plástico especial, com articulação de metal, sendo aplicado na porção ístmica das tubas a 2 cm da junção uterotubária, em um ângulo de 90° em relação à tuba. A compressão da tuba é realizada com vigor pela mola de aço inoxidável, chapeada a ouro. Quando a colocação do clipe não for satisfatória, pode-se lançar mão de um segundo clipe. Deve-se tomar o cuidado na colocação para evitar o risco de formação de fístula uteroperitoneal e subsequente gravidez (Rebecca *et al.*, 1999). O clipe não consegue ocluir adequadamente a porção distal da tuba quando dilatada ou na vigência de doença inflamatória pélvica, podendo, inclusive, lesionar as tubas. A maior vantagem do clipe é causar muito pouco dano tubário, sendo recomendado em pacientes com menos de 30 anos, que possuem maior chance de arrependimento.

O clipe de Filshie, aprovado pelo FDA em 1996, é feito de titânio (a parte em contato com a tuba é forrada com borracha) e tem sido usado como método de esterilização em vários países. A borracha siliconizada é capaz de expandir e transmitir uma pressão contínua para as tubas, tornando-as isquemiadas, evitando, teoricamente, a desobstrução residual das tubas. Esse clipe é aplicado laparoscopicamente com um aplicador específico (Fig. 21-17). Esse aplicador é projetado especialmente para assegurar que todo o diâmetro da tuba seja incluído e para excluir a presença de outros órgãos. A taxa de falha é baixa (em torno de 3/1.000 procedimentos), e é relacionada principalmente com uma aplicação tecnicamente errada (Mencaglia e Wattiez, 1999). As complicações na aplicação do clipe de Filshie são pequenas, incluindo danos na mesossalpinge e migração do clipe para cavidade peritoneal, vagina, apêndice e bexiga.

Anel de Yoon
Desde o primeiro relato, em 1974 (Yoon *et al.*, 1999), o anel de Yoon tem sido utilizado para esterilização das tubas por laparoscopia. É de fácil aplicação e apresenta bons resultados. Como desvantagem, o anel de Yoon está associado à mais dor no pós-operatório quando comparado a métodos de energia elétrica. Existem várias teorias para explicar a etiologia do aumento da dor com o anel. Uma delas se refere à produção de prostaglandinas secundária ao trauma tubário e isquemia local, produzindo contração uterina dolorosa, similar à dismenorreia. Outra teoria inclui isquemia e necrose da porção da tuba ligada sem destruição de fibras nervosas adjacentes. Esse tipo de dor pode ser minimizada pelo bloqueio local de anestésicos no momento da colocação (Tool *et al.*, 1997). A aplicação do anel de Yoon é simples, o material é radiopaco e pode ser visto em radiografia simples de abdome (Oliveira *et al.*, 1995). O aplicador tem uma garra na sua extremidade que apreende a tuba, fazendo uma alça. A garra é retrátil, fazendo com que parte da alça da tuba penetre no cilindro da pinça. Acionando-se a alça da extremidade proximal, faz-se com que o anel, que foi previamente colocado no cilindro da pinça, envolva a alça da tuba, promovendo obstrução mecânica (Fig. 21-18). Com o passar do tempo, os 3 cm da tuba que estão em constrição entram em necrose, e os cotos se separam.

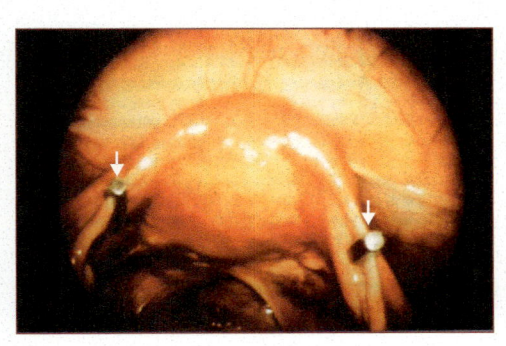

Fig. 21-17
Aplicação do clipe de Filshie (*setas*).

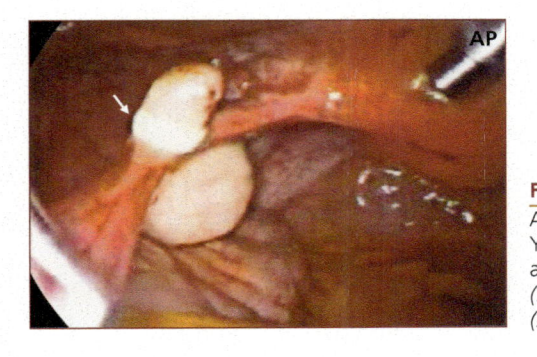

Fig. 21-18
Aplicação do anel de Yoon. Nota-se o anel aplicado na tuba direita (*seta*) e o aplicador (*AP*) sendo retirado.

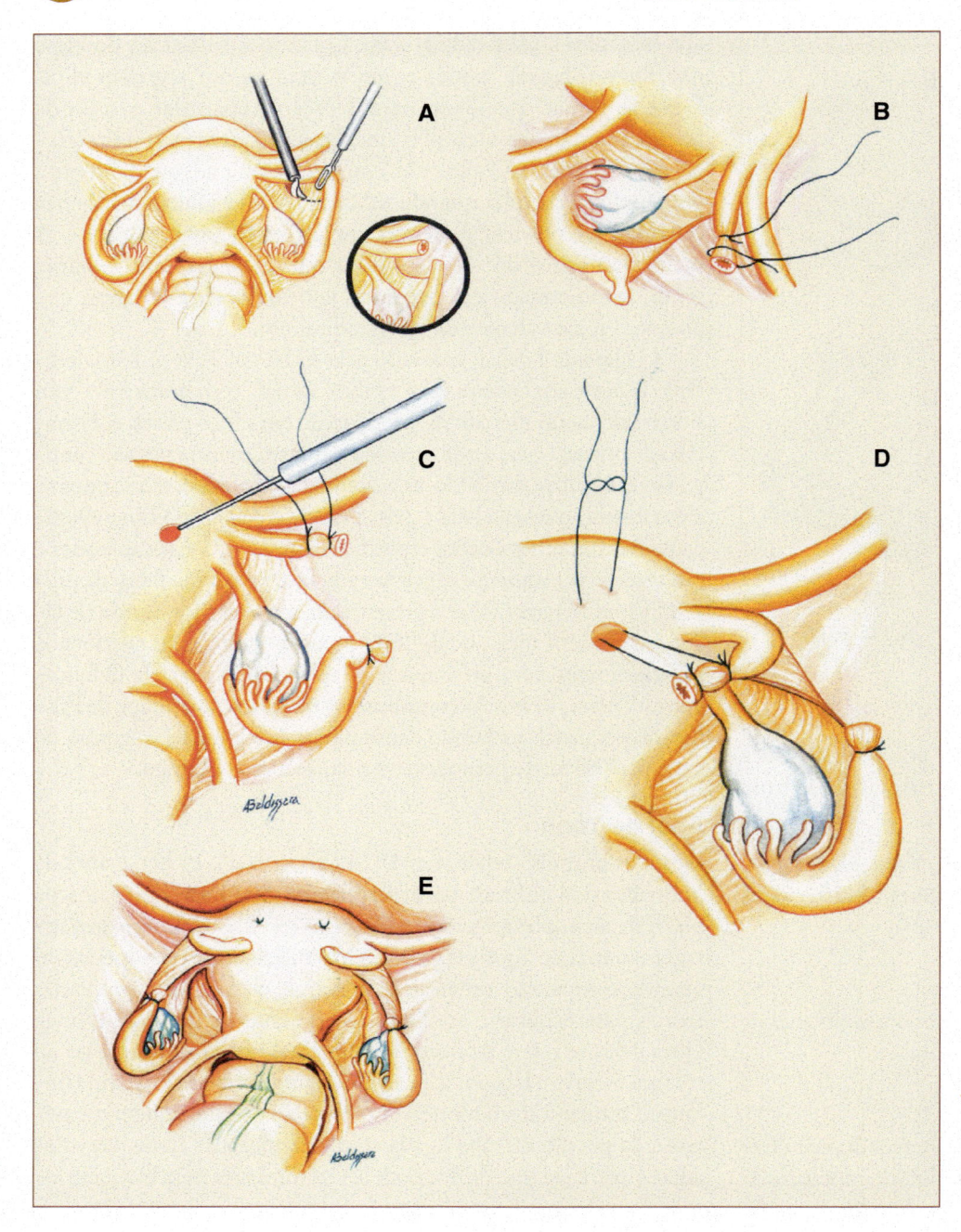

Fig. 21-19
Técnica de Irving. (**A**) Abertura da mesossalpinge e secção da tuba; (**B**) dupla ligadura do coto proximal; (**C**) abertura do miométrio; (**D**) posicionamento do coto proximal na abertura miometrial com nó intracorpóreo; (**E**) aspecto final.

A mais comum complicação na aplicação do anel é a transecção da tuba, que ocorre em entre 1% e 5% dos casos. Caso ocorra, pode-se colocar um anel em cada extremidade seccionada ou aplicar coagulação bipolar. Algumas falhas podem ocorrer, como a aplicação do anel no ligamento redondo.

O sucesso da gestação após reanastomose tubária é de aproximadamente 72% para o anel de Yoon em comparação com 84 a 87% para o clipe de Hulka e 90% para o clipe de Filshie, segundo Rebecca *et al.* (1999).

Outros métodos

Novos procedimentos de esterilização laparoscópica têm sido descritos. O método de *Pomeroy* por laparoscopia utiliza três punções abdominais. Eleva-se a porção ístmica da tuba com a pinça *de* apreensão pela punção de 5 mm e liga-se com *endoloop*, similar à ligadura da tuba pelo método de *Pomeroy* tradicional. A tesoura laparoscópica é, então, introduzida, seccionando-se o segmento ligado e removendo-o pela punção de 5 mm (Rebecca *et al.*, 1999). Outro método é o de *Irving* por laparoscopia. A técnica do procedimento consiste na utilização do laparoscópico de 10 mm, na região umbilical, e punções laterais acessórias de 5 mm. A tuba é levantada pela porção medial, e a mesossalpinge é dissecada e aberta, dividindo-se a tuba. A porção distal do segmento é ligada pela do *endoloop*. No coto proximal fazem-se duas ligaduras. Cria-se uma abertura no miométrio com o uso da corrente monopolar, para acomodar a parte proximal da tuba. Direciona-se a sutura da parte proximal para a abertura do miométrio através do fundo uterino e liga-se usando nó intracorpóreo. A alta hospitalar ocorre em torno de 12 horas (Fig. 21-19) (Milade Lannyle, 1998).

Kutlar *et al.* (2005) realizaram um estudo avaliando o método de *Pomeroy*, a fimbriectomia e a eletrocoagulação com bipolar. Dosagens séricas seriadas dos níveis hormonais foram realizadas no pré- e pós-operatório, assim como a realização de USG com Doppler das artérias ovarianas. A presença de dismenorreia foi avaliada antes e após a cirurgia. Detectaram aumento do índice de resistência dos vasos uterinos e nos vasos ovarianos bilateralmente. Observaram aumento significativo da dismenorreia, em todas as pacientes, principalmente no grupo submetido à fimbriectomia. A fimbriectomia deve ser evitada em mulheres jovens, pois além de aumentar a dismenorreia é um procedimento que não permite reversão.

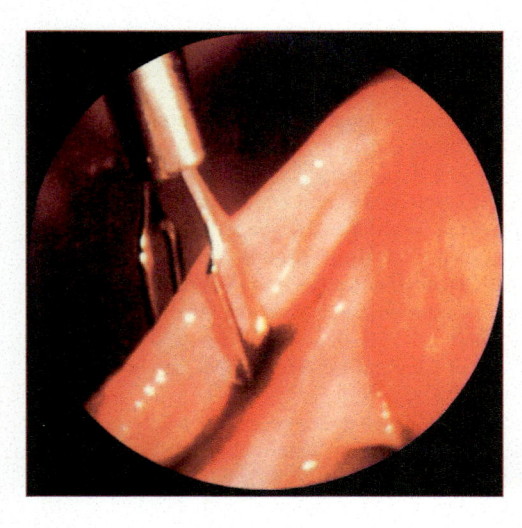

Fig. 21-20
Técnica com bipolar.

■ **Uso de energia**

Coagulação monopolar

A coagulação monopolar foi o primeiro método descrito para esterilização laparoscópica, sendo proposto por Steptoe (1967). A popularidade dessa técnica declinou após relatos de morte e danos intestinais por queimaduras de outras partes do corpo (Oliveira *et al.*, 1995).

Coloca-se uma placa adequada na paciente para servir de retorno. A corrente monopolar, após ser aplicada na tuba, passa pelo corpo da paciente e sai através da placa (eletrodo de retorno). O uso da conexão de metal do trocarte às vezes deixa escapar os elétrons entre a pinça e a conexão, fazendo com que ocorra a dispersão dos elétrons na parede abdominal da paciente. A eletrocoagulação é feita com a pinça de apreensão, acoplada à corrente monopolar, apreendendo-se a porção ístmica da tuba, aproximadamente, 3 cm do corno uterino, afastando-se das outras estruturas abdominais. Aplica-se uma voltagem baixa de 600 V e potência de 100 W por cinco segundos até a tuba ficar pálida e intumescida; em seguida é usada a tesoura para seccioná-la. Havendo qualquer sangramento após a secção, coagulam-se os cotos tubários. A taxa de falha da eletrocoagulação monopolar é baixa, mas as complicações são maiores que os outros métodos (Rebecca *et al.*, 1999). A complicação mais temida envolve lesões a distância, como nos intestinos (Jamieson *et al.*, 2000). O dano térmico no intestino pode ocorrer diretamente ou indiretamente (**ver Capítulo sobre meios de energia**).

Coagulação bipolar

Desenvolvida na década de 1970, por Rioux (Canadá), Kleppinger (EUA) e Hirsch (Alemanha). Após casos de morte pelo uso de coagulação monopolar, houve necessidade de se desenvolver uma pinça de eletrocoagulação bipolar. Neste método, a passagem da corrente se dá entre os dois eletrodos (cada ramo da pinça) e provoca o efeito desejado somente nos tecidos que estão em contato com as pás da pinça. A taxa pequena de falhas desse método ocorre graças à realização de três sucessivas coagulações com a pinça bipolar na porção ístmica da tuba, usando um gerador apropriado (em tor de 25 W). A tuba deve ser apreendida a 2 cm da junção uterotubária para diminuir a incidência de prenhez ectópica. Mantém-se a tuba sem a necessidade de ressecá-la, pois a eficácia é a mesma quando se comparam ambos os métodos (Oliveira *et al.*, 1995). O risco de transmissão direta de calor é similar à coagulação monopolar, mas o risco de queimadura a distância é praticamente eliminado (Fig. 21-20).

Energia harmônica (ultrassônica) e *yag laser*

Outra opção é o uso da tesoura ultrassônica, que promove a incisão e a hemostasia dos tecidos com muita segurança, eliminando o risco de lesões térmicas a distância. O custo da tesoura ultrassônica não se justifica apenas para a realização da laqueadura tubária. O YAG *laser* também pode ser usado, substituindo o uso da energia monopolar, porém, seu custo também não se justifica para a laqueadura tubária.

RESULTADOS

Segundo Blumenthal (1995), o risco maior de falha ocorre nos dois primeiros anos depois da ligadura, levando-se em consideração os diferentes tipos de oclusão tubária. As falhas aconteceram na aplicação de clipes em uma taxa de 36,5 por 1.000 procedimentos, enquanto para cauterização bipolar a taxa é de 24,8 por 1.000 procedimentos. O risco mais baixo foi notado após ligadura tubária pós-parto e cauterização monopolar (7,5 por 1.000 procedimentos). Observou-se aumento do risco no uso do cautério bipolar em mulheres com idade inferior a 30 anos (54,3 por 1.000 procedimentos).

As fístulas uteroperitoneais ocorrem menos quando se utilizam anéis ou clipes, mas são prevalentes nas pacientes que utilizam a energia elétrica em menos de 2 cm da região cornual. Elas facilitam a ocorrência de gestação ectópica (Milad e Lannyle, 1998) e são responsáveis por 5%-10% dos casos de falhas de laqueadura (Charles e Coddington, 1999). Quando ocorre uma gravidez, por insucesso da técnica, a chance de ser ectópica é da ordem de 30 a 80%.

As complicações no momento da ligadura das tubas são incomuns, em torno de 0,1-0,4% (Jamieson *et al.*, 2000), sendo excluídas dificuldades técnicas em que houve necessidade de conversão para laparotomia ou mau funcionamento do equipamento, pelve congelada, presença de massa pélvica e obesidade. Quando são considerados estes problemas, as taxas sobem para 0,5-0,85%. As complicações menores incluem pequenos sangramentos, lacerações cervicais pela pinça de apreensão, perfuração uterina, transecção da tuba, aplicação do anel ou clipe fora do local. Doença inflamatória pélvica é considerada extremamente rara. Alguns mecanismos são descritos para casos de infecção que ocorrem semanas após a cirurgia, como manipulação da cérvice, útero e tuba, exacerbando infecções crônicas ou facilitando a ascensão bacteriana do trato genital inferior no momento cirúrgico.

Diversos estudos têm sido realizados no sentido de avaliar alterações no fluxo menstrual decorrentes de salpingectomias, laqueaduras e eletrocoagulação das tubas. Dede *et al.* (2006) avaliaram 60 pacientes após ligadura tubária com eletrocoagulação bipolar, na fase folicular. Acompanharam com dosagem sérica hormonal um ciclo antes do procedimento e três ciclos seguintes. Avaliaram também as características do fluxo menstrual, a presença ou não de dismenorreia e a ovulação. Verificaram não existir uma diferença estatisticamente significativa das dosagens séricas hormonais pré- e pós-operatórias e concluíram que a energia bipolar não alterou nem a reserva nem a função ovariana.

REFERÊNCIAS BIBLIOGRÁFICAS

Aboulghan MA, Mansour RT, Serour CL. Controversies in the modern management of hydrosalpinx. *Human Reproduction Update* 1998;4(6):882-90.

Afzelius BA, Camner P, Mossberg B. On the function of the cilia in the female reproductive tract. *Fertil Steril* 1998;29(1):72-74.

Audebert AJ, Pouly JL, Von Theobald P. Laparoscopic fimbrioplasty: an evolution of 35 cases. *Humam Reproduction* 1998;13(6):1496-99.

Ben-Arie A, Goldchmit R, Dgani R et al. Trophoblastic peritoneal implants after laparoscopic treatment of ectopic pregnancy. *Eur J Obst Gynecol Reprod Biol* 2001;96:113-15.

Blumenthal PD. Laparoscopic sterilization in the supine position using the ramathibodi uterine manipulator. *Fertility and Sterility* 1995 July;64(1):204-7.

Charles C, Coddington III MD. Endoscopia operatória ginecológica. *Clínicas Obstétricas e Ginecológica da América do Norte* 1999 Mar.;26(1):87-102.

Chew S, Chan C, Ng SC et al. Laparoscopic adhesiolysis for subfertility. *Singapore Med* 1998;39(II):491-95.

Dechaud H, Daures JP, Hedron B. Prospective evaluation of falloposcopy. *Human Reproduc* 1998;13(7):1815-18.

Dede FS, Dilbaz B, Akyuz O et al. Changes in menstrual pattern and ovarian function following bipolar electrocauterization of the fallopian tubes for voluntary surgical contraception. *Contraception* 2006 Jan.;73(1):88-91.

Degulare M, Vandromme J, Huong P et al. Cadiere Robotically assisted laparoscopic microsurgical tubal reanastomose: a feasibility study. *Fertil Steril* 2000 Nov.;74(5):1020-23.

Dietrich M, Suren A, Hinney B et al. Evaluation of tubal patency by hysterocontrast sonography (HyCoSy, Echovist) and its correlation with laparoscopic findings. *J Clin Ultrasound* 1996 Nov.-Dec.;24:523-27.

Donnez J, Nisolle M. CO_2 *laser laparoscopic surgery: fimbrioplasty, salpingoneostomy and adhesiolysis.* 2nd ed. London: Parthenon Publishing, 2001. p. 137-54.

Donnez J, Nisolle M. *Laparoscopic microsurgical tubal anastomosis.* 2nd ed. London: Parthenon Publishing, 2001. p. 185-92.

Dubuisson JB, Bouquet de Jolinière J, Aubriot FX et al. Terminal tuboplasties by laparoscopy: 65 consecutive cases. *Fertil Steril* 1990 Sept.;54(3):401-3.

Dubuisson JB, Swolin K. Laparoscopic tubal anastomosis (the one stitch technique): preliminary results. *Humam Reproduction* 1995;10(28):2044-46.

Filippini F, Darai E, Benifla JL et al. Chirurgie de la trompe distale. Analyse critique d'une série de 104 plasties distales coeliochirurgicales. *J Gynecol Obstet Biol Reprod* 1996;25:471-78.

Garcia FA, Barker B, Myloyde T et al. The Filshie clip in nonsterilization gynecologic laparoscopy. *Obstet Gynecol* 2000a Nov.;96(5 Pt 2):848.

Garcia FA, Steinmetz I, Barker B et al. Economic and clinical outcomes of microlaparoscopic and standard laparoscopic sterilization. *J Reprod Med* 2000b May;45(25):372-76.

Gordon AG, Lewis BV, Decherney AH. *Atlas colorido de endoscopia ginecológica.* 2. ed. Rio de Janeiro: Revinter, 1997. p. 22-25, 51-58.

Hu XL, Xu HL, Wang DN et al. [Application of fertiloscopy in infertile women]. *Zhonghua Fu Chan Ke Za Zhi* 2005 Dec.;40(12):840-43.

Hulka JF, Reich H. *Textbook of laparoscopy.* 3rd ed. Philadelphia: Saunders, 1998. p. 167-78, 303-8, 431-39.

Jamieson DJ, Hillis SD, Duerr A et al. Complications of interval laparoscopic tubal sterilization: findings from the United States collaborative review of sterilization. *Obstet Gynecol* 2000 Dec.;96(6):997-1002.

Johnson N, van Voorst S, Sowter MC et al. Surgical treatment for tubal disease in women due to undergo in vitro fertilisation. *Cochrane Database Syst Rev* 2010 Jan. 20;(1):CD002125.

Kerin JF, Williams DB, San Roman GA et al. Falloposcopic classification and treatment of fallopian tube lumen disease. *Fertil Steril* 1992;57(4):731-41.

Koh C, Janik CM. Laparoscopic microsurgical tubal anastomoses. *Obstet Gynecol Clin North* 1999;26(1):189-200.

Kutlar I, Ozkur A, Balat O et al. Effects of three different sterilization methods on utero-ovarian Doppler blood flow and serumlevels of ovarian hormones. *Eur J Obstet Gynecol Reprod Biol* 2005 Sept. 1;122(1):112-17.

Marana R, Rizzi M, Muzii L et al. Correlation between the American fertility sterility classifications of adnexal adhesions and distal tubal occlusion, salpingoscopy, and reproductive outcome in tubal surgery. *Fertil Steril* 1995 Nov.;64(5):924-28.

Marana R, Rizzi M. The role of salpingoscopy and falloposcopy in infertility. *Curr Opin Obstet Ginecol* 1996;8:257-60.

Marconi G, Quintana R. Methylene blue dyeing of cellular nuclei during salpingoscopy, a new in-vivo method to evaluate vitality of tubal epithelium. *Hum Reprod* 1998;13(12):3414-17.

Maymon R, Shulman A, Halperin et al. Ectopic and laparoscopy: review of 1.197 patients treated by salpingectomy or salpingotomy. *Eur J Obstet Gynecol Reprod Boil* 1995;62:61-67.

Mencaglia L, Wattiez A. *Manual of gynecological laparoscopic surgery.* Endo-Press, 1999. p. 27, 28.

Milad M, Lannyle BS. Laparoscopic Irving tubal sterilization. *J Reprod Med* 1998 Mar.;43(3):215-18.

Oliveira MAP, Oliveira HC, Meireles Jr HL. *Cirurgia videolaparoscópica em ginecologia.* Rio de Janeiro: Revinter, 1995. p. 145-48.

Polet R, Nisoller M, Donnez J. *Robotics in endoscopy. Atlas of operative laparoscopy and histeroscopy.* 2nd ed. London: Parthenon Publishing, 2001. p. 25-34.

Puttemans P, Brosens I, Delattin P et al. Salpingoscopy versus hysterosalpingography in hydrosalpinges. *Hum Reprod* 1987 Aug.;2(6):535-40.

Ransom MX, Garcia AJ. Surgical management of corneal-isthmic tubal obstruction. *Fertil Steril* 1997;68(5):887-91.

Rebecca M, Ryder MD, Mary C et al. Laparoscopic tubal sterilization. methodes, effectiveness, and sequelae. *Obstet Gynecol Clin North Am* 1999 Mar.;26:83-97.

Socolov D, Boian I, Boiculese L et al. Comparison of the pain experienced by infertile women undergoing hysterosalpingo contrast sonography or radiographic hysterosalpingography. *Int J Gynaecol Obstet* 2010 Dec.;111(3):256-59.

Socolov D, Lupascu IA, Danciu E et al. Sonohysterosalpingography versus hysterosalpingography in the evaluation of uterine and tubal infertility. *Rev Med Chir Soc Med Nat Iasi* 2009 July-Sept.;113(3):803-8.

Taylor RC, Berkowitz J, McComb PF. Role of laparoscopic salpingostomy in the treatment of hydrosalpinx. *Fertil Steril* 2001 Mar.;75(3):594-600.

Tool AL, Kammerer-Dock DN, Nguyen CM et al. Postoperative pain relief following laparoscopy tubal sterilization with silastic bands. *Obstet Gynecol* 1997 Nov.;90(5):731-34.

Watrelot A, Nisolle M, Chelli H et al. International group for fertiloscopy evaluation. is laparoscopy still the gold standard in infertility assessment? A comparison of fertiloscopy versus laparoscopy in infertility. Results of an international multicentre prospective trial: the 'FLY' (Fertiloscopy-LaparoscopY) study. *Hum Reprod* 2003 Apr.;18(4):834-39.

Wenzl R, Lehner R, Drager M et al. Unsuspected primary tubal carcinoma during operative laparoscopy. *Gynecol Oncol* 1998;68:240-43.

Yoon T, Reesung H et al. Laparoscopic tubal anastomoses. *Fertil Steril* 1999;72(6):1121-26.

22 Emergências Ginecológicas

Thiers Soares Raymundo
Thiago Rodrigues Dantas Pereira
José Carlos Damian Junior

GRAVIDEZ ECTÓPICA
- **INTRODUÇÃO**
- **FATORES DE RISCO**
- **FISIOPATOLOGIA**
- **QUADRO CLÍNICO**
- **DIAGNÓSTICO**
- **TRATAMENTO**
  - Tratamento expectante
  - Tratamento medicamentoso
  - Tratamento cirúrgico
  - Tratamento medicamentoso + cirúrgico

TORÇÃO ANEXIAL
- **INTRODUÇÃO**
- **PREVALÊNCIA**
- **FISIOPATOLOGIA**
- **FATORES DE RISCO**
- **DIAGNÓSTICO**
  - Anamnese e exame físico
  - Exames de imagem
  - Doppler
  - Tomografia computadorizada e ressonância magnética
- **CIRURGIA**
- **TRATAMENTO**
  - Laparoscopia × laparotomia
  - Tratamento conservador × radical
  - Ooforopexia

CISTO OVARIANO ROTO OU HEMORRÁGICO
- **FATORES DE RISCO**
- **APRESENTAÇÃO CLÍNICA**
- **DIAGNÓSTICO**
  - Exames laboratoriais
  - Exames de imagem
  - Diagnóstico diferencial
- **TRATAMENTO**
  - Técnica cirúrgica
- **SITUAÇÕES ESPECIAIS**
  - Gestação
  - Obesidade
  - Abscesso tubovariano
    - *Diagnóstico*
    - *Abscesso tubovariano (ATO)*
    - *Diagnóstico*
    - *Tratamento*
  - Abscesso roto
  - Abscesso íntegro
    - *Tratamento medicamentoso*
    - *As opções de medicação*
    - *Tratamento cirúrgico em combinação com antibióticos*
    - *Radiologia intervencionista*
- **REFERÊNCIAS BIBLIOGRÁFICAS**

As emergências ginecológicas constituem um importante problema na prática clínica em razão de sua alta incidência, dificuldades para realizar seu diagnóstico preciso e necessidade de definir uma conduta precoce. A decisão de se realizar ou não uma intervenção cirúrgica fará toda a diferença no resultado final, visto os riscos de morbimortalidade para a paciente. Para que isso ocorra é necessário o conhecimento das principais emergências ginecológicas (gestação ectópica, cisto hemorrágico roto, torção anexial e abscesso tubovariano) e iremos abordá-las a seguir:

GRAVIDEZ ECTÓPICA

INTRODUÇÃO

A gravidez ectópica (GE) é definida como tal, quando o saco gestacional está localizado fora da cavidade uterina. Sua incidência varia de acordo com o país estudado, ocorrendo em média em cerca de 2% das gestações (Goldner et al., 1970). Embora a resolução espontânea da gravidez ectópica possa ocorrer, a ruptura da tuba pode levar a volumoso sangramento abdominal (Elson et al., 2004). É uma das principais causas de morte materna no primeiro trimestre, respondendo por cerca de 10% de todas as mortes e é responsável, ainda, por 16% das hemorragias ocorridas no mesmo período (De Cecco et al., 1984). Ocorre predominantemente nas tubas (97%) (Della-Giustina et al., 2003) em suas diferentes porções (Fig. 22-1), mas outras localizações são descritas (Quadro 22-1).

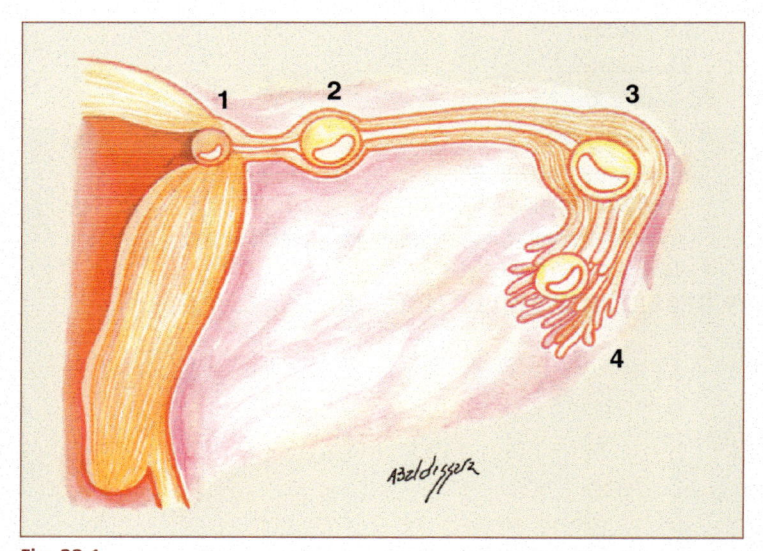

Fig. 22-1
Localizações da gravidez tubária. *1.* Intramural/intersticial; *2.* ístmica; *3.* ampular; *4.* infundibular.

Quadro 22-1

Localização	Porcentagem
Ampular	55
Ístmica	25
Fímbrica	17
Cervical	1
Abdominal	1
Ovariana	1

Della-Giustina et al., 2003.

FATORES DE RISCO

Os fatores de risco são de grande importância para identificação das pacientes com maior probabilidade de desenvolverem a gravidez ectópica, ajudando, inclusive, no diagnóstico de pacientes assintomáticas, através de exames de imagem (Cacciatore et al., 1994). Entretanto, mais da metade das pacientes com diagnóstico de GE não estão incluídas em nenhum grupo de risco (Buckley et al., 1999; Dart et al., 1999). Os fatores de risco para uma implantação anômala do saco gestacional geralmente estão associados aos mecanismos que interferem na parte funcional da tuba, que dificultam o transporte do ovo fertilizado em direção à cavidade endometrial. Os principais fatores de risco estão citados no Quadro 22-2.

FISIOPATOLOGIA

O fator determinante para a ocorrência de gravidez extrauterina é a presença da lesão na mucosa endotubária que impede o transporte normal do ovo fertilizado. Essas alterações na mucosa geralmente estão relacionadas com processos cicatriciais causados por inflamação e/ou cirurgias. Com o dano à mucosa, ocorre alteração do movimento ciliar, principalmente na região ampular, onde normalmente ocorrem a fertilização e as primeiras clivagens do embrião.

Podem existir também as alterações decorrentes do próprio embrião, ovos imaturos, ovulados prematuramente ou pós-maturos, com tendência a se implantarem antes de chegarem ao útero.

As influências hormonais também podem alterar a implantação do óvulo:

- *Estrogênios:* provocam um aumento do tônus do músculo liso na região ístmica, podendo, dessa forma, causar uma retenção do ovo fertilizado na região ampular.
- *Progesterona:* diminui o tônus muscular, facilitando a migração do ovo através do útero.

Foi proposto recentemente que o fator de crescimento endotelial vascular possa ser o fator angiogênico responsável pela implantação e placentação da GE na tuba (Lam et al., 2004). A expressão de outros fatores, como as metaloproteinases, também pode ter papel importante na regulação da invasão controlada dos trofoblastos (Bai et al., 2005).

QUADRO CLÍNICO

A dor abdominal e o sangramento vaginal em pacientes com atraso menstrual são os principais achados em paciente com GE (39%), principalmente quando associados a fatores de risco

Quadro 22-2

Fator de Risco	OR
Cirurgia tubária prévia	21
GE prévia	8,3
Exposição ao DES	5,6
DIP prévia	2,5
Infertilidade	2,5
Tabagismo	2,3
Uso prévio de DIU	1,6

DES = Dietilbestrol; DIP = Doença inflamatória pélvia; DIU = Dispositivo intrauterino. Dart, 1999.

(54%) (Mol et al., 1999). Esses achados são muito inespecíficos e, por isso, devemos sempre fazer o diagnóstico diferencial com outras doenças (Quadro 22-3). O aumento discreto do volume uterino, dor pélvica à mobilização do colo e massa palpável também são achados úteis para a suspeita do diagnóstico da GE. A presença de lipotímia e hipotensão pode indicar a ruptura da GE. O exame clínico isolado pode não ser muito útil, pois cerca de 30% das pacientes não têm sangramento vaginal, 10% têm massa anexial palpável e pouco mais de 10% têm exame pélvico normal (Buckley et al., 1999). Em razão da alta prevalência de GE entre mulheres grávidas, a investigação deve ser prosseguida em todas as pacientes com dor ou sangramento no primeiro trimestre.

DIAGNÓSTICO

O β-hCG e a ultrassonografia transvaginal são os principais testes utilizados para o diagnóstico da GE, porém isolados, seus achados não são tão úteis, devendo haver uma correlação entre eles. A solicitação do β-hCG deve ser realizada para toda a paciente em idade fértil submetida a atendimento de emergência por dor abdominal e/ou sangramento vaginal. Uma vez diagnosticada a gravidez (β-hCG positivo), é importante a dosagem para avaliações posteriores e correlação com a ultrassonografia. Em uma gravidez normal no primeiro trimestre, a concentração do β-hCG sobe rapidamente, duplicando em 2 dias. Um aumento de 66% em 48 horas é usado como corte para a viabilidade da gestação (Kadar et al., 1981). A GE normalmente se apresenta com pequena elevação ou platô dos níveis de β-hCG, mas é importante salientar que uma elevação normal não exclui o seu diagnóstico. A ruptura da GE pode ocorrer com qualquer concentração de β-hCG, mesmo em níveis muito baixos. Em uma revisão, foram analisados 716 casos com β-hCG com dosagem inferior a 100 UI/L e em 29% das laparoscopias realizadas a GE estava rota (Saxon et al., 1997).

A ultrassonografia transvaginal é o exame principal para o diagnóstico de GE e deve ser solicitada em conjunto com o β-hCG em casos suspeitos. Apesar de útil, sua limitação está na disponibilidade e na idade gestacional em que o exame é realizado (Durston et al., 2000). O saco gestacional pode ser identificado pela sonda vaginal com aproximadamente 5 semanas. Como o ambiente hormonal da gravidez pode causar o aparecimento de fluido na cavidade uterina (pseudosaco gestacional), a imagem isolada de um saco não confirma gravidez intrauterina (Albayram et al., 2002). A zona discriminatória (dosagem de β-hCG na qual é possível de se identificar saco gestacional intrauterino) vem caindo de acordo com a evolução dos aparelhos de ultrassonografia, sendo utilizados como corte os níveis de 6.500 UI/L para os exames realizados por via abdominal e 1.500 UI/L pela via transvaginal (Borelli et al., 2003). As gestações múltiplas podem causar erros em alguns casos, pois apresentam níveis eleva-

Quadro 22-3 Diagnóstico diferencial

- Apendicite aguda
- Abortamento
- Torção anexial
- DIP
- Cisto ovariano roto
- Abscesso tubovariano
- Cálculo renal

Lozeau, 2005.

Quadro 22-4

Achados Ultrassonográficos na GE	RP (Razão de Probabilidade)
Atividade cardíaca ectópica	100 (diagnóstico)
Saco gestacional ectópico	23
Massa ectópica e líquido em FSP	9,9
Líquido em FSP	4,4
Massa ectópica	3,6
Ausência de saco gestacional intrauterino	2,2
Região anexial normal	0,55
Saco gestacional intrauterino	0,07

Mol, 1999.

dos mais precocemente sem que haja a presença de saco gestacional tópico (Kadar et al., 1995). Os achados ultrassonográficos são variados, e cada um tem seu valor no diagnóstico da GE, sumarizados no Quadro 22-4.

A combinação de ultrassonografia transvaginal com a concentração sérica do β-hCG tem aproximadamente 96% de sensibilidade e 97% de especificidade para o diagnóstico de GE. Além disso, a ultrassonografia transvaginal seguida da dosagem quantitativa do β-hCG é a estratégia de melhor custo-benefício para o diagnóstico da GE (Garcia et al., 2001).

TRATAMENTO

Tratamento expectante

Embora a proporção exata não seja conhecida, sabe-se que algumas gestações tubárias resolvem-se espontaneamente, geralmente sem muitos sintomas. Esse dado reforça a ideia de que o tratamento expectante da GE é uma opção viável em casos selecionados, como em mulheres assintomáticas, clinicamente estáveis, com ultrassonografia mostrando GE e β-hCG sérico em queda, com níveis iniciais menores do que 1.000 mIU/L. Um estudo observacional de 478 mulheres mostrou resultado satisfatório do tratamento expectante em 67% dos casos. Nível sérico inicial baixo de β-hCG, queda rápida de seus níveis e impossibilidade de identificação de saco gestacional extrauterino foram preditores de bom resultado (Trio et al., 1995).

Tratamento medicamentoso

O metotrexato é um antagonista do ácido fólico, que desativa a diidrifolato redutase, que reduz os níveis de tetraidrofolato (um cofator para a síntese de DNA e RNA), que por sua vez causa a parada da rápida divisão das células trofoblásticas. Embora não haja estudos que comparem os protocolos, o regime de dose única é mais fácil de administrar e é mais comumente usado. Em uma metanálise de 2003, 20 estudos examinaram o regime de dose única, e seis examinaram o regime de multidose. O regime de dose única apresentou menos efeitos colaterais, porém, foi um pouco menos efetivo, com taxa de sucesso de 88%, comparado a 93% do regime de multidose. Independente do regime utilizado a taxa de sucesso foi de 89%. Os efeitos colaterais incluíram supressão de medula óssea, elevação de enzimas hepáticas, *rash*, alope-

| Quadro 22-5 | Contraindicações |

- Imunodepressão
- Hepatopatias
- Amamentação
- Coagulopatias
- Doença pulmonar
- Úlcera péptica
- Insuficiência renal
- Hipersensibilidade ao metotrexato

Barnhardt, 2003.

cia, estomatite, náusea e diarreia. O tempo de resolução da GE é de 3 a 7 semanas após a terapia com metotrexato (Barnhart *et al.*, 2003). As contraindicações são listadas no Quadro 22-5.

A dose única de MTX é calculada pela área de superfície corporal, 50 mg/m². O regime de multidose é administrado com 50 mg/kg, alternando com 0,1 mg/kg de ácido folínico e um máximo de 4 doses por ciclo de tratamento (MTX nos dias 1, 3, 5, 7 seguidos por 6 dias sem medicação) (Hajenius *et al.*, 2007).

Os níveis de β-hCG devem ser monitorados para garantir o desaparecimento ou a resolução do tecido trofoblástico ectópico. A resposta esperada é a queda do β-hCG de > de 15% entre os dias 4 e 7, em casos onde o β-hCG é medido semanalmente antes que seu nível atinja menos de 15 UI/mL. O tempo de resolução geralmente é de 35 dias, mas pode ser retardado para até 109 dias, e a ruptura tardia é uma possibilidade.

O tratamento com metotrexato deve ser repetido nas seguintes circunstâncias:

- Após o regime de dose única, se o nível de β-hCG não cair pelo menos 15% entre os dias 4 e 7. Se a queda do β-hCG for menor que 15%, é necessário acompanhamento semanal com β-hCG até que alcance níveis menores do que 15 UI/mL. Se durante o acompanhamento o β-hCG cair menos do que 15% em qualquer semana, uma nova dose de MTX é administrada, e o protocolo é reiniciado no dia 1. Aproximadamente 20% necessitarão de mais do que um tratamento.
- Após o regime de múltiplas doses, se o β-hCG sérico no 14º dia for maior do que 40% do valor inicial no dia 0 (Lipscomb *et al.*, 1998).

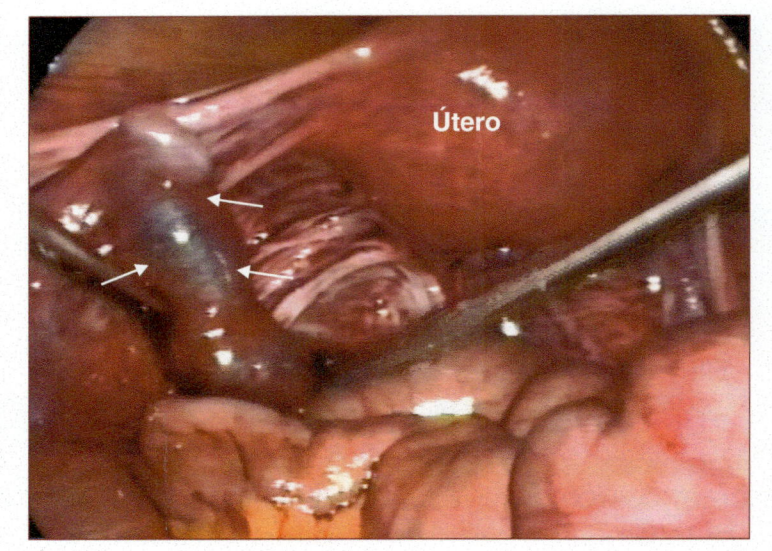

Fig. 22-3
Gravidez tubária ampular à esquerda *(setas)*.

Tratamento cirúrgico

Três estudos randomizados demonstraram que comparada com a laparotomia, o tratamento laparoscópico da GE está associada a menor custo, menor tempo de hospitalização, menor tempo cirúrgico, menor necessidade de analgesia e recuperação mais rápida (Lundorff *et al.*, 1991; Murphy *et al.*, 1992; Vermesh *et al.*, 1989). Pacientes randomizadas para o grupo da laparoscopia tiveram menos aderências do que as pacientes tratadas por laparotomia (19% × 64%) (Lundorff *et al.*, 1991a). A inspeção da tuba deve ser realizada para a identificação da porção acometida (Figs. 22-2 a 22-4)

A salpingectomia (Figs. 22-5 a 22-8) normalmente é preferida quando a tuba contralateral está normal ou em pacientes que possuem alto risco de complicação. Outras indicações para salpingectomia incluem tubas muito danificadas, GE recorrente na mesma tuba, sangramento incontrolável após salpingostomia, GE extensa (> 5 cm), gestação heterotrópica ou prole completa. A salpingostomia (incisão linear sobre a GE) (Figs. 22-9 a 22-11) é normalmente preferida quando a tuba contralateral é anormal ou ausente (Nama *et al.*, 2009). Níveis baixos de HCG, ausência de batimentos cardíacos fetais, ausência de ruptura tubária inicial ou ruptura mínima po-

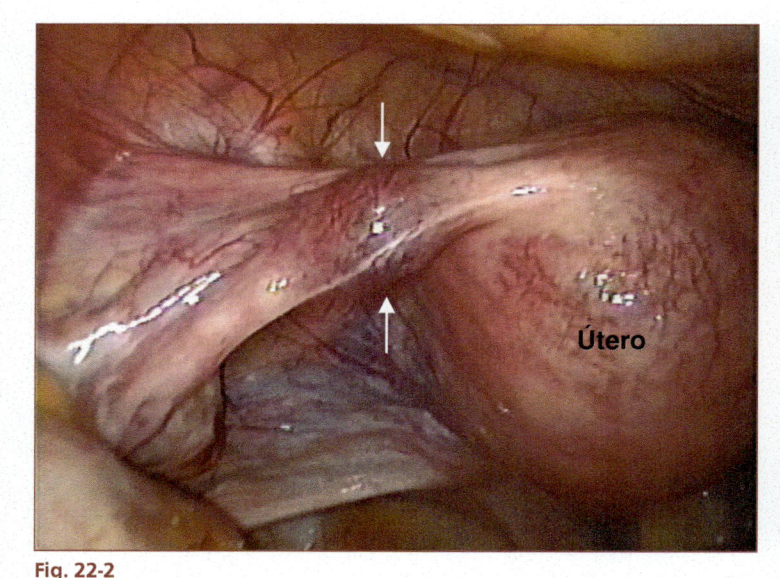

Fig. 22-2
Gravidez tubária ístmica à esquerda *(setas)*.

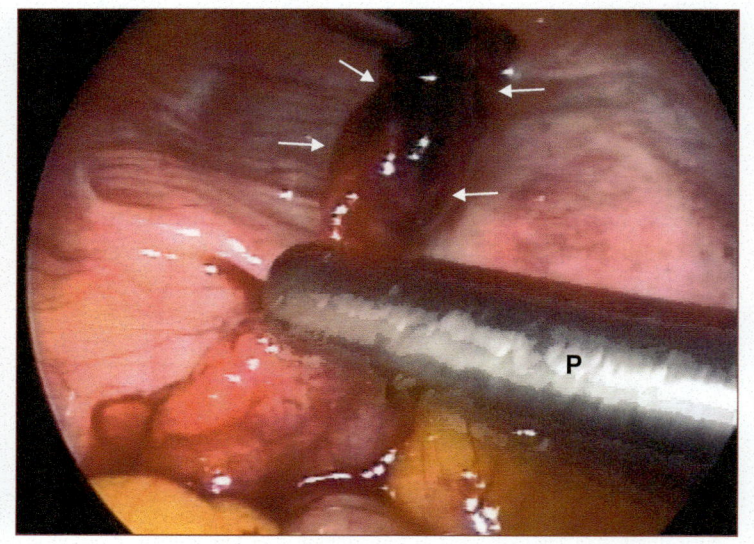

Fig. 22-4
Aborto tubário com retirada de restos embrionários *(setas)*. A porção fimbrial da tuba permanece fixa por uma pinça *(P)*.

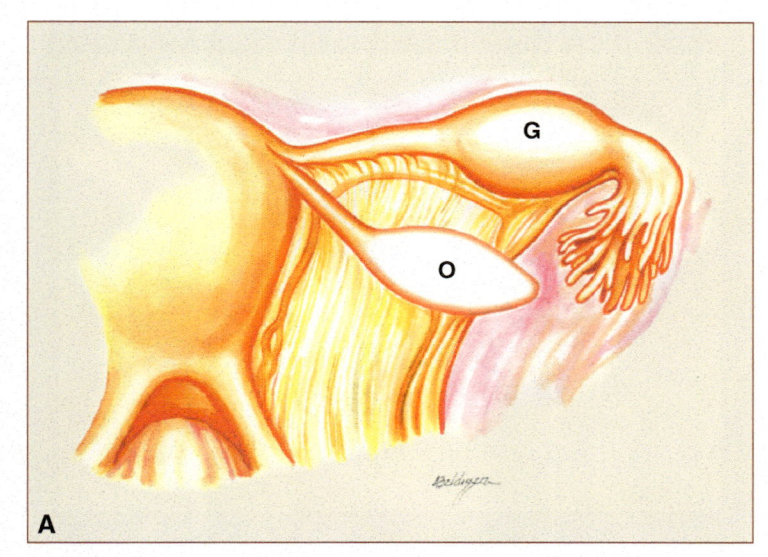

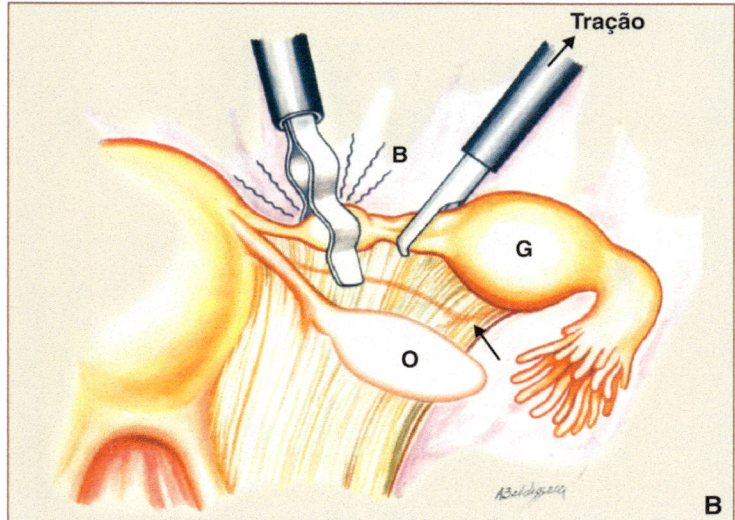

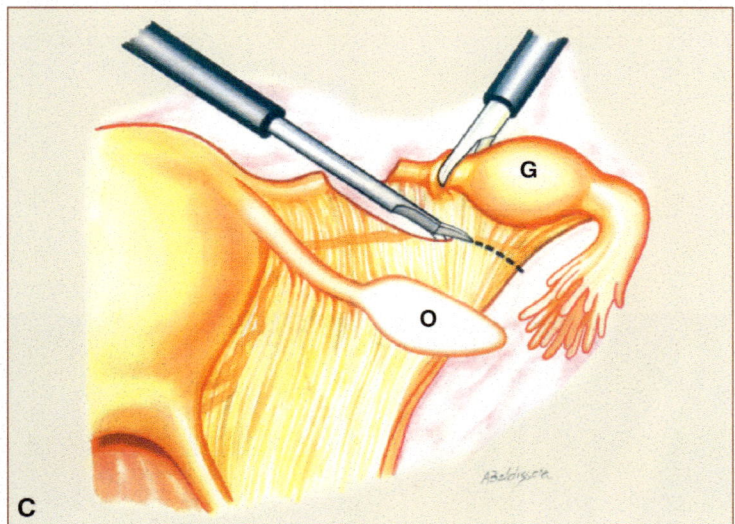

Fig. 22-5
Salpingectomia direita: (**A**) gravidez tubária ampular *(G)*; (**B**) hemostasia bipolar *(B)* do colo proximal e mesossalpinge *(seta)* (atenção para a distância do ovário [*O*]); (**C**) secção com tesoura da área cauterizada, próxima à peça.

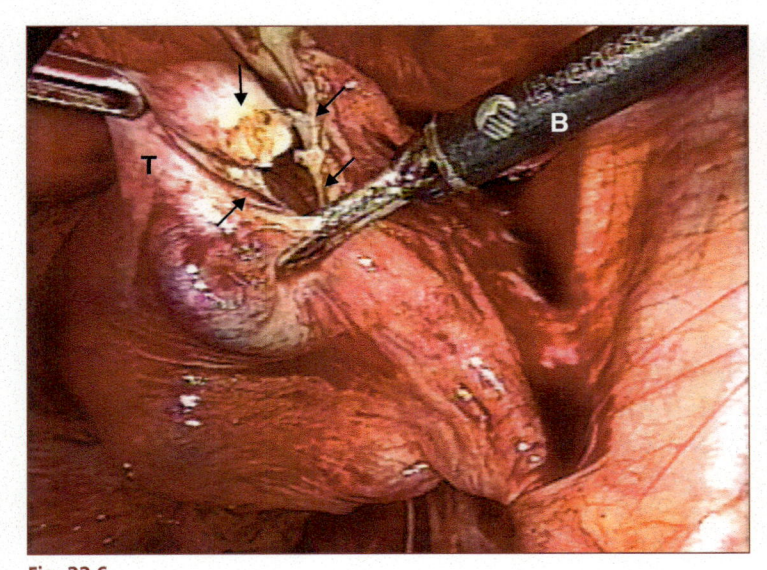

Fig. 22-6
Salpingectomia direita. Tuba *(T)* apreendida e tracionada medialmente. Hemostasia bipolar *(B)* da mesossalpinge *(setas)*.

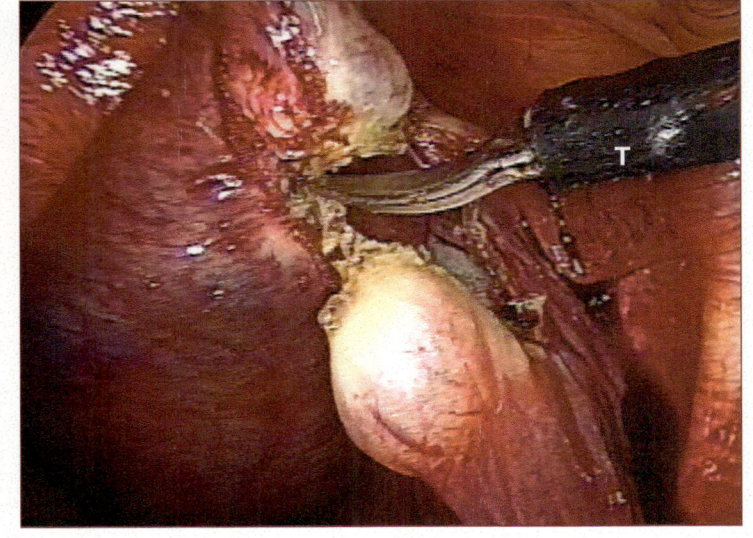

Fig. 22-7
Salpingectomia direita. Secção com tesoura *(T)* da mesossalpinge.

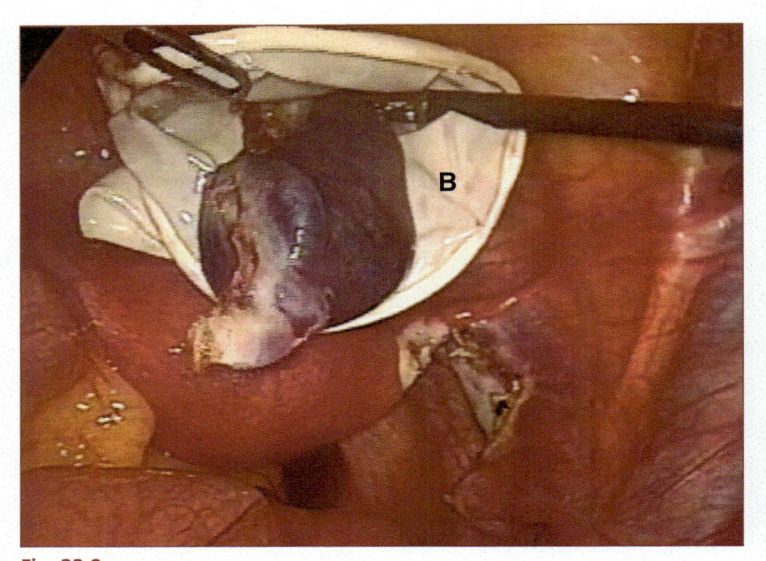

Fig. 22-8
Retirada da tuba através de *endobag (B)* confeccionado com punho de luva.

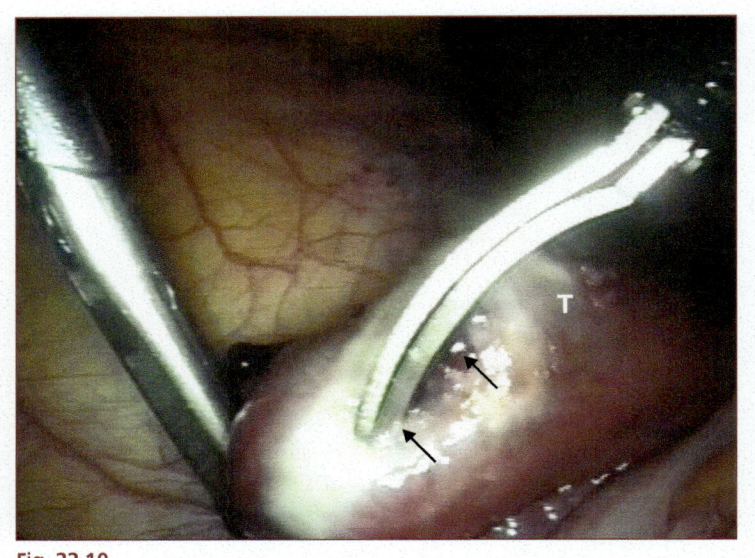

Fig. 22-10
Incisão na borda antimesentérica *(setas)* da tuba *(T)* com tesoura com energia monopolar.

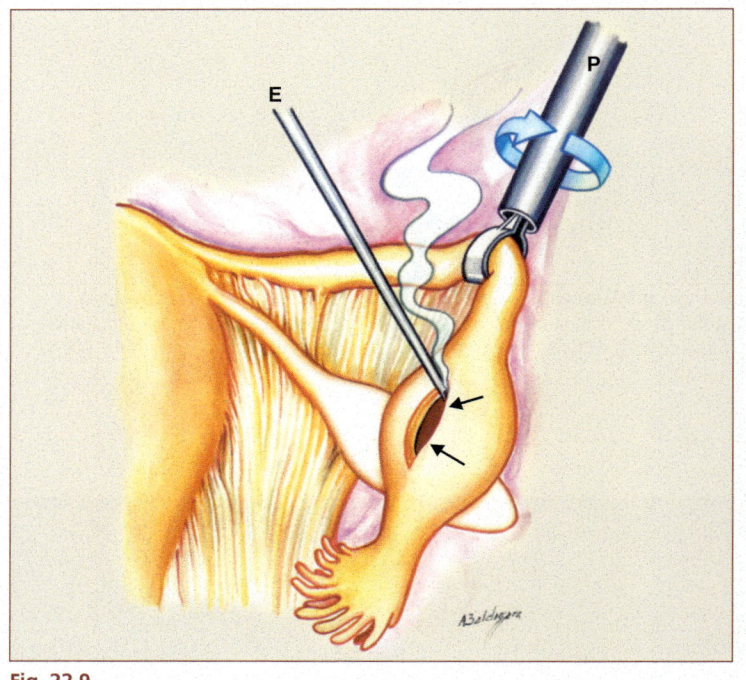

Fig. 22-9
Incisão na borda antimesentérica *(setas)* da tuba com eletrodo monopolar ou *laser (E)* com o apoio de uma pinça de apreensão atraumática *(P)*.

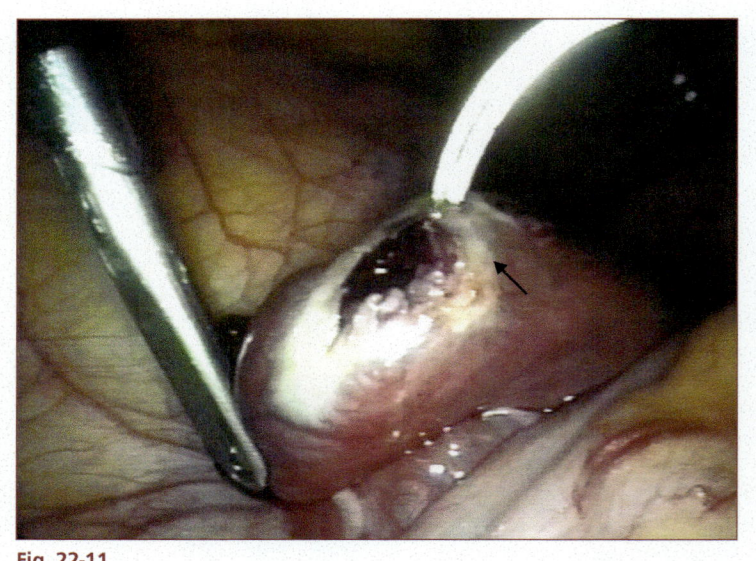

Fig. 22-11
Tração da borda *(seta)* para exteriorização do ovo.

dem ser considerados parâmetros para o sucesso da salpingostomia e para uma gravidez futura (Fujishta *et al.*, 2007). As taxas de gravidez após a salpingostomia parecem ser um pouco maiores do que após a salpingectomia. Bangsgaard *et al.*, 2003, em uma coorte avaliaram 276 pacientes com gravidez ectópica e obtiveram taxa cumulativa de gravidez intrauterina após 7 anos de 89% após salpingostomia comparada com 66% após salpingectomia (p < 0,05). Importante ressaltar que a escolha da salpingostomia, como tratamento cirúrgico, aumenta a chance de persistência de tecido trofoblástico, variando de 4,8-11% (Pouly *et al.*, 1986; Maymon *et al.*, 1996; Dubuisson *et al.*, 1996), por isso, o β-hCG deve ser solicitado até que seu nível sérico seja indetectável. Os principais fatores associados à persistência de tecido trofoblástico são: gravidez precoce (< 42 dias da DUM), GE menor que 2 cm e β-hCG maior que 3.000 UI/L (Seifer *et al.*, 1997). A história prévia de GE é um importante fator de risco para a ruptura. Essa observação revela a necessidade de se perguntar à paciente sobre o passado de GE. Em um estudo de 2009, a incidência de ruptura em mulheres com história prévia de GE foi de 75%, enquanto a incidência em pacientes sem história prévia foi de 59%, com diferença estatisticamente significativa (Sindos, 2009). A necessidade de sutura ou não da tuba após a realização de salpingostomia é discutível. Dois estudos (Tulandi *et al.*, 1991; Fujishita *et al.*, 2004), envolvendo 109 mulheres com GE ampular íntegra, mostraram uma tendência de menor sucesso de tratamento e de menor permeabilidade tubária no grupo sem sutura nas tubas. A fertilidade futura e a ocorrência de novas gestações ectópicas foram avaliadas em 88 pacientes e não houve diferença significativa (Quadro 22-6).

Quadro 22-6

	Salpingostomia	Salpingectomia
Tuba contralateral anormal ou ausente	Sim	Não
Após recidiva de GE	Não	Sim
GE extensa	Não	Sim
Gestação heterotrópica	Não	Sim
Prole completa	Não	Sim
Chance de persistência de tecido trofoblástico	Sim	Não
Taxa cumulativa de gravidez após 7 anos	89%	66%

Gangsgard et al., 2003.

Tratamento medicamentoso + cirúrgico

O metotrexato pode ser utilizado em conjunto com a salpingostomia para evitar a persistência de tecido trofoblástico. Em uma metanálise, 163 mulheres (2 estudos) foram incluídas. O tratamento apenas com salpingostomia foi significativamente menos efetivo do que combinada com dose única sistêmica de MTX 1 mg/kg IM (RR 0,89, IC 95% 0,82-0,98) aplicada até 24 horas de pós-operatório (Mol et al., 2008). Em muitos casos podemos associar os benefícios dos tratamentos medicamentoso e cirúrgico.

TORÇÃO ANEXIAL

INTRODUÇÃO

Dor pélvica aguda é a causa mais frequente de consultas ginecológicas no setor de emergência. Quando esta dor é causada pela torção do anexo, ovário ou tuba, o diagnóstico costuma ser problemático.

A torção da região anexial é bem conhecida, mas seu diagnóstico é difícil desde sua primeira descrição em 1761 (Breech e Hillard, 2005). O atraso no diagnóstico é frequente e pode resultar em perda funcional do ovário, tuba ou ambos.

A torção do anexo é definida como a ocorrência de pelo menos um giro completo do anexo, ovário ou, mais raramente, da tuba isoladamente de forma a comprometer a vascularização proveniente do ligamento infundíbulo pélvico e útero-ovariano (Huchon e Fauconnier) (Fig. 22-12).

PREVALÊNCIA

Em pacientes submetidas à cirurgia de emergência esta é a quinta causa encontrada, com sua frequência podendo variar de 2,5 a 7,4% (Huchon e Fauconnier; Hibbard, 1985), dependendo da série estudada. Porém sua real prevalência pode ser subestimada, pois muitas mulheres acabam não sendo operadas. Bouguizane et al. (Bouguizane, Bibi et al., 2003) encontraram uma prevalência de 14,8% de torções anexiais em 709 mulheres operadas por tumores anexiais.

A patologia é mais frequente em mulheres em idade reprodutiva, onde ocorrem entre 70 a 80% dos casos (Rackow e Patrizio, 2007), mas também são relatados casos na pré-menarca e

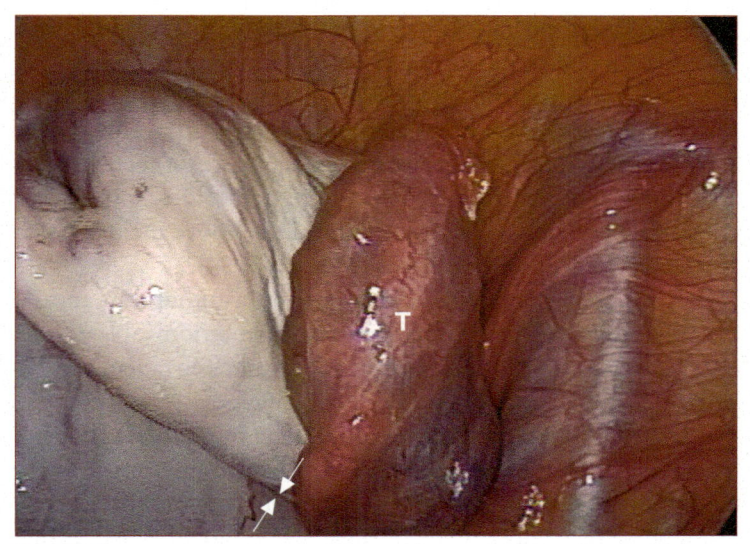

Fig. 22-12
Torção anexial envolvendo a tuba (T). O ponto de torção é nítido (setas).

pós-menopausa em cerca de 17% dos casos (Houry e Abbott, 2001). Em crianças é responsável por 2,7% dos casos de dor abdominal aguda (Rody, Jackisch et al., 2002). Em gestante corresponde a 12 a 25% dos casos em idade reprodutiva (Rackow e Patrizio, 2007). A incidência aumenta de 6% para 16% em gestante submetidas à hiperestimulação em casos de reprodução assistida (Mashiach, Bider et al., 1990; Zanetta, Mariani et al., 2003).

FISIOPATOLOGIA

O conjunto formado por tuba e ovário possui relativa mobilidade e podem-se realizar rotações de até 90° sem produzir muitos sintomas. A torção ocorre quando tuba e ovário sofrem excessiva rotação sobre seu eixo, resultando em obstrução do fluxo vascular. Tanto a artéria quanto a veia são afetados no ligamento infundibular.

O fluxo venoso é o primeiro a ser comprometido em razão maior compressibilidade dos vasos de menor pressão, levando à congestão venosa e subsequente edema do tecido ovariano. Durante as fases iniciais do processo o fluxo arterial, principalmente o fluxo periférico, pode ainda estar presente. Após edema significativo do tecido ovariano, a cápsula ovariana é estendida ao máximo, produzindo grande pressão interna e comprometerá em definitivo o fluxo arterial ovariano. Com a interrupção definitiva do fluxo ocorre isquemia da estrutura anexial afetada, resultando em hemorragia e, finalmente, necrose tecidual.

A duração necessária para perda irreversível da função do órgão não é conhecida. Manutenção da função ovariana já foi descrita mesmo após 72 horas da torção. É importante ressaltar que definir a real duração da torção é difícil, uma vez que a torção intermitente do pedículo pode ocorrer até que esta se torne definitiva e, aí sim, resulte em dano tecidual.

FATORES DE RISCO

O anexo direito é acometido com maior frequência que o esquerdo. Segundo Pena et al. (Pena, Ufberg et al., 2000), este lado correspondeu a 71% das torções. Isto pode ser explicado pelo fato de, fisiologicamente, o ligamento útero-ovariano direito ser mais alongado que o esquerdo e pela localização do sigmoide à esquerda limitando o espaço para a movimentação do anexo.

Box 22-2

	Oelsner et al. (n = 102)		Lo et al. (n = 179)	
	Laparotomia (n = 35)	Laparoscopia (n = 67)	Laparotomia (n = 76)	Laparoscopia (n = 103)
Tamanho (cm +/- DP)	12,4 +/- 2,8*	7,5 +/- 3,11*	9,9 +/- 4,6	8,0 +/- 2,8
Internação (dias +/- DP)	7,4 +/-1,5*	2,1 +/- 1,2*	6,0 +/- 3,7*	2,9 +/- 1,1*
Morbidade febril (%)	28,6	14,9	18,4*	1,9*
Função ovariana n/N (%)	29/32 (90,6%)	56/60 (93,3)	ND	ND

*$p < 0,05$.

paciente, seu estado geral, risco de malignidade, desejo reprodutivo e achados intraoperatórios entre outros. Deve-se discutir com a paciente a possibilidade de não ser possível a preservação do anexo, bem como a possibilidade de necessitar de nova cirurgia caso falhe a tentativa inicial de preservação. Deve-se discutir sobre a possibilidade de extensão da cirurgia, caso os achados intraoperatórios e/ou resultado de congelação da peça operatória sugiram malignidade.

O risco de liberação de trombos na circulação e ocorrência de tromboembolismo pulmonar não é maior quando se opta pelo procedimento conservador. A incidência de complicações tromboembólicas em casos de torção anexial é de 0,2% (Oelsner e Shashar, 2006). Sua incidência não aumenta após a destorção do anexo (McGovern, Noah et al., 1999). A literatura científica corrobora estes dados (Mashiach, Bider et al., 1990; Oelsner, Bider et al., 1993; Oelsner, Co-hen et al., 2003).

A principal indicação utilizada por muitos cirurgiões para a realização da anexectomia é o aspecto necrótico do tecido, com coloração preto-azulada ou quando ao proceder a destorção este não retoma sua coloração habitual (Steyaert, Meynol et al., 1998; Descargues, Tinlot-Mauger et al., 2001). Porém demonstrou-se que a avaliação intraoperatória do aspecto necrótico possui fraca correlação com o resultado histopatológico (Mazouni, Bretelle et al., 2005) além de já ter sido demonstrado o retorno da função ovariana mesmo em ovários que apresentavam aspecto necrótico (Shalev, Bustan et al., 1995; Eckler, Laufer et al., 2000).

Em revisão da literatura demonstrou-se que a retomada da função ovariana após a destorção varia de 88 a 100% (Oelsner e Shashar, 2006) (Fig. 22-14) (Box 22-3).

Ooforopexia

É o procedimento que consiste na fixação do ovário na tentativa de prevenir uma nova torção. As indicações para sua realização seriam a torção de anexo único, comprimento excessivo do ligamento útero-ovariano ou fixação de ovário contralateral em casos de anexectomia por torção anexial (Jardon, Bothschorisvilli et al., 2006). Este procedimento é feito utilizando fio inabsorvível, fixando a extremidade ovariana próxima ao ligamento útero-ovariano na face posterior do ligamento largo (Huchon, Staraci et al.) ou fixando as extremidades ovarianas do ligamento útero-ovariano e infundibular com duas suturas distintas na parede pélvica com atenção para não lesar os vasos pélvicos ou o ureter (Oelsner e Shashar, 2006). É importante ressaltar que ainda não se sabe sobre o impacto da ooforopexia sobre a fertilidade (Oelsner e Shashar, 2006).

Box 22-3 Destorção ovariana e função ovariana

Autor	Número de Pacientes	Função Ovariana Documentada
Mage et al.	27	16/17 (94%)
Levy et al.	3	3/3 (100%)
Shalev et al.	58	49/52 (94%)
Pansky et al.	8	7/8 (88%)
Oelsner et al.	102	85/92 (91%)
Total	198	160/172 (93%)

Adaptado de Oelsner et al., 2006.

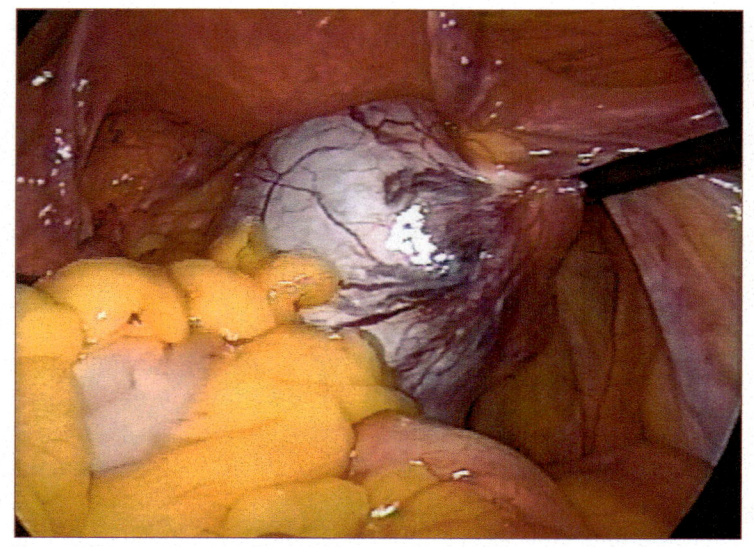

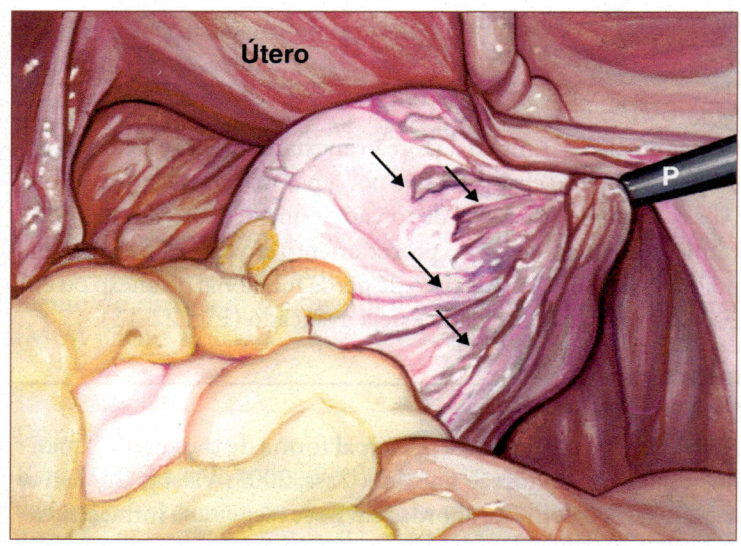

Fig. 22-14
Isquemia do ovário nítida com maior vascularização (setas). O caso acima exemplifica a torção de anexo direito, com o ponto de torção apoiado pela pinça (P).

CISTO OVARIANO ROTO OU HEMORRÁGICO

Cistos ovarianos funcionais são a causa mais frequente de aumento de volume ovariano na menacme, e são causas comuns de dor pélvica aguda quando associados à hemorragia intracística aguda ou ruptura intraperitoneal (Bottomley *et al.*, 2009).

Durante o ciclo ovariano funcional, folículos que não se rompem e apresentam reabsorção incompleta de seu líquido formam cistos denominados foliculares, que são o tipo de cisto ovariano mais comumente encontrado (Vandermeer *et al.*, 2009).

Os cistos luteínicos derivam de um corpo lúteo e são os mais frequentemente associados ao hemoperitônio. Aproximadamente 2 a 4 dias após a ovulação, o ovário apresenta aumento de sua vascularização. Com a neovascularização, o sangue vindo da zona vascular tecal começa a ocupar a cavidade do cisto, sendo muitas vezes reabsorvido; no entanto, se o sangramento intracístico for intenso ou ocorrer a ruptura do cisto, o sangramento pode se prolongar, gerando o hemoperitônio (Fig. 22-15) (McWilliams *et al.*, 2008). Dois terços dos cistos de corpo lúteo envolvem o ovário direito, e a ruptura ocorre mais comumente entre os dias 20 e 26 do ciclo menstrual (Bottomley *et al.*, 2009).

Cistos dermoides e endometriomas também podem romper. Estes casos são raros, mas podem estar associados à peritonite grave e distúrbios sistêmicos, seguido da formação de aderências (Johansson *et al.*, 1998; Ayhan *et al.*, 2000).

Algumas mulheres apresentam dor pélvica em níveis variados no meio do ciclo menstrual, conhecida como *mittelschmerz*, que está relacionada com a presença de fluido peritoneal derivado da ruptura de um folículo normal durante a ovulação. Este evento é tão comum que muitas pacientes não procuram atendimento médico, e os sintomas são relativamente leves, cessando espontaneamente ou com analgésicos usuais.

FATORES DE RISCO

O corpo lúteo hemorrágico é comumente encontrado em gestações inicias, e na grande maioria das vezes resolve-se espontaneamente até a 12ª semana de gestação.

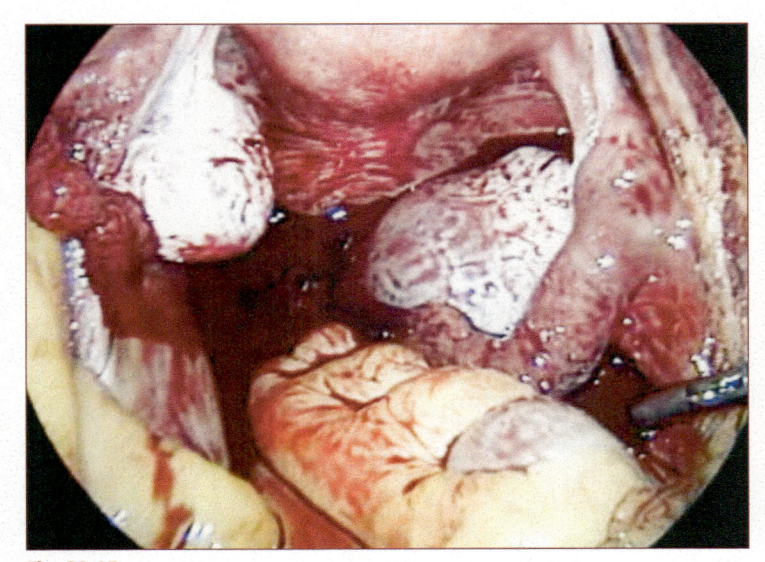

Hemorragias importantes a partir da ruptura de cistos ovarianos são observadas com mais frequência em mulheres com trombofilias congênitas ou adquiridas, ou em uso de terapia anticoagulante (Faraj *et al.*, 2008).

APRESENTAÇÃO CLÍNICA

O cisto ovariano roto ou hemorrágico apresenta-se com dor pélvica súbita, muitas vezes acompanhada de náuseas e vômitos. Algumas pacientes conseguem relatar o exato momento em que a dor começou, diferente dos casos de torção anexial, onde ocorre alternância entre melhora e piora do quadro álgico. O peritonismo causado pelo líquido livre na pelve faz com que as pacientes se mantenham deitadas e imóveis a fim de melhorar a dor, que piora com a movimentação (Hallatt *et al.*, 1984).

Alguns casos podem estar relacionados com ciclos anovulatórios com persistência do cisto folicular, e atrasos menstruais são comuns (Bottomley *et al.*, 2009).

A ruptura de um cisto folicular muitas vezes produz uma dor de média a baixa intensidade, que costuma resolver-se espontaneamente em até 48 horas. Já as causadas por hemorragia intracística costumam ser de grande intensidade, em decorrência da distensão provocada na cápsula ovariana (Fig. 22-16).

Ao exame físico, podemos encontrar bastante sensibilidade no andar inferior do abdome, algumas vezes com irritação peritoneal. Massa anexial unilateral dolorosa, além de abaulamento no fundo de saco de *Douglas*, pode ser percebida ao toque bimanual, podendo confundir o diagnóstico com uma gestação ectópica (Hallatt *et al.*, 1984).

Na maior parte dos casos, as pacientes se apresentam hemodinamicamente estáveis, e a dor não está associada à febre, taquicardia ou elevação dos marcadores inflamatórios. No entanto, quando ocorre perda sanguínea significativa, sinais de choque hipovolêmico podem ser evidentes. A maioria das rupturas císticas ocorre em pacientes em idade reprodutiva, que são geralmente hígidas e saudáveis, fazendo com que os sinais de choque hemorrágico apareçam mais tardiamente. Dessa forma é importante estar atento aos primeiros sinais de hipovolemia, como taquicardia e hipotensão postural. Atenção particular deve ser prestada a mulheres com coagulopatias conhecidas ou suspeitadas, em que a hemorragia pode ser catastrófica (O'Brien *et al.*, 1996).

Fig. 22-15
Hemoperitônio e cisto hemático à direita.

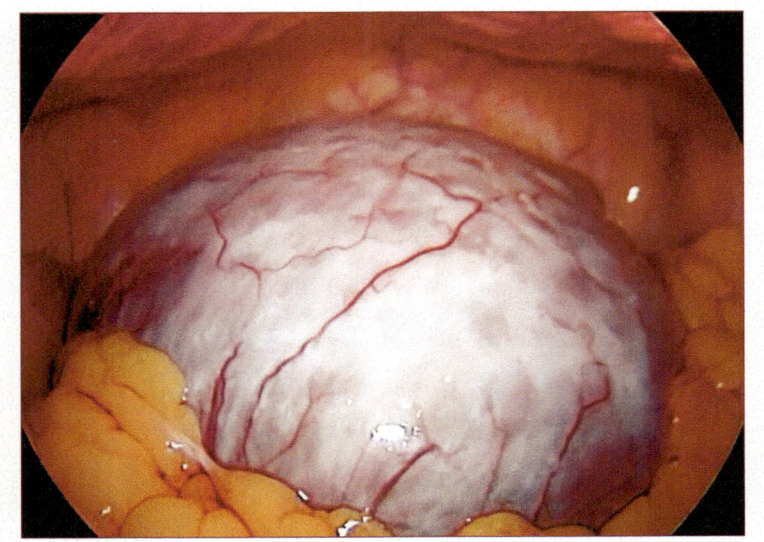

Fig. 22-16
Cisto hemático volumoso.

Nos casos de ruptura de endometriomas ou teratomas, o conteúdo cístico é extremamente irritante ao peritônio, e sintomas sistêmicos intensos podem estar presentes (Bottomley *et al.*, 2009).

DIAGNÓSTICO
Frente à suspeita de ruptura ou hemorragia de um cisto ovariano, além de minuciosa avaliação clínica, é necessária investigação diagnóstica a partir de exames laboratoriais e de imagem.

Exames laboratoriais
Dentre os exames laboratoriais, a realização de hemograma completo e β-hCG são essenciais para o acompanhamento clínico e também para auxiliar no diagnóstico diferencial com gestação ectópica e patologias infecciosas.

A avaliação seriada do hematócrito é muito importante, principalmente para auxiliar a decisão de manter acompanhamento clínico ou indicar intervenção cirúrgica.

Leucocitose e elevação dos marcadores inflamatórios não são achados comumente observados na ruptura de cistos ovarianos, e nesses casos devem-se pesquisar outras causas de dor pélvica aguda, como doença inflamatória pélvica, apendicite ou complicações de doença diverticular (Bottomley *et al.*, 2009).

Não podemos esquecer que um exame β-hCG positivo associado à dor pélvica aguda nem sempre significa uma prenhez ectópica. A ruptura de um corpo lúteo hemorrágico durante o primeiro trimestre de gestação pode estar associada a hemoperitônio, e, nestes casos, a presença de saco gestacional e embrião tópicos à ultrassonografia auxilia o diagnóstico (Valentin, 2009).

Exames de imagem
A ultrassonografia é o exame de imagem de primeira escolha na suspeita de um cisto ovariano hemorrágico ou roto (Bottomley *et al.*, 2009; Vandermeer *et al.*, 2009). Cistos foliculares são anecoicos e apresentam uma fina parede, com reforço acústico posterior. Depois da ovulação, o corpo lúteo apresenta uma parede mais espessa, com vascularização aumentada. Esta aparência muda na presença de hemorragia e pode variar dependendo do tempo de ocorrência do sangramento (Quadro 22-8 e Fig. 22-17).

A aparência ultrassonográfica de um cisto ovariano roto é menos típica, e muitas vezes somente a presença de líquido livre na pelve pode ser usada para o diagnóstico (Fig. 22-16). O ovário apresenta-se, na maioria das vezes, de tamanho normal, podendo ser ocasionalmente observados alguns coágulos em sua periferia, no local da ruptura (Webb *et al.*, 2004).

Quadro 22-8 Características ultrassonográficas de cistos ovarianos hemorrágicos

- Hemorragia intracística aguda: isoecoico ao estroma ovariano, mimetizando um ovário de volume aumentado
- Coágulos intracísticos: aparência reticular, com presença de ecos internos, podendo identificar nível líquido e anel vascular periférico. Ao aplicar pressão com a sonda vaginal, observa-se o coágulo se movendo dentro do cisto
- Retração do coágulo: massa ecogênica, podendo ser móvel ou aderente à parede do cisto, confundindo-se com espessamento da parede. Ao modo Doppler observa-se ausência de vascularização nos componentes complexos do cisto
- Sangramento antigo: aparência de "vidro sujo", como a observada nos casos de endometriomas

É importante lembrar que 40% das mulheres apresentam certa quantidade de líquido no fundo de saco de Douglas à ultrassonografia durante a ovulação normal, fazendo-se necessária uma avaliação cuidadosa do quadro clínico para definir se este não é apenas um achado acidental, não relacionado com o quadro álgico da paciente (Queenan *et al.*, 1980).

Nos casos de dúvida, e com a possibilidade de gestação excluída, a Tomografia Computadorizada com contraste auxilia principalmente no diagnóstico diferencial com outras causas potenciais de dor pélvica aguda, incluindo apendicite (McWilliams *et al.*, 2008).

A Ressonância Magnética está reservada para casos em que o estudo por Ultrassonografia ou Tomografia Computadorizada é indeterminado, ou nos casos de massas císticas complexas, a fim de excluir a possibilidade de neoplasia ovariana. É usada, também, para avaliação de dor pélvica aguda em pacientes gestantes (Singh *et al.*, 2007).

Diagnóstico diferencial
Todas as patologias que provoquem dor pélvica aguda devem ser consideradas no diagnóstico de ruptura de cistos ovarianos (Kruszka *et al.*, 2010). O Quadro 22-9 cita os principais diagnósticos diferenciais.

TRATAMENTO
Os cistos ovarianos rotos ou hemorrágicos podem ser inicialmente tratados de forma conservadora, com medidas de suporte para controle da dor, além de acompanhamento laboratorial para

Quadro 22-9 Diagnóstico diferencial de dor pélvica aguda

Ginecológicas
- Gestação ectópica
- Abortamento
- Degeneração de mioma
- Endometrite
- Doença inflamatória pélvica
- Abscesso tubovariano
- Torção anexial
- Torção de cisto paraovariano
- *Mittelschmerz*
- Dismenorreia primária ou secundária

Gastrointestinais
- Apendicite
- Gastroenterite
- Obstrução intestinal
- Diverticulite
- Doença intestinal inflamatória
- Síndrome do cólon irritável
- Úlcera duodenal perfurada

Geniturinárias
- Cistite
- Pielonefrite
- Litíase ureteral

Outros
- Hérnia
- Aneurisma
- Tromboflebite pélvica
- Porfiria aguda

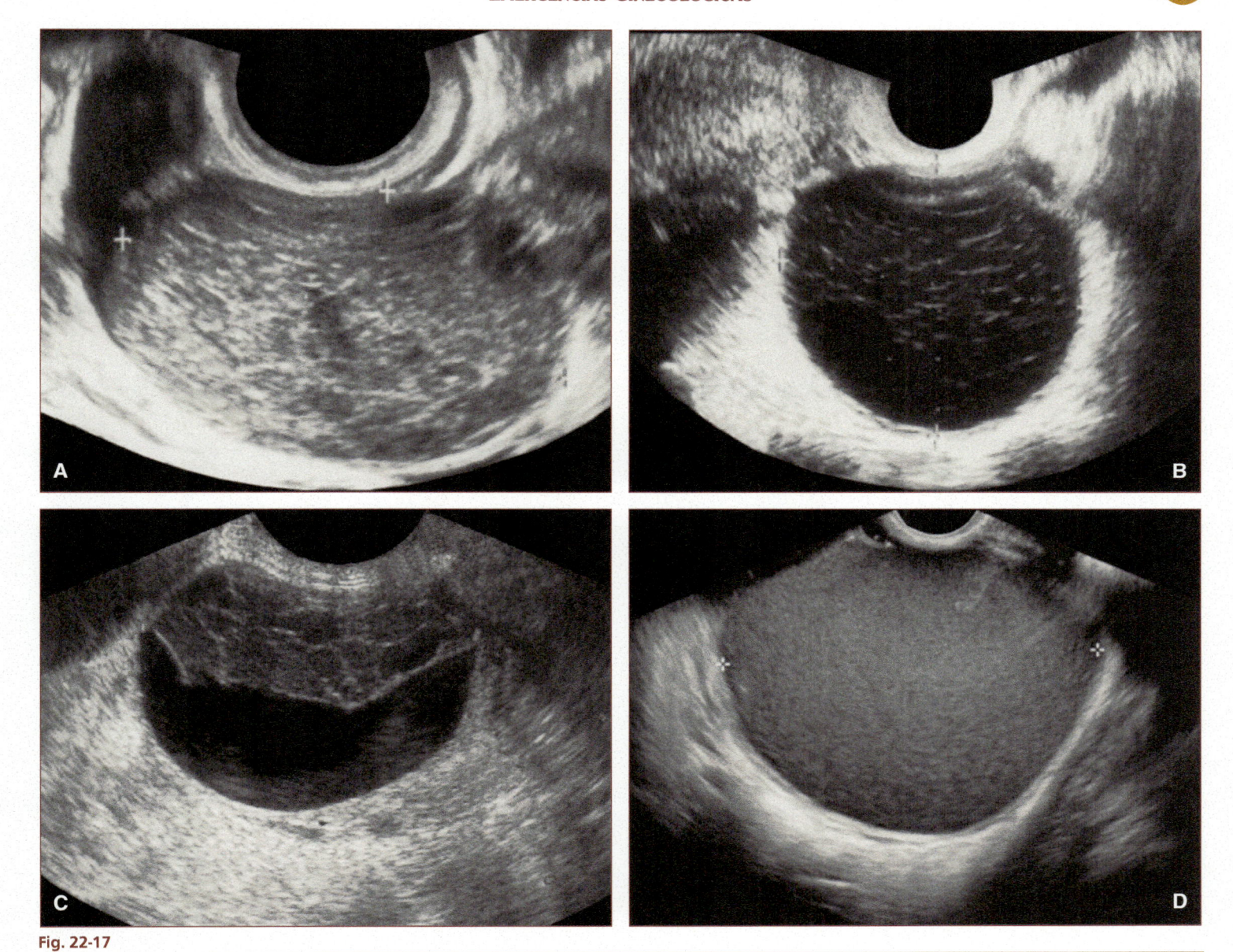

Fig. 22-17
(**A**) Hemorragia intracística aguda. (**B**) Coágulos intracísticos. (**C**) Retração do coágulo. (**D**) Sangramento antigo.

controle do hematócrito e de imagem, com controle ultrassonográfico em 4 a 6 semanas após início do quadro, para acompanhar sua evolução (Bottomley *et al.*, 2009; McWilliams *et al.*, 2008; Kruszka *et al.*, 2010).

Mulheres que apresentam cistos hemorrágicos recorrentes, particularmente aquelas com predisposição a hemorragias importantes (como as em terapia anticoagulante ou com coagulopatias), a supressão da ovulação a partir da administração de contraceptivos orais combinados deve ser considerada (Payne *et al.*, 2007). Contraceptivos apenas com progesterona estão associados ao aumento de incidência de formação de cistos ovarianos funcionais (Tayob *et al.*, 1985).

A indicação de intervenção cirúrgica inclui: grande quantidade de líquido livre em pelve ao exame ultrassonográfico, instabilidade hemodinâmica e dor pélvica intensa.

Atualmente, a laparoscopia é amplamente aceita na abordagem de emergências ginecológicas, sendo uma opção mais conservadora e com benefícios quando comparada com a cirurgia laparotômica, como menor tempo de internação hospitalar, menor dor no pós-operatório, menor incidência de aderências, além do melhor resultado estético (Whiteside *et al.*, 2009; Aulestia *et al.*, 2003).

A instabilidade hemodinâmica é um fator que muitas vezes tornou a intervenção laparoscópica impeditiva. No entanto, o avanço das técnicas anestésicas e da monitoração cardiovascular associadas à habilidade e experiência do cirurgião vem tornando possível a laparoscopia nesses casos (Sagiv *et al.*, 2001).

Técnica cirúrgica

Iniciamos a intervenção cirúrgica a partir das punções abdominais, sendo a primeira de 10 mm na cicatriz umbilical, e mais duas, de 5 mm, nas fossas ilíacas direita e esquerda. De acordo com o prosseguimento da cirurgia, pode ser necessário ampliar uma das punções acessórias (fossas ilíacas) a fim de realizar a remoção da peça cirúrgica íntegra. Nos casos onde somente a cápsula do cisto será removida, podemos realizar a sua extração pelo trocarte umbilical: apreende-se a peça com uma pinça denteada e, guiado pela câmera, insere-se a pinça no trocarte umbilical; alinham-se a pinça e o trocarte, e retira-se a peça sob visualização externa.

Ao iniciar a cirurgia, é importante realizar um inventário cuidadoso de todo o abdome. No caso de sangue e coágulos na pelve, primeiramente realiza-se a aspiração da cavidade, evitando-se injetar líquidos para uma melhor avaliação da perda sanguínea.

No caso de um cisto ovariano roto, observamos cuidadosamente sua superfície, a fim de identificar algum ponto de sangramento ativo, que deve ser cauterizado.

As opções de tratamento são: cauterização do ponto de sangramento ativo; punção e aspiração do cisto, seguida de coagulação de suas paredes; cistectomia e ooforectomia.

A melhor opção de tratamento é a excisão completa da cápsula do cisto, pois sua aspiração seguida de cauterização de suas paredes, além de comprometer o córtex ovariano, apresenta maior risco de recidiva (Whiteside et al., 2009).

Casos mais urgentes, com pacientes instáveis hemodinamicamente, podem ser abordados apenas com a cauterização do foco de sangramento, aspiração e lavagem da cavidade (Sagiv et al., 2001).

A cistectomia, nos casos de cisto roto, é realizada a partir da ampliação de uma abertura já existente na parede ovariana, que pode ser realizada com tesoura, bisturi monopolar ou ultrassônico. Individualiza-se a cápsula do cisto da superfície ovariana, apreendendo-as separadamente com pinças denteadas. A partir de manobras de tração e contratração, expõe-se totalmente a cápsula, realizando sua excisão completa (Fig. 22-18). Após a extração do cisto, realiza-se a hemostasia do parênquima ovariano, evitando-se extensa coagulação, para preservar os folículos (Whiteside et al., 2009).

No caso de cistos íntegros, é interessante evitar a ruptura de sua cápsula dentro da cavidade abdominal, em razão da dor no pós-operatório, secundária à peritonite química (McWilliams et al., 2008). Após a extração do cisto, faz-se sua retirada da cavidade a partir de *endobag* e ampliação de uma das punções acessórias (fossas ilíacas) para 10 ou 11 mm. Exterioriza-se o *endobag*, e aspira-se o conteúdo do cisto externamente, diminuindo seu volume para possibilitar sua retirada da cavidade (Whiteside et al., 2009).

A ooforectomia está reservada a casos de sangramento incontrolável ou abordagem insatisfatória dos pontos de sangramento, em decorrência de processos aderenciais extensos ou distorções da anatomia pélvica (McWilliams et al., 2008).

SITUAÇÕES ESPECIAIS

Gestação

Pode-se realizar conduta expectante para cistos ovarianos durante a gestação, assim como em pacientes não grávidas, com controle álgico e

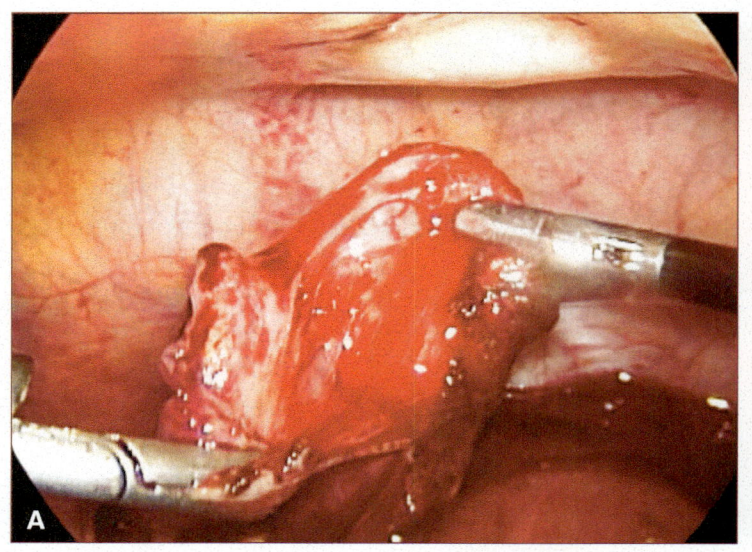

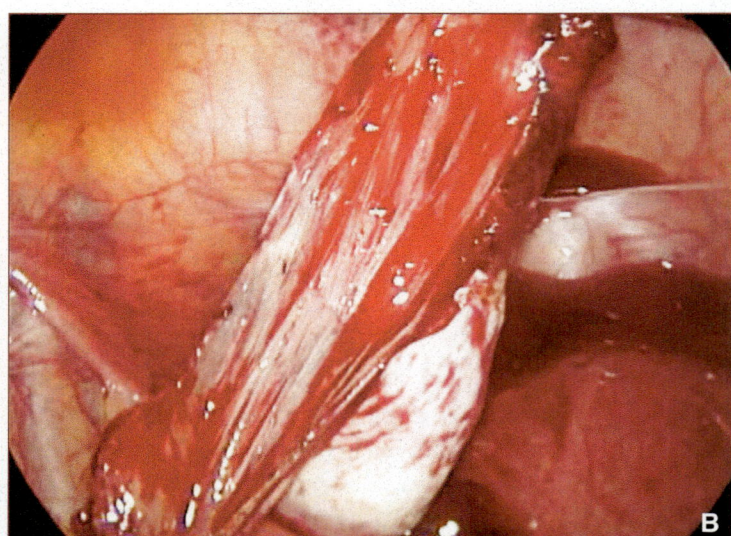

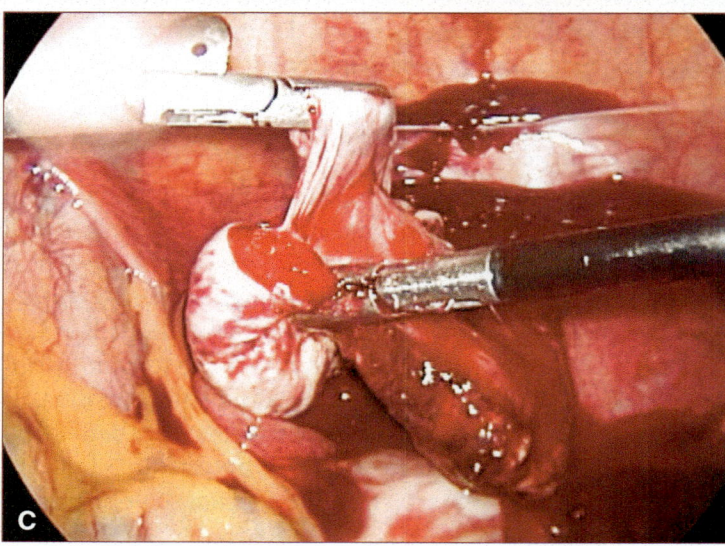

Fig. 22-18
(**A** a **C**) Realização de cistectomia a partir de manobras de tração e contratração, com exposição da cápsula.

acompanhamento ultrassonográfico para prosseguir a resolução do quadro.

A incidência de ruptura em mulheres com hiperestimulação ovariana é alta, podendo atingir taxas de até 18% (Mashiach et al., 1990).

Em casos de hemoperitônio importante ou manutenção da dor, a melhor forma de abordagem até as 28 semanas de gestação é a via laparoscópica, com base no fato de que o aumento do volume uterino aumenta a dificuldade técnica, além de risco de desfecho fetal desfavorável, como parto prematuro. É importante lembrar que sempre que for realizada a excisão de um luteoma gravídico até a 12ª semana de gestação, é necessária a reposição de progesterona, pois a placenta ainda não se encontra totalmente funcional (Fatum et al., 2001).

O local de escolha para a realização da primeira punção varia de acordo com a idade gestacional, sendo importante manter no mínimo 6 cm entre o local de punção e o fundo uterino. A técnica aberta ou semiaberta para primeira punção é preferível à fechada, em razão do risco de lesão uterina com a agulha de Veres (Whiteside et al., 2009). A pressão intra-abdominal deve ser mantida abaixo de 15 mmHg, para manter adequados o retorno venoso e as trocas uteroplacentárias e deve-se realizar monitoração fetal durante a cirurgia.

Obesidade

Por muitos anos a via laparotômica foi a preferida na abordagem de pacientes obesas, em decorrência da maior dificuldade de manipulação do instrumental, além da necessidade de altas pressões intraperitoneais para elevar a parede abdominal. No entanto, evidências atuais mostram que a laparoscopia pode ser segura e efetiva para pacientes obesas (Heinberg et al., 2004).

A técnica cirúrgica inclui posicionamento do primeiro trocarte supraumbilical, pressão peritoneal em torno de 20 mmHg para máxima visualização e utilização de trocartes mais longos. Mecanismos de elevação da parede abdominal têm sido testados para minimizar o comprometimento pulmonar nos pacientes obesos (Stany et al., 2004).

Abscesso tubovariano

A doença inflamatória pélvica compreende diferentes formas de infecção do trato genital superior feminino como endometrite, salpingite, abscesso tubovariano e peritonite ou qualquer combinação entre estas formas (Workowski e Berman).

A real incidência da enfermidade é de difícil mensuração. Como muitos episódios são assintomáticos ou oligossintomáticos, a prevalência pode ser subestimada (Morcos, Frost et al., 1993; Velebil, Wingo et al., 1995).

Alguns autores estimam que 1 milhão de mulheres sejam tratadas e 200 mil internadas anualmente nos Estados Unidos em decorrência da doença inflamatória pélvica (DIP) (Walker e Landers, 1991; Washington, Aral et al., 1991). Outros afirmam que a patologia é a principal causa de internação nos Estados Unidos, correspondendo a 18/10.000 altas hospitalares (Sutton, Sternberg et al. 2005). Os dados em países menos desenvolvidos são menos confiáveis. Ente 17 a 40% das internações ginecológicas na África subsaariana são pela doença, estes valores chegam a 15 a 37% no sudeste asiático e entre 3 a 10% na Índia (Ross, 2008).

A principal faixa etária acometida é de mulheres com vida sexualmente ativa entre 20 e 40 anos (Wiesenfeld e Sweet, 1993). A morbidade é alta nas mulheres acometidas. Cerca de 20% tornam-se inférteis, 40% desenvolvem dor pélvica crônica e, das pacientes que chegam a conceber, 1% são gestações ectópicas (Ness, Soper et al., 2002; Ness, Trautmann et al., 2005). A repetição dos episódios aumenta a chance de lesão tubária permanente em 4 a 6 vezes (Ness, Soper et al., 2002). O atraso no início do tratamento em 3 dias ou mais dias, em um estudo caso-controle, está associado ao comprometimento da fertilidade (Hillis, Joesoef et al., 1993).

■ Diagnóstico

O diagnóstico da DIP aguda é problemático, pois os sinais e sintomas podem variar muito. Este atraso no diagnóstico é responsável por sequelas nos acompanhamentos superiores do trato reprodutivo. A laparoscopia é arma importante no diagnóstico, pois permite o diagnóstico mais seguro de quadros de salpingite, além de permitir coleta de material para avaliação bacteriológica. Todavia nem sempre está rapidamente disponível nos serviços de emergência, e seu emprego em casos menos evidentes é de difícil justificativa. A laparoscopia também não permite o diagnóstico de casos de endometrite e pode não detectar casos iniciais ou leves de salpingite. O diagnóstico deve fundamenta-se, então, em dados laboratoriais, da anamnese e do exame físico com auxílio dos exames de imagem quando disponíveis.

O diagnóstico clínico é impreciso (Peipert, Ness et al., 2001; Gaitan, Angel et al., 2002). Seu valor preditivo positivo para o diagnóstico de salpingite varia de 65 a 90% quando comparado com a laparoscopia (cDC). O valor preditivo aumenta dependendo da presença ou não de fatores de risco na população avaliada. Porém, independente da presença ou ausência destes fatores, nenhum dado da anamnese exame físico ou laboratório é sensitivo ou específico o suficiente para o diagnóstico, e a combinação de dados para melhorar uma destas medidas leva à redução do desempenho da outra (Workowski e Berman).

Muitos episódios ocorrem sem o diagnóstico, seja pela pouca ou nenhuma sintomatologia ou porque profissionais de saúde e/ou pacientes não valorizam os sintomas apresentados. Pela dificuldade no diagnóstico e pelo impacto na fertilidade é importante manter um baixo limiar para o diagnóstico da patologia em mulheres (Wiesenfeld, Sweet et al., 2005).

Em 2010 o Center for Disease Control (CDC) publicou orientações sobre o diagnóstico e tratamento para DIP. Estas informações deveriam ajudar profissionais de saúde a reconhecer quando suspeitar da patologia e quando há necessidade de obter maiores dados para o diagnóstico. Segundo o órgão, é baixa a probabilidade de que o manejo inicial empírico para DIP altere o diagnóstico de outras causas de dor abdominal baixa como apendicite ou gravidez ectópica (Workowski e Berman). Segundo orientações do órgão, deve-se iniciar tratamento empírico em mulheres sexualmente ativas ou em mulheres com fatores de risco para doenças sexualmente transmissíveis que apresentem dor pélvica ou em baixo ventre, caso outras causas não sejam identificadas e possuam pelo menos um dos critério mínimos (dor à mobilização cervical, palpação uterina ou anexial). A associação de um destes fatores, a presença de sinais inflamatórios no trato genital inferior (exsudato vaginal com predominância de leucócitos, secreção cervical mucopurulenta ou ainda friabilidade cervical), aumenta a especificidade no diagnóstico. Deve-se somar a isto o perfil epidemiológico da paciente para início de antibioticoterapia empírica.

Como já foi previamente falado, o diagnóstico clínico é impreciso. Frequentemente faz-se necessária a realização de exames adicionais para a correta avaliação do caso. A associação destes achados aos critérios mínimos pode aumentar a especificidade do diagnóstico. Dados como temperatura superior a 38°C, elevação da PCR e VHS, documentação de cervical por gonococos ou *Chlamydia* ou secreção cervical abundante purulenta (Fig. 22-19).

Os achados mais específicos para DIP incluem biópsia endometrial comprovando endometrite, exames de imagem demonstrando sinais sugestivos de hidrossalpinge com ou sem líquido livre na pelve ou ainda imagem sugestiva de abscesso tubovariano.

■ Abscesso tubovariano (ATO)

O ATO é uma importante sequela da DIP (Rosen, Breitkopf *et al.*, 2009) e pode resultar do tratamento inadequado de um episódio (Granberg, Gjelland *et al.*, 2009). Os fatores de risco para maior parte dos casos de ATO são os mesmos para DIP, como início precoce da atividade sexual, múltiplos parceiros sexuais e imunossupressão pelo HIV entre outros (Washington, Aral *et al.*, 1991). Em 70% dos casos são unilaterais (Granberg, Gjelland *et al.*, 2009).

Apesar de a DIP ser um dos principais fatores para o desenvolvimeto do ATO ou pélvico, este pode originar de outras causas, como apendicite, diverticulite, doença inflamatória intestinal e cirurgias ginecológicas ou obstétricas entre outras (Granberg, Gjelland *et al.*, 2009). Levantamento realizado na Escandinávia em 1990 a 2002 mostrou que o número de mulheres internadas por ATO se manteve estável apesar da diminuição significativa das hospitalizações por DIP (Sorbye, Jerve *et al.*, 2005) mostrando que outros fatores, além da presença de DIP, estão relacionadas com o desenvolvimento de ATO (Granberg, Gjelland *et al.*, 2009).

Dados da literatura mostram que ATO pode estar presente em 34 a 35% dos casos de DIP (Kaplan, Jacobs *et al.*, 1967; Dohke, Watanabe *et al.*, 2000) e que pode complicar 10 a 15% dos casos internados para tratamento hospitalar (McNeeley, Hendrix *et al.*, 1998). Extrapolando estes dados é possível estimar cerca de 70.000 mulheres ano com ATO. Cerca de 59% são nulíparas (Walker e Landers, 1991), chegando próximo a 42.000 mulheres nos EUA. A taxa de fertilidade após um episódio de ATO é reduzida para 15% (Franklin, Hevron *et al.*, 1973; Ginsburg, Stern *et al.*, 1980).

Quanto à etiologia, gonococos e Chlamydia são os principais patógenos, porém, em poucas ou raras ocasiões, eles foram demonstrados (Paavonen, Teisala *et al.*, 1987). Com maior frequência, os abscessos são polimicrobianos (Rosen, Breitkopf *et al.*, 2009). Alguns organismos isolados com frequência são *E. coli, B. fragilis, Bacterioides* sp *Peptoestreptococcus e Peptococcus* com 37, 22 e 26%, 18 e 11% respectivamente (Landers e Sweet, 1983).

Em usuárias de longa data de dispositivos intrauterinos (DIU), o desenvolvimento de ATO pode ser causado por *Actinomyces* israelli (Wiesenfeld e Sweet, 1993). Cerca de 20 a 54% das usuárias de DIU são diagnosticadas com ATO (Granberg, Gjelland *et al.*, 2009), porém, a cultura deste germe em particular é de difícil execução.

Os mecanismos pelos quais os ATOs são formados são completamente conhecidos em razão das diferentes formas de apresentação e dos variados graus de lesão na tuba e ovário, quando a infecção é diagnosticada.

A fisiopatologia do ATO sugere que o passo inicial para seu desenvolvimento passa pela lesão e necrose do epitélio tubário causado por microrganismo infeccioso, gerando ambiente propício para invasão e desenvolvimento de bactérias anaeróbicas. A destruição das tubas leva à produção de secreção purulenta (Granberg, Gjelland *et al.*, 2009). Com a perpetuação da infecção, os ovários e, posteriormente, outras estruturas, como a bexiga, segmentos do intestino ou ainda o anexo contralateral, podem ser envolvidos no processo inflamatório. Caso surja ruptura do abscesso, ocorre peritonite (Granberg, Gjelland *et al.*, 2009).

■ Diagnóstico

Como já foi previamente dito, os sinais e sintomas são muitas vezes inespecíficos e comuns a outras patologias. As pacientes costumam apresentar dor embaixo ventre, com ou sem febre e calafrios (Granberg, Gjelland *et al.*, 2009). Passado de DIP pode ser identificado em até 50% das pacientes (Reed, Landers *et al.*, 1991). Ao exame físico as pacientes apresentam dor à palpação abdominal nos quadrantes inferiores, podendo estar presente sinais de peritonite com defesa à palpação ou irritação peritoneal. Avaliação vaginal pode mostrar secreção purulenta cervical, e ao toque, pode-se identificar massa anexial dolorosa. Porém, esta identificação pode, por vezes, ser difícil, pois a dor durante o exame pode impedir a realização do exame de forma completa (Figs. 22-20 e 22-21).

Em revisão de 232 pacientes que se apresentavam com ATO, Landers e Sweet (Landers e Sweet, 1983) observaram que dor abdominal ou pélvica foi referida por 98% das pacientes, febre e calafrios por até 50%, descarga vaginal por 28% e sangramento uterino anormal por até 21%. Em muitas pacientes o número de leucócitos e a temperatura corporal estavam normais, e a proteína C reativa está apenas moderadamente elevada (Wiesenfeld e Sweet, 1993).

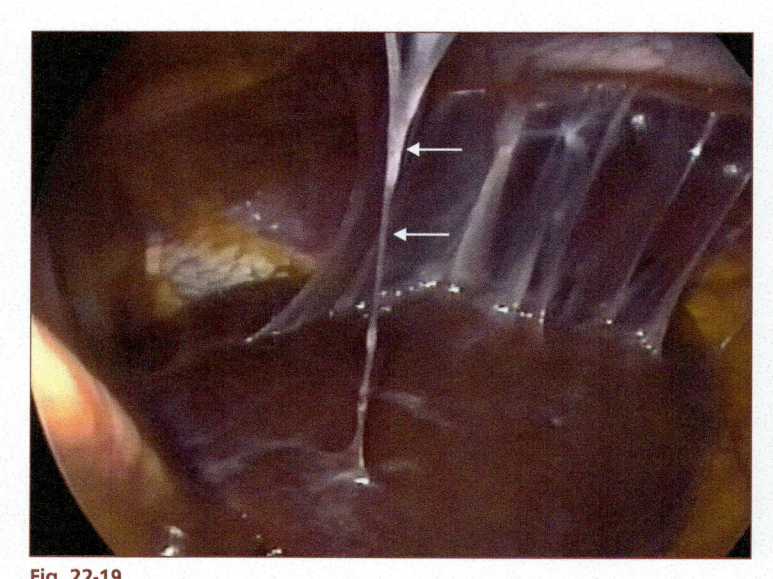

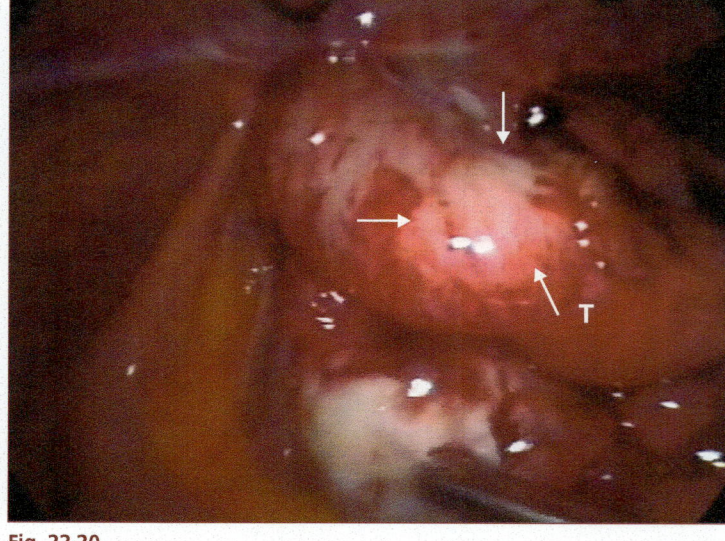

Fig. 22-19
Síndrome de Fitz-Hughs-Curtis. Aderências em "corda de violino" *(setas)*.

Fig. 22-20
Piossalpinge. Fibrina *(setas)* sobre a tuba *(T)* edemaciada.

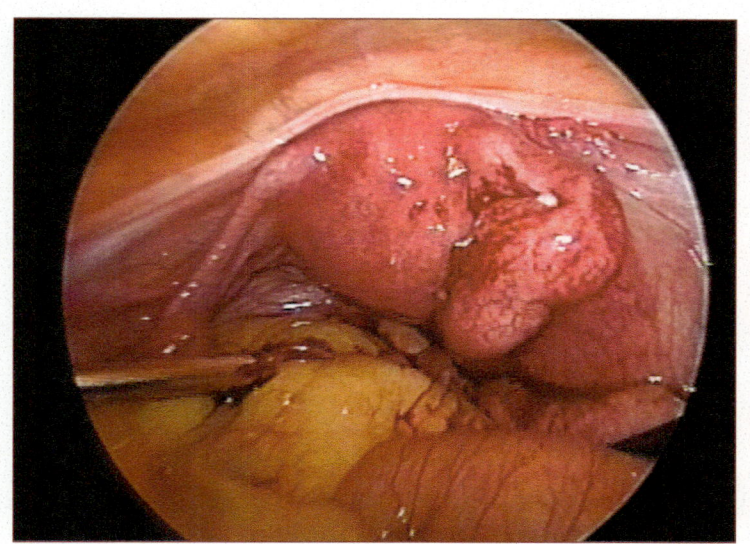

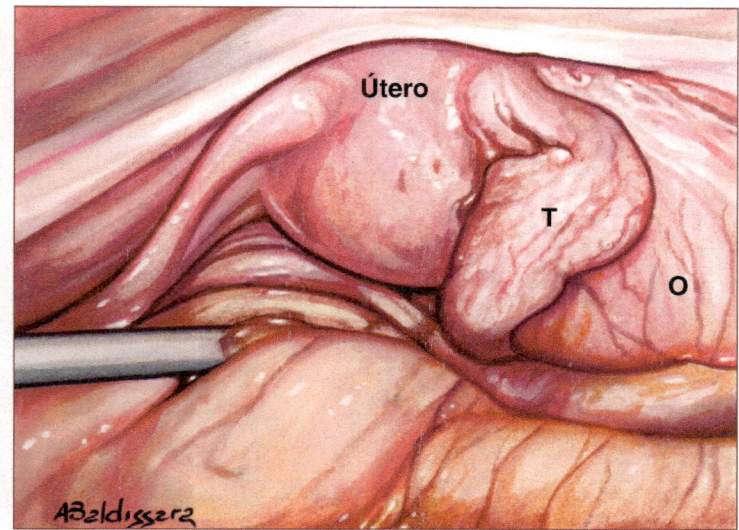

Fig. 22-21
Abscesso tubovariano. Nota-se o grande aumento de volume em região anexial direita, incluindo o ovário *(O)* e tuba *(T)*.

Na avaliação do quadro, exames de imagem são de grande importância. Em muitos serviços, o primeiro exame a ser realizado é a ultrassonografia. A ecografia pélvica pela via transvaginal permite visualização adequada de estruturas da pelve. A imagem típica de um ATO é a de uma formação cística complexa localizada na região anexial ou no fundo de saco posterior. Suas paredes são espessadas e irregulares, possuem septos, e o conteúdo interno possui ecos em suspensão. A sensibilidade e a especificidade do método no diagnóstico podem chegar a 93 e 98,6% respectivamente (Taylor, Wasson *et al.*, 1978).

Para os casos em que os sintomas são mais generalizados ou menos específicos, pode-se utilizar a tomografia computadorizada ou a ressonância magnética. A imagem sugestiva de ATO nestes métodos é a de formação anexial de paredes espessadas, com septações e alterações inflamatórias nos tecidos adjacentes (Granberg, Gjelland *et al.*, 2009). Dependendo do tamanho ou da inflamação causada, pode haver extensão e acometimento dos ureteres, ocasionando dilatação ureteral ou hidronefrose por inflamação do tecido periureteral ou por compressão extrínseca.

▪ Tratamento

Assim que se suspeita de DIP, deve-se iniciar antibioticoterapia de largo espectro com cobertura para, entre outros patógenos, *N. Gonorrhoeae, C. Trachomatis* e anaeróbios.

Nos casos de leve a moderada intensidade pode-se optar pelo tratamento ambulatorial, pois este apresenta resultados semelhantes a curto e longo prazos. A decisão de hospitalizar a paciente para início de terapia parenteral dependerá da avaliação clínica da paciente e da presença de um dos fatores descritos a seguir:

- Outra causa de abdome agudo não pode ser descartado (p. ex., apendicite).
- A paciente é gestante.
- Ausência de resposta após início de terapia oral.
- Paciente não é capaz de tolerar o tratamento oral.
- Paciente não é capaz de seguir adequadamente as orientações.
- Paciente apresenta sinais de sepse, náuseas e vômitos ou febre muito alta.
- Presença de abscesso tubovariano.

Ao se iniciar o tratamento ambulatorial, devem-se utilizar as medicações por 14 dias, sendo importante rever a paciente em 48 a 72 após iniciar a terapia para atestar sua eficácia. Nos casos em que a internação se faz necessária, deve-se manter o tratamento parenteral até 48 a 72 horas horas sem febre a fim de trocar por doxiciclina oral até completar 14 dias. Muitos profissionais optam por incluir clindamicina oral, quando as pacientes são portadoras de ATO (Workowski e Berman).

Pelos riscos impostos as pacientes portadoras de ATO, seu tratamento inicial deve ocorrer em ambiente hospitalar. Cerca de 80% das falhas relacionadas com o tratamento para DIP são atribuídas à presença de ATO (Rosen, Breitkopf *et al.*, 2009).

Abscesso roto

O risco de ruptura é de 15% dos casos (Pedowitz e Bloomfield, 1964), com mortalidade variando de 48 a 100% antes da utilização de antibióticos de largo espectro (Pedowitz e Bloomfield, 1964; Rosen, Breitkopf *et al.*, 2009). Após o advento destes medicamentos e da implementação de tratamento cirúrgico agressivo a taxa de mortalidade reduziu para 1,7 a 3,7% dos casos (Pedowitz e Bloomfield, 1964; Mickal e Sellmann, 1969). Estes casos são considerados emergências médicas e a abordagem cirúrgica não deve ser retardada. Inicialmente a abordagem incluía a realização de histerectomia com anexectomia. Porém grande parte das pacientes encontra-se em idade reprodutiva e desejem manter a fertilidade. Ao se optar pela cirurgia conservadora, isto é, lavagem da cavidade com uso de antibióticos, a mortalidade pode ser reduzida para 0 a 7,1% com necessidade de reoperações em até 43% (Rosen, Breitkopf *et al.*, 2009). A fertilidade, porém, encontra-se reduzida.

Abscesso íntegro

▪ Tratamento medicamentoso

Dados da literatura demonstram sucesso com o uso de antibióticos de largo espectro. O sucesso pode variar de 42 a 100% (Granberg, Gjelland *et al.*, 2009; Rosen, Breitkopf *et al.*, 2009). O sucesso é superior em pacientes que utilizaram esquemas contendo cobertura para germes anaeróbios, como clindamicina, quando comparado a esquemas utilizando penicilina somente ou penicilina com aminoglicosídeo (Rosen, Breitkopf *et al.*, 2009).

As opções de medicação

Segundo orientações do CDC (Workowski e Berman) encontramos a seguir os principais medicamentos utilizados para o tratamento parenteral nos casos de ATO

Esquema 1
Cefotetan 2 mg IV 12/12 h ou Cefoxitina 2 mg 6/6h
com
Doxiciclina 100 mg VO ou IV 12/12 h

Esquema 2
Clindamicina 900 mg IV 8/8 h
com
Gentamicina IV ou IM (2 mg/kg em dose de ataque e após 1,5 mg/kg 8/8h ou Dose única diária de 3 a 5 mg/kg

Esquema alternativo
Ampicilina com sulbactan 3 mg IV 6/6 h
com
Doxiciclina 100 mg VO ou IV 12/12 h

Tratamento cirúrgico em combinação com antibióticos

Historicamente, realizavam-se procedimentos como colpotomia posterior, drenagem abdominal, salpingectomia uni ou bilateral, salpingooforectmia uni ou bilateral ou, ainda, histerectomia total abdominal com anexectomia bilateral associada ao uso de antibióticos. Apesar de as altas taxas de cura fazerem com que mulheres muitas vezes em idade reprodutiva perdessem seu potencial de engravidar.

Outro dado importante são as complicações relacionadas com os procedimentos extensos ou agressivos. Ginsburg *et al.* (Ginsburg, Stern *et al.*, 1980) reportaram, em sua série de 160 pacientes com ATO tratados com antibióticos e cirurgia, uma taxa de complicação de 12%. Em outro trabalho com pacientes portadoras de ATO submetidas à laparotomia, ocorreram lesões intestinais em 8,4% das pacientes (Kaplan, Jacobs *et al.*, 1967) (Figs. 22-22 e 22-23).

Mecke *et al.* (Mecke, Semm *et al.*, 1991) compararam a laparoscopia com a laparotomia no tratamento do ATO. O Número de pacientes com dor pélvica crônica foi inferior no grupo submetido à laparoscopia. Não houve diferença no número de recidivas entre os grupos.

Avaliando a eficácia da laparoscopia na abordagem do ATO, Henry-Suchet *et al.* (Henry-Suchet, Soler *et al.*, 1984) realizaram abordagem conservadora com lise de aderências, drenagem do abscesso e utilização de antibióticos em 50 pacientes. Destes, 90% obtiveram sucesso, enquanto 10% necessitaram de nova intervenção. Seguindo esta linha, Reich *et al.* (Reich e McGlynn, 1987) reportaram sucesso sem complicações no tratamento de 25 pacientes com ATO. Na literatura outros autores corroboraram estes achados (Granberg, Gjelland *et al.*, 2009; Rosen, Breitkopf *et al.*, 2009).

De forma similar, a realização de procedimentos extensos mesmo que por laparoscopia aumenta a chance de complicações. Buchweitz *et al.* (Buchweitz, Malik *et al.*, 2000) compararam a segurança e fertilidade em pacientes submetidas à laparoscopia para lise de aderências e lavagem da cavidade abdominal ou salpingectomia/salpingo-ooforectomia. No grupo submetido a procedimento conservador somente uma paciente necessitou reinternação duas semanas após alta por dor em baixo ventre. No grupo submetido à cirurgia agressiva, ocorreram nove complicações intraoperatórias e nove complicações pós-operatórias, incluindo uma lesão intestinal com conversão para laparotomia, 4 lesões de serosa intestinal, 2 obstruções intestinais, 2 lesões vasculares e 2 tromboses de membros inferiores. Das pacientes submetidas à cirurgia ablativa, 4 necessitaram de reinternação por dor abdominal.

Em termos de fertilidade, nas pacientes submetidas à laparotomia a taxa de gestações varia de 0 a 15,8%. Nas pacientes submetidas à laparoscopia, estes números variam ente 32 e 63%, além de possuir as já conhecidas vantagens da laparoscopia na recuperação pós-operatória (Rosen, Breitkopf *et al.*, 2009).

Radiologia intervencionista

Nos últimos 20 anos vários trabalhos foram publicados sobre o uso de procedimentos de drenagem guiados por métodos de imagem (ultrassonografia ou tomografia computadorizada) e por diferentes vias, como abdominal, transglútea ou transvaginal. A abordagem mais utilizada em abscesso localizado na região abdominal ou no andar superior é a colocação percutânea de cateter para drenagem, enquanto nos abscessos localizados na pelve drenagem pela via transvaginal é a mais utilizada (Sudakoff, Lundeen *et al.*, 2005).

A primeira descrição do procedimento por via tansvaginal foi em 1987 por Nosher *et al.* (Nosher, Winchman *et al.*, 1987)

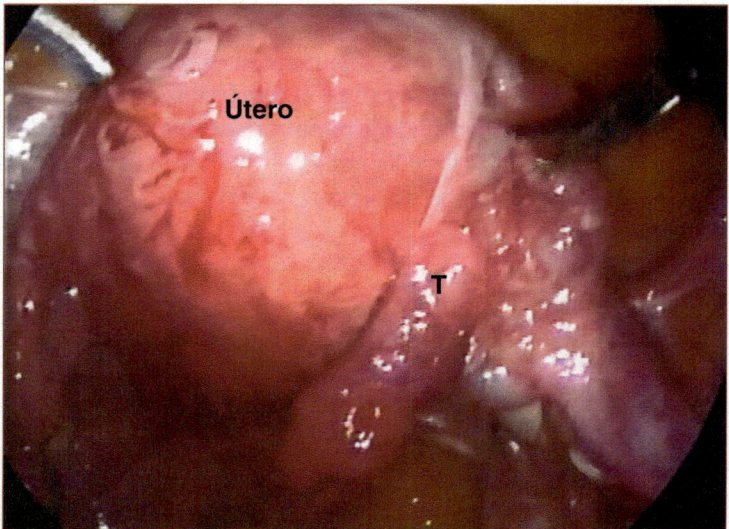

Fig. 22-22
Hiperemia da tuba *(T)* com aderências.

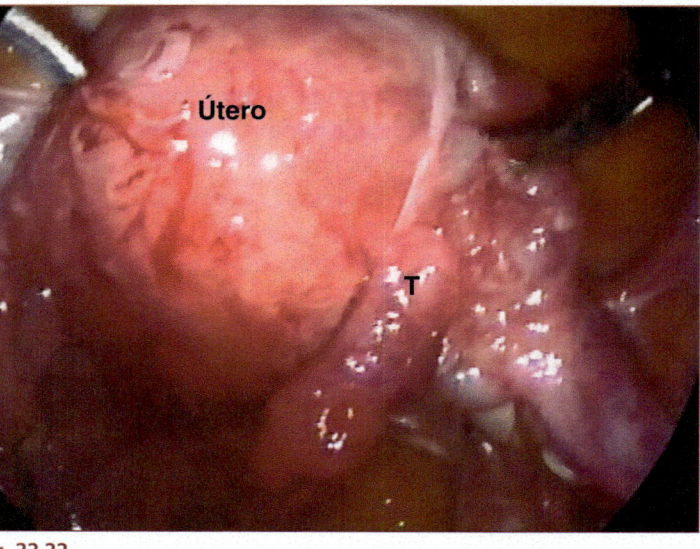

Fig. 22-23
Aderências frouxas *(seta)*.

utilizando um cateter que ficava em posição para drenagem. Em 1990 sua realização sem que fosse deixado cateter foi descrita (Abbitt, Goldwag *et al.*, 1990; Teisala, Heinonen *et al.*, 1990).

Na maior série descrita (Gjelland, Ekerhovd *et al.*, 2005), um trabalho norueguês envolvendo 302 pacientes submetidas à drenagem por agulha com uso concomitante de antibióticos obteve sucesso em 282 pacientes (93,4%). Em 20 pacientes (6,6%) laparoscopia ou laparotomia foi necessário. Em 34,8% das pacientes foi necessária a realização de duas ou mais punções. Os autores ao reportarem nenhuma complicação relacionada com o procedimento como lesões intestinais ou sangramento.

Todavia devemos lembrar que como todo o procedimento dependente de imagem, torna-se imprescindível a disponibilidade de radiologista em que se tenha grande confiança para realização do procedimento. Outro dado relevante é que pouco se sabe em termo de fertilidade nas pacientes submetidas à drenagem.

REFERÊNCIAS BIBLIOGRÁFICAS

Abbitt PL, Goldwag S *et al.* Endovaginal sonography for guidance in draining pelvic fluid collections. *AJR Am J Roentgenol* 1990;154(4):849-50.

Albayram F, Hamper UM. First-trimester obstetric emergencies:spectrum of sonographic findings. *J Clin Ultrasound* 2002;30(3):161-77.

Aulestia SN, Cantele H *et al.* Laparoscopic diagnosis and treatment in gynecologic emergencies. *JSLS* 2003;7(3):239-42.

Auslender R, Lavie O *et al.* Coiling of the ovarian vessels:a color Doppler sign for adnexal torsion without strangulation. *Ultrasound Obstet Gynecol* 2002;20(1):96-97.

Auslender R, Shen O *et al.* Doppler and gray-scale sonographic classification of adnexal torsion. *Ultrasound Obstet Gynecol* 2009;34(2):208-11.

Ayhan A, Bukulmez O *et al.* Mature cystic teratomas of the ovary: case series from one institution over 34 years. *Eur J Obstet Gynecol Reprod Biol* 2000;88(2):153-57.

Bai SX, Wang YL *et al.* Dynamic expression of matrix metalloproteinases (MMP-2, -9 and -14) and the tissue inhibitors of MMPs (TIMP-1, -2 and -3) at the implantation site during tubal pregnancy. *Reproduction* 2005;129(1):103-13.

Baker TE, Copas PR. Adnexal torsion. A clinical dilemma. *J Reprod Med* 1995;40(6):447-49.

Barnhart KT, Gosman G *et al.* The medical management of ectopic pregnancy:a meta-analysis comparing single dose and multidose regimens. *Obstet Gynecol* 2003;101(4):778-84.

Bayer AI, Wiskind AK. Adnexal torsion:can the adnexa be saved? *Am J Obstet Gynecol* 1994;171(6):1506-10; discussion 1510-11.

Bottomley C, Bourne T. Diagnosis and management of ovarian cyst accidents. *Best Pract Res Clin Obstet Gynaecol* 2009;23(5):711-24.

Bouguizane S, Bibi H *et al.* Adnexal torsion: a report of 135 cases. *J Gynecol Obstet Biol Reprod* (Paris) 2003;32(6):535-40.

Breech LL, Hillard PJ. Adnexal torsion in pediatric and adolescent girls. *Curr Opin Obstet Gynecol* 2005;17(5):483-89.

Buchweitz O, Malik E *et al.* Laparoscopic management of tubo-ovarian abscesses:retrospective analysis of 60 cases. *Surg Endosc* 2000;14(10):948-50.

Buckley RG, King KJ *et al.* History and physical examination to estimate the risk of ectopic pregnancy: validation of a clinical prediction model. *Ann Emerg Med* 1999;34(5):589-94.

Cacciatore B, Stenman UH *et al.* Early screening for ectopic pregnancy in high-risk symptom-free women. *Lancet* 1994;343(8896):517-18.

Cass DL. Ovarian torsion. *Semin Pediatr Surg* 2005;14(2):86-92.

Chang HC, Bhatt S *et al.* Pearls and pitfalls in diagnosis of ovarian torsion. *Radiographics* 2008;28(5):1355-68.

Chapron, C., S. Capella-Allouc *et al.* (1996). "Treatment of adnexal torsion using operative laparoscopy." Hum Reprod 11(5):998-1003.

Comerci Jr JT, Licciardi F *et al.* Mature cystic teratoma:a clinicopathologic evaluation of 517 cases and review of the literature. *Obstet Gynecol* 1994;84(1):22-28.

De Cecco L, Capitanio GL *et al.* Biology of nidation and ectopic implantation. *Acta Eur Fertil* 1984;15(5):347-55.

Della-Giustina D, Denny M. Ectopic pregnancy. *Emerg Med Clin North Am* 2003;21(3):565-84.

Descargues G, Tinlot-Mauger F *et al.* Adnexal torsion: a report on forty-five cases. *Eur J Obstet Gynecol Reprod Biol* 2001;98(1):91-96.

Dohke M, Watanabe Y *et al.* Comprehensive MR imaging of acute gynecologic diseases. *Radiographics* 2000;20(6):1551-66.

Dubuisson JB, Morice P *et al.* Salpingectomy – The laparoscopic surgical choice for ectopic pregnancy. *Hum Reprod* 1996;11(6):1199-203.

Durston WE, Carl ML *et al.* Ultrasound availability in the evaluation of ectopic pregnancy in the ED:comparison of quality and cost-effectiveness with different approaches. *Am J Emerg Med* 2000;18(4):408-17.

Eckler K, Laufer MR *et al.* Conservative management of bilateral asynchronous adnexal torsion with necrosis in a prepubescent girl. *J Pediatr Surg* 2000;35(8):1248-51.

Elson J, Tailor A *et al.* Expectant management of tubal ectopic pregnancy: prediction of successful outcome using decision tree analysis. *Ultrasound Obstet Gynecol* 2004;23(6):552-56.

Faraj R, Martindale E *et al.* Massive ovarian cyst haemorrhage with haemoperitoneum as a complication of long-term anticoagulation. *J Obstet Gynaecol* 2008;28(2):250-51.

Fatum M, Rojansky N. Laparoscopic surgery during pregnancy. *Obstet Gynecol Surv* 2001;56(1):50-59.

Franklin EW 3rd, Hevron Jr JE *et al.* Management of the pelvic abscess. *Clin Obstet Gynecol* 1973;16(2):66-79.

Fujishita A, Khan KN *et al.* Re-evaluation of the indication for and limitation of laparoscopic salpingotomy for tubal pregnancy. *Eur J Obstet Gynecol Reprod Biol* 2008;137(2):210-16.

Fujishita A, Masuzaki H *et al.* Laparoscopic salpingotomy for tubal pregnancy:comparison of linear salpingotomy with and without suturing. *Hum Reprod* 2004;19(5):1195-200.

Gaitan H, Angel E *et al.* Accuracy of five different diagnostic techniques in mild-to-moderate pelvic inflammatory disease. *Infect Dis Obstet Gynecol* 2002;10(4):171-80.

Ginsburg DS, Stern JL *et al.* Tubo-ovarian abscess: a retrospective review. *Am J Obstet Gynecol* 1980;138(7 Pt 2):1055-58.

Gjelland K, Ekerhovd E *et al.* Transvaginal ultrasound-guided aspiration for treatment of tubo-ovarian abscess:a study of 302 cases. *Am J Obstet Gynecol* 2005;193(4):1323-30.

Goldner TE, Lawson HW *et al.* Surveillance for ectopic pregnancy – United States, 1970-1989. *MMWR CDC Surveill Summ* 1993;42(6):73-85.

Gracia CR, Barnhart KT. Diagnosing ectopic pregnancy:decision analysis comparing six strategies. *Obstet Gynecol* 2001;97(3):464-70.

Graif M, Shalev J *et al.* Torsion of the ovary:sonographic features. *AJR Am J Roentgenol* 1984;143(6):1331-34.

Granberg S, Gjelland K *et al.* The management of pelvic abscess. *Best Pract Res Clin Obstet Gynaecol* 2009;23(5):667-78.

Hajenius PJ, Mol F *et al.* Interventions for tubal ectopic pregnancy. *Cochrane Database Syst Rev* 2007 Jan. 24;(1):CD000324.

Hallatt JG, Steele Jr CH *et al.* Ruptured corpus luteum with hemoperitoneum:a study of 173 surgical cases. *Am J Obstet Gynecol* 1984;149(1):5-9.

Hasson J, Tsafrir Z *et al.* Comparison of adnexal torsion between pregnant and nonpregnant women. *Am J Obstet Gynecol* 2010;202(6):536. e1-6.

Heinberg EM, Crawford BL 3rd *et al.* Total laparoscopic hysterectomy in obese versus nonobese patients. *Obstet Gynecol* 2004;103(4):674-80.

Henry-Suchet J, Soler A *et al.* Laparoscopic treatment of tuboovarian abscesses. *J Reprod Med* 1984;29(8):579-82.

Hibbard LT. Adnexal torsion. *Am J Obstet Gynecol* 1985;152(4):456-61.

Hillis SD, Joesoef R *et al.* Delayed care of pelvic inflammatory disease as a risk factor for impaired fertility. *Am J Obstet Gynecol* 1993;168(5):1503-9.

Houry D, Abbott JT. Ovarian torsion:a fifteen-year review. *Ann Emerg Med* 2001;38(2):156-59.

Huchon C, Fauconnier A. Adnexal torsion: a literature review. *Eur J Obstet Gynecol Reprod Biol* 2010;150(1):8-12.

Huchon C, Staraci S *et al.* Adnexal torsion: a predictive escore for pre-operative diagnosis. *Hum Reprod* 2010;25(9):2276-80.

Jardon K, Bothschorisvili R *et al.* How I perform... an ovariopexy after adnexal torsion. *Gynecol Obstet Fertil* 2006;34(6):529-30.

Johansson J, Santala M *et al.* Explosive rise of serum CA 125 following the rupture of ovarian endometrioma. *Hum Reprod* 1998;13(12):3503-4.

Kadar N, Bohrer M *et al.* The discriminatory human chorionic gonadotropin zone for endovaginal sonography:a prospective, randomized study. *Fertil Steril* 1994;61(6):1016-20.

23 Abordagem Minimamente Invasiva dos Adenomiomas & Adenomioses

Claudio Peixoto Crispi
Claudio Peixoto Crispi Júnior

ADENOMIOSE

- **INTRODUÇÃO**
- **DEFINIÇÃO**
- **HISTÓRICO**
- **EPIDEMIOLOGIA**
- **FATORES DE RISCO**
  Fatores menstruais e reprodutivos
  Hábitos de vida
  Trauma cirúrgico
  Infertilidade
  Hiperplasia endometrial e câncer de endométrio
- **FISIOPATOLOGIA**
- **ETIOLOGIA**
  Teoria histológica
  Teoria dos traumas cirúrgicos
  Teoria imunológica
- **QUADRO CLÍNICO**
- **CLASSIFICAÇÃO**
- **DIAGNÓSTICO**
  Histerossalpingografia (HSG)
  Ultrassonografia
  Ressonância magnética (RM)
  Histerossonografia
  Tomografia computadorizada
  Histeroscopia
  Biópsia miometrial
- **TRATAMENTO**
  Tratamento clínico hormonal
  Agonistas de GnRH
  Antagonistas de GnRH
  Contraceptivos orais
  Danazol
  Dispositivos intrauterinos (DIUs)
  Inibidores da aromatase
  Tratamento cirúrgico
  Radical
  Conservador
  Técnica da excisão laparoscópica
  Procedimentos histeroscópicos
- **ABLAÇÃO ENDOMETRIAL E DIU DE LEVONORGESTREL**
  Embolização das artérias uterinas (EAU)
  Ligadura das artérias uterinas
- **LAQUEADURA DAS ARTÉRIAS UTERINAS ASSOCIADAS À CIRURGIA CITORREDUTORA**
  Ultrassonografia focada guiada por ressonância magnética
  Tratamento cirúrgico associado a tratamento hormonal
- **REFERÊNCIAS BIBLIOGRÁFICAS**

ADENOMIOSE

INTRODUÇÃO

A adenomiose por muito tempo teve seu papel pouco valorizado na etiologia de vários sinais e sintomas das patologias ginecológicas; muito provavelmente em razão da grande dificuldade diagnóstica. Ao longo dos anos seu diagnóstico ocorria por suspeição ou por seu achado em peças cirúrgicas de histerectomias, estes fatos dificultaram muito seus estudos etiológico e fisiopatológico. Recentemente, exames de imagem começaram a ajudar no diagnóstico precoce desta patologia, como, por exemplo, o estudo da zona juncional (ZJ) pela ressonância magnética (RM). Assim sendo, houve uma ampliação do seu conhecimento e reconhecimento como entidade a ser investigada nas pacientes com queixas de sangramento uterino anormal, dor pélvica e infertilidade.

O reconhecimento de sua importância nestas pacientes trouxe, ainda, um grande desafio terapêutico, principalmente nas pacientes sem prole constituída, em que a terapia conservadora deve ser adotada.

Neste capítulo trataremos de revisar desde seu histórico até as atuais propostas terapêuticas, avaliando sua fisiopatologia e associação a outras patologias, principalmente a endometriose e os miomas uterinos.

DEFINIÇÃO

É definida pela presença de tecido endometrial, composto tanto por glândulas quanto por estroma, no miométrio.[1,2]

HISTÓRICO

Carl Von Rokitansky (Fig. 23-1), em 1860, foi o primeiro a observar e publicar a presença de glândulas endometriais na intimidade do miométrio, denominando, naquela época, "cistossarcoma adenoide uterino" (Fig. 23-2). Neste artigo descreve também o diagnóstico diferencial para os miomas uterinos, identificando a presença de uma "cápsula" para os miomas, fazendo com que estes possam ser "descascados" do miométrio, enquanto a adenomiose tem suas raízes misturadas ao músculo uterino e impossíveis de serem separados. No estudo de e sua etiologia, um renomado patologista alemão Friedrich von Recklinghausen que, em 1883, primeiramente levantou a hipótese de sua etiologia estar ligada à metaplasia dos remanescentes ductos de Wolff.[3]

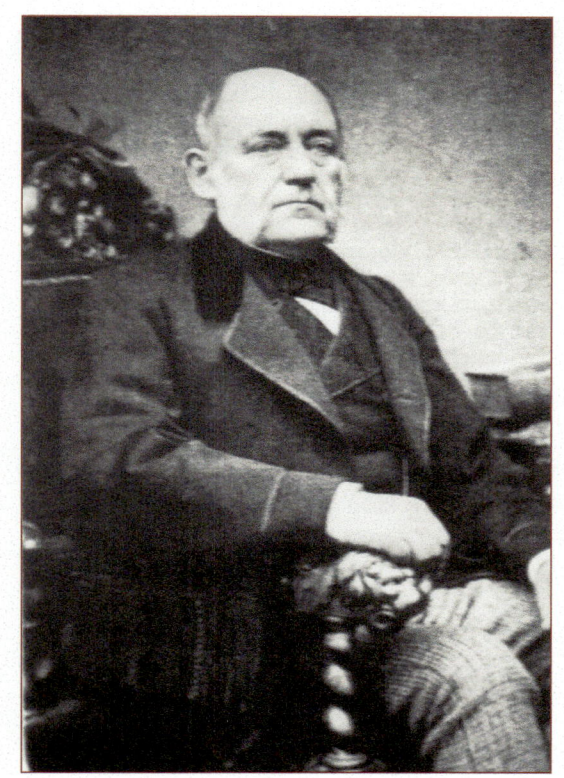

Fig. 23-1
Hudelist G, Keckstein J, Wright JT. The migrating adenomyoma: past views on the etiology of adenomyosis and endometriosis. *Fertil Steril* 2009;92:1536-43.

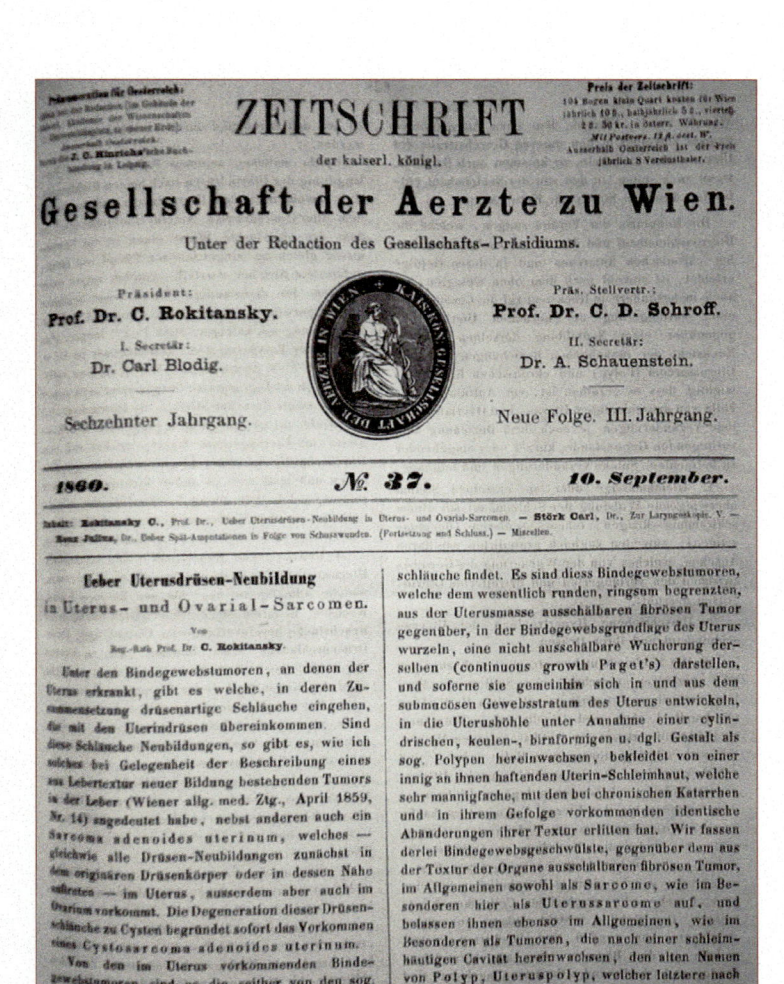

Kossmann, em 1896, defendeu sua teoria da origem dos ductos de Müller, que tenderia a colocar abaixo a teoria de Recklinghausen, explicando o encontro de tecido endometrial no interior do músculo uterino e em outras localizações, como o fundo de saco de Douglas. Esta teoria veio a ser corroborada por Füth, em 1903, que descreveu um caso de adenomiose em septo retovaginal, tratada com histerectomia total de Wertheim e preservação intestinal com separação da patologia pela técnica de *shaving* (raspagem), em sua primeira descrição na literatura médica, de acordo com a localização próxima ao tecido uterino e sintomatologia associada ao período menstrual, este autor demonstrou, de forma contundente, a derivação destes "tumores" dos ductos müllerianos (Fig. 23-3).

Contudo, um ginecologista russo, em 1897, N. S. Iwanoff, foi o primeiro a descrever a Teoria Serosa, sugerindo que a metaplasia da superfície serosa uterina seria uma provável origem externa da invasão miometrial oriunda do fórnix vaginal. Apoiado por vários colegas em sua teoria, como Pick, Aschoff, Jacobs, Meyer e Renisch, este último, inclusive, após a realização de uma histerectomia com ressecção discoide da parede anterior do reto (o primeiro a descrever a técnica discoide), demonstrou esta invasão miometrial externa (Fig. 23-4).

Após vários pesquisadores avaliarem a invasão do endométrio em tecidos mais profundos, somente em 1921 Thomas Stephen Cullen descreveu o mecanismo de invasão do miométrio proveniente do tecido endometrial (Teoria Mucosa) (Fig. 23-5), classificando a adenomiose e a endometriose como doenças de origem semelhantes, uma vez que até então eram vistas como patologias totalmente distintas.[4]

Em 1925, Frankl criou o termo "adenomiose uterina", dois anos antes de o termo "endometriose" ser criado por Sampson, enfatizando que sua intenção era, realmente, não denominar este fenômeno como algo que referisse um processo inflamatório, como, por exemplo, "adenomiosite", e relacionou seus achados com fenô-

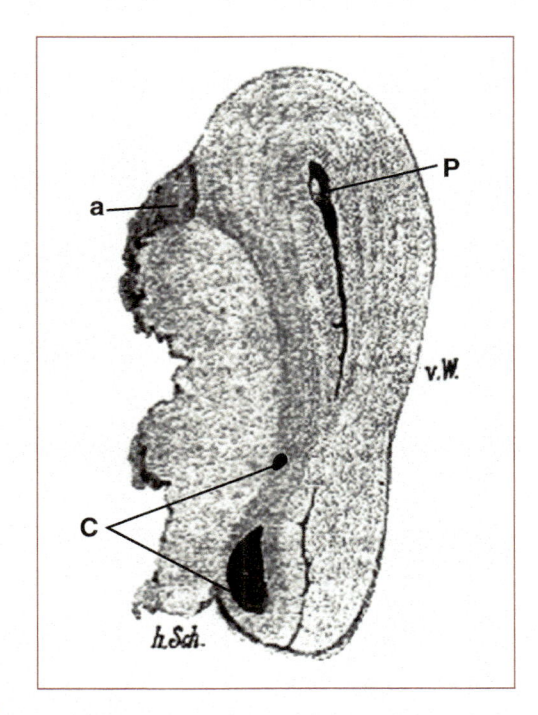

Fig. 23-2
Hudelist G, Keckstein J, Wright JT. The migrating adenomyoma: past views on the etiology of adenomyosis and endometriosis. *Fertil Steril* 2009;92:1536-43.

Fig. 23-3
Parte do espécime da histerectomia de Wertheim realizada por Füth, revelando "massa dura e espessa invadindo o reto e parede lateral da pelve. (Hudelist G, Keckstein J, Wright JT. The migrating adenomyoma: past views on the etiology of adenomyosis and endometriosis. *Fertil Steril* 2009;92:1536-43.)

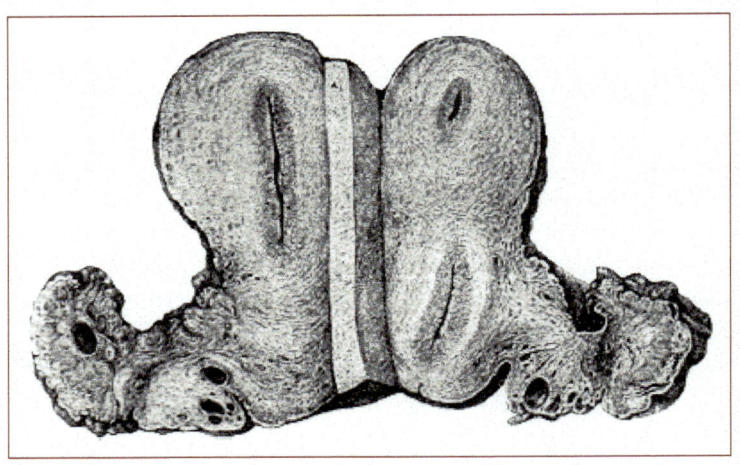

Fig. 23-4
Espécime cirúrgica do trabalho de Renisch, 1912, demonstrando o envolvimento do reto e da musculatura uterina ístimica e cervical pela endometriose profunda infiltrativa. (Hudelist G, Keckstein J, Wright JT. The migrating adenomyoma: past views on the etiology of adenomyosis and endometriosis. *Fertil Steril* 2009;92:1536-43.)

menos hormonais, uma vez em que encontrou sangue nas glândulas presentes no miométrio. Apenas em 1972, Bird forneceu a definição usada atualmente: "Adenomiose pode ser definida como uma invasão benigna do endométrio no miométrio, produzindo um útero difusamente alargado com uma microscopia exibindo glândulas e estroma endometriais ectópicos, não neoplásicos, rodeados por um miométrio hipertrófico e hiperplásico."[4]

EPIDEMIOLOGIA

A incidência da adenomiose na população feminina varia grandemente, visto que o diagnóstico definitivo só é alcançado por estudo histopatológico, o que representa, em quase todos os estudos, ser alcançado após histerectomias.[1] Franklilin *et al.*[5] apresentaram uma prevalência de 20 a 30% em suas pacientes, que é adotada por muitos autores em seus trabalhos. Entretanto, esta prevalência pode ser muito maior. Após confirmação histológica de peças anatômicas obtidas por histerectomias, Vercellini *et al.*,[6] em uma revisão, observaram que esta prevalência alcançou 66% em um determinado estudo (Quadro 23-1).

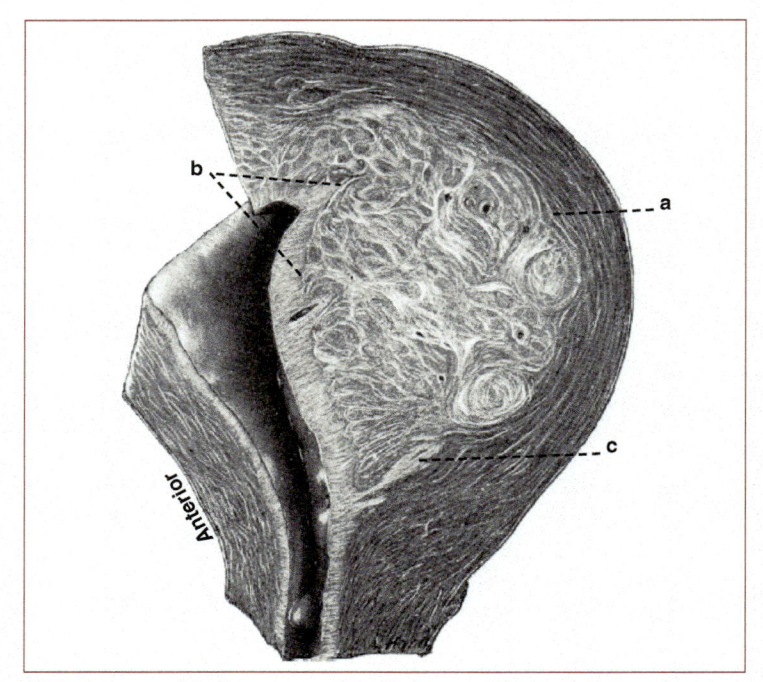

Nesta mesma revisão, apresentaram uma estatística que revelou a presença desta patologia, principalmente em mulheres no período reprodutivo tardio e perimenopausa (35 a 50 anos), todavia, este resultado foi atribuído ao motivo pelo qual grande parte do diagnóstico só ocorre após a realização de histerectomias, sendo esta faixa etária de maior realização deste procedimento.[6] Portanto, com a melhora dos métodos de imagem na avaliação diagnóstica precoce da adenomiose, observa-se aumento na incidência em pacientes mais jovens, entre 20 e 30 anos.[6-8]

Quase todos os casos de adenomiose, cerca de 90%, ocorrem em mulheres multíparas, enquanto ainda não está claro se esta condição é mais comum em mulheres brancas do que em negras.[9]

Quadro 23-1 Prevalência estimada de adenomiose confirmada histologicamente em trabalhos publicados no período entre 1990 e 2004

Autores	Ano	Números de Pacientes	Prevalência (%)	IC 95% (%)
Shaikh *et al.*	1990	419	57	52-61
Chrysostomou *et al.*	1991	646	25	22-29
McCausland *et al.*	1992	50	66	51-79
Vercellini *et al.*	1995	1.334	25	23-27
Seidman *et al.*	1996	1.252	39	36-42
Vavilis *et al.*	1996	394	20	16-23
Vercellini *et al.*	1996	72	18	10-30
Parazzini *et al.*	1997	707	21	18-24
Vercellini *et al.*	1998	102	28	20-38
Whitted *et al.*	2000	200	32	26-39
Levgur *et al.*	2000	111	32	24-42
Bergholt *et al.*	2001	549	14	11-17
Sammour *et al.*	2002	94	16	9-25
Curtis *et al.*	2002	1.850	20	18-22
Panganamamula *et al.*	2004	873	47	44-51

(Vercellini P, Vigano P, Somigliana E *et al.* Adenomyosis: epidemiological factors. *Best Pract Res Clin Obstet Gynaecol* 2006.)

FATORES DE RISCO

Muitos estudos tentam identificar os possíveis fatores de risco relacionados com o surgimento desta doença, entretanto, poucos deles foram desenvolvidos de forma correta.

Vercellini *et al.*[6], em seu artigo de revisão, identificaram poucos fatores com relevância consistente, dentre estes, destacam-se aqueles presentes no Quadro 23-2.

Fatores menstruais e reprodutivos

Foram revistos diversos trabalhos, destacando-se o principal fator de risco, a paridade, em que as pacientes que apresentavam maior número de gestações anteriores possuíam maior chance de desenvolver a doença, quando comparadas com as pacientes nulíparas.

Outro fator de risco relevante encontrado em alguns estudos foi a presença de história de abortamento, tanto espontâneo, quanto induzido. Contudo, este mesmo autor cita outros trabalhos, que mostram não haver relação significativa entre este fator

Fig. 23-5
Espécime cirúrgico do trabalho de Cullen, 1908, demonstrando a clara invasão miometrial pelo tecido endometrial. (Benagiano G, Brosens I. History of adenomyosis. *Best Pract Res Clin Obstet Gynaecol* 2006.)

Quadro 23-2 Fatores de risco associados à adenomiose

Fator de Risco		Direção e Consistência do Efeito
Fatores menstruais e reprodutivos	Idade da menarca	– dados limitados
	Número de partos	↑↑ consistente
	Abortamentos espontâneos	↑↑ consistente
	Condição de menopausa no momento da intervenção	– dados limitados
	Presença de endometriose	↑ inconsistente
	Uso de contraceptivo oral ou DIU	– dados limitados
	Menorragia	↑ consistente
	Dismenorreia	↑ inconsistente
	Dor pélvica crônica	↑ inconsistente
	Dispareunia	– dados limitados
	Infertilidade	↑ inconsistente
Hábitos sociais	Tabagismo	↓ dados limitados
Trauma cirúrgico	Idade da cirurgia	– consistente
	Indicação da cirurgia	– consistente
	Curetagem	↑ consistente
	Abortamento induzido	↑ inconsistente
	Cesariana	↑ inconsistente
Hiperplasia endometrial e câncer de endométrio	Hiperplasia endometrial	↑ consistente
	Câncer de endométrio	– dados limitados

↑ = Aumento do risco; ↑↑ = Grande aumento do risco; ↓ = Diminuição do risco; – = Sem efeito no risco.
(Vercellini P, Vigano P, Somigliana E *et al.* Adenomyosis: epidemiological factors. *Best Pract Res Clin Obstet Gynaecol* 2006.)

de risco e a ocorrência de adenomiose, o que torna este achado pouco consistente.

Fatores como: dismenorreia, sangramento uterino anormal, dispareunia, presença de endometriose, idade da menarca, idade da menopausa e indicação da cirurgia não apresentaram significativa relação com o risco do surgimento da adenomiose.

O estudo de Thessaloniki corroborou com o achado de multiparidade como fator de risco e, ainda, apresentou a incisão de cesariana como outro fator de risco significativo para o desenvolvimento desta doença.[10]

Hábitos de vida

O único hábito de vida citado nos trabalhos encontrados que possui relevância estatística foi o hábito de fumar. Este se apresentou como fator protetor quando comparado às pacientes que nunca fumaram. Sendo observada, ainda, uma relação de proteção diretamente proporcional ao número de cigarros fumados por dia.

Trauma cirúrgico

Vários estudos avaliaram diversos procedimentos cirúrgicos quanto aos seus riscos de desenvolverem adenomiose, entre eles podemos citar: cesariana, miomectomia, dilatação e curetagem, evacuação uterina e ablação endometrial.

Dentre estes procedimentos, aqueles que apresentaram maior relação, quando analisados isoladamente, com o surgimento desta patologia, foram a curetagem uterina e o parto cesáreo. Sendo observado, nestes estudos, que a curetagem realizada no período gestacional ou aquelas realizadas repetidamente apresentam um risco identificado significativamente maior.

Infertilidade

Durante muitos anos a adenomiose era associada às pacientes multíparas. Contudo, com o desenvolvimento de métodos de diagnóstico precoce desta doença, e o desejo de gestar mais tardiamente por parte da população feminina, uma relação entre adenomiose e infertilidade começou a ficar mais evidente.

Alguns autores[6] publicaram séries em que a presença de adenomiose em pacientes inférteis, com a presença de outros sintomas, como dismenorreia e menorragia, consistia em um fator de manutenção da infertilidade, assim como para o surgimento de abortamentos espontâneos.

Kunz *et al.*[7] apresentaram um trabalho no qual foi demonstrado que a invasão endometrial da musculatura uterina leva a uma alteração da arquitetura fisiológica da camada muscular, o que poderia acarretar uma disfunção miometrial hiperperistáltica, com elevação da pressão intrauterina, determinando o deslocamento de tecido endometrial para a cavidade peritoneal durante a menstruação e, também, estaria envolvido com a alteração da mobilidade espermática.

A adenomiose, no entanto, constituiria um mecanismo para a implantação de focos endometrióticos extrauterinos, assim como seria um fator de agravamento da infertilidade nas pacientes com ambas as doenças concomitantes.

Hiperplasia endometrial e câncer de endométrio

A relação entre adenomiose e carcinoma de endométrio foi objeto de estudo por Chrisostomou *et al.*[11] foi comparada à presença de adenomiose em um grupo submetido à cirurgia para tratamento de hiperplasia e carcinoma de endométrio, com um grupo controle submetido a procedimentos cirúrgicos para diversas outras patologias pélvicas benignas. Foi observada uma associação de adenomiose a carcinoma do endométrio em 17% de 40 casos, e a associação à hiperplasia endometrial em 22% de 60 casos. A prevalência da adenomiose nos 546 casos controles foi de 26%, estes achados não foram suficientes para dar suporte à associação de adenomiose a patologias pré-malignas ou malignas do endométrio.

Entretanto, no estudo de grupo de Milão,[6] a hiperplasia do endométrio foi encontrada com maior frequência nas pacientes portadoras de adenomiose.

De acordo com estes achados, encontrados também por Bergholt *et al.*,[12] em sua série de 549 espécimes de histerectomias, no qual confirmou a associação entre hiperplasia endometrial e adenomiose como a única variável significativa; podemos admitir a possibilidade de uma etiologia em comum entre estas patologias mediadas pelo estrogênio.

FISIOPATOLOGIA

Esta patologia ocorre quando o limite normal entre a camada basal do endométrio e o miométrio é interrompido, havendo uma invaginação do endométrio para o íntimo da camada muscular uterina.[13] Esta propagação tecidual é facilitada por uma atividade não cíclica e não apoptótica da camada basal, associada a um estado de hiperestrogenismo.[9]

A origem externa da adenomiose, ou seja, a partir do peritônio visceral, apesar de ainda ser debatida, é observada em diversas situações, especialmente quando encontramos a presença da endometriose infiltrativa de órgãos pélvicos, que promovem irritação crônica da microarquitetura uterina, como reto, bexiga, ligamentos uterossacros e nódulos endometrióticos retrocervicais.[14] Nestes casos, a penetração miometrial pode ser encontrada e contribuir, quando não ressecada nas pacientes tratadas para endometriose, para maior taxa de recidiva e da manutenção dos sintomas, principalmente a dismenorreia.[15,16]

Embora a adenomiose e a endometriose sejam doenças distintas, ambas crescem e regridem dependentemente do estrogênio. O tecido adenomiótico sempre contém receptores de estrogênio. Os receptores de progesterona e de androgênios nem sempre estão presentes e, assim como os receptores estrogênicos, encontram-se em menor número em relação ao miométrio adjacente. As enzimas aromatase e sulfatase também são encontradas no tecido endometrial ectópico. Estas são capazes de converter, respectivamente, androgênios em estrogênios (principalmente, delta-4-androesterodiona em estrona) e a estrona-3-sulfato em estrona. A estrona produzida nestes processos é convertida, posteriormente, em 17β-estradiol, um estrogênio mais potente, por ação da enzima 17β-hidroxiesteroide desidrogenase (17bHSD1) (Fig. 23-6).[2]

Estas circunstâncias promovem maior produção de estrogênio nos tecidos adenomióticos, que, juntamente com a porção circulante deste hormônio, estimula seu crescimento. Há evidências de que o metabolismo do estrogênio, incluindo a expressão padrão da aromatase, está alterado no endométrio das pacientes portadoras de adenomiose, endometriose e leiomiomas, quando comparadas às pacientes hígidas.[2]

Além do maior número de receptores de estrogênio, reconhece-se maior concentração da proteína Bcl-2, um produto do gene supressor de apoptose, nos focos adenomióticos. O que consiste em outro fator que contribui para o crescimento deste tecido ectópico de forma desordenada.[9]

Como é o caso da maioria das doenças crônicas, fatores genéticos e ambientais estão envolvidos na patogênese da adenomiose. Estudos anteriores realizados por Emge[17] e Arnold et al.[18] revelaram ocorrências hereditárias da adenomiose. No entanto, embora extensos estudos genéticos tenham sido realizados sobre a endometriose, apenas um número limitado de estudos sobre ela tem sido realizado.

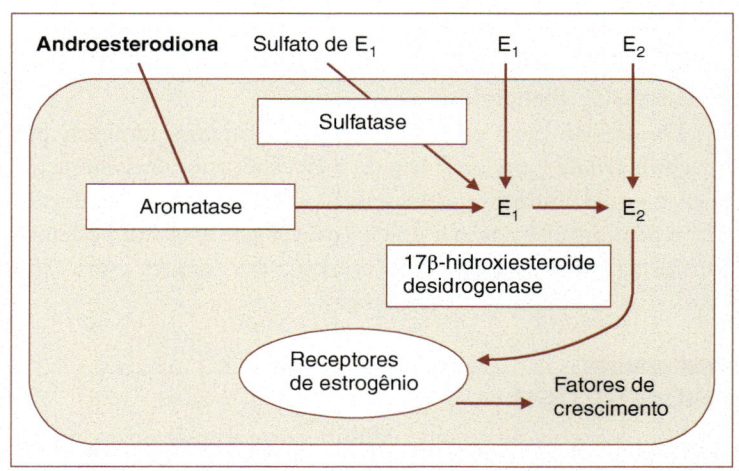

Pandis et al.[19] identificaram uma anomalia cromossômica de del [7] [q21.2q31.2] em todos os três espécimes de tecidos adenomióticos que eles analisaram. Esta anomalia é, também, frequentemente vista em pacientes portadoras de leiomiomas uterinos. Goumenou et al.[20] analisaram 31 casos de adenomiose e determinaram a incidência de perda de heterozigosidade nas regiões cromossômicas 2p22.3-p16.1, 3p24.2-p22 e 9p21 em 19,4, 9,7 e 6,5%, respectivamente.

No entanto, Wang et al.[21] falharam ao não detectar qualquer ganho ou perda cromossômica em 25 casos de adenomiose usando hibridação genômica comparativa.

Estudos atuais sugerem que a expressão aberrante de receptores estrogênicos pode ser parcialmente envolvida no aparecimento ou crescimento de adenomiose e endometriose.[2]

Estudos recentes identificaram envolvimentos vasculares na adenomiose. Meenakshi et al.[22] examinaram uma grande série de úteros com adenomiose (n = 434), procurando, especificamente, a presença de focos adenomióticos dentro dos canais vasculares. Encontraram envolvimento vascular em 54 casos (12,4%). Em 19 dos 54 casos (35%), um único vaso sanguíneo esteve envolvido em 16 casos (30%), 2-3 vasos e, em 19 casos (35%) havia envolvimento de múltiplos vasos. Em 34 casos (63%) o componente intravascular era composto apenas de estroma endometrial e, em 20 casos (37%), houve uma mistura de glândulas e estroma. Na maioria dos casos, o componente intravascular se projetava para o lúmen do vaso embaixo de um revestimento endotelial intacto. Testes de imuno-histoquímica realizados em um pequeno número de casos confirmaram a localização intravascular da doença.

Estes autores atentaram ao fato de que os patologistas devem estar cientes deste fenômeno de envolvimento vascular em adenomiose, que é relativamente comum e, quando generalizado, pode resultar na confusão com um processo neoplásico. O padrão de envolvimento vascular levanta a possibilidade de a adenomiose se desenvolver a partir de células intimamente associadas aos vasos sanguíneos miometriais, talvez as células multipotentes perivasculares.

ETIOLOGIA

A etiologia da adenomiose é incerta. Existem, classicamente, três teorias básicas para a tentativa de elucidar tal questão, que passamos a discorrer.

Teoria histológica

Proposta por Meyer em 1900, se baseia no fenômeno da perda de uma barreira fisiológica entre as camadas miometrial e endometrial pela invasão de glândulas e estroma, estimuladas pelo estrogênio, encontrado em níveis elevados nestes tecidos acometidos.[1]

Teoria dos traumas cirúrgicos

Alguns trabalhos apontam os traumas cirúrgicos uterinos como um fator de risco para o desenvolvimento desta doença.[1] Panganamamula et al. apresentaram um trabalho realizado com 873 pacientes, das quais 412 eram portadoras de adenomiose. Destas,

Fig. 23-6
Mecanismo de crescimento estrogênio-dependente da adenomiose.
E_1 = Estrona; E_2 = Estradiol.

48,8% tinham história de algum procedimento cirúrgico uterino prévio. Aliás, o grupo de pacientes com adenomiose apresentou maior número de gestações quando comparado ao grupo que não apresentava a doença. Estes autores atribuíram este fato ao possível deslocamento mecânico do endométrio para o íntimo do miométrio.[23] Do mesmo modo, Kitawaki relatou, em seu trabalho, que 90% dos casos de adenomiose ocorrem em pacientes multíparas.[2]

Contudo, muitos casos de adenomiose não possuem relação direta com traumas uterinos e, assim como na maioria das doenças crônicas, fatores genéticos e ambientais estariam diretamente associados a esta doença.[2]

Teoria imunológica

Alguns dados de envolvimento imunológico e/ou genético nesta doença começaram a surgir em estudos mais recentes. Até o momento, sabe-se que a presença de adenomiose está relacionada com elevados títulos sanguíneos de autoanticorpos antifosfolipídeos, assim como do antígeno CA-125.[1]

QUADRO CLÍNICO

Quanto ao quadro clínico, atenta-se ao fato de as manifestações clínicas serem, muitas vezes, confundidas com as do leiomioma uterino.[24] Contudo, uma das dificuldades na suspeição clínica desta doença se dá porque cerca de 35% das pacientes são assintomáticas.[2]

O sangramento uterino anormal, na forma de menorragia, é o sintoma mais frequentemente encontrado, afetando 50% das pacientes sintomáticas. Dismenorreia e metrorragia são outros sintomas comumente relatados, com frequência de 30 e 20%, respectivamente.[9]

Dispareunia e dor pélvica crônica são outras formas de esta doença se apresentar. Matalliotakis et al. apresentam sangramento uterino anormal, dismenorreia e presença de um útero aumentado de volume e consistência como a tríade mais citada pelos autores.[25]

Geralmente o quadro álgico está associado à alteração na contratilidade uterina em razão do aumento da densidade miometrial pela invasão de estruturas endometriais.[1]

Sabe-se, também, que há uma produção acentuada de prostaglandinas pelo tecido endometrial ectópico, o que interfere acentuando a síndrome álgica e podendo agravar a perda sanguínea.[9]

A subfertilidade e a infertilidade causadas pela adenomiose não são bem definidas na literatura. Alguns autores acreditam que esta relação não é válida, uma vez em que esta doença é mais comum em pacientes multíparas, e alguns outros estudos histológicos revelaram a maior presença desta doença, após histerectomia, em úteros de pacientes com multiparidade, quando comparadas às pacientes nulíparas.[26]

Entretanto, alguns trabalhos recentes apresentaram pacientes com esta associação, portanto, em sua maioria, a fertilidade foi restaurada após diversas modalidades terapêuticas, incluindo terapia hormonal e cirurgia conservadora.[26]

Leyendecker et al. publicaram um estudo, em que demonstram que a adenomiose em pacientes na pré-menopausa e a associação da adenomiose à endometriose em pacientes mais jovens sejam fatores de risco para a infertilidade. Neste mesmo estudo foi revelado, por meio de histerossalpingocintilografia, o fenômeno da hiperperistalse uterina em relação à invasão do miométrio, o que contribui com a infertilidade nestas pacientes, interferindo nas contrações cíclicas uterinas e no transporte dos espermatozoides.[14]

Em um estudo recente, Mechsner et al. revelaram que os tecidos adenomióticos apresentam maior expressão dos receptores de ocitocina e de vasopressina, que em associação às alterações morfológicas da arquitetura uterina acentuam a disperistalse e contribuem com a dismenorreia.[26]

A endometriose é uma doença que possui relação significativa com adenomiose, acarretando perda da fertilidade em grande número de pacientes com esta associação.[7] Esta relação pode estar presente em até 20% dos casos. Contudo, outras patologias, também, estão associadas à adenomiose, entre elas, os leiomiomas uterinos são os mais frequentes, podendo apresentar-se em até 55% das vezes. Pólipos endometriais e adenocarcinoma endometrial são outras patologias que se apresentam conjuntamente com esta doença, com uma associação de 2,3 e 1,4%, respectivamente. Em geral, mais de 80% dos úteros adenomióticos possuem alguma doença associada.[9]

Em uma análise de regressão logística multivariada, com uma amostra composta por 255 pacientes, em que 85 mulheres eram portadoras de miomas e adenomiose, e 170 mulheres apresentavam apenas leiomiomas uterinos, as mulheres com ambas as doenças simultâneas eram mais propensas a terem mais dor pélvica (OR 3,4, IC 95% 1,8-6,4), eram mais suscetíveis a não serem nulíparas (OR 3,8, IC 95% 1,4-10,5) e tinham menor índice de massa corporal (OR por aumento de 5 unidades no IMC de 0,8, IC 95% 0,6-1,0) quando comparadas a mulheres com leiomiomas apenas.[28]

Em outro estudo usando regressão logística multivariada, a adenomiose foi independentemente associada à menor idade da paciente (41,1 anos contra 44,3 anos), história de depressão (57,1% vs. 24,7%), dismenorreia (65,7% vs. 42,3%) e dor pélvica (52,9% vs. 21,1%) quando comparadas ao grupo de mulheres que apresentavam apenas leiomiomas, em que as mulheres dos dois grupos apresentaram sintomas ginecológicos variados. Além disso, um segundo modelo multivariado, onde todas as pacientes possuíam úteros superior a 150 g, as mulheres com adenomiose foram mais propensas a terem um histórico de depressão (52,6% vs. 22,2%) e endometriose (26,3% vs. 2,8%) em comparação com as mulheres com leiomiomas.[29]

CLASSIFICAÇÃO

Esta doença apresenta-se, classicamente, de duas formas principais. A primeira é uma forma difusa, também chamada de adenomiose e consiste na forma mais frequente. A segunda forma é uma configuração focal da doença, conhecida como adenomioma.[26]

Qualquer região do útero pode ser acometida; portanto, a parede posterior é a mais comumente afetada.[30]

Uma variação de adenomioma é representada na forma de pólipo adenomatoso, também chamado de adenomioma polipoide. Ele se apresenta como uma estrutura séssil ou pediculada, no endométrio ou na endocérvice, representando cerca de 2% de todos os pólipos endometriais.[14]

Também pode-se classificar esta doença baseando-se em critérios histopatológicos. Neste caso, quando a invasão ocorrer em até 3 mm do miométrio, classifica-se como adenomiose superficial. Adenomiose intermediária é aquela que invade toda a extensão miometrial. Por último, adenomiose profunda ocorre quando a invasão pelo tecido endometrial já está localizada na serosa uterina (Quadro 23-3).[1]

DIAGNÓSTICO

Exames de imagem, como histerossalpingografia, histeroscopia, ultrassonografia e ressonância magnética, são mais utilizados para se tentar diagnosticar esta doença por meio da visualização de lesões características desta patologia.[1]

Histerossalpingografia (HSG)

A HSG foi o primeiro método de imagem utilizado na tentativa do diagnóstico precoce da adenomiose. Já em 1949, Goldberger et al.[31] descreveram características que poderiam identificar esta patologia, como: múltiplas espículas, de 1 a 4 mm, se estendendo do endométrio para o miométrio e terminando em pequenas saculações. Entretanto, apenas 25% dos pacientes que apresentavam estes achados tiveram seus diagnósticos confirmados (Figs. 23-7 e 23-8).

Um acúmulo localizado de contraste no miométrio com padrão em favo de mel também foi proposto como um possível preditor desta patologia. Contudo, este achado, assim como aqueles propostos por Goldberger se apresentaram muito pouco sensíveis e, ainda, pouco específicos, uma vez em que podiam ser confundidos com extravasamento linfático ou vascular.[32]

Em decorrência da pífia acurácia deste método, este não é mais utilizado para o diagnóstico desta patologia.

Ultrassonografia

A ultrassonografia transabdominal não é um bom método na avaliação da adenomiose. Sua sensibilidade e especificidade estão em torno de 50%.[30] Alguns achados característicos desta doença por este método são: padrão em colmeia, cistos miometriais, alargamento uterino difuso sem presença de leiomiomas, parede posterior ampla e ecogenicidade uterina diminuída.[33]

Entretanto, a realização de ultrassonografia por via transvaginal é um exame de maior acurácia no diagnóstico de adenomiose, em comparação com a via transabdominal.[30] A sensibilidade e a especificidade deste método variam entre 53 a 89% e 65 a 98% na literatura, respectivamente. Todavia, a diferenciação entre leiomiomas e adenomiose pode representar, ocasionalmente, uma limitação na acurácia desta opção diagnóstica.[34]

Achados característicos desta doença, pela ultrassonografia transvaginal, são divididos em: achados ao exame do corpo uterino, achados ao exame do miométrio e achados ao exame do endométrio.[30]

Como exemplo destes achados, ao exame do corpo uterino podem-se encontrar: aumento do tamanho, assimetria retroversão, formato esférico ou globular e nodularidade em ligamento uterossacro. Ao exame miometrial, podem ser visualizados: cistos, irregularidades miometriais, lacunas anecoicas, alargamento assimétrico em parede posterior ou anterior entre outras. No entanto, ao exame endometrial: barreira entre miométrio e endométrio desfocada, distorção endometrial difusa ou espessamento endometrial podem ser identificados.[30]

Meredith et al. realizaram um amplo estudo de revisão e metanálise, utilizando trabalhos publicados de 1966 a 2007, sobre a acurácia da ultrassonografia transvaginal no diagnóstico da adenomiose em mulheres submetidas a histerectomias. Como resultado, a média da especificidade foi de 84,6% e a da sensibilidade de 82,5%[35] (Fig. 23-9).

Ressonância magnética (RM)

A ressonância magnética também é um método acurado e não invasivo para o diagnóstico desta patologia. Além disso, é de maior importância do que a ultrassonografia na distinção entre adenomiose e leiomiomatose uterina.[36] Este exame também apresenta-se superior na delimitação do local e extensão da lesão, assim como na monitoração do tratamento com terapia hormonal.[34]

A sensibilidade e a especificidade deste método são elevadas e variam na literatura entre 70 a 88% e 67 a 93%, respectivamente.[34] A RBN é, também, mais eficiente tanto nos casos de adenomiose difusa quanto nos casos de adenomioma, já que contrasta as áreas de baixa intensidade das lesões com o tecido ao seu redor.[30]

Alguns achados característicos à ressonância magnética incluem: largura mínima da zona juncional de 5 a 12 mm, largura focal e irregular da zona juncional, baixa intensidade da zona juncional, manchas de alta intensidade dispersas na zona juncio-

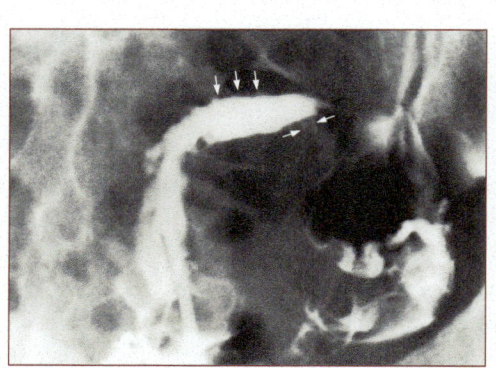

Quadro 23-3 Classificação da adenomiose

Classificação segundo sua distribuição no miométrio
- Difusa
- Focal (adenomioma)

Classificação segundo sua penetração no miométrio
- Superficial
- Intermediária
- Profunda

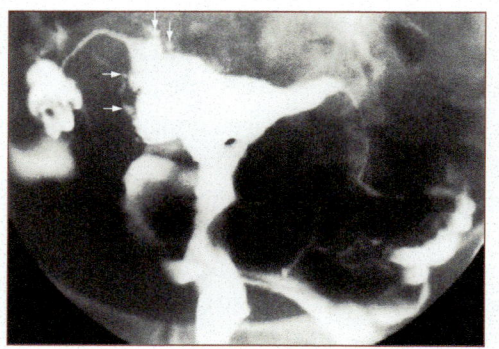

Fig. 23-7
Adenomiose. Múltiplas espículas contrastadas, terminando em pequenas saculações *(setas brancas)*. (Reinhold C, Tafazoli F, Wang L. Imaging features of adenomyosis. *Hum Reprod Update* 1998 July-Aug.;4(4):337-49.)

Fig. 23-8
Adenomiose em útero unicorno. Áreas localizadas com acúmulos de contraste em padrão de favo de mel *(setas brancas)* no miométrio. (Reinhold C, Tafazoli F, Wang L. Imaging features of adenomyosis. *Hum Reprod Update* 1998 July-Aug.;4(4):337-49.)

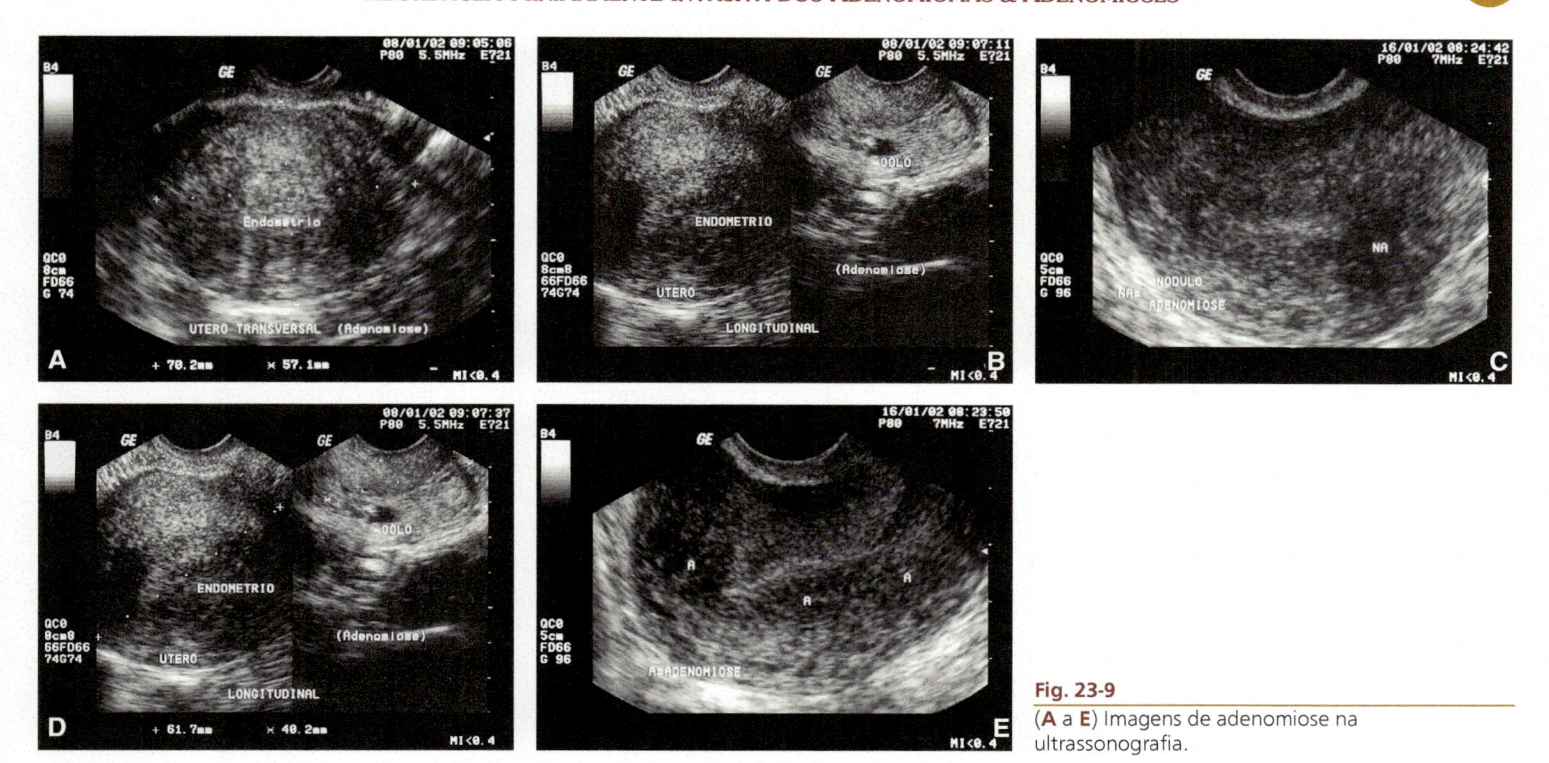

Fig. 23-9
(A a E) Imagens de adenomiose na ultrassonografia.

nal e margens indistintas da zona juncional ao exame do miométrio[30] (Fig. 23-10).

Histerossonografia

Atualmente, a histerossonografia vem sendo utilizada por alguns autores. Este exame consegue fazer uma distinção importante entre as lesões endometriais das miometriais, aumenta o potencial da ultrassonografia transvaginal e diminui a necessidade de biópsias.

Verma *et al.*, em um estudo com 23 pacientes com suspeita de adenomiose pela sono-histerografia, apresentaram uma confirmação pela ressonância magnética de 22 casos, representando 96%.[37]

Tomografia computadorizada

Não é comum o uso da tomografia computadorizada como instrumento diagnóstico da adenomiose. Woodfield *et al.* selecionaram 16 pacientes com diagnóstico de adenomiose estabelecido por ressonância magnética, destas, apenas em 8 a tomografia foi capaz de detectar alterações sugestivas da doença, como, por exemplo, aumento do útero, alargamento do miométrio e/ou cistos miometriais.[38]

Histeroscopia

A histeroscopia é outro método de imagem que pode ser tentado para o diagnóstico desta doença. Este é um método endoscópico que permite a visualização da cavidade uterina e, assim, a realização de biópsias de áreas suspeitas, permitindo o diagnóstico, dessa maneira, em lesões de 3 a 5 mm de profundidade. Neste caso, imagens de pequenos orifícios na parede uterina, irregularidade da parede com área de retração ou manchas de coloração acastanhada, que ao serem biopsiadas eliminam secreção achocolatada, podem sugerir adenomiose[1] (Figs. 23-11 a 23-13).

Mesmo com métodos de imagem avançados, não há um método não invasivo definitivo para o diagnóstico da adenomiose. Sem o estudo histológico do tecido o diagnóstico pode tornar-se controverso. Por este motivo, alguns métodos de biópsia pouco invasivos vêm sendo descritos e apresentam resultados interessantes.[26]

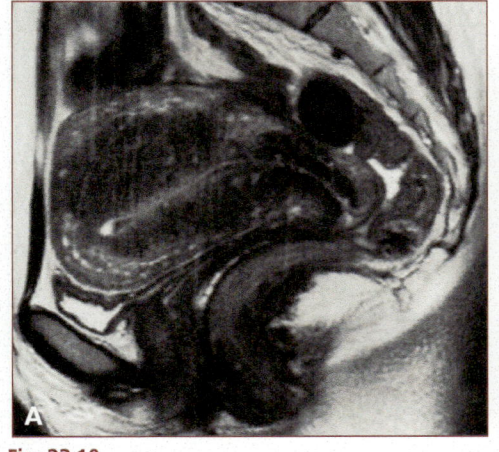

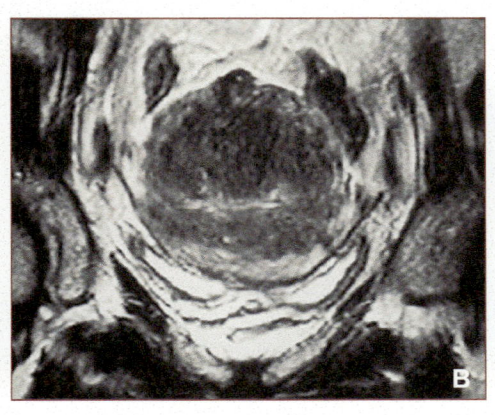

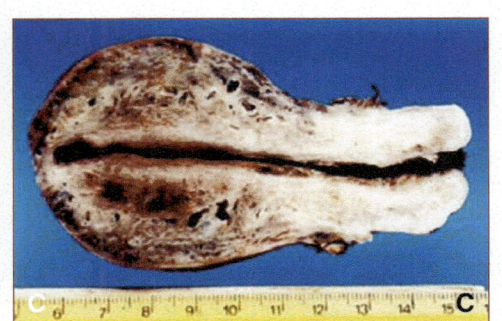

Fig. 23-10
(A e B) Ressonância magnética. (C) Peça de corte longitudinal do útero com adenomiose.

Biópsia miometrial

Jeng *et al.* realizaram biópsia miometrial guiada por laparoscopia em 100 pacientes, que apresentavam sintomas fortemente sugestivos de adenomiose. Como resultado, das 100 pacientes, 92 casos foram confirmados pela biópsia, os outros se tratavam de leiomiomas uterinos ou hipertrofia miometrial. A sensibilidade deste método foi de 98%, com uma especificidade de 100%. Os valores preditivos positivo e negativo foram de 100 e 80%, respectivamente. Resultados melhores que a combinação de ultrassonografia transvaginal com dosagem do antígeno CA-125.[39]

TRATAMENTO

Tratamento clínico hormonal

■ Agonistas de GnRH

Os agonistas de GnRH foram a primeira classe de drogas utilizadas no tratamento da adenomiose. Em 1991, Grow *et al.*[40] relataram que o uso desta droga resultou numa diminuição do volume uterino e dos sintomas numa paciente com adenomiose, confirmada histologicamente.[41,42]

Essas drogas se ligam aos receptores de GnRH na hipófise, o que resulta numa diminuição da atividade deste hormônio, induzindo um estado de hipoestrogenismo hipogonadotrófico reversível. A redução dos níveis de estrogênio seria, inicialmente, a causa da diminuição da atividade dos nódulos de adenomiose e do volume uterino, claramente confirmado por acompanhamento de ressonância magnética.[43,44]

Outros mecanismos de ação desta classe de droga foram avaliados, sendo observado que estas seriam capazes de diminuir a reação inflamatória, a angiogênese e induziriam, significativamente, a apoptose nos tecidos afetados pela adenomiose, endometriose e leiomiomas. Estas ações revelam a capacidade dos agonistas de GnRH em atuarem diretamente no útero por meio de diversas alterações biológicas, que são úteis no alívio sintomático das doenças proliferativas do trato reprodutivo feminino.[45]

Estudos que se seguiram apontaram os mesmos resultados, e ainda algumas gestações foram alcançadas de forma espontânea após o término do tratamento.[41,42,46] Outros, entretanto, apontaram para uma diminuição dos sintomas, porém com manutenção do crescimento uterino.[41]

A cessação da terapia de supressão hormonal, assim como na endometriose, ocasiona a recidiva da doença e dos sintomas em um período de até 6 meses. Esse fato sugere que o tratamento com esta modalidade terapêutica deveria ser feito por um longo período de tempo, porém, o tratamento a longo prazo causa efeitos colaterais relacionados com o hipoestrogenismo, como: secura vaginal, oscilação do humor e pode levar a uma importante redução da densidade óssea.[41]

Na tentativa de diminuição destes efeitos indesejados, realiza-se a associação à terapia de *add-back*, porém, estudos específicos desta associação para adenomiose são escassos.[41]

Assim sendo, essa classe de drogas parece ser eficaz no controle sintomático e diminuição do volume uterino nas pacientes com adenomiose. Contudo, em razão dos efeitos colaterais e dos possíveis efeitos rebotes após a cessação do tratamento, seu uso está limitado às pacientes que desejam engravidar imediatamente[42] e, naquelas que serão submetidas à outra modalidade terapêutica, para diminuir a perda sanguínea e trauma tecidual.[43]

■ Antagonistas de GnRH

Recentemente foi publicado o primeiro estudo realizado com humanos, duplo-cego, controlado, do uso de um antagonista de GnRH para suprimir o eixo endócrino reprodutivo feminino. Foi usada uma droga chamada elagolix, um antagonista de GnRH não peptídeo de segunda geração, em comparação com um grupo controle, em que foi usado placebo.

A conclusão deste estudo revelou que esta categoria de droga é capaz de suprimir o eixo endócrino reprodutivo das pacientes saudáveis na pré-menopausa, revelando rápida supressão de LH, FSH e estradiol. Contudo, é um efeito dose-dependente, e o eixo volta a funcionar perfeitamente logo após a interrupção do tratamento.

Assim como os agonistas do GnRH, os antagonistas são uma classe de droga que podem ser uma opção terapêutica no arsenal disponível para as doenças femininas hormônio-dependentes. Entretanto, estudos com maior número de pacientes e acompanhamento mais prolongado são necessários.[47]

■ Contraceptivos orais

O uso de contraceptivos orais combinados, de forma contínua, na intenção de induzir amenorreia, já se mostrou eficiente no con-

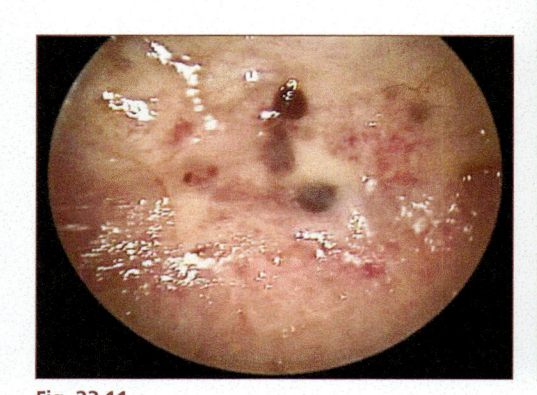

Fig. 23-11
Manchas de coloração acastanhada.

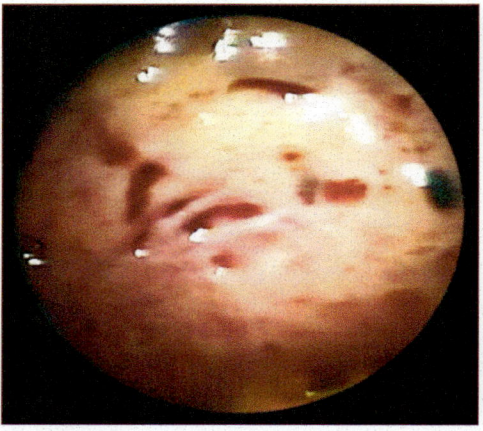

Fig. 23-12
Manchas de coloração acastanhada.

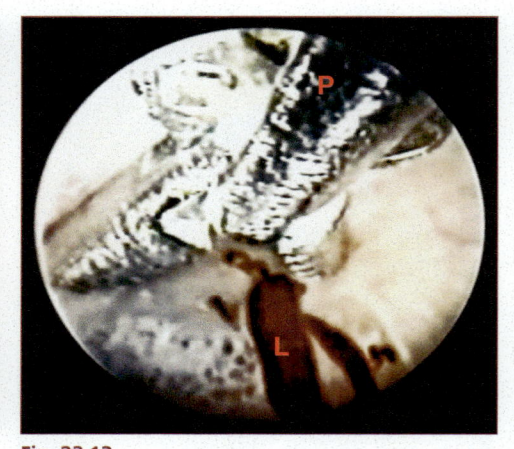

Fig. 23-13
P = Pinça de biópsia histeroscópica; L = Líquido de aspecto achocolatado.

trole dos sintomas e na limitação da progressão da doença em paciente com endometriose e adenomiose.[41,42]

Falk *et al.*, entretanto, demonstraram em uma paciente com adenomiose e em uso de contraceptivo combinado, por 16 meses, que ocorreu a exacerbação dos sintomas e aumento do volume uterino.[48]

O uso dos contraceptivos orais, administrados de forma cíclica, em seguida à terapia com agonistas de GnRH, não foi eficaz na prevenção de recidiva de dor pélvica ou menorragia.[41]

Nenhum estudo avaliou, de forma contundente, o uso desta categoria de drogas especificamente para o tratamento da adenomiose.

Ainda está para ser elucidado se a abordagem com esta opção terapêutica poderia evitar a recidiva de sintomas ou a necessidade de procedimentos invasivos.[42]

■ Danazol

Há pouca experiência relatada na literatura sobre o uso sistêmico do danazol para o tratamento de adenomiose. Esta droga poderia agir nesta doença, assim como ela faz na endometriose, induzindo um estado hipogonádico e interagindo diretamente nos receptores endometriais para androgênios e progesterona, inibindo a proliferação endometrial.[41,49]

Goldrath *et al.*[50] administraram danazol, na dose de 800 mg por dia, durante 25 dias, em 335 mulheres com menorragia, antes de serem submetidas à ablação endometrial histeroscópica. Como resultado, encontraram atrofia endometrial em todas as pacientes, porém sem nenhuma melhora clínica.

Ueki *et al.*[51] demonstraram que após 6 meses de uso sistêmico e contínuo do danazol, os receptores de estrogênio e a concentração da proteína blc-2 (produto do gene responsável pela supressão da apoptose) nas glândulas e estroma da adenomiose diminuíram consideravelmente, levando à melhora sintomática. Contudo a menorragia e a dismenorreia recorreram após poucos ciclos da suspensão da droga.

■ Dispositivos intrauterinos (DIUs)

Embora os DIUs tenham sido desenvolvidos, originalmente, como método de contracepção, a adição de progesterona nestes dispositivos permitiu que sejam usados, também, para o manejo de distúrbios menstruais.[43]

A inserção de um dispositivo que libere, diariamente, 20 μg levonorgestrel tem-se mostrado eficaz na indução de atrofia das glândulas endometriais e decidualização do estroma. Este uso tem sido muito útil no tratamento da menorragia idiopática[41] e tem o potencial para ser usado em mulheres que apresentam endometriose e adenomiose.[43]

Bragheto *et al.* revelaram que, após o início do tratamento para adenomiose com este método, o alívio da dor e o do sangramento uterino anormal têm melhora significativa dentro de 6 meses de uso. Contudo, demonstraram uma pequena eficácia quanto à diminuição do volume uterino.[52]

Comparativamente, Cho *et al.* revelaram que, nos primeiros 24 meses após a inserção do DIU medicado com levonorgestrel, o volume uterino diminuiu consideravelmente, assim como houve melhora significativa da dor e do sangramento uterino, com melhora dos índices hematimétricos. Estes efeitos foram concomitantes com o aumento do fluxo sanguíneo em ambas as artérias uterinas. Entretanto, este mesmo estudo apontou para uma piora dos sintomas e aumento do volume uterino após 36 meses da inserção do dispositivo, quando comparado com os primeiros 24 meses.[53]

Eles concluíram que a ação deste tipo de método melhora de forma drástica os sintomas, porém pode começar a ser ineficaz após 24 meses de sua colocação, momento em que o fluxo nas artérias uterinas começam a apresentar redução. Dessa forma, para se manter a eficácia no tratamento da adenomiose, pode ser necessária a introdução de um novo dispositivo após três anos.[53]

Os níveis de levonorgestrel medidos no endométrio são mil vezes maiores do que aqueles encontrados no soro, indicando a ação seletiva do hormônio no endométrio e nos focos de adenomiose, quando o progestágeno é liberado localmente pelo DIU.[49]

O efeito colateral principal deste método é o sangramento uterino, na forma de *spotting*, porém esses sangramentos costumam ocorrer apenas nos primeiros três meses após a inserção.[49] A grande maioria das pacientes alcança a amenorreia dentro de um ano.[42] Contudo, quando consideramos os benefícios clínicos e ausência dos efeitos colaterais atribuídos ao uso sistêmico e prolongado da progesterona, como: cefaleia, seborreia, acne e ganho de peso; este método se mostra de muita valia para o tratamento da adenomiose sintomática.[49]

Alguns autores têm descrito o uso do DIU como veículo para inserção de danazol na cavidade uterina.[49] O DIU de danazol foi desenvolvido cobrindo o dispositivo com uma camada de silicone contendo de 300 a 400 mg desta droga. O tamanho desse dispositivo é muito semelhante ao DIU de cobre, porém ele é muito mais espesso no diâmetro anteroposterior, por este motivo, a dilatação do canal cervical pode ser necessária para o seu posicionamento correto.[43]

O tamanho uterino diminui enquanto o dispositivo for mantido na cavidade; com sua retirada o processo de redução no tamanho é interrompido e algumas pacientes conseguem engravidar espontaneamente.[49]

Rabinovici *et al.*, em sua revisão, apresentaram um estudo em que DIUs contendo danazol foram mantidos na cavidade uterina de 14 pacientes por alguns meses. Os níveis séricos de danazol se mantiveram abaixo da linha de detecção, e nenhuma paciente relatou efeitos colaterais típicos desta droga, quando usada sistemicamente, assim como todas mantiveram suas ovulação e menstruação da forma que era antes do tratamento. Em apenas uma paciente os sintomas se mantiveram, e três de quatro pacientes inférteis conceberam espontaneamente.[42]

■ Inibidores da aromatase

Um dos avanços mais importantes no entendimento desta doença foi a descoberta da expressão da enzima aromatase p450 nos tecidos normais e ectópicos das pacientes afetadas por distúrbios proliferativos do trato reprodutivo feminino. Esta enzima é capaz de converter androgênios em esteroides estrogênicos.[43]

Ela está tipicamente localizada no endométrio de mulheres com endometriose, adenomiose e leiomiomas, porém não nas hígidas.[41]

A inibição desta enzima poderia diminuir a síntese local de estrogênios, o que consiste em importante mecanismo para o tratamento desta doença, neste sentido entende-se que esta droga, assim como os agonistas de GnRH, diminui o risco de recidi-

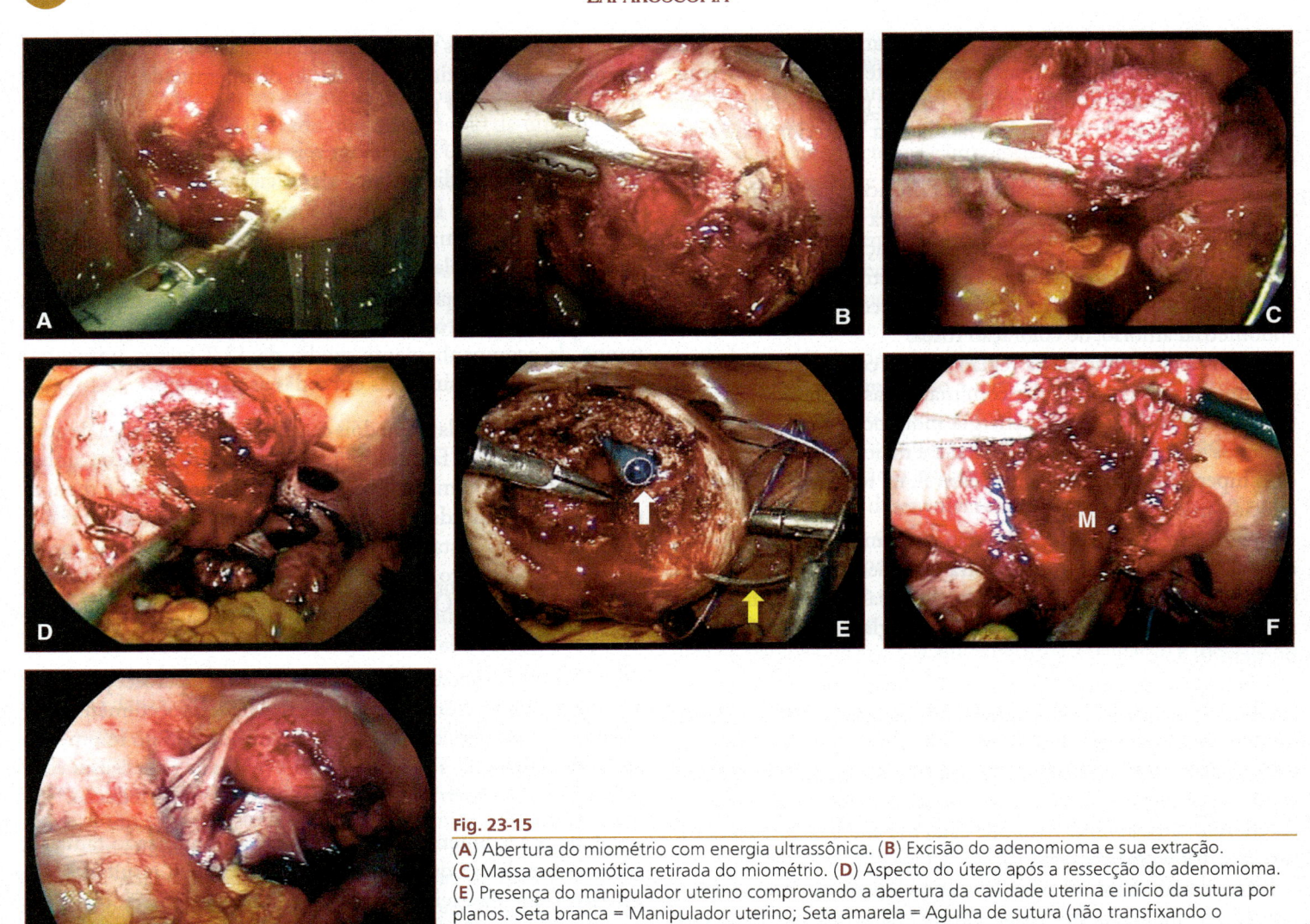

Fig. 23-15
(**A**) Abertura do miométrio com energia ultrassônica. (**B**) Excisão do adenomioma e sua extração. (**C**) Massa adenomiótica retirada do miométrio. (**D**) Aspecto do útero após a ressecção do adenomioma. (**E**) Presença do manipulador uterino comprovando a abertura da cavidade uterina e início da sutura por planos. Seta branca = Manipulador uterino; Seta amarela = Agulha de sutura (não transfixando o endométrio). (**F**) Recuperação da anatomia uterina. M = Miométrio (preservação da cavidade uterina). (**G**) Aspecto final do útero.

Procedimentos histeroscópicos

Nas últimas duas décadas, a histeroscopia tem-se tornado a maior ferramenta diagnóstica e terapêutica para os distúrbios uterinos. Nos casos de adenomiose, especificamente, principalmente a doença superficial, este procedimento é vantajoso na identificação de lesões características e na intervenção por ablação endometrial e excisão de áreas afetadas.[49]

A ablação realizada com o uso do ressectoscópio tem conseguido atingir uma penetração de 3 a 5 mm, e o efeito da coagulação pelo eletrodo *rollerball* atinge uma profundidade de, no máximo, 3 mm. Entretanto, essas profundidades têm-se mostrado adequadas na destruição do endométrio e melhorar a disfunção hipertrófica que envolve o miométrio destas pacientes, desde que toda a cavidade endometrial seja abordada.[1]

Por meio da ablação endometrial tem-se observado grande melhora no quadro álgico e nos sangramentos das pacientes que apresentam adenomiose superficial. Contudo, nos casos de adenomiose profunda os resultados são bem inferiores.[1]

Alguns autores têm descrito uma possível refratariedade dos sintomas da adenomiose, em qualquer tipo de ablação endometrial. Este fato seria atribuído à presença de alguns focos de doença que não teriam sido completamente abordados pelo procedimento histeroscópico. Outra hipótese para a falha terapêutica consiste na possibilidade de os fragmentos de endométrio sob pressão ganharem os vasos seccionados e se implantarem mais profundamente, gerando outros focos de adenomiose.[49]

Entretanto, o mais importante é que a realização de histeroscopia para tratamento da adenomiose sintomática pode reduzir em até dois terços as histerectomias.[49]

ABLAÇÃO ENDOMETRIAL E DIU DE LEVONORGESTREL

Em um trabalho de Maia *et al.*,[61] em que pacientes que apresentavam menorragia, atribuída à presença de adenomiose, foram submetidas à ressecção endometrial e posterior inserção de DIU medicado com levonorgestrel (Mirena), foram comparadas com um grupo controle, em que nenhum tratamento após a ressecção endometrial foi administrado.

Como resultados, o grupo tratado com Mirena® apresentou taxas de amenorreia significativamente maiores do que as obtidas pelo grupo controle. Sendo ainda que 19% das pacientes do grupo controle necessitaram de uma segunda abordagem cirúrgica para controle do sangramento, enquanto no grupo tratado com Mirena® nenhuma paciente necessitou de reintervenção.

Embolização das artérias uterinas (EAU)

A embolização das artérias uterinas foi inicialmente aplicada ao tratamento dos leiomiomas uterinos. O primeiro relato desta utilização ocorreu em 1995, surgindo como uma técnica relativamente segura, minimamente invasiva, e rapidamente cresceu a sua utilização para este fim.

Muitos relatos que se seguiram apresentaram respostas promissoras para as pacientes que desejavam manter seus úteros ao tratar a miomatose uterina.[42]

A relação entre leiomioma e adenomiose é bem relatada nos estudos atuais, demonstrando um grande porcentual de pacientes com ambas as doenças concomitantes. Geralmente estas pacientes possuem leiomiomas pequenos, sendo atribuída a sintomatologia à adenomiose, assim como naquelas pacientes que apresentam sintomatologia desproporcional ao grau de doença miomatosa, começa-se a pensar em uma possível associação à adenomiose ainda não descoberta.[28]

Com esta associação definida e sintomatologia semelhante, a realização de EAU em pacientes com leiomiomas sintomáticos acaba tratando, conjuntamente, adenomiose não diagnosticada em muitas pacientes.[42]

EAU é um procedimento radiológico que utiliza angiografia para visualização da circulação sanguínea. Durante este procedimento o radiologista intervencionista acessa a circulação por artéria femoral ou braquial. Subsequentemente, são cateterizadas as artérias uterinas, sob imagem radiológica como guia.

Após o correto posicionamento do cateter, materiais embolizantes são injetados até a completa parada do fluxo sanguíneo. Uma vez em que o fluxo é cessado através das artérias uterinas, o tecido se torna isquêmico, ocasionando infartos das lesões proliferativas.[42] Pode haver, também, uma reação ao corpo estranho presente nas partículas embolizantes, ocasionando agregação plaquetária e trombose nos sítios acometidos pela adenomiose.[62] Nos leiomiomas são observadas alterações histológicas representadas por necrose e degeneração hialina, sendo esperado que o mesmo ocorra nos tecidos adenomióticos.[63]

Para alcançar uma melhor desvascularização das lesões proliferativas, ambas as artérias uterinas são embolizadas durante o procedimento. Entretanto, muito frequentemente são encontradas anastomoses entre as artérias uterinas direita e esquerda e/ou entre as artérias uterinas e ovarianas. Estas anastomoses podem limitar a eficácia deste método.[64]

A restauração do fluxo sanguíneo pode ser observada em até uma semana após o procedimento, isto ocorre pela presença de circulação colateral advinda das artérias ovarianas e vaginal.[42]

Diferentes materiais podem ser utilizados para se alcançar a EAU, os dois materiais com maior difusão e aceitação são: partículas de polivinil álcool (PVA) e *gelfoam*. O primeiro, e mais utilizado, pode variar de tamanho de 150 a 700 μm, e a escolha do tamanho da partícula correta pode ser uma medida que poderia predizer o sucesso do tratamento. O segundo consiste numa gelatina biodegradável que geralmente é utilizada para procedimentos temporários e reversíveis.[62]

Após o procedimento as pacientes podem relatar dor pélvica, náuseas e febre; sendo que na grande maioria a dor de origem isquêmica é significativa, levando à necessidade do uso de analgésicos.[42] Cerca de 5% das pacientes apresentam complicações maiores a curtos prazos, como: hemorragia, infecção e necessidade de cirurgias de emergência.[65]

Em um grande artigo de revisão, foram analisados diversos estudos publicados no período entre 1999 e 2006, que, no total, avaliaram a EAU em 156 mulheres que eram portadoras de adenomiose sintomática. Destas, 131 relataram melhora dos sintomas a curto prazo. Contudo, diversos estudos apresentaram altas taxas de recidiva dos sintomas e da doença em médio prazo. Por ser um procedimento de baixo risco, este procedimento poderia ser considerado de primeira escolha para alguns casos específicos de adenomiose.[49]

No entanto, Walker *et al.* apontam a adenomiose como sendo um fator de prognóstico negativo deste método, uma vez em que a falha no tratamento para leiomiomas foi consideravelmente maior em pacientes que possuíam as duas doenças concomitantemente.[42,66]

Quanto à fertilidade, Goldberg *et al.* apontam que as concepções após EAU levam ao risco de complicações gestacionais e placentação anormal.[67] Por outro lado, Kim *et al.* apontam que as gestações são eventos possíveis após EAU, assim como a realização de EAU com partículas de PVA não afeta a fertilidade ou o desenvolvimento da gravidez.[68]

Existem poucos trabalhos que acompanharam os resultados deste método a longo prazo. Kim *et al.*[69] acompanharam 54 pacientes submetidas à EAU para tratamento de adenomiose, difusa e focal, por períodos superiores a 3 anos e concluíram que este método teve taxas de sucesso a longo prazo aceitáveis (taxa de aceitação de 70%). Entretanto, a taxa de recidiva foi muito elevada, 38%, tendo um tempo médio para ocorrer de 17,3 meses. Concluíram que este método poderia ser uma boa opção no tratamento primário desta patologia, contudo, há a necessidade de informar as pacientes sobre possíveis falhas terapêuticas, recidivas ou necessidade de histerectomias.

Pelage *et al.*[70] acompanharam, por dois anos, pacientes submetidas à EAU para o tratamento específico de adenomiose. Após este período encontraram uma baixa taxa de melhora clínica, de apenas 55%. Em outro estudo, Bratby *et al.*[71] apresentaram os mesmos resultados ruins em períodos superiores a 2 e 3 anos, com taxa de recidiva sintomática de 45,5%. Corroborando a ideia de que este procedimento apresenta bons resultados a curto prazo, contudo, causa desapontamento em acompanhamentos superiores há dois anos.

A grande maioria dos autores aponta a importância do diagnóstico pré-operatório, principalmente por ressonância magnética. E com base na literatura, nem todos os casos de adenomiose são propícios à realização de EAU. Contudo, há poucas alternativas de tratamento pouco invasivo para aquelas que desejam manter sua fertilidade.[42]

Ligadura das artérias uterinas

A experiência com esta modalidade para tratamento de adenomiose é muito pequena e desencorajadora. Em tese, este método se baseia no mesmo princípio da EAU, por isquemia uterina. O fluxo sanguíneo das artérias uterinas é cessado eletrocoagulação ou colocação de hemoclipes.[49]

No único estudo sobre este método, Wang *et al.*[72] abordaram as artérias uterinas por via laparoscópica e ambas as artérias foram ligadas. Vinte mulheres sintomáticas foram operadas e, após 6 a 11 meses, a melhora quanto à menorragia foi de 75%. Contudo, dentre 12 pacientes que apresentavam dismenorreia, 9 desenvolveram dor isquêmica tão intensas que três delas precisaram ser submetidas à histerectomia.

As peças cirúrgicas das três histerectomias revelaram não haver sinais de necrose ou isquemia nos tecidos adenomióticos, fato que gerou dúvidas sobre a correlação da melhora sintomática com interrupção do fluxo sanguíneo. Neste estudo, 40% das pacientes não ficaram satisfeitas com o procedimento, e 89% o teriam recusado se fosse oferecido mais uma vez.

Os motivos pelos quais há melhora clínica nesta modalidade continuam obscuros e, em razão das taxas de insatisfação e falha terapêutica, a ligadura das artérias uterinas, isoladamente, deveria ser removida da lista de opção terapêutica para o tratamento da adenomiose.[49]

LAQUEADURA DAS ARTÉRIAS UTERINAS ASSOCIADAS À CIRURGIA CITORREDUTORA

Em um estudo retrospectivo realizado por Kang *et al.*[73] foram selecionadas 37 pacientes com indicação de tratamento cirúrgico conservador para adenomiose, estas pacientes foram submetidas à ressecção parcial laparoscópica das lesões, com a retirada de todo o tecido acometido visível, combinada com a oclusão permanente das artérias uterinas.

Estas pacientes foram acompanhadas por 1, 6 e 12 meses, sendo avaliados o volume uterino e melhora dos sintomas (dor pélvica e sangramento uterino anormal), nenhuma complicação mais grave foi observada durante os procedimentos.

A melhora da menorragia ocorreu em todas as pacientes, enquanto a melhora da dismenorreia foi observada em 35 das 37 pacientes, aquelas duas que não obtiveram melhora da dismenorreia foram submetidas, posteriormente, à histerectomia. Houve significativa diminuição do volume uterino imediatamente após o procedimento, média de 24,7%. Houve uma contínua retração volumétrica uterina, que após 12 meses de acompanhamento apresentou taxa de 59,2%.

Portanto, podemos observar que a associação dos procedimentos cirúrgicos citorredutores à oclusão das artérias uterinas pode desempenhar um papel significativo no tratamento conservador de adenomiose sintomática. Mais estudos são necessários para comprovação desta tendência.

Ultrassonografia focada guiada por ressonância magnética

O ultrassom tem sido utilizado por muitos anos como uma importante ferramenta diagnóstica, contudo, a capacidade de aumentar a temperatura tecidual pela energia das ondas ultrassônicas já foi reconhecida há algum tempo. E esse aumento de temperatura se deve às vibrações moleculares dos tecidos causadas pela propagação das ondas através dos mesmos.

Durante os procedimentos diagnósticos, estas ondas são distribuídas numa área ampla e a elevação da temperatura é insignificante. Entretanto, se os padrões destas ondas forem modificados para que convirjam em um único ponto, pode-se elevar a temperatura neste foco.

Usando esta técnica, elevações focais de temperatura acima de 55°C são capazes de causar danos celulares irreversíveis pela desnaturação proteica e posterior necrose de coagulação.

A grande preocupação inicial era a falta de um método para monitorar e controlar, em tempo real, a extensão do dano tecidual térmico, isto porque, em razão das características anatômicas heterogênicas (variação de espessura e consistência entre pele, gordura e músculo) e os consequentes efeitos da dispersão, refração e absorção desta energia, não se conseguia prever com exatidão o tamanho da lesão resultante.

Neste contexto, a ressonância magnética foi o método de imagem mais proposto para esta finalidade de monitoração, em decorrência de sua excelente resolução anatômica, alta sensibilidade para detecção de tumores e alta sensibilidade para imagens térmicas. Assim sendo, este exame é capaz de localizar e quantificar a deposição de energia em tempo real, proporcionando um controle preciso da dose térmica depositada no alvo.[42]

Nos últimos anos, a ultrassonografia focada, guiada por ressonância magnética, tem sido utilizada no tratamento de leiomiomas uterinos em pacientes que não desejam ser submetidas à histerectomia, tendo sido aprovado pela FDA em 2004 para este fim.[42] Para sua realização é necessária apenas uma leve sedação das pacientes, e algumas relatam dor de mínima a moderada durante e após o procedimento, podendo retomar suas atividades imediatamente.[49]

Com esta finalidade, este procedimento é capaz de reduzir os sintomas relacionados com os leiomiomas em até 75%, e não está associado a complicações maiores.[74]

Rabinovici *et al.* descreveram o primeiro caso de gravidez após tratamento de um adenomioma por este método. A paciente, de 36 anos, apresentava uma profusa menometrorragia e infertilidade. Houve melhora significativa da metrorragia e redução de 50% do tamanho do adenomioma em seis semanas, é a gestação ocorreu após três ciclos menstruais consecutivos do procedimento.[75]

Em outro estudo, Fukunishi *et al.*[76] analisaram a eficácia deste método em 20 pacientes com adenomiose sintomática, após 6 meses de acompanhamento. A média de redução do tamanho uterino foi de 12,7%, e o escore sintomático apresentou melhora drástica. Nenhuma complicação grave foi descrita.

Os resultados dos poucos estudos disponíveis até o momento sobre este tema apontam para a possibilidade de utilização do ultrassom focalizado, guiado por ressonância magnética, no tratamento primário da adenomiose focal. Entretanto, estudos futuros com maior casuística e controlados são necessários.[42] Yang *et al.* apresentaram outra forma de utilizar a energia térmica gerada pelas ondas ultrassônicas. Por meio de laparoscopia foi utilizado um transdutor manual que emitia ondas de ultrassom diretamente no tecido afetado pela adenomiose. Este procedimento foi realizado em sete pacientes, que durante a mesma cirurgia foram submetidas à histerectomia. Os estudos histológicos das peças cirúrgicas de todas as pacientes revelaram presença de necrose de coagulação com margens livres e, à microscopia eletrônica, foi demonstrada a perda total da viabilidade celular nos tecidos tratados.[77]

Em um estudo recente, Kim *et al.*,[78] analisaram, retrospectivamente, 35 pacientes tratadas com esta modalidade terapêutica para adenomiose. Estas pacientes apresentavam como sintomas sangramento uterino anormal e/ou dismenorreia. Dez pacientes apresentavam concomitantemente com a adenomiose, leiomiomatose uterina. Vinte e um apresentavam adenomiose focal, enquanto 14 apresentavam adenomiose difusa. Foi realizado procedimento utilizando o tecido adenomiótico como alvo da energia focada. O acompanhamento realizado foi por um período de 6 meses e demonstrou de forma consistente uma redução dos escores de dor, assim como melhora do sangramento uterino anormal. O alívio sintomático da dor foi ainda mais significativo no grupo com doença focal quando comparado com o grupo de doença difusa. Como curiosidade deste trabalho, as pacientes submetidas a este tratamento durante a primeira fase do ciclo menstrual obtiveram maiores reduções dos escores de dor, quando comparadas àquelas tratadas na segunda fase do ciclo, contudo, esta associação não se mostrou estatisticamente significativa neste estudo.

Este método terapêutico desenha-se como uma alternativa interessante, por ser pouco invasivo, menor área de trauma e mínimas complicações. Porém, novos ensaios prospectivos, comparativos e com acompanhamento por períodos maiores necessitam ser desenvolvidos para confirmação desta tendência.[79]

Tratamento cirúrgico associado a tratamento hormonal

O conceito da cirurgia citorredutora seguida por uma terapia hormonal surgiu para o tratamento de casos de infertilidade atribuídos à adenomiose. Neste caso, o procedimento cirúrgico poderia melhorar o suprimento sanguíneo para os focos de adenomiose, o que facilitaria o efeito local da droga, assim como aumentaria a função imune da paciente.[80]

Alguns autores têm relatado gestações espontâneas e sem intercorrências em pacientes submetidas à cirurgia citorredutora, seguida de terapia hormonal, em sua maioria com um agonista de GnRH.[43]

Wang et al.[81] realizaram um estudo comparativo entre dois grupos de pacientes com diagnóstico de adenomiose sintomática, um grupo foi tratado apenas com cirurgia citorredutora, o outro foi submetido à cirurgia citorredutora seguida de terapia hormonal com agonista de GnRH por 6 meses. Com um acompanhamento de 2 anos, o escore de dor, dismenorreia, menorragia e anemia atribuída ao sangramento uterino anormal foram regredidos drasticamente em ambos os grupos. Entretanto, o controle dos sintomas (taxa de recidiva) foi mais efetivo no grupo que combinou as duas terapias.

A adição de uma medicação adjuvante pode aludir para um procedimento cirúrgico incompleto. Foi sugerido, entretanto, que a terapia combinada de cirurgia e agonista de GnRH deveria ser reservada apenas para as pacientes que não obtiveram resposta com o tratamento hormonal simples ou naquelas que necessitam de uma contracepção efetiva por, no mínimo, 6 meses.[80]

REFERÊNCIAS BIBLIOGRÁFICAS

1. Crispi CP. *Tratado de videoendoscopia e cirurgia minimamente invasiva em ginecologia*. 2. ed. Rio de Janeiro: Revinter; 2007.
2. Kitawaki J. Adenomyosis: the pathophysiology of an oestrogen-dependent disease. *Best Pract Res Clin Obstet Gynaecol* 2006 Aug.;20(4):493-502.
3. Hudelist G, Keckstein J, Wright JT. The migrating adenomyoma: past views on theetiology of adenomyosis and endometriosis. *Fertil Steril* 2009 Nov.;92(5):1536-43.
4. Benagiano G, Brosens I. History of adenomyosis. *Best Pract Res Clin Obstet Gynaecol* 2006 Aug.;20(4):449-63. Epub 2006 Mar. 2.
5. Frankilin VL. Adenomyosis. *Medical Library Home* 2001 May.
6. Vercellini P, Vigano P, Somigliana E et al. Adenomyosis: epidemiological factors. *Best Pract Res Clin Obstet Gynaecol* 2006 Aug.;20(4):465-77. Epub 2006 Mar. 24.
7. Kunz G, Beil D, Huppert P et al. Adenomyosis in endometriosis — prevalence and impact on fertility. Evidence from magnetic resonance imaging. *Hum Reprod* 2005;20:2309-16.
8. Kunz G, Beil D, Huppert P et al. Structural abnormalities of the uterine wall in women with endometriosis and infertility visualized by vaginal sonography and magnetic resonance imaging. *Hum Reprod* 2000;15:76-82.
9. Bergeron C, Amant F, Ferenczy A. Pathology and physiopathology of adenomyosis. *Best Pract Res Clin Obstet Gynaecol* 2006 Aug.;20(4):511-21.
10. Vavilis D, Agorastos T, Tzafetas J et al. Adenomyosis at hysterectomy: prevalence and relationship tooperative findings and reproductive and menstrual factors. *Clin Exp Obst and Gyn* 1996;53:36-38.
11. Chrysostomou M, Akalestos G, Kallistros S et al. Incidence of adenomyosis uteri in a Greek population. *Acta Obstet Gynecol Scand* 1991;70:441-44.
12. Bergholt T, Eriksen L, Berendt N et al. Prevalence and risk factors of adenomyosis at hysterectomy. *Hum Reprod* 2001;16:2418-21.
13. Uduwela AS, Perera MA, Aiqing L et al. Endometrial-myometrial interface: relationship to adenomyosis and changes in pregnancy. *Obstet Gynecol Surv* 2000;55:390-400.
14. Leyendecker G, Kunz G, Kissler S et al. Adenomyosis and reproduction. *Best Pract Res Clin Obstet Gynaecol* 2006 Aug.;20(4):523-46.
15. Fedele L, Bianchi S, Zanconato G et al. Long-term follow-up after conservative surgery for bladder endometriosis. *Fertil Steril* 2005 June;83(6):1729-33.
16. Landi S, Mereu L, Pontrelli G et al. The influence of adenomyosis in patients laparoscopically treated for deep endometriosis. *J Minim Invasive Gynecol* 2008 Sept.-Oct.;15(5):566-70.
17. Emge LA. The elusive adenomyosis of the uterus: its historic past and its present state of recognition. *Am J Obstet Gynecol* 1962;83:1541-63.
18. Arnold LL, Meck JM, Simon JA. Adenomyosis: evidence for genetic cause. *Am J Med Genet* 1995;55:505e506.
19. Pandis N, Karaiskos C, Bardi G et al. Chromosome analysis of uterine adenomyosis. Detection of the leiomyoma-associated del(7q) in three cases. *Can Genet Cytogenet* 1995;80:118-120.
20. Goumenou AG, Arvanitis DA, Matalliotakis IM et al. Loss of heterozygosity in adenomyosis on hMSH2, hMLH1, p16Ink4 and GALT loci. *Int J Mol Med* 2000;6:667-671.
21. Wang PH, Shyong WY, Lin CH et al. Analysis of genetic aberrations inuterine adenomyosis using comparative genomic hybridization. *Anal Quant Cytol Histol* 2002;24:1-6.
22. Meenakshi M, McCluggage WG. Vascular involvement in adenomyosis: report of a large series of a common phenomenon with observations on the pathogenesis of adenomyosis. *Int J Gynecol Pathol* 2010 Mar.;29(2):117-21.
23. Panganamamula UR, Harmanli OH, Isik-Akbay EF et al. Is prior uterine surgery a risk factor for adenomyosis? *Obstet Gynecol* 2004;104:1034-38.
24. Rabinovici J, Inbar Y, Eylon SC et al. Pregnancy and live birth after focused ultrasound surgery for symptomatic focal adenomyosis: a case report. *Hum Reprod* 2006 May;21(5):1255-59.
25. Matalliotakis IM, Katsikis IK, Panidis DK. Adenomyosis: what is the impact on fertility? *Curr Opin Obstet Gynecol* 2005;17:261-64.
26. Wang PH, Su WH, Sheu BC et al. Adenomyosis and its variance: adenomyoma and female fertility. *Taiwan J Obstet Gynecol* 2009 Sept.;48(3):232-38.
27. Mechsner S, Grum B, Gericke C et al. Possible roles of oxytocin receptor and vasopressin-1α receptor in the pathomechanism of dysperistalsis and dysmenorrhea in patients with adenomyosis uteri. *Fertil Steril* 2010 Dec.;94(7):2541-46.
28. Taran FA, Weaver AL, Coddington CC et al. characteristics indicating adenomyosis coexisting with leiomyomas: a case-control study. *Hum Reprod* 2010 May;25(5):1177-82.
29. Taran FA, Weaver AL, Coddington CC et al. Understanding adenomyosis: a case control study. *Fertil Steril* 2010 Sept.;94(4):1223-28.
30. Levgur M. Diagnosis of adenomyosis. *J Reprod Med* 2007;52:177-93.
31. Goldberger MA, Marshak RH, Hermel M. Roentgen diagnosis of adenomyosis uteri. *Am J Obstet Gynecol* 1949;57:563-68.
32. Reinhold C, Tafazoli F, Wang L. Imaging features of adenomyosis. *Hum Reprod Update* 1998 July-Aug.;4(4):337-49.
33. Bazot M, Darai E, Rouger J et al. Limitations of transvaginal sonography for the diagnosis of adenomyosis with histopathological correlation. *Ultrasound Obstet Gynecol* 2002;20:605-11.
34. Tamai K, Koyama T, Umeoka S et al. Spectrum of MR features in adenomyosis. *Best Pract Res Clin Obstet Gynaecol* 2006 Aug.;20(4):583-602.
35. Meredith SM, Sanchez-Ramos L, Kaunitz AM. Diagnostic accuracy of transvaginal sonography for the diagnosis of adenomyosis: systematic review and metaanalysis. *Am J Obstet Gynecol* 2009 July;201(1):107.e1-6.

36. Tamai K, Togashi K, Ito T et al. MR imaging findings of adenomyosis: correlation with histopathologic features and diagnostic pitfalls. *Radiographics* 2005;25:21-40.
37. Verma SK, Lev-Toaff AS, Baltarowich OH et al. Adenomyosis: sonohysterography with MRI correlation. *AJR Am J Roentgenol* 2009 Apr.;192(4):1112-16.
38. Woodfield CA, Siegelman ES, Coleman BG et al. CT features of adenomyosis. *Eur J Radiol* 2009 Dec.;72(3):464-69.
39. Jeng CJ, Huang SH, Shen J et al. Laparoscopy-guided myometrial biopsy in the definite diagnosis of diffuse adenomyosis. *Hum Reprod* 2007 July;22(7):2016-19.
40. Grow DR, Filer RB. Treatment of adenomyosis with long-term GnRH analogues: a case report. *Obstet Gynecol* 1991;78:538-39.
41. Fedele L, Bianchi S, Frontino G. Hormonal treatments for adenomyosis. *Best Pract Res Clin Obstet Gynaecol* 2008 Apr.;22(2):333-39.
42. Rabinovici J, Stewart EA. New interventional techniques for adenomyosis. *Best Pract Res Clin Obstet Gynaecol* 2006 Aug.;20(4):617-36.
43. Farquhar C, Brosens I. Medical and surgical management of adenomyosis. *Best Pract Res Clin Obstet Gynaecol* 2006 Aug.;20(4):603-16.
44. Imaoka I, Ascher SM, Sugimura K et al. MR imaging of diffuse adenomyosis changes after GnRH analog therapy. *J Magn Reson Imaging* 2002;15:285-90.
45. Khan KN, Kitajima M, Hiraki K et al. Changes in tissue inflammation, angiogenesis and apoptosis in endometriosis, adenomyosis and uterine myoma after GnRH agonist therapy. *Hum Reprod* 2010 Mar.;25(3):642-53.
46. Lin J, Sun C, Zheng H. Gonadotropin-releasing hormone agonists and laparoscopy in the treatment of adenomyosis with infertility. *Chin Med J (Engl)* 2000;113:442-45.
47. Struthers RS, Nicholls AJ, Grundy J et al. Suppression of gonadotropins and estradiol in premenopausal women by oral administration of the nonpeptide gonadotropin-releasing hormone antagonist elagolix. *J Clin Endocrinol Metab* 2009 Feb.;94(2):545-51.
48. Falk RJ, Mullin BR. Exacerbation of adenomyosis symptomatology by estrogen-progestin therapy: a case report and histopathological observations. *Int J Fertil* 1989;34:386-89.
49. Levgur M. Therapeutic options for adenomyosis: a review. *Arch Gynecol Obstet* 2007 July;276(1):1-15.
50. Goldrath MH. Use of danazol in hysteroscopic surgery for menorrhagia. *J Repro Med* 1990;35(Suppl):91-96.
51. Ueki K, Kumagai K, Yamashita H et al. Expression of apoptosis-related proteins in adenomyotic uteri treated with danazol and GnRH agonists. *Int J Gynecol Pathol* 2004;23:248-58.
52. Bragheto AM, Caserta N, Bahamondes L et al. Effectiveness of the levonorgestrel-releasing intrauterine system in the treatment of adenomyosis diagnosed and monitored by magnetic resonance imaging. *Contraception* 2007 Sept.;76(3):195-99.
53. Cho S, Nam A, Kim H et al. Clinical effects of the levonorgestrel-releasing intrauterine device in patients with adenomyosis. *Am J Obstet Gynecol* 2008 Apr.;198(4):373.e1-7.)
54. Soysal S, Soysal ME, Ozer S et al. The effects of post-surgical administration of goserelin plus anastrozole compared to goserelin alone in patients with severe endometriosis: a prospective randomized trial. *Hum Reprod* 2004;19:160-67.
55. Furuhashi M, Miyabe Y, Katsumata Y et al. Comparison of complications of vaginal hysterectomy in patients with leiomyomas and in patients with adenomyosis. *Arch Gynecol Obstet* 1998;262:69-73.
56. Nishida M, Takano K, Arai Y et al. Conservative surgical management for diffuse uterine adenomyosis. *Fertil Steril* 2010 July;94(2):715-19.
57. Morita M, Asakawa Y, Nakakuma M et al. Laparoscopic excision of myometrial adenomyomas in patients with adenomyosis uteri and main symptoms of severe dysmenorrhea and hypermenorrhea. *J Am Assoc Gynecol Laparosc* 2004 Feb.;11(1):86-89.
58. Fujishita A, Masuzaki H, Khan KN et al. Modified reduction surgery for adenomyosis. A preliminary report of the transverse H incision technique. *Gynecol Obstet Invest* 2004;57:132-38.
59. Grimbizis GF, Mikos T, Zepiridis L et al. Laparoscopic excision of uterine adenomyomas. *Fertil Steril* 2008 Apr.;89(4):953-61.
60. Wang CJ, Yuen LT, Chang SD et al. Use of laparoscopic cytoreductive surgery to treat infertile women with localized adenomyosis. *Fertil Steril* 2006 Aug.;86(2):462.e5-8.
61. Maia Jr H, Maltez A, Coelho G et al. Insertion of mirena after endometrial resection in patients with adenomyosis. *J Am Assoc Gynecol Laparosc* 2003 Nov.;10(4):512-16.
62. Siskin GP, Englander M, Stainken BF et al. Embolic agents use for uterine fibroid embolization. *AJR* 2000;175:767-73.
63. Siskin GP, Tublin ME, Stainken BF et al. Uterine artery embolization for the treatment of adenomyosis: clinical response and evaluation with MR imaging. *AJR* 2001;177:297-302.
64. Lupattelli T, Basile A, Garaci FG et al. Percutaneous uterine artery embolization for the treatment of symptomatic fibroids: current status. *Eur J Radiol* 2005;54:136-47.
65. Spies JB, Spector A, Roth AR et al. Complications after uterine artery embolization for leiomyomas. *Obstet Gynecol* 2002;100:873-80.
66. Walker WJ, Pelage JP. Uterine artery embolisation for symptomatic fibroids: clinical results in 400 women with imaging follow up. *BJOG* 2002;109:1262-72.
67. Goldberg J. Pregnancy after uterine artery embolization for leiomyomata: the Ontario Multicenter Trial. *Obstet Gynecol* 2005;106:195-96 (author reply 196).
68. Kim MD, Kim NK, Kim HJ et al. Pregnancy following uterine artery embolization with polyvinyl alcohol particles for patients with uterine fibroid or adenomyosis. *Cardiovasc Intervent Radiol* 2005;28:611-15.
69. Kim MD, Kim S, Kim NK et al. Long-term results of uterine artery embolization for symptomatic adenomyosis. *AJR* 2007 Jan.;188(1):176-81.
70. Pelage JP, Jacob D, Fazel A et al. Midterm results of uterine artery embolization for symptomatic adenomyosis: initial experience. *Radiology* 2005;234:948-53.
71. Bratby MJ, Walker WJ. Uterine artery embolisation for symptomatic adenomyosis – mid-term results. *Eur J Radiol* 2009 Apr.;70(1):128-32.
72. Wang CJ, Yen CF, Lee CL et al. Laparoscopic uterine artery ligation for treatment of symptomatic adenomyosis. *J Am Assoc Gynecol Laparosc* 2002;9:293-96.
73. Kang L, Gong J, Cheng Z et al. Clinical application and midterm results of laparoscopic partial resection of symptomatic adenomyosis combined with uterine artery occlusion. *J Minim Invasive Gynecol* 2009 Mar.-Apr.;16(2):169-73.
74. Hindley J, Gedroyc WM, Regan L et al. MRI guidance of focused,ultrasound therapy of uterine fibroids: early results. *AJR* 2004;183:1713-19.
75. Rabinovici J, Inbar Y, Eylon SC et al. Pregnancy and live birth after focused ultrasound surgery for symptomatic focal adenomyosis: a case report. *Hum Reprod* 2006 May;21(5):1255-59.
76. Fukunishi H, Funaki K, Sawada K et al. Early results of magnetic resonance-guided focused ultrasound surgery of adenomyosis: analysis of 20 cases. *J Minim Invasive Gynecol* 2008 Sept.-Oct.;15(5):571-79.
77. Yang Z, Cao YD, Hu LN et al. Feasibility of laparoscopic high-intensity focused ultrasound treatment for patients with uterine localized adenomyosis. *Fertil Steril* 2009 June;91(6):2338-43.
78. (Kim KA, Yoon SW, Lee C et al. Short-term results of magnetic resonance imaging-guided focused ultrasound surgery for patients with adenomyosis: symptomatic relief and pain reduction. *Fertil Steril* 2010 Oct. 21. [Epub ahead of print]
79. Dong X, Yang Z. High-intensity focused ultrasound ablation of uterine localized adenomyosis. *Curr Opin Obstet Gynecol* 2010 Aug.;22(4):326-30.
80. (Devlieger R, D'Hooghe T, Timmerman D. Uterine adenomyosis in the infertility clinic. *Hum Reprod Update* 2003;9:139-47.
81. Wang PH, Liu WM, Fuh JL et al. Comparison of surgery alone and combined surgical-medical treatment in the management of symptomatic uterine adenomyoma. *Fertil Steril* 2009 Sept.;92(3):876-85.

24 Abordagem Minimamente Invasiva dos Miomas

Claudio Peixoto Crispi
Karen Soto Perez Panisset
Michel de Mello Zelaquett
Marco Aurelio Pinho de Oliveira
Claudio Peixoto Crispi Júnior

- INTRODUÇÃO
- EPIDEMIOLOGIA
- FATORES DETERMINANTES PARA O AUMENTO DE INCIDÊNCIA DOS LEIOMIOMAS
- FISIOPATOLOGIA
- PATOLOGIA
- CLASSIFICAÇÃO
  Leiomiomas especiais
- SINAIS E SINTOMAS
- TRATAMENTO
  Conduta expectante
  Tratamento clínico
  Miomectomia histeroscópica
  Embolização de miomas uterinos
  Miólise
    Termomiólise
    Criomiólise
    Miólise por ultrassonografia focalizada guiada por ressonância magnética (Magnetic Ressonance-guided Focused Ultrasound Surgery – MRgFUS)
  Miomectomia laparoscópica
    Indicação
    Mapeamento pré-operatório
    Técnica cirúrgica
    Evitando o sangramento peroperatório
- REFERÊNCIAS BIBLIOGRÁFICAS

INTRODUÇÃO

A importância do estudo dos leiomiomas uterinos ancora-se em sua frequência, diversidade de apresentações, impacto sobre a função reprodutiva e na multiplicidade de condutas terapêuticas.

Os leiomiomas são tumores benignos formados por fibras musculares lisas com estroma de tecido conectivo em proporções variáveis. Podem ocorrer na parede de vasos sanguíneos, coração, pulmão, superfície peritoneal. Indubitavelmente, incidem mais frequentemente no útero, tanto no corpo quanto na cérvice. Os miomas uterinos são os tumores mais incidentes dentre as mulheres na menacme.

São também denominados fibromas, fibromiomas e leiomiofibromas. No entanto, estes termos são inadequados, já que sua origem é muscular, e o componente conjuntivo não é neoplásico. O termo mioma é usual e corriqueiramente empregado.

EPIDEMIOLOGIA

É a neoplasia benigna mais comum da mulher, respondendo por 95%[1] dos tumores benignos do trato genital feminino. Precisar sua real incidência é uma tarefa árdua, uma vez que os leiomiomas uterinos podem apresentar pequenas dimensões e ausência de expressão clínica. Além disso, sua incidência varia com idade, raça (três a nove vezes mais comuns nas mulheres de raça negra),[2,3] paridade (mais comuns em pacientes nulíparas e inférteis)[4] e método diagnóstico empregado.

Podemos encontrar relatos de incidência de 20% em autópsias de mulheres acima de 35 anos,[5] em estudo de Graves, e a 77% por Cramer e Patel, que investigaram a presença de miomas em espécimes de histerectomia por cortes seriados de 2 mm.[1] Neste estudo, Cramer não detectou diferença no achado histológico de miomas entre os grupos com e sem diagnóstico pré-operatório de miomatose.

Na prática diária 20 a 50% das mulheres na menacme têm diagnóstico de mioma.[6] Sua ocorrência é muito rara na segunda década de vida. Representa a maior causa de histerectomia, o que corrobora sua importância na saúde pública.[7]

FATORES DETERMINANTES PARA O AUMENTO DE INCIDÊNCIA DOS LEIOMIOMAS

1. **História familiar:** risco relativo de 3,47 para desenvolvimento destes tumores em pacientes com história familiar de miomatose uterina.
2. **Raça negra:** maior risco de ter leiomiomas do que a raça branca e de apresentação clínica mais precoce, em maior número e tamanho.[2,3,8]
3. **Nuliparidade:** maior risco de aparecimento de miomas. Gestações com ênfase para aquelas com evolução até o termo, acarretam diminuição do aparecimento dos leiomiomas. Gestações que terminaram em abortamento não reduzem o risco de miomatose uterina.[4]
4. **Obesidade:** risco três vezes maior para pacientes acima de 70 kg.[8]
5. **Fatores aterogênicos:** por exemplo, a hipertensão arterial.[9]

FISIOPATOLOGIA

A fisiopatologia dos leiomiomas não é bem compreendida. As concentrações de hormônios esteroides e a predisposição genética são fatores mais estudados na formação e crescimento dos leiomiomas e parecem ter importância fundamental. Fatores de crescimento tumoral e angiogênese também têm sido relacionados com este processo.

São descritas pelo menos duas etapas distintas no desenvolvimento do mioma:

- A primeira etapa é extremamente comum e corresponde à transformação do miócito normal em anormal. Este processo acontece por uma mutação somática em células miometriais, que resulta em perda progressiva da regulação do crescimento.[10,11] Podem ser encontrados leiomiomas microscópicos em até 77% das mulheres.[1]
- A segunda etapa corresponde à multiplicação clonal, que resulta no crescimento dos leiomiomas microscópicos até seu significado clínico.[11] Esta etapa parece depender da participação de fatores adicionais, e nem sempre ocorre.

Assim, algumas teorias são propostas para a gênese do leiomioma uterino. Descreveremos, sumariamente, alguns fatores que podem acarretar o crescimento da musculatura uterina.

1. **Níveis circulantes de estrogênio:** indubitavelmente, o estrogênio é o principal fator hormonal determinante deste crescimento tumoral. Promove a proliferação celular nos tecidos-alvo embora, isoladamente, não explique a formação do tumor.[12]
2. **Níveis circulantes de progesterona:** a ação da progesterona é tema controverso. Estudos recentes apontam-na como responsável pelo crescimento do mioma.[13] O estrogênio age aumentando os receptores de progesterona, em maior concentração no leiomioma do que nos tecidos normais.[14,15]
3. **Ação sinérgica do hormônio de crescimento com o estrogênio:** o GH também exerce influência no crescimento tumoral.[16-18]
4. **Ação sinérgica do hormônio lactogênio placentário com o estrogênio:** na gravidez ocorre uma diminuição fisiológica do GH. No entanto, o hormônio lactogênio placentário (hPL) apresenta ação semelhante ao GH, participando do crescimento tumoral.[19]
5. **Deficiência de 17-OH-desidrogenase:** representa um conjunto de enzimas responsáveis pela transformação de hormônios esteroides (inclusive os estrógenos) em metabólitos habitualmente mais fracos. No mioma há um aumento da enzima 17-OH-desidrogenase do tipo I, que transforma a estrona em estradiol. Este fato sugere que os leiomiomas criam um ambiente hiperestrogênico que estimula seu crescimento.[20]
6. **Aromatase:** enzima que faz parte da família do citocromo P-450, com a função de catalisar a conversão de andrógenos em estrógenos (androstenediona em estrona). O tecido miomatoso apresenta maiores concentrações desta enzima do que o miométrio normal. Este fato sugere que o leiomioma produz um ambiente hiperestrogênico que mantém e instiga seu crescimento.[21]
7. **Influência genética:** seu papel na gênese e no crescimento dos leiomiomas é ainda indeterminado. Fatores genéticos recessivos correspondem à predisposição hereditária para a miomatose uterina. Cerca de 40% dos miomas apresentam anormalidades cromossômicas em suas células. Os leiomiomas apresentam diversos subgrupos de cariótipos diferentes entre si. Isto parece indicar que o tumor é uma manifestação fenotípica comum a diversos eventos genéticos diferentes. Há, também, uma grande discordância entre as anormalidades cariotípicas dos miomas e dos sarcomas, fato que sugere que os tumores benignos e malignos da musculatura uterina surgem por diferentes vias patogênicas.[10,11]
8. **Anormalidades na vascularização e fatores angiogênicos de crescimento:** o útero miomatoso apresenta número maior de vênulas e arteríolas, e ainda mais calibrosas que nos úteros não miomatosos. As explicações iniciais para esta ectasia vascular baseavam-se na compressão mecânica dos miomas sobre as estruturas vasculares. No entanto, atualmente, a hipótese mais aceita é de que estas anormalidades da vascularização resultem de modificações moleculares. É possível que aí se concentre o mecanismo de ação das micropartículas de polivinilálcool (PVA) com 355 a 500 micra de diâmetro, utilizadas na embolização dos miomas uterinos. Estas partículas alojar-se-iam preferencialmente nos vasos ectasiados, preservando a microcirculação não patológica e menos calibrosa.[22]
9. **Anormalidades na regulação da produção dos colágenos tipos I e III:** miomas também constituem uma manifestação de um processo fibrótico. Neste caso, evidencia-se um distúrbio na regulação da produção dos colágenos tipos I e III, que representam os principais componentes da matriz extracelular que diferenciam os miomas do miométrio normal. Além das vias patogenéticas referidas, existem estudos acerca dos fatores transformadores do crescimento.
10. **Fatores de crescimento EGF (*Epidermal Growth Factor*), IGF (*Insulin Growth Factor*):** apresentam maior expressão nos leiomiomas do que no miométrio normal.[23,24]
11. **Fator de crescimento tumoral β e fator estimulador de colonização granulocítico-macrofágica:** TGF-β e o GM-CSF parecem estar envolvidos na gênese dos miomas e de outros processos fibróticos.[23]

PATOLOGIA

Os leiomiomas são tumores nodulares que podem ser únicos ou múltiplos, pequenos ou gigantes, pediculados ou sésseis. Podem acarretar aumento simétrico do útero ou distorção expressiva de seu contorno. Caracteristicamente, são tumores bem delimitados, circunscritos e pseudocapsulados, o que permite sua enucleação cirúrgica da musculatura normal com relativa facilidade. Podem localizar-se no colo uterino (cervicais), no istmo (ístmicos) ou no corpo uterino (corporais, os mais comuns) (Figs. 24-1 e 24-2).

O aspecto macroscópico é brancacento e endurecido, com brilho nacarado ou róseo, de consistência amolecida, cística ou elástica. A cor e a consistência podem alterar-se em função da proporção de tecidos conjuntivo e muscular e de diversos processos degenerativos. O predomínio de tecido conjuntivo confere ao leiomioma consistência dura e aparência brancacenta. O predomínio de tecido muscular confere coloração rósea e consistência amolecida (Fig. 24-3).

Do ponto de vista histológico, as fibras musculares lisas distribuem-se de forma espiralar, com tecido conjuntivo de permeio. Os leiomiomas são tumores com poucas mitoses. O número de mitoses normal é de até 2 mitoses por 10 campos de grande aumento (CGA), independente da presença de pleomorfismo, atipia celular, ou células gigantes. Na ausência de atipia ou pleomorfismo, são aceitas até cinco mitoses/10 CGA (Fig. 24-4).

Alterações degenerativas secundárias, geralmente por suprimento sanguíneo deficiente, não são incomuns. As principais degenerações estão resumidas no Quadro 24-1.

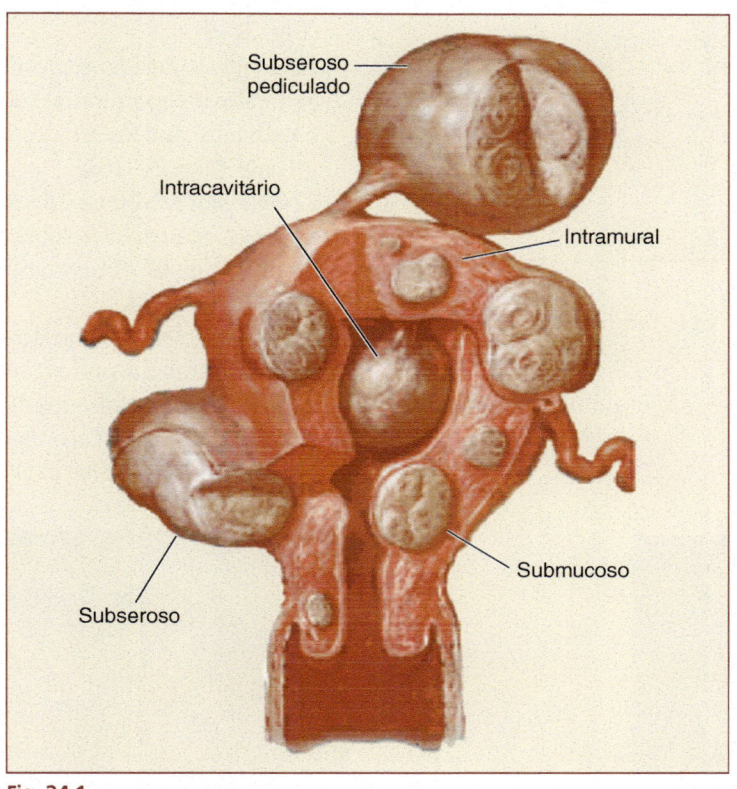

Fig. 24-1
Distribuição possível dos miomas na estrutura uterina.

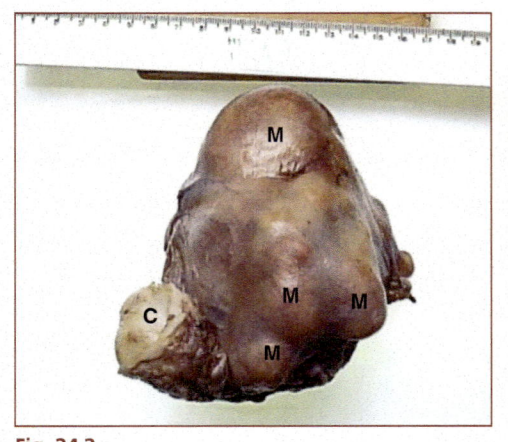

Fig. 24-2
Aspecto macroscópico útero polimiomatoso.
C = Colo uterino; M = Miomas.

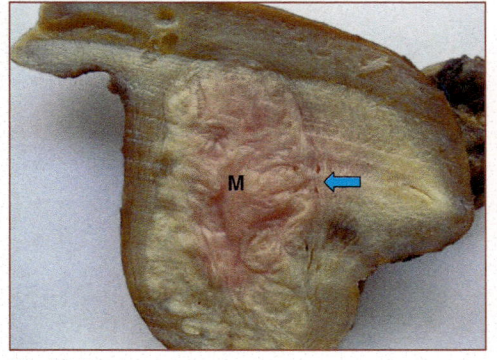

Fig. 24-3
Macroscopia de um mioma intramural.
M = Mioma; seta = Pseudocápsula.

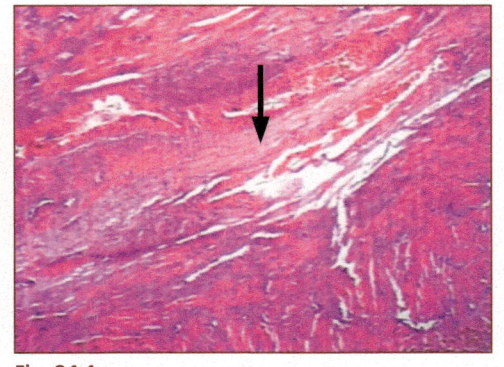

Fig. 24-4
Aspecto microscópico do mioma.
Seta = Pseudocápsula.

Quadro 24-1 | Principais alterações degenerativas dos leiomiomas

- *Hialina:* é a mais comum. Caracteriza-se pela presença de um tumor amolecido. Origina-se a partir da diminuição do fluxo sanguíneo para o leiomioma
- *Cística:* é secundária à liquefação das áreas com degeneração hialina, com formação de coleções líquidas
- *Mucoide:* possui cistos preenchidos com material gelatinoso
- *Rubra, vermelha ou carnosa:* degenerações que podem ocorrer durante a gravidez. É mais comum nos leiomiomas intramurais. Podem acarretar dor, hipertermia e até ruptura dos tumores, culminando com quadro de abdome agudo. Derivam de obstruções venosas pelo rápido crescimento tumoral
- *Gordurosa:* é rara. Apresenta depósito de tecido gorduroso no interior das fibras musculares lisas
- *Calcificação:* resulta do acúmulo de cálcio em áreas onde o suprimento sanguíneo do tumor é deficitário, de forma similar ao que acontece nos tumores que sofreram necrose, degeneração gordurosa ou após a menopausa
- *Necrose:* resulta da interrupção do fluxo sanguíneo. Pode ocorrer em qualquer tipo de mioma. No entanto, é mais comum nos miomas pediculados, sobretudo naqueles com pedículo longo, mormente em casos de torção pedicular
- *Sarcomatosa:* corresponde à degeneração maligna. É extremamente rara, encontrada em menos de 0,5% dos casos.[25] Não se sabe se o tumor origina-se a partir das células musculares ou das células conjuntivas. Apresenta comportamento extremamente agressivo, com crescimento rápido. Encontra-se, quase que exclusivamente, na pós-menopausa

CLASSIFICAÇÃO

Empregam-se fundamentalmente dois fatores para sua classificação:

- Porção uterina onde se localizam os leiomiomas: permite a categorização em:
  - Cervicais.
  - Ístmicos.
  - Corporais: representam 98% dos casos.
- Posição relativa às diversas camadas uterinas:
  - Subseroso: originam-se abaixo da serosa uterina, sob o peritônio visceral uterino. É o que apresenta menos manifestações clínicas (Fig. 24-5).
  - Intramural ou intersticial: localiza-se na intimidade do miométrio (musculatura uterina). Representa uma forma intermediária que, à medida que cresce, pode evoluir para subseroso ou submucoso (Figs. 24-6 e 24-7).
  - Submucoso: localiza-se abaixo da mucosa uterina. É a forma que cursa com mais episódios hemorrágicos em razão da íntima relação com a mucosa endometrial (Fig. 24-8).

Leiomiomas especiais

- *Leiomiomas pediculados* correspondem a um tipo especial de miomas. Podem ser originalmente subserosos ou submucosos (Fig. 24-9).
- *Leiomiomas paridos* representam o crescimento excessivo do pedículo dos leiomiomas submucosos. À medida que se alonga o pedículo, podem ser expulsos da cavidade uterina por meio do colo (Fig. 24-10).
- *Leiomiomas parasitos* podem-se originar a partir do contato dos miomas pediculados subserosos com o omento, no caso da existência de suprimento sanguíneo, evoluindo com atrofia do pedículo original.
- *Leiomiomas intraligamentares:* em relação à localização, os leiomiomas também podem ser intraligamentares. Nestes casos, crescem entre os folhetos do ligamento largo. Possuem íntima relação anatômica com os ureteres, podendo acarretar compressão do trato urinário (Fig. 24-11).

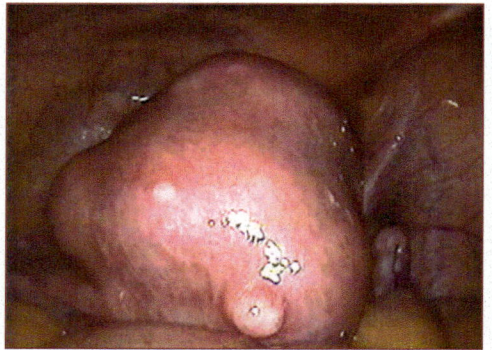

Fig. 24-5
Miomas subserosos.

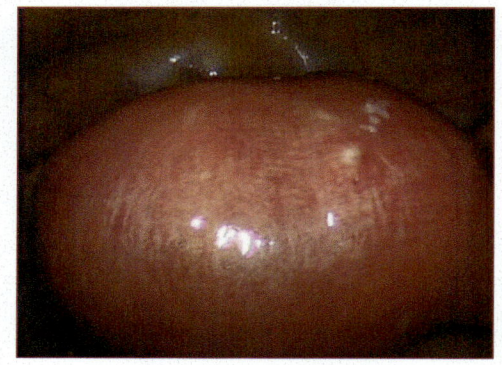

Fig. 24-6
Miomas intramurais.

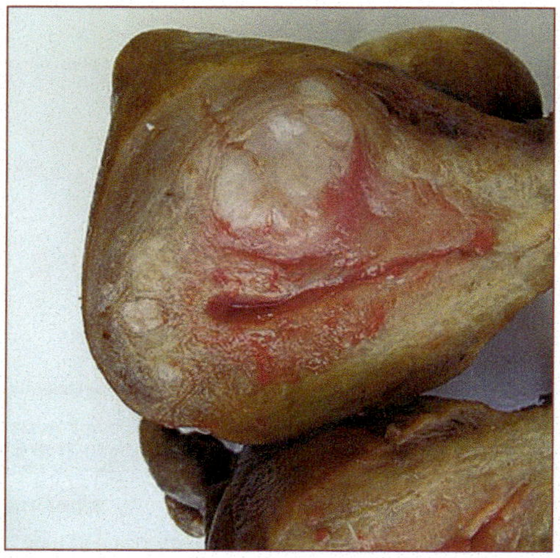

Fig. 24-7
Leiomiomas intramurais isolados. Há um grande intramural e vários pequenos acima.

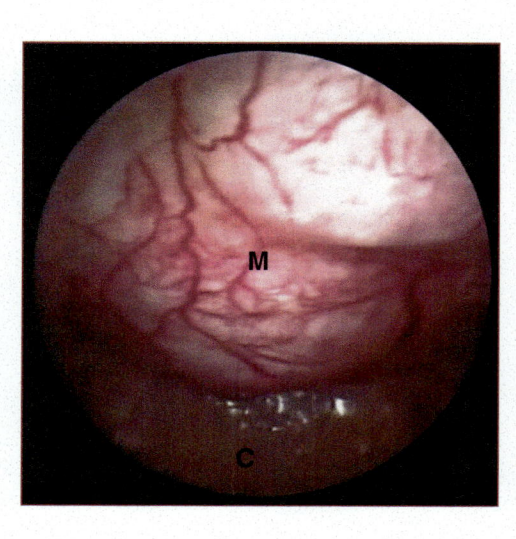

Fig. 24-8
Mioma submucoso.
C = Cavidade uterina;
M = Mioma.

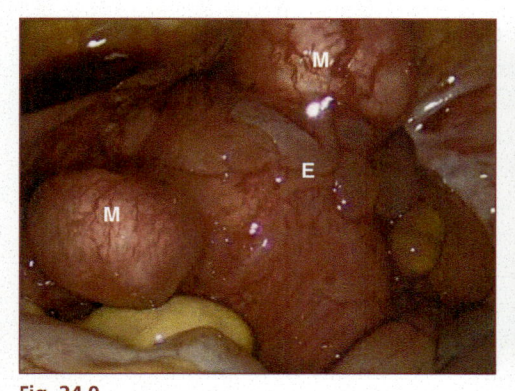

Fig. 24-9
Miomas pediculados. M = Miomas pediculados; E = Endometriose peritoneal.

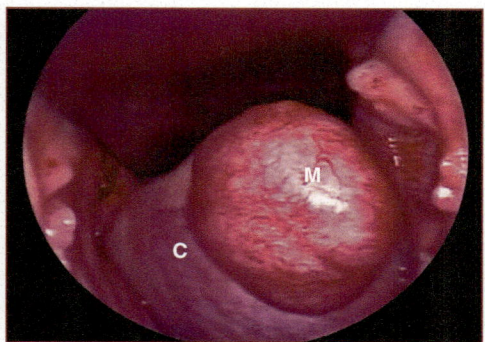

Fig. 24-10
Mioma parido, visão. M = Mioma parido; C = Colo uterino.

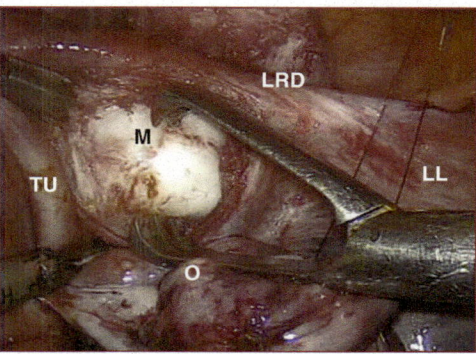

Fig. 24-11
Mioma intraligamentar. M = Mioma; LRD = Ligamento redondo direito; LL = Ligamento largo; TU = Tuba uterina; O = Ovário.

SINAIS E SINTOMAS

A maioria das pacientes com leiomiomas é assintomática. Outros casos apresentam, em algum momento, sintomas significativos como sangramento uterino anormal, dor pélvica ou disfunções reprodutivas, que necessitam de tratamento.

A localização do mioma é o fator mais importante na determinação do quadro clínico. Os leiomiomas submucosos, mesmo pequenos (p. ex., 1 cm), podem provocar sangramento uterino anormal. Por outro lado, os leiomiomas subserosos raramente produzirão este sintoma. No entanto, podem acarretar dor pélvica e, quando muito volumosos, pode haver aumento da frequência urinária. Raramente, os miomas volumosos provocam compressão dos ureteres e danos à função renal.

O padrão de sangramento provocado pelos miomas corresponde ao aumento da frequência, duração e intensidade do fluxo menstrual. Sangramento uterino intermenstrual, sangramento vaginal pós-coito e outros padrões irregulares de sangramento vaginal geralmente não são causados pela presença de miomas e devem remeter à investigação de possível patologia endometrial.

Ocasionalmente, os miomas podem provocar dor aguda quando em processo de degeneração. Entretanto, a presença de outras patologias associadas, como endometriose e/ou adenomiose, deve ser cogitada como gatilho para o fenômeno doloroso.

Miomas intramurais e subserosos menores que 6 cm dificilmente são causa de infertilidade. No entanto, os miomas submucosos que provocam sangramentos anormais ou distorcem a arquitetura da cavidade uterina podem comprometer a nidação e a evolução de uma gestação.

O "crescimento rápido" de tumor uterino em pacientes no climatério, sem reposição hormonal, deve levantar a suspeita de sarcoma uterino. Nestes casos, a indicação cirúrgica deve ser imediata. Vale lembrar que o achado histopatológico de sarcoma uterino, tanto entre os leiomiomas com uma mudança súbita de volume quanto nos demais, é encontrado em apenas 0,2% das peças de histerectomia[26] (Fig. 24-12 e Quadro 24-2).

O Quadro 24-2 resume as principais manifestações clínicas dos leiomiomas.

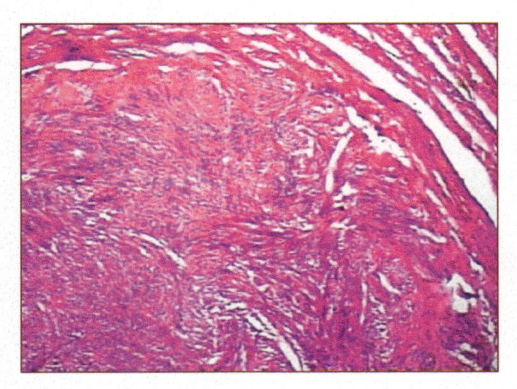

Fig. 24-12
Leiomioma constituído por feixes de músculo liso proliferados e multidirecionais.

Quadro 24-2 Principais manifestações clínicas dos leiomiomas

- Sangramento uterino anormal: é o sintoma mais frequentemente associado aos leiomiomas uterinos. Apresenta-se como aumento na frequência, na duração e na intensidade do fluxo menstrual. A fisiopatologia do sangramento uterino anormal nestes casos não é totalmente conhecida. O aumento da superfície endometrial sangrante, a compressão e congestão venosa no miométrio e endométrio e, por fim, a dificuldade de contração miometrial são fatores possivelmente envolvidos. Representa a principal indicação cirúrgica nas pacientes com leiomiomas
- Dor pélvica e dismenorreia: são sintomas inespecíficos
- A isquemia é a responsável pela dor proveniente do próprio tumor. Geralmente, a dor deriva da compressão de estruturas contíguas. Manifesta-se como dor hipogástrica com irradiação para a região lombar e membros inferiores, e dispareunia (resultante da congestão pélvica). Podem, também, derivar da torção pedicular ou degeneração miomatosa
- Aumento do volume abdominal: pode ocorrer quando miomas volumosos ultrapassam os limites da cavidade pélvica
- Não é infrequente a presença de tumores que alcançam o mesogástrio, conferindo um aspecto gravídico ao abdome
- Compressão geniturinária: os leiomiomas volumosos, aqueles situados no istmo uterino ou os intraligamentares podem acarretar compressão vesical e/ou ureteral. Podem desencadear polaciúria (que pode aparecer mesmo em tumores pequenos em razão da compressão vesical), incontinência urinária, hidronefrose e infecções urinárias. Obstrução ureteral com hidronefrose pode ocorrer em tumores volumosos que ultrapassam a sínfise púbica. A compressão ureteral é 3 a 4 vezes mais comum à direita porque o ureter esquerdo está protegido pelo cólon sigmoide
- Distúrbios intestinais: a compressão do reto pode acarretar constipação, fezes em fita e hemorroidas
- Infertilidade: os leiomiomas isoladamente não acarretam infertilidade. A oclusão dos óstios tubários, alterações endometriais vasculares que impedem a nidação, leiomiomas submucosos que causam reação similar a dispositivos intrauterinos e a incapacidade de distensão uterina na miomatose múltipla ou volumosa são alguns dos mecanismos que podem interferir na concepção ou mesmo suscitar a interrupção precoce da gravidez

TRATAMENTO

Os fatores que determinam a conduta em cada caso são:

- Tamanho.
- Número de miomas.
- Localização dos leiomiomas.
- Sintomas causados pelos leiomiomas.
- Idade e expectativa da paciente em relação ao seu futuro reprodutivo.
- Treinamento e habilidade cirúrgica do ginecologista, aliados à maior ou menor disponibilidade de equipamentos sofisticados de videocirurgia e radiologia intervencionista.

Conduta expectante

As pacientes assintomáticas devem ser acompanhadas clinicamente, não se justificando qualquer tipo de tratamento. São indicados exames clínico e ultrassonográfico periódicos a fim de monitorar o volume e a velocidade de crescimento dos leiomiomas.

A conduta expectante também está indicada nas pacientes oligossintomáticas e naquelas na perimenopausa. Observa-se que a queda do nível estrogênico na pós-menopausa reduz o tamanho tumoral e extingue a queixa de sangramento relacionado com o mioma.

Tratamento clínico

Diversas opções para o tratamento medicamentoso do mioma uterino estão disponíveis, porém têm aplicabilidade limitada. Têm como objetivo a redução do volume tumoral e controle da anemia no pré-operatório e são utilizadas, principalmente, nas pacientes na perimenopausa ou para aquelas com risco cirúrgico elevado. São elas: progesterona (caindo em desuso pelo risco potencial de aumento do leiomioma), danazol, gestrinona e análogos do GnRH. Os miomas frequentemente retomam seu crescimento após a interrupção dos medicamentos.

O danazol é útil na indução da amenorreia e controle da anemia secundária a sangramentos relacionados com os leiomiomas. No entanto, seu efeito na redução volumétrica do tumor é insuficiente. Por outro lado, a gestrinona, além de levar à amenorreia e acarretar diminuição volumétrica dos miomas, apresenta ação persistente de até 18 meses na diminuição deste volume em 89% das suas usuárias.[27] A dose recomendada pelos fabricantes geralmente não é suficiente para atingir o efeito desejado. Assim, devem ser utilizados 2,5 mg da droga por dia ou em dias alternados, dosagem esta capaz de gerar uma resposta clínica adequada.[28]

Progestogênios, como a medoxiprogesterona, vêm sendo empregados na tentativa de impedir o desenvolvimento volumétrico dos miomas. Este tipo de medicação consegue obter, em alguns casos, a diminuição temporária do sangramento causado pelos miomas. Estudos recentes evidenciam que os leiomiomas dispõem de receptores para estrogênios e para progestogênios, apresentando redução de seu volume quando utilizamos drogas antiprogesterônicas, como o Mifepristone (RU-486). Hipoteticamente, portanto, alguns miomas poderiam apresentar crescimento em vez de estabilização ou diminuição de seu volume, quando expostos aos progestogênios.[13] Apesar de não haver ainda um estudo controlado a respeito, temos tido a oportunidade de observar alguns miomas que apresentaram crescimento exponencial após serem expostos à medoxiprogesterona.

Os análogos do GnRH têm sido as drogas de linha de frente no tratamento medicamentoso dos miomas. Produzem uma redução entre 35 e 65% no volume dos miomas, assim como amenorreia na maioria das pacientes.[29] O uso de análogos deve ter duração limitada, pois acarreta hipoestrogenismo grave, que causa sintomatologia intensa e perda de massa óssea. São cada vez mais relatados casos de osteoporose grave e fraturas patológicas após uso prolongado. Em contrapartida, a reincidência do sangramento e a retomada do crescimento dos miomas são frequentes, quando há interrupção do tratamento.

O uso de análogos do GnRH no preparo pré-operatório da miomectomia tem benefício evidenciado na literatura.[29] A diminuição da anemia pré-operatória, do sangramento intraoperatório e menor necessidade de transfusões em miomectomias realizadas após o uso dos análogos do GnRH são justificativas para seu uso em casos selecionados, por três meses no preparo pré-operatório da miomectomia. Alguns cirurgiões laparoscópicos referem que a utilização dos análogos do GnRH dificulta a identificação e a dissecção do plano entre o mioma e o miométrio sadio, interferindo de forma negativa na prática da miomectomia. É prudente estabelecer um prazo de aproximadamente 60 dias após a aplicação da última dosagem para realizar a miomectomia. Dessa forma, geralmente ainda não ocorreu novo crescimento dos tumores e o plano em torno da pseudocápsula do mioma tornou-se novamente dissecável como antes do uso da medicação.

Miomectomia histeroscópica

Esta é uma técnica para remoção de miomas submucosos ou submucosos com componente intramural, com grandes vantagens sobre todas as outras abordagens para miomas.[32]

Apesar de exigir altos níveis de treinamento e habilidade manual do ginecologista, pode ser feita em regime de *day-clinic*, com anestesia regional e tem uma recuperação pós-operatória muito rápida. A remissão dos sintomas como menorragia é muito boa, com menos de 16% das pacientes necessitando de reintervenção quando acompanhadas por um prazo de 9 anos. Os índices de fertilidade no pós-operatório são excelentes, e não existem casos relatados de ruptura uterina em gestação após miomectomia histeroscópica. Sempre que esta abordagem for factível deve ser a preferida sobre quaisquer outras[33] (Fig 24-13).

Embolização de miomas uterinos

A embolização dos miomas uterinos (EMU) é executada essencialmente por um radiologista intervencionista ou cirurgião en-

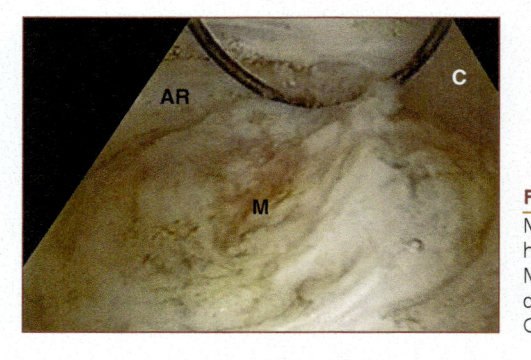

Fig. 24-13
Miomectomia histeroscópica.
M = Mioma; AR = Área de ressecção;
C = Cavidade uterina.

dovascular. No entanto, a indicação do procedimento e o acompanhamento evolutivo do processo de degeneração dos miomas e da melhora progressiva dos sintomas causados pelos miomas uterinos é um papel do ginecologista.

A EMU é realizada utilizando-se de um equipamento de radiologia digital, em geral, localizado numa hemodinâmica. O procedimento baseia-se na introdução de um cateter 5F na artéria femoral, em geral à direita, pela técnica de Seldinger (Fig. 24-14). Após realização de aortografia e arteriografia de artérias ilíacas, introduz-se um microcateter de 2,8F, que trafega pelo interior do cateter 5F, num sistema chamado coaxial. Com este microcateter é realizado o cateterismo superseletivo das artérias uterinas, com injeção lenta e progressiva de microsferas, sob constante visualização, que se alojarão exclusivamente na microcirculação terminal que nutre os miomas, interrompendo o fluxo arterial para os miomas (Fig. 24-15). As microsferas injetadas podem ser de povinilálcool ou trisacril gelatina, sem diferenças significativas nos resultados. A obstrução do fluxo sanguíneo dos miomas induz o fenômeno de degeneração hialina. Este processo de degeneração não é prejudicial ao restante do útero e não está associado a processo infeccioso, exceto em miomas submucosos embolizados e degenerados que podem ser alvo de infecção ascendente a partir do canal vaginal e endocervical. O procedimento é realizado sob anestesia raquidiana, a fim de controlar a dor pós-embolização, causada pelo infarto dos miomas.

Seu uso foi relatado inicialmente em 1995, por Ravina, que o realizou pela primeira vez em Paris, França. Logo em seguida, em 1996, foi realizada pela primeira vez na América do Norte em Los Angeles, por Goodwin e McLucas. Em 1999, na cidade de Cabo Frio, RJ, Brasil, este procedimento foi pioneiramente realizado na América Latina, por Barrozo e Sant'anna. Seus resultados em relação ao controle da menorragia são reportados como satisfatórios por 90 a 95% das pacientes.[34-36] A necessidade de outras intervenções (histerectomia, miomectomia e nova embolização) parece estar relacionada com a formação de anastomose, identificada por angiografia, entre as artérias uterina e ovariana após a embolização. A diminuição volumétrica do conjunto formado por útero e miomas tem sido de cerca de 65% ao final de 12 meses.[37]

As indicações da EMU ainda não estão claramente estabelecidas, mas a condição básica para que a embolização possa ser indicada é a presença de vascularização dos miomas, evidenciada pela captação de contraste ao exame de ressonância magnética de pelve. Miomas pediculados com diâmetro do pedículo inferior à metade do diâmetro do mioma em geral são contraindicados, por conta do risco de se desprenderem do útero e parasitarem outros órgãos intra-abdominais, como omento e intestino. Os miomas submucosos factíveis de ressecção histeroscópica também são contraindicados, visto que o procedimento histeroscópico apresenta menores riscos e melhores resultados. Como outras contraindicações relativas temos o uso prévio de análogos do GnRH, oclusão prévia das artérias hipogástricas ou das artérias uterinas e em pacientes pós-menopausa. Já as contraindicações absolutas para realização da EMU são infecção do trato geniturinário, doenças malignas pélvicas, tumores ovarianos, doença vascular grave que dificulte o acesso das artérias uterinas, alergia a contraste iodado e insuficiência renal.[38]

Não há contraindicação a EMU no que se refere a volume uterino. No entanto, há evidências que pacientes com mioma único volumoso ou com úteros miomatosos muito volumosos podem não ter melhora evidente dos sintomas e apresentarem menor índice de satisfação com o tratamento. Miomas hiperintensos nas sequências ponderadas em T2 à ressonância magnética apresentam maior redução do seu volume.[39] Em nossa experiência observamos que pacientes com úteros palpáveis até 2 a 4 cm acima da cicatriz umbilical apresentam melhores resultados e maior satisfação na redução do volume uterino.

O sangramento uterino anormal causado pelos miomas, associado ou não ao quadro anêmico, configura numa das indicações mais apropriadas para o tratamento dos miomas por meio da embolização. A melhora dos sintomas hemorrágicos pode atingir até 95% dos casos, estando associado a um alto índice de satisfação das pacientes que apresentam o sangramento uterino anormal como queixa principal.

Ravina e McLucas demonstraram índices de gestações satisfatórios após embolização de miomas.[40,41] A técnica de embolização parece ser grande aliada da miomectomia. A cirurgia após

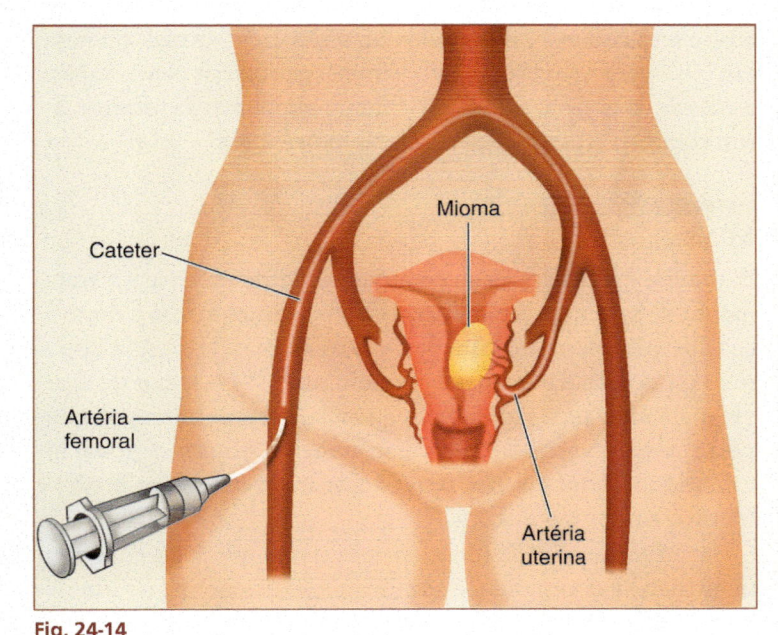

Fig. 24-14
Introdução do cateter pela artéria femoral.

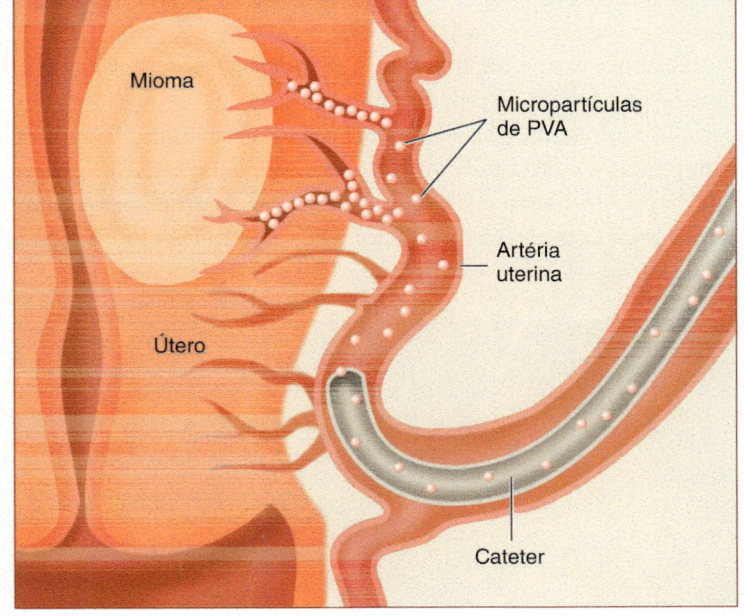

Fig. 24-15
Introdução de microesferas nas artérias na microcirculação.

a embolização se torna mais fácil (Fig. 24-16), com plano de clivagem bem definido, e muito mais exangue. Nas pacientes que ainda desejam gestar e cuja miomectomia seria de difícil execução ou com risco significativo de histerectomia, a embolização pode ser realizada em um primeiro tempo. Assim, torna-se factível uma miomectomia laparoscópica que talvez não fosse possível pelo tamanho, posição ou multiplicidade dos miomas. É importante lembrar que os outros pequenos miomas existentes, que poderiam levar a uma recidiva e necessidade de novas miomectomias no futuro, foram tratados com a embolização pré-operatória. Atualmente, a embolização vem sendo utilizada como alternativa à miomectomia mesmo em pacientes que desejam preservar sua fertilidade

Em recente estudo randomizado, foi feita comparação entre miomectomia e embolização em pacientes que desejavam gestar. Num total de 121 pacientes analisadas, 58 foram submetidas à embolização, e 63 à miomectomia. Não houve diferenças significativas entre os dois grupos no que se refere à taxa de sucesso técnico, à eficácia na melhora da sintomatologia, aos níveis de FSH após o procedimento, ao número de reintervenções para a recidiva dos miomas, ou a taxas de complicação. Quarenta mulheres após a miomectomia e 26 após a embolização tentaram engravidar e, destes, foram registradas 50 gestações em 45 mulheres. Foram observados mais gestações e menos abortamentos espontâneos após a miomectomia do que após a embolização dos miomas uterinos. No entanto, os resultados obstétricos e perinatais foram semelhantes aos dois grupos, fato associado pelo estudo ao baixo número de gestações após a embolização. Concluiu-se, então, que a embolização é menos invasiva, igualmente eficaz para melhora dos sintomas e tão segura quanto a miomectomia. Entretanto, a miomectomia parece ter melhores desfechos reprodutivos nas pacientes que desejam gestar logo após o procedimento.[42]

A síndrome pós-embolização dos miomas uterinos, em geral, surge no período de até 72 horas após o procedimento e consiste na presença de náuseas, vômitos, dor em baixo ventre do tipo cólicas e febre. Estes sintomas têm sido bem menos frequentes com o uso de morfina na anestesia raquidiana, de anti-inflamatórios não hormonais e de antieméticos. Os sintomas da síndrome pós-embolização tendem a ser progressivamente menos intensos, possibilitando alta hospitalar cerca de 24 horas após o procedimento e o retorno às atividades cotidianas de 7 a 10 dias após a EMU.

Embora extremamente rara, a histerectomia deve ser considerada como uma alternativa para tratamento de algumas das complicações da EMU. Portanto, todas as pacientes que vão ser submetidas à EMU devem ser informadas sobre o risco, ainda que baixo, de histerectomia. A infecção é a complicação mais grave, pois pode levar à histerectomia e mais gravemente à sepse.

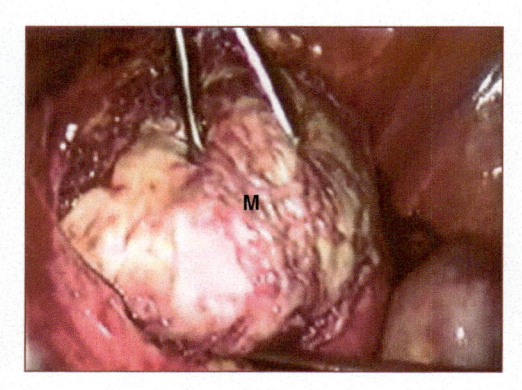

Em geral ela está associada à presença de miomas submucosos degenerados e é evitada com o uso de antibioticoprofilaxia e com o planejamento adequado da retirada do mioma degenerado por via histeroscópica.

A amenorreia provocada pelo procedimento de EMU é especialmente temida em pacientes jovens e com desejo reprodutivo. A amenorreia frequentemente é devida à falência ovariana por embolização inadvertida da artéria útero-ovariana ou, em menor escala, pela radiação ionizante em que o ovário fica exposto. Técnicas de redução da exposição da radiação ionizante, se utilizadas, podem reduzir em até 57% a estimativa de dose ovariana absorvida.[43] A utilização de microcateter para o cateterismo superseletivo da artéria uterina permite que o cateter seja levado ao ponto mais distal possível, diminuindo as chances de embolização inadvertida não só dos ovários, mas também do colo uterino e da vagina.

A amenorreia transitória ou permanente pode estar presente de 2 a 15% dos casos. Contudo, é mais comum em mulheres na perimenopausa. Goodwin *et al.* relataram amenorreia permanente em uma de cada 57 mulheres na pré-menopausa (2%) após a EMU.[44] Spies *et al.* relataram, em 3 meses de acompanhamento, amenorreia em 11 das 181 pacientes (6%), que acabou por ser temporária em 7 e permanente em 4.[45] Pelage *et al.* relataram amenorreia em 6 das 76 pacientes (8%), 4 das quais acabaram por ser permanentes.[46] Chrisman *et al.* registraram a maior incidência de amenorreia, 10 pacientes das 65 tratadas (15%). Em 9 dessas pacientes, os resultados clínicos e bioquímicos eram consistentes com falência ovariana e menopausa. Todas as pacientes que ficaram amenorreicas nesse estudo, no entanto, tinham mais de 45 anos.[47] Spies *et al.* estudaram a função ovariana após a EMU com a dosagem seriada de FSH em 63 pacientes e encontraram relação com a idade nos níveis elevados de FSH. Embora nenhuma das pacientes ter desenvolvido amenorreia após a embolização, as mulheres com mais de 45 anos de idade parecem ter chance maior de desenvolver amenorreia, pois apresentaram aumento de 15% dos níveis esperados de FSH basal para o período da perimenopausa.[48]

A embolização dos miomas uterinos é um procedimento de emprego relativamente recente, se comparado com a miomectomia. Suas indicações e sua técnica vêm sendo constantemente aperfeiçoadas e seus resultados observados em séries cada vez mais numerosas. No entanto, ainda mais estudos serão necessários para comparar a eficácia da embolização para o futuro reprodutivo da paciente, assim como ela é para a melhora da sintomatologia.

Miólise

A miólise está relacionada com os procedimentos para o tratamento de miomas sintomáticos. O procedimento visa à destruição dos miomas usando um dos vários sistemas de energia disponíveis concentrada no interior do mioma.[30,31] Os meios de energia mais utilizados são: radiofrequência, energia monopolar, bipolar, *laser*, criomiólise e, mais recentemente, ultrassonografia focalizada, monitorada por ressonância magnética com controle térmico em tempo real.

Para termomiólise (*laser*, energia mono e bipolar e a radiofrequência) e criomiólise, a administração da energia no interior do mioma requer o acesso por via laparoscópica, e, em alguns casos, por via histeroscópica. Para ultrassonografia focalizada, a

Fig. 24-16
Mioma com degeneração isquêmica após embolização.
M = Mioma.

energia é entregue por um conjunto de feixes ultrassônicos externos à paciente. Até o momento, as avaliações clínicas têm sido limitadas em séries de casos, mas é evidente que a abordagem resulta em um grau variável de redução da massa total do útero e miomas, com redução da sintomatologia. São necessários ensaios a longo prazo para avaliar adequadamente seus resultados e compará-los com miomectomia, embolização das artérias uterinas, entre outras técnicas discutidas neste capítulo.

▪ Termomiólise

Por via laparoscópica

No início dos anos 1990, a coagulação dos miomas (miólise) teve seus primeiros relatos, sendo todos realizados sob orientação laparoscópica. Os meios de energias utilizados foram: *laser*, sonda de radiofrequência ou energia elétrica (monopolar ou bipolar), em um processo denominado termomiólise.

Nestes processos, estas fontes de energias são convertidas em calor no tecido, causando necrose de coagulação e desvascularização no tecido tratado. A extensão da necrose depende da quantidade de energia empregada, o que torna esta técnica difícil de prever e controlar o dano tecidual.

A fibra de *laser* ou os eletrodos são passados pelos canais cirúrgicos ou cânulas auxiliares que são usados para perfurar o mioma. Esta manobra é repetida várias vezes de forma concêntrica. Após o procedimento, a área tratada pode ser coberta com algum tipo de barreira (Interceed® – ver Capítulo 17 – Aderências Pélvicas) para reduzir o risco de formação de aderências. Esta técnica demonstrou redução acentuada no volume do mioma em 6 meses de até 50% do seu tamanho original.[73] Vários autores relataram alguns resultados adversos relacionados, tais como a ruptura uterina em gestações futuras.[74] O início da embolização das artérias uterinas na década de 1990, o possível impacto sobre a fertilidade e os relatos de ruptura uterina contribuíram, negativamente, para o atraso do desenvolvimento da técnica.

Por via histeroscópica

Na tentativa de diminuir os efeitos adversos da miólise laparoscópica (aderências e ruptura uterina, por exemplo) e de tornar o método menos invasivo, o uso da via transcervical tem sido proposto como alternativa.

Em um estudo pré-clínico foi avaliada a possibilidade com *probe* condutor de energia elétrica monopolar com ponta ecogênica é introduzido por via transcervical, utilizando histeroscópio com canal cirúrgico e guiado por ultrassonografia. A maioria dos miomas uterinos é claramente identificada com a ultrassonografia transvaginal, facilitando o posicionamento do *probe*, semelhante à colocação de agulha para a captação de óvulos. O uso do doppler colorido de varredura identifica com precisão o suprimento vascular, e este pode ser cauterizado. Quando a agulha estiver posicionada, o dispositivo é ativado para coagular o fornecimento sanguíneo do mioma ou o seu núcleo com a utilização de anergia a 20 W por 10 segundos, produzindo infarto do mesmo.[75]

Por via transvaginal

Kim *et al.*,[76] em seu estudo, propuseram o uso da energia de radiofrequência (RF) por via transvaginal guiado por ultrassonografia para realização de miólise.

De outubro de 2004 a outubro de 2008, 69 mulheres na pré-menopausa e com miomas uterinos sintomáticos foram submetidas a este procedimento. As principais indicações foram: menorragia (60,9%), dor pélvica (11,6%) e sintomas menores (10,1%), todas as pacientes eram não responsivas às terapias clínicas.

Os critérios de exclusão foram: a presença de mais de três miomas uterinos, achados suspeitos de patologia maligna, resultados anormais do coagulograma e doença inflamatória pélvica recente. O tamanho do mioma não foi considerado como critério de exclusão. Sete (10,1%) de todas as pacientes participantes desejavam engravidar em um futuro próximo. A miólise por RF foi realizada como um procedimento ambulatorial sob sedação com propofol.

Sob a orientação da ultrassonografia transvaginal, uma agulha de 35 cm, calibre 18 mm, com uma ponta exposta na extremidade distal (BTM 3520, 3530, RF Medical Co., Seoul, Coreia do Sul) foi inserida através de um guia anexado a um sonda de ultrassonografia transvaginal. Encontrado o caminho mais curto e seguro, o eletrodo foi direcionado para o mioma-alvo por meio do fundo de saco posterior e/ou do miométrio.

Para as pacientes que anteciparam o desejo de gravidez futura, a agulha foi introduzida de modo a evitar o endométrio.

O eletrodo de agulha foi conectado a um gerador (M-2004, RF Medical Co.), que opera em 400 kHz, com uma potência máxima de 120 W e em temperaturas que variam de 40°C a 99°C. O gerador exibe a temperatura da ponta do eletrodo, bem como características de impedância tecidual e tempo de ablação. A temperatura selecionada para ser atingida dentro do tecido foi de 85°C, o gerador de RF automaticamente ajusta a potência para manter a temperatura selecionada.

Seus resultados foram animadores:

- A média de idade das pacientes foi de $39,8 \pm 6,5$ anos. O volume médio do mioma dominante foi de $304,6 \pm 229,1$ cm^3.
- O volume dos miomas tratados, nos três meses seguintes da miólise por RF, diminuiu em comparação com o exame anterior (P = 0,002). Uma melhoria de menorragia ocorreu após 1, 3, 6 e 12 após a cirurgia (todos P < 0,001 *versus* basal). Em geral os sintomas em 1, 3, 6 e 12 meses após a miólise por RF também melhoraram (todos P < 0,001 *versus* basal). Não foram observadas complicações maiores. Após 12 meses, três pacientes engravidaram e não houve complicações durante a gestação ou o parto. Tornando esta técnica promissora como uma alternativa no tratamento dos miomas sintomáticos, sendo necessária a realização de ensaios clínicos controlados no futuro para torná-lo de ampla utilização.

▪ Criomiólise

O conceito de criomiólise foi publicado pela primeira vez pelo grupo de Yale, em Connecticut, em 1996. A técnica utilizada foi com sondas esfriadas por nitrogênio líquido ou pela troca diferencial de gás, como descrito por Joule-Thompson. Ao ser inserido dentro de um mioma e ativado, o *crioprobe* reduz a temperatura local a menos de 90°C, criando uma bola de gelo de 3,5 a 5 cm de forma elíptica. A temperatura de menos de 20°C é letal para o tecido, causando sua degeneração.

Na borda da bola de gelo formada, a temperatura dos tecidos é cerca de 0°C e, consequentemente, não é destrutiva. A vantagem desta técnica sobre a termomiólise é sua capacidade de pre-

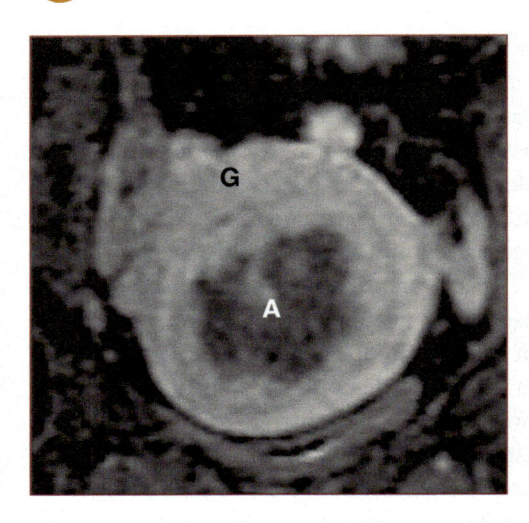

Fig. 24-20
RM com contraste venoso (gadolínio) após insonações.
A = Área tratada com necrose; G = Área perfundida com gadolínio.

O tamanho do mioma também influencia o tratamento. Dá-se preferência para miomas com tamanho entre 2 a 12 cm de diâmetro. Miomas com dimensões maiores podem não ser alcançados pelos feixes de ultrassom que possuem uma profundidade máxima em torno de 14 cm. Então, independente do tamanho dos miomas, mede-se também a profundidade deste em relação à pele.

Pacientes com miomas com dimensões maiores que 12 centímetros ou ligeiramente hiperintensos em T2 podem ser submetidas ao tratamento prévio com análogos do GnRH por 3 meses. Estes induzem a redução do volume do mioma e podem torná-los menos intensos, facilitando o acesso pelos feixes de ultrassom, reduzindo o tempo do procedimento e melhorando a resposta ao tratamento.[54]

Miomatose múltipla pode ser um fator limitante. O número de miomas tratados em uma única sessão, em geral, é de dois a três, dependendo do tamanho e da localização destes. Em pacientes com miomas múltiplos e, quando o mioma dominante é o responsável pelos sintomas, pode-se optar pela ablação deste com redução significativa dos sintomas.

Miomas submucosos nível 0 ou nível 1, miomas pediculados e miomas degenerados ou calcificados são contraindicados ao tratamento pelo MRgFUS.

Obstáculos à passagem dos feixes de ultrassom também podem dificultar o alcance dos miomas pelo feixe de ultrassom. Cicatrizes extensas e alças intestinais são os principais obstáculos, pois absorvem grande quantidade de energia, aquecendo rapidamente, podendo causar graves lesões por queimadura. Muitas vezes realiza-se o manejo destes obstáculos, modificando o ângulo de incidência dos feixes ou então enchendo ou esvaziando a bexiga de acordo com a situação.

Apesar do número limitado de casos de gestação, estudos relatando gestações pós-tratamento demonstraram ausência de complicações como ruptura uterina, descolamento prematuro de placenta e placentação anormal. Rabinovici *et al.* relataram o número de gestações até então em 13 centros de tratamento com MRgFUS e 7 países. Foram 54 gestações em 51 mulheres com miomas uterinos sintomáticos tratadas previamente por ablação por ultrassom focalizado, guiado por ressonância magnética. O tempo médio de concepção após o tratamento foi de 8 meses. Foram 41% de nascidos vivos, 28% de abortamento espontâneo, 11% de abortamento provocado e 20% de gestações em curso com mais de 20 semanas.[55] Apesar dos resultados iniciais satisfatórios, o número limitado de estudos retrospectivos e prospectivos randomizados não nos permite afirmar com certeza a eficácia do tratamento dos miomas com MRgFUS para mulheres que desejam gestar.

Resultados satisfatórios apontam a ablação térmica por ultrassom focalizado com opção terapêutica também para o tratamento da adenomiose focal e segmentar. Na análise de 20 pacientes com adenomiose tratadas com MRgFUS, Fukunishi *et al.* observaram redução do volume uterino em 12,7% e uma melhora significativa dos sintomas no acompanhamento de 6 meses após o tratamento.[56]

Em outubro de 2004 o FDA (Food and Drug Administration) aprovou o ExAblate® 2000 para tratamento dos miomas uterinos. A aprovação foi com base, em um estudo prospectivo, multicêntrico não randomizado em 109 pacientes que foram tratadas com MRgFUS para miomas uterinos sintomáticos. Após 6 meses, 70,6% das mulheres relataram uma significativa melhora dos sintomas relacionados com os miomas. Os resultados com ExAblate® foram comparados com os resultados de histerectomia total abdominal. As pacientes tratadas com MRgFUS perderam em média 1,4 dia de trabalho, contra uma média de 18 dias para o grupo submetido à histerectomia.[57]

Atualmente, o tratamento dos miomas através da MRgFUS é amplamente aceito. Em todo o mundo mais de 4.000 mulheres com miomas uterinos já foram tratadas. O volume não perfundido considerado satisfatório é acima de 50%, levando à melhora de mais de 75% dos sintomas nas mulheres tratadas.

De acordo com os resultados obtidos até o momento, o tratamento dos miomas pelo MRgFUS é tecnicamente eficaz, reprodutível e seguro, com índice baixíssimo de complicações, que incluem queimaduras leves na pele, náuseas, dor transitória em nádega ou pernas e paralisia transitória do nervo ciático. Até hoje foi relatado somente 1 caso de queimadura cutânea grave.[58]

Miomectomia laparoscópica

Indicação

Miomas de topografia intramural ou subserosa com sintomas de intensidade que justifiquem uma intervenção constituem indicação de miomectomia. Os miomas submucosos, por sua vez, são adequadamente tratados, na maioria das vezes, pela via histeroscópica.

A miomectomia de intuito profilático não é indicada. Isto é, não há benefício bem estabelecido que justifique o tratamento cirúrgico de miomas menores que 6 cm e assintomáticos, visando a uma discutível preservação do potencial reprodutivo.[59-61] A miomectomia pode levar à formação de aderências tubárias, ovarianas, sinéquias e, eventualmente, ser causa de infertilidade. Da mesma maneira, as múltiplas cicatrizes uterinas costumam resultar numa parede uterina mais delgada e frágil, o que explica a associação da miomectomia prévia ao risco aumentado de ruptura uterina na gestação.

Habitualmente miomas únicos até 7 cm ou acompanhados de outros pequenos miomas de até 2 ou 3 cm não apresentam dificuldades maiores para indicação da via laparoscópica. Nos casos de mais de 4 ou 5 miomas com tamanho acima de 5 cm ou miomas únicos acima de 7 cm, deve ser questionada a disponibilidade de equipamento adequado e equipe cirúrgica experiente para indicação segura da abordagem endoscópica.[62,63] Nos casos mais complexos, a cirurgia pode prolongar-se, ou o sangramento tornar-se excessivo, anulando as vantagens desta via. Atualmente, com a evolução da técnica cirúrgica, com a sofisticação do instrumental cirúrgico e com cirurgiões mais bem treinados e experientes, a miomectomia laparoscópica tem ampliado cada vez mais seus limites em relação ao número, a localização e ao tamanho dos miomas abordados.

A decisão pela via laparoscópica ou abdominal convencional deve sempre respeitar critérios individuais de dificuldade técnica proporcionada pelo número, volume e localização dos miomas, instrumental disponível e experiência do cirurgião com a via laparoscópica.[62,63] A miomectomia por laparotomia ainda é a técnica mais praticada, mas vem perdendo espaço para a via laparoscópica, conforme os cirurgiões progridem na curva de aprendizado, os benefícios da laparoscopia tornam-se mais evidentes e o instrumental torna-se mais sofisticado.

■ Mapeamento pré-operatório

Ao iniciar uma miomectomia laparoscópica, é necessário um verdadeiro trabalho "cartográfico" do útero, com um mapeamento do tamanho e topografia dos miomas a serem abordados. A laparoscopia restringiu uma das grandes armas da cirurgia aberta: a palpação. Há, portanto, uma deficiência na localização e noção de profundidade dos miomas e no planejamento da incisão mais adequada, que deve ser suprida pelos métodos de imagem.

A ultrassonografia e, muitas vezes, a ressonância magnética são exames indispensáveis. No laudo devem constar as dimensões uterinas, as medidas e a topografia detalhada dos maiores miomas visualizados, além de sua distância até a serosa uterina e endométrio (Fig. 24-21).

A ultrassonografia é um exame de baixo custo e baixa complexidade. No entanto, sua avaliação é dinâmica e examinador-dependente, o que pode limitar sua confiabilidade. Quando possível, o mapeamento dos miomas através da ressonância magnética de alto campo, em equipamentos com 1,5 Tesla de potência, deve ser realizado. Além de existir maior uniformidade na qualidade dos equipamentos e observadores, a RM é um exame capaz de definir, com clareza, as relações do útero e miomas com órgãos adjacentes, como reto e bexiga. As medidas também são mais precisas do que aquelas obtidas por ultrassom, especialmente nas dimensões de miomas acima de 6 cm e de úteros de volume acima de 200 cm³. Saber avaliar as imagens da ressonância magnética de pelve é uma ferramenta valiosa a ser utilizada pelo cirurgião para o planejamento cirúrgico e no peroperatório da miomectomia laparoscópica. Com isso, a deficiência de palpação da técnica laparoscópica pode ser amenizada e, muitas vezes, anulada pela avaliação pessoal das imagens da ressonância magnética e não só do laudo por parte do cirurgião.

Segundo Dueoholm *et al.*, a concordância interobservador da ressonância magnética é significativamente maior comparada com a ultrassonografia transvaginal, com a histerossonografia e com a histeroscopia. No entanto, seu alto custo limita sua disponibilidade em nosso país, principalmente na rede pública.[64]

O estudo da cavidade uterina por histeroscopia é indicado rotineiramente no pré-operatório. Seu objetivo é detectar projeções de miomas para cavidade, pequenos miomas submucosos ainda não diagnosticados e eventuais sinéquias por compressão, permitindo um melhor planejamento da técnica a ser empregada.

■ Técnica cirúrgica

Qualquer que seja a via da miomectomia, a técnica segue os mesmos tempos cirúrgicos. A manipulação deve ser sempre cautelosa e bem planejada, uma vez que se trata de uma cirurgia com potencial de sangramento aumentado e muitas vezes de interesse reprodutivo futuro. A sutura do miométrio é um tempo extremamente importante e, certamente, o principal desafio da miomectomia por laparoscopia, pois requer extrema habilidade do cirurgião. A minilaparotomia, preconizada por Nezhat,[65] pode ser considerada, quando o cirurgião ainda não está apto a realizar a sutura por via endoscópica. Há alguns princípios cirúrgicos básicos para qualquer miomectomia listados a seguir.

Preparo do campo cirúrgico e acesso à pelve

Dado o início do procedimento, a paciente deve estar em posição de litotomia, com membros inferiores bem adaptados à mesa cirúrgica. São realizados cateterismo vesical de demora, histerometria e introdução de um manipulador uterino de boa qualidade através do colo, peça fundamental para uma boa técnica cirúrgica. A primeira punção é, geralmente, intraumbilical. Neste ponto, o trocarte é posicionado para introdução da óptica. Após o primeiro inventário da cavidade, são introduzidos mais dois ou três trocartes de trabalho com 5 ou 10 mm de diâmetro, dependendo do instrumental a ser utilizado. As punções acessórias podem ser em topografia abdominal alta à esquerda e direita, a fim de facilitar a técnica cirúrgica. Caso necessário, uma terceira punção, em região suprapúbica ou pararretal esquerda na altura da cicatriz umbilical, é confeccionada (Figs. 24-22 e 24-23).

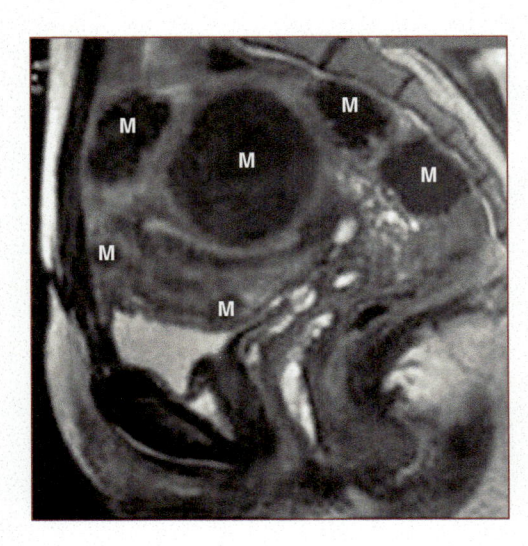

Fig. 24-21
Mapeamento pré-operatório da localização dos miomas uterinos. M = Miomas intramurais.

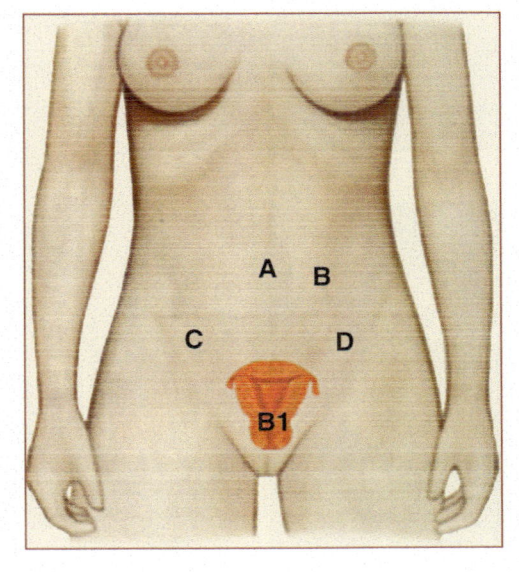

Fig. 24-22
Útero abaixo da sínfise púbica. A = Cicatriz umbilical; B, C e D = Punção acessória.

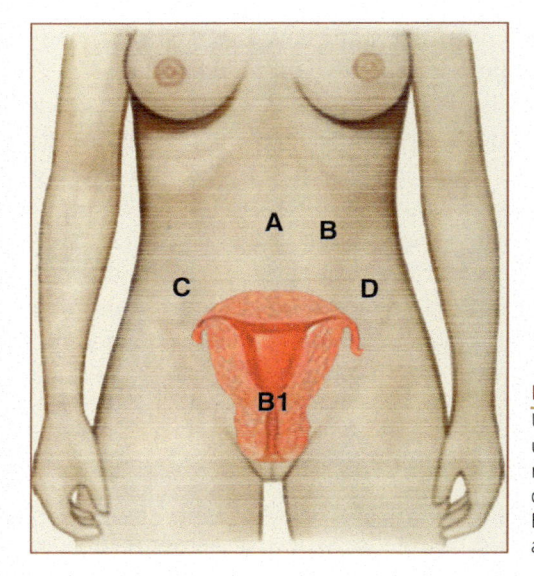

Fig. 24-23
Útero até a cicatriz umbilical. A = Linha média 2 a 5 cm acima da cicatriz umbilical; B, C e D = Punção acessória.

Um inventário minucioso das cavidades abdominal e pélvica é realizado em seguida. A mobilidade do útero é testada pela movimentação do manipulador, e eventuais aderências que possam vir a interferir no acesso e na mobilização uterina podem ser desfeitas neste momento.

A ligadura das artérias uterinas no intraoperatório, prévio à abordagem dos miomas, está relacionada com a menor perda sanguínea, menor taxa de hemotransfusão e menor tempo cirúrgico, além de não comprometer o futuro reprodutivo.[66]

Incisão uterina e retirada do mioma

O ponto ideal para realizar-se a incisão uterina é aquele de maior protrusão do mioma na superfície do útero. A incisão pode ter aproximadamente 2/3 do diâmetro estimado do mioma. Além da observação visual, por vezes insuficiente, o cirurgião dispõe da palpação indireta por meio de uma pinça ou de um bastão palpador.

A histerotomia pode ser feita no sentido longitudinal ou transversal. A incisão transversal é de execução mais simples, apresenta menor sangramento, e sua sutura pela via laparoscópica é realizada preferencialmente pelas punções laterais. A incisão uterina longitudinal, além de ter maior possibilidade de sangramento, apresenta uma peculiaridade na sutura, pois, muitas vezes, necessita de punções centrais para melhor ergonomia e acesso à sutura. A histerotomia deve acompanhar o sentido de distribuição das fibras de forma a evitar, sempre que possível, o dano ao miométrio. A topografia das artérias uterinas e de seus ramos radiais deve ser sempre lembrada e poupada de manipulação excessiva.

A injeção de bupivacaína com epinefrina antes da incisão do miométrio parece ter papel importante na redução da perda sanguínea, do tempo cirúrgico, do tempo de enucleação do mioma, do nível de dificuldade da cirurgia e da dor no pós-operatório em comparação com o placebo. Não foram relatadas complicações, alterações na pressão arterial ou frequência cardíaca das pacientes estudadas.[67]

É feita a incisão com tesoura ou com *hook* com corrente elétrica monopolar de corte. A incisão uterina também pode ser realizada com bisturi harmônico (Fig. 24-24), em substituição à energia monopolar. Inicia-se a dissecção dos planos com tesoura e pinça, que pode ser a própria bipolar, até o plano de clivagem dentro da pseudocápsula do mioma. Em seguida, o mioma é apreendido com uma pinça tipo *claw forceps* (Fig. 24-25) e, com movimentos de tração e giro, as pontes de tecido miovasculares são expostas e devem ser coaguladas e seccionadas, levando a uma liberação do leito do mioma (Fig. 24-26). Todo o vaso sanguíneo visualizado deve ser coagulado antes de seccionado, para que o campo se conserve o mais exangue possível. Quando há um sangramento do leito descolado, utilizamos o aspirador-irrigador para sua limpeza e coagulamos os pontos de sangramento com a pinça bipolar, sempre com muito cuidado para que não haja dano ao miométrio (Fig. 24-27). A manutenção de uma hemostasia adequada é indispensável para o sucesso da miomectomia. Por outro lado, o uso excessivo do calor na manipulação miometrial é associado a maior risco de ruptura uterina em gestação futura.

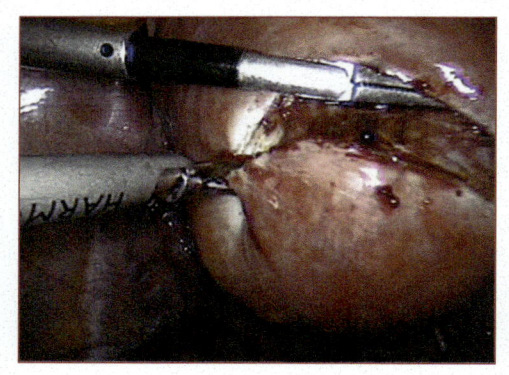

Fig. 24-24
Incisão transversa com energia ultrassônica.

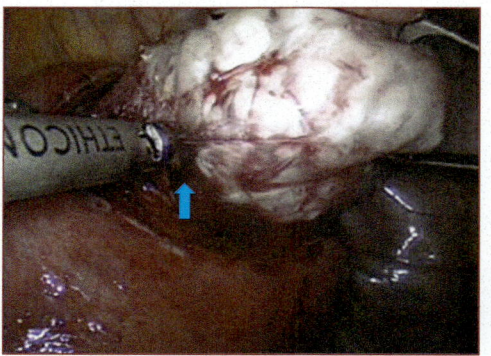

Fig. 24-26
Mioma submetido à tração e contratração. Seta = Fixação miovascular ao mioma.

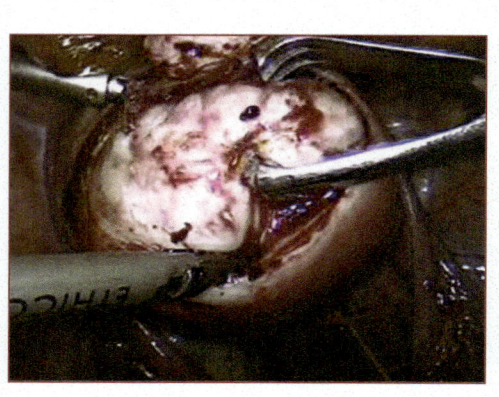

Fig. 24-25
Superfície livre do mioma apreendida por pinça *claw forceps*.

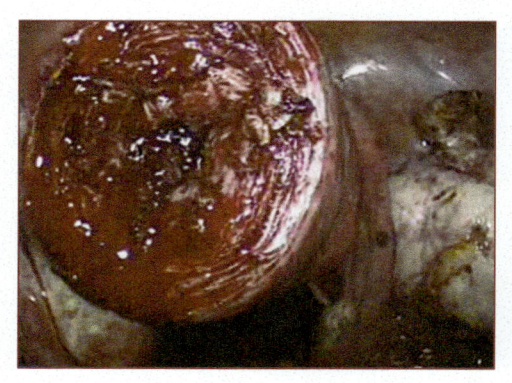

Fig. 24-27
Aspecto final do miométrio após total liberação do mioma.

Após repetição dos movimentos de tração e contratração associados à dissecção romba e cortante, o mioma é desprendido do miométrio. Quando completamente solto, deve ser colocado no recesso vesicouterino ou fundo de saco posterior, para ser retirado da cavidade uterina somente após a sutura miometrial. Se o tumor for pequeno, deverá ser logo retirado da cavidade de forma a evitar sua perda.

Sutura da ferida cirúrgica

Este tempo da cirurgia é essencial para um bom resultado e talvez constitua o principal desafio da via laparoscópica na realização da miomectomia. São necessários um porta-agulha de boa qualidade com empunhadura que proporcione conforto e segurança ao cirurgião e uma contrapinça, para apoio do ponto de introdução da agulha e retirada da mesma do tecido.

Recomenda-se que a sutura do miométrio deva ser feita por planos, em pontos separados, de maneira similar à sutura da cirurgia aberta convencional. A distância entre os pontos e sua tensão deve ser calculada de modo a coaptar o tecido, promover a hemostasia e, ao mesmo tempo, não causar isquemia que possa levar à cicatrização inadequada (Figs. 24-28 e 24-29). Utilizamos, preferencialmente, fio de poliglactina multifilamentar 2-0 ou 0 com tamanho de agulha que varia de 25 a 30 mm. A confecção do nó pode ser interna ou externa, sendo o externo de execução mais fácil. No entanto, muitos cirurgiões preferem o nó interno e o confeccionam com grande destreza. Se a endossutura for muito difícil e os pontos não estiverem bem aplicados, a incisão suprapúbica deve ser ampliada e, com auxílio do manipulador, a ferida uterina deve ser aproximada da parede abdominal. Utilizando pequenos afastadores e porta-agulha tradicional, a sutura pode, então, ser confeccionada através da minilaparotomia, garantindo sua qualidade. Além disso, a conversão para abordagem laparotômica não constitui uma complicação e deve ser encarada como uma alternativa de uso sensato, quando o tempo cirúrgico, o sangramento e a dificuldade técnica excedem os limites de segurança aceitáveis para o procedimento.

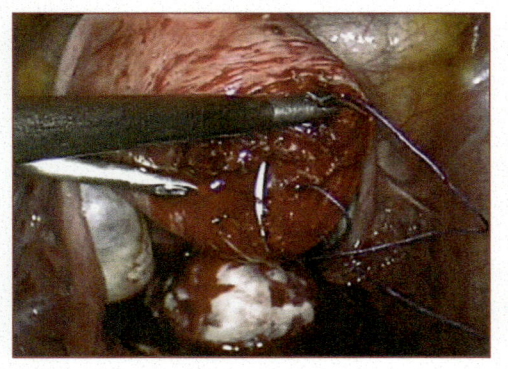

Fig. 24-28
Sutura miometrial – primeiro plano.

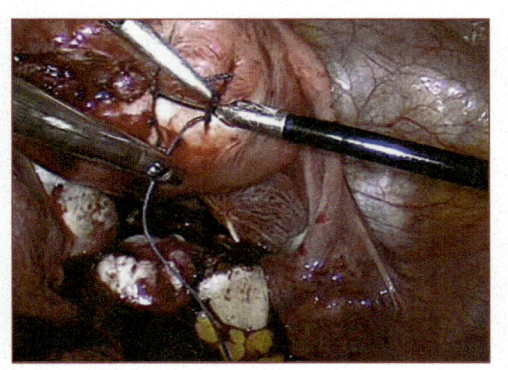

Fig. 24-29
Sutura miometrial – segundo plano seromuscular.

Retirada do mioma da cavidade abdominal

Caso haja necessidade de uma minilaparotomia para realização da sutura uterina, o mioma será extraído por esta via, inteiro ou através de sua preensão e tração contra a parede e fragmentação por tesoura. Pequenos miomas podem ser seccionados em duas ou três partes e retirados por trocartes de 10 mm (Capítulo 15 – Técnicas de Retirada de Peças Cirúrgicas e Fechamento). Os miomas maiores necessitam ser fragmentados através de morceladores mecânicos ou elétricos. Estes equipamentos consistem em um tubo metálico oco que variam de 12 mm a 15 mm de diâmetro, com sua ponta distal cortante, que são encaixados em uma empunhadora com gatilho para promover o giro do tubo ou em um motor elétrico com a mesma função. Este motor pode ser portátil, incorporado ao conjunto que fica na mão do cirurgião, alimentado por baterias ou pode ser de mesa, com alimentação pela corrente elétrica da sala (Fig. 24-30).

Por dentro do tubo cortante é introduzida uma pinça forte denteada ou uma haste com um sacamiomas. Esses instrumentos são utilizados para apreender o mioma e trazê-lo para junto do tubo cortante, retirando-se, sucessivamente, fragmentos do mioma até sua total remoção. Sinha *et al.* apresentaram um estudo randomizado, comparando o morcelamento do mioma ainda no leito uterino com o morcelamento tradicional. Não houve diferença entre os grupos em relação à perda sanguínea e tempo de internação, mas o tempo cirúrgico foi menor no grupo de morcelamento no leito uterino. Este estudo parece aumentar os critérios de inclusão de pacientes com indicação de miomectomia laparoscópica com base no tamanho dos miomas.[68]

Devemos tomar o cuidado de sempre trabalhar com o morcelador paralelo à parede abdominal e com insuflação suficiente para mantermos as estruturas pélvicas afastadas da ponta cortante e evitar lesões inesperadas. A ponta cortante do morcelador deve estar sob constante visualização. O morcelador deve ser apresentado e direcionado discretamente oblíquo à superfície do mioma, devendo agir como o descascar de uma laranja. Como se estivesse "descascando" o mioma, outra pinça de apreensão direciona o mioma de maneira que seja feito o menor número possível de fragmentos e se evite o efeito "queijo suíço", ou seja, a perfuração múltipla do mioma. Assim, obtêm-se menor número de fragmentos e menor tempo de morcelamento do mioma, reduzindo, consequentemente, o tempo cirúrgico. Outro cuidado com o uso do morcelador é na retirada dos fragmentos dos miomas obtidos no morcelamento. Pequenos fragmentos residuais podem causar dor no pós-operatório ou simular massas pélvicas ou abdominais, necessitando de uma nova intervenção para esclarecimento adequado.[69]

A retirada por ardotomia posterior também é uma opção (Capítulo 15).

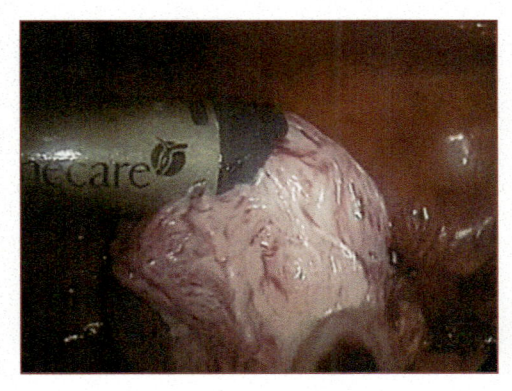

Fig. 24-30
Morcelamento elétrico do mioma uterino.

Cuidados finais

A hemostasia deve ser revista e todos os coágulos e *debris* presentes na cavidade devem ser aspirados. Ao final do ato cirúrgico, pode-se optar por deixar entre 1.000 a 1.500 mL de soro lactato de Ringer morno na cavidade abdominal. Assim, faz-se um *buffer* de calor para a paciente, o CO_2 é completamente retirado da cavidade, impedindo a formação de ácido carbônico e a consequente irritação frênica que provoca a ombralgia, que, eventualmente, pode levar até a reinternação da paciente.

Nas cirurgias de miomas de parede posterior e fúndico-posteriores em pacientes que desejam gestar, a fim de minimizar a formação de aderências em fundo de saco de Douglas e fossa ovárica, coloca-se uma barreira de celulose oxidada regenerada (Interceed®) (Fig. 24-31) sobre a ferida uterina, embebendo-a levemente com soro fisiológico após sua aplicação. Neste caso não pode ser deixado o soro na cavidade, pois isto removeria a barreira de seu lugar. Cabe ressaltar que para a aplicação adequada da barreira, o local dever estar sem sangramento ativo e livre de coágulos. Mesmo com o uso deste recurso, ainda assim podem ser formadas aderências de tubas ou ovários, levando a dificuldades reprodutivas. Algumas outras opções mais novas para evitarmos a formação de aderências no pós-operatório estão sendo estudadas. O gel de ácido hialurônico, em estudo multicêntrico randomizado, reduziu de maneira significativa o grau das aderências formadas após miomectomias[70] (ver Capítulo 17 – sobre Aderências Pélvicas). Para miomectomias muito extensas, preconizamos em nosso serviço um *second look* por volta de seis semanas, para lise de eventuais aderências que estiverem se formando.

Pós-operatório

Ainda no ato cirúrgico, é administrada cefalosporina de segunda geração como profilaxia, mantida por 24 horas. Anti-inflamatórios não hormonais e analgésicos proporcionam um pós-operatório confortável. A cateterização vesical é retirada com 6 horas de pós-operatório, e a paciente, liberada para deambular em seguida.

A contracepção por 6 meses é recomendada, por meio da utilização de *condom* pelo parceiro. O método de barreira é preferível ao uso de estrógenos ou progestogênicos nessas pacientes. Além da contracepção, o uso de *condom* minimiza a possibilidade de endometrite ou quaisquer outras infecções ascendentes que possam vir a comprometer o futuro reprodutivo neste período de cicatrização uterina.

■ Evitando o sangramento peroperatório

O sangramento peroperatório é o fator de maior preocupação neste tipo de cirurgia, a possibilidade de sua ocorrência influenciará na escolha da técnica e na decisão de uma possível necessidade de conversão da via laparoscópica para laparotômica. A literatura demonstra que o sangramento durante uma miomectomia laparotômica é responsável pela necessidade de transfusão sanguínea em 20% dos casos e de conversão para histerectomia em 2%.[81]

Identificar os fatores de risco para esta ocorrência permite a adoção de certas técnicas ou mesmo combinações entre elas, para minimizar sua ocorrência.

Dubuisson *et al.*,[82] em sua revisão, observaram que o risco de conversão para laparotomia foi em média de 11,3%. O tamanho do mioma, quando maior ou igual a 5 cm, se apresentou como o fator de risco mais importante de conversão. Este fator pode ser explicado por alterações locais, tais como: dilatação acentuada da vascularização peritumoral, que acarreta em maior sangramento; reorganização do miométrio adjacente, o que dificulta o plano de clivagem; e ainda, estes miomas de grande volume dificultam as manobras de tração e contratração. Por este motivo, alguns autores limitam a indicação desta via para miomas de até 15 cm,[83] porém, é evidente que outros fatores podem influenciar nesta variável, como a penetração no miométrio e a sua localização.

Outro fator de risco identificado para conversão nesta revisão foi o uso prévio de agonista do GnRH, principalmente por dificultar a identificação do plano de clivagem entre o mioma e a sua pseudocápsula. Suas vantagens para redução do sangramento e para melhora da anemia no pré-operatório fazem com que esta droga seja amplamente utilizada nas pacientes portadoras de miomas sintomáticos. Para minimizar esta dificuldade, em nossa prática diária aguardamos sinais da presença do estrogênio circulante, como, por exemplo, o retorno da umidade vaginal, o que geralmente é observado de 30 a 60 dias após a sua última administração, para que seja realizada a cirurgia (Quadro 24-3).

A abordagem de miomas intramurais, neste estudo, foi capaz de aumentar as taxas de conversão. De fato, este fator traz dificuldade no que se refere à capacidade técnica de sutura laparoscópica. Esta técnica, em nossa opinião, deve ser amplamente dominada pelas equipes que desejam realizar a miomectomia por via laparoscópica. Pelo mesmo motivo, a localização anterior do mioma pode acarretar esta ocorrência, principalmente nas equipes que utilizam ópticas de 0° (visão paralela à serosa) e a terceira punção suprapúbica (dificultando a triangulação para sutura).

Várias medidas têm sido adotadas na tentativa de facilitar o manejo cirúrgico, com a diminuição do tempo cirúrgico, taxa de conversão, sangramentos peroperatórios e, até mesmo, recidivas, podendo ser divididas em:

Medidas técnico-cirúrgicas

Punções acessórias adequadas ao volume uterino

As realizações destas punções poderão facilitar além da adequada visualização uterina, o ato da sutura miometrial.

Uso de manipulador uterino adequado

Manipuladores com haste de metal permitem uma adequada mobilização uterina e facilitam as manobras de tração e contratração (Capítulo 10 – Instrumental).

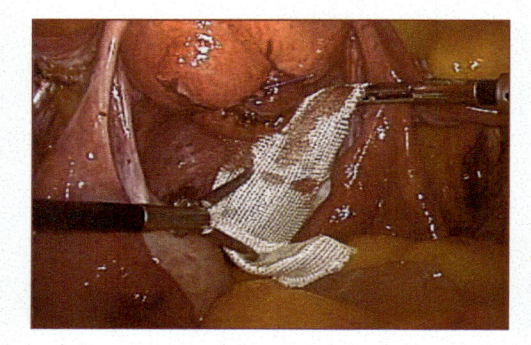

Fig. 24-31 Membrana de celulose oxidada regenerada (Interceed).

Quadro 24-3 Fatores de risco identificados para conversão (laparotomia)

- Tamanho do mioma igual ou maior do que 5 cm (OR = 10,3; 95%, CI = 2,8-37,9)
- Localização intramural (OR = 4,3; 95%, CI = 1,3-14,5)
- Localização anterior (OR = 3,4; 95%, CI = 1,3-9,0)
- Uso prévio de análogo do GnRH (OR = 5,4; 95%, CI = 2,0-14,2)

Incisão uterina

As incisões transversas ou oblíquas facilitam a triangulação para realização de suturas adequadas. Devemos realizar esta incisão onde exista menor distância entre o mioma e a serosa (menor manto miometrial), o que reduz o dano vascular e do miométrio, até a completa identificação da superfície branca nacarada do mioma (livre de fibras musculares).

Técnica adequada para enucleação do mioma

"Despir" cuidadosamente o mioma das suas amarras miovasculares é de fundamental importância. O cirurgião auxiliar deve manter a tração no mioma suficiente para expor sua superfície, evitando forçar demasiadamente esta tensão (o que levaria ao rompimento das amarras miovasculares), enquanto o cirurgião incisa, com corrente elétrica ou ultrassônica, suas amarras, fazendo-o evoluir pela miotomia até sua completa enucleação.

Esta manobra geralmente é dificultada nos miomas degenerados, em que há uma maior chance de sangramento.

Técnica adequada de hemostasia

Dominar as técnicas de sutura é de fundamental importância para as equipes que desejam utilizar esta via. Atualmente, os centros de treinamento dedicam uma grande parcela de tempo para o treinamento das equipes nas mais variadas formas de sutura. Para facilitar a sutura laparoscópica, o uso do robô (Figs. 24-32 e 24-33) tem sido proposto, porém sem ainda demonstrar sua superioridade quando comparado a técnicas laparoscópicas tradicionais.[84]

O uso de fios laminados (*Barbed Suture*) é uma alternativa promissora. Estes fios, pela presença de escamas em um único sentido, dificultam seu recuo e permitem suturas contínuas com tensão mantida e adequada hemostasia, o que facilita o fechamento da ferida cirúrgica. Contudo, muitos estudos ainda são necessários para avaliação de sua segurança[85] (Figs. 24-34 e 24-35).

Ablação com ultrassom focado guiado por ressonância magnética do mioma

Esta é a única técnica que tem como base a miólise para diminuição de volume do mioma como já foi amplamente descrito anteriormente. Os resultados são muito satisfatórios para reduzir a sintomatologia, agindo diretamente no mioma. Esta técnica não interfere no miométrio adjacente ao mioma e por este motivo, não achamos que seja um mecanismo adequado para preparo pré-operatório, visto que outras alternativas, além de diminuir o volume do mioma, provocam isquemia miometrial e favorecem a diminuição do sangramento como passaremos a descrever.

Oclusão das artérias uterinas

Em 1995, Ravina *et al.*[86] publicaram uma notável observação: A oclusão das duas artérias uterinas diminuiu os sintomas provocados pela presença dos miomas.

Após a embolização bilateral das artérias uterinas (EAU), observaram que os miomas sofreram isquemia irreversível e consequentemente diminuíram de volume, contrariamente, o miométrio apresentou isquemia transitória e manteve-se viável. Nestas pacientes, a menorragia, o desconforto pélvico e a dor diminuíram.

Esta é uma resposta exclusiva do útero para a isquemia, já que este órgão possui uma nutrição vascular múltipla: o sangue entra nas artérias miometriais por meio das artérias uterinas, de pequenas artérias comunicantes que ligam as artérias ovarianas com a trama vascular uterina e de inumeráveis pequenas artérias que chegam ao útero pelo ligamento largo e retroperitoneal.

Por este motivo uma pergunta se impõe: o que diferencia a biologia do miométrio e dos miomas, permitindo que o mioma morra e o miométrio sobreviva diante da isquemia?

Pelo menos três explicações parecem ser possíveis para explicar a diferença no resultado do miométrio e miomas após a oclusão da artéria uterina. A primeira possibilidade é de que o miométrio e os miomas diferem, bioquimicamente, em sua capacidade de suportar

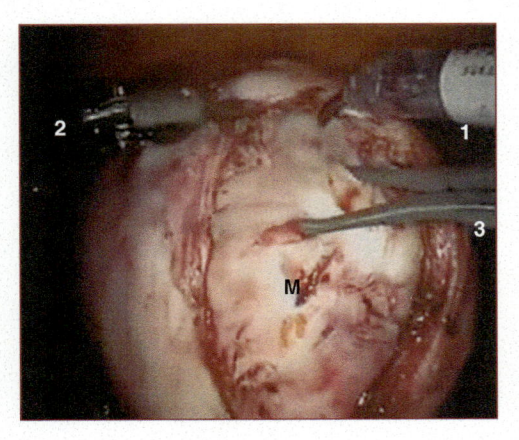

Fig. 24-32
Miomectomia com uso do robô. M = Mioma; 1 e 2 = Braços robóticos; 3 = Pinça de apreensão.

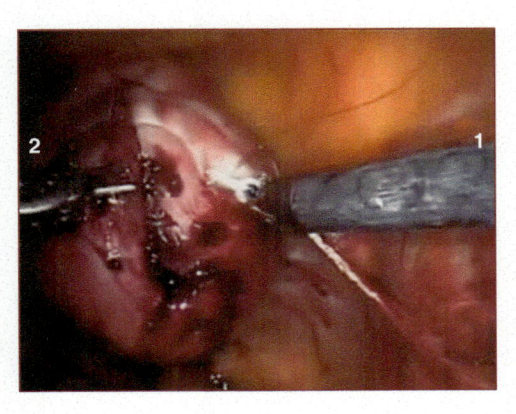

Fig. 24-33
Sutura com uso do robô. 1 = Braço robótico com agulha; 2 = Braço robótico auxiliar.

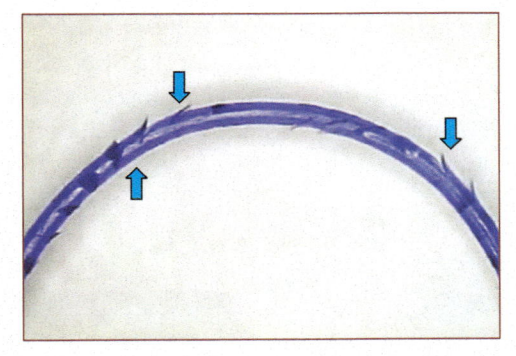

Fig. 24-34
Fio laminado (Barbed Suture). Seta = Escamas unidirecionais.

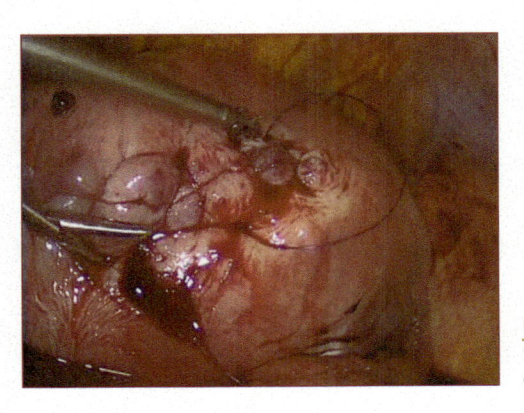

Fig. 24-35
Sutura do miométrio com fio laminado.

a isquemia. Enzimas glicolíticas estão presentes em concentrações comparáveis, tanto no miométrio, quanto nos miomas. Ambos contêm as enzimas necessárias ao metabolismo aeróbio do ciclo de Krebs. Além disso, o conteúdo de glicogênio dos miomas e miométrio é comparável, cerca de 10 mg de glicogênio/g de tecido. Estes estudos bioquímicos indicam que miométrio e miomas normalmente obtêm energia aerobicamente, e ambos são capazes de mudar do aeróbico ao catabolismo anaeróbio após oclusão da artéria uterina. Além disso, uma vez que os estoques de glicogênio no miométrio e nos miomas são semelhantes, não deve ocorrer esgotamento de glicogênio de um antes do outro. Portanto, as diferenças do catabolismo anaeróbio não parecem explicar a sobrevivência do miométrio e do desaparecimento dos miomas após oclusão da artéria uterina.

A segunda possibilidade é que miomas e miométrio diferem na capacidade de lise do coágulo. A atividade fibrinolítica está presente no miométrio. A concentração do ativador de plasminogênio é aproximadamente 7,5 vezes maior no miométrio de mulheres no final da gravidez do que no miométrio de mulheres não gestantes, e esta concentração é maior no miométrio do que nos miomas. A atividade fibrinolítica é maior no miométrio e nos miomas do que nos músculos esqueléticos. Há uma concentração do ativador de plasminogênio maior no fundo e menor no colo do tecido uterino. Uma vez que os sistemas de coagulação e fibrinolítico são comumente equilibrados, as proteínas de coagulação são, provavelmente, mais elevadas no corpo do que no colo uterino. Houve maior atividade antifibrinolítica medida no corpo do que no colo do útero. Os tecidos miomatosos têm maior atividade de coagulação e menor atividade fibrinolítica do que miométrio. Assim sendo, pareceu que os miomas podem formar coágulos mais rapidamente e, ainda, seriam menos capazes de lisar os coágulos do que o miométrio adjacente.

A densidade vascular é a terceira possível explicação para a diferença de resposta entre miométrio e miomas após oclusão da artéria uterina. A partir de revisões da literatura, incluindo a anatomia macro e microscópica, imuno-histoquímica, estudos de xenônio radioativo e dados de ressonância magnética (RM), parece claro que a densidade vascular é maior no miométrio do que na maioria, mas, não todos, os miomas. Como as enzimas fibrinolíticas residem no endotélio vascular, seria de esperar maiores concentrações de enzimas fibrinolíticas no miométrio do que nos miomas. Assim, algum efeito aditivo da densidade vascular e os sistemas de coagulação e fibrinólise podem explicar melhor a diferença exposta entre miomas e miométrio após oclusão da artéria uterina.

Diante desta resposta singular do miométrio e dos miomas, várias técnicas têm sido propostas para diminuir o volume uterino e dos miomas:

Embolização das artérias uterinas

A EAU foi amplamente abordada anteriormente e em nosso meio é muito utilizado no tratamento primário dos miomas. A miomectomia (laparoscópica ou histeroscópica), seguida a esta técnica, é realizada muito mais como complementação quando esta acarreta deslocamento e/ou necrose com infecção de miomas submucosos (Figs. 24-36 e 24-37) do que como preparo pré-operatório.

Oclusão laparoscópica das artérias uterinas

Técnica

Após a instalação do pneumoperitônio e a realização de três portais acessórios (conforme demonstrado anteriormente), identifica-se o triângulo delimitado pelo ligamento redondo, vasos ilíacos externos e os ligamentos infundibulopélvicos para abrir o ligamento largo. Após a incisão vertical de 2 a 3 cm do ligamento largo, identificamos o ureter lateralmente, e medialmente, a artéria ilíaca interna. A artéria uterina é observada originando-se da artéria ilíaca interna e cruzando superiormente o ureter em direção ao útero. Podem ser utilizadas as artérias umbilicais obliteradas como guia para sua identificação. Separamos cuidadosamente as artérias uterinas com o auxílio da pinça de dissecção, afastando o ureter medialmente. A artéria uterina isolada pode, então, ser obliterada permanentemente com a utilização de sutura, energia bipolar ou o ultrassônica ou temporariamente com a utilização de hemoclipes que podem ser removidos ao final do procedimento[87] (Figs. 24-38 a 24-45).

Resutados

Liu et al.,[88] em seu estudo comparativo para avaliar o tempo cirúrgico, perda sanguínea e necessidade de hemotransfusão, síndrome febril, taxa de recidiva e de fertilidade nas pacientes submetidas à miomectomia seguida da oclusão das artérias uterinas,

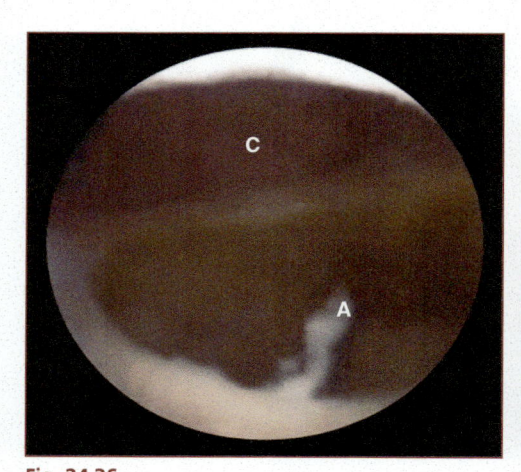

Fig. 24-36
A = Aspecto histeroscópico da área de necrose infectada da porção submucosa do mioma intramural. C = Cavidade uterina.

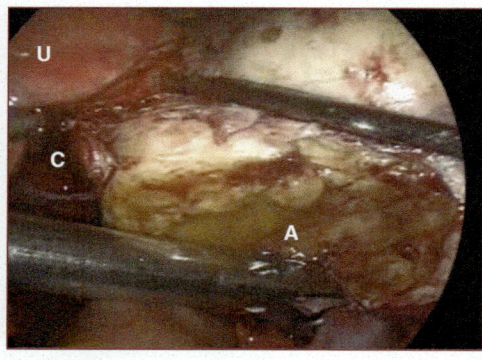

Fig. 24-37
Aspecto laparoscópico da área de necrose da porção submucosa de mioma intramural após EAU. C = Cavidade uterina; A = Área de necrose do mioma; U = Serosa uterina.

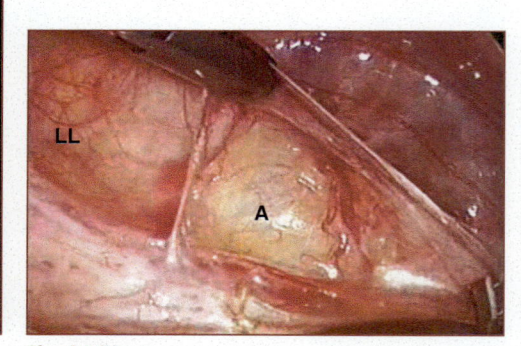

Fig. 24-38
Abertura do ligamento largo posterior esquerdo. LL = Folheto posterior do ligamento largo; A = Área de incisão.

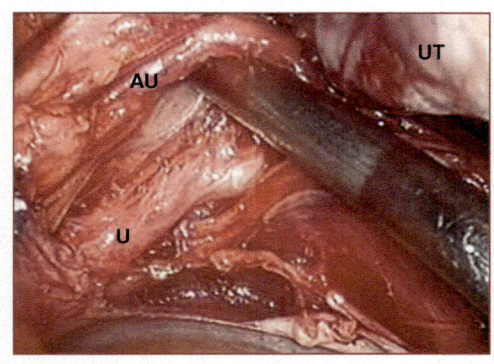

Fig. 24-39
Identificação da artéria uterina e ureter esquerdo.
AU = Artéria uterina; U = Ureter; UT = Útero.

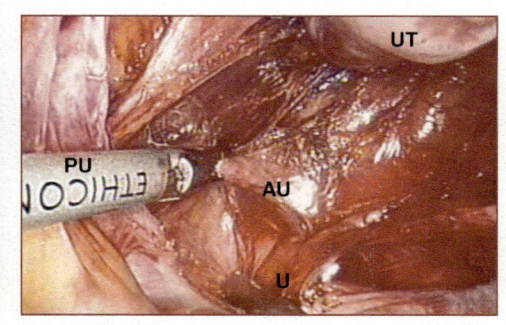

Fig. 24-40
Oclusão da artéria uterina com energia ultrassônica. AU = Artéria uterina; U = Ureter; UT = Útero; PU = Pinça ultrassônica.

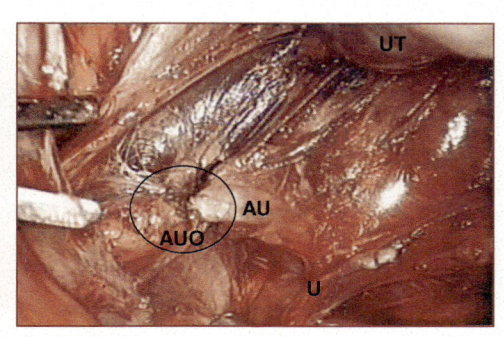

Fig. 24-41
Artéria uterina ocluída com energia ultrassônica.
AU = Artéria uterina; U = Ureter; UT = Útero; AUO = Artéria uterina ocluída.

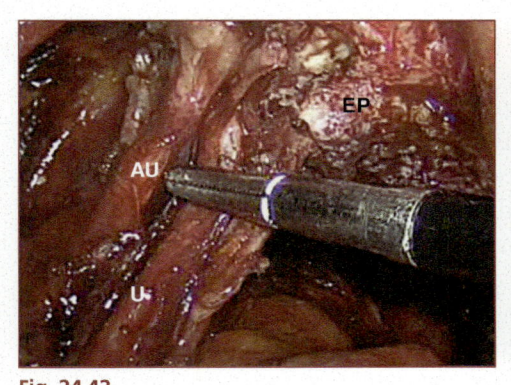

Fig. 24-42
Identificação da artéria uterina em paciente com endometriose de paramétrio esquerdo.
AU = Artéria uterina; U = Ureter;
EP = Endometriose de paramétrio.

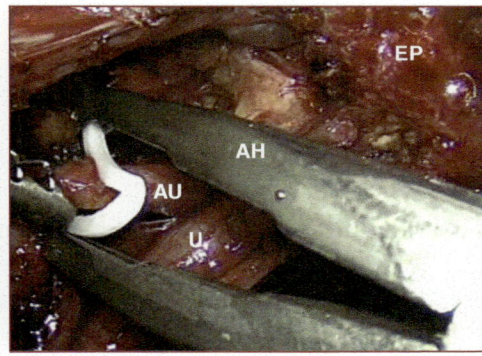

Fig. 24-43
Oclusão da artéria uterina com hemoclipe.
AU = Artéria uterina; U = Ureter; AH = Aplicador de hemoclipe; EP = Endometriose de paramétrio.

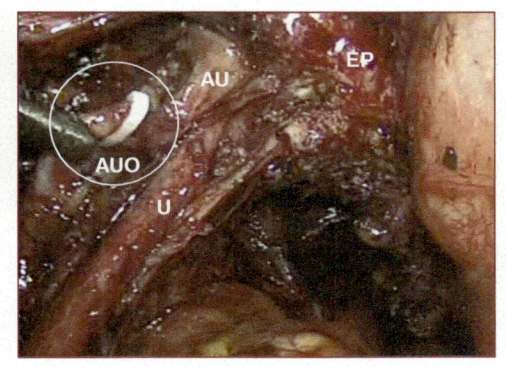

Fig. 24-44
Artéria uterina ocluída com hemoclipe.
AU = Artéria uterina; U = Ureter;
EP = Endometriose de paramétrio; AUO = Artéria uterina ocluída com hemoclipe.

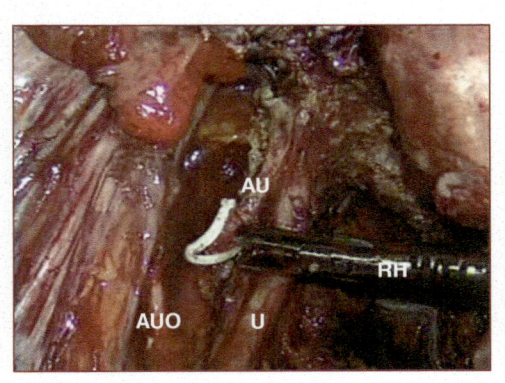

Fig. 24-45
Remoção de hemoclipe da artéria uterina.
AU = Artéria uterina;
U = Ureter;
AUO = Artéria umbilical obliterada;
RH = Removedor de hemoclipe.

estudaram 82 mulheres com miomas recorrentes, separando-as em 2 grupos:

- *Grupo 1:* oclusão laparoscópica das artérias uterinas seguida de miomectomia.
- *Grupo 2:* miomectomia sem a oclusão das artérias.

Seus resultados foram considerados significativos quanto ao tempo cirúrgico, perda sanguínea e taxa de recidiva como demonstrado nos Quadros 24-4 e 24-5, demonstrando superioridade da técnica combinada.

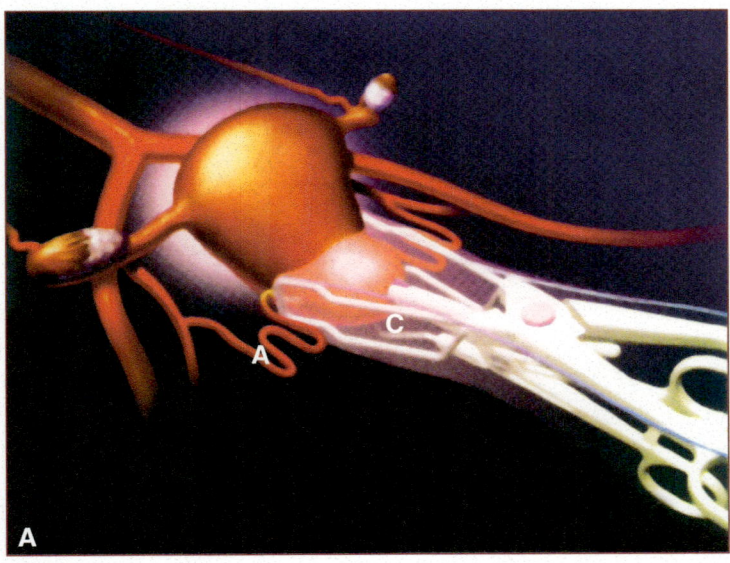

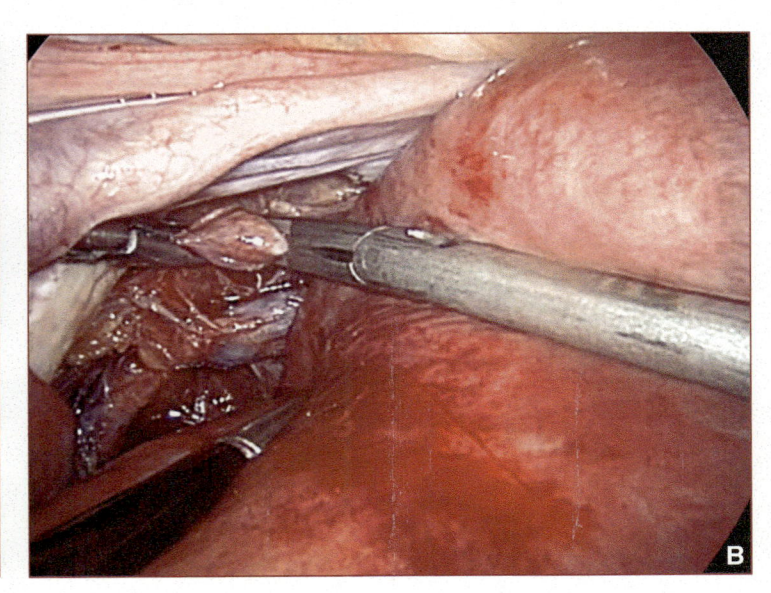

Fig. 24-46
(**A**) Clampeamento das artérias uterinas guiadas por ultrassom via vaginal. (**B**) Oclusão da artéria uterina esquerda que foi abordada pelo folheto anterior do ligamento la. A = Artéria uterina; C = Clampe com ultrassom.

Quadro 24-4

Grupo	Tempo Cirúrgico (min)	Perda Sanguínea (mL)	Peso do Mioma (g)	Sind. Febril N (%)	Tempo de Internação (d)
I	78 ± 16,3 (54-128)	125 ± 72,6 (50-450)	237,4 ± 334,5 (96-1.860)	8 (15,4%)	2,8 ± 1,3 (2-4)
II	62 ± 14,3 (46-124)	550 ± 394,8 (75-1150)	265,6 ± 389,2 (125-2.160)	8 (28,7%)	3,4 ± 1,5 (2-7)
Valor P	< 0,001	< 0,001	NS	NS	0,061

Quadro 24-5

Grupo	Taxa de Recidiva	Taxa de Gravidez	Taxa de Nascimento	Aborto Espontâneo	Gravidez Ectópica
I	5,8% (3/52)	19,2% (5/26)	11,5% (3/26)	3,8% (1/26)	3,8% (1/26)
II	36,7% (11/30)	22,2% (4/18)	11,18% (2/18)	11,1% (2/18)	–
Valor P	< 0,001	NS (0,808)	NS (1,026)	NS (0,344)	NS

Park et al.,[89] em seu estudo, compararam a eficácia da laqueadura laparoscópica das artérias uterinas com a embolização no tratamento dos miomas. Vinte e três pacientes foram submetidas à embolização, e 17, à laqueadura das artérias uterinas. Houve redução do volume dos miomas nos primeiros três meses após a embolização. Após este período não foram observadas novas mudanças. Em contrapartida, após a laqueadura das artérias uterinas, houve redução de 58,5% do volume uterino nos primeiros 3 meses e eles continuaram reduzindo nos 6 meses subsequentes. A avaliação da redução deste volume foi realizada com estudo histopatológico do material obtido após os procedimentos, sendo observado que nas pacientes da laqueadura laparoscópica houve morte celular fisiológica por apoptose, enquanto no grupo da embolização ocorreu necrose celular, estas diferenças explicam a menor sintomatologia dolorosa após o procedimento observado nas pacientes da laqueadura. Concluíram que ambos os procedimentos são efetivos para o tratamento primário dos miomas, assim como no preparo pré-operatório das pacientes que se irão submeter à miomectomia.

Alborzi et al.,[90] em seu estudo prospectivo e controlado, avaliaram 152 mulheres que seriam submetidas à miomectomia laparoscópica, dividindo-as em dois grupos: Grupo 1 (experimental): 65 pacientes foram submetidas à laqueadura das artérias uterinas e à miomectomia. Grupo 2: 87 pacientes foram submetidas à miomectomia isoladamente.

A distribuição demográfica foi semelhante em ambos os grupos, como podemos observar no Quadro 24-6.

Foram avaliadas as variáveis: tempo cirúrgico, perda sanguínea (observada no coletor do aspirador), necessidade de transfusão, síndrome febril, melhora dos sintomas, taxas de recidiva e de gravidez. Os resultados podem ser observados nos Quadros 24-7 e 24-8. Demonstrando a superioridade da miomectomia quando combinada com a oclusão das artérias uterinas.

Portanto a oclusão permanente ou temporária das artérias uterinas parece ser uma opção viável para aos pacientes que serão submetidas a miomectomias complexas, principalmente nas pacientes com miomas volumosos e/ou múltiplos que apresentam maiores riscos de sangramento, de recidivas e que ainda desejem gestação futura.[91]

Oclusão transvaginal das artérias uterinas

Nesta forma de abordagem das artérias uterinas, podemos seletivamente ocluí-las permanente ou temporariamente. A aborda-

Quadro 24-6 Características clínicas e demográficas das pacientes

Grupo	Idade (Anos)	Números de Miomas	Tamanho dos Miomas (cm)	Mulheres com Infertilidade (%)
1	32,90 ± 6,2 (21-46)	2,20 ± 1,10 (1-6)	6,12 ± 1,29 (4,2-9,5)	23 (20/87)
2	33,51 ± 6,75 (20-46)	2,32 ± 1,5 (1-7)	5,91 ± 1,41 (4,0-9,3)	21,5 (14/65)
Valor de P	0,563	0,533	0,332	0,832

Notas: Grupo 1 – miomectomia somente (n = 87). Grupo 2 – laqueadura da artéria uterina por laparoscopia e miomectomia (n = 65). P < 0,05 foi considerado estatisticamente significativo.

Quadro 24-7 Dados cirúrgicos e resultado de acompanhamento a curto prazo

Grupo	Tempo de Cirurgia (min)	Perda Sanguínea (mL)	Morbidade Febril	Tempo de Hospitalização no Pós-Operatório (dia)	Necessidade de Transfusão Sanguínea
1	95,52 ± 14,27 (70-130)	402,87 ± 131,57 (200-900)	18 (20,7%)	2,25 ± 0,73 (1-4)	17,2 (15/87)
2	112,54 ± 18,88 (80-160)	173,62 ± 91,47 (50-400)	12 (18,5%)	2,05 ± 0,62 (1-4)	0
Valor de P	0,0001	0,0001	0,733	0,069	0,00036

Notas: Grupo 1 – miomectomia somente (n = 87). Grupo 2 – laqueadura da artéria uterina por laparoscopia e miomectomia (n = 65). P < 0,05 foi considerado estatisticamente significativo. Resultados publicados conforme a média ± o desvio-padrão, a temperatura foi calculada em 38°C.

Quadro 24-8 — Resultados clínicos de acompanhamento a longo prazo

Grupo	Resolução dos Sintomas (%)	Taxa de Recidiva (%)	Taxa de Gravidez (%)	Taxa de Nascidos Vivos (%)
1	83,1 (59/71)	20,7 (18/87)	35,7 (7/20)	30 (6/20)
2	98,1 (52/53)	6,2 (4/65)	35 (5/14)	28,5 (4/14)
Valor de P	0,007	0,012	0,966	0,63

Notas: Grupo 1 – miomectomia somente (n = 87; 20 mulheres com infertilidade). Grupo 2 – laqueadura da artéria uterina por laparoscopia e miomectomia (n = 65; 14 mulheres com infertilidade). P < 0,05 foi considerado estatisticamente significativo.

gem direta por via vaginal está amplamente descrita no capítulo de procedimentos por via vaginal (Capítulo 3 – Acessos Vaginais). Técnicas de abordagem indireta estão sendo estudadas com boas perspectivas, evitando-se os riscos da embolização e da cirurgia laparoscópica.

Técnica

O procedimento consiste no acesso vaginal com espéculo e pinçamento do colo uterino na posição de 12 horas com a pinça de Schroeder. Um clampe vaginal é inserido e conectado à pinça já introduzida, que vai guiá-lo até o colo com suas hastes direcionadas para as posições de 9 e 3 horas, indo ao encontro do fórnice vaginal. Um aparelho de Doppler é acoplado ao clampe para identificar a localização das artérias uterinas, sendo o mesmo posicionado de maneira que não se perceba o fluxo dos vasos por, aproximadamente, 6 horas.[71,72] Após esse período o clampe é retirado, e o procedimento está finalizado[92] (Fig. 24-47).

Vilos GA et al.,[93] em seu estudo piloto (fase 1) prospectivo, avaliaram 30 mulheres na pré-menopausa, realizando a oclusão temporária guiada por Doppler em dois grupos divididos segundo o tempo de oclusão: Grupo 1: oclusão por 5,8 ± 1,4 h. Grupo 2: 6 a 9h (média de 7,05 ± 1h) e observou a diminuição do volume uterino, do mioma dominante e da menorragia. Em média, o volume do mioma dominante diminuiu em 24%, o volume uterino reduziu em 12%, e a redução da menorragia, em 42%. Estes achados fazem desta técnica muito promissora para o tratamento primário dos miomas uterinos e ainda como uma técnica possível de preparo pré-operatório para as pacientes, candidatas à miomectomia. Evidentemente que mais estudos são necessários para sua aplicação na prática diária do ginecologista.

Oclusão temporária das artérias ilíacas internas com balão vascular

O uso das técnicas endovasculares para manipulação do sangramento anormal tanto nas ocorrências obstétricas (acretismo placentário, gravidez cervical ou cornual, entre outras) quanto ginecológicas (embolização permanente das artérias uterinas para o tratamento dos miomas, oclusão temporária das artérias ilíacas internas durante a miomectomia entre outras), têm aumentado a sua aplicação em vários centros especializados[94] (Fig. 24-48).

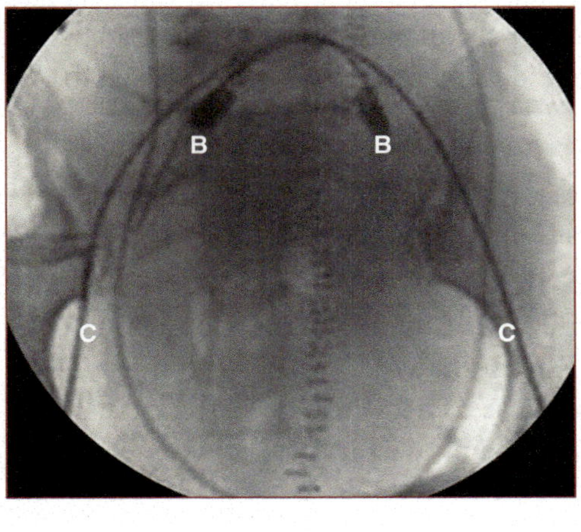

Takeda et al.[95] em sua recente publicação relatam a experiência de um caso de paciente de 33 anos, nuligrávida, com grande mioma cervical que foi tratada cirurgicamente por miomectomia laparoscópica e com prévia oclusão por balão endovascular aplicado nas artérias ilíacas internas, com mínima perda sanguínea. Novos estudos são necessários para avaliação da técnica que nos parece promissora.

Enucleação do mioma por morcelação quando este ainda está ligado ao útero

A técnica padrão da miomectomia laparoscópica tem alguns problemas inerentes ao tratar miomas volumosos. Como a miomectomia laparoscópica é fundamentada em um conjunto de forças (tração e contratração) em um espaço limitado, miomas volumosos podem tornar sua enucleação muito mais difícil. Além disso, alterações degenerativas podem provocar o amolecimento do mioma, dificultando, também, esta manobra.

Sinhá et al.[96] (2005) descreveram sua experiência com uma nova técnica de miomectomia laparoscópica para miomas muito grandes (acima de 7 cm), comparando com a técnica laparoscópica tradicional. Realizaram estudo randomizado, dividindo 48 pacientes em dois grupos: Grupo A: a etapa de enucleação foi realizada com o morcelamento do mioma ainda em seu leito miometrial, o grupo B, o morcelamento foi realizado após a enucleação do mioma de seu leito. Em ambos os grupos não houve preparação medicamentosa previamente, porém, a vasopressina foi usada em todas as pacientes. No grupo de morcelamento *in situ*, o miométrio é incisado até atingir a superfície do mioma, e o mesmo é liberado o quanto for possível pelas manobras de tração e contratração. Quando esta manobra fica comprometida, inicia-se o morcelamento do mioma até que ele seja totalmente eliminado ou até quando as manobras de tração se tornem possíveis novamente. O número e o tamanho dos miomas foram comparáveis nos dois grupos, sendo o maior no grupo A de 20 cm e do grupo B de 19,5 cm. Não houve intercorrências intraoperatórias em ambos os grupos (Quadro 24-9).

Chen et al.[97] (2010) realizaram estudo com 82 pacientes divididas em três grupos: A – miomas até 150 g, B – miomas até 349 g, C – miomas acima de 350 g. Seus achados repetem o estudo anterior, sendo que, somente no grupo C, duas pacientes necessitaram de hemotransfusão. Nenhuma conversão para laparotomia foi necessária. Nas demais variáveis os resultados foram semelhantes à redução significativa para o tempo cirúrgico (p < 0,001), demonstrando o grande interesse nesta técnica nos casos de miomas volumosos.

Ambos concluíram que esta técnica favorece ao tempo cirúrgi-

Fig. 24-47 Oclusão das artérias ilíacas internas por balão endovascular. B = Balões endovasculares; C = Cateteres endovasculares.

REFERÊNCIAS BIBLIOGRÁFICAS

1. Cramer SF, Patel D. The frequency of uterine leiomyomas. *Am J Clin Pathol* 1990;94:435.
2. Marshall LM, Spiegelman D, Barbieri RL et al. Variation in the incidence of uterine leiomyoma among premenopausal women by age and race. *Obstet Gynecol* 1997;90:967.
3. Palmer JR, Rao RS, Adams-Campbell LL et al. Correlates of hysterectomy among african-american women. *Am J Epidemiol* 1999;150:1309.
4. Marshall LM, Spiegelman D, Goldman MB et al. A prospective study of reproductive factors and oral contraceptive use in relation to the risk of uterine leiomyomata. *Fertil Steril* 1998;70:432.
5. Graves WP. Tumours of the uterus. In: Curtis AH. (Ed.). *Obstetrics and gynecology*. Philadelphia: WB Sauders, 1933.
6. Farquhar CM, Steiner CA. Hysterectomy rates in the United States 1990-1997. *Obstet Gynecol* 2002;99:229.
7. Cramer DW. Epidemiology of myomas. *Semin Reprod Endocrinol* 1992;10:320.
8. Faerstein E, Szklo M, Rosenshein N. Risk factors fo uterine leiomyoma: apractice-based case-control study. I african-american heritage, reproductive history, body size and smoking. *Am J Epidemiol* 2001;153(1):1-10.
9. Faerstein E, Szklo M, Rosenshein N. II Atherogenic risk factors and potential souces of uterine irritation. *Am J Epidemiol* 2001;153(1):11-19.
10. Barbieri RL, Andersen J. Uterine leiomyomas: the somatic mutation theory. *Semin Reprod Endocrinol* 1992;10:301.
11. Andersen J, Barbieri RL. Abnormal gene expression in uterine leiomyomas. *J Soc Gynecol Invest* 1995;2:663.
12. Andersen J, DyReyes VM, Barbieri RL et al. Leiomyoma primary cultures have elevated transcriptional response to estrogen compared with autologous myometrial cultures. *J Soc Gynecol Invest* 1995;2:542.
13. Mitchell SR. Advances in uterine leiomyoma research: the progesterone hypothesis. *Environ Health Perspect* 2000;108(Suppl 5):791-93.
14. Otubu JA, Buttram VC, Besch NF et al. Unconjugated steroids in leiomyomas and tumor-bearing myometrium. *Am J Obstet Gynecol* 1982;143:130.
15. Brandon DD, Erickson TE, Keenam EJ et al. Estrogen receptor gene expression in human uterine leiomyomata. *J Clin Metab* 1995;80:1876.
16. Grattarola R, Li CH. Effect of growth hormone and its combination with estradiol-17-beta on the uterus of hipophysectomized and hypophysectomized-ovariectomized rats. *Clin Endocrinol* 1959;65:802.
17. Rubenstein AH, Seftel HC, Miller K et al. Metabolic response to oral glucose in healthy south african white, Indian and African subjects. *Br Med J* 1969;1:748.
18. Spellacy WN, Le Maire W, Buhi WC et al. Plasma growth hormone and estradiol levels in women with uterine myomas. *Obstet Gynecol* 1972;40:829.
19. Buttram VS and Reiter RC. Uterine leiomyomata: etiology, symptomatology and management. *Fertil Steril* 1981;36:433.
20. Pollow K, Sinnecker G, Boquoi E et al. Estrogen and progesterone binding proteins in normal human myometrium and leiomyoma. *J Clin Chem Clin Biochem* 1978;16:503.
21. Bulun SE, Simpson ER, Word RA. Expression of the CYP 19 gene and its product aromatase cytocrome P450 in human uterine leiomyoma tissues and cells in culture. *J Clin Endocrinol Metab* 1994;78:736.
22. Stewart EA, Nowak RA. Leiomyoma-related bleeding: a classic hypothesis updated for the molecular era. *Hum Reprod Update* 1996;2:296.
23. Andersen J. Growth factors and cytokines in uterine leiomyomas. *Semin Reprod Endocrinol* 1996;14:269.
24. Woolrych MLH, Jones DSC, Smith SK. Quantification of messenger ribonucleic acid and epidermal growth factor in human miometrium and leiomyomata using reverse transcriptase polymerase chain reaction. *J Clin Endocrinol Metab* 1994;78:1179.
25. Leibsohn D, d'Ablaing G, Mishell Jr DR et al. Leiomyosarcoma in a series of hysterectomies perfomed for presumed uterine leiomyomas. *Am J Obstet Gynecol* 1990;162:968.
26. Parker WH, Fu YS, Berek JS. Uterine sarcoma in patients operated on for presumed leiomyoma and rapidly growing leiomyoma. *Obstet Gynecol* 1994;83:414.
27. La Marca A, Giulini S, Vito G et al. Gestrinone in the treatment of uterine leiomyomata: effects on uterine blood supply. *Fertil Steril* 2004 Dec.;82(6):1694-96.
28. Coutinho EM. Treatment of large fibroids with high doses of gestrinone. *Gynecol Obstet Invest* 1990;30(1):44-47.
29. Lethaby A, Vollenhoven B, Sowter M. Pre-operative GnRH analogue therapy before hysterectomy or myomentomy for uterine fibroids. *Cochrane Database Syst Rev* 2000(2):CD000547.
30. Goldfarb HA. Myoma coagulation (Myolysis). *Obstet Gynecol Clin North Am* 2000;27(2):421-30.
31. Hammadeh ME, Hippach M, Mink D et al. Uterine rupture in pregnancy subsequent to previous laparoscopic electromyolysis. Case report and review of the literature. *Arch Gynecol Obstet* 2000;264(3):154-56.
32. Lasmar RB, Barrozo PR, Dias R et al. Submucous myomas: a new presurgical classification to evaluate the viability of hysteroscopic surgical treatment–preliminary report. *J Minim Invasivesivesive Gynecol* 2005 July-Aug.;12(4):308-11.
33. Polena V, Mergui JL, Perrot N et al. Long-term results of hysteroscopic myomectomy in 235 patients. *Eur J Obstet Gynecol Reprod Biol* 2007 Feb.;130(2):232-37. Epub 2006 Mar 10.
34. Barrozo PRM. Miomas – Novos tratamentos, novas perspectivas. Disponível em: http://latina.obgyn.net/portugues/articles/miomas.htm – 2000.
35. Barrozo PRM. Embolização – Um novo tratamento para miomas sintomáticos. *Rev Assoc Med Brasil* 2001;47(1):6.
36. Barrozo PRM, Sant'anna FM, Böhm KR. Embolização eletiva da artéria uterina como alternativa à histerectomia. *An Acad Nac Med* 2000;160(1):9-11.
37. Kim HS, Tsai J, Patra A et al. Effects of utero-ovarian anastomoses on clinical outcomes and repeat intervention rates after uterine artery embolization. *J Vasc Interv Radiol* 2006 May;17(5):783-89.
38. Society of Obstetricians and Gynaecologists of Canada. SOGC clinical practice guidelines. Uterine fibroid embolization (UFE). *Int J Gynaecol Obstet* 2005;89:305-18.
39. Burn P, McCall J, Chinn R et al. Uterine fibroleiomyoma: MR imaging appearances before and after embolization of uterine arteries. *Radiology* 2000;214:729-34.
40. Ravina JH, Vigneron NC, Aymard A et al. Pregnancy after embolization of uterine myoma: report of 12 cases. *Fertil Steril* 2000 June;73(6):1241-43.
41. McLucas B, Goodwin S, Adler L et al. Pregnancy following uterine fibroid embolization. *Int J Gynaecol Obstet* 2001 July;74(1):1-7.
42. Mara M, Maskova J, Fuzikova Z et al. Midterm clinical and first reproductive results of a randomized controlled trial comparing uterine fibroid embolization and myomectomy. *Cardiovasc Interv Cardiol* 2008;31:73-85.
43. Affonso, Breno Boueri et al. Strategies for reduction of exposure to ionizing radiation in women undergone to uterine fibroid embolization. *Rev Bras Ginecol Obstet* 2010;32(2):77-81.
44. Goodwin SC, McLucas B, Lee M et al. Uterine artery embolization for the treatment of uterine leiomyomata midterm results. *J Vasc Interv Radiol* 1999;10:1159-65.
45. Spies JB, Ascher SA, Roth AR et al. Uterine artery embolization for leiomyomata. *Obstet Gynecol* 2001;98:29-34.
46. Pelage JP, LeDref O, Soyer P et al. Fibroid-related menorrhagia: treatment with superselective embolization of the uterine arteries and midterm follow-up. *Radiology* 2000;215:428-31.
47. Chrisman HB, Saker MB, Ryu RK et al. The impact of uterine fibroid embolization on resumption of menses and ovarian function. *J Vasc Interv Radiol* 2000;11:699-703.
48. Spies JB, Roth AR, Gonsalves SM et al. Ovarian function after uterine artery embolization for leiomyomata: assessment with use of serum follicle stimulating hormone assay. *J Vasc Interv Radiol* 2001;12:437-42.
49. Lynn JG, Zwemer RL, Chick AJ et al. A new method for the generation and use of focused ultrasound in experimental biology. *J Gen Physiol* 1942;26:179-93.

50. Hynynen K, Damianou C, Darkazanli A et al. The feasibility of using MRI to monitor and guide noninvasive ultrasound surgery. *Ultrasound Med Biol* 1993;19(1):91, 92.

51. LeBlang SD, Hoctor K, Steinberg FL. Leiomyoma shrinkage after MRI guide focused ultrasound treatment: report of 80 patients. *Am J Roentgenol* 2010;194:274-80.

52. Arleo EK, Khilnani NM, Ng A et al. Features influencing patient selection for fibroid treatment with MR guide focused ultrasound. *J Vasc Interv Radiol* 2007;18(5):681-85.

53. Funaki K, Fukunishi H, Funaki T et al. Magnetic resonance-guided focused ultrasound surgery for uterine fibroids: relationship between the therapeutic effects and signal intensity of preexisting T2-weighted magnetic resonance images. *Am J Obstet Gynecol* 2007 Feb.;196(2):184.e1-6.

54. Smart OC, Hindley JT, Regan L et al. gonadotrophin-releasing hormone and magnetic-resonance-guided ultrasound surgery for uterine leiomyomata. *Obstetr Gynecol* 2006;108(1):49-54.

55. Rabinovici J, David M, Fukunishi H et al. Pregnancy outcome after magnetic resonance–guided focused ultrasound surgery (MRgFUS) for conservative treatment of uterine fibroids. *Fertil Steril* 2010;93(1):199-209.

56. Fukunishi H, Funaki K, Sawada K et al. Early results of magnetic resonance–guided focused ultrasound surgery of adenomyosis: analysis of 20 cases. *J Minim Invasivesivesives Gynecol* 2008;15(5):571-79.

57. Hindley J, Gedroyc W, Regan L et al. MRI guidance of focused ultrasound therapy of uterine fibroids: early results. *Am J Roentgenol* 2004 Dec.;83:6.

58. Villapalos JL, Larai MK, Dziewulski P. Full thickness abdominal burn following magnetic resonanceguided focused ultrasound therapy. *Burns* 2005;31:1054-55.

59. Farquhar C, Arroll B, Ekeroma A et al. An evidence-based guideline for the management of uterine fibroids. *Aust N Z J Obstet Gynaecol* 2001;41(2):125-40.

60. Hurst BS, Matthews ML, Marshburn PB. Laparoscopic myomectomy for symptomatic uterine myomas. *Fertil Steril* 2005;83(1):1-23.

61. Silva BA, Falcone T, Bradley L et al. Case-control study of laparoscopic versus abdominal myomectomy. *J Laparoendosc Adv Surg Tech A* 2000;10(4):191-97.

62. Dubuisson JB, Fauconnier A, Fourchotte V et al. Laparoscopic myomectomy: predicting the risk of conversion to an open procedure. *Hum Reprod* 2001;16:1726-31.

63. Marret H, Chevillot M, Giraudeau B. A retrospective multicentre study comparing myomectomy by laparoscopy and laparotomy in current surgical practice. What are the best patient selection criteria? *Eur J Obstet Gynecol Reprod Biol* 2004;117:82-86.

64. Dueholm M, Lundorf E, Sorensen JS et al. Reproducibility of evaluation of the uterus by transvaginal sonography, hysterosonographic examination, hysteroscopy and magnetic resonance imaging. *Hum Reprod* 2002 Jan.;17(1):195-200.

65. Nezhat C, Nezhat F, Bess O et al. Laparoscopically assisted myomectomy: a report of a new technique in 57 cases. *Int J Fertil Menopausal Stud* 1994 Jan.-Feb.;39(1):39-44.

66. Liu L, Li Y, Xu H et al. Laparoscopic transient uterine artery occlusion and myomectomy for symptomatic uterine myoma. *Fertil Steril* 2011 Jan,;95(1):254-58. Epub 2010 June 18; published online DOI: 10.1016/j.fertnstert.2010.05.006

67. Zullo F, Palomba S, Corea D et al. Bupivacaine plus epinephrine for laparoscopic myomectomy: a randomized placebo-controlled trial. *Obstet Gynecol* 2004 Aug.;104(2):243-49.

68. Sinha R, Hegde A, Warty N et al. Laparoscopic myomectomy: enucleation of the myoma by morcellation while it is attached to the uterus. *J Minim Invasivesivesives Gynecol* 2005 May-June;12(3):284-951.

69. Paul PG, Koshy AK. Multiple peritoneal parasitic myomas after laparoscopic myomectomy and morcellation. *Fertil Steril* 2006 Feb.;85(2):492-93.

70. Mais V, Bracco GL, Litta P et al. Reduction of postoperative adhesions with an auto-crosslinked hyaluronan gel in gynaecological laparoscopic surgery: a blinded, controlled, randomized, multicentre study. *Hum Reprod* 2006 May;21(5):1248-54.

71. Dickner SK, Cooper JM, Diaz D. A nonincisional, doppler-guided transvaginal approach to uterine artery identification and control of uterine perfusion. *J Am Assoc Gynecol Laparosc* 2005;11(1):55-58.

72. Istre O, Hald K, Qvigstad E. Multiple myomas treated with a temporary, noninvasive, doppler-directed, transvaginal uterine artery clamp. *J Am Assoc Gynecol Laparosc* 2005;11(2):273-76.

73. Zupi E, Sbracia M, Marconi D et al. Myolysis of uterine fibroids: is there a role? *Clin Obstet Gynecol* 2006 Dec.;49(4):821-33.

74. Vilos GA, Daly LJ, Tse BM. Pregnancy outcome after laparoscopic electromyolysis. *J Am Assoc Gynecol Laparosc* 1998;5:289-92.

75. Hurst BS, Elliot M, Matthews ML et al. Ultrasound-directed transvaginal myolysis: preclinical studies. *J Minim Invasivesivesive Gynecol* 2007 July-Aug.;14(4):502-5.

76. Kim CH, Kim SR, Lee HA et al. Transvaginal ultrasound-guided radiofrequency myolysis for uterine myomas. *Hum Reprod* 2011 Mar.;26(3):559-63. Epub 2011 Jan 7.

77. Zupi E, Sbracia M, Marconi D e al. Myolysis of uterine fibroids: is there a role? *Clin Obstet Gynecol* 2006 Dec.;49(4):821-33.

78. Ciavattini A, Tsiroglou D, Piccioni M et al. Laparoscopic cryomyolysis: an alternative to myomectomy in women with symptomatic fibroids. *Surg Endosc* 2004;18:1785-88.

79. Zreik TG, Rutherford TJ, Palter SF et al. Cryomyolysis, a new procedure for the conservative treatment of uterine fibroids. *J Am Assoc Gynecol Laparosc* 1998;5:33-38.

80. Ciavattini A, Tsiroglou D, Litta P et al. Pregnancy outcome after laparoscopic cryomyolysis of uterine myomas: report of nine cases. *J Minim Invasivesivesive Gynecol* 2006;13:141-44.

81. LaMote AI, Lalwani S, Diamond MP. Morbidity associated with abdominal myomectomy. *Obstet Gynecol* 1993;82:897-900.

82. Dubuisson JB, Fauconnier A, Fourchotte V et al. Laparoscopic myomectomy: predicting the risk of conversion to an open procedure. *Hum Reprod* 2001 Aug.;16(8):1726-31.

83. Adamian LV, Kulakov VI, Kiselev SI et al. Laparoscopic myomectomy in treatment of large myiomas. *J Am Assoc Gynecol Laparosc* 1996 Aug;3(4 Suppl):S1.

84. Bedient CE, Magrina JF, Noble BN et al. Comparison of robotic and laparoscopic myomectomy. *Am J Obstet Gynecol* 2009 Dec.;201(6):566.e1-5.

85. Einarsson JI, Chavan NR, Suzuki Y et al. Use of bidirectional barbed suture in laparoscopic myomectomy: evaluation of perioperative outcomes, safety, and efficacy. *J Minim Invasivesivesive Gynecol* 2011 Jan.-Feb.;18(1):92-95. Epub 2010 Nov 20.

86. Ravina JH, Herbreteau D, Ciraru-Vigneron N et al. Arterial embolisation to treat uterine myomata. *Lancet* 1995;346:671-72.

87. Dubuisson JB. How I perform the preventive occlusion of the uterine arteries before myomectomy or hysterectomy? *Gynecol Obstet Fertil* 2007 Dec.;35(12):1264-67.

88. Liu WM, Wang PH, Chou CS et al. Efficacy of combined laparoscopic uterine artery occlusion and myomectomy via minilaparotomy in the treatment of recurrent uterine myomas. *Fertil Steril* 2007 Feb.;87(2):356-61.

89. Park KH, Kim JY, Shin JS et al. Treatment outcomes of uterine artery embolization and laparoscopic uterine artery ligation for uterine myoma. *Yonsei Med J* 2003 Aug. 30;44(4):694-702.

90. Alborzi S, Ghannadan E, Alborzi S et al. A comparison of combined laparoscopic uterine artery ligation and myomectomy versus laparoscopic myomectomy in treatment of symptomatic myoma. *Fertil Steril* 2009 Aug.;92(2):742-47.

91. Liu L, Li Y, Xu H et al. Laparoscopic transient uterine artery occlusion and myomectomy for symptomatic uterine myoma. *Fertil Steril* 2011 Jan.;95(1):254-58.

92. Dickner SK, Cooper JM, Diaz D. A nonincisional, doppler-guided transvaginal approach to uterine artery identification and control of uterine perfusion. *J Am Assoc Gynecol Laparosc* 2005;11(1):55-58.

93. Vilos GA, Vilos EC, Abu-Rafea B et al. Transvaginal Doppler-guided uterine artery occlusion for the treatment of symptomatic fibroids: summary results from two pilot studies. *J Obstet Gynaecol Can* 2010 Feb.;32(2):149-54.

94. Salazar GM, Petrozza JC, Walker TG. Transcatheter endovascular techniques for management of obstetrical and gynecologic emergencies. *Tech Vasc Interv Radiol* 2009 June;12(2):139-47.

95. Takeda A, Koyama K, Imoto S et al. Temporary endovascular balloon occlusion of the bilateral internal iliac arteries for control of

hemorrhage during laparoscopic-assisted myomectomy in a nulligravida with a large cervical myoma. *Fertil Steril* 2009 Mar.;91(3):935.e5-9.

96. Sinha R, Hegde A, Warty N *et al.* Laparoscopic myomectomy: enucleation of the myoma by morcellation while it is attached to the uterus. *J Minim Invasivesivesive Gynecol* 2005;12:284-89.

97. Chen SY, Huang SC, Sheu BC *et al.* Simultaneous enucleation and in situ morcellation of myomas in laparoscopic myomectomy. *Taiwan J Obstet Gynecol.* 2010 Sept.;49(3):279-84.

98. Lethaby A, Vollenhoven B, Sowter M. Efficacy of pre-operative gonadotrophin hormone releasing analogues for women with uterine fibroids undergoing hysterectomy or myomectomy: a systematic review. *BJOG* 2002 Oct.;109(10):1097.

99. Gurates B, Parmaksiz C, Kilic G *et al.* Treatment of symptomatic uterine leiomyoma with letrozole. *Reprod Biomed Online* 2008 Oct.;17(4):569-74.

100. Parsanezhad ME, Azmoon M, Alborzi S *et al.* A randomized, controlled clinical trial comparing the effects of aromatase inhibitor (letrozole) and gonadotropin-releasing hormone agonist (triptorelin) on uterine leiomyoma volume and hormonal status. *Fertil Steril* 2010 Jan.;93(1):192-98.

101. Rossetti A, Sizzi O, Chiarotti F *et al.* Developments in techniques for laparoscopic myomectomy. *JSLS* 2007 Jan.-Mar.;11(1):34-40.

102. Lee CL, Wang CJ. Laparoscopic myomectomy. *Taiwan J Obstetric Gynecol* 2009 Dec.;48(4):335-34.

103. Celik H, Sapmaz E. Use of a single preoperative dose of misoprostol is efficacious for patients who undergo abdominal myomectomy. *Fertil Steril* 2003 May;79(5):1207-10.

104. Ip PP, Lam KW, Cheung CL *et al.* Tranexamic acid-associated necrosis and intralesional thrombosis of uterine leiomyomas: a clinicopathologic study of 147 cases emphasizing the importance of drug-induced necrosis and early infarcts in leiomyomas. *Am J Surg Pathol* 2007 Aug.;31(8):1215-24.

105. Caglar GS, Tasci Y, Kayikcioglu F *et al.* Intravenous tranexamic acid use in myomectomy: a prospective randomized double-blind placebo controlled study. *Eur J Obstet Gynecol Reprod Biol* 2008 Apr.;137(2):227-31.

106. Denaro V, Forriol F, Di Martino A *et al.* Effect of a mucolytic agent on collagen fibres. An optical and polarized light histology study. *Eur J Orthop Surg Traumatol* 2001;11:209-12.

107. Kongnyuy EJ, van den Broek N, Wiysonge CS. A systematic review of randomized controlled trials to reduce hemorrhage during myomectomy for uterine fibroids. *Int J Gynaecol Obstet* 2008 Jan.;100(1):4-9.

108. Kongnyuy EJ, Wiysonge CS. Interventions to reduce haemorrhage during myomectomy for fibroids. *Cochrane Database Syst Rev* 2009 July 8;(3):CD005355.

25 Histerectomia Minimamente Invasiva

Homero Leal de Meirelles Junior
Marco Aurelio Pinho de Oliveira
Luiz Zamagna
William Kondo

- INTRODUÇÃO
- HISTÓRICO
- HISTERECTOMIA MINIMAMENTE INVASIVA
- HISTERECTOMIA VAGINAL SEM PROLAPSO
    Indicações e contraindicações
    O papel da ultrassonografia
- INSTRUMENTAL CIRÚRGICO
- TÉCNICA
- HISTERECTOMIA VAGINAL DIFÍCIL
- COMPLICAÇÕES
- HISTERECTOMIA LAPAROSCÓPICA
    Classificação
    Indicações
    Limitações
- TÉCNICA CIRÚRGICA DA HISTERECTOMIA TOTAL TIPO IV
    Procedimentos pré- e peroperatórios
    Preparos iniciais e posicionamento da paciente e da equipe
    Confecção do pneumoperitônio
    Posicionamento dos trocartes
    Inventário pélvico
    Ligadura dos pedículos superiores
    Abertura do espaço vesicovaginal
    Dissecção e coagulação das artérias uterinas
    Abertura da cúpula vaginal e ligadura dos ligamentos uterossacros
    Colporrafia e peritonização
    Procedimentos finais
    Pós-operatório
    Complicações
- NOSSOS RESULTADOS (HMJ)
- COMPLICAÇÕES – EXPERIÊNCIA MUNDIAL
- CONSIDERAÇÕES FINAIS
- REFERÊNCIAS BIBLIOGRÁFICAS

INTRODUÇÃO

A histerectomia é o procedimento cirúrgico ginecológico de grande porte mais comumente realizado em todo o mundo. As doenças benignas são responsáveis por mais de 70% das indicações de histerectomia e incluem distúrbios menstruais, miomas, dor pélvica e prolapso uterino (Whiteman et al., 2008).

Habitualmente, a histerectomia é realizada por laparotomia ou por via vaginal (Clayton, 2006). No entanto, desde a descrição da técnica cirúrgica da histerectomia totalmente laparoscópica por Harry Reich, em 1989, esta via minimamente invasiva tem sido considerada uma via de acesso alternativa às técnicas tradicionais de histerectomia.

Ainda que as vias de acesso vaginal e laparoscópica tenham vantagens com relação à cirurgia a céu aberto, esta continua sendo a via de acesso mais utilizada para a realização de histerectomias em todo o mundo. Na Dinamarca, 80% das histerectomias por doença benigna entre 1988 e 1998 foram praticadas por laparotomia (Gimbel et al., 2001). No período de 1988 a 1990, cerca de 1,7 milhão de histerectomias foi realizada nos Estados Unidos, e 75% delas foram por via abdominal (Wilcox et al., 1994). Em 2003, a via de acesso abdominal continuava sendo a mais comum (66,1%) nas histerectomias por doença benigna nos Estados Unidos, seguida pela via vaginal (21,8%) e pela laparoscópica (11,8%) (Wu et al., 2003). Em um estudo multicêntrico transversal, incluindo 23 centros hospitalares universitários franceses, as taxas de histerectomia laparoscópica, vaginal e laparotômica foram de 9,6, 47 e 43,4%, respectivamente (Chapron et al., 1999). Um estudo realizado entre junho e dezembro de 2004, incluindo 634 mulheres submetidas à histerectomia por doença benigna em 12 hospitais universitários franceses, mostrou que houve uma redução importante da taxa de laparotomias, uma vez que a cirurgia foi realizada por via laparoscópica, via vaginal assistida por laparoscopia, via laparotômica e via vaginal em 19,1, 8,2, 24,4 e 48,3% (David-Montefiore et al., 2007), respectivamente. No Brasil, no ano de 2009 foram realizadas 105.054 histerectomias por doença benigna pelo Sistema Único de Saúde, sendo 89,9% por via abdominal, 10% por via vaginal e apenas 0,1% por via laparoscópica (Datasus, 2010).

As vantagens da abordagem laparoscópica comparadas com a cirurgia aberta incluem menor sangramento intraoperatório, menor tempo de permanência hospitalar, recuperação mais rápida e menor taxa de infecções de ferida e de parede abdominal, à custa de um tempo cirúrgico mais prolongado (Johnson et al., 2006).

Embora vários autores tenham demonstrado uma taxa aumentada de lesões ureterais e vesicais com o acesso laparoscópico (Johnson *et al.*, 2006; Mäkinen *et al.*, 2001), uma série publicada recentemente, incluindo 4505 mulheres submetidas à histerectomia utilizando diferentes vias de acesso (laparoscopia, vaginal e laparotomia), não mostrou diferença estatisticamente significativa na taxa de complicações maiores, quando os três grupos foram comparados (Donnez *et al.*, 2009).

HISTÓRICO

Sorano, de Éfeso, o ginecologista mais famoso da Antiguidade, no segundo século da era cristã, foi o primeiro a aventar a hipótese de se praticar uma histerectomia. Diz-se ter realizado amputação vaginal de útero invertido e gangrenado (Berundi, 1988).

Conrad Langenbeck, em 1813, publicou a primeira histerectomia vaginal. A paciente tinha 50 anos e apresentava câncer cervical com prolapso uterino. Não havia anestesia, sangue para transfusão, nem qualquer noção de assepsia, mas a paciente sobreviveu mais 26 anos após a cirurgia. Warren, em 1829, nos Estados Unidos, documentou pela primeira vez a histerectomia vaginal naquele país. Burnham, em 1853, de Lowel, Massachusetts, realizou a primeira histerectomia abdominal com sucesso. Em 15 pacientes submetidas à cirurgia, somente três sobreviveram, perfazendo uma mortalidade de 80%.

Com o desenvolvimento de técnicas anestésicas, de antissepsia e melhora do instrumental cirúrgico, a mortalidade das histerectomias, que era de 70% em 1880, declinou para 3% na década de 1930. Em relação à histerectomia por via vaginal, a mortalidade diminuiu de 15%, em 1890, para 2,5%, em 1910.

O grande cirurgião Pean informou 60 casos de histerectomia vaginal em 1886 (Fig. 25-1). Por contraste, em 1881, ele publicou 51 casos de histerectomia abdominal por miomatose, em que 18 morreram, fechando uma taxa de 35%. Este estudo favoreceu Lawson Tait em 1882 (Fig. 25-2) que obteve uma taxa de 33% de mortalidade, mas estava seguro entre 30 casos que poderia ser realizada a histerectomia vaginal, se o tamanho permitisse. As piores figuras ficaram por conta de Spencer Wells que gastou muito tempo dissertando e demonstrando sua coragem cirúrgica, mas na realidade dos 40 casos que publicou, 29 tinham morrido, levando a uma escandalosa taxa de mortalidade para 73%.

A escola alemã desenvolveu técnicas de sutura metódica em 1880, Schroder apresentou a técnica de abrir o fundo de saco, os ligamentos largos eram ligados com única ligadura em porções separadas de cima para baixo, o peritônio era fechado ao redor de tubos para drenagem. Doderlein descreveu técnica semelhante usada na colpotomia anterior, quando o útero era exposto e as paredes uterinas ligadas de cima para baixo sob visão direta.

Richelot descreveu, em 1894, o morcelamento vertical e oblíquo da parede uterina e mais adiante foi refinado por Doyen que descreveu a hemissecção e outras técnicas para reduzir o volume uterino. Na monografia de Richelot este descreve três tipos de técnicas para os casos de útero móvel, útero aderido e útero miomatoso. A histerectomia vaginal ao término do século XIX era muito realizada com grande taxa de sobrevivência antes dos antibióticos e transfusões de sangue.

E. H. Richardson, em 1929, descreveu a técnica de histerectomia abdominal (técnica extrafascial) que, com algumas modificações, persiste até hoje. Heaney, em 1934, descreveu sua técnica de histerectomia vaginal, que foi largamente difundida nos Estados Unidos.

O histórico da histerectomia laparoscópica começa com Harry Reich, em 1989. Camham Nezhat *et al.*, em 1990, foram os primeiros a relatar o uso do grampeador linear na histerectomia laparoscópica. Kurt Semm, em 1991, relatou o uso da técnica CASH que consiste na retirada da via vaginal de toda a endocérvice com a realização da histerectomia supracervical por via laparoscópica, com posterior retirada do útero em fatias. A partir desta data vários trabalhos publicaram as vantagens da abordagem cirúrgica laparoscópica para a realização da histerectomia.

HISTERECTOMIA MINIMAMENTE INVASIVA

Quando a histerectomia está indicada, a mesma deve ser realizada do modo menos invasivo possível. Inicialmente deveria ser considerada a via vaginal como primeiro acesso cirúrgico da histerectomia, ao menos que exista uma contraindicação que impeça o procedimento.

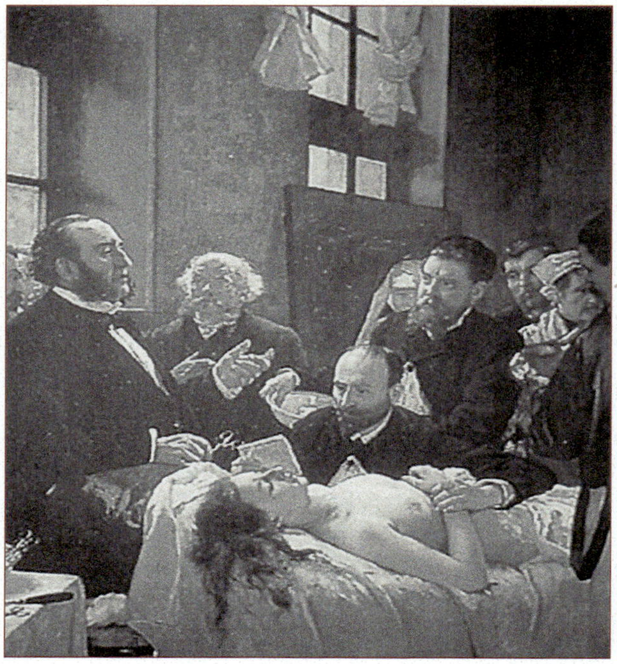

Fig. 25-1
Pean.

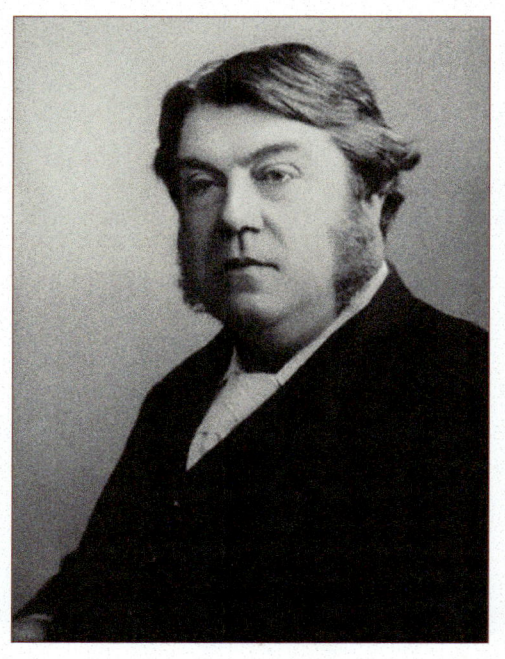

Fig. 25-2
Lawson Tait.

Com o tempo aumentaram as indicações e diminuíram as contraindicações. As contraindicações variam de acordo com a inclinação pessoal e experiência do cirurgião. Nas situações em que a histerectomia vaginal não tem boa indicação, a via laparoscópica deve ser preferível em relação à laparotomia. A histerectomia laparotômica deveria ser reservada para as poucas situações em que a histerectomia vaginal ou laparoscópica seriam contraindicadas.

HISTERECTOMIA VAGINAL SEM PROLAPSO

Indicações e contraindicações

Historicamente a via vaginal, em comparação com a abdominal, foi considerada "operar na escuridão". Na atualidade, este conceito não mostrou a realidade, porque perante o estudo realizado demonstrou que o julgamento clínico e a habilidade do cirurgião traduzem que a via é segura. As contraindicações seguem as principais determinações elaboradas pela FIGO. Sendo assim, o exame ginecológico e as indicações da histerectomia vão determinar a via cirúrgica (Boxes 25-1 e 25-2).

O fluxograma é direcionado para o acesso vaginal, mas não descarta a histerectomia laparoscópica, que é a via de escolha para muitos que já têm grande experiência e bons resultados. Apesar da curva maior de aprendizado e custo do material, a cirurgia laparoscópica trouxe a ideia minimamente invasiva e nos dias atuais evoluiu no equipamento como câmeras, ópticas, insufladores, monitores de alta resolução e as fontes de energia que cada vez mais ficaram mais seguras, com menor risco de lesões a órgãos vizinhos. A abordagem dos processos aderenciais como na endometriose profunda ficou mais segura pela experiência e resultados, descartando assim no fluxograma a abordagem laparotômica que ficará na dependência do cirurgião e material adequado. O importante é encarar que o cirurgião a cada dia é mais exigido, tendo de acumular o conhecimento de outras técnicas e aceitar os procedimentos como multidisciplinar, operando com uma equipe de conhecimento global.

Boxe 25-1 Fluxograma para histerectomia vaginal

1. Volume uterino menor que 280 cm^3 – maiores dependentes da experiência do cirurgião
2. Espaço ósseo favorável – espinhas afastadas 9 cm e ângulo subpúbico maior que 90°
3. Amplitude vaginal favorável de dois dedos
4. Acesso às artérias uterinas
5. Mobilidade uterina com descida no toque bimanual
6. Sem suspeita clínica ou por imagem e marcadores de endometriose
7. Sem sequelas de doença inflamatória pélvica (DIP)
8. Ausência de patologias extrauterinas – massas anexiais
9. Sem cirurgias de reparo de fístulas anteriores

Boxe 25-2 Fluxograma para histerectomia laparoscópica

1. Úteros maiores que 280 cm^3
2. Presença de mobilidade lateral – acesso às artérias uterinas
3. Aderências pélvicas de leves a graves por endometriose – septo retovaginal
4. Massas anexiais benignas ou com possibilidade de investigação prévia
5. Ausência de contraindicação de pneumoperitônio – doenças cardiorrespiratórias

O papel da ultrassonografia

A ultrassonografia pré-operatória provê informação útil e de vital importância na estratégia cirúrgica. Volumes abaixo de 100 cm^3 podem ser facilmente executados pela via vaginal. Os úteros com mais de 100 cm^3 e menores que 200 cm^3 poderiam ser operados por cirurgiões adeptos e interessados pela técnica. Acima de 200 cm^3 e abaixo de 300 cm^3, deveriam ser operados por cirurgiões experientes com uma curva de aprendizado maior. Com úteros maiores que 300 cm^3 haverá, certamente, a necessidade de realizar a fragmentação, que consiste em diminuir o tamanho, que pode ser representado pelo morcelamento. Logicamente, o papel da ultrassonografia não deve sobrepor ao exame clínico. Os úteros polimiomatosos permitem a enucleação e miomectomias que vão diminuindo o tamanho até o final com a báscula do útero. A avaliação cuidadosa fará a diferença entre o sucesso e o fracasso da cirurgia (Boxe 25-3).

INSTRUMENTAL CIRÚRGICO

É de grande importância usar o material apropriado. O tamanho certo das valvas e pinças que não soltam dos pedículos fazem muita diferença no sucesso da cirurgia. O material necessário para o acesso vaginal está descrito no Capítulo 3.

TÉCNICA

Seguiremos demonstrando a técnica de Heaney, uma cirurgia do dia a dia, de execução mais fácil e sem a necessidade de morcelamento.

1. O posicionamento: é de grande importância a posição nas perneiras, permitindo uma maior descida na mesa cirúrgica e os membros inferiores bem afastados fixos no tornozelo com faixas e proteção acolchoada. A posição tem que estar livre lateralmente para melhor posicionamento e conforto dos auxiliares (Fig. 25-3). Deve-se também proteger o sacro com coxim, evitando lesões de nervos.
2. Assepsia e antissepsia da vagina até a raiz da coxa.
3. Colocação dos campos cirúrgicos.
4. O bisturi elétrico é opcional, mas ajuda na diminuição do tempo cirúrgico.
5. Pinçamento com *Pozzi* ou *Lahey* do colo uterino, incluindo os lábios anterior e posterior.
6. Massagem do uterossacro esquerdo que assegurará um descenso uterino de 2 cm.
7. Infiltração opcional com vasoconstritor (adrenalina na diluição de 1:250.000), incluindo as paredes anterior e posterior da vagina. Na prática são colocadas duas ampolas de adrenalina em 500 mL de soro fisiológico.

Boxe 25-3 Avaliação pré-cirúrgica – comparação com a idade gestacional

Volume (cm^3)	Tamanho em Semanas (Gravídico)
30-80	Normal
81-200	< 8
201-300	9-12
310-450	13-16
451-600	17-20
601-750	21-24

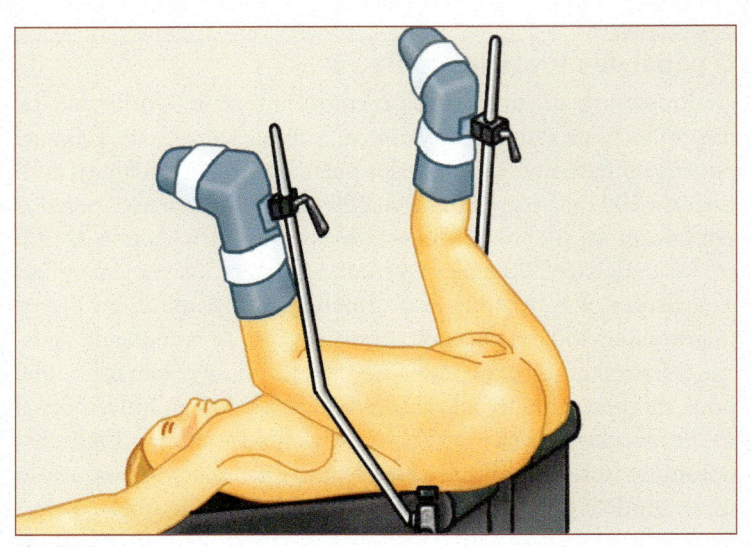

Fig. 25-3
Posição na mesa cirúrgica.

8. Incisão semicircular do colo uterino sem completar para o posterior, deixando uma "ponte" de mucosa lateral. O ponto da incisão deverá ser sobre o septo supravaginal, para permitir a correta dissecção do espaço vesicovaginal. A tesoura deverá ser forte e romba com movimentos de subida e abertura, separando o tecido que é frouxo com pouco sangramento. Ajudaremos com a *Breisky* em ângulo de 30 a 40 graus, completando, assim, o espaço adequado. Poderemos nesta hora abrir o peritônio anterior ou poderemos deixar para depois, quando teremos uma maior descida do útero (Figs. 25-4 a 25-7).
9. Incisão semicircular da mucosa posterior, logo abaixo do colo uterino, a qual deverá ser apreendida com pinça forte e seccionada com tesoura, dando acesso à cavidade abdominal posterior. Colocaremos a válvula de *Auward* longa sem a necessidade de sua fixação.

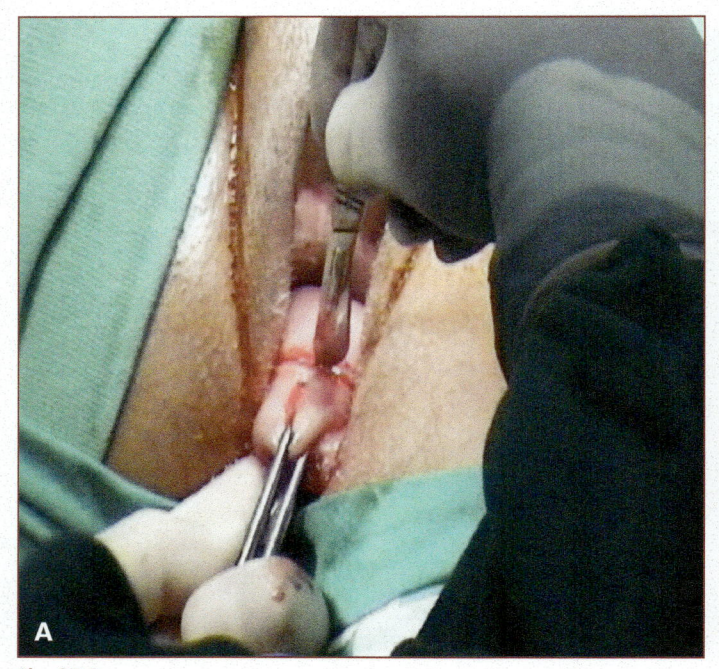

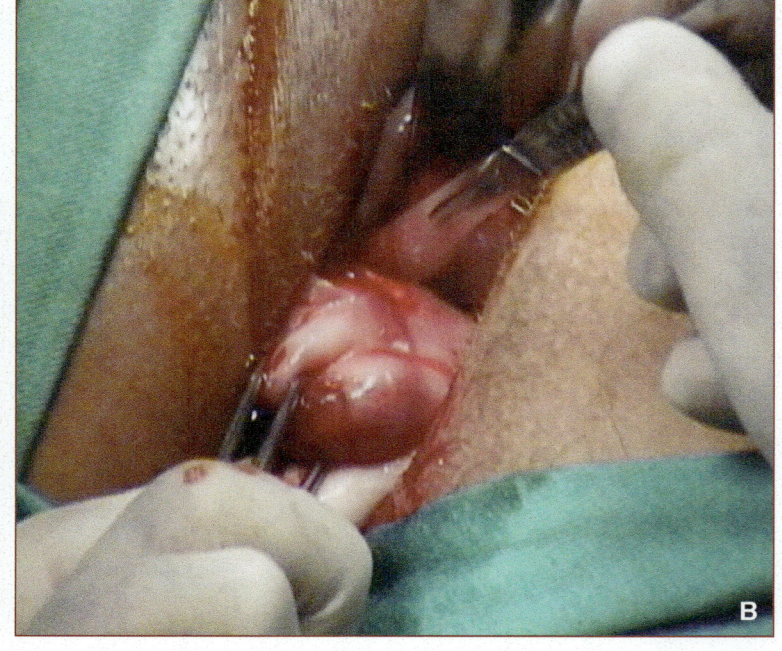

Fig. 25-4
(**A** e **B**) Incisão semicircular.

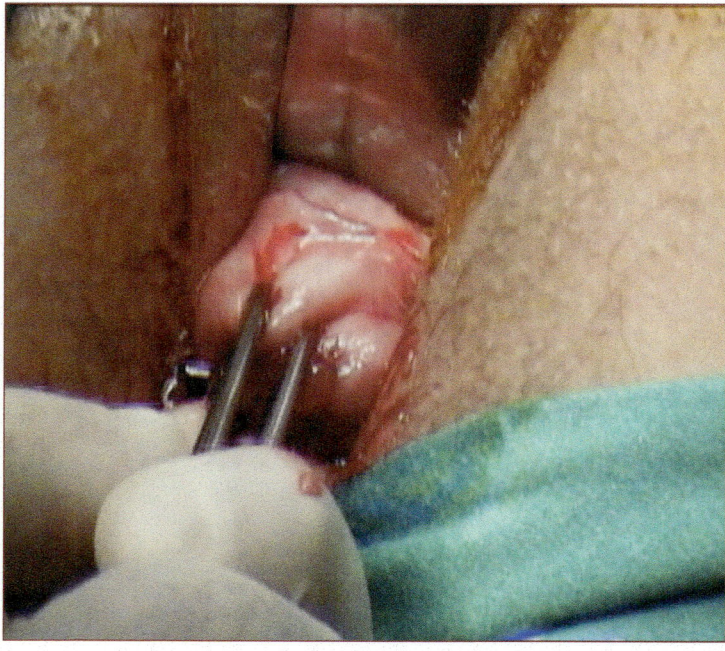

Fig. 25-5
Ajuda com o Breisky para dissecção do septo supravaginal.

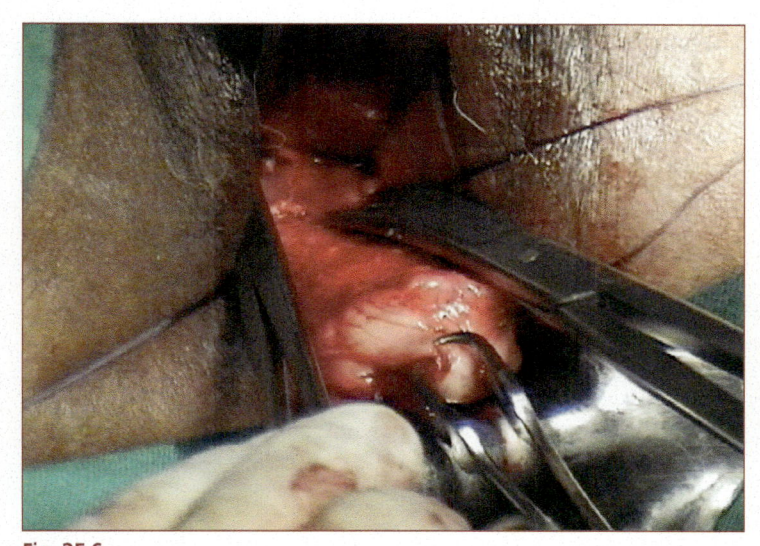

Fig. 25-6
Celiotomia anterior.

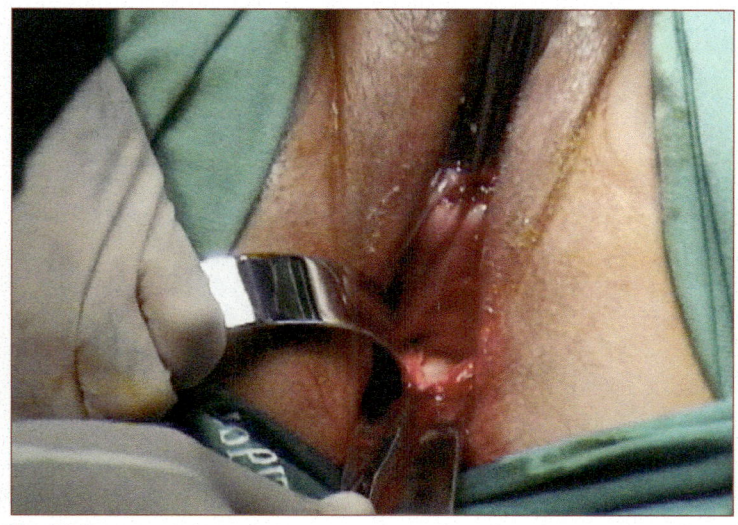

Fig. 25-7
Celiotomia posterior.

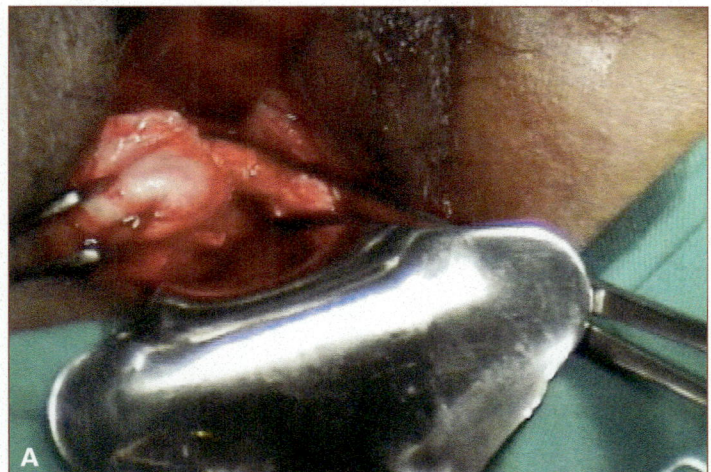

Fig. 25-8
(**A**) Pinçamento dos ligamentos uterossacro e cardinal em sua porção inferior. (**B**) Não desinsersão da parede vaginal – ponte (*).

10. Pinçamento com Z-clampe semicurvo, interessando o ligamento uterossacro e cardinal inferior (Fig. 25-8A). Utilizaremos após secção do mesmo o ponto de Heaney com o fio de poligalactina 1. Nota-se que a vagina não é desinserida, permanecendo um segmento em "ponte" (Fig. 25-8B).
11. Celiotomia anterior com a colocação do afastador de *breisky* com lâmina de 3 ou 4 cm de largura, dependendo do espaço permitido.
12. Pinçamento, secção e ligadura das artérias uterinas com o ligamento cardinal superior (Fig. 25-9). Poderá ser necessária uma segunda ligadura, caso o útero seja grande e com paramétrio mais extenso. Pode-se utilizar o mesmo fio. De forma alternativa, também pode-se usar o grampeador ETS 45 com cargas brancas ou o LigaSure para a selagem adequada do vaso.
13. Iniciaremos a báscula uterina de forma gradativa, dando tempo ao estiramento dos ligamentos superiores (Fig. 25-10).
14. Após a exposição do útero deve ser pinçado com a Z-clampe curva o ligamento que inclui a tuba, ligamentos redondo e útero-ovariano. Utiliza-se o fio ou as alternativas já citadas (Fig. 25-11).
15. Revisaremos o espaço entre as ligaduras e a necessidade de hemostasia. A revisão é um tempo importante. Os fios de reparo devem ser deixados grandes e soltos para a cavidade, porque serão úteis numa revisão posterior.
16. Revisão do espaço entre a mucosa e o peritônio posterior que poderá ser revisado em separado ou conjuntamente no fechamento da cúpula vaginal. O ponto de reparo cardinal-uterossacro poderá passar novamente na fáscia e peritônio do ângulo para reforçar e evitar o espaço morto lateral. A aproximação desses reparos deve ser feita com cuidado, por-

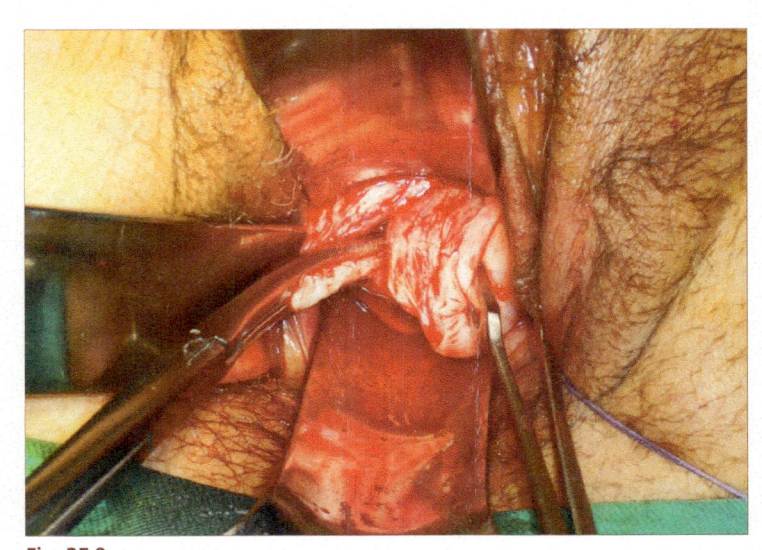

Fig. 25-9
Pinçamento da artéria uterina direita.

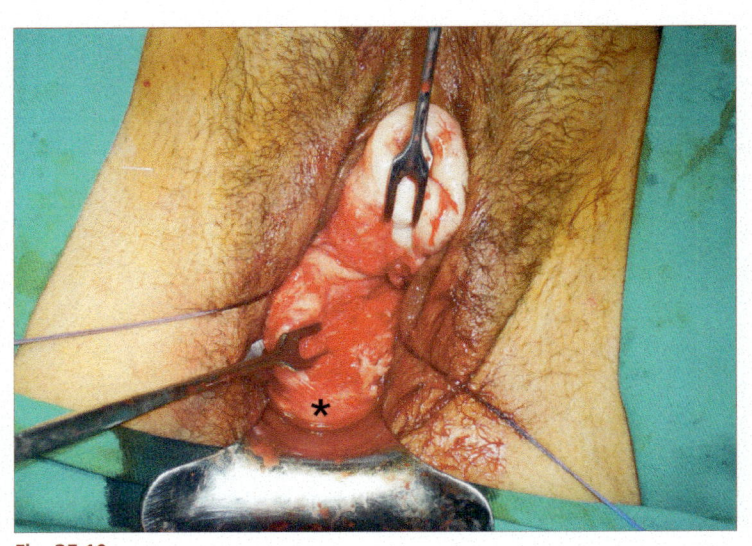

Fig. 25-10
Báscula uterina (*) fundo uterino.

que a mesma é realizada sem visão, e a tração poderá causar sangramento, que ficará oculto após a cúpula fechada.

17. Sutura da cúpula em pontos separados ou em chuleio contínuo (Fig. 25-12). Alguns utilizam fio de absorção rápida como o categute simples 0 ou o caprofil. Outros utilizam fios de absorção mais prolongada, como a poliglactina (Vicryl).

18. Secção dos reparos. Não é obrigatório o uso do tampão vaginal (a não colocação facilita o controle de possível sangramento no pós-operatório).
19. Cateterismo vesical. Realizar a cirurgia sem o uso do cateter vesical serve como alerta, caso haja uma lesão acidental (vazamento de urina)

HISTERECTOMIA VAGINAL DIFÍCIL

Normalmente a histerectomia vaginal sem prolapso com úteros pequenos e sem cirurgia prévia é fácil de realizar, porém, em alguns casos, as dificuldades aumentam. As dificuldades iniciais são as aderências anteriores por cesarianas, os miomas anteriores e laterais e o volume do útero superior a 280 cm^3.

A) *Aderências anteriores:* a bexiga e o peritônio podem não ser identificados e, portanto, criar uma dificuldade na abertura. Deve-se ter em mente que uma abordagem lateral após a ligadura da artéria uterina facilita o acesso para a celiotomia (Figs. 25-13 e 25-14). Pode-se, também, abordar após a báscula, funcionando muito bem para úteros menores, quando o dedo indicador poderá passar posteriormente e identificar o limite da bexiga com o peritônio.

B) *Miomas anteriores:* dependendo do tamanho, pode-se enuclear o mioma com pouco sangramento (os vasos uterinos já

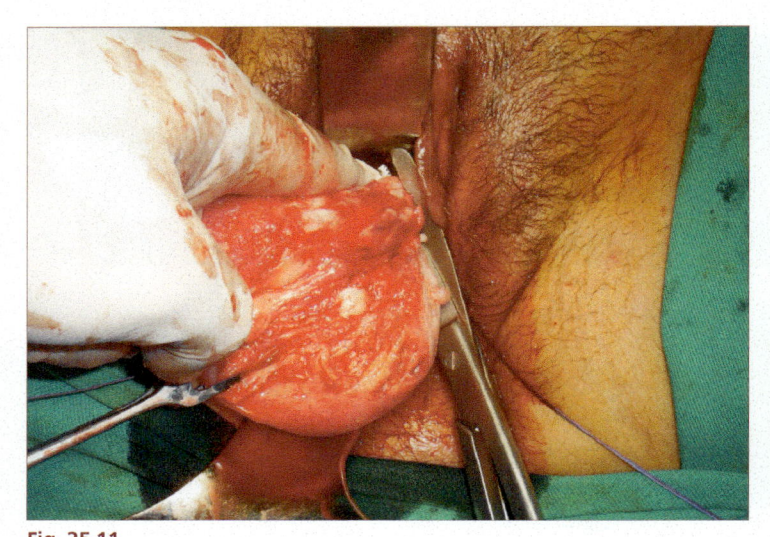

Fig. 25-11
Secção dos ligamentos superiores e ponto de Heaney.

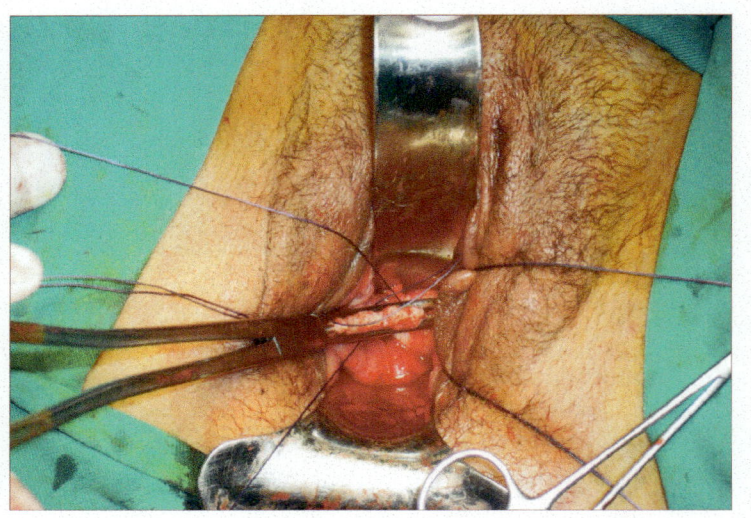

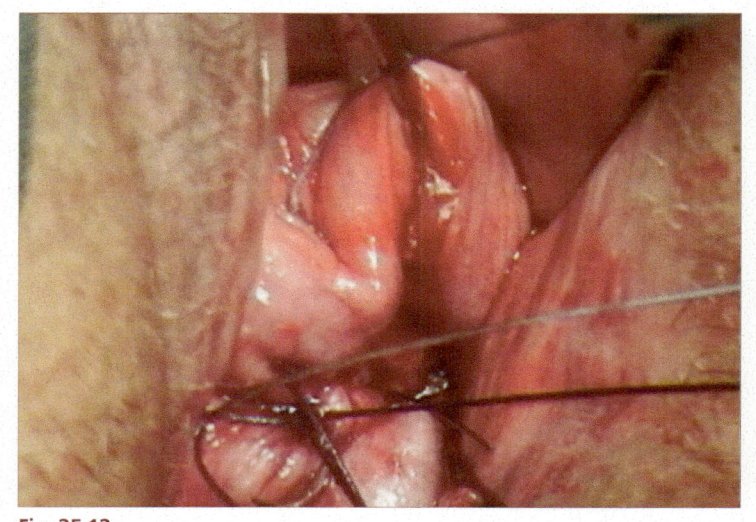

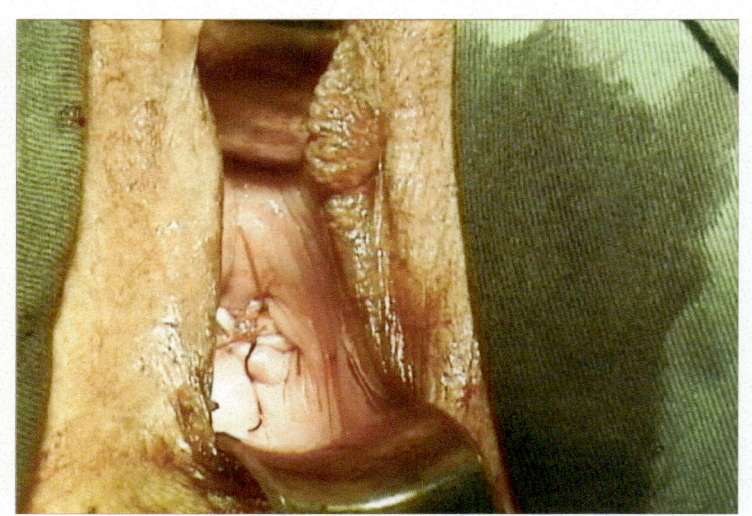

Fig. 25-12
Síntese da cúpula vaginal.

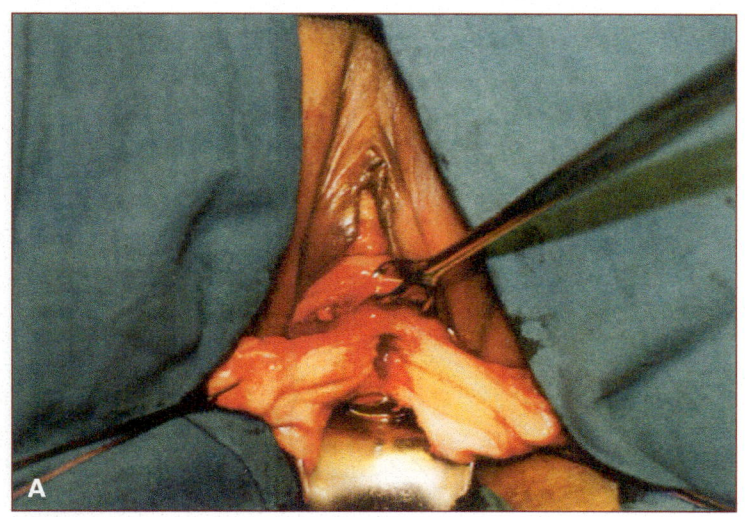

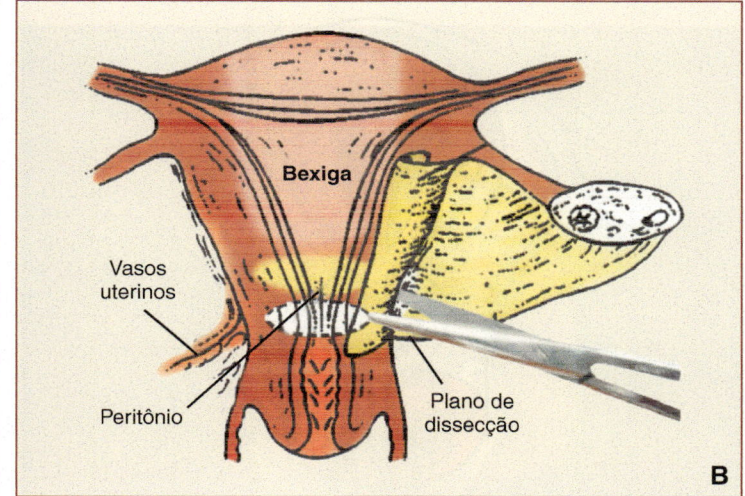

Fig. 25-13
(**A**) Hemissecção até o nível da reflexão do peritônio (*). (**B**) Esquema do nível da celiotomia anterior após ligadura das artérias uterinas.

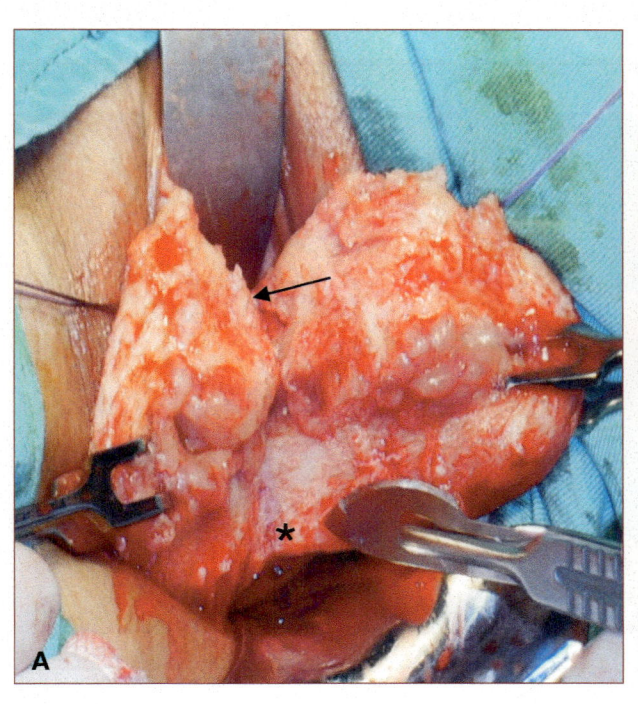

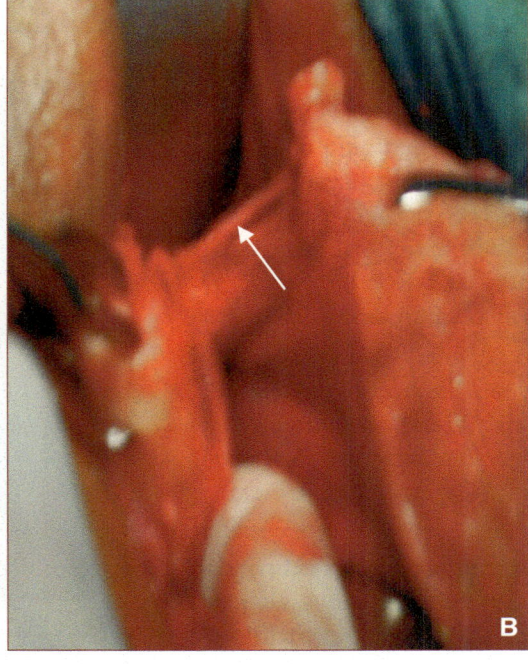

Fig. 25-14
(**A**) Hemissecção com bisturi até nível da reflexão peritoneal. (*) fundo uterino. Istmo uterino *(seta)*. (**B**) Término da hemissecção com exposição do peritônio *(seta)*.

devem estar ligados). Com isso teremos a descida que favorecerá a báscula.

C) *Colo alongado (hipertrofia cervical):* pode tornar a cirurgia mais difícil. A palpação com enchimento prévio de soro fisiológico da bexiga mostrará o limite vesical. Pode-se também dissecar a mucosa vaginal, subindo até o limite da bexiga. Deve-se lembrar que o septo vaginal anterior abordado próximo do colo é espesso, constituído de fibras que dificultam e favorecem um falso trajeto.

D) *Úteros atróficos:* neste caso especial deve ser feita uma incisão circular e dissecar as mucosas anterior, lateral e posterior, onde teremos uma melhor exposição anatômica das fáscias anterior e posterior. São casos em que é possível criar um falso trajeto. Uma forma de facilitar o procedimento é preparar a mucosa com creme de estrogênio um mês antes da cirurgia.

E) *Fundo de saco de difícil acesso:* poderemos utilizar a técnica de Pelosi, em que o colo deverá ser incisado longitudinalmente até encontrar o peritônio. A abertura de uma pequena janela criará o plano para dissecção que, apesar de ser segura, conta com a experiência do cirurgião, pois nas situações de aderência grave, o reto poderá ser incluído na incisão. A utilização do toque retal pode ajudar o reconhecimento dos limites do acesso.

F) *Úteros maiores:* pelo protocolo recomendado, o limite do útero para a histerectomia vaginal é de 280 cm³, porém, na prática, encontraremos úteros volumosos de tão simples realização quanto os úteros pequenos. Isso se dá pela morfologia dos miomas, de fácil acesso para a enucleação. Porém, para úteros maiores o cirurgião deve dominar as técnicas de morcelamento.

Contribuíram significativamente as técnicas criadas em 1890 por Doyen de Paris e Pryor de Nova York. Pryor popularizou a hemissecção. Doyen idealizou um morcelador em forma de tubo, usado em sólidos miomas e úteros grandes. Lash em Chicago em 1941 criou a técnica *Intramyometrial coring*, que reduzia o volume uterino de forma circular, cilindrificando o corpo uterino.

Tipos:

1. **Bivalving:** hemissecção.
2. **Coring-Lash:** incisão circular cilindrificando o útero, diminuindo seu tamanho.

HISTERECTOMIA LAPAROSCÓPICA

Classificação

Várias técnicas de histerectomia laparoscópica têm sido propostas, de acordo com a proporção do procedimento realizado por laparoscopia e por via vaginal. A classificação da *American Association of Gynecologic Laparoscopists* foi publicada em 2000 (Olive *et al.*, 2000), com o intuito de padronizar a terminologia deste procedimento.

- Tipo 0 = Preparação laparoscópica para a histerectomia vaginal, incluindo a liberação de aderências e/ou excisão de endometriose.
- Tipo 1 = Oclusão e divisão de pelo menos um pedículo ovariano, ligamento útero-ovárico ou ligamento infundibulopélvico, mas não a artéria uterina.
- Tipo 2 = Tipo 1 associado à oclusão e divisão de uma ou ambas as artérias uterinas.
- Tipo 3 = Tipo 2 associado a uma porção do complexo cardinal-uterossacro, mas não todo, uni ou bilateral.
- Tipo 4 = Liberação total do complexo cardinal-uterossacro, uni ou bilateral, com ou sem entrada na vagina. Inclui a histerectomia total laparoscópica.

A histerectomia total laparoscópica é definida como uma histerectomia realizada completamente por laparoscopia, incluindo a sutura da cúpula vaginal. Com os avanços nas técnicas laparoscópicas e o maior treinamento em laparoscopia ginecológica, a proporção de histerectomias laparoscópicas dos tipos 2 a 4 deve aumentar (Sokol e Green, 2009).

Indicações

As indicações da histerectomia laparoscópica são as mesmas da histerectomia por qualquer outra via. As indicações específicas para o acesso laparoscópico são os casos em que há contraindicação à histerectomia vaginal (Johnson *et al.*, 2006; Flacone e Walters, 2008). Uma revisão da Cochrane incluindo 27 estudos (3.643 pacientes) comparou os resultados das histerectomias abdominal, vaginal e laparoscópica e concluiu que a via de acesso vaginal deve ser preferida em relação à via de acesso abdominal, com base nos melhores resultados. Os autores concluíram também que, quando a histerectomia vaginal não for possível, a histerectomia laparoscópica pode evitar a necessidade de uma histerectomia abdominal, mas necessitará de um tempo cirúrgico maior (diferença média de 25,3 minutos) (Johnson *et al.*, 2006).

Comparada com a via de acesso vaginal, a laparoscopia permite a realização de procedimentos concomitantes (apendicectomia, cirurgia anexial, excisão de endometriose) e a inspeção da cavidade peritoneal em busca de outras doenças. O *American College of Obstetricians and Gynecologists Committee Opinion* (2005) listou as seguintes indicações como apropriadas para o uso da histerectomia vaginal assistida por laparoscopia: lise de aderências, tratamento de endometriose, manejo de leiomiomas que dificultam a histerectomia vaginal, ligadura dos ligamentos infundibulopélvicos para facilitar a remoção de ovários difíceis e avaliação da cavidade abdominopélvica antes da histerectomia.

O estudo eVALuate (Garry *et al.*, 2004) comparou a histerectomia abdominal (laparoscópica ou laparotômica) e a vaginal e observou que a laparoscopia permitiu uma maior detecção de patologias inesperadas como miomas, endometriose e aderências, quando comparada com a via de acesso vaginal (16,4% *vs.* 4,8%; $p < 0,01$) e a abdominal (22,6% *vs.* 12,7%; $p < 0,01$). No entanto, não há dados mostrando o que esses achados adicionais influenciaram na realização de procedimentos adicionais pelos cirurgiões ou no resultado a longo prazo.

Limitações

As contraindicações para a histerectomia laparoscópica são as seguintes (Sokol e Green, 2009):

- Condições médicas que contraindiquem o estabelecimento e a manutenção do pneumoperitônio.
- Inexperiência e/ou treinamento inadequado do cirurgião.
- Malignidade que possa necessitar de remoção intacta do espécime ou procedimentos especiais que não possam ser realizados em decorrência da habilidade, acesso ou outra circunstância.
- Ausência de instrumental adequado.

TÉCNICA CIRÚRGICA DA HISTERECTOMIA TOTAL TIPO IV

Procedimentos pré- e peroperatórios

A paciente é instruída a permanecer em dieta líquida a partir de 18 horas antes da cirurgia, e dieta zero nas últimas 8 horas. O preparo intestinal para minimizar a distensão das alças pode facilitar a cirurgia (p. ex., lactulona 120 mL ou leite de Magnésio 80 mL, 24 horas antes da cirurgia). Estudos randomizados têm demonstrado uma diminuição da infecção do sítio cirúrgico com o uso de antibiótico profilático em cirurgias potencialmente contaminadas, e ele é recomendado nos casos de histerectomia laparoscópica (Falcone e Walters, 2008). O antibiótico profilático deve ser administrado dentro de uma hora da incisão na pele e não deve ser continuado por mais de 24 horas.

Preparos iniciais e posicionamento da paciente e da equipe

A paciente é posicionada com as pernas sobre as perneiras, apoiadas pelas panturrilhas e estendidas cerca de 10-15 graus acima do nível do corpo. Os braços são colocados ao longo do corpo, e as nádegas ultrapassando ligeiramente a mesa cirúrgica.

Deve ser feita a drenagem vesical contínua com cateter de Foley 12 ou 14, conectada a um coletor de sistema fechado. Este sistema fechado é especialmente indicado nesta cirurgia, pois, se houver alguma perfuração da bexiga, o pneumoperitônio forçará o gás carbônico a entrar na bexiga, e o coletor fechado ficará cheio de gás, mostrando ao cirurgião que existe um pertuito vesical, mesmo que imperceptível.

Imprescindível à colocação de um manipulador intrauterino que permita a boa mobilização do útero assim como a apresentação da cúpula vaginal e do colo do útero, nos casos de histerectomia total (Fig. 25-22).

O cirurgião se posiciona à esquerda da paciente, o primeiro assistente à direita e o segundo assistente é responsável pela manipulação uterina.

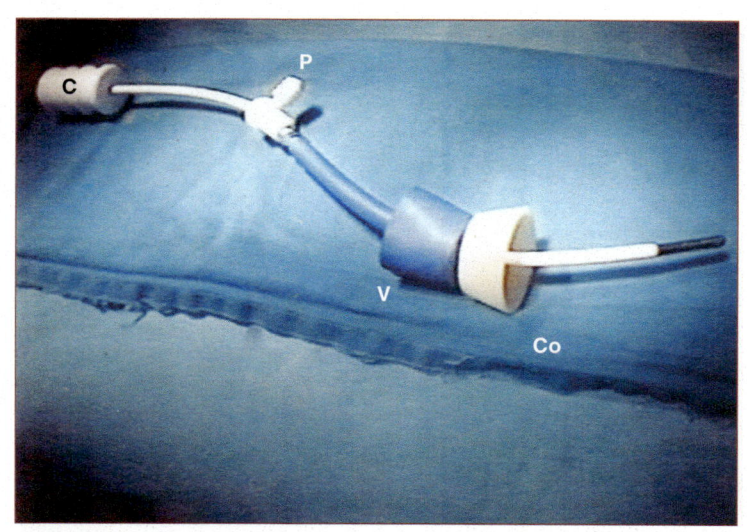

Fig. 25-22
Manipulador intrauterino para histerectomia laparoscópica.
Da esquerda para a direita, observamos o cabo *(C)* (local aonde o manipulador é seguro). O parafuso *(P)* (que fixa o obliterador), o obliterador de vagina *(V)* (peça azul que empurra o cone e impede a perda do pneumoperitônio quando da abertura da cúpula), o cone *(Co)* (que abaula a cúpula vaginal e empurra o colo uterino) e a ponta romba do manipulador (parte que fica dentro da cavidade uterina).

Fig. 25-23
Uma das possibilidades de colocação dos trocartes para realizar histerectomia laparoscópica. Outra opção seria colocar o trocarte central na área indicada pelo X.

Confecção do pneumoperitônio

O pneumoperitônio pode ser realizado com a técnica tradicional com agulha de Veres ou por outras técnicas, como a semiaberta ou a aberta (ver capítulo específico). Antes de realizar a punção é importante que seja passada uma sonda orogástrica para que se esvazie o estômago, evitando, assim, a punção inadvertida deste órgão.

Posicionamento dos trocartes

Quatro trocartes são posicionados: um trocarte de 10 mm umbilical para a óptica e três trocartes de 5 mm, sendo um, 2 cm medialmente à espinha ilíaca anterossuperior direita, outro, 2 cm medialmente à espinha ilíaca anterossuperior esquerda, e um terceiro na linha média, 8 a 10 cm abaixo da cicatriz umbilical ou no flanco esquerdo (8 a 10 cm lateral à punção umbilical (Fig. 25-23). Nos casos de úteros muito volumosos, os trocartes podem ser posicionados mais cranialmente.

Após o posicionamento do primeiro trocarte, a paciente é colocada em posição de Trendelenburg (25 a 30°). As alças de intestino delgado são afastadas em direção cranial até que o promontório possa ser visualizado. O cirurgião pode usar uma pinça bipolar em uma das mãos (com capacidade de apreensão) e uma tesoura (pode ser tripolar ou bisturi ultrassônico) com a outra (que deve ser segurada com a mão direita ou com a esquerda varia de cirurgião para cirurgião). O primeiro assistente manipula a óptica com a mão esquerda e utiliza uma pinça de preensão na mão direita.

Inventário pélvico

É extremamente importante a avaliação de todos os órgãos pélvicos e abdominais, empurrando-se delicadamente as alças intestinais para o andar superior do abdome, visualizando-se também o fígado, vesícula biliar, grande curvatura do estômago e baço, - quando possível.

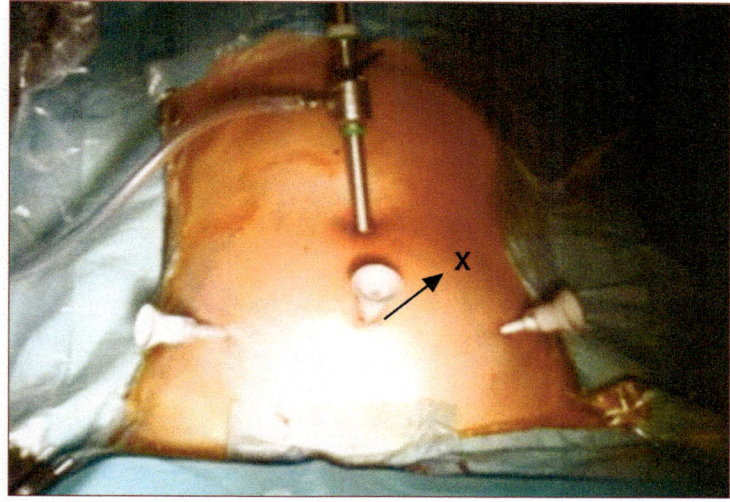

Possíveis aderências pélvicas decorrentes de cirurgias anteriores ou de processos inflamatórios devem ser liberadas, aspirando-se líquidos peritoneais e lavando-se a pelve.

Imprescindível a visão e identificação dos ureteres antes do início do procedimento, pois a observação de um peristaltismo ureteral presente, durante e ao final da cirurgia, é fator de grande tranquilidade para a equipe cirúrgica.

Ligadura dos pedículos superiores

A cauterização bipolar e a secção das três estruturas que formam os pedículos superiores devem ser feitas separadamente. Assim sendo, o auxiliar apreende primeiro o ligamento útero-ovariano distalmente, quase no ovário, enquanto o cirurgião cauteriza e secciona com a tesoura. O mesmo é feito em seguida com a tuba e, por último, com o ligamento redondo (Fig. 25-24).

Especial atenção deve ser dada aos plexos arterial e venoso existentes abaixo do ligamento redondo, que tem que ser bem cauterizado antes de ser seccionado, a fim de evitar sangramentos e/ou hematomas que atrasam o ato cirúrgico (Fig. 25-25).

Após a liberação completa dos pedículos superiores, o cirurgião deve liberar os folhetos peritoneais anterior e posterior, seguindo anteriormente até visualizar, lateralmente, o colo uterino e, posteriormente, até identificar os ligamentos uterossacros.

Mesmo quando está indicada a realização da anexectomia, preferimos realizar a ligadura dos pedículos superiores conforme anteriormente descrito e deixamos para efetuar a anexectomia ao final da cirurgia, a fim de não sermos prejudicados, durante todo o ato cirúrgico, pelos anexos ainda presos ao corpo uterino. A anexectomia realizada ao final é rápida e fácil e deve ser executada antes do fechamento da cúpula vaginal, possibilitando que os anexos possam ser extraídos por via vaginal.

Abertura do espaço vesicovaginal

É certamente um dos pontos críticos da cirurgia, pois é neste momento que ocorrem boa parte dos acidentes relacionados com este procedimento, que só são diagnosticados, na maioria das vezes, tardiamente. A abertura da prega vesicouterina, assim como a liberação e o afastamento da bexiga devem ser feitos cuidadosa e

Oliveira MAP, Oliveira HC, Meirelles Jr HM. *Cirurgia vídeo-laparoscópica em ginecologia*. Rio de Janeiro: Revinter, 1995.

Procedimentos hospitalares do SUS - por local de internação – Brasil. Disponível em: URL: http://tabnet.datasus.gov.br/cgi/tabcgi.exe?sih/cnv/qiuf.def

Reich H, DeCaprio J, McGlynn F. Laparoscopic hysterectomy. *J Gyn Surg* 1989;5:213-16.

Rivlin ME, Meeks GR, May WL. Incidence of vaginal cuff dehiscence after open or laparoscopic hysterectomy: a case report. *J Reprod Med* 2010;55:171-74.

Schwartz RO. Complications of laparoscopic hysterectomy. *Obstet Gynecol* 1993 June.;81(6):1022-24.

Semm K. *Pelviscopy – Operative guidelines*. 2nd ed. Technical section. WISAP, 1992. p. 9-10.

Sokol AI, Green IC. Laparoscopic hysterectomy. *Clin Obstet Gynecol* 2009;52:304-12.

Whiteman MK, Hillis SD, Jamieson DJ *et al*. Inpatient hysterectomy surveillance in the United States, 2000-2004. *Am J Obstet Gynecol* 2008;198:1-7.

Wilcox LS, Koonin LM, Pokras R *et al*. Hysterectomy in the United States, 1988-1990. *Obstet Gynecol* 1994;83:549-55.

Wood C, Maher P, Hill D. Bleeding associated with vaginal hysterectomy. *Aust N Z J Obstet Gynaecol* 1997 Nov.;37(4):457-61.

Wu JM, Wechter ME, Geller EJ *et al*. Hysterectomy rates in the United States, 2003. *Obstet Gynecol* 2007;110:1091-95.

Yuen PM, Rogers MS. Is laparoscopically-assisted vaginal hysterectomy associated with low operative morbidity? *Aust N Z J Obstet Gynaecol* 1996;36(1):39-43.

26 Distopias Genitais

Luiz Zamagna
Luiz Ângelo Oliveira de Albuquerque
Luiz Fernando T. de Albuquerque

- **INTRODUÇÃO**
- **ANATOMIA DO SOALHO PÉLVICO**
  Aparelho de suspensão
  Aparelho de sustentação
  Componente estático
  Componente dinâmico
  Vagina
- **CLASSIFICAÇÃO DOS PROLAPSOS**
- **DEFEITOS**
  Cistocele – Prolapso da parede anterior (ICS)
  Enterocele (Fig. 26-15)
  Retocele (Fig. 26-16) – Prolapso da parede posterior (ICS)
- **ELITROCELE**
  Prolapso de cúpula vaginal (Fig. 26-17)
  Manifestações clínicas das alterações do soalho pélvico
  Causas e fatores de risco
  Metodologia cirúrgica
  Avaliação pré-operatória
  Posicionamento da paciente
  Acesso à cavidade abdominal e posicionamento da mesa cirúrgica
  Prolapso da parede anterior da vagina
  Perigee – AMS – American Medical Systems
- **CORREÇÃO PARA ENTEROCELE**
- **CORREÇÃO PARA PROLAPSO DE CÚPULA VAGINAL**
  Colpofixação e suspensão utilizando os ligamentos uterossacros (cirurgia de McCall)
  Fixação da cúpula vaginal aos ligamentos sacroespinosos (Fig. 26-24)
  Correção do prolapso de cúpula por sacrocolpopexia
- **TÉCNICA DE OBLITERAÇÃO VAGINAL**
- **CORREÇÃO PARA RETOCELE**
- **CONSIDERAÇÕES FINAIS**
- **BIBLIOGRAFIA**

INTRODUÇÃO

O conhecimento da anatomia da pelve é fundamental para o entendimento funcional do soalho pélvico. Os músculos, ligamentos, fáscias e órgãos mantêm uma forte ligação anatômica que mudará em um prolapso dos órgãos (Fig. 26-1). Na manutenção do soalho pélvico em sua posição tópica estão envolvidos vários mecanismos que envolvem o sistema de *suspensão e sustentação*, e a compreensão destas estruturas é essencial na gênese das distopias do soalho pélvico.

ANATOMIA DO SOALHO PÉLVICO

Aparelho de suspensão

É formado por musculatura lisa e tecido conectivo, na verdade o tecido conectivo subperitoneal pélvico se condensa em torno dos órgãos pélvicos, formando os feixes anteriores, laterais e posteriores, respectivamente, ligamento pubocervical, que se fixa na porção anterolateral da bexiga, ligamento de Mackenrodt ou cardinal que se fixa na lateral da cérvice e ligamentos uterossacros que se ligam firmemente ao sacro, levando toda estrutura para cima e para trás. A continuação da fáscia pubocervical se ancora lateralmente ao arco tendíneo da fáscia pélvica (ATFP), responsável pela sustentação lateral da bexiga. Posteriormente teremos uma fáscia mais delgada que se prende à cérvice e se dirige a parede vaginal posterior, conferindo seu suporte e contenção da parede anterior do reto, a que denominamos de septo retovaginal.

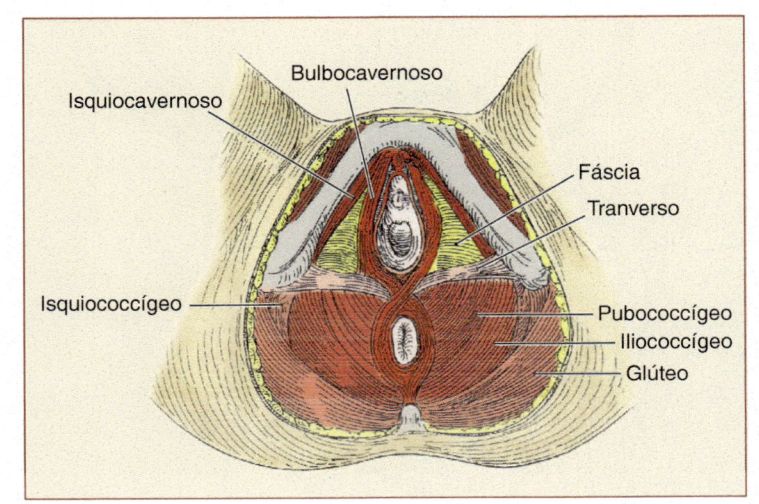

Fig. 26-1
Soalho pélvico.

Aparelho de sustentação

Situado mais profundamente, integra com seus músculos e fáscias uma porção que possibilita toda dinâmica do soalho, e fixo por ligamentos e conglomerados de fibras coadjuvantes possibilita o mecanismo de continência urinária. O aparelho se divide em diafragma pélvico (Fig. 26-2), diafragma urogenital (Fig. 26-3) e fáscia.

Iniciaremos com os conceitos estático e dinâmico das estruturas do soalho pélvico, presentes na posição dos órgãos pélvicos. A falta de integridade pontual dos músculos, ligamentos e a fáscia influenciará diretamente na arquitetura pélvica, criando, assim, os defeitos da sua funcionalidade.

O comprometimento das estruturas de sustentação das vísceras pélvicas provoca alterações na anatomia normal com maior ou menor intensidades e permite que os mesmos sejam deslocados de seus posicionamentos originais, constituindo as distopias pélvicas. Embora integradas em sua funcionalidade, estas estruturas podem ser divididas sob o ponto de vista didático em dois sistemas: um *estático*, um conjunto de músculos, fáscias e ligamentos fixados às vísceras e paredes da pelve, e um *dinâmico*, formado essencialmente pelos músculos levantadores do ânus em seus três segmentos puborretal, pubo e iliococcígeo. Estes músculos e suas fáscias formam o *diafragma pélvico*, atravessado, na mulher, pela uretra, vagina e canal anal. Este diafragma é o limite entre a pelve e o períneo, sendo, na prática, um hiato que muda dinamicamente no esforço e repouso, constituindo um espessamento na ligação com o sacro e que definimos como placa dos elevadores do ânus (Fig. 26-4).

Componente estático

A *fáscia endopélvica* é, em síntese, constituída por uma lâmina de tecido conectivo espessado e fibras de músculo liso. Lateralmente recobre os músculos da pelve e prolonga-se para a linha média em íntima relação com as vísceras pélvicas, apresentando em determinadas regiões condensações e espessamentos que constituem os ligamentos. Fáscia e ligamentos são fundamentais para a manutenção das vísceras pélvicas em seus posicionamentos originais. Ao recobrir o músculo obturador interno, esta fáscia recebe o nome de fáscia obturadora.

O espessamento desta fáscia no limite entre o músculo levantador do ânus e obturador interno constitui o arco tendíneo da fáscia pélvica (ATFP), local de inserção de um segmento do levantador do ânus. O arco tendíneo tem como fixação anterior a face posterior do púbis e, posterolateralmente, a espinha isquiática. Do *arco tendíneo*, a fáscia endopélvica prolonga-se para a linha media-

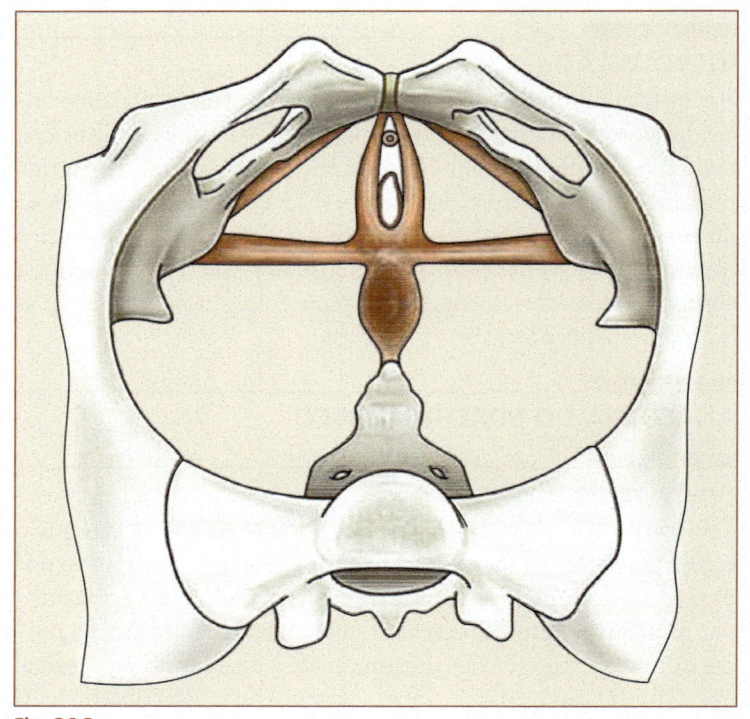

Fig. 26-2
Diafragma pélvico.

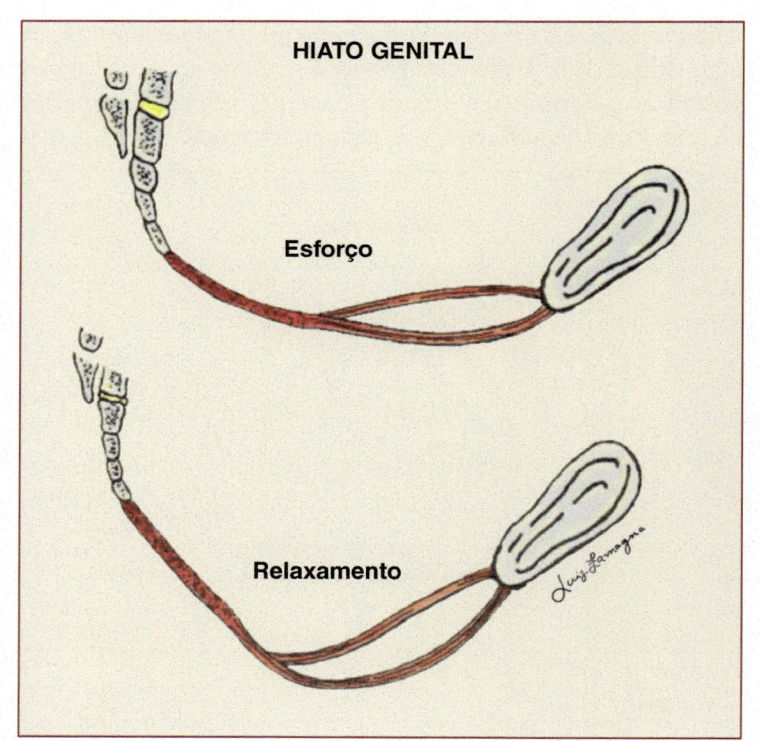

Fig. 26-3
Hiato genital.

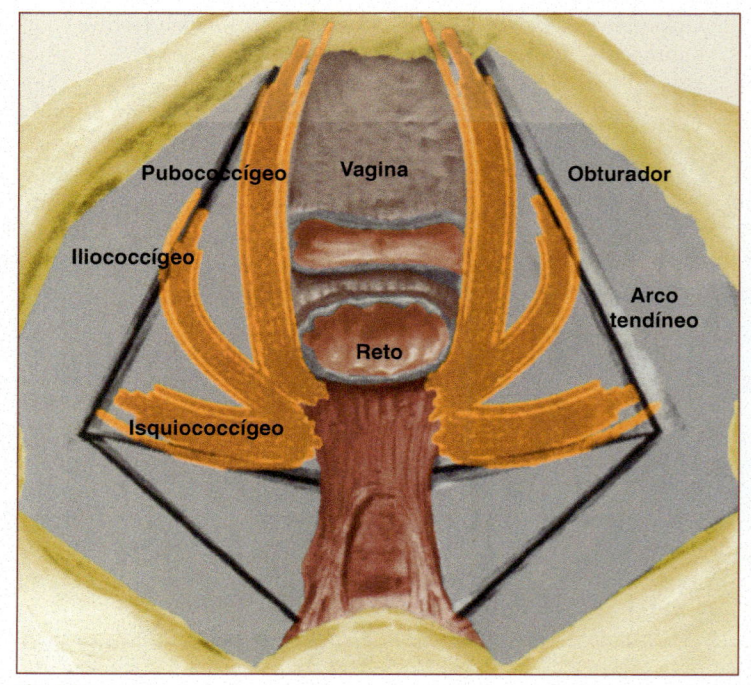

Fig. 26-4
Diafragma pélvico.

na, passando por baixo das vísceras pélvicas e envolve o colo do útero, formando o anel pericervical (Fig. 26-5). O espessamento bilateral, justavaginal, entre a parede vaginal e a cérvice na altura de sua inserção supravaginal, constitui os pilares da bexiga. O anel pericervical prolonga-se em sentido anterior por baixo da bexiga e fixa-se no púbis com o nome de fáscia pubocervical. Do púbis até sua inserção no terço inferior da membrana perineal constitui-se a fáscia pubouretral. Estas fáscias mantêm em posição anatômica a bexiga e a uretra. Em sentido posterior, tendo como ponto de inserção a cérvice (anel cervical na face posterior do colo), dirige-se ao sacro. Todos estes elementos são de capital importância para o equilíbrio anatômico das estruturas da pelve. O anel pericervical (Fig. 26-5), também chamado de *"Retinaculum uteri de Martin"*, é diretamente responsável nos prolapsos anteriores e posteriores, ficando a estática correta ligada a sua integridade.

Componente dinâmico

O elemento dinâmico mais importante é o *músculo elevador do ânus* (Fig. 26-3). Este músculo, anteriormente, fixa-se à face pélvica do osso púbis, posterolateralmente à espinha isquiática, e, entre estas duas áreas, tem como linha de inserção o arco tendíneo (espessamento da fáscia obturadora), onde faz limite com o músculo obturador interno. Inferiormente dirige-se ao períneo e cruza suas fibras com a do lado oposto, envolvendo a vagina, imediatamente acima de sua inserção no canal anal entre os esfíncteres externo e interno, formando o esfíncter vaginal, dirigindo-se, posteriormente, ao sacro, se espessando como uma "placa" (placa dos elevadores) (Fig. 26-4), hoje entendida como integrante da *"teoria integral de Petros"*. Três segmentos são identificados neste músculo: puborretal, pubococcígeo e iliococcígeo.

Vagina

Pode-se definir como um tubo constituído de tecidos conectivo e fibromuscular, tendo como revestimento interior uma camada linear de tecido — a mucosa vaginal. A vagina tem como limites as fáscias pubocervical e pubouretral em sua face anterior, e o septo retovaginal, na face posterior, estruturas com as quais se relaciona com tal intimidade que, muitas vezes, se torna difícil a identificação durante o ato cirúrgico. Como descrito, o mecanismo de suporte das vísceras pélvicas e, consequentemente, da vagina provém fundamentalmente de um componente estático (fáscia pubocervical) e um dinâmico, representado, principalmente, pelo levantador do ânus e sobre o qual repousa a vagina nos seus 2/3 superiores, mantendo um ângulo de 45 graus (Fig. 26-6) com uma linha vertical e outra de 110 graus com uma linha horizontal. Os ligamentos cardinais (Mackenrodt) e uterossacros participam na sustentação do 1/3 superior da vagina e anel pericervical e juntamente com os pilares da bexiga integram o paramétrio. O terço médio da vagina é mantido em posição anatômica pela fáscia pubocervical e sua relação de inserção com o arco tendinoso bilateralmente. Posteriormente a vagina tem como apoio e sustentação o septo retovaginal (fáscia retovaginal), que tem como linha de fixação superior na linha mediana o anel pericervical, posterolateralmente os ligamentos uterossacros e lateralmente a fáscia que recobre o músculo iliococcígeo e o arco tendíneo. A vagina orienta a distribuição da fixação das fáscias e ligamentos, servindo de base para forças vetoriais anteriores, posteriores e inferiores, que, segundo a teoria integral, deve haver um equilíbrio dessas forças, procede do púbis e se insere inferiormente no diafragma urogenital. A vagina, dessa forma, em seu terço inferior, tem como apoio a fáscia que recobre o músculo pubococcígeo (integrante do levantador do ânus).

Estando a mulher em posição ortostática os 2/3 superiores da vagina praticamente se mantêm em sentido horizontal, repousando sobre a plataforma formada pelo músculo elevador do ânus. Ao contrário das fáscias e septo, com elasticidade limitada e sujeitos a rupturas, a mucosa vaginal suporta uma distensão considerável. Uma agressão à parede vaginal repercute sobre as fáscias pubocervical, pubouretral e o septo retovaginal, determinando lesão e consequente afastamento de suas fibras, estabelecendo intimidade das paredes da bexiga e do reto com a mucosa da vagina, permitindo herniação destas vísceras. Não tendo a mucosa capacidade de sustentação, acompanha a herniação, projetando abaulamentos para o interior da vagina. Da mesma forma, traumatismos e lesões nas estruturas de sustentação das vísceras pélvicas e vagina permitem o deslocamento parcial ou total das mesmas, constituindo distopias. Para fins práticos, o soalho pélvico,

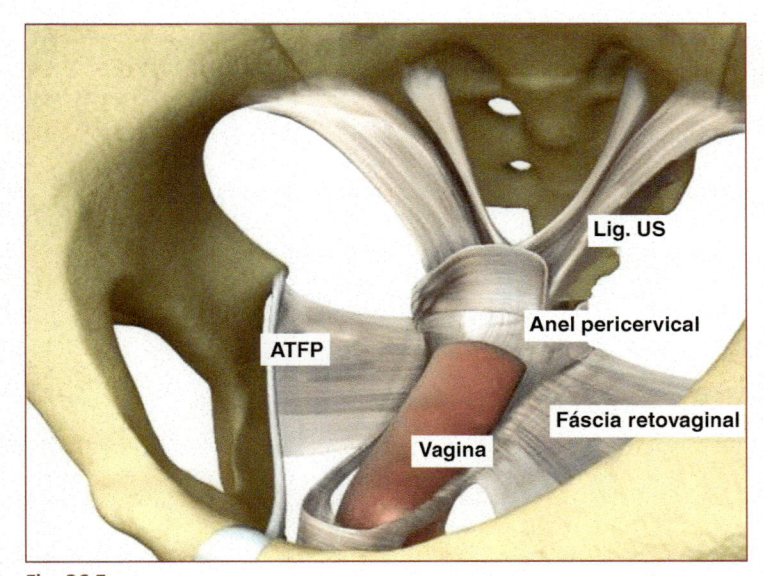

Fig. 26-5
Anel pericervical.

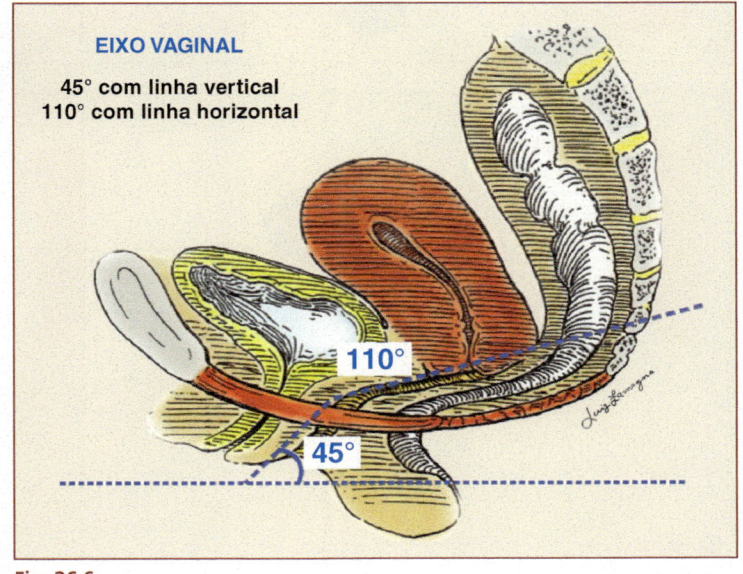

Fig. 26-6
Eixo vaginal.

em sentido anteroposterior, pode ser dividido em três compartimentos didaticamente distintos, mas intimamente relacionados entre si. No anterior os defeitos da sustentação respondem por cistocele e uretrocele; no mediano prolapsos uterinos e vaginais e no posterior enterocele e retocele. A herniação do terço superior da vagina contendo alças intestinais em seu interior é classificada como enterocele.

Os defeitos do soalho pélvico podem ser demonstrados (Figs. 26-7 e 26-8). As lesões da linha mediana são corrigidas por via vaginal (colporrafia anterior). Nas rupturas de estruturas paravaginais e posteriores, a correção pode ser feita por via abdominal e laparoscópica e vaginal (Fig. 26-9).

1. **Defeitos da linha média:** são centrais e transversos. As correções são por sítio específico.
2. **Defeitos paravaginais:** sutura das estruturas paravaginais comprometidas no arco tendíneo (Fig. 26-8).
3. **Defeitos posteriores:** síntese das estruturas posteriores comprometidas.

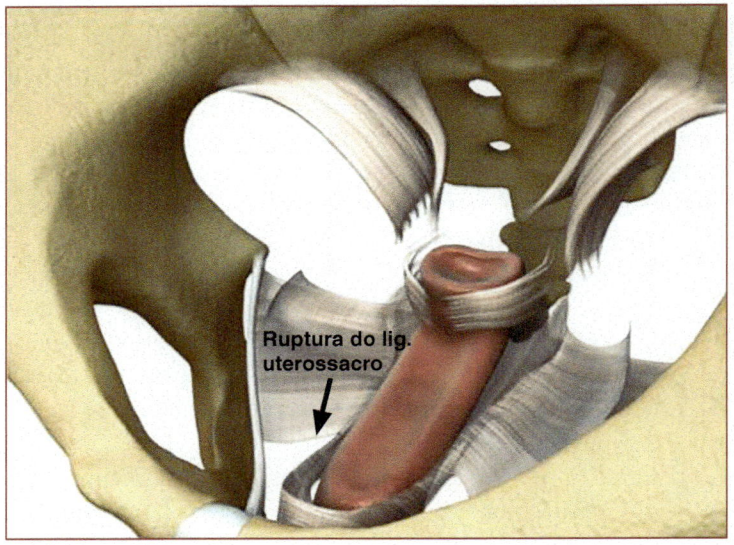

Fig. 26-7
Defeito apical.

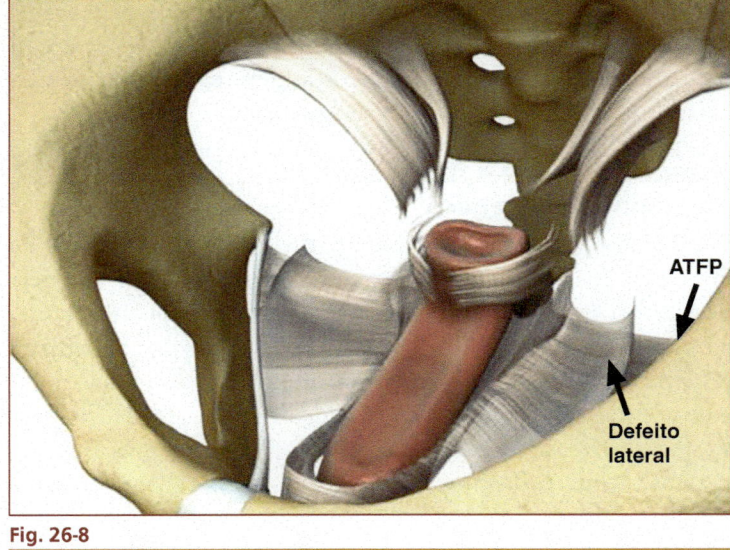

Fig. 26-8
Defeito lateral.

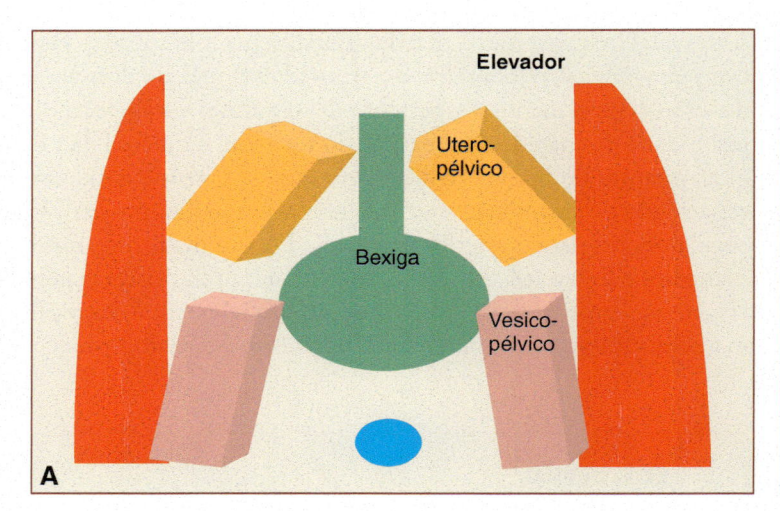

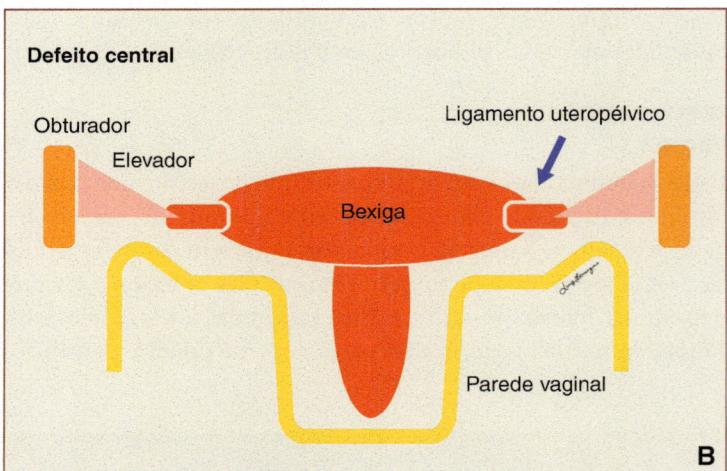

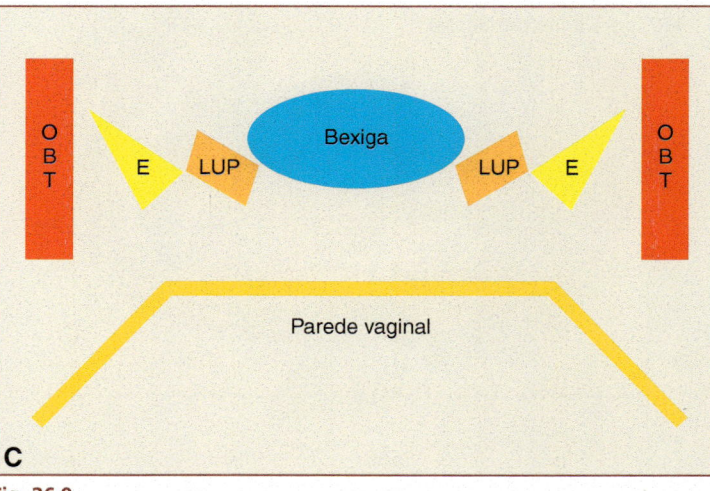

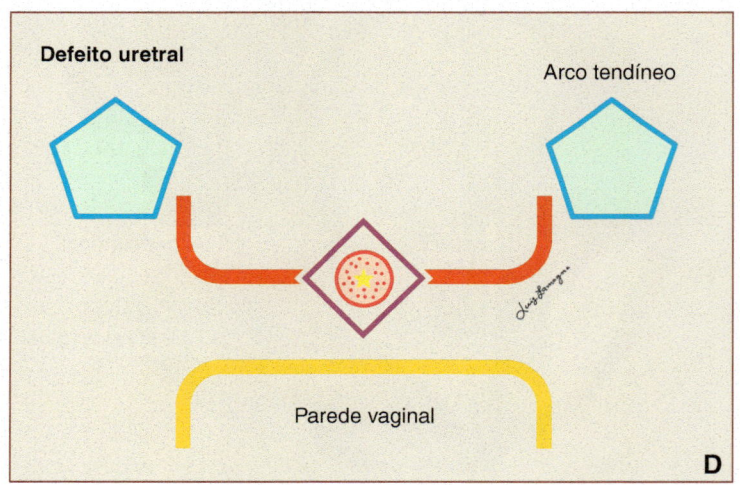

Fig. 26-9
(**A**) Diagrama dos defeitos. (**B**) Defeito central. (**C**) Defeito lateral. (**D**) Sem defeito.

Os prolapsos destas estruturas raramente se apresentam de forma isolada mas, quase sempre, associados. Quando o útero está presente junto a outras estruturas (cistocele, enterocele e retocele e ruptura de períneo) e seu colo ultrapassa os limites do períneo ao esforço, ou mesmo quando a paciente adota posição ortostática, recebe a denominação prolapso total do útero. Esta exteriorização pode, por atrito externo, determinar processos inflamatórios e lesões ulcerosas no colo do útero, acompanhadas de sangramento e/ou secreção com odor forte.

Como demonstrado, é importante o diagnóstico preciso das estruturas comprometidas.

Em 1992, DeLancey descreveu os três níveis do suporte para identificar o prolapso (Fig. 26-10):

- *Nível 1:* suporte apical, que corresponde à suspensão do segmento superior da vagina, e o complexo uterossacro e o ligamento de Mackenrodt, e o primeiro se funde na sua parte distal com a cérvice, formando o anel pericervical.
- *Nível 2:* é a suspensão lateral nos dois terços superiores da bexiga e nos dois terços superiores da vagina e reto. O suporte anterior da vagina tem como responsável a fáscia pubovaginal que se funde com a fáscia retovaginal. A fáscia pubovaginal se une lateralmente com o arco tendíneo da fáscia pélvica.
- *Nível 3:* é a fusão distal da vagina no diafragma urogenital e no corpo perineal. A vagina ultrapassa o hiato genital e se une com a fáscia parietal do músculo pubococcígeo, puborretal e membrana perineal. O septo retovaginal se une ao corpo perineal do triângulo inferior urogenital se fixando ao osso púbico.

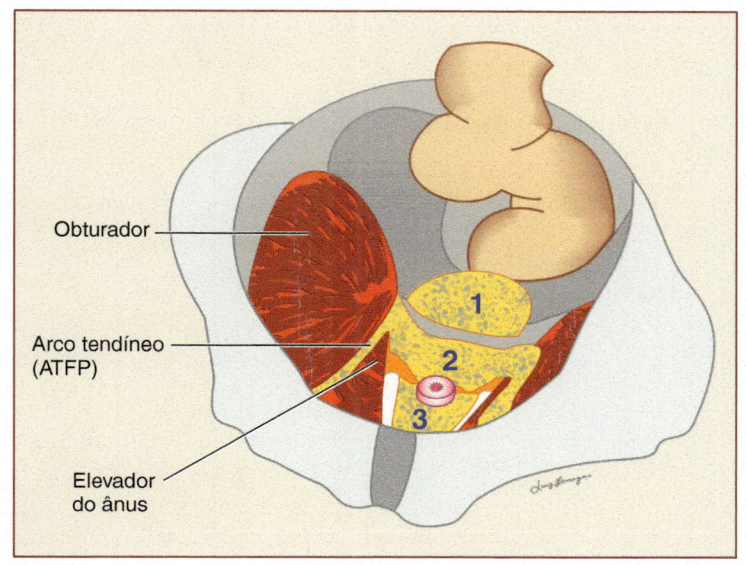

Fig. 26-10
Os três níveis de DeLancey.

CLASSIFICAÇÃO DOS PROLAPSOS

As classificações guardam relação direta com os órgãos afetados e grau do descenso, e a classificação mais antiga de 1972, é de Balden-Walker, que determina:

- *Grau zero:* ausência de prolapso.
- *Grau 1:* o colo uterino é observado entre a posição normal e a altura das espinhas isquiáticas.
- *Grau 2:* o colo uterino se localiza entre as espinhas isquiáticas e o introito vaginal, sem ultrapassá-lo.
- *Grau 3:* o colo ultrapassa o introito vaginal.

Em 1991 Raz *et al.* classificam a cistocele em três tipos:

- *Tipo 1:* o defeito é central da fáscia pélvica, os ligamentos se mantêm no sítio adequado, dando suporte lateral à base da bexiga.
- *Tipo 2:* é o defeito das inserções laterais da fáscia pélvica à bexiga.
- *Tipo 3:* é o defeito lateral com uma perda completa do suporte e base do colo vesical.

A necessidade da classificação do grau do prolapso nos obrigou a quantificar em medidas, estas servindo para trabalhos científicos, padronizando, assim, a forma de registrar um diagnóstico mais fiel e reportável, e a partir de 1995 a Sociedade Internacional de Continência (ICS) cria uma nova classificação. O POP-Q, que significa "Quantificação do prolapso dos órgãos pélvicos", e é composto por medidas negativas ou positivas, de acordo com o grau do prolapso. O ponto de reparo é a carúncula himenal, ao invés da fúrcula que tem maior variação. O POP-Q utiliza medidas em centímetro do hímen, através de 6 pontos fixos na parede vaginal, sendo na parede vaginal anterior, posterior e fundo, podendo ser positivos e negativos somado a três outros pontos perineais que são sempre positivos.

A seguir, os pontos para a classificação do POP-Q (segundo Bumb *et al.*, 1996):

Carúncula himenal – ponto zero. É um ponto fixo. Acima da carúncula os pontos são –1, –2, –3 e abaixo são +1, +2, +3 cm (Fig. 26-11).

Pontos vaginais: Aa, Ba, Ap, Bp, C, D e serão negativos ou positivos. Outros pontos que ajudam na classificação são: medidas da vagina (CVT), o corpo perineal (CP) e o hiato genital descritos a seguir:

- *Aa:* localiza-se na parede vaginal anterior, na junção uretrovesical, e varia de –3 a +3 cm em relação à carúncula himenal.
- *Ba:* o ponto mais distal do prolapso da parede anterior. Nos casos em que não existe o prolapso o ponto Aa é igual ao Ba.
- *Ap:* o ponto é 3 cm partindo da carúncula na parede posterior, segue a mesma variação anterior.
- *Bp:* o ponto mais distal do prolapso da parede posterior. Segue a mesma variação do Ba.
- *C:* é o ponto mais distal do colo uterino ou da cúpula vaginal (HTA). Nos casos de colo hipertrófico o ponto C é maior que D, e a diferença será o tamanho anatômico do colo.
- *D:* é o ponto mais profundo do fundo de saco posterior (Douglas). Nos casos de histerectomia total, ele é suprimido com um traço.
- *CVT:* comprimento total da vagina pode variar de 8 a 10 cm.
- *HG:* distância da parede da uretra externa ao limite posterior do hiato genital.
- *CP:* corpo perineal. Distância entre a abertura anal à mucosa vaginal posterior.

Estes pontos serão colocados em uma grade, com finalidade exclusiva de padronizar os laudos e facilitar o entendimento em (Fig. 26-12).

Após termos todos os pontos, poderemos classificar o prolapso em (Fig. 26-13):

- *Estádio 0:* ausência do prolapso.
- *Estádio I:* o ponto de referência mais distal do prolapso é maior que 1 cm acima do hímen.
- *Estádio II:* o ponto de referência mais distal do prolapso é menor ou igual a 1 cm proximal do hímen.

Aa	Ba	C
HG	CP	CVT
Ap	Bp	D

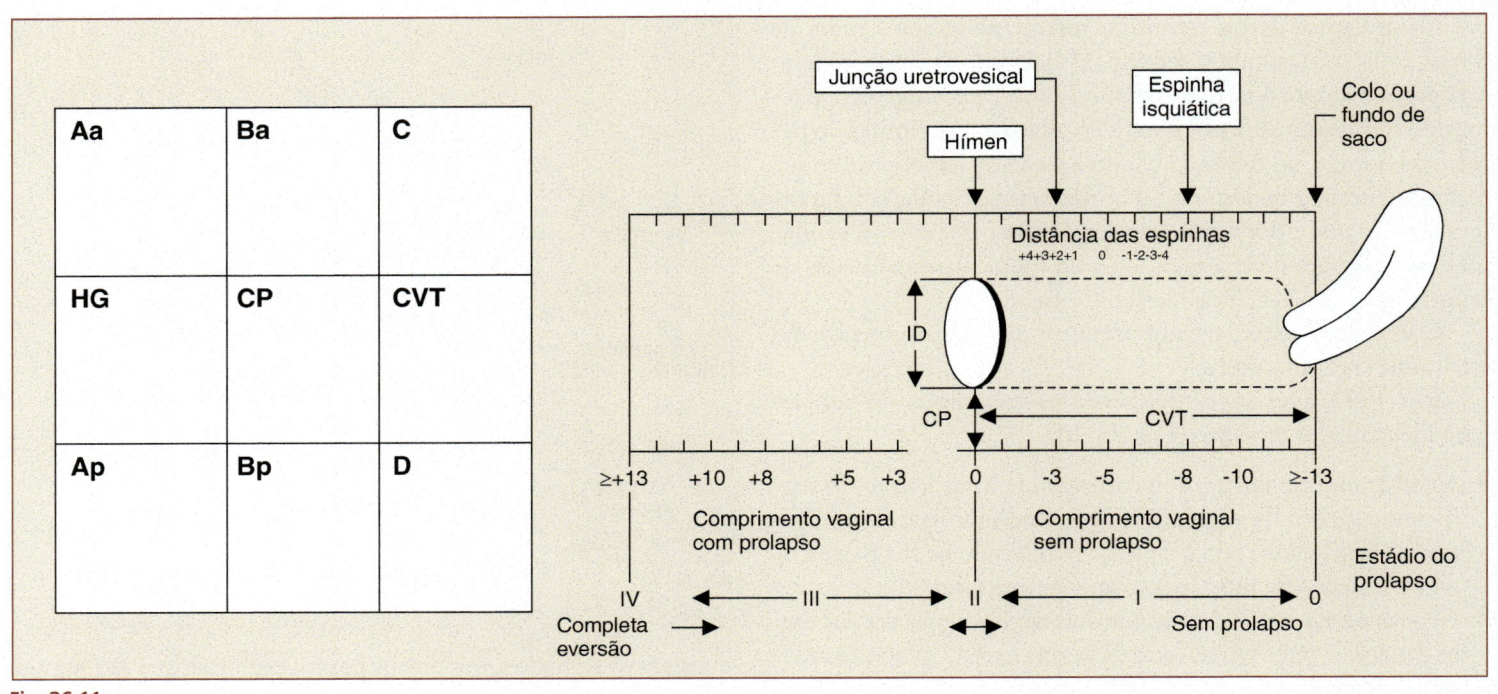

Fig. 26-11
Diagrama POP – Bump *et al.*, 1996.

- *Estádio III:* a porção mais distal do prolapso é maior que 1 cm abaixo do hímen, mas o prolapso é não mais que 2 cm menos que o CVT em cm.
- *Estádio IV:* a porção mais distal do prolapso está a pelo menos CVT – 2 cm.

A dificuldade de interpretar o grau III está no CVT (comprimento total da vagina) e, para entender melhor, podemos tomar como exemplo um comprimento total da vagina de 9 cm, assim temos no grau III CVT-2, ou seja, a distância não poderá ser maior que 7 cm (9-2 = 7 cm).

DEFEITOS

Os elementos de sustentação do útero — ligamentos uterossacros, fáscia pubocervical e estruturas paracervicais — uma vez comprometidos determinam instabilidade anatômica deste órgão, permitindo deslocamento em sentido inferior, ultrapassando em maior ou menor extensão o diafragma pélvico e ocupando o interior da luz vaginal. À medida que o problema se agrava, o útero carrega consigo o fundo vaginal, evertendo-o, chegando, muitas vezes, a se projetar exteriormente abaixo dos pequenos e grandes lábios, distopia que recebe o nome de prolapso total de útero.

Na dependência do grau de comprometimento das estruturas de sustentação e da altura de posicionamento do útero — maior ou menor grau da distopia — e do não desejo reprodutivo, pode estar recomendada a histerectomia. Em presença de prolapso grave esta indicação é praticamente unânime, mas na atualidade o conceito da preservação do útero que não tem patologia deve ser preservado pelas técnicas convencionais pelas vias abdominais, vaginais ou laparoscópicas. Boney, em 1934, e Petros, em 1990, já enfatizavam que a conservação do útero seriam importantes para manter o anel pericervical, este ponto de reparo e de ancoramento nas cirurgias de sítio específico e com telas. No planejamento cirúrgico são sempre importantes uma análise cuidadosa e um diagnóstico preciso das estruturas anatômicas comprometidas, tendo em mente a dinâmica funcional. Não atendi-

Aa	Ba	C
HG	CP	CVT
Ap	Bp	D

Fig. 26-12
Grade do POP-Q.

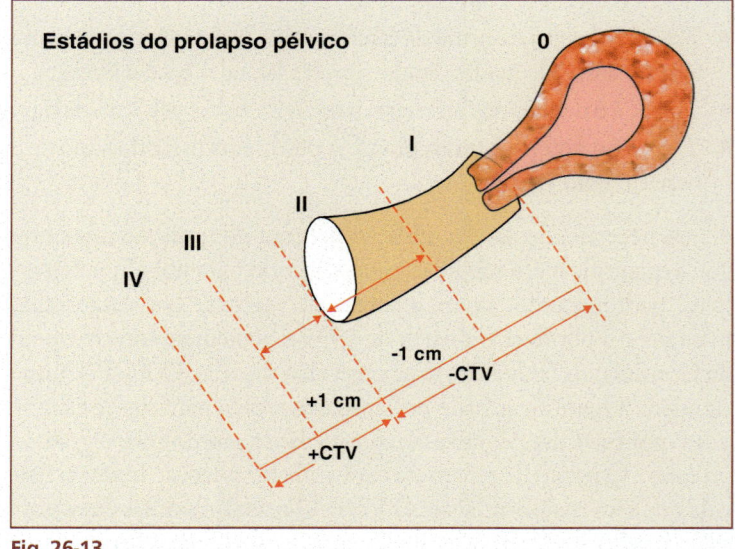

Fig. 26-13
Níveis do prolapso.

da esta orientação, uma intervenção cirúrgica incompleta predispõe a paciente a cirurgias complementares *a posteriori*. Há que se ter presente a anatomia da pelve e a importância dos elementos do diafragma pélvico participantes da manutenção anatômica e funcional das vísceras pélvicas e, particularmente, do útero. Técnicas de suspensão uterina utilizando estruturas de posicionamento, como os ligamentos redondos, por exemplo, mostram resultados aparentemente satisfatórios durante o ato operatório, mas absolutamente ineficientes quanto ao futuro da correção. Entre as técnicas destacam-se:

1. Fixação aos ligamentos sacroespinosos.
2. Colpopexia abdominossacral (aplicação de uma tela de propileno entre a vagina, na altura de seu limite com a cérvice, e o promontório sacro) à intervenção sobre os ligamentos uterossacros. Esta última técnica, associada à cura de eventuais cistoceles com síntese das fáscias paravaginais, pode-se mostrar extremamente eficiente na conservação uterina.

Cistocele – Prolapso da parede anterior (ICS)

A parede anterior da vagina mantém íntima relação com a bexiga e a uretra. Entre estas e a vagina se interpõem as fáscias pubocervical e pubouretral, que dão suporte à bexiga e uretra, respectivamente. Como descrito, estas fáscias nada mais são do que um prolongamento espessado da fáscia endopélvica nestes locais, mantendo relação importante com a parede vaginal. A fáscia pubovaginal tem como inserção anterior o púbis, lateral, os arcos tendíneos da fáscia pélvica (linha branca), e superior à cérvice ou mais precisamente o anel pericervical, que é um prolongamento da fáscia endopélvica que envolve o colo na altura da linha supravaginal. A uretra é mantida em posição pelo ligamento pubouretral, prolongamento da fáscia pubocervical que se projeta do púbis em direção ao períneo e se fixa no terço inferior da membrana perineal.

O comprometimento destas estruturas determina deslocamento das vísceras que se mantêm em sustentação (bexiga e uretra), permitindo um abaixamento da bexiga (cistocele), da uretra (uretrocele) ou de ambas as estruturas (cistouretrocele). Os sintomas decorrentes deste comprometimento são frequentemente relatados pelas pacientes como sensação de peso no hipogástrio (aumento da pressão vesicovaginal), dor de profundidade à relação sexual (dispareunia de profundidade), sensação de tração vaginal, incontinência urinária e incapacidade na plenitude vesical, determinando polaciúria. A cistocele pura com manutenção da uretra em sua posição original favorece um esvaziamento incompleto da bexiga responsável pela presença de urina residual, ficando a paciente sujeita a frequentes processos inflamatórios (cistites/uretrites) recidivantes. Reconhecemos os defeitos da bexiga no exame clínico, e com ajuda de uma pinça elevamos a bexiga para identificar se o defeito é central ou paravaginal ou lateral. O desgarro poderá ser junto ao colo e chamaremos de defeito transversal. Na prática vemos o defeito central com uma parede mais lisa, ao passo que o lateral à bexiga se apresenta com um epitélio rugoso e a parede lateral mais encurtada (Fig. 26-14).

Enterocele (Fig. 26-15)

Definida como um processo de herniação para o interior da vagina e tendo como conteúdo alças intestinais. Esta patologia ocorre com maior frequência em mulheres submetidas a prévias histerectomias, embora possa ser observada também em pacientes não histerectomizadas. Acreditam, alguns, que a retirada do útero, comprometendo estruturas de sustentação, seja a grande responsável pela ocorrência de enteroceles. Embora seja uma hipótese aparentemente clara, pacientes não submetidas a cirurgias anteriores são queixosas deste tipo de distopia, o que deixa em dúvida o absolutismo deste raciocínio. Na verdade, sua etiologia permanece obscura acreditando alguns ser consequência da somação de diferentes processos patológicos, envolvendo fatores endógenos e ambientais. Waters acredita que nas estruturas do soalho pélvico a resistência seja mantida, principalmente, por um código genético, e os processos traumáticos a que são submetidas podem comprometer a integridade da fáscia endopélvica, criando um hiato entre o músculo elevador e a fáscia que o recobre, possibilitando alteração no relacionamento anatômico e consequente processo de herniação.

A existência de uma enterocele pura é praticamente inexistente. Quase sempre está associada a prolapso uterino ou de cúpula vaginal em pacientes histerectomizadas e com mais frequência à retocele. O diagnóstico deve ser completo, definindo-se a diferenciação entre retocele e enterocele (Fig. 26-15), se existentes associadas, de modo a se programar a correção cirúrgica de todos os segmentos envolvidos. Um diagnóstico incompleto e correção parcial não conferem um tratamento cirúrgico adequado.

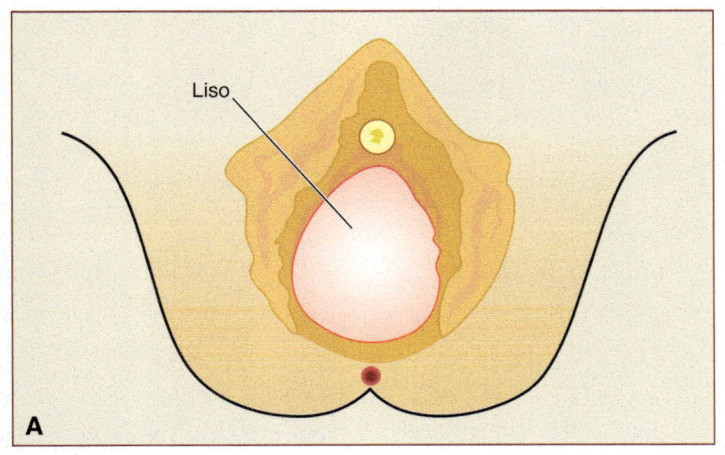

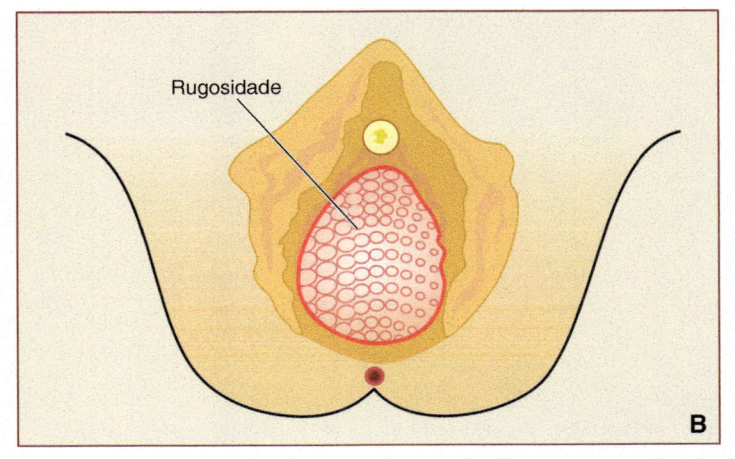

Fig. 26-14
Demonstração dos defeitos central (**A**) e lateral (**B**).

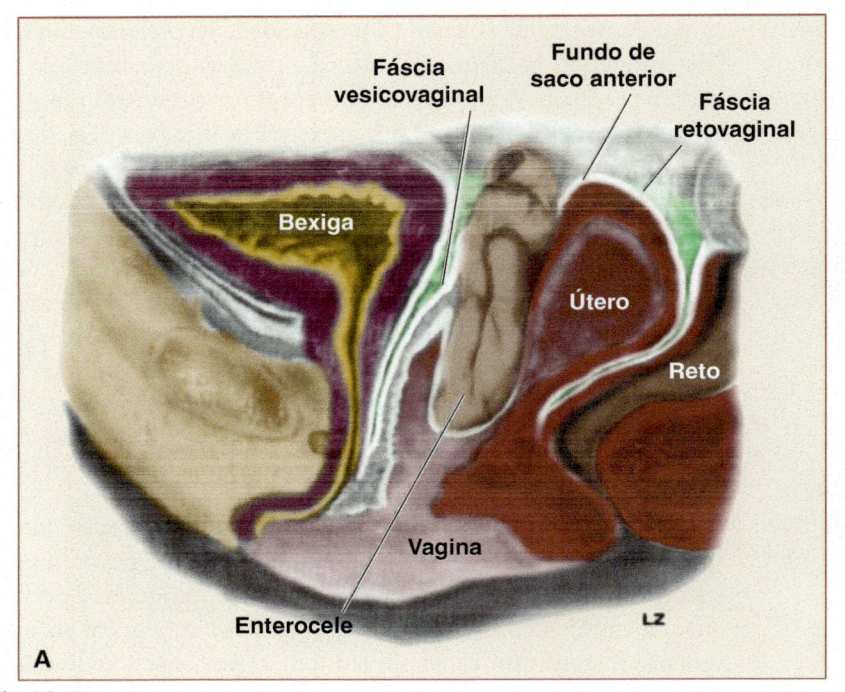

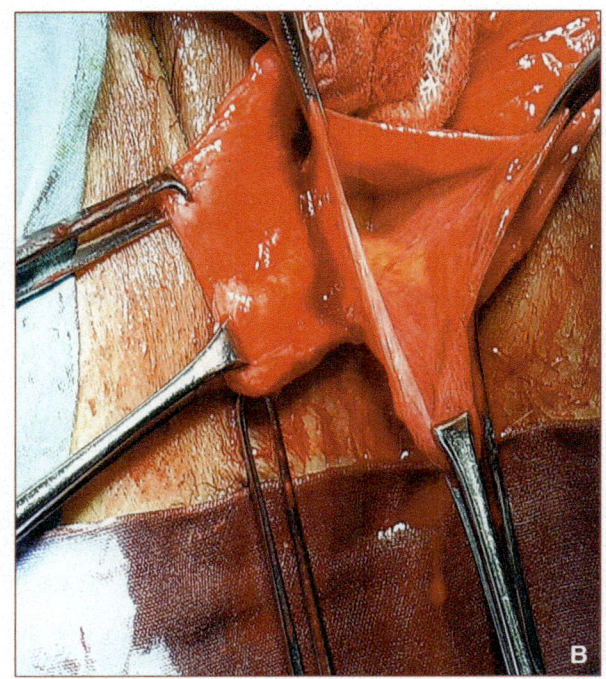

Fig. 26-15
(**A** e **B**) Enterocele.

Retocele (Fig. 26-16) – Prolapso da parede posterior (ICS)

A atual recomendação na classificação POP-Q é que devemos referenciar o prolapso da vagina como sítio específico, e na reconstrução é indicativo que a fáscia seja reconhecida e realizada sua síntese em local apropriado. As rupturas altas deverão ser ancoradas nos ligamentos uterossacros, sendo portanto consideradas apicais e as baixas serão, após o seu reconhecimento, aproximadas de forma central. Os músculos levantadores do ânus são um artifício antianatômico e, dessa forma, aproximam o conjunto posterior, sujeitos à dispareunia ou uma recidiva pontual do reto, que deixa de ser sustentado pela fáscia perdido.

ELITROCELE

Prolapso de cúpula vaginal (Fig. 26-17)

O prolapso de cúpula também definido como *elitrocele* compreende um deslocamento de 20 a 30% da porção mais superior da vagina de sua posição original e da perda de relação com seus elementos de sustentação entre os quais se destacam os ligamentos uterossacros. Esta perda de relação parece ser um dos principais responsáveis pela presença desta patologia e pode ocorrer mesmo com a presença do útero ou após sua retirada. O prolapso de cúpula pode estar associado a outras distopias, como enterocele, cistocele, retocele, que, uma vez diagnosticadas, deverão receber atenção cirúrgica complementar. É classificado como apical e no nível 1 de De Lancey. Hoje o criador dos níveis do prolapso atribui a ruptura dos ligamentos posteriores também como causador do nível 2, pelas forças vetoriais.

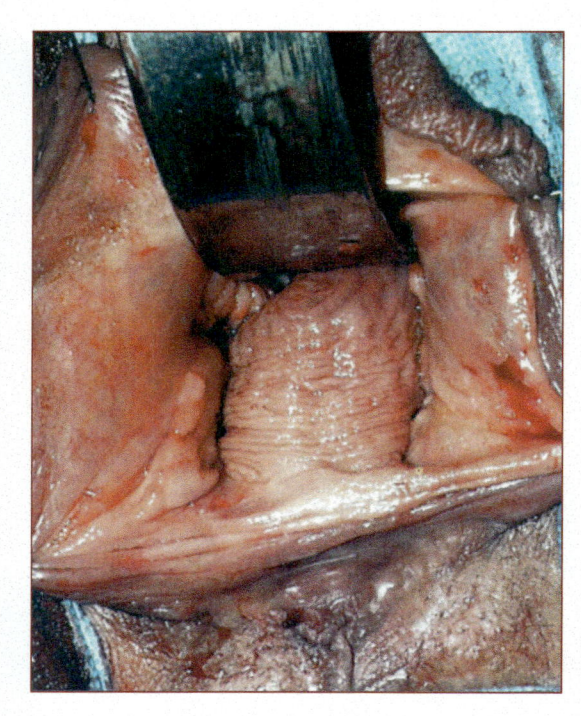

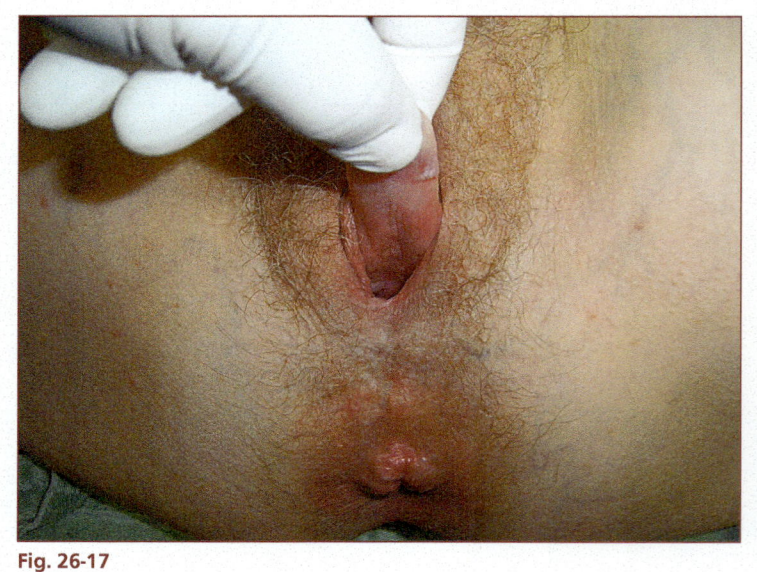

Fig. 26-16
Retocele.

Fig. 26-17
Prolapso de cúpula.

Manifestações clínicas das alterações do soalho pélvico

1. Incontinência urinária.
2. Prolapso genital.
3. Incontinência fecal.
4. Dor pélvica.
5. Disfunção sexual.
6. Dificuldade de evacuação.

Causas e fatores de risco

1. Trauma obstétrico, por parto a fórceps e fetos macrossômicos.
2. Obesidade, que favorece o aumento da pressão abdominal.
3. Multiparidade.
4. Hipoestrogenismo.
5. Doenças do colágeno.
6. Cirurgias prévias ginecológicas.
7. Neuropatias ou denervação do soalho.
8. Tabagismo.

Metodologia cirúrgica

O objetivo do tratamento cirúrgico é a correção do prolapso, preservando a sua funcionalidade. A existência de múltiplas técnicas cirúrgicas tem demonstrado altos índices de recidivas.

Com pequenas variações, as manobras para colocação da paciente na mesa cirúrgica e preparo para o acesso à cavidade abdominal e à intervenção obedecem a uma metodologia prática que serve para quase a totalidade das cirurgias por laparoscopia.

Avaliação pré-operatória

Minuciosa avaliação pré-operatória é imperiosa antes da indicação definitiva da técnica cirúrgica a ser empregada. Anamnese detalhada, com especial destaque para o exame físico, investigação e diagnóstico preciso das estruturas anatômicas comprometidas, de eventuais problemas neurológicos, medicamentos utilizados e em uso e cirurgias anteriormente realizadas são de capital importância. A presença ou não de urina residual pode ser diagnosticada com a introdução de 200 a 300 mL de água esterilizada, levemente aquecida, no interior da bexiga, e a posterior quantificação do volume excretado espontaneamente. A verificação da maior ou menor mobilidade do colo pode ser rastreada ambulatorialmente, utilizando o teste do cotonete. A par destes exames, a cistoscopia e a citologia oncótica da urina em pacientes com hematúria, a ultrassonografia vesical e os exames de rotina — urina, sangue, avaliação cardiológica — são importantes para que a paciente possa ser, com maior segurança, encaminhada à cirurgia.

O objetivo das intervenções cirúrgicas nas distopias é a de corrigir defeitos nos elementos de sustentação das vísceras pélvicas; aí o interesse maior em identificá-los detalhadamente antes da intervenção cirúrgica. Estas intervenções podem ser feitas por via convencional ou utilizando a *laparoscopia*. Uma das grandes vantagens da cirurgia laparoscópica é o fato de a paciente, sob anestesia geral e pressão intra-abdominal elevada artificialmente (ao redor de 14 mmHg, pela formação do pneumoperitônio), favorecer a visualização ampliada e detalhada permitida pela óptica, melhor identificando as estruturas anatômicas comprometidas, permitindo com segurança a eleição dos locais de sutura. Alia-se a estas vantagens a possibilidade de analisar o resultado imediato da intervenção cirúrgica, tanto pela presença da pressão intra-abdominal quanto por toque vaginal, expondo a área submetida à correção cirúrgica, à visualização laparoscópica transabdominal. Deve ser destacado que a cirurgia laparoscópica é um procedimento minimamente invasivo, diminuindo a morbidade do ato cirúrgico, revelando menor dor no pós-operatório e facilitando o retorno da paciente às suas atividades mais precocemente, na grande maioria das vezes. Liu afirma que a laparoscopia é uma alternativa satisfatória como via de acesso cirúrgico para a colpossuspensão suprapúbica em pacientes selecionadas.

Estudo urodinâmico. Ainda se discute muito o estudo urodinâmico nos prolapsos genitais, e o foco se direciona para a "incontinência oculta", presente em uma proporção menor dos prolapsos. Os falsos negativos podem ser explicados por ser o exame "examinador dependente", podendo nos levar a falhas posteriores. Não temos um consenso para protocolar o pré-operatório, mas lembramos que qualquer decisão cirúrgica deve ficar amarrada ao consentimento informado, e informações adicionais são recomendadas para que se evitem futuras ações judiciais. A tela preventiva para incontinência pode ser indicada, e não existe nenhum trabalho de consistência para ser absoluta a sua colocação. Uma abordagem posterior para incontinência não é questionada, por motivos de falha interpretativa do estudo urodinâmico.

Cistoscopia. O método cistoscópico faz parte da avaliação pré-cirúrgica e intraoperatória, para avaliação dos óstios ureterais e parede vesical. Na ausência de um cistoscópico poderemos fazer uso de uma óptica de 4 mm ou mesmo um ressectoscópico usado na histeroscopia, facilitando e fornecendo grande segurança do ato cirúrgico.

Posicionamento da paciente

A paciente é colocada em dorsolitotomia e submetida à anestesia geral intubada. Uma assepsia ampla e cuidadosa com povidine tópico deve-se estender desde o abdome superior no nível da porção mais inferior do tórax, se distribuir lateralmente alcançando a proximidade da região posterior e se estender em sentido inferior abrangendo a área vulvovaginal, glútea inferior e terço superior das coxas tanto anterior quanto posteriormente. As pernas devem ser colocadas em perneiras tipo bota, que não comprometem a circulação e evitam problemas vasculares, principalmente tromboembólicos que sabemos acometem entre 10% e 20% de pacientes submetidas a cirurgias abdominais e ginecológicas. Uma vez posicionada a paciente, suas pernas são flexionadas e afastadas a fim de melhor permitir nova embrocação vaginal, visualização do colo uterino e do meato uretral. É colocado na bexiga, por via transuretral, um cateter de Folley nº 12, conectando-o a um receptor esterilizado, tendo como objetivo manter a bexiga vazia durante as manobras cirúrgicas. As perneiras são abaixadas procurando posicionar as coxas no mesmo nível do abdome.

Acesso à cavidade abdominal e posicionamento da mesa cirúrgica

O acesso à cavidade abdominal é feito por prévia incisão transversal de 1 cm da pele na região intra ou infraumbilical. Para a formação do pneumoperitônio, é introduzida, neste local, uma agulha de Veres, ultrapassando de sua extremidade o peritônio e alcançando o interior da cavidade abdominal, através da qual CO_2 é injetado, utilizando-se, para tanto, um insuflador automático, eletrônico, com reposição de 20 litros por minuto que permite manter uma pressão abdominal previamente eleita (12 a 13 mmHg). Muitos cirurgiões preferem a introdução do trocarte sem a criação de um prévio pneumoperitônio, argumentando que a morbidade não aumenta com a introdução direta do trocarte. Utilizando trocartes descartáveis, que dispõem de uma lâmina com um protetor retrátil, esta manobra, sem prévio pneumoperitônio, torna-se satisfatória em mãos experientes e permite diminuir o tempo operatório. Entretanto, em pacientes com cirurgias abdominais anteriores, a eleição alternativa na introdução da agulha de Veress no abdome e a formação de prévio pneumoperitônio devem ser levadas em consideração em face de possibilidade de existência de aderências no interior da cavidade abdominal no nível da cicatriz umbilical.

Um trocarte de 10 mm é, então, passado através da incisão da pele, procurando fazê-lo exatamente na linha mediana e com isto evitando lesão de estruturas musculares (retos abdominais), o que poderia contribuir para a presença de sangramento e dificuldades como a turvação da lente, durante as manobras cirúrgicas posteriores. Uma vez alcançada a cavidade abdominal pelo trocarte, introduz-se a óptica (modelo Hoppkins – zero grau) adaptada à microcâmera. A mesa cirúrgica é elevada à posição de Trendelenburg. Procede-se a uma completa inspeção da cavidade abdominal e particularmente da pelve. Complementa-se o acesso à cavidade abdominal com colocação de mais três trocartes de 5 mm na altura do hipogástrio e região suprapúbica. Um na linha mediana a aproximadamente 5 cm acima da borda superior do púbis, e os outros dois, lateralmente, a 7 a 8 cm e abaixo da linha da espinha ilíaca, procurando evitar a lesão dos vasos maiores (artéria ilíaca circunflexa superficial e artéria epigástrica superficial) que nestas regiões se distribuem. A eleição do local de introdução do trocartes auxiliares ou de manobra cirúrgica e o diâmetro dos mesmos podem variar de acordo com a experiência do cirurgião e com as cirurgias a serem realizadas. Estes trocartes servirão para introdução das pinças e instrumental auxiliares (pinças de manipulação, tesouras, porta-agulhas, hidrodissectores, cautério, *endobag*, morcelador, entre outras) necessários para complementação do ato cirúrgico.

Uma manobra alternativa para alcançar o espaço retropubiano sem invadir a cavidade abdominal é a formação de um pré-pneumoperitônio limitado, isto é, sem provocar dissecção alargada do peritônio ou enfisema. Para tanto utiliza-se a técnica de laparoscopia aberta, mini-incisão da pele e aponeurose sob visão direta, complementando-se com a introdução de um trocarte de extremidade romba (Hasson) que preserva a integridade do peritônio. Posterior aplicação de um balão no espaço suprapúbico e pré-peritoneal permite por insuflação do mesmo a dissecção regional e limitada da área retropúbica e acesso às estruturas a serem manipuladas para correção cirúrgica. Acreditam alguns autores que a laparoscopia aberta reduz o número de complicações e pode ser utilizada por cirurgiões com diferentes níveis de experiência.

Prolapso da parede anterior da vagina

Técnica laparoscópica. Sob visão laparoscópica, procede-se à abertura do peritônio parietal anterior em sentido horizontal, iniciando na linha mediana e prolongando-se lateralmente por 5 a 6 cm de cada lado. Esta manobra pode ser feita com tesoura e posterior eletrocoagulação dos vasos que mostrem sangramento ou utilizando tesoura cautério. Dissecção romba do peritônio parietal de preferência com hidrodissector até a altura da região pubiana identificando a sínfise púbica anteriormente e prolongando a dissecção em sentido lateral até a visualização e identificação do músculo obturador, vasos e nervos, em ambos os lados. As lesões das estruturas paravaginais podem ser identificadas lateralmente na sua relação com o arco tendinoso (linha branca). A bexiga e a vascularização parauretral se mostram visíveis, com o afastamento do tecido adiposo que se distribui nesta região. Uma vez identificadas, são mobilizadas medianamente, procurando visualizar a espinha isquiática, o que pode ser facilitado com o cirurgião fazendo toque vaginal e observando por via laparoscópica. No momento da cirurgia o auxiliar posiciona um ou dois dedos na parede lateral da vagina, elevando-a, facilitando sua identificação e a passagem do ponto de sutura.

O hidrodissector é um aparelho que tem a finalidade básica de irrigar e aspirar líquidos com uma pressão constante e pré-ajustada que pode alcançar 700 mmHg. Funciona com pressão positiva hospitalar — ar comprimido ou CO_2 da sala cirúrgica. Acoplada a este instrumento, uma válvula de irrigação e aspiração complementada por cânulas de 5 ou 10 mm facilita a lavagem e aspiração de líquidos, mantendo sempre visível todas as estruturas do leito cirúrgico. A *Pump*, como é chamada, tem a possibilidade de ser conectada a duas bolsas de soro fisiológico ou Ringer lactato, de 1.000 mL o que não permite a interrupção de seu uso, diminuindo o tempo operatório.

Três ou quatro pontos com fio inabsorvível são aplicados aproximando a parede lateral da vagina ao arco tendinoso da fáscia pélvica (linha branca).

Na existência de incontinência urinária, esta cirurgia deve ser complementada por uma técnica de suspensão do ângulo uretrovesical (técnica de Burch por via laparoscópica ou *sling* pubovaginal), levando em consideração a avaliação clínica e particularmente urodinâmica pré-operatória.

Técnica vaginal. A proposta da técnica visa à correção do defeito paravaginal (desinserção da fáscia no arco tendíneo) e transversal (desinserção da fáscia no colo uterino) (Fig. 26-18).

O implante é feito com tela, inserida através do forame obturatório, onde a perfuração em dois níveis passará pela membrana obturatória e arco tendíneo. A dissecção se inicia de forma a deixar a mucosa espessa, evitando, assim, uma desvascularização e extrusão da tela, deverá ser ampla, objetivando evitar a transfixação vaginal. Após posicionada a tela deverá ser fixa à fáscia e tracionada. A primeira perfuração será na intersecção da prega inguinal com uma linha imaginária que passa pelo clitóris, e a segunda 2 cm abaixo e para o lado.

Perigee – AMS – American Medical Systems

O sistema Perigee é indicado para o tratamento cirúrgico dos defeitos central, paravaginal e transversal. A tela destinada para correção do nível 2 de DeLancey se fixa no arco tendíneo da fáscia pélvica (Fig. 26-19).

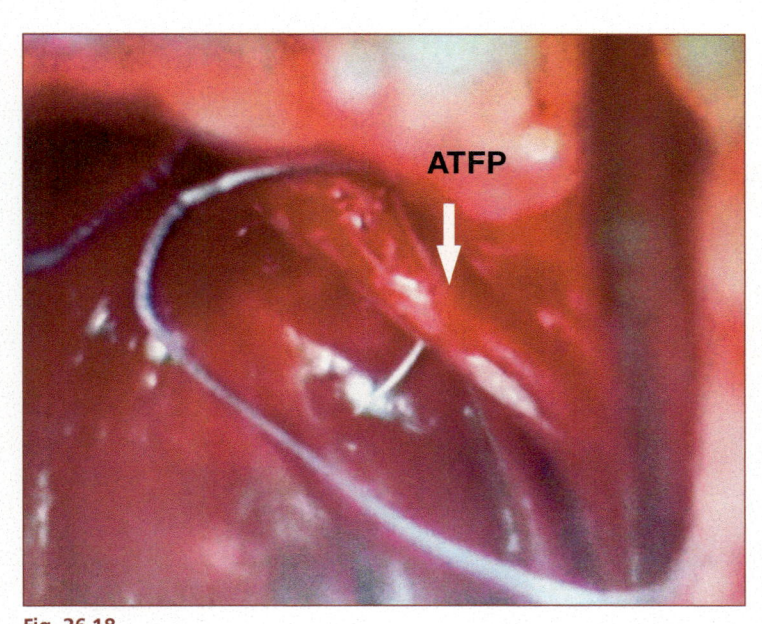

Fig. 26-18
Fixação no ATFP.

CORREÇÃO PARA ENTEROCELE

Técnica laparoscópica. O propósito da cirurgia consiste em reaproximar os músculos elevadores do ânus e a aplicação de uma tela (polipropileno) com a finalidade de reforçar, neste nível, o diafragma pélvico. O acesso cirúrgico para a cura da enterocele é, com frequência, combinado — utilizando as vias abdominal e vaginal.

Nas pacientes submetidas à correção cirúrgica de incontinência urinária por laparoscopia e que apresentam grau moderado de retocele e enterocele, o acesso abdominal pode ser considerado, e nestas condições realizadas as seguintes manobras:

1. Abertura do peritônio em sentido vertical entre os ligamentos sacrouterinos até a parede posterior da vagina, identificando e dissecando o septo retovaginal.
2. Estruturas anatômicas, como: ureteres, ligamentos, bexiga e reto, devem ser bem identificadas.
3. Dissecção da parede posterior da vagina e identificação da fáscia retovaginal.
4. Reconstrução da fáscia retovaginal com pontos separados.
5. Usando fio inabsorvível e pontos separados, aproximar (sem tensão e obedecendo ao eixo da vagina) os ligamentos sacrouterinos da parede posterior de vagina.
6. Peritonização.

Em determinados procedimentos, pode ser considerada a possibilidade de colocação de tela de vicryl na altura da fáscia retovaginal com a finalidade de reforçar esta estrutura. Técnicas substituindo a tela por retalho de mucosa vaginal em cirurgias combinadas têm sido descritas com sucesso (Fig. 26-20).

Técnica vaginal (Fig. 26-21). A abordagem se inicia com uma abertura longitudinal abaixo da cicatriz da histerectomia, o suficiente para acesso do saco. A mucosa vaginal é dissecada, separando a fáscia retovaginal, é separada do peritônio em 360 graus, deixando amostra os limites bem claros, um tampão vaginal pode ser introduzido para afastar as alças e omento, a cavidade é exposta com um afastador delicado, e pontos em círculos e duplos são dados da lateral para o meio, com o cuidado de não ser alto por motivo da proximidade do ureter. O fios são amarrados, e o saco é seccionado. Esta técnica é um complemento da reconstrução do soalho pélvico.

CORREÇÃO PARA PROLAPSO DE CÚPULA VAGINAL

Um razoável número de técnicas tem sido proposto com a finalidade de corrigir o prolapso de cúpula vaginal. Entre estas se destacam:

A) Fixação da cúpula vaginal aos ligamentos uterossacros.
B) Fixação da cúpula vaginal aos ligamentos sacroespinosos.
C) Fixação da cúpula vaginal ao sacro/promontório – sacrocolpopexia (promontofixação).
D) Colpofixação por *sling* intravaginal: A técnica inicial foi descrita por Petros, utilizando o princípio sem tensão de acesso pela fossa isquiorretal, perfurando os elevadores do ânus próximo ao ligamento sacroespinoso, colocando o eixo vaginal para trás e para baixo, a tela utilizada é de polipropileno multifilamentar de 8 mm de largura. Estudos ainda se encontram em andamento com boa satisfação e baixas complicações. O IVS (Tyco) – *sling* intravaginal (Fig. 26-22) se

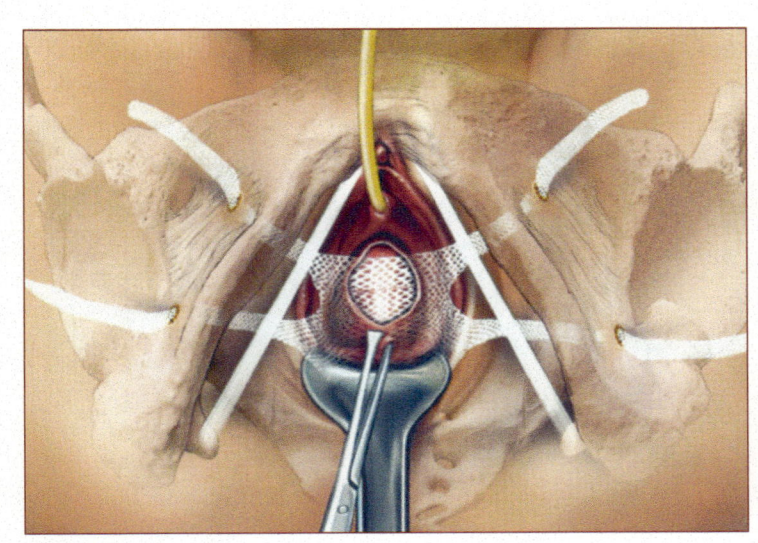

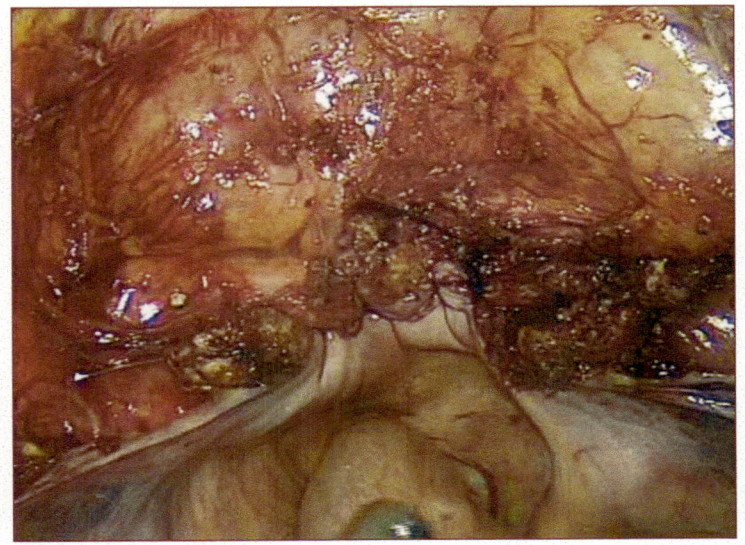

Fig. 26-19
Dispositivo MAS – Perigee.

Fig. 26-20
Fixação no uterossacro com obliteração do fundo de saco. (Imagem cedida pelo Dr. Marco Aurelio – HUPE.)

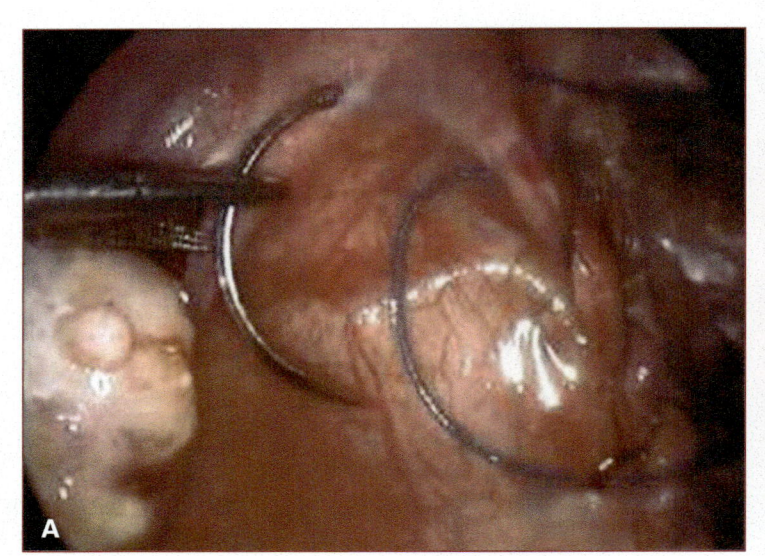

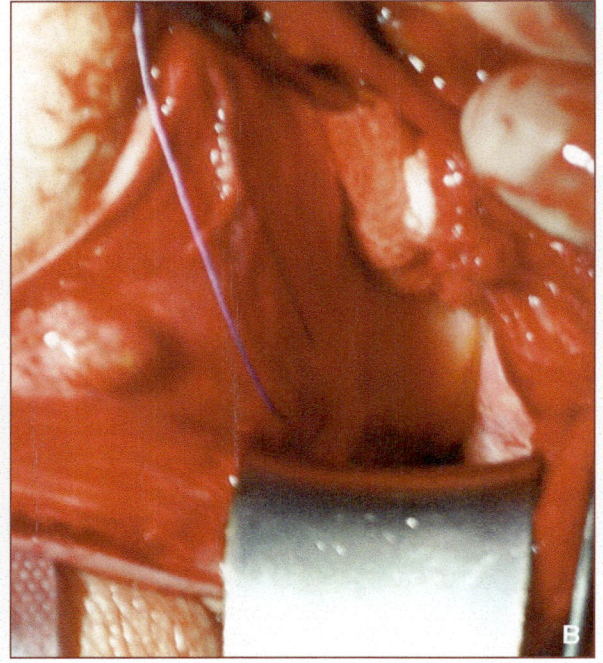

Fig. 26-21
Técnica de McCall. (**A**) Histeropexia McCall. (Imagem cedida pelo Dr. Marco Aurelio – HUPE.) (**B**) Fixação vaginal McCall.

propôs a cura cirúrgica do nível 1 de DeLancey, utilizava tela multifilamentar e foi retirado do mercado por não apresentar a forma macroporosa, não permitindo a angiogênese e provocando o encapsulamento e extrusão da tela. Após 2 anos de utilização foram lançados o Apogee (AMS) com duplo reparo para nível 2, isto é, retocele (Fig. 26-23). Por último o Prolift da Johnson é apresentado para três tipos de reparo, o anterior para defeito vaginal com duplo reparo que passa pelo arco tendíneo, reparo único para prolapso de cúpula vaginal e, por último, um implante total para todos defeitos.

Segue a mesma técnica, porém com uma agulha única mais fina, a tela é monofilamentar, incluindo acoplada a tela nível 2 para retocele, preenchendo a fáscia retovaginal deficiente.

Colpofixação e suspensão utilizando os ligamentos uterossacros (cirurgia de McCall)

A fixação da cúpula vaginal aos ligamentos uterossacros é uma técnica relativamente simples. Consiste na identificação e síntese das fáscias pubocervical e retovaginal e sua fixação aos ligamentos uterossacros. Esta fixação, entretanto, deverá ser avaliada cuidadosamente tendo como objetivo a correção completa do prolapso de cúpula. Um estudo realizado por Buller JL *et al.* com a finalidade de determinar o segmento ideal dos ligamentos uterossacros para a fixação da vagina, levando em consideração sua relação anatômica com os ureteres e eventuais tensões sobre os mesmos, concluiu ser o segmento intermediário o ideal com este objetivo. Para que o sucesso utilizando esta técnica possa ser perfeitamente alcançado, necessário se faz que os ligamentos uterossacros mostrem estrutura compatível para manutenção do fundo vaginal em posição ideal. Alguma dificuldade para perfeita identificação dos ligamentos uterossacros pode ocorrer na dependência do tempo de existência do prolapso. Esta técnica, na presença de enterocele, pode ser precedida pela clássica técnica de Moschowitz, que consiste no fechamento do fundo de saco com suturas sucessivas, em bolsa, após identificação dos ureteres. Estas suturas envolvem o fundo de saco, peritônio lateralmente, face anterior do retossigmoide e peritônio do lado oposto. Após o acesso à cavidade abdominal e colocada a paciente em posição de Trendelenburg, uma cuidadosa inspeção da pelve deve ser realizada desfazendo

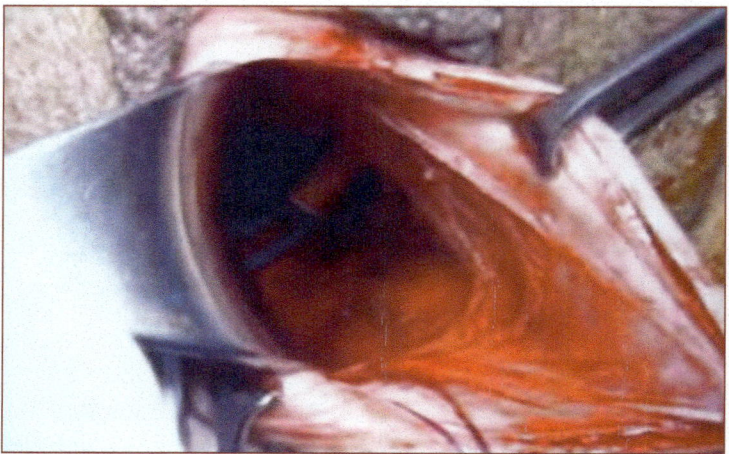

Fig. 26-22
Dispositivo IVS (Tyco) e Prolift Johnson.

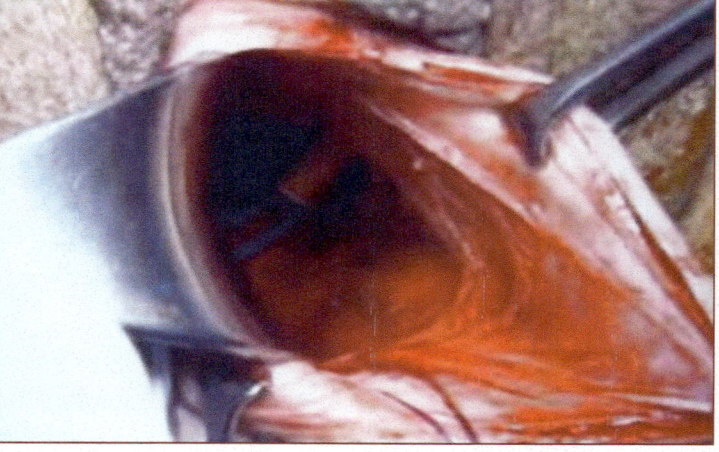

Fig. 26-23
Dispositivo AMS (Apogee).

eventuais aderências existentes. Uma sonda (*probe*) é introduzida na vagina, elevando o fundo vaginal em sentido cefálico para identificar existência de retocele, que, se existente, deve ser previamente corrigida. A identificação dos ureteres de ambos os lados é imperiosa com o objetivo de mantê-los em posição original, evitando a possibilidade de acotovelamento e obstrução ureteral, *aconselhando, inclusive alguns autores, a cistoscopia transoperatória de controle*. Sutura com pontos separados é realizada, utilizando fio inabsorvível e completando com nó externo, envolvendo ligamento uterossacro direito, septo retovaginal (parede posterior da vagina) acima da sutura de correção da enterocele e ligamento uterossacro esquerdo. Duas a três suturas em bolsa, dessa forma, são feitas fixando a vagina aos ligamentos uterossacros. Deve-se ter um cuidado especial em verificar se estas suturas não provocam estrangulamento do sigmoide ou acotovelamento dos ureteres. A via laparoscópica apresenta a vantagem por ser minimamente invasiva.

Fixação da cúpula vaginal aos ligamentos sacroespinosos (Fig. 26-24)

Esta técnica consiste em fixar o fundo vaginal ou mais precisamente as margens superior e lateral da fáscia retovaginal aos ligamentos sacroespinosos. O acesso aos ligamentos sacroespinosos por via laparoscópica mostra menos dificuldade que a laparotomia e a via vaginal.

Técnica. Sob visão laparoscópica, a introdução de dois dedos na vagina facilita a identificação da espinha isquiática direita e o ligamento sacroespinoso. Uma sonda retal é colocada na luz do reto, afastando-o para o lado oposto. O acesso ao ligamento sacroespinoso é possível pela abertura do peritônio e dissecção do tecido adiposo, tendo-se acesso ao espaço pararretal. Na presença de enterocele associada esta deve ser corrigida antes de se fixar à parede posterior da vagina, tendo certeza de estar incluindo segmento do septo vaginal ao ligamento sacroespinoso, a uma distância de 1 cm do sacro e o ponto o mais superficial possível não aprofundando a passada do ponto, evitando, assim, lesão dos vasos e nervos pudendo e isquiático. A sutura é completada com um nó externo, sendo esta manobra facilitada com o auxiliar introduzindo o dedo na vagina e elevando a parede desta ao local da sutura, evitando deixar um espaço entre o ligamento sacroespinoso e a vagina.

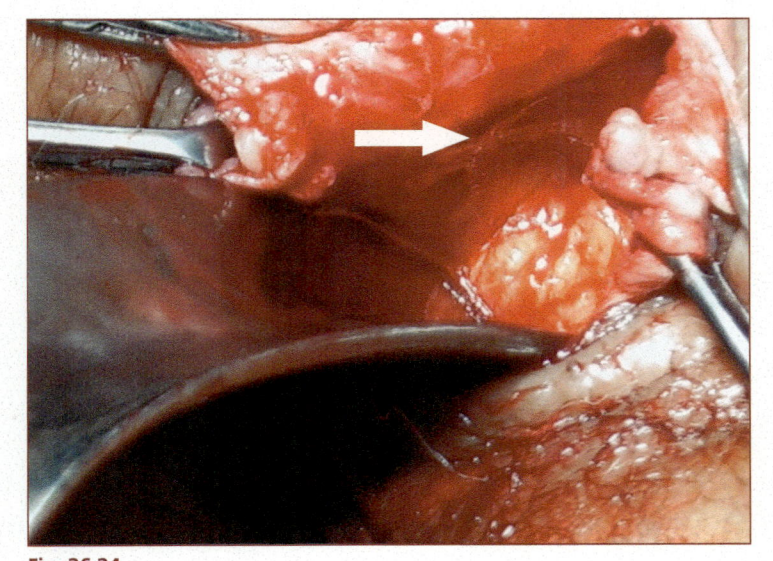

Fig. 26-24
Fixação no ligamento sacroespinoso.

Correção do prolapso de cúpula por sacrocolpopexia

A pexia da cúpula vaginal ao promontório sacro é uma técnica que procura fixar o fundo de saco vaginal ao promontório sacro, utilizando tanto uma estrutura autóloga (fáscia lata, fáscia do reto abdominal) ou heteróloga (telas de polipropileno).

Técnica. O auxiliar deve apresentar ao cirurgião o fundo vaginal, o que pode ser feito por toque digital ou por instrumental protegido em sua extremidade por gaze a fim de evitar traumatismo da mucosa vaginal. Abertura do peritônio na altura da linha mediana do fundo vaginal, seguindo-se dissecção romba, com hidrodissector tanto em sentido anterior quanto posterior, expondo a parede vaginal em uma extensão de 2 a 3 cm. Existindo espaçamento entre a fáscia pubocervical e o septo retovaginal, estes devem ser aproximados com pontos separados. Na eventual ocorrência de abertura da parede da vagina com acesso à sua cavidade, a colocação de um artefato (gás *stop ball*) na luz da vagina, visando à manutenção do pneumoperitônio, é de capital importância para o prosseguimento de ato cirúrgico.

Uma vez identificada a área da vagina eleita para a fixação da faixa de tela de propiletileno, esta é introduzida através o trocarte de 10 mm e apresentada uma de suas extremidades que será fixada ao fundo vaginal por três pontos separados, utilizando fio inabsorvível, (*mononylon* 2-0), evitando incluir a mucosa na sutura.

Afastando-se o sigmoide para o lado esquerdo e expondo-se o promontório, tendo o cuidado de identificar previamente o trajeto do ureter direito a fim de evitar lesão dos vasos sanguíneos, realiza-se a abertura do peritônio parietal no nível do promontório sacro. Esta dissecção permite identificar o promontório e os ligamentos pré-sacros.

Dois ou três pontos são dados fixando a extremidade livre da tela ao sacro na altura de S3 e S4, utilizando fio inabsorvível completando a sutura com nó externo ou interno na preferência do cirurgião.

Revisão cuidadosa da hemostasia e peritonização são os passos seguintes. Entre as complicações mais frequentes se destacam hemorragia, lesão de bexiga e reto. O tempo cirúrgico depende da experiência do cirurgião.

Uma variação técnica foi criada pela nossa equipe de cirurgiões, com a finalidade de encurtar o tempo operatório.

Preparo da paciente, manobras técnicas de acesso à cavidade abdominal, colocação dos trocartes suprapúbicos laterais são idênticos aos descritos. A diferença neste tempo cirúrgico consiste em substituir o trocarte de 5 mm por um de 10 mm à esquerda e não utilizar a punção suprapúbica mediana.

As manobras de dissecção da porção superior da cúpula vaginal também são realizadas de maneira praticamente idêntica às descritas, consistindo na abertura do peritônio no nível da cúpula vaginal após apresentação transvaginal pelo auxiliar e dissecção nos sentidos anterior e posterior com auxílio do hidrodissector.

Pelo trocarte de 10 mm é introduzida a faixa de tela com dois ou três pontos previamente colocados em uma de suas extremidades, deixando-se aproximadamente 8 cm de fio livres.

Tempo vaginal consiste em abrir a mucosa e dissecá-la sem invadir a cavidade pélvica. A seguir, acompanhando com visão intra-abdominal, é introduzida uma agulha de apreensão dos fios. A apreensão do fio pela agulha e sua tração para a cavidade vaginal é o passo seguinte. Uma vez levados todos os fios para a luz vaginal a fixação da tela à cúpula vaginal é completada, consolidando-se a sutura. A mucosa vaginal anteriormente dissecada no local da introdução da agulha de apreensão é suturada, utilizando-se fio de categute 3-0. Uma vez fixada a tela de polipropileno à cúpula vaginal procede-se à técnica de fixação da outra extremidade ao sacro, que obedece aos tempos descritos (Fig. 26-25).

TÉCNICA DE OBLITERAÇÃO VAGINAL
A técnica é utilizada para pacientes com alto risco cirúrgico, quando indicamos uma cirurgia para prolapso. A colpoclise descritas por Le Fort é relizada com dois retalhos na mucosa vaginal, um anterior e outro posterior, e realizamos suturas que se iniciam com a parte inferior do retângulo anterior com a parte superior do retângulo e inferior e, por fim, a parte superior do retângulo anterior com a face posterior do segundo retalho. A questão é a impossibilidade de acompanhamento uterino, pela ausência na abordagem do colo uterino.

CORREÇÃO PARA RETOCELE
As técnicas convencionais recomendadas são o resgate da fáscia retovaginal, desgarradas do seu sítio normal. O reconhecimento pontual e seu resgate é fundamental no êxito cirúrgico.

A técnica utilizada com bons resultados para a retocele baixa é da de Sloane, concebida pelos autores Watson e Ward, e consiste na dissecção central e dois túneis laterais onde são colocadas duas pinças de Kelly retas, apreendendo somente a fáscia. Sobre as pinças realizamos a secção e a aproximação dos tecidos laterais. Com isso damos uma sustentação abaixo da mucosa, que não precisa ser ressecada a extremo para encurtar o calibre vaginal com ideal resistência. Nos deslizamentos apicais devemos fixar a fáscia nos ligamentos uterossacros, citados anteriormente (Fig. 25-26), e deve ser feito o diagnóstico diferencial com a enterocele.

CONSIDERAÇÕES FINAIS
O uso das telas nas correções das distopias ainda é promissor e ainda depende de mais estudos randomizados para se tornar como uma recomendação "ouro", alguns trabalhos concluem resultados semelhantes da histerectomia para prolapso com tela *versus* a cirurgia com tela com a preservação do útero. As telas, apesar de serem promissoras, seu sucesso ainda é obscuro pelos riscos de extrusão e erosão. O foco das discussões coloca a histerectomia negativa por motivos das dissecções da fáscia e secção dos ligamentos, com isso aumenta o índice de recidivas por lesões nos tecidos de suspensão e sustentação dos órgãos pélvicos. A cirurgia de reconstrução do soalho pélvico tem o benefício da preservação do anel pericervical e ligamentos cardinais e uterossacros, e a histerectomia deve ser reservada nos casos de patologia uterina. Apesar dos trabalhos e experiências na preservação do útero, a histerectomia ainda se sobressai no tratamento dos pro-

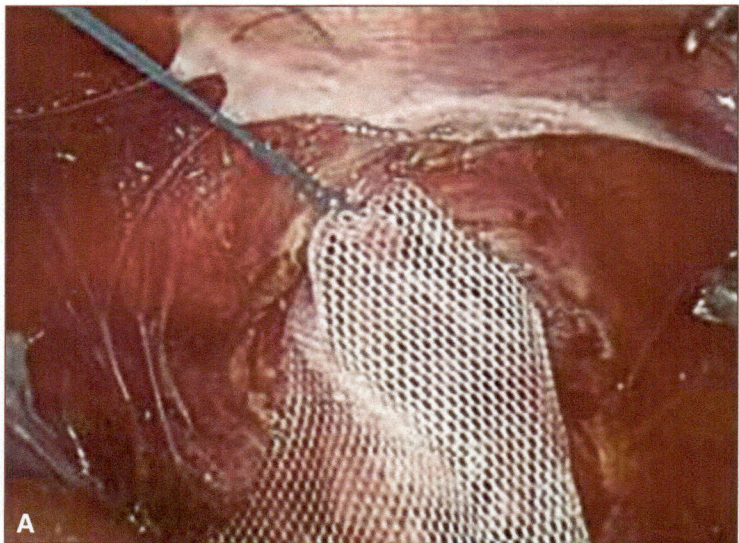

Fig. 26-25
Sacropromontofixação por videolaparoscopia. (**A**) Fixação da parede anterior. (**B**) Fixação da parede posterior.

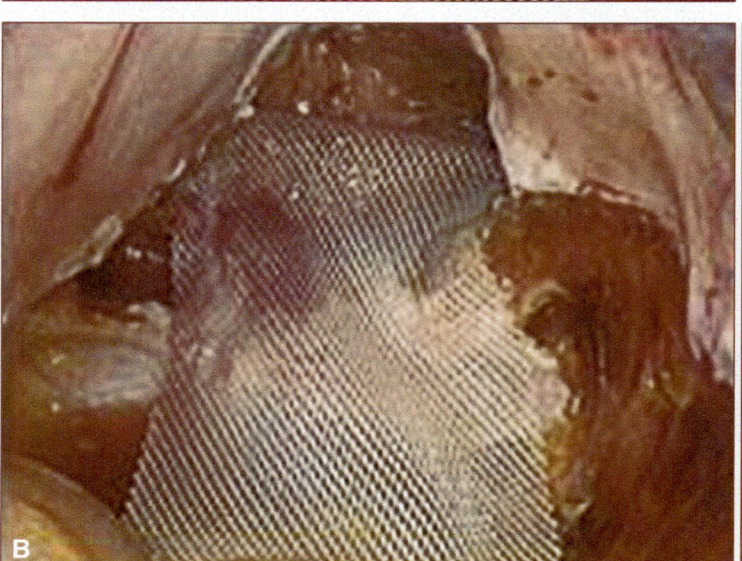

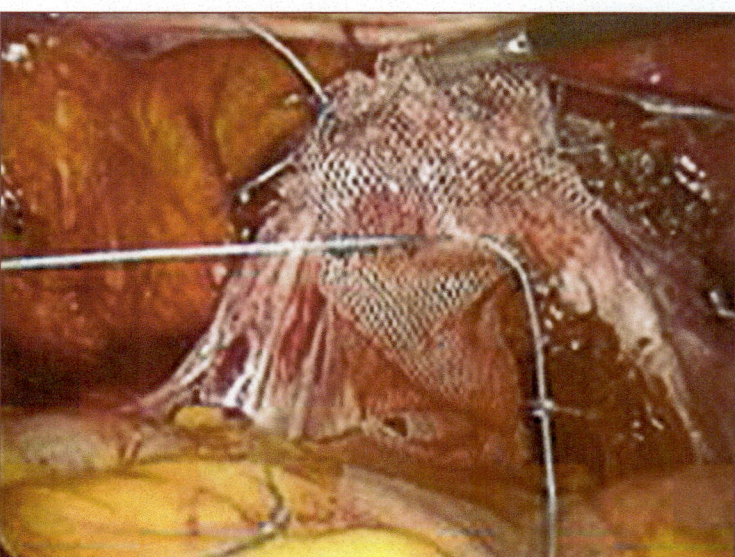

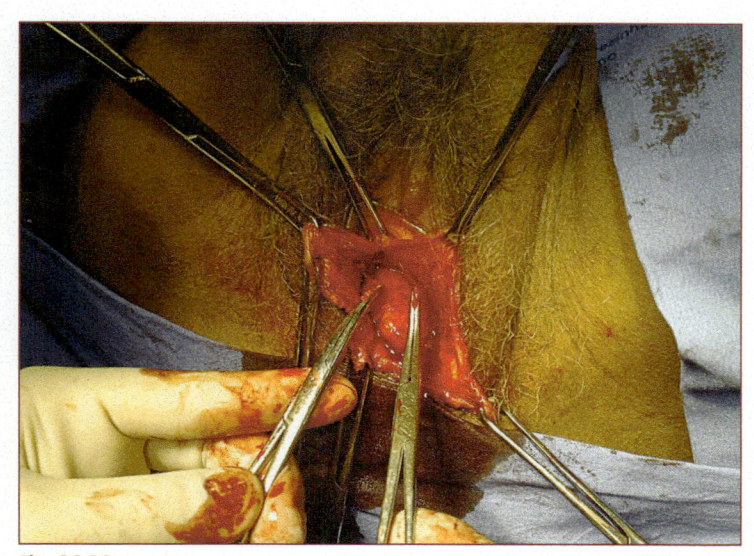

Fig. 26-26
Correção para retocele.

lapsos, sendo, talvez, um paradigma difícil de se romper nos dias de hoje.

Na atualidade a tendência é usar uma quantidade menor de material inabsorvível e também usar a tela em sítio específico e, telas que não transfixam a pele. Estas técnicas exigem ainda, maior treinamento e reconhecimento dos reparos anatômicos de forma pontual da técnica e um treinamento maior.

BIBLIOGRAFIA

Arthure HG, Savage D. Uterine prolapse and prolapse of the vaginal vault treated by sacral hysteropexy. *J Obstet Gynaecol Br Emp* 1957;64:335.

Barber MD, Visco AG, Weidner AC *et al*. Bilateral uterosacral ligament vaginal vault suspension with site-specific endopelvic fáscia defect repair for treatment of pelvic organ prolapse. Division of Gynecologic Specialties, Department of Obstetrics and Gynecology, Duke University MedCenter, Durham, NC 27710, USA. *Am J Obstet Gynecol* 2000 Dec.;183(6):1402-10, discussion 1410.

Berglas B, Rubin IC. Study of the supportive structures of the uterus by levator myography. *Surg Gynecol Obstet* 1953;97:677-92.

Bonnar J. Venous thromboembolism and gynecologic surgery. *Clin Obstet Gynecol* 1985;28:432-46.

Buller JL, Thompson JR, cundiff GW *et al*. Uterosacral ligament: description of anatomic relationships to optimize surgical safety. *Obstet Gynecol* 2001 June;97(6):873-79.

Buller JL, Thompson JR, Condiff GW *et al*. Uterosacral ligament: description of anatomic relationships to optimize surgical safety. *Obstet Gynecol* 2001 June;97(6):873-79.

Bump RC, Mattiasson A, Bok *et al*. The standardization of terminology of female pelvic organ prolapse and pelvic floor dysfunction. *Am J Obstet Gynecol* 1996;175:11-12.

Burch JC. Urethrovaginal fixation to Cooper's Ligament for correction of stress incontinence, cystocele, and prolapse. *Am J Obstet Gynecol* 1961;81:281-90.

Camphel RM. The anatomy and histology of the sacrouterine ligaments. *Am J Obstet Gynecol* 1850;59:1-12.

Chaikin DC, Groutz A, Blaivas JG. Predicting the need for anti-incontinence surgery in continent women undergoing repair or severe urogenital prolapse. New York, NY, USA. Weil Medical College, Cornel University. *J Urol* 2000 Feb.;163(2):531-34.

Cosson M, Bogaert E, Narducci F *et al*. Promotofixation celioscopique: resultats a court terme et complication chez 83 patientes. *J Gynecol Obstet Biol Reprod (Paris)* 2000 Dec.;29(8):746-50.

DeLancey JOL. Anatomy and physiology of urinary continence. *Clin Obst Gynecol* 1990;33:298.

DeLancey JOL. Surgical anatomy of the female pelvis. In: Rock JA, Thompson JD. (Eds.). *Te Linde's operative gynecology*. 8th ed. Philadelphia: Lippincott-Raven, 1997.

Drutz HP, Herschorn S, Diamant NE. Female pelvic medicine and reconstrutive pelvic surgery. Springer-Verlag, 2005.

Groutz A, Gordon D, Wolman I *et al*. The use of prophylatic Stamey bladder neck suspension to prevent urinary incontinence in clinically continent women undergoing genitourinary prolapse Dep Obst and Gynecology, Lis Maternity Hospital, Tel Aviv Sourasky Medical Center, Sackler Faculty of Medicine, Tel Aviv University, Israel. *Neurourol Urodyn* 2000;19(6):671-76.

Hasson HM. Open laparoscopy: a report of 150 cases. *J Reprod Méd* 1974;12:234-38.

Houfflin-Debarge *et al*. Traitement de l'incontinence urinaire d'effort. Revue critique dês etudes comparatives randomisées. *Ann Chir* 1999;53(4):324-34.

Kinn AC. Burch colposuspension for stress urinary inconti-nence. 5-year results in 153 women. Department of urology, Karolinska Hospital, St.Goran's Hospital. Stockholm, Sweden. *Scand J Urol Nephrol* 1995 Dec.;29(4):449-55.

Kovac SR, Zimmerman CW. *Advances in reconstructive vaginal surgery*. Philadelphia: Lippincott Williams & Wilkins, 2007.

Liu CY, Nair S. Laparoscopic repair of enteroceles and pelvic floor support procedures. In: Sutton C, Diamond MP. (Eds.). *Endoscopic surgery for gynecologists*. 2nd ed. Philadelphia: WB Saunders, 1998. p. 334-46.

Liu CY. Laparoscopic correction of genital prolapse. In: Hulka JF, Reich H. (Eds.). *Textbook of laparoscopy*. 3rd ed. Philadelphia: WB Saunders, 1998. p. 351-61.

Liu CY. *Laparoscopic hysterectomy and pelvic floor reconstruction*. Massachusetts: Blackwell Science, 1966. p. 306-11.

Lujan Galan M *et al*. Analisis comparativo de diferentes técnicas para la correccion de la incontinência de stress em la mujer. Revision de nuestra experiência. Servicio de Urologia, Hospital Universitário de Getafe, Madrid. *Actas Urol Esp* 1997 July-Aug.;21(7):655-61.

McLennan MT *et al*. Fáscia lata suburethral sling vs. Burch retropubic urethropexy. A comparison of morbidity. Departament of Gynecology, Greater Baltimore Medical Center, MD, USA. (Long-term results of the Stamey Bladder-neck suspension procedure and of the Burch colposuspension. Christensen H *et al*. Dep of Obst & Gynec, Gentofte Hospital, University of Copenhagen, Hellerup Denmark). *J Reprod Med* 1998 June.;43(6):488-94.

Nezhat C, Nezhat F, Nezhat C. Operative laparoscopy (minimally invasive surgery): state of the art. *J Gynecol Surg* 1992;8:111-41.

Ng CS, Rackley RR, Appell RA. Incidence of concomitant procedures for pelvic organ prolapse and reconstruction in women who undergo surgery for stress urinary incontinence. *Urology* 2001 May;57(5):911-13.

Nichols DH. Types of enterocele and principles underlying choice of operation for repair. *Obstet Gynecol* 1972;40:257-62.

Papa Petros PE. *The female pelvic floor. Function, dysfunction and managent according to the integral theory*. Springer, 2004.

Ross J. Laparoscopy or open Burch colposuspension? Center of Reproductive Medicine, & Laparoscopic Surgery, Salinas, CA 93901 USA. *Curr Opin Obstet Gynecol* 1998 Oct.;10(5):405-9.

Stenchever MA, Raz S. Atlas of transvaginal surgery. University of Washington Medica. Philadelphia: WB Saunders, 2002.

Timmons MC, Addison WA, Addison SB *et al*. Abdominal sacral colpexy in 163 women with post-hysterectomy vaginal vault prolapse and enterocele. *J Reprod Med* 1992;37:323.

Verdeja AM, Elkins TE, Odoi A *et al*. Transvaginal sacrospinous colpopexy: anatomic landmarks to be aware of to minimize complications. Louisiana State University Medical Center. *Am J Obstet Gynecol* 1995 Nov.;173(5):1468-69.

Waters EG. Enterocele: cause, diagnosis and treatment. *Clin. Obstet Gynecol* 1961;4:186-98.

Zacharin RF. Use of vaginal skin graft in posterior colporrhaphia. *Aust NZ J Obstet Gynaecol* 1992;32:146.

27 Tratamento Minimamente Invasivo da Incontinência Urinária de Esforço

Fabrício Borges Carrerette
Maria Cristina Dornas
Ronaldo Damião
José Carlos de Jesus Conceição
Eneida Gonçalves de Oliveira

FISIOLOGIA DA MICÇÃO

- **CONCEITOS ANATÔMICOS**
  - Pelve
  - Períneo
  - Bexiga
  - Junção ureterovesical
  - Inervação
  - Uretra
- **PROPRIEDADES FUNCIONAIS DA BEXIGA E DA URETRA**
- **FISIOLOGIA DA MICÇÃO**
- **MECANISMOS DE CONTINÊNCIA**
  - Fase de enchimento vesical
- **FISIOPATOLOGIA DA INCONTINÊNCIA URINÁRIA NA MULHER**
  - Incontinência do detrusor
    - *Hiperatividade do detrusor*
    - *Alteração da complacência da bexiga*
  - Incontinência uretral
    - *Incontinência anatômica*
    - *Incontinência por deficiência esfincteriana intrínseca*

INVESTIGAÇÃO DIAGNÓSTICA DA INCONTINÊNCIA URINÁRIA NA MULHER

- **HISTÓRIA**
- **TIPOS DE INCONTINÊNCIA URINÁRIA NA MULHER**
- **EXAME FÍSICO**
- **DIAGNÓSTICO DIFERENCIAL**
  - Fístula urinária (vesicovaginal, ureterovaginal e uretrovaginal)
  - Bexiga com baixa capacidade
  - Bexiga neurogênica
- **EXAMES DE IMAGEM**
  - Ultrassonografia (USG)
- **URODINÂMICA E VIDEOURODINÂMICA**
- **INDICAÇÕES DA URODINÂMICA**
- **TESTES URODINÂMICOS NA AVALIAÇÃO DA IUE**
- **UROFLUXOMETRIA**
- **CISTOMETRIA**
- **ESTUDO MICCIONAL OU RELAÇÃO FLUXO/PRESSÃO**
- **VIDEOURETROCISTOSCOPIA OU URETROCISTOSCOPIA**
  - Técnica
  - Indicações

TRATAMENTO

- **FARMACOLÓGICO**
  - Reposição hormonal
  - Substâncias que contraem o esfíncter
  - Substâncias que relaxam o esfíncter e/ou melhoram o esvaziamento vesical
  - Substâncias que têm ação na musculatura vesical
- **TÉCNICAS COMPORTAMENTAIS E NÃO CIRÚRGICAS**
  - Reeducação da musculatura pélvica – "Exercícios perineais de Kegel"
  - *Biofeedback* (retroalimentação)
  - Eletroestimulação endovaginal
  - Neuromodulação do nervo sacro
  - Obstrução mecânica
    - *Obturadores uretrais*
    - *Obturadores vaginais*
    - *Adesivos uretrais*
    - *Cones e pessários vaginais*
    - *Prótese valvular intrauretral*
  - Injeções periuretrais
- **TRATAMENTO CIRÚRGICO**
  - Uretrocistopexia vaginal (Técnica de Kelly-Kennedy)
  - Via combinada abdominovaginal
    - *Técnica de Pereyra*
    - *Procedimento de Stamey*
    - *Técnica de Gittes*
    - *Técnica de Raz*
  - Técnicas de sling
    - *Encilhamento (sling) pubovaginal*
  - TVT
  - Procedimento cirúrgico
    - *Material*
    - *Anestesia*
    - *Técnica cirúrgica*
    - *Orientações pós-operatórias*
  - Resultados
  - Complicações
    - *Sling transobturatório (TVT-O; TOT)*
    - *Cirurgias por via abdominal*
  - Preparo pré-operatório
  - Técnica laparoscópica
    - *Anestesia*
    - *Posicionamento e preparo cirúrgico*
    - *Punções e instalação do pneumoperitônio*
    - *Tempos cirúrgicos intra-abdominais*
  - Pós-operatório e complicações
  - Variações técnicas
  - Resultados
  - Discussão
- **REFERÊNCIAS BIBLIOGRÁFICAS**

FISIOLOGIA DA MICÇÃO

CONCEITOS ANATÔMICOS

Pelve
Os três órgãos pélvicos bexiga, vagina e reto estão em íntimo contato e harmonia, suspensos e presos na pelve óssea por três ligamentos suspensórios. Ligamento pubouretral, cardinal ou uterossacro e arco tendíneo da pelve (Peter, 2008). Atualmente, entende-se como soalho pélvico todo o conjunto de estruturas que dá suporte às vísceras pélvicas. O colágeno é o principal elemento estrutural da pelve. Os músculos elevadores do ânus e coccígeos são os principais elementos musculares da pelve, o esfíncter urinário feminino é complexo e está relacionado com a bexiga, uretra e ligamento pubouretral. Destaca-se o diafragma urogenital, que é uma lâmina fibromuscular, localizada no espaço perineal superficial entre os vários inferiores do ísquio e púbis. É formado pelo esfíncter da uretra e pelos músculos transversos profundos do períneo, que são envolvidos por camadas superior e inferior da fáscia do diafragma urogenital (Gosling, 1985; Allen, 1990).

Períneo
O períneo anterior feminino é formado pelo espaço perineal superficial, diafragma urogenital e espaço perineal profundo.

Bexiga
A bexiga urinária tem função de armazenamento e eliminação da urina, é um órgão esférico quando cheio, tendo um teto, duas paredes laterais e uma base ou soalho. Está recoberta pelo peritônio superiormente, que continua como a lâmina parietal anterior na face ventral. Na face dorsal, o peritônio que recobre a bexiga funde-se com o peritônio visceral do recesso vesicorretal no homem e vesicouterino na mulher. As faces anteroinferior e lateral da bexiga estão separadas das paredes pélvicas por um espaço preenchido por tecido gorduroso (espaço de Retzius).

A bexiga é composta por uma camada mais interna, constituída pelo epitélio pseudoestratificado, abaixo da qual se localiza a lâmina própria, composta por tecido fibroelástico. Mais internamente encontra-se a camada muscular lisa, geralmente dividida em longitudinal interna, circular média e longitudinal externa. Na mulher, as fibras longitudinais internas convergem para formar a camada longitudinal interna da uretra feminina. Além disso, o colo vesical feminino tem menos fibras adrenérgicas que o masculino (DeLancey, 1990).

Junção ureterovesical
Nesse ponto, o ureter perde sua camada de músculo circular. Cerca de 2 ou 3 cm antes de penetrar na parede vesical, uma bainha fibromuscular em forma de leque estende-se longitudinalmente pelo ureter e o acompanha até a região do trígono. Essa bainha é conhecida como bainha ureteral ou de Waldeyer. Em seu trajeto pelo interior da parede da bexiga, o ureter situa-se logo abaixo do urotélio, e seu calibre diminui acentuadamente. Esse arranjo funciona como um mecanismo antirrefluxo, comprimindo o ureter com as fibras do detrusor no momento em que a bexiga se enche (DeLance, 1988).

Inervação
A inervação parassimpática (colinérgica) do detrusor é proveniente de S2, S3 e S4. A inervação simpática, principalmente para o trígono da bexiga, origina-se em T11, T12, L1 e L2 (Mahony, 1977) (Fig. 27-1).

Uretra
A uretra consiste em uma rica esponja vascular, circundada por uma capa de músculo liso e tecido fibroelástico (Haab, 1996).

PROPRIEDADES FUNCIONAIS DA BEXIGA E DA URETRA
O suporte ligamentar e as tensões exercidas pelos músculos liso e estriado em torno da uretra comprimem a sua parede para mantê-la fechada. Cada um desses fatores é importante para a manutenção da continência (Peter, 2008).

A pressão intrauretral em repouso na área do esfíncter estriado é de 50-100 cmH$_2$O. A pressão exercida pelo mecanismo esfincteriano proximal do colo vesical é muito mais baixa do que a pressão de fechamento do mecanismo esfincteriano distal e só relaxa quando o detrusor contrai (Kursh, 1994).

A bexiga é capaz de conter crescentes quantidades de urina, até certo volume, sem um correspondente aumento na pressão intravesical, em virtude das propriedades viscoelástica dos com-

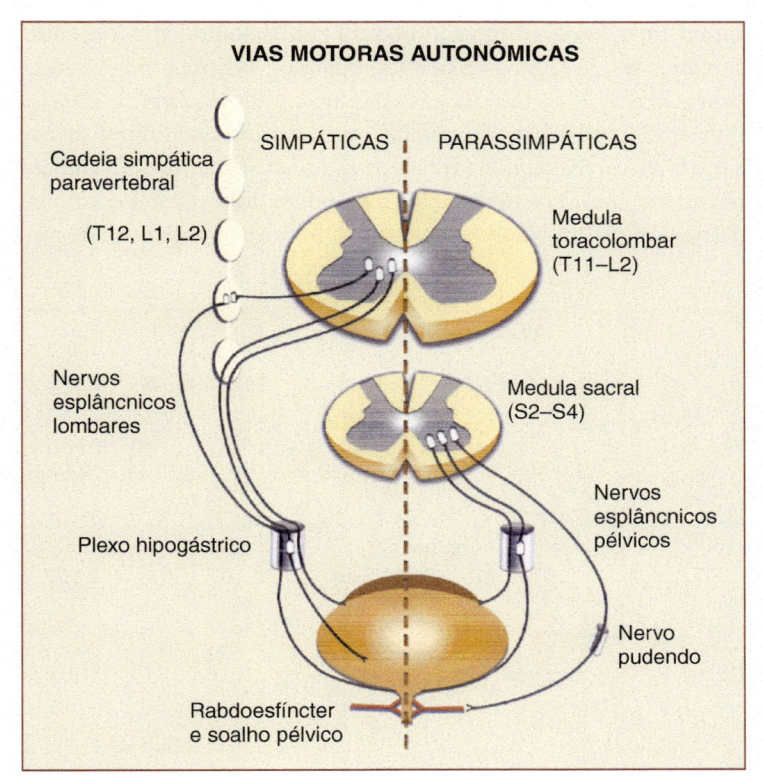

Fig. 27-1
As vias simpáticas e parassimpáticas originam-se na medula espinal, e o plexo hipogástrico representa seu ponto intermediário. As fibras pré-ganglionares simpáticas, que são responsáveis pela inervação da bexiga, saem das raízes nervosas de T11 a L2, cruzando a cadeia simpática para vertebral, onde fazem sinapses. Chegando aos nervos esplâncnicos lombares, direcionam-se até o plexo hipogástrico, ocorrendo novas sinapses, com neurônios pós-ganglionares até o trígono e colo vesical, determinando a contração na fase de enchimento vesical. As fibras pré-ganglionares parassimpáticas responsáveis pela inervação da bexiga originam-se de neurônios da medula sacra, principal centro medular da micção. Essas fibras se agrupam nos nervos esplâncnicos pélvicos em direção ao plexo hipogástrico e, posteriormente, à bexiga.

ponentes da parede vesical, esta propriedade é chamada de complacência (Mahony, 1977).

FISIOLOGIA DA MICÇÃO

A função da micção é um ato de alta complexidade neurofisiológica do trato urinário inferior, pois a bexiga desempenha duas funções distintas e antagônicas: armazenamento da urina e sua eliminação periódica, micção, sob controle voluntário.

O enchimento vesical ocorre lentamente, distendendo a parede da bexiga de maneira que as fibras dos nervos sensitivos transmitam sinais para a medula espinal, que daí serão transmitidos ao cérebro, dando a sensação e a consciência de bexiga cheia. O cérebro, por sua vez, envia sinais de resposta para o centro pontino da micção e este para a bexiga por meio da medula e para o esfíncter externo por meio do nervo periférico. O esfíncter externo possui um componente de músculo estriado de caráter voluntário. Assim, quando o volume intravesical alcança sua capacidade funcional, o cérebro envia um sinal para o esfíncter para que se relaxe e para a bexiga, permitindo que ela se contraia, ocorrendo, dessa maneira, a micção (Fig. 27-2) (Martin, 2006).

O controle consciente da micção é dado pelo giro paracentral do lobo frontal no córtex cerebral. O centro da micção, localizado na ponte, é o principal responsável pelo controle motor da micção, integrando as informações dos níveis superiores aos centros medulares simpático e parassimpático, por meio do trato reticuloespinal. A bexiga e a uretra possuem inervações motoras autonômicas simpática (nervo hipogástrico) e parassimpática (nervo pélvico) que atuam de forma antagônica na micção. A uretra também apresenta inervação somática sensitiva motora (nervo pudendo). Na micção voluntária ocorre liberação cortical da atividade do centro pontino da micção que envia impulsos para a medula sacra, ativando neurônios parassimpáticos e, consequentemente, contraindo o detrusor. Simultaneamente, impulsos descendentes da ponte dorsomedial e axônios de neurônios pré-ganglionares sacrais inibem motoneurônios pudendos (núcleo Onuf) que inervam o esfíncter uretral estriado, promovendo o relaxamento do esfíncter externo (Resnick, 1995).

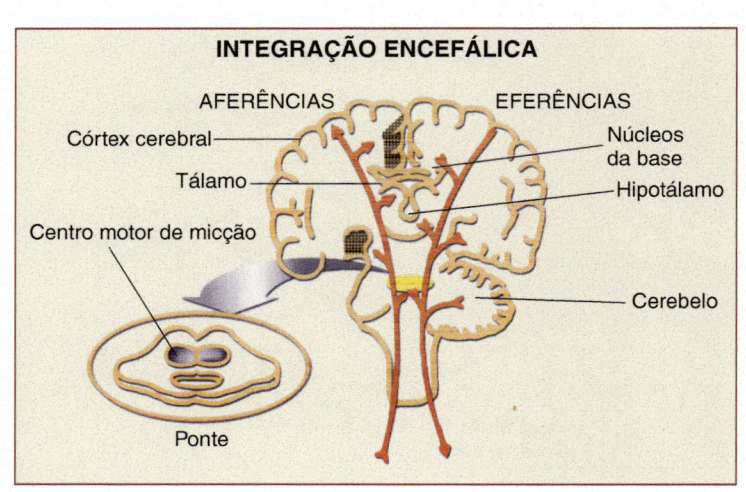

MECANISMOS DE CONTINÊNCIA

Fase de enchimento vesical

A manutenção de baixa pressão vesical, ausência de contração involuntária do detrusor e aumento da pressão uretral são o resultado de propriedades viscoelásticas da parede vesical e propriedades eletromecânicas dos músculos lisos, vesical e uretral modulados por impulsos neurais. A continência é mantida pela complacência vesical associada ao controle neuromuscular pélvico do fechamento uretral (Abrams, 2003).

Os impulsos aferentes pelo nervo pélvico levam à ativação da via reflexa espinal intersegmentar sacrolombar, com ativação do simpático, originando estímulo transmitido pelo nervo hipogástrico à uretra, base e corpo vesical e gânglios pélvicos, aumentando a resistência do colo vesical e da uretra. Os impulsos aferentes vesicais também ativam motoneurônios pudendos do núcleo de Onuf, aumentando a atividade tônica do esfíncter uretral estriado com aumento da resistência uretral (Fig. 27-3).

FISIOPATOLOGIA DA INCONTINÊNCIA URINÁRIA NA MULHER

Incontinência do detrusor

■ Hiperatividade do detrusor

A incontinência do detrusor pode ser causada pela ocorrência de contrações detrusoras involuntárias. A causa mais conhecida de incontinência do detrusor é a relacionada com doenças neurológicas

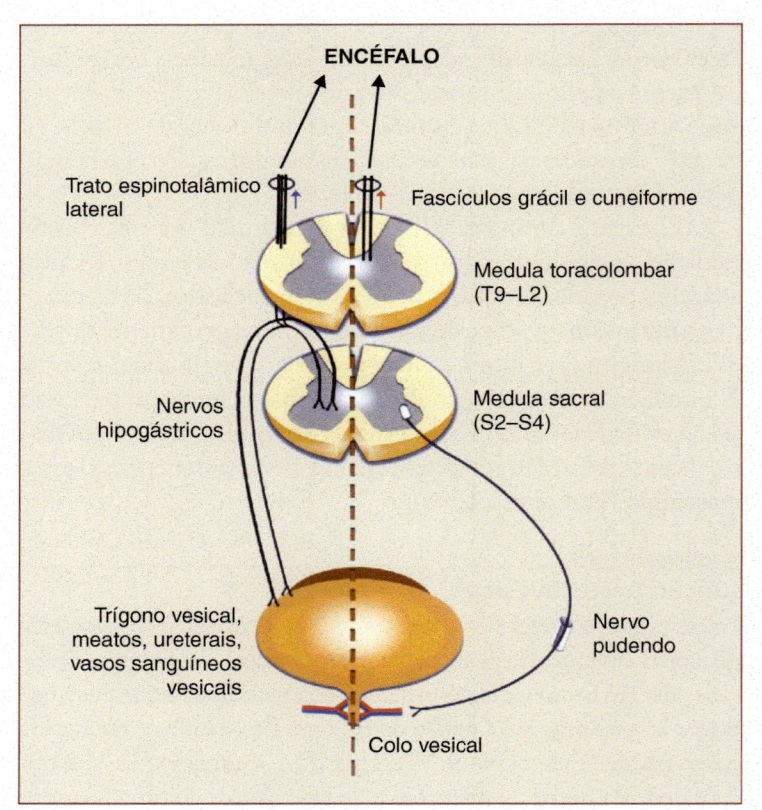

Fig. 27-2
Regiões do encéfalo e a sua importância na micção. Núcleos da base: função de controlar o tônus muscular. Tálamo: local em que ocorrem as sinapses das vias aferentes relacionadas com a sensibilidade vesical, provenientes do tronco encefálico. Os impulsos são conduzidos ao córtex. Hipotálamo: a área pré-óptica é o ponto de integração motora das fibras simpáticas e parassimpáticas vesicais, conduzindo o estímulo ao centro pontino. Cerebelo: responsável pela manutenção e relaxamento do tônus periuretral e contração do detrusor.
Fonte: Barrington descreveu a relação da ponte e o mesencéfalo com a micção. Existem evidências da relação do núcleo dorsolateral da ponte com a micção. O centro pontino mesencefálico é o principal centro de controle motor da micção do tronco encefálico.

Fig. 27-3
Via somática. A sensibilidade somática da bexiga dada pelas fibras nociceptivas não participa do mecanismo da micção. A sensibilidade somática das fibras proprioceptivas fornece dados de distensão vesical.

ou idiopáticas, síndrome descrita recentemente como bexiga hiperativa. Exemplos de lesão supraespinal que causam hiper-reflexia são o acidente vascular cerebral e a doença de Parkinson. As lesões espinhais são geralmente causadas por trauma raquimedular e mielomeningocele. As lesões periféricas são, na maioria, causadas por doenças degenerativas, como o diabetes, lesões que comprometem de forma transitória ou permanente a inervação periférica da bexiga, as cirurgias para correção de incontinência e cirurgias pélvicas alargadas (Appell, 1999; Winters, 1998).

A síndrome da bexiga hiperativa é comumente encontrada em pessoas idosas e pode estar relacionada com as alterações do detrusor ligadas ao envelhecimento. Como a incontinência urinária acomete mais frequentemente pessoas idosas, a bexiga hiperativa pode ser a causa primária ou estar associada a outro tipo de incontinência. A bexiga hiperativa, por exemplo, pode estar associada à incontinência urinária de esforço, neste caso denominada de incontinência mista, ou à obstrução infravesical. Outras causas importantes de incontinência do detrusor é a hiperatividade desencadeada por esforço, como tosse ou riso (incontinência do riso), e a relacionada com a atividade sexual (incontinência do coito) (Fig. 27-4) (Abrams, 1997; Hampel, 1997).

■ Alteração da complacência da bexiga

A complacência vesical é definida como a capacidade da bexiga de armazenar um volume fisiológico de urina sob baixas pressões intravesicais. Essa é uma função fundamental da bexiga que permite uma continência adequada com proteção do trato urinário alto. A perda ou diminuição dessa propriedade é chamada de *baixa complacência*. Esta alteração pode causar, além da incontinência urinária, quadros mais graves, como a infecção urinária de repetição e a deterioração da função renal (van Waalwijk, 1999).

A bexiga possui dois componentes responsáveis pela complacência: o componente ativo representado pela musculatura lisa do detrusor e o passivo, que é em razão da propriedade viscoelástica da parede vesical; este último tem como principal componente o tecido conectivo formado pelas fibras de elastina e colágeno. Uma das principais causas da perda de complacência são as doenças neurológicas. As cirurgias com ressecção extensa de órgãos pélvicos, cirurgias pélvicas radicais, como a histerectomia e ressecções abdominoperineais, podem afetar a complacência vesical. Geralmente esta alteração é causada pela lesão dos plexos nervosos simpático e parassimpático da pelve. Outras causas de perda da complacência vesical são as doenças infecciosas que afetam o tecido conectivo, componente passivo. A tuberculose é uma das causas mais frequentes no nosso meio. A presença de cateter vesical de demora, a cistite intersticial e até mesmo a neoplasia da bexiga são outras causas (van Gool, 1992; Walsh, 1992) (Fig. 27-5).

Incontinência uretral

■ Incontinência anatômica

A incontinência urinária por fraqueza da sustentação vesical e hipermobilidade do colo vesical e da uretra é a causa mais comum de incontinência urinária de esforço nas mulheres. A incontinência de esforço é definida pela sociedade internacional de continência como "*a perda de urina através da uretra causada por um aumento súbito na pressão intra-abdominal na ausência de contração do detrusor*" (Abrams, 2003).

A fisiopatologia dessa alteração está relacionada com a falta de sustentação do trato urinário inferior pelo soalho pélvico, ocorrendo uma distopia do soalho vesical, colo vesical e uretra. Essa alteração na sustentação do trato urinário baixo pode provocar uma hipermobilidade das estruturas descritas e até mesmo prolapsos, como a cistocele e uretrocele. Essa falta de suporte faria com que o vetor de forças resultante de um aumento da pressão abdominal provocasse uma abertura do colo vesical e a perda urinária (Fig. 27-6).

■ Incontinência por deficiência esfincteriana intrínseca

A insuficiência uretral intrínseca é uma situação em que os mecanismos esfincterianos uretrais estão debilitados, o que provoca uma incontinência de grau elevado. A resistência uretral é dada pela ação da musculatura e dos componentes da mucosa e submucosa uretral (Peter, 2008). A insuficiência uretral intrínseca pode ser causada por alterações neurológicas, como o comprometimento da inervação autonômica dos esfíncteres uretrais e de alterações hormonais, como o comprometimento dos mecanismos passivos de fechamento uretral, selo mucoso e plexo venoso submucoso. As cirurgias pélvicas podem comprometer a função uretral de várias maneiras: afetando a inervação vesicouretral por le-

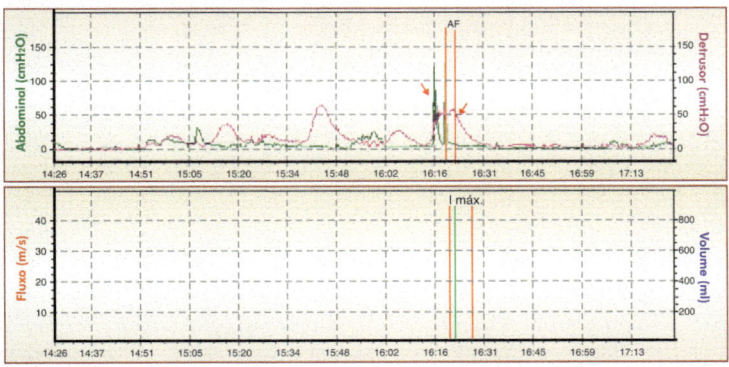

Fig. 27-4
Hiperatividade vesical desencadeada pelo esforço. Note que a contração involuntária ocorre logo após um aumento súbito da pressão abdominal, tosse *(setas vermelhas)*. Neste caso a perda de urina não ocorre durante a tosse e sim logo após esta, no momento da contração involuntária do detrusor.

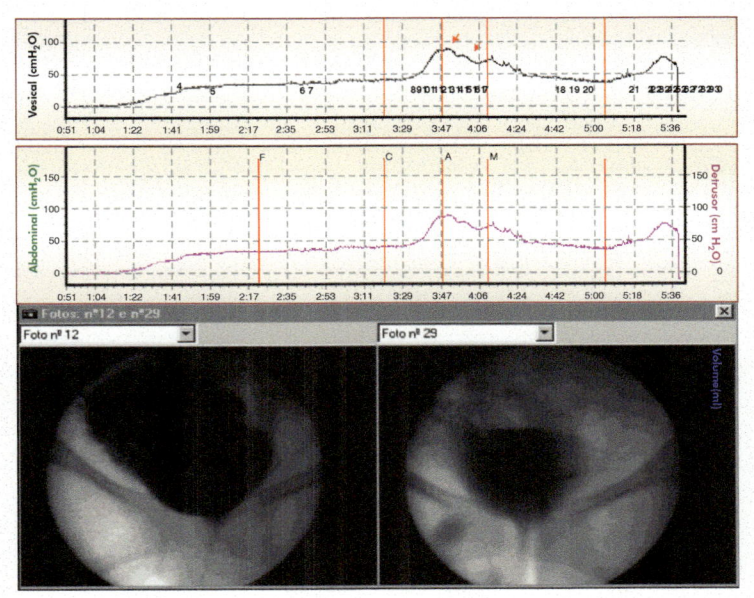

Fig. 27-5
Videourodinâmica mostrando uma bexiga neurogênica com baixa complacência e incontinência urinária. A pressão do detrusor se eleva rapidamente alcançando níveis superiores a 60 cmH$_2$O quando ocorre a perda de urina *(setas vermelhas)*.

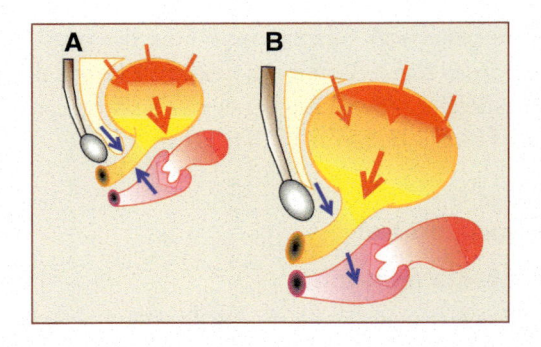

Fig. 27-6
Desenho mostrando o trato urinário inferior feminino e suas relações com o soalho pélvico, órgãos genitais e a incidência da pressão abdominal na bexiga *(setas vermelhas)* e na uretra proximal *(setas azuis)*. (**A**) Na bexiga com posição normal, o vetor de força da pressão abdominal incide no soalho vesical e na uretra proximal que, sustentada pelo soalho pélvico, provoca uma pressão de fechamento uretral *(setas azuis)*. (**B**) Na bexiga com hipermobilidade, o vetor de força da pressão abdominal incide diretamente no colo vesical, provocando a abertura desse, e na uretra proximal que está móvel por perda da sustentação do soalho pélvico, o que provoca uma abertura ainda maior da uretra e perda urinária *(setas azuis)*.

são dos plexos pélvicos, alterando o estado hormonal pela retirada dos ovários e desestabilizando a pelve com a retirada do útero (Elbadawi, 1997; Uroneurologia I Consenso Brasileiro, 1999).

Teoria integral. Descrito por P. Petros e Ulmsten a teoria relaciona o equilíbrio das forças do soalho pélvico, que levariam à incontinência urinária e fecal, esvaziamento vesical anormal e à urgência urinária. Petros dividiu os defeitos aos compartimentos anterior, médio e posterior. As incontinências urinária e fecal se situam no nível anterior, causado pelo desequilíbrio das forças anteriores, representado pelos ligamentos pubouretrais e músculo pubococcígeo (componente do elevador do ânus) que produziria contração na direção anterior e o platô do músculo elevador em direção posterior, causando alterações significativas no mecanismo de fechamento uretral, os defeitos médios relacionados por desinserção do arco tendíneo com a fáscia, causando o esvaziamento anormal da bexiga, a urgência e frequência miccionais, representado pelo defeito paravaginal e os posteriores, relacionados com os sintomas de noctúria e dor pélvica, representados pelo prolapso uterino, cúpula vaginal e enterocele por lesão dos ligamentos uterossacros, produzindo contração horizontal representada pelo diafragma urogenital que dá sustentação ao aparelho genital feminino (Petros, 1990; Peter, 2008).

INVESTIGAÇÃO DIAGNÓSTICA DA INCONTINÊNCIA URINÁRIA NA MULHER

A incontinência urinária (IU) é denominada como *"queixa de qualquer perda involuntária de urina"*, a incontinência urinária de esforço (IUE) é a *"perda involuntária de urina, através da uretra, causada por um aumento súbito na pressão intra-abdominal e na ausência de atividade do detrusor"*. A hiperatividade detrusora é definida como o *"distúrbio que se caracteriza pela presença de contrações detrusoras involuntárias que podem ocorrer espontaneamente ou podem ser provocadas (por enchimento vesical rápido, alteração da postura, tosse, deambulação etc.), enquanto o paciente tenta suprimi-las"*. A hiperatividade do detrusor pode ser neurogênica quando há uma causa neurológica diagnosticada, ou idiopática quando não se detecta nenhuma alteração neurológica que possa se correlacionar com a hiperatividade do detrusor (Abrams, 2003; Martin, 2006).

HISTÓRIA

Uma cuidadosa história e um detalhado exame físico, incluindo exames genital e neurológico, são fundamentais para avaliar a incontinência urinária na mulher e podem realizar o diagnóstico na maioria dos casos. Procedimentos simples como um teste de perda por esforço e um Diário Miccional podem completar a investigação diagnóstica (Quadro 27-1) (Jayna, 2008; Martin, 2006).

O diário miccional é muito importante na avaliação da incontinência urinária na mulher; na sua forma mais simplificada registra a frequência e o volume das micções além dos episódios de perda urinária (Gomes, 2000). Ele pode ser mais completo registrando a quantidade de ingestão de líquido, eventos tipo urgência, perdas urinárias e número de forros trocados nas 24 horas ou mais (Staskin, 2005) (Quadro 27-1).

TIPOS DE INCONTINÊNCIA URINÁRIA NA MULHER

A incontinência urinária pode se apresentar de uma forma clínica muito variada. Os tipos de incontinência mais frequentes são:

1. Incontinência de esforço (IUE), já definida no início desse capítulo. Ela pode ser causada por fraqueza do soalho pélvico com consequente hipermobilidade da bexiga e uretra; lesão do esfíncter uretral, iatrogênica ou traumática, lesões neurológicas e defeitos congênitos da uretra. As duas principais causas de IUE na mulher são a hipermobilidade do colo e da uretra, IUE genuína e a incontinência por deficiência esfincteriana intrínseca, estas duas situações geralmente estão associadas.
2. Incontinência de urgência, que é considerada a perda involuntária de urina, associada a um desejo intenso de urinar (urgência). As principais causas dessa alteração são idiopática na síndrome das bexigas hiperativa e neurológica. Nessa situação é muito difícil distinguir a causa da incontinência. É um quadro que pode ser confundido com a IUE e até mesmo estar associado a esta última; neste caso a incontinência é chamada de *"mista"*.
3. Incontinência paradoxal, causada por obstrução infravesical e perda urinária por transbordamento. Ocorre por exemplo em casos de prolapsos de órgãos pélvicos e tumores pélvicos.

Quadro 27-1 Diário miccional simplificado de 24 horas, mostrando uma incontinência mista. A paciente tem mais de 8 micções por dia e perde tanto por urgência como por esforço

Hora	Micções – Volume	Perdas	Observações
5 h 00	120 mL		
7 h 25	80 mL		
9 h 12	270 mL	X	Desejo intenso para urinar
10 h 00	100 mL		
11 h 20	–	X	Levantar peso
12 h 10	290 mL		
14 h 00	130 mL		
15 h 20	70 mL		
16 h 00	–	X	Tosse
17 h 40	360 mL		
19 h 00	160 mL		
22 h 00	310 mL		
3 h 00	460 mL		

4. Incontinência contínua, geralmente causada por fístulas urinárias. A incontinência contínua também pode ser encontrada em pacientes com insuficiência esfincteriana grave e hiperatividade vesical grave.
5. Incontinência durante atividade sexual, que pode ser devida à hiperatividade vesical ou IUE genuína.
6. Incontinência funcional, quando alguma comorbidade como artrose, obesidade, hipertensão em uso de diurético, demência etc. dificultam cognição e a mobilidade da paciente. Provoca incontinência em decorrência da hiperatividade detrusora ou esforço em uma paciente que se não tivesse a comorbidade conseguiria evitar a perda urinária.

EXAME FÍSICO

O exame físico, além de ajudar a definir o diagnóstico do tipo de incontinência, também serve para avaliar a presença de outras alterações como os prolapsos vaginais. Objetivamente, procura-se demonstrar a perda urinária, o que pode ser feito por testes simples de perda. No entanto o exame perineal e pélvico completo é fundamental para avaliar as características da pele e mucosa vaginal, a presença de prolapsos pélvicos, sua classificação e quantificação, bem como testes simples de sensibilidade e funcionamento esfincterianos. Eventualmente necessitamos de exames laboratoriais complementares como exame de urina (Jayna, 2008) (Quadro 27-2).

DIAGNÓSTICO DIFERENCIAL

Fístula urinária (vesicovaginal, ureterovaginal e uretrovaginal)

Complicações que podem acontecer após procedimentos cirúrgicos (histerectomia, perineoplastia anterior, parto complicado etc.) que têm como características principais o início dos sintomas após o procedimento e a perda de urina vaginal, sintoma que pode não ser reconhecido pela paciente e pode somente ser detectado durante o exame físico. Devemos lembrar que a paciente com uma fístula ureterovaginal apresenta, também, micções pela uretra, em razão da função do ureter contralateral.

Bexiga com baixa capacidade

A tuberculose vesical e a cistite intersticial são enfermidades que podem levar à fibrose acentuada da parede vesical e, consequentemente, diminuição da complacência. A paciente pode apresentar polaciúria, noctúria e até urge-incontinência em decorrência da pequena capacidade vesical.

Bexiga neurogênica

A bexiga neurogência hipoativa pode apresentar-se extremamente distendida e sem capacidade de contração, secundária a doenças do sistema nervoso central ou neuropatias periféricas. Estas pacientes urinam por transbordamento (incontinência urinária paradoxal), e aumentos discretos da pressão intra-abdominal podem levar à perda urinária.

Na bexiga neurogência hiperativa as contrações involuntárias do detrusor podem gerar perda urinária. Estas pacientes apresentam sintomatologia de armazenamento importante (polaciúria, noctúria e urgência miccional), e estas contrações são detectadas durante a avaliação urodinâmica.

EXAMES DE IMAGEM

A ultrassonografia pode ser utilizada sem restrições por ser um exame inócuo, simples e de baixo custo. O estudo urodinâmico pode ser realizado, quando o diagnóstico clínico não for capaz de ser realizado (Quadro 27-3).

Ultrassonografia (USG)

É um exame rápido, bem-aceito pelas pacientes e também permite uma avaliação do aparelho urinário, de alterações anatômicas e da mobilidade do colo vesical, podendo ser realizado pelas vias transvaginal, transperineal, transretal e abdominal. A via de acesso preferida pela maioria dos autores é a transvaginal, pois permite melhor visualização de imagens. O transdutor é induzido, no máximo, até cerca de 1,0 cm do introito vaginal. As estruturas são identificadas pela USG e pode-se medir a distância entre o colo vesical e a sínfise púbica no repouso e durante esforço para avaliar a amplitude do deslocamento do colo vesical. A amplitude do deslocamento da junção uretrovesical é igual ou superior a 1 cm nas mulheres incontinentes e menor que 1 cm nas mulheres continentes. Em torno de 90% das mulheres com incontinência urinária de esforço, a junção uretrovesical se encontra abaixo da sínfise púbica e pode-se verificar também o fechamento ou a abertura do colo vesical e uretra proximal.

URODINÂMICA E VIDEOURODINÂMICA

A avaliação urodinâmica é o estudo dos fatores fisiológicos e fisiopatológicos envolvidos no armazenamento e esvaziamento do trato urinário inferior (bexiga e uretra). Essas funções constituem a continência urinária, definida pela Sociedade Internacional de Continência como a *"capacidade da paciente de escolher o momento e o local adequados para urinar"*. O estudo urodinâmico compreende uma série de testes que avaliam a integridade funcional do trato urinário baixo (Amundsen, 1999). A videourodinâmica associa a este estudo funcional uma avaliação morfológica (McGuire, 1981).

O correto diagnóstico do tipo de incontinência é muito importante para determinar o melhor tratamento a ser empregado. A

Quadro 27-2 — Exames físicos e exames laboratoriais

Exame físico
- Demonstrar a perda urinária e identificar a etiologia
- Exames neurológico, ginecológico (hipermobilidade e prolapsos)
- Teste simples de perda

Exames laboratoriais
- Exame de sedimento urinário e urocultura

Quadro 27-3

Exames Complementares	Indicação de Urodinâmica
Ultrassonografia	Impossibilidade de diagnóstico clínico
Estudo urodinâmico	Falha de tratamento clínico ou cirúrgico
Videocistoscopia	Doença neurológica associada
Uretrocistografia miccional	História não usual
Videourodinâmica	Videourodinâmica quando a urodinâmica não fizer o diagnóstico

história clínica cuidadosa e o exame físico detalhado são os primeiros passos para o diagnóstico dessa alteração. O diário miccional também é um dado muito importante na investigação inicial dessas pacientes. O estudo urodinâmico (EUD) desempenhou um importante papel no entendimento da IU feminina, sua fisiopatologia e o resultado dos tratamentos. Atualmente é um exame importante em algumas situações, pois é um procedimento de baixo custo e pouco invasivo, sendo a videourodinâmica (VUD) considerada como o padrão-ouro (Fig. 27-7) (Blaivas, 1988).

INDICAÇÕES DA URODINÂMICA

As indicações clássicas para realização do estudo urodinâmico e da videourodinâmica nos casos de incontinência de esforço na mulher são apresentadas no Quadro 27-4 (Jayna, 2008).

TESTES URODINÂMICOS NA AVALIAÇÃO DA IUE

O estudo urodinâmico compreende as seguintes fases:

1. Urofluxometria.
2. Cistometria.
3. Estudo miccional ou relação fluxo/pressão.
4. Perfil uretral.
5. Eletromiografia.

O EUD ou a VUD iniciam-se com a realização da urofluxometria, que é a medida, e o registro do fluxo urinário, e logo em seguida é medido o resíduo pós-miccional. Estes testes são importantes para afastar qualquer quadro de obstrução infravesical. Embora raro nas mulheres, pode ser causado por prolapsos, estenoses uretrais e alterações do meato uretral e tecido vaginal, como a atrofia da mucosa em razão da deficiência hormonal.

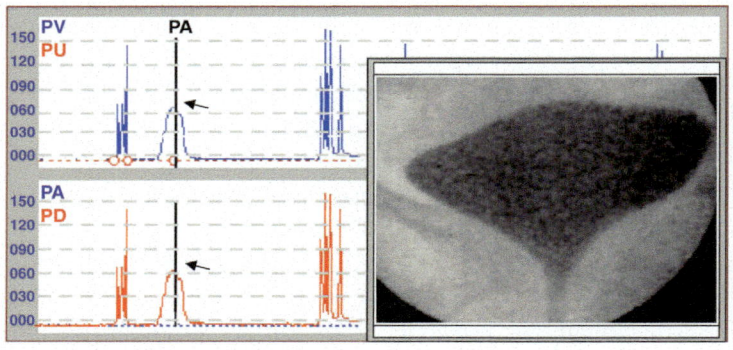

UROFLUXOMETRIA

Mede o volume urinado por unidade de tempo. Esta relação entre o volume e o tempo constitui o fluxo urinário, normalmente expresso em "mL/s". O fluxo urinário é influenciado pela pressão vesical e pela resistência uretral. Estas, por sua vez, estão na dependência da contração do detrusor, da pressão abdominal e de fatores intrínsecos e extrínsecos uretrais. Sendo esta etapa não invasiva (sem colocação de sondas) do exame urodinâmico, esses parâmetros não são medidos. Logo, pela fluxometria não é possível concluir pela existência de fator obstrutivo ou por distúrbios da atividade detrusora, mas apenas identificar alterações no esvaziamento (Gomes, 2000).

O ideal é que a bexiga esteja confortavelmente cheia, contendo volume em torno de 200 a 400 mL. Valores fora desses limites, principalmente abaixo de 150 mL, comprometem o valor do exame. Ao fim da micção têm-se várias medidas do fluxo urinário:

- *Tempo total de micção:* é o tempo em que ocorreu o fluxo, incluindo as interrupções, nos casos de fluxo intermitente.
- *Volume urinado:* total de urina eliminada pela uretra.
- *Fluxo máximo:* é o maior volume eliminado por unidade de tempo, o normal é um fluxo acima de 15 mL/s com volume urinado entre 150 e 400 mL.
- *Fluxo médio:* é a relação entre o volume total urinado e o tempo total de micção.
- *Tempo para fluxo máximo:* é o intervalo de tempo decorrido entre o início do fluxo e o fluxo máximo.

Todos esses parâmetros são medidos pelo computador e fornecidos anexados ao gráfico de fluxometria, tal como o da Figura 27-8.

Imediatamente após a urofluxometria realiza-se cateterismo vesical para medida do resíduo urinário, e o exame continua com a cistometria.

CISTOMETRIA

É considerada a etapa mais importante do exame urodinâmico e avalia a fase de enchimento vesical, mais precisamente, a relação entre o volume e a pressão da bexiga. Denomina-se complacência vesical a relação entre as variações de volume e pressão vesicais, e é expressa em mL/cmH$_2$O. Graças à viscoelasticidade de suas paredes, a bexiga é capaz de armazenar volumes relativamente altos de urina, sob baixa pressão. É a cistometria que permite o diagnóstico da hiperatividade do detrusor, pela identificação de contrações involuntárias do detrusor, que não devem ocorrer durante o enchimento (D'Ancona, 1995; Nitti, 2001).

A realização da cistometria consiste em encher a bexiga com soro fisiológico e, simultaneamente, medir a pressão vesical. Para isso, são introduzidos um cateter de duplo lúmem (7 Fr) ou dois cateteres (6 e 8 Fr) na bexiga. A infusão de soro e a medida da pressão intravesical são realizadas simultaneamente através destes cateteres. Um cateter semelhante, com balão de látex na extremidade, é introduzido no reto, para medida da pressão intra-abdominal. A sonda retal e a vesical são conectadas a transdutores que transmitirão as pressões para registro em computa-

Fig. 27-7
Videourodinâmica mostrando a medida da PPE. No momento em que há perda de contraste pela uretra a curva registra uma pressão em torno de 60 cmH$_2$O *(setas pretas)*. Neste caso a paciente não apresenta hipermobilidade do colo, que se encontra acima da borda inferior do púbis, e a PPE é baixa, o que caracteriza a incontinência grave.

Quadro 27-4 | Indicações para realização do exame de urodinâmica e videourodinâmica na IUE da mulher

Indicação para estudo urodinâmico completo
- Falha no tratamento conservador ou cirúrgico
- História de cirurgia prévia
- Doença neurológica associada à incontinência
- Grandes prolapsos urogenitais associados
- Antes de realizar procedimento cirúrgico para cura da incontinência
- Pacientes incontinentes com antecedentes de cirurgia pélvica radical

Indicação para videourodinâmica
- Quando a urodinâmica não fizer o diagnóstico
- Complicações após cirurgias para incontinência com urodinâmica inconclusiva

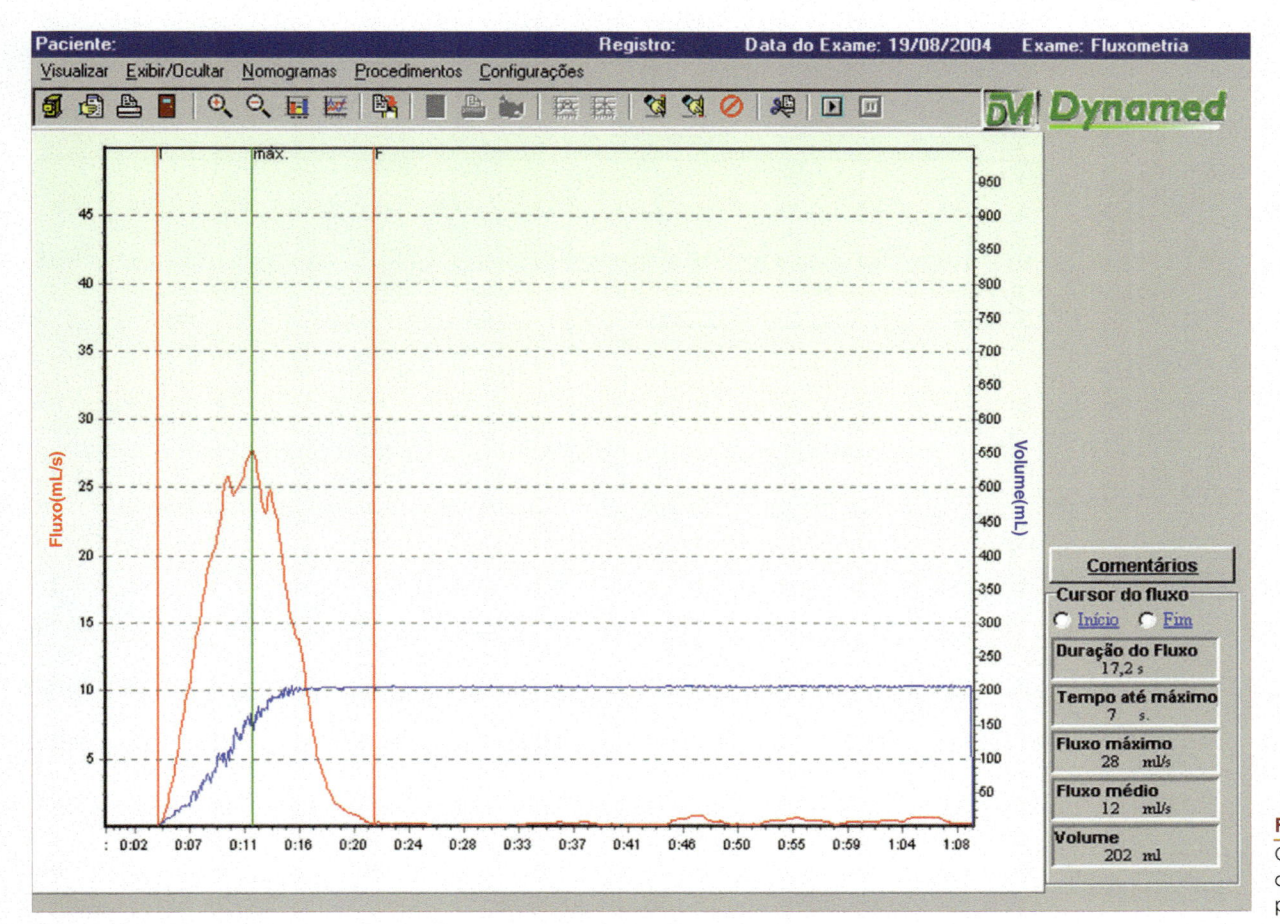

Fig. 27-8 Gráfico de fluxometria com medidas dos parâmetros.

dor. Após testes para aferir o posicionamento correto dos cateteres, inicia-se o enchimento da bexiga para dar continuidade ao exame.

No laudo do exame cistométrico devem constar:

- Cateteres usados.
- Velocidade de enchimento vesical (normalmente de 50 a 100 mL/min, velocidade média).
- Posição da paciente (ortostática, sentada, deitada).
- Volume do primeiro desejo miccional.
- Capacidade e complacência vesicais.
- Presença ou não de contrações involuntárias do detrusor e incontinência relacionada.
- Ocorrência ou não de perda de urina aos esforços com medida da menor pressão de perda.
- Referência ao aparecimento de sintomas como dor ou urgência.
- Pressão de perda aos esforços (PPE), que é a pressão vesical mínima necessária para vencer a resistência uretral e provocar a perda de urina, quando ela ocorre aos esforços. Pressões de perda inferiores a 60 cmH$_2$O denotam incontinência grave.

É necessário que o examinador esteja atento, que conheça as queixas da paciente, acompanhe de perto o desenrolar do exame e solicite, constantemente, informações a respeito da percepção do enchimento vesical, ou de sintomas que possam surgir consoante a alterações do traçado percebidas na tela do computador. Essa interpretação é indispensável para a boa qualidade do exame (Nitti, 1998). Além disso, deve-se solicitar à paciente que realize, periodicamente, manobras que aumentem a pressão abdominal, como tossir ou Valsalva, com os objetivos de verificar se há perda involuntária de urina aos esforços ou se desencadeiam contrações involuntárias do detrusor (manobras provocativas) (Nitti, 1996).

As duas pressões reais são a vesical e abdominal medidas pelos cateteres inseridos na bexiga e reto. A pressão do detrusor é uma fórmula matemática:

$$pD = pV - pA$$

onde:
pD = pressão do detrusor;
pV = pressão vesical;
pA = pressão abdominal.

Assim, observando-se o gráfico de cistometria da Figura 27-9, temos na porção superior o registro da pressão vesical (pV – medida pela sonda vesical) e, na porção inferior, os registros das pressões abdominal (pA – medida pela sonda retal) e do detrusor (calculada como pV – pA). Observa-se que durante o exame a pressão vesical muito pouco mudou desde o início até o fim do enchimento (350 mL), demonstrando capacidade e complacência vesicais normais; a pressão do detrusor (linha vermelha) mantém-se inalterada, demonstrando que não há contrações do detrusor.

Ainda na Figura 27-9 destacam-se quatro picos simultâneos das pressões vesical e abdominal, decorrentes de manobra de esforço (tosse), para detectar perda aos esforços e/ou provocar contrações do detrusor. As outras variações menores podem decorrer de movimentação da paciente, conversa com o examinador etc. (qualquer fator que aumente a pressão abdominal). Não foi observada perda de urina aos esforços de tosse, mesmo com 300 mL infundidos, com pressão que atingiu níveis de 150 cmH$_2$O (3º pico). Trata-se, portanto, de cistometria normal.

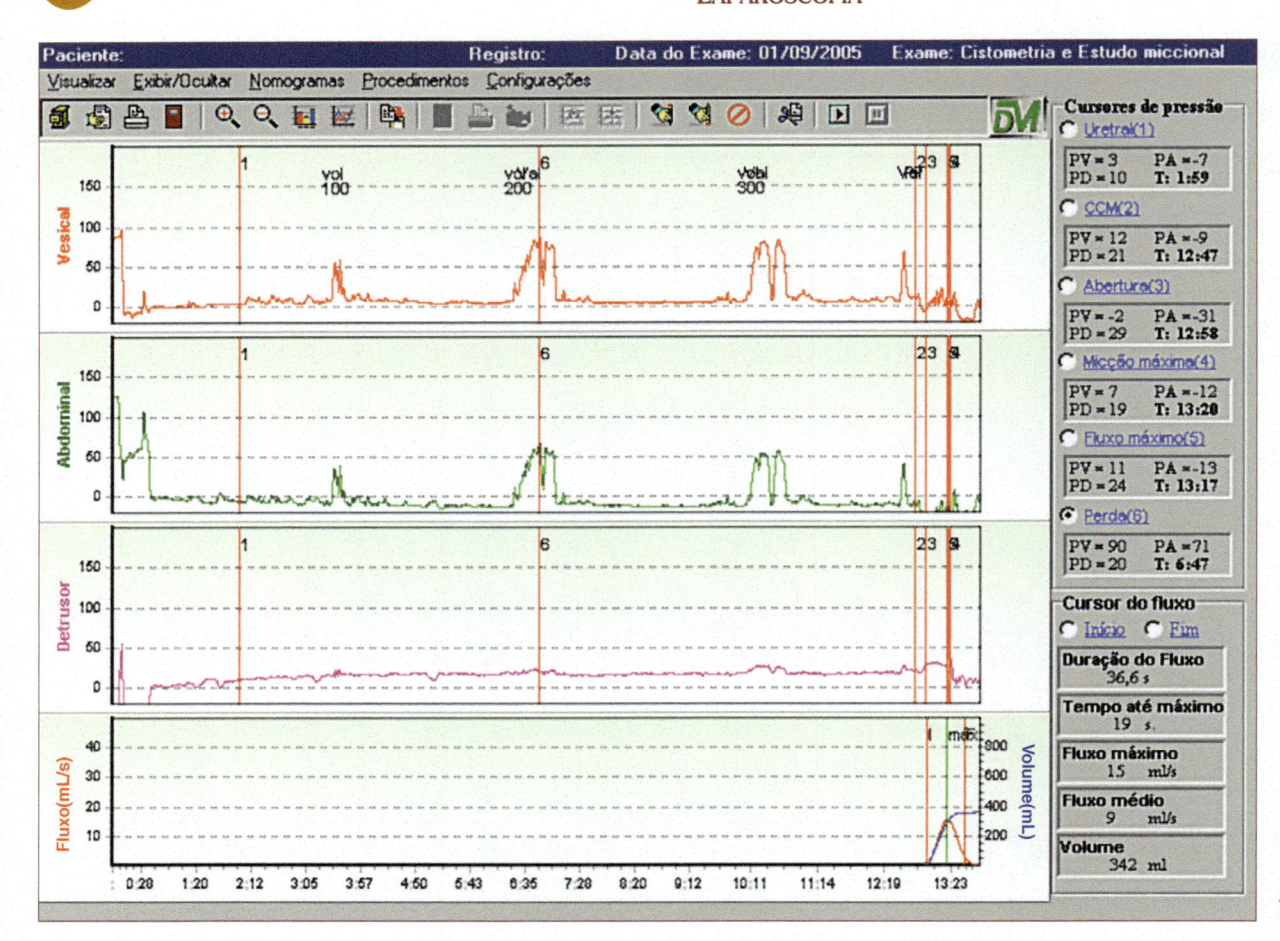

Fig. 27-9
Cistometria normal.

Na Figura 27-10 observamos várias elevações simultâneas das pressões vesical e do detrusor, mantendo-se inalterada a pressão abdominal (pressão retal). Logo, houve contrações involuntárias do detrusor (elevações da linha vermelha) que caracterizam a hiperatividade do detrusor. Observe que as contrações surgem já no início do exame e permanecem durante todo o enchimento. Com pouco mais de 200 mL infundidos a paciente não mais suportou continuar o enchimento – a pressão vesical pouco se alterou durante o exame, apesar da capacidade diminuída – complacência normal.

Durante o enchimento vesical procuramos presenciar a perda involuntária de urina durante aumentos súbitos da pressão abdominal, para caracterizar a incontinência urinária de esforço. Estando presente a perda aos esforços, solicita-se à paciente que realize manobra de Valsalva para provocar aumento gradual da pressão abdominal, até que ocorra a perda. Assinala-se, então, a pressão vesical no momento da perda, denominando-se Pressão de Perda aos Esforços (PPE) à menor pressão que foi capaz de vencer a resistência uretral e provocar perda involuntária de urina. Através da medida da PPE pode-se aferir o grau de incontinência, PPE inferiores a 60 cmH$_2$O indicam incontinência grave. Valores acima de 90 cmH$_2$O indicam que a incontinência é leve (Fig. 27-11) (McGuire, 1993).

O gráfico da Figura 27-12 mostra a ampliação de um trecho da cistometria, no momento em que se constatou perda de urina aos esforços de tosse, com 300 mL infundidos. Com a manobra de Valsalva a perda ocorreu com níveis pressóricos próximos de 120 cmH$_2$O, caracterizando incontinência de esforço leve. No gráfico da Figura 27-13 a manobra de Valsalva, com 200 mL infundidos, provocou a perda de urina com pressão de 40 cmH$_2$O, denotando incontinência grave.

Quando a incontinência de esforço está associada à hiperatividade do detrusor, denomina-se incontinência urinária mista.

ESTUDO MICCIONAL OU RELAÇÃO FLUXO/PRESSÃO

Tem por finalidade estudar a fase de esvaziamento vesical e consiste em medir, simultaneamente, o fluxo urinário e as pressões vesical e abdominal. Dessa maneira, é possível avaliar a atividade detrusora durante a micção, assim como a eventual participação da prensa abdominal. É o método que permite diferenciar entre fluxo baixo por hipocontratilidade do detrusor ou obstrução verdadeira (Nitti, 1999).

É realizado quando se completa o enchimento vesical, e a paciente volta à cadeira de fluxometria para, novamente, esvaziar a bexiga, agora com a sonda vesical (6 Fr) e a retal inseridas.

Com o estudo miccional são avaliados:

- *Tempo de abertura:* é o tempo que decorre entre o início da contração do detrusor e o início do fluxo urinário.
- *Pressão pré-miccional:* é a pressão vesical registrada imediatamente antes da contração isovolumétrica do detrusor.
- *Pressão de abertura:* é a pressão vesical registrada no início do fluxo urinário.
- *Pressão máxima:* é a maior pressão vesical medida durante a micção.
- *Pressão no fluxo máximo:* é a pressão vesical medida no momento do fluxo máximo.

Os valores normais para todos esses parâmetros não são completamente definidos, porém admite-se que a pressão de contração do detrusor atinja níveis em torno de 20 cmH$_2$O.

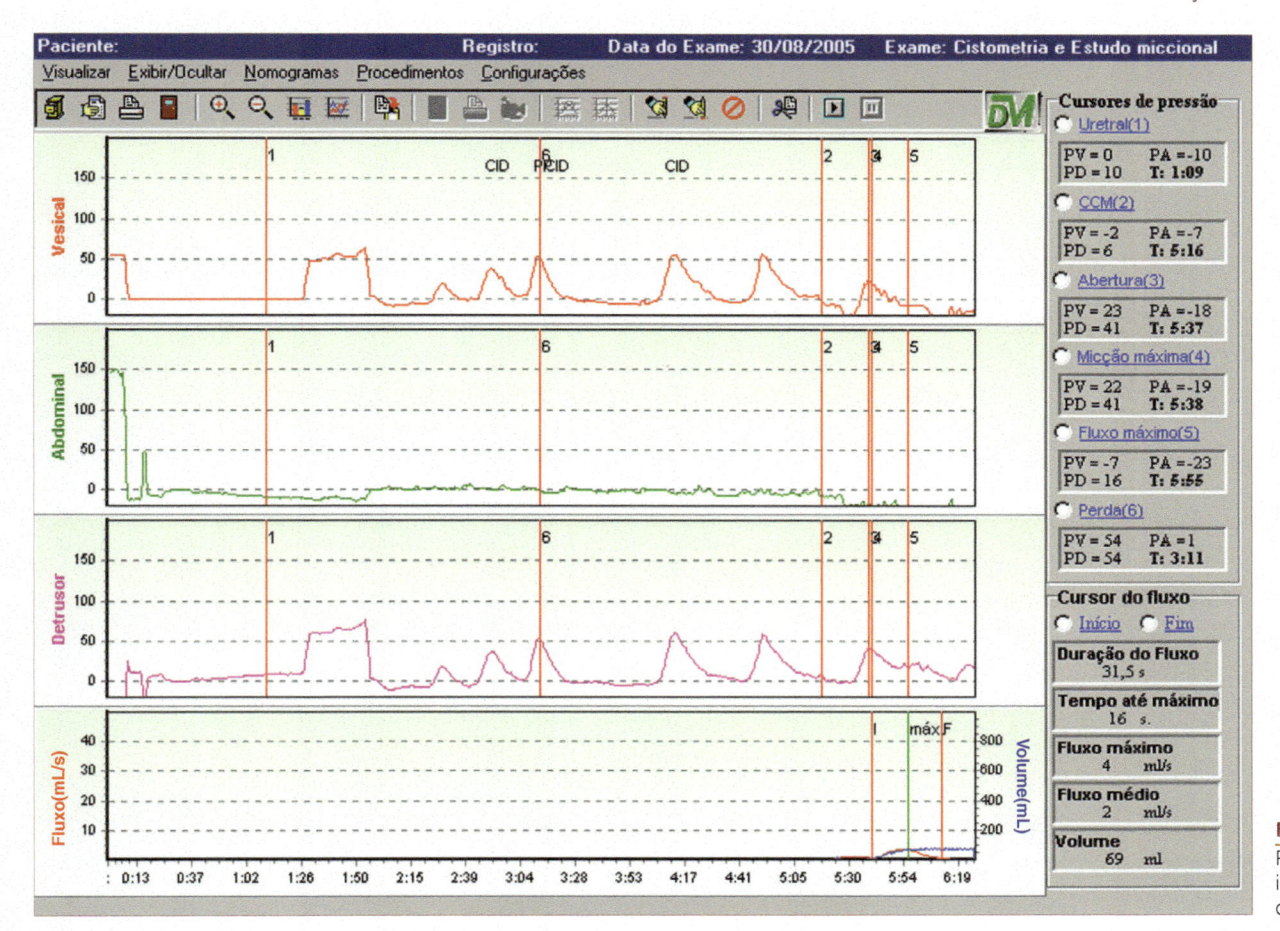

Fig. 27-10
Presença de contrações involuntárias do detrusor durante a cistometria.

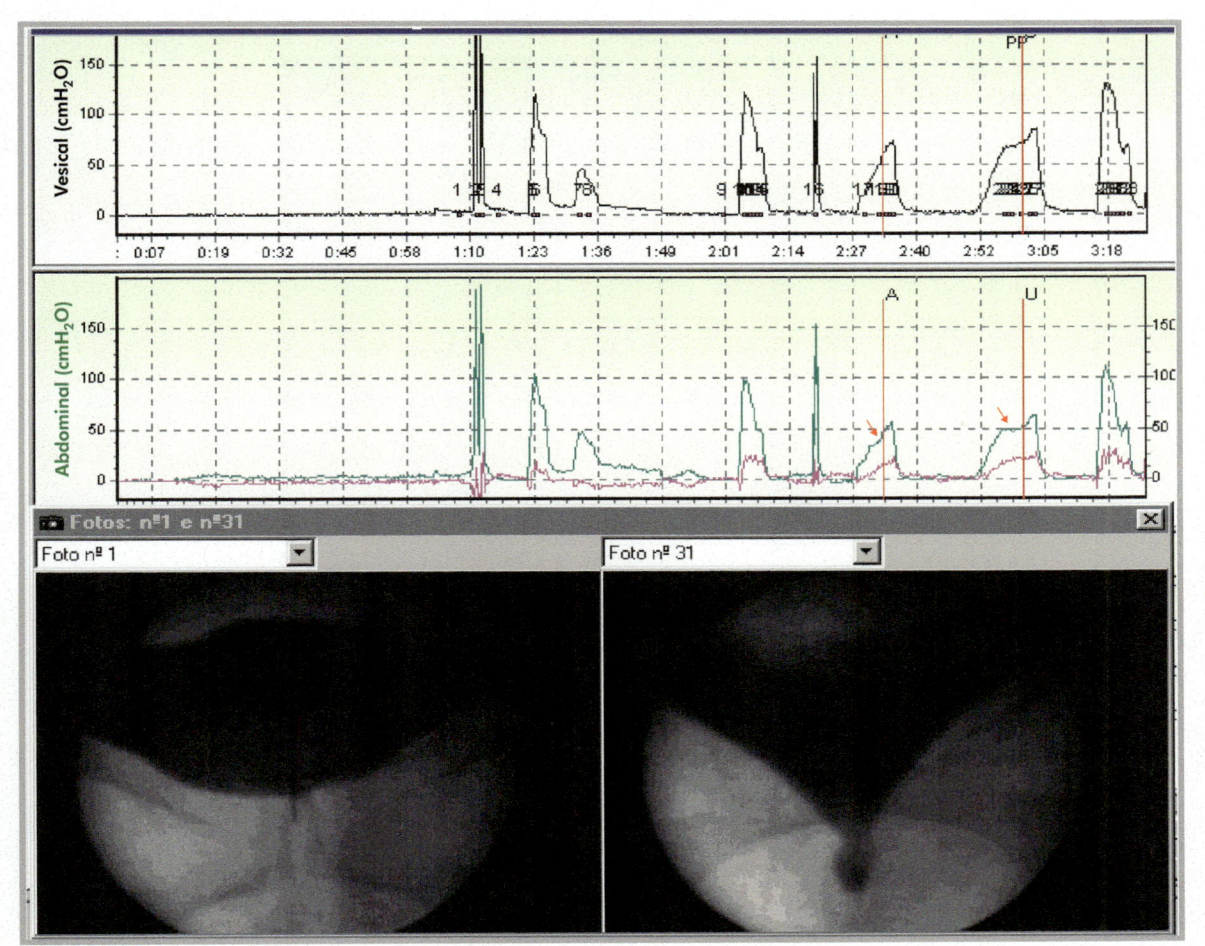

Fig. 27-11
Videourodinâmica de uma paciente com IUE. A bexiga no repouso se encontra com o colo fechado e sua base no nível do ramo superior do púbis *(foto 1)*. Com o esforço, ocorre uma hipermobilidade maior que 2 cm e abertura do colo e uretra, com perda de urina *(foto 31)*. A PPE medida no momento da perda urinária foi de 50 cmH$_2$O *(setas vermelhas)* o que classifica esta paciente como incontinência grave.

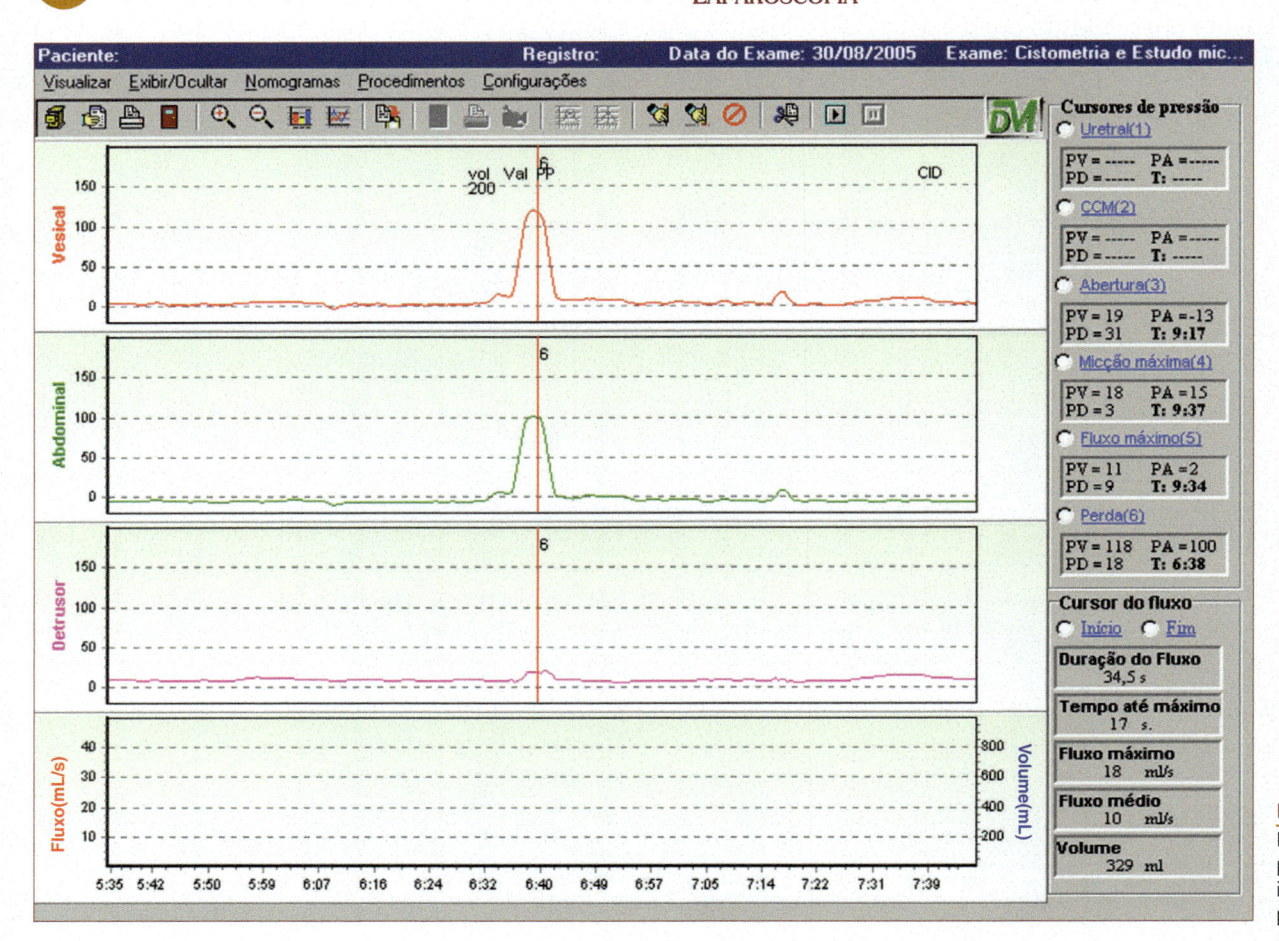

Fig. 27-12
Medida da pressão de perda aos esforços em incontinência de esforço por hipermobilidade.

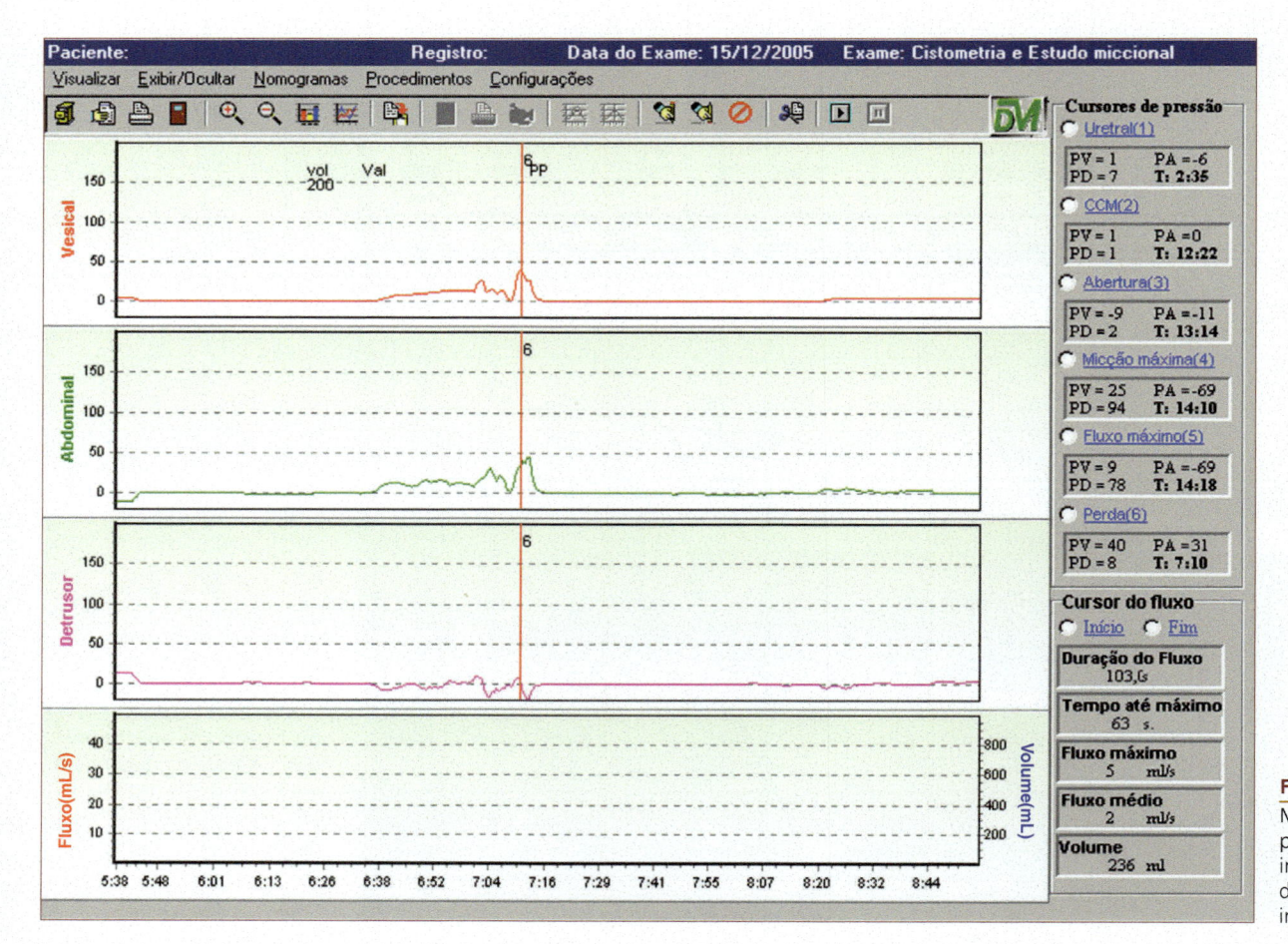

Fig. 27-13
Medida da pressão de perda aos esforços em incontinência por deficiência esfincteriana intrínseca ou tipo III.

Níveis pressóricos elevados associados a fluxo urinário diminuído caracterizam a obstrução infravesical, conforme demonstra o gráfico da Figura 27-14. De modo geral, é pouco comum a obstrução na mulher, mas pode ser física, em consequência de cirurgias prévias para correção de incontinência urinária, prolapsos de órgãos pélvicos ou massas pélvicas que comprimam a uretra, de origem uterina ou vaginal. A disfunção miccional também pode ser funcional, nos casos de dissinergia detrusor-esfincteriana (Blaivas, 2000; Fliseer, 2002).

O estudo fluxo/pressão pode revelar, também, fluxo diminuído à custa de má contratilidade do detrusor. É o que ocorre em neuropatias periféricas, diabetes de longa duração, bexigas neurogênicas e o envelhecimento vesical. Nesses casos, a pressão de contração do detrusor e o fluxo urinário estão diminuídos. O achado de detrusor hiperativo e hipocontrátil pode ser encontrato em mulheres idosas com incontinência paradoxal, são casos complexos onde o estudo urodinâmico é fundamental para orientar o tratamento (Blaivas, 2000).

VIDEOURETROCISTOSCOPIA OU URETROCISTOSCOPIA

Indicada obrigatoriamente nas pacientes com hematúria para afastar tumor urotelial e outras doenças do trato urinário inferior que podem estar associadas ou até mesmo ser a causa da incontinência. Neste exame pode-se observar a competência do esfíncter diante a mobilidade uretral e do colo vesical. Este exame também é importante na avaliação de obstrução infravesical após cirurgia para tratamento da incontinência urinária.

Técnica

Os materiais utilizados para a videocistoscopia são:

- Óptica de 30°.
- Camisa de cistoscopia nº 19 ou mais calibrosa em casos de instrumentação.
- Ponte.
- Cabo de fibra óptica.
- Microcâmera.
- Monitor.
- Soro fisiológico e equipo.
- Seringa de 10 mL.
- Lidocaína geleia.

Após a checagem do material a paciente é colocada em posição de litotomia e realizada a degermação da genitália externa e colocação de campo fenestrado. Na maioria dos casos não é necessária anestesia geral ou bloqueio; é realizada apenas a instilação intrauretral de 10 mL de lidocaína geleia.

Nas pacientes portadoras de endometriose profunda recomenda-se que o exame seja realizado com sedação venosa, a fim de permitir uma avaliação cuidadosa de toda a parede vesical.

Inicialmente observamos a uretra e o colo vesical. Ultrapassado o colo vesical, é realizada a avaliação de todas as paredes da bexiga, podendo seguir a seguinte ordem:

- Soalho.
- Parede lateral direita.
- Parede lateral esquerda.
- Teto.
- Trígono e meatos ureterais.

Para finalizar o exame, avaliamos os meatos ureterais em relação à posição, número, aspecto, se estão ejaculando urina e de que cor, é muito importante observarmos a simetria, pois nos leva a pensar em compressões extrínsecas. É importante salientar, também, que, nas mulheres na menacme, geralmente observamos uma membrana branca de aspecto granular no trígono vesical, que corresponde à metaplasia escamosa ou epitélio de inclusão vaginal, que não é caracterizado como uma patologia (Fig. 27-15).

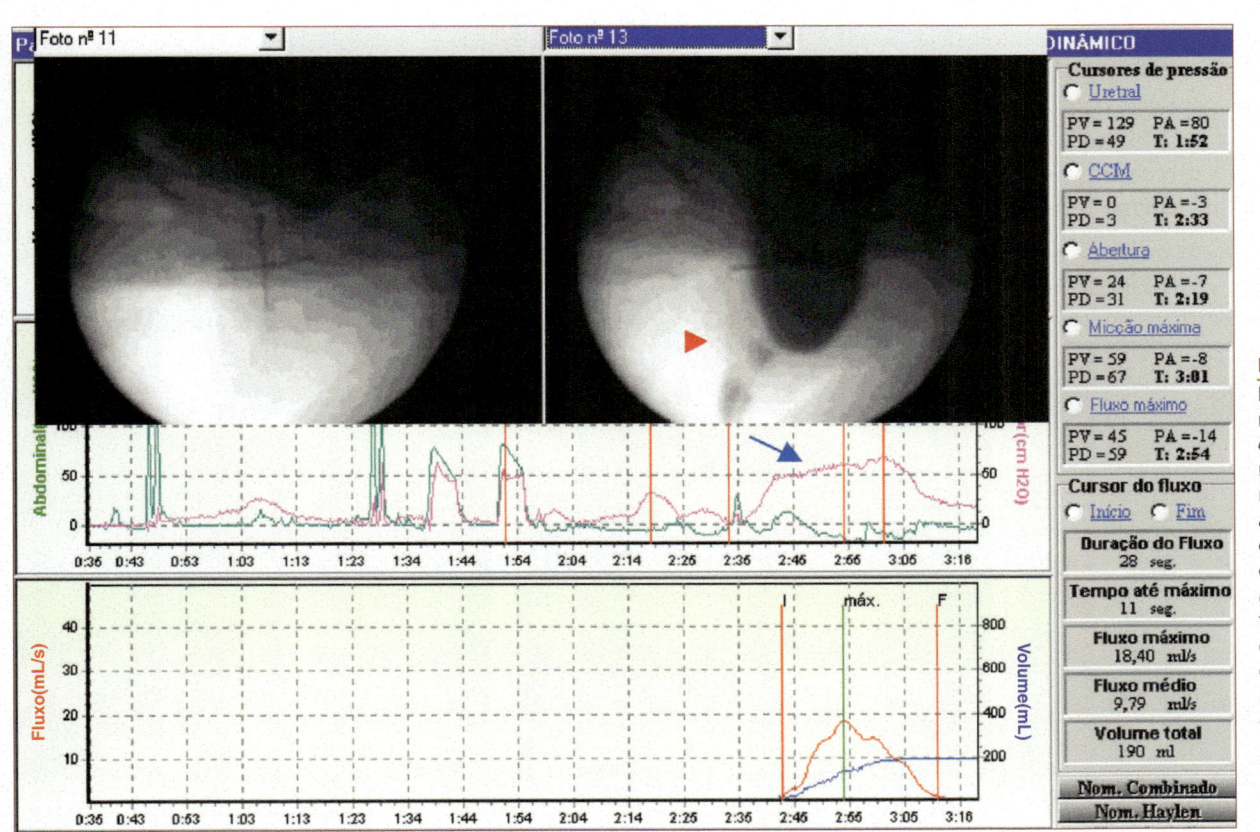

Fig. 27-14 Estudo videourodinâmico mostrando a curva da cistometria e o estudo miccional. Este último mostra uma micção sob alta pressão, caracterizando uma obstrução infravesical *(seta azul)*. As duas figuras mostram a bexiga em repouso com discreta cistocele e o aumento importante da cistocele com o esforço, provocando a obstrução infravesical caracterizada pelo exame *(seta vermelha)*.

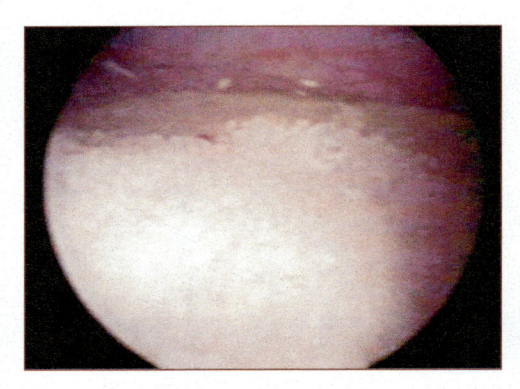

Fig. 27-15 Metaplasia escamosa em trígono vesical.

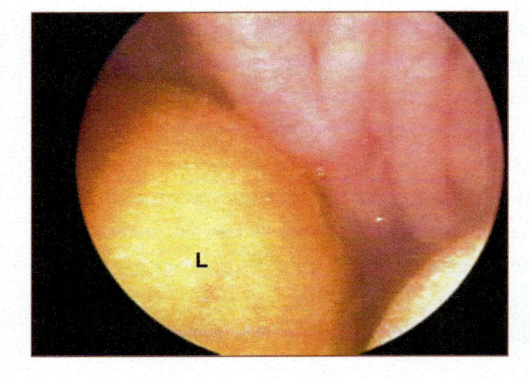

Fig. 27-16 Litíase vesical *(L)*.

Indicações

Existem afecções em que a avaliação endoscópica do trato urinário baixo pode ser indicada:

1. **Infecção urinária de repetição:** a infecção urinária de repetição pode ser devida a infecções que não se resolvem ou persistem, graças a processos de fístulas enterovesicais, litíase vesical (Fig. 27-16), cateterismo de demora, divertículos ou alterações funcionais. Na cistoscopia observa-se maior edema de mucosa eritematosa e friável, podendo ulcerar. Nos estágios mais avançados a parede vesical torna-se mais espessada, fribótica e inelástica.

2. **Fístula vesicovaginal:** a endoscopia é fundamental para avaliação das fístulas urogenitais. No diagnóstico das fístulas a endoscopia pode avaliar o número e posição dos orifícios, trigonal ou retotrigonal, acometimento ureteral ou uretral e tamanho dos orifícios, planejando melhor a estratégia cirúrgica e até mesmo a via de correção, vaginal ou abdominal (Fig. 27-17). Na suspeita de acometimento ureteral pode ser realizada conjuntamente com a endoscopia uma ureterografia retrógrada.

3. **Tumores vesicais:** o diagnóstico e o estadiamento de tumores vesicais são realizados pela cistoscopia com biópsia ou principalmente por ressecção transuretral (Fig. 27-18). Os tumores superficiais de baixo grau geralmente apresentam-se como lesões papilares únicas ou múltiplas, a maioria tem diâmetro menor que 3 cm. As lesões de maior grau são maiores e sésseis. O carcinoma *in situ* pode apresentar-se como áreas planas de eritema e irregularidade da mucosa.

4. **Endometriose do trato urinário:** o acometimento do trato urinário pela endometriose é raro e, quando ocorre, a bexiga é o orgão mais frequentemente afetado. Raramente a endometriose afeta o trato urinário, quando ocorre a cistoscopia pode orientar o diagnóstico em 65-72% dos casos (Seracchioli, 2002). Algumas pacientes com endometriose podem ter um diagnóstico inicial equivocado de neoplasia vesical (hematúria, massa vesical e dor pélvica crônica).

A confirmação diagnóstica é realizada mediante uretrocistoscopia com biópsia, em que os principais achados são (Fig. 27-19):

- Lesões superficiais violáceas com saída de secreção achocolatada.
- Edema perilesional.
- Mucosa vesical íntegra.
- Raramente lesões ulcerativas da mucosa.
- Estes achados variam ao longo do ciclo menstrual, no período intermenstrual a lesão apresenta-se como uma área elevada, circundada por mucosa vesical congestionada e edemaciada. Durante a menstruação, a neoformação atinge maior volume, assumindo o aspecto azul-escuro, e no período pós-menstrual há diminuição da congestão e do edema, mantendo a cor azul.

5. **Cistite intersticial (CI):** é uma inflamação crônica da bexiga, caracterizada pela frequência miccional, urgência e dor pélvica. Foi inicialmente descrita por Hunner, em 1915 e, até recentemente, tem sido uma patologia obscura, que causa danos importantes na qualidade de vida da paciente. O diagnóstico de CI é feito na maioria das vezes por exclusão.

Embora o diagnóstico seja por exclusão, alguns dados são relevantes como a observação por cistoscopia realizada sob anestesia geral, de:

- Glomerulações ou petéquias hemorrágicas.
- Úlceras de Hunner visualizadas após distensão vesical.

A biópsia geralmente é empregada para afastar processos tumorais ou estabelecer o padrão de inflamação da mucosa vesical, não sendo utilizada como confirmação diagnóstica,

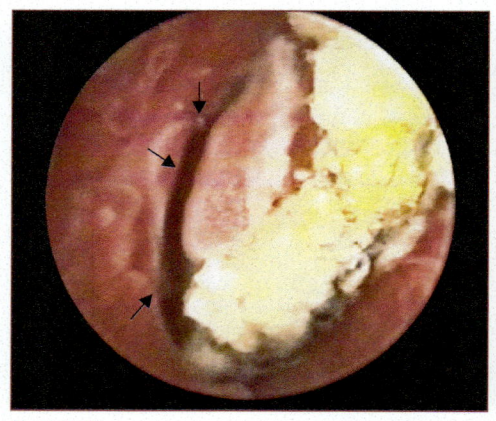

Fig. 27-17 Orifício vesical de fístula vesicovaginal *(setas)*.

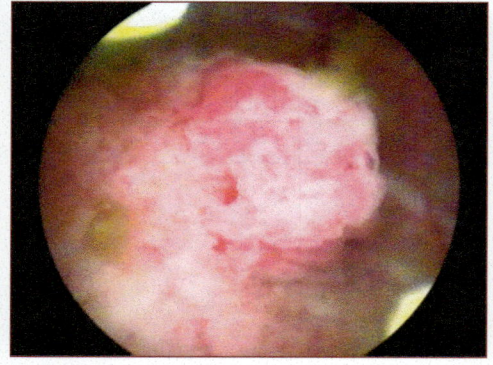

Fig. 27-18 Lesão exofítica vesical.

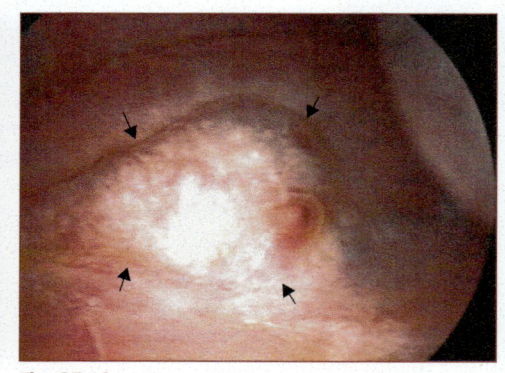

Fig. 27-19 Endometriose vesical *(setas)*.

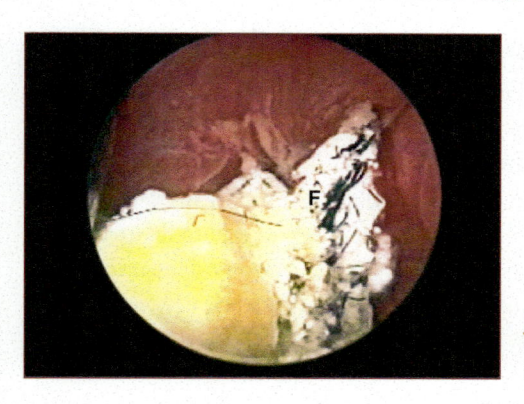

Fig. 27-20
Fio de sutura intravesical (F).

pois os achados histopatológicos de presença de mastócitos, ulceração e processo inflamatório de submucosa não são sinais patognomônicos de CI.

6. **Incontinência urinária:** o estudo endoscópico é fundamental em caso de suspeita de obstrução infravesical ou outras complicações após o tratamento cirúrgico da incontinência urinária de esforço (IUE). Durante esse procedimento pode haver extrusão de material sintético intravesical, obstrução uretral e até mesmo angulação excessiva do ureter. Materiais sintéticos como o polipropileno na luz vesical podem ocasionar sintomas irritativos, infecção urinária de repetição e cálculo vesical (Fig. 27-20). A obstrução uretral pode ser causada por tensão na fita de Sling e pode ser tratada com a própria endoscopia. A obstrução ureteral pode levar à perda da função renal. Estas complicações, quando detectadas, devem ser corrigidas prontamente (Lalos, 1993).

TRATAMENTO

FARMACOLÓGICO

Reposição hormonal

A presença de estrógenos aumenta a perfusão tecidual, mantendo a pressão de fechamento uretral em níveis adequados para impedir a perda urinária. A carência de estrógenos pode levar à atrofia da uretra que, por sua vez, produz sintomas irritativos, polaciúria e até incontinência urinária de esforço.

O tecido periuretral é sensível a agentes α-adrenérgicos, e o que se observa é a melhora acentuada da incontinência urinária de esforço com a associação dessas drogas aos estrógenos (estriol + fenilpropranolamina), quando comparadas com o uso das mesmas separadamente.

Substâncias que contraem o esfíncter

Pertencem ao grupo farmacológico dos α-adrenérgicos ou α-agonistas (efedrina, pseudoefedrina e fenilpropanolamina), que agem aumentando a resistência esfincteriana.

São indicados na incontinência urinária de esforço.

Substâncias que relaxam o esfíncter e/ou melhoram o esvaziamento vesical

O esvaziamento pode ser melhorado diminuindo a resistência esfincteriana e uretral ou aumentando a contratilidade do detrusor.

São a Buspirona e o Diazepam, indicados na incontinência urinária paradoxal.

O cloridrato de betanecol tem boa ação na contração do detrusor, associado a fármacos que relaxam a uretra, conhecidos como α-bloqueadores.

Substâncias que têm ação na musculatura vesical

Pertencem ao grupo farmacológico dos anticolinérgicos (antimuscarínicos). Têm ação inibindo os estímulos das fibras eferentes da inervação parassimpática vesical, levando a um relaxamento do detrusor e à inibição das contrações não inibidas.

Os mais usados são:

1. Cloridrato de oxibutinina: 3 mg a 5 mg 3 × ao dia.
2. Tartarato de tolterodine: é um agente antimuscarínico de alta seletividade vesical, apresenta menos efeitos colaterais quando comparado com a Oxibutinina. São indicados no tratamento da urge-incontinência urinária.
3. Cloridrato de imipramina: 10 mg-25 mg 2 × ao dia é um tricíclico antidepressivo com efeito anticolinérgico central e periférico.
4. Brometo de propantelina: 15 mg-30 mg 3 × ao dia.
5. Outras substâncias:
   - *Terodilina:* tem ação anticolinérgica e antagonista dos canais de cálcio. A inibição da entrada de cálcio na célula muscular pode ser efetiva através de bloqueadores dos canais de cálcio, resultando na inibição da hiperatividade do detrusor.
   - *Duloxetine (5-HT3):* é um inibidor da reabsorção neuronal de serotonina e catecolamina. Experimentalmente aumenta a atividade neuronal sobre o esfíncter uretral externo e aumenta a capacidade vesical.
   - *Capsaicin:* é uma neurotoxina que bloqueia as fibras C aferentes da inervação vesical responsáveis pela dor, espasmos e hiperatividade do detrusor.
   - *Darifenacina:* é um agente antimuscarínico específico do subtipo M^3.

TÉCNICAS COMPORTAMENTAIS E NÃO CIRÚRGICAS

Reeducação da musculatura pélvica – "Exercícios perineais de Kegel"

Os exercícios perineais são úteis para o tratamento da IUE. Esses exercícios foram desenvolvidos por Kegel com o objetivo de fortalecer a musculatura pélvica, que é o suporte estrutural da bexiga e da uretra. Esses exercícios melhoram a continência urinária e o prazer sexual, pois trabalham os músculos periuretrais e perivaginais. Os pacientes aprendem a identificar e a contrair os músculos responsáveis pela interrupção do jato urinário.

Após a identificação da musculatura adequada, a paciente irá diferenciar os músculos perineais e iniciará os exercícios, contraindo os músculos do esfíncter anal e perineais com o objetivo de interromper a micção. Esses exercícios podem ser realizados em qualquer lugar e posição com maior número de vezes possíveis, sendo o mínimo de 10 minutos 3 vezes ao dia. Os resultados significativos podem ser obtidos após 4 meses.

Biofeedback (retroalimentação)

É um dos métodos utilizados para tratar a incontinência urinária de esforço e a urgência miccional, fortalecendo o soalho pélvico.

Dispõe de um sensor eletrônico colocado no interior da vagina para registrar a atividade dos músculos pélvicos e os eletrodos, colocados na região hipogástrica, irão registrar, por meio de um sinal visual ou auditivo, a contração correta da musculatura.

Eletroestimulação endovaginal

É mais indicada em pacientes com outras patologias e risco cirúrgico elevado, não permitindo a realização do ato anestésico e nem do procedimento cirúrgico, ou a não aceitação de uma nova cirurgia.

Esse tratamento consiste em colocar um eletrodo no fundo da vagina ligado a uma fonte elétrica. A eletroestimulação é feita em três sessões semanais por 4 meses; a partir do 1º mês inicia-se, concomitantemente, a cinesioterapia. O índice de cura (sem perda de urina) vai de 20-50%. Na reeducação do soalho pélvico, apresenta-se como mais uma opção em casos selecionados de incontinência urinária de esforço.

Neuromodulação do nervo sacro

A neuromodulação da raiz do nervo sacro é usada nos casos de urge-incontinência urinária. É realizada em duas fases: a primeira fase é temporária, em que a agulha é colocada e fica durante alguns dias. Após verificar a boa aceitação pelo paciente, implanta-se a neuroprótese permanente na forma sacral, que emite impulsos de baixa intensidade para o nervo pudendo, inibindo o reflexo da micção.

Obstrução mecânica

São dispositivos que ocluem a uretra, e podem ser intrauretrais, periuretrais e intravaginais.

- **Obturadores uretrais**

São dispositivos que ocluem mecanicamente a uretra.

- **Obturadores vaginais**

São de silicone e vários tamanhos, introduzidos na vagina elevam a uretra e o colo vesical para a posição normal.

- **Adesivos uretrais**

Ocluem o meato uretral, podem ser dispositivos plásticos ou adesivos especiais.

- **Cones e pessários vaginais**

Os cones vaginais têm o objetivo de aumentar a massa muscular dos músculos perineais, aplicando-os dentro da vagina e com pesos variados, iniciando-se com 20 gramas. Os cones melhoram os resultados dos exercícios perineais.

Os pessários vaginais parecem uma pulseira, são de silicone e, quando introduzidos na vagina, elevam a uretra e a bexiga para a posição normal.

- **Prótese valvular intrauretral**

Está indicada nos casos de incontinência urinária por deficiência esfincteriana, recidiva de tratamento cirúrgico ou nos casos em que a cirurgia está contraindicada. A prótese valvular intrauretral consiste numa válvula envolta por uma camisa siliconizada de diferentes tamanhos, operada por controle remoto. É colocada na região suprapúbica e, ao desejo da micção, é acionada, permitindo o ato miccional. Ao final, é pressionado o ativador valvular, através do controle remoto, fechando a luz uretral.

Injeções periuretrais

As injeções periuretrais têm indicação na incontinência urinária grau III, que é o caso de insuficiência esfincteriana da uretra sem hipermobilidade do colo vesical. Nesses casos podemos incluir as causas por vulvovaginite atrófica, uretra fibrosada e radioterapia.

Dentre os materiais, podemos citar: gordura autóloga, colágeno, elastina, *teflon* e silicone. A injeção dessas substâncias se faz entre a submucosa e a musculatura da uretra com o objetivo de ocluir a luz uretral.

Levando em consideração que podem ser necessárias várias injeções e a chance de migração dos materiais utilizados, a preferência é por lipoinjeção autóloga, com custo mais baixo.

- *Durasphere:* é um gel à base de água, possui textura arenosa com grânulos recobertos por carbono e apresenta absorção mais lenta que o colágeno.

Baseia-se o ato na injeção de Durasphere, nos tecidos que circundam a uretra após anestesia local, por meio de uma agulha guiada.

A taxa de sucesso para o tratamento da IUE das técnicas mencionadas anteriormente é muita variada na literatura. A falta de padronização dessas diversas técnicas pode contribuir para a heterogeneidade dos resultados. O tratamento cirúrgico ainda é o que apresenta resultados mais consistentes.

TRATAMENTO CIRÚRGICO

O tratamento cirúrgico tem por objetivo a correção da hipermobilidade do colo vesical e aumento da resistência uretral, ou a associação de ambos, tendo como finalidade a manutenção do colo vesical na posição intra-abdominal. A abordagem pode ser por via vaginal, suprapúbica e combinada com controle endoscópico ou videoendoscópico.

Uretrocistopexia vaginal (Técnica de Kelly-Kennedy)

Descrita pela primeira vez por Kelly, em 1914, e divulgada por Kennedy, em 1941, como tratamento da incontinência urinária de esforço mais cistocele, realizando-se a colporrafia anterior. A crítica a este procedimento cirúrgico é que não há uma sustentação precisa do colo vesical. Baseia-se na plicatura do tecido parauretral. A taxa de continência em 5 anos é de 48-60%, não sendo recomendada atualmente.

Via combinada abdominovaginal

Esta técnica se baseia na realização de suturas, envolvendo a parede vaginal e/ou tecido periuretral até a aponeurose do músculo reto abdominal, utilizando-se agulhas longas para tracionar os fios ou tecidos, resultando na suspensão e manutenção do colo vesical e o alongamento da uretra durante o esforço abdominal. Por ser um procedimento transfixante utiliza-se a videouretrocistoscopia para identificar possíveis perfurações na bexiga e avaliação da elevação ideal do colo vesical.

- **Técnica de Pereyra**

Em 1959, Pereyra descreveu a primeira suspensão com agulha longa do colo vesical via transvaginal, compreendendo a sutura absorvível da parede vaginal e ligamento uretropélvico, bilateralmente à uretra, com pontos de fixação na aponeurose do músculo reto abdominal.

Procedimento de Stamey

A primeira descrição feita em 1973 mostra uma sutura com fio inabsorvível, feita na fáscia periuretral, com a utilização de pedaços de Dacron como suporte, realizando-se a sutura sem tensão na aponeurose no músculo reto abdominal.

Técnica de Gíttes

Em 1987, Gíttes e Loughlin realizaram a suspensão com agulha por via transvaginal, com suturas diretamente na parede vaginal à fáscia aponeurótica do músculo reto abdominal. Este procedimento corrige bem a hipermobilidade da uretra e colo vesical.

Técnica de Raz

Shlomo Raz, em 1981, seguindo os mesmos princípios das técnicas anteriores, modificou a técnica original de Pereyra, incluindo como ancoragem das suturas o ligamento uretropélvico e a parede vaginal sem o epitélio.

Realiza-se uma incisão na parede anterior da vagina bilateralmente, onde se cria um espaço para fazer uma sutura proximal com prolene (colo vesical), por meio da fáscia endopélvica, ligamento uretropélvico e parede anterior da vagina e uma distal (no terço médio da uretra), incluindo o músculo elevador, ligamento uretropélvico e parede anterior da vagina sem o epitélio, até a região suprapúbica. O sucesso em acompanhamento de 6 anos está em torno de 93%, quanto à continência, e somente 11% apresentaram urge-incontinência urinária (Quadro 27-5).

Técnicas de sling

O procedimento de *sling* pubovaginal vem se tornando o padrão-ouro no tratamento da incontinência urinária de esforço em mulheres (especialmente os sintéticos), que têm como objetivo aumentar a pressão de fechamento uretral, aumentando a coaptação da uretra aos esforços.

Encilhamento (*sling*) pubovaginal

A primeira descrição dessa técnica cabe a von Giordano em 1907. Vários materiais foram utilizados, tais como: tendão, fáscia, músculo e sintéticos. Goebell, em 1910, utilizou pela primeira vez o músculo piramidal. Uma década depois, Goebell, Stoeckel e Frangenheim publicaram os primeiros resultados. Em 1933, Price descreveu o primeiro *sling* de fáscia lata, passando a faixa da fáscia lata por debaixo da uretra através de abordagem suprapúbica. Em 1943, Aldridge descreveu um *sling* de aponeurose do retoabdominal, onde através de sutura uniu as duas extremidades da faixa, embaixo da uretra. McLaren obteve 71% de sucesso a longo prazo, utilizando a técnica de Aldridge.

Em 1978, McGuire e Lytton reintroduziram o *sling* pubovaginal no tratamento da incontinência urinária de esforço tipo III, mediante uso de fáscia retal autóloga. Obtiveram 80% de sucesso. Em 1991, Blaivas e Jacobs modificaram o procedimento de McGuire, utilizando uma faixa livre da fáscia retal, sem deixar umas das extremidades fixas, como descrita por McGuire e Lytton. Obtiveram 91% de sucesso com esta modificação.

Sling pubovaginal aponeurótico

McGuire *et al.* preconizam uma incisão de Pfannenstiel com o paciente em posição de litotomia. Faz-se a retirada de uma faixa da aponeurose do músculo reto abdominal em média 10 × 2 cm. Por acesso vaginal faz-se uma tunelização bilateralmente à uretra; rompendo-se a fáscia endopélvica, passa-se uma agulha tipo Stamey no sentido mais lateral e próximo à sínfise púbica, evitando lesões de uretra e bexiga. Realiza-se sutura em cada extremidade com prolene nº 1, e leva-se até a região suprapúbica. A tensão da faixa por debaixo da uretra proximal e colo vesical não pode ser grande, e sua fixação só se faz com controle endoscópico da bexiga. A técnica de *sling* cria realmente um verdadeiro suporte uretral e a compressão da unidade esfincteriana, prevenindo a descida do colo vesical durante o esforço.

Sling de fáscia lata de cadáver

Amundsen *et al.* (2000) publicaram a técnica de uso de fáscia lata cadavérica para a realização de *sling* pubovaginal como suporte suburetral. Os resultados não são promissores.

Sling de materiais sintéticos

As cirurgias que promovem os resultados mais duradouros, os *slings* ou faixas suburetrais, são tecnicamente mais elaboradas e apresentam maior risco de complicações, em especial, as disfunções miccionais e a possibilidade de obstrução uretral. Embora essas complicações sejam infrequentes e tornem-se cada vez menos comuns à medida que o médico se familiarize com a técnica, evitando tensão uretral excessiva na faixa aponeurótica, cerca de 8% das pacientes desenvolvem obstrução uretral, e cerca de 14% passam a apresentar sintomas irritativos miccionais após a cirurgia.

Recentemente, Ulmsten e Petros (1995), da Universidade de Uppsala na Suécia, propuseram uma nova técnica de correção da incontinência urinária de esforço na mulher, denominada faixa suburetral sem tensão (TVT – *Tension-free Vaginal Tape*).

TVT

O desenvolvimento dessa técnica foi inspirado na necessidade de se obter um tratamento cirúrgico que promovesse resultados semelhantes aos *slings* suburetrais de forma pouco traumática, sob anestesia local ou regional e em regime ambulatorial. Com base em estudos de fisiologia da continência, segundo os quais a manutenção da continência seria decorrente da integridade funcional do ligamento pubouretral, do músculo pubococcígeo e do suporte vaginal (Petros e Ulmsten, 1990), os autores propõem que o reforço suburetral deva ser colocado sob a porção média da uretra, sem tensão, de forma a restaurar os mecanismos de contenção urinária prejudicados na mulher com IUE.

O *sling* sintético-TVT tem indicação clássica nos casos de deficiência esfincteriana intrínseca, de falha de tratamento cirúrgico anterior e em pacientes com fatores de risco ou condições coexistentes que aumentam a chance de recidiva da incontinência (doenças pulmonares crônicas, obesidade e em pacientes que exerçam atividade intensa sobre o soalho pélvico, ocupacional ou atlética) (Leach *et al.*, 1997).

Quadro 27-5 Resultado dos procedimentos com agulha

Técnicas	Sucesso < 3 Anos	Sucesso > 5 Anos
Stamey	53-80%	18-33%
Gíttes	81-94%	37%
Raz	83-94%	65-90%

são, mantendo a abertura mediana do invólucro plástico da fita exatamente na região mediana da uretra (Fig. 27-29). A paciente é solicitada a tossir ou realizar manobra de Valsalva, sendo importante que a mesma não se encontre sedada para colaboração voluntária nessa fase da cirurgia.

Ocorrendo perda urinária, procede-se à tração das bordas da fita, novamente com a proteção de uma fita cardíaca entre a fita e a uretra. A fita é ajustada até que ocorra perda mínima (gota) de líquido ao esforço. Esta é uma variante técnica que os autores seguem por estarem convencidos da necessidade de se manter a fita sem tensão.

As duas extremidades da fita são recortadas da sua fixação à agulha (Fig. 27-30). O invólucro plástico é retirado, quando a fita se encontra na posição correta, mantendo-se a fita segura firmemente com uma pinça ou fita cardíaca para que não deslize durante a retirada do plástico, e, assim, perca o ajuste correto. Não há necessidade de sutura de fixação na fita já que a malha de prolene utilizada na confecção do TVT permite que ela permaneça "retida" nos tecidos que atravessou.

Fazendo pressão com a tesoura em torno de cada orifício de saída da fita a mesma é cortada junto à pele para que esta a recubra, suturando-se cada orifício com um ponto de náilon 4.0.

Finalmente a incisão vaginal é fechada com sutura absorvível de categute 3.0.

A permanência ou não da sonda vesical dependerá do tipo de anestesia realizada e da ocorrência de lesão vesical intraoperatória.

■ **Orientações pós-operatórias**

Na sala de recuperação ou após a retirada da sonda, a paciente é solicitada a urinar o resíduo mensurado, sendo novamente cateterizada ou iniciado cateterismo intermitente caso o resíduo seja maior que 100 mL.

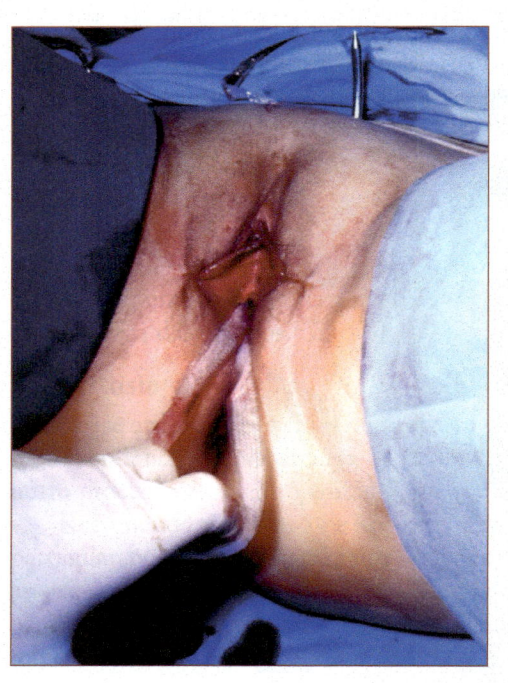

Fig. 27-27
A fita permanece sem dobras após exteriorização abdominal das agulhas.

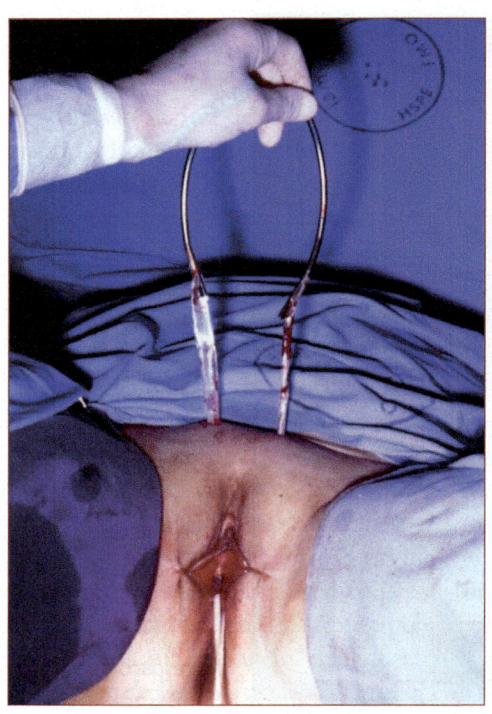

Fig. 27-29
Ajuste da fita na região média da uretra.

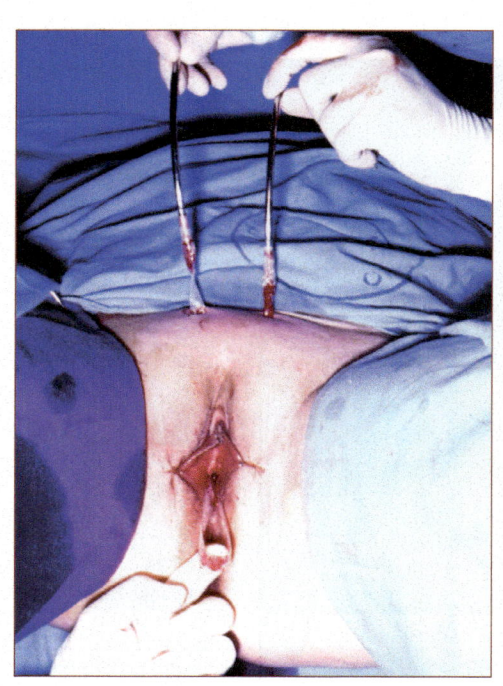

Fig. 27-28
Tração das agulhas via abdominal.

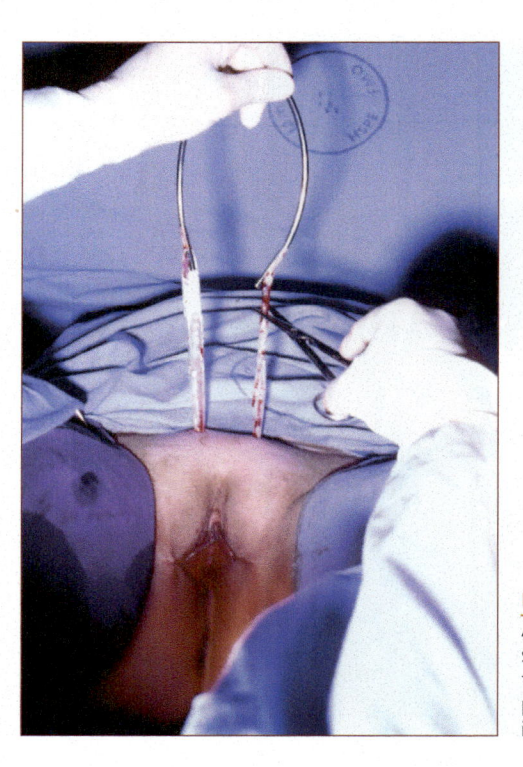

Fig. 27-30
As extremidades da fita são recortadas da sua fixação na agulha para posterior retirada do invólucro plástico.

Afastamento do trabalho por uma a quatro semanas dependendo do tipo de ocupação da paciente e abster-se de coito vaginal por quatro semanas até que a cicatrização da parede vaginal esteja completa. O antibiótico é mantido por 72 horas.

Resultados

Sem dúvida os resultados obtidos com a utilização do TVT são encorajadores (Quadro 27-6). Os primeiros estudos clínicos provenientes da Europa mostravam índices de cura comparáveis aos *slings* fasciais em acompanhamentos a curto e médio prazos. O relato inicial de Ulmsten, com 75 mulheres com incontinência urinária de esforço comprovada urodinamicamente, mostrou índice de cura de 84% (63/75) e melhora significativa em 8%, somando 92% de resultados positivos após dois anos de acompanhamento. As falhas, observadas em seis pacientes, ocorreram precocemente e todas elas já relatavam insucesso cirúrgico na primeira visita pós-operatória realizada dois meses após a cirurgia (Ulmsten *et al.*, 1996).

Wang publicou seus resultados com o uso do TVT em 70 mulheres com IUE seguidas por períodos que variaram de 3 a 18 meses, sob anestesia peridural. Obtiveram 87% de cura subjetiva e 83% de cura objetiva avaliadas por teste de pesagem de absorventes *(pad-weighing test)* (Wang e Lo, 1998).

Em estudo multicêntrico que envolveu três centros escandinavos e analisou 85 pacientes operadas sob anestesia local, Nilsson *et al.* (2001) obtiveram 84,7% de cura e 10,6% de melhora significativa, totalizando 95,3% de resultados positivos em acompanhamento médio de 56 meses. A avaliação pós-operatória foi realizada por meio de critérios objetivos e subjetivos, e nenhuma paciente permaneceu com dificuldade miccional após este período, não houve ocorrência de problemas tardios de cicatrização ou rejeição ao material sintético. Verifica-se que os resultados ao longo do tempo permaneceram bons, mostrando a potencialidade de sua manutenção como o que ocorre com os *slings* tradicionais.

Ulmsten *et al.* (2001a, 2001b) realizaram dois trabalhos com acompanhamento médio de quatro anos, avaliando populações específicas de mulheres com incontinência mista e com deficiência esfincteriana intrínseca.

No primeiro foram avaliadas 80 pacientes com incontinência mista e predominância de IUE, por avaliação urodinâmica, excluindo-se as pacientes com instabilidade predominante. Obtiveram 85% de cura, 4% de melhora e 11% de falha, mostrando que o TVT foi efetivo nestas pacientes também (Ulmsten e Rezapour, 2001a). O outro estudo, envolvendo 49 mulheres com deficiência esfincteriana intrínseca, mostrou 74% de cura, 12% de melhora e 14% de falha. A análise das falhas revelou que a idade superior a 70 anos, pressão uretral baixa e uretra imóvel por procedimentos cirúrgicos prévios constituem os principais fatores de risco para o insucesso cirúrgico (Ulmsten *et al.*, 2001).

A eficiência clínica do TVT hipoteticamente resulta do apoio suburetral localizado na região médio-uretral, reproduzindo o suporte normalmente oferecido pelo ligamento pubouretral. Outro fato tecnicamente importante neste método é o pequeno calibre das agulhas que, ao serem transferidas para o abdome pela incisão vaginal, mantêm íntegros os ligamentos uretropélvicos e a fáscia endopélvica, permitindo que a malha de prolene permaneça adequadamente aderida aos tecidos circunvizinhos e impedindo seu deslocamento posterior. Postula-se, ainda, que a presença da faixa sintética induza a produção de colágeno naquela região, fator que contribuiria com a função de suporte das estruturas periuretrais. Falconner *et al.* (2006) realizaram biópsias transvaginais em seis pacientes submetidas à TVT, antes e dois anos após a cirurgia, e puderam observar aumento de 60% da extratabilidade de colágeno nessas pacientes.

Complicações

A dificuldade miccional pós-operatória constitui a principal complicação do procedimento, podendo ser decorrente de tensão excessiva sob a uretra ou contração deficiente do detrusor (Klutke *et al.*, 2001). Imediatamente após o TVT, uma parcela considerável das pacientes experimenta dificuldade de esvaziamento vesical e deve ser avaliada através da mensuração do resíduo pós-miccional. Se este for maior do que 100 mL deve ser seguido de novo cateterismo e nova tentativa em 24 horas de sua retirada ou instituição de cateterismo intermitente limpo até que a queixa se resolva.

Caso persista a dificuldade miccional, pode ser tentado o relaxamento da fita mediante a tração uretral com vela de Hegar 16 F sob anestesia tópica, exercendo-a inferiormente em posição paralela ao solo.

As mulheres que persistem por mais de dois meses em retenção ou com dificuldades miccionais devem ser avaliadas quando houver necessidade de nova abordagem cirúrgica. Pode ser tentada a abordagem vaginal com secção da fita em sua posição parauretral, diminuindo a tensão sob a uretra ou a realização de uretrólise, com retalho de gordura de grande lábio (Martius), interposto entre a uretra e o osso pubiano (Romanzi e Blaivas, 2001).

Perfuração vesical, embora ocorra com frequência de até 6%, quando diagnosticada no intraoperatório, tem evolução benigna, necessitando apenas de sondagem pós-operatória por 3 a 5 dias. A não identificação dessa lesão pode levar à ocorrência de fístulas vesicovaginais ou a formações de cálculos vesicais.

As lesões vasculares podem ocorrer quando se angula lateralmente a agulha durante sua introdução, podendo ser atingidos os vasos obturadores, ilíacos internos e epigástricos inferiores, muitas vezes necessitando de laparotomia de urgência para reparação. A formação de hematoma retropúbico pequeno pode ser tratado conservadoramente, aguardando sua reabsorção.

Outras complicações descritas incluem erosão uretral e infecção da faixa, obrigando a sua retirada. Lesões de alças intestinais, delgado e cólon são extremamente graves e já foram causa de sepse e óbito com este procedimento (Kuuva e Nilsson, 2000).

Quadro 27-6 Resultados internacionais

Autor	N	Acompanhamento	Cura	Melhora	Falha
Ulmsten (1996)	75	2 anos	84%	8%	8%
Wang (1998)	70	18 meses	87%		
Nilsson (2001)	85	56 meses	84,7%	10,6%	4,7%
Ulmsten (2001) – IUM	80	4 anos	85%	?4%	11%
Ulmsten (2001) – DEI	49	4 anos	74%	12%	14%

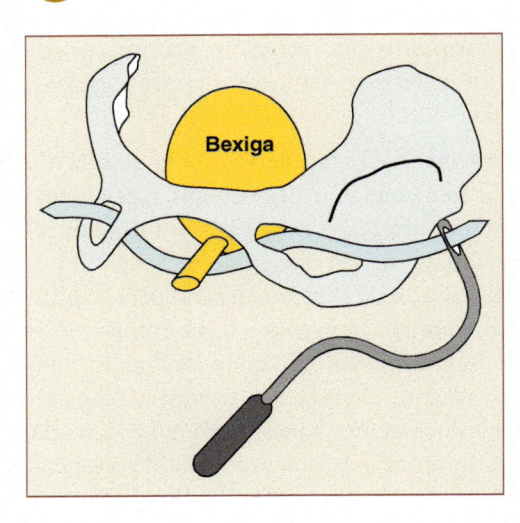

Fig. 27-31
Técnica transobturatória.

Sling transobturatório (TVT-O; TOT)

Descrito por Delorme em 2001, a técnica trouxe maior praticidade, estendendo-se para maior parte dos ginecologistas, pela não necessidade de cistoscopia, que nos dias atuais faz parte do protocolo nos Estados Unidos, trabalhos mostram trauma vesical no procedimento.

Indicações: as mesmas da técnica retropúbica.

A técnica: No mercado hoje existem vários fabricantes com modelos de fitas e agulhas. A maior parte dos fabricantes utiliza a tela de polipropileno monofilamentar com porosidade de 70 micra ou multifilamentar. As agulhas em gancho ou helicoidais variam da passagem de fora para dentro (Fig. 27-31) ou de dentro para fora *(in/out)*. Os vasos obturatórios se situam a 3 cm lateralmente de distância, oferecendo uma boa zona de segurança. Os resultados são os mesmos, e a prática vai decidir o tipo ideal, de acordo com a mucosa vaginal e o custo do material. É comum em muitos serviços a tela cortada, a dificuldade de adquirir o produto é grande nos serviços públicos. O fato é que ficamos sem respaldo legal por não utilizarmos um registro que responda por uma possível complicação.

A técnica de fora para dentro se inicia com uma marcação de uma linha que passará pelo clitóris e outra na prega inguinal. O ponto de cruzamento das duas linhas é perfurado com bisturi de lâmina 15, e a agulha é introduzida, perfurando a membrana obturatória e vai ao encontro do dedo indicador que está no plano previamente dissecado, dissecção esta que deverá ser espessa para garantir uma melhor nutrição e evitar a extrusão da tela. Uma tesoura é colocada sob a tela, e então a fita é tracionada e posicionada sem tensão. A técnica completará os 5 anos de acompanhamento e ainda não existem trabalhos randomizados e comparativos das técnicas transobturatória e retropúbica, opiniões pessoais colocam a técnica retropúbica como primeira opção para o defeito esfincteriano, por ter um maior contato lateral com a uretra média. Podemos ter a necessidade de corrigir no ato cirúrgico a cistocele, optaremos por plicatura central, reinserção da fáscia no arco tendíneo ou telas com proposta de correção dupla, como o Pro-lift® da Jonhson, ou Perigee® da *American Medical Systems*, os passos para realizar o *sling* transobturatória de fora para dentro são (Fig. 27-32).

- *Passo 1:* traçar uma linha imaginária passando pelo clitóris e outra na prega inguinal, o ponto que cruza será o ponto da perfuração.
- *Passo 2:* fazer uma incisão longitudinal de 3 a 4 cm na mucosa vaginal.
- *Passo 3:* dissecar a mucosa de forma subfascial até chegar no ramo ósseo do forame obturatório.
- *Passo 4:* perfurar a membrana obturatória com a tesoura.
- *Passo 5:* perfurar o ponto marcado no encontro das duas linhas com bisturi lâmina 15.
- *Passo 6:* penetrar a agulha perpendicular até sentir que rompeu a membrana.
- *Passo 7:* praticar uma rotação na agulha na direção do indicador colocado no espaço vesicovaginal, ao sentir a ponta da agulha penetrar até sua saída.
- *Passo 8:* colocar uma tesoura sob a tela e tracioná-la, com objetivo de ficar sem tensão.

Cirurgias por via abdominal

Cistouretropexia retropúbica "Marshall-Marchetti-Krantz" (MMK)

Descrita em 1949, consiste na sutura do tecido periuretral ou paravaginal, fixando-o ao periósteo do púbis. Várias modificações técnicas foram propostas. O sucesso dessa técnica varia de 80% em três anos para 70% em cinco anos e de 30% de pacientes continentes em 10 anos.

Colpossuspensão retropúbica (cirurgia de Burch)

A cirurgia de Burch está indicada no tratamento da IUE na ausência de lesão esfincteriana. Descrita pela primeira vez por Burch (1961), esta cirurgia utiliza o ligamento de Cooper como reparo anatômico.

A passagem de dois a quatro pontos, de cada lado, interessando à fáscia endopélvica e à parede vaginal anterior, ancorados ao ligamento de Cooper, criaria um suporte eficaz, evitando a hipermobilidade uretral nos períodos de aumento da pressão intra-abdominal. Os pontos mais distais são passados à altura do colo vesical e 2 cm laterais a ele. Os pontos subsequentes são dados proximalmente, a cada 1 cm, bilateralmente. Atenção especial deve ser dada ao fato de que a parede vaginal não deve ser aproximada ao ligamento de Cooper, ficando os fios "soltos" a fim de se evitar a hipercorreção (Clayman e McDougall, 1993).

Uma análise de 5.322 artigos relativos ao tratamento cirúrgico da IUE, em que apenas 282 foram avaliados graças ao rigor científico e segmento pós-operatório maior que 12 meses, mostrou que as suspensões retropúbicas e as cirurgias de *sling* obtiveram os melhores resultados, com índices de cura superiores a 80% após dois anos (Das, 1998).

A técnica laparoscópica vem sendo amplamente utilizada em Urologia desde o início da década passada para as mais variadas finalidades (Juliano *et al.*, 1997). Vancaille e Schuessler (1991) relataram de maneira pioneira a suspensão laparoscópica do colo vesical. A partir desse trabalho, diversos autores com variadas técnicas descreveram suas casuísticas e resultados (Persson e Wolner-Hanssen, 2000).

Preparo pré-operatório

A seleção adequada das pacientes candidatas à cirurgia, associada a um rigoroso preparo, é importante passo para um procedimento bem-sucedido. Sugerimos que seja realizada checagem na véspera da cirurgia de maneira otimizada (Quadro 27-7). A paciente

Fig. 27-32
Passos para a realização dos *slings* transobturatórios de fora para dentro.

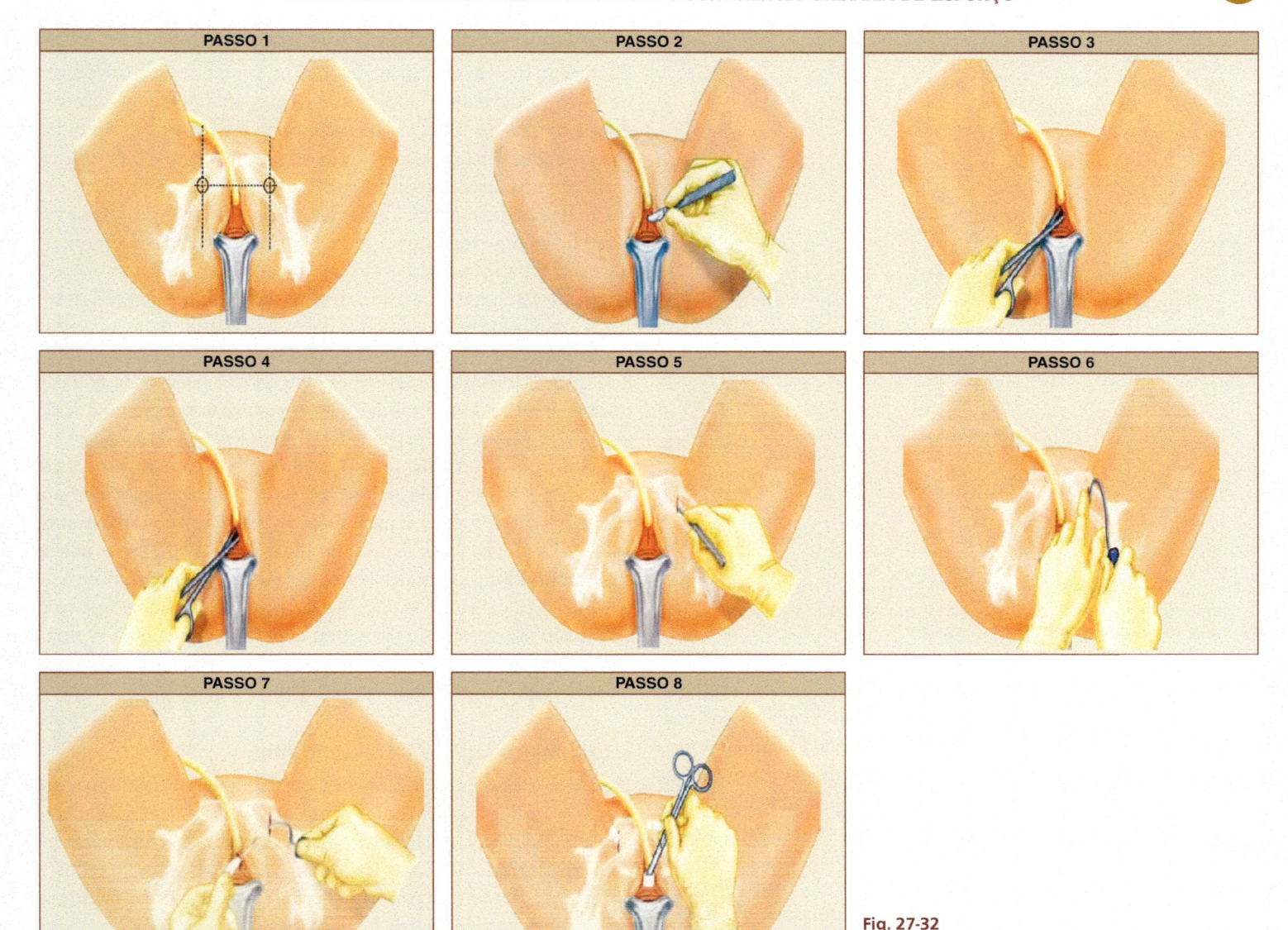

pode ser internada no dia da cirurgia. Utilizam-se um laxativo na véspera e um antibiótico endovenoso pelo menos duas horas antes da cirurgia. Não realizamos lavagem intestinal de rotina, mas deve ser feita tricotomia pubiana no dia da cirurgia. É importante revisão prévia do material cirúrgico: conjunto de pinças, equipamento de vídeo, fonte de luz, insuflador de gases e instrumental de eletrocoagulação mono e bipolar.

Quadro 27-7 Lista de checagem no preparo de paciente para cirurgia de Burch laparoscópico

- Internação na véspera ou no dia da cirurgia (hospital-dia)
- Exames pré-operatórios
- Hemograma
- Coagulograma
- Glicemia
- Função renal
- Eletrólitos (hipertensos e em uso de diuréticos)
- Radiografia de tórax/Eletrocardiograma
- Gasometria arterial e avaliação cardiológica (cardiopatia, pneumopatia e pacientes > 50 anos)
- Laxativo oral na véspera (dispensável lavagem intestinal)
- Tricotomia e jejum (dia da cirurgia)
- Antibioticoterapia profilática (cefoxitina 1 g endovenoso 2 h antes)
- Revisão do conjunto laparoscópico e pinças

Técnica laparoscópica

■ Anestesia

Embora seja possível realizar o procedimento por meio de bloqueio medular, acreditamos ser mais conveniente o emprego de anestesia geral pelo conforto e segurança que o pleno controle da via respiratória oferece. Lembramos também que pacientes submetidos à cirurgia com insuflação de gás carbônico devem ser monitoradas com capnógrafo. Uma ampla comunicação entre o anestesiologista e o cirurgião é fundamental para que situações que predisponham à hipercarbia (como a pressão de insuflação, a posição do paciente e outras condições) possam ser diagnosticadas precocemente e corrigidas de acordo com a necessidade (Albala *et al.*, 1992).

■ Posicionamento e preparo cirúrgico

Realiza-se a anestesia geral e coloca-se a paciente em posição semiginecológica modificada, com as pernas semifletidas e abduzidas. As nádegas são justapostas à extremidade da mesa para possibilitar a mobilidade do útero pelo manipulador uterino que frequentemente é útil para o tratamento laparoscópico concomitante de afecções ginecológicas associadas. O braço esquerdo deve ficar paralelo ao corpo. O braço direito também pode ficar paralelo ao corpo ou abduzido.

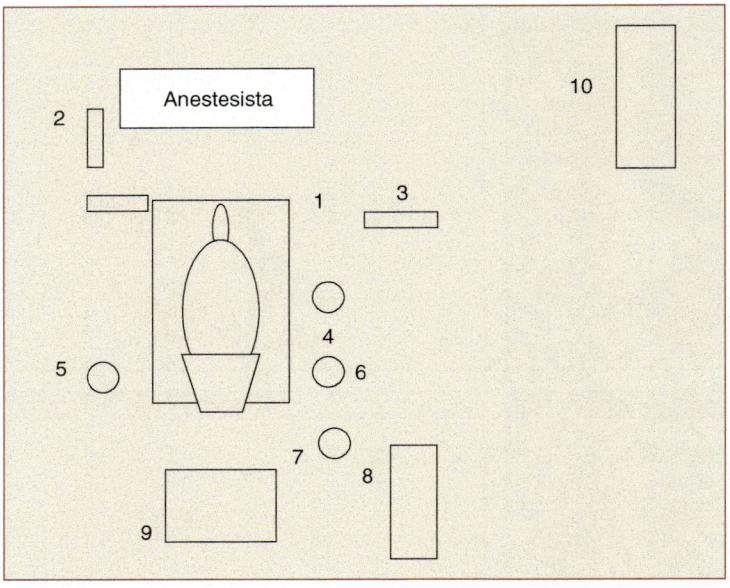

Fig. 27-33
Disposição recomendável na sala cirúrgica para cirurgião destro: *1.* mesa cirúrgica; *2.* unidade de aspiração e irrigação; *3.* bisturi elétrico; *4.* câmera (médico auxiliar); *5.* médico auxiliar; *6.* cirurgião (destro); *7.* instrumentador; *8.* mesa de instrumentação; *9.* unidade de vídeo/insuflação e iluminação; *10.* mesa de instrumentação para cirurgia aberta.

O cirurgião fica à esquerda da paciente, e o auxiliar, à direita. O monitor, vídeo, fonte de luz e insuflador são posicionados nos pés da paciente. Os cabos e tubos correm à direita. Eventualmente, tubo de aspiração e irrigação pode correr à esquerda junto com o bisturi elétrico vindo da cabeça para os pés da paciente. Caso haja um segundo assistente ele poderá ficar ao lado do cirurgião próximo à cabeceira da mesa cirúrgica e operar a câmera. O instrumentador fica junto aos pés da paciente e ao lado do cirurgião (Fig. 27-33). Cirurgiões canhotos ficam mais confortáveis invertendo-se todas as posições. A circulante de sala deve ter fácil acesso a todos os equipamentos.

Procede-se às antiassepsias abdominal e vaginal com solução antisséptica e à colocação de campos cirúrgicos estéreis. Posiciona-se o manipulador uterino e realiza-se sondagem vesical com cateter de Foley nº 16, insuflando-se o balonete com 10 mL de água destilada. Conecta-se o coletor de urina de sistema fechado (mantendo-se todo o conjunto estéril no campo cirúrgico para manipulação) e esvazia-se a bexiga.

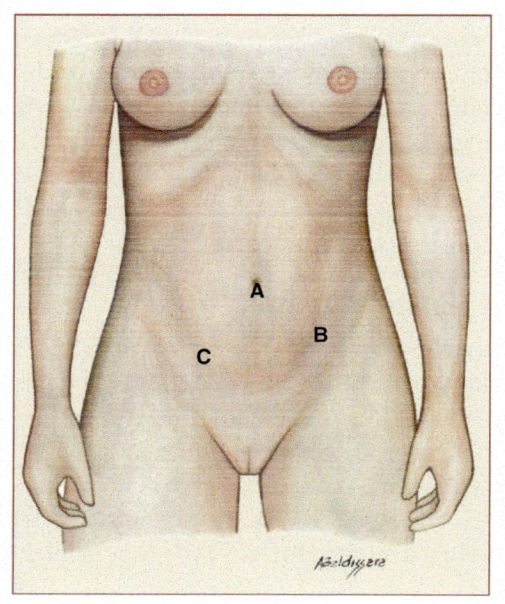

Fig. 27-34
Locais de punções. Cicatriz umbilical 10 mm *(A)*, à esquerda *(B)* 10 mm, à direita = 5 mm *(C)*.

■ **Punções e instalação do pneumoperitônio**

Realiza-se incisão umbilical de 10 mm, apreende-se firmemente uma prega de parede abdominal com a mão esquerda. Introduz-se agulha de Veres com a mão direita, perpendicularmente à parede abdominal. Ultrapassando-se a aponeurose e o peritônio, verifica-se o correto posicionamento da agulha e inicia-se a insuflação da cavidade com CO_2 à velocidade de 1 litro/min. Após infusão de volume intracavitário de 1 litro e verificação da perda de macicez hepática na percussão do hipocôndrio direito, passa-se a uma infusão rápida até a pressão intra-abdominal atingir 14 mm.

Completada a instalação do pneumoperitônio retira-se a agulha de Veres, e introduz-se trocarte de 10/11 mm pela incisão umbilical. Introduz-se a óptica, verifica-se o correto posicionamento do trocarte e revisa-se o local da punção para detectar eventual lesão visceral. Posiciona-se a paciente em Trendelenburg de 15 graus.

Sob visão direta, são realizadas duas punções auxiliares, uma em cada fossa ilíaca: à esquerda com trocarte de 10 mm e à direita com trocarte de 5 mm. Estas punções devem ser no cruzamento da linha hemiclavicular com uma linha entre as espinhas ilíacas anterossuperiores ou pouco acima delas, equivalente ao ponto de McBurney à direita (Fig. 27-34). Este acesso facilita a dissecção do espaço pré-vesical e a passagem dos pontos na cúpula vaginal. Cirurgiões canhotos sentem-se mais confortáveis, invertendo as punções das fossas ilíacas.

■ **Tempos cirúrgicos intra-abdominais**

Enche-se a bexiga com cerca de 200 mL de soro fisiológico até que se visualize a reflexão peritoneal pré-vesical distendida. Inicia-se a incisão do peritônio com bisturi elétrico monopolar ou com o bisturi harmônico (ultrassônico) entre a bexiga e o púbis, a partir da linha média e paralela ao púbis. Esta abertura é facilitada pelo enchimento parcial da bexiga e pela formação de prega peritoneal obtida pela tração do peritônio com uma pinça de apreensão colocada no trocarte da esquerda. Os limites laterais são os ligamentos umbilicais (Fig. 27-35).

Com o palpador realiza-se dissecção romba do espaço de Retzius em direção ao colo vesical. Identifica-se o ligamento de Cooper à direita e à esquerda, esvazia-se a bexiga, disseca-se o colo vesical, uretra proximal e cúpula vaginal à direita e esquerda da uretra e colo vesical (Fig. 27-36). A sonda vesical, com seu balonete, e o toque vaginal realizado pelo cirurgião, facilitam a identificação e a dissecção dessas estruturas.

Aplica-se ponto de fio de poligalactina 2-0 com agulha curva de 2,5 cm introduzida pelo trocarte da esquerda e interessando a cúpula vaginal e o ligamento de Cooper à direita e à esquerda do colo vesical/uretra proximal (Fig. 27-37).

Recomenda-se, por questão de segurança, para que o novo posicionamento uretrovesicovaginal se mantenha até que o pro-

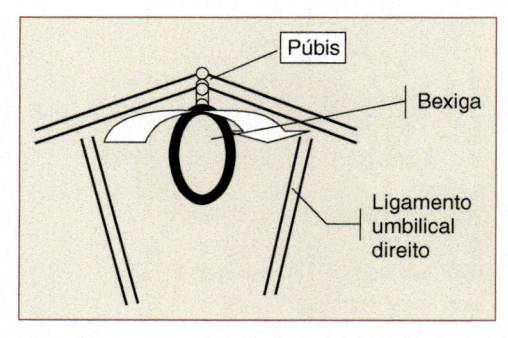

Fig. 27-35
Plano de incisão do peritônio pré-vesical para dissecção do espaço de Retzius *(seta)*.

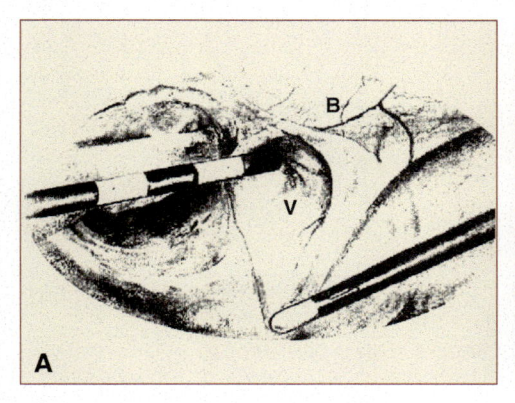

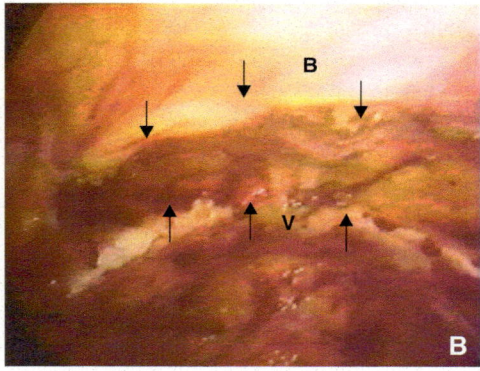

Fig. 27-36
Dissecção do espaço de Retzius *(setas)*, ligamento de Cooper, bexiga (B) e vagina (V). (**A**) Foto esquemática; (**B**) visão laparoscópica.

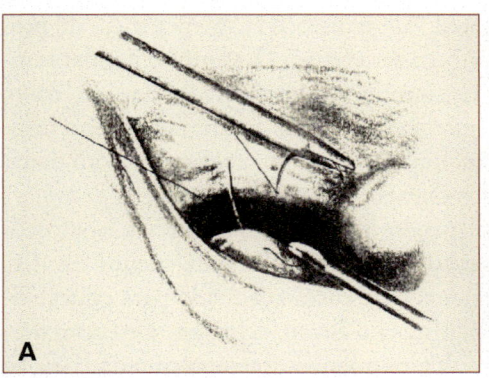

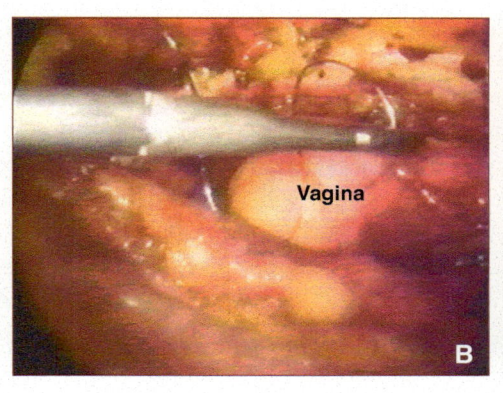

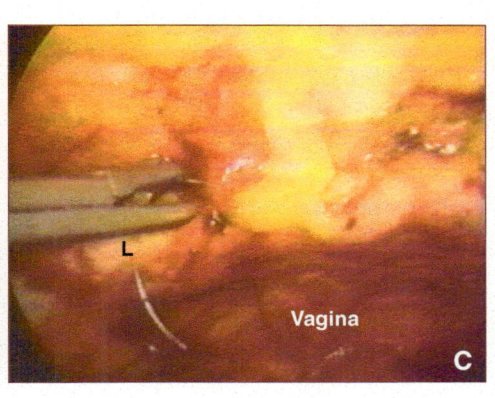

Fig. 27-37
Aplicação do ponto. (**A**) Na cúpula vaginal ao nível da transição uretrovesical (foto esquemática). (**B**) Visão laparoscópica do tempo anterior. O toque facilita a apresentação da parede vaginal para aplicação do ponto. (**C**) Fixação do ponto no ligamento de Cooper *(L)*.

cesso de cicatrização se complete pelo menos dois pontos de cada lado da cúpula vaginal. Os nós são feitos externamente e levados com aplicador de nó até o ponto mais adequado. É possível aplicar-se nó interno, porém o ponto fica sob tensão, dificultando mantê-lo na posição inicial para que outra laçada possa ser atada. O toque vaginal ajuda a diminuir a tensão sobre o nó nesta circunstância. A sutura é a maior dificuldade na curva de aprendizado do método, o que levou a inúmeras modificações da técnica, como a inclusão de clipes absorvíveis (PDS), utilização de telas absorvíveis de poligalactina ou inabsorvíveis, de polipropileno. Consideramos que o emprego de clipes presos ao fio de sutura ou cola biológica, como descrito por alguns autores, para a fixação da cúpula vaginal ao ligamento de Cooper, são técnicas inadequadas e não reproduzem a técnica de *Burch*.

Revisa-se a hemostasia. O peritônio pode ser suturado, mas não é necessário.

São retirados os trocartes sob visão e desfaz-se o pneumoperitônio. Recomenda-se sutura da aponeurose nas incisões de 10 mm para evitar-se ponto de fraqueza da parede abdominal. A pele é suturada com náilon 4-0 ou sutura intradérmica.

Pós-operatório e complicações

O Quadro 27-8 mostra as principais complicações obtidas em nossa série inicial de 125 pacientes.

Tendo-se o cuidado de retirar todo o gás da cavidade abdominal, a dor da paciente é mínima. Retira-se a sonda vesical na manhã seguinte, dando-se alta à paciente no primeiro dia de pós-operatório. Aplicando-se o ponto na altura do colo vesical, conforme a técnica descrita, raramente há retenção urinária.

Trombose venosa profunda, embolia pulmonar e osteíte de púbis são complicações maiores descritas. Recomendamos atenção em acolchoar bem as perneiras e o uso rotineiro de heparina ou derivados para profilaxia de trombose venosa profunda, sendo o uso de meia elástica opcional. Hérnia em pontos de punção também já foi descrita e pode ser evitada com a sutura das aponeuroses nas punções de 10 mm. Lesões intestinal, de bexiga e de ureter já foram relatadas e geralmente podem ser evitadas com o conhecimento adequado da anatomia, com a experiência do cirurgião e uma dissecção cuidadosa. Eventualmente, pode haver necessidade de conversão para cirurgia aberta por extensa fibrose da cavidade pélvica, particularmente em pacientes com múltiplas cirurgias anteriores, endometriose ou pelviperitonite prévia. A obesidade não é contraindicação.

A incidência de disfunção miccional pós-operatória à cirurgia de *Burch* varia de 3-32%, dependendo dos dados analisados.

Hiperatividade do detrusor. É reportada em 3,4- 18% dos casos e distopias em 3-22% dos casos, em razão da alteração no eixo vaginal, compreendendo retoceles, enteroceles, prolapsos uterinos e cistoceles (Das, 1998).

Quadro 27-8 Complicações ocorridas em 125 pacientes submetidas à técnica de Burch laparoscópica na faculdade de medicina do ABC (Juliano *et al.*)

Complicações	%
Infecção urinária	9,0
Retenção urinária	3,3
Infecção em local de punção	2,2
Parestesia de membros inferiores	1,1
Conversão (aderências, obesidade, punção inadequada, sangramento)	10,0

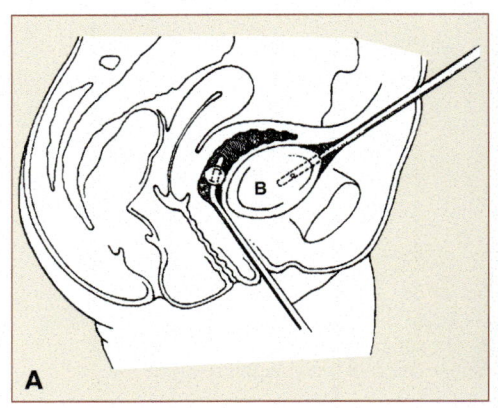

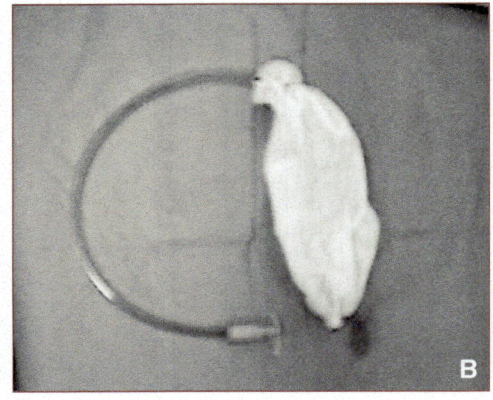

Fig. 27-38
Criação do espaço pré-peritoneal. (**A**) Trocarte especial com balão (B) controlado sob visão direta. (**B**) Balão de Gaur modificado caseiro.

Enfisema de subcutâneo, pré-peritoneal ou de epíploo são complicações menores e normalmente sem repercussão clínica. Lesões viscerais ou de grandes vasos são raras, aplicando-se a técnica correta de punção e instalação do pneumoperitônio. Infecção superficial nos pontos de punção e infecção urinária podem ocorrer e normalmente são facilmente controladas.

Variações técnicas

A cirurgia pode ser realizada através de acesso extraperitoneal. Neste caso há a necessidade de criar-se diretamente um espaço pré-peritoneal, mantendo-se a integridade do envelope peritoneal. As vantagens teóricas seriam a diminuição dos riscos de lesão visceral, uma vez que o acesso à cavidade seria realizado de maneira aberta, e possibilidade de anestesia regional. Como aparentes desvantagens, apresentaria um menor espaço de trabalho (particularmente importante quando se necessita de suturas) e uma visão um pouco mais avermelhada.

Há duas maneiras de realizar-se a laparoscopia extraperitoneal: por abertura da pele e aponeurose ao nível da cicatriz umbilical, inserção sob visão de trocarte com balão que é insuflado com ar ao nível da linha mediana (Fig. 27-38A). Graças ao custo elevado do trocarte com balão, temos utilizado dissecção digital e distensão com balão caseiro feito com uma sonda uretral nº 16 Fr e um dedo de luva (Fig. 27-38B) para confecção do espaço e um trocarte de Hasson no orifício umbilical para permitir a passagem da óptica. A dissecção do espaço é completada pela insuflação de gás, inserindo-se os demais trocartes, conforme já descrito, deixando-os no espaço pré-peritoneal.

Outra alternativa é realizarmos as punções intraperitoneais, inserindo-se os trocartes até o espaço pré-peritoneal e, com o auxílio de bastões palpadores, realizar dissecção, introduzindo-se neste espaço o trocarte da óptica. A insuflação de gás aumenta a câmara de trabalho, completando a dissecção. Em nossa experiência, não há diferença significativa nos resultados obtidos nos diferentes acessos utilizados.

Resultados

As técnicas de uretropexia por via abdominal são extremamente eficazes no acompanhamento a longo prazo (89% de cura num período > 10 anos), apresentando, porém, um índice significativo de morbidade (Das, 1998; Juliano *et al.*, 1998).

O principal objetivo em se desenvolver a técnica laparoscópica seria possibilitar um tratamento menos invasivo para tratar a IUE anatômica e que preservasse os ótimos resultados obtidos pela técnica convencional. Além disso, o custo-benefício do procedimento deveria também ser efetivo. Devemos entender também que outras técnicas simplificadas de correção de IUE, como os *slings*, além de corrigirem tanto a IUE anatômica como a insuficiência esfincteriana, hoje podem ser realizadas com baixa morbidade e resultados duradouros a longo prazo.

No que tange à suspensão do colo vesical por via laparoscópica, apesar de apresentar-se consistentemente menos invasiva que a técnica convencional e de custo adequado para aplicabilidade em instituições públicas no Brasil, existe grande controvérsia com relação aos resultados a longo prazo na cura da IUE. Se utilizarmos o raciocínio analógico, por que existiria falha de uma cirurgia já testada pelo crivo do tempo (cirurgia de *Burch*), realizada apenas através de um acesso diferente?

Uma recente revisão da literatura para verificação dos resultados mostrou que a colpossuspensão laparoscópica tem sido relatada através de grandes variações técnicas e diversos métodos de avaliação de resultados, fatores estes que dificultam muito a análise comparativa entre os diversos trabalhos (Quadro 27-9).

Alguns autores mostraram resultados de cura ruins a longo prazo. Das (1998) obteve apenas 50% de bons resultados com a cirurgia aberta e 40% na suspensão laparoscópica em acompanhamento de 36 meses. Interessante que, quando perguntadas sobre a satisfação do tratamento, 90% estavam satisfeitas com a laparoscopia contra 50% da cirurgia aberta.

McDougall *et al.* (1999) mostraram que apenas 30% das mulheres estavam continentes com o emprego de colpossuspensão laparoscópica num acompanhamento de 36 meses. Seus resultados foram comparados com a suspensão através de agulha com valores estatisticamente semelhantes (Ross, 1998). No entanto, muitas das cirurgias relatadas nestas séries nem sequer poderiam ser chamadas de *Burch*, representando técnicas alternativas que poderiam exibir resultados inferiores aos obtidos por meio da cirurgia con-

Quadro 27-9 Fatores associados à variação dos resultados em colpossuspensão laparoscópica

- Diferentes acessos (extraperitoneal × intraperitoneal)
- Fio de sutura inapropriado
- Número de pontos aplicados, insuficientes (1 ponto × 2 pontos de cada lado)
- Técnicas alternativas de fixação dos pontos (clipe, cola, tela, suspensão com agulha)
- Dissecção inadequada das estruturas
- Nível de aplicação dos pontos
- Menor quantidade de fibrose (?)
- Falha técnica (?)
- Métodos de avaliação de cura

Quadro 27-10 Tempo cirúrgico em minutos. Burch convencional × laparoscópico

	Summitt	Bezerra	Su	Polascik	Burton	Carey	Fatthy
Burch convencional	118,6	153	72,8	109	42	44	53
Burch laparoscópico	173,2'	182'	66,5'	190'	83'	85'	70,18'
	p < 0,01	p < 0,01	p > 0,5	p < 0,01			

Quadro 27-11 Tempo de permanência hospitalar (dias)

	Polascik	Burton	Carey	Fathy	Summit	Su
Burch convencional	4,9	4,16	3,9	3,18	2,1	5,15
Burch laparoscópico	1,9	2,8	3,7	1,5	1,4	3,93

Quadro 27-12 Perda sanguínea estimada (mL)

	Polascik	Burton	Carey	Fathy	Su	Summit
Burch convencional	153	261	171	240,5	134,3	131,9
Burch laparoscópico	108	190	125	42,75	59,3	112

vencional. A própria Dra. McDougall usa fio de poliéster fixado com clipe de PDS e não o fio aplicado com ponto como descrito por *Burch*. Outros autores usam suspensão videoassistida com agulha de Stammey, e isto não é cirurgia de *Burch*.

Relativo às variações de acesso (transperitoneal e extraperitoneal), ambos parecem ser equivalentes com relação à perda sanguínea, tempo de cirurgia, sondagem e resultados. Existe, porém, alguma controvérsia para diferença no tempo de hospitalização. Em nossa experiência, nenhuma diferença foi observada. Outra questão importante é o número de pontos aplicados de cada lado do colo vesical. Persson *e Wolner-Hansen* (2000) publicaram estudo randomizado prospectivo de 158 mulheres com, no mínimo, um ano de acompanhamento, avaliadas através de estudo urodinâmico pré- e pós-operatório, mostrando diferença estatística, com cura de 83% nas mulheres em que foram aplicados dois pontos de cada lado e 58% quando somente um ponto foi empregado.

Alguns autores especularam também que uma menor quantidade de fibrose poderia estar associada a piores resultados da cirurgia laparoscópica, uma vez que a fibrose que se estabelece na região operada seria muito importante nos resultados obtidos pela técnica de *Burch*. Lembramos que diversos autores demonstraram que a laparoscopia, ao contrário do que se pensava, promove também a formação de bridas. Além disso, nossa experiência preliminar de seis casos de prostatectomia radical retropúbica, realizada em pacientes previamente submetidas à linfadenectomia laparoscópica, seja por acesso intra ou extraperitoneal, demonstrou a presença de intensa fibrose no espaço de Retzius em todos os casos, o que refuta a hipótese prévia e evidencia de maneira clara a fibrose que se forma após a abordagem laparoscópica.

Outras séries mostraram resultados animadores, superponíveis à cirurgia aberta e que provavelmente refletem os reais resultados quando a verdadeira técnica de *Burch* laparoscópica é empregada. Ross mostrou sucesso de 89% em dois anos. Radomski e Herschorn (1996) obtiveram 62% de mulheres completamente secas num acompanhamento de 63 meses.

Em metanálise publicada pela Cochrane em 2002, Moehrer *et al.*, comparando colpossuspensão laparoscópica com convencional em quatro ensaios clínicos, evidenciaram um tempo cirúrgico maior para a cirurgia laparoscópica, e apenas um (Su *et al.*, 1997) mostrou um menor tempo cirúrgico (Quadro 27-10). Em relação à permanência hospitalar, todos os trabalhos analisados mostraram um menor tempo de internação para o Burch laparoscópico (Quadro 27-11). A estimativa de perda sanguínea variou de 108 mL no Burch laparoscópico a 153 mL no Burch convencional, no trabalho de Polascik *et al.* (1995), porém a diferença não foi significativa. No estudo prospectivo comparativo de Su *et al.* (1997) houve perda sanguínea significativamente menor no grupo de pacientes submetidas à colpossuspensão laparoscópica (53,9 mL × 134,3 mL, p < 0,001). Nos estudos avaliados na revisão Cochrane de 2005, a perda sanguínea foi sempre menor no Burch laparoscópico (Quadro 27-12). O tempo de retorno às atividades normais é analisado no Quadro 27-13, mostrando uma recuperação mais rápida nos grupos de pacientes que foram submetidas ao Burch laparoscópico.

A intercorrência cirúrgica mais comum intraoperatória foi a lesão de bexiga, que no trabalho de Bezerra *et al.* (2004) ocorreu em 3 das 36 pacientes submetidas à via laparoscópica (8,3%) e em 1 das 26 pacientes submetidas ao Burch convencional (3,8%). Houve uma perfuração de cólon no grupo da cirurgia laparoscópica. Summitt *et al.* (2000) não observaram diferença estatisticamente significativa entre as complicações observadas nos dois grupos estudados (28 laparoscopias e 34 cirurgias convencionais).

O método de avaliação da taxa de cura ou melhora da IUE é muito variável em relação aos diversos trabalhos estudados, encontrando-se vários tipos de desfechos avaliados: cura subjetiva, quantificação dos sintomas (episódios de incontinência, *pad test*), medidas clínicas (teste de esforço), cura objetiva pela urodinâmica, qualidade de vida e outros. O tempo de *follow-up* estudado também variou de 6 meses a 5 anos. Na metanálise de Moehrer *et al.* (2002) o número de participantes nos cinco ensaios clínicos foi pequeno: 233 mulheres submetidas à laparoscopia e 254 à técnica convencional. As taxas de cura subjetiva variaram de

Quadro 27-13 Tempo de retorno às atividades normais (dias)

	Carey	Fathy	Summitt
Burch convencional	21,8	31,5	37,3
Burch laparoscópico	17,3	8,5	35,5

Quadro 27-14 Cura subjetiva. Escala de 1 a 10

	6-12 Meses	1 Ano	3 Anos	5 Anos
Burch convencional	10	9,8	9,6	9,4
Burch laparoscópico	7,8	6,7	4,8	4,4

Burton, 1997.

85-96% na cirurgia de Burch convencional e 85-100% na cirurgia laparoscópica após 6 a 18 meses de acompanhamento, sem diferença significativa entre os dois procedimentos. Segundo Moehrer, Burton aplicou um questionário de satisfação pessoal com a cirurgia, pontuado de 1 a 10, que evidenciou uma satisfação significativamente maior com o Burch convencional (Quadro 27-14). Em relação à quantificação dos sintomas, ambos os grupos melhoraram significativamente após a cirurgia, embora a melhora tenha sido menor no grupo da laparoscopia, com deterioração dos resultados a longo prazo. O teste de esforço foi realizado em 3 estudos dessa metanálise, e a perda urinária após 18 meses foi documentada mais frequentemente no grupo laparoscópico. Não houve diferença significativa no aparecimento de hiperatividade do detrusor e disfunção miccional nos dois grupos com 18 meses de acompanhamento. Estudo urodinâmico foi realizado nos 5 ensaios clínicos para avaliar a cura objetiva da IUE. Houve uma taxa de cura significativamente maior após a colpossuspensão aberta (risco relativo – RR – 0,89, IC 95% 0,82 a 0,98) equivalente a um risco de falha adicional de 9% após cirurgia laparoscópica (Quadro 27-15).

Discussão

Após análise dos estudos relacionados observa-se que o Burch laparoscópico apresenta algumas vantagens em relação ao Burch convencional, a maioria delas inerente a todos os procedimentos laparoscópicos. São elas: menor perda sanguínea, menor tempo de permanência hospitalar, menor tempo para retorno das pacientes às suas atividades normais, além do melhor resultado estético.

A menor perda sanguínea deve-se à melhor visualização das estruturas vasculares no espaço pré-vesical através da laparoscopia, possibilitando uma melhor hemostasia, que muitas vezes é dificultada na técnica aberta.

O objetivo da cirurgia de Burch, seja ela laparoscópica ou convencional, é elevar o colo vesical e a uretra proximal, reposicionando-os anatomicamente, acima e atrás da borda inferior da sínfise púbica. A fibrose resultante da cirurgia manterá o colo vesical nesta posição, fazendo com que os aumentos de pressão abdominal transmitam-se à uretra proximal, mantendo a pressão intrauretral maior que a vesical nas situações de esforço.

O repouso relativo no pós-operatório é importante para que haja uma boa cicatrização e é preciso que se aguarde o tempo de formação da fibrose para que a paciente retorne às suas atividades. Assim sendo, o mais rápido retorno da paciente às suas atividades seria uma vantagem relativa da cirurgia de Burch laparoscópica em relação à convencional.

A maior desvantagem do Burch laparoscópico é o tempo cirúrgico, que em praticamente todos os trabalhos mostrou-se maior em relação ao Burch convencional (Polascik et al., 1995; Santarosa e Kaplan, 1997; Su et al., 1997). Em relação às complicações peroperatórias a metanálise de Moehrer não mostra diferença significativa entre os dois procedimentos.

A proposta do Burch laparoscópico era de ser uma cirurgia minimamente invasiva para o tratamento da IUE, preservando os bons resultados até então demonstrados pela técnica clássica. As taxas de cura do Burch laparoscópico a longo prazo até hoje são controversas. A primeira grande dificuldade está no próprio método de avaliação da cura cirúrgica, que é muito variável nos trabalhos publicados. Entre eles estão questionários de avaliação da qualidade de vida, escalas de 0 a 10 de satisfação no pós-operatório, número de episódios de perda urinária aos esforços por dia, teste do absorvente, teste de esforço e avaliação urodinâmica pós-operatória.

Em termos de cura objetiva, avaliada pelo estudo urodinâmico no pós-operatório, que é o padrão-ouro para avaliação da cura, a metanálise de Moehrer et al. (2002) mostrou uma taxa de cura menor após cirurgia laparoscópica (RR 0,89 – IC 95% – 0,82 a 0,98), com risco de falha adicional de 9%.

Atualmente existem outras técnicas minimamente invasivas para correção de IUE tanto por hipermobilidade do colo vesical quanto por deficiência esfincteriana intrínseca (DEI), que são os *slings* heterólogos. Nilsson e Wolner-Hansen (2000) evidenciaram uma taxa de cura objetiva e subjetiva de 81,3% num *follow-up* de 7 anos de uso do *sling* TVT *(tension-free vaginal tape)*, resultado semelhante ao Burch convencional, com um tempo cirúrgico muito menor e com baixa morbidade (Summit et al., 2000). Além disso, os *slings* podem ser realizados com facilidade em pacientes obesas, o que é uma contraindicação relativa à cirurgia de Burch (Chung e Chung, 2002).

No estudo randomizado de Paraíso et al. (2004), comparando a colpossuspensão laparoscópica com o *sling* TVT evidenciou-se uma maior incidência de IUE na urodinâmica no grupo laparoscópico (18,8%) do que no grupo submetido à cirurgia de *sling* (3,2%) (p = 0,056), após 1 ano de acompanhamento. O TVT mostrou melhor taxa de cura tanto subjetiva quanto objetiva em relação ao Burch laparoscópico. As cirurgias de *sling* por via vaginal também facilitam a correção das distopias e prolapsos associados à IUE, o que é fundamental para o restabelecimento do suporte uretral, de acordo com a teoria integral de Petros (Ulmsten, 1997).

A falta de estudos prospectivos e comparativos com grande amostragem de pacientes, com padronização de avaliação para cura e acompanhamento maior que dois anos, permite concluir que não há parecer definitivo quanto ao emprego da técnica de *Burch* laparoscópica no tratamento da IUE.

Foi feita recente metanálise por Novara et al. (2010), comparando cirurgia de Burch, TVT, TOT quanto à eficácia no tratamento da IUE. Foram identificados 39 ensaios clínicos rando-

Quadro 27-15 Cura objetiva

	Burch Laparoscópico	Burch convencional
Fathy	90,9% – 6 meses	90% – 6 meses
	87,9% – 18 meses	85% – 18 meses
Su	80,4% – 1 ano	95,6% – 1 ano
Summitt	100% – 3 meses	97,06% – 3 meses
	92,86% – 1 ano	88,24% – 1 ano
Moehrer B et al. (metanálise)	Risco adicional de falha 9%	RR: 0,89
		IC: 95%
		0,82-0,89

RR = Risco relativo; IC = Intervalo de confiança.

mizados. As pacientes que receberam o TVT tiveram maiores taxas de cura *(odds ratio* [OR]: 0,61; intervalo de confiança [IC]: 0,46 - 0,82, p = 0,00009) quando comparadas com as pacientes submetidas à colposuspensão de Burch, apesar de terem tido um maior risco de perfuração da bexiga (OR: 4,94, IC: 2,1-11,7; p = 0,00003). As pacientes tratadas com TVT tiveram uma taxa de cura objetiva um pouco maior (OR: 0,8, IC: 0,65-0,99, p = 0,04) do que aquelas tratadas com TOT, no entanto, as taxas de cura subjetiva foram semelhantes. As pacientes tratadas com TOT tiveram um risco muito menor de perfurações de bexiga (OR: 2,5, IC: 1,75-3,57, p < 0,00001), hematoma (OR: 2,62, IC: 1,35-5,08, p = 0,005). Os autores ressaltam que os resultados são limitados pela heterogeneidade das aferições dos desfechos e do pequeno tempo de acompanhamento.

Acreditamos que técnicas de colpossuspensão laparoscópicas que não mimetizam a cirurgia de Burch têm resultados precários, devendo ser excluídas do arsenal terapêutico. Preferimos a técnica laparoscópica especialmente quando existe outra indicação concomitante de cirurgia laparoscópica. Atualmente há uma tendência a se preconizar mais as técnicas de *sling* do que as colpossuspensões abdominais (seja laparoscópica ou convencional), tanto pelos melhores resultados e pela maior facilidade de execução quanto pelo menor tempo cirúrgico.

REFERÊNCIAS BIBLIOGRÁFICAS

Abrams P, Cardozo L, Fall M *et al.* The standardisation of terminology in lower urinary tract function: report from the standardization sub-committee of the International Continence Society. *Urology* 2003;61:37-49.

Abrams P. *Urodynamics.* 2nd ed. Springer, 1997. 341p.

Albala DM, Schuessler WW, Vancaille TG. Laparoscopic bladder neck suspension. *J Endourol* 1992;6:137.

Allen RE, Hosker GL, Smith AR. Pelvic floor damage and childbirth: a neurophysiological study. *Br J Obstet Gynaecol* 1990;97(9):770-79.

Amundsen C, Lau M, English SF *et al.* Do urinary symptoms correlate with urodynamic findings? *J Urol* 1999 June;161:1871-74.

Amundsen CL, Visco AG, Ruiz H *et al.* Outcome in 104 pubovaginal slings using freeze-dried allograft fascia lata from a single tissue bank. *Urology* 2000;56:2-8.

Appell RA. Pathophysiology of urge incontinence. *Contemp Urol* 1999 Mar.;(Suppl 3):1-6.

Bezerra CA, Rodrigues AO, Seo AL *et al.* Laparoscopic surgery: is there any advantage in relation to open approach? *Int Braz J Urol* 2004;30:230-36.

Blaivas JG, Groutz A. Bladder outlet obstruction monogram for women with lower urinary tract symptomatology. *Neurol Urodynam* 2000;19:553-64.

Blaivas JG, Olsson CA. Stress incontinence: classification and surgical approach. *J Urol* 1988;139:727-31.

Burch JC. Urethrovaginal fixation to Cooper's ligament for correction of stress incontinence, cystocele and prolapse. *Am J Obstet Gynecol* 1961;81:281.

Chung MK, Chung RP. Comparison of laparoscopic and tension-free vaginal tape in treating stress urinary incontinence in obese patients. *Journal of the Society of Laparoendoscopic Surgeons* 2002;6:17-21.

Clayman RV, McDougall EM. *Laparoscopic urology.* St Louis: Quality Medical Publishing, 1993.

D'Ancona, CAL. Diagnóstico da incontinência urinária na mulher. In: D'Ancona, CAL, Neto Jr NR. *Aplicações clínicas da urodinâmica.* Campinas: Cartgraf, 1995. p. 203-16.

DeLancey JO. Anatomy and physiology oy urinary continence. *Clin Obstet Gynecol* 1990;33(2):298-307.

DeLancey JO. Structural aspects of the extrínsic continence mechanism. *Obstet Gynecol* 1988;72(3 Pt 1):296-301.

Elbadawi A, Hailemariam S, Valla SV *et al.* Structural basis of geriatric voiding dysfunction. *J Urol* 1997;157:1783-822.

Falconer C, Ekman-Ordeberg G, Malmstron A *et al.* Clinical outcome and changes in connective tissue metabolism after intravaginal slingplasty in stress incontinent women. *Int Urogynecol J* 1996;7:133-37.

Fliseer A, Blaives JG. Using urodynamics to diagnose bladder outler obstruction in women. *Contemp Urol* 2002;14(4):83-87.

Gomes CM, Falci Jr R, Trigo-Rocha F. Avaliação urodinâmica em uroginecologia. In: Montellato N, Baracat F, Arap S. *Uroginecologia.* São Paulo: Roca, 2000. p. 65-101.

Gosling JA. The structure of the female lower urinary tract and pelvic floor. *Urol Clin North Am* 1985;12:207-14.

Haab F, Zimmern PE, Leach GE. Female stress urinary incontinence due to intrínsic sphincteric deficiency: recognition and management. *J Urol* 1996;156(1):3-17.

Hampel C, Wienhold D, Benken N *et al.* Definition of veractive bladder and epidemiology of urinary incontinence. *Urology* 1997;50(Suppl 6A):4-14.

Holroyd-Leduc JM, Tannenbaum C, Thorpe KE *et al.* What type of urinary incontinence does this woman have? *JAMA* 2008;299(12):1446-56.

Juliano RV, Barbosa CP, Bezerra CA *et al.* Cirurgia de Burch por videolaparoscopia. *J Bras Urol* 1998;24:280-84.

Juliano RV, Barbosa CP, Souza AMB *et al.* Estado atual da técnica de cirurgia de Burch por videolaparoscopia após realização de 200 casos. *J Bras Urol* 1997;23:262.

Klutke C, Siegel S, Carlin B *et al.* Urinary retention after tension-free vaginal tape procedure: incidence and treatment. *Urology* 2001;58(5):697-701.

Kursh ED, McGuire EJ. *Female urology.* Philadelphia: JB Lippincott, 1994. p. 3-584.

Kuuva N, Nilsson CG. A nationwide analysis of complications associated with the tension-free vaginal tape (TVT) procedure. *Neurourol Urodyn* 2000;19:394.

Lalos O, Burglund AL, Bjerle P. Urodynamics in women with stress incontinence before and after surgery. *Eur J Obstet Gynecol Reprod Biol* 1993;48:197-205.

Leach GE, Dmochowsky RR, Appell RA *et al.* Female stress urinary incontinence clinical guidelines panel summary report on surgical management of female stress urinary incontinence. *J Urol* 1997;158:875.

Mahony DT, Laferte RO, Blais DJ. Integral storage and voiding reflexes. Neurophysiologic concept of continence and micturition. *Urology* 1977;9:95-106.

Mahony DT, Laferte RO, Blais DJ. Integral storage and voiding reflexes. Neurophysiologic concept of continence and micturition. *Urology* 1977;9:95-106.

Martin JL, Williams KS, Abrams KR *et al.* Systematic review and evaluation of methods of assessing urinary incontinence. *Health Technol Assess* 2006;10(6):1-132, iii-iv.

McDougall EM, Heidorn CA, Portis AJ *et al.* Laparoscopic bladder neck suspension fails the test of time. *J Urol* 1999 Dec.;162(6):2078-81.

McGuire EJ, Fitzpatrick CC, Wan J *et al.* Clinical assessment of urethral sphincter function. *J Urol* 1993;129:727-31.

McGuire EJ, Woodside JR. Diagnostic Advantages of fluoroscopic monitoring during urodynamic evaluation. *J Urol* 1981;125:830-34.

Moehrer B, Ellis G, Carey M *et al.* Laparoscopic colposuspension for urinary incontinence in women. *Cochrane Database Syst Rev* 2002;(1):CD002239.

Nilsson CG, Kuuva N, Falconer C *et al.* Long-term results of the tension-free vaginal tape (TVT) procedure for surgical treatment of female stress urinary incontinence. *Int Urogynecol J* 2001;12:5-8.

Nitti VW, Combs AJ. Correlation of valsalva leak point pressure with subjective degree of stress urinary incontinence in women. *J Urol* 1996;155:281-85.

Nitti VW, Combs AJ. Urodynamics: when, why, and how. In: Nitti VW. *Practical urodynamics.* Philadelphia: WB Saunders, 1998. p. 15-26.

Nitti VW, Tu LM, Gitling J. Diagnosing bladder outlet obstruction in women. *J Urol* 1999;162(5):1535-40.

Nitti VW. Overactive bladder: strategies for effective evaluation and management. *Contemp Urol* 2001;(Suppl):14-21.

Novara G, Artibani W, Barber MD *et al.* Updated systematic review and meta-analysis of the comparative data on colposuspensions, pubovaginal slings, and midurethral tapes in the surgical treatment of female stress urinary incontinence. *Eur Urol* 2010 Aug.;58(2):218-38.

Paraiso MFR, Walters MD, Karram MM *et al.* Laparoscopic colposuspension versus tension-free vaginal tape: a randomized trial. *Obstet Gynecol* 2004;104:1249-58.

Persson J, Wolner-Hanssen P. Laparoscopic colposuspension for stress urinary incontinence: a randomized comparison of one or two sutures on each side of the urethra. *Obstet Gynecol* 2000 Jan.;95(1):151-55.

Petros P, Ulmsten U *et al.* An integral theory of female urinary incontinence. Experimental and clinical considerations. *Acta Obst Gynecol Scand Suppl* 1990;153:7-31.

Petros PE, Ulmsten U. An integral theory of female urinary incontinence. *Acta Obst Gynecol Scand Suppl* 1990;153(69):1-79.

Petros PE, Woodman PJ. The integral theory of incontinence. *Int Urogynecol J* 2008;19:35-40.

Polascik TJ, Moore RG, Rosenberg MT *et al.* Comparison of laparoscopic and open retropubic urethropexy for treatment of stress urinary incontinence. *Urology* 1995 Apr.;45(4):647-52.

Radomski SB, Herschorn S. Laparoscopic bladder neck suspension: early results. *J Urol* 1996 Feb.;155(2):515-18.

Resnick NM. Urinary incontinence. *Lancet* 1995;346:94-99.

Romanzi JL, Blaivas JG. Protracted urinary retention necessitating urethrolysis following tension-free vaginal tape surgery. *J Urol* 2001;164(6):2022-23.

Ross JW. Multichannel urodynamic evaluation of laparoscopic colposuspension for genuine stress incontinence. *Obstet Gynecol* 1998 Jan.;91(1):55-59.

Santarosa RP, Kaplan AS. Incontinência urinária de esforço em mulheres: tratamento cirúrgico. *J Bras Urol* 1997;23:133-39.

Seracchioli R, Mannini D, Colombo FM *et al.* Cystoscopy-assisted laparoscopic resection of extramucosal bladder endometriosis. *J Endourol* 2002 Nov.;16(9):663-66.

Staskin D, Hilton P, Emmanuel A *et al.* Chapter 9: initial assessment of incontinence. In: Abrams P, Cordozo L, Khoury S *et al. Incontinence.* Plymouth, MA: Health Publication Ltd; 2005. Vol 1.

Su TH, Wang KG, Hsu CYL *et al.* Prospective comparison of laparoscopic and traditional colposuspensions in the treatment of genuine stress incontinence. *Acta Obstet Gynecol Scand* 1997;6(76):576-82.

Summitt RL, Lucente VL, Karram MM *et al.* Randomised comparison of laparoscopic and transabdominal urethropexy for the treatment of genuine stress incontinence (abstract). *Obstet Gynecol* 2000;95(4 Suppl 1):S2.

Ulmsten U, Falconer C, Rezapour M. Tension-free vaginal tape (TVT) in stress incontinent women with intrinsic sphincter deficiency (ISD) – A long term follow-up. *Int Urogynecol J* 2001;12:12-14.

Ulmsten U, Henrikson L, Johnson P. An ambulatory surgical procedure under local anesthesia for treatment of female urinary incontinence. *Int Urogynecol J* 1996;7:81-86.

Ulmsten U, Petros P. Intravaginal slingplasty: an ambulatory surgical procedure for treatment of female urinary incontinence. *Scand J Urol Nephrol* 1995;29:75-82.

Ulmsten U, Rezapour M. Tension-free vaginal tape (TVT) in women with mixed urinary incontinence – A long-term follow-up. *Int Urogynecol J* 2001;12:15-18.

Ulmsten U. Some reflections and hypotheses on the pathophysiology of female urinary incontinence. *Acta Obstet Gylnecol Scand Suppl* 1997;166:3-8.

Uroneurologia, disfunções miccionais. *I Consenso Brasileiro – Incontinência urinária.* São Paulo, 19 a 21 de março de 1999.

Van Gool JD, Vijverberg MAW, De Jong TPVM. Functional daytime incontinence clinical and urodynamic assessment. *Scand J Urol Nephrol* 1992;(Suppl):141:58-69.

Van Waalwijk, van Doorn ESC, Ambergen AW. Diagnostic assessment of the overactive bladder during the filling phase: the destrusor activity index. *BJU Int* 1999;83(Suppl 2):16-21.

Walsh PC, Retik AB, Stamey TA *et al. Campbell's urology.* 6th ed. Philadelphia: WB Saunders, 1992. p. 789.

Wang AC, Lo TS. A minimally invasive solution to stress urinary incontinence in women. *J Reprod Med* 1998;43:429-34.

Winters JC, Appell RA. Urinary incontinence and frequency and urgency syndromes in women. In: Nitti VW. *Pratical urodynamics.* WB Saunders, 1998. p. 184-96.

Zaragoza MR. Expanded indications for the pubovaginal sling treatment of type II and III stress incontinence. *J Urol* 1996;156:1620.

28 Tumores de Ovário

Paulo Augusto Ayroza Galvão Ribeiro
Caio Parente Barbosa
Helizabet Salomão Abdalla Ayroza Ribeiro

- INTRODUÇÃO
- EPIDEMIOLOGIA
- FISIOPATOLOGIA
- APRESENTAÇÃO CLÍNICA
    Exame físico
- EXAMES COMPLEMENTARES
    Ultrassonografia
    Dopplerfluxometria
    Punção aspirativa guiada por ultrassom
    Ressonância magnética
- MARCADORES TUMORAIS
- CONDUTA
- TRATAMENTO CLÍNICO
    Tratamento cirúrgico
        Quando indicar a cirurgia?
    Técnica cirúrgica
    Punção e aspiração
    Cistectomia (ooforoplastia)
    Anexectomia
    Técnica cirúrgica
- SITUAÇÕES ESPECIAIS
    Tumores ovarianos de baixo potencial maligno (*borderline*)
    Tumor de ovário e gravidez
    Tumores exageradamente grandes
    Nos casos de abertura acidental de um cisto durante uma laparoscopia
    Quando o diagnóstico histopatológico no pós-operatório revela uma malignidade inesperada
- CONCLUSÃO
- REFERÊNCIAS BIBLIOGRÁFICAS

INTRODUÇÃO

A patologia ovariana é uma importante causa de diminuição da fertilidade e capacidade reprodutiva. Massas anexiais podem ser encontradas em mulheres que apresentam queixas ginecológicas ou, simplesmente, ser um achado de exame. Os achados de massa anexial geralmente levantam ansiedade em razão da possibilidade de malignidade.

Métodos de imagem, particularmente a ultrassonografia, são quase sempre utilizados para determinar a natureza da massa. E, em mãos de examinadores experientes, os achados ultrassonográficos permitem a diferenciação entre massas benigna e maligna.

Dentre as indicações cirúrgicas em ginecologia, a via laparoscópica ocupa, atualmente, posição de destaque. Originalmente recomendada apenas para a avaliação da paciente infértil, nos últimos 15 anos a laparoscopia adquiriu *status* dentro das disciplinas cirúrgicas,[1] motivando reflexões sobre a via de abordagem na terapia cirúrgica das afecções ginecológicas, em especial nas massas ovarianas.

Os reconhecidos benefícios da laparoscopia,[2] como diminuição da morbidade cirúrgica, rápida recuperação da paciente e diminuição do tempo de internação; associados ao fato de que a maioria das patologias ovarianas na menacme é benigna, ampliaram o emprego da via laparoscópica no tratamento das massas ovarianas.

Vale a pena ressaltar que vários estudos demonstram que a fertilidade após a laparoscopia para tratamento dos tumores benignos do ovário permanece inalterada. Tal fato deve-se, em parte, ao menor trauma cirúrgico sobre as estruturas pélvicas quando comparada com a laparotomia.[3] Entretanto, essas vantagens não devem comprometer a evolução clínica de uma paciente, no caso de um achado inesperado de patologia maligna ovariana.[4]

Este capítulo tem como principal objetivo não apenas discorrer sobre as técnicas laparoscópicas para abordagem das massas ovarianas, mas também tem intenção de tornar cada vez mais claras as indicações do procedimento. É imprescindível a correta seleção das pacientes, com rigorosa avaliação pré-operatória, para que, na maioria das vezes, o diagnóstico pré-operatório chegue bem perto do achado intraoperatório, o que, com certeza, traz grandes benefícios para o paciente.

EPIDEMIOLOGIA

A prevalência do tipo de tumor está diretamente ligada à faixa etária. Um estudo feito por Konnings et al.[5] demonstrou que na terceira década de vida os tumores benignos respondem por 94% de todas as massas ovarianas. À medida que a faixa etária aumenta, a patologia benigna decresce e aumenta a patologia maligna, que incide em 4% na terceira década de vida, 13% na quarta década e responde por 45% dos casos na pós-menopausa. Segundo este estudo, o principal fator de risco para massa ovariana ser maligna é a faixa etária. O risco de malignidade na sétima década de vida é 12 vezes maior do que na terceira década.

A frequência relativa dos tumores *borderlines* parece não estar relacionada com a faixa etária, mas existe um consenso que este tipo de tumor incide com maior frequência nas pacientes jovens.[4]

Dos tumores neoplásicos benignos, o teratoma cístico é o mais comum, ficando com 58% dos casos cirúrgicos, o que é acordado por Beck e Latour[6] que fizeram uma revisão de 1.019 neoplasias benignas. O cisto funcional é a principal causa de aumento ovariano.[5]

FISIOPATOLOGIA

Aproximadamente 80% dos tumores primários dos ovários são císticos[7] e podem atingir grandes dimensões (Fig. 28-1). Atualmente, o amplo emprego dos métodos de diagnóstico por imagem na rotina ginecológica tem permitido a detecção destes tumores de forma cada vez mais precoce. A maioria dos tumores cresce dentro do parênquima ovariano, e são recobertos por fina cápsula. Comumente, eles crescem em direção à cavidade peritoneal, mas excepcionalmente crescem em direção ao mesovário, ocupando o espaço entre os folhetos do ligamento largo. Este tipo de localização torna a remoção cirúrgica tecnicamente mais difícil.[8]

Todos os tumores, mesmo benignos, sólidos ou císticos, mostram grande tendência à bilateralidade.

Os tumores funcionais representam variações fisiológicas de estruturas que normalmente fazem parte do ciclo ovariano, ou seja, originam-se do folículo e do corpo lúteo. São considerados a causa mais frequente de aumento ovariano na menacme.[7]

O cisto folicular é o cisto mais frequente do ovário[9] (Fig. 28-2). Origina-se de um folículo que não sofreu o processo normal de ovulação, ficando retido e acumulando líquido. Geralmente são únicos, de paredes finas, variando de 2,5 a 10 cm de diâmetro e comumente regridem em dois a quatro ciclos.

O cisto luteínico origina-se de um corpo lúteo, podendo evoluir para um cisto hemorrágico, em decorrência do grande número de vasos sanguíneos existentes no seu interior. Pode ocorrer ruptura e, consequentemente, hemoperitônio.

O cisto tecaluteínico corresponde a uma reação exacerbada dos ovários em resposta aos altos níveis de gonadotrofinas vivenciados em situações, como gravidez múltipla, mola hidatiforme, coriocarcinoma e na indução de ovulação. Geralmente são bilaterais e regridem espontaneamente.

Os ovários policísticos são consequência de estados de anovulação crônica e hiperandrogenismo.[10] Qualquer patologia que interfira no eixo hipotálamo-hipófise-ovário pode levar à anovulação, originando a policistose ovariana. Na maioria dos casos, trata-se de distúrbio endócrino, cujo tratamento primário é clínico.

Os tumores serosos podem ser císticos, papilares ou fibroadenomatosos na sua aparência macroscópica, podendo apresentar-se de forma isolada ou combinada. Geralmente unilaterais, uniloculares, de paredes finas e revestidos por uma única camada de epitélio achatado e cuboidal. O cisto adenoma seroso papilar pode apresentar formações papilares na superfície interna ou externa (Figs. 28-3 e 28-4). Quando essas formações papilares se localizam na superfície externa, associam-se, frequentemente, à ascite, e fragmentos do tumor podem-se implantar na superfície

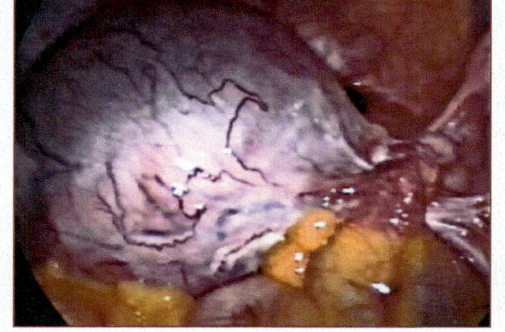

Fig. 28-1
Tumor cístico do ovário direito.

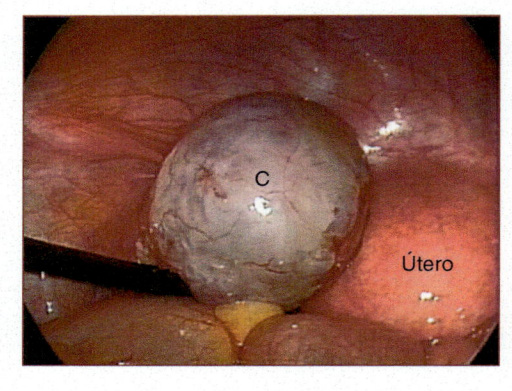

Fig. 28-2
Cisto folicular (C) em ovário esquerdo.

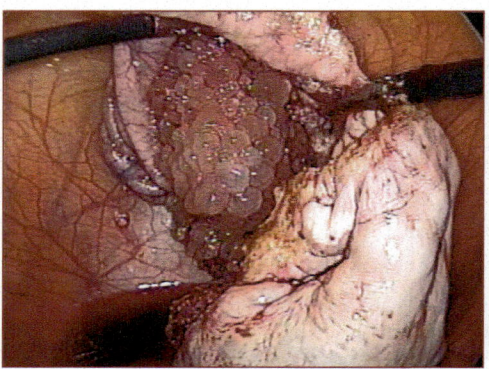

Fig. 28-3
Cistoadenoma seroso com formações papilíferas (P) visíveis após a abertura do tumor (T).

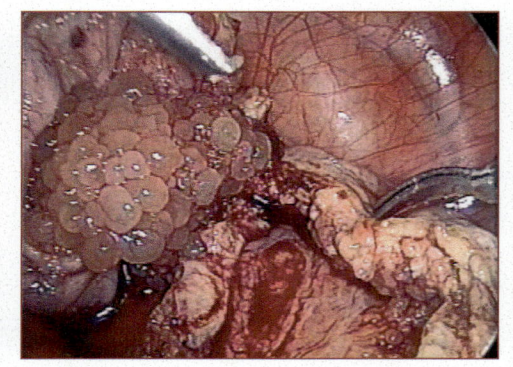

Fig. 28-4
Formações papilíferas na superfície interna do tumor.

peritoneal, levando a uma falsa impressão de malignidade durante o ato cirúrgico. O adenofibroma seroso, macroscopicamente, é visto como massa sólida, arredondada, multilobulada, habitualmente associada ao cisto seroso.

Os tumores mucinosos são comuns e respondem por 20% dos tumores neoplásicos ovarianos.[11] Em aproximadamente, 10% dos casos são bilaterais. Geralmente atingem grandes proporções e podem ser multiloculares. As formações papilares intracísticas, quando presentes, são pequenas. Histologicamente são revestidos por uma única camada de células epiteliais colunares altas, com citoplasma claro e mucinoso. O tumor é repleto por líquido espesso, podendo ser incolor, amarelado, esverdeado ou amarronzado, dependendo da presença de pigmentos sanguíneos derivados de prévia hemorragia intracística.[12]

O derramamento do conteúdo dos tumores mucinosos na cavidade peritoneal pode gerar o pseudomixoma peritoneal. Nessa condição, as células epiteliais do tumor invadem o omento, e se espalham como um filme sobre os peritônios visceral e parietal. A partir destes sítios ocorre a secreção de mucina semissólida dentro da cavidade peritoneal, causando distensão abdominal, dor constante e vômitos. Não é comprovado que o derramamento do conteúdo do cisto é essencial para que ocorra esta complicação, que pode estar presente em outras situações, tais como: mucocele e adenocarcinoma do apêndice.[14]

O tumor de Brenner é quase sempre uma condição benigna, com marcada incidência de bilateralidade. É formado por colunas de células escamosas ou de transição com uma camada central de epitélio colunar, às vezes com depósito de cálcio. Na maioria das vezes são pequenos, assintomáticos e, geralmente, achados histológicos de peças cirúrgicas. Algumas vezes, nesse tipo de tumor pode ocorrer o estímulo sobre as células tecais, causando elevação na produção estrogênica. O hiperestrogenismo decorrente desta situação pode gerar hiperplasia endometrial e sangramento uterino anormal.

Os teratomas maduros são tumores benignos, que comumente se apresentam sob a forma de cistos dermoides. Sua principal característica é que possuem tecidos derivados dos três folhetos germinativos: mesoderma, endoderma e ectoderma, podendo-se encontrar pele, ossos, cartilagens, dentes, cabelos etc. no seu interior. Correspondem a 25 a 40% de todos os tumores ovarianos,[16] ou seja, são os tumores neoplásicos benignos mais comuns do ovário. São comuns em pacientes jovens e, em 12% dos casos, são bilaterais. Na maioria dos casos são assintomáticos, achados ultrassonográficos ou de exames radiológicos que mostram calcificações pélvicas. Na presença de tecido imaturo, os teratomas são classificados como malignos. Apesar da mais raro, os teratomas maduros também podem sofrer processo de malignização, principalmente na pós-menopausa.

Os fibromas ovarianos são tumores oriundos do estroma gonadal e respondem por 3 a 5% dos tumores benignos.[17] São tumores ovoides sólidos, de consistência endurecida, às vezes bilaterais. Apesar de não conterem fibras musculares, comportam-se como o fibroma uterino, estando sujeito às mesmas complicações. A degeneração hialina é particularmente frequente nos tumores que atingem grandes proporções. Em alguns desses tumores pode-se encontrar, ao estudo histológico, a presença de tecido glandular, sendo então classificados como adenofibromas.

Apesar de os fibromas serem tumores inocentes, podem levar à formação de ascite e hidrotórax, associação essa comumente conhecida como síndrome de Meigs. Nestes casos, o fluido presente é um exsudato, resultante de um processo de irritação mecânica, provocado pelo tumor sólido no peritônio, pelas áreas de degeneração no fibroma, pelas obstruções que ocorrem nas veias superficiais de sua cápsula e causado também por secreção ativa por parte do fibroma. O hidrotórax pode ser bilateral, mas é mais frequente do lado direito. Representa a transferência do líquido ascítico do abdome para o espaço pleural. Esse mecanismo ocorre por pequenos defeitos diafragmáticos e/ou através da rede linfática. A remoção do fibroma é sempre seguida por cura espontânea, tanto da ascite como do hidrotórax. Nesses tumores pesados, de superfície lisa, comum a torção do pedículo.

Os tecomas são tumores oriundos do estroma gonadal, similares aos fibromas. A diferença clínica importante é que os tecomas são produtores de estrogênio, podendo ocasionar: sangramento uterino anormal, hiperplasia e carcinoma endometriais. Podem, também, ser inertes, ou seja, sem produção hormonal. Raramente são malignos.

Os endometriomas (Fig. 28-5) são cistos endometrióticos ovarianos e representam a manifestação da endometriose no parênquima ovariano. Macroscopicamente apresentam-se como "cistos de chocolate" (Fig. 28-6), em razão do sangramento cíclico no seu interior, com acúmulo de hemossiderina, originando essa coloração característica. Esses cistos levam à destruição do parênquima ovariano em decorrêmcia da fibrose e aderências. Essas alterações causam retração tecidual e distorção anatômica, comprometendo a função ovariana[1] (mais detalhes no Capítulo 21).

APRESENTAÇÃO CLÍNICA

Podem-se encontrar tumores anexiais de diversas etiologias em mulheres de todas as idades, desde recém-nascidas até na pós-menopausa avançada. Assim, é de inquestionável importância ao ginecologista e ao cirurgião pélvico habituar-se à rotina propedêutica destes tumores.

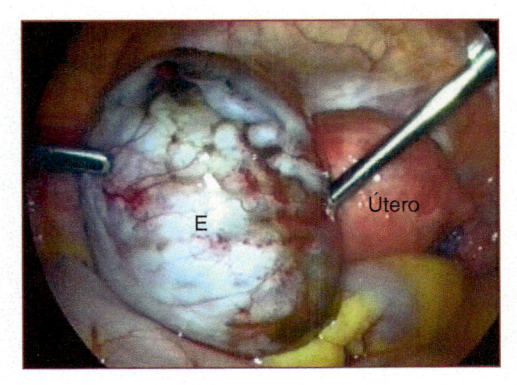

Fig. 28-5
Endometrioma *(E)* em ovário esquerdo.

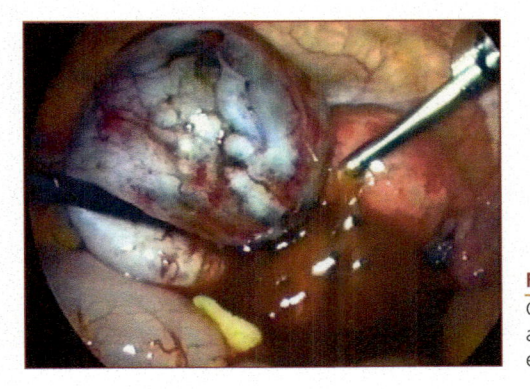

Fig. 28-6
Conteúdo achocolatado do endometrioma.

Os tumores ovarianos, benignos ou não, podem ser silenciosos, não sendo infrequente seu achado ocasional em mulheres submetidas a exame ultrassonográfico realizado por outra indicação médica. Isto ocorre, pois, na maioria das vezes, os tumores ovarianos em sua fase inicial são assintomáticos.

É importante ressaltar, no entanto, que os olhos atentos de um clínico experiente podem identificar fatores de risco, ou de exclusão, para doença ovariana.[18]

- A história da família:
  - Mulheres com história familiar de câncer de mama, de ovário ou câncer de cólon apresentam maior risco de malignidade ovariana.
  - Outros fatores de risco para o câncer de ovário incluem nuliparidade, história de infertilidade e endometriose.
- Características da dor:
  - Cistos anexiais associados à "dor do meio" sugerem tratar-se de cisto funcional ou de corpo lúteo.
  - Dor imediatamente após a relação sexual pode estar relacionada com um cisto roto.
  - Dismenorreia e dispareunia são sugestivos de endometriose.
  - O início súbito de dor intensa, geralmente associada a náuseas e vômitos, é sugestivo de quadros de emergência como a torção ou ruptura do cisto do ovário, mioma degenerado ou hemorragia a partir de uma neoplasia ovariana.
  - Dor acompanhada de febre sugere infecção, como a doença inflamatória pélvica aguda, a apendicite ou diverticulite, mas também pode estar associada à torção ou degeneração de miomas.
  - A dor abdominal crônica, ou o inchaço, é sugestiva de neoplasia de ovário ou de miomas.
- Qual é a história menstrual?
  - A ausência de menstruação sugere gravidez ectópica.
  - Menorragia e dismenorreia geralmente ocorrem com miomas.
  - Sangramento pós-menopausa é um sintoma comum do câncer de endométrio.
  - Tumores hormonalmente ativos, tais como os tumores do cordão sexual-estroma do ovário e alguns tumores de células germinativas, podem causar sangramento uterino anormal, sensibilidade mamária, hirsutismo e, em crianças, precocidade do desenvolvimento dos caracteres sexuais.
- Existem sintomas gastrointestinais?
  - Relata-se com certa frequência a presença de sintomas gastrointestinais inespecíficos em mulheres portadoras de câncer de ovário.
  - A diverticulite deve ser considerada uma das hipóteses diagnósticas principais em mulheres na menopausa, com dor em quadrante inferior esquerdo, náuseas e vômitos, constipação, diarreia, febre e sintomas urinários.
  - Nas mulheres jovens, os sintomas gastrointestinais inespecíficos podem sugerir apendicite. Neste caso, os sintomas serão seguidos por dor visceral (ou seja, constante, não muito intensa, e pouco localizável) na região epigástrica ou periumbilical. Náuseas e vômitos podem ocorrer após o aparecimento da dor.

À medida que ocorre o crescimento causam sintomas que correspondem à pressão exercida sob estruturas adjacentes, tais como: aumento da frequência urinária, desconforto pélvico, distensão abdominal e constipação. A dor pélvica é insidiosa, muitas vezes relatada como sensação de peso. Pode ocorrer dor aguda, geralmente secundária a uma hemorragia intracística, ruptura com extravasamento do conteúdo ou torção do anexo aumentado.

Exame físico

Recomenda-se realizar exame físico completo, visando a alterações pélvicas e extrapélvicas.

À palpação abdominal pode-se perceber uma massa originária da pelve, quando essa atinge grandes proporções (Fig. 28-7). O toque vaginal combinado percebe, geralmente em localização parauterina, as tumorações menores com facilidade. O exame combinado bimanual e o toque retovaginal fornecem dados importantes sobre o tamanho, localização, consistência e mobilidade da massa anexial para ajudar no diagnóstico diferencial.

Vale ressaltar que os ovários normais de mulheres na pós-menopausa geralmente não são palpáveis. O achado de um ovário palpável nesta população deve ser criteriosamente investigado.[19]

Dentre as várias alterações do exame físico que podem sugerir malignidade, ressaltam-se: irregularidade da superfície, consistência sólida e falta de mobilidade. Deve-se enfatizar, no entanto, que estas alterações também podem sugerir a presença de endometriose profunda e de massas inflamatórias. A presença de ascite é um fator preditivo de malignidade.

Alguns estudos ressaltam a grande dificuldade em se estabelecer a origem histológica de um tumor, baseando-se apenas em dados clínicos, laboratoriais e radiológicos. Avaliando mulheres sintomáticas e assintomáticas, na pré- e pós-menopausa, observaram-se diferentes sensibilidade e especificidade para o diagnóstico das massas anexiais de acordo com o método utilizado:[18]

- Exame bimanual (45 e 90%).
- Ultrassonografia pélvica (86-91% e 68-83%).
- Ressonância magnética (91 e 87%).
- Tomografia computadorizada (90 e 75%).
- PET-scan (67 e 79%).
- CA-125 (78 e 78%), considerando-se resultados maiores que 35 UI/mL como o limite para um nível elevado.

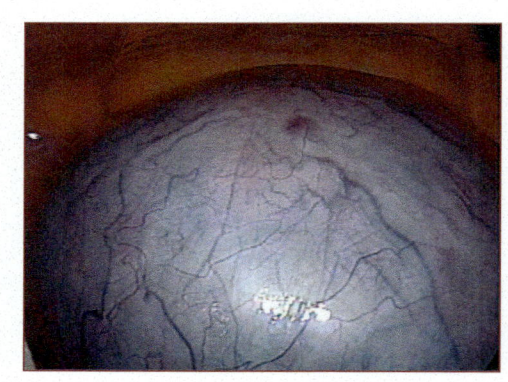

Fig. 28-7
Volumosa massa cística ovariana.

Quadro 28-1 Características clínicas[4]

- Tamanho
- Mobilidade
- Consistência
- Regularidade
- Bilateralidade
- Ascite – sinal de piparote

Conclui-se que todos os métodos apresentam variações amplas da sensibilidade e especificidade, e que a literatura não fornece dados suficientes para estabelecer a melhor estratégia diagnóstica das massas anexiais.

É importante, nesse momento, pesquisar as características do tumor que auxiliam no diagnóstico diferencial dos tumores benignos e malignos (Quadro 28-1).

Os tumores pequenos ou médios, móveis, consistência cística, com superfície regular, unilaterais e sem sinais de ascite, têm grande probabilidade de serem benignos, ao contrário dos tumores maiores, endurecidos, fixos, irregulares, bilaterais e com sinais da presença de ascite.[20]

Vale aqui lembrar da síndrome de Meigs, em que os achados de tumoração sólida, ascite e derrame pleural ocorrem nos fibromas, tumores esses geralmente benignos.

Critérios clínicos de malignidade:

1. **Idade:** o risco de malignidade é diretamente proporcional à idade,[21] exceção com relação à infância, quando a maioria dos tumores é maligna.
2. **Presença de dor:** dor insidiosa é mais sugestiva de malignidade do que dor aguda. Geralmente é o primeiro sintoma da patologia maligna.[22]
3. **Crescimento rápido:** bastante sugestivo de malignidade.
4. **Consistência do tumor:** tumores sólidos são mais sugestivos de malignidade.
5. **Bilateralidade:** 75% dos tumores malignos são bilaterais.
6. **Fixação do tumor:** a aderência a outros órgãos pélvicos sugere malignidade.
7. **Ascite:** geralmente presente nos tumores malignos, exceção ao tumor de Brenner.
8. **Edema vulvar e de membros inferiores:** nos casos de invasão linfática metastática.

Diagnóstico diferencial:[10]

- Distensão vesical.
- Gravidez.
- Obesidade.
- Pseudociese.
- Cisto mesentérico.
- Abscesso apendiceal.
- Rim pélvico.
- Miomas.
- Tumores intraligamentares.
- Abscesso tubovariano.
- Gravidez ectópica.
- Útero bicorno.
- Hidrossalpinge.

EXAMES COMPLEMENTARES

Ultrassonografia

O exame de ultrassonografia é o estudo mais valioso na avaliação das massas anexiais ou pélvicas, e por esta razão sua realização é mandatória nestas pacientes.

Cistos simples, cistos hemorrágicos, endometriomas e cistos dermoides habitualmente apresentam características ultrassonográficas altamente preditivas do diagnóstico histológico. Ainda assim, o diagnóstico ultrassonográfico das massas anexiais pode ser difícil e requerer o acompanhamento ecográfico por período de 1 a 3 meses.

Estudos de Hermann et al. e Sassone et al.[23,24] definem o exame por ultrassom como método de eleição para o estudo dos tumores ovarianos. As ultrassonografias pélvica e transvaginal têm capacidade de definir características morfológicas que auxiliam na definição da conduta. Não obstante, a completa diferenciação entre a massa benigna ou maligna não pode ser obtida somente pela imagem ultrassonográfica.[24]

A via endovaginal é considerada a melhor opção, pois permite a aproximação do transdutor ao anexo, provendo, dessa forma, mais detalhes.[25] Não obstante, é importante reforçar a importância da realização do exame conjunto pelas vias abdominal e vaginal em todos os casos.

Em uma série de 173 casos consecutivos de mulheres submetidas ao tratamento cirúrgico de massas pélvicas, não se logrou estabelecer o diagnóstico específico em 51% (88 de 173) das pacientes. O diagnóstico correto foi estabelecido em 42% (72 de 173) dos casos e em 7% (13 de 173) estabeleceu-se um falso diagnóstico.[26] A sensibilidade e a especificidade para o diagnóstico de endometrioma foram 92 e 97%, respectivamente, para cisto dermoide, a sensibilidade foi de 90%, e a especificidade, 98%.

Como discutido anteriormente, esses recursos ultrassonográficos têm sensibilidade e especificidade que variam de 86 a 91% e 68 a 83%, respectivamente, para o diagnóstico de malignidade.[18]

Em uma população mista de mulheres na pré- e pós-menopausa, apenas 0,3% (1 de 296) dos cistos uniloculares eram malignos. A taxa de malignidade para cistos multiloculares foi de 8% (20 de 229), para multilocular com áreas sólidas no interior 36% (147 de 209) e para os tumores sólidos 39% (31 de 80).

Sugere-se que a espessura dos septos (> 2-3 mm) seja um critério sugestivo de malignidade, entretanto, esta associação é controversa.[27]

Os critérios morfológicos importantes a serem analisados são (Quadro 28-2):

- *Tamanho do tumor:* a possível associação entre o tamanho dos tumores e o risco de malignidade é controverso. Considera-se como medida normal dos ovários, na pré-menopausa, algo em torno de 3,5 × 2 × 1,5 cm, já na pós-menopausa estes valores são bem reduzidos, atingindo medidas em torno de 1,5 × 0,7 × 0,5 cm após 2-5 anos da menopausa.[28] Um ovário após a menopausa que tenha o dobro do tamanho do ovário contralateral é considerado suspeito para malignidade.

Alguns defendem que cisto de ovário menor que 5 cm tem 1% de risco de malignidade, de 5 a 10 cm tem 11% e acima de 10 cm um risco de 72%, independentemente da faixa etária estudada.[13] Outros, no entanto, sugerem não haver relação entre

Quadro 28-2 Critérios ultrassonográficos de malignidade[23,24]

1. Irregularidade e espessamento da parede do tumor
2. Presença de septos grosseiros
3. Ecogenicidade: presença de elementos sólidos dentro do cisto
4. Definição de formações vegetantes intracísticas
5. Presença de formações pupilares
6. Presença de ascite
7. Bilateralidade

o tamanho das lesões e a existência de patologia maligna.[29] Em mulheres na menopausa, cistos ovarianos uniloculares, com diâmetro maior que 30 mm estão associados a um risco de câncer em 9,6% dos casos. Ressalta-se, no entanto, que o tamanho dos cistos de ovário uniloculares não se correlaciona bem com o risco de malignidade, pois a maioria destes tumores é benigna.

Por outro lado, grandes cistos multiloculares e tumores sólidos apresentam maior probabilidade de serem malignos.

- *Espessura e estrutura da parede:* parede do cisto com espessura acima de 3 mm sugere patologia maligna, bem como a estrutura interna da parede quando revela áreas de irregularidade e formações papilares.
- *Ecogenicidade:* a ecogenicidade mista ou alta sugere a presença de áreas sólidas, que estão mais frequentemente relacionadas com a patologia maligna.
- *Presença de septos e suas características:* septos grosseiros sugerem patologia maligna.

O aspecto ultrassonográfico foi avaliado através de um sistema de pontuação estabelecido por Sassone *et al.*[24] (Quadro 28-3). O ponto de corte nos critérios de Sassone foi a soma dos parâmetros superior a 9, ou seja, acima dessa pontuação existe uma forte suspeita de patologia maligna.

Um excelente guia para tomada de decisão e escolha da melhor terapia foi sugerido pela Sociedade Americana de Radiologia (Quadro 28-4).

Dopplerfluxometria

Essa técnica, que identifica e descreve de forma gráfica o fluxo sanguíneo do útero e dos ovários, foi incorporada à ultrassono-

Quadro 28-3 Critérios de Sassone

Valor	Variáveis			
	Estrutura da Parede interna	Espessura da Parede (mm)	Septo (mm)	Ecogenicidade
1	Lisa	Fina (3 mm)	Sem septo	Sonolucente
2	Irregular (< 3 mm)	Espessa (> 3 mm)	Fino (< 3 mm)	Baixa ecogenicidade
3	Papilaridades (> 3 mm)	Não aplicável (maioria sólida)	Espesso (> 3 mm)	Baixa ecogenicidade
				Ecogenicidade central
4	Não aplicável (maioria sólida)			Ecogenicidade mista
5				Alta ecogenicidade

Quadro 28-4 *Guidelines* da Sociedade Americana de Radiologia[31]

Aparência Normal	Foto	Acompanhamento	Comentários
Ovário aparentemente normal Idade reprodutiva Folículos - Paredes finas e lisas - Arredondada ou oval - Anecoica - ≤ 3 cm - Sem extravasamento de sangue	foto	Não é necessário	Desenvolvimento de folículos e folículo dominante ≤ 3 cm são achados normais
Ovário aparentemente normal Idade reprodutiva Corpo lúteo - Paredes espessadas - Sangue na periferia - ≤ 3 cm - Ecos internos - Aparência crenada	foto	Não é necessário	Corpo lúteo ≤ 3 cm é um achado normal
Ovário aparentemente normal Pós-menopausa - Pequeno - Homogêneo	foto	Não é necessário	Ovário normal na pós-menopausa é atrófico e sem folículos
Clinicamente irrelevante Pós-menopausa Cisto simples ≤ 1 cm - Parede fina - Anecoico - Sem sangramento	foto	Não é necessário	Pequenos cistos simples são comuns; Cistos ≤ 1 cm são considerados clinicamente sem importância

(Continua)

Quadro 28-4 *Guidelines* da Sociedade Americana de Radiologia (*Cont.*)

Cistos com Características Benignas	Foto	Acompanhamento	Comentários
Cistos simples (incluem cistos ovarianos e extraovarianos) ■ Paredes finas e lisas ■ Arredondada ou oval ■ Anecoica ■ Sem componente sólido ou septos ■ Realce acústico posterior ■ Sem sangramento interno	foto	Idade reprodutiva: ≤ 5 cm não é necessário > 5 ≤ 7 cm: anual Pós-menopausa (PM): > 1 ≤ 7 cm anual** Qualquer idade: > 7 cm: mais imagem (RMP) ou avaliação cirúrgica	Cistos simples, independe da idade da paciente, quase certamente benigno Cistos ≤ 3 cm em mulheres de idade reprodutiva
Cisto hemorrágico ■ Ecos internos ■ Aparência sólida com áreas côncavas nas margens ■ Sem sangramento interno	foto	Idade reprodutiva: ≤ 5 cm: não é necessário > 5 cm: 6-12 semanas de acompanhamento para assegurar resolução Pós-menopausa precoce: Qualquer tamanho: acompanhamento para assegurar a resolução Pós-menopausa tardia: Considerar avaliação cirúrgica	Usar o *doppler* para assegurar nenhum componente sólido Cistos ≤ 3 cm em mulheres em idade reprodutiva
Endometrioma ■ Homogêneo e baixo nível de ecos internos ■ Sem componente sólido ■ ± Foco ecogênico na parede	foto	Qualquer idade: Inicialmente acompanhamento de 6-12 semanas, se não for removido cirurgicamente, acompanhamento anual	
Cisto dermoide ■ Componente hiperecogênico focal ou difuso ■ Linhas e pontos hiperecoicos ■ Área de sombra acústica ■ Sem fluxo interno	foto	Qualquer idade: Se não é removido cirurgicamente, acompanhamento anual para assegurar estabilidade	
Hidrossalpinge ■ Massa cística de formato tubular ■ Projeções ± curtas "contas de rosário" ■ Sinal de estreitamento ■ ± Separado do ovário	foto	Qualquer idade: Como indicado clinicamente	
Cisto de inclusão peritoneal ■ Segue o contorno dos órgãos pélvicos adjacentes ■ Ovário na extremidade da massa ou suspenso, sem massa ■ Alguns septos	foto	Qualquer idade: Como indicado clinicamente	
Cisto com características indeterminadas, mas provavelmente benignas	**Foto**	**Acompanhamento**	**Comentários**
Achados sugestivos de, mas não clássicos para cisto hemorrágico, endometrioma, ou cisto dermoide	foto	Idade reprodutiva: 6-12 semanas: acompanhamento para assegurar a resolução. Se a lesão está inalterada, então cisto hemorrágico é improvável e continua-se o acompanhamento com ultrassonografia ou ressonância que mostrou então ser considerado. Se estes estudos não confirmam endometrioma ou cisto dermoide, então, a avaliação cirúrgica mostrou-se considerada Pós-menopausa: considerar avaliação cirúrgica	
Parede fina do cisto, com septação fina e única, ou calcificação focal na parede do cisto	foto	Acompanhamento baseado no tamanho e no *status* menopausal, mesmo como um cisto simples descrito anteriormente	
Múltiplas septações finas (< 3 mm)	foto	Considerar avaliação cirúrgica	Múltiplas septações sugerem uma neoplasia, mas septações finas, a neoplasia é provavelmente benigna
Nódulo (não hiperecoico) sem sangue	foto	Considerar avaliação cirúrgica ou ressonância	Nódulo sólido sugere neoplasia, mas sem fluxo (e não ecogênico como poderia ser visto em um dermoide), é, provavelmente, uma lesão benigna como um cistoadenofibroma
Cisto com característica fortemente sugestiva de malignidade	**Foto**	**Acompanhamento**	**Comentários**
Espessura (> 3 mm) septos irregulares	foto	Qualquer idade: considerar avaliação cirúrgica	
Nódulo com fluxo sanguíneo	foto	Qualquer idade: considerar avaliação cirúrgica	

grafia transvaginal com o objetivo de aumentar a acurácia do método.

A detecção de malignidade pela dopplerfluxometria é baseada em dois índices: o índice de resistência vascular (IR) e o índice de pulsatilidade (IP). O primeiro se baseia no reconhecimento do fluxo arterial, que em casos de malignidade é relativamente alto na diástole quando comparado com a sístole. Esse fluxo diastólico anormal é o resultado do maior relaxamento da camada muscular observado na neovascularização tumoral, permitindo tanto o aumento do fluxo diastólico como a ocorrência de *shuntings* arteriovenosos característicos do crescimento tumoral.[25]

O resultado é o encontro de um fluxo de baixa resistência, que quando é menor que 0,4 (IR < 0,4), sugere malignidade. A dopplerfluxometria também determina a direção e a velocidade relativa do fluxo sanguíneo, definindo, através de uma fórmula, o índice de pulsatilidade. Quando o índice de pulsatilidade se encontra menor que 1,0 (IP < 1,0) sugere-se a presença de malignidade.

O exame deve ser realizado na fase pós-menstrual, para não confundir um tumor com o corpo lúteo, que é ricamente vascularizado.

A dopplerfluxometria na abordagem diagnóstica dos tumores ovarianos tem alto valor preditivo negativo (acima de 98%) na exclusão da malignidade.[30]

A associação da ultrassonografia com dopplerfluxometria, na abordagem diagnóstica dos tumores ovarianos, tem uma sensibilidade de 90% e especificidade de 95%, segundo Kurjak *et al.* (1996).[11] Outros autores relatam um valor preditivo negativo de 100% sendo efetivo para excluir malignidade e valor preditivo positivo de 73%. Logo, uma em quatro lesões diagnosticadas como malignas é na realidade benigna.

O exame de dopplerfluxometria de uma massa ovariana deve ser considerado um refinamento do estudo ultrassonográfico e, portanto, é considerado um estudo complementar à ultrassonografia convencional.[15]

> Suspeição de malignidade
> IR < 0,4 e IP < 1,0

Punção aspirativa guiada por ultrassom

A punção aspirativa por agulha fina (PAAF) tem sido estudada como uma ferramenta de diagnóstico em mulheres com massa anexial. As vantagens da citologia aspirativa incluem a definição histológica, redução do risco de complicações e evitar a intervenção cirúrgica.[32] Contudo, a utilização generalizada deste método é limitada em razão dos questionamentos acerca da precisão do diagnóstico (sensibilidade e especificidade) e da ruptura do cisto com derramamento de seu conteúdo na cavidade pélvica e consequente potencial de disseminação de células malignas.

Em estudo de 235 lesões císticas ovarianas investigadas pela PAAF, 56% das amostras foram desprovidas de células de diagnóstico, a sensibilidade para lesões específicas variou de 35 a 83%, e a especificidade foi próxima a 100%.[33] Concluiu-se que esta técnica não é suficientemente confiável para a avaliação de massas anexiais na maioria das mulheres.[34]

A aspiração dos cistos também é ineficaz como um procedimento terapêutico, uma vez que a taxa de reformação destes cistos é elevada.[35,36,63] Em estudo controlado aleatorizado sobre a aspiração dos cistos, incluindo 278 mulheres com idades entre 14 e 81 anos que apresentavam cistos uniloculares com tamanho variando de 4 a 7 cm de diâmetro, não se observou, após 6 meses de observação, nenhuma diferença no resultado entre as mulheres submetidas à punção do cisto e aquelas em que adotou-se conduta expectante.[35]

Quadro 28-5 Suspeição de malignidade à RM (Yamashita, em 1997)[30]

- Presença de ascite maciça
- Tumor sólido-cístico com grande componente sólido
- Arquitetura interna complexa
- Espessura da parede superior a 3 cm
- Bilateralidade

Ressonância magnética

A ressonância magnética é método de grande valor na avaliação da pelve feminina.[37] A visão panorâmica da região pélvica em cortes milimétricos, associada ao inventário dos espaços retroperitoneais, ampliou o espectro de ação deste método. Apesar de o exame ultrassonográfico permanecer como o padrão-ouro para a avaliação das pacientes com tumores ovarianos, a ressonância magnética pode contribuir na identificação de malignidade no pré-operatório[38] (Quadro 28-5).

A principal aplicação da ressonância magnética na avaliação dos tumores ovarianos é na diferenciação da natureza dos tecidos: conteúdo líquido simples, conteúdo líquido atípico, sangue, tecido sólido, tecido fibroso, gordura etc.[37] Com isso, é possível distinguir tumores com aspecto complexo à ultrassonografia, como: endometriomas, tumores dermoides e fibrotecomas.

MARCADORES TUMORAIS

1. **CA-125:** é uma glicoproteína de alto peso molecular identificada como um anticorpo monoclonal OC-125. Provém de tecidos derivados do epitélio celômico embrionário, que incluem: endométrio, endocérvice, tubas uterinas, peritônio, pleura e pericárdio e, por isso, tem baixa especificidade. Seu limite superior é de 35 U/mL, e representa a proliferação de tecidos epiteliais, estando presente na maioria das neoplasias epiteliais. Níveis elevados do CA-125 estão associados a tumores malignos ginecológicos e não ginecológicos, mas é mais frequentemente encontrado nos blastomas ovarianos.[39] Também pode estar aumentado nas seguintes situações: gravidez, endometriose, hepatopatias e insuficiência renal. Em 50% dos tumores malignos do ovário estádio I e II, encontra-se dentro dos limites da normalidade, o que torna esse marcador mais específico para o controle evolutivo da doença.[40] Os estudos de Parker *et al.*[17] mostram que 80% das pacientes com mais de 50 anos, cuja dosagem sérica do CA-125 foi maior que 35 u/mL, eram portadoras de massa maligna, confirmando o valor do marcador na avaliação dos tumores de ovário na pós-menopausa. Janet Drake[41] refere que a dosagem do CA-125 só tem valor em mulheres pós-menopáusicas quando a imagem ultrassonográfica sugere malignidade. Jacobs *et al.* (1990)[39] sugerem que o escore, combinando a avaliação ultrassonográfica, o *status* menopausal e o valor do

CA-125, tem sensibilidade de 78% e especificidade de 99% na identificação dos tumores malignos de ovário.

2. **CA-19.9:** é um marcador específico para tumores mucinosos. Possui maior sensibilidade do que o CA-125 para os cistoadenocarcinomas mucinosos, com especificidade de 80%. Tem baixa sensibilidade para os tumores não mucinosos. É considerado positivo acima de 40 U/mL.
3. **Alfafetoproteína:** tumores do seio endodérmico e tumores mistos de células germinativas.
4. **Antígeno carcinoembrionário:** carcinoma embrionário.
5. **Gonadotrofina coriônica:** coriocarcinomas.
6. **Estradiol:** tumores de células da granulosa.
7. **Testosterona:** tumor de células de Sertoli-Leydig.
8. **Desidrogenase láctica:** marcador tumoral inespecífico.
9. **Proteína humana epidídimo 4 (HE4):** é uma proteína expressa no tecido do câncer de ovário. Os dados sugerem a realização de testes de HE4 em associação ao CA-125, para avaliação de mulheres de risco. Em contraste com o CA-125, a HE4 não é elevada em mulheres com endometriose.[42,43] Um ensaio para detecção da HE4 está disponível comercialmente e foi aprovado pelo Food and Drug Administration (FDA) Norte-Americano para distribuição comercial e uso em monitoração de pacientes com câncer de ovário.[44,45]

CONDUTA

As Figuras 28-8 e 28-9 demonstram os algoritmos mais aceitos na atualidade e recomendados pelos autores.

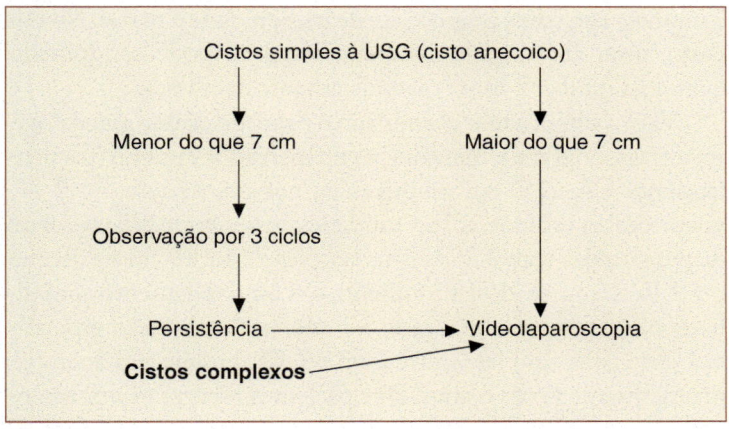

Fig. 28-8
Mulheres na menacme.

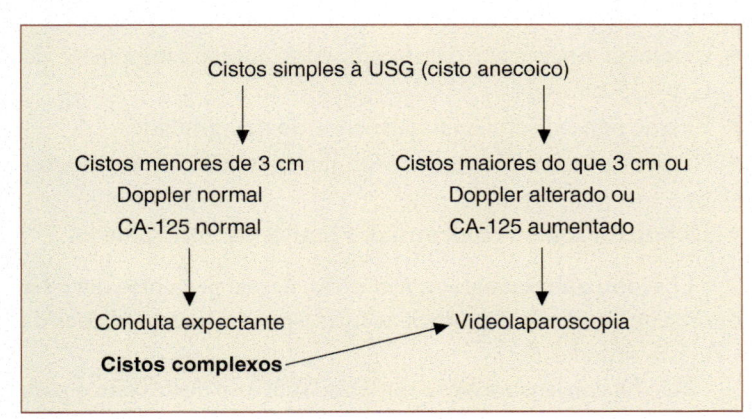

Fig. 28-9
Mulheres na pós-menopausa.

Diversos são os protocolos para abordagem laparoscópica dos tumores ovarianos. Um dos pontos mais controversos é o limite de tamanho a partir do qual se deveria indicar a intervenção cirúrgica. Nossa opinião é concorde com aqueles que utilizam o limite de 7 ou 8 cm como critério para a indicação cirúrgica.[4,7] Outros autores, no entanto, adotam o limite de 10 cm para a indicação cirúrgica.[20] Entendemos ser esse limite perigoso, aumentando a incidência de acidentes, como torção e ruptura.

É importante lembrar que quanto maior for o tumor, mais sintomas ocorrem, colaborando para uma indicação cirúrgica mais precoce.

TRATAMENTO CLÍNICO

Os cistos funcionais merecem conduta expectante, pois a maioria deles regride em 3 a 6 ciclos. Zanetta et al.[27] mostraram que a conduta expectante por 3 a 6 meses, nos tumores císticos, sem sinais de malignidade, parece não causar risco significativo para as pacientes e afirmou que, em cerca de um terço dos casos, ocorre remissão espontânea.

Mulheres na pré-menopausa, portadoras de cistos simples com diâmetro inferior a 10 cm e aparência ultrassonográfica não sugestiva de malignidade, podem ser seguidas de forma expectante com 70% de regressão destes tumores ao longo de 3 a 6 meses.[46] Apesar de controverso, o limite de 10 cm para cistos simples é recomendado por diversos autores.[5,46]

Recomenda-se, ainda, em algumas situações, medicar estas pacientes com contraceptivos hormonais orais (CHO) durante este período de observação. Tal conduta encontra amparo na literatura e tem por objetivo bloquear a ovulação e impedir o surgimento de novos cistos. Obtém-se, ainda, o benefício adjuvante de regularizar os ciclos ou induzir a amenorreia, quando necessário).

Numerosos estudos têm investigado os efeitos dos CHO sobre o desenvolvimento do cisto folicular e da ovulação. De modo geral, prescrever uma dose baixa (35 mcg) de CHO monofásico por um período de pelo menos 4 a 6 semanas é uma norma.[46-50]

Na pós-menopausa, nos casos de tumores císticos menores que 3 cm, com conteúdo totalmente anecoico à ultrassonografia, sem anormalidades ao exame de Doppler e com dosagem de CA-125 normal, a conduta também pode ser expectante.[26] É importante o acompanhamento ultrassonográfico a cada 3 meses no primeiro ano. No caso de ocorrência de qualquer anormalidade, a conduta é revista.

Tratamento cirúrgico

Realizar laparotomia ou laparoscopia na avaliação de massas anexiais é um assunto controverso. As principais questões em torno da laparoscopia envolvem o risco de vazamento do tumor, por ruptura da cápsula do ovário, durante a remoção da massa por via laparoscópica e ao potencial atraso na realização da cirurgia definitiva, quando o estadiamento cirúrgico completo não for realizado no momento do diagnóstico de uma malignidade inesperada.[65,68]

Segundo a Sociedade Americana de Oncologistas Ginecológicos houve um tempo médio de 5 semanas entre a laparoscopia diagnóstica/terapêutica e a cirurgia definitiva oncológica, nos casos em que os tumores não foram tratados adequadamente na primeira intervenção.[51] Este atraso nos casos em que a ruptura do tumor ocorreu no momento da avaliação laparoscópica, poderia afetar a sobrevida das pacientes.[52] Assim, parece-nos prudente recomendar que em tumores suspeitos de malignidade, independente da via de abordagem, a equipe cirúrgica disponha de cirurgiões com experiência em oncologia ginecológica.

Ressalta-se, ainda, que a laparoscopia é considerada a melhor opção para a abordagem, tanto diagnóstica como cirúrgica, das massas anexiais, inclusive em alguns casos específicos de tumores malignos em estágios iniciais. Tão importante quanto a escolha da via de abordagem é o preparo do cirurgião para enfrentar situações adversas como o diagnóstico inesperado de um tumor maligno de ovário. Empregando-se análise criteriosa pré-operatória é possível selecionar, adequadamente, as pacientes de baixo risco para patologia maligna que poderão se beneficiar da complementação propedêutica por via laparoscópica.

O emprego da laparoscopia como parte da semiologia dos tumores ovarianos é reivindicação antiga e já incorporada à prática médica contemporânea. Assim, recomenda-se que o diagnóstico definitivo dos tumores ovarianos empregue os tempos laparoscópicos para identificação das características macroscópicas dos tumores e, eventualmente, para coleta de material dos mesmos (líquido intracístico e fragmentos da cápsula).

A via laparoscópica confirma, dessa forma, sua vocação diagnóstica e terapêutica, ampliando as opções de terapias minimamente invasivas. Seu emprego nos casos duvidosos auxilia o estabelecimento do diagnóstico preciso e a escolha da melhor opção terapêutica. Nos casos de tumores disseminados com malignidade confirmada a melhor opção é a laparotomia, tendo em vista que o resultado do tratamento laparoscópico do câncer ovariano avançado ainda não está bem estabelecido.

Quando indicar a cirurgia?

- *Suspeita de câncer de ovário ou das tubas uterinas:* sabe-se que prognóstico do câncer de ovário é pobre quando a doença não é diagnosticada e tratada precocemente. Nenhum teste de diagnóstico é 100% exato em distinguir entre lesões benignas e malignas. Assim sendo, o risco de não diagnosticar uma doença potencialmente fatal, não importa quão pequena seja, deve, também, ser ponderado contra as complicações da intervenção.
- *Risco de ruptura ou torção:* apesar de pouco frequentes, não podemos classificar estas afecções como de ocorrência rara. A ruptura pode ser assintomática ou acompanhada de dor pélvica de intensidade variável, em especial quando após a ruptura há sangramento ou derramamento do conteúdo do cisto na cavidade pélvica (teratoma ou endometrioma). A torção de cistos também, é dolorosa e, se o tratamento for tardio, pode resultar em necrose do ovário e necessidade da realização de ooforectomia.
- *Dor intensa ou compressão:* os cistos ovarianos frequentemente causam sintomas de dor ou pressão. Considerando-se que muito destes cistos poderão regredir espontaneamente, deve-se adotar analgesia eficaz durante este período de espera. A falha terapêutica e a persistência da dor são indicações claras da necessidade de investigação cirúrgica.

A remoção de hidrossalpinge frequentemente é realizada antes da fertilização *in vitro*. Por outro lado, dilatações tubárias assintomáticas, em especial após a ligadura das tubas, podem ser tratadas de forma mais conservadora.

- *Comprometimento da fertilidade:* sabe-se que o atraso na realização do tratamento cirúrgico pode afetar, significativamente, a fertilidade, em especial quando a condição causadora do cisto também contribui para a infertilidade (endometrioma por exemplo), ou se uma cirurgia mais extensa é necessária porque a massa continua a crescer, sofre torção ou ruptura.

Por outro lado, a remoção de massas anexiais em mulheres na pré-menopausa pode levar à formação de aderências e/ou reduzir a reserva ovariana, impactando de forma negativa sobre fertilidades e/ou a idade da menopausa.

Sugerimos a abordagem cirúrgica dos tumores ovarianos em mulheres na pré-menopausa nas seguintes situações:

- Independente do tamanho os das características ecográficas sempre que houver dor intensa persistente ou abdome agudo.
- Tumores císticos, maiores que 5 cm e persistentes por mais de 6 meses.
- Tumores mistos, cisticossólido, independente do tamanho e persistente por mais de 3 meses.
- Mulheres assintomáticas com cistos maiores que 10 cm.
- Presença de achados suspeitos para malignidade, independentemente do tamanho: aparência ultrassonográfica do cisto, nenhuma mudança ou aumento no tamanho, níveis elevados de CA-125 (> 200 U/mL), ascite, suspeita de doença metastática, ou história familiar de um parente de primeiro grau com câncer de ovário ou de mama.[53]

O acompanhamento das mulheres na pós-menopausa tende a ser mais agressivo, pois o risco de malignidade é maior. No entanto, uma abordagem mais conservadora pode ser tomada, quando a mulher é idosa ou clinicamente debilitada.

Vários estudos têm examinado o papel do exame ginecológico, ultrassonografia e mensuração do marcador tumoral (particularmente CA-125) em mulheres na pós-menopausa.[5,54-59] No maior desses estudos, 2.763 mulheres pós-menopáusicas foram diagnosticadas com 3.259 cistos simples de até 10 cm de diâmetro.[58] Realizou-se, nestas mulheres, o acompanhamento com ultrassonografias seriadas a cada 3-6 meses. A resolução espontânea dos cistos simples ocorreu em 69,4% durante um acompanhamento médio de 6 anos. Dez pacientes foram posteriormente diagnosticadas com câncer de ovário.

Assim, sugere-se o acompanhamento clínico das massas ovarianas de mulheres na pós-menopausa sempre que respeitados os seguintes critérios:

- Citologia oncótica e verificação dos níveis sanguíneos do CA-125 normais.
- Exame pélvico sem sinais suspeitos de malignidade.
- Cisto ovariano unilateral em simples exame de ultrassonografia.
- Dopplerfluxomateria dentro dos limites da normalidade.

O acompanhamento, ou *follow-up*, destas pacientes deve ser rigoroso e contar com exames de ultrassonografia e medições de CA-125 seriadas.[18,53]

Não há consenso sobre o tamanho máximo destes cistos para se manter a conduta expectante. No entanto, 5 cm é um limite habitual.[60] O tempo de acompanhamento é variável e alguns sugerem repetir a ultrassonografia em 3, 6, 9 e 12 meses e, depois, anualmente.[61,62] A maioria destes cistos simples e uniloculares desaparece espontaneamente dentro de 12 a 24 meses.[55-59]

Em nossa opinião recomenda-se a investigação e o tratamento cirúrgico das massas pélvicas de mulheres pós-menopáusicas em diversas situações, dentre elas:[53]

- Cistos maiores que 5 cm independente das características ecográficas.
- Mulheres na pós-menopausa com cisto sintomático.
- Concentração sérica de CA-125 > 35 U/mL.
- Ascite ou outros sinais clínicos suspeitos de doença metastática.

Apesar de controversa, a adoção desta conduta por nós recomendada é amplamente respaldada pela literatura que relata 94% de acerto no diagnóstico de câncer de ovário no grupo de mulheres na pós-menopausa, com um valor preditivo positivo de 59,5% e valor preditivo negativo de 90%.[21]

Técnica cirúrgica

O primeiro passo, quando se está realizando uma laparoscopia para tratamento de um tumor de ovário, é o lavado peritoneal para exame citológico.[64] A seguir, realiza-se a inspeção do andar superior do abdome, com observação rigorosa das superfícies diafragmática, hepática, intestinal e peritoneal. Qualquer anormalidade deve ser biopsiada. O terceiro passo é o inventário da pelve. Diante de evidências sugestivas de malignidade deve-se, se possível, coletar material para exame histológico intraoperatório e, após a confirmação histológica de malignidade, complementar a cirurgia por laparotomia.

Nas pacientes em idade reprodutiva submetidas ao tratamento cirúrgico de doenças benignas do ovário, deve-se priorizar a preservação do tecido ovariano, realizando-se a cistectomia ou a enucleação de um tumor sólido do ovário. Por outro lado, naquelas onde a preservação de tecido ovariano saudável é inviável, a ooforectomia é uma opção. Em pacientes na pós-menopausa, nenhum esforço é feito para preservar o ovário.

O emprego da biópsia de "congelação", apesar de controverso, faz parte da nossa rotina, auxiliando sobremaneira o estabelecimento do adequado diagnóstico intraoperatório. Alguns autores defendem que o emprego desta metodologia depende da disponibilidade e experiência do patologista, bem como do tamanho do fragmento oferecido para o estudo. A acurácia do método depende do tipo do tumor em questão. Por exemplo, o diagnóstico de tumores de baixo potencial de malignidade pode ser bastante difícil através da biópsia por "congelação". Alguns autores referem sucesso na utilização intraoperatória da biópsia com "congelação".[4,52,66] Assim, recomenda-se que a biópsia por "congelação" deve ser feita em toda a paciente na pós-menopausa, em razão do alto risco de malignidade nessa faixa etária.[67] Nas pacientes na menacme, deve-se realizar o exame histológico por "congelação" sempre que na investigação pré-operatória, ou no inventário intraoperatório, forem identificadas áreas suspeitas no interior dos tumores ou no peritônio. A confirmação da malignidade sugere a complementação cirúrgica por laparotomia. No entanto, alguns autores acreditam que as massas anexiais com alto ou baixo risco de malignidade podem ser abordadas pela laparoscopia. Para estes autores, a via laparoscópica é eficaz no di-

Quadro 28-6 Achados intraoperatórios sugestivos de malignidade[69]

- Implantes peritoneais
- Áreas de hemorragia e necrose
- Aderências a outros órgãos
- Ascite
- Ruptura da cápsula
- Excrescências na cápsula
- Áreas sólidas
- Bilateralidade

agnóstico, no estadiamento e na definição do planejamento terapêutico, seja imediato ou em segundo tempo.[41,69] A avaliação laparoscópica tem sua eficácia ampliada com o emprego da biópsia de "congelação", chegando a 100% de sensibilidade na identificação das lesões malignas (Quadro 28-6).

É indispensável o estudo histopatológico de qualquer tumor ovariano, independentemente de seu aspecto macroscópico, sendo o melhor parâmetro para o diagnóstico definitivo.[70]

Há uma crescente tendência de avaliar alguns cistos complexos com a laparoscopia, pois a maioria deles é benigna. Não existem recomendações pragmáticas a este respeito, recomenda-se, portanto, para este grupo de pacientes, a individualização da conduta de acordo com seu índice de suspeição.

A preocupação associada ao uso da laparoscopia para estas pacientes é que, em caso de malignidade confirmada, o prognóstico pode ser agravado pela ruptura do cisto. Portanto, deve-se levar em conta a idade da paciente, condição médica, o exame clínico (p. ex., a massa fixa ou móvel), aparência ultrassonográfica da massa e os marcadores tumorais (p. ex., CA-125) para avaliar a probabilidade de malignidade.

A laparoscopia deve ser reservada para aqueles casos em que o risco de malignidade é muito baixo e, se for encontrado um tumor maligno, a paciente deverá submeter-se ao estadiamento e ao tratamento cirúrgico definitivo o mais rápido possível. O estadiamento e o tratamento do câncer de ovário por uma abordagem laparoscópica está sob investigação.[33]

Punção e aspiração

É tempo inicial da semiologia laparoscópica dos tumores ovarianos, devendo ser empregada apenas nos casos presumivelmente benignos. A simples aspiração do conteúdo da lesão não é recomendada como técnica definitiva de tratamento, pois nenhum tecido é obtido para histopatologia, a citologia do líquido do cisto não é confiável para exclusão de malignidade e há uma alta taxa de reformação destes cistos (11 a 65%).[71] Mais ainda, a aspiração não fornece resultados melhores do que simples observação.[72] Ressalta-se que esta técnica não deve ser empregada nos casos duvidosos ou suspeitos de malignidade. Pode ocorrer a disseminação de células para a cavidade peritoneal em caso de tumores malignos. Mesmo em tumores com alto grau de suspeição de benignidade, a simples punção pode resultar em recidiva (Fig. 28-9).

Estes problemas são menos comuns com a fenestração, técnica na qual remove-se um segmento da espessura total da parede do cisto, criando-se uma pequena janela. Ainda que a fenestração seja uma opção viável, em alguns casos damos preferência à exérese da cápsula do cisto ovariano (cistectomia ou ooforoplastia).

Cistectomia (ooforoplastia)

A exérese do cisto ovariano íntegro, ou de sua cápsula após o esvaziamento, recebe o nome genérico de ooforoplastia. Dentro da comunidade endoscópica, e utilizando-o com permissão um estrangeirismo, denomina-se cistectomia a qualquer forma de remoção da cápsula dos cistos ovarianos. Este procedimento só deve ser empregado nos tumores presumivelmente benignos. Os cistos hemorrágicos ou serosos podem ser puncionados, aspirados e enucleados delicadamente pela técnica de tração e contração da cápsula e do ovário residual. Já nos cistos de conteúdo espesso, como mucinoso e teratoma, dá-se preferência à remoção intacta dos mesmos, sem prévia punção e aspiração. O ovário e o cisto devem ser mobilizados delicadamente com duas pinças de apreensão atraumáticas. Buscando evitar dano tecidual extenso e minimizar os efeitos sobre a sobrevida ovariana. Deve-se proceder à incisão no córtex ovariano, com corte mecânico ou eletrocirurgia monopolar, junto à borda antimesentérica e longe dos vasos do hilo e da tuba. O tamanho da incisão é determinado pelo tamanho do cisto. Empregando manobras de tração e contratração o cisto vai descolando do córtex ovariano. A facilidade dessa liberação depende da espessura da parede do cisto. Cistos funcionais têm paredes finas e são facilmente liberados. Já os endometriomas, de paredes espessas, têm sua extração bem mais difícil.[73]

Após a extração do cisto, o interior do ovário deve ser exaustivamente irrigado e aspirado, com hemostasia bipolar concomitante. A incisão pode ficar aberta, pois as bordas ovarianas tendem a se inverter, permitindo cicatrização primária. Nos casos de grandes aberturas utiliza-se a sutura ou a cola biológica.

- *Cistectomia aberta:* ocorre quando uma solução de continuidade é feita intencionalmente para aspirar o conteúdo do cisto, ou quando ela ocorre acidentalmente, durante as manobras de liberação do cisto. Pinças de apreensão são utilizadas para a tração da parede cística (Fig. 28-10).
- *Cistectomia fechada* (Figs. 28-11 e 28-12): a incisão na túnica albugínea deve ser maior (Figs. 28-13 a 28-15), e não se utilizam pinças de apreensão diretamente na parede cística. Esse é o método mais seguro, pois impede o contato do conteúdo cístico com o peritônio.
- *Síntese:* a incisão, quando pequena, é frequentemente deixada aberta, com cicatrização primária das bordas evertidas.[19] Nos casos de grandes incisões é recomendável a sutura das bordas ovarianas com suturas que causem pouca reação inflamatória com poligalactina ou náilon (3-0 ou 4-0), ou ainda utilizando a cola biológica para aproximação das bordas.[74]
- *Extração:* a extração dos fragmentos de tumor de ovário deve ser feita obrigatoriamente protegida de contato com a parede abdominal. Os pequenos cistos funcionais podem ser retirados pelo trocarte de 10 mm. Para a remoção dos cistos maiores, ou cistos íntegros, utiliza-se dispositivo plástico, bolsa descartável, para proteger o tumor. A remoção do cisto pode ser feita por via umbilical ou qualquer uma das outras vias suprapúbicas (Fig. 28-13). O volume do cisto deve ser reduzido, por aspiração ou fragmentação sob visão direta, antes de sua remoção, ainda dentro da bolsa.

O tratamento cirúrgico dos endometriomas pode ser a fenestração (drenagem) do cisto seguida de cauterização do leito, ou a cistectomia com retirada da cápsula[75] (Figs. 28-17 e 28-18). Segundo Berretta *et al.*, a cistectomia obtém os melhores resultados em relação ao alívio da dor e ao aumento nas taxas de gravidez. A fenestração do endometrioma tem alta incidência de recidiva, em torno de 50%.[76] Em raras situações de endometriomas volumosos com destruição de todo o parênquima ovariano é necessária a realização da anexectomia[43] (Capítulo 22).

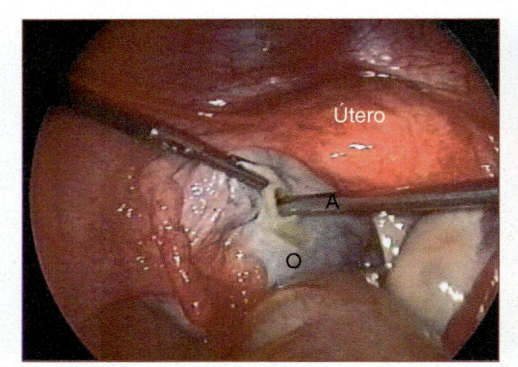

Fig. 28-10
Abertura e aspiração *(A)* de cisto de ovário esquerdo *(O)*.

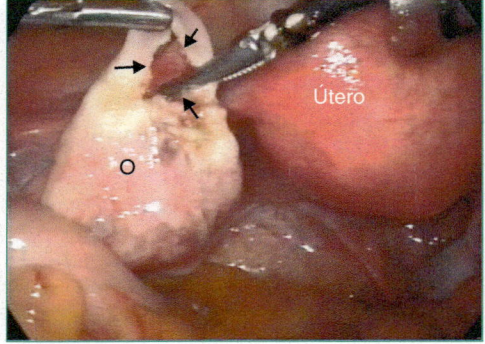

Fig. 28-11
Cauterização das bordas *(setas)* de cisto em ovário esquerdo *(O)*.

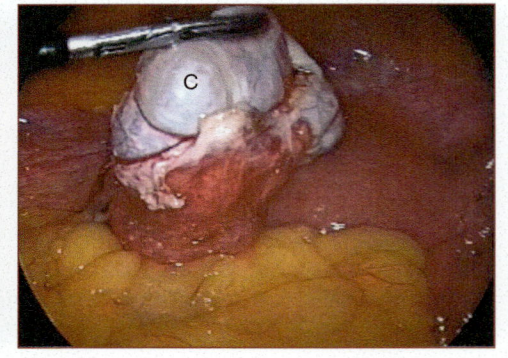

Fig. 28-12
Retirada do cisto íntegro *(C)*.

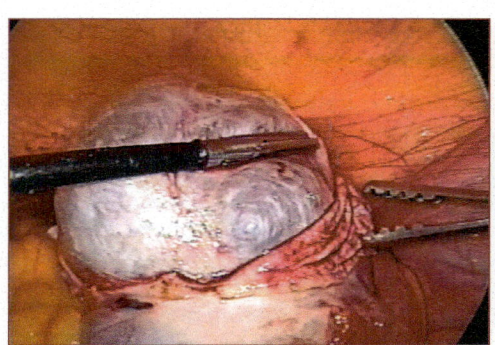

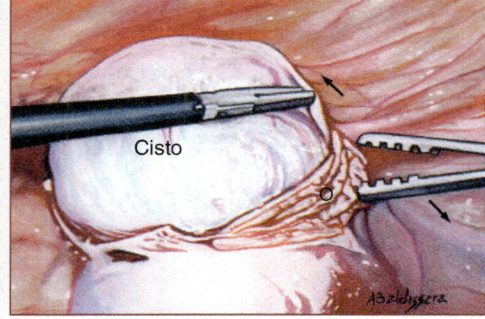

Fig. 28-13
Cistectomia. Tração da tumoração cística e contratração do parênquima ovariano *(O)*.

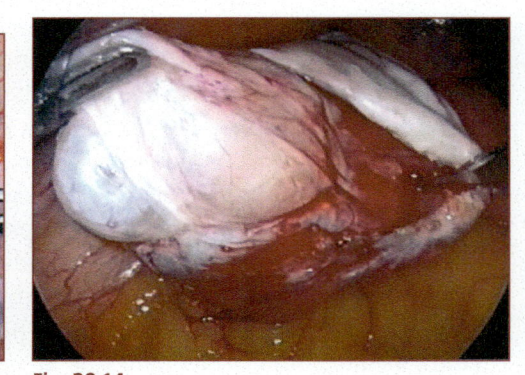

Fig. 28-14
Tração da tumoração cística e contratração do parênquima ovariano.

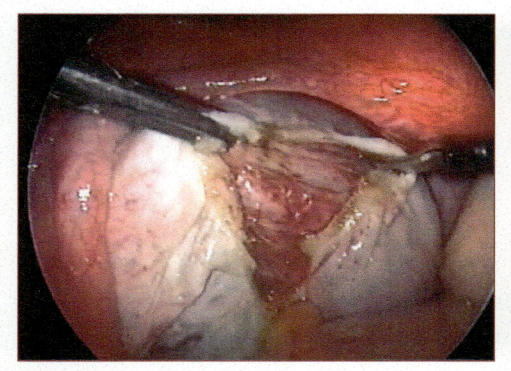

Fig. 28-15
Abertura da cápsula do ovário.

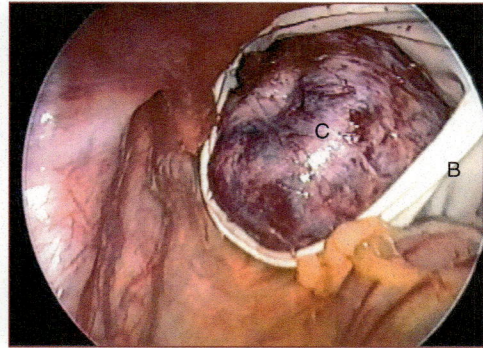

Fig. 28-16
Retirada do cisto (C) dentro do endobag (B).

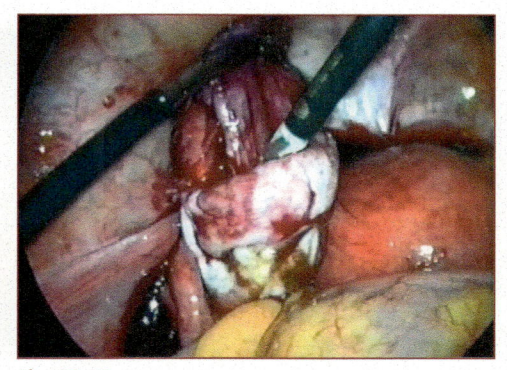

Fig. 28-17
Abertura da cápsula do endometrioma.

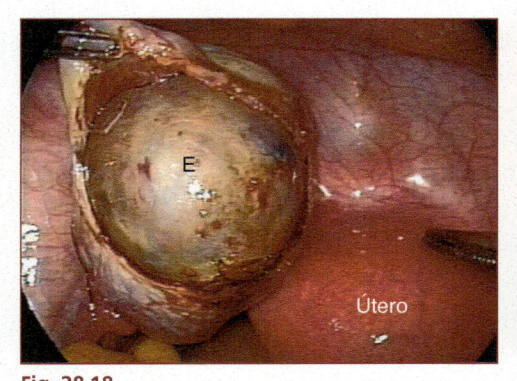

Fig. 28-18
Retirada do endometrioma íntegro (E).

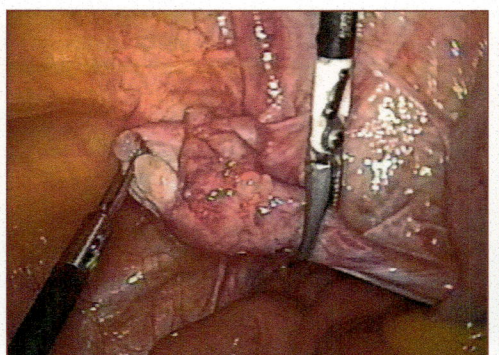

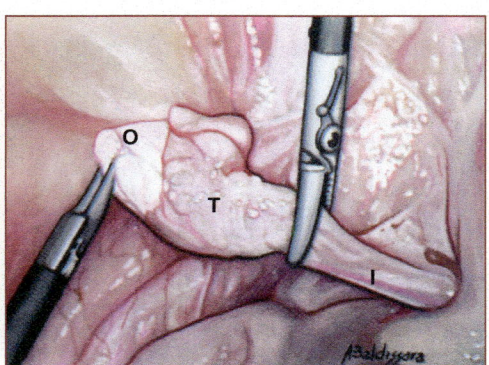

Fig. 28-19
Abordagem laparoscópica do infundíbulo pélvico (I). Tração do ovário (O) e tuba (T) direitos.

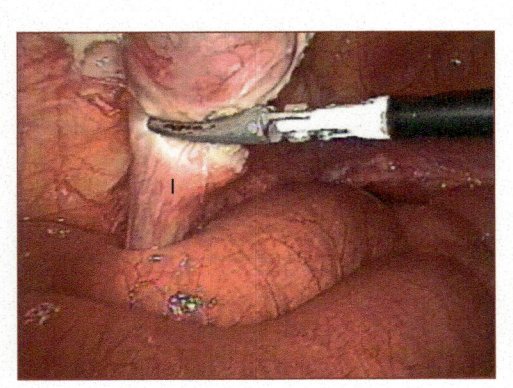

Fig. 28-20
Cauterização bipolar do infundíbulo pélvico (I) à esquerda.

Anexectomia

Quando o tumor ocupa todo o ovário não havendo possibilidade de preservação do mesmo, ou em mulheres após a menopausa, essa é a técnica de escolha. Na pós-menopausa, alguns autores recomendam a anexectomia bilateral, mesmo que o tumor seja unilateral.[77]

O Colégio Americano de Obstetras e Ginecologistas publicou interessante recomendação para a realização da anexectomia profilática em mulheres na pré-menopausa (Quadro 28-7).[58]

Dentre as possíveis vantagens para a adoção desta conduta profilática, ressalta-se:

- *Redução do risco de câncer de ovário:* a ooforectomia profilática reduz, mas não elimina, o risco de desenvolver câncer de ovário, pois alguns tipos de câncer ovarianos, como o carcinoma seroso papilífero do peritônio, podem se desenvolver após a ooforectomia. A ooforectomia bilateral profilática, quando indicada, deve incluir a remoção das duas tubas, pois existem relatos de carcinoma oculto de tuba nestas pacientes.

A magnitude real da redução do risco que uma mulher pode esperar após a anexectomia bilateral profilática depende do risco que esta mesma mulher apresenta para desenvolver a doença. Assim, as mulheres com mutações dos genes BRCA apresentam um risco de desenvolver câncer de ovário de 13%, ou mais, em comparação com 1,5% na população em geral. Sendo assim, não existe um protocolo padrão a respeito de quem deve ser submetida ou não à ooforectomia profilática. O aconselhamento destas pacientes deve ser individualizado e deve incluir a revisão de todas as vantagens e desvantagens do procedimento.

- *Redução do risco de câncer de mama:* a redução do risco de câncer de mama que está associada à ooforectomia bilateral deve-se provavelmente, à menor exposição estrogênica durante os anos pré-menopausa. Assim, a redução do risco varia com a idade da paciente no momento da ooforectomia.[78] Uma redução signi-

Quadro 28-7 Indicações para ooforectomia profilática

- A salpingooforectomia bilateral deve ser oferecida às mulheres com mutações BRCA1 e BRCA2 que não tenham desejo futuro de gravidez
- Mulheres com história familiar sugestiva de mutações BRCA1 e BRCA2 devem ser encaminhadas para aconselhamento genético e avaliação para o teste de BRCA
- Para as mulheres com um risco aumentado de câncer de ovário, salpingooforectomia profilática deverá incluir uma inspeção cuidadosa da cavidade peritoneal, irrigação e lavagem abundante com coleta de lavados para exame citológico, a remoção concomitante das tubas e a ligadura dos vasos ovarianos
- Recomenda-se, fortemente, a preservação de ovários normais em mulheres na pré-menopausa que não apresentam risco elevado de desenvolver câncer de ovário
- Dado o risco elevado de câncer de ovário em mulheres na pós-menopausa, a remoção do ovário no momento da histerectomia deve ser considerada para estas mulheres
- As mulheres com endometriose, doença inflamatória pélvica e dor pélvica crônica correm maior risco de reoperação para tratamento de doença ovariana recidivada. Deve-se, portanto, analisar criteriosamente a indicação da preservação ou remoção dos ovários nestas mulheres

ficativa na incidência de câncer de mama foi encontrado apenas em mulheres submetidas à ooforectomia em menos de 45 anos (OR 0,6, IC 95%: 0,5-0,7; 222 contra 315 casos por 100.000 pessoas-ano) e não em mulheres com idade acima de 45 anos. Não houve diferença significativa na mortalidade por câncer de mama em nenhuma das idades estudadas.

- *Prevenção de reoperação para a patologia do ovário:* reoperação para a patologia do ovário, denominado síndrome do ovário residual (SOR), foi necessária em 3 a 4% das mulheres que mantiveram um ou ambos os ovários após uma histerectomia. A maioria dessas cirurgias foi realizada por causa de dor ou massa pélvica, e ocorreu nos primeiros cinco anos após a histerectomia. Ressalta-se que, curiosamente, a frequência da SOR foi duas vezes maior em mulheres que tiveram somente um ovário preservado, ao invés de dois (7,6% contra 3,6%, respectivamente).[18,79]

Outras indicações para a realização da ooforectomia incluem:

- Neoplasias benignas do ovário que não sejam passíveis de tratamento por um procedimento menor (p. ex., a cistectomia, enucleação, ooforectomia parcial).
- Ooforectomia profilática, ou de redução de risco, associada ou não à histerectomia.
- Torção de anexos, ou ovário, com necrose.
- Malignidade ovariana.
- Abscesso tubovariano não responsivo à antibioticoterapia.
- Tratamento radical de endometriose associado à histerectomia e anexectomia bilateral.
- Câncer gastrointestinal ou metastático de outros órgãos (p. ex., pulmão, mama, melanoma). Metástases ovarianas foram encontradas em 25% das pacientes com adenocarcinoma do trato gastrointestinal; as metástases ocultas em aproximadamente metade dos casos.[80] Portanto, deve-se considerar a histerectomia e ooforectomia bilateral concomitante, como uma opção adequada no momento da ressecção de câncer do trato gastrointestinal, em especial nas mulheres em idade próxima à menopausa.

No entanto, deve-se enfatizar que existem desvantagens da remoção profilática de ambos os ovários. Dentre elas destaca-se o risco de agravamento de doenças cardiovasculares quando a ooforectomia bilateral é realizada em mulheres com idade inferior a 45 anos (OR: 1,26, IC 95%: 1,04-1,54; 281 contra 240 casos por 100.000 pessoas-ano). Ressalta-se que o aumento significativo na incidência de doença coronariana foi observado apenas em mulheres submetidas à ooforectomia com idade inferior a 45 anos e que não houve diferença significativa na mortalidade por doença cardíaca coronária em nenhuma das faixas etárias estudadas.[78]

Os efeitos hormonais da ooforectomia bilateral diferem dependendo do estado menopausal, sendo mais intenso nas mulheres em idade pré-menopausa, em especial abaixo dos 45 anos. Por outro lado, na pós-menopausa, a produção ovariana de estrogênio é muito reduzida, e a ooforectomia bilateral não causa mudança abrupta nos níveis séricos de androgênios ou estrogênios.

Foi proposto que os andrógenos desempenham um papel na função sexual feminina, no entanto, a magnitude desta função é incerta. A associação entre menopausa e depressão ainda é controversa. Um grande estudo de coorte prospectivo de mulheres na menacme submetidas à histerectomia por indicações benignas não encontrou associação entre ooforectomia bilateral e o desenvolvimento de sintomas depressivos.[81]

Por último, os efeitos do estrogênio na função cognitiva não são claros. Um estudo sugeriu que a ooforectomia na pré-menopausa (unilateral ou bilateral) aumentasse o risco de disfunção cognitiva em comparação com mulheres não submetidas à ooforectomia, sendo este risco ainda mais evidente nas mulheres mais jovens.[82]

Técnica cirúrgica

A maioria das cirurgias de ovário é realizada para tratamento de doença benigna e, portanto, pode ser realizada por laparoscopia. As principais vantagens da laparoscopia com relação à laparotomia são a redução no tempo de recuperação, no tempo de internação, nos custos e, em especial, a redução na formação de aderências, que é particularmente importante em mulheres em idade reprodutiva.[82,83]

Alguns ensaios clínicos randomizados sugerem também a menor morbidade febril e a menor frequência de infecção do trato urinário, dor pós-operatória e complicações pós-operatórias com a laparoscopia.[83]

A técnica de realização da anexectomia consiste na mobilização medial do ovário com pinça de apreensão, seguida de identificação dos marcos anatômicos: ligamento redondo, ligamento infundibulopélvico, vasos ilíacos externos e ureter. A abertura de pequena janela nos folhetos anterior e posterior do ligamento largo facilita sobremaneira a identificação destas estruturas e afasta o ureter da área de coagulação. Este procedimento permite ainda esqueletizar as estruturas a serem coaguladas, reduzindo o tempo de coagulação e aumentando a eficácia do procedimento (Fig. 28-16). A partir desse ponto procede-se à coagulação ou ligadura dos pedículos vasculares até a completa liberação do anexo.

Genericamente dá-se preferência ao emprego da modalidade bipolar de eletrocoagulação. A coagulação monopolar por acoplamento direto é opção de emergência. A utilização da modalidade monopolar com onda de coagulação não é recomendada em razão da maior extensão da necrose tecidual causada por esta forma de eletrocirurgia. Pode-se utilizar, ainda, a sutura laparoscópica, em especial os nós extracorpóreos do tipo nó de Roeder (*endoloop*) ou semichave. O anexo deve ser retirado dentro de bolsa plástica[84] e, ainda no interior do dispositivo, pode ter o conteúdo líquido aspirado ou a parte sólida fragmentada. A utilização das bolsas plásticas, além de proteger as bordas cirúrgicas e prevenir a disseminação de células neoplásicas, também facilita a extração de alguns tumores.

Como em todo procedimento cirúrgico, complicações relativas à ooforectomia, uni ou bilateral, com ou sem salpingectomia concomitante, podem ocorrer, especialmente se houver distorções anatômicas secundárias a aderências ou outras doenças pélvicas. No entanto, a frequência de complicações é rara na ausência de moléstias associadas. Sugere-se aumento significativo de sintomas gastrointestinais e circulatórios, bem como de complicações hemorrágicas, nas mulheres submetidas à histerectomia com ooforectomia em comparação com a histerectomia isoladamente.[83]

SITUAÇÕES ESPECIAIS

Tumores ovarianos de baixo potencial maligno (*borderline*)

Dentre todas as afecções ginecológicas, os tumores ovarianos são, provavelmente, aqueles que mais controvérsias apresentam no que se refere ao seu diagnóstico, classificação e tratamento. Este fato expressa a grande importância da doença no universo feminino. Sejam benignos ou não, todos os tumores ovarianos devem ser investigados em profundidade. Cistos funcionais podem desaparecer espontaneamente após alguns meses de acompanhamento. Por outro lado, os cistos não funcionais duram mais tempo e necessitam de investigação minuciosa.

Uma a cada 55 mulheres (1,8%) irá desenvolver algum tipo de câncer ovariano durante sua vida. Aproximadamente 90% destes tumores são de origem epitelial. Se incluirmos as lesões benignas neste grupo observaremos que os tumores epiteliais representam 60% de todos os tumores ovarianos.[65]

O emprego da laparoscopia, como arma diagnóstica, foi introduzido em nossa rotina há vários anos. Desde então se tem utilizado esta via no tratamento de diversos cistos benignos como endometriomas e teratomas.

Não é nossa intenção realizar revisão completa do tema, mas sim fornecer evidências que suportem o uso rotineiro da laparoscopia na investigação e tratamento dos tumores ovarianos. No que se refere aos tumores ovarianos benignos podem-se encontrar na literatura diversos estudos que justificam o uso da laparoscopia como ferramenta auxiliar no diagnóstico e tratamento destas afecções.

Em nosso grupo aplicamos este conceito como rotina, o que significa que todas as portadoras de tumores ovarianos são encaminhadas à investigação clínica (exame clínico, ultrassonografia transvaginal e marcadores tumorais séricos) seguida de laparoscopia. Durante o procedimento laparoscópico recomendamos a utilização de protocolo de investigação rígido da pelve para garantir elevado nível de segurança.

O uso rotineiro deste protocolo nos últimos 15 anos evidenciou falsos diagnósticos negativos em 0,5% das pacientes. O que significa que em 99,5% das pacientes a nossa investigação clínica estava correta. A associação do inventário laparoscópico, dedicando especial atenção ao aspecto do tumor, com o exame histológico intraoperatório se mostrou efetiva na identificação de todos os tumores malignos.[66,83]

Independentemente do procedimento a ser realizado, seja exérese da cápsula do cisto ou ooforectomia, a cirurgia laparoscópica provou ser técnica segura e eficaz, pois associa os benefícios da cirurgia minimamente invasiva à preservação da fertilidade.

Permanece, no entanto, a dúvida sobre o que fazer diante de tumores ovarianos malignos ou de baixo potencial de malignidade. É adequado o tratamento laparoscópico destes tumores?

A seguir abordaremos alguns aspectos relativos à abordagem laparoscópica dos tumores ovarianos de baixo potencial maligno (*tumores Borderline*). Nestes casos, nosso objetivo é realizar, por via laparoscópica, um bom procedimento oncológico.

Os tumores *borderline* são um subgrupo dos tumores ovarianos de linhagem epitelial que apresentam um prognóstico favorável. Tradicionalmente, recomenda-se a remoção cirúrgica dos tumores seguida de biópsias peritoneais. Não obstante, os protocolos ainda são controversos, e a terapia médica não demonstrou melhora clara na sobrevida destas pacientes.

Os tumores *borderline* compreendem aproximadamente 15% de todos os tumores ovarianos epiteliais. A média de idade de ocorrência destes tumores é aproximadamente 10 vezes mais jovem daquela observada nos tumores ovarianos francamente malignos. Fatores relacionados como associados aos tumores *borderline* incluem o uso de contraceptivos hormonais orais, idade da primeira gestação, idade do primeiro parto, fumo, história familiar de câncer de ovário e história menstrual. No entanto, a análise estatística não logrou demonstrar associações significativas destes com os tumores *borderline*.

Estes tumores são classificados de acordo com a classificação da FIGO para tumores ovarianos. Pensando no prognóstico, alguns autores interpretam de forma associada os estádios II, III e IV. Outro aspecto importante da classificação e estadiamento é a descrição do tipo de implante que apresenta significado valioso na definição do prognóstico. Ao contrário do que se observa nos tumores francamente malignos, os tumores *borderline* habitualmente são encontrados em estágios iniciais, ampliando o campo para discussão acerca do tratamento conservador e do emprego da laparoscopia como ferramenta terapêutica.

O tratamento ideal dos tumores ovarianos de baixo potencial maligno ainda é controverso. Poucos estudos randomizados foram publicados a este respeito. Estudo de grupo norueguês sugeriu que pacientes portadoras de tumores em estágio inicial não necessitariam de tratamentos adjuvantes.[83]

A cirurgia laparoscópica é opção viável nestas situações onde o tumor está restrito ao ovário, sem sinais de disseminação. Situações onde, tipicamente, o tumor *borderline* foi um achado incidental em procedimento planejado para tratar afecção benigna. Nestas situações o cirurgião deve avaliar as condições técnicas e a possibilidade de realizar o procedimento completo em um só tempo. Cirurgias incompletas devem ser evitadas.[21]

Independentemente da via adotada deve-se adotar postura oncológica e respeitar o protocolo para tratamento deste tipo de tumor. Somente com este conceito podem-se oferecer, por via laparoscópica, os benefícios da cirurgia oncológica.

Tumor de ovário e gravidez

Alguns tumores ovarianos podem ser encontrados durante a gravidez, como: teratoma, cisto paraovariano, cistoadenoma seroso, luteoma gravídico e fibroma. São mais facilmente descobertos no início da gravidez, pois após o crescimento uterino eles tendem a ocupar uma posição retrouterina, ou se deslocar para os flancos. Nos casos de luteomas gravídicos, geralmente desaparecem entre a décima quarta e a décima sexta semana da gestação. Podem ocorrer complicações, tais como: torção do pedículo, ruptura do cisto, impactação do tumor na pelve, causando retenção urinária ou obstrução ao trabalho de parto, apresentações fetais anômalas e malignidade. Até a primeira metade do segundo trimestre a abordagem laparoscópica é possível, tornando-se mais complexa após essa fase da gravidez. A partir daí o útero ocupa muito espaço, acarretando dificuldades técnicas. Alguns cirurgiões laparoscópicos recomendam essa técnica em qualquer idade gestacional, o que, com certeza, depende da experiência e habilidade individuais.

Tumores exageradamente grandes

É possível a abordagem laparoscópica desse tipo de tumor desde que alguns cuidados sejam observados. O pneumoperitônio deve ser realizado pela técnica aberta, para afastar a possibilidade de uma punção do cisto pela agulha de Veres. O cisto deve ser puncionado com uma agulha grossa, inserida diretamente pela parede abdominal e sob visão laparoscópica. Após o esvaziamento do cisto, deve-se obstruir o orifício de drenagem com ligadura rápida (nó de Roeder), evitando, assim, o extravasamento de qualquer líquido que permaneça em seu interior. Após esse procedimento o cisto deverá ser retirado íntegro do ovário, e retirado do abdome através de uma bolsa. É possível uma pequena ampliação do furo feito no cisto, com o objetivo de se realizar a cistoscopia, que consiste na introdução da óptica através do orifício, para a visualização direta das paredes internas. Em caso de se encontrar algum conteúdo sólido, é imprescindível a realização de uma biópsia de "congelação". Outra opção extremamente útil nestas situações é adotar a técnica da cistectomia extraperitoneal. Esta técnica consiste na abertura de pequena incisão de 2 a 3 cm na fossa ilíaca homolateral ao ovário comprometido, seguida de exteriorização do cisto através desta incisão e remoção da cápsula.

Nos casos de abertura acidental de um cisto durante uma laparoscopia

Como já descrito, deve-se realizar a cistoscopia e biópsia de "congelação" imediata, se necessária.[21,83] Nos casos de malignidade, o cirurgião deve estar preparado para realizar a cirurgia definitiva. Segundo Dembo et al.,[52] caso ocorra o derramamento do conteúdo de uma lesão maligna no abdome, não ocorre mudança no prognóstico. Para tal, deve-se realizar o tratamento definitivo em tempo hábil, em geral recomenda-se a reintervenção em no máximo 2 ou 3 semanas.

Quando o diagnóstico histopatológico no pós-operatório revela uma malignidade inesperada

Se uma massa aparentemente benigna revela malignidade pelo exame histopatológico, o atraso entre o diagnóstico e o tratamento cirúrgico deve ser o menor possível, idealmente de 8 a 17 dias, conforme trabalho realizado por Kinderman e Zeluren et al. (1998).[66] Segundo outro trabalho realizado em 1997, por Michel Canis et al., a disseminação peritoneal pélvica pode ser identificada após três semanas da primeira abordagem cirúrgica de uma massa ovariana maligna.[7,21]

CONCLUSÃO

A laparoscopia é considerada a abordagem ideal para os tumores benignos do ovário. A investigação pré-operatória é de extrema importância, pois permite diagnóstico preciso e abordagem cirúrgica segura. A despeito da evolução tecnológica e da elevada acurácia dos métodos de diagnóstico por imagem, a malignidade só é excluída após a realização do estudo histopatológico. Em algumas situações, os achados laparoscópicos, associados à biópsia de "congelação", são suficientes para o estabelecimento do diagnóstico, e o cirurgião deve estar habilitado a realizar os procedimentos cirúrgicos que se fizerem necessários. Em casos de tumores comprovadamente malignos, a melhor opção é a abordagem por laparotomia.

REFERÊNCIAS BIBLIOGRÁFICAS

1. Canis M, Bassil S, Wattiez A et al. Fertility following laparoscopic management of bening adnexal cyst. *Hum Reprod* 1992;7:529-31.
2. Yuen PM et al. A randomized prospective study of laparoscopy and laparotomy in the management of begign masses. *Am J Obstet Gynecol* 1997;177:109-14.
3. Bennington JL, Ferguson BR, Harber SL. Incidence and relative frequency of bening and malignant ovarian neoplasm. *Obstet Gynecol* 1968;32:627-32.
4. Kaern J, Trope CG, Abeler VM. A retrospective study of 370 borderline tumors of the ovary treated at the Norwegian Radium Hospital from 1970 to 1982. A review of clin copathologic features and treatment modalities. *Cancer* 1993;71(5):1810-20.
5. Koonings PP, Campbell K, Mishell DR et al. Relative frequency of primary ovarian neoplasms: a 10 year review. *Obstet Gynecol* 1989;74:921-26.
6. Beck RP, Latour JPA. Review of 1019 bening ovarian neoplasms. *Obstet Gynecol* 1960;14:470-82.
7. Canis M, Mage G, Luc Jean et al. Management of adnexal masses: A 12-year experience with long-term follow-up. *Obstet Gynecol* 1994;83:707-12.
8. Lehmann-Willenbroc E, Mecke H, Semm K. Pelviscop ovarian surgery: a retrospective study of 1016 operated cyst. *Geburtshilfe Frauenheilk* 1991;51:280-87.
9. Rouanet JP et al. L'imagerie des tumeurs bénignes de l'ovaire. *J Rad* 2000;81:1823-30.
10. Chang RJ, Katz SE. Diagnosis of polycystic ovary syndrome. *Endocr Metabol Clinics* 1999;28(2):397-406.
11. Kurjak A. Combined Doppler and morphopathological study of ovarian tumors. *J Obstet Gynecol Reprod Biol* 1997;71(2):147-50.
12. Granberg S, Wikland M, Jansson I. Macroscopic characterization of ovarian tummors and the relatios to the histological diagnosis: criteria to be used for ultrasound evaluation. *Ginecol Oncol* 1989;35:139-44.
13. Osmers RGW, Osmers M et al. Evaluation of ovarian tumors in postmenopausal women by transvaginal sonography. *Eur J Obstet Gynecol Reprodut Biol* 1998;77:81-88.
14. Wong YM et al. Laparoscopy management of ovarian cysts. *Gynecol Endoscopy* 2000;9:79-90.
15. Fleischers AC, Rodgers WH, Rao BK et al. Assessment of ovarian tumors vasculary with transvaginal collor doppler sonography. *J Ultrasound Med* 1991;10:563-68.
16. Myers ER, Bastian LA, Havrilesky LJ et al. *Management of adnexal mass.* Evidence report/technology assessment no. 130 (Prepared by the duke evidence-based practice center under contract no. 290-02-0025.) AHRQ publication no. 06-E004. Rockville MD. Agency for Healthcare Research and Quality. Febr. 2006.
17. Parker WH. A multicenter study of laparoscopic management of selected cystis adnexal masses in postmenopausal women. *J Am Col Surg* 1994;179:733-37.
18. Barber HR, Graber EA. The PMPO syndrome (postmenopausal palpable ovary syndrome). *CA Cancer J Clin* 1972;22:357.
19. Valentin L. Pattern recognition of pelvic masses by gray-scale ultrasound imaging: the contribution of Doppler ultrasound. *Ultrasound Obstet Gynecol* 1999;14:338.
20. Mol BWJ et al. Distinguishing the bening and malignant adnexal man: an external validation of prognostic models. *Gynecol Oncol* 2001;80:162-67.
21. Canis M, Batchorishvilli R, Manhes H et al. Management of adnexal masses: Role and risk of laparoscopy. *Semin Surg Oncol* 2000;19:28-35.
22. Nezhat C, Winer W, Nezhat F. Is endoscopic treatment of endometriosis and endometriomas associated with better results than laparotomy? *Am J Gynecol Heath* 1998;2:78.
23. Herrmann UJ. Sonographic patterns of ovarian tumors. *Clin Obstet Gynecol* 1993;36:375.
24. Sassone AM et al. Transvaginal sonographic characterization of ovarian disease: evaluation of a new scoring system to predict ovarian malignancy. *Obstet Gynecol* 1991;78:70-76.
25. Ferrazi E, Zanetta G et al. Transvaginal ultrasonographic characterization of ovarian masses: comparision of five scoring systems in a multicenter study. *Ultrasound Obstet Gynecol* 1997;10:192-97.
26. Granberg S, Wikland M, Jansson I. Macroscopic characterization of ovarian tumors and the relation to the histological diagnosis: criteria to be used for ultrasound evaluation. *Gynecol Oncol* 1989;35:139.
27. Zanetta G, Trio D, Lissoni A et al. Early and short-term complications after US-guided puncture of gynecologic lesions: evaluation after 1000 consecutive cases. *Radiology* 1993;189:161.
28. Kinkel K, Hricak H, Lu Y et al. US characterization of ovarian masses: a meta-analysis. *Radiology* 2000;217:803.
29. Pittaway DE, Takacs P, Bauguess P. Laparoscopic adenexectomy: a comparison with laparotomy. *Am J Obstet Gynecol* 1994;171:385-91.
30. Yamashita Y et al. Characterization of sonographically indeterminate ovarian tumors with MR imaging. *Acta Radiologica* 1997;38:572-77.

31. Levine D et al. Management of asymptomatic ovarian and other adnexal cysts imaged at US: Society of Radiologists in Ultrasound Consensus Conference Statement. *Radiology* 2010;256:943-54.
32. Higgins RV, Matkins JF, Marroum M. Comparison of fine-needle aspiration cytologic findings of ovarian cysts with ovarian histologic findings. *Am J Obstet Gynecol* 1999;180:550.
33. Zanetta G, Lissoni A, Torri V et al. Role of puncture and aspiration in expectant management of simple ovarian cysts: a randomised study. *BMJ* 1996;313:1110.
34. Lipitz S, Seidman DS, Menczer J et al. Recurrence rate after fluid aspiration from sonographically benign-appearing ovarian cysts. *J Reprod Med* 1992;37:845.
35. Drapkin R, von Horsten HH, Lin Y et al. Human epididymis protein 4 (HE4) is a secreted glycoprotein that is overexpressed by serous and endometrioid ovarian carcinomas. *Cancer Res* 2005;65:2162.
36. Hough CD, Sherman-Baust CA, Pizer ES et al. Large-scale serial analysis of gene expression reveals genes differentially expressed in ovarian cancer. *Cancer Res* 2000;60:6281.
37. Dottino PR et al. Management of adnexal masses in premenopausal and postmenopausal women. *Obstet Gynecol Reprod Science* 1999;93(2):223-28.
38. Kiran A, Jain MD. Adnexal masses: comparision of specificity of endovaginal US and pelvic MR imaging. *Radiology* 1993;186:697-704.
39. Jacobs I, Bast R. The CA 125 tumor associated antigen: a review of the literature. *Hum Rep* 1989;4:1-17.
40. Childers J, Lang J, Srwit E et al. Laparoscopic surgical stanging of ovarian carcinoma. *Gynecol Oncoll* 1990;75:725-27.
41. Drake J. Diagnosis and management of the adnexal mass. *Am Fam Phisician* 1998;57:2471-76.
42. Galgano MT, Hampton GM, Frierson Jr HF. Comprehensive analysis of HE4 expression in normal and malignant human tissues. *Mod Pathol* 2006;19:847.
43. Huhtinen K, Suvitie P, Hiissa J et al. Serum HE4 concentration differentiates malignant ovarian tumours from ovarian endometriotic cysts. *Br J Cancer* 2009;100:1315.
44. http://www.fda.gov/MedicalDevices/ProductsandMedicalProcedures/DeviceApprovalsandClearances/510kClearances/ucm081852.htm (Accesso em: 2010 May 18).
45. http://www.fda.gov/AdvisoryCommittees/CommitteesMeetingMaterials/MedicalDevices/MedicalDevicesAdvisoryCommittee/ImmunologyDevicesPanel/ucm125416.htm (Accesso em: 2010 June 2).
46. Grimes DA, Jones LB, Lopez LM et al. Oral contraceptives for functional ovarian cysts. *Cochrane Database Syst Rev* 2006;CD006134.
47. Caillouette JC, Koehler AL. Phasic contraceptive pills and functional ovarian cysts. *Am J Obstet Gynecol* 1987;156:1538.
48. Holt VL, Daling JR, McKnight B et al. Functional ovarian cysts in relation to the use of monophasic and triphasic oral contraceptives. *Obstet Gynecol* 1992;79:529.
49. Mishell, DR. Noncontraceptive benefits of oral contraceptives. *J Reprod Med* 1993;38:1021.
50. Egarter C, Putz M, Strohmer H et al. Ovarian function during low-dose oral contraceptive use. *Contraception* 1995;51:329.
51. Maggino T, Gadducci A, D'Addario V et al. Prospective multicenter study on CA-125 in postmenopausal pelvic masses. *Gynecol Oncol* 1994;54:117.
52. Dembo AJ, Davy M, Stenwing AE et al. Prognostic factors in patients with stage I ephitelial ovarian cancer. *Obstet Gynecol* 1990;75:263-72.
53. Schutter EM, Kenemans P, Sohn C et al. Diagnostic value of pelvic examination, ultrasound, and serum CA-125 in postmenopausal women with a pelvic mass. An international multicenter study. *Cancer* 1994;74:1398.
54. Bailey CL, Ueland FR, Land GL et al. The malignant potential of small cystic ovarian tumors in women over 50 years of age. *Gynecol Oncol* 1998;69:3.
55. Nardo LG, Kroon ND, Reginald PW. Persistent unilocular ovarian cysts in a general population of postmenopausal women: is there a place for expectant management? *Obstet Gynecol* 2003;102:589.
56. Modesitt SC, Pavlik EJ, Ueland FR et al. Risk of malignancy in unilocular ovarian cystic tumors less than 10 centimeters in diameter. *Obstet Gynecol* 2003;102:594.
57. Castillo G, Alcazar JL, Jurado M. Natural history of sonographically detected simple unilocular adnexal cysts in asymptomatic postmenopausal women. *Gynecol Oncol* 2004;92:965.
58. ACOG Practice Bulletin. Management of adnexal masses. *Obstet Gynecol* 2007;110:201.
59. Russell DJ. The female pelvic mass. Diagnosis and management. *Med Clin North Am* 1995;79:1481.
60. Valentin L, Akrawi D. The natural history of adnexal cysts incidentally detected at transvaginal ultrasound examination in postmenopausal women. *Ultrasound Obstet Gynecol* 2002;20:174.
61. Im SS, Gordon AN, Buttin BM et al. Validation of referral guidelines for women with pelvic masses. *Obstet Gynecol* 2005;105:35.
62. Tozzi R, Kohler C, Ferrara A et al. A. Laparoscopic treatment of early ovarian cancer: surgical and survival outcomes. *Gynecol Oncol* 2004;93:199.
63. Mesogitis S, Daskalakis G, Pilalis A et al. Management of ovarian cysts with aspiration and methotrexate injection. *Radiology* 2005;235:668.
64. Hulka J, Parker W, Surrey M et al. Management of ovarian masses. AAGL 1990 Surged. *J Reprod Med* 1992;37:599-602.
65. Goldstein RS. Conservative management of ovarian masses – The inicial experience and learning curve. *Aust NZ J Obstet Gynecol* 1994;34:191-94.
66. Kindermann G, Maasen V. Laparoscopic management of ovarian tumors sussequently diagnosed as malignant: a survey from 127 German Departments of obstetrics and gynecology. *J Pelvis Surg* 1996;2:245-51.
67. Doven RW. Endometriomas: a review of modern management. *Gynecol Endoscopy* 2000;9:219-26.
68. Howard FM. Surgical management of begning cystic teratoma: Laparoscopy versus Laparotomy. *J Report Med* 1995;40:495-99.
69. Curtin JP. Management of the adnexal mass. *Gynecol Oncol* 1994;55:42-46.
70. Donnez J, Nisolle M. Ovarian closure after laparoscopic cystectomy: how and why. In: Golfman RS, Diamond MP, DeChemey A. (Eds.). *Complications of laparoscopy*. Oxford: Blackwell Scientifec, 1993. p. 117-22.
71. Parker WH, Broder MS, Chang E et al. Ovarian conservation at the time of hysterectomy and long-term health outcomes in the nurses' health study. *Obstet Gynecol* 2009;113:1027.
72. Dekel A, Efrat Z, Orvieto R et al. The residual ovary syndrome: a 20-year experience. *Eur J Obstet Gynecol Reprod Biol* 1996;68:159.
73. Marana R, Luciano A, Muziil A et al. Reproductive outcome after ovarian surgery: suturing versus non-suturing of the ovarian cortex. *J Gynecol Surg* 1991;7:155-58.
74. Rice LW. The ovary. In: Ryan KJ, Berkowitz RS, Barbieri RL (eds.). *Kistner's Gynecology & Women's Health*. 7th ed. St. Louis: Mosby Inc., 1999. p. 166-90.
75. Rulin M, Preston A. Adnexal masses in postmenopausal women. *Obstet Gynecol* 1987;70:578-81.
76. Beretta P, Franchi M et al. Randomized clinical trial of two laparoscopic treatment of endometriomas: cistectomy versus drainage and coagulation. *Fertil Steril* 1998;70:1176-80.
77. Martin DC. Laparoscopic treatment of ovarian endometriomas. *Clin Obstet Gynecol* 1991;34:452-59.
78. Plockinger B, Kolbl H. Development of ovarian pathology after hysterectomy without oophorectomy. *J Am Coll Surg* 1994;178:581.
79. Rohl J, Kjerulff K, Langenberg P et al. Bilateral oophorectomy and depressive symptoms 12 months after hysterectomy. *Am J Obstet Gynecol* 2008;199:22.
80. Rocca WA, Bower JH, Maraganore DM et al. Increased risk of cognitive impairment or dementia in women who underwent oophorectomy before menopause. *Neurology* 2007;69:1074.
81. Hidlebaugh DA, Vulgaropulos S, Orr RK. Treating adnexal masses. Operative laparoscopy vs. laparotomy. *J Reprod Med* 1997;42:551.
82. Medeiros L, Fachel J, Garry R et al. Laparoscopy versus laparotomy for benign ovarian tumours. *Cochrane Database Syst Rev* 2005;CD004751.
83. Lowder JL, Oliphant SS, Ghetti C et al. Prophylactic bilateral oophorectomy or removal of remaining ovary at the time of hysterectomy in the United States, 1979-2004. *Am J Obstet Gynecol* 2010;202:538.
84. Yuen PM et al. Laparoscopic removal of ovarian masses using zipper storage bag. *Acta Obstet Gynecol Scan* 1994;73:829-31.

29 Câncer de Colo

Marco Aurelio Pinho de Oliveira
José Carlos Damian Junior
Geraldo Gastal Gomes-da-Silveira
Susana Pessini

- INTRODUÇÃO
- EPIDEMIOLOGIA
- RASTREAMENTO E DIAGNÓSTICO
  Exame especular
  Citologia oncótica
  Colposcopia
  Histologia
  Outros exames
- TIPOS HISTOLÓGICOS
- ESTADIAMENTO E AVALIAÇÃO PRÉ-TRATAMENTO
- TRATAMENTO
  Tratamento por estádio (Bermudez, 2010; MD Anderson, NCCN, NCI)
    Estádio I
    Estádio II
  Cirurgia laparoscópica
    Linfadenectomia laparoscópica
    Histerectomia radical laparoscópica-vaginal
    Linfonodo sentinela em câncer de colo
    Histerectomia radical
    Traquelectomia radical
    Linfadenectomia para-aórtica
    Preservação e reposicionamento dos ovários
    Estadiamento pré-exenteração e exenteração
    Metástases nos locais das punções
    Cirurgia robótica
- FATORES PROGNÓSTICOS
- ACOMPANHAMENTO E DETECÇÃO DE RECIDIVAS
- CÂNCER DE COLO E GRAVIDEZ
- REFERÊNCIAS BIBLIOGRÁFICAS

INTRODUÇÃO

O colo do útero tem forma cilíndrica e é revestido por epitélio escamoso na superfície junto à vagina (ectocérvice) e por epitélio glandular no seu canal (endocérvice). O câncer de colo pode-se originar em um ou em ambos os epitélios. O mais frequente é o carcinoma epidermoide, iniciado no epitélio metaplásico (zona de transformação) e precedido por lesão precursora: neoplasia intraepitelial cervical (NIC) ou lesão intraepitelial escamosa (SIL).

EPIDEMIOLOGIA

Os dados epidemiológicos referentes à incidência, prevalência, sobrevida e mortalidade por câncer podem não estar corretos no Brasil. Primeiro, em razão da subnotificação; segundo, porque na Classificação Estatística Internacional de Doenças e Problemas Relacionados com a Saúde (CID-10) existe um código para câncer de corpo (C54), outro para câncer de colo (C53) e um terceiro para câncer de útero (C55), gerando confusão.

Informações sobre câncer no Brasil são obtidas na página do Instituto Nacional do Câncer (INCa); nos Estados Unidos, na página do *National Cancer Institute* (NCI); dados mundiais podem ser encontrados na página da *International Agency for Research on Cancer* (IARC).

O câncer de colo incide menos em zonas rurais que em urbanas e é mais frequente em países em desenvolvimento que em desenvolvidos. Nos Estados Unidos, a estimativa para 2010 é de 12.200 casos novos e, de mortes por câncer de colo, de 4.210. A taxa de incidência é de 8,1 por 100.000 mulheres, e a mortalidade de 2,4 (Altekruse SEER, 2010). No Brasil, conforme o INCa, a estimativa para 2010 é de 18.430 casos novos, com uma taxa de incidência de 18,47 por 100.000 mulheres. A sobrevida em países desenvolvidos, em todos os estádios, é de 51 a 66% em cinco anos e, em países em desenvolvimento, de 41% (Inca, 2010).

Os fatores de risco estão ligados à pobreza, à desinformação e ao pouco acesso a controles periódicos. Metade dos novos casos ocorre em mulheres que nunca fizeram rastreamento (Hansen, 2010). Os fatores de risco para neoplasia intraepitelial cervical e carcinoma epidermoide estão no Quadro 29-1.

O carcinoma epidermoide é facilmente detectável nas formas pré-invasoras de neoplasia intraepitelial, o que favorece sua prevenção.

Quadro 29-1 Fatores de risco para câncer de colo

Epidemiológicos

- Precocidade de relações sexuais
- Múltiplos parceiros
- Gravidez precoce
- Multiparidade
- Parceiro de alto risco
- Doenças sexualmente transmissíveis
- Baixo nível socioeconômico

Cofatores

- Imunidade
- Anticoncepcionais orais
- Tabagismo
- Radiação prévia
- Deficiência de vitaminas A, C e E

Relações virais

- Herpes simples tipo II (HSV-II)
- Papilomavírus humano (HPV)

A precocidade da atividade sexual (14 anos) e da gravidez (20 anos) é fator de risco, talvez porque na adolescência a metaplasia se intensifique e o coito aumente a probabilidade de transformação atípica. Além da multiplicidade de parceiros, existe o conceito de parceiro de alto risco: promíscuo, história de doença sexualmente transmissível (DST), portador de câncer de pênis, contato prévio com prostitutas e com mulher com câncer de colo.

Anticoncepcionais orais a longo prazo se relacionam com neoplasia de colo, talvez pela deficiência de folato no colo, o que faz recomendar sua suplementação.

O tabagismo é outro fator de risco importante, principalmente em usuárias de longo tempo de cigarro sem filtro e jovens com mais de um parceiro sexual. São secretadas substâncias mutagênicas no muco cervical de fumantes, com modificação do DNA no epitélio cervical. Em relação às não fumantes, as fumantes ativas têm risco relativo para câncer de colo uterino entre 3,4 e 7,0, e as passivas de 3,0. Em um estudo com 438 prostitutas, as fumantes de mais de 20 cigarros por dia e as que fumavam há mais de cinco anos tiveram um aumento de risco para neoplasia intraepitelial cervical e câncer (RR = 1,27 e RR = 1,37, respectivamente); não houve diferença estatisticamente significativa entre fumantes de mais de 20 cigarros e fumantes de menos de 20 cigarros (Núñez, 2002).

Um estudo de caso-controle, avaliando possíveis efeitos das vitaminas A, C, E, vegetais, folato e betacaroteno, revelou que alimentos ricos em vitamina A estão associados à redução de risco para neoplasia intraepitelial cervical e câncer e podem inibir a progressão para invasão; os demais fatores de dieta estudados não apresentaram associação (Shannon, 2002).

A literatura evidencia uma associação entre vírus do herpes *simplex* tipo II (HSV-2) e câncer de colo, sem estabelecer causa-efeito; o mais provável é que o HSV-2 seja, assim como o tabagismo, um fator de progressão ao carcinoma invasor.

O papilomavírus humano (HPV) tem um papel importante na gênese do câncer de colo; 90 a 95% dos cânceres de colo estão associados ao HPV (Bermudez, 2010). É a DST viral mais frequente na população sexualmente ativa. A prevalência de DNA-HPV em geral, segundo a técnica de reação em cadeia da polimerase (PCR), considerando diferentes populações femininas do mundo, tem variado entre 30 e 50%. Em torno de 65% das infecções pelo HPV regridem espontaneamente; 14% progridem para lesões displásicas. A recidiva é grande, e até 45% dos pacientes tratados podem manter o vírus latente. Dados oriundos da Finlândia sugerem que 79% das mulheres contraem, no mínimo, uma infecção pelo HPV nas idades entre 20 e 79 anos; apenas 3% das mulheres infectadas desenvolvem câncer de colo.

RASTREAMENTO E DIAGNÓSTICO

A lesão invasora inicial pode ser assintomática. O sintoma característico é o sangramento anormal, em especial o sangramento no coito (sinusorragia). Quando o tumor apresenta necrose, o odor é característico. Nos estádios mais avançados, podem surgir dor pélvica e alterações urinárias (obstrução ureteral com hidronefrose) e intestinais.

Exame especular

O exame com espéculo evidencia o carcinoma francamente invasor, de aspecto tumoral vegetante, infiltrativo, ulcerado ou polipoide.

A inspeção macroscópica do colo do útero, com ácido acético ou lugol, auxilia na suspeita de lesões menores.

Citologia oncótica

A citologia oncótica, ou citopatológica (CP), ou de Papanicolaou ou *Pap test*, é o método de rastreamento universal para câncer de colo e de suas lesões precursoras. O rastreamento com citopatológico reduz em pelo menos 80% a incidência e a mortalidade por câncer de colo (NCI).

No Brasil, a citologia convencional, colhida de ecto e de endocérvice, com espátula de Ayre e Cytobrush, é a estratégia de rastreamento recomendada pelo Ministério da Saúde, prioritariamente para mulheres de 25 a 59 anos.

Nos Estados Unidos, a maioria da citologia é em meio líquido. As desvantagens são o custo maior e, talvez, uma menor especificidade. As vantagens, a maior facilidade de leitura e a conveniência de testar HPV, *Chlamydia* e *Neisseria* no mesmo material (ACOG, 2009). A sensibilidade das duas modalidades são semelhantes (Arbyn, 2008).

Em uma revisão sistemática, com 94 estudos de *Pap test*, a sensibilidade do exame variou de 44 e 99%, e a especificidade de 91 e 98% para lesão de baixo e de alto graus (Nanda, 2000). Para lesão francamente invasora, o falso-negativo chega a 50% em decorrência do sangramento, do exsudato inflamatório e da necrose (Sasieni, 1996).

De acordo como as normas do Ministério da Saúde, o rastreamento populacional é feito por citologia convencional, a cada 3 anos após 2 exames consecutivos anuais negativos, em mulheres de 25 a 60 anos de idade, por resultar no melhor custo-benefício. Entretanto, em atendimento individual, nos ambulatórios e consultórios, o exame é feito anualmente.

Conforme o *American College of Obstetricians and Gynecologists e a American Cancer Society*, o rastreamento se inicia aos 21 anos, a cada 2 anos, entre os 21 e os 29 anos. Após os 30 anos, nas mulheres com três exames prévios negativos, sem história de NIC, não infectadas pelo HIV e não imunossuprimidas, o intervalo passa a ser de três anos (ACOG, 2009; Bermudez, 2010). O MD Anderson sugere que o rastreamento inicie 3 anos após a primeira relação sexual; dos 21 aos 29 anos anual até 3 negativos e, então, a cada dois anos e, dos 30 aos 65 anos, a cada 3 anos (MD Anderson). A partir dos 65-70 anos, se as últimas três citologias forem negativas, não há mais necessidade de coleta (ACOG, MD Anderson).

Colposcopia

É a avaliação do epitélio escamoso, zona de transição, junção escamocolunar e primeiros milímetros do canal cervical com aumentos a partir de dez vezes e com auxílio das soluções de ácido acético a 3 ou 5% e de lugol, e filtros.

Em uma revisão de 86 estudos, a sensibilidade e a especificidade da colposcopia em distinguir tecido normal de anormal foram de 96 e 48%, respectivamente (Mitchel, 1998).

Histologia

É o diagnóstico definitivo. A lesão francamente tumoral, visível pelo exame especular, é biopsiada. Se a lesão for inicial, a biópsia é dirigida pela colposcopia. A retirada da zona de transformação com cirurgia de alta frequência e a biópsia cônica com bisturi, cirurgia de alta frequência ou *laser* são diagnósticas e, por vezes, terapêuticas.

Outros exames

A *curetagem endocervical* é menos sensível que a citologia colhida com *cytobrush*.

A *captura híbrida* é capaz de detectar tipos de HPV que infectam o trato genital. Os vírus do grupo A são de baixo risco, e os do grupo B, de risco intermediário e alto. É um exame que ainda está em estudo quanto ao seu custo-benefício. É útil nos casos de lesão de baixo grau em que a observação clínica é uma opção ao tratamento e em citologia com células escamosas atípicas de significado indeterminado (ASC).

No Brasil a captura não é realizada pelo SUS e custa quatro vezes mais que a citologia em laboratórios privados, 34 vezes a citologia pelo SUS e 170 vezes a colposcopia pelo SUS.

TIPOS HISTOLÓGICOS

O tipo histológico mais frequente é o epidermoide, correspondendo a 80 a 90% dos casos. Seguem-se o adenocarcinoma, o adenoescamoso, pequenas células, células claras e outros mais raros.

ESTADIAMENTO E AVALIAÇÃO PRÉ-TRATAMENTO

Em 2009, a FIGO atualizou o estadiamento do câncer de colo do útero:

- *Estádio I:* carcinoma confinado ao colo.
  - Ia1: tumor microscópico invade estroma até 3 mm de profundidade e não mais de 7 mm em extensão.
  - Ia2: tumor microscópico invade estroma até 5 mm de profundidade e não mais de 7 mm em extensão.
  - Estádio Ib: lesões macroscópicas limitadas ao colo ou lesões maiores que Ia2.
    - Ib1: lesão macroscópica até 4 cm de diâmetro.
    - Ib2: lesão macroscópica com mais de 4 cm de diâmetro.
- *Estádio II:* invade a vagina até 1/3 superior; ou invade paramétrio, mas não até a parede pélvica.
  - IIa: Invade a vagina e não há indícios de invasão parametrial.
    - IIa1: lesão macroscópica até 4 cm de diâmetro.
    - IIa2: lesão macroscópica com mais de 4 cm de diâmetro.
  - IIb: Infiltração do paramétrio, mas não até a parede pélvica.
- *Estádio III*: invade a vagina até 1/3 inferior; ou invade paramétrio até a parede pélvica; todos os casos com hidronefrose sem outra causa aparente.
  - IIIa: invade a vagina e não há indícios de invasão parametrial até a parede pélvica.
  - IIIb: infiltração do paramétrio até a parede pélvica ou hidronefrose.
- *Estádio IV:* extensão para fora do trato reprodutor.
  - IVa: envolvimento da mucosa da bexiga ou reto.
  - IVb: metástases a distância ou fora da pelve verdadeira.

O adenocarcinoma microinvasor deve ser caracterizado e classificado pelos mesmos critérios do carcinoma escamoso microinvasor.

Apesar das constantes revisões promovidas pela FIGO ao estadiamento clínico do câncer do colo uterino, este sistema está longe de ser o ideal. Existem discrepâncias inevitáveis entre o estadiamento clínico e os achados histopatológicos, principalmente nos estádios iniciais. Assinala-se, ainda, outra falha decorrente do estadiamento clínico, esta talvez uma das mais questionáveis; a impossibilidade de se avaliar o envolvimento dos linfonodos pela neoplasia. Para tanto, a própria FIGO preconiza propedêutica subsidiária para assegurar o completo estadiamento da neoplasia, implicando avaliação das vias urinárias e intestinais pela urografia excretora, cistoscopia e retossigmoidoscopia. Contudo, outros exames, como a ultrassonografia, a tomografia computadorizada e a ressonância magnética, vêm sendo realizados por diversos serviços no mundo inteiro em busca do estadiamento preciso. Sabe-se que estes exames são relevantes à medida que, além de contribuir com estadiamento, estabelecem padrões de tratamento e de prognóstico, principalmente os que revelam infiltração metastática, seja para os paramétrios, seja para os linfonodos. Porém, a sensibilidade dos diversos exames para detecção de metástases para linfonodos está longe do ideal, com consequentes falso-negativos. Dessa forma, a utilização da linfadenectomia de forma criteriosa e consciente representa valiosa contribuição a este estadiamento. A laparoscopia deve ser a via preferencial, pois é um procedimento minimamente invasivo que permite obter a mesma quantidade de linfonodos tradicionalmente obtida por via laparotômica, com sobrevida comparáveis a longo prazo (Pellegrino *et al.*, 2009).

O risco de metástase em linfonodos é de 15% no estádio I, 30% no II e 45% no estádio III (Bermudez, 2010).

TRATAMENTO

O tratamento do câncer de colo inclui cirurgia, radioterapia e quimioterapia, e depende do estádio, do tamanho do tumor, do desejo da paciente em manter o futuro reprodutivo, da idade e das condições clínicas da paciente. Nos estádios iniciais, a cirurgia apresenta resultados semelhantes à quimiorradioterapia, e o que define o tratamento é o perfil da paciente. A partir do estádio IIb, o tratamento é a quimiorradioterapia.

Tratamento por estádio (Bermudez, 2010; MD Anderson, NCCN, NCI)

▪ Estádio I

No estádio I as possibilidades terapêuticas variam conforme a subdivisão e a invasão do espaço linfovascular (IELV).

Estádio Ia

O diagnóstico do estádio Ia é cirúrgico, ou seja: é necessária a conização com limites livres. A frequência de metástase linfonodal é muito pequena nos casos de invasão até 3 mm e sem IELV, mas pode chegar a 10% se a invasão variar entre 3 e 5 mm (Jones, 1993).

I. Estádio Ia1 (profundidade de invasão até 3 mm e extensão até 7 mm) **sem IELV**:
- Histerectomia.
- Conização se houver desejo de preservar a fertilidade.

II. Estádio Ia1 **com IELV**:
- Histerectomia radical com linfadenectomia pélvica.
- Traquelectomia radical com parametrectomia e linfadenectomia pélvica (até 2 cm).

III. Estádio Ia2 (invasão maior que 3 e até 5 mm e extensão até 7 mm):
- Histerectomia radical com linfadenectomia pélvica.
- Traquelectomia radical com parametrectomia e linfadenectomia pélvica (até 2 cm).
- Radioterapia + braquiterapia.

Estádio Ib

Tanto a cirurgia como a radioterapia resultam em taxas de cura de 85 a 90% (NCI) e em sobrevida em 5 anos semelhantes (Landoni, 1997). O tamanho do tumor é fator prognóstico importante.

I. Estádio Ib1:
- Histerectomia radical com linfadenectomia.
- Traquelectomia radical com parametrectomia e linfadenectomia pélvica (até 2 cm).
- Radioterapia + braquiterapia.

II. Estádio Ib2:
- Radioterapia + braquiterapia + quimioterapia radiossensibilizante.

▪ Estádio II

Estádio IIa

A taxa de cura, tanto com a cirurgia como com a radioterapia, é de 75 a 80% (NCI), e a sobrevida semelhante com os dois tipos de tratamento (Landoni, 1997). O tamanho do tumor é fator prognóstico importante.

I. Estádio IIa1:
- Histerectomia radical com linfadenectomia.
- Traquelectomia radical com parametrectomia e linfadenectomia pélvica (até 2 cm).
- Radioterapia + braquiterapia.

II. Estádio IIa2:
- Radioterapia + braquiterapia + quimioterapia radiossensibilizante.

Estádio IIb

O tratamento é radioterapia + braquiterapia + quimioterapia.

A sobrevida e o controle local são melhores se o envolvimento parametrial for unilateral, se comparado ao bilateral.

Estádios III e IV

O tratamento é radioterapia + braquiterapia + quimioterapia.

A quimioterapia deve ser associada à radioterapia, em pacientes que necessitam de tratamento radioterápico para câncer de colo *(Chemoradiotherapy – meta analysis)*. A quimioterapia associada à radioterapia melhora significativamente a sobrevida (Keys, 1999; Morris, 1999).

A radioterapia adjuvante, pós-operatória, está indicada na presença de linfonodos positivos, em margens comprometidas e na invasão parametrial microscópica. Quando existem dois de três outros fatores, chamados de fatores menores (IELV, invasão estromal profunda e tumor com 4 cm ou mais), a radioterapia reduz a recidiva local e a distância (Rotman, 2006; Sedlis, 1999).

Cirurgia laparoscópica

Em relação à cirurgia oncológica por via laparoscópica existem dois aspectos distintos: o primeiro envolve a abordagem oncológica, ou seja, a filosofia oncológica de tratamento. Este não deve ser diferente apenas porque foi usada a abordagem laparoscópica. O aspecto oncológico vale para laparoscopia, laparotomia e cirurgia vaginal. O segundo aspecto se refere à parte técnica da laparoscopia, ou seja, para se conseguir completar a desejada filosofia oncológica, qual a tática laparoscópica mais adequada. O objetivo final da cirurgia laparoscópica no câncer ginecológico é o de diminuir a morbidade cirúrgica sem, no entanto, interferir no intervalo livre de doença ou sobrevida da paciente. Deve-se lembrar que o tratamento oncológico tem os seguintes objetivos:

1. Curar a paciente.
2. Se não for possível curar, aumentar o intervalo livre de doença.
3. Se não for possível aumentar o intervalo livre de doença, melhorar as condições atuais de vida.

Em 1990, Cannis *et al.* (1990) e Nezhat *et al.* (1992) realizaram pela primeira vez o tratamento de câncer de colo por via laparoscópica. Eram lesões pequenas (estádio Ia), e as cirurgias não foram muito radicais (no máximo tipo II de Piver). Querleu (1991), assim como Dargent (1992), preconizava a cirurgia em dois tempos para o estadiamento Ib. Inicialmente era feita a linfadenectomia pélvica e, caso os linfonodos fossem negativos, era então realizada a histerectomia radical por via vaginal num segundo tempo. Posteriormente, assim como preconizado por Kadar (1994), aqueles autores passaram a realizar a linfadenectomia pélvica e a histerectomia radical vaginal em um só tempo cirúrgico. Pinho de Oliveira *et al.* (1997) publicam o primeiro relato no Brasil do tratamento do câncer de colo uterino, utilizando-se a laparoscopia.

A laparoscopia pode ser usada no tratamento do câncer de colo de várias formas:

- Estadiamento cirúrgico.
- Linfadenectomia laparoscópica num primeiro tempo; se os linfonodos forem positivos, a paciente é encaminhada para a radioterapia exclusiva; se os linfonodos forem negativos, a paciente é encaminhada para cirurgia - histerectomia radical ou traquelectomia radical – por via vaginal, abdominal ou laparoscópica.
- Linfadenectomia integrando a histerectomia radical vaginal, num mesmo tempo.
- Linfadenectomia, preparo dos espaços paravesicais e pararretais, parametrectomia, ligadura dos vasos uterinos e liberação dos pedículos uterinos por via laparoscópica; liberação dos ureteres, abordagem dos paramétrios anteriores e posteriores e retirada do útero e 1/3 superior da vagina por via vaginal (LVRH – a histerectomia radical laparoscópica-vaginal).
- Cirurgia de Wertheim-Meigs totalmente laparoscópica, devendo-se ter muita atenção quanto à radicalidade de cirurgia, especialmente em relação à retirada dos paramétrios.
- Reposicionamento dos ovários, fora do campo de irradiação.
- Linfadenectomia para-aórtica em tumores localmente avançados.
- Estadiamento pré-exenteração pélvica.
- Exenteração pélvica (anterior e/ou posterior)

Linfadenectomia laparoscópica

A via transperitoneal é mais familiar entre os ginecologistas. São realizadas quatro punções: transumbilical e três punções acessórias de 5 mm (uma delas pode ser de 10 ou 12 mm). As punções laterais devem ser um pouco mais altas do que o habitual (pouco acima das fossas ilíacas), e a 3ª punção pode ser colocada à esquerda, na altura da cicatriz umbilical ou na linha média, entre a sínfise púbica e a cicatriz umbilical. O peritônio é aberto entre os ligamentos redondo e infundibulopélvico. Os linfonodos a serem retirados são os da ilíaca comum, externa e interna (e interilíacos) e da fossa obturadora. A dissecção é feita com pinça de apreensão bipolar na mão esquerda e a tesoura ou bisturi harmônico na mão direita; o segundo cirurgião auxilia com a câmera e com uma pinça de apreensão. Os vasos ilíacos (comum, bifurcação, externos e internos) são individualizados e separados entre si e das estruturas vizinhas; o ureter é identificado. O tecido celular-linfático da fossa obturadora, hipogástrica, ilíaca externa, e ângulo da bifurcação das artérias ilíacas externa e interna é delicadamente tracionado e retirado; os pequenos vasos linfáticos são cauterizados. A retirada dos linfonodos pode ser feita no final ou durante o procedimento. Na primeira opção os linfonodos dissecados são deixados no espaço uterovesical ou em sacos protetores (*endobags*) até o final da cirurgia. O importante é que não entrem em contato direto com a parede abdominal para evitar implantes; isto é possível com o uso de pinça de apreensão em trocarte de 10 mm com redutor ou com o uso de sacos protetores (Fig. 29-1). O peritônio é deixado aberto, sem necessidade de dreno de aspiração. A linfa é absorvida pela superfície peritoneal.

Vários autores vêm publicando sobre a linfadenectomia laparoscópica desde 1991. Querleu e Leblanc avaliaram a qualidade da linfadenectomia laparoscópica em 68 pacientes comparando com a laparotomia feita logo a seguir: nenhum linfonodo residual positivo foi encontrado (Querleu e LeBlanc, 1998). Em 200 pacientes com câncer de colo operadas pela combinação laparoscópica e vaginal, a sobrevida global foi de 83%, similar ao grupo histórico. A taxa de recidiva na pelve foi de 4%, sugerindo a permanência de linfonodos metastáticos durante a cirurgia. Esta taxa é semelhante à taxa após a laparotomia (Ng *et al.*, 1987; Webb e Symmonds, 1987).

O número de linfonodos retirados nem sempre é o melhor critério para extensão adequada da cirurgia, já que o número de linfonodos retirados varia de acordo com cada paciente. Além disso, a contagem dos linfonodos depende da minúcia do patologista durante o exame anatomopatológico. Segundo Dargent *et al.* (2000), o melhor critério de segurança é a imagem da extensão da dissecção ao final da linfadenectomia laparoscópica. Segundo Pessini *et al.* (2003), a média de linfonodos retirados por via laparoscópica foi de 24,1, semelhante à média da série histórica da cirurgia de Wertheim-Meigs laparotômico.

A linfadenectomia laparoscópica pode ser realizada num primeiro tempo, aguardando o resultado histopatológico por congelação ou por parafina: se positivos, a paciente é encaminhada para radioquimioterapia ou é submetida à histerectomia radical; se negativos, a paciente pode ser submetida à cirurgia (vaginal – cirurgia de Schauta-Amreich ou laparotômica/laparoscópica – Wertheim-Meigs). Em um estudo envolvendo 84 pacientes com doença localmente avançada, a laparoscopia diagnosticou metástase linfonodal ou aumentou o estádio clínico em 87% (Marnitz *et al.*, 2005). Panici *et al.* (2005), com o objetivo de avaliar a segurança da extensão da parametrectomia a partir do exame por congelação dos linfonodos em pacientes com câncer de colo estádios IA2-IB1, obtiveram 76% dos casos com linfonodos negativos e 24% de metástase linfonodal.

As complicações da linfadenectomia endoscópica incluem, além das complicações inerentes a qualquer cirurgia laparoscópica, hemorragia por laceração de grande ou pequeno vaso, lesão ureteral, linfocele e hematoma. A taxa de mortalidade na linfadenectomia pélvica é extremamente baixa.

Histerectomia radical laparoscópica-vaginal

Além da linfadenectomia ilíaca, é realizada a linfadenectomia parametrial: os linfonodos podem estar na parte distal ou proximal do ligamento cardinal. Considerando a história natural do câncer de colo, metástases isoladas em outros linfonodos pélvicos ou lomboaórticos são inferiores a 2% (Michel *et al.*, 1998). Os vasos uterinos são cauterizados e seccionados em sua origem, e os espaços paravesical e pararretal, dissecados. Os ligamentos infundibulopélvicos (se indicada a ooforectomia) e redondos são cauterizados e seccionados, os folhetos peritoneais anterior e posterior são abertos. O tempo vaginal, então, é iniciado.

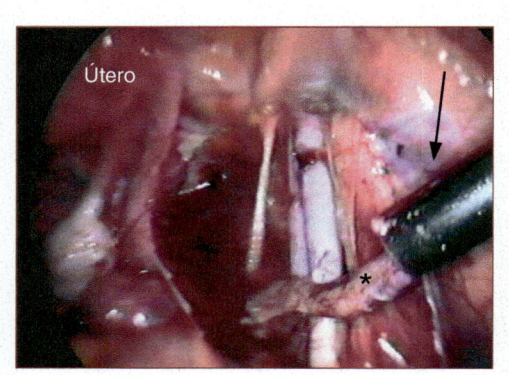

Fig. 29-1
Retirada dos linfonodos pélvicos (*) pelo redutor.

Em um estudo comparando a histerectomia radical laparoscópica-vaginal com a histectomia radical abdominal (Nam et al., 2003), foi verificado que o tempo cirúrgico, o número de linfonodos e a taxa de complicações foram semelhantes nos dois grupos. O tempo de hospitalização foi menor, e a recidiva foi maior no grupo laparoscópico; entretanto, as pacientes com tumor pequeno (< 4,2 cm³) do grupo laparoscópico tiveram taxa de recidiva semelhante ao grupo da laparotomia. Num estudo caso-controle (Jackson et al., 2004), não houve diferença significativa na sobrevida, na taxa de recidiva, no número de linfonodos, nas margens cirúrgicas e na taxa de complicações. As pacientes da associação laparoscópica vaginal apresentaram menos disfunções vesical e intestinal que as pacientes do grupo da cirurgia abdominal.

■ Linfonodo sentinela em câncer de colo

Existem protocolos em andamento na identificação do linfonodo sentinela, pela injeção de azul patente no colo uterino. A laparoscopia possibilita a identificação do canal linfático corado em azul, facilitando seu acompanhamento até o linfonodo sentinela (Fig. 29-2). A identificação laparoscópica do linfonodo sentinela teria o objetivo de decidir a terapêutica: histerectomia radical vaginal se negativo; histerectomia radical abdominal e/ou radioterapia se sentinela positivo. Na série de Dargent (2000), a acurácia foi de 100%. Malur et al. (2001) encontraram uma acurácia de 97,5% usando o azul patente e o tecnécio radioativo. A combinação dos métodos aumenta a chance de identificação do linfonodo sentinela. Mais de um pode ser detectado, e a maioria se localiza na ilíaca externa (45%) e na fossa obturadora (39-42%) (Rob et al., 2005). A técnica do linfonodo sentinela tem menos acurácia no câncer cervical avançado do que no inicial: a taxa de falso negativo é quase zero nos estádios iniciais e é de 20% na doença localmente avançada (Barranger et al., 2005). Apesar dos resultados promissores, as séries ainda são pequenas, sendo prudente aguardar mais estudos antes de uma mudança na prática atual. Sendo positivo o linfonodo sentinela é permitido abortar a cirurgia radical programada, mas, se negativo, a linfadenectomia ainda se impõe.

■ Histerectomia radical

Podem ser descritos três tipos de histerectomia radical associada à laparoscopia: o primeiro utiliza a laparoscopia apenas para a linfadenectomia (histerectomia radical vaginal); no segundo, alguma parte da histerectomia radical é feita por laparoscopia (histerectomia laparoscópica-vaginal); o terceiro tipo é a histerectomia radical totalmente laparoscópica. A técnica combinada (segundo tipo) é mais bem denominada histerectomia radical laparoscópica-vaginal, e não histerectomia radical vaginal assistida por laparoscopia, pois as duas partes da cirurgia têm igual importância, tanto no radicalismo como na prevenção de problemas trans e pós-operatórios.

Tempo laparoscópico

Sob anestesia geral com intubação orotraqueal, a paciente é colocada em posição de dorsolitotomia (para permitir a manipulação vaginal), tendo o cuidado para não flexionar a coxa sobre o abdome (para permitir a movimentação das pinças em todas as direções). Após pneumoperitônio com agulha de Veres, um trocarte de 10 mm é inserido através de uma incisão infraumbilical vertical. Um trocarte de 5 mm é colocado (sob visão direta) em cada fossa ilíaca, lateral aos vasos epigástricos. O quarto trocarte (também de 5 mm) é colocado entre o trocarte da fossa ilíaca esquerda e o trocarte do umbigo. A paciente é colocada em posição de Trendelenburg (30°), e toda cavidade pélvica e abdominal, inspecionada. Após a constatação da ausência de metástases pélvicas ou abdominais inicia-se a cirurgia propriamente dita.

Inicialmente é feita a abertura superficial do peritônio, desde a bifurcação dos vasos ilíacos até o ligamento redondo (Figs. 29-3 e 29-4). O peritônio é, então, aberto com a tesoura, seguindo a linha previamente cauterizada. Os linfonodos da artéria ilíaca externa são dissecados, tendo-se o cuidado de seccionar a bainha que reco-

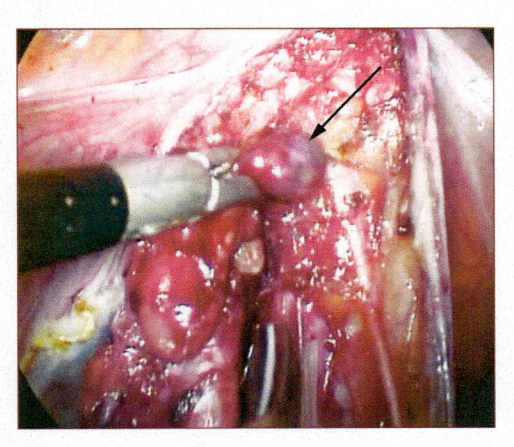

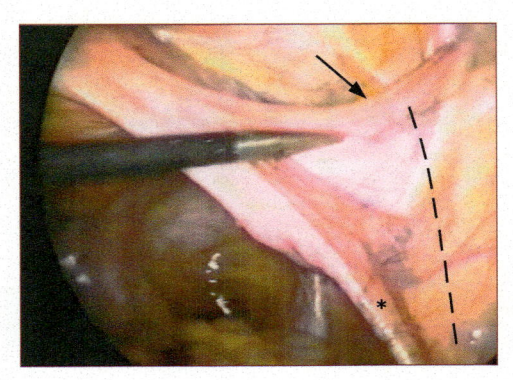

Fig. 29-2
Linfonodo sentinela (seta) em topografia de artéria ilíaca externa direita.

Fig. 29-3
A linha tracejada indica o local de abertura do peritônio na linfadenectomia pélvica direita. Identificam-se o infundíbulo (*) e o ligamento redondo (seta).

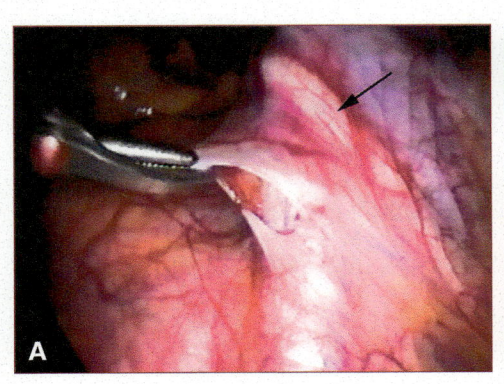

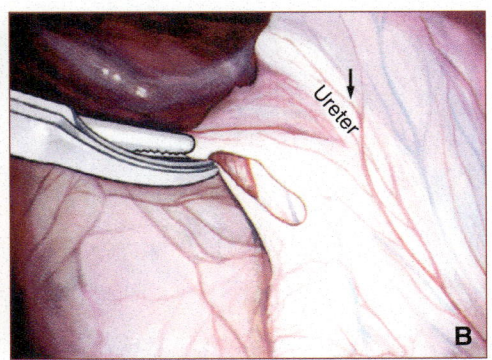

Fig. 29-4
(A e B) Abertura do peritônio próximo à bifurcação das ilíacas. O ureter está indicado pela seta.

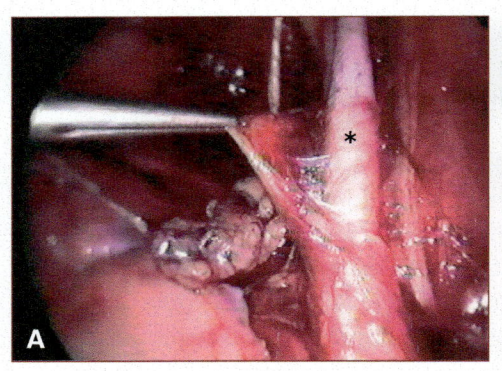

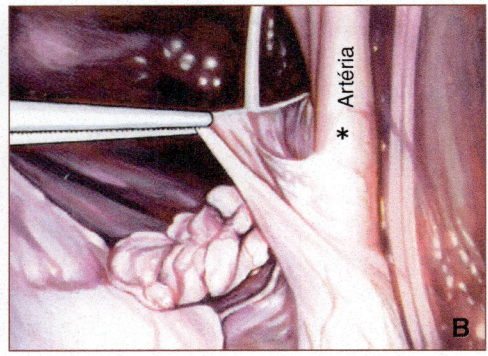

Fig. 29-5
(**A** e **B**) Pinça traciona bainha da artéria ilíaca externa (*).

bre o vaso para facilitar a retirada do tecido linfático (Fig. 29-5). O ligamento redondo é seccionado com bipolar e tesoura, facilitando o acesso para a retirada dos linfonodos próximo à saída da artéria ilíaca externa da pelve (pelo canal femoral). Neste momento é importante que se tenha o cuidado para não lesar a veia circunflexa que passa por cima da artéria ilíaca externa e drena para a veia ilíaca externa que se encontra medial e posterior à artéria. Outras estruturas importantes são os nervos genitofemoral e ilioinguinal, (Fig. 29-6) que correm sobre o músculo psoas lateralmente à artéria ilíaca externa. Após identificação do ureter e individualização dos vasos do infundíbulo, estes são coagulados com a pinça bipolar e seccionados com tesoura. Após tração lateral cuidadosa da artéria ilíaca externa, inicia-se a dissecção dos linfonodos interilíacos e mediais à veia ilíaca externa (Fig. 29-7).

A dissecção dos linfonodos da fossa obturatória é iniciada após individualização da artéria umbilical obliterada. São retirados os linfonodos superiores e mediais ao nervo obturador (Fig. 29-8). Finalmente são retirados os linfonodos da porção proximal dos vasos hipogástricos e da bifurcação dos vasos ilíacos (Fig. 29-9). Os linfonodos devem ser retirados da cavidade pélvica e identificados separadamente à medida que se avançava na dissecção. A linfadenectomia pélvica à esquerda é realizada seguindo-se os mesmos tempos cirúrgicos da dissecção à direita. Os ureteres são liberados do folheto medial do peritônio, e os vasos uterinos são coagulados com bipolar (Fig. 29-10) e seccionados com tesoura na origem. Os ureteres são dissecados amplamente para permitir a passagem medial do coto coagulado dos vasos uterinos (Fig. 29-11). A prega vesicouterina é seccionada, e a bexiga parcialmente rebaixada. Os ligamentos uterossacros são coagulados e seccionados à meia distância entre o útero e o sacro (Fig. 29-12). Neste ponto pode-se optar para continuar a cirurgia por via vaginal. O pneumoperitônio é esvaziado, e os trocartes, mantidos na posição. Após re-

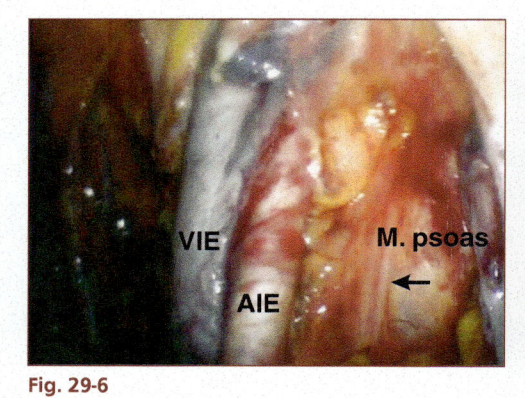

Fig. 29-6
Nervos genitofemoral e ilioinguinal *(seta)* passando sobre o músculo psoas, lateralmente à artéria ilíaca externa *(AIE)* e veia ilíaca externa *(VIE)*.

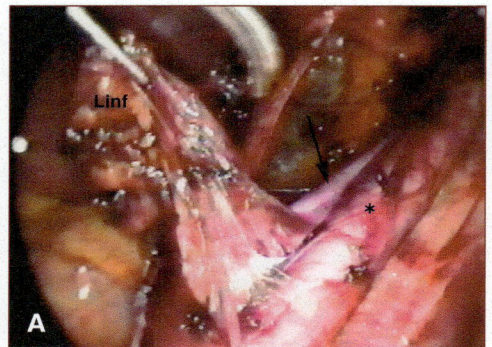

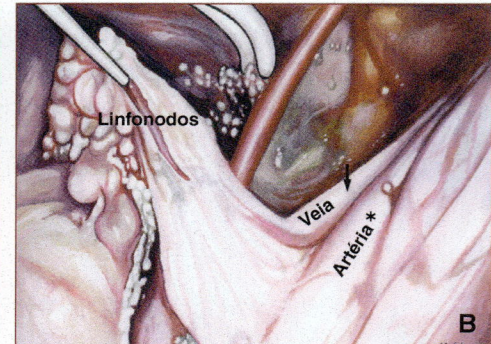

Fig. 29-7
(**A** e **B**) Retirada dos linfonodos interilíacos. Seta = Indica veia ilíaca externa; (*) = Artéria ilíaca externa.

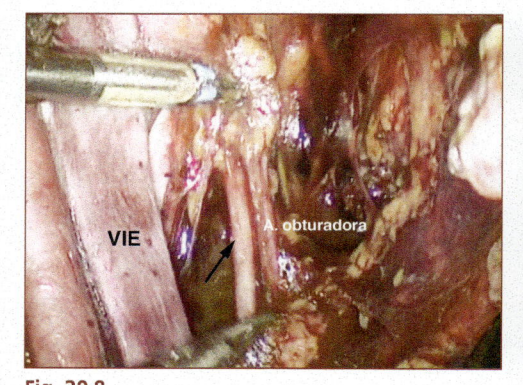

Fig. 29-8
Nervo obturador esquerdo *(seta)* passando ao lado da artéria obturadora na fossa obturadora. Os linfonodos situados medial e lateralmente ao nervo foram removidos. Lateralmente ao nervo nota-se a veia ilíaca externa *(VIE)*.

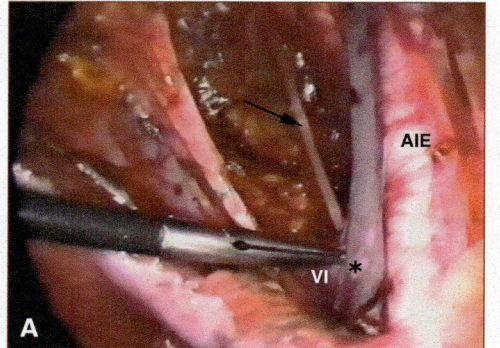

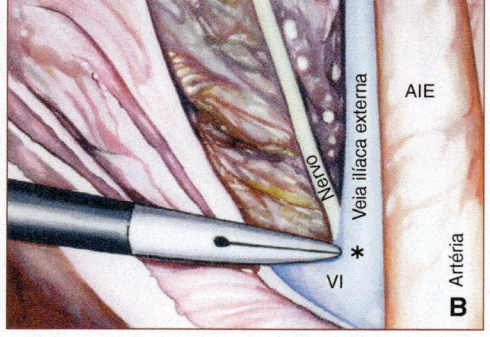

Fig. 29-9
(**A** e **B**) Bifurcação das veias ilíacas (*). VI = Veia ilíaca interna; seta = Nervo obturador; AIE = Artéria ilíaca externa.

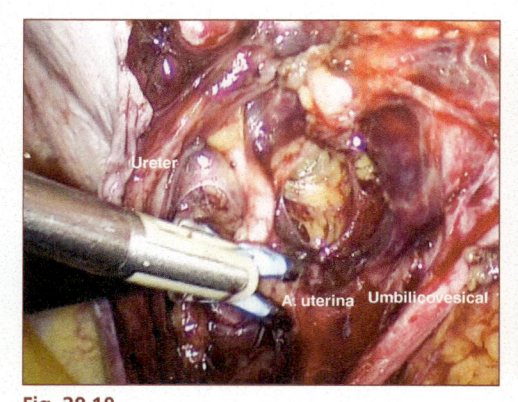

Fig. 29-10
Artéria uterina já dissecada e pronta para ser coagulada com a pinça bipolar.

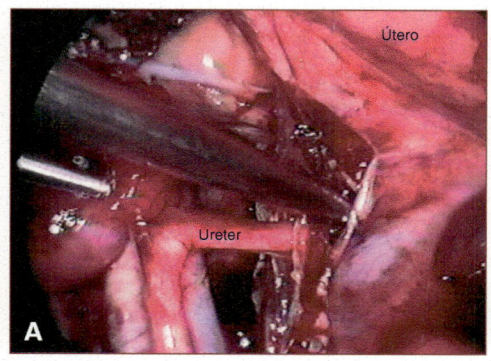

Fig. 29-11
(**A** e **B**) Mobilização do ureter esquerdo.

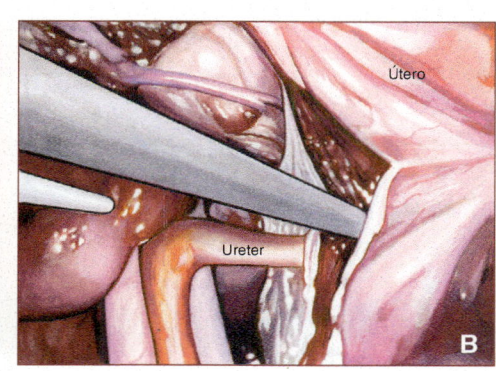

posicionamento das perneiras (flexão acentuada da coxa sobre o abdome) passa-se para o tempo vaginal. Se o tratamento cirúrgico for feito exclusivamente por via laparoscópica, os túneis ureterais (Fig. 29-13) devem ser seccionados para permitir uma mobilização adequada dos mesmos. Dessa forma são possíveis a coagulação e a secção dos paramétrios em sua porção lateral. Alguns cirurgiões utilizam o grampeador linear nesta etapa da cirurgia. A secção da vagina pode ser feita com o monopolar ou com bisturi harmônico e deve ser mais baixa (para formar o manguito) do que na histerectomia por doenças benignas (Fig. 29-14). Não há necessidade do fechamento do peritônio pélvico. A cúpula vaginal pode ser suturada por laparoscopia ou por via vaginal.

Tempo vaginal

A mucosa vaginal em torno do colo (o necessário para ressecar o terço superior da vagina) (Fig. 29-15) é apreendida com pinças do tipo Allis. Não há a necessidade de se realizar a incisão de Schuchardt, pois a maior parte da cirurgia é feita por via laparoscópica. A bexiga é cuidadosamente rebatida para cima e os pilares da bexiga individualizados, sempre procurando identificar a topografia dos ureteres. Em seguida o espaço retovaginal é desenvolvido progressivamente com tesoura e dissecção romba. A entrada nos espaços paravesicais e pararretais é facilitada pela dissecção prévia por laparoscopia. Após retração medial do reto, os ligamentos uterossacros são ligados e seccionados. Os pilares são rebatidos superiormente,

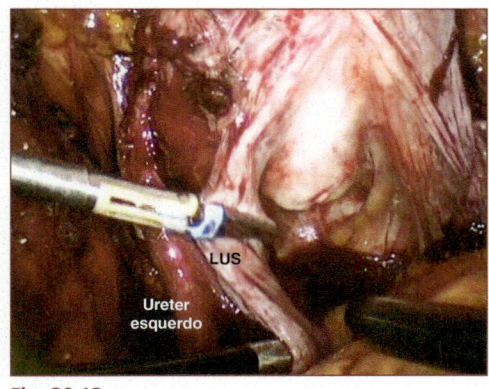

Fig. 29-12
Pinça bipolar apreendendo o ligamento uterossacro esquerdo (LUS) à meia distância entre o útero e o sacro.

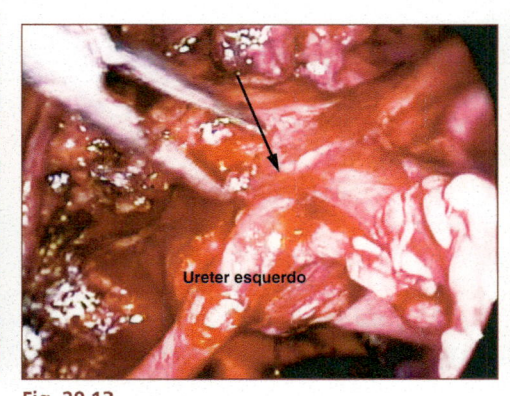

Fig. 29-13
Túnel ureteral à esquerda (seta). Deve ser seccionado para permitir uma mobilização ureteral adequada.

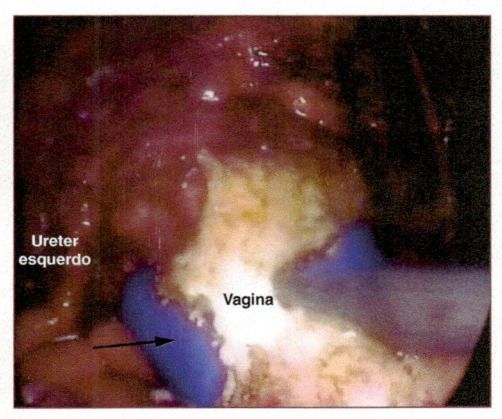

Fig. 29-14
Abertura da vagina (2 cm de margem). A abertura se dá na parte azul (seta) do manipulador descartável do tipo V-care® – geralmente a abertura se dá na parte branca ("copo") que circunda o colo uterino.

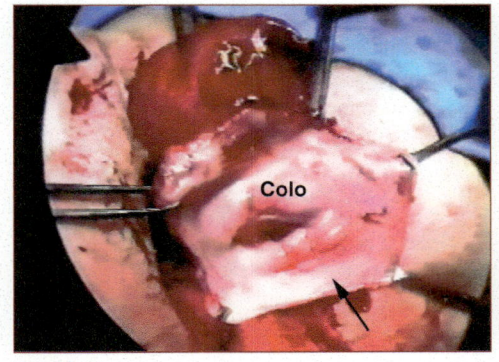

Fig. 29-15
Manguito da vagina (seta) desenvolvido por via vaginal.

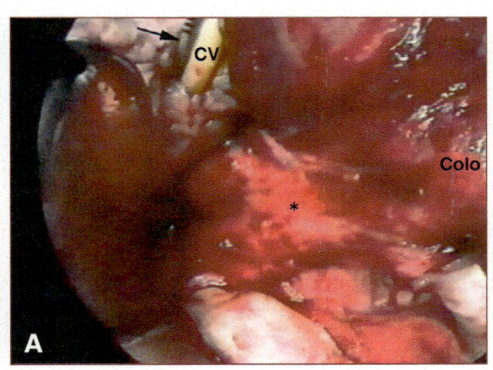

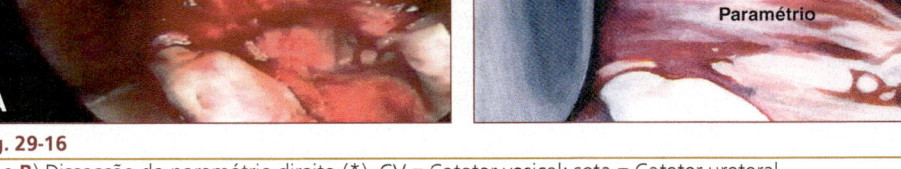

Fig. 29-16
(**A** e **B**) Dissecção do paramétrio direito (*). CV = Cateter vesical; seta = Cateter ureteral.

Quadro 29-2 Revisão de literatura de pacientes com câncer cervical tratadas por traquelectomia radical

Autor	Recidiva Total, n	Recidiva/ Tumor Tamanho > 2 cm, n	Recidiva/ Tumor Tamanho < 2 cm, n	Recidiva de Carcinoma Escamoso, n	Recidiva de Adenocarcinoma, n	Recidiva de Adenocarcinoma < 2 cm, n
Dargent/Mathevet	4/95 (4,2%)	4/21 (19%)	0/74 (0%)	3/4 (75%)	1/4 (25%)	0
Covens	1/32 (3,1%)	0/0 (0%)	1/32 (3,1%)	0/1 (0%)	1/1 (100%)	1/1 (100%)
Plante	2/72 (2,8%)	2/8 (25%)	0/64 (0%)	1/2 (50%)	1/2 (50%)	0
Sheperd	0/30	0/0 (0%)	0/30 (0%)	0	0	0
Burnett	0/19	0/0 (0%)	0/19 (0%)	0	0	0
Schlearth	0/10	0/0 (0%)	0/10 (0%)	0	0	0
Hertel	4/108 (4%)	1/1 (100%)	3/107 (3%)	1/4 (25%)	3/4 (75%)	2/3 (75%)
Total	11/366 (3%)	7/30 (23,3%)	4/336 (1,2%)	5/11 (45%)	6/11 (55%)	3/4 (75%)

Adaptado de Hertel, 2006.

elevando os ureteres. Os túneis dos ureteres são desenvolvidos com dissecção romba, e a porção lateral dos mesmos é clampeada e ligada. Em seguida, os ligamentos cardinais são ligados e seccionados (Fig. 29-16), com o cuidado de se rebater a bexiga superiormente e o reto inferiormente (sempre se tentando afastar lateralmente os ureteres). Após fechamento da cúpula vaginal, o pneumoperitônio é refeito, e a hemostasia, verificada por laparoscopia. O peritônio pélvico não é suturado. Não são colocados drenos. A cateterização vesical por 5 a 7 dias no pós-operatório costuma ser suficiente. A evolução no pós-operatório não costuma ser diferente de uma cirurgia laparoscópica de menor porte.

■ Traquelectomia radical

Mais de 25% da pacientes portadoras de câncer de colo encontram-se abaixo dos 40 anos, e, cada vez mais, a mulher moderna tem o primeiro filho com idade mais avançada (Watson et al., 2008; Sonoda et al., 2004). Segundo estimativas do Instituto Nacional do Câncer (INCA), são esperados mais de 18 mil novos casos de câncer de colo para o ano de 2010 (Estimativa 2010: incidência de câncer no Brasil/Instituto Nacional de Câncer – Rio de Janeiro: INCA, 2009). Com o aumento da abrangência do rastreio para neoplasias de colo, a idade no momento do diagnóstico vem reduzindo de forma drástica, principalmente nos países desenvolvidos. Na faixa etária mais jovem, a cirurgia radical e radioterapia não permitem a preservação da fertilidade. Soma-se a isto a elevada taxa de cura dos procedimentos conservadores e o impacto destes procedimentos sobre a qualidade de vida, aspectos psicológicos e saúde sexual.

A traquelectomia radical, variante da histerectomia radical vaginal, segue os conceitos atuais de cirurgia minimamente invasiva. A cirurgia, idealizada por Daniel Dargent e apresentada por ele no encontro anual de 1994 da Sociedade de Ginecologistas Oncológicos (SGO), consiste na realização de linfadenectomia pélvica laparoscópica, parametrectomia laparoscópica e traquelectomia radical com retirada de paramétrios e conservação do corpo uterino; a biópsia por congelação do limite interno do canal, se negativa, determina o final da cirurgia, e a cerclagem profilática é realizada. Querleu recomenda que a peça cirúrgica tenha 1 cm de comprimento de colo, 1 cm de manguito vaginal e 1 a 2 cm de paramétrio, pois um canal remanescente curto pode reduzir a fertilidade e prejudicar o resultado obstétrico (Querleu, 1999).

Esta cirurgia é indicada em pacientes jovens com desejo de preservar a fertilidade e com tumores invasores com diâmetro inferior a 2 cm. Sua indicação em pacientes sem perspectiva de engravidar no futuro próximo é questionável. No momento da seleção, as pacientes devem ser orientadas sobre os riscos de sua futura gestação, as chances de recidiva da doença, as principais complicações cirúrgicas e sobre a necessidade de redução do ritmo de suas atividades habituais. É recomendado que seja obtido consentimento informado por escrito. Os critérios de elegibilidade para esta cirurgia são os seguintes: desejo de preservar a fertilidade; ausência de sinais sugestivos de infertilidade; tumor com menos de 2 cm; estadiamento FIGO IA2-IB1; carcinoma epidermoide ou adenocarcinoma de ectocérvice com mínima extensão endocervical; congelação transoperatória negativa na extremidade superior do canal e ausência de metástase ganglionar. A taxa de recidiva da traquelectomia é comparável à cirurgia de Wertheim-Meigs (Covens et al., 1999, Koliopoulus et al., 2004). As taxas de recidiva de acordo com a histologia e diâmetro do tumor estão apresentadas no Quadro 29-2.

Na série de 72 pacientes de Plante e Roy ocorreram 50 gestações em 31 mulheres, com 36 nascidos vivos no terceiro trimestre (Plante et al., 2005). Numa revisão de 16 estudos, envolvendo 355 traquelectomias radicais (Boss et al., 2005), 153 (43%) pacientes quiseram engravidar. Destas, 107 engravidaram uma ou mais vezes, resultando em 161 gravidezes: 49% recém-nascidos a termo e 20% prematuros.

Quadro 29-3 Protocolo de acompanhamento de pacientes submetidas à traquelectomia radical para o carcinoma de colo em estágios iniciais

Tempo previsto de internação de 5 a 7 dias	
2 semanas após a alta hospitalar	Revisão da patologia, discussão dos fatores prognósticos, checar micção, qualquer outro sintoma anormal como sangramento. Discutir sobre contracepção, que deve ser de, no mínimo, 6 meses
6 semanas	Ver se existe algum problema a ser revisto da visita de 2 semanas
3 meses	Exame ginecológico geral e revisão. Colher raspado de fundo de saco vaginal e istmo
6 meses	Revisão geral com avaliação das menstruações, exame clínico, colposcopia, raspado vaginal e de istmo, ressonância magnética (RM) de abdome e pelve. Se estiver tudo normal, sem evidência de recidiva, a paciente pode cogitar concepção se assim desejar
9 meses	Revisão, exame clínico, raspado vaginal e istmo
1 ano	Revisão ginecológica e da condição física geral, exame clínico, colposcopia, raspado vaginal e istmo, RM

Adaptado de Shepherd, 2005.

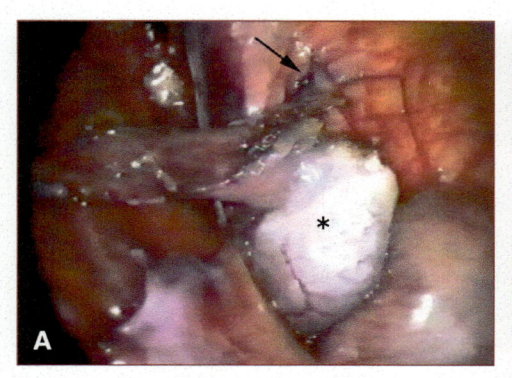

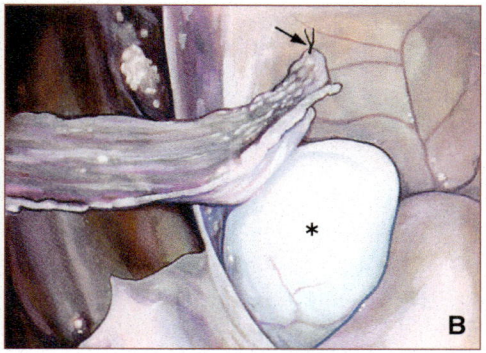

Fig. 29-17
(A e B) Ovário direito (*) reposicionado em goteira parietocólica direita. Seta = Fio inabsorvível aplicado na tuba.

No serviço de *St. Bartholomew's and the Royal London School of Medicine and Dentistry* é utilizado um seguimento para o acompanhamento destas pacientes tratadas com o procedimento de traquelectomia radical (Shepherd, 2005), conforme o Quadro 29-3.

Linfadenectomia para-aórtica

A linfadenectomia para-aórtica é um assunto que ainda suscita debates e ainda não há uniformidade nas condutas. O objetivo da dissecção destes linfonodos é identificar quais as pacientes que teriam a necessidade de tratamento adjuvante mais agressivo. A opção seria o uso de quimioterápicos ou de radioterapia de campo estendido (possui alta morbidade). Pacientes que apresentam linfonodos pélvicos positivos têm maior chance de positividade dos linfonodos para-aórticos (Sakuragi *et al.*, 1999). Nesta situação existem três opções: (1) fazer somente a radioterapia pélvica; (2) aplicar radioterapia de campo estendido (e/ou quimioterapia) sem realizar linfadenectomia para-aórtica (poucos serviços aplicam radioterapia de campo estendido sem alguma comprovação de positividade na área para-aórtica); (3) realizar linfadenectomia para-aórtica e radioterapia de campo estendido (e/ou quimioterapia), dependendo do histopatológico dos linfonodos. A primeira conduta deixa de tratar algumas pacientes com linfonodos para-aórticos positivos. A segunda trata excessivamente pacientes sem linfonodos para-aórticos positivos (morbidade desnecessária). A terceira permite aplicar o tratamento adjuvante para quem realmente precisa. A morbidade da linfadenectomia para-aórtica parece ser aceitável na maioria dos casos.

A linfadenectomia para-aórtica pode ser realizada como proposta por Childers e Harrigil (1998), como se descreve sucintamente a seguir: o intestino delgado é colocado no abdome superior durante a dissecção dos linfonodos para-aórticos. Secciona-se o peritônio em cima da aorta e da artéria ilíaca comum direita. As extremidades laterais do peritônio são erguidas, sendo realizada uma dissecção romba lateralmente em direção ao músculo psoas. O ureter deve ser bem identificado para evitar lesões no mesmo. O cirurgião disseca os linfonodos anteriores à aorta, trabalhando no plano da adventícia da mesma. Esta dissecção deve ser estendida para baixo até a artéria ilíaca comum direita e para cima até onde possível. Pela mesma incisão deve ser feita a remoção dos linfonodos da artéria ilíaca comum.

Do lado esquerdo, a incisão no peritônio é semelhante à do lado direito. A extensão superior da dissecção dos gânglios será limitada pela artéria mesentérica inferior. Como a sua origem na aorta é difícil de identificar, é necessária uma dissecção cuidadosa para evitar dano à aorta ou à artéria mesentérica inferior. Dependendo da filosofia oncológica de cada centro, é possível a dissecção dos linfonodos para-aórticos até o nível dos vasos renais.

Preservação e reposicionamento dos ovários

No tratamento cirúrgico do carcinoma do colo uterino os anexos são habitualmente removidos junto com o útero. Não raramente, o câncer acomete pacientes com menos de 40 anos de idade. Com o intuito de preservar a função ovariana em pacientes jovens, a castração cirúrgica deve ser evitada, já que a incidência de metástase para os ovários é extremamente baixa (Morice *et al.*, 2000).

Segundo a Sociedade Americana de Oncologia Clínica (*American Society of Clinical Oncology*) os métodos comprovadamente eficazes para preservação da fertilidade feminina disponíveis são: o congelamento de embriões, a cirurgia ginecológica conservadora e a ooforopexia para os casos de radioterapia localizada (Silva, 2006).

Quando o cirurgião for preservar os ovários, os vasos do infundíbulo terão que ser preservados. Os ligamentos uterovarianos são coagulados e seccionados, e o peritônio abaixo e ao longo dos vasos do infundíbulo é seccionado para permitir a mobilização adequada das gônadas. A seguir, os ovários são fixados nas respectivas goteiras parietocólicas. A sutura deve ser dada com fio inabsorvível e deve-se fixar de preferência a tuba e não o próprio ovário (Fig. 29-17). Deve-se ainda ter cuidado para não angular em demasia os vasos sanguíneos, para não comprometer a vascularização dos ovários.

O objetivo da fixação das gônadas nas goteiras parietocólicas é de minimizar os efeitos deletérios da radioterapia pélvica, caso os linfonodos se revelem positivos no exame histopatológico. Para facilitar o radioterapeuta, o cirurgião deve colocar um grampo metálico após fixação com o fio inabsorvível.

Alguns autores dizem que o reposicionamento dos ovários não vale a pena, pois a função do mesmo acaba sendo prejudicada de qualquer maneira (Anderson *et al.*, 1993). Morice *et al.* (2000), com a maior casuística da literatura, são da opinião que pode haver benefícios e que vale a pena reposicionar os ovários na tentativa de preservar sua função (60 a 90%, dependendo do tipo de radioterapia).

Segundo Leitão (2005), os critérios de elegibilidade para a transposição dos ovários são listados no Quadro 29-4.

Quadro 29-4 Critérios de elegibilidade sugeridos para a transposição dos ovários

- Qualquer doença ginecológica maligna que requer radiação pélvica com ou sem histerectomia
- Idade < 40 anos
- Câncer cervical < 3 cm
- Câncer cervical restrito à cérvice
- Ausência de invasão do espaço linfovascular
- Ausência de envolvimento do segmento uterino inferior
- Considerar RM para acessar a extensão tumoral

Adaptado de Leitão, 2005.

Estadiamento pré-exenteração e exenteração

A exenteração pélvica, pela extensão da cirurgia e por modificar a imagem corporal, requer um preparo psicológico e clínico da paciente, equipe cirúrgica treinada e sala cirúrgica preparada para uma cirurgia de longa duração. A cirurgia inicia-se com uma laparotomia exploradora; se a remoção do tumor não tiver a finalidade curativa, o procedimento será interrompido. No caso da impossibilidade de ressecção de todo o tumor, o longo preparo pré-operatório foi em vão. Em uma série de 394 exenterações programadas no M.D. Anderson, com avaliação pré-operatória cuidadosa, 111 pacientes não puderam ter a cirurgia completada. Destas, 96 poderiam ter sido detectadas por laparoscopia (Miller *et al.*, 1993). Köhler *et al.* (2002), com o objetivo de identificar as vantagens e limites da laparoscopia na elegibilidade da exenteração pélvica, avaliaram 41 pacientes consecutivas com indicação de exenteração: a laparoscopia permitiu eleger 21 (51%) pacientes para a cirurgia, enquanto as restantes 20 apresentavam doença irressecável ou disseminada. Puntambekar *et al.* (2006) relataram 16 casos de exenteração pélvica por via laparoscópica. O tempo médio de cirurgia foi de 240 minutos, e o tempo médio de internação foi de 3,5 dias. Duas pacientes tiveram obstrução intestinal subaguda no pós-operatório. Todas as pacientes encontram-se livres de doença após 15 meses de acompanhamento.

Metástases nos locais das punções

Nas cirurgias oncológicas convencionais e principalmente nos tumores malignos do ovário, recomenda-se lavagem da cavidade peritoneal e da incisão cirúrgica, além da equipe cirúrgica trocar de luvas para se evitar implantes na ferida cirúrgica. Os trocartes devem ser fixados para que não saiam de lugar durante o ato operatório, levando ao escape de CO_2 pela ferida. Ao final da cirurgia, o CO_2 dever ser esvaziado pelo interior de um trocarte e não pelas feridas Os implantes podem ocorrer na ferida cirúrgica, nos orifícios da paracentese e nas punções da laparoscopia. O risco de implantes no local da paracentese, da laparotomia e da laparoscopia está em torno de 1% (Childers, 1994). Um estudo (Zivanovic, 2008), avaliando 2.251 cirurgias laparoscópicas por câncer, obteve 1,18% de metástase em portais, sendo que quase a totalidade destas estava com carcinomatose ou com metástase em outro sítio no momento do diagnóstico da metástase no local da punção. Este fato sugere que a metástase ou recidiva no local da punção ocorre de forma sincrônica à doença intra-abdominal avançada ou metastática. É possível que a lavagem dos locais das punções diminua a incidência de implantes nas mesmas, não devendo ser considerado como um fator limitador para o tratamento laparoscópico.

Cirurgia robótica

A tecnologia robótica tem sido usada amplamente na área de oncologia ginecológica. A primeira série de casos foi publicada por Marchal *et al.* (2005), que avaliaram 12 casos de malignidade (5 adenocarcinomas do endométrio e 7 carcinomas do colo uterino). O número médio de linfonodos pélvicos removido foi de 11 (variando de 4 a 21).

Magrina *et al.* (2008) publicaram o primeiro estudo comparativo de histerectomia radical robótica. Este estudo comparou as três abordagens: laparotomia, laparoscopia convencional e robótica. As diferenças não foram estatisticamente significativas entre os três grupos com relação à idade, índice de massa corporal ou número de linfonodos removidos.

Os autores encontraram perda sanguínea significativamente menor e também menor tempo de permanência hospitalar no grupo da robótica. Os tempos operatórios foram semelhantes para a laparotomia e a robótica e ambos menores do que o da laparoscopia convencional.

Também não houve conversões ou complicações intraoperatórias no grupo da robótica.

Boggess *et al.* (2008) publicaram um estudo comparativo de histerectomia radical robótica com linfadenectomia pélvica em comparação com a histerectomia radical aberta. O grupo da robótica esteve associado à retirada de maior número de linfonodos, menor tempo de cirurgia, menor perda sanguínea e menor tempo de permanência hospitalar.

Em última análise, o uso da robótica no tratamento do câncer de colo é promissor. Assim como ocorreu no caso da laparoscopia convencional, espera-se que as taxas de sobrevida em 5 anos sejam semelhantes às da laparotomia. Em virtude da menor curva de aprendizado para as cirurgias mais complexas quando comparada com a laparoscopia convencional, o uso da robótica permitirá que mais cirurgiões possam migrar para a cirurgia minimamente invasiva.

FATORES PROGNÓSTICOS

Os principais fatores prognósticos são metástase linfonodal, tamanho do tumor e estádio.

ACOMPANHAMENTO E DETECÇÃO DE RECIDIVAS

Mulheres tratadas de câncer de colo ou de suas lesões precursoras têm risco de doença persistente ou recorrente por até 20 anos pós-tratamento. Estas devem ter coleta citológica e exame clínico anual por 20 anos (ACOG).

Exame clínico e citopatológico a cada 3-6 meses por 2 anos e então a cada 6 meses por mais 3 anos. Radiografia de tórax anual é opcional (NCCN).

Exame clínico – atenção a sangramento genital, exame especular e toques vaginal e retal. Morice *et al.* (2004) consideram que o exame clínico é o método mais efetivo para o acompanhamento de pacientes com câncer de colo tratadas. Mensal nos três primeiros meses, trimestral por mais 9 meses, a cada 4 meses por 1 ano e semestral por mais 2 anos (Bermudez, 2010). A outra possibilidade é a cada 3 ou 4 meses nos dois primeiros anos e semestral por mais três anos (NCCN).

Citopatológico – apesar de recomendado parece não auxiliar na detecção precoce da recidiva (Bermudez, 2010; Morice, 2004; Zola, 2007).

CÂNCER DE COLO E GRAVIDEZ

O tratamento da mulher grávida com câncer de colo depende principalmente de dois fatores: do tempo da gravidez e do estádio do câncer. O desejo de preservar a gravidez, se oncologicamente seguro, deve ser respeitado.

A paciente deve ser informada que o prognóstico do câncer de colo não é pior na gravidez, e que o retardo do tratamento, em pacientes com estádio inicial diagnosticado nos dois primeiros trimestres da gravidez, não parece ter um impacto na sobrevida (Morice, 2009).

Conforme a recomendação francesa (Morice, 2009), se o diagnóstico for feito no terceiro trimestre, o tratamento é instituído após o nascimento, preferencialmente por cesariana, para se avaliar os linfonodos.

Se o diagnóstico for feito antes das 18-22 semanas, de tumor até 2 cm e provável Ib1, a linfadenectomia pélvica laparoscópica pode ser sugerida. Linfonodos negativos, aguardar viabilidade e realizar cesariana. Linfonodos positivos, interromper a gravidez para instituir tratamento. Se o tumor tem entre 2 e 4 cm, por haver maior risco de metástase linfonodal, discutir com a paciente a interrupção.

Se o diagnóstico for feito após 18-22 semanas, no estádio Ib1, e o tumor tiver até 2 cm, controle clínico. Se entre 2 e 4 cm, discutir com a paciente. Uma possibilidade é a quimioterapia neoadjuvante.

Em pacientes com tumor maior que 4 cm, antes das 18-22 semanas, indicar quimiorradioterapia. Depois de 22 semanas, aguardar maturidade, realizar cesariana e iniciar tratamento quimiorradioterápico.

REFERÊNCIAS BIBLIOGRÁFICAS

Altekruse SF, Kosary CL, Krapcho M (Eds.). SEER Cancer statistics review, 1975-2007, National Cancer Institute. Bethesda, MD, http://seer.cancer.gov/csr/1975_2007/, based on November 2009 SEER data submission, posted to the SEER web site, 2010. Acesso em: Set. 2010.

American College of Obstetricians and Gynecologists. ACOG Practice Bulletin nº 109. Clinical management guidelines for obstetrician-gynecologists. Cervical cytology screening. *Obstet Gynecol* 2009;114:1409-20.

Anderson B, Lapolla J, Tuner D *et al*. Ovarian transposition in cervical cancer. *Gynecol Oncol* 1993;49:206-14.

Anderson MD. Cancer center. http://www.mdanderson.org. Acesso em: Set. 2010.

Arbyn M, Bergeron C, Klinkhamer P *et al*. Liquid compared with conventional cervical cytology: a systematic review and meta-analysis. *Obstet Gynecol* 2008;111:167-77.

Barranger E, Coutant C, Cortez A. (Eds.). Sentinel node biopsy is reliable in early-stage cervical cancer but not in locally advanced disease. *Ann Oncol* 2005;16:1237-42.

Bermudez RS, Huang K, Hsu I. Cervical cancer. In: Hansen EK, Roach M. *Handbook of evidence-based radiation oncology*. 2nd ed. New York: Springer, 2010.

Boggess J, Gehrig P, Cantrell L *et al*. A case-control study of robot-assisted type III radical hysterectomy with pelvic lymph node dissection compared to open radical hysterectomy. *Am J Obstet Gynecol* 2008;199:357.e1-7.

Boss EA, van Golde RJ, Beerendonk CC *et al*. Pregnancy after radical trachelectomy: a real option? *Gynecol Oncol* 2005 Dec.;99(3 Suppl 1):S152-56.

Canis M, Mage G, Wattiez A *et al*. La chirurgie endoscopique a-t-elle une place dans la chirurgie radicale du cancer du col uterin. *J Gynecol Obstet Biol Reprod* 1990;19:921.

Chemoradiotherapy for Cervical Cancer Meta-Analysis Collaboration. Reducing uncertainties about the effects of chemoradiotherapy for cervical cancer: a systematic review and meta-analysis of individual patient data from 18 randomized trials. *J Clin Oncol* 2008;26(35):5802-12.

Childers JM *et al*. Abdominal-wall tumor implantation after laparoscopy for malignant conditions. *Obstet Gynecol* 1994;84(5):765-69.

Childers JM, Harrigil KM. Laparoscopic para-aortic lymphadenectomy. In: Hulka JF, Reich H (Eds.). *Textbook of laparoscopy*. 3rd ed. Philadelphia: WB Saunders, 1998. p. 449-56.

Covens A, Shaw P, Murphy J *et al*. Is radical trachelectomy a safe alternative to radical hysterectomy for patients with stage IA-B carcinoma of the cervix? *Cancer* 1999;86:2273-79.

Dargent D, Martin X, Roy M *et al*. Identification of sentinel node with laparoscopy in cervical cancer 31. *Meet Soc Gynecol Oncol Abst* 2000;41:241.

Dargent D, Mathevet P. Hystérectomie élargie laparoscopico vaginale. *J Gynecol Biol Reprod* 1992;21:709-10.

Estimativa 2010. *Incidência de câncer no Brasil*/Instituto Nacional de Câncer. Rio de Janeiro: INCA, 2009.

FIGO. International Federation of Gynecology and Obstetrics. The new FIGO staging system for cancers of the vulva, cervix, endometrium and sarcomas. *Gynecol Oncol* 2009;115:325-28.

Hertel H, Kohler C, Grund D *et al*. Radical vaginal trachelectomy (RVT) combined with laparoscopic pelvic lymphadenectomy: prospective multicenter study of 100 patients with early cervical cancer. *Gynecologic Oncology* 2006;103:506-11.

Jackson KS, Das N, Naik R *et al*. Laparoscopically assisted radical vaginal hysterectomy vs radical abdominal hysterectomy for cervical cancer: a match controlled study. *Gynecol Oncol* 2004;95(3):655-61.

Jones WB, Mercer GO, Lewis Jr JL *et al*. Early invasive carcinoma of the cervix. *Gynecol Oncol* 1993;51(1):26-32.

Kadar N. Laparoscopic-vaginal radical hysterectomy: description of a technique and its evolution. *Gynaecol Endosc* 1994;3:109-22.

Keys HM, Bundy BN, Stehman FB *et al*. Cisplatin, radiation, and adjuvant hysterectomy compared with radiation and adjuvant hysterectomy for bulky stage IB cervical carcinoma. *N Engl J Med* 1999;340(15):1154-61.

Köhler C, Tozzi R, Possover M *et al*. Explorative laparoscopy prior to exenterative surgery. *Gynecol Oncol* 2002;86:311-15.

Koliopoulus G, Sotiriadis A, Kyrgiou M *et al*. Conservative surgical methods for FIGO stage IA2 squamous cervical carcinoma and their role in preserving women's fertility. *Gynecol Oncol* 2004;93:469-73.

Landoni F, Maneo A, Colombo A *et al*. Randomised study of radical surgery versus radiotherapy for stage Ib-IIa cervical cancer. *Lancet* 1997;350(9077):535-40.

Leitão MM, Chi DS. Fertility-sparing options for patients with gynecologic malignancies. *Oncologist* 2005;10:613-22.

Magrina JF, Kho RM, Weaver AL *et al*. Robotic radical hysterectomy: comparison with laparoscopy and laparotomy. *Gynecol Oncol* 2008;109:86-91.

Malur S, Krause N, Kohler C *et al*. Sentinel lymph node detection in patients with cervical cancer. *Gynecol Oncol* 2001;80:254-57.

Marchal F, Rauch P, Vandromme J *et al*. Telerobotic-assisted laparoscopic hysterectomy for benign and oncologic pathologies: initial clinical experience with 30 patients. *Surg Endosc* 2005;19:826-31.

Marnitz S, Köhler C, Roth C *et al*. Is there a benefit of pretreatment laparoscopic transperitoneal surgical staging in patients with advanced cervical cancer? *Gynecol Oncol* 2005;99:536-44.

Michel G, Morice P, Castaigne D *et al*. Lymphatic spread in stage Ib and II cervical carcinoma: anatomy and surgical implications. *Obstet Gynecol* 1998;91:360-63.

Miller B, Morris M, Rutledge F *et al*. Aborted exenteration procedures in recurrent cervical cancer. *Gynecol Oncol* 1993;50:94-99.

Mitchell MF, Schottenfeld D, Tortolero-Luna G *et al*. Colposcopy for the diagnosis of squamous intraepithelial lesions: a meta-analysis. *Obstet Gynecol* 1998;91:626-31.

Morice P, Deyrolle C, Rey A *et al*. Value of routine follow-up procedures for patients with stage I/II cervical cancer treated with combined surgery-radiation therapy. *Ann Oncol* 2004;15:218-23.

Morice P, Juncker L, Rey A *et al*. Ovarian transposition for patients with cervical carcinoma treated by radiosurgical combination. *Fertil Steril* 2000;74:743-48.

Morice P, Narducci F, Mathevet P *et al*. French recommendations of the management of invasive cervical cancer during pregnancy. *Int J Gynecol Cancer* 2009;19(9):1638-41.

Morris M, Eifel PJ, Lu J *et al*. Pelvic radiation with concurrent chemotherapy compared with pelvic and para-aortic radiation for high-risk cervical cancer. *N Engl J Med* 1999;340(15):1137-43.

Nam JH, Kim JH, Kim YM *et al*. Comparative study of laparoscopico-vaginal radical hysterectomy and abdominal radical hysterectomy in patients with early cervical cancer. *Int J Gynecol Cancer* 2003;13(Suppl 1):11.

Nanda K, McCrory DC, Myers ER *et al*. Accuracy of the Papanicolaou test in screening for and follow-up of cervical cytologic abnormalities: a systematic review. *Ann Intern Med* 2000;132:810-19.

National Cancer Institute: PDQ® cervical cancer treatment. Bethesda, MD: National Cancer Institute. Data da última modificação: 22 Jul. 010. Disponível em: http://cancer.gov/cancertopics/pdq. Acesso em: Set. 2010.

National Comprehensive Cancer Network. NCCN. Practice guidelines in oncology. *Cervical Cancer*. Disponível em: http://nccn.org. Acesso em: Set. 2010.

Nezhat C, Nezhat F, Welander C et al. Laparoscopic radical hysterectomy and pelvic and para-aortic lymphadenectomy in the treatment of carcinoma of the cervix. *Am J Obstet Gynecol* 1992;166:864-65.

Ng HT, Kan YY, Chao KC et al. The outcome of the patients with recurrent cervical carcinoma in terms of lymph node metastasis and treatment. *Gynecol Oncol* 1987;26:355-63.

Núñez JT, Delgado M, Pino G et al. Smoking as a risk factor for preinvasive and invasive cervical lesions in female sex workers in Venezuela. *Int J Gynaecol Obstet* 2002;79:57-60.

Oliveira MAP, Oliveira HC, Melki LAH. Tratamento do câncer de colo por laparoscopia. *Femina* 1997;10:873-78.

Panici PB, Angioli R, Palaia I et al. Tailoring the parametrectomy in stages IA2-IB1 cervical carcinoma: is it feasible and safe? *Gynecol Oncol* 2005;96:792-98.

Pellegrino A, Vizza E, Fruscio R et al. Total laparoscopic radical hysterectomy and pelvic lymphadenectomy in patients with Ib1 stage cervical cancer: analysis of surgical and oncological outcome. *Eur J Surg Oncol* 2009 Jan.;35(1):98-103.

Pessini AS, Silveira GPG, Silva MRF. Laparoscopic pelvic lymphadenectomy in the cervical cancer. *Int J Gynecol Cancer* 2003;13(Suppl 1):102.

Plante M, Renaud MC, Hoskins IA et al. Vaginal radical trachelectomy: a valuable fertility-preserving option in the management of early-stage cervical cancer. A series of 50 pregnancies and review of the literature. *Gynecol Oncol* 2005;98:3-10.

Puntambekar S, Kudchadkar RJ, Gurjar AM et al. Laparoscopic pelvic exenteration for advanced pelvic cancers: a review of 16 cases. *Gynecol Oncol.* 2006 Sept.;102(3):513-16.

Querleu D, Childers JM, Dargent D. *Laparoscopic surgery in gynaecological oncology.* Oxford: Blackwell Science, 1999.

Querleu D, Leblanc E, Castelain B. Laparoscopic pelvic lymphadenectomy. *Am J Obstet Gynecol* 1991;164:579-81.

Querleu D, Leblanc E. Laparoscopic surgery in gynecologic oncology. In: Heintz APM, Allen DG. *Practical procedures for the gynecological oncologist.* Amsterdam: Elsevier, 1998.

Rob L, Strnad P, Robova H et al. Study of lymphatic mapping and sentinel node identification in early stage cervical cancer. *Gynecol Oncol* 2005;98:281-88.

Rotman M, Sedlis A, Piedmonte MR et al. A phase III randomized trial of postoperative pelvic irradiation in stage IB cervical carcinoma with poor prognostic features: follow-up of a gynecologic oncology group study. *Int J Radiat Oncol Biol Phys* 2006;65:169-76.

Sakuragi N, Satoh C, Takeda N et al. Incidence and distribution pattern of pelvic and paraaortic lymph node metastasis in patients with Stages IB, IIA, and IIB cervical carcinoma treated with radical hysterectomy. *Cancer* 1999 Apr. 1;85(7):1547-54.

Sasieni PD, Cuzick J, Lynch-Farmery E. Estimating the efficacy of screening by auditing smear histories of women with and without cervical cancer. The National Co-ordinating Network for Cervical Screening Working Group. *Br J Cancer* 1996;73:1001-5.

Sedlis A, Bundy BN, Rotman MZ et al. A randomized trial of pelvic radiation therapy versus no further therapy in selected patients with stage IB carcinoma of the cervix after radical hysterectomy and pelvic lymphadenectomy: a Gynecologic Oncology Group Study. *Gynecol Oncol* 1999;73:177-83.

Shannon J, Thomas DB, Ray RM et al. Dietary risk factors for invasive and in-situ cervical carcinomas in Bangkok, Thailand. *Cancer Causes Control* 2002;13:691-99.

Shepherd JH. Uterus-conserving surgery for invasive cervical cancer. *Best Pract Res Clin Obstet Gynaecol* 2005;19(4):577-90.

Silva ACJSR. Preservação de fertilidade. *Rev Bras Ginecol Obstet* 2006;28(6):365-72.

Sonoda Y, Abu-Rustum NR, Gemignani ML et al. A fertility-sparing alternative to radical hysterectomy: how many patients may be eligible? *Gynecol Oncol* 2004 Dec.;95(3):534-38.

Watson M, Saraiya M, Benard V et al. Burden of cervical cancer in the United States,1998-2003. *Cancer* 2008 Nov. 15;113(10 Suppl):2855-64.

Webb MJ, Symmonds RE. Site of recurrence of cervical cancer after radical hysterectomy. *Am J Obstet Gynecol* 1987;138:813-17.

Zivanovic O, Sonoda Y, Diaz JP et al. The rate of port-site metastases after 2251 laparoscopic procedures in women with underlying malignant disease. *Gynecol Oncol* 2008;111(3):431-37.

Zola P, Fuso L, Mazzola S et al. Follow-up strategies in gynecological oncology: searching appropriateness. *Int J Gynecol Cancer* 2007;17(6):1186-93.

30 Câncer de Corpo Uterino

Marco Aurelio Pinho de Oliveira

- **INTRODUÇÃO**
- **ASPECTOS HISTOPATOLÓGICOS**
- **DIAGNÓSTICO**
- **AVALIAÇÃO PRÉ-OPERATÓRIA**
- **DISSEMINAÇÃO**
- **ESTADIAMENTO**
  Estadiamento cirúrgico
- **TRATAMENTO**
- **CIRURGIA**
  Recomendações de manejo de acordo com estadiamento
  Estádio I
  Abordagem laparoscópica
  Robótica
  Terapia adjuvante
  Radioterapia
  Terapia com progesterona
  Estádio II
  Estádio III
  Estádio IV
  Considerações especiais
  Diagnóstico pós-histerectomia
  Pacientes clinicamente inoperáveis
  Diagnóstico na mulher jovem
  Citologia peritoneal positiva
  Acompanhamento
- **PROGNÓSTICO**
  Recidiva
- **REFERÊNCIAS BIBLIOGRÁFICAS**

INTRODUÇÃO

O corpo uterino pode ser sítio de neoplasias malignas primárias de natureza epitelial ou mesenquimal, sendo que os tumores epiteliais correspondem a 90% das lesões malignas (Leite MLJGT *et al.*, 2007).

O carcinoma do endométrio é o quarto tipo de câncer mais frequente nos países ocidentais após a mama, o pulmão e o colorretal. Países em desenvolvimento e o Japão têm taxas de incidência quatro vezes menores quando comparados a países ocidentais industrializados, sendo as menores taxas na Índia e na Ásia (Parazzini *et al.*, 1991). No Brasil, a estimativa para os anos de 2010 e 2011 apontam a ocorrência de 489.279 novos casos de câncer. Desses, 253.030 são esperados para o sexo feminino. Considerando-se a estimativa de incidência de neoplasia maligna do colo do útero e do útero (porção não especificada), teremos uma incidência de 21.000 novos casos por ano e uma taxa bruta de incidência de 21 por 100 mil mulheres (INCA, 2009). Não existe uma estimativa específica para doenças do corpo uterino, porém como é divulgada a estimativa específica para o câncer de colo uterino, com cerca de 18.000 novos casos, com taxa bruta de 18 por 100 mil mulheres, podemos pressupor uma incidência de, pelo menos, 3.000 novos casos por ano ou uma taxa bruta de 3 casos por 100 mil mulheres para as neoplasias de corpo uterino.

A média de idade para pacientes com câncer de endométrio do tipo endometrioide é de, aproximadamente, 63 anos, e 70% desses estão confinados ao corpo do útero na época do diagnóstico. A sobrevida em 5 anos é de, aproximadamente, 83%. Quando o câncer é do tipo não endometrioide, a média de idade é de 67 anos, com pelo menos metade dos casos com doença fora do corpo uterino na época do diagnóstico. Segundo Creasman (2006), a taxa de sobrevida em 5 anos é de, aproximadamente, 62% para o carcinoma de células claras e de 53% para o tipo seroso papilífero. Aproximadamente 25% das mulheres afetadas estão na menacma e menos de 5% são diagnosticadas antes dos 40 anos (Ota, 2005; Holland, 2010).

O câncer de endométrio apresenta duas formas clinicopatológicas distintas: uma relacionada com estímulo de estrogênio (tipo 1, endometrioide) e a outra não relacionada com estímulo de estrogênio (tipo 2, não endometrioide). Cada subtipo apresenta alterações genéticas específicas, com o tipo 1 mostrando instabilidade microssatélite e mutação no PTEN, PIK3CA, K-ras e CTNNBI, enquanto no tipo 2 (predominante no seroso e de células claras) o tumor apresenta mutação no gene p53 e instabilidade cromossomial (Prat *et al.*, 2007).

Os fatores de risco para o desenvolvimento do carcinoma endometrial incluem: menopausa tardia, obesidade, nuliparidade, *diabetes melito*, hipertensão, uso de tamoxifeno, anovulação crônica e realização de reposição hormonal com estrogênios sem oposição de progestógenos (Anastácio *et al.*, 2010). O fator hereditário no câncer de endométrio é responsável por menos de 5% dos casos de câncer de endométrio e geralmente está associado à síndrome de câncer de cólon hereditário não polipoide (HNPCC). Esta síndrome é uma alteração autossômica dominante que aparece de uma mutação no gene de reparação do DNA. Está associada a risco de desenvolver câncer de endométrio em 40-60% e deve ser suspeitada em todos os casos com diagnóstico antes dos 45 anos ou com forte história familiar para câncer de intestino, endométrio, gástrico ou outros cânceres associados. As mulheres com suspeita de HNPCC devem ser encaminhadas para exame genético e aconselhamento apropriado (Holland C, 2010).

O câncer de endométrio pode ainda se desenvolver após tratamento de radioterapia para o câncer de colo uterino, sendo na maioria das vezes de subtipo de alto risco (Pothuri B *et al.*, 2006).

Dentre todas as neoplasias malignas do corpo uterino, o sarcoma é um tumor incomum, representando 2% de todos os tumores malignos do útero, com incidência anual estimada de 0,64 casos por 100.000 mulheres (Crum *et al.*, 2006). O prognóstico é variável, com sobrevida em 5 anos, variando entre 10 e 50%. Após a retirada do carcinossarcoma da classificação dos sarcomas uterinos, o leiomiossarcoma se tornou o tumor de maior incidência.

Os tumores mesenquimais malignos se originam do estroma do endométrio, do músculo liso e de vasos. Apresentam diferentes fatores de risco que são específicos para cada tipo histológico. Acredita-se que o leiomiossarcoma esteja relacionado com o estímulo estrogênico, existindo correlação direta com o uso de contraceptivos orais. O tamoxifeno tem sido associado ao aumento do risco de neoplasias mesenquimais, particularmente os adenossarcomas e carcinossarcomas. A raça negra também pode estar relacionada com um maior risco de desenvolver o leiomiossarcoma e carcinossarcoma, e apresenta pior evolução quando comparado com as mulheres brancas (Brooks *et al.*, 2004). Em 2006, Crum *et al.* relataram que tanto tumores musculares benignos quanto malignos ocorrem cerca de 2 a 3 vezes mais em mulheres negras do que em mulheres brancas.

ASPECTOS HISTOPATOLÓGICOS

Geralmente os carcinomas são exofíticos, por vezes ulcerados, com focos de hemorragia e necrose, formando massas sésseis polipoides, nódulos ou placas irregulares e espessas que podem ser localizadas ou difusas. Podem cursar com aumento ou não do tamanho do útero (Silva *et al.*, 2010).

Existem dois tipos distintos de tumores epiteliais do corpo uterino. O tipo 1 apresenta melhor prognóstico, geralmente é bem diferenciado e aparece por estímulo estrogênico. Essas mulheres estão na pré-menopausa, costumam ser obesas e hipertensas e existe forte associação à hiperplasia do endométrio. Na imuno-histoquímica são positivos para CK7, vimentina, receptores para estrogênio e progesterona, e negativos para o produto dos genes PTEN e p53. Os carcinomas do tipo 2 aparecem em idade mais avançada. As pacientes são geralmente magras, e o endométrio circunjacente ao tumor é atrófico, traduzindo pouco estímulo estrogênico. Na imuno-histoquímica são positivos para CK7, WT-1 e p53 e apresentam pior prognóstico.

Um amplo espectro de fenótipos pode surgir a partir do sistema mülleriano, incluindo algumas diferenciações como: endometrioide, serosa, mucinosa, urotelial e escamosa (Clement *et al.*, 2004), sendo resumido no Quadro 30-1 com suas respectivas frequências.

O adenocarcinoma endometrioide (tipo 1) é o tipo histológico mais frequente, presente em 75 a 80% dos casos. Trata-se de neoplasia primária do endométrio com glândulas que lembram o endométrio normal. Apresentam grau de diferenciação que varia desde bem diferenciado até tumores indiferenciados, de acordo com a classificação da FIGO, modificada por Zaino *et al.*, em 1995 (Quadro 30-2). O tumor mucinoso é raro e, embora apresente características do tumor do tipo 2, apresenta bom prognóstico. Os tumores mais frequentes do tipo 2 são o seroso e o de células claras, que, associado aos tumores indiferenciados (G3), representam os tumores de alto grau, necessitando de tratamento cirúrgico diferenciado.

As neoplasias mesenquimais uterinas apresentam ampla variedade histopatológica e se originam dos tecidos mesodérmicos normais. Apresentam dois tipos: puro, formado apenas por elementos mesodérmicos malignos, e o misto, que, além do elemento mesodérmico, também apresenta elemento epitelial. Quando os tumores mesenquimais são formados por tecidos habitualmente encontrados no útero, eles são chamados de homólogos. Também podemos encontrar tecidos, como: o músculo estriado, a cartilagem e o osso, não encontrado no útero normal, sendo chamados de heterólogos. Eram classificadas em carcinos-

Quadro 30-1 Classificação do carcinoma de endométrio

Tipo histológico	Porcentagem (%)

Adenocarcinoma endometrioide
    Variante viloglandular
    Variante com diferenciação escamosa
    Variante secretora
    Variante de células ciliadas
    Variante de adenocarcinoma com diferenciação escamosa
	75 a 80

Adenocarcinoma seroso	10
Adenocarcinoma de células claras	2 a 4
Adenocarcinoma mucinoso	0,6 a 5
Carcinoma de células escamosas	0,1 a 0,5
Outros*	1

*Carcinoma de células transicionais, carcinoma hepatoide pouco diferenciado, carcinoma linfoepitelioma-símile, carcinoma com células gigantes, carcinoma neuroendócrino e carcinoma indiferenciado.

Quadro 30-2 Graduação arquitetural e nuclear dos carcinomas

	Grau arquitetural
1	Porcentagem de áreas sólidas menor ou igual a 5%
2	Porcentagem de áreas sólidas entre 6 e 50%
3	Porcentagem de áreas sólidas maior que 50%
	Grau nuclear
1	Semelhante ao núcleo do endométrio normal com discreta hipercromasia ou vascularização
2	Evidente aumento do volume nuclear, cromatina aberta e núcleo evidente
3	Marcado pleomorfismo nuclear, cromatina grosseira e nucléolo evidente

sarcoma, leiomiossarcoma e sarcoma do estroma endometrial, porém, em 2003, a Organização Mundial de Saúde (OMS) reclassificou o carcinossarcoma como uma desdiferenciação ou uma metaplasia do adenocarcinoma de endométrio. Apesar dessa reclassificação, por possuir um quadro clínico com evolução pior que o próprio carcinoma, ele ainda é estudado junto aos sarcomas uterinos, permanecendo dentro da classificação dos sarcomas, que foi resumida no Quadro 30-3. O estudo detalhado de cada tipo histológico foge do objetivo desse capítulo, devendo ser procurados em livros-textos especializados.

DIAGNÓSTICO

O método ideal para se realizar amostragem do endométrio ainda não foi determinado, assim como nenhum exame de sangue com boa sensibilidade e especificidade foi desenvolvido. Portanto, o rastreio de mulheres assintomáticas em toda a população não é realizado, exceto se apresentarem alto risco para desenvolverem o câncer de endométrio ou seus precursores, que são: uso de estrogênio exógeno sem oposição de progesterona, história familiar da Síndrome Hereditária de Câncer Colorretal não polipoide e mulheres na pré-menopausa com ciclos anovulatórios (Hacker et al., 2010).

A ultrassonografia (USG) foi avaliada como método de rastreio para o câncer de endométrio. Granberg et al. (1991) identificaram uma média de 3,4 ± 1,2 mm na espessura do endométrio para pacientes com endométrio atrófico, 9,7 ± 2,5 mm para pacientes com hiperplasia e de 18,2 ± 6,2 mm em paciente com câncer de endométrio. Em um estudo multi-institucional com 1.168 mulheres, todas os casos com câncer de endométrio e 95% dos casos com hiperplasia tinham uma espessura endometrial de 5 mm ou mais (Karlsson et al., 1995). Uma metanálise mostrou que 4% dos cânceres endometriais não serão diagnosticados quando a ultrassonografia for usada como método diagnóstico na investigação das pacientes com sangramento pós-menopausa, com uma alta taxa de falso positivo de 50% (Tabor et al., 2002). A imagem ultrassonográfica em pacientes usuárias de tamoxifeno é única, mostrando ecogenicidade heterogênea do endométrio que é atribuída à dilatação glandular cística, edema estromal e edema e hiperplasia do miométrio adjacente (Assikis et al., 1996). Portanto, o uso rotineiro da USG em mulheres assintomáticas usuárias de tamoxifeno não apresenta muita utilidade.

Existe a recomendação do Sistema de Bethesda para se relatar a presença de células endometriais nos esfregaços citológicos de Papanicolaou em mulheres com 40 anos ou mais. Estudo realizado com 29.144 mulheres assintomáticas na pós-menopausa mostrou que se células endometriais normais fossem identificadas em esfregaços de citologias cervicais, as taxas de prevalência para doença pré-maligna e maligna eram significativamente maior (6,5%) quando comparada com esfregaços sem essas células (0,2%) (Siebers et al., 2006). Zucker et al. (1985) relataram que quando células endometriais morfologicamente anormais foram encontradas nesses esfregaços, aproximadamente 25% das mulheres estavam com carcinoma de endométrio.

Toda a mulher com suspeita de câncer de endométrio deverá ser submetida a uma biópsia endometrial em regime ambulatorial no momento da consulta. Um resultado histopatológico positivo permite o planejamento definitivo do tratamento. Como existe uma taxa de falso negativo de, aproximadamente, 10%, um resultado negativo na biópsia endometrial exigirá o prosseguimento da investigação. Todos os métodos existentes para biópsia de endométrio causam algum grau de desconforto, quando realizado ambulatorialmente e em, aproximadamente, 8% das pacientes, a biópsia não será possível em razão da estenose do orifício interno do canal cervical. Após os 70 anos, o índice de insucesso aumentará para 18% (Koss et al., 1981). Um resultado de metanálise mostrou que o melhor dispositivo para realização de biópsia de endométrio foi a Pipelle. Apresenta taxa de detecção para carcinoma de endométrio de 99,6% para mulheres na pós-menopausa e de 91% na menacme (Dijkhuizen et al., 2000).

A histeroscopia apresenta papel relevante no diagnóstico quando a investigação precisa prosseguir após uma primeira biópsia endometrial negativa ou na presença de lesões focais. Com o uso mais rotineiro e a maior disponibilidade do método na investigação do sangramento uterino anormal, têm-se realizado diagnósticos mais precoces dos cânceres, propiciando o início rápido do tratamento.

Quanto aos sarcomas uterinos, não existe um exame capaz de realizar o diagnóstico pré-operatório. A confirmação diagnóstica quase sempre é realizada após o tratamento cirúrgico realiza-

Quadro 30-3 Sistema de classificação dos sarcomas uterinos, OMS

Tumores mesenquimais
Tumores do estroma endometrial e tumores relacionados
■ Sarcoma do estroma endometrial de baixo grau
■ Nódulo do estroma endometrial
■ Sarcoma endometrial indiferenciado*
Tumores do músculo liso
■ Leiomiossarcoma
• Variante epitelioide
• Variante mixoide
■ Tumores do músculo liso de comportamento incerto (STUMP)
■ Leiomioma, sem especificação anterior
• Variantes histológicas
• Variante com atividade mitótica
• Variante celular
• Variante celular hemorrágica
• Variante epitelioide
• Variante mixoide
• Variante atípica
• Variante lipoleiomioma
• Variantes do padrão de crescimento
• Variante leiomiomatosa difusa
• Variante leiomioma invasor (DISSECTING)
• Variante leiomiomatosa intravenosa
• Variante leiomioma metastatizante
Miscelânea de tumores mesenquimais
■ Tumores mistos do estroma endometrial e do músculo liso
■ Tumor de células epitelioides perivasculares (PECOMA)
■ Tumor adenomatoso
■ Outros tumores malignos mesenquimais
■ Outros tumores benignos mesenquimais
Tumores mistos epitelial e mesenquimal
Carcinossarcoma (tumor mülleriano misto, carcinoma metaplásico)
Adenossarcoma
Carcinofibroma
Adenofibroma
Adenomioma
Variante polipoide atípica

*Também chamado de sarcoma endometrial ou sarcoma do estroma endometrial de alto grau por outros autores.

do como proposta de tratamento para uma doença benigna (Oliveira *et al.*, 2004). Contudo, deverá ser suspeitado sempre que houver crescimento do mioma na paciente menopausada. A ressonância magnética é hoje considerada o método padrão-ouro na avaliação desses tumores, podendo ser identificadas áreas suspeitas de hemorragia e necrose, levando a um aumento heterogêneo do volume uterino (Viana *et al.*, 2010).

AVALIAÇÃO PRÉ-OPERATÓRIA

A rotina de investigação pré-operatória no estádio inicial do câncer de endométrio deve incluir: hemograma completo, provas de funções renal e hepática, eletrólitos, glicemia, urinálise e tomografias computadorizadas do tórax, abdome e pelve para as pacientes com histologia de alto risco ou para os casos de doença avançada (Hacker *et al.*, 2010).

A colonoscopia deve ser indicada apenas para pacientes com presença de sangue oculto nas fezes ou história de mudança do hábito intestinal, em razão da pequena possibilidade de câncer de cólon concomitante. A tomografia computadorizada da pelve e abdome poderá ser utilizada para avaliação de doença nos linfonodos. A ressonância magnética apresenta resultado semelhante à tomografia computadorizada na avaliação da doença linfonodal, porém, apresenta vantagens na avaliação da invasão miometrial e cervical. A cistoscopia poderá ser solicitada se houver suspeita de invasão da bexiga.

O nível sérico aumentado do CA-125 apresenta correlação positiva com a doença em estádio avançado e doença linfonodal (Jhang *et al.*, 2003).

DISSEMINAÇÃO

O câncer de endométrio pode disseminar-se por: extensão direta, transtubária, vasos linfáticos e via hematogênica. A extensão direta é responsável pela invasão do miométrio e também da cérvice. A via transtubária pode levar à metástase do peritônio e do ovário, enquanto os canais linfáticos podem levar à disseminação para os linfonodos pélvicos e para-aórticos. Os linfonodos para-aórticos podem apresentar metástase direta, principalmente da parte superior do corpo uterino, mas é mais comum seu envolvimento quando os linfonodos pélvicos estiverem comprometidos. A via hematogênica é responsável pelas metástases a distância e para sítios extra-abdominais. A vagina pode apresentar metástase tanto por extensão direta como por disseminação linfática ou hematogênica, podendo apresentar metástase independente do comprometimento cervical.

Para os sarcomas uterinos, a via hematogênica é a principal via de disseminação com metástase, principalmente, para o pulmão.

ESTADIAMENTO

O estadiamento do câncer do corpo uterino é cirúrgico. Deverá ser realizada documentação extensa da doença durante o ato operatório, assim como correlacioná-la aos resultados histopatológicos. O mais utilizado é o da FIGO *(International Federation of Gynecology and Obstetrics)* que foi revisada em 2008, sendo colocada no Quadro 30-4 a classificação para o carcinoma.

A citologia peritoneal deverá ser relatada separadamente, pois não alterará o estadiamento. Ao lado de todo estádio deverá

Quadro 30-4 Estadiamento para carcinoma de corpo uterino, FIGO 2008

Estádio 0 (TIS)	Carcinoma *in situ*
Estádio I	Tumor confinado ao corpo uterino
IA (T1a N0 M0)	Ausência ou invasão de menos da metade do miométrio
IB (T1b N0 M0)	Invasão igual ou mais da metade do miométrio
Estádio II (T2 N0 M0)	O tumor invade o estroma cervical, mas não se estende além do útero
Estádio III	Extensão tumoral local e/ou regional
IIIA (T3a N0 M0)	O tumor invade a serosa do útero e/ou anexos uterinos
IIIB (T3b N0 M0)	O tumor invade a vagina ou paramétrio
IIIC1 (T1-3b N1 M0)	Linfonodo pélvico positivo
IIIC2 (T1-3b N2 M0)	Linfonodo para-aórtico positivo independente dos linfonodos pélvicos
Estádio IV	O tumor invade a mucosa da bexiga e/ou intestino ou metástase a distância
IVA (T4 Nqualquer M0)	Invasão da mucosa da bexiga e/ou intestinal
IVB (T qualquer N qualquer M1)	Metástase a distância incluindo intra-abdominal ou linfonodos inguinais

constar a classificação do grau tumoral como G1 (bem diferenciado), G2 (moderadamente diferenciado) ou G3 (indiferenciado). O grau final será dado, na maioria das vezes, pelo grau arquitetural do tumor. Contudo, quando o grau nuclear apresentar atipia nuclear intensa (grau 3), o grau arquitetural deverá ser acrescido de 1 (uma) unidade, aumentando o grau tumoral final (p. ex., quando o tumor apresentar grau arquitetural 2 e nuclear 1 ou 2, o grau tumoral final será 2. Se esse mesmo tumor tiver grau nuclear 3, o grau tumoral final será 3).

O comprometimento da mucosa endocervical não mais diferencia entre estádios I e II (é necessária invasão estromal do colo), portanto, o procedimento de dilatação e curetagem para determinação do estadiamento não será mais aplicável.

Algumas pacientes serão encaminhadas para tratamento radioterápico exclusivo e, nesses casos, o estadiamento utilizado será o clínico, como proposto pela FIGO em 1971, devendo constar o sistema de estadiamento utilizado.

Em função da relativa raridade, o estadiamento para os sarcomas uterinos utilizava a mesma classificação para os tumores epiteliais. Em 2008, foi realizada uma classificação específica para os sarcomas do corpo uterino, que está descrita no Quadro 30-5. Atualmente, apenas o estadiamento do carcinossarcoma continua seguindo o estadiamento do adenocarcinoma de endométrio.

Estadiamento cirúrgico

Os estudos realizados por Creasman *et al.* (1976) e pelo Grupo de Oncologia Ginecológica Americano (Creasman *et al.*, 1987) demonstraram a importância de um estadiamento cirúrgico para o câncer de endométrio (Childers *et al.*, 1994). As taxas de metástases em linfonodos nas pacientes com tumores considerados iniciais são tanto mais elevadas quanto maior a invasão miometrial e quanto menor a diferenciação (Creasman *et al.*, 1976; Lewis *et al.*, 1970). Childers *et al.*, já em 1992, descreviam que a metástase linfonodal era o fator prognóstico mais significativo, e que a avaliação dos linfonodos regionais seria necessária para o planejamento terapêutico.

Capítulo 30
CÂNCER DE CORPO UTERINO

Quadro 30-5 Estadiamento para o sarcoma uterino (leiomiossarcoma, sarcoma do estroma endometrial, adenossarcoma e carcinossarcoma), FIGO 2008

1. Leiomiossarcoma e sarcoma do estroma endometrial	
Estádio I	Tumor limitado ao útero
IA	Tumor < 5 cm
IB	Tumor > 5 cm
Estádio II	Tumor se estende para a pelve
IIA	Envolvimento dos anexos
IIB	Invasão para tecidos pélvicos extrauterinos
Estádio III	Tumor invade tecidos abdominais (não basta atingir o abdome)
IIIA	Um sítio de invasão
IIIB	Mais de um sítio de invasão
IIIC	Metástase para linfonodos pélvicos e/ou para-aórticos
Estádio IV	Tumor invade bexiga ou reto, e/ou metástase a distância
IVA	Tumor invade a bexiga e/ou reto
IVB	Metástase a distância
2. Adenossarcoma	
Estádio I	Tumor limitado ao útero
IA	Tumor limitado ao endométrio ou endocérvice sem invasão miometrial
IB	Invasão igual ou menos da metade do miométrio
IC	Invasão de mais da metade do miométrio
Estádio II	Extensão do tumor para a pelve
IIA	Envolvimento dos anexos
IIB	Invasão para tecidos pélvicos extrauterino
Estádio III	Tumor invade tecidos abdominais (não basta atingir o abdome)
IIIA	Um sítio de invasão
IIIB	Mais de um sítio de invasão
IIIC	Metástase para linfonodos pélvicos e/ou para-aórticos
Estádio IV	Tumor invade bexiga ou reto, e/ou metástase a distância
IVA	Tumor invade a bexiga e/ou reto
IVB	Metástase a distância
3. Carcinossarcoma	
Deverá ser estadiado como o adenocarcinoma de endométrio	

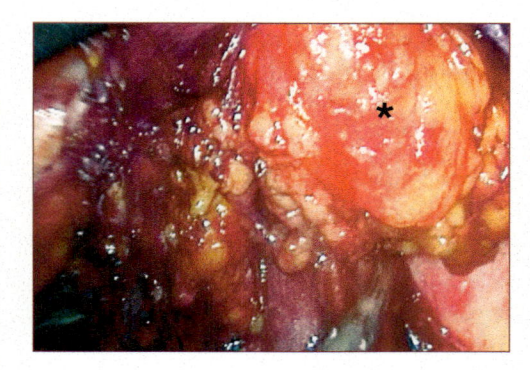

Fig. 30-1 Linfonodo aumentado (*) – cerca de 3 cm – em topografia da artéria ilíaca externa direita durante cirurgia laparoscópica para tratamento do câncer de endométrio.

Desde 1988, com a adoção do estadiamento cirúrgico pela FIGO, debates consideráveis surgiram para constituir uma abordagem aceitável internacionalmente. Um protocolo geralmente recomendado seria aquele em que o lavado peritoneal é obtido imediatamente, seguido por exploração cuidadosa do conteúdo intra-abdominal. O omento, fígado, diafragma, intestinos, superfície peritoneal e anexos deveriam ser examinados e palpados para avaliação de quaisquer lesões possíveis, completando com a palpação cuidadosa de linfonodos aumentados ou suspeitos em cadeias pélvicas e para-aórticas. O procedimento cirúrgico padrão seria uma histerectomia total extrafacial com salpingooforectomia bilateral. A remoção anexial também é recomendada mesmo se os anexos apresentarem-se como normais, pois eles podem conter micrometástases. A remoção da bainha vaginal é desnecessária, nem há benefício de excisar o tecido parametrial nos casos habituais. Se o envolvimento cervical estromal é demonstrado pré-operatoriamente ou notado no intraoperatório, a histerectomia radical pode ser a mais apropriada em mãos experientes. Embora recomendado pelo sistema de estadiamento, a linfadenectomia das cadeias pélvicas e para-aórticas permanece controversa. Amostragem seletiva é de valor duvidoso como um procedimento de rotina; sendo a linfadenectomia completa reservada para casos com características de alto risco. Muitas mulheres com câncer endometrial são obesas ou idosas, com outros problemas médicos, e o julgamento clínico é necessário para determinar se cirurgia adicional é necessária. Qualquer suspeita de invasão de linfonodos (radiológica ou por palpação) é indicação para remoção dos mesmos. Se esses linfonodos forem positivos nos cortes de congelação, a dissecção linfonodal completa pode ser desnecessária. Indicações para linfadenectomia para-aórtica (LPA) deveria incluir linfonodos ilíacos externos ou comuns positivos, aórticos suspeitos ou anexos grosseiramente positivos. De forma similar, linfonodos pélvicos grosseiramente positivos e tumores de alto grau, mostrando envolvimento miometrial profundo, assim como pacientes com tumores de células claras ou seroso papilífero, são também candidatos para LPA.

O estadiamento clínico não é acurado para doença extrauterina, particularmente na presença de pequenos envolvimentos linfonodais, implantes peritoneais e metástases anexiais. Além disso, é amplamente aceito que a curetagem pode subestimar a classificação tumoral quando amostras de histerectomia forem completamente examinadas. Até 20% dos tumores podem ter uma piora da graduação histológica e ocasionalmente podem ser identificados outros tipos histológicos no exame minucioso do espécime da histerectomia (FIGO, 2006).

Os meios mais acurados para acessar tanto a profundidade da invasão miometrial, quanto o envolvimento cervical, é o rastreamento por meio da ressonância magnética. A tomografia computadorizada (TC) e a RM são equivalentes em termos de avaliação de metástases linfonodais, mas nenhum é bom o suficiente para substituir a avaliação linfonodal cirúrgica (Fig. 30-1) (DelMaschio et al., 1993; Gordon et al., 1989; Kim et al., 1995; Thorvinger et al., 1989; Yamashita et al., 1993; Varpula & Klemi, 1993; FIGO, 2006).

O estadiamento do carcinoma endometrial recomendado pela Federação Internacional de Ginecologia e Obstetrícia (FIGO) propõe a necessidade da histerectomia para se determinar o grau de invasão miometrial e do envolvimento cervical (Shepherd, 1989). A presença de células de carcinoma no lavado peritoneal é uma controvérsia que persiste sobre a função da linfadenectomia (Galaal et al., 2009).

TRATAMENTO

O tratamento tradicional do câncer de endométrio consiste na histerectomia total extrafascial abdominal, salpingooforectomia bilateral, citologia do líquido lavado peritoneal e linfadenectomia pélvica em casos selecionados. A histerectomia vaginal com a remoção dos anexos tem sido reservada a uma pequena fração de pacientes sem condições clínicas para a cirurgia-padrão, uma vez que a via vaginal não permite uma adequada exploração da cavidade peritoneal e nem acesso aos linfonodos pélvicos (Childers & Surwit, 1992).

Uma experiência inicial de histerectomia laparoscópica, realizada com baixa pressão de pneumoperitônio (8 mmHg), utilizando bloqueio espinhal e dispensando a anestesia geral, abre novas perspectivas para estadiamento do carcinoma endometrial em pacientes sem condições clínicas para cirurgia aberta ou com alto risco anestésico (Silveira et al., 2010).

Um ponto fundamental na cirurgia por laparoscopia é que o útero deve ter as dimensões que permitam a sua retirada íntegra por via vaginal. Como o tumor é intrauterino não podemos utilizar nenhuma técnica de morcelamento, sob pena de disseminação neoplásica.

A oclusão tubária antes de qualquer manipulação uterina é recomendada, a fim de evitar a passagem de células tumorais, pelas tubas, para a cavidade.

Uma questão comumente levantada quando se propõe cirurgia laparoscópica no tratamento de qualquer câncer abdominal e pélvico é a do risco de metástases nos portais (Tjalma, 2003; Sanjuan, 2005; Muntz, 1999). Recentemente, um estudo retrospectivo com mais de 1.200 pacientes operadas por laparoscopia para tratamento de câncer uterino (endométrio e colo) mostrou que metástases isoladas em portais não ocorreram; o pequeno número de casos observado estava associado à carcinomatose peritoneal ou à recidiva sincrônica em outro local. Os autores concluem que o temor de metástases em portais não deve ser fator para não indicar a via laparoscópica nos casos de câncer uterino (Martinez et al., 2010).

CIRURGIA

Recomendações de manejo de acordo com estadiamento

■ Estádio I

A histerectomia com salpingooforectomia bilateral é o tratamento-padrão atualmente recomendado. A exploração cuidadosa das cavidades abdominal e pélvica, assim como a palpação das cadeias linfáticas retroperitoneais são parte obrigatória do procedimento. Outros tratamentos incluem rádio e quimioterapia adjuvante. Tradicionalmente, a cirurgia para o câncer endometrial é realizada por via laparotômica (Marana et al., 1999). Entretanto, o uso seletivo da cirurgia laparoscópica para o manejo de câncer ginecológico tem sido progressivamente publicado (Vinatier et al., 1996; Podratz, 1998; Chi & Curtin 1999; Dottino et al., 1999; Eltabbakh et al., 2001; Palomba, 2009).

Embora exigida para estadiamento completo, o benefício terapêutico da linfadenectomia é controverso. Um estudo caso-controle sugeriu que essa intervenção possa ser terapêutica (Kilgore et al., 1995), e outro mostrou um bom prognóstico mesmo em mulheres com linfonodos positivos (Larson et al., 1998). No Reino Unido, o ensaio clínico ASTEC que randomizou mulheres estádio I, clinicamente presumido de carcinoma endometrial para linfadenectomia pélvica ou não, mostrou que não houve benefício terapêutico (Kitchener et al., 2006).

Com as últimas análises provenientes de maior embasamento epidemiológico identifica-se uma importante diferença no decorrer dos anos, no que se refere à necessidade de linfadenectomia em pacientes com carcinoma endometrial. A tendência atual é prescindir da linfadenectomia em mulheres com carcinoma endometrial em estádio inicial, reservando-a em casos muito selecionados (ASTEC Study Group, 2009).

Abordagem laparoscópica

A abordagem laparoscópica descrita inclui tanto a laparoscopia complementada com histerectomia vaginal (LAVH) quanto a histerectomia laparoscópica total (TLH). LAVH é aquela em que uma parte da histerectomia é realizada por meio da cirurgia laparoscópica e parte por via vaginal. A remoção final do útero é completada pela vagina. TLH é a denominação dada quando a cirurgia é completamente executada por via laparoscópica, sem o tempo cirúrgico por via vaginal. Ambos os procedimentos têm sido demonstrados como viáveis, seguros e associados a menor trauma tecidual, perda sanguínea, dor e tempo de permanência hospitalar, quando comparados à via laparotômica (Lumsden et al., 2000, Tozzi 2005; Bijen et al., 2009).

Alguns estudos sugerem que a abordagem laparoscópica resulta em redução da morbidade cirúrgica, com menores taxas de infecção de parede e íleo paralítico em mulheres com sobrepeso e obesidade (Eltabbakh et al., 2000; Scribner et al., 2001; Obermair et al., 2005). A laparoscopia está geralmente associada à menor morbidade perioperatória, e alguns estudos sugerem que a sobrevida global e livre da doença é comparável com a laparotomia (Eltabbakh 2002; Obermair et al., 2004; Tozzi 2005b). A primeira descrição de tratamento laparoscópico do câncer endometrial é de 1992, quando Joel Childers publica dois casos.

Estudo retrospectivo publicado por Scribner et al. (2001) avaliou mulheres com 65 anos ou mais submetidas ao manejo cirúrgico por laparotomia ou por LAVH como tratamento do câncer endometrial inicial. O grupo que se submeteu à laparoscopia teve um estadiamento completo com dissecção linfonodal pélvica bilateral e para-aórtica e foi comparado com o grupo que teve seu estadiamento realizado por laparotomia. Das 125 mulheres incluídas, 67 tiveram estadiamento laparoscópico (Grupo 1), 45 pacientes foram estadiadas por laparotomia (Grupo 2), e 13 pacientes se submeteram à histerectomia vaginal (Grupo 3). A análise comparativa entre os grupos 1 e 2 não demonstrou diferença significativa na média de idade (75,9 vs. 74,7 anos). No grupo 1, 53/67 (79,1%) das pacientes apresentavam-se no estádios I ou II da doença comparado com 29/45 (64,4%) no grupo 2. A laparoscopia foi concluída em 52/67 (77,6%) dos procedimentos planejados. As razões para conversão à laparotomia incluíram obesidade 7/67 (10,4%), hemorragia 4/67 (6,0%), carcinomatose peritoneal 3/67 (4,5%) e aderências 1/67 (1,5%). O tempo cirúrgico foi significativamente maior em pacientes do grupo 1 comparadas às do grupo 2 (236 vs. 148 minutos). A perda sanguínea estimada foi similar entre os grupos (298 vs. 336 mL) bem como o número de linfonodos pélvicos, ilíacos comuns e para-aórticos removidos (17,8, 5,2, 6,6 vs. 19,1, 5,1, 5,2, respectivamente). A duração da permanência hospitalar foi significativamente menor no grupo 1 versus grupo 2 (3,0 vs. 5,8 dias). Houve menor morbidade febril, íleo pós-operatório e complicações de parede abdominal no grupo 1 comparado com as pacientes do grupo 2. Quanto às pacientes do grupo 3, estas tinham em média 77,5 anos. As comorbidades médicas concorrentes foram a principal razão para a abordagem transvaginal (o tempo cirúrgico foi de 104,5 minutos, e a duração de permanência hospitalar foi de 2,1 dias sem complicações perioperatórias). Com base nos resultados favoráveis observados, demonstrou-se que a idade avançada não se configura em uma contraindicação relativa à cirurgia laparoscópica. Apesar do aumento do tempo cirúrgico quando utilizado o procedimento laparoscópico, deve ser lembrado que este estudo foi realizado há cerca de 10 anos e houve uma evolução muito grande nos instrumentais e na técnica laparoscópica. A histerectomia transvaginal ainda persiste como uma opção para mulheres com sérios problemas clínicos com menor duração do tempo cirúrgico, complicações mínimas e menor duração da permanência hospitalar.

Malur *et al.* (2001) compararam a abordagem à LAVH com a abordagem laparotômica no manejo de pacientes com câncer endometrial. Entre 1995 e 1999, 70 pacientes com câncer endometrial em estádios I-III da FIGO foram randomizadas para LAVH (37) ou TAH (33) com ou sem dissecção linfonodal. A dissecção linfonodal foi realizada em 25 pacientes por laparoscopia e em 24 pacientes por laparotomia. As taxas de perda sanguínea e transfusão foram significativamente menores no grupo da laparoscopia. A dissecção linfonodal, duração de cirurgia e a incidência de complicações pós-operatórias foram similares para ambos os grupos. Sobrevida global e livre de doença não diferiu, significativamente, entre os grupos. Com base nestes resultados, os autores concluem que a LAVH para o tratamento do câncer endometrial está associada à menor morbidade perioperatória comparada com o grupo submetido à TAH. Ainda em 2001, Eltabbakh *et al.* sumarizaram os resultados encontrados em seus estudos que compararam os desfechos no grupo LAVH *vs.* TAH (Quadro 30-6).

Baseados em todos esses resultados, concluímos que a maioria das mulheres com carcinoma endometrial em estágio inicial pode ser tratada por laparoscopia, com um excelente prognóstico cirúrgico, menor período de internação hospitalar, recuperação mais precoce e melhora na qualidade de vida (Eltabbakh *et al.*, 2001).

No período de 1996 a 1998, 61 pacientes com estádio clínico I de câncer endometrial foram tratadas na Unidade de Oncologia no Royal North Shore de Sidney, Austrália. No período, 29 pacientes foram manejadas com LAVH e salpingooforectomia bilateral (BSO) associada à linfadenectomia pélvica laparoscópica (LP), enquanto 32 pacientes foram tratadas por laparotomia. Os autores demonstram que o tratamento laparoscópico do câncer endometrial é seguro, com mínimas complicações intra e pós-operatórias. Esse procedimento está associado à menor perda sanguínea e menor período de hospitalização; entretanto, associa-se a um significativo aumento no tempo cirúrgico. Segundo esse estudo, a seleção apropriada de pacientes para o procedimento laparoscópico é o passo fundamental para que se alcance as metas principais dessa abordagem (Fram, 2002).

Tozzi *et al.* (2005a) afirmam em seu estudo que os benefícios da laparoscopia sobre a laparotomia em pacientes com carcinoma endometrial já estão bem estabelecidos. Muitas pacientes com câncer endometrial apresentam comorbidades associadas, e a cirurgia laparotômica as expõe a maior risco de complicações. Neste estudo, o objetivo foi identificar pacientes com fatores de risco específicos para complicações que se beneficiariam mais da laparoscopia e seriam as candidatas ideais para essa abordagem cirúrgica. Entre 1995 e 2002, 122 pacientes foram incluídas, sendo 63 pacientes alocadas para o grupo da laparoscopia (grupo A) e 59 para o grupo da laparotomia (grupo B). Taxas e tipo de complicações intra e pós-operatórias precoces e tardias foram prospectivamente registrados. As taxas de complicações intraoperatórias para o grupo da laparoscopia foi significativamente menor, sendo 4,7% (3/63) no grupo da laparoscopia *vs.* 15,2% para o grupo da laparotomia (9/59). De forma similar, complicações pós-operatórias precoces e tardias foram significativamente menores no grupo da laparoscopia. Condições clínicas adversas concomitantes, peso superior a 80 kg e idade superior a 65 anos foram fatores preditivos de complicações (essas características foram reconhecidas em 60% das complicações globais encontradas). A análise multivariada identificou a técnica cirúrgica (laparoscopia *vs.* laparotomia) como único fator de risco significativo para complicações. Os autores concluem que para esse grupo de pacientes, a LAVH reduz significativamente as taxas de complicações e deveriam ser padronizadas como o tratamento ideal para esses casos.

Em análise complementar ao estudo anterior, Tozzi *et al.* (2005b) em ensaio clínico randomizado de 122 mulheres com carcinoma endometrial, sendo 63 pacientes alocadas para a laparoscopia e 59 para a laparotomia, realizaram um acompanhamento pós-cirúrgico médio de 44 meses (variação 5-96 meses). Não identificaram taxas significativamente mais elevadas de recidiva no grupo da laparoscopia (12,6% pacientes no grupo da laparoscopia *versus* 8,5% do grupo da laparotomia apresentaram recidiva). No período do acompanhamento considerado, a sobrevida livre da doença e a sobrevida global no grupo da laparoscopia e laparotomia foram de 87,4% *versus* 91,6% e 82,7% *versus* 86,5%, respectivamente. A sobrevida específica relacionada com o carcinoma endometrial foi de 90,5% no grupo da laparoscopia *versus* 94,9% no grupo da laparotomia. Esses resultados foram bastante similares aos referidos pela FIGO em pacientes no estádio I. Os autores concluem que a LAVH em pacientes com câncer endometrial fornece um prognóstico de sobrevida comparável ao da laparotomia.

Desde 2006, o LACE trial (Janda *et al.*, 2006) tem como objetivo avaliar os resultados da realização de histerectomia total laparoscópica (TLH). As pacientes foram alocadas para receber TLH ou histerectomia abdominal total. O desfecho inicial é a análise da qualidade de vida até 6 meses pós-cirurgia e, posteriormente, a análise da sobrevida livre de doença (DFS) e sobrevida global. Após essa primeira fase, a inclusão de pacientes será estendida para um total de 590 pacientes em uma alocação 1:1 (TLH/TAH), para avaliar a equivalência com respeito a DFS com 80% do poder de teste e alfa = 0,05. Equivalência será assu-

Quadro 30-6 Comparação da LAVH *vs.* TAH

- A mudança pós-operatória média no hematócrito foi de 4,6 *versus* 5,4 (p < 0,001)
- O tempo cirúrgico operatório médio foi de 190 minutos *versus* 133 minutos (p < 0,001)
- O número médio de dissecção linfonodal foi de 10,8 *versus* 4,9 (p < 0,001)
- A média de permanência hospitalar foi de 2,5 dias *versus* 5,2 dias (p < 0,001)
- O número médio de doses de analgésicos para alívio da dor pós-operatória foi de 28,1 mg *versus* 103,4 mg (p < 0,001)
- O número médio de dias para retornar completamente às atividades habituais foi de 22 *versus* 41 (P = 0,002) e o retorno ao trabalho foi de 34 *versus* 63 dias (p < 0,001)

mida se a diferença na DFS não exceder 7% em 4 anos. Desfechos secundários incluem análise do tratamento relacionado com a morbidade, custos e custo-efetividade, padrões de recidiva e sobrevida global. Este ensaio clínico provavelmente estabelecerá a equivalência de uma abordagem TLH para pacientes em estádio I de câncer endometrial. A primeira fase, avaliando a qualidade de vida no pós-operatório imediato e após 6 meses, com 332 pacientes incluídas, mostrou avaliação clínica e estatística melhor para o grupo da laparoscopia (Janda et al., 2010).

Barakat et al. (2007) avaliaram os resultados subsequentes à mudança no manejo do carcinoma endometrial identificada na última década. Nesse estudo, realizado entre janeiro de 1993 e dezembro de 2004, 1.312 pacientes se submeteram à pan-histerectomia abdominal (TAH) ou LAVH associada à dissecção de linfonodos pélvicos e para-aórticos em casos selecionados. Demonstrou-se que a radioterapia adjuvante pós-operatória foi menos empregada, sendo utilizada exclusivamente em pacientes com características de alto risco. Nesse estudo, a idade média no diagnóstico foi de 62 anos (variação de 21 a 93 anos), com uma média de acompanhamento de 31,6 meses (variação de 0-140 meses). Houve aumento significativo na porcentagem de pacientes submetidas à dissecção linfonodal durante o período de estudo, bem como o número mediano de linfonodos removidos. Estes dados foram associados à redução no uso de radioterapia, quando dois períodos foram comparados 1993-1998 versus 1999-2004 (P < 0,001). O uso de braquiterapia vaginal permaneceu o mesmo durante esses períodos. Não houve diferença significativa na sobrevida em 1, 2 ou 5 anos das pacientes manejadas em qualquer período avaliado. Houve um aumento significativo dos custos médicos diretos quando se compararam os períodos de 1995-1998 com 1999-2004 (P < 0,001), embora os custos com radioterapia pélvica fossem menor no último período. Os autores concluem que no período avaliado de 12 anos, apesar da modificação no manejo primário do carcinoma endometrial com a inclusão crescente da laparoscopia, não houve efeito negativo nas taxas de sobrevida.

Em relação à linfadenectomia no câncer de endométrio, um estudo randomizado prospectivo foi realizado, incluindo 80 pacientes aleatoriamente alocadas para o grupo da laparoscopia ou da laparotomia. O prognóstico clínico e as complicações foram comparadas durante 1 ano de acompanhamento. Os resultados incluíram 40 pacientes para o grupo da linfadenectomia laparoscópica e 40 para o grupo da linfadenectomia abdominal. A abordagem laparoscópica esteve associada a um maior tempo cirúrgico (234,1 min. vs. 137,3 min.) e com menor dor (5,3 vs. 7,9; P < 0,000) e resultou em menor duração do tempo de internação hospitalar (4,4 vs. 7,9 dias; P < 0,000). Em seis semanas a qualidade de vida foi melhor em pacientes que tiveram linfadenectomia laparoscópica. Baseados nesses resultados, concluiu-se que a linfadenectomia laparoscópica esteve associada à menor taxa de complicações e melhor qualidade de vida a curto prazo (Morelli et al., 2007b).

Malzoni et al. (2009) compararam a viabilidade, a segurança, a morbidade, a sobrevida livre de doença e as taxas de recidiva da histerectomia total com linfadenectomia por via laparoscópica (LPS) e da histerectomia total abdominal com linfadenectomia (LPT) em pacientes com câncer endometrial. Incluíram 159 pacientes com estádio I de câncer endometrial. A linfadenectomia para-aórtica foi realizada em todos os casos com linfonodos pélvicos positivos (descobertos em uma avaliação patológica por congelação), em pacientes com tumores mal diferenciados e com invasão miometrial superior a 50% e em carcinomas não endometrioides. O tempo cirúrgico médio foi um pouco superior no grupo LPS (136 min.; 95% CI 118-181) que no grupo LPT (123 min.; 95% CI 111-198). Houve uma menor perda sanguínea no grupo da LPS. A média de perda sanguínea foi de 50 mL+/-12 no grupo LPS (95% CI 20-90) e de 145 mL+/-35 no grupo da LPT (95% CI 60-255). A duração média de permanência hospitalar foi significativamente menor no grupo da LPS (2,1+/-0,5) do que no da LPT (5,1+/-1,2). Os autores concluem que a laparoscopia é apropriada para o tratamento de pacientes com câncer endometrial precoce e pode oferecer benefícios potenciais à custa de menor desconforto, sem comprometer o grau de segurança oncológica necessária. Apesar da limitação decorrente do curto acompanhamento das pacientes incluídas, não se identificou modificação na sobrevida livre da doença e na sobrevida global, embora ensaios clínicos multicêntricos e acompanhamento a longo prazo estejam em andamento para avaliar o prognóstico oncológico geral desse procedimento.

Zullo et al. (2009) objetivaram comparar a segurança a longo prazo e a eficácia da cirurgia laparoscópica e da abordagem laparotômica para o tratamento do carcinoma endometrial em estágio inicial. Realizaram um estudo prospectivo randomizado que incluiu 84 pacientes em estádio I do câncer endometrial (40 mulheres no grupo da cirurgia laparoscópica e 38 mulheres no grupo da laparotomia). A segurança e a eficácia foram avaliadas e analisadas pelo princípio da intenção para tratar. Após um período de acompanhamento médio de 78 meses (variação de 19-84 meses) e 79 meses (variação de 22-84 meses) para a cirurgia laparoscópica e laparotômica, respectivamente, não se demonstrou diferenças nas taxas de recidiva cumulativas (20,0% vs. 18,4%, p = 0,860) e de óbitos (17,5% vs. 15,8% de pacientes; p = 0,839). Não se identificaram diferenças significativas nas taxas de sobrevida globais e livres de doença. Os autores concluem que a cirurgia laparoscópica para o câncer de endométrio em estágio inicial é um procedimento seguro e efetivo tanto quanto a laparotomia.

Robótica

Em um estudo realizado em um centro oncológico de referência na Itália, Peiretti et al. (2009) analisaram o efeito do uso da robótica na abordagem do câncer de endométrio estádio inicial. O objetivo era analisar o efeito da introdução do uso do sistema Da Vinci num serviço de referência no tratamento do câncer. Como resultado da menor curva de aprendizado e maior comodidade com o uso da robótica, houve diminuição de 78% para 35% no número de cirurgias abertas na instituição. Verificaram, assim, que o uso do auxílio da robótica, no tratamento do câncer pode fornecer tratamento minimamente invasivo para uma porcentagem maior de pacientes já que torna mais cirurgiões aptos para tal técnica do que a laparoscopia convencional e em menos tempo. Poucos estudos compararam os resultados da laparoscopia tradicional com o uso da robótica, porém, alguns estudos sugerem resultados muito semelhantes a curto prazo entre os dois métodos (Gehrig et al., 2008; Seamon et al., 2009).

Terapia adjuvante

■ Radioterapia

Historicamente, duas abordagens básicas seriam adotadas em relação ao uso de radioterapia no manejo inicial do carcinoma endometrial. A abordagem inicial foi administrar radioterapia pré-operatória seguida de cirurgia. Mais recentemente, achados transoperatórios são utilizados para determinar a necessidade de radioterapia em modo adjuvante. Na Europa, foi uma prática comum basear o uso da radioterapia adjuvante no risco determinado pela graduação tumoral e invasão miometrial. Na América do Norte e na Austrália, a decisão geralmente é baseada na dependência da presença ou não de doença extrauterina e do risco de recidiva avaliado no estadiamento cirúrgico. O argumento é que a racionalização do uso de radioterapia desse modo reduz morbidade e mantém as taxas de sobrevida. Estudos recentes registram excelentes resultados para pacientes com câncer endometrial em estádio I com linfonodos negativos, em que a radiação pélvica foi evitada (Mohan et al., 1998; Jolly et al., 2005; Solhjem et al., 2005).

O ensaio clínico PORTEC randomizou 715 mulheres (25% com grau 1, 50% com grau 2 e 25% das pacientes com grau 3) após a cirurgia (sem linfadenectomia) para a radioterapia pélvica ou não (Creutzberg et al., 2000). Esse estudo mostrou novamente uma redução significativa nas taxas de recidiva pélvica e vaginal em 5 anos após radioterapia, mas sem benefício na sobrevida. As taxas de mortalidade foram de 9% no grupo da radioterapia e de 6% no grupo-controle. As taxas de recidiva locorregional em 10 anos diferiram, significativamente, e foram de 5% após radioterapia e de 14% para o grupo-controle, enquanto as taxas de mortalidade por câncer endometrial foram de 11% no grupo submetido à radioterapia e de 9% nos controles, sem diferença significativa entre os grupos (Scholten et al., 2005).

Os dados publicados sugerem que radioterapia adjuvante não está indicada na presença de doença em estádio I de risco baixo ou intermediário (Aalders, 1980; Poulsen, 1996). Isso certamente incluiria todos os tumores G1 sem envolvimento da serosa e G2 com menos de 50% de invasão miometrial. Em mulheres de alto risco em que o estadiamento cirúrgico pleno excluiu doença extrauterina, radioterapia apresenta benefício incerto, e muitos reservariam a radioterapia para os casos de recidiva pélvica. Outros advogam a radioterapia adjuvante para casos de altíssimo risco, como tumores G3 com mais de 50% de invasão miometrial. A braquiterapia vaginal isolada para pacientes de alto risco com linfonodos pélvicos negativos é uma opção interessante a ser considerada.

Terapia com progesterona

Foi amplamente prescrita no passado, mas uma metanálise de 6 ensaios clínicos randomizados, envolvendo 3.339 mulheres, não mostrou benefício na sobrevida com a utilização de progestógenos adjuvantes na terapia do câncer endometrial (Martin-Hirsch et al., 1996). Um ensaio randomizado publicado, subsequentemente, com 1.012 mulheres também falhou em demonstrar qualquer benefício dessa terapia na sobrevida (COSA-NZ-UK Endometrial Cancer Study Groups, 1998).

Estádio II

A cirurgia pode ser utilizada como tratamento primário para envolvimento cervical diagnosticado clinicamente. A histerectomia radical com linfadenectomia pélvica bilateral e dissecção para-aórtica seletiva poderá ser realizada.

Se essa abordagem for utilizada, ressonância magnética (RM) pré-operatória é aconselhável para assegurar a ressectabilidade local. Estudos recentes indicam excelentes resultados desta intervenção, sem benefício da adição de radioterapia para pacientes com linfonodos negativos (Sartori et al., 2001; Cornelison et al., 1994; Mariani et al., 2001).

Se a cirurgia não for inicialmente viável, radioterapia pélvica e braquiterapia seguida por histerectomia, com linfadenectomia seletiva dos linfonodos para-aórticos podem ser empregadas (FIGO, 2006).

Estádio III

Pacientes com estádio III do carcinoma endometrial por extensão parametrial ou à vagina são mais bem manejadas com irradiação pélvica após minuciosa busca de metástases. Uma vez que a terapia seja completada, laparotomia exploradora é aconselhada nessas pacientes, cuja doença parecer ser ressecável. Radioterapia de campo estendido ou terapia sistêmica são sugeridas na presença de metástases extrapélvicas, dependendo das condições das pacientes.

Estádio IV

Pacientes com evidências de metástases extrapélvicas são geralmente manejadas com quimioterapia sistêmica ou hormonoterapia. Um ensaio clínico randomizado comparou a radioterapia abdominal total com o esquema quimioterápico composto por doxorrubicina-cisplatina (AP) em mulheres com estádio IV do câncer endometrial, tendo um máximo de 2 cm de doença residual pós-operatória (Randall et al., 2006). A quimioterapia, significativamente, aumentou a sobrevida global e livre da doença comparada com radioterapia abdominal total. Em 60 meses, 55% das pacientes em uso de esquema quimioterápico AP estavam vivas em comparação com 42% daquelas que se submeteram à radioterapia abdominal total. Radioterapia local pode ser benéfica, particularmente em metástases cerebrais e ósseas. A radioterapia pélvica pode ocasionalmente auxiliar no controle tumoral local e evitar sangramento ou complicações regionais.

Considerações especiais

Diagnóstico pós-histerectomia

Diagnóstico de carcinoma endometrial pós-histerectomia pode apresentar alguns problemas, particularmente se os anexos não forem removidos (p. ex., histerectomia vaginal por prolapso). Recomendações para terapia adjuvante posterior são baseadas nos fatores de risco conhecidos para doença extrauterina e se relaciona com o grau histológico e de profundidade do envolvimento miometrial. Pacientes com lesões de grau 3, invasão miometrial profunda ou invasão linfovascular são candidatas à cirurgia adicional para remover os anexos e completar o estadiamento cirúrgico. Alternativamente, o uso empírico da radioterapia pélvica pode ser tentado. Lesões grau 1 ou 2 com mínima invasão miometrial e sem envolvimento linfovascular geralmente não necessitam de terapia adicional.

Pacientes clinicamente inoperáveis

Obesidade mórbida e doença cardiopulmonar grave são as principais razões que determinam um estado clinicamente inoperável para uma paciente com carcinoma endometrial. Braquiterapia pode atingir taxas de curas que excedem a 70% e pode ser combinada à radioterapia externa na presença de fatores prognósticos que sugiram alto risco de envolvimento linfonodal. Para pacientes com lesões bem diferenciadas, com contraindicações para anestesia e igualmente inelegíveis para radioterapia, altas doses de progestinas podem ser empregadas.

▪ Diagnóstico na mulher jovem

O diagnóstico de carcinoma endometrial durante os anos reprodutivos deveria ser feito com cautela, uma vez que essa malignidade é incomum em mulheres com idade inferior a 35 anos, e o carcinoma endometrial Grau I pode ser confundido com hiperplasia atípica grave nessas situações. Hiperplasia atípica pode ser manejada de forma bem-sucedida com progestógenos, e a decisão de usá-los nessas situações pode ser apropriada se preservação de fertilidade é desejável. Essas lesões deveriam ser avaliadas por um patologista experiente. Se o carcinoma for confirmado, histerectomia com remoção anexial permanece como o tratamento de escolha. Quando a incerteza persiste com relação à presença de carcinoma verdadeiro, a decisão final deve considerar a opinião da paciente após um esclarecimento completo e documentação por escrito, principalmente se um manejo conservador for o escolhido.

▪ Citologia peritoneal positiva

A presença de citologia peritoneal positiva é frequentemente um diagnóstico difícil, dada a aparência de malignidade das células mesoteliais reativas. Por essa razão, esse diagnóstico deveria ser somente realizado após uma revisão citopatológica completa. O tratamento é controverso, caso nenhuma outra característica de doença extrauterina for documentada por ocasião do estadiamento cirúrgico. A tendência atual é não valorizar a citologia peritoneal positiva isolada.

▪ Acompanhamento

Um estudo prospectivo (Allsop et al., 1997) e vários estudos retrospectivos (Owen & Duncan, 1996; Salvesen et al., 1997; Agboola et al., 1997; Shumsky et al., 1994) têm focalizado no acompanhamento de pacientes com câncer endometrial. Em geral, pouquíssimas recidivas foram identificadas como resultado direto de exames complementares, e nenhuma melhora na sobrevida global e livre de recidiva foi identificada nestes casos comparada com aquelas detectadas na apresentação clínica. Em pacientes não irradiadas, uma forte suspeita pode ser feita com acompanhamento regular para detectar recidiva vaginal em momento mais precoce, dada a alta taxa de resgate seguindo radioterapia (Ackerman et al. 1996).

PROGNÓSTICO

Na ausência de tratamento, a história natural do câncer do endométrio nos remete para uma sobrevida média de 1 a 4 anos, dependendo da idade na ocasião do diagnóstico e do grau do câncer (Ashih et al., 1999).

Setenta e cinco por cento das pacientes encontram-se no estádio 1 e possuem sangramento uterino anormal. A sobrevida global em pacientes no estádio 1 da doença é elevada. Mais de 90% das mulheres apresentam sobrevida livre da doença 5 anos após a cirurgia (Creasman et al., 2001). O prognóstico depende de vários fatores, que incluem a graduação histológica, a profundidade da invasão miometrial, envolvimento linfonodal, estádio da doença e o tratamento (Zullo et al., 2005).

Recidiva

Recidivas localizadas são manejadas preferencialmente pela cirurgia, radioterapia ou uma combinação das duas, dependendo da terapia primária. Lesões maiores deveriam ser removidas nos casos de recidiva pélvica isolada de qualquer grau, sendo potencialmente curáveis, particularmente se ocorre mais de 1 ou 2 anos após a terapia inicial. Neste cenário, cirurgia radical ou estendida pode ser justificada se a paciente já recebeu radioterapia anterior. Os resultados de exanteração pélvica em casos desse tipo selecionados apropriadamente são similares àqueles obtidos no câncer cervical, sendo uma alternativa em casos selecionados. A terapia com progestógenos deve ser continuada, quando a doença está estável ou em remissão. Resposta clínica máxima pode não ser aparente por três ou mais meses após o início da terapia. Quimioterapia com cisplatina, taxol e adriamicina foi recomendada para pacientes com doença recidivada ou avançada, sem indicação de cirurgia ou radioterapia (Randall et al., 2006; Akram et al., 2005).

REFERÊNCIAS BIBLIOGRÁFICAS

Aalders J, Abeler V, Kolstad P et al. Postoperative external irradiation and prognostic parameters in stage I endometrial carcinoma: clinical and histopathologic study of 540 patients. *Obstet Gynecol* 1980;56(4):419-27.

Ackerman I, Malone S, Thomas G et al. Endometrial carcinoma — Relative effectiveness of adjuvant irradiation vs therapy reserved for relapse. *Gynecol Oncol* 1996;60(2):177-83.

Agboola OO, Grunfeld E, Coyle D et al. Costs and benefits of routine follow-up after curative treatment for endometrial cancer. *Can Med Assoc* 1997;157:879-86.

Akram T, Maseelall P, Fanning J. Carboplatin and paclitaxel for the treatment of advanced or recurrent endometrial cancer. *Am J Obstet Gynecl* 2005;192:1365-67.

Allsop JR, Preston J, Crocker S. Is there any value in the long term follow-up of women treated for endometrial cancer? *Br J Obstet Gynaecol* 1997;104:119-22.

Anastácio EPZ, Vieira TDR. Exames de imagem. In: Maluf FC, Azevedo FCC, Souza CE et al. *Câncer ginecológico: tratamento multidisciplinar*. São Paulo: Dendrix Edição e Desing, 2010. p. 209-16, cap. 23.

Ashih H, Gustilo-Ashby T, Myers ER et al. Cost-effectiveness of treatment of early stage endometrial cancer. *Gynecol Oncol* 1999;74:208-16.

Assikis VJ, Neven P, Jordan VC et al. A realistic clinical perspective on tamoxifen and endometrial carcinogenesis. *Eur J Cancer* 1996;32A:1464-76.

ASTEC Study Group. Efficacy of systematic pelvic lymphadenectomy in endometrial cancer: a randomized study (MRC ASTEC trial). *Lancet* 2009;373:125-36.

Barakat RR, Lev G, Hummer AJ et al. Twelve-year experience in the management of endometrial cancer: a change in surgical and postoperative radiation approaches. *Gynecologic Oncology* 2007;105(1):150-56.

Bijen CB, Briët JM, Bock GH et al. Total laparoscopic hysterectomy versus abdominal hysterectomy in the treatment of patients with early stage endometrial cancer: a randomized multi center study. *BMC Cancer* 2009;9:23.

Brooks SE, Zhan M, Cote T et al. Surveillance, epidemiology, and end results analysis of 2677 cases of uterine sarcoma 1989-1999. *Gynecol Oncol* 2004;93:204-8.

Chi DS, Curtin JP. Gynecologic cancer and laparoscopy. *Obstet Gynecol Clin North Am* 1999;26:201-15.

Childers J, Surwit E. Combined laparoscopic and vaginal surgery for the management of two cases of stage I Endometrial Cancer. *Gynecol Oncol* 1992;47:38-43.

Childers JM, Spirtos NM, Brainard P et al. Laparoscopic staging of the patient with incompletely staged early adenocarcinoma of the endometrium. *Obstet Gynecol* 1994;83:597-600.

Clement PB, Young RH. Non-endometroid carcinomas of the uterine corpus: a review of the pathology with emphasis on recent advances and problematic aspects. *Adv Anat Pathol* 2004;11:117-42.

Cornelison TL, Trimble EL, Kosary CL. SEER data, corpus uteri cancer: treatment trends versus survival for FIGO Stage II, 1988-1994. *Gynecol Oncol* 1999 Sept.;74(3):350-55.

COSA-NZ-UK Endometrial Cancer Study Groups. Adjuvant medroxyprogesterone acetate in high-risk endometrial cancer. *Int J Gynecol Cancer* 1998;8:387-391.

Creasman WT, Boronow RC, DiSaia PJ et al. Adenocarcinoma of the endometrium: its metastatic lymph node potential. *Gynecol Oncol* 1976;4:239-43.

Creasman WT, Morrow CP, Bundy BN et al. Surgical pathological spread pattern of endometrial carcinoma: a gynecologic oncology group study. *Cancer* 1987;60:2035-41.

Creasman WT, Odicino F, Maisonneuve P et al. Carcinoma of the corpus uteri. *J Epidemiol Biostat* 2001;6(1):47-86.

Creasman WT, Odicino F, Mausinneuve P et al. Carcinoma of the corpus uteri. FIGO 6th annual report on the results of treatment in gynecological cancer. *Int J Gynecol Obst* 2006;95(Suppl 1):S105-43.

Creutzberg CL, Van Putten WLJ, Koper PCM et al. Randomised trial of sugery and postoperative radiation therapy versus surgery alone for patients with stage I endometrial carcinoma. *Lancet* 2000;355:1404-11.

Crum C. The female genital tract. In: Contran R, Kumar V, Collins T (Eds.). *Robins – Pathologic basis of disease*. 6th ed. Philadelphia: Saunders, 1999. p. 1035-91.

Crum CP, Lee KR. *Diagnostic gynecologic and obstetric pathology*. Philadelphia, PA: Elsevier Saunders, 2006.

DelMaschio A, Vanzulli A, Sironi S et al. Estimating the depth of myometrial involvement by endometrial carcinoma: efficacy of transvaginal sonography vs MR imaging. *AJR Am J Roentgenol* 1993;160(3):533-38.

Dijkhuizen FPH, Mol BWJ, Brolmann HAM et al. The accuracy of endometrial sampling in the diagnosis of patients with endometrial carcinoma and hyperplasia. *Cancer* 2000;89:1765-72.

Dottino PR, Tobias DH, Beddoe A et al. Laparoscopic lymphadenectomy for gynecologic malignancies. *Gynecologic Oncology* 1999;73:383-88.

Eltabbakh GH, Mount SL. Laparoscopic surgery does not increase the positive peritoneal cytology among women with endometrial carcinoma. *Gynecol Oncol* 2006;100(2):361-64.

Eltabbakh GH, Shamonki MI, Moody JM et al. Hysterectomy for obese women with endometrial cancer: laparoscopy or laparotomy? *Gynecologic Oncology* 2000;78:329-35.

Eltabbakh GH, Shamonki MI, Moody JM et al. Laparoscopy as the primary modality for the treatment of women with endometrial carcinoma. *Cancer* 2001;91:378-87.

Eltabbakh GH. Analysis of survival after laparoscopy in women with endometrial carcinoma. *Cancer* 2002;95:1894-901.

FIGO Committee on Gynecologic Oncology. Corrigendum to "FIGO staging for uterine sarcomas". *Int J Gynecol Obst* 2009;106:277.

FIGO Committee on Gynecologic Oncology. FIGO staging for uterine sarcomas. *Int J Gynecol Obst* 2009;104:179.

FIGO Committee on Gynecologic Oncology. Revised FIGO staging for carcinoma of vulva, cervix, and endometrium. *Int J Gynecol Obst* 2009;105:103-4.

Fram KM. Laparoscopically assisted vaginal hysterectomy versus abdominal hysterectomy in stage I endometrial cancer. *Int J Gynecol Cancer* 2002;12:157-61.

Franco ELF, Alves EC, Saltz E et al.. *Registro Nacional de patologia tumoral – diagnóstico de câncer no Brasil – 1981-1985*. São Paulo: BSB, 1991. p. 324.

Galaal K, Fisher AD, Kew F et al. Laparoscopy versus laparotomy for the management of endometrial cancer (Protocol for a Cochrane Review). *Cochrane Library* 2009;3.

Gehrig PA, Cantrell LA, Shafer A et al. What is the optimal minimally invasive surgical procedure for endometrial cancer staging in the obese and morbidly woman? *Gynecologic Oncology* 2008;111:41-45.

Gemignani ML, Curtin JP, Zelmanovich J et al. Laparoscopic-assisted vaginal hysterectomy for endometrial cancer: clinical outcomes and hospital charges. *Gynecol Oncol* 1999;73:5-11.

Gordon AN, Fleischer AC, Dudley BS et al. Preoperative assessment of myometrial invasion of endometrial adenocarcinoma by sonography (US) and magnetic resonance imaging (MRI). *Gynecol Oncol* 1989;34(2):175-79.

Granberg S, Wikland M, Karlsson B. Endometrial thickness as measured by endovaginal ultrasonography for identifying endometrial abnormality. *Am J Obstet Gynecol* 1991;164:47-52.

Hacker NF, Friedlander M. *Uterine cancer. Berek & Hacker's in Gynecologic Oncology*. 5th ed. Philadelphia: Lippincott Willians & Wilkins, a Wolters Kluwer business 2010. p. 396-442.

Hacker NF. Uterine cancer. In practical gynecologic oncology. In: Hacker NF. (Ed.). *Practical gynecologic oncology*. Philadelphia: Lippincott Williams & Wilkins, 2000.

Holland C, Safi MI, Earl H et al. *Endometrial cancer. Gynaecological oncology*. Cambridge University Press 2010. p. 133-46, cap. 10.

INCA. Estimativa 2010: incidência de câncer no Brasil/Instituto Nacional de Câncer. Rio de Janeiro. INCA, 2009. Disponível em: http://www.inca.gov.br/estimativa/2010/. (Consulta <->feita em 12/09/2010.)

International Federation of Gynecology and Obstetrics – FIGO. *Staging classifications and clinical practice guidelines for gynaecological cancers*. 2006. 88p. Disponível em: http://www.figo.org/publications. Acesso em: 21 Out. 2009.

Janda M, Gebski V, Forder P et al. Total laparoscopic versus open surgery for stage 1 endometrial cancer: the LACE randomized controlled trial. LACE Trial Committee Source Contemporary clinical trials 2006;27(4):353-63.

Jemal A, Thomas A, Murray T et al. *Cancer statistics, 2002. CA Cancer J Clin* 2002;52:23-47.

Jhang H, Chuang L, Visintainer P et al. CA125 levels in the preoperative assessment of advanced state uterine cancer. *Am J Obstet Gynecol* 2003;188:1195-97.

Jolly S, Vargas C, Kumer T et al. Vaginal brachytherapy alone: an alternative to adjuvant whole pelvis radiation for early Stage endometrial cancer. *Gynecol Oncol* 2005;97:887-92.

Jones H, Pecorelli S, Bender H et al. Cancer of the Corpus Uteri. In: Staging classifications and clinical practice guidelines of gynecologic cancers by the FIGO Committee on Gynecologic Oncology. Elsevier, 200041-56.

Karlsson B, Granberg S, Wikland M et al. Transvaginal ultrasonography of the endometrium in women with postmenopausal bleeding – A nordic multicentre study. *Am J Obstet Gynecol* 1995;72:1488-94.

Karlsson B, Granberg S, Wikland M et al. Transvaginal ultrasonography of the endometrium in women with postmenopausal bleeding: A nordic multicenter study. *Am J Obstet Gynecol* 1995;172:1488-94.

Kilgore LC, Partridge EE, Alvarez RD et al. Adenocarcinoma of the endometrium: survival comparisons of patients with and without pelvic node sampling. *Gynecol Oncol* 1995;56(1):29-33.

Kim SH, Kim HD, Song YS et al. Detection of deep myometrial invasion in endometrial carcinoma: comparison of transvaginal ultrasound, CT, and MRI. *J Comput Assist Tomogr* 1995;19(5):766-72.

Kitchener H, Redman CW, Swart AM, Amos CL. ASTEC – a study in the treatment of endometrial cancer: a randomized trial of lymphadenectomy in the treatment of endometrial cancer. *Gynecol Oncol* 2006;101:S21 (abstract)

Koss LG, Schreiber K, Oberlander SG et al. Screening of asymptomatic women for endometrial cancer. *Obstet Gynecol* 1981;57:681-91.

Kurman RJ, Kaminski PF, Norris HJ. The behavior of endometrial hyperplasia. A long term study of "untreated" hyperplasia in 170 patients. *Cancer* 1985;56(2):403-12.

Larson DM, Broste SK, Krawisz BR. Surgery without radiotherapy for primary treatment of endometrial cancer. *Obstet Gynecol* 1998;91(3):355-59.

Lavie O, Bolger B, Lopes T et al. The role of laparoscopic surgery in the management of endometrial cancer. *BJOG* 2000;107:24-27.

Leite MLJGT, Tanaka ACA. Análise da tendência temporal da mortalidade do câncer de útero no estado de São Paulo: 1980 a 1998. *Rev Bras Crescim Desenvolv Hum* 2007;17:95-103.

Lewis B, Stallworthy JA, Cowdell B. Adenocarcinoma of the body of the uterus. *J Obstet Gynaec Br Comm* 1970;77:343-46.

Lumsden MA, Twaddle S, Hawthorn R et al. A randomised comparison and economic evaluation of laparoscopic-assisted hysterectomy and abdominal hysterectomy. *BJOG* 2000;107:1386-91.

Malur S, Possover M, Michels W et al. Laparoscopic-assisted vaginal versus abdominal surgery in patients with endometrial cancer—a prospective randomized trial. *Gynecol Oncol* 2001;80(2):239-44.

Malzoni M, Tinelli R, Cosentino F et al. Total laparoscopic hysterectomy versus abdominal hysterectomy with lymphadenectomy for early-stage endometrial cancer: a prospective randomized study. *Gynecol Oncol* 2009;112(1):126-33.

Marana R, Busacca M, Zupi E et al. Laparoscopically assisted vaginal hysterectomy versus total abdominal hysterectomy: a prospective, randomized, multicenter study. *Am J Obstet Gynecol* 1999;180:270-75.

Mariani A, Webb MJ, Keeney GL et al. Role of wide radical hysterectomy and pelvic lymph node dissection in endometrial cancer with cervical involvement. *Gynecol Oncol* 2001;83:72-80.

Martin-Hirsch PL, Lilford RJ, Jarvis GJ. Adjuvant progestagen therapy for the treatment of endometrial cancer: review and meta-analyses of published randomised controlled trials. *Eur J Obstet Gynecol Reprod Biol* 1996;65(2):201-7.

Mohan DS, Samuels MA, Selim MA et al. Longterm outcomes of therapeutic pelvic lymphadenectomy for stage I endometrial adenocarcinoma. *Gynecol Oncol* 1998;70(2):165-71.

Morelli M, Caruso M, Noia R et al. Total laparoscopic hysterectomy versus vaginal hysterectomy: a prospective randomized trial. *Minerva ginecologica* 2007a;59:99-105.

Morelli M, Noia R, Costantino A et al. Laparoscopic lymphadenectomy as treatment of endometrial cancer. *Minerva Ginecol* 2007b;59:111-16.

Muntz HG, Goff BA, Madsen BL et al. Port-site recurrence after laparoscopic surgery for endometrial carcinoma. *Obstet Gynecol* 1999;93:807-9.

National Cancer Institute. Cancer statistics. Acesso em: 07 Oct. 2009. Disponível em: www.cancer.gov/statistics.

Obermair A, Manolitsas TP, Leung Y et al. Total laparoscopic hysterectomy for endometrial cancer: patterns of recurrence and survival. *Gynecologic Oncology* 2004;92:789-93.

Obermair A, Manolitsas TP, Leung Y et al. Total laparoscopic hysterectomy versus total abdominal hysterectomy for obese women with endometrial cancer. *Int J Gynecol Cancer* 2005;15:319-24.

Oliveira AB. *Sarcomas uterinos.* In: Figueiredo EMA. *Ginecologia Oncologia.* Rio de Janeiro: Revinter, 2004. p. 89-95, cap. 21.

Ota T, Yoshida M, Kimura M et al. Clinicopathologic study of uterine endometrial carcinoma in young women aged 40 years and younger. *Int J Gynecol Cancer* 2005;15:657-62.

Owen P, Duncan ID. Is there any value in the long term follow-up of women treated for endometrial cancer? *Br J Obstet Gynaecol* 1996;103:710-13.

Palomba S, Falbo A, Mocciaro R et al. Laparoscopic treatment for endometrial cancer: a meta-analysis of randomized controlled trials (RCTs). *Gynecol Oncol* 2009;112(2):415-21.

Parazzini F, LaVechia C, Bocciolone L et al. The epidemiology of endometrial cancer. *Gynecol Oncol* 1991;41:1-16.

Peiretti M, Zanagnolo V, Bacciolone L et al. Robotic surgery: changing the surgical approach for endometrial cancer in a referral cancer Center. *J Invasive Gynecol* 2009;16:427-31.

Podratz KC, Mariani A, Webb MJ. Staging and therapeutic value of lymphadenectomy in endometrial cancer. *Gynecol Oncol* 1998;70(2):163-64.

Pothuri B, Ramondetta L, Winton A et al. Radiation-associated endometrial cancers are prognostically unfavorable tumors: a clinicopathologic comparison with 527 sporadic endometrial cancers. *Gynecol Oncol* 2006;103:948-51.

Poulsen HK, Jacobsen M, Bertelsen K et al. Adjuvant radiation therapy is not necessary in the management of endometrial carcinoma stage I, low risk cases. *Int J Gynecol Cancer* 1996;6:38-43.

Prat J, Gallardo A, Cautrecasas M et al. Endometrial carcinoma: pathology and genetics. *Pathology* 2007;39:1-7.

Randall ME, Filiaci VL, Muss H et al. Randomized phase III trial of whole-abdominal irradiation versus doxorubicin and Cisplatin chemotherapy in advanced endometrial carcinoma: a Gynecologic Oncology Group Study. *J Clin Oncol* 2006;24:36-44.

Salvesen HB, Akslen LA, Iversen T et al. Recurrence of endometrial carcinoma and the value of routine follow-up. *Br J Obstet Gynaecol* 1997;104(11):1302-7.

Sanjuan A, Hernandez S, Pahisa J et al. Port-site metastasis after laparoscopic surgery for endometrial carcinoma: two case reports. *Gynecol Oncol* 2005;96:539-54.

Sartori E, Gadducci A, Landoni F et al. Clinical behavior of 203 Stage II endometrial cancer cases: the impact of primary surgical approach and of adjuvant radiation therapy. *Int J Gynecol Cancer* 2001;11:430-37.

Scholten AN, Van Putten WLJ, Beerman H et al. Postoperative radiotherapy for Stage I endometrial carcinoma: Long-term outcome of the randomized Portec trial with central pathology review. *Int J Radiat Oncol Biol Phys* 2005;63:834-38.

Scribner J, Dennis R, Walker JL et al. Surgical management of early-stage endometrial cancer in the elderly: is laparoscopy feasible? *Gynecol Oncol* 2001;83:563-68.

Seamon LG, Cohn DE, Richardson DL et al. Robotic pelvic and aortic lymphadenectomy for endometrial cancer: the console surgeon's perspectives on surgical technique and directing the assistant. *J Invasive Gynecol* 2009;17:180-85.

Shepherd JH. Revised FIGO staging for gynaecological cancer. *BJOG* 1989;96:889-92.

Shumsky AG, Stuart GC, Brasher PM et al. An evaluation of routine follow-up of patients treated for endometrial carcinoma. *Gynecol Oncol* 1994;55(2):229-33.

Siebers AG, Verbeck ALM, Massuger LF et al. Normal appearing endometrial cells in cervical smears of asymptomatic posmenopausal women have predictive value of significant endometrial pathology. *Int J Gynecol Cancer* 2006;16:1069-74.

Silva AFL, Ibrahim RE. Epidemiologia, patologia e estadiamento das neoplasias epiteliais do corpo uterino. In: Maluf FC, Azevedo FCC, Souza CE et al. *Câncer ginecológico: tratamento multidisciplinar.* São Paulo: Dendrix Edição e Desing, 2010. p. 197-208, cap. 22.

Silva AFL, Ibrahim RE. Epidemiologia, patologia e estadiamento das neoplasias mesenquimais do corpo uterino. In: Maluf FC, Azevedo FCC, Souza CE et al. *Câncer ginecológico: tratamento multidisciplinar.* São Paulo: Dendrix Edição e Desing, 2010. p. 265-75, cap. 29.

Solhjem MC, Petersen IA, Haddock MG. Vaginal brachytherapy alone is sufficient adjuvant treatment of surgical Stage I endometrial cancer. *Int J Radiat Oncol Biol Phys* 2005;62:1379-84.

Thorvinger B, Gudmundsson T, Horvath G et al. Staging in local endometrial carcinoma. Assessment of magnetic resonance and ultrasound examinations. *Acta Radiol* 1989;30(5):525-29.

Tjalma WA. Laparoscopic surgery and port-site metastases: routine measurements to reduce the risk. *Eur J Gynaecol Oncol* 2003;24:3-4.

Tozzi R, Malur S, Koehler C et al. Laparoscopy versus laparotomy in endometrial cancer: first analysis of survival of a randomized prospective study. *J Invasive Gynecol* 2005b;12(2):130-36.

Tozzi R, Malur S, Koehler C et al. Title analysis of morbidity in patients with endometrial cancer: is there a commitment to offer laparoscopy? *Gynecol Oncol* 2005a;97(1):4-9.

Varpula MJ, Klemi PJ. Staging of uterine endometrial carcinoma with ultra-low field MRI: a comparative study with CT. *J Comput Assist Tomogr* 1993;17(4):641-47.

Viana PCC, Godoy LFS. Exames de imagem nas neoplasias mesenquimais do corpo uterino. In: Maluf FC, Azevedo FCC, Souza CE et al. *Câncer ginecológico: tratamento multidisciplinar.* São Paulo: Dendrix Edição e Desing, 2010. p. 276-79, cap. 30.

Vinatier D, Cosson DF, Querleu D. Laparoscopy in gynaecological. *Surg Oncol* 1996;5:211-20.

Yamashita Y, Mizutani H, Torashima M et al. Assessment of myometrial invasion by endometrial carcinoma: transvaginal sonography vs contrast-enhanced MR imaging. *AJR Am J Roentgenol* 1993;161(3):595-99.

Zaino RJ, Kurman RJ, Diana KL et al. The utility of the revised International Federation of gynecology and obstetrics histologic grading of endometrial adenocarcinoma using a defined nuclear grading system. A Gynecologist Oncology Group study. *Cancer* 1995;75:81-86.

Zucker PK, Kasdon EJ, Feldstein ML. The validity of Pap smear parameters as predictors of endometrial pathology in menopausal women. *Cancer* 1985;56:2256-63.

Zullo F, Palomba S, Falbo A et al. Laparoscopic surgery vs laparotomy for early stage endometrial cancer: long-term data of a randomized controlled trial. *Am J Obstet Gynecol* 2009;200(3):296.e1-9.

Zullo F, Palomba S, Russo T et al. A prospective randomized comparison between laparoscopic and laparotomic approaches in women with early stage endometrial cancer: a focus on the quality of life. *Am J Obstet Gynecol* 2005;193(4):1344-52.

III

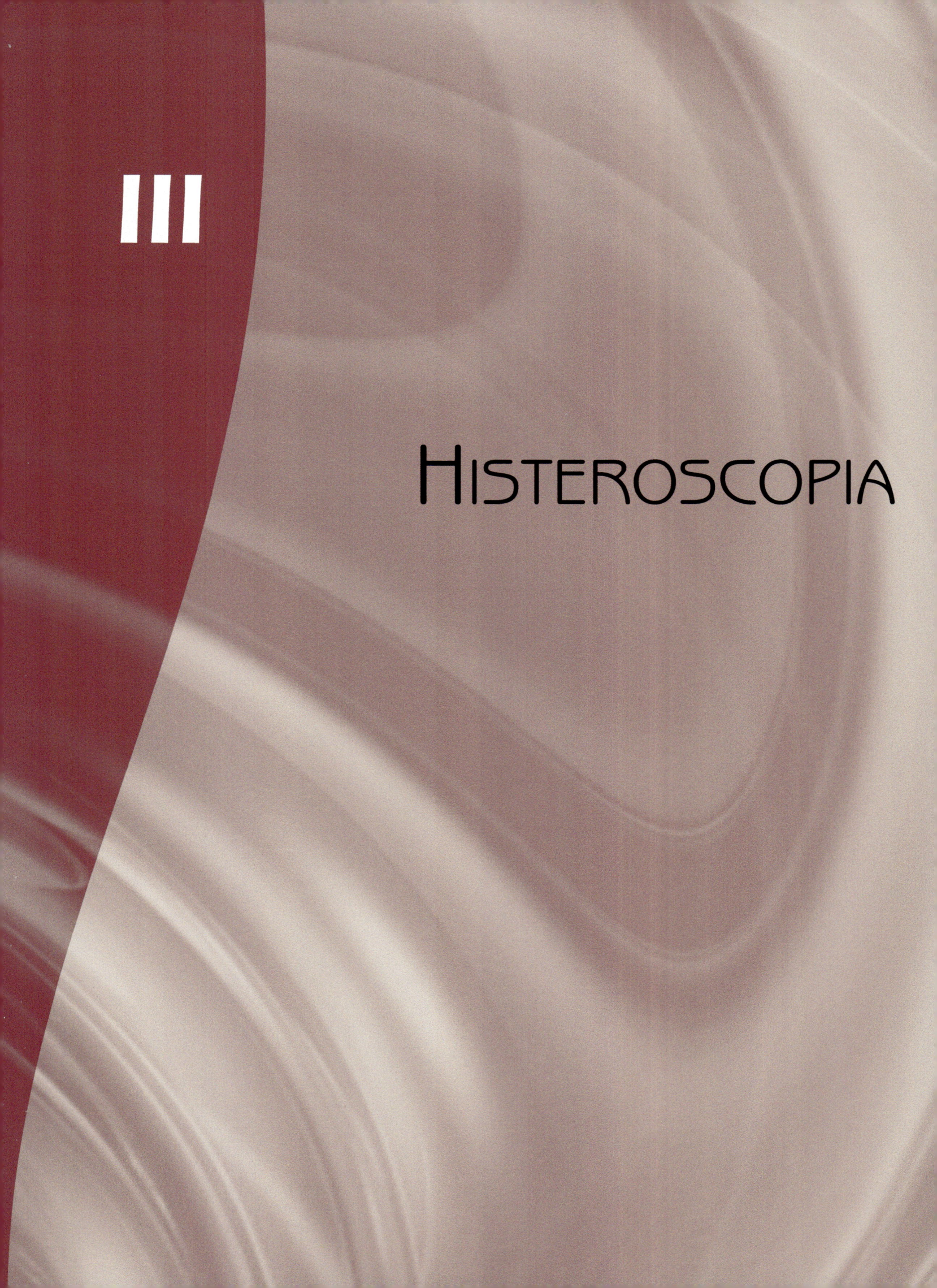

HISTEROSCOPIA

31
Fisiologia do Ciclo Menstrual

George Queiroz Vaz
Guilherme Ribeiro Ramires de Jesús
Cássio Sartório

- INTRODUÇÃO
- EIXO HIPOTÁLAMO-HIPÓFISE
- FASES DO CICLO MENSTRUAL
  Fase folicular
  Fase folicular precoce
  Fase folicular média
  Fase folicular tardia
  Fase lútea
  Fase lútea inicial ou periovulatória
  Ovulação
  Corpo lúteo
  Fase lútea média e fase lútea tardia
- ALTERAÇÕES CÍCLICAS DO ENDOMÉTRIO
- REFERÊNCIAS BIBLIOGRÁFICAS

INTRODUÇÃO

O diagnóstico e o tratamento das disfunções menstruais dependem, principalmente, de um bom entendimento dos complexos mecanismos de regulação do ciclo menstrual e seus efeitos sobre órgãos-alvo, especialmente o útero e o ovário.

Ao nascer, a mulher possui, aproximadamente, 2 a 4 milhões de oócitos, em estado quiescentes na prófase da meiose. Cada oócito é circundado por uma camada de células da granulosa, e a esse conjunto dá-se o nome de folículo primordial. Ao atingir a menarca, a reserva ovariana já está estimada em 400 mil óvulos, sendo que, para cada ciclo, cerca de 1.000 folículos são recrutados, dos quais apenas um torna-se dominante e o restante sofre atresia (Berek e Novak, 2007).

Esse recrutamento é realizado ao longo de, aproximadamente, três meses, começando na expressão de receptores para FSH em um processo contínuo, não sendo interrompido pela ovulação do ciclo vigente, períodos de anovulação e/ou gravidez. Ao longo desses três meses, a chamada foliculogênese passa por um processo de proliferação das células da granulosa, formação e proliferação das células da teca, formação da zona pelúcida do oócito, o surgimento da cavidade antral do folículo, cujo fluido é rico em substâncias reguladoras da esteroidogênese e o aumento do número de receptores de FSH. Esse desenvolvimento independe da ação das gonadotrofinas (Adashi, 1993).

A menacne representa a função cíclica do ovário e compreende o tempo entre a puberdade e a menopausa, que são períodos de transição de aumento ou diminuição da atividade ovariana durante vários anos. A menarca, como é denominada a primeira menstruação, é controlada pelo sistema nervoso central. A idade da menarca é geneticamente determinada e pode ser correlacionada com a obtenção de um peso corporal específico e com fatores ambientais (Silberstein e Merriam, 2000).

O ciclo menstrual, apesar de contínuo, é geralmente representado no seu início pelo 1º dia da menstruação e no seu término pelo último dia antes da próxima menstruação (American College of Obstetricians and Gynecologists, 2001). Uma variedade de fatores contribui para a regulação desse processo, incluindo efeitos de *feedbacks* positivos e negativos dos hormônios envolvidos, fatores parácrinos e autócrinos, e outros que ainda estão sendo identificados.

O funcionamento normal do ciclo menstrual requer a coordenação das atividades do hipotálamo, que secreta o hormônio liberador de gonadotrofina (GnRH); da hipófise, que secreta as glicoproteínas conhecidas como hormônio luteinizante (LH) e hormônio foliculoestimulante (FSH); do ovário, que secreta estrogênios e progesterona, inibinas, ativinas e outros moduladores ovarianos; e do revestimento endometrial do útero, que responde ao estrogênio e a progesterona (Silberstein e Merriam, 2000). As principais mudanças cíclicas dos hormônios hipofisários e gonadais estão ilustradas nas Figuras 31-1 a 31-3.

EIXO HIPOTÁLAMO-HIPÓFISE

Os neurônios hipotalâmicos dos núcleos pré-óptico e arqueado, sob o controle de norepinefrina (NE), serotonina (5-HT), hormônio liberador da corticotrofina (CRH), opioides e outros neurotransmissores secretam GnRH no sistema portal hipofisário de forma pulsátil. Dessa forma, há um estímulo para produção e secreção de LH e FSH pela hipófise (Conn e Crowley, 1991). Essa liberação, por sua vez, estimula a secreção ovariana de estrogênio e progesterona, que são percebidos pela hipófise para modular a quantidade relativa de LH e FSH e pelo hipotálamo para regular GnRH. A norepinefrina estimula a secreção de GnRH; opioides, corticosteroides e CRH são inibidores (Chrousos, Torpy *et al.*, 1998). A liberação de GnRH também pode ser regulada diretamente pelo prostaglandina E2 (PGE2) intraneuronal. Além disso, moduladores ovarianos, como inibina e ativina, modulam a liberação de FSH (Mishell, 1997).

O GnRH é um decapeptídeo secretado por neurônios hipotalâmicos de forma pulsátil. Essa pulsatilidade é obrigatória, pois a secreção de GnRH contínua não estimula a hipófise, inibindo também a função ovariana. Tanto a amplitude quanto a frequência dos pulsos modulam a secreção de LH e FSH (Conn e Crowley, 1991).

Pulsos de alta frequência e baixa amplitude de GnRH favorecem a síntese de FSH, enquanto pulsos de baixa frequência e alta amplitude favorecem a síntese de LH. Na fase folicular do ciclo, os pulsos ocorrem em intervalos de 1 a 2 horas (Mccartney, Gingrich *et al.*, 2002). Mudanças episódicas no padrão de secreção de LH, durante o ciclo menstrual, refletem os efeitos da progesterona sobre o padrão de secreção do GnRH hipotalâmico e os efeitos dos estrogênios e progesterona na secreção de gonadotrofina hipofisária. A secreção de GnRH também é sincronizada com estímulos ambientais diários pelos núcleos supraquiasmáticos do hipotálamo. Na fase lútea do ciclo, a secreção de progesterona pelo corpo lúteo diminui progressivamente a frequência da secreção pulsátil de gonadotrofinas, que praticamente cessam antes da menstruação (Backstrom, Mcneilly *et al.*, 1982; Mccartney, Gingrich *et al.*, 2002).

Nos homens, os níveis de hormônio gonadotróficos e esteroides são estáveis ao longo do tempo, mas, em mulheres, o ciclo menstrual requer uma sequência cuidadosamente coordenada de alterações. Assim, pode ser mais facilmente interrompido por erros sutis que não são facilmente caracterizados como hipogonadismo. Fatores de estresse, como a mudança de peso ou exercício, podem resultar em amenorreia em mulheres, enquanto mudanças de magnitude comparável, em homens, podem ser clinicamente silenciosas (Dotti, 1984).

FASES DO CICLO MENSTRUAL

Classicamente, o ciclo é dividido em duas fases: folicular e lútea. A fase folicular começa com o início da menstruação e termina no dia do pico do hormônio luteinizante (LH). A fase luteal começa no dia do pico de LH e termina no início da próxima menstruação. A média do ciclo menstrual em uma mulher adulta dura 28 dias, em média, com uma variação de 25 a 32 dias, com cerca de 14 dias, na fase folicular, e 14 dias, na fase luteal (Treloar, Boynton *et al.*, 1967) (Sherman e Korenman, 1975). Existe uma variabilidade relativamente pequena do ciclo entre as mulheres de 20 a 40 anos, quando comparadas aos primeiros 5 a 7 anos após a menarca e durante os últimos 10 anos, antes da cessação da menstruação (Fig. 31-3). A duração do ciclo menstrual chega ao máximo em torno de 25 a 30 anos e, então, gradualmente diminui, de forma que as mulheres, nos seus 40 anos, têm ciclos ligeiramente mais curtos. As alterações na duração no ciclo menstrual são principalmente causadas por alterações na fase folicular, enquanto a fase lútea permanece relativamente constante (Sherman, West *et al.*, 1976).

Fase folicular

Para melhor compreensão, a fase folicular será dividida em três momentos: as fases foliculares precoces, média e tardia.

▪ Fase folicular precoce

A fase folicular precoce é o momento em que o ovário está menos hormonalmente ativo, resultando em baixos níveis séricos de estradiol e progesterona (Fig. 31-1). A diminuição dos níveis séricos de estradiol, progesterona e inibina A, no fim do ciclo menstrual anterior, resulta em um aumento da frequência dos pulsos de GnRH na fase folicular precoce subsequente, e um consequente aumento no hormônio foliculoestimulante (FSH) em, aproximadamente, 30% (Hall, Schoenfeld *et al.*, 1992). Esse pequeno aumento na secreção de FSH parece ser necessário para o recrutamento da próxima coorte de folículos em desenvolvimento, um dos quais vai-se tornar o folículo dominante e, posteriormente, ovulatório durante esse ciclo (Gougeon, 1986; Welt, Martin *et al.*, 1997).

As concentrações séricas de inibina B, secretada pelo *pool* de pequenos folículos recrutados, são máximas, nesse momento, e podem desempenhar um papel no aumento da supressão de FSH nessa fase do ciclo (Fig. 31-4) (Welt, Martin *et al.*, 1997). Há, também, um rápido aumento na frequência dos pulsos, a partir de um pulso a cada quatro horas, durante a fase lútea tardia do ciclo anterior para um pulso a cada 90 minutos, na fase folicular precoce (Filicori, Santoro *et al.*, 1986). A fase folicular precoce também está associada a um fenômeno neuroendócrino significativo: a redução ou parada de pulsos de LH durante o sono que não ocorre em outras épocas do ciclo menstrual. Como isso ocorre não se sabe.

Os hormônios sexuais são esteroides sintetizados em uma sequência de etapas enzimáticas que reorganizam o grupo secundário no núcleo esteroide. Em razão da rigidez dos anéis ligados do núcleo esteroide, mudanças químicas mínimas nesses grupos secundários podem produzir hormônios de atividades distintas. A progesterona é um precursor de ambos os hormônios sexuais masculinos (andrógenos) e femininos (estrógenos). Como são compostos relacionados, mantêm alguma afinidade cruzada com o receptor.

Ao atingir aproximadamente 2 a 5 mm de diâmetro, o folículo recebe o nome de pré-antral, tendo receptores suficientes de FSH para possibilitar seu recrutamento e a possibilidade de se

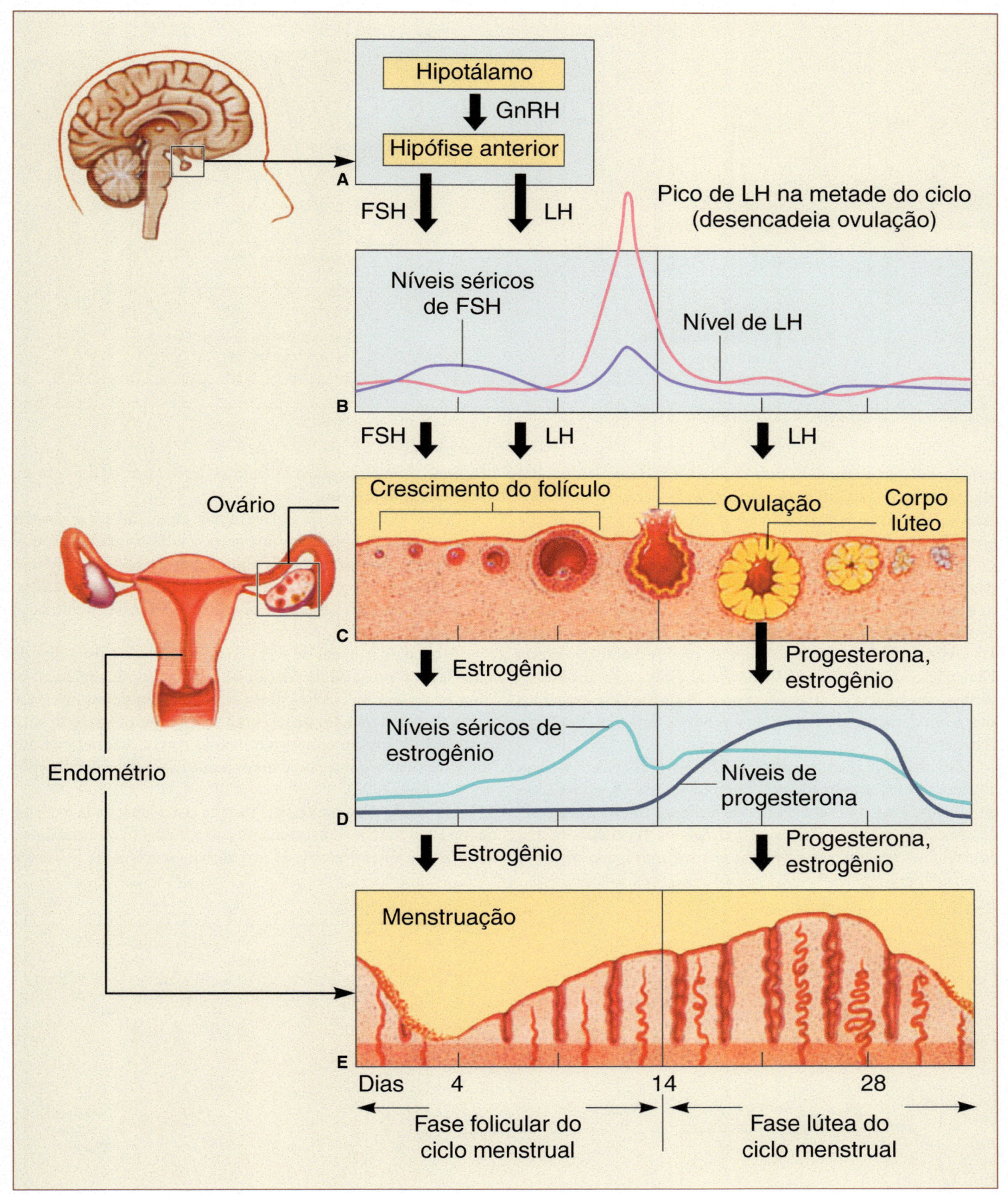

Fig. 31-1
Ciclo menstrual fisiológico. (**A**) Eixo hipotálamo-hipófise. (**B**) Níveis séricos de FSH e LH durante o ciclo. (**C**) Crescimento do folículo, ovulação e corpo lúteo. (**D**) Níveis séricos de estrogênio e progesterona durante o ciclo. (**E**) Endométrio durante o ciclo.

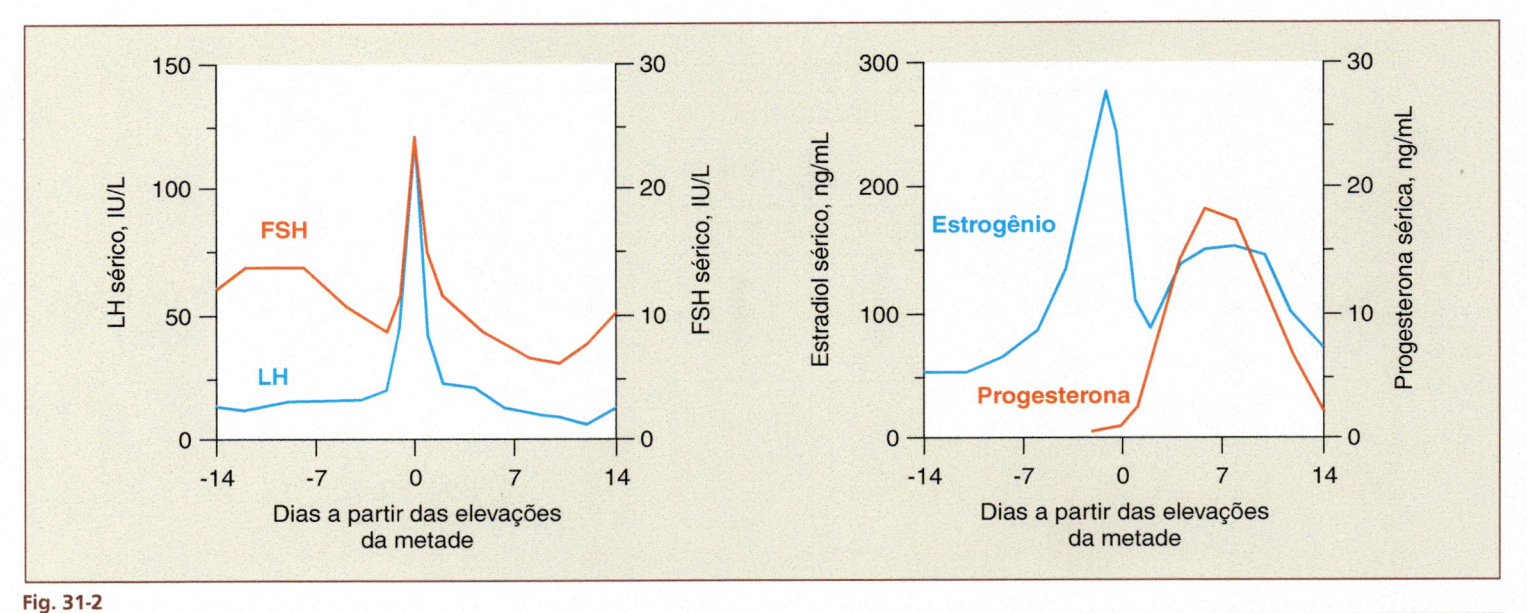

Fig. 31-2
Variações hormonais séricas durante o ciclo menstrual.

tornar o folículo dominante, tudo dependendo da capacidade das células da granulosa em aromatizar os androgênios sintetizados pelas células da teca, convertendo-os em estrogênios (Speroff e Fritz, 2005).

As células da teca possuem receptores para LH, enquanto as células da granulosa possuem receptores para FSH. As células da teca, sob efeito do LH, convertem o colesterol em androstenediona, passando-a para as células da granulosa, que aromatiza sob efeito do FSH, convertendo em estrona e estradiol, voltando à circulação sanguínea e à cavidade antral. Essa é a chamada teoria das duas células da esteroidogênese. A síntese de estrogênios leva a um aumento da síntese de receptores de FSH (Speroff e Fritz, 2005).

Em suma, as duas camadas de células do folículo ovariano dividem a responsabilidade pela esteroidogênese. A camada exterior da teca responde ao LH e pode realizar a síntese de esteroides, de colesterol à progesterona e andrógenos. A camada interna da granulosa responde ao FSH e aromatiza andrógenos para estrógenos. À medida que o folículo se desenvolve, os dois grupos de células proliferaram.

Além do aumento da síntese estrogênica, também se observa o aumento da síntese de inibina pelas células da granulosa, que, por sua vez, diminui os níveis plasmáticos de FSH. A inibina é uma glicoproteína que consiste em subunidades alfa e beta, ligadas por pontes de dissulfeto e existe em duas formas: a inibina A e inibina B.

A queda dos níveis de FSH entre o quinto e sétimo dias do ciclo leva ao processo de seleção do folículo dominante. Sem os altos níveis de FSH, os folículos que dependiam desses níveis em razão do baixo número de receptores veem seu processo de aromatização comprometido, culminando com o acúmulo de andrógenos em seu interior, determinando a atresia folicular (Berek e Novak, 2007).

O folículo dominante, pela sua alta concentração de receptores de FSH, torna-se mais sensível a esse hormônio, conseguindo manter sua esteroidogênese, mesmo em níveis mais baixos de

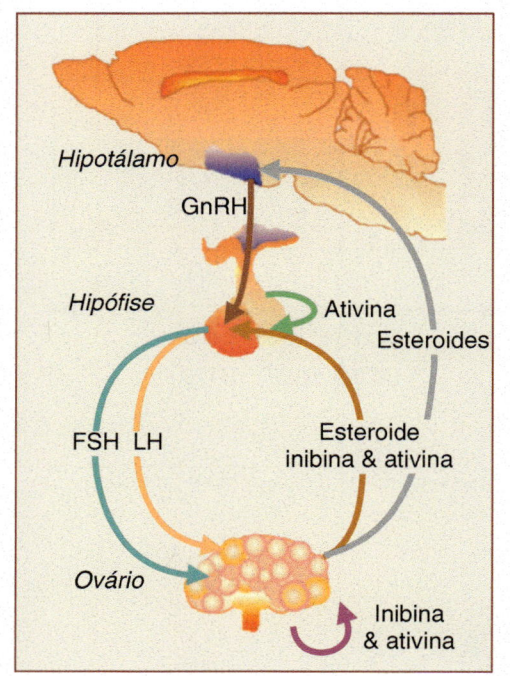

Fig. 31-3
Eixo hipotálamo-hipófise-ovariano.

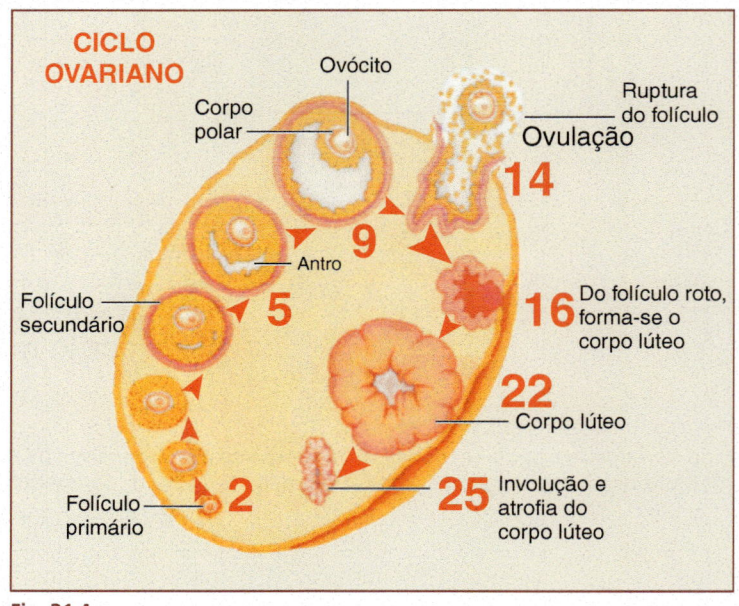

Fig. 31-4
Desenvolvimento folicular.

FSH. Além disso, ocorre também a vascularização das células da teca, permitindo um aumento de fluxo de gonadotrofinas para esse folículo (Speroff e Fritz, 2005).

■ Fase folicular média

O aumento inicial na secreção de FSH, na fase folicular precoce, estimula gradualmente a foliculogênese e a produção de estradiol, levando ao crescimento progressivo da coorte de folículos selecionados deste ciclo. Vários folículos crescem até o estágio antral, ocorrendo hipertrofia e divisão das células da granulosa, produzindo concentrações séricas crescentes, primeiramente de estradiol, através da estimulação da aromatase pelo FSH e, posteriormente, de inibina B, a partir das células da granulosa nos ovários. Com o aumento da produção de estradiol, ocorre um *feedback* negativo sobre o hipotálamo e a hipófise, resultando na supressão da concentração sérica de FSH e LH (Hawkins e Matzuk, 2008).

Outra substância que desempenha um papel fundamental, nessa fase, é a ativina, uma glicoproteína constituída por duas subunidades beta iguais às que compõem inibina. Existe em três formas: A, AB e B. Ativina estimula a liberação do FSH hipofisário, para se opor à ação de inibina. As ativinas aumentam a ligação do FSH ovariano, regulando as concentrações de receptores, aumentam o estrogênio estimulado por FSH e a secreção da inibina e interferem na capacidade das inibinas em aumentar a produção de andrógenos estimulados por LH. A ativina também suprime a síntese de progesterona, o que impede a ovulação prematura.

■ Fase folicular tardia

Ao final da fase folicular, as concentrações séricas de estradiol e inibina B aumentam diariamente, durante a semana anterior à ovulação, secretados pelo folículo em crescimento. Níveis séricos de FSH e LH estão caindo, nesse momento, sob o efeito de *feedback* negativo do estradiol e, talvez, outros hormônios liberados pelo ovário. À medida que o folículo dominante é selecionado, o FSH estimula os receptores de LH nos ovários e aumenta a secreção ovariana de fatores de crescimento intrauterino, como fator de crescimento do tipo insulina 1 (IGF-1) (Hawkins e Matzuk, 2008).

Fase lútea

■ Fase lútea inicial ou periovulatória

Nesta fase pré-ovulatória, as concentrações séricas de estradiol continuam a subir até atingir um pico, aproximadamente 36 horas, antes da ovulação (Hoff, Quigley et al., 1983). Então, um fenômeno único neuroendócrino ocorre: o pico de LH no meio do ciclo (Adams, Taylor et al., 1994). Esse aumento representa uma mudança de controle de *feedback* negativo da secreção de LH por hormônios ovarianos (como estradiol e progesterona) para um efeito de *feedback* positivo súbito, resultando em um aumento de 10 vezes na concentração de LH sérico e um menor aumento nas concentrações séricas de FSH (Fig. 31-1). Além de estrógeno e progesterona, provavelmente outros fatores ovarianos contribuem para o pico de LH, porque esse não pode ser recriado pela simples administração de estrogênio e progesterona para mulheres, no meio da fase folicular, para alcançar as concentrações séricas semelhantes às do meio do ciclo (Taylor, Whitney et al., 1995).

Nessa época, a frequência de pulsos de LH continua a ser cerca de um pulso por hora, mas a amplitude dos pulsos de LH aumenta dramaticamente. A mudança do *feedback* negativo para o positivo da liberação de LH ainda é mal compreendida. Um aumento no número de receptores de GnRH da hipófise pode contribuir, mas provavelmente não há nenhuma mudança na entrada do GnRH na hipófise (Martin, Welt et al., 1998).

Ao final da fase folicular, um único folículo dominante é selecionado – e, em casos raros, mais de um –, enquanto o resto do grupo crescente de folículos cessa o desenvolvimento gradualmente e sofre atresia. O folículo dominante, já maduro, apresenta duas camadas de tecido esteroidogênico: células da granulosa rodeadas por células da teca, e cresce cerca de 2 mm por dia até atingir um tamanho de 20 a 26 mm.

■ Ovulação

Com o aumento dos níveis de LH (pico de LH), mudanças substanciais no ovário são iniciadas. Mesmo antes de o óvulo ser liberado, as células da granulosa, em torno dele, começam hipertrofiar e a luteinizar e produzir progesterona. A progesterona age rapidamente para retardar a liberação dos pulsos de LH, para se tornarem menos frequentes, encerrando o pico. Com a hipertrofia e a luteinização das células da granulosa, a meiose do oócito é retomada, que completa sua primeira divisão meiótica no folículo dominante; há um aumento também no aporte de progesterona no folículo, que atua sobre a distensibilidade da musculatura lisa que envolve o folículo e o aumento da síntese do fator de crescimento endotelial vascular (VEGF), que estimula a angiogênese perifolicular. O LH, o FSH e a progesterona estimulam a síntese de enzimas proteolíticas, como o plasminogênio, a plasmina e a colagenase, que digerem a parede do folículo. Assim sendo, um pequeno aumento dos níveis de progesterona pode servir como um sinal de que o folículo está pronto para ovular. Finalmente, sob estímulo de prostaglandinas, há um rápido influxo de líquido para dentro da cavidade folicular e a contratura da musculatura lisa, facilitando a ruptura da parede fragilizada e permitindo a ovulação (Speroff e Fritz, 2005). Por fim, o oócito e grande parte das células da granulosa são liberados do folículo na superfície do ovário, cerca de 36 horas, após o pico de LH. Em seguida, ele viaja pelas tubas uterinas para a cavidade uterina. A cratera do folículo ovulado e o restante da granulosa organizam-se como corpo lúteo.

Existe uma estreita relação de ruptura folicular e liberação do oócito para o pico de LH, como resultado, medidas de LH sérico ou urinário podem ser usadas para estimar o momento da ovulação em mulheres inférteis.

■ Corpo lúteo

Durante os três primeiros dias após a ovulação, as células da granulosa continuam o processo de crescimento, assumindo uma aparência vacuolarizada. Sob o efeito do VEGF capilares começam a penetrar na camada das células granulosas (Filicori, 1991).

Após 8 a 9 dias da ovulação, o pico da vascularização é atingido, sendo que sua manutenção é dependente da secreção contínua do LH. Caso ocorra a gestação, o corpo lúteo persiste sob influência da gonadotrofina coriônica humana (HCG). Na falta da gestação, o corpo lúteo começa a degenerar, 4 dias antes da próxima menstruação e, eventualmente, é substituído por tecido fibroso, formando o corpo *albicans* (Filicori, 1991).

Fase lútea média e fase lútea tardia

As células da granulosa e da teca organizam-se em um corpo lúteo secretor de progesterona. A secreção da progesterona resulta em aumento gradual da mesma no meio da fase lútea tardia. Isso leva ao ajuste da temperatura corporal, que é aumentada em meio a um grau Celsius e à diminuição progressiva dos pulsos de LH até um pulso a cada 4 horas (Stocco, Telleria et al., 2007). Pulsos de progesterona ocorrem logo após esses pulsos lentos de LH. Como resultado, pode haver elevações significativas na concentração sérica de progesterona durante a fase lútea (Filicori, Butler et al., 1984). A inibina A também é produzida pelo corpo lúteo, e sendo que as maiores concentrações séricas ocorrem em meados da fase lútea. A secreção de inibina B está praticamente ausente na fase lútea (Cella, Giordano et al., 2000). Na Figura 31-4 estão ilustradas todas as etapas do desenvolvimento folicular.

No final da fase lútea, uma diminuição gradual na secreção de LH resulta em uma queda progressiva na produção de estradiol e progesterona pelo corpo lúteo, na ausência de um oócito fertilizado. Se, no entanto, ocorre a fertilização e a implantação no endométrio, o corpo lúteo permanece durante vários dias após a ovulação. O embrião começa a produzir gonadotrofina coriônica, que mantém o corpo lúteo e a produção de progesterona (Berek e Novak, 2007).

O declínio da produção de estradiol e progesterona pelo corpo lúteo resulta na perda de suprimento sanguíneo do endométrio, descamação e início da menstruação aproximadamente 14 dias após o pico de LH. A menstruação é um marcador relativamente impreciso dos eventos hormonais do ciclo menstrual, pois há uma variabilidade interindividual considerável na relação entre o aparecimento de descamação do endométrio e a queda nas concentrações séricas durante a fase lútea (Fig. 31-2). Em resposta à diminuição da produção de esteroides pelo corpo lúteo, o eixo hipotalâmico-hipofisário é liberado do *feedback* negativo e eleva os níveis de FSH, iniciando, assim, o próximo ciclo, e permitindo que haja estímulo para o recrutamento do próximo folículo dominante (Hall, Schoenfeld et al., 1992).

ALTERAÇÕES CÍCLICAS DO ENDOMÉTRIO

O endométrio é um dos órgãos mais sensíveis aos hormônios esteroides ovarianos, sendo constituído de duas camadas: a camada mais luminal é a camada funcional, que sofre espessamento e descamação em resposta aos hormônios ovarianos; a camada basal é a mais próxima ao miométrio, permanece durante todo o ciclo menstrual e é através dessa que ocorre a regeneração. O endométrio é, portanto, um local de lesão fisiológica e reparação periódica (Glasser Sr, 2002; Hawkins e Matzuk, 2008).

O endométrio pode simplesmente ser dividido em fase proliferativa, o que corresponde à fase folicular, e na fase secretora, que representa a fase lútea do ciclo menstrual. Durante a fase menstrual, o endométrio sofre modificações e descamação quando baixam os níveis de estrogênio (Glasser Sr, 2002; Hawkins e Matzuk, 2008). O ciclo histológico do endométrio pode ser visto de duas formas: o estudo das glândulas endometriais e o estroma subjacente (Fig. 31-5).

Como citado no início do capítulo, foi convencionado que o primeiro dia da menstruação seja denominado de primeiro dia do ciclo. A fase proliferativa caracteriza-se por um crescimento mitótico e progressivo da camada funcional, visando à implantação do embrião, que se processa em resposta aos níveis circulantes crescentes de estrogênio. Após a menstruação a camada basal é composta de glândulas retas, estreitas e curtas. O estroma é compacto. A principal alteração nessa fase é a modificação glandular. As glândulas tornam-se longas e tortuosas. Histologicamente, essas glândulas apresentam, inicialmente, um padrão cilíndrico baixo e, posteriormente, no decorrer dessa fase, apresentam padrão pseudoestratificado (Hawkins e Matzuk, 2008). Raramente são observadas estruturas vasculares (Fig. 31-6).

O aspecto histeroscópico do endométrio proliferativo é definido pela sua superfície lisa ou com mínima rugosidade em uma cavidade endometrial uniformemente alinhada, com arranjo regular das aberturas das glândulas (Garuti, Sambruni et al., 2001). Já a imagem ultrassonográfica do endométrio é relativamente indistinta durante a menstruação e, em seguida, torna-se uma linha fina, uma vez que a menstruação está completa. Com o aumento das concentrações séricas de estradiol, ocorre a proliferação do endométrio uterino, que se torna mais espesso, com um aumento no número de glândulas e ao desenvolvimento de um padrão trilaminar ao ultrassom (Fleischer, Kalemeris et al., 1986).

Na fase secretória inicial, ocorre a ovulação, 14 dias antes da menstruação. Em decorrência dos níveis de progesterona, o endométrio experimenta alterações típicas da fase secretora, após o 14º dia. Observamos, na luz glandular produtos de secreção, eosinofílicos, ricos em proteínas. As glândulas formam vacúolos, contendo glicogênio, com coloração positiva pelo ácido periódico Schiff – (PAS). No 7º dia, após a ovulação a atividade secretora é máxima, estando o endométrio adequadamente preparado para implantação do blastocisto (Glasser Sr, 2002) (Fig. 31-7).

Na fase secretória intermediária, o endométrio torna-se decidualizado e receptivo a um embrião fertilizado. Na ausência de gravidez, ao final da fase secretória, há diminuição tanto de estrogênio quanto de progesterona, ocorrendo a vasoconstrição das artérias espiraladas, involução do endométrio e, por fim, o sangramento menstrual (Hawkins e Matzuk, 2008).

Na histeroscopia, a fase secretória é definida quando há um endométrio espesso, uniformemente alinhado, com superfície lisa e aveludada com uma cor amarelada (Garuti, Sambruni et al., 2001), enquanto, na visão ultrassonográfica, a imagem trilaminar é perdida e o endométrio torna-se mais uniformemente brilhante, em razão da cessação de mitoses e "organização" das glândulas no revestimento endometrial (Fleischer, Kalemeris et al., 1986).

A menstruação é caracterizada pela dissociação de células estromais causada por quebra do arcabouço reticular, pela congestão vascular difusa, pelo colapso glandular, infinitas células inflamatórias e hemorragia no interstício (Fig. 31-8). Posteriormente, há fragmentação dessa malha reticulínica com necrose do tecido. Estão presentes sinais de isquemia nas células do epitélio e nas glândulas, núcleos densos e picnóticos. A decídua ou camada funcional é eliminada por descarnação. Alguns focos são observados como persistentes, corroborando, também, para a regeneração do endométrio, a partir da camada basal (Glasser Sr, 2002; Hawkins e Matzuk, 2008).

A fase menstrual na histeroscopia é caracterizada pelo sangramento e endométrio alinhado irregularmente, mostrando hiperemia e coleções subepiteliais de sangue ou pequenas projeções polipoides com características de necrose (Garuti, Sambruni et al., 2001).

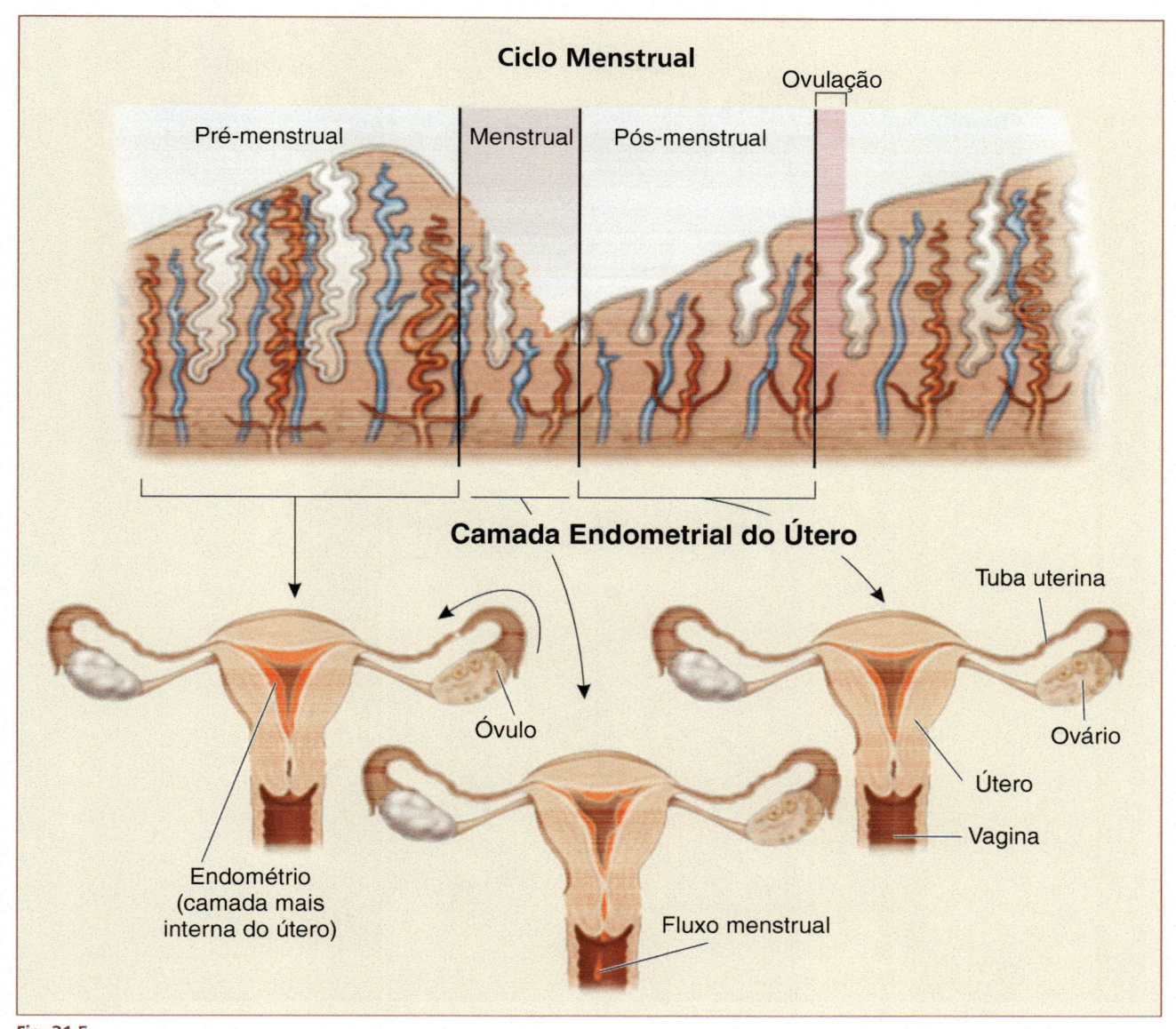

Fig. 31-5
Alterações cíclicas do endométrio.

Vários estudos têm avaliado a correlação entre alguns parâmetros endometriais ultrassonográficos e a datação histológica do endométrio para uma determinada espessura endometrial. O estágio de desenvolvimento do endométrio parece variar amplamente, sugerindo que a medida ultrassonográfica da espessura endometrial não pode prever com precisão a datação histológica (Li, Nuttall *et al.*, 1992). Já a avaliação do padrão endometrial, por outro lado, apresenta boa correlação com a datação histológica do endométrio. Assim, o endométrio, em três camadas, está presente na fase proliferativa, e um endométrio ecogênico está presente na fase secretora (Forrest, Elyaderani *et al.*, 1988). A ultrassonografia tridimensional é uma boa ferramenta para avaliação do endométrio, pois permite o cálculo do volume, mesmo em estruturas irregulares, e apresenta pequena variabilidade intra e interobservador (Raine-Fenning, Campbell *et al.*, 2004). Ressalta-se, porém, que seu uso, na prática clínica, ainda é limitado. Estudos demonstraram um aumento uniforme do volume endometrial, durante toda a fase folicular até a ovulação. O volume permaneceu relativamente constante durante a fase lútea. Esses resultados estão de acordo com a datação histológica em que o crescimento do endométrio é restrito à fase folicular do ciclo menstrual, quando ocorre a expansão da camada funcional do endométrio, diretamente relacionada com o aumento do estradiol sérico (Raine-Fenning, Campbell *et al.*, 2004). A maior parte dos estudos atualmente não conseguiu associar o volume endometrial à receptividade do endométrio ao blastocisto (Alcazar, Ajossa *et al.*, 2006).

Existe, ainda, muita controvérsia sobre como datar o endométrio. É provável que os melhores métodos para a avaliação endometrial já estão disponíveis e que a coerência entre um conjunto de parâmetros, como a data da última menstruação, no contexto de ciclos regulares, avaliação histológica e perfil endócrino sérico, no dia da biópsia, são importantes para a datação exata. A precisão também pode ser obtida, se a data cronológica for fundamentada na determinação do pico de LH ou no momento da ovulação, definido por ultrassonografia pélvica. Consequentemente, os critérios clássicos podem ser inadequados para a avaliação do endométrio expostos a esteroides exógenos, por exemplo, os progestogênios (Jabbour, Kelly *et al.*, 2006).

O estrogênio é o esteroide responsável pelas alterações proliferativas durante a fase folicular, e o aumento das concentrações séricas de estradiol resulta em um gradual espessamento do endométrio uterino e em um aumento na quantidade e na filância do muco cervical, enquanto a exposição do endométrio à proges-

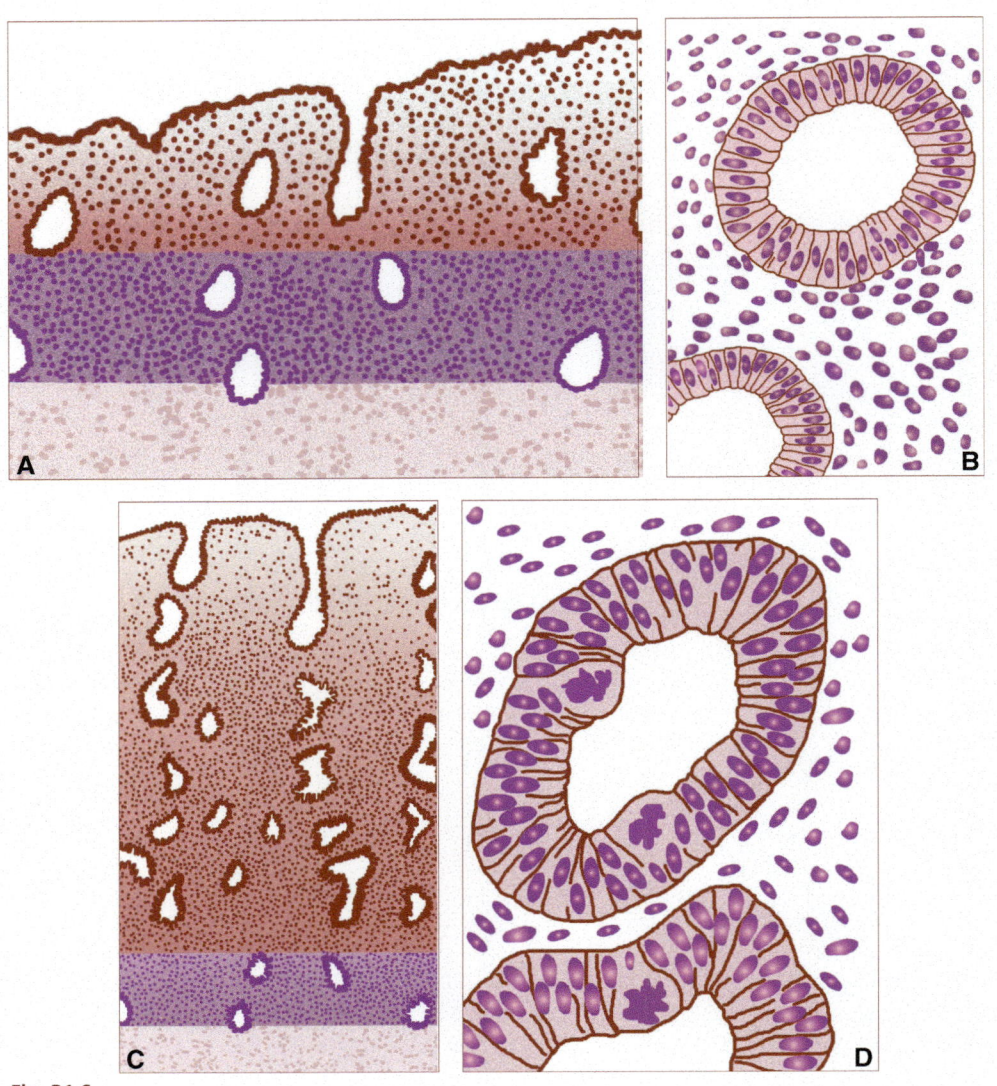

Fig. 31-6
Desenho esquemático do endométrio na fase proliferativa – observar a pseudoestratificação glandular. (**A** e **B**) Fase proliferativa inicial. (**C** e **D**) Fase proliferativa tardia.

terona resulta em diferenciação durante a fase secretora (Speroff e Fritz, 2005).

A segunda metade do ciclo menstrual, dominada pela progesterona, é constituída por uma fase secretora precoce, média e tardia. O padrão de expressão de receptores de esteroides sexuais no endométrio durante a fase secretora reflete o fato de que a fase inicial de secreção é regulada por estrógeno e progesterona. O meio da fase secretória é regulado pela progesterona apenas, pois o receptor de estrogênio sofre *down-regulation* nas glândulas e estroma, nesse momento (Snijders, De Goeij *et al.*, 1992), e a fase secretora tardia é associada à retirada de progesterona e, consequentemente, à menstruação. É notável que a administração exógena de esteroides sexuais produz uma modulação marcante nos achados histológicos clássicos, tais como a estrutura glandular, o estado de mitose das células glandulares e as secreções no lúmen das glândulas, quando comparado com endométrio durante um ciclo fisiológico (Habiba, Bell *et al.*, 1998).

O estrogênio não influencia apenas os tecidos reprodutivos clássicos (hipotálamo, hipófise anterior, glândulas mamárias, útero e vagina). Também afeta uma série de outras funções: a continência urinária, absorção de nutrientes e o metabolismo, metabolismo ósseo e mineral, pressão arterial e função cardiovascular, cognição e memória, organização e expressão dos ritmos diários e a progressão das doenças relacionadas com a idade, com efeitos diretos no sistema nervoso central (Silberstein e Merriam, 2000).

A progesterona é essencial para o estabelecimento e a manutenção da gravidez na sequência da transformação de um endométrio condicionado pelo estrogênio.

Os esteroides sexuais, agindo através de seus receptores cognatos, iniciam uma cascata de expressão gênica e eventos cruciais para a implantação bem-sucedida e estágios iniciais da gravidez. Os mecanismos moleculares, pelos quais os esteroides sexuais induzem esses eventos dentro do endométrio, no momento da menstruação, envolvem complexas interações entre os sistemas endócrino e imunológico. Componentes estruturais essenciais no endométrio, durante o processo menstrual, são os vasos sanguíneos e a dinâmica populacional de leucócitos que entram nesse momento (Jabbour, Kelly *et al.*, 2006).

Os vasos sanguíneos do endométrio são fundamentais para a menstruação (Fig. 31-9). A forma espiral das arteríolas nos dois terços superiores da camada funcional é característica das espécies que menstruam. Esses vasos estão envolvidos na entrada de leucócitos, vasoconstrição e claramente relacionados com a menstruação. A resistência desses pequenos vasos sanguíneos arteriais no endométrio é derivada de uma combinação de células

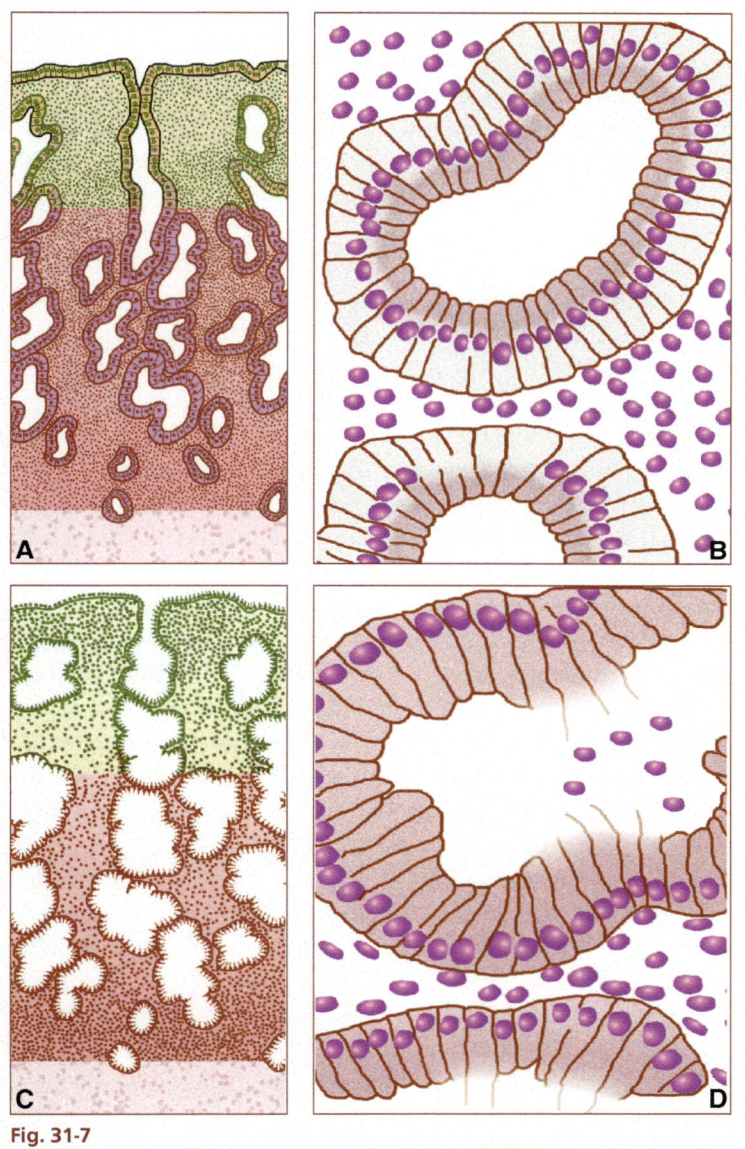

Fig. 31-7
Desenho esquemático da fase secretora. Observar infiltração leucocitária e secreção na luz glandular. (**A** e **B**) Fase secretora inicial. (**C** e **D**) Fase secretora tardia.

endoteliais, da membrana basal e células com características musculares lisas que cercam essa membrana. Até o final da fase secretora, as arteríolas espiraladas são cercadas por uma bainha de células, característica que se assemelha às células deciduais de gravidez (Aplin, Hogan *et al.*, 2002). Essas células possuem propriedade de músculo liso, assim como todas as células deciduais. No entanto, apesar das semelhanças entre as células deciduais e perivasculares, uma distinção pode ser claramente vista quando a progesterona é retirada da decídua. Os estudos de imuno-histoquímica mostram a bainha de células, expressando agentes inflamatórios, como prostaglandinas e citocinas, claramente indo contra um contexto de células deciduais (Cheng, Kelly *et al.*, 1993). Essas células perivasculares parecem diferir das células de músculo liso que envolvem os vasos sanguíneos normais, porque as perivasculares formam uma camada mais espessa (Jabbour, Kelly *et al.*, 2006).

A membrana basal, composta por colágeno tipo 4, fibronectina e glicosaminoglicano, varia de 50 a 350 nm de espessura, com um aumento que ocorre durante a fase lútea do ciclo. Alguns componentes, tais como a heparina-sulfatoproteoglicano, mostram uma diminuição na fase menstrual do ciclo que pode refletir a desestabilização dos vasos. A membrana basal pode ser quebrada por diversas metaloproteinases de matriz, e o controle delas por hormônios esteroides é uma forma de ação da progesterona. Os componentes da matriz da membrana basal são sintetizados por células estromais vizinhas (perivasculares), sob a influência da progesterona. Em particular, a progesterona estimula a síntese de fibronectina e trombospondina (Kelly, Tawia *et al.*, 1995; Jabbour, Kelly *et al.*, 2006).

Uma população de leucócitos existe dentro do estroma do endométrio, e os números e os tipos variam ao longo do ciclo menstrual e durante a gravidez. Leucócitos endometriais incluem células T e B, mastócitos, macrófagos e neutrófilos. É o fenotipicamente único *Natural Killer* uterino (uNK) que compõe a maioria da população de leucócitos na fase secretória tardia e no início da gravidez (King, 2000) (Henderson, Saunders *et al.*, 2003). As células uNK são a maior população de leucócitos presente no estroma endome-

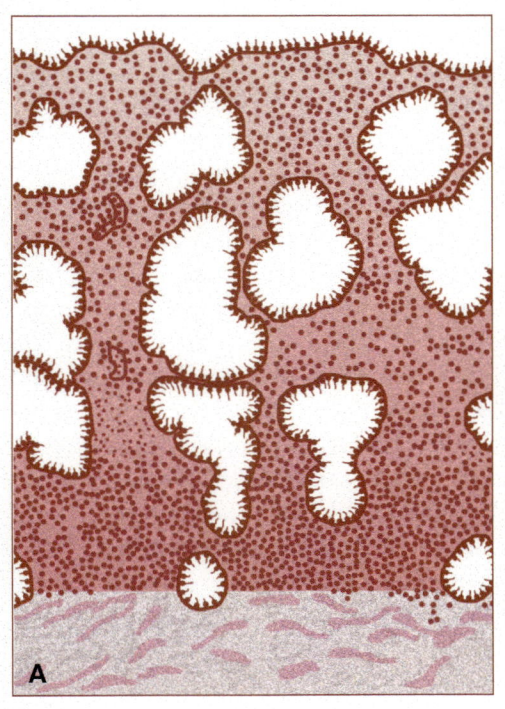

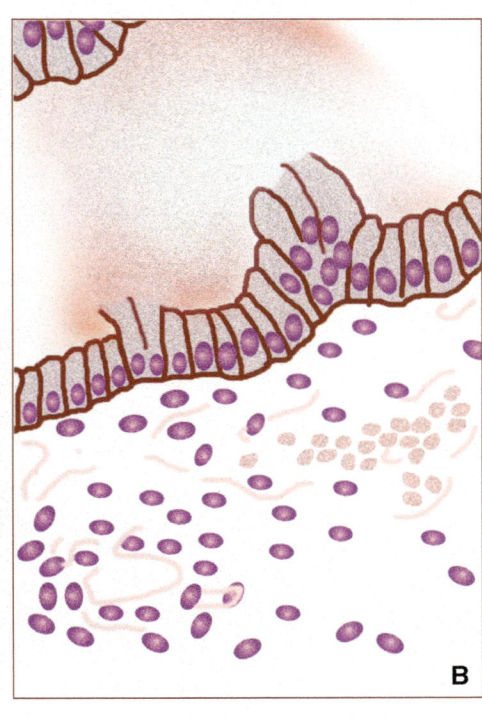

Fig. 31-8
Desorganização do estroma – desenho esquemático. Fase pré-menstrual (**A** e **B**).

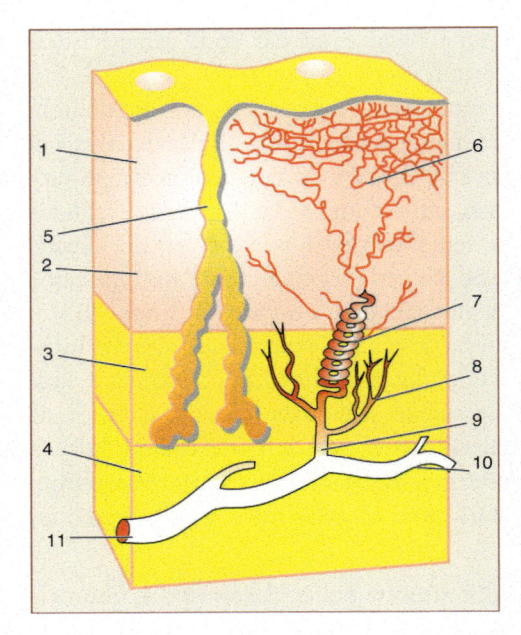

Fig. 31-9
Desenho da disposição das camadas do endométrio. 1. Zona compacta; 2. zona esponjosa; 3. zona basal; 4. miométrio; 5. glândula uterina; 6. lagos venosos; 7. artéria espiralada; 8. artéria reta; 9. artéria radial; 10. artéria arqueada; 11. artéria uterina.

trial, no momento da implantação, placentação e decidualização. Na ausência de gravidez, as células uNK podem ser importantes na iniciação da menstruação. Elas possuem um fenótipo único, que os distingue das células *Natural Killer* do sangue periférico (Jabbour, Kelly *et al.*, 2006). Na fase proliferativa, poucas células uNK são evidentes, mas seus números aumentam 3 dias após o pico de LH e, especialmente, do meio para o fim da fase secretora, quando estão localizados em estreito contato com glândulas endometriais e de vasos sanguíneos espiralados (King, 2000).

Os esteroides, por sua vez, interagem com os seus órgãos-alvo via receptores nucleares específicos. Membros da superfamília de receptores nucleares incluem receptores de progesterona, esteroides, glicocorticoides e de andrógeno. O estrogênio é o esteroide responsável pela proliferação endometrial. A expressão de receptores de esteroides sexuais endometriais varia temporal e espacialmente, ao longo do ciclo menstrual (Snijders, De Goeij *et al.*, 1992). A produção dos receptores é estimulada durante a fase proliferativa pelo estradiol e, posteriormente, sofre *down-regulation* na fase secretora pela progesterona, ambos agindo aos níveis transcricional e pós-transcricional. A progesterona (e progestágenos) só irá resultar em diferenciação endometrial se seus receptores estiverem presentes nas células, sendo que essa expressão requer exposição prévia ao estrogênio. Os progestágenos exercem um efeito antiestrogênico com inibição do crescimento do endométrio e indução de maturação e diferenciação das células glandulares e estromais (Jabbour, Kelly *et al.*, 2006).

A progesterona se encontra na concentração máxima no sangue periférico, no meio da fase secretora, quando seus receptores nas células epiteliais estão diminuindo. Muitas funções epiteliais são controladas pela progesterona de uma forma parácrina. Entre essas funções está a capacidade de síntese e liberação de agentes antimicrobianos naturais que contribuem para a natureza, normalmente estéril do útero, que é parcialmente mantida, por muitas defesas inatas do colo e pela capacidade do endométrio de expressar uma variedade de agentes antimicrobianos naturais, específicos para as diferentes fases do ciclo menstrual (King, Critchley *et al.*, 2003). Além disso, a progesterona é essencial para a transformação de um endométrio condicionado pelo estrogênio para a preparação da implantação. Os mecanismos molecular e celular, pelos quais os hormônios esteroides sexuais promovem a receptividade do útero, permanecem pouco compreendidos. É, no entanto, reconhecido que os esteroides sexuais, agindo através de seus receptores cognatos, dão início a um padrão de expressão genético essencial para a implantação e os primeiros estágios da gravidez (Jabbour, Kelly *et al.*, 2006). O declínio significativo na expressão de receptores de progesterona nas glândulas da camada funcional do endométrio com a transição da fase proliferativa para secretora do ciclo é bem descrito (Snijders, De Goeij *et al.*, 1992).

A camada basal do endométrio é diferencialmente regulada pois as glândulas e estroma das zonas mais profundas expressam receptores de progesterona durante todo o ciclo. Essas diferenças entre as camadas superficial e basal do endométrio são importantes, porque só a zona superior funcional é eliminada na menstruação. Os mecanismos moleculares precisos regulados pelo estrogênio no útero ainda não foram totalmente definidos. A presença de receptores de estrogênio nas células endoteliais endometriais indica que o estrogênio pode agir diretamente sobre os vasos sanguíneos do endométrio. O estrogênio pode, portanto, ter efeitos diretos sobre a angiogênese endometrial e alterações da permeabilidade vascular, durante o ciclo. Até o momento, considera-se que os receptores de progesterona são ausentes no endotélio vascular das artérias espiraladas (Jabbour, Kelly *et al.*, 2006).

O meio da fase secretória do ciclo é um momento crítico, pois representa o auge do condicionamento da progesterona, levando tanto à janela de implantação quanto à sensibilidade aumentada para a retirada da progesterona. Assim, as mudanças induzidas, nesse momento, serão fundamentais à efetiva implantação do blastocisto e, na ausência de gravidez, a menstruação (Jabbour, Kelly *et al.*, 2006).

A decidualização tem como principal objetivo preparar o endométrio para a implantação do blastocisto, mas, ao mesmo tempo, uma preparação tem de ser feita para uma implantação que tenha falhado (Jabbour, Kelly *et al.*, 2006). A decidualização também é acompanhada por um aumento na secreção de componentes da matriz, particularmente, colágeno, fibronectina e laminina (Dunn, Kelly *et al.*, 2003). Além disso, os agentes que degradam a matriz têm de ser mantidos em baixos níveis por um mecanismo mediado por progesterona e interleucina-1 (IL-1), para permitir a decidualização (Fazleabas, Kim *et al.*, 2004). Alterações de citocinas, que sugerem ações parácrinas das células deciduais, também ocorrem durante decidualização; a célula decidual secreta interleucina-15 (IL-15), que constitui um fator essencial de crescimento e diferenciação da célula NK uterina (Okada, Nakajima *et al.*, 2000). Imediatamente antes do início da menstruação, a mudança fenotípica, característica de decidualização, já ocorreu em muitas das células estromais. Assim, a célula que teria facilitado a implantação, no caso de gravidez, seria a célula que responde à contínua queda dos níveis de progesterona e inicia a menstruação. Até o final da fase secretora, as arteríolas espiraladas são cercadas por uma bainha característica de células distintas que expressam características de músculo liso em comum com células deciduais. A retirada de progesterona da decídua mostra que essas células distintas liberam agentes pró-inflamatórios de uma forma que é claramente diferente das células deciduais (Jabbour, Kelly *et al.*, 2006).

Os padrões de sangramento anormais relatados por mulheres com o uso de contraceptivos somente de progestágeno provavelmente refletem alterações nos vasos endometriais, a partir da qual surge o sangramento, incluindo mudanças na integridade dos vasos e/ou hemostasia. Além disso, o sangramento anormal pode surgir a partir de uma fonte vascular diferente do sangramento menstrual normal. O sangramento de escape surge principalmente de capilares e veias adjacentes ao lúmen uterino e são considerados relacionados com o aumento da fragilidade dos vasos (Hickey, Dwarte et al., 1998). O dispositivo intrauterino de liberação do levonorgestrel (DIU-LNG) é, hoje, amplamente utilizado para controle de sangramento uterino importante, embora a sua principal indicação é para contracepção. A liberação intrauterina de levonorgestrel induz a uma rápida e dramática transformação do endométrio, caracterizada por decidualização extensa (Hurskainen, Teperi et al., 2004). As mudanças morfológicas observadas são consistentes com a diferenciação mediada por progesterona, como observado durante a fase secretora e durante a gestação (King, 2000). Com a administração intrauterina local de levonorgestrel, não há mais atividade cíclica no endométrio e há adelgaçamento geral de sua camada funcional. As características de atrofia e decidualização são evidentes dentro de um mês de inserção do DIU-LNG. Inicialmente, após a inserção do DIU-LNG, a quantidade de receptores de esteroides é reduzida com expressão alterada na sequência de mediadores locais, que podem desempenhar um papel em episódios de sangramento anormal (Jabbour, Kelly et al., 2006). A morfologia do endométrio retorna ao normal dentro de 1 a 3 meses, após a remoção do dispositivo, e há um retorno completo de fertilidade prévia (Andersson, Batar et al., 1992).

REFERÊNCIAS BIBLIOGRÁFICAS

Adams JM et al. The midcycle gonadotropin surge in normal women occurs in the face of an unchanging gonadotropin-releasing hormone pulse frequency. *J Clin Endocrinol Metab* 1994 Sept.;79(3):858-64. ISSN 0021-972X (Print) 0021-972X (Linking). Disponível em: < http://www.ncbi.nlm.nih.gov/pubmed/7521353>.

Adashi E, Leung PCK. (Eds.). *The ovary*. New York: Raven Press, 1993.

Alcazar JL et al. Reproducibility of endometrial vascular patterns in endometrial disease as assessed by transvaginal power Doppler sonography in women with postmenopausal bleeding. *J Ultrasound Med* 2006 Feb.;25(2):159-63. ISSN 0278-4297 (Print) 0278-4297 (Linking). Disponível em: <http://www.ncbi.nlm.nih.gov/pubmed/16439778>.

American College of Obstetricians and Gynecologists. *Precis: an update in obstetrics and gynecology. Gynecology*. 2nd. Washington, DC: American College of Obstetricians and Gynecologists, 2001. viii, 146 p. ISBN 0915473720 (alk. paper).

Andersson K, Batar I, Rybo G. Return to fertility after removal of a levonorgestrel-releasing intrauterine device and Nova-T. *Contraception* 1992 Dec.;46(6):575-84. ISSN 0010-7824 (Print) 0010-7824 (Linking). Disponível em: <http://www.ncbi.nlm.nih.gov/pubmed/1493717>.

Aplin AE et al. Cell adhesion differentially regulates the nucleocytoplasmic distribution of active MAP kinases. *J Cell Sci* 2002 July 1;115(Pt 13):2781-90. ISSN 0021-9533 (Print) 0021-9533 (Linking). Disponível em: < http://www.ncbi.nlm.nih.gov/pubmed/12077368 >.

Backstrom CT et al. Pulsatile secretion of LH, FSH, prolactin, oestradiol and progesterone during the human menstrual cycle. *Clin Endocrinol (Oxf)* 1982 July 1;17(1):29-42. ISSN 0300-0664 (Print) 0300-0664. (Linking). Disponível em: <http://www.ncbi.nlm.nih.gov/pubmed/6811166>.

Berek JS, Novak E. *Berek & Novak's gynecology*. 14th. Philadelphia: Lippincott Williams & Wilkins, 2007. xxii, 1671 p. ISBN 0781768055 (Print) 9780781768054 (Linking). Disponível em: <http://www.loc.gov/catdir/toc/ecip0616/2006021099.html http://www.loc.gov/catdir/enhancements/fy0712/2006021099-d.html>.

Cella F, Giordano G, Cordera R. Serum leptin concentrations during the menstrual cycle in normal-weight women: effects of an oral triphasic estrogen-progestin medication. *Eur J Endocrinol* 2000 Feb.;142(2):174-78. ISSN 0804-4643 (Print) 0804-4643 (Linking). Disponível em: <http://www.ncbi.nlm.nih.gov/pubmed/10664527>.

Cheng L et al. The effect of mifepristone (RU486) on the immunohistochemical distribution of prostaglandin E and its metabolite in decidual and chorionic tissue in early pregnancy. *J Clin Endocrinol Metab* 1993 Sept.; 77(3):873-77. ISSN 0021-972X (Print) 0021-972X (Linking). Disponível em: <http://www.ncbi.nlm.nih.gov/pubmed/8370712>.

Chrousos GP, Torpy DJ, Gold PW. Interactions between the hypothalamic-pituitary-adrenal axis and the female reproductive system: clinical implications. *Ann Intern Med* 1998 Aug. 1;129(3):229-40. ISSN 0003-4819 (Print) 0003-4819 (Linking). Disponível em: <http://www.ncbi.nlm.nih.gov/pubmed/9696732>.

Conn PM, Crowley Jr WF. Gonadotropin-releasing hormone and its analogues. *N Engl J Med* 1991 Jan. 10;324(2):93-103. ISSN 0028-4793 (Print) 0028-4793 (Linking). Disponível em: <http://www.ncbi.nlm.nih.gov/pubmed/1984190>.

Dotti C. *Gonadotropins and prolactin*. Milano: Becton Dickinson, 1984.

Dunn CL, Kelly RW, Critchley HO. Decidualization of the human endometrial stromal cell: an enigmatic transformation. *Reprod Biomed Online* 2003 Sept.;7(2):151-61. ISSN 1472-6483 (Print) 1472-6483 (Linking). Disponível em: <http://www.ncbi.nlm.nih.gov/pubmed/14567882>.

Fazleabas AT, Kim JJ, Strakova Z. Implantation: embryonic signals and the modulation of the uterine environment – A review. *Placenta* 2004 Apr.;25(Suppl A):S26-31. ISSN 0143-4004 (Print) 0143-4004 (Linking). Disponível em: <http://www.ncbi.nlm.nih.gov/pubmed/15033303>.

Filicori M, Butler JP, Crowley Jr WF. Neuroendocrine regulation of the corpus luteum in the human. Evidence for pulsatile progesterone secretion. *J Clin Invest* 1984 June.;73(6):1638-47. ISSN 0021-9738 (Print) 0021-9738 (Linking). Disponível em: <http://www.ncbi.nlm.nih.gov/pubmed/6427277>.

Filicori M. Reproductive physiology: recent advances of clinical interest. *Curr Opin Obstet Gynecol* 1991 June.;3(3):309-15. ISSN 1040-872X (Print) 1040-872X (Linking). Disponível em: <http://www.ncbi.nlm.nih.gov/pubmed/1812999>.

Filicori M et al. Characterization of the physiological pattern of episodic gonadotropin secretion throughout the human menstrual cycle. *J Clin Endocrinol Metab* 1986 June.;62(6):1136-44. ISSN 0021-972X (Print) 0021-972X (Linking). Disponível em: <http://www.ncbi.nlm.nih.gov/pubmed/3084534>.

Fleischer AC, Kalemeris GC, Entman SS. Sonographic depiction of the endometrium during normal cycles. *Ultrasound Med Biol* 1986 Apr.;12(4):271-77. ISSN 0301-5629 (Print) 0301-5629 (Linking). Disponível em: <http://www.ncbi.nlm.nih.gov/pubmed/3521022>.

Forrest TS et al. Cyclic endometrial changes: US assessment with histologic correlation. *Radiology* 1988 Apr.;167(1):233-37, ISSN 0033-8419 (Print) 0033-8419 (Linking). Disponível em: <http://www.ncbi.nlm.nih.gov/pubmed/3279455>.

Garuti G et al. Accuracy of hysteroscopy in predicting histopathology of endometrium in 1500 women. *J Am Assoc Gynecol Laparosc* 2001 May;8(2):207-13. ISSN 1074-3804 (Print) 1074-3804 (Linking). Disponível em: <http://www.ncbi.nlm.nih.gov/pubmed/11342726>.

Gougeon A. Dynamics of follicular growth in the human: a model from preliminary results. *Hum Reprod* 1986 Feb.;1(2):81-87. ISSN 0268-1161 (Print) 0268-1161 (Linking). Disponível em: <http://www.ncbi.nlm.nih.gov/pubmed/3558758>.

Habiba MA, Bell SC, Al-Azzawi F. Endometrial responses to hormone replacement therapy: histological features compared with those of late luteal phase endometrium. *Hum Reprod* 1998 June;13(6):1674-82. ISSN 0268-1161 (Print) 0268-1161 (Linking). Disponível em: <http://www.ncbi.nlm.nih.gov/pubmed/9688411>.

Hall JE et al. Hypothalamic gonadotropin-releasing hormone secretion and follicle-stimulating hormone dynamics during the luteal-follicular transition. *J Clin Endocrinol Metab* 1992 Mar.;74(3):600-7. ISSN 0021-972X (Print) 0021-972X (Linking). Disponível em: <http://www.ncbi.nlm.nih.gov/pubmed/1740493>.

Hawkins SM, Matzuk MM. The menstrual cycle: basic biology. *Ann NY Acad Sci* 2008;1135:10-18. ISSN 0077-8923 (Print) 0077-8923 (Linking). Disponível em: <http://www.ncbi.nlm.nih.gov/pubmed/18574203>.

Henderson TA et al. Steroid receptor expression in uterine natural killer cells. *J Clin Endocrinol Metab* 2003 Jan.;88(1):440-49. ISSN 0021-972X (Print) 0021-972X (Linking). Disponível em: <http://www.ncbi.nlm.nih.gov/pubmed/12519888>.

Hickey M, Dwarte D, Fraser IS. Precise measurements of intrauterine vascular structures at hysteroscopy in menorrhagia and during Norplant use. *Hum Reprod* 1998 Nov.;13(11):3190-96. ISSN 0268-1161 (Print)

0268-1161 (Linking). Disponível em: <http://www.ncbi.nlm.nih.gov/pubmed/9853879>.

Hoff JD, Quigley ME, Yen SS. Hormonal dynamics at midcycle: a reevaluation. *J Clin Endocrinol Metab* 1983 Oct.;57(4):792-96. ISSN 0021-972X (Print) 0021-972X (Linking). Disponível em: <http://www.ncbi.nlm.nih.gov/pubmed/6411753>.

Hurskainen R *et al.* Clinical outcomes and costs with the levonorgestrel-releasing intrauterine system or hysterectomy for treatment of menorrhagia: randomized trial 5-year follow-up. *JAMA* 2004 Mar 24;291(12):1456-63. ISSN 1538-3598 (Electronic) 0098-7484 (Linking). Disponível em: <http://www.ncbi.nlm.nih.gov/pubmed/15039412>.

Jabbour HN *et al.* Endocrine regulation of menstruation. *Endocr Rev* 2006 Feb.;27(1):17-46. ISSN 0163-769X (Print) 0163-769X (Linking). Disponível em: <http://www.ncbi.nlm.nih.gov/pubmed/16160098>.

Kelly FD, Tawia SA, Rogers PA. Immunohistochemical characterization of human endometrial microvascular basement membrane components during the normal menstrual cycle. *Hum Reprod* 1995 Feb.;10(2):268-76. ISSN 0268-1161 (Print) 0268-1161 (Linking). Disponível em: <http://www.ncbi.nlm.nih.gov/pubmed/7539445>.

King A. Uterine leukocytes and decidualization. *Hum Reprod Update* 2000 Jan.-Feb.;6(1):28-36. ISSN 1355-4786 (Print) 1355-4786 (Linking). Disponível em: <http://www.ncbi.nlm.nih.gov/pubmed/10711827>.

King, A. E.; Critchley, H. O.; Kelly, R. W. Innate immune defences in the human endometrium. Reprod Biol Endocrinol, v. 1, p. 116, Nov 28 2003. ISSN 1477-7827 (Electronic) 1477-7827 (Linking). Disponível em: <http://www.ncbi.nlm.nih.gov/pubmed/14641912>.

Li TC *et al.* How well does ultrasonographic measurement of endometrial thickness predict the results of histological dating? *Hum Reprod* 1992 Jan.;7(1):1-5. ISSN 0268-1161 (Print) 0268-1161 (Linking). Disponível em: <http://www.ncbi.nlm.nih.gov/pubmed/1532396>.

Martin KA *et al.* Is GnRH reduced at the midcycle surge in the human? Evidence from a GnRH-deficient model. *Neuroendocrinology* 1998 June;67(6):363-69. ISSN 0028-3835 (Print) 0028-3835 (Linking). Disponível em: <http://www.ncbi.nlm.nih.gov/pubmed/9662715>.

McCartney CR *et al.* Hypothalamic regulation of cyclic ovulation: evidence that the increase in gonadotropin-releasing hormone pulse frequency during the follicular phase reflects the gradual loss of the restraining effects of progesterone. *J Clin Endocrinol Metab* 2002 May;87(5):2194-200. ISSN 0021-972X (Print) 0021-972X (Linking). Disponível em: <http://www.ncbi.nlm.nih.gov/pubmed/11994363>.

Mishell DR. *Comprehensive gynecology*. 3rd St Louis: Mosby, 1997. x, 1281 ISBN 0815169558.

Okada H *et al.* Progesterone enhances interleukin-15 production in human endometrial stromal cells in vitro. *J Clin Endocrinol Metab* 2000 Dec.;85(12):4765-70. ISSN 0021-972X (Print) 0021-972X (Linking). Disponível em: <http://www.ncbi.nlm.nih.gov/pubmed/11134140>.

Raine-Fenning NJ *et al.* Defining endometrial growth during the menstrual cycle with three-dimensional ultrasound. *BJOG* 2004 Sept.;111(9):944-49. ISSN 1470-0328 (Print) 1470-0328 (Linking). Disponível em: <http://www.ncbi.nlm.nih.gov/pubmed/15327609>.

Sherman BM, Korenman SG. Hormonal characteristics of the human menstrual cycle throughout reproductive life. *J Clin Invest* 1975 Apr.;55(4):699-706. ISSN 0021-9738 (Print) 0021-9738 (Linking). Disponível em: <http://www.ncbi.nlm.nih.gov/pubmed/1120778>.

Sherman BM, West JH, Korenman SG. The menopausal transition: analysis of LH, FSH, estradiol, and progesterone concentrations during menstrual cycles of older women. *J Clin Endocrinol Metab* 1976 Apr.;42(4):629-36. ISSN 0021-972X (Print) 0021-972X (Linking). Disponível em: <http://www.ncbi.nlm.nih.gov/pubmed/1262439>.

Silberstein SD, Merriam GR. Physiology of the menstrual cycle. *Cephalalgia* 2000 Apr.;20(3):148-54. ISSN 0333-1024 (Print) 0333-1024 (Linking). Disponível em: <http://www.ncbi.nlm.nih.gov/pubmed/10997766>.

Snijders MP *et al.* O estrogen and progesterone receptor immunocytochemistry in human hyperplastic and neoplastic endometrium. *J Pathol* 1992 Feb.;166(2):171-77. ISSN 0022-3417 (Print) 0022-3417 (Linking). Disponível em: <http://www.ncbi.nlm.nih.gov/pubmed/1560318>.

Speroff L, Fritz MA. *Clinical gynecologic endocrinology and infertility*. 7th ed. Philadelphia: Lippincott Williams & Wilkins, 2005. x, 1334 p. ISBN 0781747953. Disponível em: <http://www.loc.gov/catdir/enhancements/fy0712/2004048582-d.html http://www.loc.gov/catdir/enhancements/fy0811/2004048582-t.html>.

Stocco C, Telleria C, Gibori G. The molecular control of corpus luteum formation, function, and regression. *Endocr Rev* 2007 Feb.;28(1):117-49. ISSN 0163-769X (Print) 0163-769X (Linking). Disponível em: <http://www.ncbi.nlm.nih.gov/pubmed/17077191>.

Taylor AE *et al.* Midcycle levels of sex steroids are sufficient to recreate the follicle-stimulating hormone but not the luteinizing hormone midcycle surge: evidence for the contribution of other ovarian factors to the surge in normal women. *J Clin Endocrinol Metab* 1995 May;80(5):1541-47. ISSN 0021-972X (Print) 0021-972X (Linking). Disponível em: <http://www.ncbi.nlm.nih.gov/pubmed/7744998>.

Treloar AE *et al.* Variation of the human menstrual cycle through reproductive life. *Int J Fertil* 1967 Jan.-Mar.;12(1 Pt 2):77-126. ISSN 0020-725X (Print) 0020-725X (Linking). Disponível em: <http://www.ncbi.nlm.nih.gov/pubmed/5419031>.

Welt CK *et al.* Frequency modulation of follicle-stimulating hormone (FSH) during the luteal-follicular transition: evidence for FSH control of inhibin B in normal women. *J Clin Endocrinol Metab* 1997 Aug.;82(8):2645-52. ISSN 0021-972X (Print) 0021-972X (Linking). Disponível em: <http://www.ncbi.nlm.nih.gov/pubmed/9253348>.

32 Conceito Básico – Distúrbio do Ciclo Menstrual

Maene Marcondes Cardoso
Maria Pilar Couto Argibay

- **CICLO NORMAL**
- **SANGRAMENTO DO TRATO GENITAL**
  Introdução
  Classificação por padrão de sangramento
  Sangramento intermenstrual
  Menstrual
- **SANGRAMENTO UTERINO ANORMAL (SUA)**
  Definições tradicionais
  Outras definições
  Importância
  Avaliação
  História clínica
  Exame físico
  Avaliação laboratorial básica
  β-hCG
  Citologia cervical
  Ultrassonografia (USG)
  Histeroscopia
  Biópsia de endométrio
  Testes de função tireoidiana
  Testes de coagulação
  Hemoglobina/hematócrito
  Neisseria gonorrhoeae e Clamídia trachomatis
  Prolactina
- **DISFUNÇÕES HORMONAIS NO CICLO MENSTRUAL**
  Sangramento intermenstrual
  Fisiológico
  Medicamentoso
  Sangramento menstrual irregular (anovulatório)
  Disfunção primária do eixo hipotálamo-hipofisário
  Outros distúrbios
  Medicamentos
- **REFERÊNCIAS BIBLIOGRÁFICAS**

CICLO NORMAL

O ciclo menstrual normal é aquele que se repete entre 21 e 35 dias, dura de 3 a 5 dias e possui volume de sangramento de 20 a 80 mL. Os ciclos menstruais previsíveis quase sempre refletem ovulações regulares, enquanto ciclos que variam em duração acima de 10 dias de um ciclo para outro são provavelmente anovulatórios. Os sinais clínicos de ovulação incluem sensibilidade mamária, inchaço ou desconforto pélvico, mudanças de humor e corrimento vaginal discreto no meio do ciclo (molimina).[24]

O sangramento intermenstrual pode ser uma ocasional consequência da transitória, porém abrupta, queda nos níveis de estrogênio que ocorre no momento da ovulação. Contudo, mulheres que possuem episódios recorrentes de sangramento intermenstrual geralmente têm patologia e merecem avaliação. As variações no fluxo menstrual e na duração do ciclo podem ocorrer a qualquer momento, contudo são comuns nos extremos da idade reprodutiva, durante os anos iniciais da adolescência e aqueles precedendo a menopausa, onde os ciclos anovulatórios são prevalentes. Geralmente, as variações de intervalo do ciclo refletem diferenças na duração da fase folicular uma vez que a fase lútea torna-se extremamente consistente com o passar dos anos até a perimenopausa. As variações desses modelos merecem ponderação, em especial as anormalidades que resultam em anemia, que deverá ser tratada.[12]

O intervalo intermenstrual e a duração dos ciclos são facilmente determinados, mas o volume de perda de sangue menstrual é de difícil mensuração. A correlação da queixa de sangramento menstrual intenso é difícil, pois há mais uma percepção com a interferência da função diária do que com a real perda de sangue. Merece avaliação o sangramento menstrual que interfere com as atividades diárias ou causa ansiedade ou preocupação.[22] O Quadro 32-1 apresenta as características do período menstrual.

Quadro 32-1 Características do período menstrual

Características do Período Menstrual		
	Normal	**Anormal**
Duração	4 a 6 dias	Menos de 2 ou mais de 7 dias
Volume	30 mL	Mais de 80 mL
Intervalo	24 a 35 dias	

Adaptado de: Speroff L, Fritz MA. Dysfunccional uterine bleeding. In: *Clynical gynecologic endocrinology and infertility*. 7th ed. Philadelphia: LWW, 2005. p. 547-71.

SANGRAMENTO DO TRATO GENITAL

Introdução

Sangramentos percebidos na área genital são geralmente atribuídos a uma origem uterina, mas podem originar-se de doenças em qualquer local anatômico no trato genital inferior ou superior, ou não ser de origem ginecológica.[11]

O diagnóstico diferencial do sangramento do trato genital é listado no Quadro 32-2. A probabilidade de uma etiologia particular depende da idade da paciente (Quadro 32-3) e do padrão de sangramento: cíclico ou não cíclico (Quadro 32-4).

Classificação por padrão de sangramento

▪ Sangramento intermenstrual

Ocorre frequentemente pós-coito em algumas situações como: cervicite, DST, pólipos cervicais, ectrópio, câncer cervical.

▪ Menstrual

Regular

É tipicamente *ovulatório* e apresenta as seguintes características: quase sempre pode ser documentado clinicamente com base nos ciclos regulares com molimina, ocorre de modo cíclico (fluxo intenso e prolongado), as gonadotrofinas e esteroides sexuais estão normais. Em geral, decorre de patologias estruturais, diáteses ou uso de drogas.

Quadro 32-2 Causas de sangramento anormal do trato genital

COMPLICAÇÕES DA GRAVIDEZ

DISTÚRBIOS DO TRATO GENITAL

Útero
- Crescimentos benignos
- Pólipos, miomas, adenomiose, hiperplasia endometrial
- Crescimentos malignos
- Adenocarcinomas, sarcomas
- Processos infecciosos
- Endometrites, doença inflamatória
- Sangramentos anovulatórios
- Adolescentes, perimenopausa, SOPC, alterações endócrinas, outros distúrbios
- Anormalidades anatômicas
- Cicatriz de histerotomia, outras anormalidades estruturais
- Sangramento das diáteses
- Drogas (contraceptivos, TRH)
- Outras (ruptura de cisto ovariano)

Cérvice
- Crescimentos benignos
- Pólipos, ectrópio, endometriose
- Crescimentos malignos
- Carcinoma invasivo, metastático
- Infecção (cervicite)
- Prolapso de órgãos pélvicos
- Vasculites

Vulva
- Crescimentos benignos
- *Skin tags*, cistos sebáceos, condilomatose, angioceratoma
- Crescimentos malignos
- Infecção (Doenças sexualmente transmissíveis)

Vagina
- Crescimentos benignos
- Cistos do ducto de Gartner, pólipos, adenose
- Crescimento maligno
- Vaginites/infecções
- Vaginose bacteriana, DSTs, úlceras, vaginite atrófica
- Radioterapia
- Trauma
- Fístulas

Doença do trato genital superior
- Câncer da tuba uterina
- Câncer ovariano
- Doença inflamatória pélvica

TRAUMA
- Intercurso sexual
- Abuso sexual
- Corpo estranho (incluindo DIU)
- Trauma pélvico (p. ex., acidente veicular)
- "Lesões a cavaleiro"

DROGAS
- Contracepção (contraceptivos orais, DIU de cobre, depo-provera)
- Terapia de reposição hormonal
- Anticoagulantes
- Tamoxifeno
- Corticosteroides
- Quimioterapia
- Drogas antipsicóticas
- Antibióticos (p. ex., em razão da necrólise epidérmica tóxica e S. Stevens Johnson)

DOENÇAS SISTÊMICAS
- Doenças envolvendo a vulva (Doença de Crohn, Síndrome de Behcet, penfigoide, pênfigo, linfoma)
- Doença tireoidiana
- Hiperprolactinemia
- Síndrome dos ovários policísticos
- Tumores secretantes de hormônios suprarrenais e ovarianos
- Síndrome de Cushing
- Doença hepática crônica
- Doença renal
- Distúrbios da coagulação (Doença de Von Willebrand, disfunção plaquetária ou trombocitopenia, leucemia aguda, deficiência de alguns fatores, doença hepática avançada)
- Estresse físico ou emocional
- Fumo
- Exercício excessivo

DOENÇAS NÃO RELACIONADAS COM O TRATO GENITAL
- Uretrite
- Câncer de bexiga
- Infecção do trato urinário
- Doença inflamatória intestinal
- Hemorroidas

OUTRAS
- Tumores vasculares e anomalias do trato genital

Adaptado de Goodman A. Overview causes of genital tract bleeding in women. Disponível em http://www.uptodate.com (consultado em 30/06/10).

Quadro 32-3 — Causas usuais de sangramento genital anormal por grupo de idade

Neonatos
- "Retirada" de estrogênio

Pré-menarca
- Corpo estranho
- Trauma, incluindo abuso sexual
- Infecção
- Prolapso de uretra
- Sarcoma botrioide
- Tumores ovarianos
- Puberdade precoce

Pós-menarca precoce
- Anovulação (imaturidade hipotalâmica)
- Diátese hemorrágica
- Estresse (psicogênica, induzida por exercício)
- Gravidez, infecção

Anos reprodutivos
- Anovulação
- Gravidez
- Câncer
- Pólipos, miomas, adenomiose
- Infecção
- Disfunção hormonal (SOPC, tireoide, adenoma hipofisário)
- Diátese hemorrágica
- Relacionada com a medicação (p. ex., agentes contraceptivos)

Perimenopausa
- Anovulação
- Pólipos, miomas, adenomiose
- Câncer

Menopausa
- Atrofia
- Câncer
- Terapia de reposição hormonal

Adaptado de APGO educational series on women's health issues. *Clinical management of abnormal uterine bleeding.* Association of Professors of Gynecology and Obstetrics, May 2002.

Quadro 32-4 — Causas usuais de sangramento genital anormal por padrão de sangramento

Sangramento intermenstrual
- Fisiológico
- Drogas
- Infecções
  - Cervicite, endometrite, DST, vaginite
- Crescimentos benignos
  - Vulva: cistos sebáceos, condilomas
  - Vagina: cisto do ducto de Gartner, pólipo, adenose
  - Útero: pólipos cervicais, ectrópio, pólipos endometriais, mioma uterino
- Câncer
  - Vulva, vagina, cérvice, útero
- Trauma
  - Incisão de parto cesariano prévio
- DIU

Menstrual

I. Regulares (GERALMENTE OVULATÓRIOS)
- Diáteses, mioma ou adenomiose, pólipo, neoplasias, distúrbios locais das prostaglandinas, uso de quimioterapêuticos

II. Irregulares (GERALMENTE ANOVULATÓRIOS)
- Disfunção primária do eixo hipotálamo hipofisário
- Outras alterações orgânicas hormonais
- Medicamentosa

Irregulares

Principal causa de sangramento uterino anormal. São características de ciclos *anovulatórios*.

Padrão de sangramento não cíclico, fluxo variável e imprevisível de duração.[10]

Há produção crônica de estrogênio sem oposição da progesterona. Eventualmente o endométrio espessado supera seu suprimento sanguíneo e surge necrose focal com descamação parcial. O sangramento é, em geral, irregular, prolongado e intenso.

Geralmente causados por disfunções hormonais e uso de drogas. Sangramento não cíclico, ausência de sinais de ovulação, necessária a exclusão de lesões anatômicas. SOPC (síndrome do ovário policístico) – principal causa endócrina associada à anovulação.[10]

SANGRAMENTO UTERINO ANORMAL (SUA)

Definições tradicionais

- *Oligomenorreia:* intervalos maiores que 35 dias.
- *Polimenorreia:* intervalos menores que 24 dias.
- *Menorragia:* aumento do fluxo ou duração, intervalos regulares.
- *Metrorragia:* aumento do fluxo ou duração, intervalos irregulares.[8]

Outras definições

Uma ordenação de termos confusos, inconsistente e sobreposta foi desenvolvida para descrever frequências, durações e volumes anormais dos sangramentos uterinos. Por esta razão, o termo geral sangramento anormal uterino (SUA) geralmente é usado em lugar dos termos descritos a seguir:[9]

- *Sangramento uterino disfuncional:* espectro de um padrão de sangramentos uterinos anormais (SUA), que podem ocorrer nas mulheres anovulatórias (não cíclicos), não relacionados com lesões anatômicas do útero ou doenças sistêmicas.[22] Classicamente tem sido utilizado para descrever sangramento endometrial não cíclico não relacionado com lesões anatômicas do útero ou doença sistêmica. Este é, assim, um diagnóstico de exclusão. É mais prático pensar em hemorragia uterina disfuncional como sangramento anovulatório, uma vez que esta é a principal causa.[12] "Sangramento uterino anovulatório" é o termo preferido pelo *American College of Obstetricians and Gynecologists* para descrever este modelo de sangramento.[2]
- *Menorragia:* em mulheres ovulatórias, é tipicamente devida a lesões anatômicas (p. ex., mioma) ou doença sistêmica (p. ex., defeito de hemostasia). Anovulação também é causa comum de menorragia.
- *Metrorragia:* sangramento leve do útero em intervalos irregulares.
- *Menometrorragia:* sangramento intenso do útero em intervalos irregulares.
- *Amenorreia:* ausência de sangramento por, ao menos, três ciclos.
- *Sangramento intermenstrual:* sangramento que ocorre entre as menstruações ou entre quedas de hormônios esperadas em

mulheres usando alguma forma de contracepção hormonal ou TRH.
- Spotting *pré-menstrual:* sangramento leve precede a menstruação.
- *Sangramento pós-coito:* sangramento vaginal que é notado nas 24 horas após intercurso vaginal.[12]

Importância

Responsável por, ao menos, um terço de todas as consultas ambulatoriais, com a maioria dos casos sendo justamente após menarca ou no período perimenstrual.[1,26]

Avaliação

Se uma possível causa de SUA é determinada, e o sangramento persiste apesar do tratamento, a paciente deveria ser avaliada para etiologias adicionais (p. ex., paciente com mioma e câncer do colo uterino ou com distúrbio de coagulação).

Pontos importantes:

- Confirmar que o sangramento é uterino.
- Afastar gravidez.
- Idade.
- Quando o sangramento ocorre: menstrual ou intermenstrual?
- Ovulatório ou anovulatório? – O sangramento anovulatório é a principal causa de SUA. O componente-chave para avaliação de SUA é determinar se a mulher está ovulando, uma vez que a etiologia e o manejo dos sangramentos ovulatórios e anovulatórios são, habitualmente, diferentes.

História clínica

Devemos levar em consideração que uma mulher pode ter grande preocupação sobre mudanças na perda de sangue menstrual, apesar de essas mudanças não serem consideradas patológicas.[13,15,23]

1. Idade
   - Primeira década da menarca:
     - Ciclos anovulatórios: amenorreia alternando com polimenorreia.
     - Defeitos de hemostasia: sangramentos por diáteses deverão ser suspeitados em mulheres com menorragias desde a menarca bem como aquelas que se ferem facilmente ou tem sangramentos das mucosas.
     - Gravidez, defeitos congênitos, infecção, uso de contraceptivo hormonal, *estresse* (psicogênico ou induzido por exercícios), desordens hormonais como síndrome dos ovários micropolicísticos (SOP) e hipotireoidismo.
   - Entre 20 e 40 anos: etiologias ovulatórias e anovulatórias.
   - Entre 40 anos e a menopausa: experimentam comumente menstruações de ciclos anovulatórios, menstruações saltadas, menstruações intensas ou prolongadas, fogachos e outros sintomas relacionados às variações na função do eixo hipotálamo-hipofisário acompanhando o declínio natural do número de folículos. Nesta fase há uma probabilidade maior de sangramentos relacionados a crescimentos benignos ou malignos (pólipos, miomas, adenomioses, câncer endometrial, sarcoma).
2. Estabelecer taxa menstrual: idade da menarca/duração dos ciclos em dias/intervalos.
3. Sintomas e sinais clínicos de ovulação (molimina).
4. Data da última menstruação. Tem vida sexual ativa? Qual método contraceptivo?
   Pensar em gravidez tópica, ectópica, doença trofoblástica, distúrbios relacionados com anticoncepcional hormonal ou DIU.
5. De onde vem o sangramento: é uterino ou não?
6. Quando ele ocorre e qual sua natureza (frequência, duração, volume)?
   - Menstruais irregulares (anovulatórios).
   - Menstrual regular cíclico (ovulatórias – diáteses, mioma ou adenomiose).
   - Sangramento intermenstrual.
   - Sangramento pós-coito – sugere presença de doença cervical (infecções, lesões malignas ou benignas).
   A quantidade de perda sanguínea pode ser estimada pelos seguintes questionamentos: com que frequência muda o absorvente durante os dias de pico de fluxo? Quantos absorventes em um simples período menstrual normal?
   Necessita trocar o absorvente durante a noite? Algum médico lhe disse que está anêmica?
   Mulheres com perda menstrual sanguínea normal tendem a: mudar absorventes em intervalos superiores a 3 horas, usar menos que 21 absorventes por ciclo, raramente necessitam trocar absorventes durante a noite, têm coágulos menores que 1 polegada de diâmetro, não são anêmicas.
7. Relacionadas com:
   - Pós-trauma: sugere origem vaginal ou cervical.
   - Aumento de peso, exercício excessivo, doença ou *estresse* (sangramento anovulatório?)
8. Outros sintomas associados: dor abdominal baixa, febre, corrimento vaginal podem indicar infecção (endometrite, vaginite). Mudanças na função vesical ou intestinal sugerem um efeito de massa de uma neoplasia local ou sangramento não uterino.
   Cefaleias, descarga mamária, fogachos, hirsutismo ou queda de cabelo, a acne ou sintomas de hiper ou hipometabolismo são sugestivos de disfunção endocrinológica (p. ex., D. tireoidiana, SOPC, prolactinoma ou outro tumor cranial, perimenopausa, alguns tumores ovarianos).
9. Doenças sistêmicas e uso de medicações: associam-se à menorragia: distúrbios endócrinos, doença renal ou hepática crônica, trombocitopenia, anticoagulantes. Uso de anticoncepcionais e DIU causam sangramentos intermenstruais.
10. História pessoal ou familiar de alterações de sangramento: distúrbios de hemostasia devem ser suspeitados em mulheres com sangramento associado a cirurgias, extração dental, partos, equimoses (> 5 cm)/epistaxe/sangramento gengival 1 ou 2 vezes ao mês.[7,16,18,19] Defeitos na hemostasia devem ser considerados se iniciam na menarca ou são associados com outros sinais de sangramento de diátese.

Exame físico

O exame físico da anatomia dos tratos genitais interno e externo é crucial em identificar as causas anatômicas da SUA.[12,20] O foco da avaliação é confirmar que o sangramento é uterino.

- *Exame geral:* (para avaliar possibilidade de doenças sistêmicas)
  - Anotar peso e altura.
  - Tipo físico e distribuição de gordura (Cushing, Turner).
  - Pele: equimoses, petéquias, *Acantosis nigricans* (este relacionado com a resistência à insulina e anovulação).
  - Aumento da tireoide.
  - Evidências de hiperandrogenismo (hirsutismo, acne, calvície de padrão masculino, clitoromegalia).
  - Galactorreia, descarga mamilar bilateral, na hiperprolactinemia.
- *Genitália externa:* tamanho de clitóris, desenvolvimento puberal. Observar origens não uterinas de sangramento: trauma perineal, sinais de DST, abuso sexual, lesão vulvar, vaginal, cérvice, uretra, bexiga, intestino ou ânus.
- *Exame pélvico:* notar qualquer achado suspeito: massa, laceração, ulceração, corrimento, corpo estranho. Avaliar dor, que sugere infecção.

Avaliação laboratorial básica

β-hCG

Afastar gestação tópica ou ectópica, doença trofoblástica gestacional.

Citologia cervical

Afastar câncer do colo uterino.

Ultrassononagrafia (USG)

Podem demonstrar miomas, espessamentos endometriais, mas não podem realmente distinguir entre pólipos, miomas submucosos, adenomiose e alterações neoplásicas. Também tumores ovarianos, mas estes raramente são causas de SUA.

Em mulheres pré-menopausa, o exame deve ser realizado no 4º, 5º ou 6º dia do ciclo, quando é esperado que o endométrio esteja mais fino. Isto permite melhor visualização da patologia na cavidade uterina. A espessura do endométrio tem sido correlacionada com o risco de câncer endometrial nas mulheres pós-menopausa. Entretanto, em mulheres pré-menopausa, a utilidade da avaliação USG para malignidade ou doença pré-maligna não foi estabelecida.

Histeroscopia

Fornece visualização direta da cavidade endometrial, assim sendo permitindo biópsias direcionadas ou excisão de lesões identificadas durante o procedimento. Apesar de considerada padrão-ouro de diagnóstico para SUA é uma modalidade de imagem mais invasiva e mais cara para avaliação endometrial.

Biópsia de endométrio

Após afastar gestação, deve ser realizada preferentemente no 18º dia do ciclo. Promover informações quanto ao estado ovulatório, presença de endometrite, afastar câncer de endométrio ou precursores.

É obrigatório em todas as mulheres com mais de 35 anos.

Entre 18 e 35 anos, com fatores de risco para câncer endometrial: diabetes, hiperplasia endometrial prévia, estrogenoterapia, obesidade, anovulação crônica, uso de tamoxifeno e história familiar ou pessoal de câncer de mama.[3,6,8]

Testes de função tireoidiana

Em mulheres com sinais ou sintomas de hipo ou hipertireoidismo, TSH deve ser feito como *screening* inicial. É elevado no hipo e subnormal no hipertireoidismo. Tanto o hipo como o hipertireoidismo podem levar a: amenorreia, oligomenorreia, menorreia ou hipermenorreia.

Testes de coagulação

Contagem de plaquetas para avaliar trombocitopenia. Testes de coagulação podem ser úteis em mulheres com história sugestiva de defeito hemostático. São sugeridos tempo de tromboplastina parcial (PTT), tempo de protrombina (PT), fator VIII, atividade e antígeno para o fator von Willebrand.[16]

Hemoglobina/hematócrito

Níveis baixos confirmam a suposição clínica de perda sanguínea excessiva. Entretanto, a ausência de anemia não exclui o diagnóstico.

Neisseria gonorrhoeae e Clamídia *trachomatis*

Testes devem ser realizados se houver cervicite, corrimento vaginal purulento e/ou sensibilidade pélvica. O corrimento vaginal deve ser avaliado para *Trichomonas vaginalis*.

Prolactina

Mulheres com queixas de galactorreia ou hipomenorreia, que estão associados à hiperprolactinemia.

DISFUNÇÕES HORMONAIS NO CICLO MENSTRUAL

Certas condições hormonais especiais acarretam distúrbios no ciclo menstrual. As disfunções hormonais no ciclo menstrual são enumeradas no Quadro 32-5.

Sangramento intermenstrual

Fisiológico

No período da ovulação por um abrupto declínio do estradiol.

Medicamentoso

Contraceptivos orais – fatores que incrementam o fato: não aderência, anticoncepcional oral de baixa dosagem usado em diferentes horários a cada dia, uso de medicações que alteram o metabolismo dos esteroides sexuais, uso de contracepção contínua somente com progestogênios.

Sangramento menstrual irregular (anovulatório)

Muitas mulheres com anovulação crônica têm uma quantidade adequada de estrogênio biologicamente ativo uma vez que os androgênios podem ser convertidos, perifericamente, em estrogênio na ausência da função ovariana normal. Entretanto seus ciclos anovulatórios carecem da secreção de progesterona normalmente presente na fase lútea. Isto as coloca em risco de desenvolver hiperplasia endometrial e câncer de endométrio. A anemia é frequente, sendo crucial estabelecer o diagnóstico correto antes de qualquer terapia ser administrada.[3,5,14,21]

Quadro 32-5 Classificação das disfunções hormonais no ciclo menstrual

Sangramento intermenstrual
I. Fisiológico
II. Drogas

Menstrual irregular (anovulatórios)
I. Disfunção primária do eixo hipotálamo-hipofisário
- Imaturidade da menarca e da menopausa
- Exercício intenso
- Alterações alimentares
- Estresse
- Amenorreia lactacional
- Síndrome da sela vazia
- Síndrome de Sheehan
- Tumores trauma ou radiação do hipotálamo ou hipófise
- Hipogonadismo hipogonadotrófico idiopático
- Síndrome de Kallman

II. Outras alterações orgânicas hormonais
- SOPC – principal causa de SUA!!!!
- Hiper ou hipotireoidismo
- Tumores produtores hormonais (suprarrenais e ovarianos)
- Doença renal
- Doença hepática
- Doença de Cushing
- Hiperplasia suprarrenal congênita
- Falência ovariana precoce
- Síndrome de Turner
- Síndrome da insensibilidade androgênica

III. Medicamentosa
- Contraceptivos orais
- Progestágenos
- Drogas antidepressivas e antipsicóticas
- Corticosteroides

Disfunção primária do eixo hipotálamo-hipofisário

Imaturidade no início da menarca e do declínio da menopausa

- *Adolescentes:* ciclos anovulatórios são a principal causa se SUA em meninas adolescentes principalmente durante os dois ou três primeiros anos pós-menarca por imaturidade do eixo hipotálamo-hipofisário.[4]
- *Mulheres perimenopausa:* causa comum de SUA na mulher perimenopausa. Os ciclos ovulatórios e a produção cíclica normal de estrogênio e progesterona tornam-se erráticas à medida que a mulher se aproxima da menopausa. A ovulação ocorre intermitentemente, intercalada com ciclos anovulatórios (estrogênio apenas) de duração variável. Como resultado os ciclos se tornam irregulares. A duração e o volume do fluxo podem ser menores e mais brandos, mas sangramentos intensos prolongados podem ocorrer durante períodos mais longos de ovulação.

Exercícios extenuantes/atividades (corrida, dança de balé), súbitos aumentos de peso ou estresse significativo

Efeito no eixo hipotálamo-hipofisário e na liberação de pulsos de LH.

Neoplasia e outras alterações do hipotálamo e hipófise

Também podem causar anovulação, porém a amenorreia é mais comum que SUA, uma vez que os níveis de estrogênios estão baixos.

Outros distúrbios

A SOPC é a principal causa de sangramento uterino anormal. Ocorre em 6% das mulheres em idade reprodutiva. Os demais distúrbios endócrinos são causas não usuais de SUA. Podem estar associados às mudanças hormonais que afetam a ovulação.[25]

Síndrome do ovário policístico (SOPC)

Anovulação crônica nos anos reprodutivos da mulher é mais habitualmente atribuível a alteração endógena, tais quais a SOPC, que se caracteriza por oligomenorreia (ciclos menstruais irregularmente presentes) e hiperandrogenismo (hirsutismo, acne, calvície masculina padrão). Obesidade e resistência à insulina são comuns.

Mulheres com SOPC possuem uma quantidade adequada de estrogênio ativo uma vez que o androgênio pode ser convertido, perifericamente, a estrogênio mesmo na ausência de função ovariana normal, mas possui baixos níveis de progesterona. Assim, a constante estimulação mitogênica do endométrio leva à hiperplasia endometrial, e um sangramento irregular intermitente de (ruptura) e menorragia.

Hipotireoidismo

Pode causar hiperprolactinemia; isto habitualmente resulta em amenorreia e galactorreia, mas as mulheres podem desenvolver sangramento anovulatório previamente à amenorreia.

Hipertireoidismo

Pode causar anovulação em decorrência de alterações na globulina ligadora de hormônio sexual. Tanto hipo como hipertireoidismo, mesmo que subclínicos, podem ser causa de intensos ou longos sangramentos uterinos.[25]

Síndrome de Cushing

As irregularidades menstruais são comuns nestas síndromes. Estão correlacionadas com o aumento sérico de cortisol e a baixa das concentrações de estradiol sérico – podem ser devidas à supressão de secreção de hormônio liberador de gonadotrofinas razão da hipercortisolemia.[17] Altas doses de corticoide têm efeito semelhante.

Tumores secretores de hormônios suprarrenais ou ovarianos

São raras causas de anovulação e de irregularidades menstruais.

Doença hepática ou renal avançada

O nível ou atividade dos hormônios sexuais podem ser afetados por distúrbios não relacionadas com as glândulas endócrinas que alteram o metabolismo ou a ligação das proteínas. Resultam anovulação e SUA.

A doença hepática também pode causar sangramento em virtude da redução dos fatores de coagulação de vitamina K dependentes do fibrinogênio e antitrombinas.

As doenças renais crônicas que cursam com uremia também causam trombocitopenia e diminuição da agregação plaquetária.

Medicamentos

Contraceptivos orais

O sangramento intermenstrual não programado é o efeito colateral mais comum dos contraceptivos hormonais combinados e reflete esquecimento no uso das pílulas orais ou a ruptura de um endométrio atrófico. Era um problema menor quando doses mais altas de estrogênio eram usadas, pois o estrogênio estabiliza o endométrio. A frequência de sangramento independe do tipo de progesterona e é aumentado nas mulheres que fumam (metabolismo do estrogênio acelerado causado pelo tabagismo).

Progestágenos
Seja na forma de pílulas, implantes, injeções ou nos dispositivos intrauterinos o sangramento tende a ser uma complicação inicial do tratamento com progesterona isolada, podendo no entanto desenvolver amenorreia com o uso continuado. O mecanismo é a atrofia endometrial na insuficiência de estrogênio.

Drogas antidepressivas e antipsicóticas
Presumivelmente relacionadas com a hiperprolactinemia e com os efeitos de alguns destes agentes sobre as plaquetas.

Corticosteroides
Também são responsáveis por sangramento menstrual irregular (anovulatório).

REFERÊNCIAS BIBLIOGRÁFICAS

1. Awwad JT, Toth TL, Schiff I. Abnormal uterine bleeding in the perimenopause. *Int J Fertil* 1993;38:261.
2. APGO educational series on women's health issues. *Clinical management of abnormal uterine bleeding*. Association of Professors of Gynecology and Obstetrics, May 2002.
3. Bayer SR, DeCherney AH. Clinical manifestations and treatment of dysfunctional uterine bleeding. *JAMA* 1993;269:1823.
4. Caufriez A. Menstrual disorders in adolescence: pathophysiology and treatment. *Horm Res* 1991;36(3-4):156-59.
5. Coulam CB, Annegers JF, Kranz JS. Chronic anovulation syndrome and associated neoplasia. *Obstet Gynecol* 1983;61:403.
6. Dijkhuizen FP, Mol BW, Brolmann HA et al. The accuracy of endometrial sampling in the diagnosis of patients with endometrial carcinoma and hyperplasia: a meta-analysis. *Cancer* 2000 Oct. 15;89(8):1765-72.
7. Dilley A, Drews C, Miller C et al. Von Willebrand disease and other inherited bleeding disorders in women with diagnosed menorrhagia. *Obstet Gynecol* 2001 Apr.;97(4):630-36.
8. Farquhar CM, Lethaby A, Sowter M et al. An evaluation of risk factors for endometrial hyperplasia in premenopausal women with abnormal menstrual bleeding. *Am J Obstet Gynecol* 1999 Sept.;181(3):525-29.
9. Fraser IS, Critchley HO, Munro MG et al. A process designed to lead to international agreement on terminologies and definitions used to describe abnormalities of menstrual bleeding. *Fertil Steril* 2007 Mar.;87(3):466-76.
10. Goodman A. *Initial approach to the premenopausal women with abnormal uterine bleeding*. Acesso em: 30 Jun. 2010. Disponível em: http.//www.uptodate.com
11. Goodman A. *Overview of causes of genital tract bleeding in women*. Acesso em: 30 Jun. 2010. Disponível em: http.//www.uptodate.com
12. Goodman A. *Terminology and evaluation of abnormal uterine bleeding in premenpausal women*. Acesso em: 30 Jun. 2010. Disponível em: http.//www.uptodate.com
13. Greenberg M. The meaning of menorrhagia: an investigation into the association between the complaint of menorrhagia and depression. *J Psychosom Res* 1983;27(3):209-14.
14. Hallberg L, Hogdahl AM, Nilsson L et al. Menstrual blood loss – A population study. *Variation at different ages and attempts to define normality. Acta Obstet Gynecol Scand* 1966;45:320.
15. Hurskainen R, Aalto AM, Teperi J et al. Psychosocial and other characteristics of women complaining of menorrhagia, with and without actual increased menstrual blood loss. *BJOG* 2001 Mar.;108(3):281-85.
16. Kouides PA, Conard J, Peyvandi F et al. Hemostasis and menstruation: appropriate investigation for underlying disorders of hemostasis in women with excessive menstrual bleeding. *Fertil Steril* 2005 Nov.;84(5):1345-51.
17. Lado-Abeal J, Rodriguez-Arnao J, Newell-Price JD et al. Menstrual abnormalities in women with Cushing's disease are correlated with hypercortisolemia rather than raised circulating androgen levels. *J Clin Endocrinol Metab* 1998;83:3083.
18. Lukes AS, Kadir RA, Peyvandi F et al. Disorders of hemostasis and excessive menstrual bleeding: prevalence and clinical impact. *Fertil Steril* 2005 Nov.;84(5):1338-44.
19. Philipp CS, Faiz A, Dowling N et al. Age and the prevalence of bleeding disorders in women with menorrhagia. *Obstet Gynecol* 2005 Jan.;105(1):61-66.
20. Silva NK. Definition and evaluation of abnormal uterine bleeding in adolescents. Acesso em: 30 Jun. 2010. Disponível em http.//www.uptodate.com
21. Southam AL, Richart RM. The prognosis for adolescents with menstrual abnormalities. *Am J Obstet Gynecol* 1966;94:637.
22. Speroff L, Fritz MA. Dysfunctional uterine bleeding. In: *Clinical Gynecologic Endocrinology and Infertility*. 7th ed. Philadelphia: LWW, 2005. p. 547-71.
23. Warner PE, Critchley HO, Lumsden MA et al. Menorrhagia I: measured blood loss, clinical features, and outcome in women with heavy periods: a survey with follow-up data. *Am J Obstet Gynecol* 2004 May;190(5):1216-23.
24. Welt CA. Evaluation of menstrual cycle and timing of ovulation. Acesso em: 30 Jul. 2010. Disponível em http.//www.uptodate.com
25. Wilansky DL, Greisman B. Early hypothyroidism in patients with menorrhagia. *Am J Obstet Gynecol* 1989;160:673.
26. Wren BG. Dysfunctional uterine bleeding. *Aust Fam Physician* 1998;54:61.

33 Estudo Anatomopatológico do Endométrio Normal

Leon Cardeman
Sheila Rochlin
Tania Maria Nery C. de Andrade
Flavia Rochlin

- INTRODUÇÃO
- CONSIDERAÇÕES TÉCNICAS
  Citologia endometrial
- FASES DO CICLO
  Macroscopia
  Fase proliferativa
  Fase secretora
  Fase menstrual
  Endométrio gestacional
  Endométrio hipotrófico
  Endométrio atrófico
  Microscopia
  Fase proliferativa
  Fase secretora
  Fase menstrual
  Endométrio gestacional
  Endométrio hipotrófico
  Endométrio atrófico
- INFLUÊNCIA HORMONAL E IMUNO-HISTOQUÍMICA
  O que é Imuno-Histoquímica?
  Citologia em meio líquido
- REFERÊNCIAS BIBLIOGRÁFICAS

INTRODUÇÃO

As biópsias de endométrio e as curetagens estão entre os espécimes mais comuns recebidos num laboratório de histopatologia. Sob vários aspectos, esses espécimes representam um verdadeiro desafio aos patologistas. O endométrio normal sofre uma grande variedade de mudanças morfológicas, especialmente durante os anos reprodutivos. Adicionam-se a isso tudo artefatos induzidos (provocados) pelas diferentes técnicas de biópsia. Muitas vezes o procedimento é "cego", sem identificação do tecido a ser biopsiado, e o espécime final contém uma mistura de muco, sangue, tecido cervical e fragmentos endometriais irregularmente orientados.

Para a interpretação de um material de biópsia endometrial, requer-se um raciocínio lógico, onde se considerem vários fatores como: dados clínicos, idade da paciente, *status* menstrual (DUM) e terapia hormonal, a história clínica da paciente, as necessidades específicas do clínico que fez a biópsia e, por fim, uma avaliação dos limites, dificuldades em potencial à complexa gama de padrões encontrados nos cortes histológicos. Outras partes da história clínica variam em importância, dependendo da indicação da biópsia. Como em qualquer outro tecido na histopatologia, uma interpretação correta depende ainda de uma fixação adequada em formol a 10%, por pelo menos 24 horas, processamento cuidadoso e corte caprichoso, que serão rapidamente discutidos juntamente com as considerações técnicas.

Na tentativa de correlacionar os achados histopatológicos com os histeroscópicos, discorreremos sobre as características histológicas do endométrio em condições normais (endométrio cíclico).

O endométrio e o miométrio possuem origem mesodérmica, e ambas as estruturas são formadas após fusão dos ductos müllerianos entre a 8ª e 9ª semanas pós-ovulatória. O endométrio é revestido, externamente, por epitélio cilíndrico simples, e o estroma contém glândulas, podendo estas sofrer alterações durante o ciclo, dependendo da ação hormonal. O suprimento vascular é abundante, proveniente das artérias radiais que vêm do miométrio, se subdividindo à medida que se tornam mais superficiais, penetrando o endométrio em intervalos regulares e dando origem às artérias basais que, por sua vez, se subdividem em ramos horizontais e verticais. O crescimento dos ramos verticais, que vão se tornando cada vez mais espiralados à medida que se aproxima a menstruação, depende dos hormônios esteroides ovarianos e, presumivelmente, das prostaglandinas.[1]

Os linfáticos uterinos drenam dos plexos uterinos subserosos para os linfonodos pélvicos e periaórticos.

CONSIDERAÇÕES TÉCNICAS

Nesta parte, gostaríamos de abordar pontos importantes para o patologista que estuda o endométrio, buscando evitar artefatos ou outros fatores que possam dificultar seu trabalho, atrasar a liberação de um laudo, levar a um resultado errôneo ou até a necessidade de se obter nova amostra.

O material deve sempre ser fixado em formol a 10% para que esteja conservado e não haja tempo para a autólise ou degeneração natural do tecido. O tempo de fixação varia conforme o tamanho do material a ser fixado; porém, de uma maneira geral, após 24 horas todos os tecidos já estão prontos para serem processados (Fig. 33-1).[2-4] O material pequeno deve ser colocado sobre papel-filtro ou absorvente (que não desmancha em líquido) para que não se perca se for da mesma coloração do líquido e, para evitar sua aderência à parede do frasco (ou à tampa).

Nunca colocar material pequeno (p. ex., raspado de endométrio ou de canal, ou biópsia) em gaze ou compressa, pois este pode se perder por entre as tramas de algodão em até mais de 50%, dependendo da quantidade colhida ou até colar-se ao algodão, dificultando a execução de um bom preparo histológico. Outro detalhe importante é que a peça cirúrgica, seja ela biópsia ou raspado ou curetagem, deve ser colocada com cuidado no líquido fixador, sem espremer ou apertar para não danificar o tecido ou alterar sua arquitetura.

- *Obs. 1:* este líquido fixador (usualmente formol a 10%) deve, no mínimo, ter um volume 20 vezes maior que a peça cirúrgica para uma boa fixação.
- *Obs. 2:* tipos de líquidos usados para fixação:
  - Formol: o mais usado deles por suas numerosas vantagens e praticabilidade.
  - Líquido de Bouin: fixador rápido, porém menos prático e com algumas desvantagens.
  - Líquido de Duboscq-Brasil: vantagens e desvantagens semelhantes ao anterior.
  - Líquido de Helly ou Zenker-formol: deve ser preparado na hora do uso (grande desvantagem).

Existem quatro razões principais para uma biópsia de endométrio:

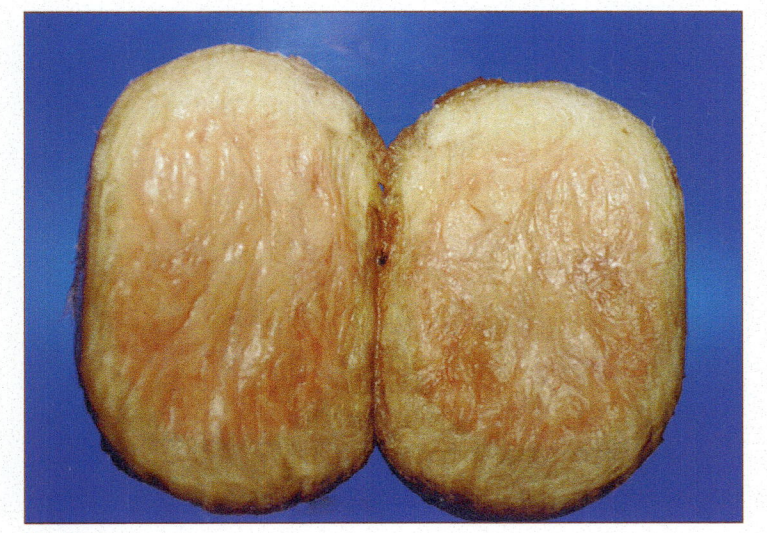

Fig. 33-1
Corte mediano de leiomioma grande, observando-se no centro a coloração rosada característica da má fixação.

1. Determinação da causa do sangramento anormal e/ou suspeita de malignidade.
2. Avaliação do *status* do endométrio em pacientes inférteis, incluindo datar o endométrio.
3. Evacuação dos produtos da concepção por aborto espontâneo ou por término de gravidez.
4. Estudo da resposta do endométrio à terapia hormonal, especialmente a reposição de estrogênio em mulheres em perimenopausa e pós-menopausa.

No caso de biópsia para datar o endométrio, ou deve-se colher o material da camada funcional do endométrio com o epitélio de revestimento superficial, sendo o final da segunda metade do ciclo menstrual a melhor fase para se avaliar a ação hormonal em mulheres na pré-menopausa, ou devem-se realizar biópsias para se determinarem ciclos anorrelatórios.

A amostra para se datar o endométrio não deve ser colhida de: istmo, região próxima a um dos cornos uterinos, sobre um mioma (ou abaulamento) submucoso ou intramural ou próximo a pólipo, para que não dê um resultado falso. A camada basal do endométrio não responde à influência da progesterona. Da mesma maneira, a mucosa do segmento uterino inferior responde pouco aos estímulos hormonais e não deve ser utilizada como o propósito de se datar o endométrio. Esta mucosa, gradualmente, emerge com a da endocérvice, que não reage aos hormônios. As biópsias de regiões diferentes devem ser enviadas em recipientes separados e identificadas no frasco.

Qualquer dado clínico é relevante, e o patologista deve ser informado pelo menos:

1. Da causa da biópsia.
2. Da idade da paciente.
3. Da fase do ciclo hormonal (DUM).
4. Do tipo de ciclo.
5. Do uso de hormônios/medicação.

A paciente está na pós-menopausa? Faz uso de TRH? Há suspeita de malignidade? História prévia de tumor? Abortos de repetição?

Todas estas dúvidas devem ser evitadas para que o laudo diagnóstico definitivo seja liberado com mais rapidez e precisão. No laboratório, o material é manipulado com todo o cuidado e capricho no processamento, corte e coloração pela HE, como rotina, pois naturalmente é um material pequeno e delicado, passível de artefatos.

Assim que a peça cirúrgica ou a biópsia chega ao laboratório, ela é numerada e cadastrada com o nome do(a) paciente, do(a) médico(a), tipo de material, hospital (ou clínica, ou consultório) e data da cirurgia (ou procedimento), podendo, então, seguir para a sala de clivagem ou macroscopia, onde é cortado e manipulado com todo o cuidado, principalmente se se trata de biópsia de endométrio que, na maioria das vezes, tem um tamanho médio de 0,3 a 0,4 cm. No exame macroscópico/clivagem, o patologista observa a peça a olho nu para decidir o que deve ser examinado em detalhes, sendo então incluído na parafina, cortado e corado seguindo, então, para o estudo à microscopia.

Se houver reserva da peça (caso seja uma peça grande), esta fica guardada em formol até completar dois meses, no mínimo, ou até o patologista determinar o diagnóstico definitivo. Se houver necessidade guarda-se o material em local especial por mais de dois meses ou por interesse científico. Algumas vezes, é necessário se incluir mais material. Nesses casos a reserva é reclivada com tantos blocos a mais quantos forem julgados necessários. O(s) bloco(s) de parafina do material cortado é(são) guardado(s) permanentemente (espaço permitindo) ou por, pelo menos, 5 anos.

Muitas vezes o material é insuficiente para se fechar um diagnóstico, tornando-se necessária a repetição da biópsia. Essa é uma saída mais sensata do que se tentar "adivinhar", o que pode ser bastante perigoso e com consequências drásticas para todos.

Os raspados de endométrio devem abranger todas as paredes da cavidade endometrial para que se possa obter material representativo. Do ponto de vista anatomopatológico, o material obtido pela raspagem uterina (assim como as biópsias) reflete a habilidade do cirurgião, a não ser que haja algum impedimento mecânico à passagem da cureta, como, por exemplo, uma estenose do colo ou um grande leiomioma submucoso.

É importante ainda mencionar uma outra regra que jamais deve ser quebrada para que não seja antiético o cirurgião e/ou prejudicado o patologista: nunca se deve dividir uma peça cirúrgica (biópsia ou não) para que seja examinada por diferentes anatomopatologistas. Um dos segmentos pode não ser representativo da lesão colocando em risco a reputação do(s) patologista(s) e até prejudicando a paciente, sendo esta uma prática antiética e condenável. Caso o cirurgião não concorde com o laudo do patologista, deverá procurá-lo para esclarecer as dúvidas (muito importante a comunicação constante entre cirurgião e patologista) ou, se não confiar nele, o cirurgião ou a paciente poderá solicitar por escrito o material ao patologista (lâmina[s] e/ou bloco[s]) para que seja, então, analisado por outro patologista (uma segunda opinião). A solicitação de lâmina para revisão é norma em hospitais com serviços de anatomia patológica próprios, principalmente os especializados em tumores.

Citologia endometrial

Às vezes não é possível ser retirado material da cavidade endometrial sob a forma sólida (biópsia) e nesses casos seria necessário aproveitar o evento e retirar o líquido existente na cavidade (se houver) avaliando sua transparência, espessura e cor, que deverá ser colhido e enviado para o exame citológico. Nesses casos, o material deve idealmente ser fixado em álcool a 96° (álcool comum) (Fig. 33-2). Nos casos de material sanguinolento ou havendo partículas sólidas no líquido, far-se-á também o *cell block* em parafina após centrifugação. Antes do evento da histeroscopia era usual a lavagem endometrial para o diagnóstico citológico da cavidade. É preciso salientar a importância da colheita do líquido cavitário, pois muitas vezes é impossível a realização da biópsia por problemas mecânicos (p. ex., estenose de canal) assim oferecendo elementos que auxiliem na elaboração diagnóstica.[5]

É comum nas mulheres pós-menopáusicas a presença de líquido na cavidade onde se notam células histiocitárias, *foam cells* (células espumosas), depósitos de hemossiderina, células adiposas e restos de sais de cálcio. Nos casos em que se observa a presença de muco, é necessário correlacionar com a terapia de reposição hormonal (TRH), a fim de que se possa excluir a possibilidade diagnóstica de uma neoplasia maligna secretora.

FASES DO CICLO

Conforme já foi explicado anteriormente, o ciclo hormonal segue uma série de alterações morfológicas e fisiológicas caracterizadas por proliferação, diferenciação secretória, degeneração e regeneração sob a ação estrógeno-progestógena e seus receptores.[6]

O estudo das variações morfológicas (macro e microscópicas) do endométrio durante o ciclo é essencial para se documentar se houve ovulação. Datar a fase do endométrio, mesmo nas mãos de um especialista experiente, é uma ciência falível podendo normalmente variar de um a dois dias em relação ao calendário ideal de 28 dias e sendo esta variação plenamente aceita por especialistas. A DUM ajuda a minimizar estas variações.[7]

Falaremos separadamente da macroscopia e da microscopia nas diferentes fases do ciclo menstrual.

Macroscopia
■ **Fase proliferativa**

É a primeira fase do ciclo menstrual, onde as alterações morfológicas não são suficientes para uma boa avaliação, não permitindo, assim, datar acuradamente o endométrio.

O endométrio na fase proliferativa inicial (4º ao 7º dia) apresenta-se fino, medindo até 0,2 cm de espessura com superfície áspera, exibindo pontilhados amarelados ou avermelhados e minúsculas placas amareladas, claras, que sobressaem da camada regenerativa difusa, encobrindo as áreas eliminadas pela descamação menstrual (Fig. 33-3).

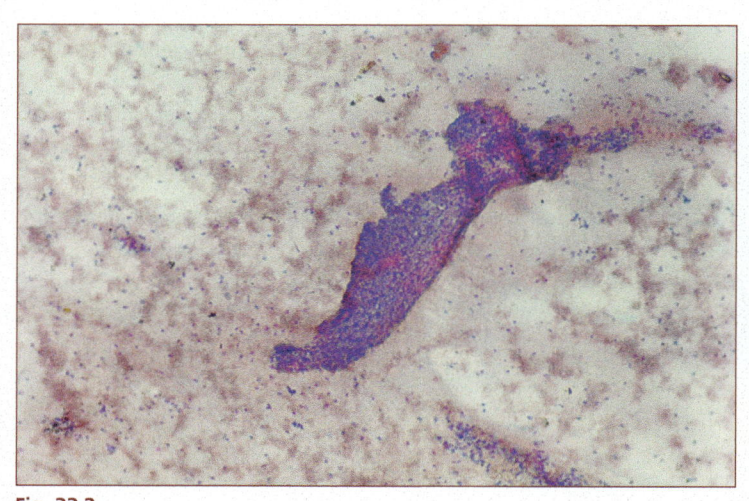

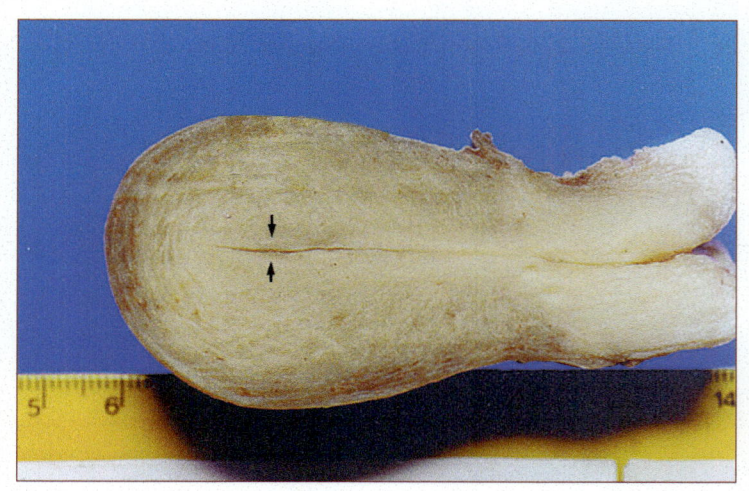

Fig. 33-2
Agrupamento de células endometriais regulares colhido após lavagem da cavidade.

Fig. 33-3
Na microscopia do útero com o endométrio proliferativo inicial a espessura é de cerca de 0,2 cm como se nota *(setas)*.

Na fase intermediária (8º ao 10º dia) não há sinais do período menstrual, porém o endométrio ainda é delgado, até 0,3 cm de espessura, e a superfície começa a ficar lisa. Há o início da formação glandular, branca.

Na fase tardia (11º ao 14º dia) o endométrio continua delgado, medindo até 0,35 cm de espessura com superfície ainda lisa e brilhante e coloração róseo-amarelada. Há aumento das estruturas glandulares que aparecem com pontilhado branco e salpicado. Podem surgir traços vermelhos típicos de ramos vasculares precoces.

A ovulação ocorre por volta do 14º dia quando o endométrio mantém o mesmo aspecto até 36 a 48 horas após, notando-se, a partir daí, mudanças na aparência endometrial.

■ **Fase secretora**

Na fase secretora inicial (14º ao 20º dia) pode-se observar um endométrio espessado, medindo até 0,38 cm de espessura, com a superfície irregular, apresentando desníveis do tipo "em coxilhas", até a formação de morros bocelados; portanto, dando o aspecto de pequenas elevações da mucosa. As glândulas surgem como manchas brancas, esparsas, de pequeno relevo. Os vasos capilares apresentam-se formando uma trama fina (Figs. 33-4 e 33-5).

Na fase secretora um pouco mais adiantada ou secretora intermediária (21º ao 24º dia), o endométrio se apresenta espesso, medindo até 0,7 cm, friável; a superfície se encontra avermelhada, irregular, com protuberâncias acentuadas, boceladas, polipoides e edemaciadas. A trama vascular mostra-se saliente entre as papilas glandulares projetadas (Fig. 33-6).

Na fase secretora final (24º ao 28º dia) observamos que o endométrio se apresenta espesso, medindo até 0,8 cm, com superfície friável, esbranquiçada ou acinzentada, ondulada, com hemorragia submucosa (como se fosse o Planeta Marte). Os vasos se apresentam apagados, bem como as estruturas glandulares (manchas irregulares brancas) (Figs. 33-7 e 33-8).

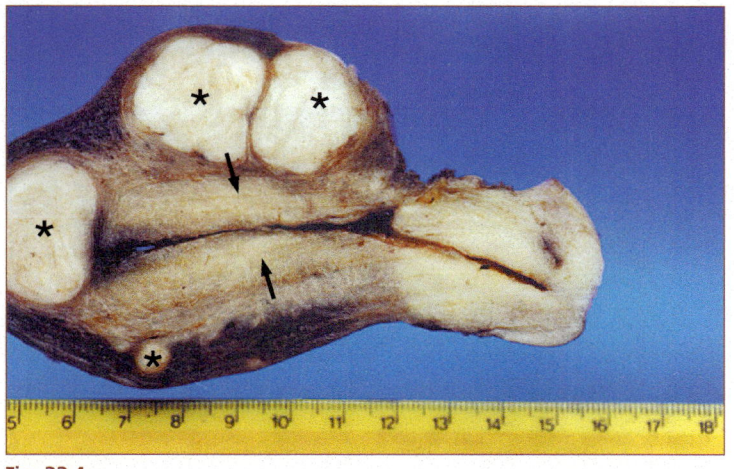

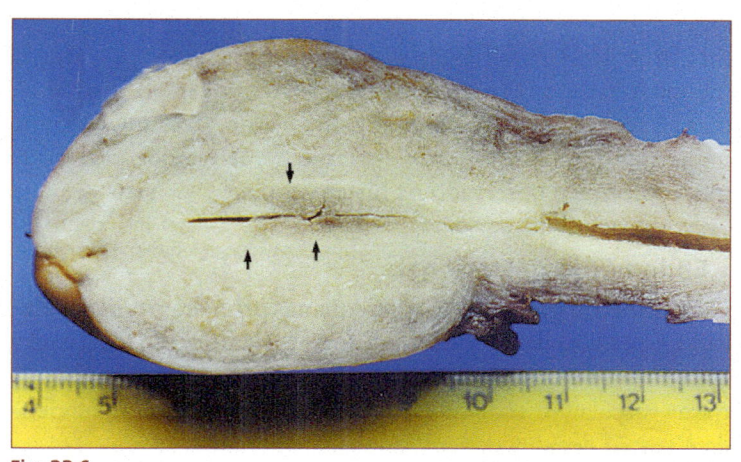

Fig. 33-6
Numa fase secretora intermediária, o endométrio torna-se mais espesso medindo até 0,7 cm com superfície por vezes discretamente irregular *(setas)*.

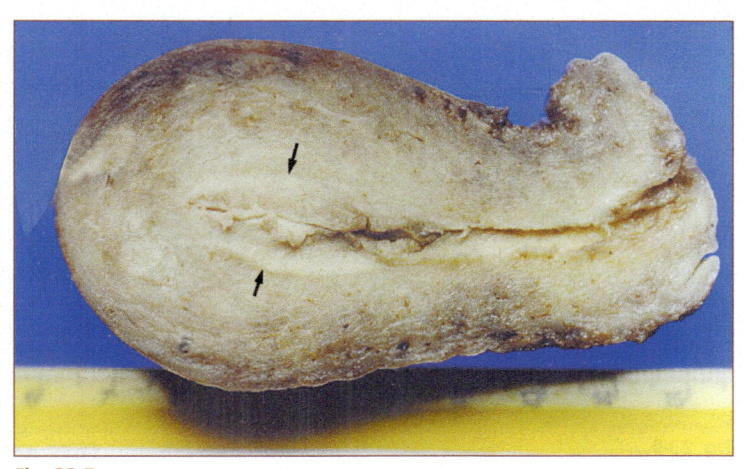

Fig. 33-4
Endométrio secretor numa fase inicial *(setas)*, apresentando, ainda, leiomiomas intramurais (*).

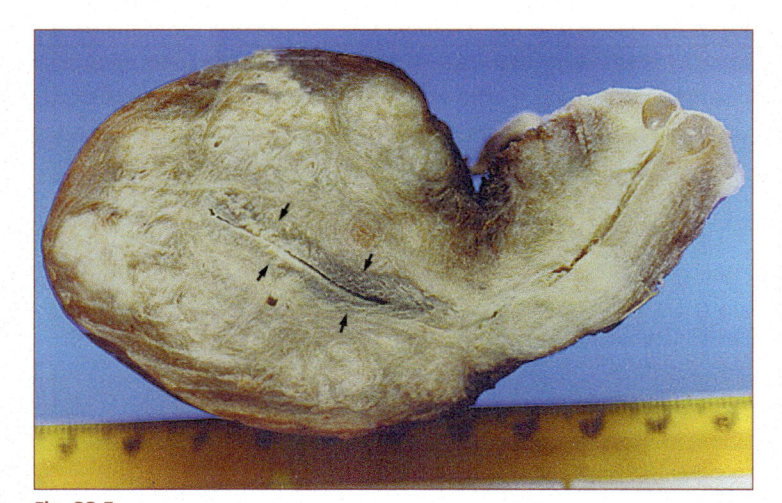

Fig. 33-7
Endométrio secretor final exibindo maior espessamento com superfície friável, mais irregular, ainda homogênea, esbranquiçada *(setas)*.

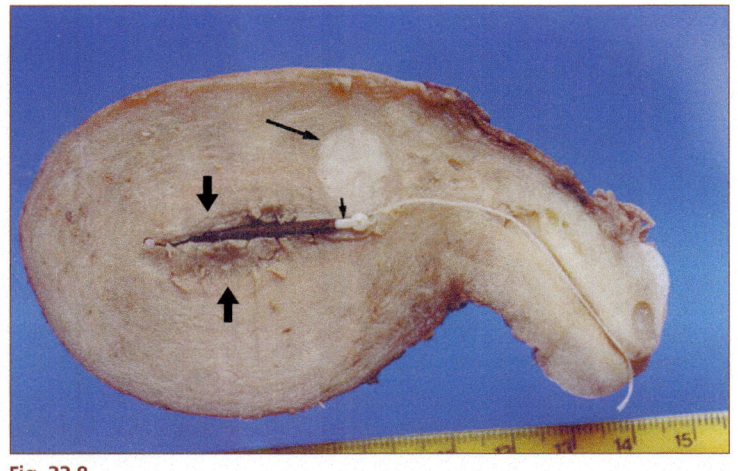

Fig. 33-5
O endométrio secretor numa fase inicial torna-se mais espesso medindo até 0,38 cm, homogêneo, com superfície regular *(setas)*.

Fig. 33-8
Endométrio secretor final com área acinzentada, ondulada *(setas grossas)*, mostrando ainda, na cavidade, a presença de um dispositivo intrauterino e seu cordão *(seta pequena)* e um leiomioma intramural próximo ao istmo *(seta grande)*.

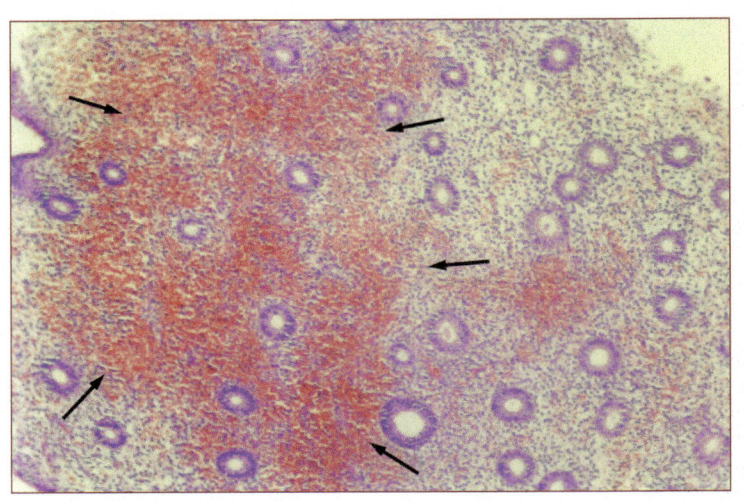

Fig. 33-19
A hemorragia estromal *(setas)* pode ser uma característica dessa fase do ciclo (proliferativa), por vezes levando o histeroscopista a suspeitar de endometrite ou de adenomiose.

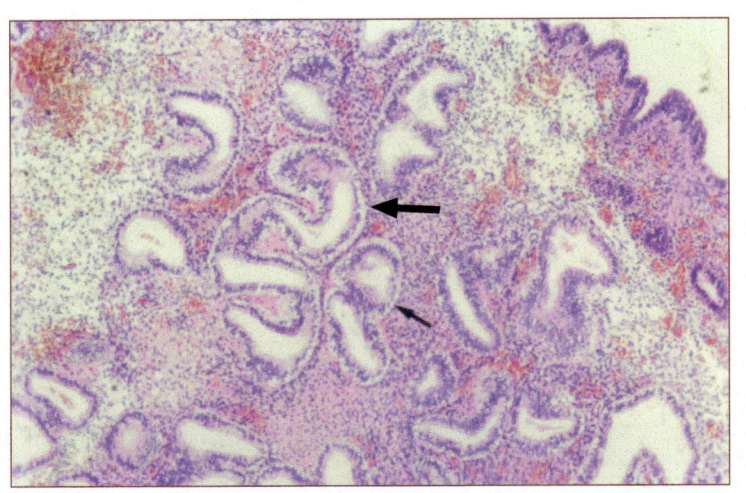

Fig. 33-21
Endométrio secretor inicial mais aproximado, mostrando a glândula discretamente tortuosa *(seta grande)* além dos característicos vacúolos citoplasmáticos subnucleares nessa fase *(seta pequena)*.

■ Fase secretora

Na fase secretora inicial (14º ao 20º dia), há a predominância de mudanças nas estruturas glandulares que tendem a se agrupar com comprimento longo, as formas levemente tortuosas mostrando células que começam a ficar colunares e os núcleos das glândulas ficam em posição intermediária. Surgem os vacúolos subnucleares que vão se superficializando e sendo secretados com glicogênio no polo apical, para dentro da luz glandular, em torno do 18º dia. Os núcleos, então, vão retornando à base da célula. Notamos que no 19º dia já não há pseudoestratificação ou mitoses. No 20º dia, alcança o máximo de secreções intraluminais, com os núcleos ovalados. O estroma começa a ficar frouxo, edemaciado, os núcleos aumentam de volume, e as mitoses são ausentes, existindo ainda a presença de leucócitos esparsamente distribuídos. As arteríolas tendem a se tornar mais espessas, relativamente espiraladas e levemente dilatadas (Figs. 33-20 e 33-21).

Na fase secretora intermediária (21º ao 24º dia), predominam as mudanças estromais com o ápice da atividade secretora. As glândulas são agrupadas, longas, acentuadamente tortuosas, largas, secretoras; o estroma é frouxo, com acentuado edema. Há infiltração leucocitária, que continua discreta, e as arteríolas se apresentam grossas, espiraladas e dilatadas. Sequencialmente observamos:

- *21º dia:* edema estromal marcante.
- *22º dia:* o edema estromal alcança o máximo (os núcleos se tornam "nus").
- *23º dia:* as arteríolas espiraladas apresentam-se mais evidentes.
- *24º dia:* voltam as mitoses estromais e as alterações pré-deciduais tornam-se mais acentuadas (Fig. 33-22).

Na fase secretora final (24º ao 28º dia) há a caracterização do início das alterações pré-deciduais por volta do 24º dia do ciclo, pois logo abaixo do epitélio superficial surgem os leucócitos e linfócitos ainda em quantidade moderada. As glândulas são agrupadas, longas, acentuadamente tortuosas, numerosas e largas, os núcleos das células glandulares são ovalados, retornando à posição basal; a secreção é acentuada. O estroma é frouxo, dissociado, o edema é visível e com reação pré-decidual. Já notamos focos de necrose. As arteríolas são grossas, espiraladas e dilatadas e já determinam pequenos focos de hemorragia. Portanto sequencialmente, encontramos nos 24º-25º dias o aumento de infiltração leucolinfocitária difusa. No 26º dia observamos que a pré-decídua começa a ficar confluente. Nos 27º-28º dias, os linfócitos se tornam mais numerosos, e surgem os plasmócitos. Os lençóis de

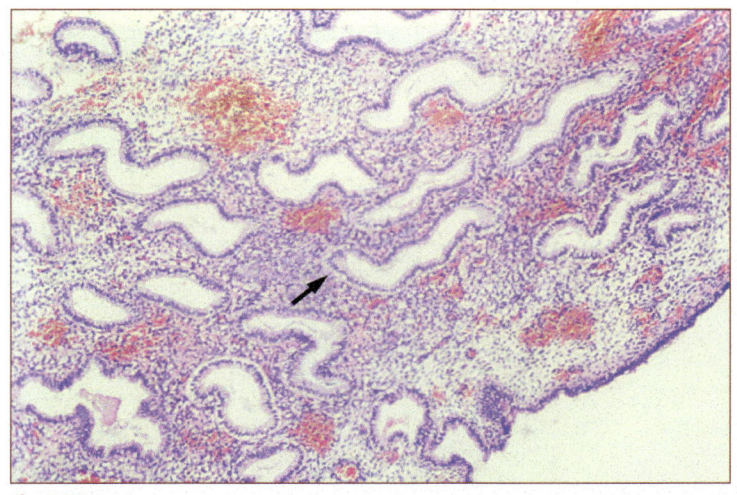

Fig. 33-20
Endométrio secretor inicial com glândulas mais alongadas, edema estromal mais evidente e vacúolos citoplasmáticos subnucleares *(seta)*, além de hemorragia estromal discreta.

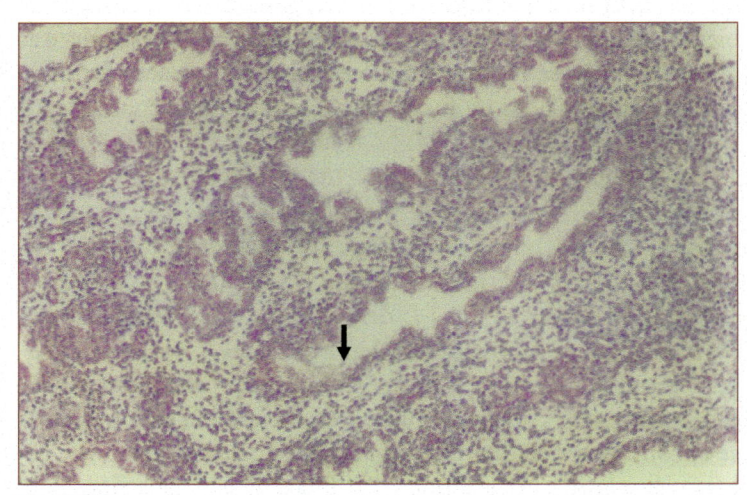

Fig. 33-22
Endométrio secretor intermediário, apresentando edema mais acentuado, com tortuosidade glandular mais notável e secreção intraglandular *(seta)*.

pré-decídua tornam-se confluentes, com necrose focal. A exaustão secretora das glândulas atinge o máximo, estas se apresentando tortuosas e serrilhadas. A vacuolização citoplasmática é variável e a secreção intraluminal é irregular (Figs. 33-23 e 33-24).

■ Fase menstrual

Na fase menstrual (1° ao 3° dia), existem a degeneração e necrose difusa glandular e estromal, infiltrado leucolinfocitário e plasmocitário moderado, com trombos de fibrina nos pequenos vasos, lagos hemorrágicos e estroma dissociado. Quando o sangramento é intenso, pode ser impossível analisar ou visualizar glândulas ou estroma (Fig. 33-25).

■ Endométrio gestacional

Observamos reação decidual com a presença do ovo e que é caracterizada por aparecimento de vilosidades coriais em meio às células do estroma edemaciado, dissociado e com vasos capilares congestos. As glândulas endometriais são alongadas, aumentadas de volume por vezes com células reacionais do tipo Arias-Stella (Figs. 33-26 e 33-27).

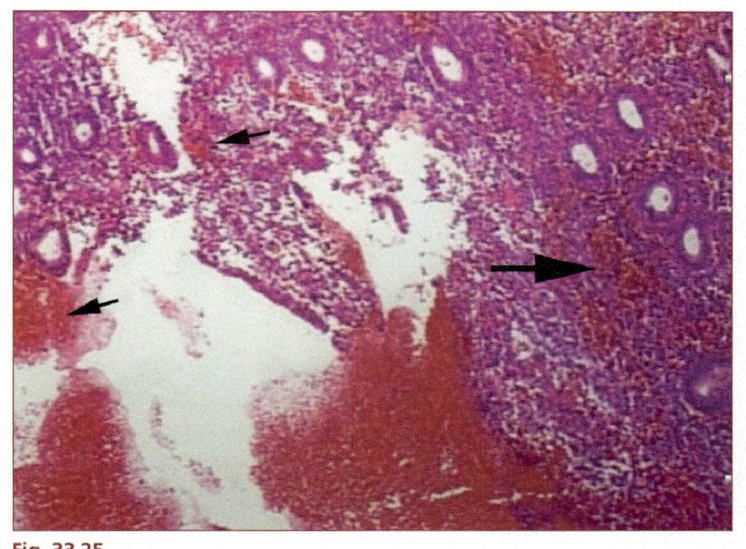

Fig. 33-25
Endométrio menstrual, mostrando hemorragias intra e extraestromal *(setas pequenas)* e infiltrado leucolinfocitário abundante *(seta grande)*.

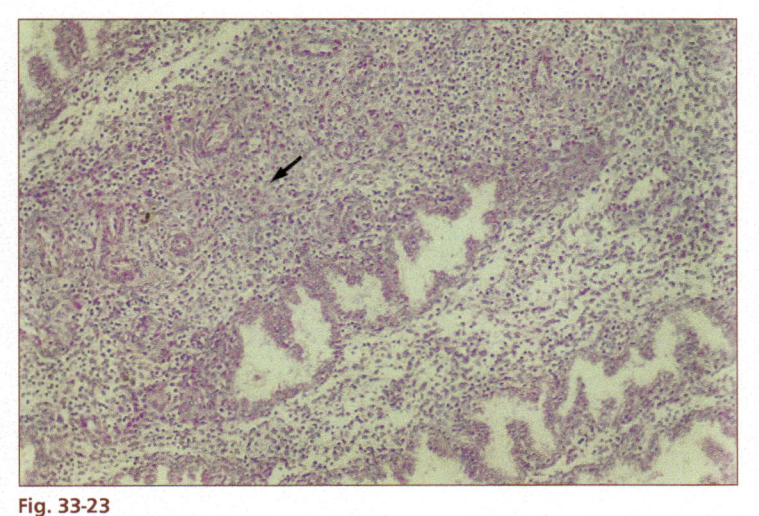

Fig. 33-23
Endométrio secretor final com estroma já mostrando reação deciduoide predominantemente perivascular *(seta)* e infiltrado leucocitário difuso.

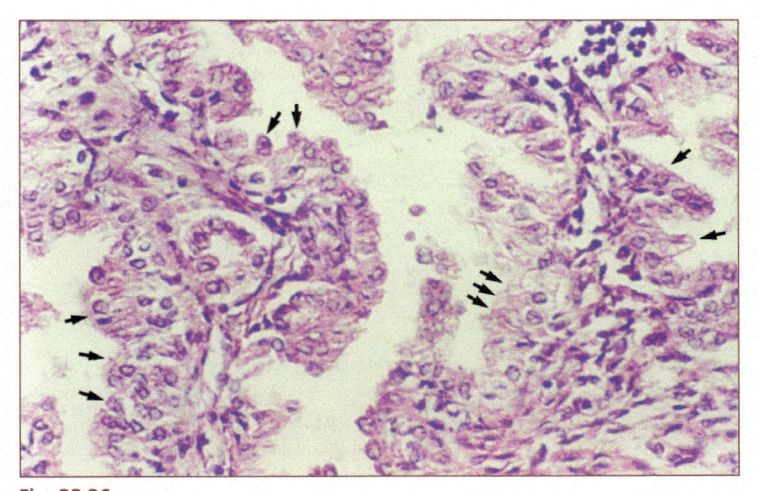

Fig. 33-26
Endométrio gestacional com glândulas apresentando reação de Arias-Stella *(setas)*.

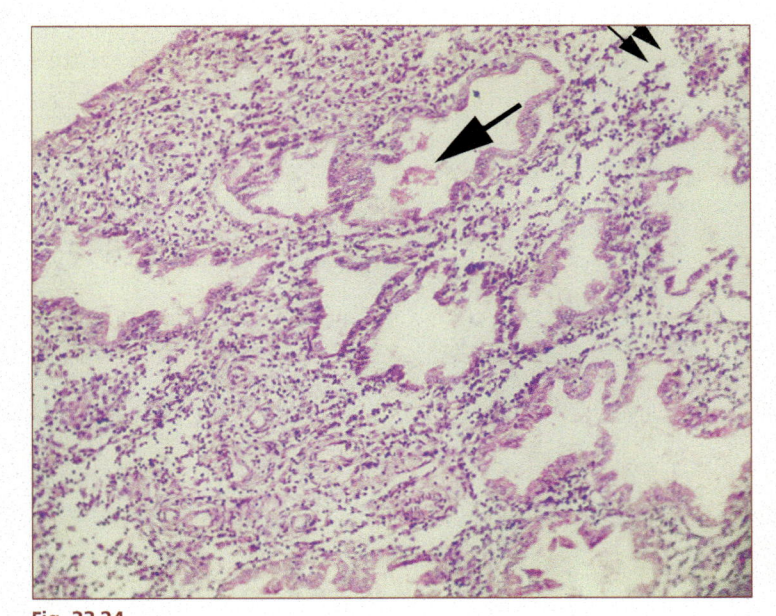

Fig. 33-24
Endométrio secretor final, mostrando dissociação estromal *(setas pequenas)* e maior número de glândulas com exaustão secretora *(seta grande)*.

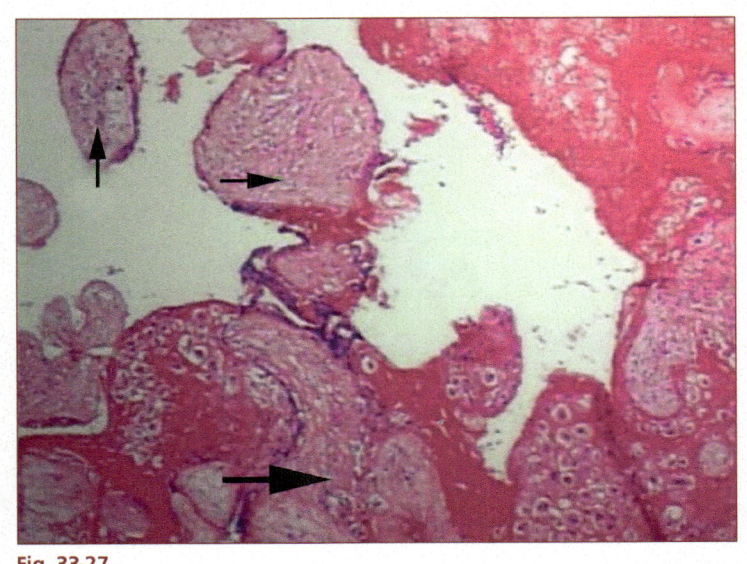

Fig. 33-27
Endométrio gestacional, apresentando vilosidades coriais *(setas pequenas)* e células deciduais *(seta grande)* em meio à fibrina.

Endométrio hipotrófico

O endométrio hipotrófico é representado quase que exclusivamente pela camada basal, exibindo raras glândulas com células e núcleos pequenos (cilíndricas, cúbicas ou aplanadas), e o estroma é escasso e denso, com infiltrado inflamatório esparso, tendo, por vezes, focos de acúmulo linfocitário. Praticamente não observamos arteríolas. Nos casos de hipotrofia antiga, fibrose, raros plasmócitos e histiócitos podem ser encontrados (Fig. 33-28).

Endométrio atrófico

O endométrio atrófico apresenta o estroma compacto, com glândulas arredondadas, constituídas por células cúbicas e/ou baixas. Numa fase recente, o estroma apresenta glândulas císticas contendo muco, fibrose intersticial, infiltrado linfoplasmocitário focal, histiócitos e células histiocitárias com depósito de hemossiderina. Já na antiga, observamos microcalcificações, esclerose vascular e degeneração hialina da parede de alguns vasos. Um detalhe importante é que não há separação no estroma entre as camadas superficial e basal, pois não existe a influência hormonal e, portanto, não existe a camada funcional (Fig. 33-29).

INFLUÊNCIA HORMONAL E IMUNO-HISTOQUÍMICA

As alterações do ciclo menstrual são controladas pela liberação do estradiol ovariano (E_2)[12] e progesterona (P). O endométrio é um tecido sensível da interação do eixo hipotálamo-hipofisário-ovariano e serve como indicador para o estudo dos ciclos ovulatórios (Fig. 33-30).[10]

O controle hormonal esteroide do endométrio, tanto da parte epitelial glandular quanto do estroma e das células endoteliais vasculares, é mediado por receptores de estrogênio (E_2R) e progesterona (PrR).[11] Esses receptores de esteroides são proteínas concentradas nos núcleos das células endometriais e têm grande afinidade para se ligar ao E_2 e à P.[13] Por serem hormônios esteroides sexuais específicos *(ligand)*, um receptor em particular pode representar um elo de grande afinidade de um grupo inteiro de hormônios similares ou próximos. Por exemplo, o E_2R agrega não somente o E2, mas também a estrona (E_1),[14-17] e estrogênios sintéticos como o dietilestilbestrol (DES).

Outros fatores interferem no processo como o fator de crescimento epitelial (EGF). Outra glicoproteína que é observada na primeira fase do ciclo é a $Mab1_{BE}12$, além disso, as prostaglandinas participam do mecanismo final do ciclo, principalmente a $Pg2\alpha$.[18]

A imuno-histoquímica é mais usada nos tumores. Como estamos tratando aqui somente dos aspectos normais, mencionaremos apenas rapidamente os principais marcadores nos tumores de endométrio. O CEA (antígeno carcinoembriônico) é positivo nos adenocarcinomas de endométrio, +/+ + (uma cruz em duas), com expressão variável (25-50% dos casos). Os carcinomas do endométrio também costumam coexpressar a vimentina (em mais de 75% dos casos), assim como a citoceratina 7 (CK_7) é positiva, e a Citoceratina 20 (CK_{20}) é negativa. Estas últimas (CK_7 e CK_{20}) não se alteram no tumor, seja ele o sítio primário ou o metastático.

Obs.: Todas as fotos de microscopia foram coradas pela hemotoxilina-eosina (HE):

- Aumento de 100× nas Figuras 33-18, 33-20 a 33-26.
- Aumento de 40× nas Figuras 33-17, 33-19, 33-27 a 33-29.

O que é Imuno-Histoquímica?

É o uso de anticorpos ligados a antígenos específicos, buscando e tornando-os visíveis através de um composto fluorescente.

A presença e o uso de substâncias não fluorescentes cromógenas, com amplificação das reações e com a finalidade de desmascarar antígenos nada mais são do que técnicas bem desenvolvidas. É absolutamente necessário um anatomopatologista básico para evitar confusões e erros diagnósticos na interpretação. É preciso utilizar como parâmetro morfológico a hematoxilina e eosina.

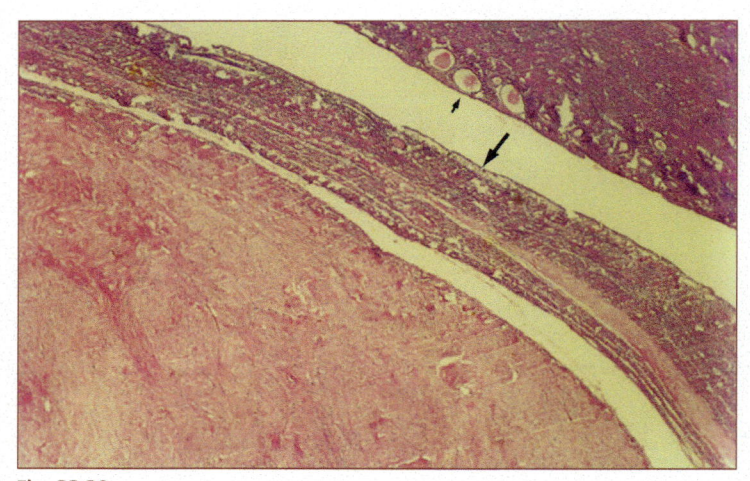

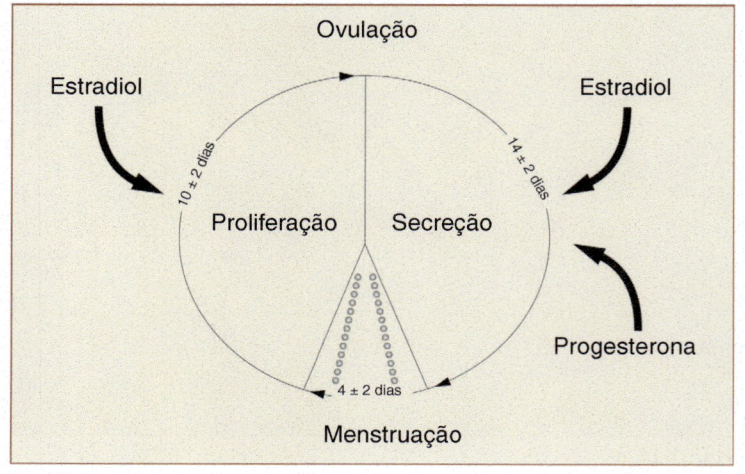

Fig. 33-28
Endométrio hipotrófico mostrando compactação do estroma *(seta pequena)* e formação de pequenos cistos glandulares *(seta grande)*.

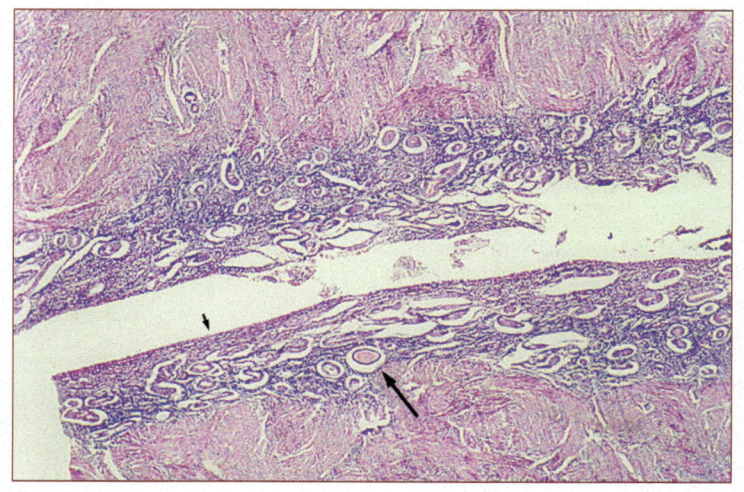

Fig. 33-29
Endométrio atrófico com apenas uma camada de glândulas, por vezes císticas *(seta pequena)*, e revestimento epitelial superficial *(seta grande)*.

Fig. 33-30
Influência hormonal no ciclo menstrual.

Novos termos são utilizados como *Theranostic and Genomic Application*. O conceito de Teranóstico é o processo diagnóstico personalizado ou individualizado, baseado nas reações a novos produtos ou medicamentos indicados com a imuno-histoquímica.

O protótipo desse conceito[19] é o teste de receptores hormonais em mama, utilizando a análise do HER2/neu. O problema no Brasil é a estandardização das técnicas.

A utilidade da imunocitoquímica[20] no diagnóstico citológico é coadjuvante nas terapias-alvo. O material pode ser colhido em efusões, escarificações, impressões, aspirados de agulha fina e material liquefeito. Podem ser utilizados em colheita direta, centrifugados e *cell-block*, sempre comparando com a técnica de Papanicolaou ou similar.

Por exemplo, desde 1990 o Colégio Americano de Patologia, em consenso, inclui a técnica da análise do hormônio receptor e o teste HER2/neu que é utilizada tanto em punção de agulha fina ou peça cirúrgica mamária como método efetivo, rápido na triagem de neoplasias e idealizando terapias específicas (denominam este método de Teranóstico). O problema é igual ao da histologia, ou seja, estandardização da técnica. No final, é necessário um bom médico citopatologista para o diagnóstico.

O estudo imuno-histoquímico do ciclo menstrual habitual humano revela que nas fases proliferativa e secretora endometriais, são detectados os seguintes antígenos não somente nas células epiteliais glandulares, como também nas estromais: o EGF, receptores de estrogênio e progesterona, Ki-67 (que mede o índice de proliferação celular) e a vimentina, entre outros. Alguns ainda são encontrados somente nas células epiteliais das glândulas, nas duas fases (proliferativa e secretora), como as ceratinas (AE, 1/3, CAM 5.2) e o EMA (antígeno da membrana epitelial). Já outros estão presentes somente nas células estromais como CD13 e CD10 ou no músculo liso (miométrio), como a desmina, a actina específica do músculo (MSA) e alfa-SMA.

Sendo a imuno-histoquímica mais usada nos tumores, vamos apenas mencionar sobre o seu uso, já que estamos tratando aqui somente dos aspectos normais endometriais. Os marcadores de tumores endometriais (glandulares e estromais) mais comuns são os seguintes:

- CEA (antígeno carcinoembriônico), positivo nos adenocarcinomas de endométrio, +/++ com expressão variável (25-50% dos casos); vimentina – os carcinomas de endométrio também costumam coexpressar este marcador em mais de 75% dos casos; citoceratina 7 (CK7) positiva e citoceratina 20 (CK20) negativa são invariáveis, seja sítio primário ou metastásico. São também importantes o Ki-67, para medir o índice de proliferação celular tumoral; o P53 e o WT-1 nos adenocarcinomas serosos do endométrio, que muitas vezes são negativos para os receptores de estrogênio e progesterona (RE e RP ou ER2 e PrR); CD10, anticorpo que é reativo para uma variedade de tumores do trato genital feminino, é particularmente útil na identificação das neoplasias estromais endometriais (podendo ser positivo também no carcinoma de células renais e no tumor pseudopapilar e sólido do pâncreas).

Não podemos deixar de mencionar o PTEN, gene supressor de tumor, mais frequentemente alterado no adenocarcinoma endometrioide, que é mutado em 30 a 50% dos casos.

Obs.: Todas as fotos de microscopia foram coradas pela hematoxilina-eosina (HE):

- Aumento de 100× nas Figuras 33-18, 33-20, 33-26.
- Aumento de 40× nas Figuras 33-17, 33-19, 33-27, 33-29.

Citologia em meio líquido

Pouco utilizada no Brasil pela necessidade de aparelhos especiais para o preparo do esfregaço, proporciona menos artefatos, mas não difere, substancialmente, da citologia comum.

As células endometriais podem aparecer em tamanho menor e com pleomorfismo nuclear acentuado, levando a laudos falso-positivos.

A sua utilização em conjunto com a citologia comum e a ultrassonografia aumentam a acurácia diagnóstica.

A imunocitoquímica e citometria de fluxo não são métodos utilizados ainda em humanos. (Há raríssimos trabalhos sobre fertilidade, mas em ratos.)

REFERÊNCIAS BIBLIOGRÁFICAS

1. Novak E. *Gynecologic and obstetrics pathology*. 3rd ed. Philadelphia: WB Saunders, 1952. p. 128-56.
2. Prophet E, Milis B, Arrington J. *Métodos histotecnológicos del AFIP*. Washington, DC: American Registry of Pathology, 1995. p. 27-55.
3. Rosai J. *Rosai and Ackerman's surgical pathology*. 9th ed. New York: Mosby, 2004. p. 1392-1447. v. 2.
4. Michalany J. *Técnica histológica em anatomia patológica*. 3. ed. São Paulo: Michalany, 1998. p. 24-72.
5. Kurman RJ *Blaustein's pathology of the female tract*. 4th ed. New York: Springer-Verlag, 1994. p. 327-66.
6. Hertig AT, Noyes RW, Rock J. Dating the endometrial biopsy. *Fertility and Sterility* 1950;1:1-25.
7. Kumar V, Abbas A, Fausto N. *Robbins and cotran pathologic basis of disease*. 5th ed. Philadelphia: WB Saunders, 1994. p. 1053-64.
8. Lasmar R, Barroso P. *Histeroscopia, uma abordagem prática*. Rio de Janeiro: Medsi, 2002. p. 67-83.
9. Alves V, Bacchi C, Vassalo J. *Manual de imuno-histoquímica*. São Paulo: Sociedade Brasileira de Patologia, 1999. p. 1-29.
10. Milne SA, Perchick GB, Boddy SC et al. Expression localization and signaling of PG2a (2) and EP2/EP4 receptors in human nonpregnant endometrium across the menstrual cycle. *J Clin Endocrinal Metab* 2001 Sept.;86(9):4453-59.
11. Williams CD, Boggess JF, Lamarque LR et al. A prospective, randomized study of endometrial telomerase during the menstrual cycle. *J Clin Endocrinol Metab* 2001 Aug.;86(8):3912-17.
12. Santoro N, Goldsmith LT, Heller D et al. Luteal progesterone relates to histological endometrial maturation in fertile women. *J Clin Endocrinol Metab* 2000 Nov.;85(11):4207-11.
13. Macklon NS, Fauser BC. Impact of ovarian hyperstimulation on the luteal phase. *J Reprod Fertil Suppl* 2000;55:101-08.
14. Haddad Filho J, Cedenho AP, Freitas V. Correlation between endometrium dating of luteal phase days 6 and 10 of the same menstrual cycle. *Rev Paul Med* 1998 May-June;116(3):1734-37.
15. Ueda M, Ueki M, Kumagai K et al. Clinical evaluation of the endosearch sampler in endometrial cytology a preliminary report. *J Med* 1994;25(5):305-18.
16. Habiba MA, Bell SC, AlAzzawi F. Endometrial responses to hormone replacement therapy: histological features compared with those of late luteal phase endometrium. *Hum Reprod* 1998 June;13(6):1674-82.
17. Leavitt WN. Progesterone regulation of nuclear strogen receptors: Evidence for a receptor regulatory factor. In: Moudgil K. *Molecular mechanism of steroid hormone action*. Berlin: Walter de Gruyter, 1985. p. 437-70.
18. Cardeman L, Kerr IB, Campos da Paz A. Ação das prostaglandinas injetadas por via intraperitoneal em ratas. *Rev Ass Med Brasil* 1973;21(2):39-40.
19. Dabbs DJ. Diagnostic Immunohistochemistry. In: Dabbs DJ. *Theranostic and genomic applications*. 3rd ed. Philadelphia: Saunders Elsevier, 2010. p. 704-62.
20. Chivukula M, Dabbs DJ. Immunocytochemistry. In: Bibbo M. *Comprehensive cytopathology*. 3rd ed. Philadelphia: Saunders, 2008. p. 1043-45.

34 Indicações da Histeroscopia Diagnóstica e Cirúrgica

Marcelo Esteve
Dirceu Crispi Filho
Simone Borges Machado
Eline Gurgel

- INTRODUÇÃO
- INDICAÇÕES DIAGNÓSTICAS EM GINECOLOGIA
  - Sangramento uterino anormal (SUA)
  - Alterações em ultrassonografia e em outros métodos de imagem
  - Pesquisa de infertilidade
  - Corpo estranho
  - Avaliação do DIU
  - Indicações de histeroscopia em usuária de DIU
  - Histeroscopia na TRH
    - *Indicações de histeroscopia na TRH*
  - Dor pélvica e dispareunia
  - Controle pré- e pós-operatório
- INDICAÇÕES CIRÚRGICAS
  - Procedimentos tubários
    - *Cateterização das tubas uterinas*
    - *Colocação de dispositivo intratubário (DIT) para esterilização*
  - Lise de sinéquias
  - Miomectomia
    - *Indicações da miomectomia histeroscópica*
  - Polipectomia
  - Septoplastia
  - Retirada de corpo estranho e de DIU perdido
  - Ablação de endométrio
- INDICAÇÃO NO CICLO GRAVÍDICO-PUERPERAL
  - *Amnioscopia*
  - *Biópsia de vilo corial*
  - Acompanhamento de doença trofoblástica
  - Esvaziamento de restos ovulares
- OUTRAS SITUAÇÕES ESPECIAIS
  - Doença inflamatória pélvica aguda (DIPA)
  - Colpite
  - SUA
  - Carcinoma
  - Câncer cervical
  - Perfuração uterina recente
  - Histeroscopia na gravidez
  - Pacientes hipertensas e as cardiopatas
- REFERÊNCIAS BIBLIOGRÁFICAS

INTRODUÇÃO

A histeroscopia revelou-se, desde a década de 1980, como um excelente método para o diagnóstico das patologias do canal cervical e da cavidade uterina.

A rigor como refere Labastida,[30] qualquer processo patológico intracavitário pode beneficiar-se do diagnóstico histeroscópico, além de oferecer resultados muito superiores aos obtidos pela D&C (dilatação e curetagem).

A histeroscopia é um procedimento que a cada dia toma uma importância maior nos arsenais propedêutico e terapêutico do ginecologista. Isto porque os equipamentos necessários para sua realização têm evoluído de maneira sistemática e rápida na direção de torná-los cada vez mais delicados e menos traumáticos. Dentre as várias evoluções, podemos destacar a ampla utilização de camisas com canal cirúrgico de menor diâmetro com ópticas de 2,0 e 2,9 mm.

Porém, não foram somente os equipamentos que evoluíram. Os endoscopistas têm continuamente aprimorado sua técnica na realização dos exames e cirurgias. Em um passado recente, não raro, utilizávamos pinças como a de Pozzi na realização do exame. Hoje, não só esta pinça foi abolida, na grande maioria das vezes, como o próprio espéculo vaginal já está se tornando menos utilizado à medida que utilizamos líquido como o meio de distender o canal vaginal (vaginoscopia) e a cavidade uterina. A realização de várias cirurgias ambulatoriais, como retirada de pólipos, lise de sinéquias, restos ovulares complementando com AMIU, retirada de DIU (quando os fios não estão visíveis), reposicionamento de DIU, retirada de metaplasia óssea, biópsia dirigida, também foi facilitada, sendo introduzido o conceito de histeroscopia armada, que consiste na realização do exame, desde seu início, com auxílio de instrumental como tesouras, pinças e meios de energia, trazendo uma interação maior do examinador com a patologia no mesmo momento do exame inicial.

Como observamos, o aprimoramento da técnica e dos equipamentos está ocorrendo de forma vertiginosa, trazendo a indicação primária do exame para qualquer suspeita de doença intrauterina que requeira investigação, desde que não haja contraindicação absoluta à histeroscopia. A notável versatilidade do uso dos instrumentais possibilitou que a grande maioria dos procedimentos fosse realizada em ambiente ambulatorial, não necessitando de internação e, por vezes, sem anestesia.

Alguns serviços utilizam infiltração intracervical com cloridrato de lidocaína a 2% sem adrenalina às 12 e 18 horas no colo uterino com seringa de carpule (odontológica) e com agulha 27 g longa, além de ser oferecido 30 minutos antes do procedimento um anti-inflamatório não hormonal inibidor de prostaglandina.[12] Em outros serviços utiliza-se anestesia geral. Tais ações podem facilitar ainda mais o procedimento, minimizando o possível e leve desconforto da histeroscopia ambulatorial.

Além da avaliação intracavitária a histeroscopia poderá ser utilizada na avaliação da vagina e colo uterino principalmente na paciente virgem. Dentre as patologias encontradas nestas pacientes citaremos: o corpo estranho no canal vaginal, o carcinoma botrioide da vagina e os tumores metastáticos secundários às neoplasias de endométrio e dos coriocarcinomas. As lesões da ectocérvice já foram estudadas em outro capítulo, devendo ser sempre lembradas para correlação diagnóstica.

O que frequentemente observamos é o próprio ginecologista estigmatizar o exame como doloroso adiando a sua realização, fato este que contribui também para adiar o diagnóstico. Neste capítulo faremos uma revisão das principais situações clínicas em que o exame histeroscópico poderá servir de ajuda para o clínico e, para tanto, individualizamos as indicações do exame em quatro grupos:

- Indicações diagnósticas em ginecologia.
- Indicações diagnósticas no ciclo gravídico-puerperal.
- Indicações cirúrgicas.
- Situações especiais.

INDICAÇÕES DIAGNÓSTICAS EM GINECOLOGIA

No estudo do canal cervical e da cavidade uterina na menacme e menopausa agrupamos as indicações, segundo a apresentação clínica:

- SUA (sangramento uterino anormal).
- Infertilidade.
- Avaliação do DIU.
- SUA e TRH.
- Lesões suspeitadas por outros métodos.
- Dor pélvica e dispareunia.
- Controle pré- e pós-operatório.

Sangramento uterino anormal (SUA)

É um dos sintomas mais frequente nos ambulatórios de ginecologia, junto com dor pélvica e corrimento vaginal.

Segundo Labastida Nicolau, além de ser o sintoma mais frequente em ginecologia, é o principal sintoma das doenças neoplásicas, e sua importância não depende do seu volume.

Refere-se que 9 a 30% das mulheres em idade reprodutiva apresentem queixas de menorragia (Guidelines for the management of abnormal uterine bleeding; n° 106, August 2001). Considera-se o padrão habitual normal, ciclos menstruais com intervalos de 24-35 dias, com duração de 4 a 6 dias e volume entre 30 e 70 mL segundo Speroff.[38]

São necessários o diagnóstico etiológico, o sangramento uterino disfuncional e um sangramento uterino de causa orgânica (p. ex., pólipo endometrial, hiperplasia, miomas submucosos).

Lembrar que o SUD (sangramento uterino disfuncional) pode coexistir com um sangramento uterino de causa orgânica. Portanto, o ginecologista tem que ter o conhecimento clínico na interpretação de sinais e sintomas e saber utilizar os meios propedêuticos adequados à comprovação ou exclusão das possíveis patologias.[39]

Segundo Labastida qualquer processo patológico intracavitário pode beneficiar-se do diagnóstico histeroscópico.

Dentre as causas mais frequentes de SUA estão os miomas submucosos (Fig. 34-1A), pólipos com ou sem processo de degeneração (Fig. 34-1B), hiperplasias de endométrio (Fig. 34-1C) e endometrite (Fig. 34-2A), para as mulheres em idade fértil, pólipos e miomas, atrofias (Fig. 34-2B), hiperplasias endometriais e adenocarcinomas de endométrio (Fig. 34-2C), nas mulheres na peri e pós-menopausa.

Conceituamos os diferentes tipos de sangramento genital anormal em: cíclico e não cíclico, em razão da ajuda na seleção das principais hipóteses diagnósticas antes da realização do exame. Dentre os fatores etiológicos podemos classificar o SUA como orgânico e funcional como mostram os Quadros 34-1 e 34-2.

Várias técnicas diagnósticas podem ser usadas no auxílio diagnóstico da patologia endometrial, como citologia cervicovaginal, citologia endometrial, ultrassonografia, biópsia de endométrio, dilatação e curetagem, curetagem à sucção-Vabra, teste da progesterona, histerossalpingografia e outros. Nos últimos anos a histeroscopia ambulatorial tem demonstrado seu grande potencial como método de escolha no diagnóstico e no tratamento de pacientes com SUA,[26] em decorrência da praticidade do diagnóstico com realização de biópsia dirigida, comparado com procedimentos que requerem anestesia e hospitalização da paciente.

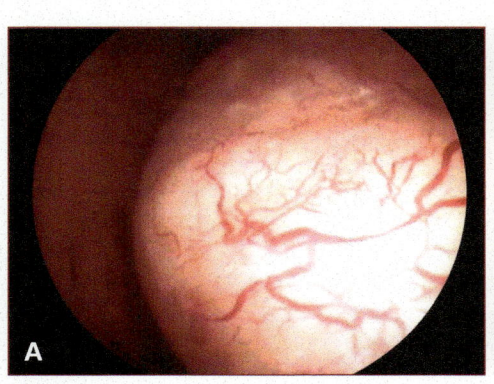

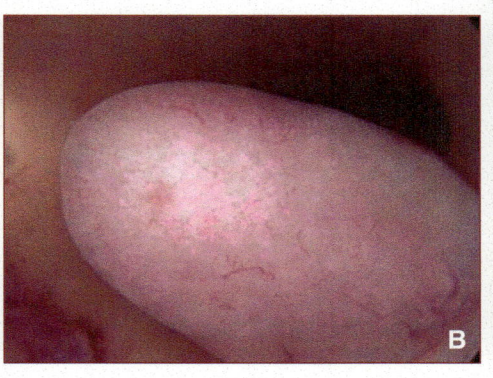

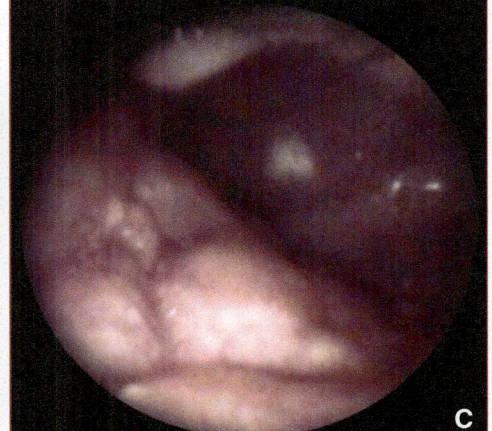

Fig. 34-1
(**A**) Mioma submucoso. (**B**) Pólipo. (**C**) Hiperplasia endometrial.

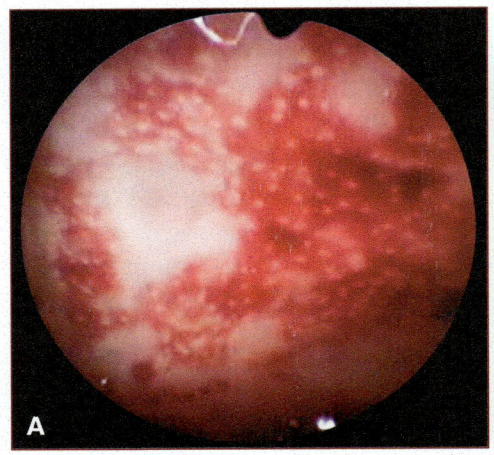

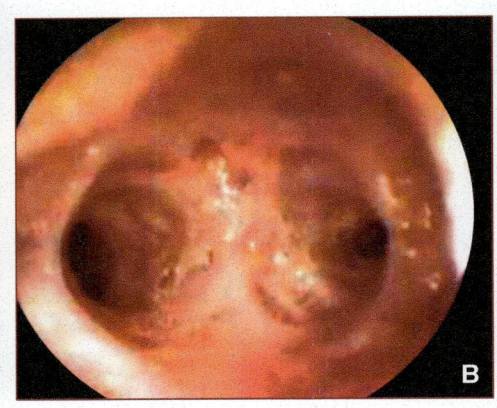

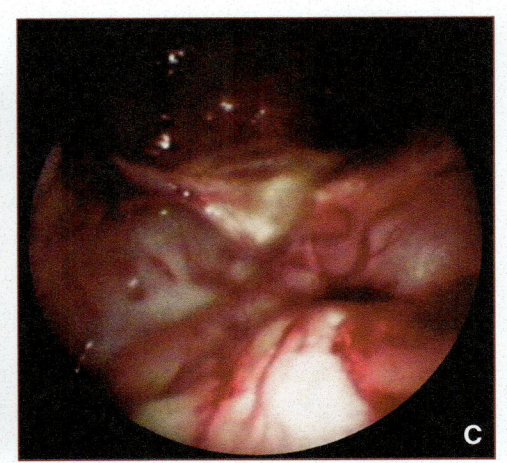

Fig. 34-2
(**A**) Endometrite. (**B**) Cavidade atrófica. (**C**) Adenocarcinoma.

Alterações em ultrassonografia e em outros métodos de imagem

A evolução da USG, a qualidade das imagens, a possibilidade da avaliação transvaginal, a dopplerfluxometria colorida e USG em 3 e 4D representam um grande avanço para a avaliação pélvica.

Os serviços de histeroscopia recebem para avaliação e conduta histeroscópica um grande número de pacientes que realizaram USG com diagnóstico de espessamento endometrial, mioma submucoso e pólipos endometriais.

A RM pélvica contribui na avaliação pélvica, podendo sugerir investigação da cavidade uterina pela histeroscopia.

Na HSG, quando realizada e observadas alterações intracavitárias, deve ser orientada histeroscopia complementar.[35] Soares *et al.* concluem que a HSG apresentam um alto índice de falso-positivos em relação ao diagnóstico das sinéquias uterinas com uma acurácia limitada.[37]

A diferenciação as patologias que também provocam defeito de enchimento no exame de HSG (histerossalpingografia) é uma tarefa difícil resultado em um número significativo de falso-positivo.[36]

Pesquisa de infertilidade

A histeroscopia pode contribuir com informações valiosas, no que se refere a canal cervical, (OI) orifício interno do colo, cavidade uterina e dos óstios tubários.

A histeroscopia é particularmente precisa no diagnóstico funcional, sinéquias, miomas submucosos e pólipos, porém de pouca ajuda na avaliação da permeabilidade tubária e o acompanhamento intramural das tubas, que devem ser avaliados por outros métodos, como: histerossonografia com contraste, histerossalpingografia e laparoscopia.

A histeroscopia faz parte do protocolo de investigação dos principais centros de infertilidade, além de ser pré-requisito para candidatas à fertilização artificial.

Balmaceda e Ciuffardi sugerem a utilização de histeroscopia em todas as pacientes candidatas às técnicas de reprodução assistida (RA). Relatam em 220 pacientes inférteis candidatas a téc-

Quadro 34-1 Classificação etiológica da hemorragia genital funcional

Axiais	Neurais	Disfunção cortical
		Disfunção límbica
		Disfunção hipotalâmica
	Hipofisários	Prolactinoma
	Ovarianos	Climatério
Extra-axiais		Doença crônica
		Doença suprarrenal
		Doença tireoide
		Doença nutricional
		Iatrogenia medicamentosa
Idiopática		Hemorragia uterina disfuncional do menacme

Quadro 34-2 Classificação etiológica da hemorragia genital orgânica

Infecções genitais	Vaginites
	Cervicites
	Corpo estranho na vagina
	Dispositivo intrauterino
	Salpingo-ooforite
	Tuberculose
Tumores benignos e malignos genitais	Pólipo endocervical ou endometrial
	Lesão ulcerada da vulva ou da vagina
	Câncer cervical
	Leiomioma uterino
	Tumor de ovário
	Câncer endometrial
	Coriocarcinoma
	Hiperplasia endometrial
Traumatismos genitais	Pós-operatório
	Coito
Complicações gravídicas iniciais	Aborto
	Gravidez ectópica
	Doença trofoblástica gestacional
Distúrbios sistêmicos	Distúrbio da coagulação
	Hepatopatia
	Nefropatia
	Obesidade
Extragenitais	Tumores do reto e do ânus
	Hemorroidas
	Tumor vesical
	Divertículo uretral
	Infecção urinária

nicas de RA. A incidência é de 36% dos casos com anormalidades intracavitárias e todas com HSG normal.[6]

A histerossalpingografia (HSG) tem sensibilidade de 85 a 100% para detecção de condições patológicas tubárias, porém, no que concerne à cavidade uterina, essa sensibilidade diminui para 44 a 75% (malformações e sinéquia respectivamente).[37]

A histeroscopia auxilia a HSG no diagnóstico das patologias intrauterinas. Para vários autores a presença de anormalidade à HSG torna-se indicada a histeroscopia.[40] A histeroscopia é útil na identificação de patologias intracavitárias insuspeitadas à ultrassonografia (US) e HSG, pela maior acurácia na identificação da patologia intrauterina e em razão do alto custo dos procedimentos de reprodução assistida.

Giordano MV, Giordano LA, 2009, orientam que a histeroscopia deva ser realizada em todas as pacientes que serão submetidas à FIV.[19]

Fatores como sinéquias do canal cervical, sinéquias dos óstios tubários, endometrites podem ser diagnosticados pela histeroscopia.

A histeroscopia permite a investigação do canal cervical, cavidade uterina. Graças à correlação direta entre patologia intrauterina e infertilidade, as técnicas endoscópicas cirúrgicas oferecem nítida vantagem, quando o método é empregado.[26]

O epitélio endocervical é um intricado sistema de invaginações, pregas e criptas, cuja finalidade maior é secretar mucina e transportar o espermatozoide ao longo do canal cervical.

Os miomas, pólipos, cistos de Naboth, carcinomas, aderências, fibroses, estenoses e malformações, tanto no canal cervical como na cavidade uterina, também podem funcionar como barreira à migração espermática, contribuindo para infertilidade. Essas patologias podem se associar e mesmo que não impeçam a fecundação favorecem as perdas gestacionais de repetição, como no caso da associação entre as malformações uterinas e a incompetência istmocervical.

Na cavidade uterina os óstios tubários são avaliados, e em algumas situações podemos observar até a porção intramural da tuba em uma extensão que varia de 1 a 3 cm.

Podem ser encontrados pólipos, nódulos endometrióticos, corpos estranhos, carcinomas, miomas, processos inflamatórios e esclerose cicatricial.

Essas lesões podem interferir diretamente na permeabilidade do óstio tubário (Fig. 34-3), reduzir a luz e a permeabilidade do mesmo nas lesões justaorificiais, ou se apresentarem como lesões residuais de processos patológicos antigos.

Quadro 34-3 | Indicações do exame histeroscópio em infertilidade

- Antecedentes de doença inflamatória pélvica
- SUA (sangramento uterino anormal)
- Alterações ultrassonográficas
- Histerossalpingografia alterada
- Prévio a um programa de fecundação
- Infertilidade sem causa aparente
- Suspeita de anomalias uterinas
- Sempre que se precise de uma biópsia endometrial

As indicações para o exame histeroscópico em infertilidade estão resumidas no Quadro 34-3.

Corpo estranho

A histeroscopia é o método de eleição para a abordagem diagnóstica, quando existe a suspeita da presença de corpo estranho ou metaplasia óssea no trato genital (Fig. 34-4). Após confirmação diagnóstica, também é o método que obtém os melhores resultados, tratando-se de abordagem cirúrgica. O parâmetro para essas afirmações é o retorno da fertilidade que, na grande maioria dos casos, é imediato.[18]

A histeroscopia é o método de escolha para remoção do DIU com fios não visíveis (Fig. 34-5) ou qualquer fragmento intracavitário.

Avaliação do DIU

Sangramento uterino anormal (SUA) e dismenorreia são os efeitos colaterais responsáveis de descontinuação do uso do DIU, no seu primeiro ano de uso, é referido por Speroff que 5-15% das usuárias desistem do uso do método em razão destes efeitos colaterais.

Em virtude das cólicas serem mais intensas e a presença de pequenos sangramentos ser mais frequente nos meses iniciais a inserção dos DIUs, a utilização de AINS (inibidores da síntese de prostaglandina) no período menstrual pode minimizar estes sintomas.

Porém pacientes que apresentem diagnóstico ultrassonográfico ou outro exame de imagem ou que mantenham os sintomas por tempo maior que 90 dias pós-inserção ou aquelas que apresentem estes sintomas após meses ou anos de uso do DIU devem realizar histeroscopia.

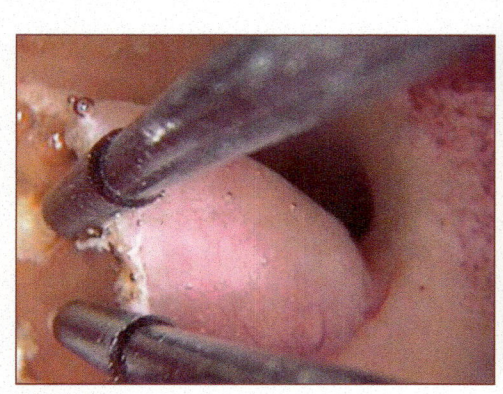

Fig. 34-3
Pólipo próximo ao óstio tubário.

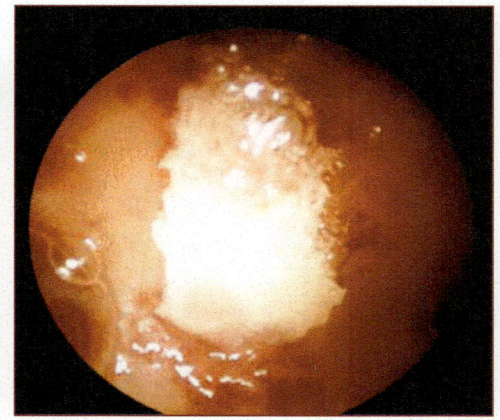

Fig. 34-4
Metaplasia óssea.

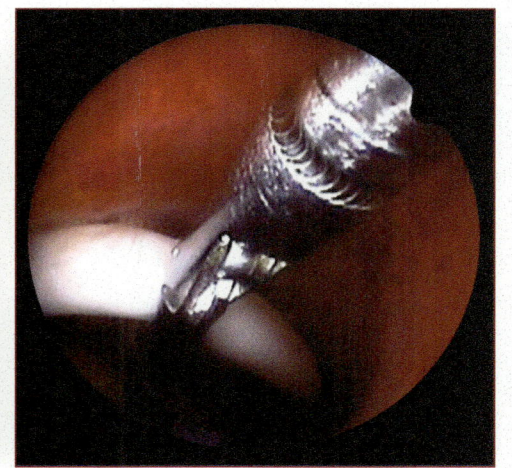

Fig. 34-5
Retirada de DIU.

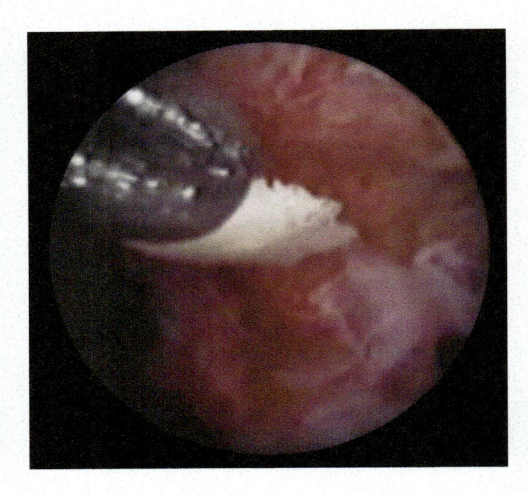

Fig. 34-6
Retirada de metaplasia óssea.

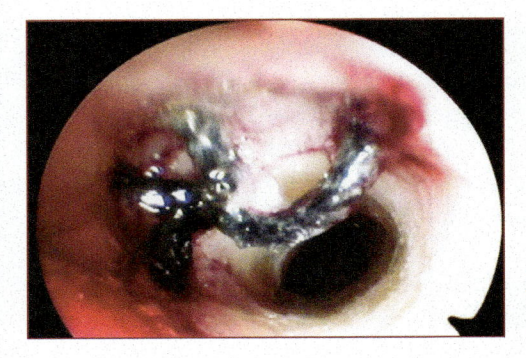

Fig. 34-7
Fios cirúrgicos no canal cervical.

tico de DIUs que não estavam bem posicionados. Além da histeroscopia diagnosticar patologias associadas.[13]

A histeroscopia possibilita localizar e extrair DIUs com filamentos perdidos ou reposicionar aqueles que se deslocaram (Fig. 34-4). Imagens como fragmentos ósseos (Figs. 34-5 e 34-6), fios cirúrgicos (Fig. 34-7) ou corpos estranhos utilizados na tentativa de abortamentos também podem ser localizados e removidos, sendo o método de escolha para remoção do DIU ou qualquer fragmento A extração do DIU em vigência de gravidez também poderá ser monitorada por histeroscopia, melhorando a segurança do procedimento, seguindo-se alguns cuidados técnicos (Capítulo 53).

Devemos estar atentos para usuárias de DIU que apresentam SUA, mesmo as que apresentam USTV sem alterações podem apresentar patologias associadas (Fig. 34-8).

O termo DIU perdido (Fig. 34-9) é usado nas situações em que o filamento de recuperação do dispositivo não é mais visualizado no orifício externo do colo. O fio pode ascender por um deslocamento anormal decorrente da fragmentação do dispositivo, por uma perfuração do útero e, finalmente, em razão do início de uma gestação.[26]

Indicações de histeroscopia em usuária de DIU
- Estudo da cavidade uterina antes da inserção.
- USG e exames de imagem apresentando alterações intracavitárias ou na posição do DIU.
- Sangramento uterino anormal.
- Dor.
- Reposicionamento de DIU.
- Retirada de DIU com fios perdidos.

Bonilla-Musoles *et al.* realizaram, em 97 pacientes, acompanhamento após inserção de DIU (multiload 250 e SilverT) por de USG e histeroscopia, e concluíram que apesar de os métodos terem alta acurácia, a ultrassonografia falhou em 9% no diagnóstico de DIUs que não estavam bem posicionados. Além da histeroscopia diagnosticar patologias associadas.[13]

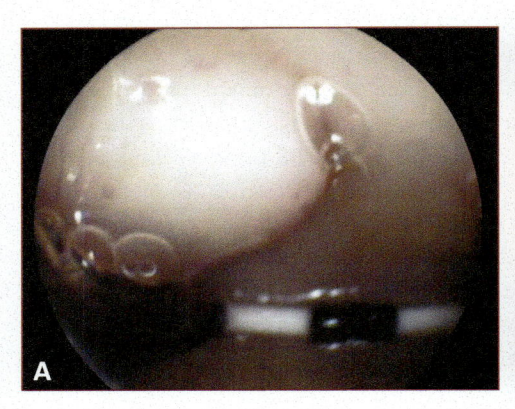

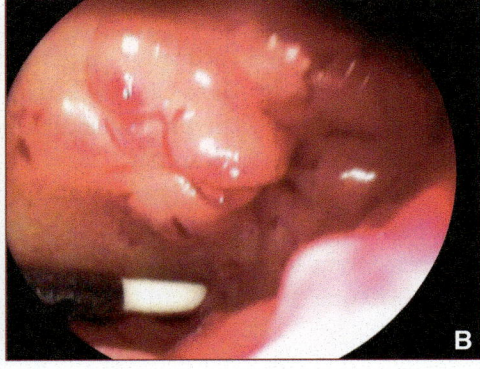

Fig. 34-8
(**A**) DIU + pólipo endometrial. (**B**) DIU + hiperplasia.

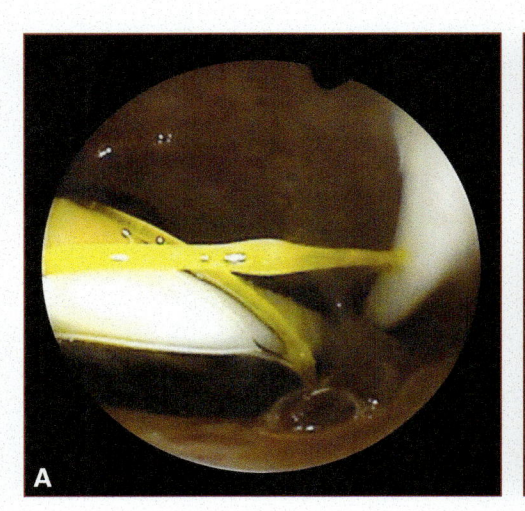

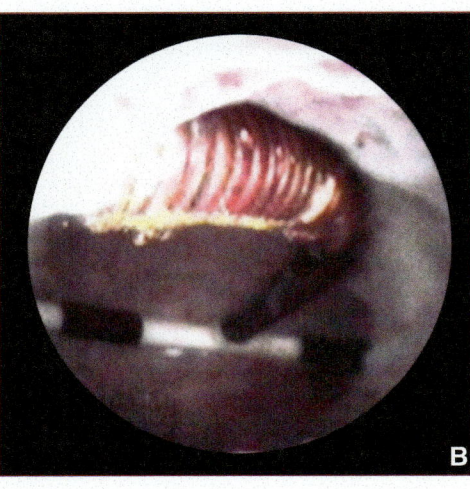

Fig. 34-9
(**A** e **B**) DIU malposicionado com fios perdidos.

Histeroscopia na TRH

O envelhecimento da população mundial é um fenômeno relativamente recente na história da humanidade.

No século XVII somente 28% das mulheres viviam o suficiente para alcançar a menopausa e somente 5% chegavam até os 75 anos de idade.

Atualmente em muitos países 90% das mulheres atingem a menopausa, e 50% delas ultrapassam os 75 anos de idade.[4]

Estima-se que as mulheres vivam mais de 30 anos após a menopausa.

Com o aumento da expectativa de vida, patologias que anteriormente incidiam menos ou mesmo não incidiam começam a aparecer nas mulheres.

As associações da menopausa a enfermidades que as ameaçam a longo prazo, tais como osteoporose, doenças cardiovasculares, é fato real sendo sustentado em inúmeras publicações.[14]

A mucosa uterina constitui sede frequente de lesões hiperplásicas e/ou carcinomatosas. Sendo o câncer de endométrio em alguns países a neoplasia maligna mais frequente do aparelho genital feminino e no Brasil na região sudeste a quarta neoplasia mais frequente do aparelho genital feminino.

Sabe-se que cerca de 75 a 80% dos carcinomas endometriais ocorrem em pacientes na pós-menopausa, sendo o sangramento uterino a principal manifestação clínica. Contudo, vale ressaltar que grande parte das mulheres portadoras desta doença maligna do endométrio apresenta-se assintomática.[3]

Portanto urge o controle periódico e eficaz da cavidade uterina.

A mudança de epitélio ativo e exuberante, típico do período reprodutivo na mucosa fina, escassa e pálida, demonstrando a atrofia da menopausa não se dará de forma abrupta. Dar-se-á de forma gradual e lenta e na dependência de inúmeros fatores.[40]

No decorrer dos anos de menopausa o aspecto desta cavidade apresentará, habitualmente, o predomínio da atrofia.

Todavia ilhas de atividade endometrial poderão ser encontradas eventualmente.[2]

Segundo Pastore na menopausa, a espessura endometrial normal é de 4 mm. Sendo que os valores de 5,0 a 8,0 mm costumam revelar endométrio proliferativo.

Espessura endometrial de 8 mm na vigência ou não de TRH é considerada anormal, devendo ser correlacionada com estudo histopatológico.

Bonilla-Musoles refere que na avaliação através da USTV (ultrassonografia transvaginal) a espessura endometrial em pacientes em uso de TRH deve ser de 4,92 ± 3,75 mm, nas mulheres em uso somente de estrógenos, 4,91 ± 3,89 mm e naquelas com TRH combinado de forma contínua, 3,81 ± 2,86 mm e sequencial, 6,52 ± 4,16 mm.

Deve-se utilizar a dopplerfluxometria colorida para auxiliar no diagnóstico.[15]

Accorsi Neto, realizando estudo em 58 pacientes menopausadas com eco endometrial maior ou igual a 4 mm, demonstrou a presença de pólipo como principal fator causador do diagnóstico de espessamento em 30 casos (51,7%).[1]

Loizzi, Bettocchi et al. também apontaram os pólipos como principais lesões confundidas com espessamento endometrial. Estes autores observaram tal ocorrência em 23,2% de 155 pacientes nas mesmas condições.[29]

Em um estudo de metanálise revelou que quando o endométrio se encontra abaixo de 5 mm tem um risco reduzido de 84% de não haver câncer endometrial (nível de evidência 2+).[9]

Dois grandes estudos um com 930 mulheres e outro com 1.138 mulheres na menopausa que apresentaram sangramento genital mostraram uma sensibilidade de 96 a 98% e uma especificidade de 44 a 56%, com falso-positivo de 44 a 56%. Um dos estudos mostrou dois cânceres endometriais em mulheres com USTV com espessura de 3,5 mm, portanto, 0,2% (930).

O uso de TRH poder aumentar a espessura endometrial não foi considerado significativo pelos estudos para que se mudasse o ponto de corte de 3 mm.[16]

USTV é o método de rastreio inicial para a patologia endometrial, este método tem um valor preditivo negativo de 100% para exclusão do câncer endometrial.

O ponto de corte utilizado deve ser para um endométrio normal de 4 mm de espessura, as pacientes na menopausa, que apresentarem endométrio com espessura superior a 4 mm ou sangramento uterino anormal (SUA) mesmo que tenham USTV com espessura endometrial menor que 4 mm, devem realizar investigação do endométrio.[21]

Outra situação diagnosticada através da USTV é a presença de líquido na cavidade uterina.

Em geral ela é devida à atrofia do orifício interno do canal em razão do hipoestrogenismo ou mesmo do canal cervical represetando secreções glandulares.[23]

Digna de nota é a realização de USTV nas usuárias de TRH cíclico após a menstruação quando deverá ser encontrado endométrio < 4 mm.

Indicações de histeroscopia na TRH

1. SUA.
2. USTV com espessura endometrial > 4 mm.

Dor pélvica e dispareunia

A dor pélvica é um dos sintomas que mais atingem (e preocupam) a mulher, sendo responsável por quase um terço das queixas nos consultórios de ginecologia.

Sua causas, porém, não se restringem apenas aos órgãos genitais internos (útero, tubas e ovários), podendo envolver também o aparelho urinário (ureteres e bexiga), os intestinos, além dos ossos, articulações, músculos e nervos situados na metade inferior do tronco.

A dor pélvica poderá ser secundária a uma tumoração intracavitária que, à semelhança de um corpo estranho, leva à contração excessiva da musculatura uterina na tentativa de expulsá-la, acarretando dor pélvica acíclica.

A cicatriz retrátil de cesariana também poderá ser fonte de dispareunia por levar a um processo inflamatório e erosivo da parede contralateral. A endometrite crônica e a adenomiose (Fig. 34-10), entidades até então difíceis de serem diagnosticadas, também são responsáveis pela dor pélvica crônica, e hoje podem ser suspeitadas pela histeroscopia, aumentando a chance de sucesso no tratamento e no alívio da sintomatologia.

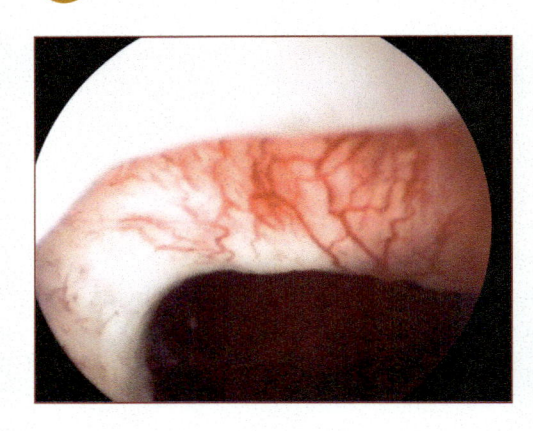

Fig. 34-10 Cicatriz retrátil de cesareana.

tentativa de se conseguir um caminho transcervical aos óstios tubários. Hoje há, essencialmente, três indicações para cateterização tubária na obstrução e na oclusão do óstio e da área tubária proximal, na transferência de gametas e na colocação de dispositivos intratubários para a esterilização.

■ **Colocação de dispositivo intratubário (DIT) para esterilização**

A colocação de dispositivo intratubário por histeroscopia serve como alternativa aos métodos cirúrgicos de esterilização feminina.

Controle pré- e pós-operatório

A histeroscopia poderá ser utilizada tanto na avaliação pré-operatória de cirurgias ginecológicas que necessitem de uma investigação endometrial, permitindo definir a melhor abordagem tática, como após uma abordagem cirúrgica endometrial: ablação endometrial (Fig. 34-11A), miomectomia, curetagens obstétricas de repetição. Quando realizadas no pós-operatório poderá desfazer sinéquias em formação (Fig. 34-11B) ou retirar fios cirúrgicos, contribuindo para o sucesso do tratamento e prevenindo complicações tardias.

INDICAÇÕES CIRÚRGICAS

Procedimentos tubários

■ **Cateterização das tubas uterinas**

A possibilidade de fechar os óstios tubários com finalidade anticoncepcional foi talvez o primeiro objetivo que conduziu a uma

Lise de sinéquias

A lise de sinéquias intrauterinas por meio da histeroscopia cirúrgica (Fig. 34-12) está indicada em pacientes com diagnóstico histeroscópico de sinéquias uterinas que não foram lisadas durante o procedimento histeroscópico diagnóstico ambulatorial e também de pacientes com histerossalpingografias suspeitas de sinéquias mais extensas e com história clínica de amenorreia ou hipomenorreia (Atlante di isteroscopia diagnostica ed operatoria, L Mencaglia; A Perino; G Gilardi).

A histeroscopia permite uma avaliação clara e precisa da topografia, extensão e tipo histológico das sinéquias.

Atualmente com a histeroscopia cirúrgica ambulatorial, os procedimentos podem ser realizados de maneira mais simples, utilizando ópticas de fino calibre, acopladas a camisas que permitam a entrada e saída do meio líquido de distensão da cavidade uterina, além de tesouras endoscópicas ou eletrodos especiais acoplados ao Versapoint (Modern operative Hysteroscopy; Martin Farrugia MD).

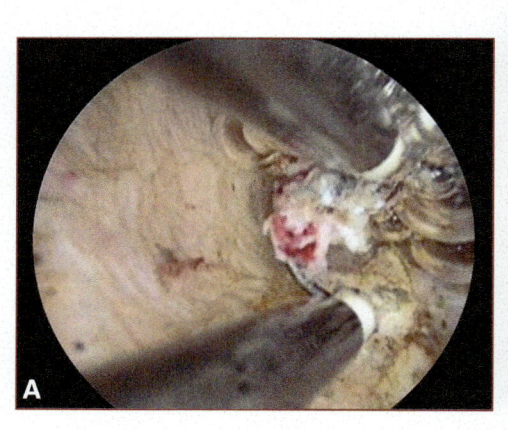

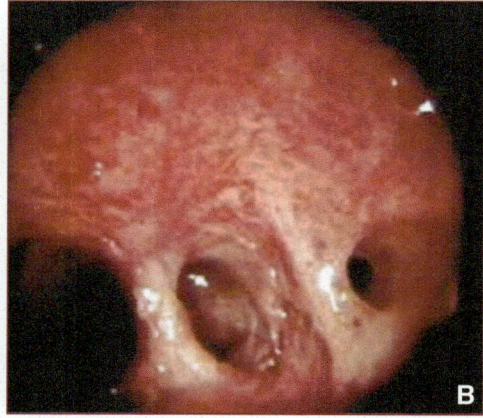

Fig. 34-11
(**A**) Ablação endometrial. (**B**) Sinéquias.

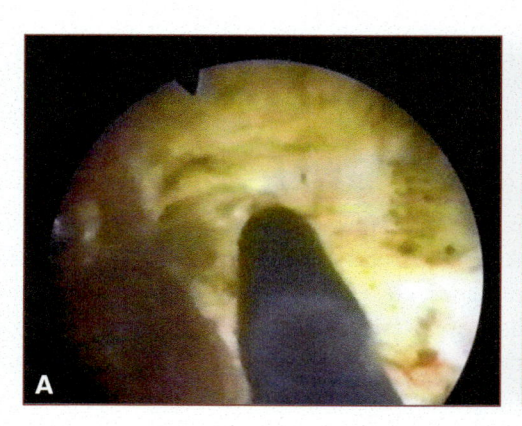

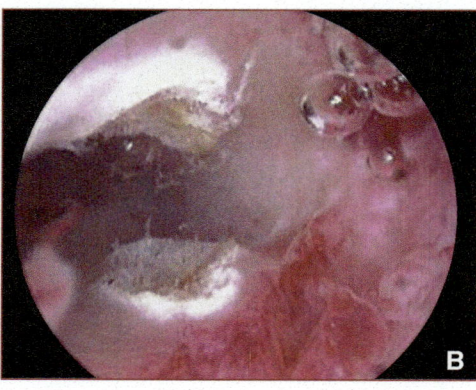

Fig. 34-12
(**A** e **B**) Lise de sinéquia.

Em alguns casos pode ser necessária a utilização do ressectoscópio e até mesmo, nos casos de sinéquias mais extensas, a realização da laparoscopia concomitante com o intuito de prevenir complicações.

Miomectomia

Miomas, também chamados de leiomiomas, fibromas, são tumores benignos mais comumente encontrados no trato genital feminino.

Está presente em 20 a 30% das mulheres em idade fértil e em 40% das mulheres acima de 40 anos, sendo sintomatológico em 50% dos casos.

Segundo Preotrhipan e Theppisal, a histeroscopia cirúrgica com ressectoscópio (mono ou bipolar) é, hoje, a melhor forma de abordagem dos miomas submucosos, sendo um método menos invasivo, dando às pacientes a possibilidade de retorno mais rápido às suas atividades diárias, menor tempo de internação hospitalar, além de menor morbidade em relação à laparotomia ou laparoscopia para miomectomia ou histerectomia (Fig. 34-13).[32]

Indicações da miomectomia histeroscópica

1. Sangramento uterino anormal (SUA).
2. Infertilidade (incluindo os miomas submucosos assintomáticos).
3. TRH (incluindo os casos de miomas assintomáticos).
4. Dismenorreia.

Para que possamos realizar uma miomectomia histeroscópica torna-se necessário que tenhamos uma avaliação precisa do mioma, quanto à quantidade, tamanho individualizado de cada mioma, localização, grau de penetração no miométrio e distância da serosa.

Para tal utilizamos:

1. Ultrassonografia transvaginal (podendo ser utilizado USTV em 3/4 D) deve nos fornecer a quantidade, tamanho individualizado de cada mioma, a localização e a distância da serosa.
2. Histeroscopia ambulatorial – para que possamos avaliar os miomas, classificarmos e traçarmos a conduta cirúrgica. A maioria dos autores concorda com esta afirmação.[17-28]

Classificação dos miomas intrauterinos:
Classificação dos miomas intrauterinos da Sociedade Europeia de Histeroscopia[11]

- *Grau 0:* G 0 – Mioma com desenvolvimento limitado à cavidade uterina, pediculado ou com sua base de implantação limitada.
- *Grau I:* G I – Mioma com mais de 50% do seu componente na cavidade uterina.
- *Grau II:* G II – Mioma com menos de 50% do seu componente intracavitário.

Em 2005 Lasmar *et al.* publicaram uma classificação denominada Classificação de Lasmar ou STEP-W classification.

Esta classificação contempla cinco parâmetros mostrando-se mais eficiente na avaliação do grau de dificuldade e possibilidade da miomectomia histeroscópica. Contemplando o tamanho do nódulo (Size), sua localização (Topography), extensão da base em relação à parede comprometida (Extention), penetração no miométrio (Penetration) e a parede uterina onde se encontra o mioma (Wall).[27]

Todos estes parâmetros são colocados em uma planilha com os seus respectivos escores, que são somados, chegando-se ao final total do mioma.

A classificação é para cada nódulo individualmente, e o escore final sinalizará a possibilidade de uma miomectomia tecnicamente realizável, de uma miomectomia complexa ou uma provável impossibilidade de realização do procedimento (Capítulo 43).

Polipectomia

Pólipos são projeções da mucosa, podendo apresentar base larga (séssil) ou pediculada. São habitualmente lisos, regulares e com rede vascular pouco desenvolvida, contendo uma quantidade variável de glândulas e estroma.

Os pólipos uterinos podem ser divididos em cervicais e endometriais.

A prevalência de pólipos endometriais na população em geral feminina é estimada em cerca de 25%.[34]

Em serviços privados, IDM – Instituto Diagnóstico da Mulher, CEPARH (Centro de Pesquisa e Assistência em Reprodução Humana) ambos em Feira de Santana com 10.983 histeroscopias, realizadas no período de janeiro de 1990 a janeiro de 2010, apresentam uma incidência de 28% de diagnóstico de pólipos endometriais e no Hospital São Rafael em Salvador com levantamento parcial em 5.573 histeroscopias apresentando 26% de diagnóstico de pólipos endometriais.

Em mulheres com sangramento uterino anormal, a prevalência varia entre 10 a 30% de acordo com o *status* hormonal.[8-10]

Estudo feito por Petterson *et al.* revelou que pacientes portadoras de pólipos endometriais têm um risco duas vezes maior de terem câncer de endométrio.[31]

Os índices precisos de malignização do pólipo são difíceis de se obter, algo em torno de 0,36%, segundo Peterson e Novak,[31] de 0,5%, segundo Wolfe e Mackles.[42] e de 4,8%, segundo Gold-

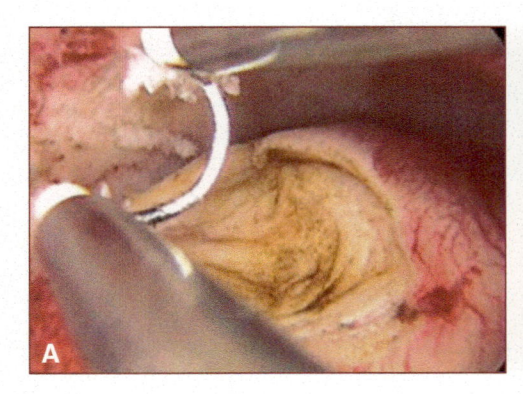

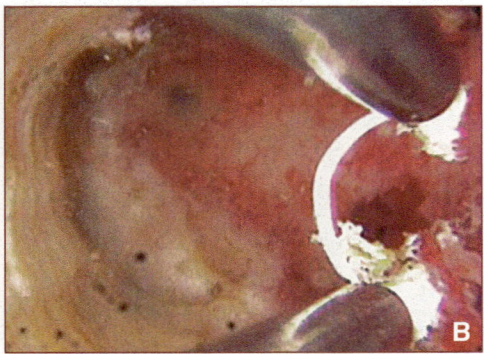

Fig. 34-13
(A) Miomectomia.
(B) Resultado após miomectomia.

stein et al.[20] dependendo da seleção de pacientes e da metodologia utilizada para o diagnóstico.

A maioria dos autores pesquisados preconiza a retirada de todos os pólipos, independentemente do tamanho, principalmente com a facilidade atual da cirurgia histeroscópica ambulatorial (Fig. 34-14).

A histeroscopia diagnóstica prévia tem um importante papel na definição da técnica que deverá ser utilizada. Assim como é possível a biópsia excisional ambulatorial.

Septoplastia

As malformações uterinas incluem um grande número de anomalias que interessam particularmente na função reprodutiva. A única passível de correção histeroscópica, o útero septado (Fig. 34-15), está relacionada a uma alta taxa de perda fetal, que geralmente ocorre na primeira metade da gestação. Buttram e Gibbons relataram perda gestacional em úteros com septo completo em 88% e em pacientes com septo uterino parcial em 70%.[26]

A diferença entre útero septado e útero bicorno não é possível de ser diagnosticada apenas com exame histeroscópico, devendo ser realizados exames complementares como USG em 3/4 D, RM, podendo também ser utilizada a laparoscopia.

Retirada de corpo estranho e de DIU perdido

O termo DIU perdido é usado nas situações em que o filamento de recuperação do dispositivo não é mais visualizado no orifício externo do colo. O fio pode ascender por um deslocamento anormal decorrente: da fragmentação do dispositivo, por uma perfuração do útero e, finalmente, em razão do início de uma gestação.[26]

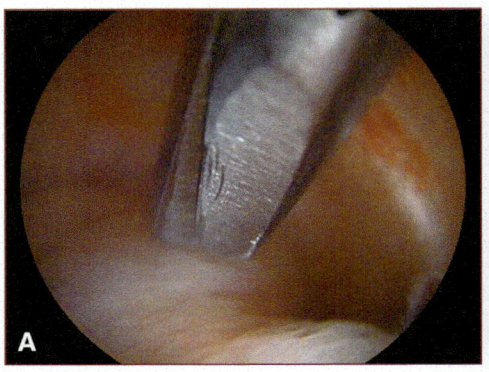

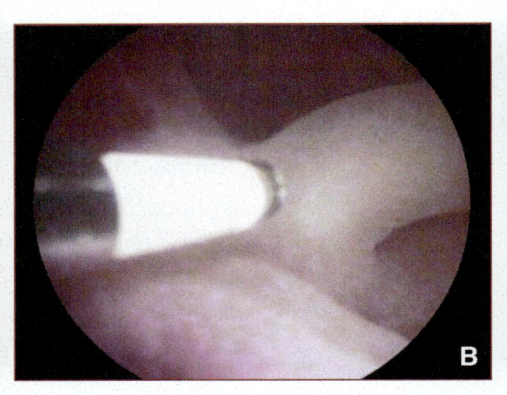

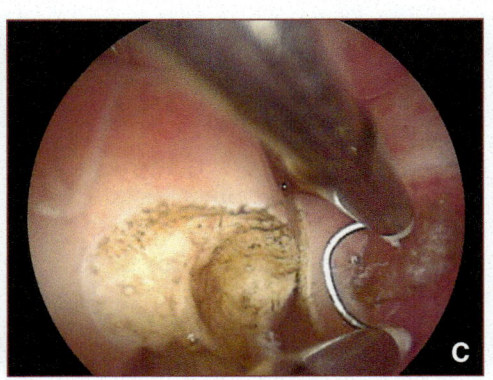

Fig. 34-14
(**A** e **B**) Polipectomia com tesoura. (**C**) Polipectomia com Versapoint®.

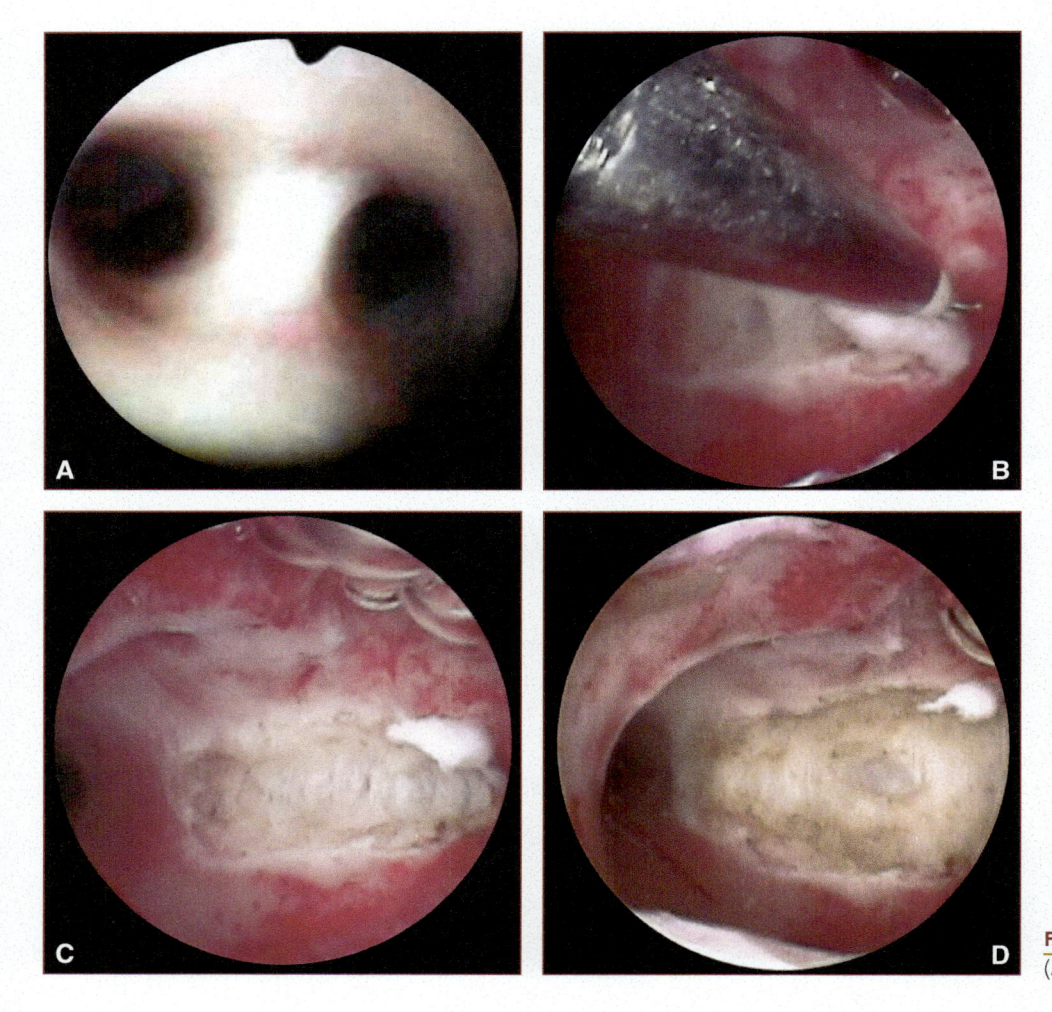

Fig. 34-15
(**A**) Septo. (**B** a **D**) Septoplastia.

A histeroscopia é o método de escolha para remoção do DIU ou qualquer fragmento, com exceção dos casos em que a sua haste tiver perfurado a parede uterina com passagem parcial ou total do dispositivo para cavidade peritoneal.

O procedimento utilizado é igual à técnica clássica utilizada na biópsia dirigida, onde se utiliza uma pinça de apreensão para após segurar o material a ser retirado da cavidade sob visão direta, retira-se todo o histeroscópio.

A extração do DIU em vigência de gravidez também poderá ser monitorada por histeroscopia, melhorando a segurança do procedimento, seguindo-se alguns cuidados técnicos.

Ablação de endométrio

A ablação endometrial foi inicialmente proposta para diminuir ou eliminar o sangramento uterino anormal resistente ao tratamento medicamentoso, quando lesões pré-cancerosas ou cancerosas tiverem sido excluídas. Hoje aceita-se, também, a indicação nos casos de hiperplasia endometrial sem atipia. O procedimento é proposto para pacientes que não queiram ou não possam realizar a cirurgia tradicional.

INDICAÇÃO NO CICLO GRAVÍDICO-PUERPERAL

■ Amnioscopia

O histeroscópio poderá funcionar como o amnioscópio para estudo do líquido amniótico nas gestantes com pequena dilatação cervical, visando ao diagnóstico do bem-estar fetal.

■ Biópsia de vilo corial

Graças à capacidade de magnificação das imagens, a histeroscopia poderá ser usada para obter quantidade suficiente de tecido trofoblástico para cultura, com pinça de biópsia atraumática de 1 mm e estudo genético em idades gestacionais precoces.[7]

Porém, para esse fim, também dispomos de outros recursos como a biópsia guiada por ultrassonografia. Independente do método escolhido, esse procedimento deverá ser realizado apenas em grandes centros.

Acompanhamento de doença trofoblástica

Indica-se a histeroscopia como método de apoio ao acompanhamento com a finalidade de avaliar a cavidade uterina para afastar a presença de restos de tecido molar e verificar os resultados da quimioterapia. Dessa forma, a histeroscopia está indicada na avaliação pós-abortamento molar como também no acompanhamento destas pacientes.

Esvaziamento de restos ovulares

Quando após abortamento espontâneo ou nas pacientes submetidas à dilatação e à curetagem, mas que o exame ultrassonográfico ainda mostra presença de restos ovulares ou ainda nos casos de sangramento transvaginal persistente com USG normal, o exame histeroscópico ajudará na detecção de possíveis restos e a efetuar sua extração. Utilizando-se de aspiração manual intrauterina (AMIU) e reexame da cavidade para confirmar o esvaziamento.

OUTRAS SITUAÇÕES ESPECIAIS

Algumas situações clínicas nas quais as pacientes poderiam se beneficiar com o exame histeroscópico, porém, devem ser analisadas individualmente.

Doença inflamatória pélvica aguda (DIPA)

O exame histeroscópico poderá agravar o quadro com disseminação da infecção tanto por vias hematogênica e linfática, quanto pela abertura do óstio tubário, disseminando a infecção para as tubas e o peritônio pélvico.

Porém, após cobertura antibiótica adequada, o exame poderá ser necessário como nos casos associados a DIU perdido (Fig. 34-16A) ou suspeita de restos ovulares, facilitando a resolução do processo infeccioso.

Em algumas situações, porém, podemos nos deparar com um processo infeccioso agudo intracavitário não suspeitado clinicamente. Além de reduzir o fluxo e a pressão do meio distensor durante o exame, termina-se o procedimento o mais rápido possível. Nesses casos o início da antibioticoterapia está indicado logo após o término do exame (Fig. 34-16B).

Colpite

Para as pacientes com colpite, desde que descartada uma cervicite purulenta e que o motivo do exame não seja investigação de infertilidade, procedemos ao exame após antissepsia da cavidade vaginal e do colo uterino. Habitualmente, sugerimos ao médico assistente a reavaliação do processo infeccioso antes da execução do exame.

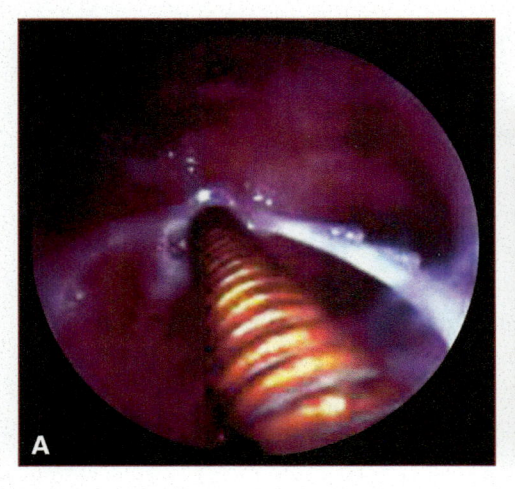

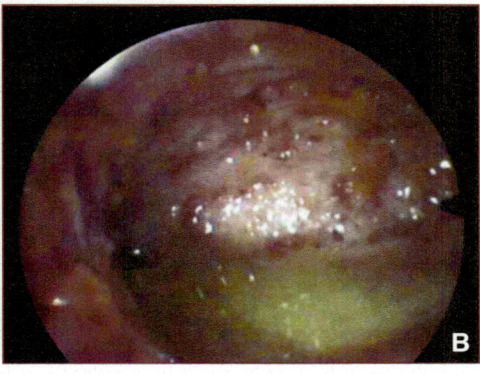

Fig. 34-16
(A) DIU + endometrite. (B) Endometrite por *mycobacterium tuberculosis*.

SUA

Estando o exame histeroscópico baseado em imagens, o sangramento uterino poderá dificultar a realização do exame. Nesses casos o uso de meio líquido com sistema de irrigação contínuo permitirá a lavagem da cavidade uterina, individualizar a fonte do sangramento, realizar biópsia dirigida para diagnóstico de neoplasia ou até mesmo proceder eventual retirada da lesão como nos casos de alguns pólipos. Nesses casos o que a princípio parecia uma limitação para o exame, passou a ser uma indicação, muitas vezes, para solucionar uma urgência médica.

Carcinoma

Nos casos de carcinoma de endométrio três grandes questões passam a exigir respostas e encontram-se em discussão na literatura internacional:

1. Será que a histeroscopia diagnóstica é capaz de definir com segurança uma invasão do canal?
2. Que meio de distensão, solução salina ou CO_2 é o mais indicado para este estudo?

    Lo *et al.* mostraram que a histeroscopia tem o mesmo valor propedêutico para o estudo da invasão cervical que o exame macroscópico da peça cirúrgica, com a vantagem de poder ser realizada no pré-operatório e, consequentemente, participar no processo decisório do tipo de cirurgia a ser efetuada em cada caso. Não houve diferença estatística significativa entre os achados anatomopatológicos e os histeroscópicos. Entretanto, ainda neste estudo, os autores definiram que houve diferença significativa na acurácia quanto aos meios de distensão utilizados. A solução salina teve melhor acurácia, 96,8% contra 88,7% no meio gasoso com CO_2. Igualmente o valor preditivo negativo foi pior com a utilização de gás (96,4% contra 88,4%).

3. Será que as células carreadas para a cavidade abdominal poderiam agravar o prognóstico evolutivo da doença?

    Zerbe *et al.*, em 2000, fizeram um estudo para determinar as consequências de se fazer ou não uma histeroscopia pré-operatória no câncer endometrial, utilizando-se da citologia do lavado peritoneal no momento da cirurgia. De um grupo de 222 pacientes, 158 não fizeram histeroscopia no pré-operatório a 64 a realizaram, todas com meio de distensão salino. As pacientes foram ainda subdivididas em de alto ou baixo risco para citologia peritoneal positiva. Os achados mostraram diferenças estatisticamente significativas entre os dois grupos, especialmente no grupo de células de alto risco.[43]

    Arikan *et al.*, em 2001, também concluíram, em seu grupo de 24 pacientes, que a histeroscopia carreia células tumorais viáveis para a cavidade abdominal e que estas células podem aderir à matriz extracelular do peritônio e dos órgãos.[5]

    Coelho Lopes et al. desenvolveram em 2007, um estudo descritivo, prospectivo, envolvendo 61 pacientes sem afecção endometrial maligna e 15 com câncer do endométrio. Duas amostras de lavado peritoneal foram colhidas, uma antes (LP-1) e outra (LP-2) imediatamente após a realização da histeroscopia diagnóstica. A passagem para a cavidade peritoneal foi definida como a presença de células endometriais no LP-2, devendo tais células estarem ausentes no LP-1. Utilizou-se histeroscópio com 5 mm de diâmetro. O meio de distensão foi o CO_2 com pressão de fluxo de 80 mmHg controlada eletronicamente. O LP foi fixado em álcool absoluto (1:1). As lâminas foram preparadas pelo método de Papanicolaou, e todas as leituras, feitas pelo mesmo observador. Concluíram que a realização de histeroscopia diagnóstica com CO_2 e pressão de fluxo de 80 mmHg não determinou passagem de células endometriais para a cavidade peritoneal em ambos os grupos, sugerindo que a histeroscopia é método seguro nas pacientes com suspeita de câncer endometrial.[33]

Apesar do risco teórico de disseminação das células neoplásicas endometriais pelas tubas para cavidade peritoneal, ainda faltam estudos que comprovem a mudança do prognóstico da doença ou da necessidade de radioterapia pós-operatória.

Em nossa experiência, a histeroscopia tem um importante papel no diagnóstico e estadiamento do câncer endometrial.

Permite-nos uma real avaliação do tumor fornecendo informações sobre seu aspecto macroscópico, localização, extensão em relação à cavidade endometrial e ao canal cervical, podendo ser utilizada como fator de decisão na escolha da melhor terapêutica.

Câncer cervical

Para os casos de carcinoma cervical existe o risco de sangramento profuso à manipulação, assim como de falsos trajetos e perfuração devida à friabilidade do tecido neoplásico, sem contar com os poucos benefícios trazidos para a paciente, devendo ser evitado.

Perfuração uterina recente

A perfuração uterina recente impedirá a distensão da cavidade uterina com meio líquido de baixa viscosidade, devendo-se aguardar, em média, duas semanas para cicatrização da lesão, e então proceder a novo exame.

Caso a condição exija que o exame seja completado de imediato, a alternativa será a mudança do meio distensor para líquido de alta viscosidade, por ter tempo de permanência na cavidade maior.

Histeroscopia na gravidez

O exame realizado durante a gravidez tem o risco teórico de levar a um abortamento, porém não dispomos de estudos conclusivos da sua real incidência. Outro risco para o feto encontra-se na intensidade luminosa durante o procedimento, pois poderá acarretar lesões do nervo óptico fetal após a 10ª semana.

Pacientes hipertensas e as cardiopatas

Pacientes portadoras de doenças sistêmicas, como hipertensão arterial crônica, doenças cardiovasculares, estão mais sujeitas a complicações clínicas, devendo ser submetidas ao exame após compensação do quadro clínico.

Com essa revisão esperamos ter criado subsídios para um maior entendimento da abrangência das indicações diagnósticas e seu importante papel no tratamento cirúrgico das patologias intrauterinas, reduzindo o tempo de afastamento da paciente de suas atividades e com preservação do útero.

REFERÊNCIAS BIBLIOGRÁFICAS

1. Accorsi Neto AC. *Estudo ultrassonográfico, histerossonográfico, histeroscópico e anatomo-patológico da cavidade uterina de mulheres na pós-menopausa* [tese]. São Paulo: Escola Paulista de Medicina, 1999.
2. Acher DF, Mcintyre-SeltmanK, Wilborn Jr WW *et al.* Endometrial morphology in assymptomatic postmenopausal women. *Am J Obstet Gynecol* 1991;165:317-22.
3. Capaner AB, Piato S, Ribeiro PAG *et al.* Achados histeroscopicos em mulheres na pos-menopausa com diagnostic de espessamento endometrial por ultrassonografia transvaginal. *RBGO* 2004;26(1):53-58.
4. Pinto-Neto AM, Paiva LHSC, Fonsechi-Carvasan GA. Climatério Epidemilogia. In: Fernandez CE. *Menopausa diagnóstico e tratamento*. São Paulo: Segmento 2003. p. 21-29.
5. Arikan G, Reich O, Weiss U *et al.* Are endometrial carcinoma cells disseminated at hysteroscopy functionally viable? *Gynecologic Oncology* 2001;83:221-26
6. Balmaceda JP, Ciuffardi I. Hysteroscopy and assisted reproductive technology. *Obstet Gynecol Clin N Am* 1995;22:507-18.
7. Barrozo PRM. Cuidados perioperatórios em histeroscopia cirúrgica. In: Lasmar R, Barrozo P. (Eds.). *Histeroscopia uma abordagem prática*. Rio de Janeiro: Medsi, 2002. p. 85-88.
8. Ben-Arie A, Goldchmit C, Laviv Y *et al.* The malignant potential of endometrial polyps. *Eur J Obstet Gynecol Reprod Biol* 2004 Aug. 10;115(2):206-10.
9. Chien PFW, Voit D, Clark TJ *et al.* Ultrasonographic endometrial thickness for diagnosing endometrial pathology in women with postmenopausal bleeding: a meta-analysis. *Acta Obstet Gynecol Scand*. In press 2002.
10. Ebstein E, Ramirez A, Skoog L *et al.* L. Dilatation and curettage fails to detect most focal lesions in the uterine cavity in women with postmenopausal bleeding. *Acta Obstet Gynecol Scand* 2001;1131-36.
11. Emanuel MH, Wamsteker K. Uterine leiomyomas. In: Brosens I, Wamsteker K. *Diagnostic image and endoscopy in gynecology a practical guide*. London: WB Saunders, 1997.
12. Esteve M, Machado SB, Coutinho EM *et al.* The efficacy of intracervical lidocaine in outpatient. *Gynacolo Endoscopy* 2002;11:33-36.
13. Bonilla-Musoles F, Pardo G, Simon C. How accurate is ultrasonography in monitoring IUD placement? *J Clinical Ultrasound* 2005;18:395-99.
14. Bonilla-Mussoles F, Vergara F, Branes J *et al.* O endométrio normal-alterações funcionais (I). In: Bonilla-Musoles F, Bailão LA, Machado LE *et al. Ultrassonografia endovaginal 2D, Doppler e 3D*. Porto Alegre: Artmed, 2004. p. 341-61.
15. Bonilla-Mussoles F, Vergara F, Branes J *et al.* O Endométrio Normal-Alterações funcionais (I). In: Bonilla-Musoles F, Bailão LA, Machado LE *et al. Ultrassonografia endovaginal 2D, Doppler e 3D*. Porto Alegre: Artmed 2004. p. 357
16. Ferrazzi E, Torri V, Trio D *et al.* Sonographic endometrial thickness: a useful test to predict atrophy in patients with postmenopausal bleeding. An Italian multicenter study. *Ultrasound Obstet Gynecol* 1996;7:315-21.
17. Friend FA, Hulka JF. Transuterine resection of fibroid. A new approach to to the management of submucous fibroids in selected patients. *J Urol* 1987;138:1256-57.
18. Garcia L, Kobby A. Osseous metaplasia of the endometrium as a cause of infertility. Hysteroscopic approach. *Gynecol Obstet Mex* 1999;67:37-41.
19. Giordano MV, Giordano LA. Vídeo histeroscopia em reprodução humana. In: *Endocrinologia ginecologica e reprodutiva*. Rio de Janeiro: Rubio 2009. p. 481-94.
20. Goldstein SR, Monteagudo A, Popiolek D *et al.* Evaluation of endometrial polyps. *Am J Obstet Gynecol* 2002;186:669-74.
21. Gredmark T, Kvint S, Havel G *et al.* Histopathological findings in women with postmenopausal bleeding. *Br J Obstet Gynaecol* 1995;102:133-36.
22. Guidlenes for the managment of abnormal uterine bleeding; n° 106, August 2001 *J Obstet Gynecol Can* 2001;23(8):704-9.
23. Gull B, Karlson B, Wikland M. Factoris influencing the presence of uterine cavity fluid in a random sample of asyntomatic post menopause wemen. *Acta Obstet Gynecol Scand* 1998;77(7):851-57.
24. Hamou J. Eletroresection of fibroids. In: Sutton C, Diamond MP. (Eds.). *Endoscopic surgery for gynecologists*. Philadelfia: WB Sanders, 1993. p. 327-30.
25. Indman PD. Hysteroscopic treatment of menorrhagia associated with uterine leiomyomes. *Obstet Gynecol* 1993;81;716-20.
26. Lasmar RB. Histeroscopia operatória ambulatorial. In: Lasmar R, Barrozo P. (Eds.). *Histeroscopia uma abordagem prática*. Rio de Janeiro: Medsi, 2002. p. 17-37.
27. Lasmar RB *et al.*Submucous myomas: a newpresurgical classification to evaluate the viability ofhysteroscopic surgical treatment – Preliminary report. *J Minim Invasive Gynecol* 2005 July-Aug.;12(4):308-11.
28. Loffer FD. Remove oflarge syntomatic intrauterine growth by hysteroscopic resectoscope. *Obstec Gynecol* 1990;76:836-40.
29. Loizzi V, Bettocchi S, Vimercati A *et al.* Hysteroscopic evaluation of menopausal women with endometrial thickness of 4 mm or more. *J Am Assoc Gynecol Laparosc* 2000;7:191-95.
30. Nicolau RL. Normalidad histeroscópica. In: *Tratado y atlas de histeroscopia*. Barcelona: Masson, 1990. p. 9.
31. Peterson WF, Novak ER. Endometrial polyp. *Obstet Gynec* 1956;8:40.
32. Preotrhipan S, Theppisal U. Hysteroscopic resection of submucous myoma a result of 50 procedures at Ramathboldi Hospital. *J Med Assoc Thai* 1998;81:1990-94.
33. Damião RS, Lopes RGC, Santos ES *et al.* Passagem de células endometriais para a cavidade peritoneal durante histeroscopia diagnóstica. *Rev Bras Ginecol Obstet* 2007;29(6):285-90.
34. Sherman ME, Mazur MT, Kurman RJ. Benign diseases of the endometrium. In: Kurman RJ. (Ed.). *Blaunstein's pathology of the female genital tract*. 3rd ed. New York: Springer, 2002. p. 421-66.
35. Siegel AM, Hysterography and Hysteroscopy in the infertile patient. *J Reprod Med* 1977;18:143.
36. Soares SR, Barbosa dos Reis MM, Camargos AF. Diagnostic accuracy of sonohysterography, transvaginal sonography and hysterosalpingography in patients with cavity diseases. *Fertil, Steril* 2000;73(2):406-11.
37. Soares SR, Barbosa dos Reis MM, Camargos AF. Diagnostic accuracy of sonohysterography, transvaginal sonogra´hy and hysterosalpingography in patients with cavity diseases. *Fertil Steril* 2000;73(2):406-11.
38. Speroff L. *Clinical gynecologic endocrinology and infertility*. 7th ed. Lippincot Williams Wilkins 2005. p. 546-67.
39. Viana Machado L, Giordano MG. *Endocrinologia ginecologica e reprodutiva*. Rio de Janeiro: Rubio, 2009. p. 280-90.
40. Gonçalves WJ, Bortolleto CCR, Baracat EC *et al.* Ultrassonografia e Doppler do endométrio. In: Pastore A, Cerri GG, Prando A. *Ultrassonografia em ginecologia e obstetricia*. Rio de Janeiro: Revinter: 2010. p. 665-77.
41. Wang CV, Lee CL, Lai WM *et al.* Comparation of hysterosalpingography and hysteroscopy in female infertility. *J Am Assoc Ginecol Laparosco* 1996;75:654-56.
42. Wolfe SA, Mackles A. Malignant lesions arising from benign endometrial polyps. *Obstet Gynecol* 1962;20:542-51.
43. Zerbe MJ, Zhang J, Bristow RE *et al.* Retrograde seeding of malignant cells during hysteroscopy in presumed early endometrial cancer. *Gynecol Oncol* 2000;79:55-58.

35 Material e Instrumental

José Carlos Damian Junior
Andrea de Fatima Rodrigues Rainho

- INTRODUÇÃO
- RECURSOS HUMANOS
    - *Médico*
    - *Médico-anestesista*
    - *Enfermagem*
    - *Instrumentador*
    - *Circulante de sala*
- RECURSOS FÍSICOS
    - Sala cirúrgica
    - Mesa cirúrgica
    - Equipamento de anestesia
    - Geradores de energia
        - *Energia bipolar subaquática*
        - *Outras alternativas de energia*
- RECURSOS TÉCNICOS
    - Sistema de distensão
        - *Distensão com meio gasoso*
        - *Distensão com meio líquido*
        - *Sistema de infusão e captação*
    - Laudo
    - Instrumental
        - *Não específico*
        - *Específico*
- MANUTENÇÃO
- PLANEJAMENTO
- CONSIDERAÇÕES FINAIS
- REFERÊNCIAS BIBLIOGRÁFICAS

INTRODUÇÃO

Com o objetivo de visualizar diretamente a cavidade de órgão vivo, em 1805, o alemão Philipp Bozzini, considerado o precursor da endoscopia, desenvolveu um instrumento que veio contribuir para a evolução do atual exame histeroscópico. Este instrumento foi aprimorado para investigar e tratar as alterações da cavidade uterina.

Em 1853, Desormeaux, na França, idealizou o "endoscópio" e utilizou-o para examinar o trato urinário baixo, sem sucesso, por deficiência de iluminação.

Diomede Pantaleoni procedeu à primeira histeroscopia, em 1869, adaptando o endoscópio idealizado por Desormeaux. Neste exame, observou-se uma formação vegetante em uma paciente de 60 anos, que apresentava sangramento vaginal na pós-menopausa, utilizando o tratamento por cauterização com nitrato de prata.

Surgiram distensores, como o ar atmosférico, o gás carbônico e líquidos diversos, que, insuflados de maneira descontrolada, provocavam acidentes fatais.

Em 1879, iniciou-se a era da endoscopia moderna com Maximilién Nitze, com a ajuda de Leiter, que empregou um verdadeiro sistema óptico, que permitia aumentar o campo de visão usando uma fonte de luz elétrica forte e introduzindo-a na cavidade. A invenção da lâmpada elétrica incandescente nesse mesmo ano permitiu o desenvolvimento desta em tamanhos menores, que, adaptada à extremidade do endoscópio, fez cessar os inconvenientes do calor que a luz incandescente produzia, por estar próxima da face do observador.

Em 1925, Rubin empregou, pela primeira vez, o gás dióxido de carbono para inflar a cavidade uterina. Apresentava, como vantagens, a não toxidade, sua rápida absorção e eliminação, obtendo-se dessa forma melhor visualização. O equipamento utilizado para infundi-lo não possuía nenhum tipo de controle, o que causou acidentes fatais, sendo, então, abandonado. Segond aperfeiçoou o sistema de irrigação utilizando um histeroscópio de 8 mm com um canal de refluxo de maior diâmetro do que o de influxo e introduziu a visão foro-oblíqua, ampliando o campo de visão.

Em 1952, Vulmière, Gladú e Fourestier conseguiram a transmissão da luz produzida em fonte geradora externa, distante do endoscópio, por intermédio de um bastão de quartzo, chamada de *luz fria*. Em 1957, Palmer propôs uma redução no calibre do histeroscópio, que passou a ter 5 mm de diâmetro, dispensando anestesia do colo, e realizou o procedimento com distensão à base de água. Em 1960, o inglês Hopkins inventou o sistema de lentes cilíndricas em forma de bastão, intermediadas por delgadas camadas de ar, que substituíram o sistema de Nitz. Em 1968, Mencken preconizou a utilização de líquido de alta densidade ou de alto peso molecular, não miscíveis com o sangue, como meio distensor da cavidade uterina.

Finalmente, em 1970, o Prof. Lindemann, de Hamburgo, construiu um aparelho insuflador de gás carbônico para uso em histeroscopia, dispondo de controles mecânicos automáticos, que serviam para limitar a velocidade de insuflação de CO_2 e nivelar a pressão intrauterina em níveis de total segurança, prevenindo acidentes e efeitos colaterais.

A partir daí a histeroscopia passou a conquistar lugar de destaque entre os métodos mais eficientes na investigação clínica de rotina ginecológica.

RECURSOS HUMANOS

A histeroscopia divide-se em dois ambientes distintos: ambulatorial e hospitalar. Para tal, necessita-se de pessoal treinado e que esteja rotineiramente integrado a ambos os ambientes.

Participam dessa rotina: o médico realizador do procedimento, o médico auxiliar, o médico anestesista, a enfermagem, o instrumentador, o circulante de sala e um profissional de edição de imagem e organização da documentação, que sincronizados proporcionam o adequado andamento do procedimento.

■ Médico

O avanço da histeroscopia possibilitou a realização, em ambiente ambulatorial, de procedimentos cirúrgicos. O profissional médico, que anteriormente agia com a participação apenas de um instrumentador treinado, necessitou de um médico auxiliar e de um médico anestesista interagindo neste ambiente.

O médico auxiliar deve estar totalmente familiarizado com a equipe e com o procedimento, sendo capaz de finalizá-lo na incapacidade do cirurgião. Na sala cirúrgica ele colabora tanto na abordagem técnica programada para a patologia a ser resolvida, quanto na ação cirúrgica propriamente dita. Frequentemente ele se posiciona à direita do cirurgião, auxiliando na troca das pinças e colaborando com manobras do conjunto que estiver sendo utilizado. Seus olhos, além de estarem atentos ao monitor, preocupam-se sobremaneira com as alterações de fluxo, pressão, volume infundido e captado, pois, dessa forma, antecipa as possíveis intercorrências do ato cirúrgico, colaborando na forma tática em campo.

■ Médico-anestesista

Ele é o responsável pela segurança dos procedimentos maiores realizados tanto em ambiente ambulatorial, quanto hospitalar. Sua função, além de trazer bem-estar e tranquilidade à paciente, é de produzir um *status* analgésico que permita ao médico histeroscopista a realização do procedimento. Munido de um arsenal técnico poderoso, mantém a paciente sob vigília permanente, tendo em mãos todos os parâmetros que avaliam sua capacidade vital. Hoje já não é possível imaginar o procedimento histeroscópico sem a sua participação, possibilitando sua realização ambulatorial do que antes seria essencialmente hospitalar.

■ Enfermagem

No bloco cirúrgico, a enfermagem é responsável por preparar uma sala adequada aos procedimentos endoscópicos. Esta sala deve dispor de elementos básicos para endoscopia e de todo material no caso de uma ocasional conversão. O enfermeiro se mobiliza em prover para a sala todo quesito necessário para o bom andamento do tempo cirúrgico.

No ambulatório, embora sua presença ainda não esteja padronizada, ele contribui na organização do ambiente, na realização de procedimentos cirúrgicos, auxiliando o anestesista e na observação da paciente na recuperação pós-anestésica.

Neste profissional incluem-se o técnico de enfermagem, com curso de qualificação específica em instrumentação vídeo-histeroscópica, e o circulante de sala.

■ Instrumentador

Este profissional é responsável pela organização do material, revisão das conexões e da aparelhagem do *rack* e preparo da mesa auxiliar, caso haja mudança da técnica (troca do meio de distensão, mudança de abordagem paralaparoscópica ou laparotômica). O instrumentador posiciona-se visualizando todo o *rack* e a mesa do material específico.

A quantidade de instrumental somado à sua especificidade demanda atenção e treinamento. O instrumentador integrado à equipe facilita este manejo. Sugere a aquisição de novos equipamentos e instrumental e solicita a manutenção dos que necessitam de reparo.

O profissional treinado prolonga a vida útil do instrumental, reduz o custo com a assistência técnica especializada e é responsável, também, pela promoção de sua limpeza e desinfecção.

■ Circulante de sala

Acomoda a sala de forma a proporcionar à equipe conforto e agilidade. Providencia em tempo hábil, se necessário, caixa básica para mudança de procedimento. Na verdade, é ele a ponte entre a equipe e os recursos físicos e técnicos da sala.

Todos os elementos básicos do procedimento programado são minuciosamente postos em ordem na sala por este profissional. Ele posiciona a paciente na mesa cirúrgica sob a orientação do cirurgião, coloca o *rack* na situação de pré-uso com todos os equipamentos ligados ao *no-break* ou a um regulador de voltagem. Dentro das suas inúmeras atribuições inclui atender às solicitações do anestesista no primeiro momento da cirurgia. Secundariamente se põe a vestir a equipe e completar os detalhes que só com o decorrer do tempo cirúrgico serão percebidos.

RECURSOS FÍSICOS

O espaço físico é um elemento importante para disponibilizar os equipamentos necessários ao procedimento. Normalmente, para sala ambulatorial precisa-se de um espaço maior que o convencional de uma sala ginecológica. Há necessidade de tomadas bem dispostas com voltagem compatível com os equipamentos. A mesa ginecológica se encontra centralmente disposta para permitir a circulação à sua volta. Esta arrumação possibilita o trabalho do anestesista na cabeceira da paciente com o carrinho e seus acessórios específicos. É importante ter, junto a esta sala, um pequeno recinto com uma poltrona confortável para proporcionar conforto à paciente, caso se faça necessária sua observação.[28]

Para o procedimento hospitalar os recursos são semelhantes, com algumas nuances, que serão enumeradas a seguir, para melhor desempenho da equipe e do procedimento.

- Sala cirúrgica.
- Mesa cirúrgica.
- Equipamento de anestesia.
- Geradores eletrocirúrgicos.
- Fontes alternativas de energia.

Sala cirúrgica

O ambiente cirúrgico hospitalar para cirurgia histeroscópica reproduz em maiores proporções o ambulatorial. Deve ser amplo, acondicionar os equipamentos, permitir a livre movimentação da equipe e o seu adequado posicionamento, inclusive do anestesista na cabeceira da paciente. Sua disposição varia pouco, mesmo quando atendendo equipes diferentes. O que se altera comumente é a proposta cirúrgica e a fonte de energia utilizada. Para tanto se faz necessário:

- Conhecer as características da cirurgia programada.
- Que a sala permita a ocasional conversão para modalidade laparoscópica ou laparotômica.

Paralelamente, a mesa de Mayo deve conter o instrumental principal a ser utilizado pela técnica escolhida. Mesa auxiliar contendo instrumental opcional estéril para a mudança de tática deve estar disponível.

O *rack*, com o monitor e os equipamentos de controle de fluxo e pressão devem ficar bem localizados para que a equipe visualize, por todo o tempo, essas variantes (Fig. 35-1).

Como o funcionamento dos equipamentos depende da adequada conexão com seus tubos e fios ao *no-break*, a sala deve oferecer condições para que estes cabos não atrapalhem a movimentação da equipe.[4]

Mesa cirúrgica

A cirurgia e o procedimento ambulatorial em histeroscopia utilizam a mesa cirúrgica na posição ginecológica. Colocam-se as pernas da paciente um pouco mais para trás e as nádegas mais avançadas para fora da mesa.[6] Dessa forma obtém-se melhor espaço para os movimentos do cirurgião. Em cirurgias combinadas, histeroscópicas com monitoração laparoscópica nem sempre conseguimos a flexão ideal da coxa sobre o abdome. Nesses casos, devemos adaptar a necessidade de cada procedimento.

O tempo cirúrgico normalmente não chega a completar 60 minutos, mesmo porque o intravazamento está sempre a solicitar rapidez e boa técnica ao cirurgião. Com as modalidades de energia *laser*, bipolar subaquático e balão endotérmico, o tempo cirúrgico tende a diminuir facilitando os cuidados com a permanência da paciente na mesa cirúrgica.

Equipamento de anestesia

A anestesia, com seus equipamentos e recursos específicos para a cirurgia histeroscópica, foi abordada no Capítulo 8, dedicado somente a este tópico.

Geradores de energia

A evolução do sistema óptico possibilitou a identificação das imagens endometriais anormais e dos achados intracavitários como: pólipos, miomas, sinéquias e malformações. Surgiu a necessidade da implementação do instrumental cirúrgico e seu suporte em ambiente hospitalar. A avaliação anatomopatológica e a abordagem terapêutica dos achados endoscópicos se fizeram necessárias. Dessa forma, desenvolveram-se geradores capazes de utilizar energias monopolar e bipolar, com possibilidades de corte, coagulação, vaporização e mistos. Atualmente temos: a energia *laser*, terapia fotodinâmica, radiofrequência, crioablação, hidrotermoablação, balão endotérmico e micro-ondas. Estes métodos, aliados ao adequado meio de distensão e outros avanços, permitem-nos hoje realizar procedimentos conservadores e com resultados satisfatórios. Embora os meios de energia sejam detalhados em capítulo específico, existe a necessidade de fazer sua correlação para histeroscopia.

O fluxo contínuo de elétrons em uma mesma direção ou polo chama-se corrente elétrica. Sua velocidade é denominada amperagem, e sua força de fluxo, voltagem. À resistência imposta a ambas se chama ohm, e ao trabalho efetuado se denomina watt. A resistência de um tecido ao fluxo de corrente elétrica, também chamada de impedância, gera calor, com consequente destruição celular em diversos níveis. Não se deve confundir eletrocirurgia com outras modalidades de energia como endotermia ou eletrocauterização; que significa produzir calor em um condutor de energia até que ele se incandesça, e dessa forma, produza um dano tecidual térmico. Na endotermia o dano tecidual é produzido com a temperatura em torno de 60° a 90°C, e na cauterização a temperatura chega a 100°C.

Os geradores eletrocirúrgicos trabalham com corrente alternada, ou seja, muda o sentido dos elétrons num determinado intervalo, denominado hertz. Os músculos e os nervos são estimulados numa frequência abaixo de 10.000 Hz. A eletrocirurgia utiliza frequências de 500.000 Hz a 4.000.000 Hz, não sendo capazes de estimulá-los, sendo úteis para produzir corte, coagulação e efeitos mistos sem comprometer tecidos adjacentes.

Quando se deseja efeito de corte, utiliza-se o fluxo contínuo de alta frequência. Isto vai produzir a explosão das células por mecanismo de ebulição, vaporização, pois mantém a temperatura de 100°C, o que restringe a ação, não acometendo os tecidos adjacentes. No entanto, quando o objetivo é a coagulação, traba-

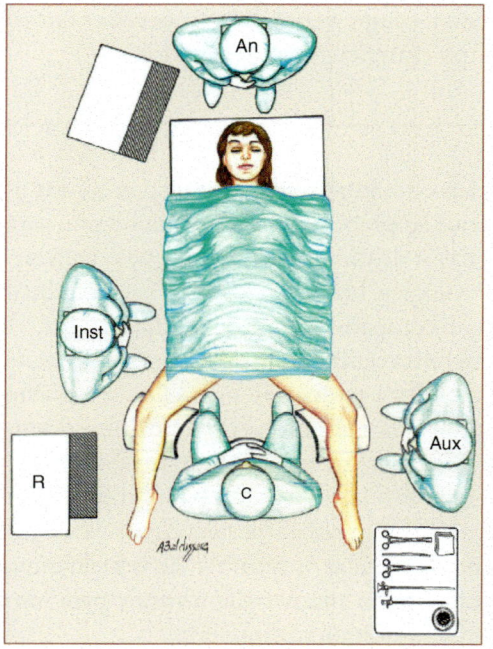

Fig. 35-1
Sala com *rack* e recursos humanos.
C = Cirurgião;
Aux = Médico auxiliar;
Inst = Instrumentador;
An = Anestesista;
R = *Rack*.

lha-se com um tipo de corrente, chamada abafada, que é resultante de uma polaridade máxima alternada com polaridade zero, interrompendo as explosões celulares, o que, tecnicamente, se traduz por uma corrente de alta voltagem e baixa amperagem, permitindo, então, a eficiente coagulação. Na corrente mista ocorrem intervalos de pausa na corrente em torno de 50% do tempo de utilização da mesma com voltagem intermediária entre corte e coagulação.

Outros fatores importantes que vão influenciar no efeito sobre o tecido são o tamanho e a espessura dos eletrodos por onde será transmitida a energia.

Com base nestes princípios físicos da transmissão da energia pelo tecido foi que Norment *et al.*, em 1957, implementaram sua utilização na ginecologia. Quase 20 anos mais tarde, em 1978, Neuwirt, por um ressectoscópio urológico modificado, realizou uma miomectomia submucosa, sendo seguido por Hallez que, em 1985, ampliou sua utilização. Goldrat, em 1981, usou o *laser* para fotocoagular e vaporizar o endométrio, possibilitado pelo desenvolvimento das fibras ópticas.

Geradores de energia monopolar e bipolar sofisticados estão no mercado para utilização em cirurgias laparotômica, laparoscópica e histeroscópica (Fig. 35-2). Possibilitam o uso da energia monopolar em meio líquido não eletrolítico. No painel frontal dispõem de controles digitais de corte e coagulação, de entradas para os *plugs* do eletrodo positivo de utilização mono e bipolar e de entrada do eletrodo neutro, que, normalmente, se apresenta na forma de uma placa, colocada o mais próxima possível da região onde vai atuar o eletrodo positivo. Inúmeros acessórios de corte e coagulação com vários formatos se destinam ao uso em laparoscopias e laparotomias.

Para o uso dentro da cavidade uterina, o instrumento principal desenvolvido para energia monopolar foi o ressectoscópio e alguns eletrodos que são utilizados pelas camisas cirúrgicas em ambulatório.

Este gerador possui um mecanismo de coagulação denominada forçada, adequada para eletrodos de pequena superfície, usando a formação de arcos voltaicos, que permite um efeito de coagulação mais profundo, evitando o efeito de corte indesejado.[4,28,34,35]

■ Energia bipolar subaquática

Modernamente esta modalidade de energia, já tão largamente utilizada na cirurgia convencional e laparoscópica, ganhou um aliado precioso, o meio líquido. A vantagem desse método é permitir, dentro da cavidade uterina, o uso de um instrumental que na sua extremidade dispõe do eletrodo positivo e do eletrodo neutro. Entre os dois existe um dispositivo de cerâmica com função de isolar os polos. Para que os elétrons emitidos pelo eletrodo positivo possam retornar ao neutro, é preciso um meio condutor. Dessa forma, o soro fisiológico e o lactato de Ringer estão indicados. Além de a solução permitir lavagem constante de detritos celulares e sangue, diminui sensivelmente o risco de intravazamento, pois, como se sabe, estes meios possuem níveis fisiológicos de sódio, alterando o equilíbrio hidreletrolítico somente quando grandes volumes são intravazados.

Seu eletrodo pode ser utilizado em canal cirúrgico de 1,6 mm, o que permite o uso de diâmetros mínimos de camisas cirúrgicas. Assim o procedimento não requer anestesia para realização ambulatorial, pois o canal cervical não precisa ser dilatado. Seu mecanismo de ação de alta potência produz uma explosão celular muito rápida, pelo mecanismo de ebulição, e isto se dá pela proximidade dos eletrodos, o que faz a corrente elétrica passar pelo tecido-alvo e retornar ao eletrodo neutro sem percorrer ou atravessar outros tecidos e órgãos não objetivados. Também pelo mesmo mecanismo provoca a vaporização tecidual, ou seja, sua total destruição sem resíduo celular. Quando o eletrodo positivo se aproxima do tecido-alvo, a corrente elétrica transita de um eletrodo a outro pelo meio de distensão, formando um potente turbilhão de vapor, que, em contato com o tecido-alvo, lhe transmite este efeito. Neste modo há grande formação de bolhas que precisam de um perfeito sistema de fluxo contínuo para seu escoamento.

Precauções importantes para não ocorrer acidentes devem ser tomadas, como, não deixar o eletrodo, mesmo desativado, entrar em contato com gaze ou tecido que possa entrar em combustão, pois o mesmo guarda calor, podendo provocar formação de fogo. Em contato com o corpo, pelo mesmo princípio, pode provocar queimaduras. Outra precaução é que não deve haver áreas molhadas para não ocorrer contato elétrico inadequado. E, por fim, o canal cervical deve ser dilatado o suficiente para a passagem do instrumental, evitando a entrada de ar ambiente, o que pode facilitar a ocorrência de embolia gasosa.

A energia bipolar subaquática é utilizada por meio de eletrodos que passam por pequenos diâmetros dos canais cirúrgicos, e também na forma de ressectoscópio nos moldes da camisa cirúrgica para este modelo (Fig. 35-3). Sempre realizada sob visão histeroscópica, pode-se utilizar anestesia local para os procedimentos menores e bloqueio epidural nos procedimentos maiores com a destruição do endométrio com ressectoscópio.

Esta tecnologia foi desenvolvida pela Johnson e Johnson e recebeu o nome de Versapoint.[15,16,18,28,35]

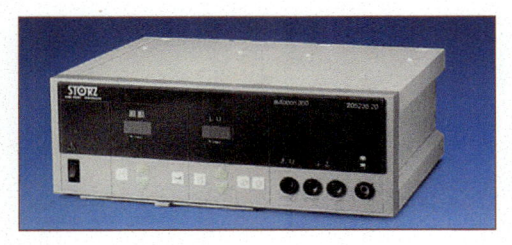

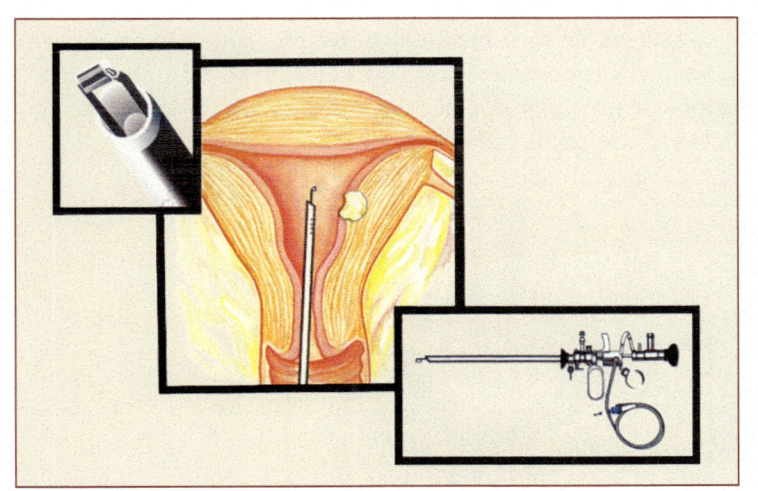

Fig. 35-2
Gerador de energia.

Fig. 35-3
Ressectoscópio para uso com fonte de energia bipolar. Em detalhes, sua extremidade distal e sua visão panorâmica do conjunto.

■ Outras alternativas de energia

O *laser* se caracteriza por uma emissão de luz estimulada na forma de uma onda eletromagnética. Possui características que lhe difere da luz regular: monocromática, composta de uma única cor, definida pelo seu comprimento de onda, coerente com todos os feixes no mesmo comprimento de onda e colimada, porque todas as ondas se propagam na mesma direção, ou seja, em paralelo.

O *laser* foi introduzido nos procedimentos ablativos endometriais pela sua boa penetração nos tecidos, maior afinidade com a hemoglobina, dando um bom efeito de coagulação, e por não ser absorvido pela água.

Diferente da maior parte das outras formas de energia, o *laser* pode causar danos à equipe e ao paciente. É necessário o uso de óculos especiais apropriados para cada comprimento de onda de luz *laser* em utilização. A sala cirúrgica não deve conter áreas reflexivas e inflamáveis, inclusive os tubos endotraqueais devem manter este padrão. A sala cirúrgica deve estar provida de uma boa circulação de ar para escoamento da produção de fumaça e sinais luminosos que indiquem que ele está sendo utilizado.[15,16,28,35]

Nd:YAG

A família YAG possui vários parceiros de trabalho, íons, que, uma vez excitados, usaram este cristal como passarela para chegar ao tecido-alvo. YAG é o acrômio de ytrium, alumínio e granada que, quando associado à utilização do íon neodímio, soma-se este prefixo Nd.

O íon de neodímio possui um comprimento de onda de 1.064 nm, pode ser transferido em fibra de quartzo de 600-1.000 micra de diâmetro. Gera uma energia luminosa, feixe de fótons, que será absorvida pela hemoglobina e pela proteína tecidual, gerando termoablação. Tem uma penetração de 3 a 6 mm tanto na profundidade, quanto lateralmente (Fig. 35-4).

Compatível com os meios de distensão eletrolíticos de baixa viscosidade, soro fisiológico e Ringer lactato, dificilmente vai provocar ocorrência de intravazamento.

A pequena dimensão da ponta de quartzo faz o tempo do procedimento ser longo. Em razão disso, os úteros selecionados para este procedimento não devem ultrapassar 8 a 10 cm de comprimento e necessitam preparo prévio do endométrio com análogos do GnRH.

A fibra de quartzo, pelo seu pequeno calibre, possibilita sua utilização pelo canal de trabalho das camisas cirúrgicas rígidas ou do fibroscópio, sendo assim videoassistido. Com a ponta cônica consegue-se tocar o tecido-alvo, técnica conhecida por *touch*. Com ponta romba que irradia uma área maior a distância, denominou-se *non-touch*. Dispõe de uma potência de 45 a 75W, trabalhando do modo pulsátil ou contínuo.

Atinge uma temperatura de 50°C a 10 mm de profundidade do tecido coagulado, o que permite uma segurança relativa em relação à perfuração, já que o miométrio se encontra a 15 mm da superfície endometrial.[15,16,28,35]

Laser ELITT – Endometrial *laser* intrauterine termo-therapy

Este procedimento, embora não videoassistido, encontra-se acoplado a este arsenal terapêutico, pois para a sua realização um inventário histeroscópico minucioso é necessário, com o intuito de afastar ocorrência de malformações, patologias malignas e associações como tumorações intracavitárias.

O sistema é formado por ativação de um diodo ou semicondutor com comprimento de onda de 700 a 1.000 nm, uma potência de 15 a 30 W, dispõe de três fibras articuladas de 600 micra cada uma. Idealizado por Donnez na Bélgica, em 1994, foi recentemente melhorado e recebeu o nome atual pela Sharplan e Gynelaser. As três fibras dentro da cavidade uterina distribuem o *laser* igualmente, inclusive na região cornual, têm absorção seletiva pela hemoglobina e proteína, não são absorvidos pela água com uma penetração tecidual em torno de 3 e 6 mm. Acionado com 20 W de potência ele produz uma temperatura entre 55 e 65°C que realiza uma coagulação, numa espessura endometrial de 3,5 a 6 mm, sendo que abaixo dessa espessura a temperatura não ultrapassou 41°C, o que demonstra segurança do método para os tecidos vizinhos.

O equipamento dispõe de um painel de controle para emissão contínua, que pode ser interrompida a qualquer momento, potência em um *timer* que demonstra que em um período de 3 a 7 minutos ocorrerá a ativação do *laser*. Este painel de controle possui uma tela computadorizada de cristal líquido que possibilita o acompanhamento do procedimento. A introdução do aparelho na cavidade uterina é sempre precedida de histerometria e em alguns casos há necessidade de preparo com GnRH por 8 a 12 semanas. Após sua introdução é que, então, ele se arma amoldando a cavidade. Possui um revestimento ao nível do canal cervical para não ocorrer difusão da energia *laser* neste sítio e consequente estenose cervical.

O equipamento é portátil, fácil de transportar e alocar em qualquer ambiente, pesando 7,5 kg e não demanda muitas horas de treinamento. Suas fibras permitem um uso médio para 10 a 15 procedimentos (Fig. 35-5).[15,16,28,35]

Balão endotérmico

O método também não videoassistido está incluído neste bloco por se tratar de destruição endometrial eficaz somente possível a

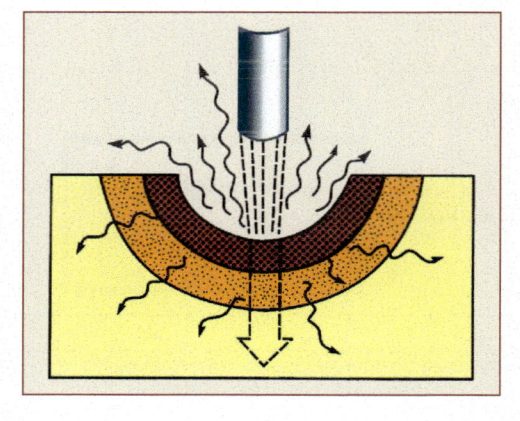

Fig. 35-4
Propagação da energia produzida pelo *laser*.

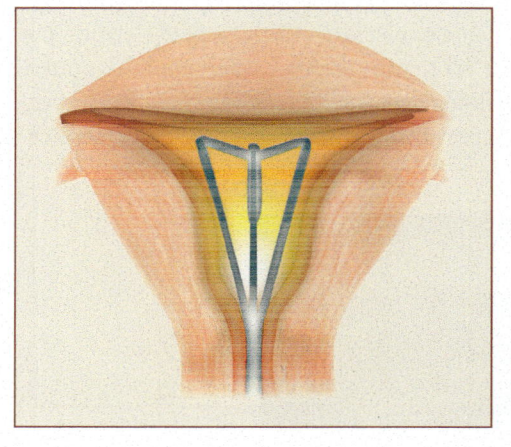

Fig. 35-5
Laser Elitt acionado na cavidade uterina.

sua realização se precedida dos métodos diagnósticos histeroscópicos. Este cuidado se faz necessário para o inventário da cavidade uterina afastar malformações, patologias tumorais que não são passíveis de tratamento com o balão, bem como as patologias malignas de endométrio, pois o método não permite o estudo anatomopatológico.

Consiste na introdução dentro da cavidade uterina de um balão de látex que é preenchido de 6 a 15 cc de um fluido estéril (solução de dextrose a 5% em água) a uma pressão de 160-180 mmHg que, por 8 minutos, permanece a uma temperatura de 87°C, ocorrendo, assim, a ablação térmica do endométrio (Fig. 35-6). Essa cirurgia é comandada por um *software*, que está inserido em um computador pequeno, que faz parte do equipamento (Fig. 35-7). O procedimento não deve ser repetido sob o risco de ocorrer lesão miometrial e perfuração. Não deve ser usado como método de esterilização, pois a ocorrência de gravidez, embora mínima, pode acontecer. O cateter com balão de látex não pode ser reutilizado nem reesterilizado. Por todos estes motivos este método se torna caro, sendo seu emprego limitado.

A segurança do seu emprego e a sua eficácia estão relacionadas com alguns fatores como: não ultrapassar de 30 cc o volume do balão ou 10 cm de histerometria, cavidades mínimas com menos de 6 cm ou que não permitam inflar o balão de 2 cc de volume. O risco de ruptura do balão é pouco provável, pois sua capacidade total é de 3 L, porém para se manter este critério é necessário que, durante o aquecimento, não haja movimentação do conjunto.[15,16,28,35]

Terapia fotodinâmica

A terapia em questão se propõe a estimular substâncias ou moléculas por meio de luz comum *(NonLaser)* e assim produzir um efeito de biomodulação. Esta proposta também se presta à luz *laser* de baixa potência. As substâncias fotossensíveis já conhecidas por seus efeitos são as protoporfirinas (PDT), o ácido aminolevulínico (ALA), utilizados, frequentemente, no tratamento de lesões dermatológicas com potencial carcinogênico. Nesta técnica em desenvolvimento em alguns centros, as substâncias são dispersas pelo endométrio e submetidas a uma fotoestimulação com luz comum através de fibras de irradiação, conseguindo-se um efeito de destruição endometrial uniforme. Por um baixo custo conseguem-se os efeitos obtidos por outros métodos de destruição, porém, ainda não existem estudos completos comprobatórios dos níveis de ação.[15,16,28,35]

Termoablação endometrial por radiofrequência

O sistema consiste na introdução de um pequeno balão de silicone na cavidade uterina, onde é insuflado. Ele dispõe de dezenas de eletrodos em sua superfície (Fig. 35-8) que são ativadas por três minutos, emitindo energia produzida por radiofrequência, com 40-45 W de potência, que se transformam em calor em torno de 75°C. Dessa forma, consegue-se uma destruição em profundidade de 4,5 mm de endométrio. Este sistema é conhecido como *Vestable DUB Treatment System* e realizado com anestesia local e endovenosa. Este procedimento não é videoassistido.[15,16,28,35]

Crioablação endometrial

À semelhança de outros métodos destrutivos do endométrio este também utiliza a destruição celular causada pela variação extrema de temperatura. Neste caso um sistema, conhecido como *CryoGen-CMS Accuprobe*, reduz a temperatura da superfície endometrial para 90°C negativos, produzindo desnaturação proteica, inibição de reações enzimáticas, cristalização da água celular com final ruptura da sua membrana. A ocorrência dessa desnaturação celular promovida pela congelação produz uma descarga serosa vaginal por semanas, trazendo um grande incômodo à paciente.

Este sistema possui uma sonda que é capaz de atingir as regiões cornuais. Produz uma camada de gelo de até 37 mm de profundidade com uma área de necrose final em torno de 9 a 12 mm. É um método não videoassistido, devendo ser precedido pela histeroscopia, pelas razões anteriormente descritas: avaliação de malformações, tumorações benignas e patologias endometriais suspeitas ou malignas para o qual o método não se presta.[15,16,28,35]

Hidrotermoablação endometrial

Realizado sob visão histeroscópica o procedimento consiste em levar para dentro da cavidade uterina solução salina a temperaturas entre 70 e 90°C por 10 a 15 minutos. Esta solução é levada à cavidade pelo canal de influxo da camisa cirúrgica e reflui pelo canal de saída ou refluxo da mesma camisa. O aquecimento é feito externamente por um aparelho conhecido como *Hidrotherm Ablator EnAbl System* utilizando em média três litros da solução e infundindo com uma velocidade se fluxo de 200 mL/min com uma pressão de 50 mmHg. Pode ser realizado com anestesia local e sedação venosa.

Um inconveniente desse método é a possibilidade de perda retrógrada de soro aquecido pelo canal cervical que, ocorrendo, pode ocasionar queimaduras no canal vaginal e por onde mais se escoar.[15,16,28,35]

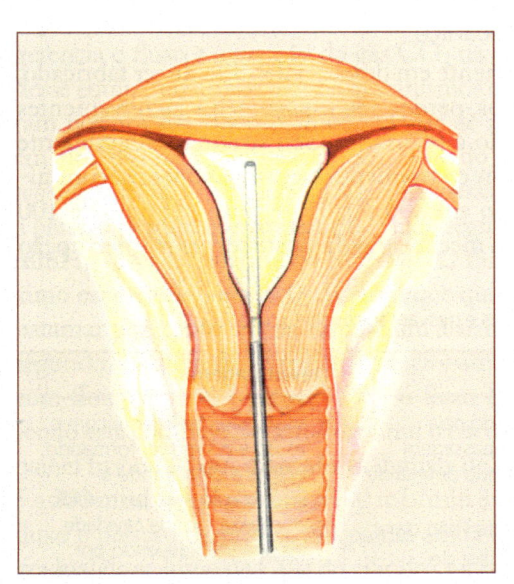

Fig. 35-6
Útero com balão endotérmico distendido na cavidade uterina.

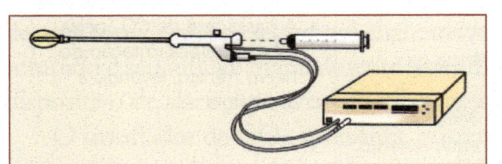

Fig. 35-7
Equipamento gerador de energia para o balão endotérmico.

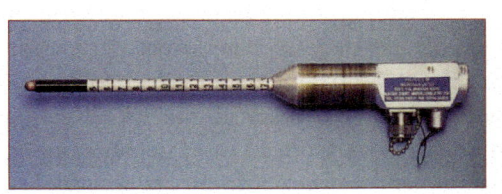

Fig. 35-8
Gerador de energia de radiofrequência.

vazamento produz hiponatremia por hemodiluição. É metabolizada no fígado por desaminação para amônia e transaminação para outros aminoácidos, assim seu uso em pacientes com função hepática alterada deve ser cauteloso. Sua apresentação está disponível em frascos de 2 a 3 L, facilitando sua utilização em grandes volumes.

Sorbitol

O sorbitol a 5% é uma solução isotônica, do açúcar hexitol, hiposmolar 178 mlOsm/L, degradada no fígado em glicose e frutose. Pode ocorrer hiperglicemia no pós-operatório, e em pacientes diabéticos o uso é restrito. A hiponatremia também está associada a seu uso por hemodiluição. Não possui eletrólitos, sendo muito útil nas cirurgias de energia monopolar.

Sorbitol/Manitol

A solução de sorbitol e manitol é composta por 27 g de sorbitol e 5 g de manitol diluídos para 1.000 mL de água. Esta associação pretende diminuir a síndrome de intravazamento e a ocorrência de hemólise. Encontra-se disponível em frascos de 1 e 2 L.

Manitol a 5%

Esta solução de baixa viscosidade, isotônica, não eletrolítica, derivada do álcool hexaédrico, tem como principal característica se manter no compartimento extracelular, causando expansão excessiva do mesmo. Pode proporcionar ocorrência de edema pulmonar, sendo controlado com diuréticos.[25] É metabolizado pelos rins, nos glomérulos, com a reabsorção tubular de 10%. Sua meia-vida de eliminação nos adultos com função renal preservada é em torno de 100 minutos.

Dextran 70

É uma solução em dextrose a 32% – Hyskon – é um polissacarídeo ramificado, composto de unidades de glicose com um peso molecular médio de 70.000 dáltons, estéril, livre de eletrólitos, translúcido, não pirogênico. Em temperatura ambiente é extremamente viscoso, o que dificulta seu extravasamento e transposição pelas tubas. Apesar de ser claro, transparente quando aquecido a 100°C, forma bolhas, dificultando a visualização da imagem. Não se mistura com sangue. A limpeza do material deve ser imediata, pois pode ressecar, caramelizar, destruindo-o de forma irreversível. Transforma os pisos cirúrgicos em ambientes escorregadios. Sua infusão necessita do emprego da força, principalmente pelo canal estreito das camisas cirúrgicas. Sua infusão é pré-aquecida e feita através de seringas de 50 mL conectadas ao canal de influxo da camisa cirúrgica. Edema pulmonar pode ocorrer, quando o volume de infusão supera 500 mL. Para cada 100 mL do Dextrana absorvidos dentro do intravascular, ocorre uma expansão plasmática de 800 mL. A absorção pela cavidade peritoneal é lenta, precisa em torno de 3 a 4 dias para atingir níveis séricos. Apresenta-se em frascos de 100 mL e 250 mL. A anafilaxia é rara, podendo ocorrer aumento no tempo de coagulação. As idiossincrasias são mais comuns, com o uso do Dextran 40, de menor peso molecular, mais fácil de passar para o intravascular.[1-4,6-14,27,30,32-35]

■ Sistema de infusão e captação

Força da gravidade

Impelida sobre os frascos dos meios de baixa viscosidade, posicionados a uma altura de 100 cm acima do decúbito da paciente, obtém-se uma pressão média de 80 mmHg. Elevando-se esta altura para 150 cm, a pressão alcança, em média, 110 mmHg. Um manguito de pressão insuflado ao redor dos frascos pode ser adicionado a este sistema (Fig. 35-11). À medida que os frascos se esvaziam, o gradiente de pressão cai, sem que haja nenhuma maneira de ser quantificado. Dessa forma, é impossível precisar se a distensão da cavidade é dificultosa, por fatores corporais, por perda retrógrada, perfuração ou obstrução dos condutos por onde passa o meio.

Seringas de 50 mL

Para infusão manual do meio de alta viscosidade. O Dextran, tanto o 70 quanto o 40, só permite sua infusão na cavidade por meio de muita pressão, conseguida através dos êmbolos das seringas de 50 mL pressionadas com a mão do médico. Normalmente estas soluções são pré-aquecidas para facilitar sua administração.

Bomba manual de Hyskon

Para infusão manual do meio de alta viscosidade, assemelha-se à seringa convencional com um sistema de rosqueamento que facilita a infusão.

Tem capacidade para 60 mL.

Sistema aberto de captação

Através de sacos coletores em forma de cone, oleado, colocados na região das nádegas da paciente, conduz todo o líquido para um recipiente capaz de armazenar grandes volumes. Frascos de 5 L normalmente são utilizados em sistema de fluxo simples, onde o meio de distensão sai retrogradamente pelo canal cervical.

Sistema de alça fechada

O sistema possui dois componentes, a infusão por gravidade conectada ao canal de entrada da camisa e a captação do meio de distensão, que reflui passivamente pelo canal de saída da camisa até uma "torneirinha" *luer-lock*, sendo daí levada por um tubo siliconizado a uma bolsa coletora fechada. No caso de um canal cervical amplo, haverá também perda retrógrada que não estará sendo contabilizada.

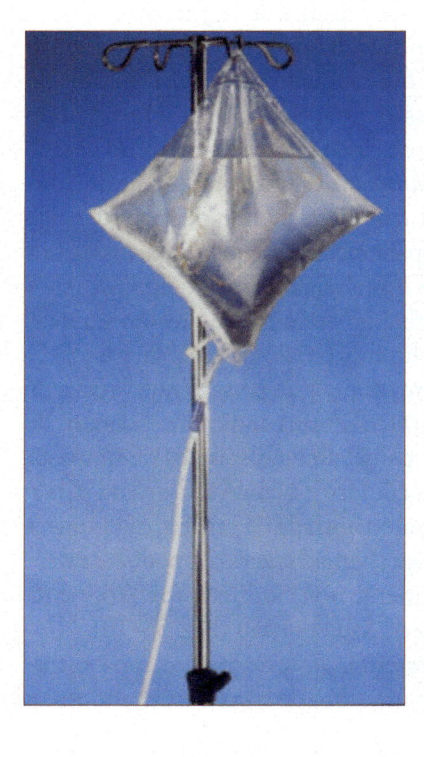

Fig. 35-11
Infusão por força da gravidade.

Sistema associado
Associação do sistema aberto de captação através dos coletores das nádegas, com o refluxo da camisa pelo tubo siliconizado, ambos captados em um recipiente que contabiliza tudo junto.

Balança
Desenvolvida para ser utilizada independente do sistema de infusão, que é capaz de medir de 0 a 11.500 mL, com alarme para volume em 2.000 mL e alarme de fluxo em 5.000 mL/min.

Uma balança comum transforma a medida de peso para a quantidade em mL, por exemplo 1.000 g = 1.000 mL. Pode ser somada ao sistema aberto e ao associado, oferecendo mais segurança.

Insuflador indireto
Equipamento que dispõe de um circuito eletrônico com um microprocessador que mantém a pressão estável dentro do frasco de soro utilizado na infusão. É capaz de ajustar a pressão de 10 a 120 mmHg com um sistema de alarme, quando esta cai abaixo do preestabelecido. A paciente deve ficar posicionada no mesmo nível do equipamento para o perfeito funcionamento do sistema. Ele possui um painel com os controles de pressão em cristal líquido, fácil de transportar e de baixo custo (Fig. 35-12). Neste sistema não há controle intrauterino da pressão nem sobre o fluxo o que se obtém é a pressão média dentro do frasco de meio de distensão. Deve ser associado a um sistema de captação, principalmente se estiver sendo usado para procedimento cirúrgico.

Bomba de infusão
Para tornar o procedimento mais seguro por meio da monitoração do fluxo, pressão, volume de entrada e saída do meio líquido, foi desenvolvida a bomba de infusão. Possui controle de segurança interno proporcionado por um *software*, pelo *hardware* e um sistema mecânico. Este *software* possibilita preestabelecer e manter o controle do fluxo e da pressão e opcionalmente a pressão de sucção com a contabilização do volume de saída (Fig. 35-13).

O meio de distensão de baixa viscosidade é bombeado do seu recipiente até a cavidade uterina, por um sistema de rolamento compressivo, propulsor, que reproduz os movimentos peristálticos, conduzidos pelo tubo de silicone conectado ao canal de influxo da camisa cirúrgica.

Acionado o mecanismo de sucção, o meio é aspirado da cavidade pelo canal de saída da camisa cirúrgica por sistema de pressão negativa e levado por um tubo de silicone até o recipiente coletor graduado. A vantagem desse mecanismo é a possibilidade de se intervir neste controle de infusão e sucção, melhorando a condição da cirurgia.

Situado no lado inferior do visor, encontra-se a entrada da conexão da sucção. Tem seus valores determinados por um botão com mostrador digital, que varia de 0,0 a 0,8 bar, sendo usado, em média, a 0,25 bar. Os tubos de silicone devem ser estéreis. Este aparelho dispõe de um sistema de pedal opcional que permite ao histeroscopista o acionamento do sistema, depois de prefixados os níveis de fluxo, pressão e sucção.

Monitora o influxo do líquido na cavidade, com os parâmetros predeterminados de fluxo em mL/min variando de 0 a 500, pressão em mmHg de 0 a 200 e a sucção quando adicionados os acessórios específicos. O mostrador varia de -2.000 mL a + 1.000 mL, sem os acessórios da sucção ela fica inoperante, porém o funcionamento do sistema de infusão não se altera. Na entrada da sucção é conectado um filtro de bactérias não esterilizável que deve ser trocado a cada utilização. Seus acessórios são tubos siliconizados com conexões para padrão Luer e recipientes de armazenamento.

Há no mercado bombas infusoras com configurações semelhantes que já dispõem de um contabilizador de volume captado durante o procedimento, aparecendo estes valores no painel. Existe também um modelo que possibilita o uso tanto histeroscópico como laparoscópico pela pré-seleção em um *set* lateral. Este equipamento facilita o médico que realiza os dois procedimentos. As bombas foram desenvolvidas para proporcionar o máximo de segurança na realização do procedimento, o que não afasta o risco do desconhecimento da técnica, causando situações de transtorno à paciente e ao profissional que realiza o procedimento.[4,6,17,28,29,31,34-36]

Laudo
Esta técnica de documentação normalmente acompanha a imagem, seja fotográfica, *printer* ou DVD. Sugerimos aqui um padrão utilizado em nosso serviço. É gerado comumente por um sistema informatizado acoplado à ilha de edição (CEVESP-RJ) (Quadro 35-2).

Instrumental

■ Não específico
Na sala onde se realiza a histeroscopia, seja ambulatorial ou hospitalar, os materiais, instrumentos e acessórios devem estar dis-

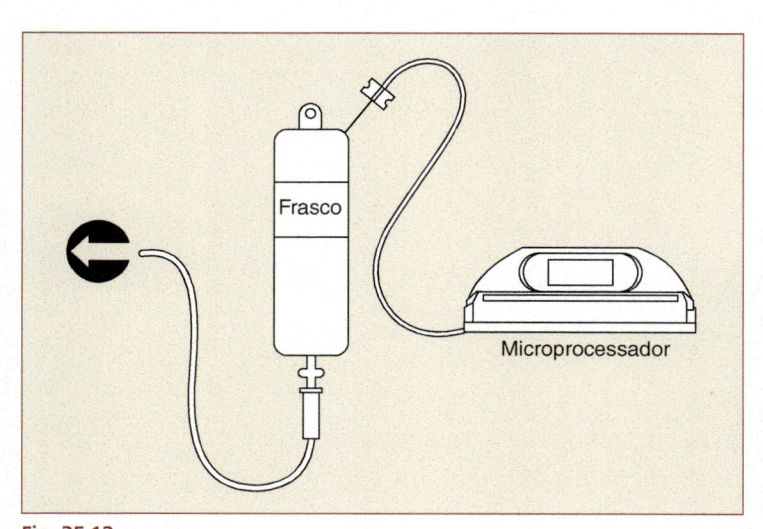

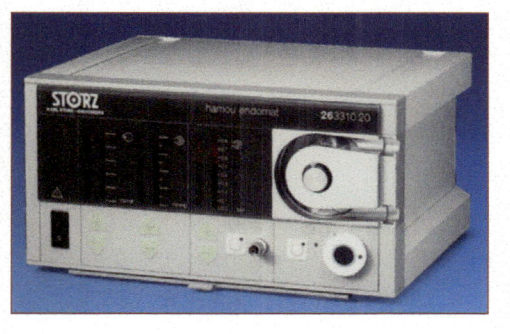

Fig. 35-12
Insuflador indireto.

Fig. 35-13
Bomba de infusão.

Quadro 35-2 Laudo vídeo-histeroscópico

Relatório de vídeo-histeroscopia			Registro
Paciente			Idade
Médico solicitante			Data do exame
Convênio			DUM
Indicação			Ciclos
Gesta		Para	Abortos
Histerossalpingografia		Data	Resultado
Ultrassonografia		Data	Resultado
Cirurgia pélvica prévia		Medicamentos em uso	
Pelve		Dilatação cervical	
Anestesia		Tipo	
Canal cervical			
Muco			
Orifício externo			JEC
Mucosa endocervical	Superfície	Brilho	Coloração
	Vascularização	Espessura	
Orifício interno			
Anormalidades			
Cavidade uterina			
Distensão		Forma	Dimensões
Orifício tubário		Direito	Esquerdo
Visível			
Forma			
Vascularização			
Permeabilidade do óstio			
Anormalidades			
MUCOSA ENDOMETRIAL	Superfície		Brilho
	Coloração		Orifícios glandulares
	Forma		Vascularização
	Muco intracavitário		Sincronia com ciclo
	Anormalidades		
Istmo			
Procedimentos complementares			
Observações			
Documentação	Vídeo	Fita	*Printer*
Local p/ foto			
Conclusão			
Canal cervical			
Orifício interno			
Cavidade uterina			
Endométrio			
Óstios tubários			
Observação			
Assinatura			

postos em mesa tipo Mayo (Fig. 35-14), que já fazem parte do dia a dia do ginecologista; são eles:[4,28,29,34-36]

- Pinças do tipo Pozzi.
- Pinças do tipo Cherron.
- Espéculos univalvares, tipo Collins, n°s 1, 2, 3.
- Espéculos bivalvares, tipo Graves.
- Histerômetros.
- Velas de Hegar, n°s 2 a 9.
- Curetas de Novak.
- Biópsia aspirativa de Karman.
- Frascos com formol a 10/15%.
- Soro fisiológico.
- Solução anestésica (lidocaína 2%).
- Compressas de gaze.
- Luvas esterilizadas de látex.
- Luvas de plástico para procedimentos.
- Seringas tipo carpule.
- Seringas comuns de 10 e 20 mL.

■ Específico

- Sistemas ópticos.
- Histeroscópios.
- Camisas.
  - Diagnósticas.
  - Com canal cirúrgico.
- Pinças.
- Eletrodos.
- Tesoura e pinças de preensão óptica.
- Ressectoscópio.
- Hector.

Histeroscópios

Os histeroscópios são divididos em rígidos e flexíveis. O histeroscópio rígido é constituído por: uma ocular, um cilindro de aço inoxidável, que contém um conjunto de lentes e uma lente terminal (objetiva) que traz a imagem até o observador ou microcâmera. Permite visão panorâmica e/ou de contato, de acordo com o sistema de lentes. Um canal virtual formado entre a óptica e a camisa externa deixa passar o meio de distensão. Os histeroscópios rígidos são assim denominados por não disporem de nenhuma flexibilidade (Fig. 35-15).

Histeroscópios são de diâmetro menor do que os laparoscópios e consequentemente transmitem menos luz, o que é compensado pela menor distância entre o tecido-alvo e a lente em torno de 2,5 cm e também pelo menor tamanho da cavidade observada.

Sistemas ópticos

O sistema de lentes empregado nos endoscópios é dividido em três tipos: Clássico, Hopkins e GRIN *(Graded index)* (Fig. 35-16).

No sistema clássico a espessura das lentes era bem menor do que o espaço de ar entre elas. Estes endoscópios eram constituídos por um longo tubo de metal contendo muitas lentes delgadas de vidro, posicionadas bem distantes umas das outras a fim de produzir imagens mais bem definidas.

A quantidade de luz transmitida por um endoscópio é proporcional ao quadrado do índice de refração da média entre todas as lentes. Sendo o índice de refração do ar 1,0, a transmissão proporcional da luz também será de 1,0 de índice de refração.

O vidro tem um índice de refração 1,5; usado como meio óptico, a transmissão da luz mais que duplica. Empregando estes princípios, o Dr. Hopkins reverteu a relação de espaço ar/vidro dentro do endoscópio, aperfeiçoando a transmissão da luz. Neste novo sistema criado por ele, as lentes ocupam a maior parte da extensão do endoscópio, na forma de bastões ou prismas. Ele possui em torno de 12 ou mais lentes intercaladas com uma tênue camada de ar. Há uma perda de luz em torno de 4 a 7% pela interface das lentes. Esta perda é reduzida pelo revestimento das lentes por magnésio fluorado, o que diminui esta perda para 0,5%. A maioria dos laparoscópios e histeroscópios, hoje, utiliza o sistema de Hopkins, abandonando-se o sistema clássico (Fig. 35-17).

O sistema de lentes GRIN consiste em um único tubo de vidro em que o índice de refração diminui gradualmente do eixo para a periferia.

Este sistema não requer meio algum de distensão nem recurso de iluminação de fibra óptica. Possui um mecanismo especial de captação de luz ambiente que está localizado próximo à ocular que transmite a luz até a cavidade uterina, reflete-se e retorna à ocular, consequentemente ao olho do observador. Para a visão de contato acontecer, é necessário que a lente distal do histeroscópio toque o tecido objetivado. Dessa forma não ocorre distorção da imagem, podendo haver ampliação da imagem até 1,6 vez sem uso de oculares especiais e até 100 vezes com uso das mesmas. A visão de

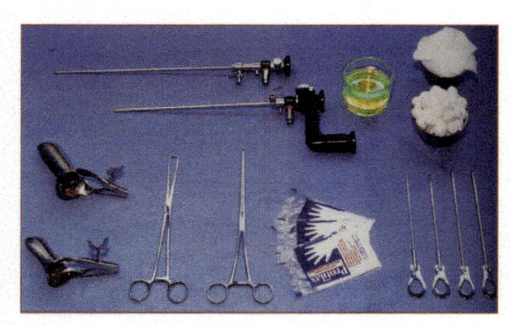

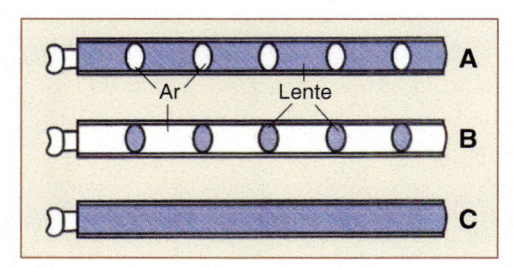

Fig. 35-14 Bandeja da mesa auxiliar.

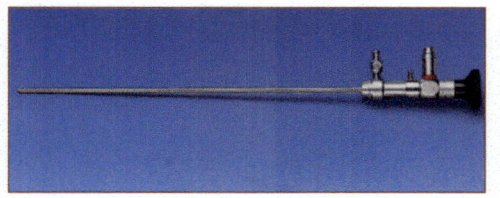

Fig. 35-15 Histeroscópio rígido.

Fig. 35-16 Sistemas ópticos. (**A**) Hopkins; (**B**) clássico e (**C**) Grin.

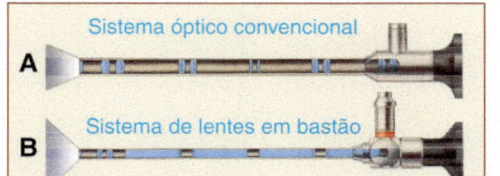

Fig. 35-17 Sistemas (**A**) clássico e (**B**) Hopkins.

contato se baseia em aspectos arquiteturais, cor, contorno e na textura do tecido, situa-se entre a visão panorâmica e a microscopia, utilizando corantes vitais. A visão não se altera em presença de sangramento, porém não permite procedimentos cirúrgicos.

Foi utilizado para a visão de contato na histeroscopia, sendo substituído posteriormente pelo sistema de Hopkins acoplado com um foco variável desenvolvido por Hamou.

Visão angular

A parte distal do endoscópio tem sido desenhada com uma grande variedade de ângulo de deflexão. A lente externa pode estar em diferentes deflexões em relação ao eixo do endoscópio de 0°, 12°, 15°, 25° e 30° mais comumente (Fig. 35-18).

Um ângulo de 0° de deflexão promove visão direta, que é colinear com o campo visual verdadeiro. Note-se que quanto maior o ângulo de deflexão, maior a perda de iluminação. Na prática histeroscópica ambulatorial o ângulo de deflexão mais utilizado é o de 30° e na cirúrgica o de 0° e 12°, porém, isto vai variar de acordo com os serviços. Ângulos de mais de 30° são mais utilizados em urologia. O campo de visão se refere à linha de circunferência da imagem visualizada. Quanto mais amplo é o ângulo de visão, maior é o campo visual em uma rotação de 180°. Entretanto, com o crescimento do campo de visão, poderá ocorrer alguma distorção da imagem, principalmente na região periférica. A lente de 0° apresenta uma imagem centralizada em relação ao eixo do endoscópio, não se modifica quando ocorre uma rotação de 360°. A inclinação ou deflexão da lente distal tem por objetivo melhorar o campo visual. A imagem com visão de 30°, ou se for oblíqua, coloca o eixo da imagem em relação ao observador na região superior, seria como se entrasse em uma sala olhando para cima. Este recurso dá ao examinador uma melhor exploração da cavidade uterina, utilizando-se manobras de rotação da óptica sem a movimentação da câmera, ampliando o campo de visão. Por conta desse recurso, é que se deve, ao realizar o procedimento, entrar com o histeroscópio no canal cervical, manter seu trajeto com imagem na tela do monitor na posição de 6 horas. Dessa forma, o bisel da camisa ao passar pelo canal estará deslizando acima da mucosa, não carregando fragmentos dessa na lente, nem causando trauma e efeitos álgicos desnecessários. As lentes de 0° e 12° são mais utilizadas para procedimentos cirúrgicos do tipo ablação ou de acordo com a preferência dos serviços.

O aumento da magnificação da imagem é obtido com a aproximação do endoscópio ao tecido-alvo. O tamanho real dos achados não é preciso, pois depende da aproximação da óptica e da noção de relação com o tamanho da cavidade, mesmo assim é aceitável esta mensuração em milímetros, forma de fração ou percentuais. Mesmo que subjetiva à avaliação de tamanho ajuda o médico assistente a decidir sua conduta terapêutica.

O avanço do sistema óptico possibilitou a diminuição do calibre das ópticas e a realização dos exames sem utilização de anestesia e dilatação do canal cervical. O sistema ideal seria aquele que oferecesse o calibre mais reduzido, com visão e iluminação ampla e com diversas opções de diferentes aumentos. Os histeroscópios rígidos são mais utilizados, pois apresentam um campo de visão panorâmica maior e manuseio melhor que os flexíveis.

Existem várias modalidades de endoscópios que apresentam visão panorâmica e de contato. A visão panorâmica é de 1/1, mas ao associar uma lente, ocorre visão de contato.[4,6,24,26,28,29,31,34-36]

O microcolpo-histeroscópio

Este sistema, desenvolvido por Hamou, associa o princípio da visão de contato combinado à visão panorâmica, mantendo o sistema óptico de Hopkins. Possui uma opção de maior aumento, que é acionada por um parafuso lateral próximo à óptica, com 4 mm de diâmetro, campo visual de 30° e 24 cm de comprimento.

Apresentam três tipos de modalidades para observação:

- A visão panorâmica, 1×, distância de trabalho de 30 mm para observação global de toda a cavidade uterina.
- A macro-histeroscopia panorâmica, 20×, distância de trabalho de 1 mm: diagnóstico macroscópico de anomalias intrauterinas.
- A microcolpo-histeroscopia de contato, 60× a 150×: observação da vascularização endometrial, estudo da estrutura epitelial, relação núcleo-citoplasma e da abertura glandular para a datação do ciclo menstrual e para anomalias vasculares endometriais (Fig. 35-19).

Para visão de contato utilizada na região cervical, em geral dispensa o uso de distensão.

Hamou I. É um sistema que possui duas oculares combinadas na mesma óptica, com possibilidade de quatro aumentos: 1, 20, 60, 150. Pode ser utilizada no modo microscópico para o exame da estrutura epitelial dos tecidos escamoso e endometrial, *in loco*, com auxílio de corantes vitais. Possui 24 cm de comprimento, 4 mm de diâmetro e visão de 30°.

Hamou II. Possui o mesmo princípio combinado em uma mesma ocular com menos dois recursos de aumento. Um parafuso lateral aciona o foco para grande aumento, 80×, quando girado no sentido anti-horário. A visão panorâmica, em tamanho real e foco no infinito, é conseguida com a rotação do parafuso no sentido horário. Possui 24 cm de comprimento, 4 mm de diâmetro e visão de 30°.

Modernamente, um sistema semelhante ao Hamou II está disponível com o diâmetro de óptica de 2,9 mm, o que facilita o procedimento na presença de estenose cervical.[4,6,24,26,28,29,31,34-36]

O histeroscópio flexível também é chamado de fibroscópio, porque a fibra óptica é utilizada para transmissão da imagem e outra para iluminação, sendo então maleável. Recomenda-se sua utilização principalmente com o meio gasoso, podendo-se usar também o meio líquido específico para a energia escolhida. Útil para realizar procedimentos com fins diagnóstico e cirúrgico, pois possui um canal de instrumentação, em pacientes com canal

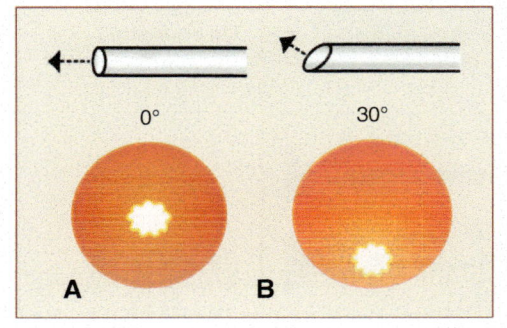

Fig. 35-18
(**A** e **B**) Visão de 0° e 30°.

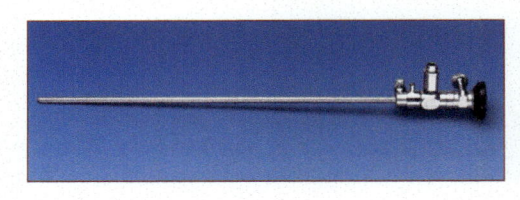

Fig. 35-19
Microcolpo-histeroscópio.

cervical estreito, ântero e retroverso, flexões intensas, sem o auxílio de anestesia ou manobras. Seu mecanismo maleável permite a passagem pelo canal seguindo seu pertuito natural sem a necessidade de uma camisa. São compostos de três partes: uma frontal flexível, uma média giratória rígida e uma outra posterior semirrígida (Fig. 35-20).

Em relação ao diâmetro, são encontrados de 2,5 e 3,5 mm com comprimento de 25 cm e um canal interno de trabalho de 1,2 e 1,3 mm, respectivamente. Ambos se utilizam da visão a 0°. Possui um canal de trabalho que possibilita utilização de instrumental acessório cirúrgico, pinça de biópsia, pinça de apreensão e eletrodo de energia monopolar, bipolar e *laser*. O seu custo de manutenção é alto e a qualidade da imagem, em relação ao rígido, é inferior. A seu favor o fato de dispensar anestesia, dilatação do canal cervical e possibilitar um giro de 110° anteroposterior e 88 a 90° lateralmente, conseguido por um sistema de alavanca, próximo à ocular.[4-6,26,28,29,31,34-36] É o histeroscópio flexível que melhor possibilita a instrumentação da faloposcopia.

Faloposcópio

Em meio ao já grande arsenal terapêutico e diagnóstico da histeroscopia, desenvolveu-se o faloposcópio para atender aos procedimentos relacionados com a esterilidade. É uma técnica micro-histeroscópica que permite a visualização da superfície intraluminal da tuba a partir do óstio, oviduto até as fímbrias. Poderá realizar-se em ambiente ambulatorial sem anestesia, pois o acesso à cavidade uterina é realizado pela via transcervical, pelo fibroscópio, tornando-se o procedimento bem tolerável. A realização em ambiente hospitalar com anestesia geral está reservada aos casos de monitoração laparoscópica.

Pelo canal cirúrgico do fibroscópio passará um conjunto de canulação, encaixado nesta ordem: o intubador, passando por dentro desse, o cateter para a tuba e por dentro desse um arame-guia que será retirado assim que o intubador acessar o oviduto. A seguir o faloposcópio é introduzido para a realização do procedimento (Fig. 35-21).

Este instrumento trabalha com um ângulo de visão de 0° com magnificação até 60 vezes. Possui uma fibra óptica específica para captar e transmitir a imagem até a microcâmera e outra para a iluminação da cavidade. Dispõe de dois comprimentos de 1 m e 1,5 m com 0,5 mm de diâmetro. Sua visão diminuta é melhorada com uso das câmeras com três dimensões.[4,6,20,26,28,29,31,34-36]

Camisas

Camisa diagnóstica

Constitui-se por uma haste longa, oca, que possui em torno de 25 cm, de aço inoxidável, o que possibilita a sua autoclavagem. Seus diâmetros vão de 3,0 a 5 mm. Possui na sua extremidade proximal um sistema de conexão com a óptica de encaixe, vedação e trava, impedindo que ela se solte facilmente. Neste mesmo extremo apresenta uma "torneirinha" de entrada para o meio de distensão identificado como *luer-lock* (Fig. 35-22B). Sua função consiste na proteção da óptica e permite a introdução do meio de distensão, pelo espaço que se cria entre a óptica e a camisa de precisamente 1 mm.[4-6,26,28,29,31-36]

Camisa com canal cirúrgico

Esta camisa é denominada cirúrgica, porque possui um ou dois canais de entrada para os instrumentos cirúrgicos, pinças e eletrodos somados a um canal de influxo do meio de distensão. Na sua lateral, longitudinalmente, existe uma depressão com o formato de canaleta, que drena o meio líquido, passivamente, da cavidade, sem passar por nenhum registro para contabilização, chamado de sistema de fluxo simples (Fig. 35-22A). Adicionando outra camisa externamente, será formado o sistema de fluxo contínuo (Fig. 35-22C). Sua extremidade possui orifícios de drenagem do meio líquido que, por esta via, formada entre as duas camisas, escoará até a torneirinha padrão *luer-lock*, que deverá estar conectada a algum sistema de captação, por drenagem passiva ou sucção ativa. Existem, no mercado, camisas cirúrgicas para ópticas de 2,0, 2,7, 2,9 e 4,0 mm, com diâmetro que vai de 4,0 a 7,0 mm.

Com um formato ovalado, uma medida anteroposterior de 5 mm e transversal de 3,9 mm, diâmetro médio total de 3,5 mm, uma camisa cirúrgica muito aceita foi desenvolvida por Stefano Bettocchi. Permite, como todas as outras, a entrada de eletrodo para utilização da energia monopolar, bipolar subaquática, da sonda do Nd-YAG *laser* e de outras sondas de formas novas de energia para uso na cavidade uterina.

Todas estas formas de energia necessitam do uso de meio líquido de distensão, seja eletrolítico ou não, para lavar a cavidade e/ou servir de condutor. Assim, o fluxo contínuo é uma grande técnica de trabalho, pois permite a contabilização permanente do volume captado e desenvolver as ações ora descritas. Os eletrodos utilizados necessitam de um cabo de ligação de alta frequência, com 4 mm, em média, de espessura, 3 m de comprimento para se conectarem ao gerador de energia, que permitem a autoclavagem.[4-6,26,28,29,31,34-36]

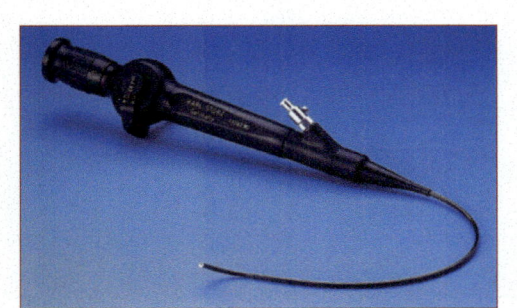

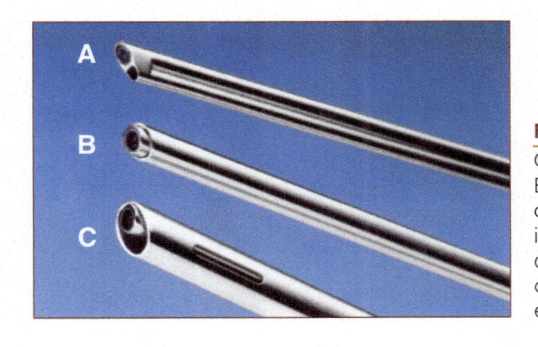

Fig. 35-20
Histeroscópio flexível.

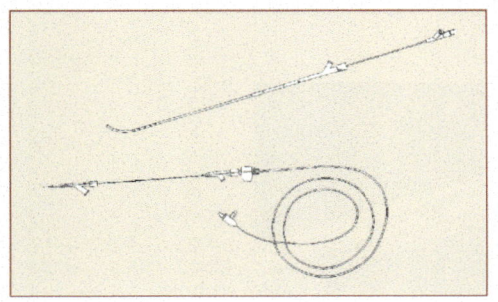

Fig. 35-21
Faloposcópio.

Fig. 35-22
Camisas cirúrgicas. Extremidade distal: camisa cirúrgica interna (**A**), camisa diagnóstica (**B**) e camisa cirúrgica externa (**C**).

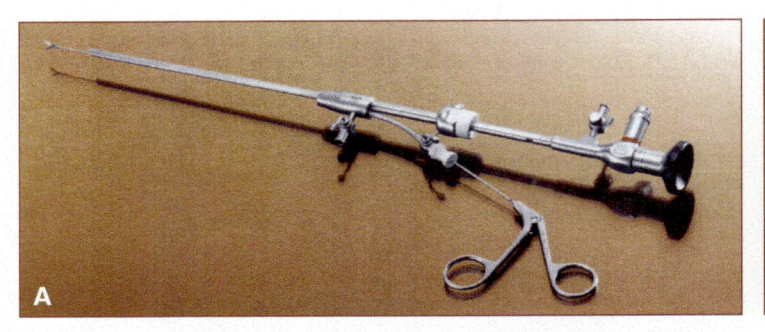

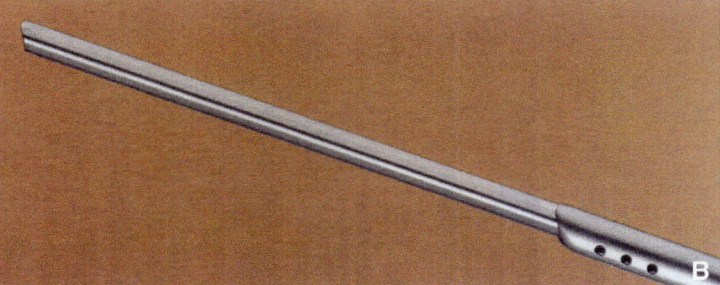

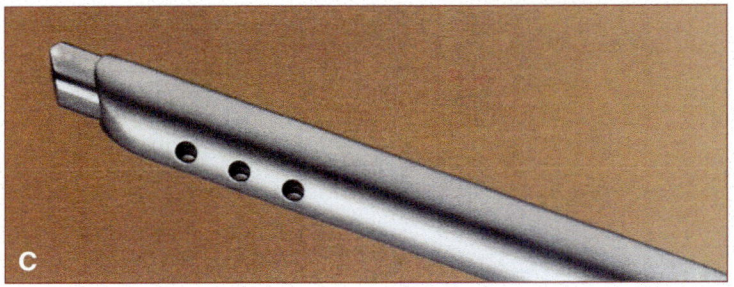

Fig. 35-23
(**A**) Conjunto de ótica, camisa e pinça histeroscópica. (**B**) Camisa adaptada em posição passiva não permitindo lavagem da cavidade uterina com fluxo contínuo. Diâmetro do instrumento de 2,9 mm na extremidade. (**C**) Camisa adaptada na posição ativa permitindo o fluxo contínuo. O diâmetro final do instrumento é de 4,4 mm.

Algumas empresas como a Strattner e a Richard Wolf lançaram modelos mais ergonômicos para realização de procedimentos histeroscópicos.

A camisa interna passa a ser integrada ao sistema sem possibilidade de remoção da ótica. Apenas a camisa externa conserva com possibilidade de remoção, porém com sistema de fixação diferente.

Isso trouxe redução ainda maior do diâmetro final do aparelho e do número de peças (Figs. 35-23 e 35-24). Esse sistema permanece com canal operatório de 5 frenchs não trazendo mudanças nos instrumentos cirúrgicos.

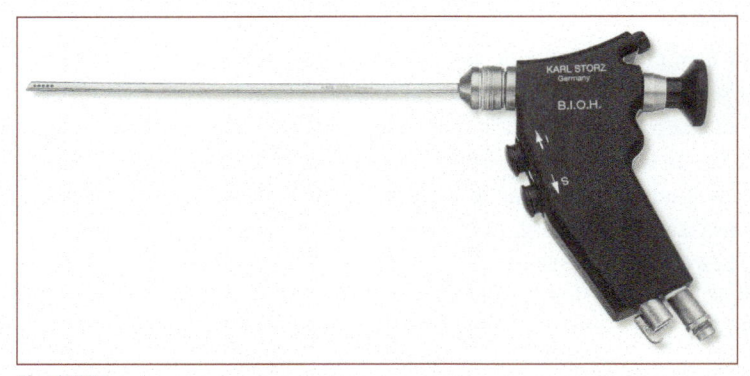

Fig. 35-24
O B.I.O.H (Bettocchi™ Integrated Office Hysteroscope) com camisa adaptada e diâmetro final de 4,0 mm.

Pinças

Pinças semirrígidas

São instrumentos auxiliares para uso com camisas cirúrgicas com 1,6 mm de diâmetro e 34 cm de comprimento (Figs. 35-25 e 35-26):

- Pinça de biópsia com cremalheira na apreensão-*grasping*.
- Pinça de biópsia ovalada.
- Pinça de biópsia fenestrada.
- Pinça de corte: tesoura de ponta romba.
- Pinça de corte: tesoura de ponta fina.
- Pinça para fixação de mioma.
- Laço: polipectomia.

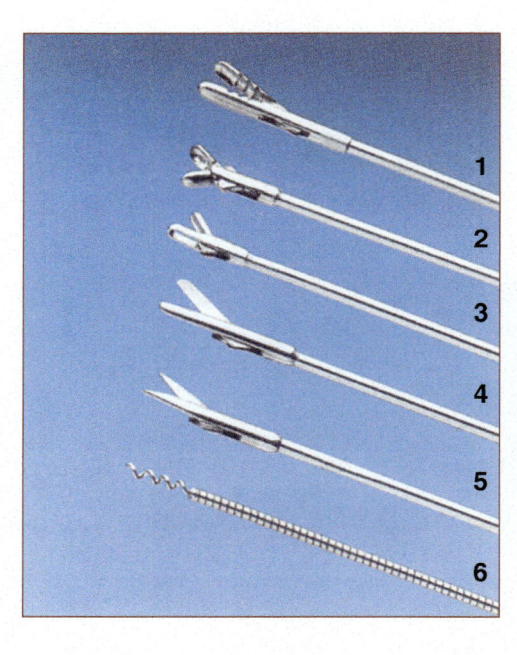

Pinças flexíveis

São maleáveis com garra de ação dupla e única para realização de corte, apreensão e biópsia. São instrumentos longos, e sua pegada sobre o tecido não é muito eficiente. Encontram-se nos diâmetros de 1,6 e 2,3 mm. Os eletrodos para uso com energia também estão nesta classe de instrumentos juntamente com a fibra do *laser*.

Fig. 35-25
1. Pinça de biópsia com cremalheira na apreensão-*grasping*;
2. pinça de biópsia ovalada; 3. pinça de biópsia fenestrada;
4. pinça de corte – tesoura de ponta romba; 5. pinça de corte – tesoura de ponta fina;
6. pinça para fixação de mioma.

Eletrodos para uso com energia

Com condutor para energia monopolar e também na versão bipolar:

- Ponta de corte.
- Esfera: coagulação.

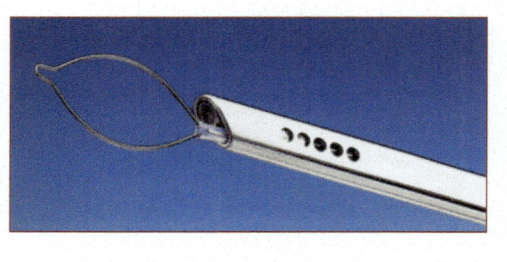

Fig. 35-26
Laço para polipectomia introduzida na camisa cirúrgica.

Tesoura e pinças de preensão óptica

São semelhantes às camisas diagnósticas que dispõem de um gatilho proximal, capaz de acionar uma tesoura, pinça ou biópsia posicionada na sua extremidade. Possuem um diâmetro de 7 mm; usadas com óptica de 4 mm com a camisa externa perfaz um diâmetro final de 9 mm. Nesta existem o de canal influxo e refluxo do meio de distensão com as torneiras *luer-lock* (Figs. 35-27 e 35-28).

Ressectoscópio

Oriundo da ressecção transuretral da próstata, o ressectoscópio ganhou dimensões adequadas e eletrodos com formatos de "alça" e de "L"; esferas de vários tamanhos, de modo a resolver todas as propostas cirúrgicas na cavidade uterina. As ópticas de 0°, visão foro-oblíqua de 12° e 30°, podem ser utilizadas de acordo com a disponibilidade do serviço e a habilidade do histeroscopista. No entanto vale ressaltar que a visão a 0° parece permitir ao cirurgião a observação mais direta do tecido alcançado pela alça. Utilizando a visão foro-oblíqua a 30°, a percepção do tecido em corte está normalmente abaixo do que ele vê, pois o ângulo da alça é contrário ao ângulo da óptica. A óptica de 12° parece se comportar de forma intermediária, enquanto a óptica de 25° permite observação semelhante à de 30°.

Para ultrapassar o canal cervical sem causar danos traumáticos, o ressectoscópio possui um dispositivo rombo que lhe precede a entrada, chamado obturador, que pode ser o convencional ou o visual. O obturador visual permite a entrada com a óptica, o que possibilita a observação dessa passagem. A camisa externa possui os canais de influxo e refluxo do meio de distensão intermediados por uma "torneirinha" padrão *luer* que é conectada aos tubos ou mangueiras de entrada e saída do meio de distensão. A interna permite a passagem do elemento funcional de trabalho com o endoscópio, e um dispositivo de entrada do meio de distensão que vem pela camisa externa. O elemento funcional de trabalho possui um *plug* para conexão de energia, localizado na sua face superior e na sua face inferior. Um sistema de mola espiralada que aciona um gatilho que permite o movimento de vaivém longitudinalmente. Este mecanismo mantém o eletrodo ativo retraído dentro da camisa externa, enquanto não está sendo usado. O polegar do cirurgião encaixa-se na alça posterior, e os três dedos seguintes na alça anterior, para executar o movimento de gatilho (Fig. 35-29). Um modelo mais arrojado permite o movimento de rotação da óptica e do elemento de trabalho sem precisar rodar todo o conjunto, ou seja, a camisa externa, suas conexões e a microcâmera.

Estão disponíveis no mercado em dois tamanhos, 8 e 9 mm para óptica de 4 mm e tamanho de 7 mm para óptica de 2,9 mm. As alças mais utilizadas para ressecção e corte são as que têm formato de U, as retas e as em L. As esferas são mais adequadas para uso em coagulação e ablação, conhecidas como *roller ball* e *roller barrel*, possuem uma área de contato maior com o tecido. Eletrodos específicos para o modo de vaporização, coagulação mais superficial também são utilizados (Fig. 35-30). O ressectoscópio está disponível para energia monopolar em meios não eletrolítico e bipolar subaquático com uso de meio eletrolítico (Figs. 35-31 e 35-32).

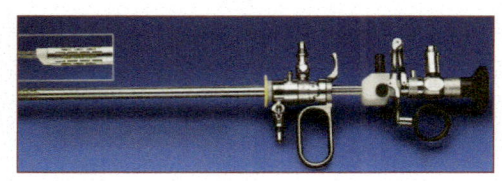

Fig. 35-29
Ressectoscópio monopolar acoplado à óptica.

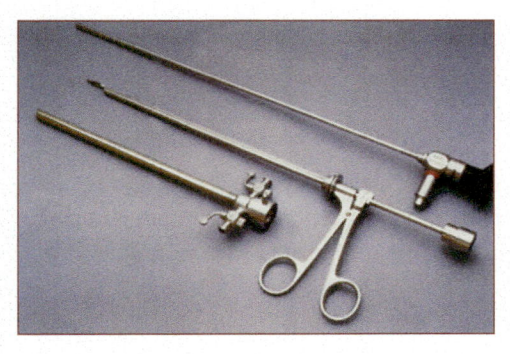

Fig. 35-27
Tesoura e pinça de preensão óptica com a camisa externa.

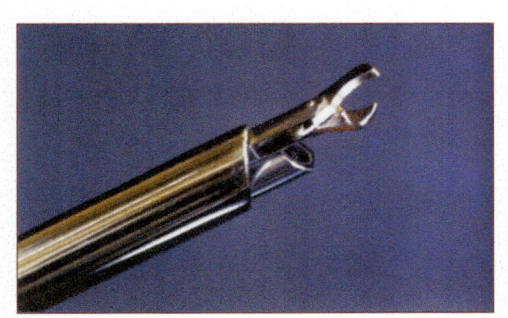

Fig. 35-28
Tesoura e pinça de preensão óptica com visão distal.

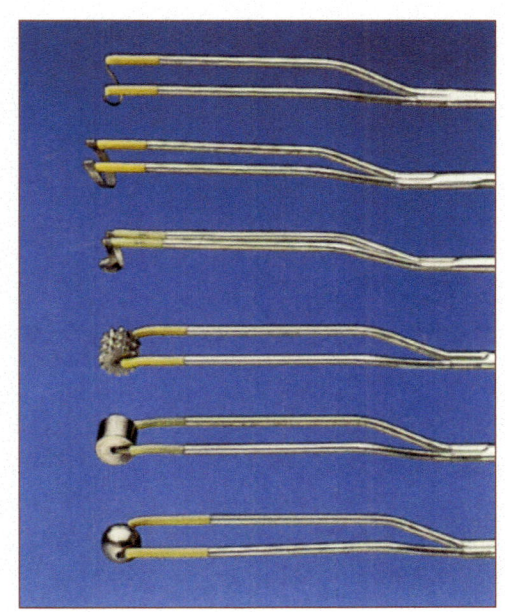

Fig. 35-30
Alças de ressecção monopolar.

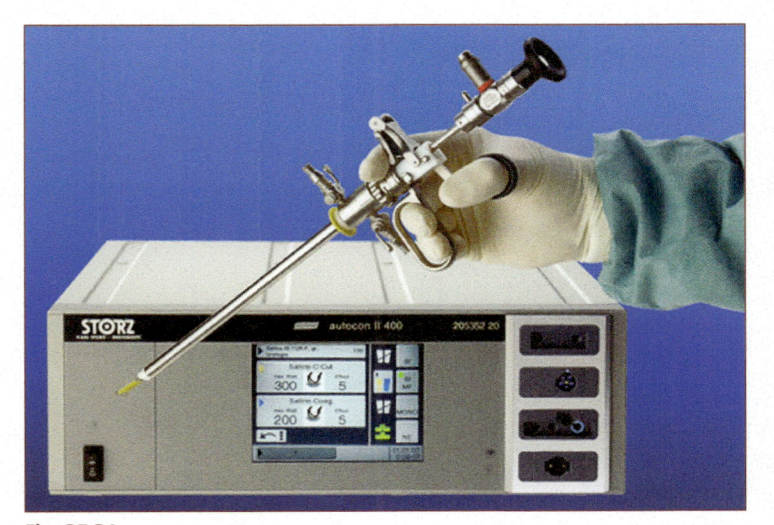

Fig. 35-31
Ressectoscópio bipolar.

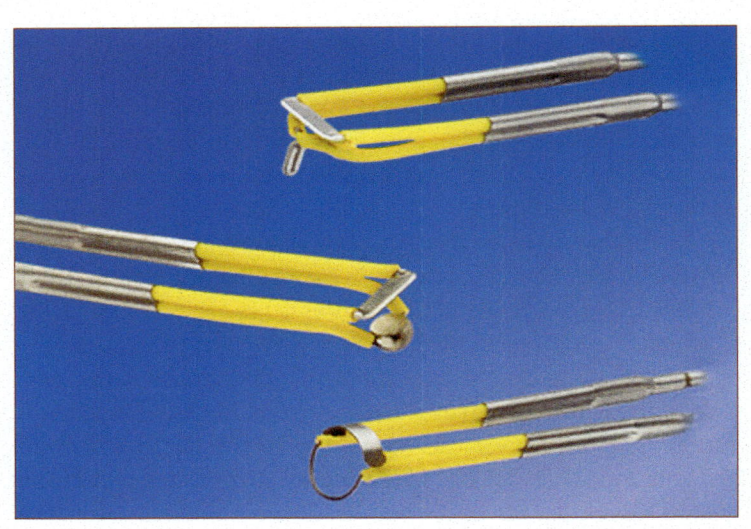

Fig. 35-32 Alças de ressecção bipolar.

Recentemente foram disponibilizados ressectoscópios híbridos, utilizados tanto com corrente mono como corrente bipolar, apresentando entradas de cabos diatérmicos independentes no elemento de trabalho de acordo com a opção do cirurgião. As camisas interna e externa são semelhantes para o ressectoscópio monopolar e para os híbridos. Foi lançado ainda um ressectoscópio com sistema de aspiração que possibilita a retirada de fragmentos de tecidos sem a retirada do instrumental da cavidade uterina. Apresenta como desvantagem a menor mobilidade do instrumental durante o ato cirúrgico por apresentar mais um sistema de mangueira acoplado ao instrumental.

Alças de Mazzon
Para enucleação de miomas submucosos sem energia.

As alças de Mazzon foram desenvolvidas para o deslocamento de miomas níveis 1 e 2 até que se tornem 0, ou seja, totalmente localizados dentro da cavidade. São conectadas através do elemento de trabalho do ressectoscópio para desenvolverem o mesmo movimento desse sobre a inserção do mioma, sem o risco de adição de energia em área frágil do miométrio (Fig. 35-33).[4,24,28,29,31,34,35]

Morcelador histeroscópico
Instrumental que oferece a opção da realização de polipectomias e miomectomias sem uso de energia elétrica. Apresenta pouco sangramento peroperatório e, para van Dongen *et al.*, 2008, não necessita de curva de aprendizado, sendo uma boa alternativa ao procedimento convencional.

Hector
Remove os resíduos de ressecções endometriais, miomectomias e de outros procedimentos cirúrgicos realizados com o ressectoscópio. Retirado o conjunto interno, deixando somente a camisa externa, este, então, penetra por este diâmetro com o meio líquido, sendo infundido até a saída de todos os fragmentos. Não é de uso frequente na ginecologia.

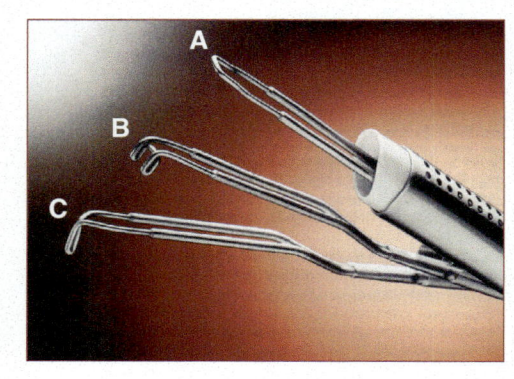

Fig. 35-33 Alças de Mazzon em forma de lâmina (**A**), de ancinho (**B**) e em U (**C**).

MANUTENÇÃO

A manutenção propriamente dita foi tratada no Capítulo 6 – Limpeza, Desinfecção e Armazenamento do Material; porém, necessário se faz orientar sobre alguns cuidados.

O instrumental histeroscópico é sabidamente caro e delicado. Um descuido e o custo de reposição e conserto estorvam o orçamento da equipe. Entretanto, o cuidado primoroso de um instrumentador treinado minimiza em muito estes eventos. Esse profissional possui os conhecimentos necessários para realizar a limpeza meticulosa das ópticas, pinças e instrumentais mais específicos, como o ressectoscópio. Todo este arsenal precisa, muitas das vezes, ser transportado a outras unidades hospitalares, o que demanda o acondicionamento dos mesmos em maletas e estojos específicos, que os protege, evitando danos.

O *rack* faz normalmente parte da unidade hospitalar ou serviço, sendo também da responsabilidade do instrumentador ou enfermeiro do bloco cirúrgico. Este complexo de equipamentos demanda especial atenção, pois qualquer conexão indevida provocará danos sem precedentes. Manter todo o sistema ventilado, ligado em *no-break*, observar as reservas de meios de distensão, CO_2 ou meio líquido, horas da fonte de luz bem com os cuidados com o cabo são fatores tão importantes quanto a habilidade do cirurgião. Qualquer dano nestes equipamentos inviabiliza a realização do procedimento.

A assistência técnica é outro item que deve ser considerado ao se adquirir os equipamentos, muitas das vezes por custos menores se obtêm recursos idênticos; porém, na hora de um dano, nos defrontamos com a dificuldade da resolução do problema. Deve-se tomar ciência da prestação desse serviço antes de se adquirirem os equipamentos.

PLANEJAMENTO

A necessidade de instrumentais e equipamentos em histeroscopia deve ser analisada racionalmente. A aquisição de novidades, que a todo o momento são lançadas, e que por vezes não são compatíveis com as já disponíveis, ou vão ter uma utilização muito restrita, deve ser bem planejada. O material é caro e não nos devemos deixar levar pelos apelos do mercado.

Um planejamento técnico deve ser seguido a fim de prover um equipamento operacionalmente bom e resolutivo de acordo com as possibilidades da equipe. Ocorrem também as distorções, de compatibilidade entre os diversos fabricantes existentes e provocam muitas vezes compras inúteis.

A compatibilidade entre os sistemas de resolução da imagem, vídeo, monitor e microcâmera são vitais para um bom aproveitamento final. Por exemplo, um monitor com 720 linhas de resolução, conectado a uma câmera que só resolve 350 linhas, é um investimento inútil com um custo desnecessário.

CONSIDERAÇÕES FINAIS

O objetivo desse capítulo foi agrupar informações que pudessem auxiliar o profissional que se propõe a realizar o procedimento, a obter subsídios necessários à sua aquisição. Saber o que é realmente necessário e elucidar as funções específicas de cada equipamento. Com uma grande velocidade, elementos novos vão surgindo, promovendo maior conforto e segurança ao cirurgião e à paciente, fazendo da histeroscopia o caminho mais aceitável para o tratamento das patologias benignas da cavidade uterina.

REFERÊNCIAS BIBLIOGRÁFICAS

1. Akan H, Sargin S, Dalva I et al. Effects of distilled water and mixture of sorbitol-mannitol irrigation fluids on fluid-electrolyte balance in patients undergoing transurethral prostatectomy. *Int Urology and Nephrology* 1997;29:575-80.
2. Akan H, Sargin S, Türkseven F et al. Comparison of three different irrigation fluids used in transurethral prostatectomy based on plasma volume expansion and metabolic effects. *Br J Urol* 1996;78:224-27.
3. Alexander JP, Polland A, Gillespie IA. Glycine and transurethral resection. *Anaesthesia* 1986;41:1189-95.
4. Azziz R, Murphy AA. *Practical manual of operative laparoscopy and hysteroscopy*. 2nd ed. New York: Springer, 1997. p. 271-86, 322-30.
5. Baggish MS, Valle RF, Guedje H. *Histeroscopy: Visual Perspectives of Uterine Anatomy, Physiology and Pathology*. 3rd ed. Lippincott Williams & Wilkins, 2007.
6. Bettochi S. *Histeroscopia ambulatorial*. Tuttlingen: Karl Storz, 2001. p. 3-23.
7. Dimberg M, Allgén L, Norlén H. Absence of lactate accumulation on transurethral resection of the prostate using 2.5% sorbitol solution as an irrigating fluid. *Scand J Urol Nephrol* 1988;22:119-24.
8. Dimberg M, Allgén L, Norlén H et al. Experience with hypotonic 2.5% sorbitol solution as an irrigating fluid in transurethral resection of the prostate. *Scand J Urol Nephrol* 1987;21:169-76.
9. Dimberg M, Norlén H, Allgén L et al. A comparison between two hypotonic irrigating solutions used in transurethral resections of the prostate: sorbitol (2%)-mannitol (1%) and 1.5% glycine solutions. *Scand J Urol Nephrol* 1992;26:241-47.
10. Gecelter LG, Gascoigne H. Safety and efficacy of a 1,5% glycine solution as an irrigation medium in prostatic surgery. *S Afr Med J* 1984;65(17):693-94.
11. Hahn RG. Serum amino acid patterns and toxicity symptoms following the absorption of irrigant containing glycine in transurethral prostatic surgery. *Acta Anaesthesiol Scand* 1988;32:493-501.
12. Hahn RG. Fluid and electrolyte dynamics during development of the TURP syndrome. *Br J Urol* 1990;66:79-84.
13. Hahn RG, Shemais H, Éssen P. Glycine 1.0% versus glycine 1.5% as irrigating fluid during transurethral resection of the prostate. *Br J Urol* 1997;79:394-400.
14. Hahn RG, Stalberg HP, Gustafsson SA. Intravenous infusion of irrigating fluids containing glycine or mannitol with and without ethanol. *J Urol* 1989;142(4):1102-5.
15. Internet.cursosmedicos.com.br/ttec14.html – págs. 1 a 6, 2002.
16. Internet.cursosmedicos.com.br/ttec16.html – págs. 1 a 10, 2002.
17. Internet.histeroscopia.med.br/hydrostatic.htm – págs. 2, 3 e 4, 2002.
18. Internet.jnjgateway.com/home.jhtml – págs. 1 a 6, 2002.
19. Internet.strattner.com.br/produtos/kstorz/camera.htm – pág. 1, 2002.
20. Internet.strattner.com.br/produtos/kstorz/falos.htm – págs. 1 a 3, 2002.
21. Internet.strattner.com.br/produtos/kstorz/fluza.htm – págs. 1 e 2, 2002.
22. Internet.strattner.com.br/produtos/kstorz/fluzh.htm – pág. 1, 2002.
23. Internet.strattner.com.br/produtos/kstorz/fluzhtm – pág. 1, 2002.
24. Internet.strattner.com.br/produtos/kstorz/hist40.htm – págs. 1 a 3, 2002.
25. Kirschenbaum MA. Severe mannitol-induced hyponatremia complicating transurethral prostatic resection. *J Urol* 1979;121:687-88.
26. Nicolau RL. *Tratado y atlas de histeroscopia*. Barcelona: Masson, 1999. p. 13-27, 203-5.
27. Laboratórios B. Braum S.A. – Catálogos informativos.
28. Lasmar R, Barrozo P. *Histeroscopia – Uma abordagem prática*. Rio de Janeiro: Medsi, 2002. p. 1-17, 89-101, 143-54.
29. Loyola A. *Manual e atlas de histeroscopia e micro-histeroscopia*. Rio de Janeiro: Revinter, 1998. p. 3-11, 157-71.
30. Medisan Pharmaceuticals – Catálogo informativo – Rheoma-crodex.
31. Mencaglia L, Hamou JE. *Manual of hysteroscopy – Diagnosis and surgery*. Tuttlingen: Endo-Press, 2001. p. 4-79.
32. Nilsson A, Randmaa I, Hahn RG. Haemodynamic effects of irrigating fluids studied by Doppler ultrasonography in volunteers. *Br J Urol* 1996;77:541-46.
33. Zhang W, Hahn RG. Diuretic effects of irrigating fluids containing mannitol and sorbitol. *Scand J Urol Nephrol* 1995;29:27-31.
34. Sutton C, Diamond M. *Endoscopic surgery for gynecologists*. 2nd ed. London: Saunders, 1998. p. 69-71, 501-33, 592-637.
35. Tulandi T. *Laparoscopic and hysteroscopic techniques for gynecologists*. 2nd ed. London: Saunders, 1999. p. 213-21, 247-55.
36. van Dogen H, Emanuel MH, Wolterbeek R et all. Hysteroscopic morcellator for removal of inrauterine polyps and myomas: a randomized control. *J Minim Invasive Gynecol* 2008;15:466-71.

36 Técnica do Exame Histeroscópico

Beatriz Bravo Damian
José Carlos Damian Junior
Claudio Peixoto Crispi

- INTRODUÇÃO
- EQUIPAMENTO E INSTRUMENTAL
- ÉPOCA PARA A REALIZAÇÃO DO EXAME
- ORGANIZAÇÃO DA SALA E PREPARO DA PACIENTE
  Preparo da sala de histeroscopia
  Preparo da paciente
- PREVENÇÃO E TRATAMENTO DA DOR
- ESCOLHA DO MEIO DE DISTENSÃO
  Meio de distensão gasoso
  Meio de distensão líquido
- TÉCNICA DA HISTEROSCOPIA
  Vaginoscopia
  Exame do canal cervical
  Exame da cavidade uterina
  Coleta de material
  Histeroscopia cirúrgica ambulatorial
  Treinamento em histeroscopia
- MANEJO NAS DIFICULDADES TÉCNICAS
- PRINCIPAIS MORBIDADES RELACIONADAS COM A HISTEROSCOPIA AMBULATORIAL
- COMPLICAÇÕES
- PERSPECTIVAS DA HISTEROSCOPIA
- BIBLIOGRAFIA

INTRODUÇÃO

O desenvolvimento tecnológico, aliado ao conhecimento e treinamento profissional na histeroscopia, tem possibilitado ao ginecologista melhor compreensão da fisiopatologia uterina, orientando condutas e melhorando os resultados da terapêutica clínica e cirúrgica.

A histeroscopia tornou-se um meio simples, seguro e de alta acurácia para o estudo do canal cervical, cavidade uterina e óstios tubários. Os novos equipamentos apresentam diâmetro bastante reduzido e alta definição de imagem, possibilitando a visualização da cavidade uterina e identificação de anormalidades (histeroscopia diagnóstica).

Nos últimos anos, importantes mudanças no papel da histeroscopia têm acontecido dentro da propedêutica ginecológica. A utilização do meio distensor líquido e da camisa operatória em regime ambulatorial permitiu maior interação do examinador com a patologia uterina. Com isso, alcançou-se a verdadeira vocação da histeroscopia, particularmente em situações em que a patologia uterina benigna é detectada como parte do procedimento diagnóstico, seguindo-se a coleta do material sob visão direta para realização de exames complementares e acesso cirúrgico para tratamento imediato das afecções detectadas, com resolução da patologia em muitos casos (*see and treat*) (Bettocchi, 2005). O conceito inicial da histeroscopia diagnóstica que se limitava à visualização da cavidade evoluiu para visualização e interação do endoscopista com a cavidade uterina. A histeroscopia ambulatorial operatória ou armada traduz essa evolução e abre novos rumos para a histeroscopia ambulatorial que se encontra em constante evolução à medida que alcançamos maior aperfeiçoamento tecnológico e experiência profissional. A realização em regime ambulatorial de procedimentos cirúrgicos, como biópsia dirigida, lise de aderências, polipectomia, miomectomia nível zero etc. tem traduzido a melhor relação custo-benefício da histeroscopia e vem abrindo um novo e definitivo espaço desse procedimento, tornando-se cada vez mais indispensável no estudo e tratamento do útero.

EQUIPAMENTO E INSTRUMENTAL

Atualmente os histeroscópios apresentam diversos recursos destinados para usos diagnóstico e operatório. Suas principais características relacionam-se com o diâmetro, sistema óptico, com a compatibilidade com as diversas camisas, com o instrumental auxiliar e com os variados meios de distensão.

Os histeroscópios podem ser classificados em dois tipos: flexíveis e rígidos. Nos histeroscópios flexíveis, a extremidade distal pode ser direcionada para qualquer das regiões da cavidade uterina sem que haja o contato do endoscópio contra a frágil mucosa cervical e endometrial. Dessa forma, minimizam-se o trauma e, consequentemente, o sangramento intrauterino, proporcionando mínimo desconforto à paciente. Os estreitos canais, que permitem a passagem de instrumentos auxiliares, utilizam materiais muito delicados com pouca capacidade de corte, que junto ao alto custo operacional limitam o uso de tais histeroscópios.

Os histeroscópios rígidos são os mais utilizados. Eles são compostos por um telescópio cujo diâmetro pode variar de 2 a 4 mm, protegido por um tubo de metal ou "camisa" através do qual passará o meio de distensão e/ou instrumentos para a realização de procedimentos operatórios. O histeroscópio rígido utilizado com fins diagnósticos apresenta uma camisa cilíndrica com canal único que envolve a óptica e permite a passagem do meio de distensão (Fig. 36-1A). A camisa diagnóstica tem diâmetro pouco maior que o da óptica e, em geral, possui 5 mm no seu diâmetro externo (DE). Diâmetros externos de até 5 mm são bem tolerados pelas pacientes, e raramente necessitam de dilatação para introduzir o instrumento pelo canal cervical até a cavidade uterina (Fig. 36-1B). Com o desenvolvimento de novos equipamentos com menor diâmetro e boa resolução, os mini-histeroscópios (diâmetro menor que 4 mm) têm sido preferidos para uso na histeroscopia ambulatorial por oferecer mais conforto e segurança durante o procedimento, dispensando pinçamento, dilatação cervical e anestesia na grande maioria dos casos.

Chamamos de camisa operatória quando esta é equipada com canais auxiliares que, além da passagem do meio de distensão, permite o uso de instrumentos e possibilita a realização de procedimentos no ato do exame (Fig. 36-1C). Os instrumentos utilizados nestes canais auxiliares incluem dispositivos mecânicos (pinças de preensão, tesouras, pinças de biópsia, cateteres), eletrocirúrgicos (alça, esfera e eletrodos, esfera rolante) e *lasers* (Fig. 36-1D a F). As camisas operatórias têm corpo ovalado e exigem um diâmetro maior para acomodar múltiplos canais (em geral de 3 a 4). O diâmetro externo da camisa operatória pode variar de 4,0 a 5,0 mm, quando a opção é uma óptica de pequeno diâmetro (2,0 mm e 2,9 mm), podendo chegar até 7 mm com a óptica de 4 mm.

Em algumas circunstâncias utiliza-se um sistema complementar na camisa histeroscópica que permite a entrada e a saída de líquido no útero que, além da distensão da cavidade, possibilita a irrigação e a eliminação de sangue e *debris* que dificultam a visão. Este sistema é denominado fluxo contínuo e frequentemente é utilizado para os meios líquidos de baixa viscosidade, de modo a controlar o fluxo para dentro e para fora do útero. Para que se estabeleça um fluxo contínuo, é necessária uma camisa capaz de acomodar um canal para entrada e outro para saída do meio líquido da cavidade uterina (Fig. 36-2). Em geral essas ca-

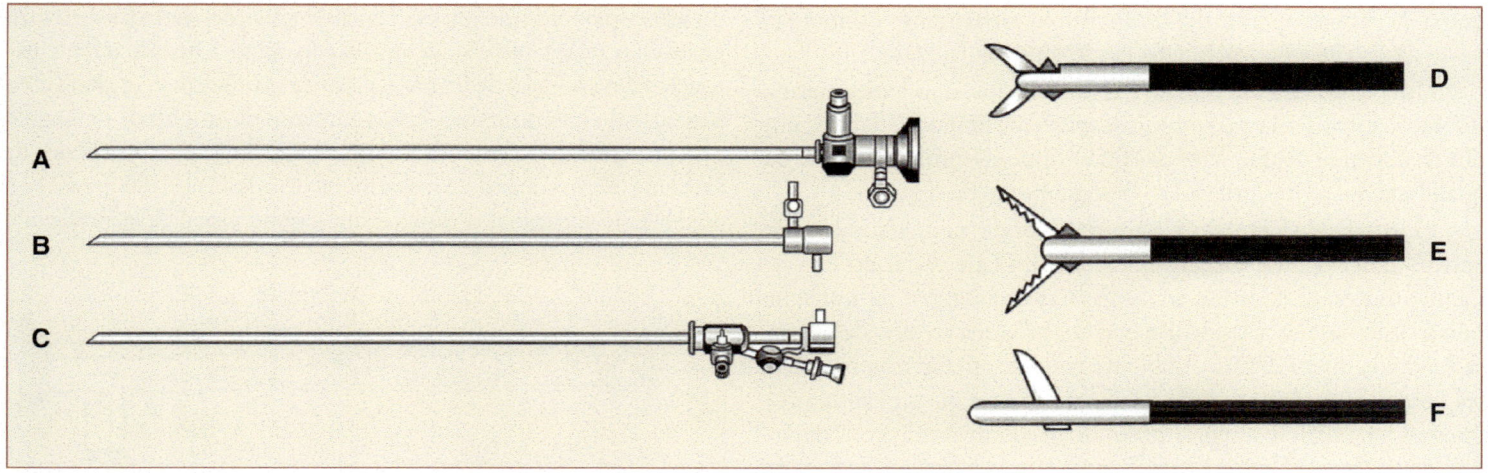

Fig. 36-1
Histeroscópio rígido de 4,0 mm com visão foroblíqua de 30 graus (**A**) com a camisa diagnóstica (5 mm) (**B**) e camisa operatória (7 mm) (**C**). Esta permite a passagem de instrumental básico: tesoura ponta fina (**D**), pinça graspe (**E**) e tesoura ponta romba (**F**).

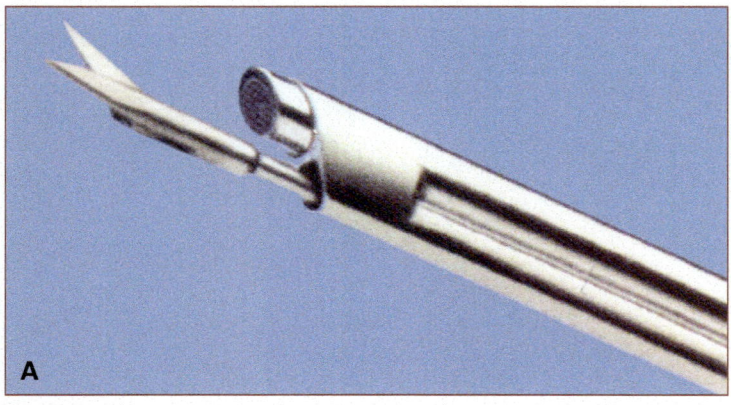

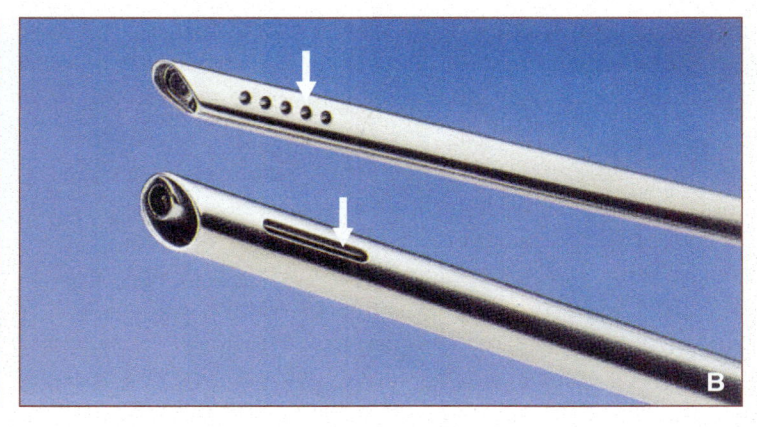

Fig. 36-2
(**A**) Camisa interna de 3,7 mm que permite a entrada do meio distensor e instrumental cirúrgico. (**B**) Detalhe da extremidade distal da camisa externa com 5,0 mm de diâmetro com orifícios para retorno do meio de distensão *(setas)*.

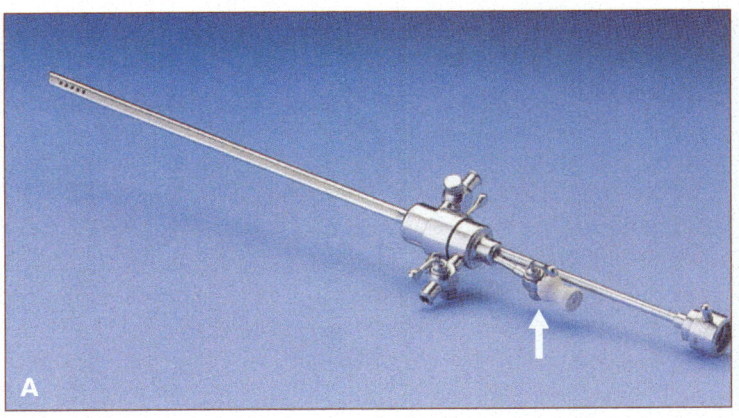

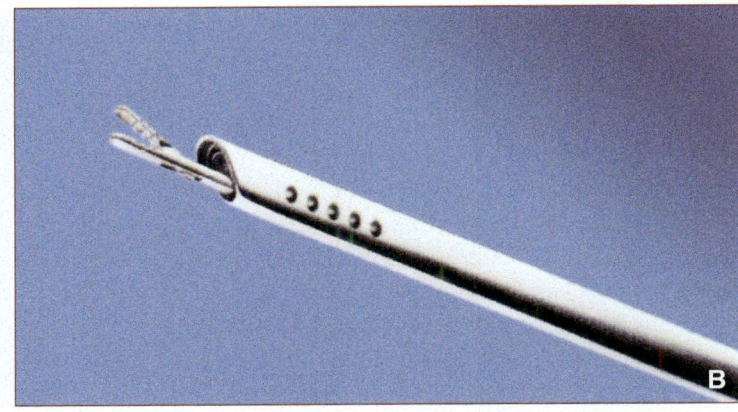

Fig. 36-3
(**A**) Camisa ovalada (3,7 × 5,0 mm) para fluxo contínuo com canal acessório *(seta)* para instrumental. (**B**) Detalhe da extremidade distal da camisa operatória com fluxo contínuo e histeroscópio rígido de 2,9 mm e pinça inserida.

misas têm um canal adicional pelo qual pode ser introduzido um instrumento semirrígido ou flexível de 1,6 mm de diâmetro (Fig. 36-3A e B). Quando o líquido chega na extremidade distal da camisa será instilado para dentro da cavidade uterina através do canal mais interno, que abriga a óptica, e será removido pelas pequenas perfurações existentes na camisa externa, mantendo-se o controle da irrigação por meio de um fluxo contínuo (Fig. 36-2B). Este sistema permite excelente visualização, mesmo diante de sangramento moderado, pois a renovação do meio líquido é constante. A saída do líquido da cavidade também poderá ser espontânea, quando o diâmetro do canal cervical for maior que o da camisa operatória, facilitando o escoamento do meio e, neste caso, a camisa operatória externa não é utilizada.

Quanto ao sistema óptico, os histeroscópios podem variar na resolução intrínseca e no sistema de lentes. A resolução da imagem obtida depende do diâmetro das fibras ópticas e principalmente da qualidade das lentes utilizadas, especialmente da objetiva.

O sistema de lentes do histeroscópio pode ser dividido em três partes: uma objetiva, localizada na extremidade distal do instrumento, um canal de lentes transmissoras da imagem ou *relays*, na porção intermediária, e a ocular, que fica próxima ao olho do observador ou da microcâmera. A objetiva consiste em um grupo de lentes, com diferentes curvaturas e índices de refração, que capturam a imagem do objeto e a reproduzem de modo invertido com tamanho consideravelmente reduzido, para que seja transportado pelo estreito canal de lentes. A porção intermediária, que corresponde à maior parte do corpo do histeroscópio, é composta por numerosos *relays* de sistemas ópticos. Esta série de lentes transporta a imagem formada atrás da objetiva até a ocular. Finalmente a ocular magnificará a imagem para uma perfeita visão do observador. No caso dos histeroscópios flexíveis, lentes do corpo do instrumento são substituídas por fibras ópticas (fibroscópio).

A formação final do campo visual dependerá da visão fornecida pelas lentes externas do telescópio, assim como do ângulo dessas lentes e sua distribuição com relação ao eixo longitudinal do instrumento. De acordo com essas variações, o sistema de lentes nos histeroscópios podem ser de três tipos: clássico, *graded index tens system* (GRIN) e Hopkins. O sistema de Hopkins é o mais largamente utilizado nos histeroscópios rígidos e consiste em lentes de grosso diâmetro muito próximas entre elas, separadas pelo ar, ocupando quase que totalmente o telescópio (Fig. 36-4). Dessa forma, o vidro passa a ser o principal meio transmissor da luz e por causa do seu maior índice de refração com relação ao ar (meio transmissor anteriormente utilizado), este sistema melhorou consideravelmente a transmissão luminosa. O sistema GRIN é o mais utilizado para a histeroscopia de contato e consiste em uma lente em que o índice de refração diminui progressivamente do centro para a periferia.

A manipulação cuidadosa do instrumental é fundamental, prevenindo envergaduras que determinariam o desalinhamento do sistema de lentes com diminuição da vida útil do aparelho e redução da luminosidade.

O histeroscópio rígido tem pouca mobilidade dentro da cavidade uterina. Por isso, para aumentar o campo visual, a lente externa do telescópio tem sido projetada com angulações variadas de 0 a 70 graus com relação ao eixo central do aparelho. Quando a lente externa está na posição de 0 grau, a visão da cavidade não se altera com a rotação do instrumento. Com o aumento da amplitude do ângulo na lente externa, obtemos maior possibilidade de visão periférica da cavidade uterina quando o instrumento é rodado em 180 graus (Fig. 36-5). Este recurso nos fornece um campo visual descentralizado

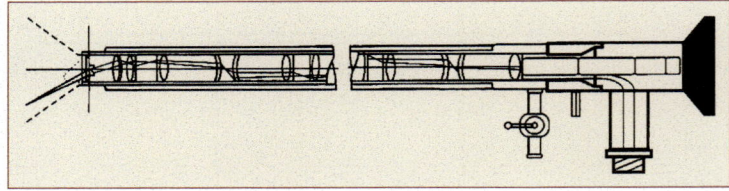

Fig. 36-4
Estrutura simplificada do histeroscópio rígido com sistema de lentes Hopkins.

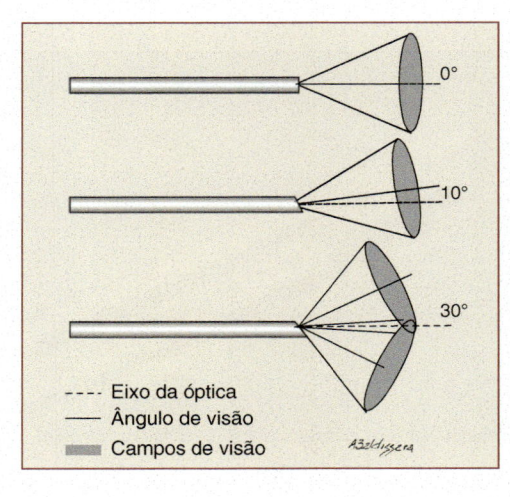

Fig. 36-5
Campo visual, eixo da óptica e direção do campo de visão com lentes de 0°, 10° e 30°. Observe que o campo visual não se modifica com as diferentes angulações das lentes, mas a direção desse campo é resultado do prisma formado pela lente externa do histeroscópio, podendo coincidir com o eixo da óptica (lente 0°) ou formar uma imagem descentralizada em relação ao eixo da óptica (lentes de 10° e 30°).

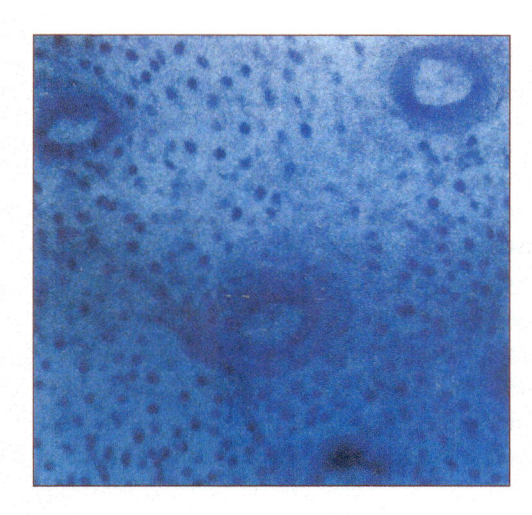

Fig. 36-6
Histeroscopia de contato do endométrio. Após aplicação do azul de metileno sobre o endométrio, o tecido pode ser observado com magnificação de 150× para análise cito-histológica.

(para cima) com relação ao eixo longitudinal do instrumento chamado visão foroblíqua ou ântero-oblíqua, e permite uma rápida inspeção do útero, sendo a preferida para diagnóstico. Com o aumento progressivo dessa angulação poderá haver distorções nas imagens periféricas. Habitualmente a direção visual de 30 graus é a mais utilizada, todavia a escolha da angulação da lente depende do objetivo do exame e da experiência do examinador.

Quando se deseja uma magnificação do campo visual deve-se realizar a aproximação do endoscópio à área a ser examinada para uma avaliação detalhada.

Outra forma de avaliação detalhada da superfície endometrial e cervical é através da histeroscopia de contato. Trata-se de método introduzido por Marleshki, em 1966, utilizando instrumento com sistema de lentes GRIN que não necessitam de meio distensor. Proporcionam visão magnificada, mas limitada da área da cavidade uterina que se encontrava em contato direto com a lente distal, impossibilitando a visão panorâmica. O estudo microscópico *in vivo* dos epitélios cervical e endometrial com aumentos em 1, 30, 60 e 150 vezes é realizado após aplicação de corantes vitais para a demarcação das células, permitindo avaliar a morfologia celular, estruturas vasculares e glândulas sem distorções pelo meio distensor (Fig. 36-6). Em 1979, o instrumento foi modificado por Hamou, que reduziu o DE para 4 mm e associou em um mesmo histeroscópio dois sistemas ópticos, permitindo a visão panorâmica e a de contato (com aumentos de até 150º). Segundo Hamou, o método possibilitaria a visão macroscópica da cavidade, seguindo-se estudo cito-histológico da mucosa pela histeroscopia de contato. Com a prática, observou-se que pela visão limitada da superfície, necessitando reposicionar várias vezes o instrumento, havia grande dificuldade para a localização exata da lesão e para a diferenciação dos graus de neoplasia intraepitelial cervical. Esta técnica não se estabeleceu de modo definitivo na propedêutica ginecológica, tendo, atualmente, seu uso limitado para a avaliação do canal cervical.

ÉPOCA PARA A REALIZAÇÃO DO EXAME

Em mulheres que menstruam, a melhor oportunidade para investigação diagnóstica da cavidade endometrial se dá durante a fase proliferativa inicial, logo depois de ter cessado a menstruação. Durante este período, o istmo está hipotônico, facilitando a penetração na cavidade. As alterações da superfície tornam-se mais nítidas em razão da menor espessura endometrial, e o muco cervical apresenta-se translúcido, facilitando a cervicoscopia. A desvantagem dessa fase é o sangramento superficial pela vascularização abundante do endométrio. Em mulheres usuárias de anovulatórios, menopausadas ou que se encontram em situação emergencial, o dia do ciclo é irrelevante.

Em indicações especiais, outros dias podem ser eleitos. Os fatores cervicais são mais facilmente estudados imediatamente antes da ovulação, enquanto a avaliação funcional do endométrio, especialmente importante em mulheres com infertilidade, está indicada na segunda fase, quando se espera a ação simultânea da progesterona no endométrio. Os procedimentos cirúrgicos também são preferencialmente realizados logo após a interrupção do fluxo menstrual.

ORGANIZAÇÃO DA SALA E PREPARO DA PACIENTE

Preparo da sala de histeroscopia

A sala de histeroscopia deve ser ampla e requer uma organização clara e sistemática dos equipamentos e instrumental. O endoscopista posiciona-se entre as pernas da paciente que permanecerá em posição ginecológica durante o exame. O cirurgião deve ser auxiliado por uma enfermeira adequadamente treinada e consciente da delicadeza, dos cuidados de manutenção e dos custos do instrumental endoscópio. Ela deve ser capaz de manter o controle dos instrumentos durante o procedimento, monitorando o fluxo de entrada e a saída de líquido, volume total infundido, débito entre o sistema de irrigação e captação, tempo transcorrido de cirurgia, gerador eletrocirúrgico etc. A integração do cirurgião com a enfermeira é essencial para otimizar a intervenção endoscópica com segurança. Todos os membros da equipe (incluindo o cirurgião) devem ser capazes de resolver os problemas técnicos que possam surgir antes ou durante a intervenção. A Figura 36-7 mostra a organização recomendada da sala de histeroscopia. A legislação da Agência Nacional de Saúde Complementar para realização do procedimento pode ser consultada no *site* www.anvisa.gov.br.

O equipamento deve ser organizado em um carro móvel equipado para histeroscopia ambulatorial. O monitor deve localizar-se na parte superior do móvel. Na prateleira inferior encontra-se o histeroinsuflador sob o equipamento de controle da endocâmera. O sistema de infusão do meio líquido fica na parte intermediária e inferiormente à unidade eletrocirúrgica, seguida da unidade para documentação do procedimento: vídeo, impressora etc. Esta disposição permitirá que o endoscopista tenha as informações necessárias para controle dos equipamentos, enquanto observa-se a imagem no monitor (Fig. 36-8). O instrumental acessório e gases para a realização da histeroscopia devem ser colocados em uma bandeja estéril sobre uma mesa auxiliar de fácil acesso ao endoscopista.

A organização da sala de histeroscopia inclui, antes do início da intervenção, o teste do equipamento da câmara, da fonte de luz, do histeroinsuflador, do balão de CO_2, do sistema de irrigação-captação do meio líquido e do gerador eletrocirúrgico.

Quando utilizado o meio gasoso a pressão intrauterina não deve exceder 70 mmHg para evitar a passagem do meio de distensão pelas tubas, provocando dor abdominal. Para isso o fluxo máximo do histeroinsuflador deve ser programado para 50 mL/min e a pressão intrauterina máxima de 75 mmHg. Altas pressões intrauterinas (acima de 75-100 mmHg) devem ser evitadas, sendo uti-

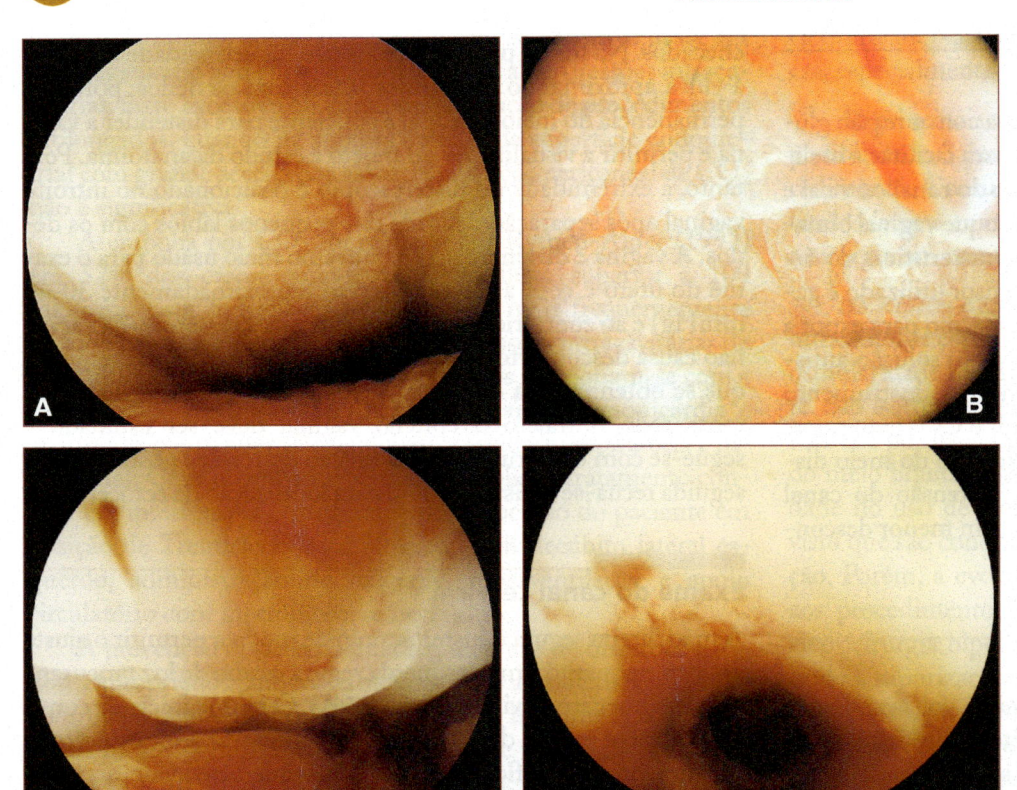

Fig. 36-10
(**A**) Canal cervical (1ª porção): apresenta grande quantidade de glândulas que traduzem a atividade funcional desta região. Na pós-menopausa, mulheres com tratamento prévio de hormonoterapia local reativam parcialmente estas estruturas glandulares. (**B**) Canal cervical (2ª porção): estruturas papilares do canal cervical. Na porção intermediária a *arbor vitae* é facilmente percebida. (**C**) Canal cervical (3ª porção). Mucosa cervical mais lisa. (**D**) Orifício interno representa a entrada para a cavidade uterina e é a parte mais fibrosa, estreita e com maior concentração das terminações nervosas. O diâmetro geralmente é menor que do histeroscópio e, por isso, a passagem desta porção deve ser mantida sempre com controle visual para evitar complicações.

glandulares são abundantes, favorecendo o estudo funcional (Fig. 36-10A). A *arbor vitae* é facilmente identificada pelo intenso pregueamento da mucosa, resultado de numerosas papilas vascularizadas que, por vezes, ocultam a visualização das criptas. Com a progressão do instrumento, o epitélio torna-se mais compacto, com diminuição do pregueamento. A vascularização fica mais evidente no sentido longitudinal, sinalizando o sentido da progressão do histeroscópio (Fig. 36-10B). Todo o cuidado deve ser tomado para evitar o contato da óptica com estas estruturas para que não ocorra sangramento, que misturado ao muco cervical levaria à formação de bolhas, aderindo-se à lente e prejudicando a visão. Na porção próxima ao istmo, frequentemente perdemos a visão do canal por tratar-se de uma região fibrosa e estreita onde a mucosa mais lisa entra em contato com a lente do histeroscópio, ocorrendo um apagamento transitório da imagem (Fig. 36-10C e D). Nunca se deve forçar a passagem sem a visão do trajeto. Neste momento é necessário recuar o instrumento e redirecionar o orifício interno para a posição de 6 horas, evitando a formação de um falso trajeto. Como a maioria das terminações nervosas está localizada nesta região, este é o ponto que a paciente refere maior desconforto e dependerá da habilidade de o examinador ultrapassar possíveis obstáculos nesta porção.

Quando se utiliza a camisa operatória e há dificuldade de passagem da óptica pela estreita região ístmica, a rotação dessa camisa em 45 graus fará coincidir o maior eixo do instrumento com o maior eixo do canal, visto que tanto o canal como a camisa operatória têm formato ovalado, facilitando a passagem do instrumento sem trauma da mucosa.

Em casos de obstrução leve do istmo, a dilatação atraumática pode ser alcançada com a extremidade cuneiforme do endoscópio que será apoiada contra a porção resistente que se deseja ultrapassar, e então se exerce pressão delicada que promoverá a progressão do instrumento para dentro da cavidade uterina. Se o progresso for bloqueado nesta região ou em qualquer outra parte do canal, mesmo após as manobras necessárias, é preferível adiar o exame para o preparo farmacológico prévio e uso de anestesia, caso necessário.

Exame da cavidade uterina

Depois de ultrapassado o orifício interno, a cavidade uterina estará parcialmente distendida e será necessário aguardar alguns segundos para que ocorra a completa distensão. A visualização dos óstios tubários, bilateralmente, confirmará tratar-se da cavidade uterina. Dentro da cavidade, o endoscópio deve ser inicialmente posicionado na região central com a extremidade distal posicionada a 1,5-2,0 cm do fundo uterino. A visão foroblíqua de 30 graus permite o estudo panorâmico da cavidade distendida, tornando possível uma ampla exploração pela simples rotação do telescópio na extensão do seu eixo. Esta manobra permitirá o estudo do fundo uterino, regiões cornuais, paredes laterais, anterior e posterior da cavidade. Para isto mantém-se fixa a posição da câmera, e segurando o cabo de luz faz-se um giro de até 180 graus no histeroscópio para uma visão completa da cavidade com o mínimo de desconforto para o paciente (Fig. 36-11A a L).

A acurácia do exame é aumentada pela realização da histeroscopia dinâmica, que consiste em movimentos suaves de aproximação e afastamento da óptica, melhorando a definição visual e dando magnificação ao campo, permitindo revelar detalhes que escaparam na visão panorâmica. A avaliação da consistência de áreas alteradas deve ser realizada pelo contato direto da óptica na lesão, obtendo-se o nível de resistência do tecido estudado. Através dessa manobra pode-se diferenciar o espessamento endometrial focal de um mioma, por exemplo.

Para que o estudo da cavidade seja completo, sugerimos a realização do exame de modo sistemático:

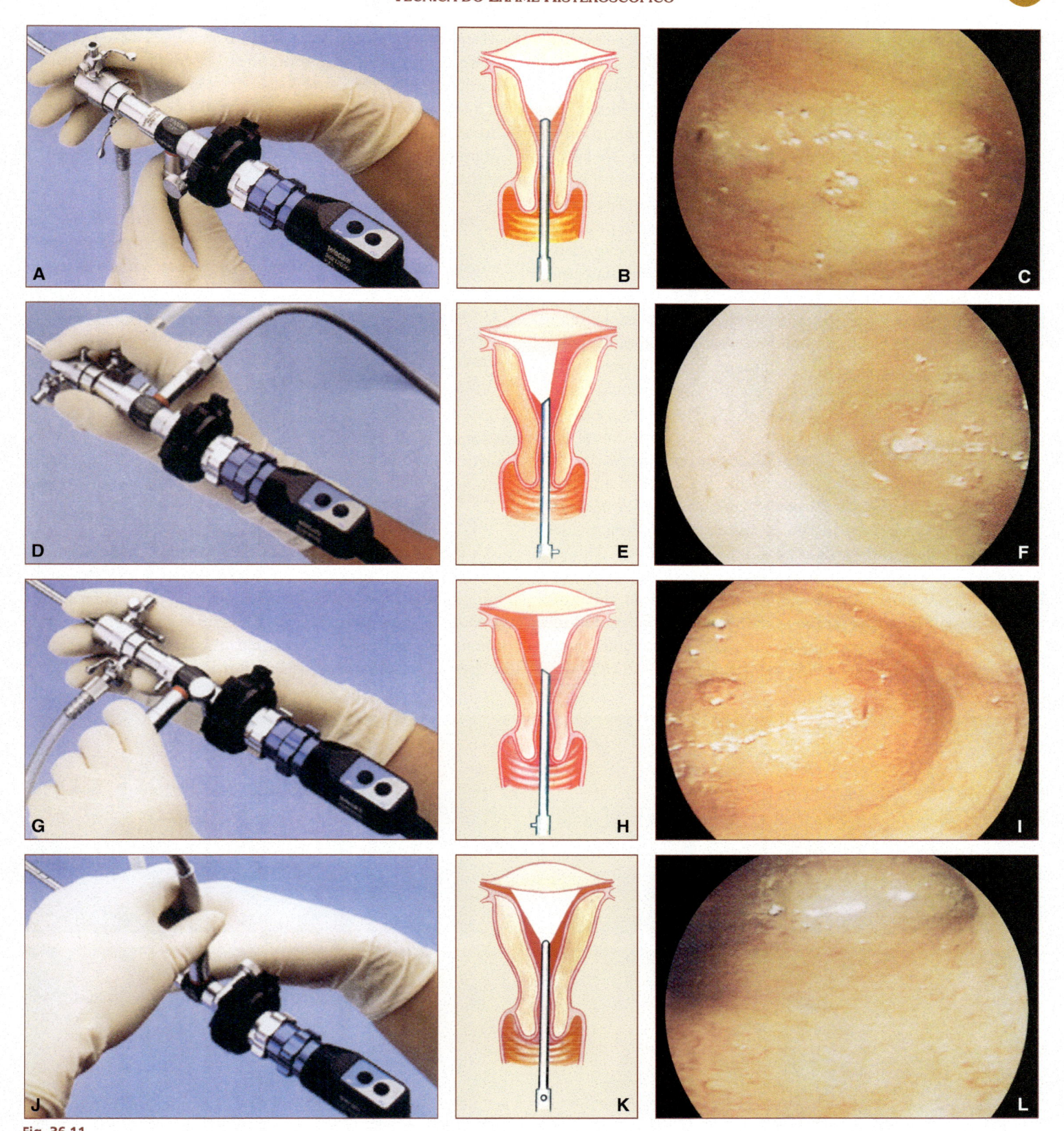

Fig. 36-11
Estudo da cavidade uterina com histeroscópio rígido com visão foroblíqua de 30 graus. Mantendo a posição da câmera fixa e segurando o cabo de luz, faz-se um giro de até 180 graus no instrumento para uma visão completa da cavidade com o mínimo de desconforto para a paciente. (**A**) Posição do histeroscópio para a visão panorâmica do útero, (**B**) desenho esquemático do campo de visão panorâmico, (**C**) visão histeroscópica panorâmica da cavidade uterina. (**D**) Posição do histeroscópio para a visão da região cornual direita, (**E**) desenho esquemático do campo de visão da região cornual direita girando o cabo de fibra óptica para a esquerda, (**F**) visão histeroscópica da região cornual direita. (**G**) Posição do histeroscópio para visão da região cornual esquerda, (**H**) desenho esquemático do campo de visão da região cornual esquerda, girando o cabo de fibra óptica para a direita, (**I**) visão histeroscópica da região cornual esquerda. (**J**) Posição do histeroscópio para a visão da parede posterior uterina, (**K**) desenho esquemático do campo de visão para a parede posterior, girando o cabo de fibra óptica para cima, (**L**) visão histeroscópica da parede posterior.

- *Visão panorâmica da cavidade:* avaliar forma, brilho, coloração, muco, superfície procurando áreas de sangramento, vegetação e vascularização irregular. A visão da cavidade com alternância do fluxo de alta e baixa pressões pode facilitar a identificação de pequenas deformidades da superfície endometrial que se apresentarão com maior nitidez na parede uterina (Fig. 36-12A).
- *Visão/inspeção do fundo, região cornual direita e esquerda:* a aproximação da óptica em direção à região cornual permite a avaliação dos óstios tubários e do segmento intramural proximal das tubas. Essa manobra tem especial importância em pacientes inférteis e deve ser muito delicada para evitar traumatismos por tratar-se de região com espessura de 0,5 cm, enquanto a parede uterina tem, aproximadamente, 2 cm. Durante o exame dos orifícios tubários, o gás pode ser visualizado passando pelos orifícios. Os óstios abrem-se lentamente quando a pressão intracavitária alcança 70 mmHg, realizando movimentos ondulatórios delicados quando desobstruídos. No entanto, a histeroscopia é imprecisa para avaliar o segmento intramural das tubas, assim como sua permeabilidade que pode ser presumida por esta técnica, mas não comprovada (Fig. 36-12B a D).
- *Visão/inspeção das paredes uterinas anterior, posterior, lateral direita e esquerda:* permite estudar com detalhe cada região da cavidade, complementando a visão panorâmica inicial.
- *Estudo macroscópico do endométrio:* avaliação da coloração, superfície, vascularização, morfologia e concentração glandular pela magnificação do campo visual. Possibilita o estudo funcional pela resposta endometrial ao estímulo hormonal e sua correlação com a fase do ciclo menstrual (Fig. 36-12E).
- *Marcação da espessura endometrial:* com o bisel da óptica realiza-se leve pressão no endométrio descrevendo um curto movimento do fundo em direção ao istmo, formando uma depressão ou "sulco" que nos informa a altura do endométrio, tendo-se como referência o diâmetro da óptica. Através do sangramento causado pela manobra, avalia-se a vascularização da camada mais profunda (Fig. 36-12F).
- *Estudo do istmo:* concluído o estudo da cavidade uterina o histeroscópio deve ser recuado delicadamente, mantendo visão constante de todo o trajeto para diagnosticar áreas de sangramento. Nova visão panorâmica pela rotação de 180 graus com a óptica é realizada, valorizando a região do istmo, seguindo-se estudo complementar do orifício interno e canal cervical na retirada do instrumento (Fig. 36-12G). A duração da histeroscopia diagnóstica deve ser de aproximadamente 5 minutos.

Coleta de material

A coleta de amostras endometriais para citologia, histologia ou cultura, quando necessário, é feita ao término do exame diagnóstico.

A busca de material na área mais alterada sob visão direta histeroscópica eleva a correlação anatomopatológica, além de diminuir a taxa de resultados falso-negativos. Com este propósito, a citologia e biópsia dirigida do endométrio são os procedimentos mais realizados na histeroscopia ambulatorial para o estudo das alterações da cavidade, seja na forma focal ou difusa.

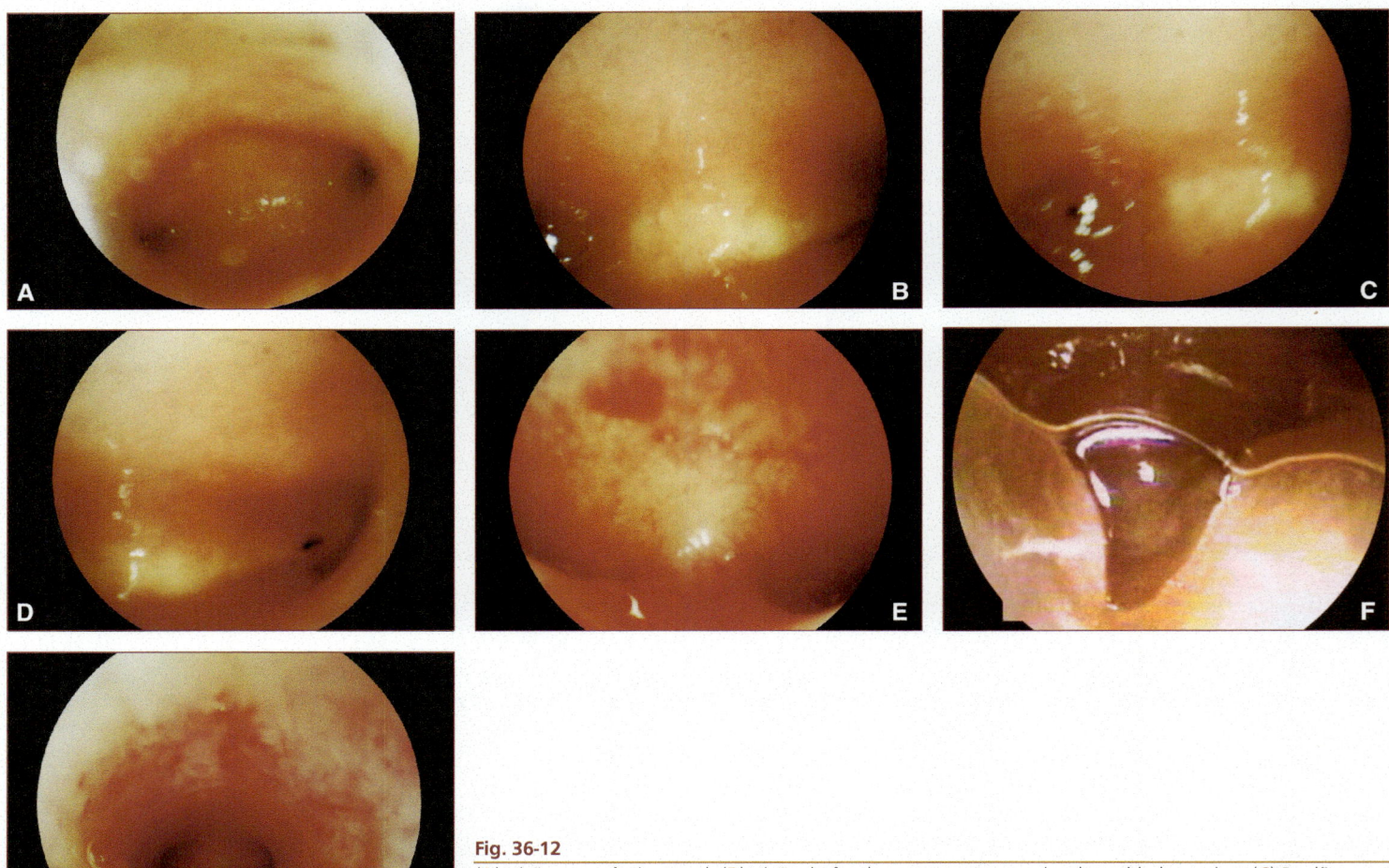

Fig. 36-12
(**A**) Visão panorâmica geral. (**B**) Visão do fundo e segmento superior da cavidade uterina. (**C**) Região cornual direita e óstio tubário. (**D**) Região cornual esquerda e óstio tubário. (**E**) Estudo do endométrio com magnificação para o estudo da vascularização e padrão glandular. (**F**) Parede uterina posterior e medida da espessura do endométrio. (**G**) Região do istmo.

- *Citologia endometrial:* realizada através do uso da escova, aspiração ou lavado. A escova pode ser intruduzida pelo canal operatório, podendo variar de 3 a 5 French de diâmentro ou pode ser introduzida no canal cervical protegida em tubo plástico. A aspiração é realizada por seringas que aspiram a solução injetada na cavidade uterina, enquanto que na lavagem recupera-se o líquido anteriormente injetado na cavidade uterina para estudo citológico. As principais vantagens do método são simplicidade, aceitabilidade e boa acurácia na detecção de patologias descamativas (70-90% na detecção do câncer de endométrio). As desvantagens incluem falha ao detectar lesões precursoras do endométrio, que envolve, principalmente, a camada basal, baixa sensibilidade para diagnóstico de lesões benignas, lesões não descamativas, hiperplasias típicas e quadros disfuncionais.
- *Biópsia dirigida do endométrio:* para a realização do procedimento são utilizados preferencialmente histeroscópios rígidos equipados com camisa operatória, pois apresentam, além do canal para o meio distensor, outro canal por onde passam pinças de biópsia de 5 ou 7 French para atingirem o interior do útero. Dependendo da óptica utilizada (2,0; 2,7; 2,9 ou 4 mm) o diâmetro da camisa operatória poderá variar de 4,0 a 7,0 mm. Para que o procedimento seja mais bem tolerado pela paciente, prefere-se o uso das ópticas de menor diâmetro (2,0 e 2,9 mm) que, junto com a camisa operatória, totalizam um diâmetro final de 4 a 5 mm, causando menos dor e desconforto, tornando a anestesia desnecessária na maioria dos casos.

O uso da camisa operatória trouxe precisão e simplicidade na realização do procedimento. O canal cirúrgico no mesmo eixo que a óptica permite que a pinça entre na cavidade já posicionada na correta direção para a abordagem da lesão. Após identificada a lesão, direciona-se a extremidade do histeroscópio para o local de estudo até o contato da pinça com a lesão. Em seguida apreende-se o tecido na porção mais baixa de implantação da lesão no endométrio, e realiza-se um movimento em direção ao fundo uterino (Fig. 36-13). Caso necessário, este movimento deve ser repetido para a obtenção de amostra em quantidade satisfatória. Ao final, o tecido apreendido pela pinça é trazido para permanecer em contato com a óptica, sendo retirado em conjunto com o histeroscópio. Neste momento, a insuflação do meio de distensão deve ser interrompida, e a retirada do material da cavidade é acompanhada sob visão histeroscópica durante todo o trajeto de saída.

Quando não há disponibilidade da camisa operatória para a realização da biópsia dirigida, utiliza-se a pinça por fora da camisa diagnóstica. Neste caso, após finalizado o estudo histeroscópico da cavidade e identificada a área de biópsia, retira-se o instrumento para a introdução da pinça. Pelo exame especular identifica-se o orifício externo, introduzindo delicadamente a pinça de biópsia pelo canal cervical até alcançar o fundo uterino. O histeroscópio é reintroduzido na cavidade e, por movimentos suaves de rotação sobre seu eixo, visualiza-se a cavidade para a localização da extremidade da pinça, que deverá ser posicionada em direção à lesão. A visão panorâmica facilitará o deslocamento da pinça dentro da cavidade para que ocorra o contato direto da pinça com a lesão, a fim de obter amostra tecidual satisfatória. Caso a pinça não alcance a área desejada, a redução da pressão intracavitária determinará a diminuição da distensão, aproximando a pinça da parede uterina e, consequentemente, da lesão.

Histeroscopia cirúrgica ambulatorial

Esta filosofia foi introduzida por Bettocchi desde o início de 2000, mas ganhou adeptos apenas no final da década. Recentes avanços que incluem a técnica de inserção atraumática do histeroscópio através da vaginoscopia, uso de salina como meio distensor e utilização de mini-histeroscópios equipados para eletrocirurgia bipolar (eletrodo 5 frenchs) tornaram possíveis a realização do tratamento cirúrgico de afecções uterinas no mesmo momento do diagnóstico – abordagem *see and treat* (Quadro 36-1). Esta técnica tem permitido a realização da histeroscopia cirúrgica ambulatorial na maior parte dos casos sem dilatação cervical, analgesia ou anestesia, tornando-a mais rápida e segura (Di Spiezio, 2007). No entanto, em casos de insucesso em decorrência da dor, reação vagal, estenose etc. o procedimento deve seguir com a realização de anestesia. Para ressecção das afecções uterinas utilizam-se pinças ou tesouras introduzidos pelo canal operatório ou a eletrocirurgia bipolar como o versapoint (Fig. 36-14).

As principais vantagens desta técnica cirúrgica incluem redução dos custos (otimiza o momento do diagnóstico para tratamento cirúrgico da afecção); redução do risco cirúrgico (pode ser realizado sem anestesia); minimiza a dor, tornando-a mais confortável para o paciente e aumentando a adesão ao tratamento; maior segurança e melhor visão da cavidade com o uso da solução salina como meio distensor (Siristatidis, 2010).

Quadro 36-1 Afecções uterinas passíveis de tratamento pela técnica de *see and treat*

- Pólipos endometriais
- Miomas submucosos < 2 cm
- Pólipos endocervicais
- Sinéquias
- Reposicionamento ou retirada do DIU
- Retirada do corpo estranho
- Septoplastia

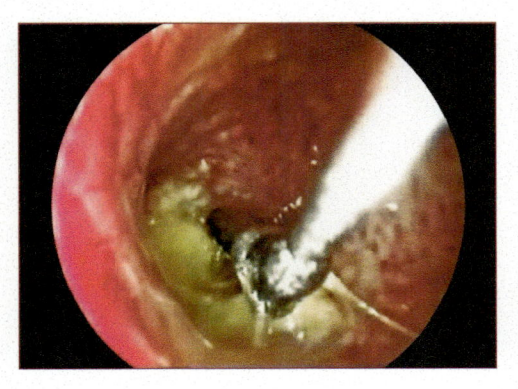

Fig. 36-13
Biópsia dirigida da lesão endometrial com pinça de apreensão.

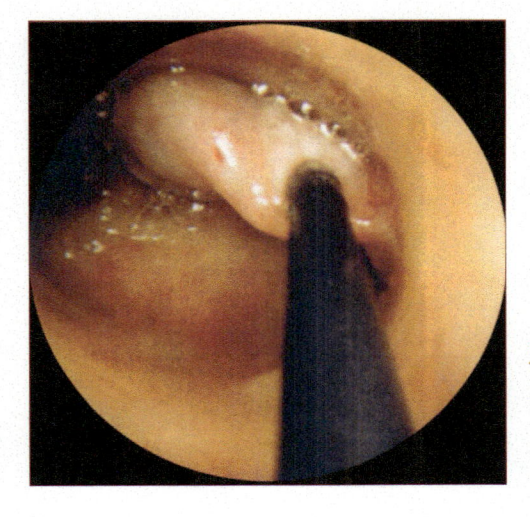

Fig. 36-14
Biópsia dirigida do endométrio onde foi utilizada corrente bipolar para a secção da base do pólipo.

Treinamento em histeroscopia

A modernização do ensino ginecológico endoscópico tem introduzido o uso de simuladores realísticos que permitem mimetizar as dificuldades de um procedimento histeroscópico com semelhança à realidade, sem a necessidade da presença de uma pessoa como parte do treinamento. Com base na técnica de programação neurolinguística, criada na década de 1970, nos EUA, por Richard Bandler e por John Grinder, realizam-se estratégias de segmentação do treinamento para desenvolvimento da habilidade que é fortalecida pela prática. Inicialmente foi utilizado um útero biológico confeccionado por tecido muscular capaz de simular a cavidade endometrial a partir da língua de boi. Pela evolução deste modelo, surgiu o Neoderma Cirúrgico®. É um material de borracha termorretrátil, que, associado a outros oito polímeros diferentes, permitiu a confecção de órgãos artificiais que hoje constituem a base de todos os simuladores denominados da classe R.E.S.T. (Realistic EndoSurgical Trainers). Na histeroscopia, além do treinamento da técnica diagnóstica tem permitido ensinar técnicas cirúrgicas com uso de microtesouras e pinças de *grasping*, ressecção e eletrocirurgia; facilitando a obtenção de resultados em menos tempo e com melhor eficácia (Fig. 36-15A e B).

MANEJO NAS DIFICULDADES TÉCNICAS

A realização do procedimento poderá ser dificultada por vários fatores, e o endoscopista deve estar apto a identificá-los e superá-los com segurança e o menor desconforto possível para a paciente. O exame histeroscópio será considerado normal quando for possível a visualização completa do canal cervical, cavidade uterina e óstios tubários na ausência de alterações morfológicas. Se por algum motivo (dor, dificuldades técnicas ou alterações anatômicas) a visualização completa não for possível, o exame é considerado insatisfatório para diagnóstico. A histeroscopia é considerada alterada quando anormalidades, de maior ou menor grau, são detectadas. Alterações maiores são consideradas as que estruturalmente modificam a anatomia estudada como: estenose cervical, mioma submucoso, pólipo, malformações congênitas, aderências, estenose do óstio tubário entre outras. As alterações menores são lesões que modificam a característica do tecido sem alterar a anatomia normal e que nem sempre apresenta correlação com anormalidades ao diagnóstico histopatológico, embora seja possível observar alteração do aspecto histeroscópico habitual.

- *Exame em condições visuais desfavoráveis:* ocasionalmente muco e sangue prejudicam a visão na histeroscopia com CO_2. Estas secreções podem aderir-se à óptica durante a passagem pela cérvice, e o simples contato da lente com a mucosa do fundo uterino deverá ser suficiente para restabelecer uma visão clara. Se não foi alcançado um bom resultado, o sistema óptico deve ser retirado para que a lente seja limpa fora da cavidade. A formação de bolhas pode ser reduzida pela realização do exame com fluxo de 40 mL/min e pressão de 40-50 mmHg nos casos onde não há perda de gás pelo colo uterino. Em geral, aguardar alguns instantes sem qualquer manipulação do endoscópio é suficiente para resolver o problema. Se persistir, a aspiração da cavidade com seringa ou lavagem com soro fisiológico seguida de nova insuflação de CO_2 poderá clarear a visão.

No caso de sangramento intenso, é imprescindível usar meio líquido com fluxo contínuo. Nestes casos o meio salino é o mais utilizado, mas para a realização dessa técnica são necessárias algumas adaptações no equipamento.

Todos os meios líquidos, com exceção do Dextran, precisam ser transportados por uma bomba automática ou através de uma bolsa que pode atuar por gravidade ou pressionada por um manguito (esfignomanômetro) para introduzir o líquido dentro da cavidade. O líquido entrará no útero após circular por uma mangueira de borracha ou silicone, que faz conexão da bomba ou da bolsa utilizada para injetar o líquido, com o dispositivo de entrada localizado na camisa operatória do histeroscópio. Após circular na cavidade, o líquido sairá por outro canal da camisa operatória que será drenado por outra mangueira e coletado em um recipiente. Assim, o fluxo de entrada e saída do meio líquido permitirá a irrigação contínua da cavidade com drenagem constante do meio distensor, eliminando os elementos que prejudicam a visão (fluxo contínuo), como já discutido. Os principais parâmetros a serem controlados são o fluxo de entrada, que deve ser capaz de garantir a irrigação rápida da cavidade, e o fluxo de saída, que deve ser controlado para não interferir na distensão da cavidade.

Atualmente existem instrumentos que permitem a fácil conversão da histeroscopia diagnóstica com CO_2, utilizando óptica de 2,9 mm para o meio líquido. Neste sistema a camisa diagnóstica com fluxo único usada para a passagem do CO_2 fará

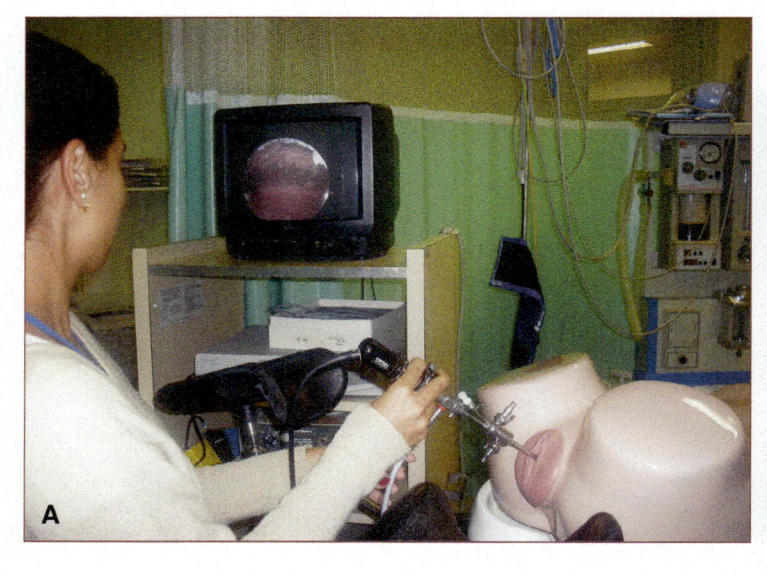

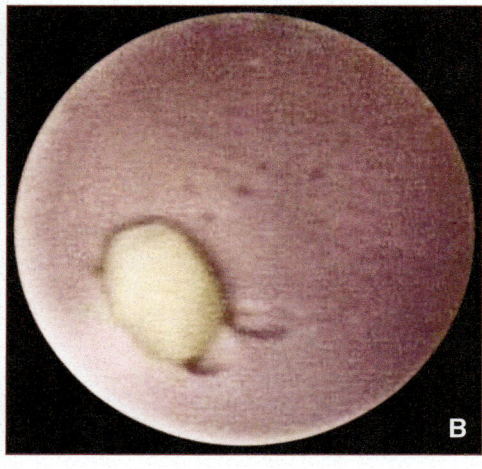

Fig. 36-15
(A) Treinamento em manequim. (B) Imagem do simulador em exame diagnóstico.

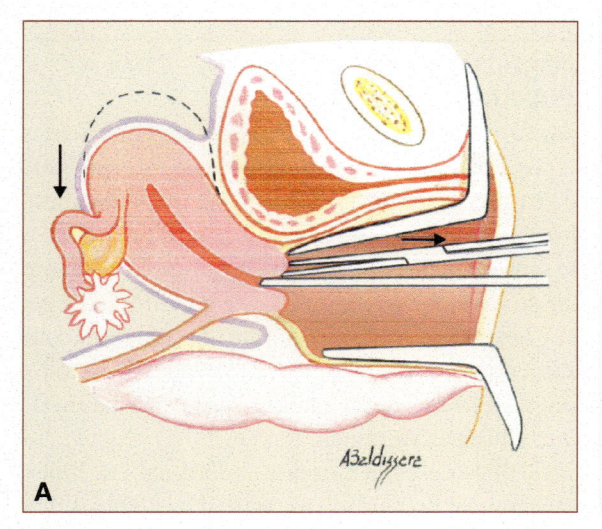

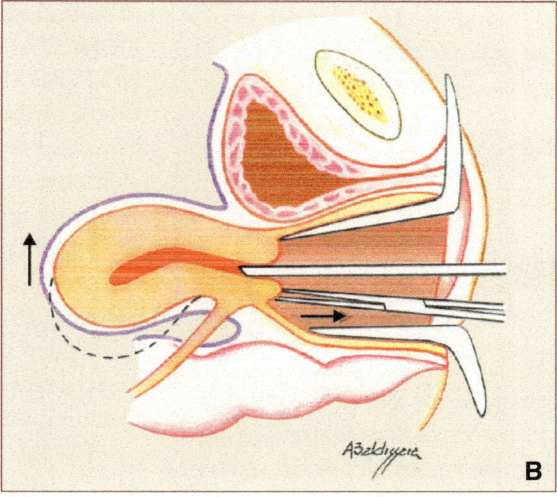

Fig. 36-16
(**A**) Pinçamento do colo na posição de 12 horas em útero com anteflexão acentuada.
(**B**) Pinçamento do colo na posição de 6 horas em útero com retroflexão acentuada. As setas demonstram tração da pinça de Pozzi e retificação do corpo uterino.

parte do sistema de fluxo contínuo como camisa operatória interna, permitindo a entrada do meio líquido. A saída do líquido da cavidade pode ser espontânea, quando o diâmetro do canal cervical for maior que o da camisa operatória, que será satisfatório para a visualização da cavidade desde que o sangramento intrauterino seja escasso ou de pequena intensidade, como ocorre em geral nos pequenos procedimentos. No entanto, a utilização da camisa operatória externa com fluxo contínuo é preferível, pois possibilita um controle preciso da irrigação com ótima visualização da cavidade mesmo com sangramento moderado, reduzindo o consumo do meio líquido e diminuindo os riscos de intravazamento.

Caso o histeroscópio utilizado para o meio gasoso não tenha a possibilidade de conversão para o líquido, o equipamento deve ser retirado da cavidade para fazer a troca da camisa diagnóstica pela operatória, que permitirá o fluxo contínuo.

- *Incompetência istmocervical:* graças à baixa permanência do dióxido de carbono no útero, a cérvice incompetente facilitará a perda do gás durante o exame, impedindo uma boa distensão da cavidade uterina. Paradoxalmente, nestes casos é melhor usar um baixo fluxo de CO_2 e realizar uma distensão lenta e progressiva, prevenindo o desencadeamento de contrações uterinas. Além disso, o uso de ópticas de diâmetro adequado ao trajeto e a aplicação de duas pinças na posição de "3 e 9 horas" no colo uterino podem prevenir a perda gasosa.

Caso a realização do exame continue prejudicada mesmo após as manobras necessárias, faz-se oportuna a troca do meio gasoso para o líquido, especialmente os de alta viscosidade, em razão de sua maior permanência dentro da cavidade uterina.

As coberturas cervicais usadas para selar o colo podem causar sangramento além de serem desconfortáveis para a paciente, não sendo habitualmente utilizadas.

- *Desvios acentuados de flexão anterior e posterior do corpo uterino:* no istmo, o útero pode curvar-se acentuadamente para frente ou para trás (anteflexão e retroflexão, respectivamente). Nestes casos pode haver dificuldades na progressão dos histeroscópios rígidos, e a manipulação cuidadosa além de uma grande consciência da anatomia uterina são fundamentais para evitar complicações. Em geral, a elevação da extremidade distal do instrumento em útero com anteflexão é suficiente para acompanhar a mudança de direção do eixo da cavidade uterina com relação ao colo.

Em úteros com acentuada flexão anterior ou posterior, a colocação de uma pinça no colo uterino na posição de 12 e 6 horas, respectivamente, seguidas de tração, permitirá a retificação do trajeto, possibilitando que a óptica avance com mais facilidade, ultrapassando o istmo em direção à cavidade (Fig. 36-16). No entanto, na maior parte das vezes em que há anteflexão acentuada a simples pressão da mão livre do endoscopista na região suprapúbica faz deslocar o corpo uterino em posição intermediária, retificando-o. Esta manobra permitirá que o histeroscópio alcance a cavidade em condições seguras. Em úteros com retroflexão acentuada torna-se necessária a rotação do histeroscópio em 180 graus durante a inserção. Neste caso, a imagem da luz do canal deverá ser mantida na posição de "12 horas". Estes casos por vezes se tornam histeroscopicamente difíceis de explorar, devendo-se observar todos os cuidados da técnica para evitar complicações.

- *Sinéquia e estenose do canal cervical e istmo:* a estenose grave é encontrada em aproximadamente 3% das pacientes e na maioria desses casos o procedimento só poderá ser realizado se utilizada anestesia, preferencialmente com histeroscópios de pequeno diâmetro.

Em casos de estenose leve é realizada a manobra de dilatação atraumática com a porção cuneiforme do endoscópio (Fig. 36-17). Gira-se o instrumento em 180 graus, posicionando a extremidade em bisel para a porção anterior do canal. Nesta posição o prisma da óptica formará uma cunha, que será pressionada contra a área bloqueada, abrindo passagem.

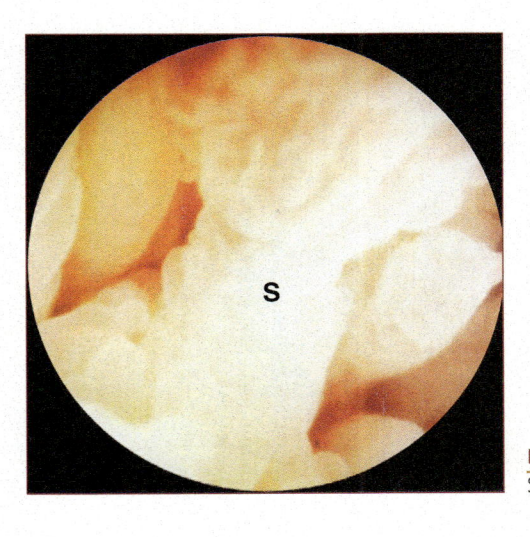

Fig. 36-17
Sinéquia cervical *(S)*.

Nos casos de obstrução grave (Fig. 36-18) do canal cervical ou istmo, um tratamento preparatório farmacológico ou uso de laminária pode ser útil na seguinte forma:

- *Etinilestradiol:* 0,010 mg/dia VO por 8 dias.
- *Estriol ou Promestrieno:* creme vaginal por 21 dias.
- *Sulprostone:* 200 a 500 unidades IM ou intracervical, 2 a 3 horas antes do exame.
- *Misoprostol:* 400 mg VV 12 h antes do exame.
- *Laminária:* aplicação intracervical, 2 a 6 horas antes do exame.

A dilatação cervical também pode ser realizada com uso de "velas de Hegar" quando não houve tratamento farmacológico prévio. No entanto, trata-se de meio traumático realizado sem controle visual, devendo ser evitado. Com a experiência do examinador é preferível o uso de pinças e tesouras delicadas para a abertura do trajeto. A utilização da pinça como palpador auxiliará na identificação do trajeto, divulsionando e alargando os orifícios naturais sem trauma ao tecido e desconforto à paciente. Depois de ultrapassada a área de estenose com a pinça, esta pode ser posicionada adiante no canal, quando não há resistência à progressão do instrumento. Dessa forma a pinça retifica o trajeto e serve como guia, orientando a progressão da óptica nesta área. Em alguns casos, a profilaxia através da administração de atropina, intramuscular ou sublingual, 15-20 minutos antes do exame tem sido recomendada para a prevenção do reflexo vagal.

- *Exame em pacientes virgens ou com estenose vaginal:* nestes casos a vaginoscopia sempre substituirá o uso do espéculo, nos permitindo a visualização do colo uterino. É realizada a limpeza do colo e vagina com solução fisiológica ou antissépticos injetados por seringas conectadas à sonda plástica que permitirão o acesso pelo hímen. O histeroscópio é introduzido delicadamente na vagina com fluxo de insuflação e intensidade luminosa máximos para distensão do trajeto e localização do colo uterino. Inicialmente observamos a mucosa vaginal formando pregas em toda a sua extensão até os fórnices vaginais. Após identificação dos fórnices, recua-se a óptica para a obtenção de uma visão panorâmica do terço distal da vagina, facilitando a localização da ectocérvice. Identificado o orifício externo, o telescópio é introduzido na cérvice, e o fluxo retornará aos níveis operacionais normais, ou seja, 15-30 mL/min para o estudo do canal.

PRINCIPAIS MORBIDADES RELACIONADAS COM A HISTEROSCOPIA AMBULATORIAL

Dor e ombralgia. O principal sintoma referido pelas pacientes imediatamente após a realização da histeroscopia é a dor, principalmente quando o procedimento é realizado sem qualquer anestesia. Ocasionalmente, a dor pode ser referida no ombro quando o meio utilizado for gasoso, pela presença do CO_2 livre na cavidade peritoneal, causando irritação no nervo frênico e peritônio (Lindemann, 1980). A ombralgia é mais frequente em pacientes com tubas pérvias submetidas a procedimentos prolongados. A colocação da mesa em posição de Trendelenburg após o procedimento irá rapidamente aliviar os sintomas.

La Sala *et al.* (1984) descreveram dor abdominal em hipogástrio semelhante àquelas do período menstrual, percebidas durante e após a histeroscopia. Estas contrações são resultado da distensão da cavidade uterina principalmente quando submetida a pressões elevadas ou rápida distensão. São mais frequentes em mulheres na pré-menopausa, particularmente com história pregressa de dismenorreia. Com a maior experiência do endoscopista, redução do tempo do procedimento e uso de baixo fluxo e pressão, esses sintomas são cada vez menores. A solução salina para distensão da cavidade associa-se à melhor tolerância quando comparado com o CO_2, permitindo a realização do exame com maior rapidez e menor incidência de sintomas álgicos (Di Spiezio, 2008). Na maior parte dos casos resolver-se-ão espontaneamente em poucos minutos e em pequena parte dos casos, vão requerer drogas analgésicas.

- *Falso trajeto:* a passagem do histeroscópio pela parede uterina formando canais ou túneis na cérvice ou no endométrio é observada em algumas situações do procedimento, seja por dificuldades técnicas ou uso inadequado do instrumental, especialmente quando camisas de maior diâmetro são utilizadas. O reconhecimento do falso trajeto é de extrema importância para que se interrompa imediatamente o procedimento e recue a óptica alguns milímetros, redirecionando-a na correta direção.

Na região cervical, além de uma cavidade com revestimento trabeculado sem mucosa endocervical, a ausência do orifício interno no final do canal nos sinaliza o falso trajeto (Fig. 36-19). Neste momento deve recuar para que se obtenha nova distensão do canal e uma visão panorâmica que indicará o sentido real da luz do canal. A pressão do meio distensor e a passagem do endoscópio determinam compressão do falso trajeto,

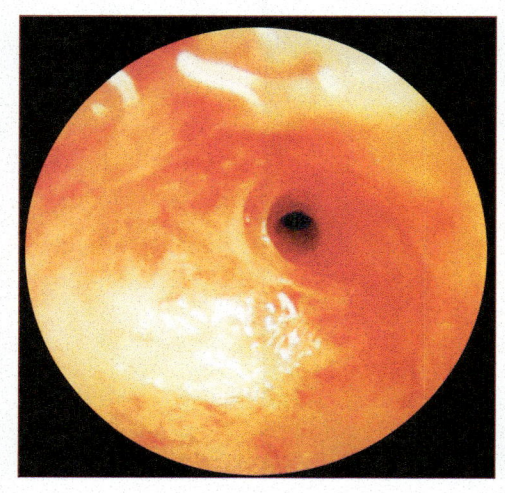

Fig. 36-18
Estenose intensa do canal cervical.

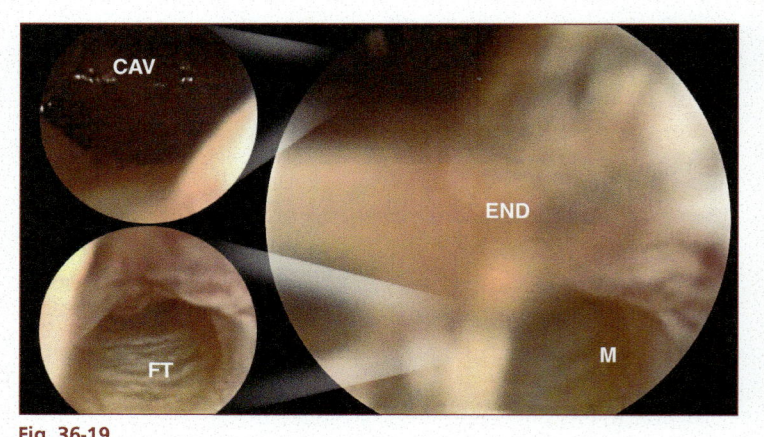

Fig. 36-19
Falso trajeto. FT = Falso trajeto; CAV = Cavidade uterina; END = Endométrio; M = Miométrio.

levando à diminuição do sangramento e da absorção do meio pelos vasos seccionados nesta área.

O falso trajeto endometrial está frequentemente associado a desvios acentuados do corpo uterino e será suspeitado na presença de uma cavidade cônica, muito hemorrágica quando o endométrio é proliferativo, mas sem sangramento, quando for secretor. A dimensão dessa cavidade é reduzida com relação à esperada para o útero, e não se visualizam as regiões cornuais. Convém retroceder lentamente para permitir boa distensão da cavidade e aguardar alguns segundos para a avaliação da área traumatizada e restabelecer novo controle visual da cavidade uterina.

- *Sangramento:* é de rara ocorrência e quando presente é geralmente de pequena intensidade. Pode ser resultado de laceração do colo, quando utilizada a pinça de Pozzi, ou pode ocorrer por trauma durante a inserção do instrumento no útero. Na cérvice ocorre pelo contato com o epitélio friável da ectocérvice ou quando a progressão do histeroscópio não é acompanhada sob controle visual e correto posicionamento da óptica, provocando atrito do instrumento na superfície da mucosa cervical ou endometrial. Quando existir sangramento em grande quantidade é importante afastar perfuração uterina.
- *Reflexo vagal:* graças à inervação parassimpática do colo uterino, manobras de dilatação ou o estímulo do orifício interno pela óptica podem produzir a síndrome do reflexo vagal. É caracterizada por bradicardia e/ou hipotensão por vezes associada à tonteira, sudorese, náusea, vômito e lipotimia e acontece em cerca de 0,72% dos casos. A dor intensa pode estar associada ao reflexo, e o risco aumenta com o uso do histeroscópio rígido (1,85%) e com o uso do CO_2 como meio distensor (2,34%) independente da indicação, paridade e menopausa. No entanto, a realização de anestesia e o uso de mini-histeroscópios reduzem a incidência do reflexo vagal (Di Spiezio, 2007). A medicação anticolinérgica (atropina) deve ser administrada via sublingual ou intramuscular para o tratamento dessa síndrome, podendo ainda ser utilizada de modo profilático 15-20 minutos antes do exame em pacientes muito ansiosas ou que serão submetidas a procedimentos cervicais. Em pacientes usuárias de medicamentos β-bloqueadores, esses sintomas podem ser potencializados, e a recuperação após o uso da atropina, prejudicada, necessitando de apoio cardiovascular e cuidados especiais para a estabilização hemodinâmica.

COMPLICAÇÕES

A histeroscopia ambulatorial é considerada um procedimento seguro tendo em vista o grande número de exames realizados e o baixo índice de complicações. Apesar de raras, estas são mais frequentes na histeroscopia operatória e em geral acontecem quando as condições especiais não são observadas ou quando as técnicas e instrumentais não são utilizados adequadamente. As principais complicações são relacionadas com o meio de distensão, perfuração uterina, hemorragia, infecções, embolia gasosa e as complicações resultantes da canalização tubária, discutidas detalhadamente no Capítulo 37.

A mortalidade decorrente de procedimentos histeroscópicos é rara, mas foi descrita como resultado de lesão intestinal após perfuração uterina, embolia gasosa e intravazamento. Apesar de desconhecida a real incidência da mortalidade diante desses procedimentos, tem sido sugerido que sua ocorrência ocorra em 1,7 por 10.000 casos.

PERSPECTIVAS DA HISTEROSCOPIA

A histeroscopia possibilitou a avaliação da cavidade uterina para o estudo fisiológico do órgão, assim como para o reconhecimento das patologias benignas e malignas. Existem, entretanto, aspectos controversos relacionados com os achados histeroscópicos resultantes de limitações da técnica que não nos permite certos diagnósticos com alta acurácia. O avanço nos sistemas ópticos e o aprendizado do endoscopista quanto às imagens histeroscópicas têm superado este problema. O futuro, provavelmente, nos revelará instrumentos mais simples e sensíveis e fontes de energia mais seguras na realização de cirurgias.

Aguarda-se o desenvolvimento de novos corantes vitais que aplicados sobre o endométrio possam nos fornecer informações para o diagnóstico diferencial das condições fisiológicas com relação às lesões neoplásicas. Espera-se que, durante o procedimento, sejam definidas as características vasculares e celulares da área em estudo, assim como a resposta hormonal da mucosa para uma correlação clínica sensível que nos permita o diagnóstico e a decisão terapêutica sem a necessidade de estudos cito-histológicos complementares. Atualmente os corantes utilizados não possibilitam uma avaliação sensível do epitélio colunar que reveste a cavidade uterina e as glândulas endometriais, pois habitualmente estão recobertos por muco que dificulta a ação desses corantes para a avaliação da resposta celular.

A possibilidade do estudo histeroscópico da mucosa cervicoendometrial e das tubas em mulheres com infertilidade tem sido uma grande conquista. O aprimoramento das técnicas para a avaliação da qualidade e da quantidade das secreções uterinas influenciadas pelos hormônios sexuais e, ainda, a obtenção de informações sobre a integridade e permeabilidade do trajeto dos gametas desde o orifício interno do colo uterino até a porção mais distal das tubas farão com que a endoscopia tenha um papel fundamental na propedêutica do casal estéril.

Recentemente, tecnologia tridimensional foi desenvolvida para uso em laparoscopia, e a extensão desse conhecimento para histeroscopia provavelmente não está muito longe. Espera-se que esta nova técnica possa aumentar a segurança e acurácia do procedimento. Quanto ao meio de distensão, consideram-se os possíveis benefícios da utilização de meios, pré-aquecidos para a temperatura corporal, especialmente em procedimentos cirúrgicos de longa duração. Como o dióxido de carbono tem pequena capacidade de armazenar calor, adquirindo rapidamente a temperatura do meio, a utilização de líquidos que conservem mais facilmente a temperatura tem sido considerada para este fim.

O desenvolvimento tecnológico aponta para novos sistemas ópticos com endoscópicos flexíveis de menor diâmetro, facilitando a passagem pelo canal cervical sem problemas para obtenção de imagens de boa qualidade. A utilização dos mini-histeroscópios foi crucial para que a passagem do endoscópio transcorra de forma mais fácil e atraumática, diminuindo significativamente o desconforto para a paciente quando comparada à histeroscopia tradicional. A mini-histeroscopia tem-se caracterizado como minimamente invasiva, assim como a sono-histerografia é igualmente efetiva para detecção de patologias intrauterinas tal como a histeroscopia tradicional.

Desde a década de 1990, o uso da tecnologia assistida por computador ou robóticos em cirurgia ginecológica minimamente invasiva tem aumentado. O maior conjunto de experiências para aplicação ginecológica refere-se à histerectomia laparoscópica, miomectomia, reanastomose tubária, histerectomia radical entre outras (Visco, 2008).[30] A experiência ainda está em sua infância, e pesquisas ainda são necessárias para responder à utilização do método na cirurgia histeroscópica.

À medida que os avanços tecnológicos são conquistados e que a interação do endoscopista com o útero aumenta, o momento do histeroscópio ser um instrumento indispensável na rotina ginecológica ambulatorial torna-se cada vez mais próximo.

BIBLIOGRAFIA

Araújo LS. *Analgesia & anestesia local em histeroscopia diagnóstica ambulatorial.* Orientador: Prof. Marco Aurélio Pinho de Oliveira. Rio de Janeiro: CEVESP, 2000 (Monografia).

Azziz R, Murphy AA. *Practical manual of operative laparoscopy and hysteroscopy.* 2nd ed. New York: Springer, 1996.

Bettocchi S, Ceci O, Nappi L et al. Treatment of intramural myomas in an office setting can we do it? *J Am Assoc Gynecol Laparosc* 2005;12(Suppl):77.

Bettocchi S. *Office hysteroscopy.* Alemanha: Endo-Press, 2001.

Campo V, Campo S. Hysteroscopy requirements and complications. *Minerva Ginecol* 2007 Aug.;59(4):451-57. Review.

Corsom SL, Brooks PC, Sodrstrom RM. Gynecologic endoscopic gas embolism. *Fertil Steril* 1996;65:529-33.

Di Spiezio Sardo A, Taylor A, Tsirkas P et al. Hysteroscopy: a technique for all? Analysis of 5,000 outpatient hysteroscopies. *Fertil Steril* 2008 Feb.;89(2):438-43. Epub 2007 May 7.

Eige S, Pritts EA, Palter SF et al. Anestesia para endoscopia ambulatorial. *Clin Obstet Ginecol Am Norte* 1999;26(1):103-12.

Garuti G, Luerti M. Hysteroscopic bipolar surgery: a valuable progress or a technique under investigation? *Curr Opin Obstet Gynecol* 2009 Aug.;21(4):329-34.

Hamou J. Micro-hysteroscopy: a new procedure and its original applications in gynecology. *J Reprod Med* 1981;26(7):375-82.

Hamou JE. *Hysteroscopy and microcolpohysteroscopy: text and atlas.* Appleton & Lange, 1991.

Herendael BJ. Instrumentation in hysteroscopy. *Obstet Gynecol Clin N Am* 1995;22(3):391-408.

Indman PD. Instruments and video cameras for operative hysteroscopy. *Clin Obstet Gynecol* 1992;35(2):211-24.

Labastida Nicolau R. *Tratado y atlas de histeroscopia.* Barcelona: Masson, 1990.

Lasmar R, Barrozo P. *Histeroscopia: uma abordagem prática.* Rio de Janeiro: Medsi, 2001.

Lindemann HJ. The future of hysteroscopy. *Obstet Gynecol Clin N Am* 1995;22(3):617-20.

Loyola A. *Manual e atlas de histeroscopia e micro-histeroscopia.* Rio de Janeiro: Revinter, 1998.

Marlow JL. Media and delivery systems. *Obstet Gynecol Clin N Am* 1995;22(3):409-22.

Mencaglia L, Hamou J. *Manual de histeroscopia: diagnóstica e cirúrgica.* Alemanha: Endo-Press, 2001.

Munro MG, Brooks PG. Use of local anesthesia for office diagnostic and operative hysteroscopy. *J Minim Invasive Gynecol* 2010 Nov.-Dec.;17(6):709-18.

Neis KN, Brandner P, Hepp H. *Hysteroscopy.* Sttutgart-New York: George Thieme Verlag, 1994.

Pellicano M, Guida M, Zullo F et al. Carbon dioxide versus normal saline as a uterine distension medium for diagnostic vaginoscopic hysteroscopy in infertile patients: a prospective, randomized, multicenter study. *Fertil Steril* 2003 Feb.;79(2):418-21.

Saunders WB. *Atlas of laparoscopic and hysteroscopic. Techniques for gynecologists.* 2nd ed. Canada: Togas Tulandi, 1999.

Schenk LM, Coddington CC. Laparoscopia e histeroscopia. *Clin Obstet Ginecol Am Norte* 1999;26(1):1-21.

Shankar M, Davidson A, Taub N et al. Randomised comparison of distension media for outpatient hysteroscopy. *BJOG* 2004 Jan.;111(1):57-62.

Siegler AM. Office hysteroscopy. *Obstet Gynecol Clin N Am* 1995;22(3):457-72.

Siristatidis C, Chrelias C. Feasibility of office hysteroscopy through the "see and treat technique" in private practice: a prospective observational study. *Arch Gynecol Obstet* 2010 Apr. 2.

Valli E, Zupi E, Marconi D et al. Outpacient diagnostic hysteroscopy. *J AM Assoc Gynecol Laparosc* 1998;5(4):397-402.

Vilos GA, Abu-Rafea B. New developments in ambulatory hysteroscopic surgery. *Best Pract Res Clin Obstet Gynaecol* 2005 Aug;19(5):727-42.

Visco AG, Advincula AP. Robotic gynecologic surgery. *Obstet Gynecol* 2008 Dec.;112(6):1369-84.

37 Preparo, Técnica e Riscos da Cirurgia Histeroscópica com Ressectoscópio

Claudio Moura de Andrade Junior
Daniela Barreto Fraguglia Quental Diniz
Mariana Paiva de Castro Sodré
Reginaldo Guedes Coelho Lopes

- **INTRODUÇÃO**
- **PREPARO PRÉ-OPERATÓRIO**
  Exames pré-operatórios e risco cirúrgico
  Consentimento informado
  Preparo do endométrio
   Progestogênios
   Pílula combinada
   Danazol
   Análogos agonistas do GnRH
  Preparação e tempo cervical
- **ORGANIZAÇÃO DA SALA E POSICIONAMENTO DA PACIENTE**
  Sala cirúrgica
  Posicionamento da paciente/mesa cirúrgica
  Ressectoscópio e elemento de trabalho
  Sistemas de distensão
   Força da gravidade
   Manguito de pressão
   Balança
   Insuflador indireto
   Bomba de infusão
  Geradores elétricos
- **ESCOLHA DO MEIO DISTENSOR**
  Alta viscosidade/não eletrolítico
   Dextran
  Baixa viscosidade/não eletrolítico
   Glicose
   Glicina
   Sorbitol/manitol
  Baixa viscosidade/eletrolítica
   NaCl a 0,9% (solução salina)
- **TÉCNICA CIRÚRGICA COM RESSECTOSCÓPIO**
  Alça semicírculo
  Alça *rollerball*
  Alça angulada em "T"
- **RISCOS RELACIONADOS COM A HISTEROSCOPIA CIRÚRGICA**
  Peroperatórias
   Complicações mecânicas
   Complicações hemorrágicas
  Complicações relacionadas com os meios de distensão
   Embolia gasosa
   Considerações sobre intravazamento
   Variáveis preditoras de intravazamento
   Balanço hídrico durante a cirurgia
   Pressão de distensão e intravazamento
  Pós-operatórias
   Infecção
   Hematometra
   Gravidez pós-ablação
   Câncer pós-ablação
   Síndrome de esterilização tubária pós-ablação
   Recidiva do sangramento
- **REFERÊNCIAS BIBLIOGRÁFICAS**

INTRODUÇÃO

O procedimento histeroscópico é um procedimento realizado por via vaginal para avaliação e tratamento de afecções intrauterinas e do canal cervical. Várias são as que podem ser diagnosticadas e tratadas por esta via, entre elas, sinéquias uterinas, pólipos, miomas, malformações etc. Os ginecologistas, e as pacientes, cada vez mais, têm procurado pelas técnicas minimamente invasivas, sendo a histeroscópica uma delas. Como vantagens, temos a rápida recuperação, pequeno tempo de internação hospitalar e baixo custo. Como todo procedimento, apresenta suas particularidades no que se refere ao seu entorno (cuidados pré-operatórios e complicações cirúrgicas) e à técnica cirúrgica propriamente dita. Neste capítulo vamos discorrer sobre várias delas, dando ênfase à descrição técnica dos procedimentos, na tentativa de sistematizá-la e diminuir as possibilidades de intercorrências.

PREPARO PRÉ-OPERATÓRIO

Exames pré-operatórios e risco cirúrgico

Exames pré-operatórios são realizados previamente para qualquer procedimento cirúrgico, variando os tipos de exame, a depender do tipo de cirurgia, idade da paciente, comorbidade associada e tipo de anestesia. A seguir pode ser solicitado o conhecido "risco cirúrgico" (ou risco cardiológico), caso a paciente tenha alguma comorbidade clínica ou cardiológica, que na sua grande maioria é realizado pelo clínico geral ou cardiologista. Diante de uma paciente hígida, a mesma necessita de avaliação do anestesista, para que seja feita uma avaliação pré-anestésica.

Consentimento informado

Este informativo foi criado com objetivo de documentar o que antes era apenas falado nos consultórios médicos, minimizando os problemas médico-legais decorrentes, principalmente de complicações pós-operatórias. Este informativo pode ser criado por cada médico, ou se desejar seguir uma sugestão, segue *site* do Conselho Federal de Medicina (www.cfm.org.br) e da Federação Brasileira de Ginecologia e Obstetrícia (www.febrasgo.org.br), que disponibilizam modelos de consentimento para todas as cirurgias ginecológicas, inclusive para a cirurgia histeroscópica.

Preparo do endométrio

A espessura endometrial varia de acordo com a fase do ciclo menstrual (proliferativa e secretora). Na menacme, após a menstruação, possui cerca de 1 a 2 mm e, na fase secretora tardia, atinge aproximadamente 5 mm em cada parede.

O endométrio é constituído pelas camadas funcional e basal. A camada basal representa 25% da espessura endometrial total e encontra-se em contato direto com o miométrio. Esta camada contém glândulas que servem de reservatório para a nova maturação endometrial. O miométrio, situado imediatamente abaixo da camada basal (até cerca de 2 mm de profundidade), contém numerosos vasos sanguíneos pouco calibrosos. Na técnica em que empregamos o ressectoscópio, este será o nosso limite de profundidade para minimizarmos os riscos de hemorragia.

O endométrio apresenta receptores hormonais (estrogênio e progesterona). Estes receptores concentram-se na região do fundo uterino e óstios tubários e são mais esparsos na região do istmo. Esta característica tem relevância nos casos de ablação endometrial.

O preparo do endométrio facilita qualquer tipo de cirurgia histeroscópica, e pode ser feito através de curetagem ou drogas. Qualquer tipo de conduta para o preparo do endométrio visa à atrofia endometrial. A vantagem do preparo é a transformação do endométrio em uma camada homogênea e fina e a diminuição do volume da cavidade uterina, facilitando, assim, a cirurgia, abreviando sua duração e reduzindo o risco de hemorragia e síndrome do intravazamento. Além disso, garante maior satisfação por parte das pacientes ao aumentar as chances de amenorreia ou hipomenorreia, no caso de cirurgia para ablação endometrial.[11]

O preparo endometrial é uma etapa que não deve ser negligenciada, sobretudo para os cirurgiões iniciantes no uso do ressectoscópio, e nas pacientes que serão submetidas às técnicas de destruição térmica (balão endotérmico, *rollerball* e micro-ondas).

A realização da cirurgia no final da menstruação (início da primeira fase do ciclo menstrual) ou seguida de curetagem uterina são artifícios que podem ser empregados para a obtenção de bons resultados. Teoricamente, estas medidas também resultariam em um endométrio fino.

O preparo medicamentoso do endométrio pode ser realizado com diversas drogas, descritas a seguir e podem gerar dificuldades na dilatação cervical. Por esse motivo, algumas alternativas podem ser utilizadas no preparo pré-operatório do canal cervical (serão abordados adiante neste capítulo). Este preparo facilitaria sua dilatação, diminuiria os riscos de perfuração uterina com velas de Hegar e lacerações cervicais.

■ Progestogênios

Em altas doses, causam atrofia endometrial na maioria das mulheres, porém, exigem um tempo mínimo, em geral a partir de 3 meses. Portanto, para quem deseja um efeito mais rápido, melhor usar outra droga. Além disso, o endométrio pode persistir com focos de sangramento irregular e edema, e apresenta como efeitos colaterais ganho de peso, retenção hídrica e mastalgia. Apresenta como vantagem seu baixo custo.

Os progestogênios mais utilizados são o acetato de noretisterona, na dose de 15-30 mg diários por via oral e o acetato de medroxiprogesterona, na dose de 30-50 mg diários por via oral, que também pode ser administrado por via intramuscular, trimestral, na dose de 150 mg.

■ Pílula combinada

Apresenta como vantagem o fato de muitas pacientes já estarem em vigência de alguma pílula com o objetivo primário (contraceptivo), além do baixo custo. Promove diminuição do crescimento e desenvolvimento endometrial com consequente redução do sangramento.

■ Danazol

É empregada cerca de 4 a 6 semanas antes do procedimento. A dose mínima é de 400 mg por dia. Muitas pacientes necessitam de 600 mg, e poucas requerem 800 mg por dia para que ocorram parada do sangramento e atrofia do endométrio. Os principais efeitos colaterais dose-dependentes são: ganho de peso, hirsutismo (principalmente facial), acne, pele oleosa, engrossamento da voz e, ocasionalmente, dores musculares.

Análogos agonistas do GnRH

É a droga de eleição para supressão endometrial, pois acarreta excelente atrofia. Pode ser utilizada em dose única ou mensalmente por 3 a 6 meses antes da cirurgia. A cirurgia deve ser realizada cerca de quatro a seis semanas após a administração da última dose da medicação. As drogas mais utilizadas são o acetato de goserelina 3,6 mg[11] ou 10,8 mg (dose única para efeito trimestral), acetato de leuprolide 3,75 mg,[36] triptorelina 3,75 mg, buserelina e nafarelina. A utilização destas drogas por períodos curtos não resulta em efeitos colaterais tão expressivos como o danazol. Efeitos como ressecamento vaginal, ondas de calores e acne são comuns e rapidamente reversíveis após a interrupção da sua administração. Previamente à ablação endometrial, propicia atrofia homogênea e, previamente, a miomectomia proporciona redução do volume do mioma, além da diminuição do sangramento peroperatório.

Em trabalho multicêntrico, randomizado e duplo-cego, realizado por Donnez et al.[11] 166 pacientes utilizaram o acetato de goserelina 3,6 mg por 2 meses, e 171 pacientes utilizaram placebo. Foi observada uma taxa de amenorreia de 21% nas usuárias da goserelina contra 14% no grupo controle (p < 0,01) após acompanhamento por 3 anos. Houve diferenças em relação à duração da cirurgia, sangramento e absorção do meio distensor, com resultados melhores no grupo da goserelina. As pacientes que necessitaram de nova ablação representaram 5,6% no grupo da goserelina contra 2,1% no grupo controle. Os casos levados à histerectomia por recidiva da dor ou do sangramento foram de 21% no grupo da goserelina contra 15% no grupo-controle. Este estudo concluiu que o preparo endometrial com acetato de goserelina garante maior tempo de amenorreia do que a ablação endometrial sem preparo (Fig. 37-1).

Preparação e tempo cervical

Para atingir a cavidade uterina com o equipamento histeroscópio, faz-se necessário ultrapassar o canal cervical. Este é um tempo precioso, visto que, se não forem tomadas todas as condutas de forma adequada (Quadro 37-1), pode impedir a realização da cirurgia ou uma lesão traumática tanto cervical, como uterina (perfuração). Quanto maior for o calibre do equipamento, maior será a dificuldade em atingi-la (histeroscópio/ressectoscópio), estes variam de 3 a 10 mm. Quanto mais distorções da anatomia, maior deverá ser a dificuldade em alcançá-la e são fatores que dificultam: nuliparidade, menopausa, curetagem, conização e cesariana prévias.

Quadro 37-1 Possibilidades para o preparo cervical

- Histeroscopia diagnóstica prévia
- Colocação do espéculo vaginal
- Pinçamento do lábio anterior do colo com pinça Pozzi (uma ou duas pinças)
- Dilatação do colo com velas de Hegar ou dilatadores de Denniston
- Uso prévio de estrogênio tópico, laminária ou misoprostol

A histeroscopia cirúrgica pode ser precedida de histeroscopia diagnóstica nos casos de estenose e sinéquias cervicais e no caso de dificuldade de dilatação cervical, objetivando direcionar os trajetos cervical e uterino.

A dilatação cervical é recomendada antes de cirurgias uterinas, sendo precedida da colocação do espéculo vaginal e do pinçamento do lábio anterior do colo uterino com pinça Pozzi. Se durante a dilatação houver esgarçamento do tecido, uma boa opção é utilizar uma segunda pinça no lábio posterior para dividir a força de tração no colo. A dilatação é alcançada com dilatadores por velas de Hegar ou dilatadores de Denniston. Estes são graduados de 0,5 em 0,5 mm ou de 1 em 1 mm. Como o diâmetro do conjunto dos ressectoscópios varia de 7 a 10 mm, inicia-se a dilatação no número 3 até 7 ou 10 mm.

O amolecimento cervical pode ser tentado através de métodos mecânicos, como os dilatadores osmóticos ou cateteres, ou por medicamentos, como misoprostol e estrogênios.[32] O objetivo é diminuir os casos de impossibilidade de dilatação cervical, falsos trajetos e perfuração uterina. O uso tópico do estrogênio é muito utilizado por ser mais facilmente disponibilizado.

Em relação ao uso de misoprostol previamente ao procedimento histeroscópico, vários são os trabalhos, mostrando a preocupação com o tema. O misoprostol é uma prostaglandina que apresenta algumas características interessantes: tempo de meia-vida curto, poucos efeitos colaterais e relativamente barata e a dose pode ser facilmente ajustada de acordo com a necessidade. Os trabalhos variam principalmente de acordo com a característica populacional e a dose de misoprostol. Segundo C. Fiala et al.[9] dose de 400 mcg administrada de forma sublingual ou vaginal 3 horas antes da intervenção tem boa eficácia e baixos efeitos colaterais. O aumento da dose e do intervalo não promove incremento no efeito sobre o colo, e a dor foi o efeito colateral encontrado. O uso de anti-inflamatório não hormonal (Ibuprofeno ou Napronexo) foi efetivo no controle do quadro álgico, sem interferir no efeito do misoprostol.

Oppegaard K et al.[32] avaliaram o impacto de 1.000 mcg de misoprostol, por autoadministração vaginal versus autoadministração vaginal de placebo 12 a 24 horas antes do procedimento, precedido de uso de estradiol vaginal por 2 semanas em 67 pacientes na pós-menopausa. A média de dilatação cervical foi de 5,7 mm no grupo do uso de misoprostol e de 4,7 mm no grupo placebo. Concluíram-se que o uso prévio de misoprostol é efetivo quando comparado com o placebo.

Yu-Hung Lin et al.[49] compararam a eficácia do uso de laminária com o misoprostol (via oral) antes da realização de cirurgia histeroscópica em 120 pacientes na pré-menopausa. No grupo das laminárias, as pacientes receberam laminárias de 3 mm 12 horas antes do procedimento cirúrgico. No grupo do misopros-

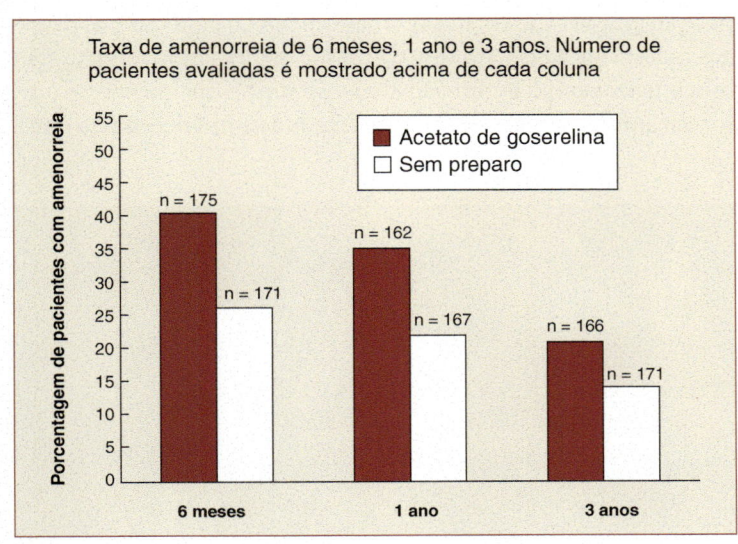

Fig. 37-1
Taxas de amenorreia com preparo endometrial com acetato de goserelina.

tol, as pacientes receberam 400 mcg via oral 12 a 24 horas antes do procedimento. As cirurgias ocorreram com o uso de ressectoscópio de 7 mm. Do total, 10,2% das pacientes do grupo das laminárias tiveram falha na inserção em razão da estenose cervical. Todas as pacientes eram nulíparas. O número de dilatadores de Hegar que passou com resistência foi maior no grupo da laminária, mas não foi significativamente maior que no grupo do misoprostol. Comparado com a laminária, o misoprostol está associado à maior incidência de efeitos adversos, como diarreia, náuseas e vômitos. No grupo das laminárias, todas as pacientes apresentaram algum tipo de dor durante a sua inserção. A escala de dor com a laminária foi de 5,2, e do misoprostol, de 3,1. Segundo os autores, o uso de laminária propicia menor necessidade de dilatação cervical comparado com o misoprostol.

ORGANIZAÇÃO DA SALA E POSICIONAMENTO DA PACIENTE

Os recursos físicos para realização de uma cirurgia histeroscópica incluem a sala cirúrgica em si, equipamentos específicos e não específicos para endoscopia. O equipamento anestésico será detalhado no Capítulo 8 e serão abordados os seguintes itens:

- Sala cirúrgica e sua disposição.
- Mesa cirúrgica e *rack*.
- Sistemas de distensão (gravidade, manguito de pressão, aspiração contínua, bomba de infusão, sistemas automatizados de medida de fluxo infundido e do retorno).
- Bisturi elétrico.

Sala cirúrgica

As características da sala de cirurgia para videocirurgia variam de acordo com as preferências individuais de cirurgiões e/ou serviços. Existem hospitais que adaptaram salas específicas para procedimentos endoscópicos, unindo diversas especialidades, como cirurgia geral, ginecologia, urologia, ortopedia e outras.

É fundamental que a sala de cirurgia seja grande o suficiente para alojar todos os componentes necessários e acomodá-los conforme a necessidade da especialidade ou da cirurgia em foco. Pode haver necessidade de 2 *racks* cirúrgicos, em casos de cirurgia combinada (laparoscópica e histeroscópica). Deve haver um planejamento da disposição dos membros da equipe e de todo o material (Fig. 37-2), que pode variar conforme a cirurgia programada, mas de maneira que:

- Haja espaço necessário para o anestesista.
- A localização da entrada e saída da sala permita fluxo de pessoal sem que ocorra interferência com a cirurgia.
- Haja cuidados para evitar contaminação do material estéril.

O número de instrumentos disponíveis no campo cirúrgico pode variar, porém a disponibilidade do material na sala não (inclusive material para laparotomia). Este cuidado permite que o cirurgião transforme uma histeroscopia em laparoscopia ou laparotomia sem grandes alterações ou tumulto na sala cirúrgica.

O conjunto de distensão e iluminação deve permanecer em localização onde possa ser visibilizado sem dificuldades pelo cirurgião durante o ato cirúrgico. Um cuidado especial deve ser dispensado para os numerosos cabos de força, para que estes não obstruam a circulação de pessoal, evitando, assim, acidentes.

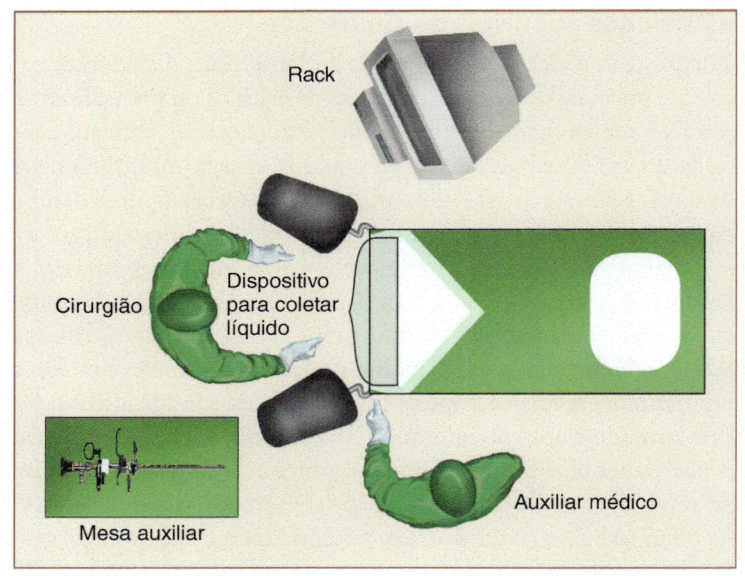

Fig. 37-2
Posicionamento de mesa cirúrgica, estante de vídeo e instrumentais.

A mesa acessória deve conter o instrumental cirúrgico (histeroscópio, ressectoscópio, alça de ressecção), já devidamente montados pela instrumentadora. A mesma já deixará o meio distensor adequado para o procedimento. Deve conter, também, o cabo de energia (mono ou bipolar), as mangueiras de entrada e saída para a distensão do meio líquido e instrumentais para a abordagem do colo uterino (Fig. 37-3): espéculo vaginal, pinça de Pozzi, velas de Hegar ou Dilatadores de Denniston e porta-agulha e tesoura, para caso de laceração do colo uterino.

O armário contendo os aparelhos para histeroscopia (monitor, câmera, fonte de luz) deve ser colocado em posição que beneficie a visão do cirurgião. Vários são os modelos e estão pormenorizados no capítulo específico (Capítulo 2) e deve possuir um *design* compacto para facilitar sua movimentação pela sala. Todos os aparelhos devem estar conectados a um painel elétrico de controle único (um *no-break* ou estabilizador) para que só exista um único cabo de força conectado à rede elétrica na parede. O aterramento da sala de cirurgia deve seguir a normatização da ABNT.

Posicionamento da paciente/mesa cirúrgica

A cirurgia histeroscópica exige que a paciente seja colocada em posição ginecológica com as pernas um pouco para trás e as nádegas mais avançadas para fora da mesa,[7] propiciando ao cirurgião movimentos amplos com o histeroscópio, principalmente em úteros em anteversoflexão acentuada. Ainda assim, é necessário que a

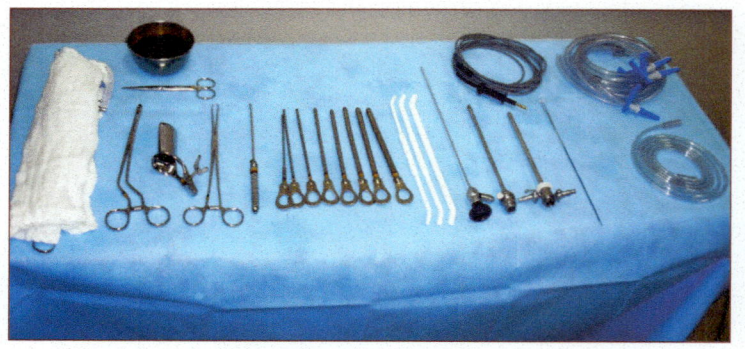

Fig. 37-3
Mesa acessória com instrumentais.

Capítulo 37
Preparo, Técnica e Riscos da Cirurgia Histeroscópica com Ressectoscópio

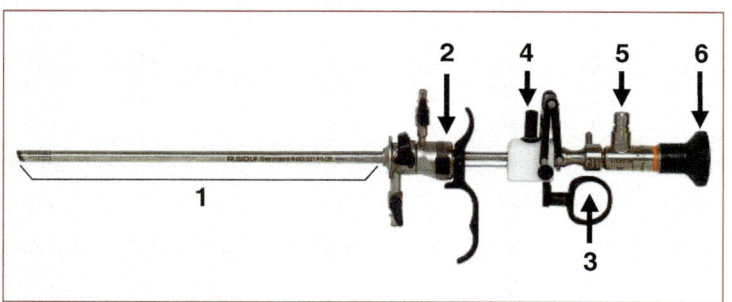

Fig. 37-4
Ressectoscópio montado com camisas (1) externas e (2) interna, (3) elemento de trabalho, (4) conexão de energia elétrica, (5) cabo de fibra óptica e (6) óptica.

mesa cirúrgica permita um ajuste de altura. Mesas elétricas são mais confortáveis e práticas para ajustes. Um bom par de perneiras possibilita a colocação das pernas em posição adequada, de forma que não limite a movimentação dos cirurgiões e, principalmente, não acarrete lesões musculonervosas nas pacientes. As braçadeiras auxiliam os anestesistas no acesso aos membros superiores. Sendo assim, pode-se posicionar um ou os dois membros superiores ao longo do corpo, para que se evitem lesões de plexo braquial pela abdução exagerada inadvertida.

Ressectoscópio e elemento de trabalho

O ressectoscópio é um endoscópio eletrocirúrgico especializado (monopolar ou bipolar) que consiste em um elemento de trabalho e duas camisas, uma externa e outra interna. Pela interna o líquido é infundido e pela externa os líquidos são intermediados por uma "torneira" que permite ou bloqueia o fluxo do meio de distensão. A interna tem um canal comum para a óptica, o meio de distensão e o elemento de trabalho. Este último apresenta um *plug* para conexão de energia, cabo de luz e trava para fixação proximal da óptica (Fig. 37-4).

A energia bipolar também pode ser utilizada. A vantagem deste método é permitir, dentro da cavidade uterina, o uso de instrumental que, na sua extremidade, possua um eletrodo positivo e outro neutro, limitando a dispersão da corrente e possibilitando o uso de meios líquidos eletrolíticos, como o soro fisiológico e o lactato de Ringer, diminuindo sensivelmente as complicações do intravazamento. Recentemente foi lançado um ressectoscópio com sistema de aspiração de fragmentos (CHIP-E-VAC®, Richard Wolf) que permite cirurgias mais rápidas e seguras, sem a necessidade de remover o equipamento da cavidade para retirar as peças cirúrgicas (Figs. 37-5 e 37-6).

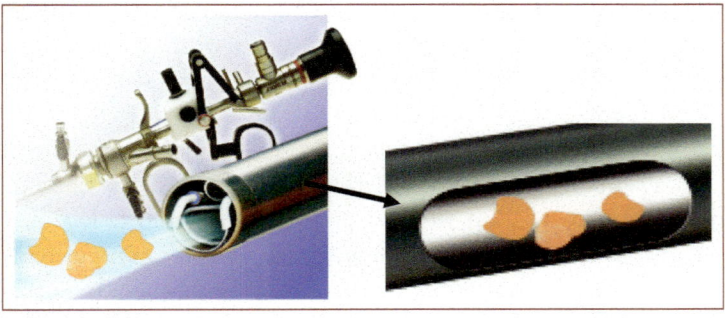

Fig. 37-5
Modelo de ressectoscópio bipolar com sistema de aspiração de fragmentos.

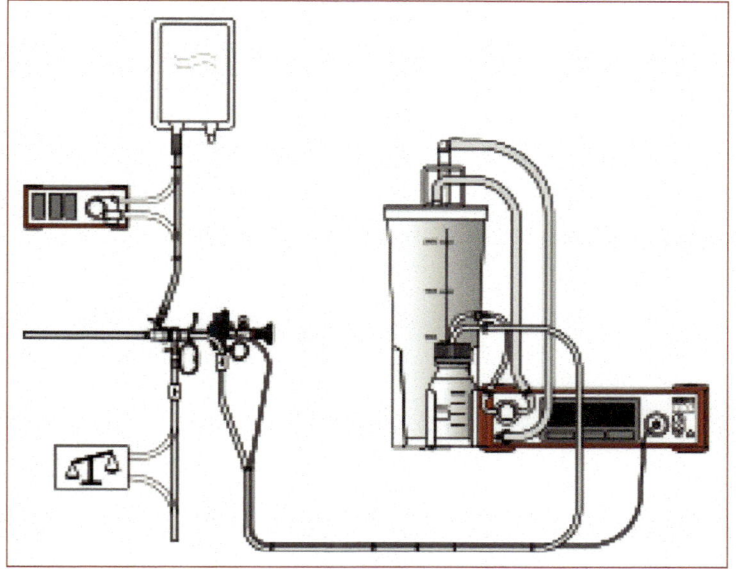

Fig. 37-6
Esquema ilustrativo do ressectoscópio com sistema acoplado de aspiração de fragmentos.

Sistemas de distensão

■ Força da gravidade

Colocados os frascos do meio de distensão (seja ele sorbitol/manitol, glicina etc.), a uma altura de 100 cm acima do decúbito da paciente, obtém-se uma pressão média de 80 mmHg. Elevando-se esta altura para 150 cm, a pressão alcança, em média, 110 mmHg, pressão essa preconizada para uma distensão uterina adequada com segurança.

■ Manguito de pressão

Um manguito de pressão insuflado ao redor dos frascos é adicionado a este sistema. À medida que os frascos se esvaziam, o gradiente de pressão cai e deverá ser manuseado pela instrumentadora, para obtenção da pressão necessária.

■ Balança

Desenvolvida para ser utilizada independente do sistema de infusão, que é capaz de medir de 0 a 11.500 mL, com alarme para volume em 2.000 mL e alarme de fluxo em 5.000 mL/min.

Uma balança comum transforma a medida de peso para a quantidade em mL, por exemplo 1.000 g = 1.000 mL. Pode ser somada ao sistema aberto e ao associado, oferecendo mais segurança.

■ Insuflador indireto

Equipamento que dispõe de um circuito eletrônico com um microprocessador que mantém a pressão estável dentro do frasco de soro utilizado na infusão. É capaz de ajustar a pressão de 10 a 120 mmHg com um sistema de alarme, quando esta cai abaixo do preestabelecido. A paciente deve ficar posicionada no mesmo nível do equipamento para o perfeito funcionamento do sistema. Ele possui um painel com os controles de pressão em cristal líquido, fácil de transportar e de baixo custo (Fig. 37-7). Neste sistema não há controle intrauterino da pressão do fluxo, o que nem se obtém é a pressão média dentro do frasco do meio de distensão. Deve ser associado a um sistema de captação, principalmente se estiver sendo usado para procedimento cirúrgico.

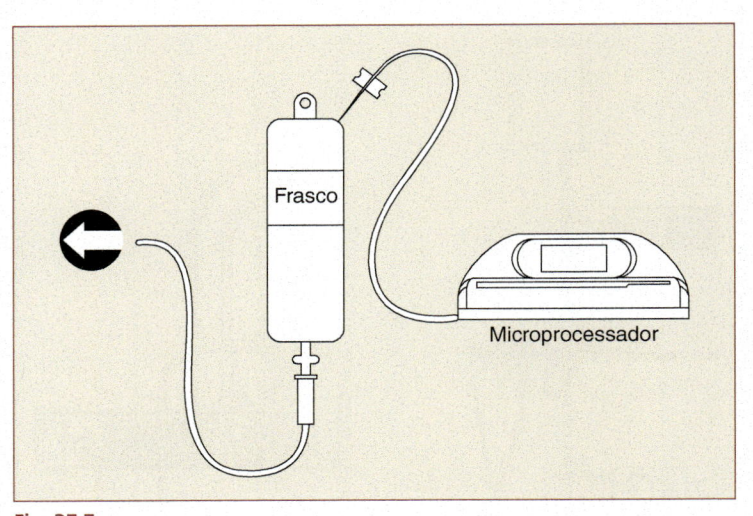

Fig. 37-7
Insuflador indireto.

Atenção especial deve ser dada para a captação dos líquidos. Através de sacos coletores em forma de cone, oleado, colocados na região das nádegas da paciente, conduz todo o líquido para um recipiente capaz de armazenar o volume de líquido extravasado, tanto pelo ressectoscópio como pelo canal cervical. Isto será importante para o controle dos líquidos de entrada e saída, evitando intravazamento (pormenorizado mais adiante).

▪ Bomba de infusão

Para tornar o procedimento mais seguro através da monitoração do fluxo, pressão, volume de entrada e saída do meio líquido, foi desenvolvida a bomba de infusão. Possui controle de segurança interno proporcionado por um *software*, pelo *hardware* e um sistema mecânico. Este *software* possibilita preestabelecer e manter o controle do fluxo e da pressão e opcionalmente a pressão de sucção com a contabilização do volume de saída (Fig. 37-8).

O meio de distensão de baixa viscosidade é bombeado do seu recipiente até a cavidade uterina, por um sistema de rolamento compressivo, propulsor, que reproduz os movimentos peristálticos, conduzidos através de tubo de silicone conectado ao canal de influxo da camisa cirúrgica.

Acionado o mecanismo de sucção, o meio é aspirado da cavidade pelo canal de saída da camisa cirúrgica por sistema de pressão negativa e levado por um tubo de silicone até o recipiente coletor graduado. A vantagem desse mecanismo é a possibilidade de se intervir neste controle de infusão e sucção, melhorando a condição da cirurgia.

Situada no lado inferior do visor, encontra-se a entrada da conexão da sucção. Tem seus valores determinados por um botão com mostrador digital, que varia de 0,0 a 0,8 bar, sendo usado, em média, 0,25 bar. Os tubos de silicone devem ser estéreis. Este aparelho dispõe de um sistema de pedal opcional que permite ao cirurgião o acionamento do sistema, depois de prefixados os níveis de fluxo, pressão e sucção.

Monitora-se o influxo do líquido na cavidade, com os parâmetros predeterminados de fluxo em mL/min variando de 0 a 500, pressão em mmHg de 0 a 200 e a sucção quando adicionados os acessórios específicos. O mostrador varia de –2.000 mL a + 1.000 mL, sem os acessórios da sucção ela fica inoperante, porém, o funcionamento do sistema de infusão não se altera. Na entrada da sucção é conectado um filtro de bactérias não esterilizável que deve ser trocado a cada utilização. Seus acessórios são tubos siliconizados com conexões para padrão Luer e recipientes de armazenamento.

Há no mercado bombas infusoras com configurações semelhantes que já dispõem de um contabilizador de volume captado durante o procedimento, aparecendo estes valores no painel. Existe, também, um modelo que possibilita o uso tanto histeroscópico como laparoscópico através de pré-seleção em um *set* lateral. Este equipamento facilita o médico que realiza os dois procedimentos. As bombas foram desenvolvidas para proporcionar o máximo de segurança na realização do procedimento, o que não afasta o risco do desconhecimento da técnica, causando situações de transtorno à paciente e ao profissional que realiza o procedimento.[5,7,26,27]

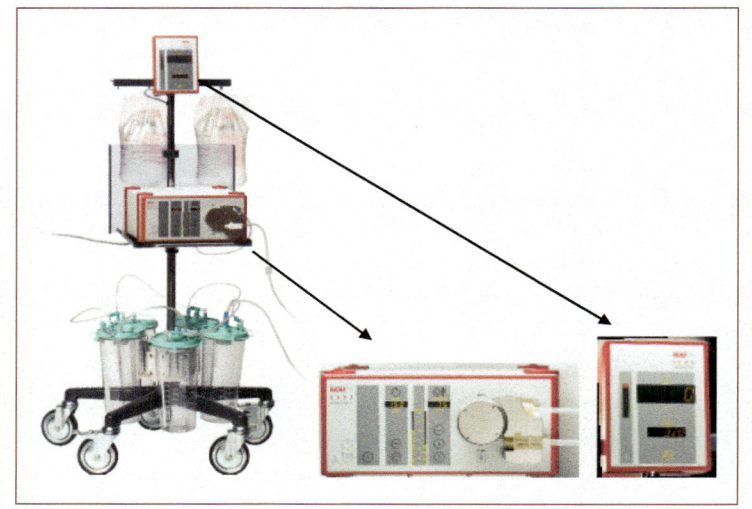

Geradores elétricos

O controle efetivo e seguro do sangramento é um requisito básico para qualquer cirurgia. Nas cirurgias histeroscópicas este controle é mais importante ainda, pois qualquer sangramento pode dificultar a exposição do campo cirúrgico. Sangramentos de vasos menores são coibidos apenas pela coagulação. Em sangramentos maiores, isto pode não ser alcançado e ser necessário até a interrupção do procedimento com colocação de sonda de Foley intrauterino com objetivo hemostático. É praticamente inviável a realização dessa modalidade cirúrgica sem uma boa aparelhagem eletrocirúrgica.

Os geradores elétricos devem possuir correntes monopolar e bipolar. O uso da corrente monopolar vem diminuindo nos últimos anos, tendo sido substituída pela bipolar pela sua maior segurança e eficácia, porém deve haver uma compatibilidade entre o gerador e o equipamento de ressectoscópio e normalmente isso não acontece em um único gerador. O sistema de gerador elétrico bipolar mais utilizado por nós é o Versapoint, que apresenta seu ressectoscópio e alças próprias. Assim como seu potencial elétrico também já é predeterminado.

Em ambos os casos a cauterização, seja ela mono ou bipolar, é obtida pelo contato direto do eletrodo com o tecido, por causa da resistência que o tecido oferece à passagem da corrente elétrica.

Na *corrente monopolar* a corrente se faz entre a ponta do eletrodo e a placa de retorno, a qual deve estar bem acoplada à paciente (Fig. 37-9). Sua principal desvantagem é que, para exercer sua ação, necessita de 10 vezes mais energia do que a bipolar, o

Fig. 37-8
Modelo de sistema para controle de fluidos: bomba de infusão com *display* de balanço negativo.

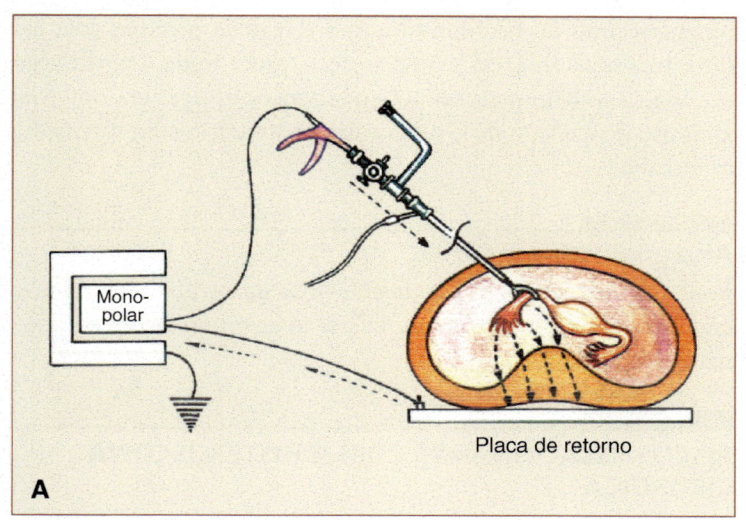

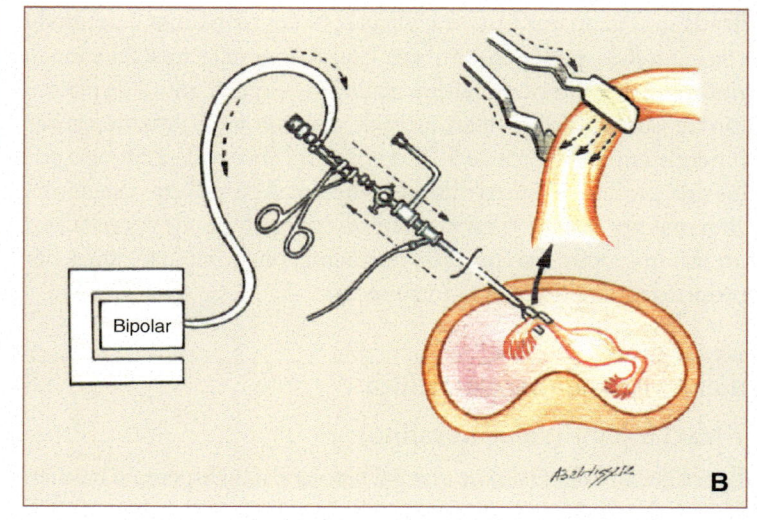

Fig. 37-9
Sistemas de corrente monopolar (**A**) onde os elétrons são concentrados no ponto de contato (tuba), e bipolar (**B**), onde os elétrons passam entre as pás da pinça, limitando o circuito de eletrons à tuba.

que pode produzir lesões térmicas em tecidos até 5 cm de distância. Obtêm-se bons resultados com uma potência entre 60 e 100 W. Maiores detalhes serão abordados em capítulo específico.

Na *corrente bipolar* a corrente passa diretamente de uma haste da alça para outra, coagulando o tecido apreendido entre elas (Fig. 37-9). Assim, a coagulação se limita ao ponto de contato, não progredindo mais do que 2 ou 3 cm. Evita-se, dessa forma, qualquer interferência da passagem de corrente elétrica pelo corpo, visto que a saída ocorre pela haste neutra da própria alça. Portanto, o sistema bipolar dispensa a utilização da placa. No mercado existe disponível o sistema bipolar Versapoint e mais recentemente foi também lançado pela empresa Storz.

ESCOLHA DO MEIO DISTENSOR

Alta viscosidade/não eletrolítico

■ Dextran

Dextran 70 (D70; peso molecular médio 70.000 dáltons) a 32% em glicose a 5% ou 10% e Dextran 40 (D40; peso molecular médio 40.000 daltons) são pouco usados, visto ter outros meios líquidos com melhores qualidades técnicas, mas são uma opção. Não são tão populares quanto a glicina, em razão de seu potencial em causar sobrecarga volêmica. São relatados casos de edema pulmonar não cardiogênico com aumento de pressão venosa central (PVC) e diminuição do hematócrito sem grande perda sanguínea aparente, complicações alérgicas (anafilaxias relatadas entre 1:10.000 e 1:3.000 com D40), alteração na crase sanguínea por diminuição da adesividade plaquetária e possível efeito tóxico no leito capilar pulmonar. Um mililitro de D70 absorvido expande o volume de fluido extracelular em 8,6 mL. O risco de sobrecarga volumétrica se agrava com volumes de D70 maiores que 500 mL em procedimentos que demorem mais que 45 minutos ou amplas ressecções de áreas do leito endotelial e pressões intracavitárias que ultrapassem os 150 mmHg. As moléculas de mais alto peso molecular podem permanecer na circulação sanguínea e interstício por semanas. Outra complicação, porém rara, é a falência renal aguda. O Dextran pode causar vacuolização das células tubulares e evoluir para falência renal oligúrica, provavelmente por constrição das arteríolas renais. Este risco é maior em idosos e pacientes com a função renal comprometida.

Baixa viscosidade/não eletrolítico

■ Glicose

A glicose a 5% pode ser usada como meio de distensão da cavidade uterina. As soluções de glicose a 5% não contêm eletrólitos, não são condutivas, apresentam alto índice de refratariedade e são soluções opticamente claras, porém misturam-se facilmente ao sangue, diminuindo a visibilidade. Uma solução seria a utilização de alto fluxo, causando efeito de lavagem na cavidade.

Hiperglicemia e hiponatremia dilucional podem acontecer por mecanismo similar às prostatectomias transuretrais por exposição de vasos durante as ressecções histeroscópicas, principalmente se associada a altas pressões hidrostáticas para distensão uterina.

■ Glicina

A solução do aminoácido Glicina a 1,5% é um dos meios de distensão mais usados para histeroscopia, inclusive no Brasil. Rapidamente se distribui por fluido extracelular e penetra nas células mais rapidamente do que água pura ou glicose. Cerca de 10% da glicina absorvida é excretada pela urina, resultando em um pequeno efeito diurético osmótico. A Glicina é metabolizada no fígado e tem uma meia-vida plasmática de 85 minutos, aumenta os níveis plasmáticos de amônia, serina e oxalato. Pode causar reações tóxicas pela hiperamonemia com distúrbios visuais e fraqueza muscular, hemodiluição, encefalopatia seguida de convulsões e distúrbios gastrointestinais seguidos de náuseas e vômitos. A glicina é um neurotransmissor do sistema nervoso central que interage, ainda, potencializando a atividade dos receptores N-metil-D-aspartato. Talvez estes mecanismos estejam envolvidos no aumento de atividades convulsivas.

■ Sorbitol/manitol

A mistura de sorbitol a 2,7% com manitol a 0,5% é muito utilizada no Brasil como fluido de irrigação. Essa mistura não contém eletrólitos e não causa mudanças drásticas no equilíbrio iônico e na osmolaridade plasmática. Esta solução apresenta a grande vantagem de apresentar uma meia-vida (t1/2) de 35 minutos, sendo metabolizada no fígado em frutose e glicose. No entanto, não é isenta de complicações, podendo também causar hiponatremia dilucional, síndrome de sobrecarga cardiocirculatória (semelhante à da ressecção transuretral de próstata), além de poder, potencialmente, causar hiperglicemia.[48] Cerca de 90% do manitol absorvido é filtrado pelos rins, produzindo uma diurese osmótica. Manitol em concentrações maiores que 0,5% turva o campo cirúrgico e pode se cristalizar no histeroscópio. Ao contrário da glicina, este meio não apresenta propriedades neurotóxicas intrínsecas.

Baixa viscosidade/eletrolítica

■ NaCl a 0,9% (solução salina)

Esta solução exige o uso de energia bipolar e não dispensa o balanço hídrico. Negligência neste cuidado devida a um excesso de confiança (por não haver o risco de hiponatremia dilucional) tem causado surpresas desagradáveis com sobrecarga volêmica e edema pulmonar não cardiogênico. A ocorrência de queda da saturação de oxigênio e aumento da resistência das vias aéreas pode simular "asma cardíaca". A ausculta cardíaca, nestes casos, evidenciará ritmo em galope. O tratamento é específico para edema agudo pulmonar. Objetivamente: abaixar membros inferiores, oferecer oxigênio suplementar, aplicar morfina intravenosa e diurético de alça. Casos mais graves exigirão, ainda, o estabelecimento de pressão positiva nas vias aéreas.

TÉCNICA CIRÚRGICA COM RESSECTOSCÓPIO

A escolha do tipo de alça deve ser feita antes do início do procedimento cirúrgico. Para cada tipo de cirurgia pode-se indicar uma das alças possíveis. Após penetrar a cavidade uterina com o ressectoscópio, manuseia-se a alça para frente sem acionar o pedal do meio de energia. Apreende-se o tecido a ser ressecado e faz-se o movimento em direção ao ressectoscópio, acionando o pedal do meio de energia. Os movimentos devem ser sempre do fundo uterino à região ístmica. A única cirurgia em que se faz o movimento em direção ao fundo uterino é a septoplastia. Utilizam-se as mangueiras de conexão de entrada e saída dos líquidos, abertas, mantendo-se, dessa forma, a pressão programada na cavidade uterina. Caso necessite diminuir qualquer sangramento, pode-se coagular o tecido ou fechar a conexão de saída do líquido. Dessa forma aumenta-se a pressão no interior da cavidade, podendo, então, diminuir o sangramento. Porém, deve-se ter cuidado com esta manobra, pois haverá maior passagem do meio distensor pela corrente sanguínea, facilitando um intravasamento. Portanto, deve ser feito por pouco tempo apenas para melhora do campo visual, reabrindo a mangueira de conexão novamente.

Alça semicírculo

Pode ser utilizada nas polipectomias, miomectomias, ressecção endometrial e retirada de corpo estranho ou restos ovulares, na grande maioria das vezes com o uso de energia térmica. Porém, nas regiões cornuais e fundo uterino, podem ser utilizadas apenas com ação mecânica diminuindo a quantidade de tecido endometrial, facilitando o efeito do *rollerball*, quando usado posteriormente.

Alça *rollerball*

Pode ser utilizada após as ressecções endometriais, em local ressecado (com o objetivo de destruição de alguma ilhota endometrial remanescente) ou no fundo uterino e regiões cornuais (por ser uma área mais fina, evita-se ressecção, prevenindo a perfuração uterina). Também pode ser utilizada para destruição endometrial após uso de análogo de GnRH e em endométrio com hipotrofia acentuada.

Alça angulada em "T"

Pode ser utilizada para lise de sinéquias da cavidade uterina ou endocervical, septoplastia e mobilização de miomas com componente intramural.

RISCOS RELACIONADOS COM A HISTEROSCOPIA CIRÚRGICA

O conhecimento da técnica, do instrumental e dos meios de distensão é de fundamental importância para minimizar os riscos de complicações. Entretanto, muitas vezes isto se torna inevitável. As complicações intraoperatórias devem ser prontamente reconhecidas e motivarem o cirurgião a interromper o procedimento para não aumentar os riscos para paciente.

Peroperatórias

■ Complicações mecânicas

As maiores complicações mecânicas associadas ao procedimento histeroscópico são a laceração cervical e a perfuração uterina.

Trauma cervical

As lesões costumam acontecer no momento em que o cirurgião tenta forçar a passagem da vela, mantendo tracionado o colo do útero com uma pinça de Pozzi. Às vezes a própria vela pode dilacerar o colo, quando é introduzida, no canal cervical.

A avaliação pré-operatória da paciente pode ajudar na identificação de fatores de risco para a estenose cervical. São eles:

- Exposição ao dietiletilbestrol.
- História de dilatação cervical prévia dificultada.
- Mulheres nulíparas.
- Mulheres na pós-menopausa.
- História de cirurgia uterina prévia (cesariana, curetagem ou conização).
- Pacientes em uso de substâncias como os agonistas do GnRH.[46]

Como medidas preventivas podemos citar a utilização de laminárias (dilatadores osmóticos) antes da cirurgia, a utilização de instrumental de menor calibre (ressectoscópio de 7 mm) e o preparo prévio do colo uterino com substâncias estrogênicas ou misoprostol (ver preparação e tempo cervical neste capítulo).

Perfuração uterina

A perfuração uterina é a complicação mais comum em histeroscopia, numa taxa de 1 a 10%.[29] Ocorre mais comumente em pacientes com estenose cervical, anteversoflexões e retroversoflexões acentuadas, presença de miomas de inserção baixa, sinéquias e síndrome de Asherman. Devemos considerar ainda que a inexperiência do cirurgião aumenta o risco de perfuração uterina.

A perfuração uterina também pode acontecer em decorrência do trauma à parede uterina durante ressecções de miomas intramurais, septoplastias, ressecções endometriais e lise de aderências.[18] A conduta frente à perfuração uterina depende do seu reconhecimento imediato e da adequada investigação. A extensão da investigação depende principalmente do local da perfuração e da natureza do instrumento utilizado.

As perfurações de fundo uterino com dilatadores podem ter conduta expectante com observação na ausência de sangramento. Já naquelas em que se detecta a presença de sangramento ou naquelas causadas por dilatadores de grande calibre ou pelo próprio histeroscópio deve-se considerar a possibilidade de realização de laparoscopia diagnóstica para excluir sangramento de grande monta e dano visceral.

Nas perfurações uterinas de parede anterior podemos encontrar lesão na bexiga que pode ser reconhecida pela presença de hematúria, pelo derrame de urina durante o procedimento ou após a introdução do histeroscópio onde se identifica uma grande cavidade sem a identificação dos óstios tubários. O reparo não é necessário se a lesão for pequena, porém, deve ser meticuloso se a lesão for grande ou se for gerada com corrente elétrica ou *laser*.

As perfurações posteriores podem envolver o reto e o intestino grosso. Se a serosa uterina for perfurada, devemos proceder à laparoscopia diagnóstica. O dano ureteral pode acompanhar perfurações posteriores ou laterais e são mais comumente encontradas durante ressecções endometriais e miomectomias intramurais. Nesta situação, a inspeção laparoscópica é de fundamental importância.

Nas perfurações em região ístmica ou canal cervical, quando identificadas e conseguindo-se penetrar posteriormente a cavidade, permitem a realização da cirurgia, pois a distensão não será prejudicada.

As perfurações uterinas de parede lateral são mais causadoras de dano vascular. Nesta situação a execução da laparoscopia deve ser imediata. Qualquer perfuração gerada com a utilização de corrente elétrica ou *laser* significa um alto risco de ocasionar lesões viscerais, sendo imperativa a realização de laparoscopia imediata.[29]

Complicações hemorrágicas

Hemorragia

As hemorragias são raras e são a segunda complicação em frequência.[44] O procedimento histeroscópico com maior possibilidade de hemorragia é a miomectomia (2 a 3%), seguida da ablação endometrial com ressectoscópio em alça variando de 0,2 a 2%[19] (Garry R, 1995) ocorrendo, geralmente, quando se aprofunda muito o corte, atingindo níveis mais profundos do miométrio aonde encontramos vasos mais calibrosos. Geralmente são resolvidas com o próprio elemento de trabalho fazendo-se a coagulação dos vasos sangrantes. A retirada do meio distensor permitindo a contração miometrial é uma manobra quase sempre eficiente. Após estas manobras sendo observada a permanência do sangramento podemos lançar mão de uma manobra de tamponamento. O uso de um cateter de Foley (Fig. 37-10), distendido na cavidade uterina com 20-30 mL de soro fisiológico por um período de 3 a 6 horas, geralmente é suficiente. Em casos de sangramentos complicados com síndrome de intravazamento e distúrbios de coagulação, a histerectomia deve ser considerada.

Complicações relacionadas com os meios de distensão

Embolia gasosa

A embolia gasosa é uma complicação da histeroscopia bastante rara, porém devastadora, primeiramente documentada por Cooper.[10] Há, na literatura atual, relatos de casos de embolia gasosa relacionados com a histeroscopia diagnóstica com distensão uterina gasosa (CO_2) e também com alguns procedimentos histeroscópicos cirúrgicos.

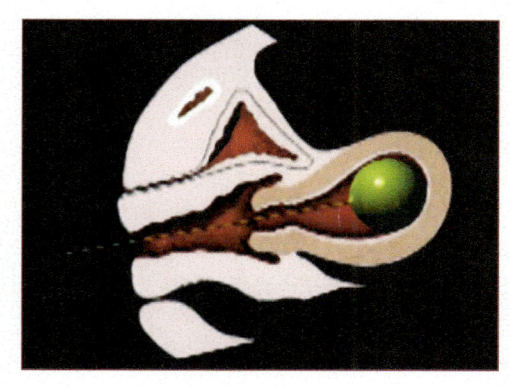

Fig. 37-10
Balão intrauterino para sangramentos de difícil controle.

A passagem de ar ou gás pela circulação venosa até o ventrículo direito pode acarretar colapso cardiocirculatório. O principal sintoma associado é a dispneia. Alguns dos outros sinais e sintomas da embolia gasosa são: tosse, dor subesternal, taquicardia, taquipneia, hipotensão, vertigem, alteração do nível de consciência, crepitação à palpação da vascularização superficial, livedo reticular, bolhas em artérias retinianas, déficit neurológico focal, falência cardíaca direita e choque. Acredita-se que, na maioria das vezes, a embolia é de pequena magnitude, manifestando-se como hipotensão e dispneia transitórias. O tratamento baseia-se no suporte hemodinâmico.

A incidência de embolia gasosa na histeroscopia cirúrgica é variável e estimada em torno de 10 a 50%.[41] No entanto, suas repercussões clínicas catastróficas ocorreriam em uma taxa de 3 para cada 17.000 procedimentos.[22] Nas técnicas histeroscópicas de ablação endometrial, apesar do uso de meio distensor líquido, foram observados alguns fatores que poderiam vir a contribuir para a embolia gasosa. Esses fatores são: a exposição do leito vascular uterino na ressecção endometrial; a produção de gases na combustão, principalmente o dióxido e o monóxido de carbono e o trânsito de ar ambiente pelo colo uterino após sua dilatação, no início do procedimento.[23]

A prevenção da embolia gasosa requer uma dilatação cervical uterina suave, a manutenção da pressão intrauterina em seus valores mínimos necessários para cada etapa cirúrgica e o posicionamento da paciente de forma que o sítio cirúrgico encontre-se em um nível abaixo (e nunca acima) do nível do coração.

Considerações sobre intravazamento

A água constitui, aproximadamente, de 55 a 65% da massa corporal. Esta proporção varia com a idade, sexo e o porcentual de gordura. A água corporal total é distribuída entre o compartimento intracelular e o extracelular; de 55 a 65% desta reside no espaço intracelular, enquanto os restantes 35 a 45% encontram-se fora das células. Aproximadamente 75% do compartimento extracelular constitui espaço intersticial, o que deixa apenas 25% do líquido extracelular dentro dos vasos, ou seja, na qualidade de volume circulante efetivo.[45] Assim como ocorre na ressecção transuretral da próstata (seu antecessor histórico), a histeroscopia cirúrgica é um procedimento endoscópico em que a absorção de solução de irrigação constitui um importante fator de risco para complicações graves.[21,24,35,38,42]

A esta absorção indesejada dá-se o nome de intravazamento. O intravazamento, quando ocupa rapidamente o espaço intravascular, causa impacto importante sobre o volume circulante efetivo. Esta condição pode levar a repercussões cardíacas, pulmonares e, quando com soluções hiponatrêmicas, a alterações cerebrais fatais.

O líquido é utilizado não somente para distender o útero através de uma pressão positiva, mas também para tornar o campo cirúrgico limpo e com boa visibilização através de um fluxo contínuo de entrada e saída. O intravazamento excessivo deste mesmo líquido é a mais perigosa complicação durante procedimentos histeroscópicos mais complexos. Cirurgias mais longas, pressões de distensão altas e secção de vasos sanguíneos de maior calibre (p. ex., em miomectomias) favorecem maior absorção durante o procedimento, e, assim, um maior risco de sobrecarga líquida (*fluid overload*) torna-se evidente.

Complicações como colapso cardiovascular e edema pulmonar não cardiogênico podem ocorrer quando grandes volumes de qualquer meio de distensão são rapidamente absorvidos (Fonseca *et al.*, 2006, 2008).[6,13,15,30,39] Além disso, a sobrecarga torna-se especialmente perigosa com o uso de eletrodo monopolar, ou seja, quando a solução utilizada não contém eletrólitos (*i. e.*, sódio) em razão do risco adicional de hiponatremia dilucional e edema cerebral.[2,3,17]

Apesar de as soluções eletrolíticas serem consideradas mais seguras que as não eletrolíticas, sua segurança não pode ser superestimada. Em condições uterinas especiais (eventualmente não suspeitadas), o ritmo de intravazamento pode ocorrer de forma inesperada, predispondo a paciente a uma absorção maciça de solução de irrigação (Fonseca *et al.*, 2008).[15]

Um útero multimiomatoso apresenta, mais frequentemente, uma baixa complacência para distensão e uma rica vascularização; estas condições podem transformar uma cirurgia histeroscópica em um procedimento mais complexo e mais arriscado que o habitual (Fonseca *et al.*, 2008).[15,38]

Variáveis preditoras de intravazamento

Uma dúvida pertinente a toda histeroscopia cirúrgica é a de como saber se a cirurgia que vai ser iniciada tem maior risco de provocar uma sobrecarga hídrica. Um estudo prospectivo observacional utilizando modelo de regressão linear múltipla buscou identificar variáveis preditoras do fluxo de intravazamento (mL/min) em histeroscopia cirúrgica. Após coletarem dados de 200 cirurgias em pacientes de 22 a 86 anos, os autores concluíram que o uso de energia bipolar, a permeabilidade dos óstios tubários, a menopausa, a idade, a histerometria e a área de superfície corporal não são variáveis preditoras independentes de intravazamento em cirurgia histeroscópica. Neste modelo, a ressecção histeroscópica de miomas foi verificada como sendo a única variável significativamente capaz de predizer um maior fluxo de intravazamento; os autores recomendam um controle rígido do intravazamento para quaisquer cirurgias, visto que alguns dos procedimentos avaliados (p. ex., polipectomias) apresentaram fluxos de intravazamento semelhantes às miomectomias (Fonseca *et al.*, 2008).[4,15]

Esta conclusão corrobora os conceitos fundamentais utilizados no modelo computacional para simulação de intravazamento apresentado por Tuchschmid *et al.*[43]

Apesar de promover melhor controle da temperatura corpórea das pacientes, soluções de irrigação aquecidas podem (teoricamente) favorecer o ritmo de intravazamento por apresentarem uma menor viscosidade dinâmica (Fonseca *et al.*, 2008).

Em trabalho conjunto com o grupo do Prof. Dr. Márcio Cardoso (Departamento de Físico-Química, IQ-UFRJ), realizamos medidas de densidade e viscosidade em diferentes soluções geralmente utilizadas para irrigação e distensão em cirurgias endoscópicas; as medidas foram realizadas em diferentes temperaturas (Fig. 37-11). Em teoria, estimamos que o fluxo de absorção de solução de irrigação pode aumentar em até 54% com uma solução isotérmica (37°C) quando comparada a uma solução ambiente, no caso, a temperatura de 17°C.[12]

Balanço hídrico durante a cirurgia

Embora, historicamente, a literatura mundial recomende o controle rígido do tempo cirúrgico em ressecções endoscópicas de próstata e histeroscopias, estudos recentes têm dado mais importância à necessidade de maior precisão no controle do volume realmente absorvido ao longo da cirurgia.

Há anos, nosso grupo vem sugerindo uma monitoração do ritmo de intravazamento através de um balanço líquido intermitente (p. ex., a cada frasco da solução de irrigação utilizado, podendo ser de 2 ou 3 litros). Dessa forma, pode-se avaliar, frequentemente, a possibilidade de interrupção da cirurgia antes de uma tragédia, caso uma tendência a *overload* esteja ocorrendo. Com esta estratégia, o controle do tempo cirúrgico torna-se desnecessário, visto que há ciência da condição crítica, ou seja, do volume de líquido absorvido.

Não existe uma regra geral para definir qual o volume máximo de líquido que pode ser absorvido, pois as pacientes são diferentes, e a velocidade de absorção também não é idêntica de uma cirurgia para outra. Todavia, uma coisa é certa: a pressão de distensão deve ser sempre a menor possível, particularmente quando a solução utilizada não contém sódio,[2,3,17] a exemplo das soluções de sorbitol/manitol, glicina ou glicose.

Com o uso de soluções eletrolíticas para eletrodo bipolar, a tolerância ao intravazamento será maior. Entretanto, esta também dependerá da massa corporal, da idade (reserva cardiovascular) e da velocidade de absorção. A hiponatremia, obviamente, não será problema com o uso de soluções que contenham sódio.

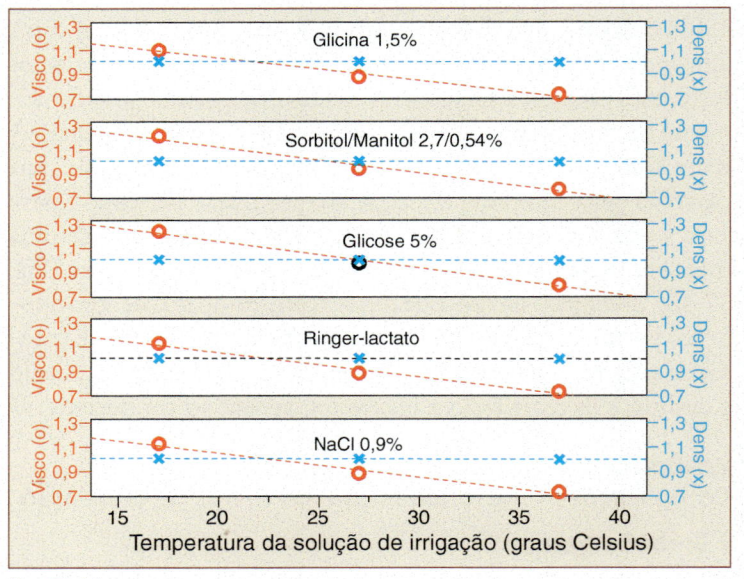

Fig. 37-11

Densidade a 101 kPa (kg.L^{-1}) e viscosidade dinâmica (mPa.s) de diferentes soluções de irrigação em função da temperatura. Medidas realizadas em laboratório de acordo com Faria *et al.* (2005); 1 Pa = 1 N.m^{-2}; 101 kPa ≅ 1 atm. Adaptada de Fonseca *et al.*, 2010.[12]

Mais recentemente, com base em observações, em estudos focados no mecanismo de absorção de solução de irrigação e nas diretrizes do *American College of Obstetricians and Gynecologists*,[1] nosso grupo tem adotado uma estratégia mais rígida de controle de intravazamento para prevenir a sobrecarga hídrica, de modo a permitir a realização de cirurgias histeroscópicas mais complexas (mais longas) com maior segurança (Fonseca *et al.*, 2006; 2008).

Estratégia para monitoração do ritmo de intravazamento:

- **A** – Iniciar a cirurgia com pressões de irrigação na ordem de 100 mmHg até distensão uterina e visão panorâmica satisfatórias.
- **B** – Diminuir a pressão de irrigação até valores tão baixos quanto o possível para manter um campo cirúrgico adequado (p. ex., 70-80 mmHg – às vezes menos).
- **C** – Checar o balanço hídrico após cada 2.000 mL de solução utilizada com o cálculo do volume absorvido que é a diferença entre o volume utilizado e o volume recuperado.
- **D** – Para evitar surpresas, manter-se alerta para as tendências do ritmo de absorção considerando a soma de cada verificação e lembrando que a pressão de distensão pode ser alterada a qualquer momento da cirurgia, de acordo com a necessidade.
- **E** – Avaliar a possibilidade de prosseguir ou interromper o procedimento se um volume de 1.000 mL (solução não eletrolítica) tiver sido absorvido e, neste caso, administrar furosemida venosa (0,5 a 1,0 mg/kg). No caso de solução eletrolítica, utilizar como referência o volume de 2.000 mL.
- **F** – Encerrar a cirurgia se um intravazamento de 1.500 mL de solução não eletrolítica for detectado e acompanhar níveis de sódio plasmático (Atenção: intravazamentos rápidos são mais perigosos que aqueles mais lentos, pois há menor tempo para redistribuição tecidual e filtração renal).

Existem ainda monitores específicos desenvolvidos para monitoração do intravazamento através do balanço de massa de líquido de irrigação. Com a vigilância contínua do ritmo de absorção da solução de irrigação, a necessidade de controle do tempo de cirurgia perde o sentido lógico, visto que a equipe estará ciente da variável mais importante: a quantidade de líquido absorvido.

Em relação à necessidade de avaliação cognitiva da paciente durante a cirurgia, esta tem sido classicamente defendida como fundamental para identificar a ocorrência de alterações neurológicas em razão da hiponatremia dilucional (quando utilizadas soluções não eletrolíticas). Todavia, os autores deste capítulo advogam que não mais se justifica que a paciente fique consciente durante a cirurgia, ou seja, a anestesia geral pode ser uma opção tão segura quanto técnicas de anestesia regional (p. ex., bloqueios paracervical, epidural ou espinhal), desde que a equipe tenha conhecimento do ritmo de intravazamento durante a ressecção endoscópica. O objetivo essencial não é o de identificar uma tragédia, mas sim de preveni-la.

A Figura 37-12 ilustra o mecanismo hidráulico do intravazamento durante uma histeroscopia cirúrgica, bem como alguns equipamentos úteis à estratégia para sua monitoração pelo balanço hídrico por diferença de volume. A bomba peristáltica não é um dispositivo essencial, visto que fluxo e distensão uterina suficientes podem ser alcançados por diferença de gravidade com um custo muito menor. Em um sistema gravimétrico, um controle confiável de pressão máxima de distensão é obtido mediante ajuste da altura da coluna líquida. O fluxo de irrigação, por sua vez, pode ser controlado por uma válvula na saída do ressectoscópio.

As cirurgias histeroscópicas mais complexas (p. ex., miomectomias múltiplas) normalmente são mais longas e consomem maior volume de solução de irrigação. As Figuras 37-13 e 37-14 mostram a absorção indesejada de solução de irrigação (intravazamento) em função do tempo de ressecção e do volume total utilizado durante a cirurgia.[14]

Eventualmente, o cálculo do balanço hídrico (volumétrico) para estimativa do intravazamento pode se tornar negativo, a exemplo do que pode ser verificado em um dos casos (*outlier*). Isto pode ocorrer no caso de sangramentos importantes ou quando o volume real contido nos frascos de solução de irrigação é maior do que o indicado no rótulo da embalagem (utilizados para cálculo do volume total utilizado) em vigência de intravazamento real desprezível.[14,31,42] De fato, com esta preocupação, identificamos situações em que o volume total de solução recuperado (medido nos coletores de recuperação), por vezes, era de fato maior que o de líquido bombeado (número de frascos multiplicado pelo volume referido na embalagem). Verificamos, ainda, que esta diferença ocorria mesmo sem a ocorrência de sangramentos que a justificasse. Baseados nesta observação, decidimos

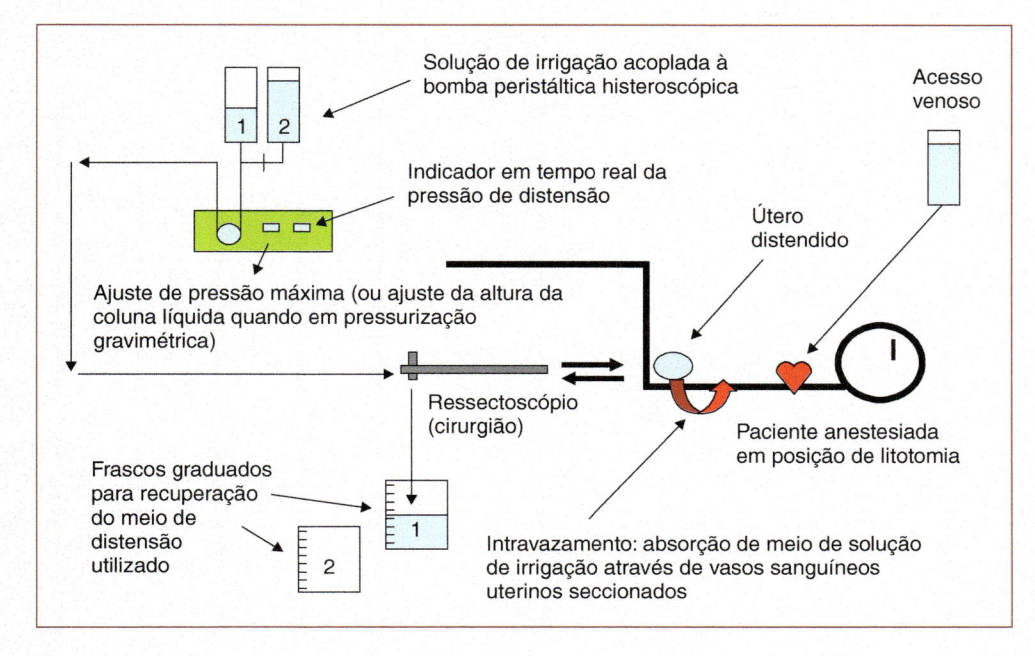

Fig. 37-12
Mecanismo hidráulico e estratégia para controle do intravazamento durante histeroscopia cirúrgica.

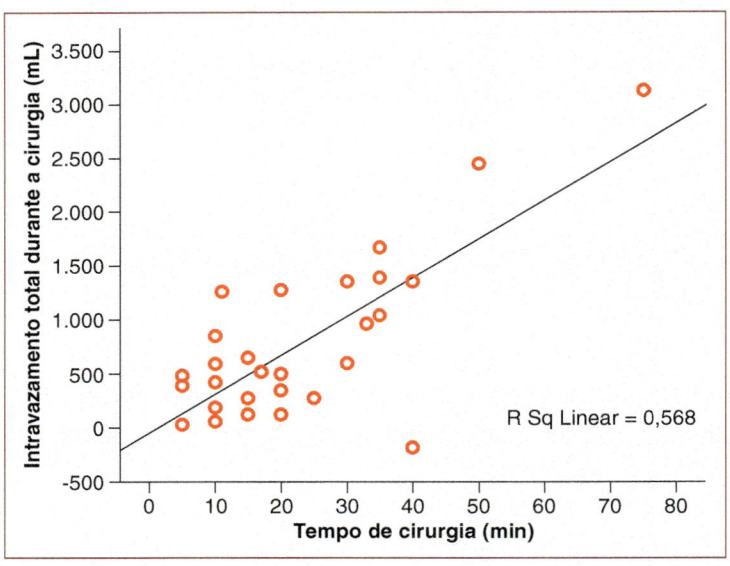

Fig. 37-13
Absorção indesejada de solução de irrigação (intravasamento) em função do tempo de ressecção cirúrgica. Dados retrospectivos de 30 cirurgias histeroscópicas conduzidas com pressão limitada em 100 mmHg (detalhes no texto). As aferições volumétricas levaram em conta os volumes de solução contidos nos frascos de solução (até 6,3% maior que o informado no rótulo do fabricante). Adaptada de Fonseca et al., 2007.[14]

aferir os volumes reais encontrados em amostras das principais soluções de irrigação (sorbitol/manitol, glicina e NaCl) de diferentes lotes, volumes e fabricantes com o auxílio de um instrumento de maior precisão (proveta volumétrica com graduação de 5 mL e capacidade para 500 mL). O objetivo foi verificarmos e quantificarmos a ocorrência de diferenças no volume de cada frasco de solução que justificassem as discrepâncias supracitadas nos cálculos do volume total intravasado. Os resultados revelaram volumes reais maiores do que os referidos na embalagem em 100% das amostras (n = 33; 3 amostras de 11 apresentações) com erros que variaram de 1,3 até 6,3%. Concluímos, assim, que as diferenças encontradas nos produtos testados podem subestimar, significativamente, o intravasamento, especialmente em procedimentos complexos nos quais comumente utilizam-se grandes volumes de solução de irrigação.[14] Em 2007, Nezhat et al. publicaram um estudo com resultados semelhantes.[31] A Figura 37-15 mostra o intravasamento "ignorado" (não detectado) de solução de irrigação, que foi retrospectivamente estimado após 30 cirurgias histeroscópicas realizadas com pressão de distensão limitada em 100 mmHg. Estas estimativas consideraram o erro de +6,3% de volume em cada recipiente (informação normalmente não oferecida pelo fabricante).

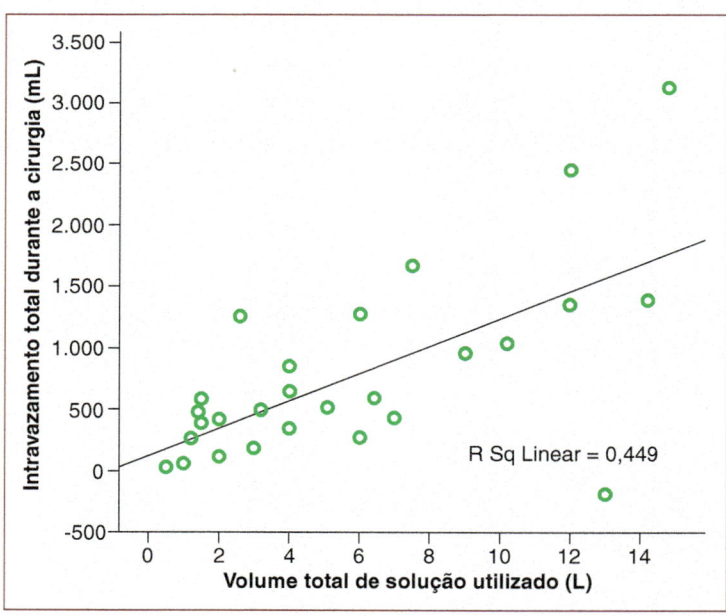

■ Pressão de distensão e intravazamento

A equação de Poiseuille descreve matematicamente a dinâmica de um fluxo de fluido, e, na verdade, o ritmo de intravazamento pode ser interpretado da mesma forma, ou seja, como um volume (V) de líquido que flui em função de uma unidade de tempo (t). Assim, este fluxo será diretamente proporcional à 4ª potência do raio (R) de um condutor cilíndrico imaginário (vaso sanguíneo) e da diferença entre as pressões de distensão e sanguínea (ΔP). Por outro lado, este fluxo será inversamente proporcional às variáveis que representam a resistência ao escoamento, ou seja, à viscosidade dinâmica (η) e ao comprimento do referido tubo imaginário (L), que podem ser os próprios vasos sanguíneos seccionados durante a cirurgia.

$$\text{Intravazamento (fluxo)} = dV/dt = \pi R^4 |\Delta P|/8\eta L$$

A irrigação sob pressão visa a distender a cavidade uterina e limpar o campo cirúrgico. Assim, teoricamente, a pressão arterial pode afetar o ritmo de absorção de solução de irrigação, visto que a diferença de pressão é uma variável fundamental no processo de escoamento de um líquido. Além disso, baixos níveis de pressão arterial geram menor ritmo de filtração glomerular e, assim, ten-

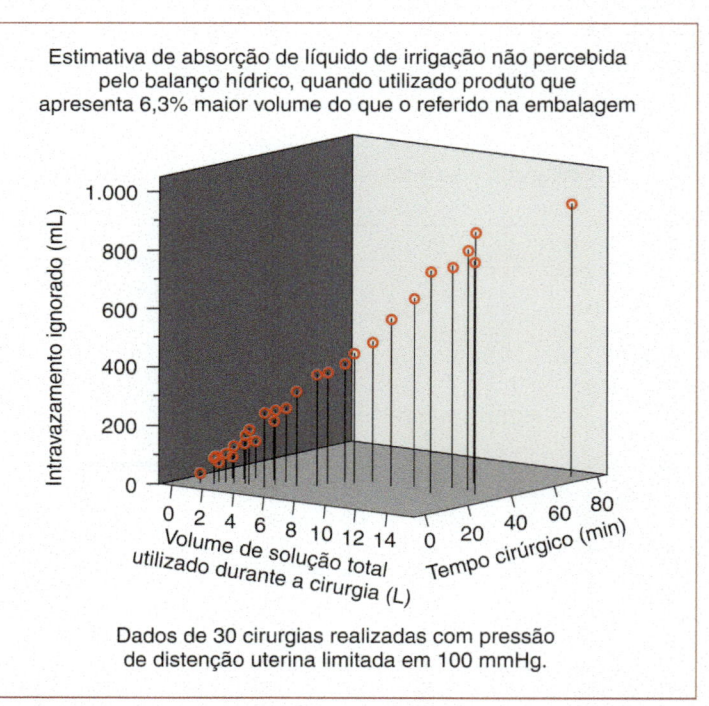

Fig. 37-14
Absorção indesejada de solução de irrigação (intravasamento) em função do volume total utilizado durante a cirurgia. Dados retrospectivos de 30 cirurgias histeroscópicas conduzidas com pressão limitada em 100 mmHg (detalhes no texto). As aferições volumétricas levaram em conta os volumes de solução contidos nos frascos de solução (até 6,3% maior que o informado no rótulo do fabricante). Adaptada de Fonseca et al., 2007.[14]

Fig. 37-15
Absorção de solução de irrigação durante cirurgia histeroscópica que não seria detectada caso houvesse um erro volumétrico de +6,3% nos frascos de solução. Dados retrospectivos de 30 cirurgias conduzidas com pressão limitada em 100 mmHg (detalhes no texto). Adaptada de Fonseca et al., 2007.[14]

dem a diminuir a diurese, processo natural de proteção contra sobrecarga de volume.

Tipicamente acima de 60 mmHg, a pressão de distensão uterina será sempre maior do que as pressões arteriolares (20 a 40 mmHg) e venosas (10 a 20 mmHg). Portanto, o intravazamento é uma consequência natural do procedimento, independentemente da solução utilizada para irrigação e distensão uterinas.

Mecanicamente, a pressão de distensão e o fluxo de irrigação tendem a aumentar o diâmetro de um vaso aberto. Com maior complacência, as veias tendem a ser mais suscetíveis e, sob pressões de distensão de 100 mmHg, podem alcançar fluxos de intravazamento até 50 vezes maiores do que vasos arteriais seccionados. Acredita-se que o intravazamento ocorre essencialmente através do leito venoso e, preponderantemente, quando vasos mais calibrosos são abertos.[43] Em relação ao papel da permeabilidade tubária na absorção de líquido de irrigação durante histeroscopia cirúrgica, a experiência do nosso grupo em laparoscopia imediatamente após histeroscopia cirúrgica (Fonseca *et al.*, 2008) e dados de estudos observacionais[4] seguem em concordância com dados obtidos por Molnar *et al.* (1992),[28] que não encontraram influência desta variável no montante de líquido intravazado. Infelizmente, não está explícito no trabalho de Molnar se a pressão de distensão uterina ultrapassou 100 mmHg, limite que não verificamos fluxo de líquido através das tubas (Fonseca *et al.*, 2008).[13]

Atualmente, a ocorrência de complicações transoperatórias em cirurgias com ressecção endoscópica tem diminuído drasticamente em razão da maior experiência das equipes, do melhor conhecimento das variáveis críticas de segurança e dos melhores e mais específicos equipamentos para cada tipo de cirurgia.[24]

Resumidamente, as recomendações para planejamento de uma cirurgia histeroscópica incluem:

1. Abordar as pacientes preferencialmente durante a fase médio-proliferativa do ciclo menstrual,[30] quando o endométrio é relativamente avascular (imediatamente após a menstruação).
2. Otimizar o tempo cirúrgico em que ocorre pressurização uterina.
3. Ajustar a pressão de distensão máxima (seja na bomba histeroscópica ou na coluna líquida) o quanto mais baixa possível.
4. É importante evitar longos períodos de hipotensão arterial durante a pressurização uterina.
5. Implementar uma rotina de monitoração do ritmo de intravazamento durante toda a cirurgia, que deve considerar a possibilidade de a embalagem de solução conter volume maior do que o que consta no rótulo.[31] Mesmo tomando todas as medidas preventivas, caso a paciente apresente sintomas sugestivos de intravazamento, iniciar tratamento, que consiste na interrupção do procedimento o mais breve possível, administração de diuréticos (furosemida – EV), suporte ventilatório, reposição de sódio com solução salina a 3,5% em caso de hiponatremia, benzodiazepínicos em caso de convulsões, corrigir eventuais perdas sanguíneas e distúrbios da coagulação e encaminhar a paciente ao centro de terapia intensiva.

Pós-operatórias

Infecção

No pós-operatório, a presença de febre, dor, corrimento vaginal com odor fétido, sangramento uterino persistente, útero aumentado de volume e amolecido deve levantar a suspeita de infecção. Normalmente, os exames laboratoriais corroboram esta suspeita.

As taxas de infecção variam de 0,4 a 2%.[34] Existem relatos de endometrite granulomatosa necrosante[33] que representa uma reação do endométrio à lesão provocada pela ablação. Foi descrito na literatura relato de caso de abscesso tubovariano pós-ablação endometrial com uso de balão endotérmico.[37]

O retardo diagnóstico e a terapêutica inadequada podem acarretar piometria e septicemia. Geralmente, as infecções são de origem polimicrobiana. Este processo é facilitado pelo esvaziamento incompleto da cavidade uterina, culminando com a obliteração do canal cervical por restos teciduais, no pós-operatório imediato. A retenção do conteúdo uterino comporta-se como um meio de cultura.

O tratamento consiste na administração de antibióticos seguido de dilatação cervical e drenagem da cavidade uterina.

Hematometra

A obstrução à saída de fluxo menstrual pode resultar de malformações congênitas, infecções e, traumas cervicais, instrumentação, manipulação, cauterização e amputação do colo, além de radioterapia ou senilidade.

Como complicação pós-ablação endometrial, o hematometra ocorre principalmente quando o cirurgião aborda o canal cervical, fato que implica num aumento da incidência da síndrome de Asherman.

O hematometra é uma complicação relativamente comum após a ablação endometrial com balão endotérmico, descrita em 0,7 a 2,2% dos casos.[8] Sua presença em uma série de 500 ablações endometriais com alça de ressecção, relatadas por Hill *et al.*[20] foi de 2,6% casos (13 casos), representando a maior incidência descrita.

O diagnóstico é aventado na presença de dor em cólica cíclica e achado ultrassonográfico de útero com aumento de volume, contendo sangue em sua cavidade.

O tratamento consiste na drenagem da cavidade uterina, seguida ou não de inserção de cateter intrauterino inflado com 20 mL de solução salina. Cerca de uma semana após o procedimento, o cateter deve ser removido. Quando a drenagem não é possível está indicada a histerectomia.

A realização de histeroscopia diagnóstica, aproximadamente 30 a 60 dias após a cirurgia, pode prevenir a ocorrência do hematometra. Esta abordagem admite a lise de eventuais sinéquias do canal cervical ou da cavidade uterina, permitindo adequado escoamento do conteúdo uterino.

Gravidez pós-ablação

A incidência de gravidez após ablação endometrial é pequena. Varia aproximadamente de 0,24-0,7%.[25] As causas possíveis de hostilidade à gestação correspondem à obstrução dos óstios tubários no momento da eletrocoagulação, destruição intensa do leito endometrial com a consequente exposição miometrial, formação de sinéquias intrauterinas e intensa fibrose cicatricial tornando o corpo uterino contraído. Tais fatores justificam as principais complicações obstétricas observadas nestas pacientes.

Em recente revisão da literatura por Franzcog[50] (Consultant Gynaecologist, Flinders Medical Centre, Adelaide, Austrália), com dados publicados até junho de 2002, foram verificados 45 casos de gravidez pós-ablação, destas, 22 [22] (48,9%) resultaram em

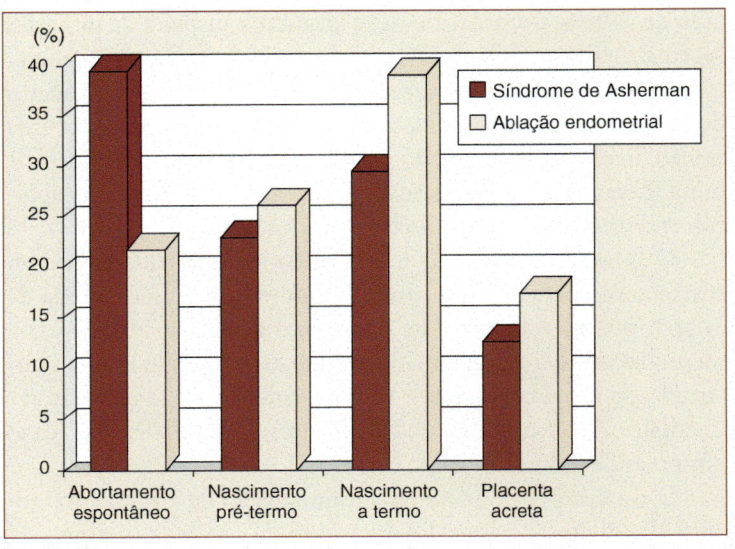

Fig. 37-16
Desfechos de gestações pós-ablação endometrial ou pós-ressecção, e os casos de associação à síndrome de Asherman.

abortamento provocado. Das 32 gestações restantes, 5 resultaram (21,7%) em abortamento espontâneo, 9 (39%) evoluíram até o termo e 6 (26,1%) com partos prematuros (Fig. 37-16). Dezessete gestações (73,9%) suplantaram as 20 semanas de gestação e apresentaram uma taxa de 70,6% (12 casos) de cesarianas. Neste grupo a taxa de mortalidade fetal foi de 11,8%, e a taxa de placentação anômala de 35,3%.

As principais complicações descritas na literatura incluem: aborto espontâneo, hemorragias pré-parto, crescimento intrauterino restrito, parto prematuro, mortalidade perinatal e placentação anômala. A despeito de raros relatos de sucesso, a gestação pós-ablação coloca em risco a saúde da paciente e deve ser motivo de apreensão. No peroperatório deve ser realizada orientação contraceptiva. Alguns autores advogam a realização de histerossalpingografia três meses após o procedimento para avaliar exclusão tubária. Outros recomendam a laqueadura tubária concomitante à abordagem endometrial. A esterilização histeroscópica pode ser realizada com dispositivos endotubários como, por exemplo, o Essure (Conceptus), pode-se, também, colocar um dispositivo intrauterino (DIU) medicado com levonorgestrel do final da cirurgia.

■ Câncer pós-ablação

O câncer do endométrio pode ser preexistente ou pode se desenvolver após a ablação endometrial.[40]

O tecido endometrial atípico ou com diferenciação maligna deve ser exaustivamente rastreado nas pacientes candidatas à ablação endometrial. Entre 1986 e 1999, foram relatados 14 casos de adenocarcinoma endometrial diagnosticados após a ablação.[40] Os resultados falso-negativos representam a principal fonte de preocupação, principalmente quando se elegem procedimentos de destruição endometrial sem obtenção de material para estudo histológico, como na ablação com *rollerball* ou métodos de 2ª geração. Por este motivo, alguns centros priorizam os métodos em que será obtida amostra para histopatológico, utilizando o ressectoscópio.

A seleção das pacientes é imprescindível pois interfere diretamente na indicação ao método ablativo. Os casos relatados de câncer de endométrio pós-ablação endometrial correlacionam-se, em sua maioria, com achados histopatológicos prévios de hiperplasia endometrial. Por este motivo, recomenda-se a realização de biópsia endometrial antes da ablação, acompanhada preferencialmente de estudo histeroscópico, no máximo 6 meses antes do procedimento. Naquelas que apresentam fatores de risco para carcinoma de endométrio (obesidade, hipertensão, diabetes, ciclos anovulatórios e achados de hiperplasia), a biópsia dirigida por histeroscopia é mandatória e a ablação endometrial deve obrigatoriamente incluir o uso do ressectoscópio.

Como a ablação não remove inteiramente o endométrio, pacientes com fatores de risco e aquelas com diagnóstico histológico pré-cirúrgico de hiperplasia endometrial com atipias devem ser aconselhadas à histerectomia, quando as condições cirúrgicas permitirem.

Nas pacientes que desenvolvem amenorreia após a ablação, o câncer pode não apresentar sintomas nas fases iniciais, sendo diagnosticado já em estádios avançados.

■ Síndrome de esterilização tubária pós-ablação

Inicialmente observada por Townsend *et al.*, em 1993, como[53] uma síndrome semelhante à gestação ectópica na paciente com laqueadura tubária que foi submetida à ablação endometrial. Confirmada com auxílio da ressonância magnética (RM), por Webb *et al.*, em 1996,[47] com achados que correspondem a áreas de sangramento em regiões cornuais e porção proximal das tubas. A presença de tecido endometrial viável nesta região seria responsável pela sintomatologia referida pela paciente, como dor cíclica na região do andar inferior do abdome de intensidade variável e crescente em alguns casos, acompanhada ou não da presença de sangramento vaginal de pequena intensidade. Estes sintomas têm início variável, podendo ser percebidos de 5 a 20 meses após a ablação. A sua incidência ainda é indeterminada, podendo variar de 10 até 18% em vários estudos.[47] Existe, ainda, uma grande dificuldade para determinação desta incidência, visto que há um grande desconhecimento por parte dos ginecologistas de sua ocorrência e ainda uma correlação pouco conhecida entre os achados da RM e a presença de sintomas. Lisa *et al.*[51] encontraram, em 25% dos casos estudados de 300 úteros removidos de pacientes com ablação endometrial prévia, a presença de tecido endometrial na região intramural da tuba.

A fisiopatologia deste achado tem importância determinante tanto no aspecto técnico do procedimento quanto em suas possíveis medidas preventivas. Após a ablação endometrial com *rollerball* ou com ressecção seguida do *rollerball*, a retirada do meio distensor promove um colapso das paredes miometriais uma sobre as outras que tende a ocasionar uma cicatrização fibrótica principalmente nas áreas periféricas, conferindo posteriormente aspecto tubular à cavidade residual. Dessa forma podemos observar quase sempre a obstrução das regiões cornuais. Tecido endometrial remanescente, ou regenerado, ou ainda oriundo da transformação metaplásica de tecido endotubário em tecido endometrial (endossalpingiose ou endossalpingoblastose) pode ser estimulado tanto em pacientes com ciclo menstrual mantido quanto naquelas em uso de terapia hormonal. Este estímulo promove sangramento cíclico com menstruação retrógrada, visto que o seu escoamento para cavidade uterina estaria obstruído pela fibrose cicatricial pós-ablação. Nas pacientes com laqueadura tubária, este sangramento recorrente determina distensão da tuba e dor cíclica, ou mesmo em paciente sem laqueadura tubária

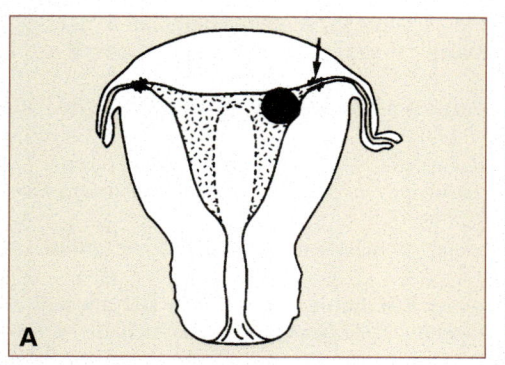

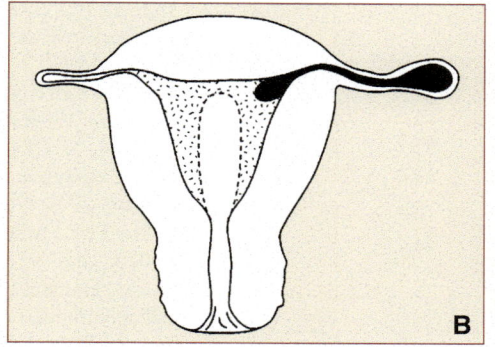

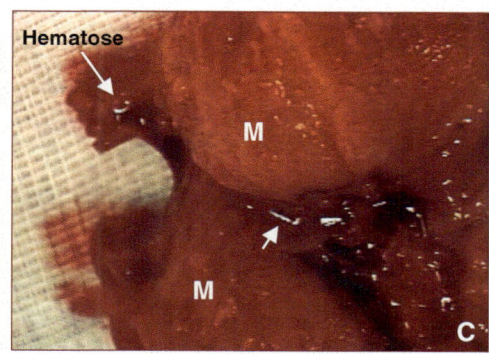

Fig. 37-17
(**A** e **B**) Desenho mostrando a contratura uterina (área pontilhada) pós-ablação com a região cornual esquerda (área preta) e hematossalpinge (seta preta).
(**C**) Área de regeneração endometrial na região cornual direita. M = Miométrio.

pode ocorrer o desenvolvimento endometrial na porção intramural da tuba, sua distensão e dor (Fig. 37-17).[52] Neste aspecto é importante ressaltar a presença de laqueadura tubária prévia ou no momento do procedimento como um fator facilitador desta síndrome. O diagnóstico de suspeição se faz pela presença de sintomas dolorosos cíclicos tipo cólica em baixo ventre geralmente, acompanhados ou não de sangramento tipo escape, iniciados tardiamente (7 meses até 5 anos) em pacientes submetidas à ablação endometrial. A ultrassonografia mostrou-se pouco eficaz no diagnóstico, sendo útil nos casos mais avançados e com grande dilatação da tuba ou da porção cornual do útero. Townsed et al.[53] demonstraram a maior contribuição da RM realizada durante os episódios de dor, estando os radiologistas previamente orientados para a possibilidade da síndrome.

O tratamento medicamentoso com uso de análogos do GnRH mostrou-se ineficaz com recidiva dos sintomas após a interrupção da droga. A abordagem cirúrgica histeroscópica, com o intuito de drenar e destruir o endométrio local, geralmente é infrutífera. Essa deve ser monitorada por laparoscopia com risco aumentado de perfuração uterina e, quando a sinéquia é desfeita, a recidiva dos sintomas é comum em poucos meses. A histerectomia com salpingectomia bilateral é o tratamento eficaz e permanente. Pooley et al.[54] encontraram uma taxa cumulativa de 12,4% em 1 ano, atingindo 27,4% após 4 anos. Unger e Meeks[55] referem que se aceita uma relação linear na taxa de histerectomia na projeção dos primeiros 5 anos, isto é, teoricamente, todas as pacientes necessitariam de histerectomia em 13 anos. Claro que estes achados são preocupantes e nos reportam a uma necessidade de rever a técnica cirúrgica e possíveis medidas preventivas para esta ocorrência.

Várias medidas preventivas são possíveis para estas afecções:

1. A ablação mais vigorosa das regiões cornuais é uma possibilidade a ser tentada. Neste momento pode-se aumentar a pressão de distensão no intuito de melhorar a exposição destas regiões e facilitar sua destruição. Esta medida, porém, deve ser muito cuidadosa, visto que é uma região onde as paredes uterinas são finas e muito vascularizadas, podendo ocorrer perfurações, lesões térmicas em estruturas adjacentes e sangramento abundante. Porém mesmo com estas medidas vale ressaltar que o achado de tecido endometrial na porção intramural da tuba em 25% das pacientes dificulta sua destruição. O uso de eletrodos ou fibras laser com o intuito de destruí-la é possível, mas também vale ressaltar que esta prática na tentativa de esterilização tubária logrou-se infrutífera, pois a grande vascularização local minimiza o trauma local e determina uma rápida reepitelização do tecido lesionado. A transformação do tecido endotubário após trauma em tecido endometrial chama-se endossalpingiose.

2. Uma alternativa na tentativa de evitar esta síndrome seria o desenvolvimento de técnicas que não levassem ao colapso do miométrio e sua consequente contratura e exclusão das regiões cornuais. A ablação parcial do endométrio vem sendo testada com destruição somente de umas das paredes (anterior ou posterior), a não exposição concomitante do miométrio desnudo evitaria sinéquias e contraturas da musculatura. Evita-se também a destruição das regiões cornuais com o intuito de não estimular a endossalpingiose. O intuito com esta técnica seria de obter a hipomenorreia ou eumenorreia e não a amenorreia. McCausland et al.[52] realizaram, em 50 pacientes, a ablação parcial do endométrio em pacientes com sangramento uterino anormal sem outras afecções na cavidade uterina, e a menorragia foi corrigida na maioria das pacientes. Após 3 anos de acompanhamento destas pacientes, 38 (76%) encontravam-se satisfeitas com o resultado, 5 (10%) parcialmente satisfeitas e 7 (14%) insatisfeitas. Cinco pacientes foram submetidas a histerectomias e em todas foi observada adenomiose profunda. Na avaliação das cavidades após o procedimento com 4 e 26 meses, em nenhuma foram observadas aderências e todas as cavidades estavam abertas, incluindo as regiões cornuais. Nenhuma ocorrência de síndrome de laqueadura pós-ablação foi observada neste período de 3 anos. Evidentemente mais estudos devem ser realizados e acompanhamentos mais longos serão de fundamental importância para adotarmos esta técnica, porém nos parece promissora. As novas tecnologias com os métodos de ablação de 2ª geração também podem ser uma opção, visto que em várias destas técnicas não há exposição do miométrio.

■ Recidiva do sangramento

A recidiva do sangramento é da ordem de 5 a 15%[56] após 6 meses de acompanhamento. Nesses casos podemos optar por uma segunda ablação ou pela histerectomia (Quadro 37-2).

A incidência de histerectomia após ablação endometrial (ressecção com alça ou *Nd:YAG laser*) varia em torno de 10 a 40%[56] em estudos a longo prazo.

Não podemos nos esquecer dos acidentes elétricos e compressões de nervos que podem ser evitados com os cuidados necessários no posicionamento da paciente.

Quadro 37-2 Incidência de histerectomias após ablação com ressectoscópio[57]

Acompanhamento (Anos)	Nº de Pacientes	Histerectomia nº (%)	% Total das 45 Histerectomias
1	297	18 (6,0)	40,0
2	219	17 (7,8)	37,8
3	170	6 (3,5)	13,3
4	115	2 (1,7)	4,4
5	50	2 (4,0)	4,4
6	13	0 (0)	0

REFERÊNCIAS BIBLIOGRÁFICAS

1. ACOG. ACOG technology assessment in obstetrics and gynecology, Number 4, August 2005: hysteroscopy. *Obstet Gynecol* 2005;106:439-42.
2. Adrogué HJ, Madias NE. Hyponatremia. *N Engl J Med* 2000;342:1581-89.
3. Ananthanarayan C, Paek W, Rolbin SH et al. Hysteroscopy and anaesthesia: review article. *Can J Anaesth* 1996;43:56-64.
4. Andrade Jr CM, Santos LCS, Nogueira EA et al. Assaying predictors of intravasation in operative hysteroscopy: a prospective observational study with multivariate analysis. *J Min Inv Gynecol - AAGL* 2008.
5. Azziz R, Murphy AA. *Practical manual of operative laparoscopy and hysteroscopy.* 2nd ed. New York: Springer, 1997. p. 271-86, 322-30.
6. Brandstrup B. Fluid therapy for the surgical patient. *Best Pract Res Clin Anaesthesiol* 2006;20:265-83.
7. Bettochi S. *Histeroscopia ambulatorial.* Tuttlingen: Karl Storz, 2001. p. 3-23.
8. Boujida VH, Philipsen T, Pelle J et al. Five-year follow-up of endometrial ablation: endometrial coagulation versus endometrial resection. *Obstet Gynecol* 2002;99(6):988-92.
9. Fiala C, Gemzell-Danielsson K, Tang OS et al. Cervical priming with misoprostol prior to transcervical procedures. *Int J Gynecol Obstet* 2007;99:S168-71.
10. Cooper JM, Brady RM. Intraoperative and early postoperative complications of operative hysteroscopy. *Obstet Gynecol Clin North Am* 2000;27:347-66.
11. Donnez J, Vilos G, Gannon MJ et al. Goserelin Acetate (Zoladex) plus endometrial ablation for dysfunctional uterine bleeding: a large randomized, double-blind study. *Fertil Steril* 1997;68(1):29-36.
12. Fonseca MF, Andrade Jr CM, Cardoso MJEM et al. Effect of temperature on fluidity of irrigation fluids. *BJA* 2010;106(1):51-56.
13. Fonseca MF, Andrade Jr CM, Cardoso MJEM et al. Temperature of distention fluid and risk of overload in operative hysteroscopy. *J Min Inv Gynecol - AAGL* 2008.
14. Fonseca MF, Andrade Jr CM, Miranda AP et al. Intravasamento em cirurgia histeroscópica: incertezas no volume infundido. Apresentado no VIII Congresso Brasileiro de Videocirurgia – SOBRACIL; 28 de abril a 1 de maio, 2007; Bento Gonçalves-RS.
15. Fonseca MF, Andrade Jr CM, Nogueira EA et al. CP. Is time monitoring necessary for preventing fluid overload in hysteroscopic surgery? (A case report). *Braz J Videoend Surg* 2008;1(3)128-32.
16. Fonseca MF, Nogueira EA, Gemal AE et al. Anestesia em videocirurgia: fundamentos para o cirurgião. In: Crispi CP (Ed.). *Tratado de videoendoscopia ginecológica.* 2. ed. Rio de Janeiro: Atheneu, 2006. p. 75-89.
17. Fukagawa M, Kiyoshi K, Papadakis MA. *Fluid & electrolyte disorders, current medical diagnosis & treatment.* 55th ed. Edited by Tierney Jr LM, McPhee SJ, Papadakis MA. The McGraw-Hill Companies, 2006. p. 865-95.
18. Garry R, Erian J, Grochmal SAL. A multicentre collaborative study into the treatment of menorrhagia by Nd-YAG laser ablation of the endometrium. *Brit J Obstet Gynaec* 1991;98:357-62.
19. Garry R, Shelley-Jones D, Mooney P et al. Six hundred endometrial laser ablations. *Obstet Gynecol* 1995;85:24-29.
20. Hill DJ, Maher PJ, Davison B et al. Haematometra – A complication of endometrial ablation. *Aust N Z J Obstet Gynaec* 1992;32:285-86.
21. Indman PD, Brooks PG, Cooper JM et al. Complications of fluid overload from resectoscopic surgery. *J Am Assoc Gynecol Laparosc* 1998;5:63-67.
22. Isaacson KB. Complications of hysteroscopy. *Obstet Gynecol Clin North Am* 1999;26:39-51.
23. Imasogie N, Crago R, Leyland NA et al. Probable gas embolism during operative hysteroscopy caused by products of combustion. *Can J Anesth* 2002;49(10):1044-47.
24. Julian TM. Hysteroscopic complications. *J Low Geni Tract Disease* 2002;6(1):39-47.
25. Kir M, Hanlon-Lundberg KM. Successful pregnancy after thermal ballon endometrial ablation. *Obstet Gynecol* 2004;103(5):1070-73.
26. Lasmar R, Barrozo P. *Histeroscopia – Uma abordagem prática.* Rio de Janeiro: Medsi, 2002. p. 1-17, 89-101, 143-54.
27. Loyola A. *Manual e atlas de histeroscopia e micro-histeroscopia.* Rio de Janeiro: Revinter, 1998. p. 3-11, 157-71.
28. Molnar BG, Broadbent JA, Magos AL. Fluid overload risk score for endometrial resection. *Gynaecol Endosc* 1992;1:133-38.
29. Mousa HA, Senoun AE, Mahmood TA. Medium-term clinical outcome of women with menorrhagia treated by rollerball endometrial ablation versus abdominal hysterectomy with conservation of at least one ovary. *Acta Obstet Gynecol Scand* 2001;80(5):442-46.
30. Mushambi MC, Williamson K. Anaesthetic considerations for hysteroscopy surgery. *Best Pract Res Clin Anaesthesiol* 2002;16:35-51.
31. Nezhat CH, Fisher DT, Datta S. Investigation of often-reported ten percent hysteroscopy fluid overfill: is this accurate? *J Minim Invasive Gynecol* 2007;14:489-93.
32. Oppegaard K, Lieng M, Berg A et al. A combination of misoprostol and estradiol for preoperative cervical ripening in postmenopausal women: a randomised controlled trial. *BJOG* 2010;117:53-61.
33. Overton C. A national survey of the complications of endometrial destruction for menstrual disorders: the Mistletoe study. *Brit J Obstet Gynaec* 1997;104:1351-59.
34. Pereira PIB. Ablação endometrial. *Rev Cir Videoend* 2001;4(1):21-27.
35. Rassweiler J, Teber D, Kuntz R et al. Complications of transurethral resection of the prostate (turp) – Incidence, management, and prevention. *Eur Urol* 2006;50:969-80.
36. Romer T, Deckardt R, Lobodasch K et al. Effectiveness and tolerance of depot leuprorelin acetate for preoperative endometrium flattening before endometrial ablation. *Zentralbl Gynakol* 2000;122(10):519-24.
37. Roth TM, Rivlin M. Tuboovarian abscess: a postoperative complication of endometrial ablation. *Obstet Gynecol* 2004;104(5):1198-99.
38. Sardo ADS, Mazzon I, Bramante S et al. Hysteroscopic myomectomy: a comprehensive review of surgical techniques. *Human Reprod Update* 2008;14:101-19; doi:10.1093/humupd/dmm041.
39. Schäfer M, Ungern-Stemberg BSV, Wight E et al. Isotonic fluid absorption during hysteroscopy resulting in severe hyperchloremic acidosis. *Anesthesiology* 2005;103:203-4.
40. Steed HL, Scott JZ. Adenocarcinoma diagnosed at endometrial ablation. *Obstet Gynecol* 2001;97(SP72):837-39.
41. Stoloff DR, Isenberg RA, Brill AI. Venous air and gas emboli in operative hysteroscopy. *JAM Assoc Gynecol Laparosc* 2001;8:181-92.
42. Sutton C. Hysteroscopic surgery. *Best Pract Res Clin Obstet Gynaecol* 2006;20:105-37.
43. Tuchschmid S, Bajka M, Szczerba D et al. Modelling intravasation of liquid distension media in surgical simulators. *Med Image Comput Comput Assist Interv* 2007;10(Pt 1):717-24. Lecture Notes in Computer Science 4791. Springer Berlin/Heidelberg. http://dx.doi.org/10.1007/978-3-540-75757-3_87.
44. Vancaillie TG. Electrocoagulation of the endometrium with the ball-end resectoscope. *Obstet Gynecol* 1989;74(3 Pt 1):425-27.
45. Verbalis JG, Berl T. Disorders of Water Balance. In: *Brenner and rector's the kidney.* 8th ed. Philadelphia: Saunders Elsevier, 2007. p. 459-505.
46. Zurawin RK, Pramanik S. Endometrial balloon ablation as a therapy for intratactable uterine bleeding in adolescent. *J Pediatr Adolesc Gynecol* 2001;14(3):119-21.
47. Webb JC, Bush MR, Wood MD. Hematosalpinx with pelvic pain after endometrial ablation confirms the postablation-tubal sterilization syndrome. *J Am Assoc Gynecol Laparosc* 1996;3:419-21.

48. Wendt-Nordahl G, Bucher B, Häcker A *et al.* Improvement in mortality and morbidity in transurethral resection of the prostate over 17 years in a single center. *J Endourol* 2007;21(9):1081-87.
49. Yu-Hung Lin, Jiann-Loung Hwang, Kok-Min Seow *et al.* Laminaria tent vs misoprostol for cervical priming before hysteroscopy: randomized study. *J Minim Invasive Gynecol* 2009;16:708-12.
50. Cook JR, Seman EI. Pregnancy following endometrial ablation: case history and literature review. *Obstet Gynecol Survey* 2003;58:551-56.
51. Lisa JR, Gioa JD, Rubin IC. Observations on the intersticial portion of the fallopian tube. *Surg Gynecol Obstet* 1954;99:159-69.
52. McCausland AM, McCausland V. Frequency of syntomatic cornual hematometra and postablation tubal sterilization syndrome after total rollerball endometrial ablation: a 10-year follow-up. *Am J Obstet Gynecol* 2002;186:1274-83.
53. Townsend DE, McCausland VM, McCausland AM. Post-ablation sterilization syndrome. *Obstet Gynecol* 1993;82:422-24.
54. Pooley AS, Ewen SP, Sutton CJ. Does transcervical resection of endometrium from menorrhagia really avoid histrectomy? *J AM Assoc Gynecol Laparosc* 1998;5:29-35.
55. Unger JB, Meeks GR. Hisrectomy after endometrial ablation. *Am J Obstet Gynecol* 1996;175:1432-37.
56. Wotman M, Daggett A. Reoperative hysteroscopic surgery in the management of patients who fail endometrial ablation and ressection. *J Am Assoc Gynecol Laparosc* 2001;8(2):272-77.

38 Colo Uterino

Claudia da Silva Lunardi
Gisele Ozom dos Santos
Lilian Padrón da Silveira
Licia Maria de Carvalho Gomes
Maria Jose Camargo

- **ANATOMIA DO COLO DO ÚTERO**
- **COLPOSCOPIA**
- **CLASSIFICAÇÃO COLPOSCÓPICA**
- **MICROCOLPO-HISTEROSCOPIA OU MICROCOLPOSCOPIA**
  Limites
  Equipamento e técnica
    Equipamento
  Técnica
  Exame normal
  Achados anormais
    Lesões de baixo grau
    Lesões de alto grau
- **HISTEROSCOPIA**
  Canal cervical normal
    Primeira porção ou setor inferior
    Segunda porção ou setor médio
    Terceira porção ou setor superior
  Canal patológico
    Alterações morfológicas
    Alterações inflamatórias
    Alterações traumáticas
    Alterações hipertróficas
    Alterações neoplásicas
- **NEOPLASIA INTRAEPITELIAL CERVICAL (NIC)**
- **TRATAMENTO**
- **REFERÊNCIAS BIBLIOGRÁFICAS**

ANATOMIA DO COLO DO ÚTERO

O colo uterino consiste em uma combinação de tecidos fibroso, muscular e elástico, com predomínio do primeiro. Seu tamanho varia com a idade e o *status* hormonal da mulher, apresentando na menacme um comprimento médio de 3 cm. Apresenta duas porções: a ectocérvice e a endocérvice. O orifício externo delimita, a olho nu, a transição entre a ectocérvice e o canal cervical. Sua superfície é lisa e de coloração rosada, quando recoberta pelo epitélio escamoso multiestratificado. Este epitélio rico em glicogênio está presente na ectocérvice e se continua em direção aos fórnices vaginais, com as mesmas características. O epitélio escamoso é formado por células basais, parabasais, intermediárias e superficiais, que se dispõem nesta ordem a partir da membrana basal até a superfície livre do epitélio[1,2] (Fig. 38-1). Estas mantêm uma disposição constante em condições normais e sofrem modificações fisiológicas de acordo com o estímulo hormonal. O ciclo vital pelo qual a célula basal se transforma em célula superficial denomina-se maturação. Este amadurecimento se evidencia na diminuição da relação núcleo/citoplasma e condensação progressiva do núcleo, que, em condições anormais, pode até desaparecer. O canal cervical, que se constitui na porta de entrada para a cavidade uterina, é revestido de um epitélio colunar glandular, com células cilíndricas, responsáveis pela produção do muco cervical. A união do epitélio escamoso ao cilíndrico faz-se de forma abrupta, permitindo uma nítida definição entre os dois tipos de revestimentos. A região do encontro desses é chamada de junção escamocolunar (Fig. 38-1). Durante a menacme, o epitélio glandular se everte na ectocérvice, num processo influenciado pela ação estrogênica e no intuito fisiológico de facilitar a migração dos espermatozoides para o interior da cavidade uterina. Este epitélio glandular evertido será alvo de modificações decorrentes do ambiente vaginal acidificado, sofrendo um processo de transformação em epitélio escamoso, também chamado de metaplasia escamosa. Este novo revestimento ectocervical constituído de epitélio escamoso sobreposto ao epitélio glandular evertido recebe o nome de zona de transformação e tem características anatômicas muito peculiares (Fig. 38-2). A eversão do epitélio cilíndrico é denominada de ectopia ou ectrópio quando observada pelo colposcópio e/ou com a visão panorâmica do microcolpo-histeroscópio (Fig. 38-3). A imagem do colo padrão, isto é, com a junção escamocolunar no orifício externo, só é encontrada em cerca de 10% dos casos, sendo mais frequente na primeira década de vida e rara a partir da quarta década. A zona de transformação é classificada em tipo 1, quando ectocervical e completamente visualizada, estan-

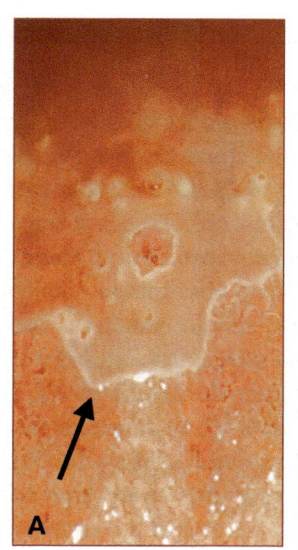

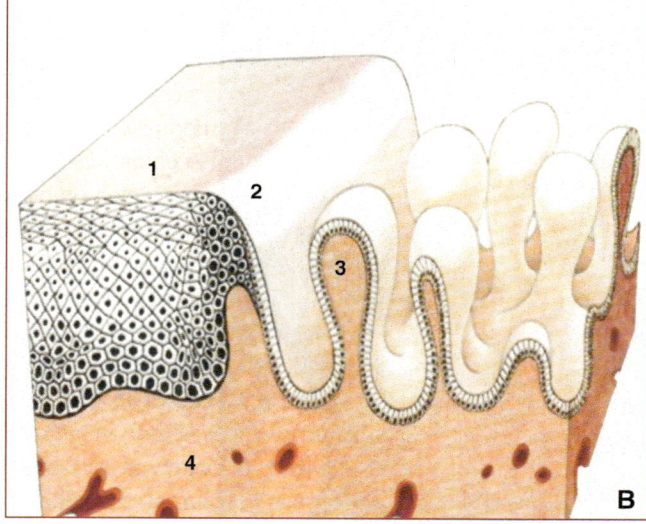

Fig. 38-1
Junção escamocolunar. (**A**) Colposcopia no tempo final do ácido acético com 20 aumentos evidenciando linha branca *(seta)*, que corresponde à junção escamocolunar (JEC). (**B**) Diagrama (Cartier, 1977) com detalhamento ao ácido acético: *1.* epitélio escamoso multiestratificado com glicogênio. *2.* Epitélio escamoso sem glicogênio (JEC) – orla branca. *3.* Papilas da mucosa glandular. *4.* Tecido conectivo.

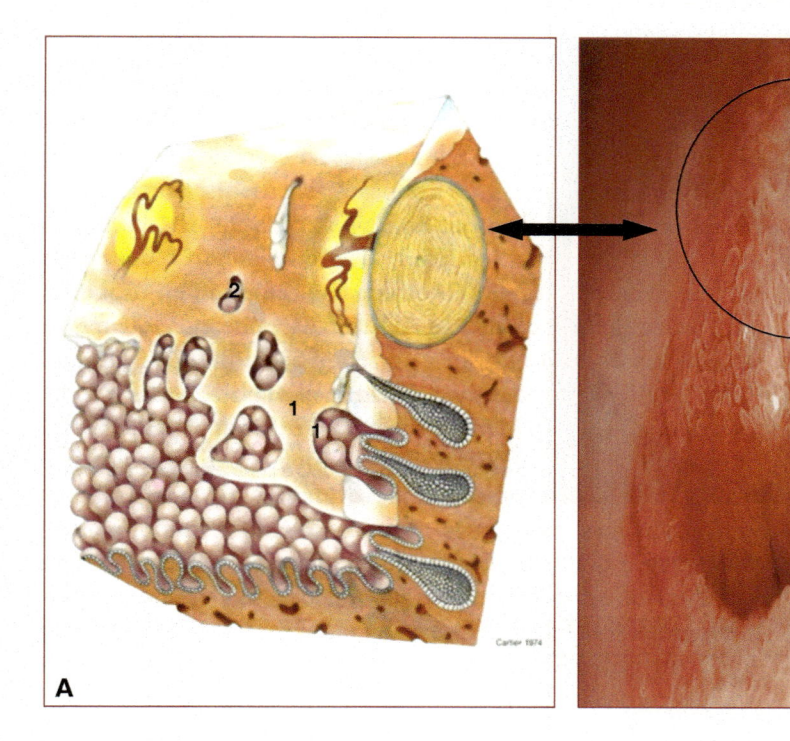

Fig. 38-2
Zona de transformação – Cartier 1974. (**A**) Linguetas de epitélio escamoso *(1)*, orifícios glandulares *(2)* e cistos de Naboth *(3)*. (**B**) Foto – Área tracejada em branco.

do a junção escamocolunar visível na ectocérvice; tipo 2, quando atinge o canal, mas é ainda completamente visível, com a junção escamocolunar ainda acessível ao exame colposcópico e tipo 3 quando se estende ao canal cervical, é incompletamente visualizada, e a junção escamocolunar não pode ser visualizada. Estas modificações ocorrem ao longo da vida da mulher numa sequência cronológica que se inicia na puberdade, quando a eversão glandular está presente e vai se modificando em zona de transformação tipos 1, 2 e 3 à medida que um processo de amadurecimento cervical e subsequente hipotrofismo fisiológico vão acontecendo (Figs. 38-3 e 38-4).

Estas características anatômicas do colo uterino podem ser avaliadas sob aumento e com o uso de alguns reagentes na colposcopia. Este exame foi criado por Hinselmann, em 1925, com o objetivo de identificar o câncer do colo em sua forma inicial. Ao longo dos anos a experiência adquirida com a colposcopia tornou possível a identificação das lesões precursoras do câncer cervical, principalmente as neoplasias intraepiteliais presentes no epitélio escamoso. As principais indicações para realização de uma colposcopia estão vinculadas ao rastreio colpocitológico para o câncer de colo. A pesquisa do vírus HPV pelas técnicas de identificação do DNA viral ainda ocupa um pequeno papel como critério para realização da colposcopia, ganhando maior utilidade na exclusão de doença cervical, quando o vírus está ausente, em função da alta especificidade do exame. O teste de identificação viral também vem sendo incluído no rastreio do câncer de colo para mulheres a partir da quarta década, quando a prevalência do vírus é menor e seu achado pode, então, ganhar significado clínico.

Principais indicações para colposcopia segundo normas do Ministério da Saúde, Brasil, 2010[3]

- Colpocitologia de alto grau (HSIL*)
- Duas colpocitologias de baixo grau (LSIL*) realizadas a um intervalo de 6 meses
- Duas colpocitologias com células atípicas de significado indeterminado (ASC-US), possivelmente não neoplásicas, realizadas num intervalo de 6 meses
- Colpocitologia sugestiva de células escamosas atípicas, quando não se pode excluir lesão de alto grau (ASC-H)
- Colpocitologia com células glandulares atípicas de significado indeterminado (podendo-se ou não afastar lesão de alto grau)
- Colpocitologia suspeita para adenocarcinoma *in situ*
- Colpocitologia suspeita para câncer escamoso ou glandular
- Colo clinicamente suspeito para neoplasia maligna

*As abreviações LSIL, HSIL etc. correspondem à nomenclatura estabelecida pelo sistema Bethesda,[4] traduzida na nomenclatura brasileira para laudos e condutas preconizadas para profissionais de saúde.[3]

cais, *in vivo* e realizado *in loco*,[20,21,30,31] estudando as células na sua relação tecidual existente.

A microcolposcopia é também uma técnica de magnificação de imagem, utilizando um equipamento de diâmetro reduzido que avalia microscopicamente o epitélio escamoso, em especial aquele localizado na junção escamocolunar colposcópica, local de proliferação e imaturidade celular, sede frequente das alterações pré-neoplásicas.

Denomina-se cervicoscopia a análise macroscópica do canal cervical e endocérvice até o orifício cervical interno, podendo ser realizada de forma complementar na análise da extensão endocervical do epitélio escamoso alterado.

A microcolposcopia realizada atualmente foi iniciada por Jaques Hamou que concebeu um sistema óptico com aumentos intercambiáveis e resolução microscópica de até 150 aumentos, utilizando-o, também, para análise da cérvice e denominando esta técnica microcolpo-histeroscopia.[20,21,29]

No Rio de Janeiro, Loyola introduziu e divulgou esta técnica nos Institutos de Ginecologia da UFRJ e Fernandes Figueira (Fundação Oswaldo Cruz). Neste último local, a realização do exame microcolposcópico era acompanhada por um patologista, o que foi fundamental para o conhecimento e a experiência com a nova técnica.[39]

A microcolposcopia foi introduzida com o objetivo de aumentar a precisão no diagnóstico destas lesões, o que, infelizmente, até o presente momento, não foi possível.[20,21,29,33,39]

Embora seu valor na propedêutica das lesões escamosas pré-neoplásicas esteja bem estabelecido,[24,29,33] a microcolposcopia ainda hoje é uma técnica diagnóstica pouco utilizada. Isto ocorre em razão de:

A) Introdução da técnica com o objetivo de aumentar a precisão no diagnóstico destas lesões, o que, infelizmente, até o presente momento, não foi possível.
B) Indicação restrita.
C) Treinamento técnico prolongado e a exigência de um conhecimento prático de citologia, com dificuldade de habilitação do profissional.
D) Limitações próprias do exame.
E) Custo do equipamento.

Até o momento o objetivo deste exame é o estudo do epitélio pavimentoso cervical, analisando, de forma microscópica, sua última camada, a junção escamocolunar colposcópica. Avaliando as alterações é capaz de identificar a existência e mapear a extensão das lesões no canal cervical, bem como o seu epicentro.

Esta técnica consegue observar atipias celulares e ação viral em diferentes níveis de gravidade, porém, o diagnóstico definitivo depende de uma boa amostra histopatológica, que possa conter a lesão em toda usa extensão, o que não é possível através da microcolposcopia.

A microcolposcopia está indicada:

A) Quando a colpocitologia oncótica estiver alterada ou suspeita para lesão escamosa, e a colposcopia for negativa ou insatisfatória.
B) Na determinação da extensão endocervical da lesão escamosa, prévio à programação cirúrgica.
C) Para mapeamento cartográfico da lesão escamosa, com determinação de seu epicentro e limites.

Hamou[20,21] descreveu que, em até 13,5% das pacientes com neoplasia intraepitelial cervical, as lesões são estritamente endocervicais. O epicentro das lesões pré-neoplásicas geralmente é próximo à junção escamocolunar, justificando a importância da microcolposcopia, quando a colposcopia é insatisfatória. Com este exame é possível orientar a biópsia para o local de maior alteração celular, delimitar a lesão, na sua extensão endocervical. Assim pode-se programar com mais segurança a amplitude de tratamentos excisionais[16,17,21,24,25,33] ou destrutivos.[24,25,33]

Conhecer o mapeamento da lesão permite adequar a extensão da cirurgia em função da extensão cervical da lesão, o que reduz a chance de executá-la em tecido comprometido.

Com a otimização da excisão cirúrgica aumentam também as possibilidades de preservar maior quantidade de colo uterino normal, minimizando as repercussões sobre o sangramento menstrual, dismenorreia e fertilidade que as conizações mais extensas promovem. Este é um benefício adicional, sobretudo para as mulheres jovens e/ou desejosas de gestação.

Pelo exposto, a microcolposcopia como método propedêutico complementar é particularmente útil, quando as alterações escamosas encontram-se no canal cervical – sede frequente de persistência da lesão nos tratamentos excisionais – aprimorando o diagnóstico final, adequando melhor a terapêutica.[28,29,33]

Limites

São considerados fatores limitantes do exame:

1. A estenose do orifício externo, que pode impedir a identificação da área alterada, não permitindo a passagem do instrumental através deste, e a dilatação cervical poderá danificar a camada superficial pavimentosa que é objeto do estudo.
2. O processo inflamatório dificulta a avaliação das alterações nucleares, facilitando a ocorrência de sangramento (pois há proliferação e congestão vascular) que pode inviabilizar o exame microcolposcópico e este também não ser capaz de identificar especificamente o agente do processo inflamatório (bactérias e fungos).
3. Pequenos movimentos ou tremores do examinador podem deslocar a camada superficial das células ou mesmo gerar fenômenos hemorrágicos, impedindo a continuidade do exame, pois estão sendo analisados campos microscópicos.
4. O exame não permite biópsia sob visão direta, somente orientada.
5. A extensão das lesões além do setor médio cervical, pela direção acentuada do canal a partir desse setor, dificulta a aposição adequada do sistema óptico ao epitélio, não permitindo a formação de imagem para análise.
6. A incapacidade de avaliação da profundidade do epitélio e/ou das criptas glandulares, uma vez que o método analisa a camada mais superficial do epitélio pavimentoso.
7. Visibilizar a última camada de células pavimentosas.

Equipamento e técnica

Equipamento

Sistemas ópticos

Utilizamos óptica monocular com 4 e de 2,9 mm de diâmetro, equipada com lente conversora para a endoscopia de contato, que possibilita 80 aumentos através da manipulação de botão lateral à ocular.

Equipamento auxiliar

São eles comuns a qualquer histeroscopia e detalhados nos capítulos pertinentes; fonte de luz Xenon, cabo de fibra óptica, microcâmera, monitor, material PR documentação.

Agentes tintoriais

Utilizamos agentes reagentes corantes como lugol a 1% e azul de Wattermn, tipo *Florida ink* ou *Bleu Effaçable*.

O lugol cora as células pavimentosas maduras pela afinidade com o glicogênio, e o azul, de pH 3,14, cora núcleo de células pavimentosas maduras e cora núcleo e citoplasma de células pavimentosas imaturas, desprovidas de glicogênio. Os corantes não interferem entre si no que tange às propriedades tintoriais.

Técnica

O exame deve ser, preferencialmente, realizado entre o 7° e o 11° dia do ciclo, quando o muco cervical é escasso.

O exame é considerado completo quando tiverem sido examinadas a totalidade da zona de transformação microcolposcópica (JEC colposcópica) e toda a integralidade da área alterada, bem como identificado o melhor local para biópsia (epicentro da lesão), conforme roteiro a seguir (Quadro 38-1). As áreas alteradas permanecem com captação do corante azul por mais tempo e podem ser identificadas na cervicoscopia, parte complementar deste exame.

A cervicoscopia é realizada com soro fisiológico a 0,9%, analisando macroscopicamente o canal cervical sem instilação prévia de azul de Watterman endocervical. As áreas de epitélio escamoso endocervical alterado ainda estarão coradas em azul.

Para lesões glandulares Singer, tem-se sugerido instilar 1 a 2 mL de ácido acético a 2% endocervical e realizar a histeroscopia panorâmica (cervicoscopia) com soro fisiológico. As áreas macroscópicas alteradas são brancacentas, acetorreatoras. Porém não estão publicados trabalhos randomizados que comprovem o valor desta técnica.

Exame normal

Os parâmetros descritos são os da menacme. A junção escamocolunar microcolposcópica é regular, íntegra, podendo ser sinuosa, está corada mais internamente pelo azul e externamente de castanho (Lugol). O epitélio cilíndrico apresenta-se com projeções digitiformes vasculares, que não se coram pelo azul ou pelo lugol[29,31,33,39] (é basófilo) (Fig. 38-6).

Quadro 38-1 Roteiro de avaliação na visão de contato

1. Identificar a JEC microcolposcópica, analisando sua regularidade, integridade e extensão endocervical
2. Identificar a zona de transformação (ZT) microcolposcópica, analisando seus limites e sua largura
3. Avaliar a densidade nuclear na zona de transformação
4. Analisar a presença e a forma nuclear (discariose)
5. Verificar forma de captação do corante (discromia)
6. Identificar os arranjos nucleares, papilares
7. O maior conjunto de alterações é uma área: o epicentro da lesão, que será referido para a biópsia

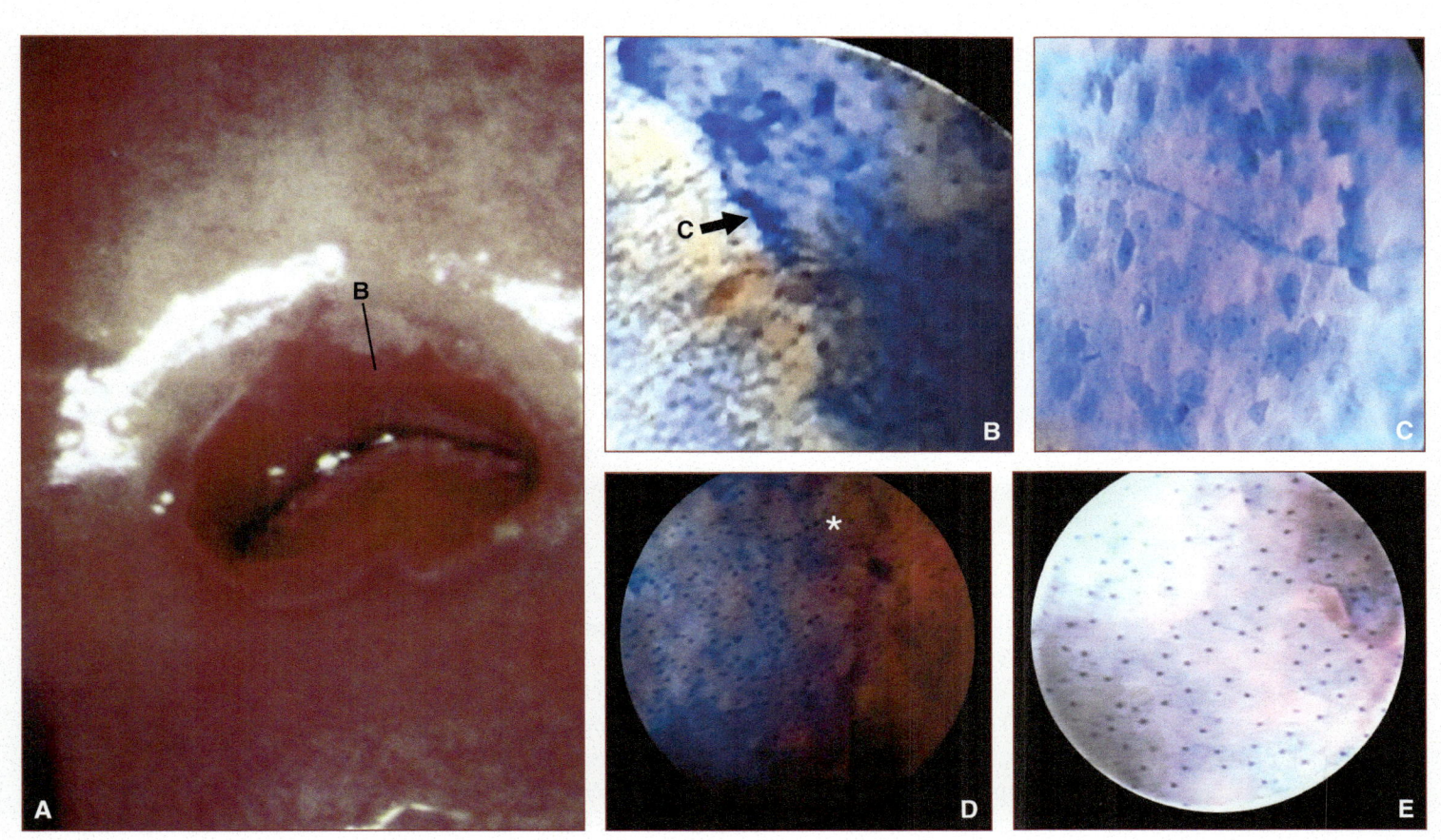

Fig. 38-6

Exame normal: (**A**) Colposcopia com ZT tipo 1 e JEC regular. (**B**) Junção escamocolunar colposcópica ao exame microcolposcópico. (**C**) JEC microcolposcópica que é a linha sinuosa. (**D**) Limite externo da zona de transformação microcolposcópica zona azul para marrom. (**E**) Exame normal com células poliédricas e núcleos poliédricos.

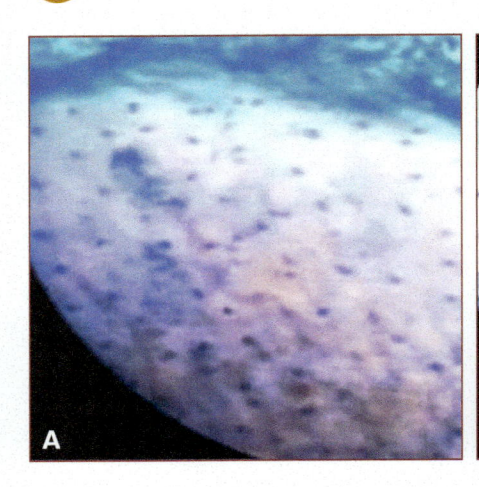

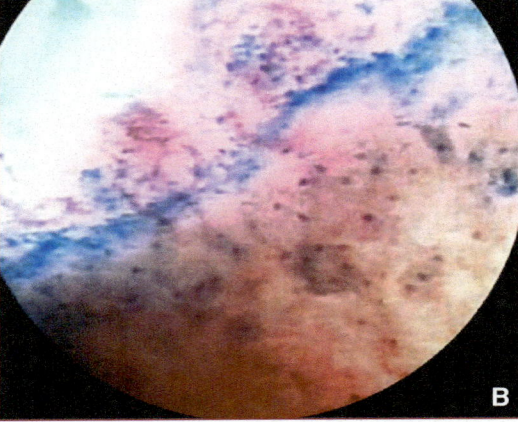

Fig. 38-7
Junção escamocolunar microcolposcópica com 80 aumentos. Exame normal: (**A**) visão em detalhe da zona de transformação microcolposcópica normal, corada apenas pelo azul de Watterman, com núcleos picnóticos, e padrão "monótomo", sem arranjos, distância entre núcleos mantida. (**B**) Zona de transformação microcolposcópica normal corada por lugol e azul de Watterman: a área marrom é madura com glicogênio e a área imatura está corada em azul. O epitélio cilíndrico não se cora.

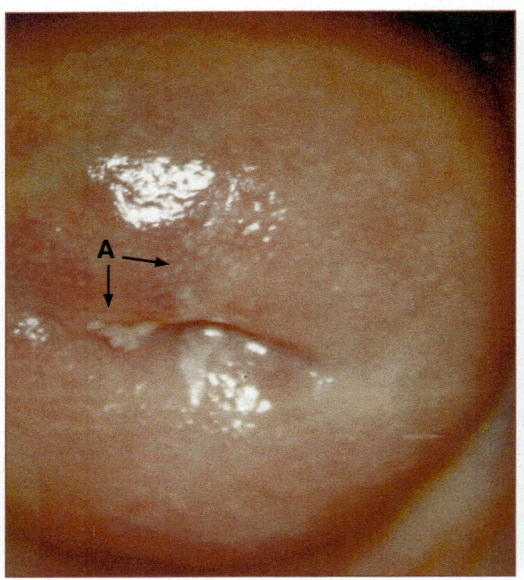

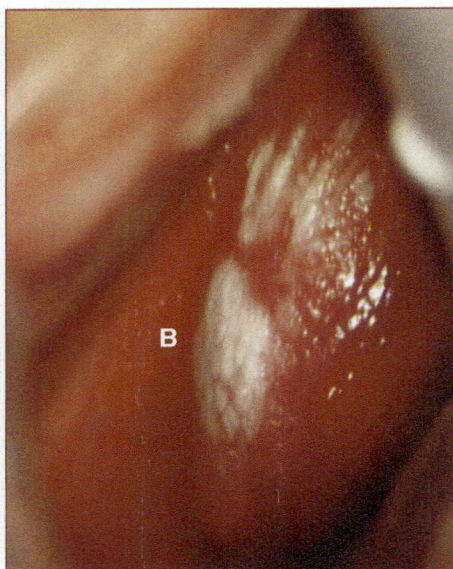

Fig. 38-8
Visão colposcópica sob ação do ácido acético, lesão de baixo grau: infecção por HPV cervical *(A)* e vaginal *(B)*.

Achados anormais

■ Lesões de baixo grau

Infecções por HPV

A microcolposcopia pode evidenciar alterações subclínicas do HPV, representadas pela coilocitose e formações em redemoinho. Os condilomas micropapilares, também subclínicos, têm representação colposcópica (Figs. 38-7 e 38-8).

A zona de transformação apresenta-se alargada. Surgem os coilócitos: células com núcleo aumentado, hipercromáticas (azul-escuro – quase negros), circundadas por halo pálido perinuclear. Quando diante das alterações somente por HPV, não se observam discromia, mitoses ou multinucleação. O coilócito é a população celular alterada dominante.

Podem ocorrer áreas de hiperceratose, que, tintorialmente, são zonas mudas ao lugol, amareladas ou iodo-negativas, com núcleo ausente por hipermaturação do epitélio.

Estas áreas não se tingem pelo azul de Waterman ou captam debilmente o corante (ceratinização). O campo tem um aspecto "sujo" com detritos da descamação e limites pouco precisos. Nestas áreas raramente se veem coilócitos, podendo também representar as consequências de terapias físicas ou químicas (Fig. 38-9).

Os arranjos arquiteturais mais encontrados são em espiral, micropapilares, em redemoinho, e o condiloma micropapilar.

NIC I

A junção escamocolunar é irregular e íntegra. A zona corada em castanho pelo lugol é de aspecto metaplásico. A densidade nuclear é nitidamente aumentada, com perda da arquitetura normal. Ocorrem núcleos hipercomáticos, contrastando com a coloração daqueles normais, discromia e discariose discreta. Estas alterações estão na junção escamocolunar.

Existe um marcante polimorfismo nuclear, podendo ocorrer predomínio de coilócitos e formações em redemoinho, se houver infecção por HPV associada. Observam-se, frequentemente, arranjos em cerca (Figs. 38-10). Estas características não são patognomônicas de lesão de baixo grau e não substituem o diagnóstico histopatológico, apenas orientam o local de biópsia.

■ Lesões de alto grau

As lesões de alto grau apresentam junção escamocolunar microcolposcópica irregular, penetrando no canal, às vezes fragmentada, perdendo sua integridade. A densidade nuclear está muito aumentada, com núcleos poliédricos pleomórficos e grosseiros, com pouco citoplasma.

A presença de núcleos alongados, tipo fibroblastos, indica maior gravidade da lesão. As multinucleações são frequentes, ocorrendo alterações sugestivas de mitoses.

A discariose e anisiocariose são marcantes, e a discromia é mais frequente. A coilocitose é de difícil identificação em razão da densidade nuclear muito aumentada. Há perda da organiza-

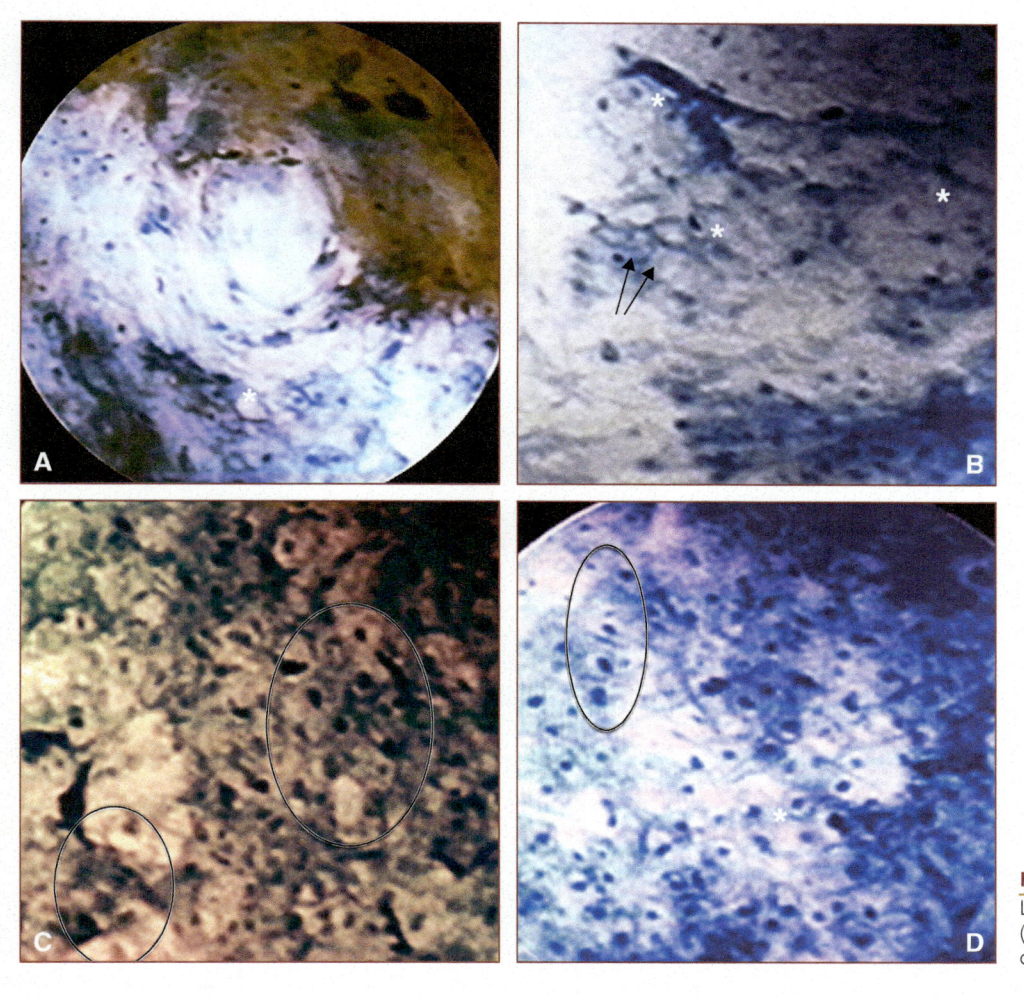

Fig. 38-9
Lesão por HPV. (**A**) Redemoinho com coilócitos*. (**B**) Imagens em "favo de mel" – células vazias, coilocitose, (**D**) discariose e (**C**) arranjos em "cerca".

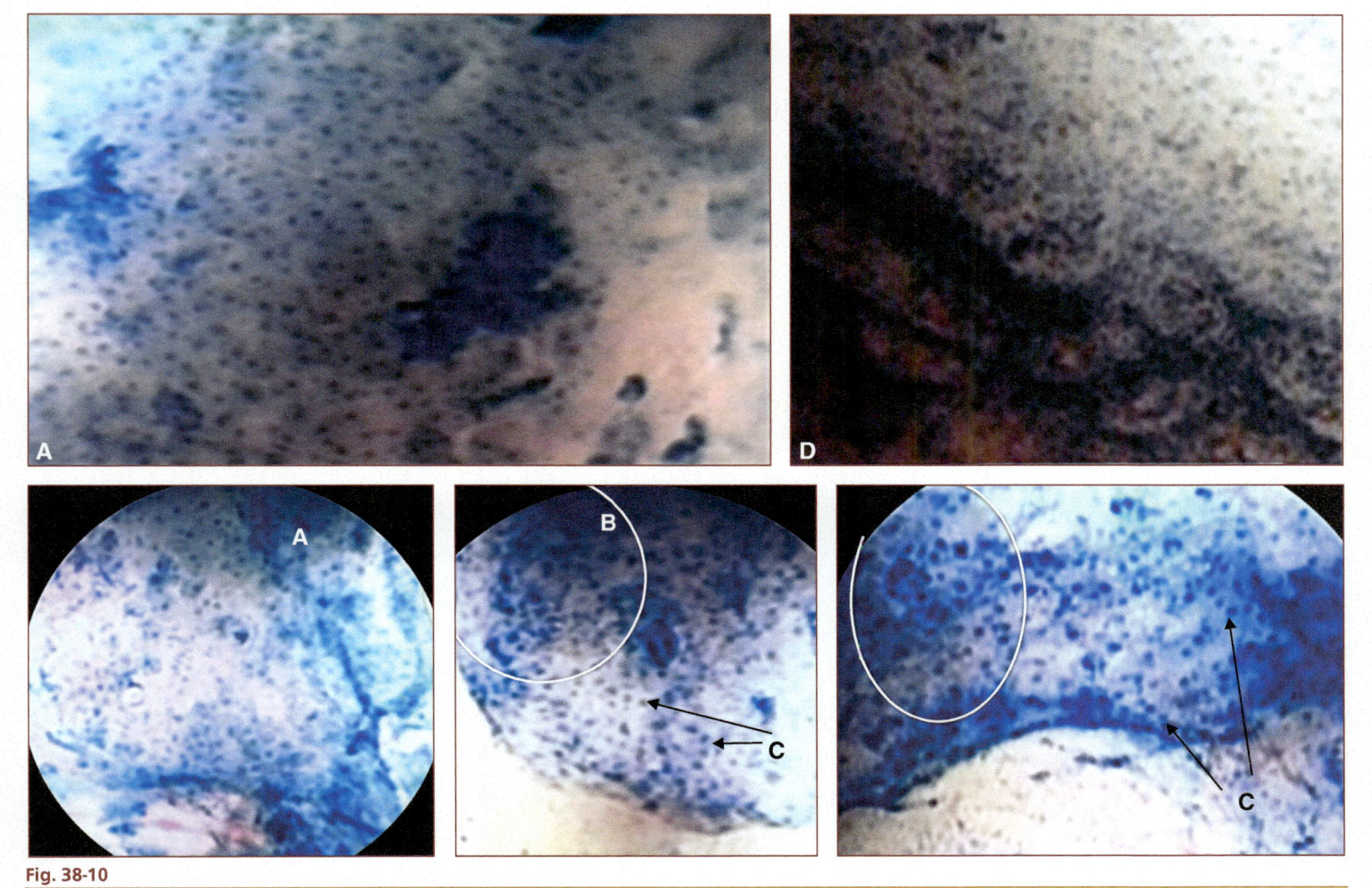

Fig. 38-10
Lesão de baixo grau (NIC I). (**A**) Aumento da densidade nuclear e (**B**) discariose com (**C**) arranjos em cerca e micropapilas (**D**).

ção arquitetural normal, com arranjos em cerca, espiral e micropapilares. Estas alterações podem variar de intensidade entre os campos visuais (Figs. 38-11 e 38-12).

À semelhança da colposcopia, a vascularização atípica presente na endocérvice, ocorrendo *stops*, vasos em grampo e em saca-rolha, não só ratifica a gravidade da lesão, como sugere um potencial de maior gravidade.

Considerações finais – o valor da microcolposcopia

A sensibilidade e a especificidade globais do método foram avaliadas em estudos da sensibilidade de até 93%, e especificidade de 64%. O valor preditivo positivo foi de 90%, e o valor preditivo negativo, de 78%. Nas lesões de baixo grau, Ptinsky observou uma sensibilidade de 73%, com especificidade de 50%, valor preditivo positivo de 85% e valor preditivo negativo de 33%.

Diante de lesões de alto grau, a sensibilidade da microcolposcopia é de 98%, a especificidade de 33%, o valor preditivo positivo é de 95% e o valor preditivo negativo de 50%, de acordo com os mesmos autores.[7,22,21,24,29,33,39]

Fizemos um levantamento de 100 mulheres com citologia oncótica alterada e colposcopia insatisfatória e lesão cervical escamosa no canal cervical no período de 2002 a 2005. Comparou-se a microcolposcopia com o diagnóstico histológico, avaliando-se, ainda, o sobrediagnóstico. Observaram-se:

1. Concordância dos exames microcolposcópico e histológico em 71,59%, com divergência em 14,77% dos casos, que é comparável à citologia oncótica.
2. A lesão escamosa de baixo grau foi o maior fator de dificuldade e confusão diagnóstica, ocorrendo em 14 do total de casos discordantes.
3. O sobrediagnóstico de lesão de alto grau foi notado em três desses casos.
4. O sobrediagnóstico que ocorreu em lesão escamosa de baixo grau é comparável ao porcentual de sobrediagnóstico citológico.[29-37]

HISTEROSCOPIA

Canal cervical normal

Além de os achados normais refletirem o estado hormonal em suas diferentes fases do ciclo menstrual, o exame do canal cervical difere em mulheres na menacme para aquelas na menopausa. No exame histeroscópico, o canal cervical é dividido em três porções com características próprias (Fig. 38-13).

■ Primeira porção ou setor inferior

Para a paciente na menacme, durante a fase proliferativa, encontramos, na primeira porção do canal (Fig. 38-14), mucos claro e cristalino, pouco aderente à óptica, o que facilita bastante a visualização das estruturas da mucosa endocervical. As criptas e as papilas apresentam-se pouco edemaciadas e vascularizadas, microvesicular e lembram cachos de uva".[35,36,38,39]

■ Segunda porção ou setor médio

No terço ou setor médio (Fig. 38-15) do canal cervical, perdemos o detalhe das papilas, sendo possível a visualização de algumas pregas e criptas. Normalmente, observamos os sulcos longitudinais, que são tecidos mais compactos com superfície mais vascularizada, cujos vasos seguem o seu trajeto. A progressão da óptica neste acompanhamento deve ser feita cuidadosamente, pois se trata do local de maior angulação do canal.[39]

■ Terceira porção ou setor superior

Em seu terço ou setor superior (Fig. 38-16), podemos observar uma mucosa com superfície lisa e pouco vascularizada.

Nesta topografia observamos, ainda, o orifício interno (OI), que se encontra mais hipotônico, facilitando a passagem da óptica. O exame torna-se menos doloroso, diminuindo a ocorrência de complicações, como reflexo vagal e perfurações uterinas.

Durante a fase secretora, podemos observar algumas diferenças relevantes ao exame histeroscópico: o muco cervical en-

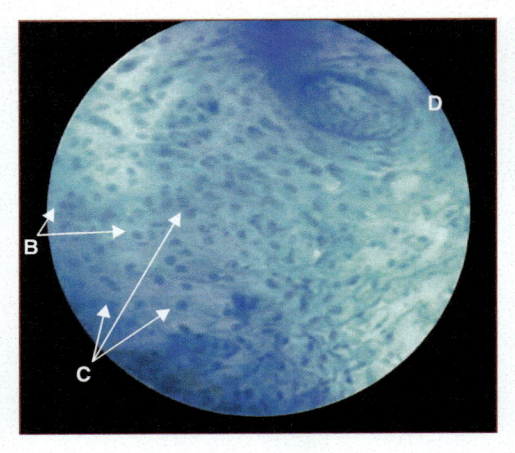

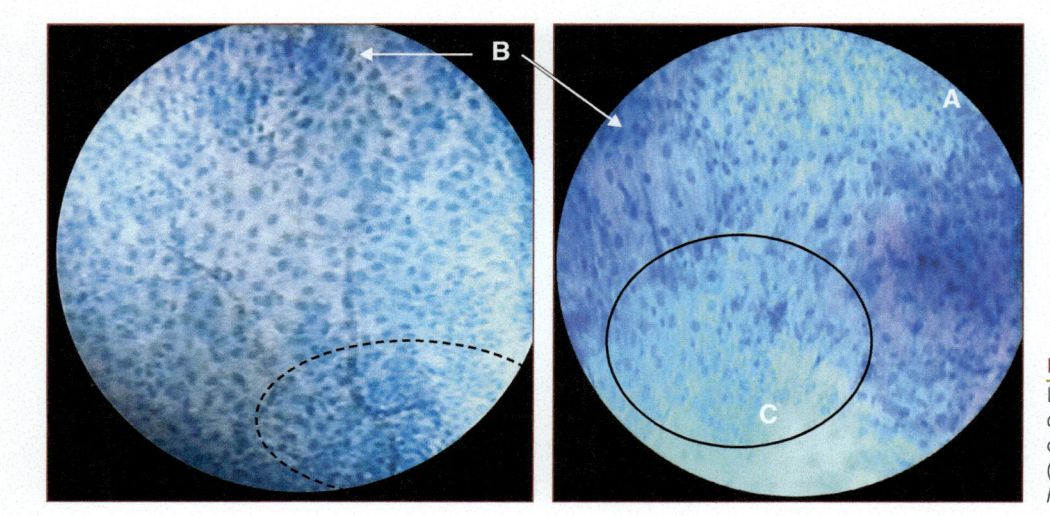

Fig. 38-11
Lesão de alto grau (NIC II). Há aumento da densidade nuclear e (B) discariose moderada, com núcleos poliédricos, (C) arranjos em cerca e micropapilas (D).

Fig. 38-12
Leso de alto grau (NIC III). (A) Aumento grosseiro da densidade nuclear, com diminuição do citoplasma (quase não há espaço entre os núcleos). (B) Núcleos pleomórficos e alongados *fibroblastos like*. (C) Discromia (núcleo com centro mais claro).

Capítulo 38
COLO UTERINO

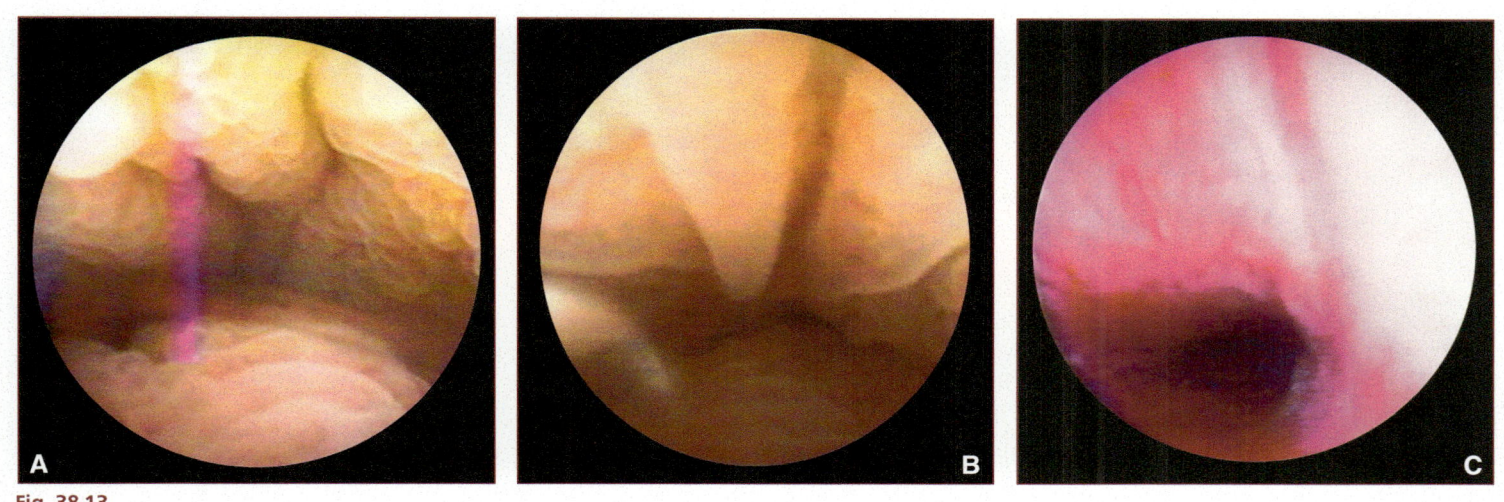

Fig. 38-13
Canal cervical com suas três porções. (**A**) Setor inferior. (**B**) Setor médio. (**C**) Setor superior.

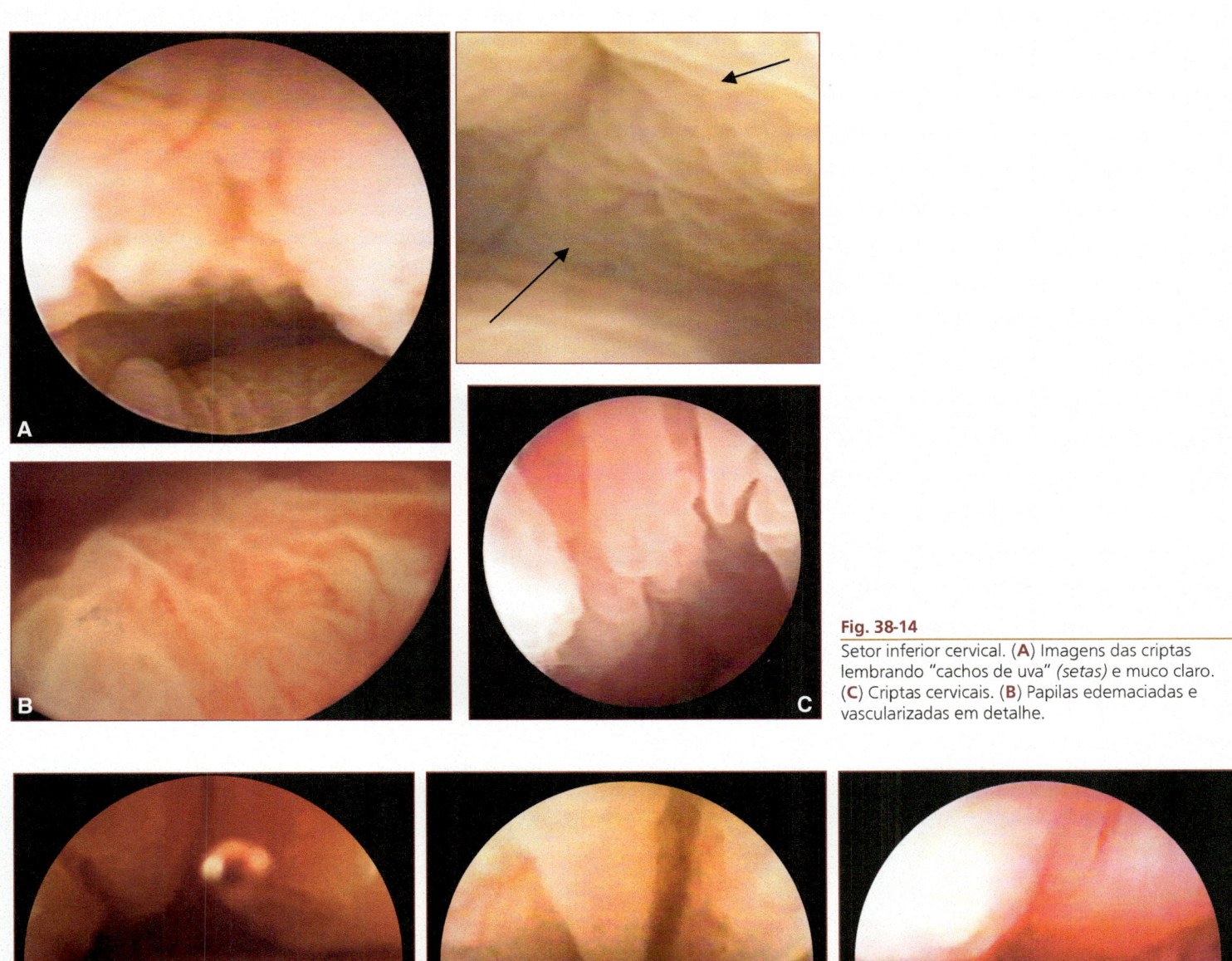

Fig. 38-14
Setor inferior cervical. (**A**) Imagens das criptas lembrando "cachos de uva" *(setas)* e muco claro. (**C**) Criptas cervicais. (**B**) Papilas edemaciadas e vascularizadas em detalhe.

Fig. 38-15
Canal cervical setor médio. (**A**) Criptas cervicais na transição dos setores inferior e médio. (**B**) Setor médio com sulcos longitudinais. (**C**) Aspecto dos sulcos atenuados com canal hipotrófico.

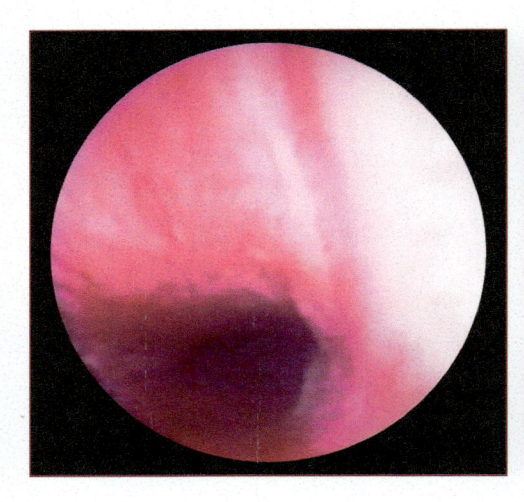

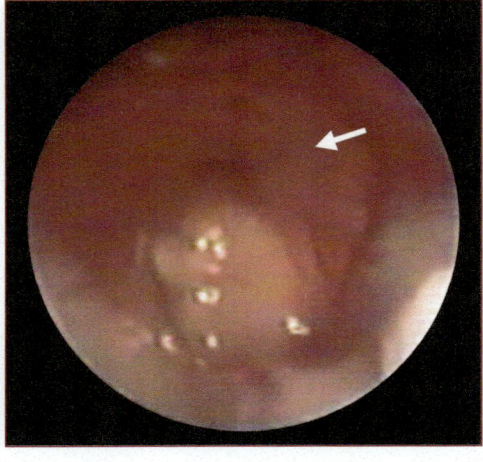

Fig. 38-16
Setor superior: aspecto liso com orifício interno ao fundo ocluído por endométrio na fase secretora *(seta)*.

contra-se mais denso, opaco, com várias partículas em suspensão, forma um véu denso que pode dificultar a visualização do trajeto a ser seguido. As criptas e as papilas estão mais edemaciadas e a vascularização mais desenvolvida, favorecendo o sangramento ao menor trauma.

Há um certo aumento do tônus do OI que dificulta a entrada na cavidade uterina, o exame apresenta uma tendência para ser mais desconfortável.

Próximo à menopausa e em outras condições de hipoestrogenismo, observamos as consequências da falta do estrogênio[35-39] (Fig. 38-17):

A) O muco cervical encontra-se escasso ou ausente e bastante espesso.

B) A mucosa endocervical é lisa, sem criptas, com raros (cachos de uva rarefeitos), deixando-se entrever o arcabouço do conjuntivo, assumindo aspecto trabeculado ou com anfractuosidade, este é o aspecto hipotrófico.

Em uma fase inicial (Fig. 38-18), a atrofia é mais marcante nas paredes laterais para depois moldar toda a circunferência do canal cervical. As estruturas características de cada porção do canal não poderão mais ser observadas. A mobilidade das paredes, o movimento de queda das mesmas sobre a óptica por perda de pressão, observados durante o exame na menacme, desaparecerão.

Na atrofia, o canal cervical passará a funcionar como um túnel fibroso, não raro sede de estenoses e sinéquias.

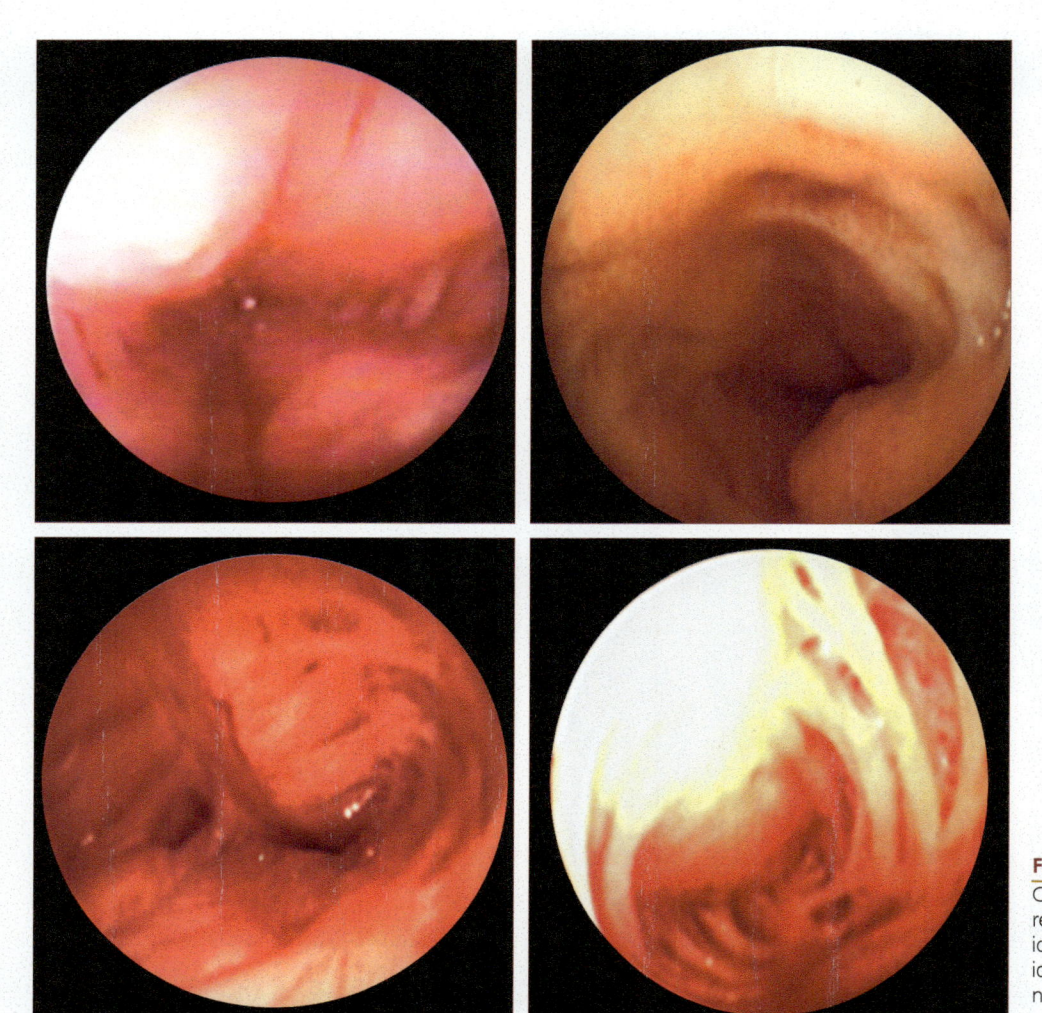

Fig. 38-17
Canal hipotrófico: pelo hipoestrogenismo há redução do revestimento endocervical e identificação do arcabouço do conjuntivo. Isto é identificado como redução dos sulcos longitudinais no setor médio e confere aspecto trabeculado ou anfractuoso à superfície.

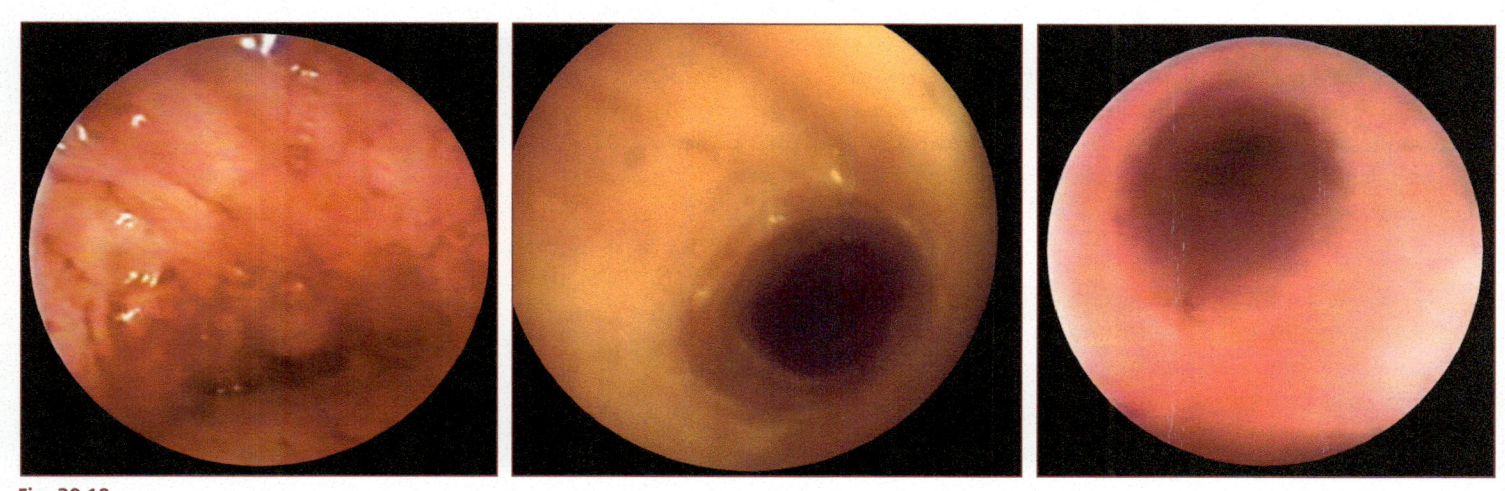

Fig. 38-18
Canal atrófico.

Canal patológico

■ Alterações morfológicas

Dentre as patologias que levam à alteração da forma do canal cervical, iniciaremos pelas flexões cervicouterinas acentuadas, principalmente as anteversoflexões. Em graus variáveis, as mesmas proporcionam angulações extremadas dos ramos cervicais, gerando déficit de aporte sanguíneo, o que poderá ocasionar desde um comprometimento da qualidade da mucosa endocervical local até a formação de áreas fibróticas e estenosadas.

As tumorações do canal cervical também distorcem a sua anatomia, sendo as mais frequentemente diagnosticadas durante o exame.[38,39]

Cisto de retenção

O cisto de retenção (Fig. 38-19) é uma tumoração translúcida, perolada, de conteúdo mucoso.

São vistos em qualquer porção do canal cervical, podendo ser único, isolado ou múltiplo e vir a se confluir dando origem a formações pseudopolipoides multilobuladas.

Apresenta cápsula resistente ao toque da óptica e vasos finos em sua superfície.

Pólipo

O pólipo endocervical apresenta um eixo conjuntivo central e um revestimento epitelial, à histologia. O tipo de pólipo mais simples é constituído somente por uma papila da mucosa glandular mais espessada que as demais semelhantes. Pode-se apresentar de diversas

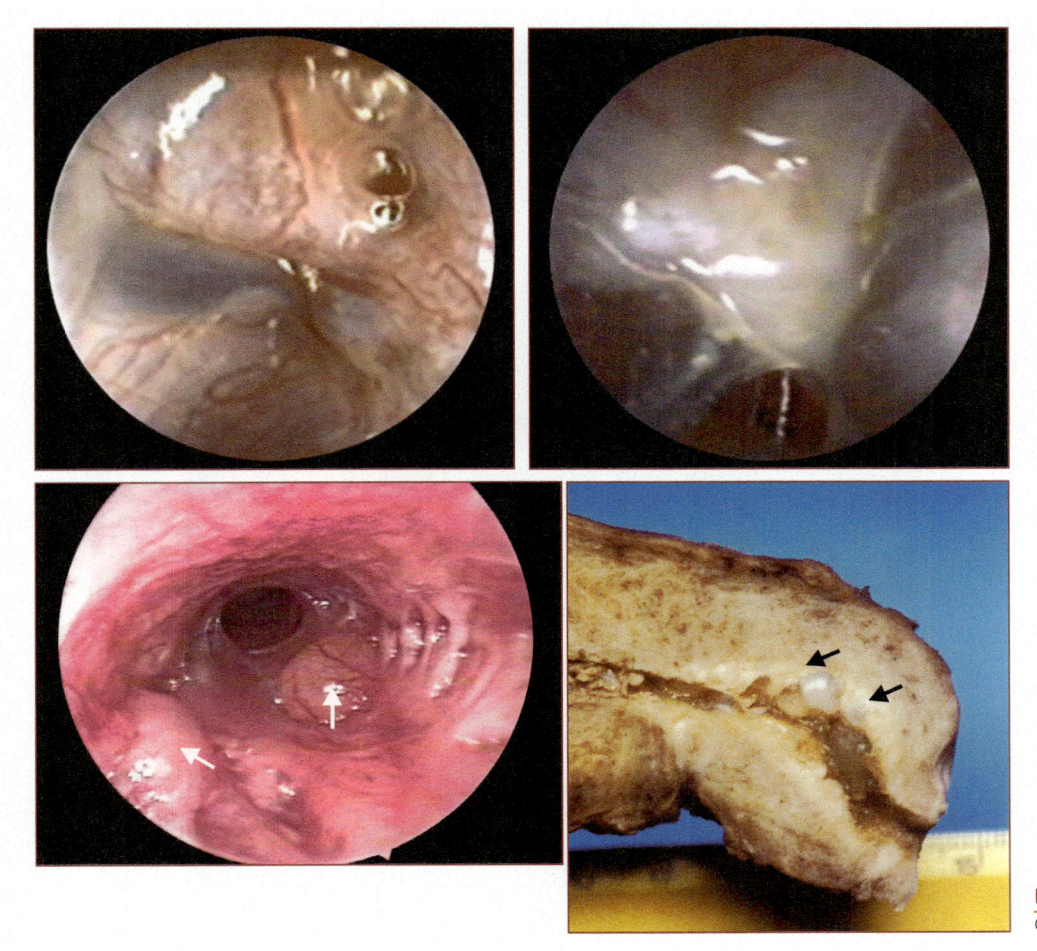

Fig. 38-19
Cisto de retenção com muco.

formas durante o exame histeroscópico, na dependência da associação a outras patologias, como metaplasias, atipias celulares e reações inflamatórias. O eixo conjuntivo contém vasos frequentemente numerosos que acompanham longitudinalmente o pedículo. Podem ser sésseis, largos e de paredes espessadas na base ou pediculados (mais frequente) mais estreitos e de paredes delgadas na base do pólipo.

Os pólipos devem ser diferenciados dos falsos pólipos, onde a mucosa glandular papilar se encontra hipertrófica e tem um aspecto polipoide, mas sem que um tumor pediculado possa ser individualizado.

Têm resposta ao estímulo estrogênico. Os mais responsivos (Fig. 38-20) encontram-se principalmente no primeiro terço do canal cervical, sua superfície é micropapilar, representada por hipertrofia de um grupo de células, inicialmente sésseis, e com a manutenção do estímulo hormonal podem-se tornar pediculados.

Se há reação sugerindo origem inflamatória (Fig. 38-20) normalmente é mais avermelhado, de superfície lisa e edematosa, com vasos congestos, sangrando com facilidade ao menor toque da óptica.

Mais raramente podemos observar formações polipoides fibrosas principalmente nos terços médio e distal do canal cervical, de coloração esbranquiçada, superfície lisa e consistência endurecida (Fig. 38-20). Ocorrem, geralmente, na perimenopausa ou após menopausa.

O pólipo cervical com frequência de até 30% (Fig. 38-21) coexiste com outras lesões cervicais e/ou endometriais. Antes de se retirar um pólipo situado próximo do orifício externo é necessário observar todo o trajeto cervical e o colo uterino, bem como a cavidade. É importante verificar a coexistência de outras patologias, como outros pólipos endocervicais, outra lesão do colo, em particular um carcinoma ou área suspeita, ou uma lesão de endométrio (pólipo "sentinela") e visualizar a sua base que poderá estar em setor médio

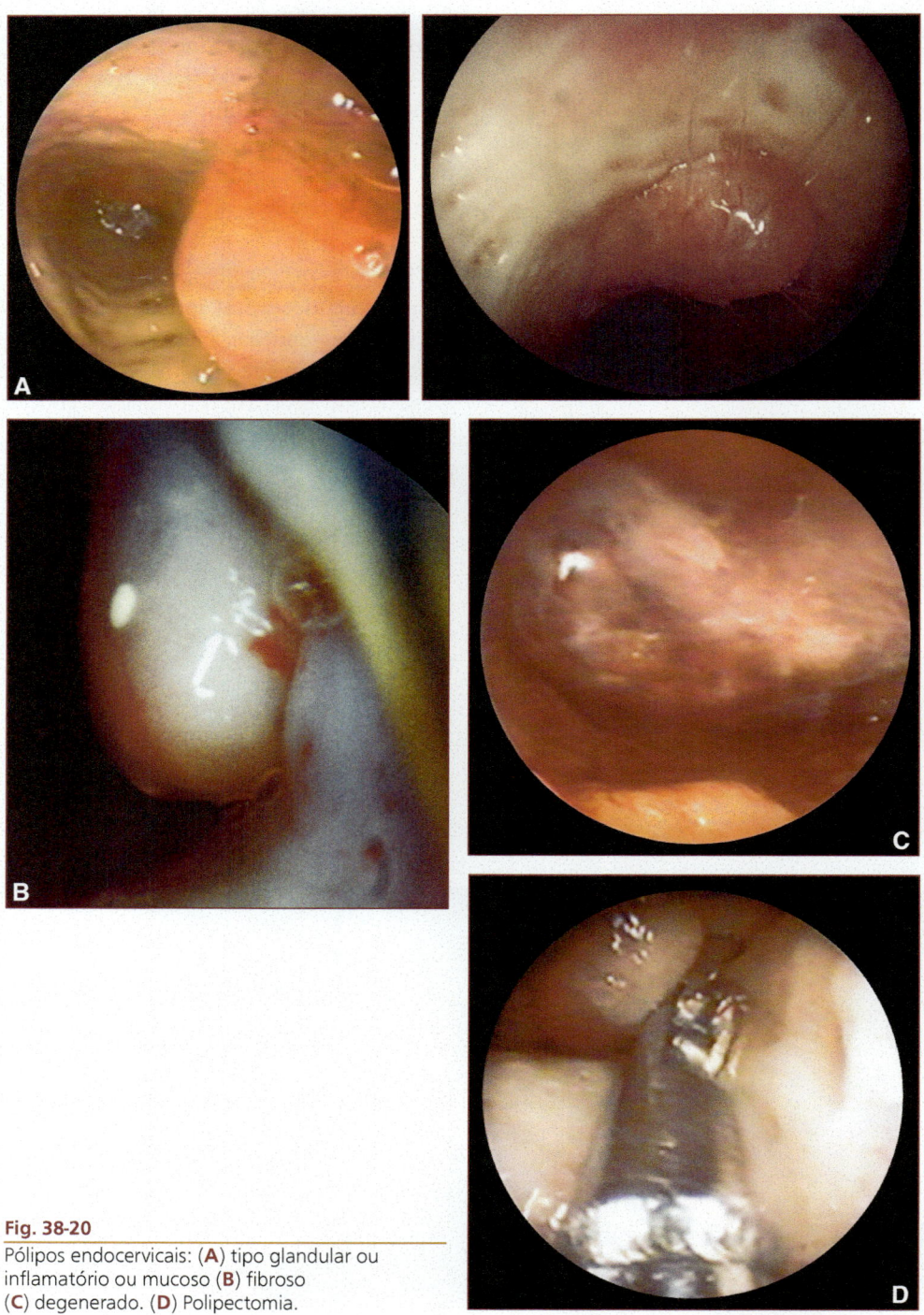

Fig. 38-20
Pólipos endocervicais: (**A**) tipo glandular ou inflamatório ou mucoso (**B**) fibroso (**C**) degenerado. (**D**) Polipectomia.

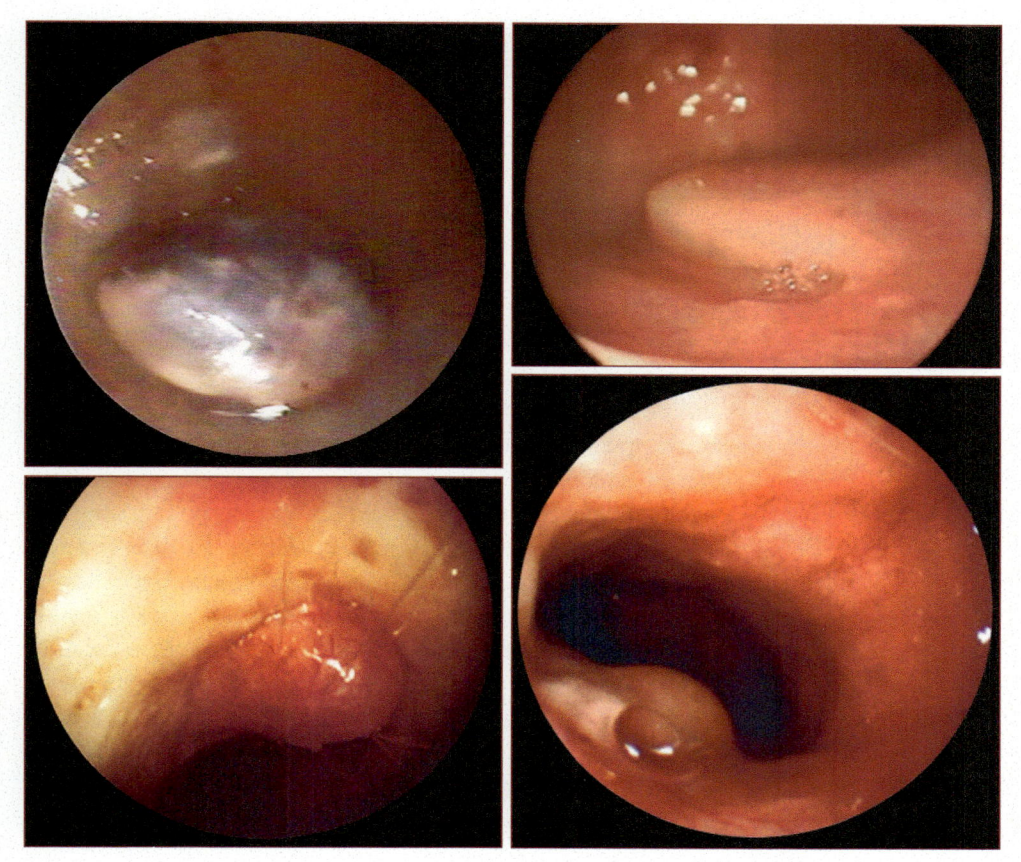

Fig. 38-21
Pólipo endometrial e endocervical coexistindo.

ou superior, ou mesmo ser de origem endometrial. A partir desta análise é que podemos planejar, avaliando os fatores que dificultam a sua exérese, escolhendo o material adequado, ou descartando a abordagem, se não houver o instrumental adequado.[35-38]

A polipectomia poderá ser realizada com camisa cirúrgica de canal duplo, um para passagem de óptica de 2 ou 2,9 mm e outro para pinça ou tesoura, nos casos de pólipos pediculados e em que se prevê sangramento mínimo, já os pólipos mais volumosos, sésseis, devemos prever a possibilidade do uso do eletrodos que podemos introduzir no canal cirúrgico ou do ressectoscópio articulado 7,9 ou 10 mm. Deve-se preferir sempre instrumento de menor calibre, com energia bipolar ou monopolar. A maior dificuldade técnica está no estrito diâmetro do canal cervical, às vezes faz-se necessário que o endoscópio ultrapasse o pólipo, por vezes indo até a cavidade para, no retorno, termos a melhor posição para a exérese.

Miomas

Os miomas de origem no canal cervical são extremamente raros, podendo ser sésseis ou pediculados. Geralmente têm origem na cavidade uterina e encontram-se em parição (Fig. 38-22).

Seu aspecto é esbranquiçado, de superfície bocelada, com grossos vasos superficiais, cuja extremidade em contato com o canal vaginal pode-se apresentar inflamada e/ou com área de necrose por deficiência de nutrição, sangrando com facilidade.

A sua ressecção é similar ao mioma intracavitário, mas, se possível, também optar por ressectoscópio de menor calibre.

Endometriose

A endometriose endocervical é um achado raro, com uma frequência de 0,1 a 0,5%, que consiste na presença de tecido endometrial ectópico no colo uterino.

O aspecto pode ser de um cisto (cor arroxeada ou marrom com tamanho variando de poucos milímetros até pouco maior que 1 cm) ou úlcera (como consequência da ruptura da formação cística, podendo sangrar especialmente durante a menstruação). Sua incidência máxima se produz na quarta década de vida. Geralmente é assintomática, porém pode ser causa de sangramento pré-menstrual ou pós-coital e de dismenorreia.

■ Alterações inflamatórias

As pregas longitudinais estão espessadas, edemaciadas e em íntimo contato entre si. Os vasos dessa região, devidos à congestão, ficam de maior calibre e sangram com facilidade. O muco torna-se espesso, turvo, às vezes purulento e muito aderente à óptica, dificultando o exame.

As endocervicites subagudas e crônicas devem ser entendidas de maneira dinâmica. O processo agudo não tratado leva a uma destruição progressiva da mucosa endocervical, tornando-se adelgaçada, avermelhada, com vasos hipertróficos e de trajeto desordenado (Fig. 38-23). Pode ser observada nessa área a presença concomitante de pólipo com característica inflamatória e cisto de retenção de conteúdo turvo ou claro, na eventual resolução do processo. O epitélio vai progressivamente desaparecendo, permitindo a visualização mais clara do estroma e de seus vasos,

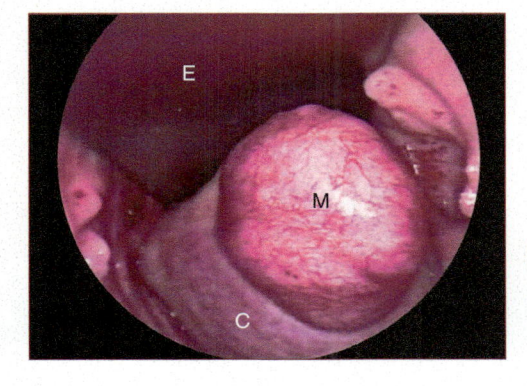

Fig. 38-22
Mioma em parturição.
M = Mioma;
C = Colo uterino;
E = Espéculo vaginal.

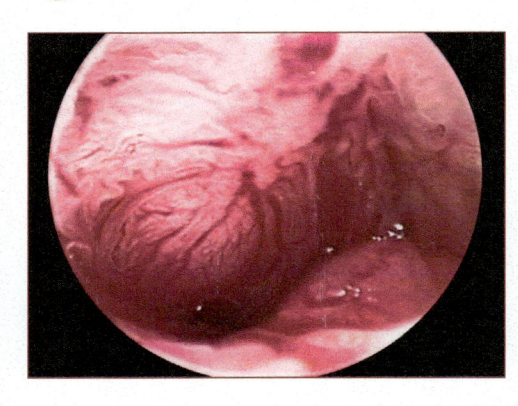

Fig. 38-23
Endocervicite subaguda. Notar aumento da vascularização e hiperemia da mucosa endocervical.

assemelhando-se ao aspecto atrófico inicial. Com o evoluir do processo, há destruição total do epitélio glandular e substituição por epitélio plano escamoso, passando o canal a ser constituído basicamente por estrutura fibrosa, em forma de anéis concêntricos de aspecto francamente atrófico, podendo acarretar distúrbios funcionais importantes, e até ser causa, na mulher jovem, de infertilidade.

A investigação do agente patológico, por meios de cultura específica, captura híbrida e histopatológico direcionaria o tratamento do processo infeccioso. Porém o isolamento do germe é raro, e tem sido recomendado o tratamento sindrômico.

■ Alterações traumáticas

Várias situações na prática clínica são traumáticas para o canal cervical, como cauterização, conização, excisão e da zona de transformação, dilatação e curetagem uterina. Todos esses processos podem levar em maior ou menor grau à: sinéquia, estenose, anfractuosidade e incompetência istmocervical.[37,39]

As sinéquias são, em geral, decorrentes de processos inflamatórios agudos e crônicos da endocérvice ou de curetagens uterinas. Esse é um processo evolutivo que se inicia com a formação de pontes de tecido mucoso frouxo. Quando ocorre deposição de fibrina e posterior vascularização, a sinéquia torna-se fibrosa, trabeculada ou não, com eventual divisão da luz do canal cervical (Figs. 38-24 e 38-25).

A lise poderá ser com a tesoura em camisa cirúrgica nas sinéquias menores e frouxas, com a ponteira em camisa cirúrgica e óptica de 2,9 mm com o bipolar ou mesmo com o ressectoscópio monopolar com alça em L. As estenoses (Fig. 38-26) são decorrentes de traumas maiores, levando a um comprometimento do estroma, que, no processo de reparação, evoluem com fibrose e posterior estenose da área agredida.

Algumas estenoses e sinéquias concêntricas podem ser tratadas com ressector articulado e corrente elétrica. Realiza-se a ampliação do diâmetro do canal cervical no trecho, retirando-se parte ou totalmente a área de estenose, por intermédio da ressecção da mesma, utilizando, de preferência, corrente bipolar. A passagem do sistema ressector não pode ser profunda, para não gerar danos à vascularização arterial e deve ser apenas na área da sinéquia concêntrica, principalmente naquelas estenoses que interessam o setor superior do canal.

Inicialmente estas ampliações foram realizadas como tática para permitir o acesso do ressector articulado à cavidade uterina nas estenoses e sinéquias do setor superior. Hoje podem ser utilizadas nos casos sintomáticos (p. ex., na dismenorreia por obstrução), com os devidos cuidados apontados anteriormente.

A prevenção destas lesões é a melhor abordagem. O cuidado na manipulação do canal cervical durante os procedimentos a se-

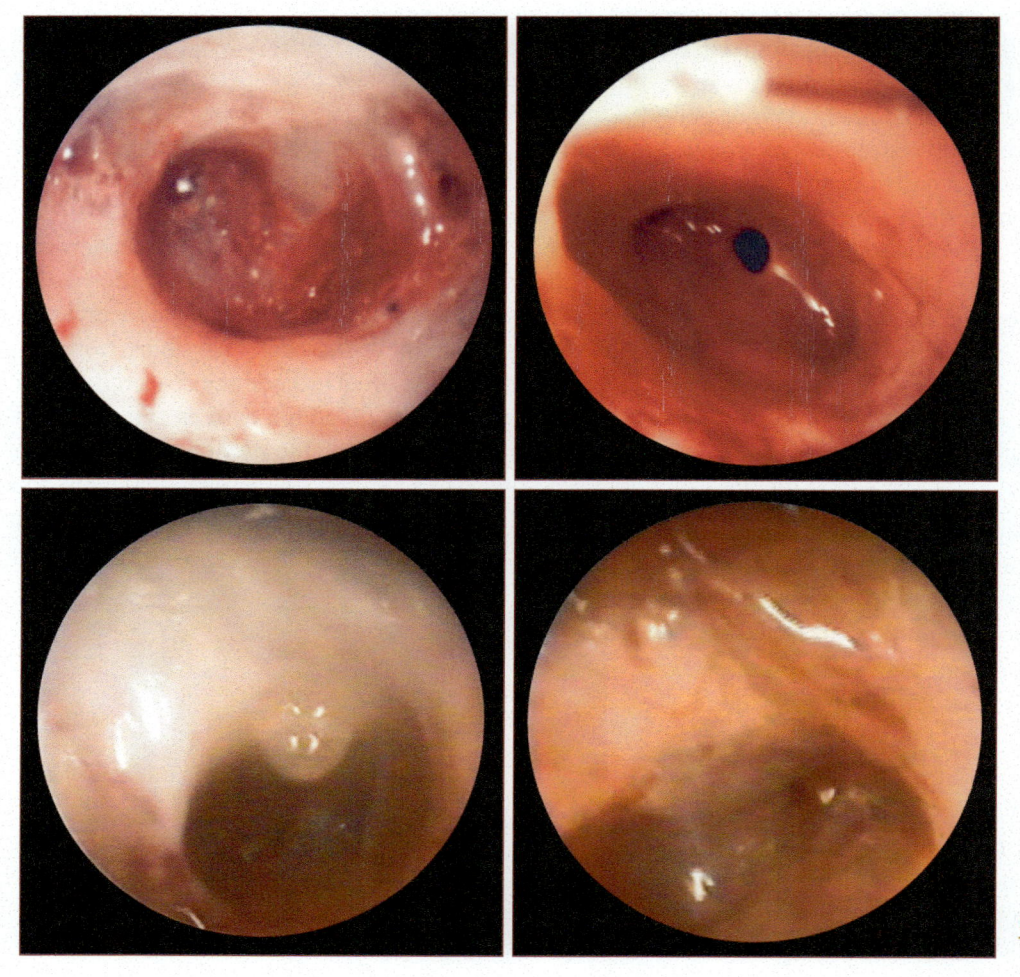

Fig. 38-24
Sinéquias mucosas.

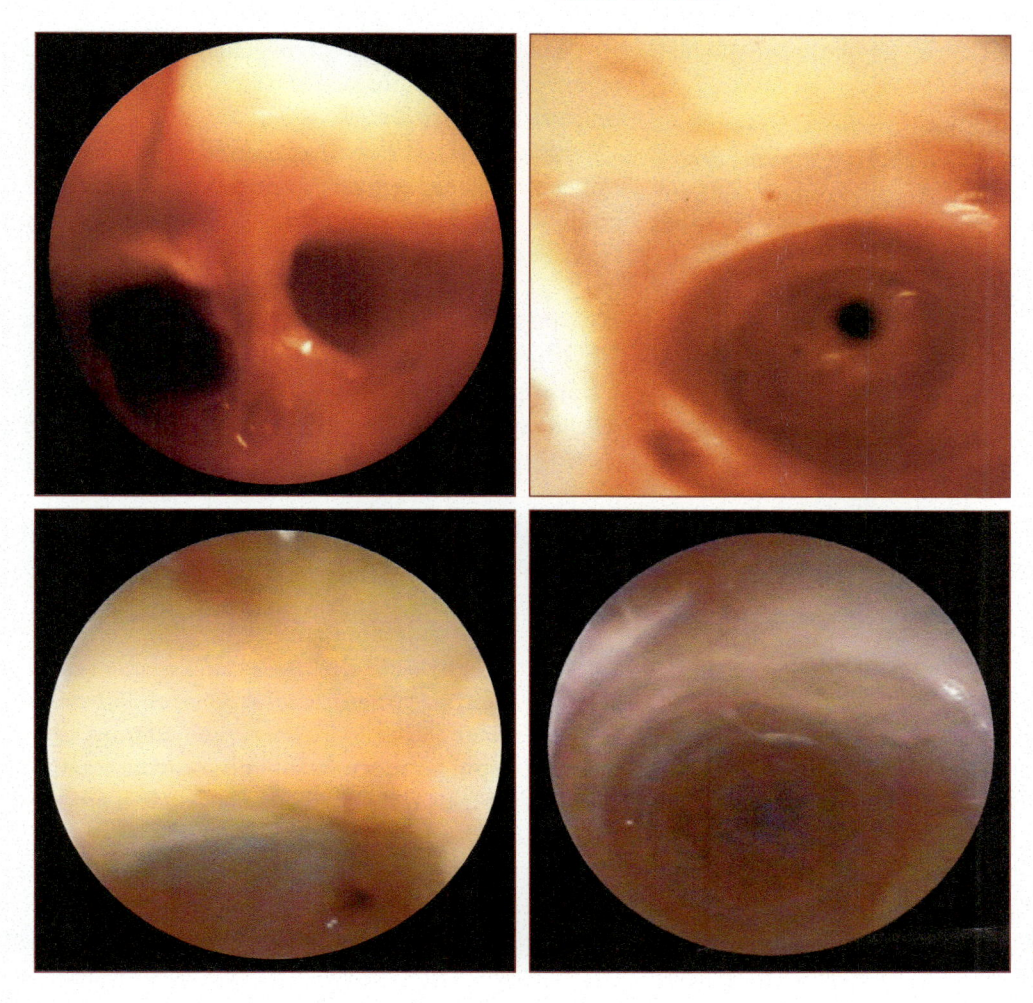

Fig. 38-25
Sinéquias fibrosas.

rem realizados tanto pelo ginecologista e obstetra como pelo endoscopista ginecológico.

Incompetência istmocervical

O diagnóstico de incompetência istmocervical (Fig. 38-27) nem sempre é possível durante o exame.[39] Classicamente é definida como a passagem de uma vela maior ou igual à espessura de 8 mm, sem resistência do orifício interno. Quando utilizamos óptica de 4 mm e meio gasoso podemos sugerir o diagnóstico nas seguintes situações: (a) falta de resistência da passagem da óptica no OI; (b) pressão de CO_2 baixa ou diminuída após transposição do OI, em razão da perda retrógrada nos exames realizados com instrumental maior ou igual a 5 mm de diâmetro; (c) abertura do OI previamente à passagem da óptica, deixando que parte da cavidade uterina seja vista com a mesma ainda posicionada no canal cervical; (d) na saída da óptica, ausência do fechamento do OI.

Atualmente, com o uso de ópticas de menor calibre, soro fisiológico e sob anestesia, cada vez menos confiabilidade tem estes achados, exceto aquela definição mais clássica da passagem fácil da vela ou do achado da histerossalpingografia.

▪ Alterações hipertróficas

A hipertrofia da mucosa endocervical pode ser difusa ou focal. As difusas (Fig. 38-28) caracterizam-se pelo espessamento do epitélio, desaparecimento das pregas, crescimento das papilas e perda do aspecto microvesicular. A coloração torna-se branco-acinzentada, edematosa e brilhante, com vasos finos que podem levar a pequenas hemorragias quando tocados. Esse aspecto é observado

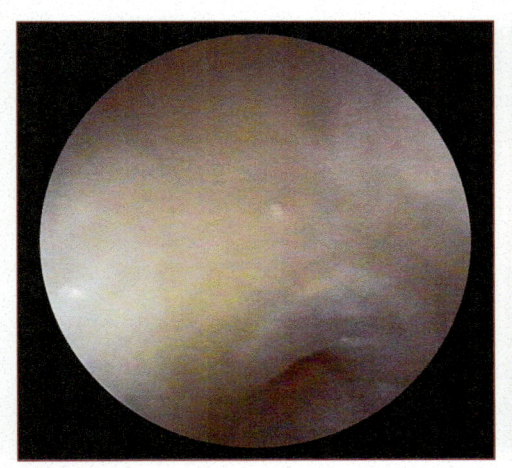

Fig. 38-26
Estenose cervical.

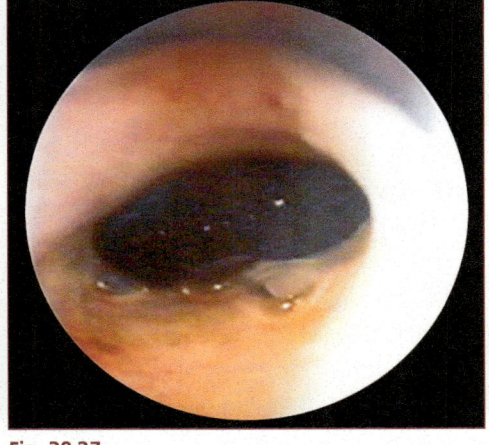

Fig. 38-27
Incompetência istmocervical.

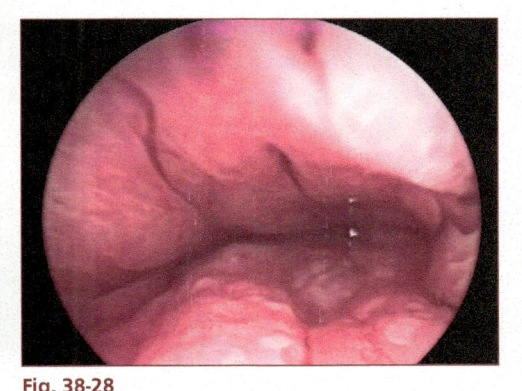

Fig. 38-28
Hipertrofia difusa da mucosa endocervical.

em qualquer fase do ciclo menstrual e nem sempre estará relacionado com processos displásicos.

A hipertrofia focal apresenta-se macroscopicamente como tecido granular exuberante dentro do canal cervical podendo ou não se exteriorizar pelo orifício cervical ou como uma área de tecido branco-acinzentado elevada, com grande edema e muito brilhante. Frequentemente é hipervascularizada, com vasos de curto calibre na base. Em especial, vamos destacar a hiperplasia microglandular da mucosa endocervical, que é uma resposta anormal de crescimento do epitélio endocervical tendo como fatores desencadeantes tanto a um estímulo medicamentoso de anticoncepcional oral ou secundária a uma reação inflamatória. Microscopicamente, observam-se pequenos cistos contornados por epitélio colunar não neoplásico preenchido por muco. Não raro, poderá ser confundido com pólipo ou tecido neoplásico, devendo ser realizada a biópsia para sua diferenciação.

■ Alterações neoplásicas

O canal cervical poderá ser sede de lesões pré-neoplásicas do tecido escamoso que se aloca no interior do canal, do tecido glandular intraepitelial cervical, bem como de lesões neoplásicas oriundas da cavidade uterina que se estendem ao canal cervical.

As alterações pré-neoplásicas escamosas que podem localizar-se no canal cervical são as lesões escamosas de baixo grau (NIC I/HPV) e de alto grau (NIC II, NIC III/CIS), quando há extensão endocervical da junção escamocolunar.

Dentre as alterações pré-neoplásicas endocervicais as neoplasias intraepiteliais glandulares que podem ser classificadas em lesões de baixo grau onde a relação com o adenocarcinoma é incerta e de difícil reprodutibilidade histopatológica e lesões glandulares de alto grau, incluindo o adenocarcinoma *in situ* – lesão precursora do adenocarcinoma do colo uterino.

As lesões pré-neoplásicas endocervicais são quase sempre muito pequenas, multicêntricas, difíceis de se revelar. Elas podem se originar de qualquer ponto de qualquer glândula, mesmo na porção mais profunda da cripta glandular, permanecendo normal o revestimento próximo à periferia dessa. Algumas vezes, essas lesões são suspeitadas por alterações da coleta endocervical, onde a citologia evidencia alterações atípicas em células glandulares (AGC).[33,34,37]

A histeroscopia tem papel limitado no diagnóstico das lesões pré-neoplásicas das células glandulares. Além de pouco frequente, seu diagnóstico é difícil até mesmo com biópsia dirigida.[33,37,39]

A grande importância deste método na avaliação das alterações glandulares do canal cervical é a possibilidade de analisar macroscopicamente o canal, mas, sobretudo, avaliar a cavidade uterina e excluir a origem endometrial, seja ela benigna ou não, para a citologia oncótica cervical alterada para doença glandular (AGC) ou adenocarcinoma.[33,34,37]

Não há critérios histeroscópicos patognomônicos, porém em certas ocasiões a presença de vascularização atípica, mucorreia e sangramento fácil e área tumoral poderão ser os indícios de anormalidade.

A cervicoscopia com meio líquido (soro fisiológico a 0,9%), precedida de instilação de ácido acético a 2%, pode revelar áreas macroscópicas acetobrancas que impõem o diagnóstico histológico.

Através da análise do perfil genético dos tecidos, futuramente será possível melhor avaliar o risco de desenvolvimento de um processo neoplásico.

Atualmente, já é possível o estudo da expressão genética de milhares de genes ao mesmo tempo através da técnica de microarranjos de cDNA e com a codificação do nosso genoma será ainda mais valiosa.

NEOPLASIA INTRAEPITELIAL CERVICAL (NIC)

Os processos de regeneração do epitélio agredido a partir das células de reserva sob condições normais já foram explicados.

Quando na formação do epitélio metaplásico, inicialmente imaturo, atuam fatores oncogênicos diversos, concomitantes a estados de imunossupressão, poderá ocorrer a ação oncogênica propriamente dita, levando à metaplasia atípica e formação das lesões precursoras do câncer do colo do útero.

Por se tratar de uma área de intensa proliferação celular, a zona de transformação do colo uterino é vulnerável às alterações celulares induzidas pela ação viral do vírus do papiloma humano (HPV), agente causal do câncer do colo uterino. Quando da formação do epitélio metaplásico, inicialmente imaturo, a ação do HPV e de outros fatores oncogênicos podem atuar concomitantes a estados de imunossupressão, levando à metaplasia atípica e à formação das lesões precursoras do câncer do colo do útero. O conceito de neoplasia intraepitelial cervical considera as lesões pré-neoplásicas do colo uterino como um fenômeno progressivo e contínuo, em que os diversos graus de anormalidades da diferenciação e maturação celular podem ocorrer em todas ou somente em parte das camadas do epitélio pavimentoso (Fig. 38-29). As lesões intraepiteliais do epitélio escamoso cervical foram histologicamente classificadas em neoplasia intraepitelial cervical de graus I, II e III (NIC I, NIC II e NIC III) por Richart em 1968, sendo que as NIC III englobam as antigas denominações de displasia acentuada e carcinoma *in situ* (OMS 1952-1973), cujas principais características são descritas a seguir:

A neoplasia intraepitelial tipo NIC I ocorre quando as anormalidades se restringem às camadas mais profundas, no terço inferior do epitélio. Sua espessura é pouco aumentada. A arquitetura e polaridade celular são semelhantes às do epitélio normal. A maturação nuclear está comprometida, ocorrendo núcleos grandes com discariose discreta na camada superficial. Ocorrem poucas mitoses típicas na profundidade do epitélio. As células aí encontradas são exclusivamente do tipo superficial. A maior parte das NIC I correspondem a simples infecções por HPV e geralmente desaparecem dentro de 2 anos a partir do diagnóstico inicial.[8] Aproximadamente cerca de 10% que persistem após isto podem ser correlacionadas com lesões pré-malignas.[8] Por estas características as NIC I, que correspondem citologicamente às lesões de baixo grau do colo uterino, não são consideradas verdadeiras precursoras do câncer do colo uterino. A correlação entre os diferentes graus de doença pré-maligna cervical, seus aspectos colpocitológicos, colposcópicos e características de transitoriedade ou persistência da infecção pelo HPV estão muito bem representados na Figura 38-29. Nas NIC II há maior densidade nuclear com marcante redução do citoplasma e das pontes intercelulares na camada intermediária. As figuras de mitoses ocorrem nos 2/3 inferiores do epitélio (Fig. 38-30). A polaridade celular ainda se mantém. A discariose é moderada, com núcleos hiper-

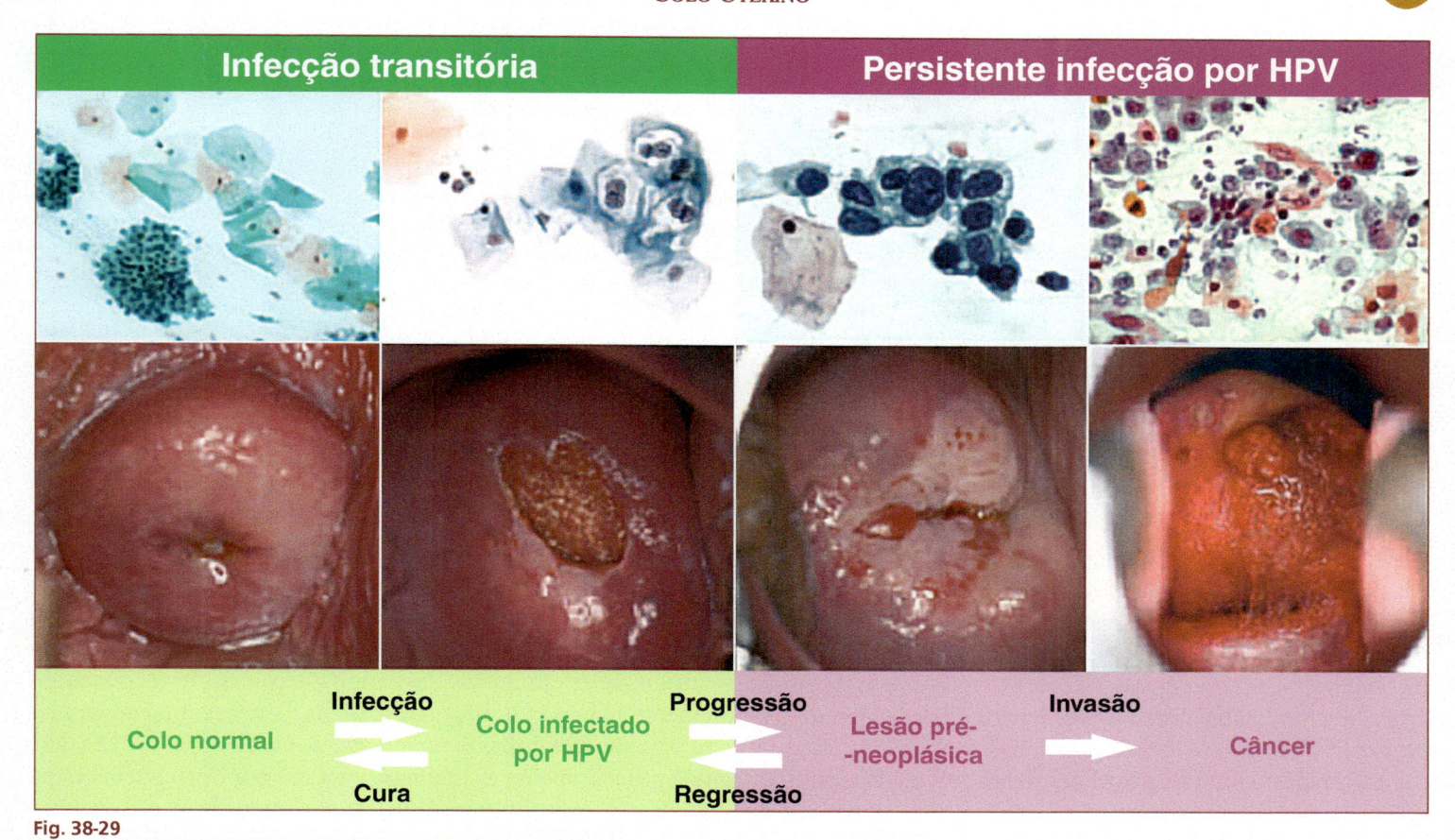

Fig. 38-29
Mecanismos da infecção por HPV: transitoriedade e persistência (Schiffman e Castle, 2007).

cromáticos e com marcante aumento da densidade nuclear na superfície epitelial. Há elementos celulares tipo superficial e intermediário junto a células basais discarióticas. O núcleo pode estar aumentado até três vezes o normal. Quando estamos diante de alterações tipo NIC III, toda a espessura epitelial está alterada, ocorrendo mitoses atípicas ou não até mesmo na camada superficial. A espessura epitelial está muito aumentada e há perda da polaridade dos elementos celulares (Fig. 38-31). A relação núcleo-citoplasma está muito aumentada, observando células com citoplasma escasso. Há grande densidade nuclear na superfície. As NICs III podem ser consideradas as verdadeiras lesões pré-malignas e são habitualmente detectadas na terceira e quarta décadas de vida da mulher. As imagens colposcópicas destas lesões correspondem às denominadas alterações maiores, onde se

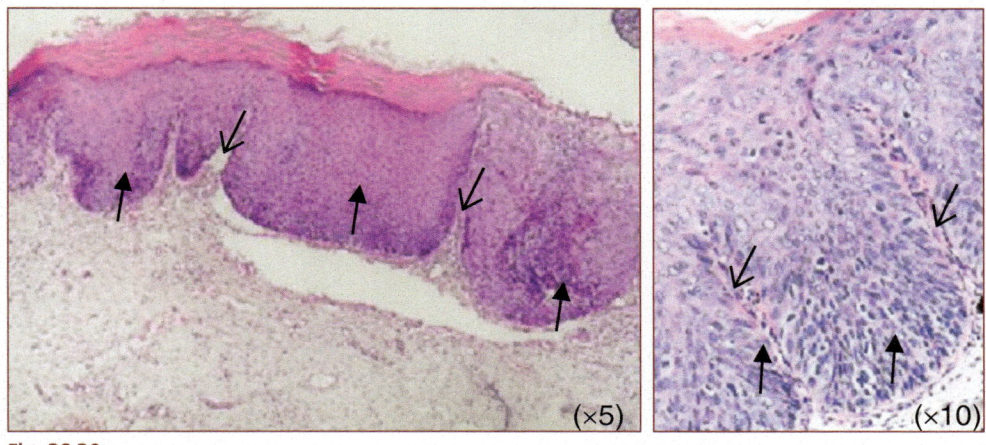

Fig. 38-30
NIC II – células atípicas presentes em aproximadamente 2/3 do epitélio escamoso.
http://screening.iarc.fr/colpo.

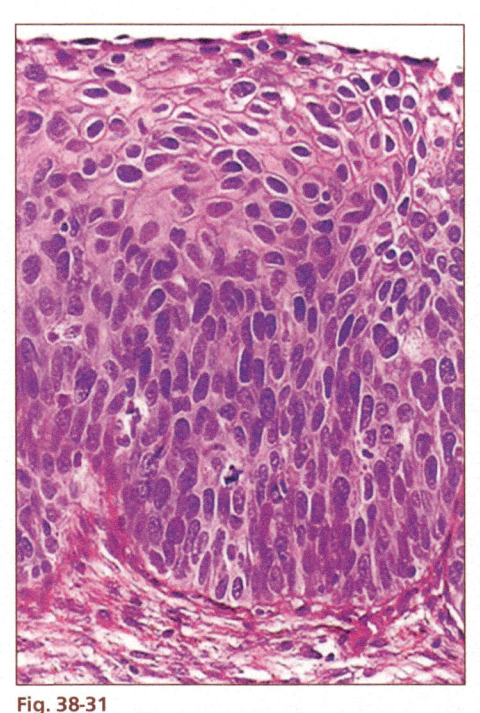

Fig. 38-31
NIC III – células displásicas distribuídas em todo o epitélio atingido até o 1/3 superficial.
http://screening.iarc.fr/colpo.

observam: epitélio acetobranco denso, muitas vezes com áreas de mosaico e pontilhado grosseiro e podemos dizer que a maior acurácia diagnóstica do exame colposcópico está na detecção destas lesões (Figs. 38-5, 38-32 e 38-33).

Doença glandular. As lesões intraepiteliais glandulares são de difícil diagnóstico pela inacessibilidade do canal cervical ao exame colposcópico. Sabe-se que o adenocarcinoma *in situ* se apresenta em forma multifocal em apenas 15-17% dos casos, e 95% destas lesões atingem, no máximo, 2,5 cm de extensão no canal cervical.[9,10] Quanto ao adenocarcinoma, em suas formas invasoras iniciais, 90% se localizam na metade inferior do canal, sendo 60% deles confinados ao terço inferior.[11]

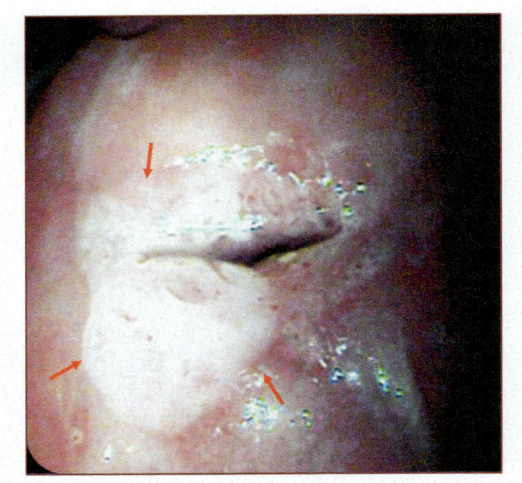

Fig. 38-32
Mulher, 28 anos. Epitélio acetobranco denso, presente na zona de transformação. Alteração colposcópica maior. NIC III. (Camargo MJ) (www.cervixcolposcopia.com.br)

TRATAMENTO

O tratamento da doença intraepitelial cervical escamosa objetiva destruir ou remover inteiramente a zona de transformação, sítio do câncer escamoso do colo uterino e de suas formas pré-malignas. Os métodos destrutivos (cauterizações por *laser*, crio ou eletrocautério) obtiveram grande aceitação em por se tratarem de procedimentos ambulatoriais e com bons índices de sucesso terapêutico.[12] Contudos as terapias excisionais aperfeiçoaram a abordagem terapêutica ambulatorial no tratamento da doença cervical pré-invasiva. A maior vantagem vem do fato que a remoção da zona de transformação anormal permite a análise histológica, com exclusão do câncer, principalmente em sua fase de invasão inicial, frequentemente não diagnosticada ao exame colposcópico. Além disso, o estudo histopatológico do tecido excisado possibilita a análise das margens de excisão, a avaliação do tratamento insuficiente e também do tratamento excessivo e desnecessário. A excisão eletrocirúrgica da zona de transformação, denominada atualmente EZT, no Brasil (Fig. 38-34), recebe diferentes denominações pelo mundo (LLETZ, LEEP) e foi criada por Prendiville no final do anos 1980, se difundindo rapidamente nas duas décadas subsequentes em função de sua fácil realização, baixa morbidade e altos índices de sucesso terapêutico.[6] Recentes estudos[13] vêm mostrando que a excisão incompleta de doença nas técnicas eletrocirúrgicas é um fator de insucesso, levando a um risco de recidiva 6 vezes maior entre as mulheres que tiveram margens de excisão comprometidas por doença. Em metanálise produzida por Maghami,[13] a doença de alto grau após tratamento ocorreu em 597 de 3.335 (18%) mulheres com excisão incompleta de doença, *versus* 318 de 12.493 (3%) mulheres com excisão completa, ou seja margens livres de lesão. Estes fatos têm gerado uma busca de otimização das referidas técnicas, através do mapeamento prévio da doença pré-maligna e exata compreensão histológica da área do colo a ser removida. A tradicional EZT se destina a tratar apenas as mulheres com doença intraepitelial escamosa ectocervical, que tenham a zona de transformação completamente acessível à visão do colposcopista ou seja, ZT tipos 1 e 2, diferente daquela mulher onde a zona de transformação atinge o canal cervical e se torna incompletamente visível ao colposcopista (tipo 3), já descritas na Figura 38-4. As mulheres com junção escamocolunar no canal e zona de transformação incompletamente visualizada geralmente estão na quinta ou sexta décadas de vida, onde o risco do câncer cervical é maior. Diante desta situação de doença endocervical do epitélio escamoso ou de doença pré-maligna do epitélio glandular a conização deve ser o tratamento de escolha. O objetivo da conização é atingir a extensão de 2,0-2,5 cm de extensão no canal cervical, removendo, assim, a zona de transformação endocervical ou a doença pré-maligna do epitélio glandular, também localizada no início do canal, conforme discutido anteriormente. A conização pode ser feita pela técnica tradicional, utilizando-se do bisturi a frio ou através das técnicas ele-

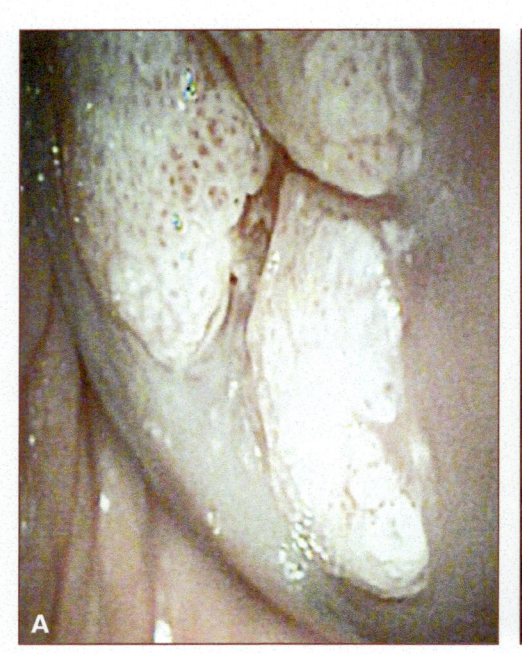

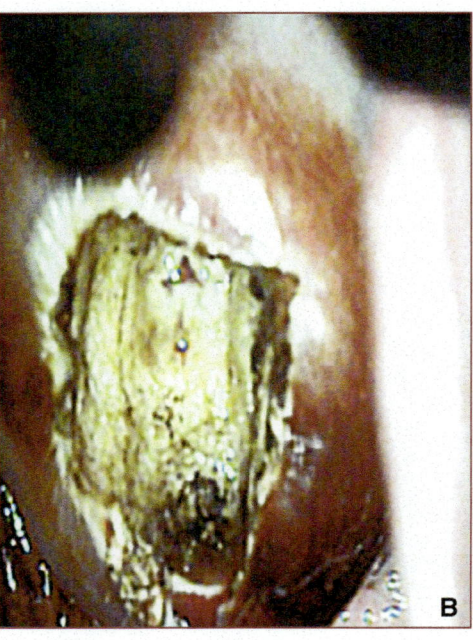

Fig. 38-33
Paciente de 23 anos com lesão de alto grau. (**A**) Colposcopia com epitélio acetobranco denso e pontilhado grosseiro. (**B**) Após excisão eletrocirúrgica da zona de transformação (EZT/CAF).NIC III. www.cervixcolposcopia.com.br

trocirúrgicas descritas a seguir desde que atinjam a extensão de ressecção necessária. A conização por alça eletrocirúrgica (LLETZ cone) utiliza um eletrodo em alça que atinja 2 cm de profundidade de excisão (Fig. 38-35). Na conização por eletrodo reto, também conhecida por SWETZ (Straight Wire Excision of Transformation Zone) ou NETZ, o cirurgião desenha o cone de forma semelhante à conização a frio, porém sob visão colposcópica, levando a uma ressecção tecidual muito menor, sem a necessidade de pontos hemostáticos e com tempo cirúrgico médio de 15 minutos em nossa experiência (Figs. 38-36 e 38-37). Esta técnica também é descrita na literatura como NETZ (*Needle Excision of Transformation Zone*) e os primeiros estudos mostram proteção das margens de excisão,[14] porém, alguns estudos mais conclusivos são necessários para propô-la como melhor técnica atual de conização eletrocirúrgica.

A conização do colo do útero, seja eletrocirúrgica com eletrodo reto (para os expertises do método) ou por bisturi a frio, permanece o padrão-ouro para diagnóstico e tratamento da doença endocervical, seja ela escamosa ou glandular invasiva.

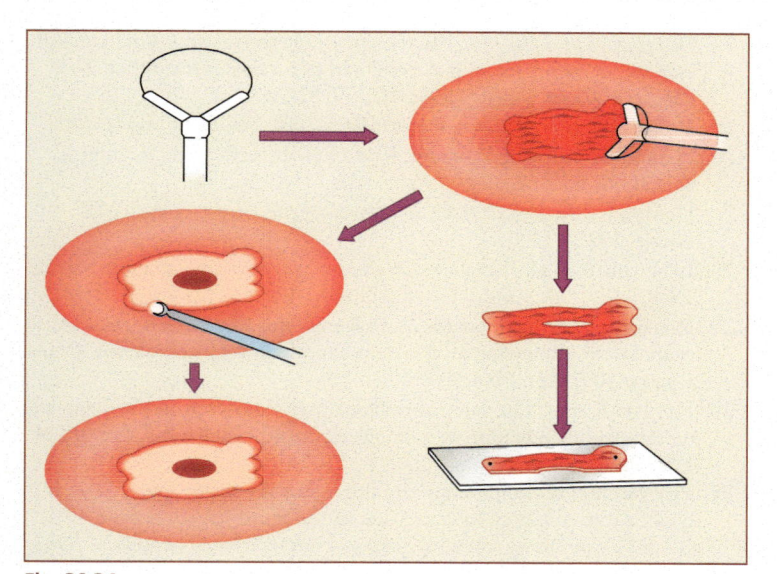

Fig. 38-34
Excisão eletrocirúrgica da zona de transformação (EZT). ZT ectocervical e completamente visibilizada.

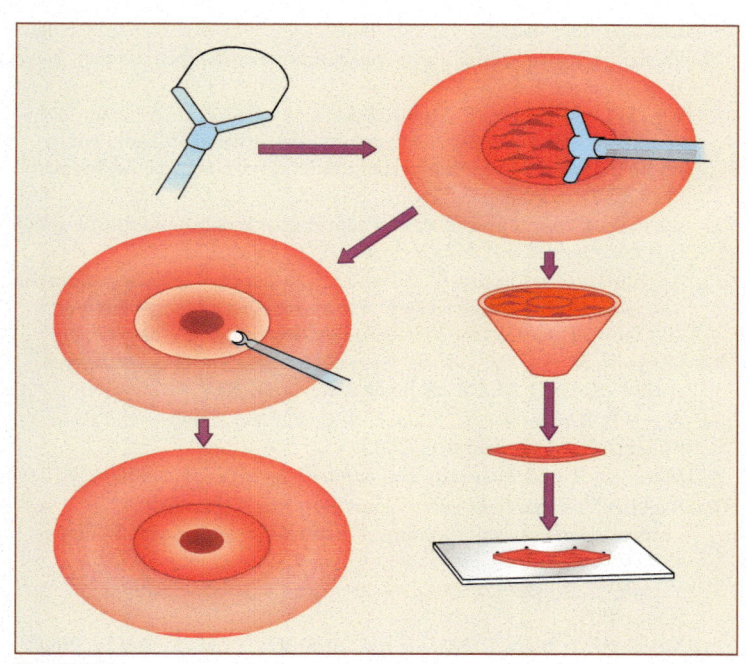

Fig. 38-35
Conização com alça diatérmica (LLETZ – cone).

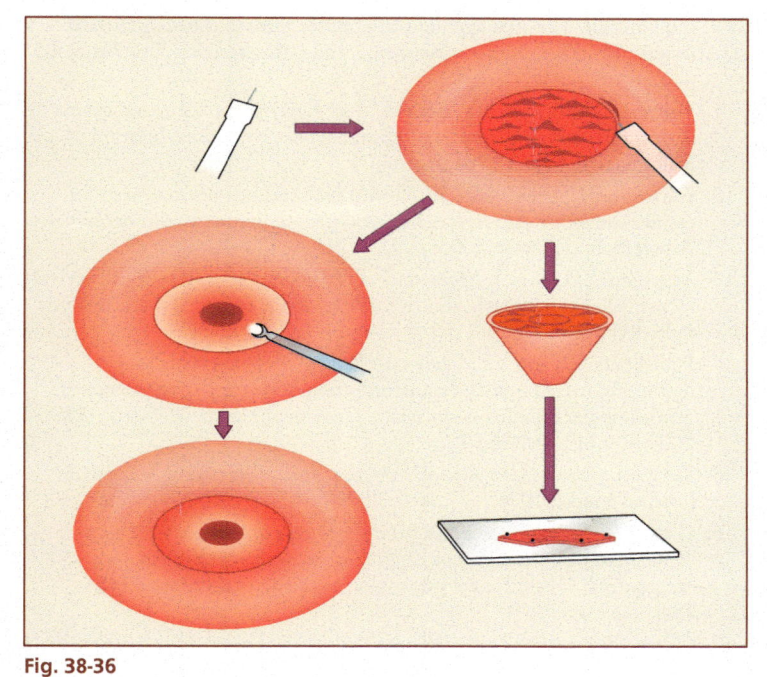

Fig. 38-36
Conização por eletrodo reto (SWETZ, NETZ). (Prendville, 1993.)

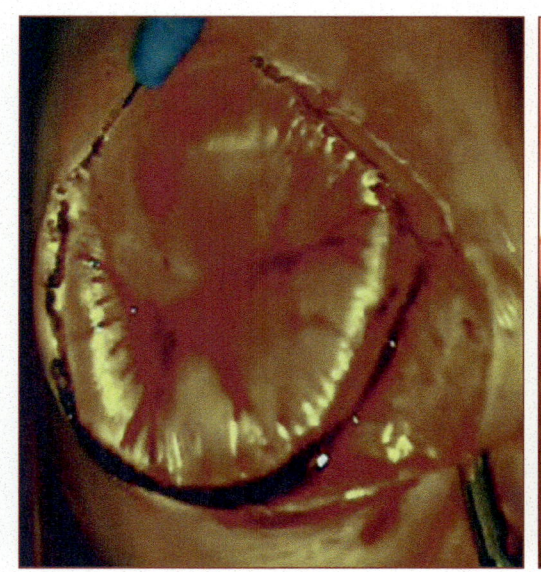

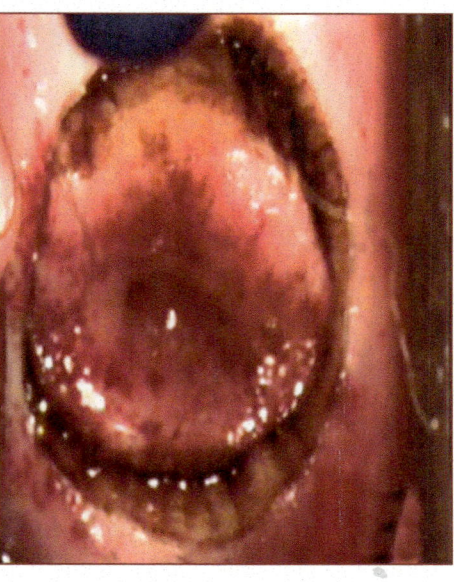

Fig. 38-37
Conização por eletrodo reto sob visão colposcópica (SWETZ, NETZ).

REFERÊNCIAS BIBLIOGRÁFICAS

1. Cartier R, Cartier I. *Practical colposcopy.* 3rd ed. Paris: Laboratoire Cartier, 1993.
2. Sellors JW, Sankaranarayanan R. *Colposcopy and treatment of cervical intraepithelial neoplasia: a beginner's manual.* Lyon 2003/4 http://screening.iarc.fr/colpo.
3. Nomenclatura Brasileira para Laudos Cervicais e Condutas Preconizadas. Recomendações para profissionais de saúde. *Rev Bras Ginecol Obstet* 2006;28(8):486-504.
4. ACOG Practice Bulletin. Clinical management guideline for obstetricians and gynecologists. *Obstet Gynecol* 2008;112(6).
5. Roteiro para laudo colposcópico. Associação Brasileira de Genitoscopia. http://www.colposcopy.org.br/laudo.php
6. Prendiville W, Ritter J, Tatti S et al. *Colposcopy: management options.* WB Saunders 2003.
7. Walker P, Dexeus S, De Palo G et al. International Terminology of Colposcopy: an updated report form the International Federation of Cervical Pahology and Colposcopy. *Obstet Gynecol* 2003;101(1):175-77.
8. Schiffman M, Castle PE, Jeronimo J et al. Human papillomavirus and cervical câncer. *Lancet* 2007;370:890-907.
9. Ostor AG, Pagano R, Davoren RAM et al. Adenocarcinoma in situ of the cervix. *Int J Gynecol Pathol* 1984;3:179-90.
10. Cullimore J. The management of atypical intraepithelial glandular lesions. In: *Colposcopy management options.* Amsterdam: Elsevier, 2003. p. 22.
11. Teshima S, Shimosato Y, Kishi K et al. Early stage adenocarcinoma of the uterine cervix: histopathological analysis with consideration of histogenesis. *Cancer* 1985;56:167-72.
12. Camargo MJ, Prendiville W. Destrutive methods of treatment for cervical intrepithelial neoplasia. In: *Colposcopy management options.* Amsterdam: Elsevier, 2003. p. 9.
13. Maghami SG, Sagi S, Majeed G et al. Incomplete excision of cervical intraepithelial neoplasia and risk of treatment failure: a meta-analysis. *Lancet Oncol* 2007;8:985-93.
14. Panoskaltsis T, Ind TE, Perryman K et al. Needle versus loop diathermy excision of the transformation zone for the treatment of cervical intraepithelial neoplasia: a randomized controlled trial. *BJOG* 2004 July;111(7):748-53.
15. De Palo. *Colposcopia e patologia do trato genital inferior.* 2. ed. Rio de Janeiro: Medsi, 1996.
16. Gaspari F, Scarselli G. *Attualitá e prospettive di una nuova tecnica endoscopica nella routine ginecologica: la microcolpoisteroscopia.* Aragentina: Obstetricia y Ginecologia Latino-Americanas 1985 Mar.-Abr.;83-73.
17. Guerra B, Nascetti D et al. Ruolo della microcolpoisteroscopiae terapiadelle neoplasie cervicali intraepiteliali. *Min Ginecol* 1984;36(9):491-97.
18. Guerra B, Guida G et al. Microcolposcopic topographic endocervical assessment before excisional treatment of cervical intraepithelial neoplasia *Obstet Ginecol* 1996;88(1):77-81.
19. Halbe HW et al. *Tratado de ginecologia.* 3. ed. São Paulo: Roca, 2000.
20. Hamou J. Microcolpohysteroscopy: a new procedureand its original aplications in gynecology. *J Reprod Med* 1981;26:375.
21. Hamou J. *Atlas and textbook of microcolpohysteroscopy.* France: MP Lange, 1991.
22. Labastida R et al. *Tratado y atlas de patologia cervical.* Espanha: Salvat, 1989.
23. Paraskevadis E, Koliopoulos G, Paschopoulos M et al. Effectsof ball cauterization following loop excision and follow-up colposcopy. *Obstet Gynecol* 2001 Apr.;97(4):617-20.
24. Pityński K et al. The value of microcolpohysteroscopy in the diagnosis on terapeutic evaluation of scamous intraepithelial lesions. *Przegl Lek* 1999;56(1):41-44.
25. Pityński K et al. Colposcopy and microcolpohysteroscopy qualification for large loop excision of the transformation zone (LLETZ) in management of . cervical intraepithelial neoplasia. *Eur J Gynaec Oncol* 1999;20(3):209-11.
26. Reed T et al. Microcolposcopy: when and how to do. *J Reprod Medicine* 1993;38(9):725-28.
27. Rieper JP, Fonseca NM. *Patologia cervical.* São Paulo: Manole, 1978.
28. Tseng P et al. Microcolpohysteroscopy compared with colposcopy in the evaluation of abnormal cervical cytology. *Obstet Gynecol* 1987;69(4):675-78.
29. Vancaillie T et al. *Manual of microcolposcopy. Ginecologic endoscopy.* New York: Elsevier, 1988. v. 1.
30. Vigada G, Malanetto C. Ruolo della microcolpoisteroscopia in ambulatorio di ginecologia oncologica preventiva di II livello per lo studio delle lesioni pre-neoplastiche della cervice uterina. *Min Ginecol* 1995;47(5):183-87.
31. De Pallo. Cervical precancer and cancer, past present and future. *Eur J Gynaecol Oncol* 2004;25(3):269-78.
32. Appolinário M, Lunardi C, Silveira L. *Avaliação do sobrediagnóstico em lesões escamosas do colo uterino por microcolposcopia: análise preliminar de 100 casos.* 51º Congresso Brasileiro de Ginecologia e Obstetrícia.
33. Singer A, Monaghan JM. *Colposcopia: patologia e tratamento do trato genital inferior.* 2. ed. Rio de Janeiro: Revinter, 2002.
34. Apgar B, Brotzman GL, Spitzer M. *Colposcopy: principles and practice.* Philadelphia: WB Saunders, 2002.
35. Medina TP et al. *Diagnostic and operative hysteroscopy.* Anshan 2007.
36. Baggish M et al. *Hysteroscopy: visual perspectives of uterine anatomy,physiology and pathology.* Philadelphia: Lippincott, Williams and Wilkins, 2007.
37. Valente N, Ribalta J. *Patologia do trato genital inferior.* São Paulo: Roca, 2005.
38. Mencaglia L, Neto L. *Histeroscopia cirúrgica.* São Paulo: Medsi, 2004.
39. Loyola A et al. *Manual e altas de histeroscopia e microcolpo-histeroscopia.* Rio de Janeiro: Revinter, 1998.

39 Cavidade Uterina e Endométrio Normal

José Carlos Damian Junior
Claudio Peixoto Crispi
Andrea de Fatima Rodrigues Rainho

- **INTRODUÇÃO**
- **EMBRIOLOGIA**
- **PARÂMETROS AVALIADOS NO EXAME HISTEROSCÓPICO**
  Cavidade uterina
  Mucosa endometrial
- **ESTUDO FUNCIONAL**
  Período de crescimento primário ou proliferativo (2º ao 14º/28 dias)
  Período de crescimento secundário ou secretor (15º ao 28º e 1º/28 dias)
  Endométrio decidualizado gestacional
  Endométrio no climatério
  Endométrio na menopausa
- **BIBLIOGRAFIA**

INTRODUÇÃO

Para um correto diagnóstico é necessário que o histeroscopista esteja familiarizado com as variações dos padrões normais, tanto do endométrio como da cavidade uterina. Além dessa variação fisiológica, a interpretação das imagens é dependente de fatores subjetivos ligados ao examinador, por sua formação, sua técnica e experiência, assim como do meio de distensão e da qualidade do equipamento. Apesar de já ter passado mais de 200 anos desde a publicação da primeira histeroscopia, realizada por Bozzini, em 1807 (Valle, 2007), o estudo da datação histeroscópica do endométrio normal continua despertando pouco interesse entre os histeroscopistas, tanto por sua pouca aplicabilidade clínica, como por sua dificuldade de interpretação.

Pelos motivos citados, o estudo das imagens do endométrio normal requer, como principal fonte de dados, os livros-textos e atlas publicados, com descrição, não raras vezes, bastante confusos. Como exemplo, a descrição da coloração do endométrio apresentava uma possibilidade grande de cores como amarelo âmbar ou vermelho entre outras (Labastida, 1999), para um mesmo endométrio, sendo assim difícil a aplicação clínica. Hoje, com as câmeras digitais, luz de xenônio e com a utilização do meio líquido para distensão da cavidade uterina, essas definições precisaram ser reavaliadas, sendo nesse capítulo utilizada a experiência dos autores para sua definição.

Apesar dessas melhorias, não tenho a intenção de utilizar a histeroscopia para a datação fiel do endométrio. Se mesmo o exame histopatológico é sujeito a variações de interpretação na sua datação, não será pela histeroscopia que o faremos. Não obstante, existem características macroscópicas marcantes nas diversas fases do ciclo menstrual que todo histeroscopista deve observar e valorizar.

EMBRIOLOGIA

Para o estudo da cavidade uterina e do endométrio normal devemos primeiro lembrar o desenvolvimento embriológico e a função neuroendócrina.

A genitália interna, na ausência do cromossoma "Y" ou de testículo funcionante, produtor de testosterona e do hormônio antimülleriano (AMH), ir-se-ão desenvolver o útero, as tubas e os ovários. A partir dos ductos mesonéfricos, com 8 semanas de gestação o feto irá desenvolver os ductos paramesonéfricos ou ductos müllerianos. Na 10ª semana esses ductos começam a se unir, formando uma estrutura em "Y" na linha média. Em torno da 22ª semana, com o processo de canalização completo, constituem-se as tubas uterinas, a cavidade uterina e o terço superior da vagina.

O mesênquima origina o estroma e as fibras musculares lisas uterinas. A mucosa de revestimento dos ductos müllerianos fusionados diferenciar-se-á na mucosa endometrial. Alterações neste desenvolvimento poderão trazer malformações à cavidade uterina, como o útero unicorno, o bicorno e o septado, e podem estar associados a anormalidades no sistema urinário.

Com a maturação do sistema nervoso central, por volta dos 8 anos de idade, o hipotálamo inicia produção e liberação do hormônio estimulante de gonadotrofinas (GnRH) que, atuando sobre a hipófise, induz a liberação de hormônios gonadotróficos: hormônio foliculoestimulante (FSH) e hormônio luteinizante (LH). Estes, por sua vez, estimularão o ovário, levando à síntese e secreção de estrógenos e progestágenos. Esta inter-relação constitui o eixo hipotálamo-hipófise-ovariano, que amadurece entre os 11 e 15 anos. A primeira menstruação é chamada de menarca, e a última menstruação de menopausa, que habitualmente ocorre entre 46 e 52 anos.

PARÂMETROS AVALIADOS NO EXAME HISTEROSCÓPICO

Cavidade uterina

O útero de uma mulher na menacme, quando distendido, mostra dois segmentos: um inferior com aspecto de cone invertido e outro superior ovoide. Esse apresenta maior diâmetro transverso, com regiões cornuais nos extremos superolaterais que contêm óstios tubários em divergência simétrica (Fig. 39-1). As paredes uterinas laterais e anteriores apresentam um aspecto convexo, sendo a posterior quase aplainada.

As regiões cornuais podem-se apresentar planas e niveladas à cavidade, quando totalmente revestidas pelo endométrio (Fig. 39-2). Com a mucosa endometrial mais fina o aspecto é afunilado ou escavado, por vezes permitindo identificar os primeiros milímetros tubários (Fig. 39-3). A identificação dos óstios tubários permite, ainda, a avaliação de sua permeabilidade.

No útero atrófico a cavidade é de volume reduzido com aspecto tubular, não se identificando aqueles segmentos (Fig. 39-4). As regiões cornuais ficarão retraídas, geralmente com arcabouço conjuntivo-muscular de aspecto concêntrico aparente (Fig. 39-5), podendo simular um útero arcuado. Com o evoluir do processo de atrofia dessas regiões, a involução muscular levará a óstios tubários mais próximos na linha média e nivelados à região fúndica (Figs. 39-4 e 39-6).

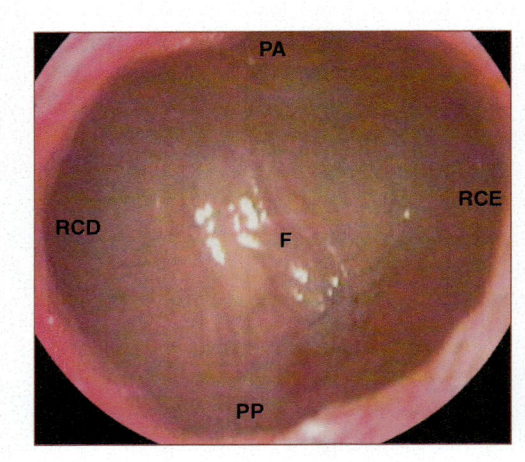

Fig. 39-2
Cavidade uterina distendida com regiões cornuais planas. O endométrio apresenta superfície lisa de cor rosada e brilhante. Meio de distensão gás e óptica de 4 mm.
F = Fundo uterino;
PA = Parede anterior;
PP = Parede posterior;
RCE = Região cornual esquerda; RCD = Região cornual direita.

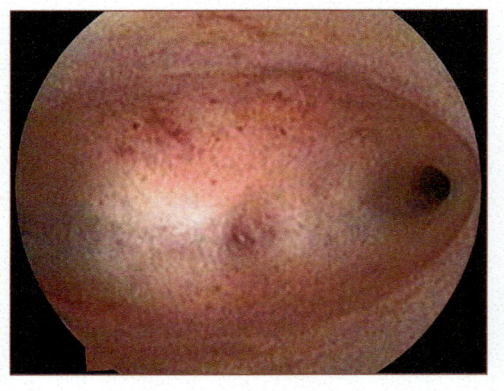

Fig. 39-3
Cavidade com regiões cornuais escavadas, superfície lisa e coloração vermelha com pouca vascularização na superfície. Meio de distensão líquido e óptica de 2,9 mm.

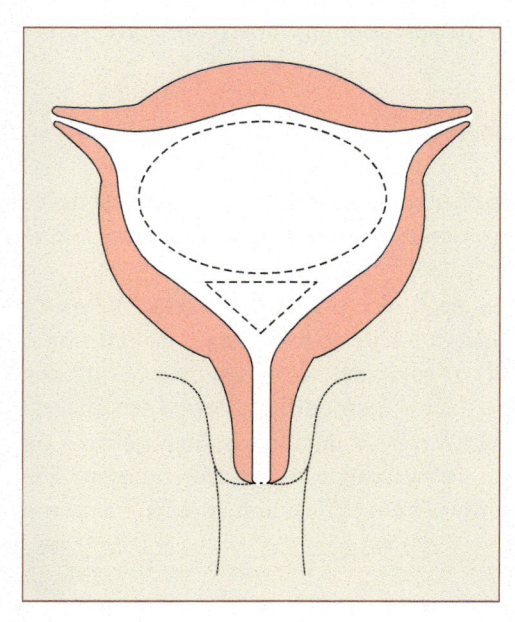

Fig. 39-1
Esquema do útero na menacme.

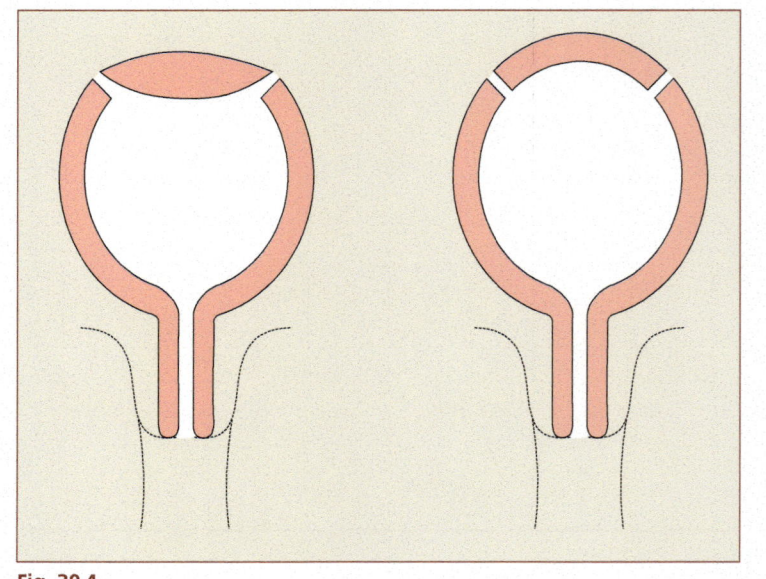

Fig. 39-4
Esquemas de úteros atróficos.

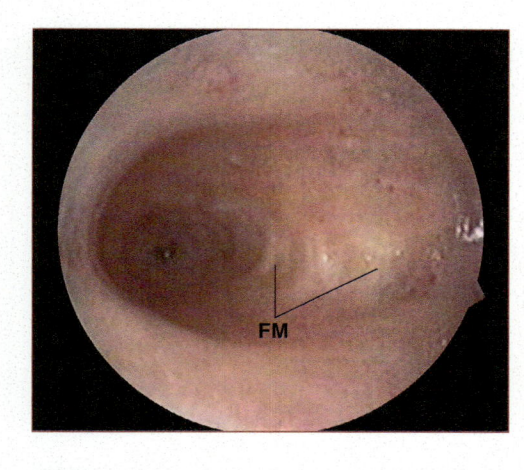

Capítulo 39
CAVIDADE UTERINA E ENDOMÉTRIO NORMAL

Fig. 39-5
Região cornual retraída, mostrando arcabouço conjuntivo. Meio de distensão líquido e óptica de 2,9 mm. FM = Fibras musculares em fundo uterino.

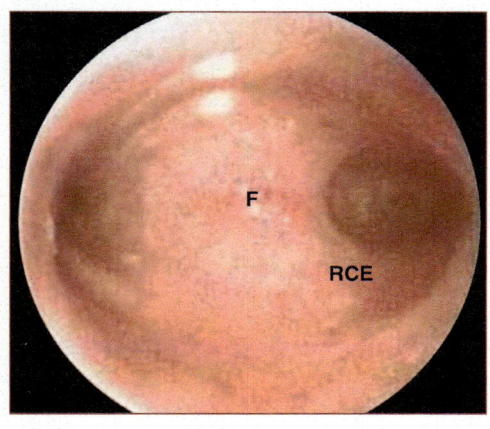

Fig. 39-6
Cavidade reduzida de tamanho com óstios tubários próximos da linha média. Meio de distensão gás e óptica de 4 mm. F = Fundo uterino proeminente; RCE = Região cornual esquerda retraída.

Mucosa endometrial

É considerada uma das mais complexas no corpo humano. Recobre a superfície da cavidade uterina, desde o orifício interno do colo até os óstios tubários. É composta por estruturas glandulares, estroma conjuntivo de sustentação e rede vascular. Apresenta duas camadas distintas: uma camada basal, que não sofre modificações no transcurso do ciclo menstrual, e outra funcional, subdividida nos estratos esponjoso e compacto, que respondem às variações hormonais (Fig. 39-7).

Essas variações levam a alterações na superfície do endométrio que será avaliado pelo histeroscopista com uma lente de grande aumento, o histeroscópio. Para facilitar o processo de entendimento deve-se ter sempre em mente a correlação da fisiologia do ciclo menstrual na interpretação das imagens.

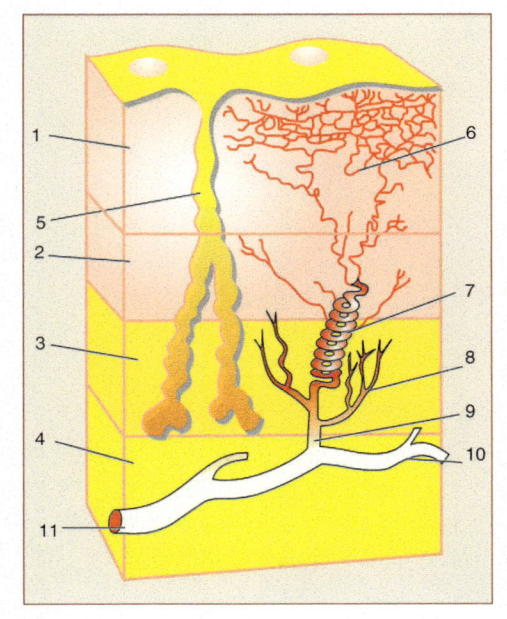

Na avaliação do endométrio observamos:

A) *Superfície:* apresenta mudanças induzidas pela distensão da cavidade uterina, só podendo ser avaliada após sua completa distensão.

No período de regeneração apresenta-se rugoso em razão da irregularidade na superfície (Figs. 39-8 a 39-10). Podem ser identificadas áreas desprovidas de endométrio, mais profundas, que mostram a camada basal e áreas cobertas por endométrio fino. Após término do processo regenerativo, toda a superfície estará coberta por endométrio, apresentando-se lisa (Figs. 39-11 e 39-12).

Com estímulo progestogênico observarmos um espessamento contínuo do endométrio, o que levará à formação de dobras de acomodação e uma superfície ondulada (Fig. 39-13). Nos casos de hipertrofia, essas dobras ficam bastante pronunciadas, levando à formação de imagens que se assemelham a póli-

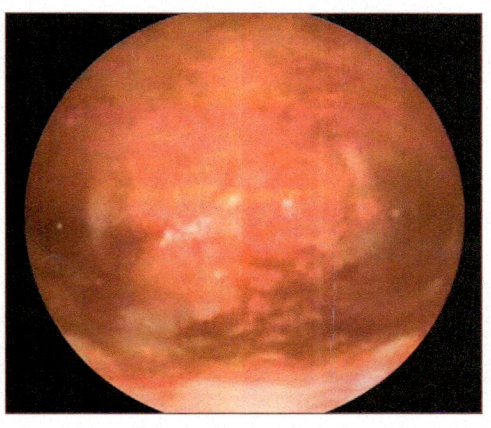

Fig. 39-7
Desenho da disposição das camadas do endométrio. 1. Zona compacta; 2. zona esponjosa; 3. zona basal; 4. miométrio; 5. glândula uterina; 6. lagos venosos; 7. artéria espiralada; 8. artéria reta; 9. artéria radial; 10. artéria arqueada; 11. artéria uterina.

Fig. 39-8
Coloração avermelhada e superfície rugosa. Meio de distensão gás e óptica de 4 mm.

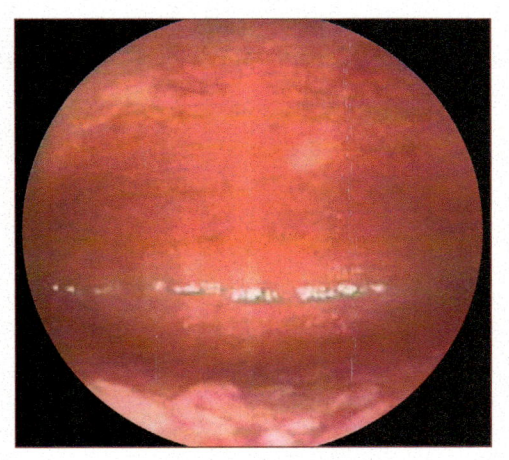

Fig. 39-9
Endométrio mostrando superfície rugosa. Meio de distensão gás e óptica de 2,9 mm.

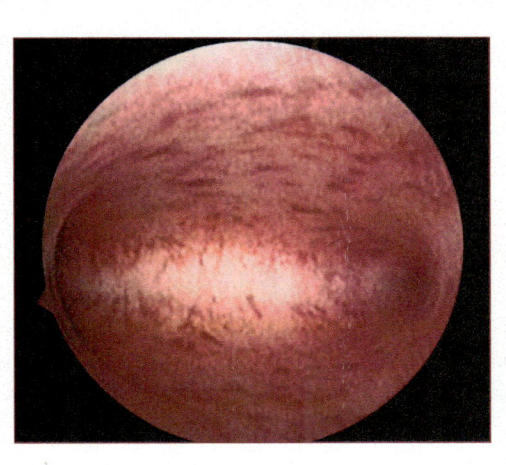

Fig. 39-10
Endométrio com vasos da camada basal, não sendo possível identificação da trama de vascularização superficial. Meio de distensão líquido e óptica de 2,9 mm.

pos endometriais, sendo por isso chamada de pseudopolipoide (Fig. 39-14). Após o início da descamação o endométrio volta a apresentar aspecto irregular/rugoso (Fig. 39-15).

B) *Coloração e vascularização:* o endométrio pode apresentar variações na sua coloração do decorrer do exame, tanto em função do meio de distensão utilizado, como da pressão exercida na superfície do epitélio. A sua classificação deverá ser feita no início do exame, logo após a entrada da óptica na cavidade uterina.

O estímulo estrogênico leva à proliferação não só das glândulas, como também dos vasos sanguíneos. Portanto, durante todo o período proliferativo ele se mostrará vermelho, tanto mais intenso quanto maior for o estímulo hormonal e, consequentemente, a quantidade de vaso na superfície (Figs. 39-3, 39-16 a 39-18). No endométrio atrófico ou no início do ciclo menstrual (período regenerativo), os vasos vi-

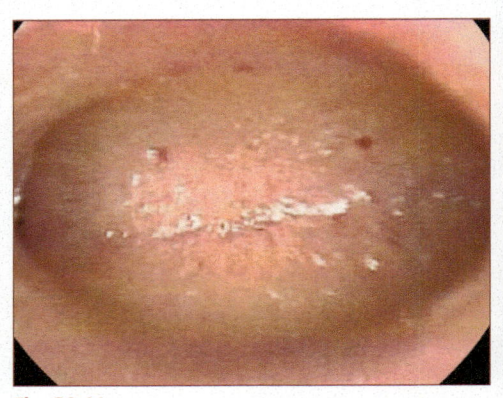

Fig. 39-11
Visão panorâmica mostrando superfície lisa com discreta vascularização nas regiões cornuais. Meio de distensão gás e óptica de 4 mm.

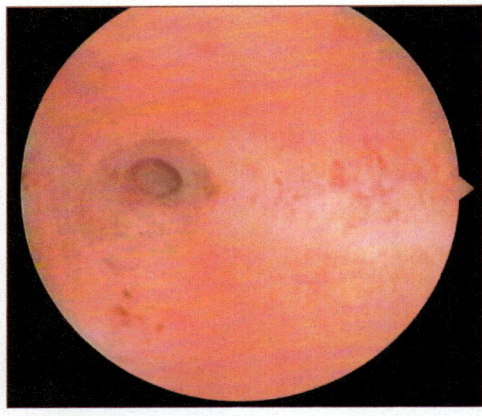

Fig. 39-12
Detalhe da região cornual, mostrando superfície lisa, óstio tubário pérvio e discreta vascularização superficial. Meio de distensão líquido e óptica de 2,9 mm.

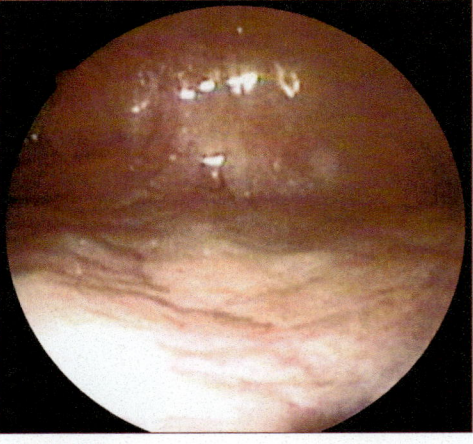

Fig. 39-13
Detalhe da parede posterior, mostrando superfície ondulada. Meio de distensão gás e óptica de 2,9 mm.

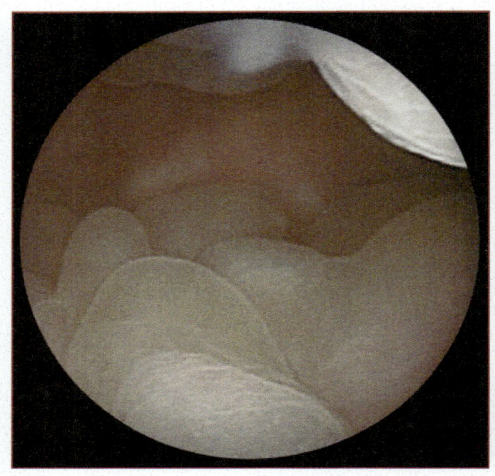

Fig. 39-14
Superfície pseudopolipoide com vascularização diminuída e coloração rosa. Meio de distensão líquido e óptica de 2,9 mm.

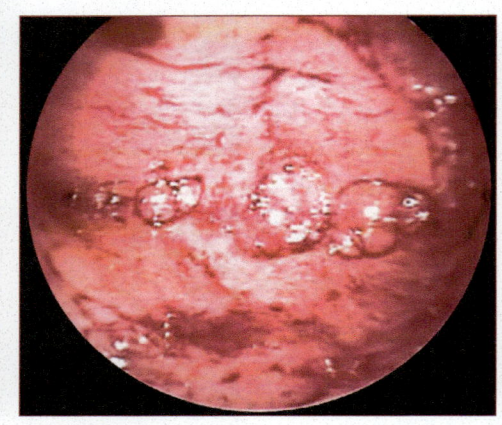

Fig. 39-15
Endométrio de coloração esbranquiçada com descamação em placas. Presença de muco e sangue na cavidade uterina. Meio de distensão gás e óptica de 4 mm.

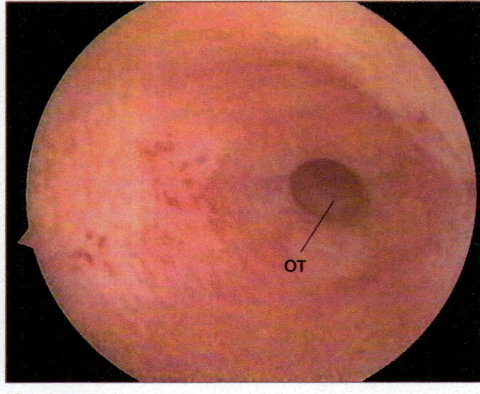

Fig. 39-16
Região cornual com o óstio tubário anatômico pérvio e os primeiros milímetros tubários. Superfície lisa, cor vermelha e discretos vasos. Meio de distensão líquido e óptica de 2,9 mm. OT = Óstio tubário.

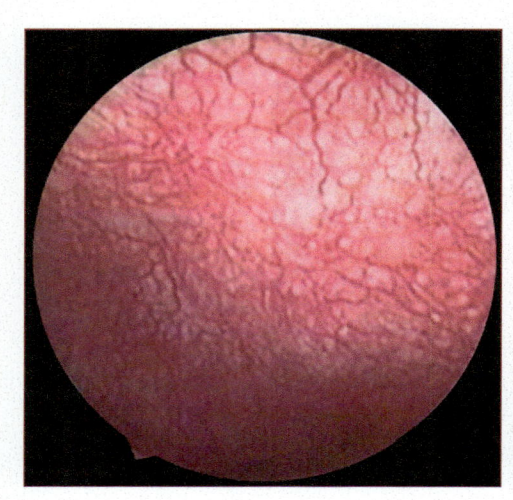

Fig. 39-17
Vascularização mais acentuada ainda sem formar a loseta vascular. A superfície é lisa e coloração vermelha. Meio de distensão líquido e óptica de 2,9 mm.

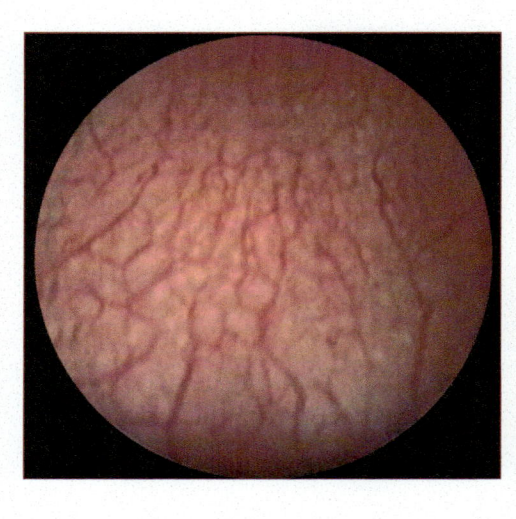

Fig. 39-18
Detalhe do endométrio na região fúndica, mostrando rede vascular periglandular, formando losetas. Meio de distensão líquido e óptica de 2,9 mm.

sibilizados são os da camada basal, que se apresentam de maior calibre e sem a ramificação habitualmente vista na superfície do endométrio funcional (Fig. 39-10).

Com aumento do estímulo estrogênico ocorre crescimento retilíneo dos vasos, identificados superficialmente como pequenos capilares finos, de trajeto curto que aumentará em tamanho, número e ramificação, quanto maior for o estímulo hormonal (Figs. 39-11, 39-12, 39-17 e 39-19). No período periovulatório a vascularização alcançará seu máximo. Estará tão desenvolvida que será fácil acompanhar seu trajeto contornando todo o orifício glandular, levando à formação da loseta vascular (Figs. 39-18 a 39-21).

Com início da segunda fase, sob estímulo da progesterona, observa-se um espessamento do estroma endometrial. Esse espessamento será o responsável pelo desaparecimento da vascularização na superfície do endométrio, tornando sua cor rosada com brilho intenso (Figs. 39-2, 39-13 e 39-22). Na fase pré-menstrual observamos um tecido que inicia o processo de isquemia tecidual, que logo irá descamar e se renovar. Portanto, após o início do processo de isquemia, observamos sua coloração mudar para esbranquiçada, permanecendo os vasos ausentes de sua superfície. Isso torna o endométrio nitidamente menos aderente à parede uterina, opaco e sem brilho (Figs. 39-23 a 39-25).

C) *Estruturas glandulares:* são avaliadas quanto ao aspecto, número e sua distribuição. Sob ação estrogênica seu crescimento é intenso e linear, desproporcional à proliferação do estroma. Assume uma posição mais elevada na superfície do epitélio, traduzido por orifícios glandulares como pequenos pontos finos e brancos elevados, esparsos ou agrupados (Figs. 39-17 e 39-19). Sob ação da progesterona, o estroma, agora edemaciado, se nivela às glândulas na superfície endometrial. Com início da função secretora a glândula se torna tortuosa e dilatada, assumindo a forma de losango (Figs. 39-18, 39-26 e 39-27), sendo por isso chamado de losango glandular.

D) *Espessura e marcação endometrial:* a espessura é estimada pela "marcação", realizada pela pressão com a óptica na superfície endometrial. O sulco que se forma tem sua profundidade comparada com o diâmetro do equipamento. Na fase proliferativa o endométrio se encontra bastante fino, podendo atingir a espessura de até 8 mm na fase secretora. A marcação pode apresentar característica sanguinolenta na fase proliferativa ou serosa na fase secretora, de acordo com a

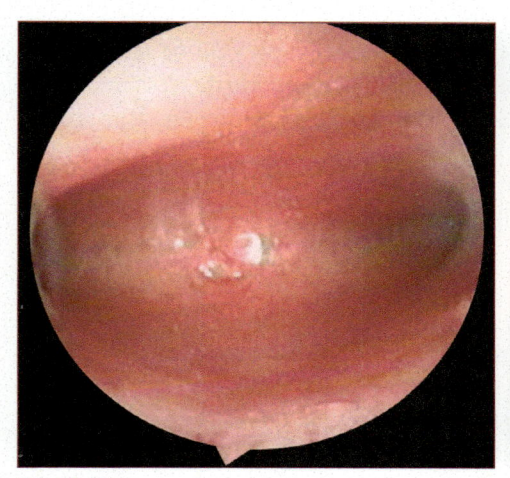

Fig. 39-19
Visão panorâmica da cavidade uterina com endométrio de superfície lisa, pouca vascularização e glândulas elevadas. As regiões cornuais apresentam-se escavadas. Meio de distensão gás e óptica de 2,9 mm.

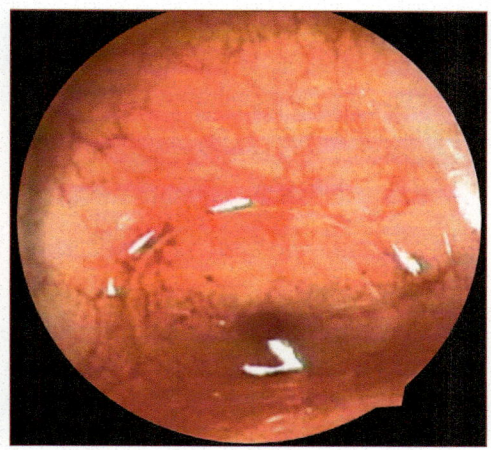

Fig. 39-20
Detalhe da região cornual com vasos de aspecto reticular com glândulas acopladas e espessadas. Meio de distensão gás e óptica de 2,9 mm.

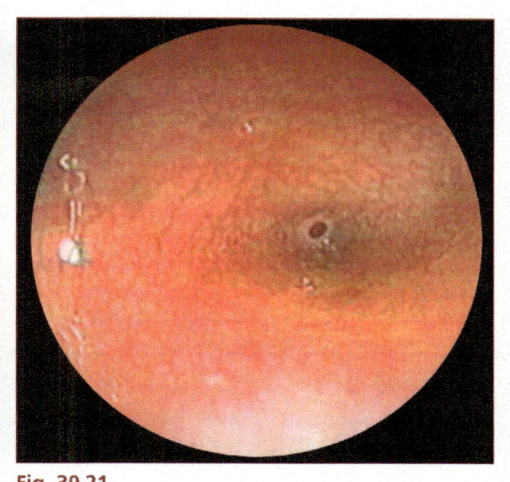

Fig. 39-21
Região cornual mostrando membrana periosteal e vascularização em loseta. Meio de distensão líquido e óptica de 2,9 mm.

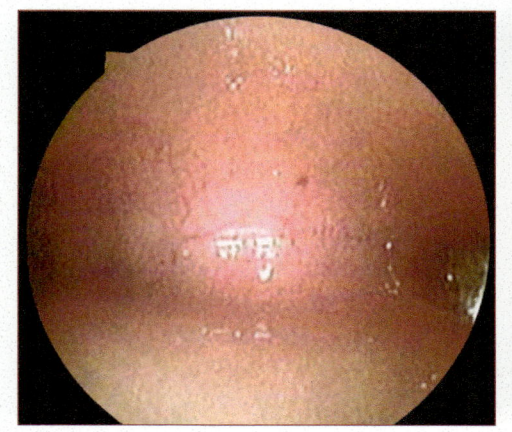

Fig. 39-22
Vascularização superficial em regressão e muco presente na região cornual esquerda. Meio de distensão gás e óptica de 2,9 mm.

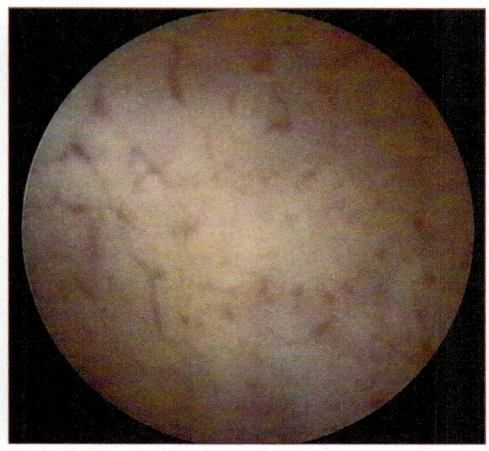

Fig. 39-23
Coloração esbranquiçada e vaso da camada basal. Meio de distensão gás e óptica de 2,9 mm.

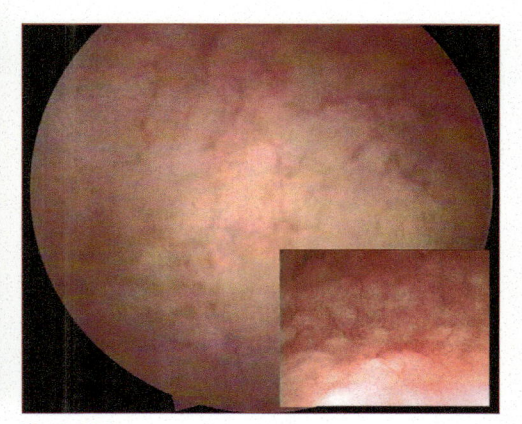

Fig. 39-24
Glândulas acoladas, sobrelevadas e vascularização da camada basal. Meio de distensão líquido e óptica de 2,9 mm.

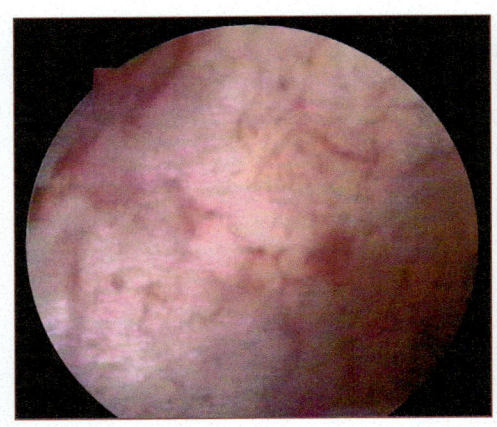

Fig. 39-25
Vascularização superficial e da camada basal aparente. Presença de petéquias e hemorragias submucosas. Meio de distensão líquido e óptica de 2,9 mm.

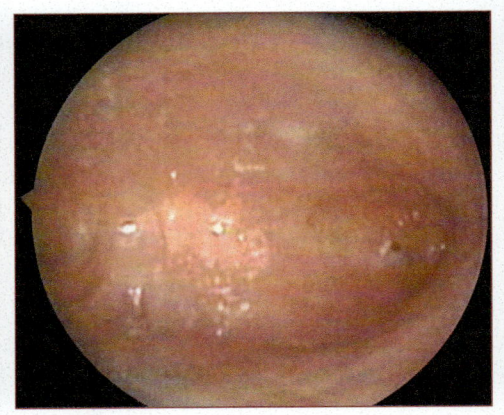

Fig. 39-26
Região cornual esquerda plana com diafragma tubário. Superfície pouco ondulada e coloração rosa. Meio de distensão gás e óptica de 2,9 mm.

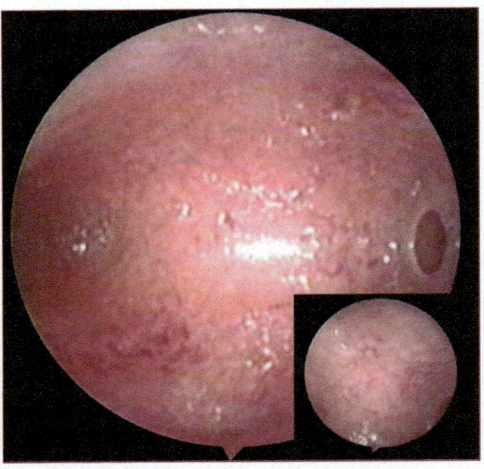

Fig. 39-27
Endométrio com coloração rosa, glândula plana e vascularização voltando a ser identificada. Meio de distensão gás e óptica de 2,9 mm.

presença de vascularização superficial e do grau de edema estromal (Figs. 39-28 e 39-29).

E) *Características do muco:* na cavidade uterina o muco está ausente na fase proliferativa, podendo ser encontrado fino e em pequena quantidade no final dessa fase. Sob estímulo progestogênico, na fase secretora, a sua produção encontra-se máxima, sendo encontrado em abundância na superfície endometrial. Esse muco leva à formação de bolhas ao ser exposto ao meio de distensão gasoso (Figs. 39-29 e 39-30), porém, se o procedimento for realizado com meio líquido sua identificação poderá ser prejudicada.

ESTUDO FUNCIONAL

A datação endometrial representa o estudo funcional do endométrio, buscando estabelecer o dia do ciclo, com base em parâmetros histológicos (Fig. 39-31). Os parâmetros avaliados são a ocorrência de mitoses glandular e estromal; a avaliação da secreção glandular pela presença e localização dos vacúolos citoplasmáticos nas células glandulares; a presença de pseudoestratificação nuclear; o edema estromal; a conformação estrutural glandular (alongadas ou tortuosas) e vasos sanguíneos e, ainda, ocorrência de infiltração leucocitária a partir do 24º-25º dia.

Dificuldades de correlação entre os achados não permitem distinguir a datação endometrial com exatidão pelo histeroscopista. Acrescenta-se o fato de que o endométrio não responde, de maneira uniforme, ao estímulo hormonal, podendo ser observadas características de mais de um período na paciente. Favorecendo o estudo será feita uma descrição sob um conceito biológico, considerando-se no menacme dois períodos: período de crescimento primário devido à ação do estrogênio e período de crescimento secundário em razão da ação da progesterona, que está sumarizada no Quadro 39-1.

Serão abordadas, ainda, as características histeroscópicas do endométrio decidualizado gravídico, no climatério e na menopausa tardia.

Período de crescimento primário ou proliferativo (2º ao 14º/28 dias)

Este período tem duração de 14 dias em um ciclo fisiológico com 28 dias de duração, sendo aceita como normal a duração de até 20 dias. Sob ação estrogênica, a cavidade uterina apresenta maior resistência da musculatura uterina à distensão e leve hipotonia na região istmocervical, favorecendo a passagem da óptica pelo orifício interno. No endométrio, atua sobre receptores específicos, in-

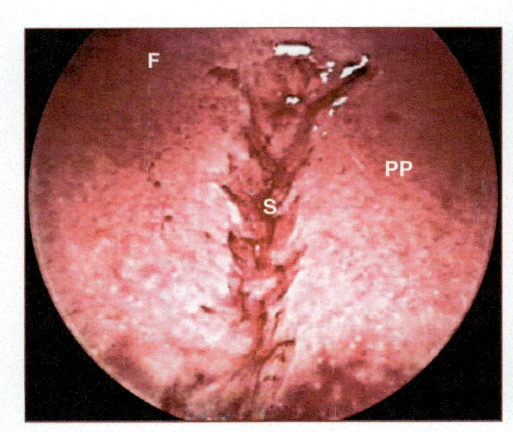

Fig. 39-28
Marcação sangrante e espessura de cerca de 5 mm. Meio de distensão gás e óptica de 4 mm.
F = Fundo uterino; PP = Parede posterior; S = Sulco produzido pela óptica.

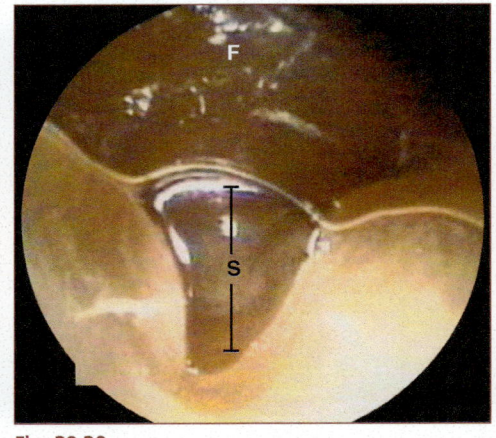

Fig. 39-29
Marcação serosa com espessura de cerca de 6 mm. Meio de distensão gás e óptica de 2,9 mm.
F = Fundo uterino; S = Sulco produzido pela óptica.

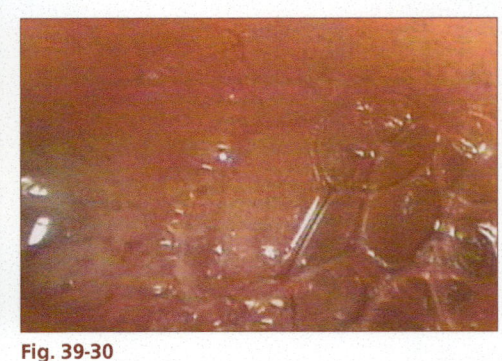

Fig. 39-30
Muco formando bolhas em contato com CO_2. Meio de distensão gás e óptica de 2,9 mm.

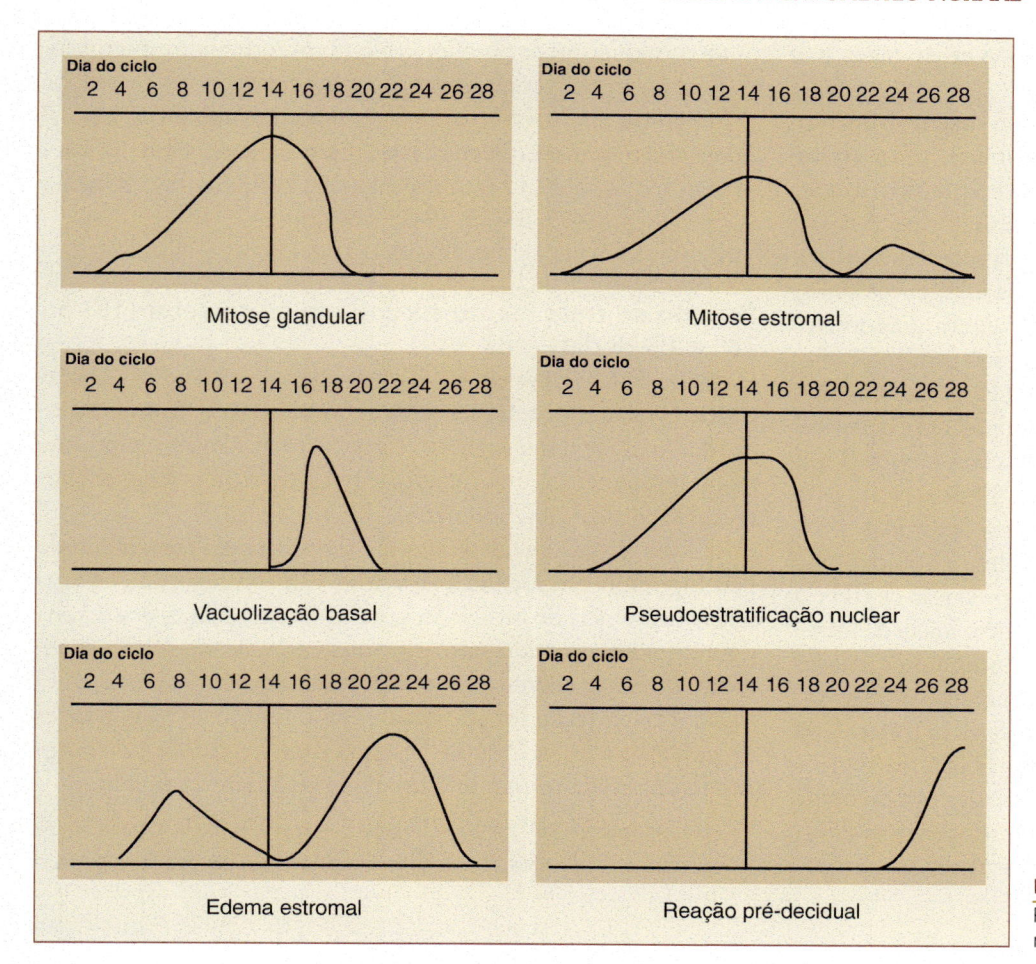

Fig. 39-31 Principais alterações histológicas durante o ciclo menstrual.

duzindo alterações vasculares, glandulares e estromais. Nesse período evidenciam-se mais facilmente lesões orgânicas, podendo ser de pouca utilidade em situações de infertilidade. Pode ser subdividido em:

- *Regenerativo:* 2º ao 4º/28 dias – a regeneração endometrial, a partir da fina camada remanescente, a camada basal, requer uma rápida e organizada resposta vascular, regulada por fatores de crescimento vascular endotelial (VEGF).

A cavidade uterina é regular e uniforme, exibindo regiões cornuais afuniladas pelo revestimento endometrial fino quase inexistente. São identificados os óstios anatômicos e a mucosa endotubária no início da porção das tubas. O endométrio apresenta superfície áspera e rugosa, com poucas placas endometriais ainda não descamadas e outras áreas descamadas, ora regenerada, coberto por tecido com característica proliferativa, e ora sem regeneração. Os orifícios glandulares são escassos ou ausentes. Apresenta coloração vermelha intensa, pela vascularização da camada basal aparente, que também favorece a sangramentos na distensão. A marcação demonstra espessura inferior a 2 mm, e sangramento intenso, por levar à lesão de vasos

Quadro 39-1 Comparação das principais características histeroscópicas do endométrio nas diferentes fases do ciclo menstrual

	Fases do Ciclo						
Parâmetro Avaliado	Regenerativo	Proliferativo Inicial	Proliferativo Tardio	Periovulatório	Secretor Inicial	Secretor Tardio	Pré-Menstrual/Menstrual
Cavidade uterina	Triangular	Triangular	Triangular	Ovalada	Ovalada	Ovalada	Ovalada
Região cornual	Afunilada	Afunilada	Plana	Plana	Plana	Plana	Afunilada
Superfície	Rugosa	Lisa	Lisa	Lisa	Ondulada	Ondulada	Rugosa/irregular
Coloração	Vermelho intenso	Vermelho	Vermelho	Vermelho	Rosa	Rosa	Esbranquiçada/Vermelha
Tipo de glândula	Elevadas	Elevadas	Elevadas	Elevada	Loseta	Loseta	Ausente
Número de glândula*	+	++	+++	+++	+++	+++	+
Vascularização*	Camada basal +++	Finos +	Finos +++	Losetas +++	0	0	Finos ou camada basal +
Espessura	< 2 mm	2 a 3 mm	< 6 a 7 mm	< 6 a 7 mm	< 8 a 9 mm	< 7 a 8 mm	< 3 mm
Marcação*	Sangue +++	Sangue ++	Sangue +	Sangue +	Seroso ++	Seroso ++	Sangue ++
Muco*	+	0	+	+	+++	++	+

*0 = Ausente, + = Pouco, ++ = Moderado; +++ = Intenso.

de grosso calibre situados nessa camada. Não existe muco intracavitário (Figs. 39-8 a 39-10).

- *Proliferativo inicial:* 5º ao 9º/28 dias – com o desenvolvimento do revestimento endometrial as regiões cornuais se mostram menos profundas. A superfície foi recentemente epitelizada, mostrando aspecto liso, delgado, compacto e uniforme. A coloração avermelhada é menos intensa que na fase anterior. Apresenta glândulas esparsas, vistas como pontilhados brancos, finos, pouco elevados. A vascularização superficial, em desenvolvimento, pode não ser visível ou se mostrar como capilares isolados, curtos, finos e interrompidos, aumentando seu calibre e número no final dessa fase. A marcação é sanguinolenta e demonstra uma espessura de 2 a 3 mm. O muco ainda está ausente (Figs. 39-3, 39-11, 39-12, 39-16, 39-19, 39-32 a 39-34).
- *Proliferativo tardio:* 10º ao 14º/28 dias – por mecanismo de *feedback* negativo os estrogênios diminuem a síntese e a secreção do FSH, e por mecanismo positivo estimulam a produção de LH e o desenvolvimento de seus receptores, induzindo o início da secreção de progesterona. As regiões cornuais se encontram niveladas ao resto da cavidade, exibindo o início da formação do óstio funcional, também chamado de membrana periosteal. O endométrio apresenta superfície lisa, coloração vermelha e brilhante. As glândulas, com maior concentração em fundo uterino e regiões cornuais, são identificadas como numerosos pontilhados brancos elevados, podendo-se apresentar agrupados. A vascularização se mostra com capilares de fino e médio calibres, formando aspecto reticular superficial periglandular, sem completar a forma de losango. Superfície endometrial com espessura atingindo até 7 mm. A marcação apresenta sangramento, porém em menor intensidade e mais tardiamente. O muco se encontra em pouca quantidade e fino (Figs. 39-17, 39-28, 39-35 e 39-36).

Período de crescimento secundário ou secretor (15º ao 28º e 1º/28 dias)

Um pico de LH eleva em 6 a 10 vezes seus níveis, induz a liberação do óvulo que acontecerá cerca de 18 horas após. Com a ovulação o folículo se transforma em corpo lúteo que levará à produção de progesterona em quantidades suficientes para promover alterações secretoras no endométrio.

O aspecto da cavidade uterina se mostra globosa, induzido pela hipotonia que facilita a distensão. Em contrapartida há uma maior resistência do orifício interno à passagem da óptica. O endométrio desenvolvido apresenta imagens mais estáveis, com redução de sangramento pela pouca vascularização superficial. O muco intracavitário forma bolhas com o uso de CO_2, por vezes dificultando a visão. Permite pesquisa da infertilidade pelo diagnóstico do sincronismo do ciclo. Pode ser subdividido em:

- *Periovulatório:* 15º ao 17º/28 dias – é o período de transição. A produção da progesterona já se faz presente, porém sem tempo

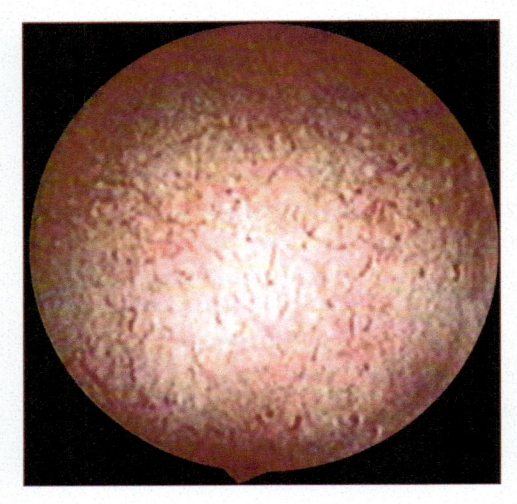

Fig. 39-32
Vascularização fina com trajeto curto. Meio de distensão líquido e óptica de 2,9 mm.

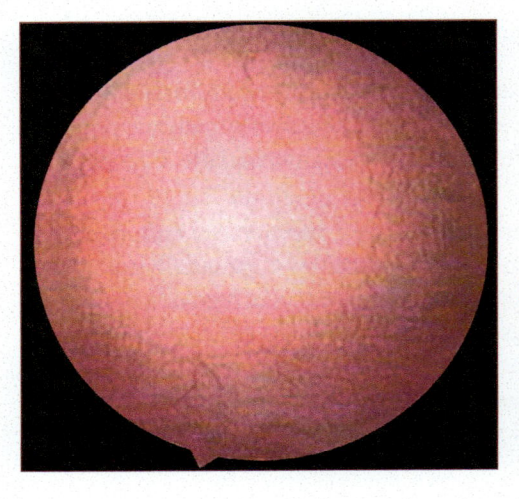

Fig. 39-33
Detalhe da parede anterior com endométrio pouco vascularizado e glândulas elevadas. Meio de distensão gás e óptica de 2,9 mm.

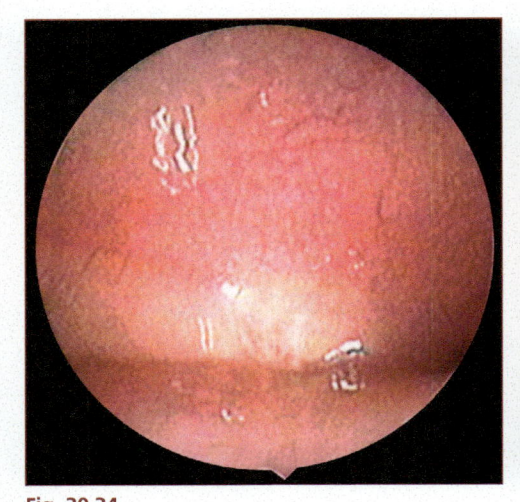

Fig. 39-34
Visão panorâmica do endométrio que apresenta pouca vascularização e glândulas elevadas. Meio de distensão gás e óptica de 2,9 mm.

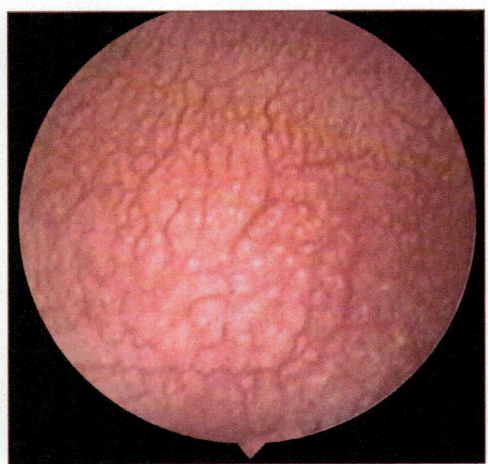

Fig. 39-35
Orifícios glandulares elevados e vasos sanguíneos mais proeminentes visibilizados na superfície do endométrio. Meio de distensão líquido e óptica de 2,9 mm.

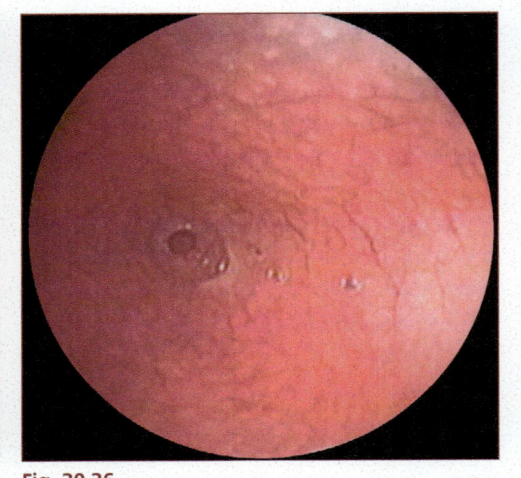

Fig. 39-36
Região cornual com membrana periosteal, vascularização evidente ainda sem formar losetas e glândulas ora elevada e ora plana. Meio de distensão líquido e óptica de 2,9 mm.

suficiente para que as transformações secretoras sejam identificadas na superfície do endométrio. As regiões cornuais se encontram planas, niveladas ao resto da cavidade com revestimento endometrial do óstio tubário, completando a membrana periosteal. A coloração da mucosa se encontra vermelha, brilhante. As glândulas sobrelevadas, em maior número, muito visíveis e confluentes, com menor espaço interglandular. O aspecto pontilhado em desaparecimento dará lugar à forma de losango nas próximas fases. O padrão vascular mostra vasos com aspecto reticular em losango, envolvendo totalmente as glândulas, o que o diferencia do endométrio proliferativo final. A marcação demonstra espessura de 6 a 7 mm, e quando apresenta sangramento é discreto. O muco presente é fino, porém em maior quantidade que no período anterior (Figs. 39-18, 39-20 e 39-21).

- *Secretor inicial:* 18° ao 21°/28 dias – fase considerada histologicamente como "janela de implantação", espelha o predomínio da síntese ovariana de progesterona. O aspecto da cavidade é globoso, com paredes facilmente distensíveis. Os óstios tubários com pequeno diâmetro e de aspecto raso, agora é chamado de óstio funcional. A superfície endometrial lisa mostra aspecto aveludado, brilhante, secundário ao edema estromal. Na superfície podemos encontrar desníveis, bossas, digitações ou algumas ondulações. Sua coloração é rosada, tanto pelo aumento do edema estromal como pelo desaparecimento progressivo da vascularização superficial. A vascularização superficial, quando presente, se mostra com vasos dispersos, dilatados de trajeto curto, ao lado de finos capilares. O relevo glandular é tênue, com desaparecimento do pontilhado glandular superficial, levando à formação das losetas glandulares. A marcação é serosa ou com sangramento discreto tardio. A espessura endometrial, que é máxima, pode chegar até 8-9 mm. O muco fino é abundante e forma bolhas com o CO_2 (Figs. 39-2, 39-22 e 39-37).

- *Secretor tardio:* 22° ao 25°/28 dias – a secreção máxima progesterônica, por volta dos dias 20 até 23, associa-se à nova elevação dos estrogênios, que, por *feedback* negativo, leva à diminuição da produção de gonadotrofinas, com consequente queda nos níveis de progesterona.

As regiões cornuais são totalmente revestidas por endométrio, e uma película mucosa fina, brilhante, recobre os óstios tubários, constituindo o diafragma tubário. A superfície permanece brilhante e mostra coloração rosada. Com a reabsorção do edema, podem ocorrer desníveis ou ondulações. A marcação é serosa, com espessura do endométrio de 7-8 mm. O muco é fino, aquoso e com formação de bolhas (Figs. 39-13, 39-14, 39-26, 39-27, 39-29 e 39-30).

- *Período de regressão:* 26° ao 28° e 1° dia/28 dias – na espécie humana a regressão endometrial se dá por reabsorção do edema estromal e descamação, culminando com o fenômeno da menstruação. Entre 10 e 14 dias após a ovulação, não ocorrendo concepção, inicia-se um processo de regressão com absorção do edema estromal. Isso se deve por ação luteolítica mediada por níveis estrogênicos em elevação associado à prostaglandina intrafolicular. A redução da espessura endometrial torna os capilares mais enovelados. O vasospasmo leva à estase circulatória, focos de hemorragia e necrose, culminando com um descolamento progressivo da camada funcional, que será completado em aproximadamente 48 horas. Esta, se regenerando novamente irá revestir a cavidade uterina. O conteúdo menstrual é composto por sangue, fragmentos endometriais e muco. O sangue não coagula imediatamente, e a hemostasia durante as primeiras 24 horas da menstruação depende da função plaquetária e da formação de trombos. É mantida nos dias subsequentes pelo vasospasmo das arteríolas espiraladas com auxílio do sistema de coagulação.

• Fase pré-menstrual: 26° e 27° dia – apresenta superfície de aspecto frouxo, lisa ou com ondulações. A coloração é esbranquiçada ou rosada, pouco brilhante. A diminuição do edema estromal torna visíveis capilares superficiais de calibre médio com trajeto curto. Petéquias podem ocorrer à distensão, e a marcação pode voltar a sangrar e mostra espessura em torno de 5-7 mm. O muco é fino, formando bolhas, porém em menor quantidade. Este período pode estar associado ao achado histológico de reação pseudodecidual. Imediatamente antes da menstruação, identificam-se focos de hemorragias submucosas e início do processo de desintegração das camadas compacta e esponjosa. A coloração vermelha intensa se deve às áreas da camada basal exposta alternada com algumas áreas de endométrio brancacento. A superfície friável, inicialmente com aspecto geral de "rachaduras", evolui com formação de fendas, crateras e lagos sanguíneos de profundidade variável. Apresenta marcação hemorrágica, com sangramento fácil ao

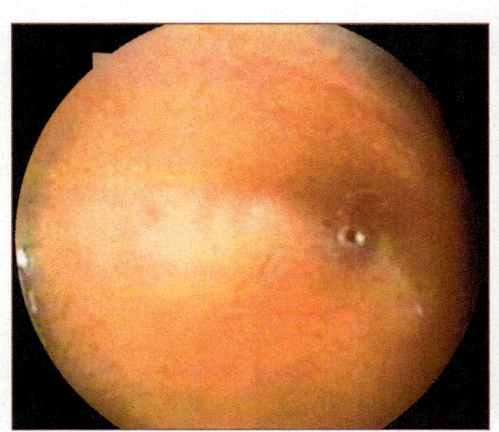

Fig. 39-37
Região cornual com diafragma tubário. Meio de distensão gás e óptica de 2,9 mm.

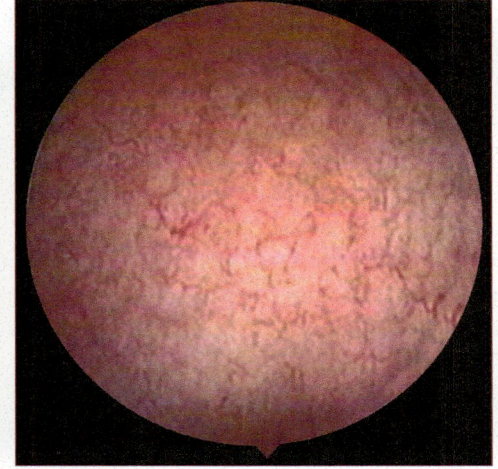

Fig. 39-38
Vascularização superficial ressurgindo. Meio de distensão de líquido e óptica de 2,9 mm.

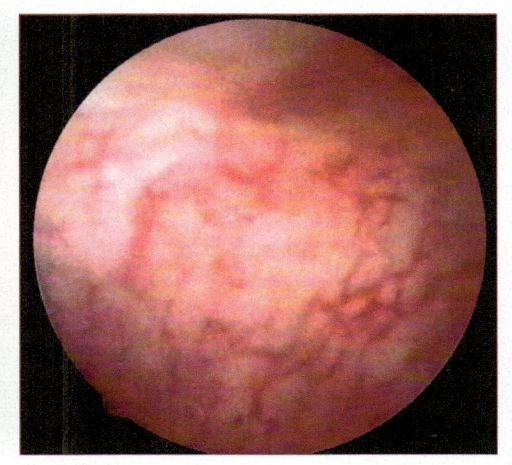

Fig. 39-39
Focos de hemorragias submucosas e aspecto de "rachaduras". Meio de distensão de líquido e óptica de 2,9 mm.

Fig. 39-40
Saco gestacional na parede posterior. Endométrio decidualizado com vascularização exuberante de grosso calibre. Óptica de 2,9 mm e meio de distensão gás. SG = Saco gestacional; ED = Endométrio decidualizado.

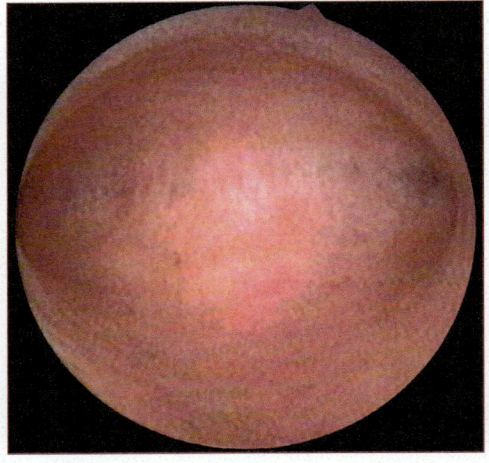

Fig. 39-41
Superfície uniforme, lisa e plana. Endométrio hipotrófico. Meio de distensão líquido e óptica de 2,9 mm.

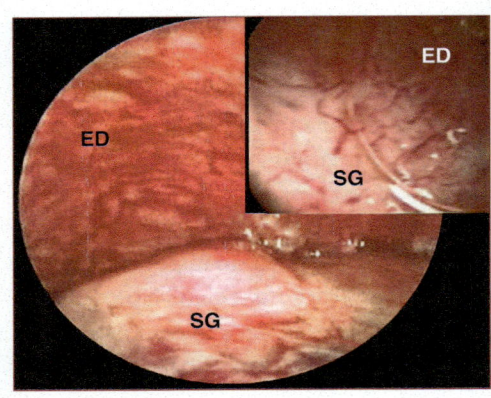

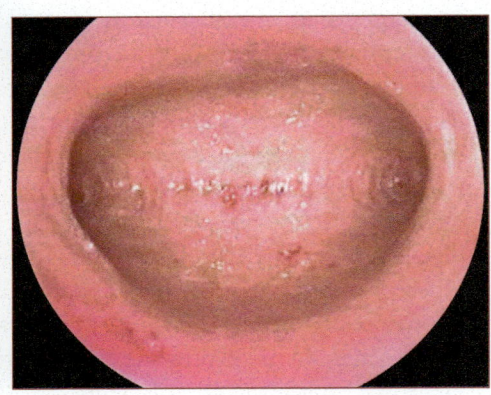

Fig. 39-42
Cavidade uterina com tamanho reduzido e fundo arcual, mostrando arcabouço conjuntivo bastante evidente. Endométrio com superfície lisa de coloração rosada. Meio de distensão gás e óptica de 4 mm.

contato. A espessura endometrial atinge até 3 mm (Figs. 39-23 a 39-25, 39-38 e 39-39).

- Fase menstrual: 28º e 1º dia – superfície irregular, rugosa, muito desigual, com áreas desnudas e hemorrágicas, podendo ser encontradas áreas ainda intactas de placas endometriais brancacentas. Coloração vermelha intensa. Marcação com sangramento menos intenso, apresentando espessura de 0 a 1 mm e muco sanguinolento (Fig. 39-15).

Endométrio decidualizado gestacional

No exame histeroscópico, realizado durante gestação incipiente, a cavidade uterina globosa é facilmente distensível. O endométrio tem aspecto decidual e encontra-se edemaciado, ondulado, com coloração esbranquiçada. A trama vascular superficial tem calibre médio e grosso, exuberante, de aspectos regular e reticular. Isso se deve à persistência do estímulo progestogênico no endométrio impedindo o vasospasmo e a hipóxia do endométrio. A área abaulada com vascularização aumentada corresponde ao saco gestacional (Fig. 39-40).

Endométrio no climatério

O processo de involução endometrial traduzido por deficiência hormonal é mais precoce na região fúndica, cornos uterinos e paredes laterais. Permanece, ainda, atividade da camada basal no resto da cavidade que vai reduzindo com o tempo.

Nos primeiros anos de déficit estrogênico a cavidade ainda apresenta forma e volume normais. As regiões cornuais se encontram afastadas, escavadas e deixam à mostra o relevo das fibras musculares concêntricas (aspecto de caracol). São identificadas áreas de endométrio baixo, com glândulas esparsas, alternando áreas desnudas com o arcabouço conjuntivo do tecido estromal subjacente à mostra. A coloração apresenta-se de rosada à esbranquiçada, pálida, opaca. A marcação pode ter espessura diminuída para a fase do ciclo, de 0 a 3 mm, nas mulheres que ainda menstruam. Vasos da camada basal, delgados e curtos podem ser visíveis por transparência, em razão de o epitélio se apresentar extremamente fino. Algumas petéquias submucosas podem ser induzidas pela distensão da cavidade uterina, simulando aspecto de endometrite crônica (Figs. 39-5, 39-41 a 39-44).

Endométrio na menopausa

A cavidade de aspecto tubular tem seu volume reduzido à custa do estreitamento do segmento superior e desaparecimento do degrau com o segmento inferior. Inicialmente ocorre acentuação da área fúndica central com regiões cornuais escavadas, levando a um aspecto arcuado. Posteriormente, com a involução muscular, essas

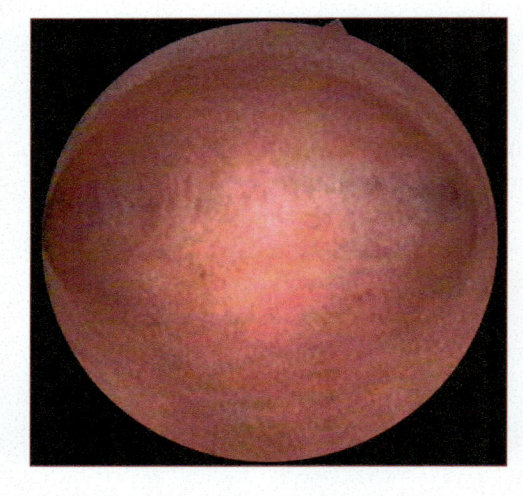

Fig. 39-43
Cavidade uterina com região cornual afunilada e arcabouço conjuntivo pouco aparente. Meio de distensão líquido e óptica de 2,9 mm.

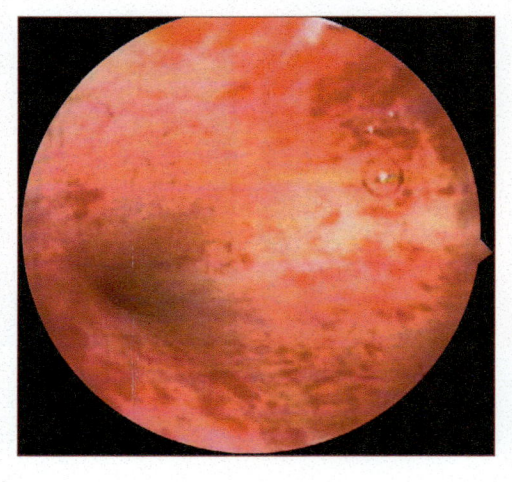

Fig. 39-44
Região cornual escavada e petéquias à distensão. Meio de distensão líquido e óptica de 2,9 mm.

CAVIDADE UTERINA E ENDOMÉTRIO NORMAL

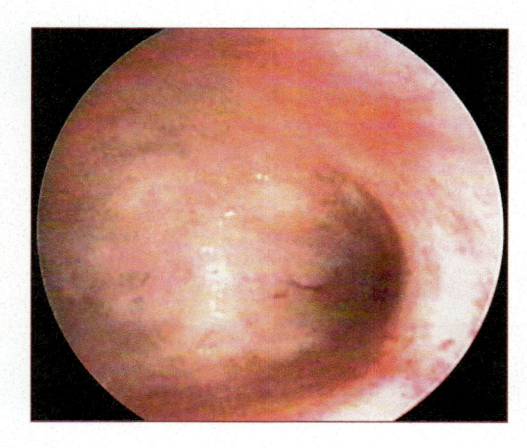

Fig. 39-45
Região cornual afunilada. Endométrio esbranquiçado e fino. Meio de distensão líquido e óptica de 2,9 mm.

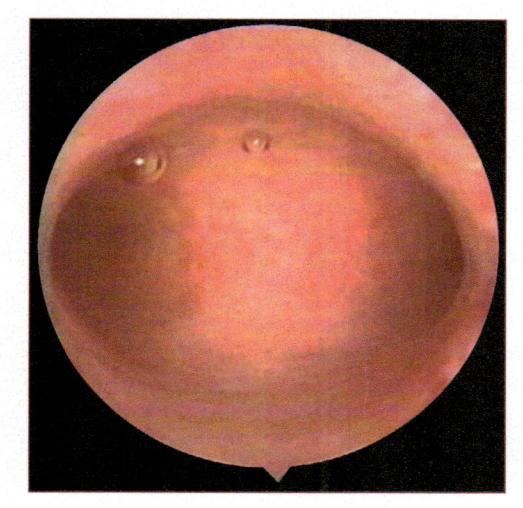

Fig. 39-47
Cavidade atrófica. Meio de distensão líquido e óptica de 2,9 mm.

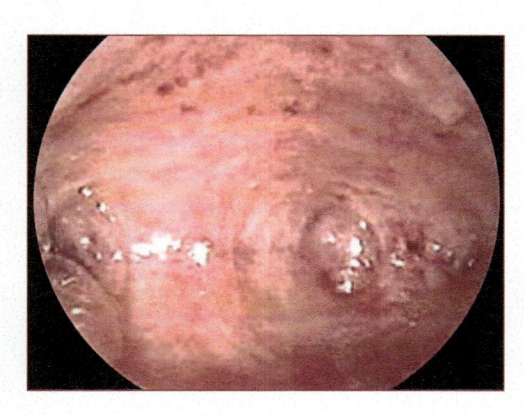

Fig. 39-46
Superfície irregular e sinéquia fúndica. Meio de distensão gás e óptica de 4 mm.

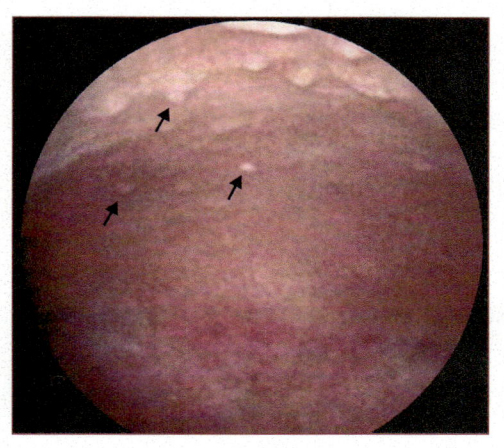

Fig. 39-48
Endométrio atrófico com áreas de atrofia cística (setas). Meio de distensão líquido e óptica de 2,9 mm.

regiões podem se nivelar com o plano da região fúndica. A superfície lisa e uniforme não apresenta vascularização superficial nem são identificados orifícios glandulares. Por vezes podem ser visíveis pequenas formações císticas chamadas de atrofia cística. A coloração esbranquiçada ou levemente rosada está pálida, pouco brilhante. Apresenta marcação negativa, com espessura menor que 1 mm e ausência de vascularização superficial. O estroma conjuntivo e o relevo muscular se tornam aparentes, podendo tardiamente apresentar aspecto trabeculado. Sinéquias comumente se desenvolvem no fundo uterino, tornando o aspecto da cavidade uterina irregular (Figs. 39-6, 39-44 a 39-48).

BIBLIOGRAFIA

Chistoper PC, Robins. *Histologia do endométrio e ciclo menstrual em patologia estrutural e funcional.* 5. ed. Rio de Janeiro: Guanabara Koogan, 1996.

Crispi C, Lasmar R, Barrozo P. *Histeroscopia – Uma abordagem prática.* Rio de Janeiro: Medsi, 2001.

Dallenbach-Hellweg G. *Histopathology of the endometrium.* 4th ed. Berlin: Springer-Verlag.

Halbe HW et al. Fisiologia menstrual. *Sinopse de Ginec e Obst* 1997;4:5-13.

Labastida NR. *Tratado y atlas de histeroscopia.* Barcelona: Masson, 1999.

Li TC et al. Endometrial morphology, in the human endometrium. *Ann N Y Acad Sci* 1994;734:169-84.

Loyola A. *Manual e atlas de histeroscopia e micro-histeroscopia.* Rio de Janeiro: Revinter, 1998.

Mencaglia L, Albuquerque Neto LC. *Histeroscopia diagnóstica.* Rio de Janeiro: Medsi, 2002.

Miyahira H. *Análise crítica do diagnóstico histeroscópico endometrial.* Tese Doutorado. Instituto Ginecologia UFRJ, 1995.

Speroff L, Robert H, Glass Nathan G. *Clinical gynecologic endocrinology and infertility.* 6th ed. Lippincott Williams & Wilkins, 1999.

Sugimoto O. *A color atlas of hysteroscopy.* Tokio: Springer-Verlag, 1999.

Valle RF. Development of hysteroscopy: from a dream to a reality, and its linkage to the present and future. *JMIG* 2007;14:407-18.

Van Herendael BJ, Stevens MJ, Flakiewicz-Kula A et al. Dating of the endometrium by microhysteroscopy. *Gyenecol Obstet Invest* 1987;24:114-18.

40 Repercussões Endometriais – Drogas e Endocrinopatias

Hildoberto Carneiro de Oliveira
Gisele Ozom dos Santos

- **INTRODUÇÃO**
- **RECEPTORES HORMONAIS NO ENDOMÉTRIO**
- **DROGAS E AÇÃO NO ENDOMÉTRIO**
- **DROGAS**
  Anticoncepcionais
  Estrogênios naturais
  Estrogênios sintéticos ou artificiais
  Progesterona
  Progestogênicos sintéticos
  Indutores da ovulação
  Citrato de clomifênio
  Anticoncepcional hormonal oral (ACO)
  Minipílula
  Contraceptivo injetável
  DIU liberador de levonorgestrel
  Contracepção hormonal oral de emergência
  Progestogênicos
  SERMS
  Tamoxifeno
  Raloxifeno
  Fitoterápicos
  Antagonista e análogo do GnRH
  Drogas não hormonais
  α-*metildopa, propranolol e benzodiazepínicos*
- **ENDOCRINOPATIAS**
  Anovulação
  Tireoidopatias
- **REFERÊNCIAS BIBLIOGRÁFICAS**

INTRODUÇÃO

O endométrio é a mucosa de revestimento da cavidade uterina e é composta histologicamente de três camadas: camada basal (profunda), esponjosa (média) e a superficial ou compacta (superficial). Sob a influência dos hormônios ovarianos o endométrio sofre alterações cíclicas durante toda a vida reprodutora. Os estrogênios têm ação proliferativa sobre o endométrio, e a progesterona transforma este endométrio previamente preparado pelos estrogênios em endométrio secretor. Esta ação sinérgica dos estrogênios com a progesterona prepara a cada ciclo este endométrio para receber o produto da fecundação. Na ausência de estrogênios o endométrio se atrofia e se torna irresponsível à progesterona. No entanto, este endométrio atrófico se estimulado pelos estrogênios sofre proliferação.

O endométrio é muito sensível aos hormônios ovarianos e a todas as substâncias que tenham efeitos idênticos a estes esteroides.

A camada funcional é eliminada em grande parte durante a menstruação. O mesmo não acontece com a camada basal, responsável pela regeneração endometrial.

O estímulo estrogênico continuado sem a contraposição da progesterona leva à proliferação endometrial, hiperplasia do endométrio e em circunstâncias favorecedoras ao câncer de endométrio.

A histeroscopia permite a visão direta do endométrio, possibilitando, assim, a comprovação do efeito dessas substâncias no endométrio, outrora restrita ao patologista.

A histeroscopia ambulatorial tornou possível a análise macroscópica da mucosa endometrial, tendo como elementos: a característica da espessura endometrial, aspecto da vascularização, coloração, tipo e distribuição glandular que, juntamente com a presença de muco, permitirá avaliar o estado funcional do endométrio.[1]

RECEPTORES HORMONAIS NO ENDOMÉTRIO

Em 1913, Ehrlich disse: "drogas não agem a menos que se liguem".

Droga pode ser definida como uma substância que altera o funcionamento biológico por ações químicas. A ação é ocasionada pela interação com moléculas específicas, que têm papel regulador, denominadas de receptor.

A adequada interação da droga com o seu receptor depende do tamanho, carga elétrica, forma e composição química apropriadas, além de propriedades necessárias para serem transportadas do local onde são administradas para o sítio de ação e finalmente serem inativadas ou eliminadas em tempo certo.

Drogas agonistas se ligam aos receptores, ativando-os, enquanto as drogas antagonistas impedem a ligação de outras drogas ao se ligarem ao receptor.[2]

A interação das drogas com seus receptores é feita através de forças ou ligações químicas denominadas de covalentes, eletrostáticas ou hidrofóbicas.

Os receptores para estrogênio (RE) e os receptores para progesterona (RP) representam uma classe de proteínas reguladoras com habilidade de se ligar fortemente ao genoma da célula, ativando genes responsivos, modificando a síntese de ácido ribonucleico (RNA) específico e proteínas envolvidas na regulação da proliferação, diferenciação e função fisiológica celular.

A atuação dos hormônios esteroides depende de ligações específicas com os receptores (R) que estão presentes nos tecidos-alvo.[3]

Existem dois modelos que procuram explicar como o hormônio esteroide se liga ao seu receptor, provocando resposta no tecido-alvo.

No primeiro modelo o estradiol livre atravessa a membrana plasmática por difusão e se liga à proteína receptora no citoplasma, formando um complexo esteroide receptor, com propriedades de passar através dos poros da membrana nuclear, ligando-se ao ácido desoxirribonucleico (DNA) nuclear.

Dessa ligação resulta a ativação da enzima DNA polimerase, responsável pela transcrição gênica ao RNAs mensageiros, uns dos quais irá determinar a formação de receptores para progesterona, que, retornando ao citoplasma, acoplar-se-ia ao ribossoma, decodificando a informação, levando à ação biológica do estradiol e síntese de seus receptores, inclusive para progesterona.

Este modelo, também chamado de "dois passos", foi aceito até 1984, quando foi demonstrado, através de reações imuno-histoquímicas e métodos bioquímicos, que o R, incluindo sua forma livre, está distribuído principalmente no núcleo da célula.[3-5]

No conceito atual, o esteroide se ligaria ao receptor nuclear, aonde chegaria por difusão, formando um complexo hormônio-receptor, levando, então, às reações descritas.

O estrogênio e a progesterona, por suas propriedades lipofílicas, se difundem através das membranas celulares, citoplasma e núcleo, para interagir com seu R específico.[5]

O receptor está presente em pelo menos duas formas: a forma não ocupada, que deve estar ligada aos componentes nucleares através de interações de baixa afinidade, e a forma ocupada, ligada ao hormônio. A interação com seu receptor provoca rápidas modificações na conformação dessa forma ocupada, que se associa fortemente à cromatina nuclear; e esta associação, por sua vez, leva a um aumento na transcrição gênica, dependendo da respectiva célula-alvo (Fig. 40-1).[6,7]

O ciclo menstrual é dividido em duas fases. A primeira fase ou proliferativa é dominada pela ação do estrogênio (E), que se caracteriza por intensa atividade mitótica do epitélio glandular, das células do estroma e do endotélio vascular. A segunda fase do ciclo, ou secretora, é dominada pela ação da progesterona (P), caracterizada por secreção glandular, decidualização e mitose do estroma.[8] Estes esteroides atuam no endométrio por ligações específicas a seus receptores (Rs), que estão presentes no núcleo da célula endometrial.[9]

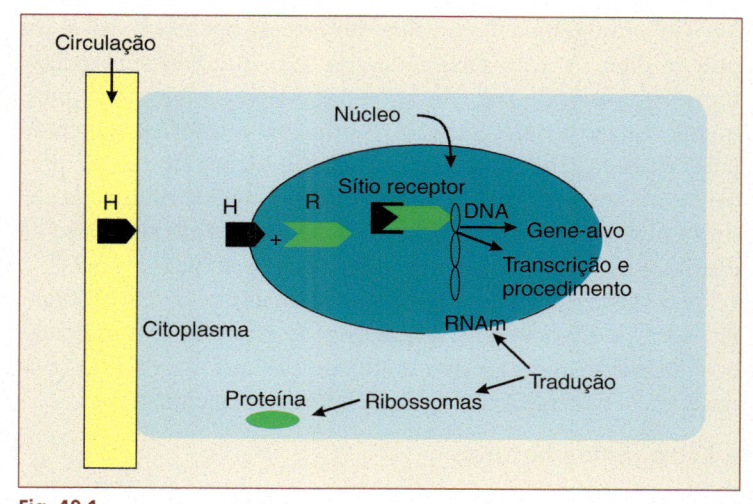

Fig. 40-1
Representação esquemática do mecanismo de ação dos receptores para esteroides na célula endometrial. H = Hormônio; R = Receptor.

A distribuição do receptor de estrogênio (RE) e do receptor de progesterona (RP) no endométrio é irregular, variando de região, paciente e de acordo com o dia do ciclo menstrual.[9] Baixas concentrações de RE são encontradas na fase folicular precoce, aumentando gradativamente até alcançar o máximo no período periovulatório,[10] voltando a diminuir lentamente até o final da fase lútea, onde seus níveis são similares ou abaixo da fase folicular inicial. As variações conferem diferentes imagens histológicas e histeroscópicas. A concentração de RE aparece principalmente nas células epiteliais glandulares do endométrio. Estão mais presentes na camada basal e há indícios de sua presença no estroma. Na cérvice este é encontrado em toda camada epitelial.[11]

As concentrações de receptores de progesterona (RP) não sofrem variações significativas durante o ciclo menstrual. A formação de RP é induzida pelos níveis circulantes de estrogênio endógeno ou exógeno.

DROGAS E AÇÃO NO ENDOMÉTRIO

A ação das drogas no endométrio depende do tipo, dose, tempo de atuação, via de administração e afinidade pelos seus receptores.

Drogas de uso clínico podem ter como efeitos indesejáveis o sangramento uterino anormal, causando ansiedade às pacientes e, na maioria das vezes, interrupção do tratamento.

O progresso no conhecimento do mecanismo de ação das drogas e sua repercussão no tecido endometrial, bem como o desenvolvimento e o aprimoramento de métodos diagnósticos, tornaram-se ferramentas importantes na terapêutica e manejo das diversas patologias.

A base da maioria das drogas que agem no endométrio tem em sua composição estrogênio ou progesterona (relatados a seguir), e a seguir descreveremos sobre as principais drogas utilizadas nas diferentes fases da vida da mulher e com seus efeitos no endométrio.

DROGAS

Anticoncepcionais

Os anticoncepcionais hormonais têm em sua composição uma única substância que é um progestágeno ou um progestágeno associado a um estrogênio sintético que é o etinilestradiol.

Os androgênios são precursores dos estrogênios produzidos pela mulher. A ação enzimática da 17β-hidroxidesidrogenase transforma a androstenediona em testosterona, que é rapidamente convertida em estradiol, o principal estrogênio secretado pela célula da granulosa. O pico máximo é atingido na fase pré-ovulatória sob ação do LH. O estradiol também se origina da androstenediona via estrona. O estriol é o metabólito periférico da estrona e estradiol e não um produto secretado pelo ovário.[12]

Há vários tipos de estrogênios, os naturais e os sintéticos (Quadro 40-1), e a estrogenoterapia isolada ou associada tem indicação no tratamento do sangramento uterino disfuncional (SUD), contracepção e na terapia de reposição hormonal no climatério.

■ Estrogênios naturais

As principais substâncias estrogênicas naturais são: 17β-estradiol, estrona, estriol e os estrogênios conjugados equinos. Podem ser extraídos do sangue, da urina e dos tecidos, como também total ou parcialmente sintetizados. A principal fonte de estrogênios naturais é a urina de égua prenha, de cavalos, de mulher grávida e, finalmente, da placenta.[21] Atualmente os estrogênios conjugados encontrados no mercado são: valerato ou valeraniato de estradiol, 17β-estradiol e o estriol.

■ Estrogênios sintéticos ou artificiais

Os estrogênios sintéticos ou artificiais foram obtidos por alteração na estrutura molecular do estradiol, com adição de um grupo etinil na posição 17 tornando-o ativo por via oral. O outro estrogênio é o éter 3-metílico do etinilestradiol, mestranol. O mestranol é mais fraco porque precisa ser convertido em etinilestradiol no organismo. O etinilestradiol é o componente estrogênico contido nos anovulatórios de baixa dosagem.[3]

■ Progesterona

A progesterona é produzida pelo corpo lúteo e em menor quantidade pela suprarrenal. Secretada na fase folicular em pequenas quantidades, estas elevam-se gradativamente até alcançar níveis plasmáticos vinte vezes maiores no final da fase lútea. É responsável por modificações no endométrio necessárias para implantação e desenvolvimento do embrião. Durante a gravidez, a placenta também sintetiza e libera grandes quantidades de progesterona.

A ação da progesterona no endométrio depende tanto de uma atividade estrogênica prévia, transformando um endométrio proliferativo em secretor, como também de uma interação entre o tecido glandular e o estroma.

A modificação no endométrio é mediada pela ação de receptores específicos para a progesterona, cuja síntese é modulada pela secreção do estradiol durante a fase folicular. Inibe seu próprio receptor, ao mesmo tempo em que inibe a síntese de DNA e a formação de receptores nucleares estrogênicos, exercendo um mecanismo antimitótico e antiproliferativo no tecido endometrial. Induzem aumento de 17-hidroxiesteroide desidrogenase e sulfoniltransferase que convertem o estradiol em estrona, estrogênio menos potente.[13]

Há uma série de medicamentos que apresenta na sua composição uma progesterona ou um progestogênico e que tem uma ampla indicação clínica, como, por exemplo, na terapia de reposição hormonal, correção de sangramento uterino anormal e contracepção.

■ Progestogênicos sintéticos

Os progestogênicos são compostos sintéticos produzidos para substituir a progesterona natural, que é mal absorvida por via oral. Os diversos compostos originados podem exercer efeitos androgênicos (levonorgestrel), efeitos antiandrogênicos (acetato de ciproterona), estrogênicos (noretinodrel) e glicocorticoides (acetato de medroxiprogesterona).[14]

Os progestogênicos podem ser divididos em dois grupos: os derivados da progesterona ou pregnanos e os derivados da 19--nortestosterona.[11,15,167]

DERIVADOS DA PROGESTERONA OU PREGNANOS

A 17α-hidroxiprogesterona é um composto que apresenta uma certa atividade progestacional e é o ponto de partida para o desenvolvimento de muitos progestogênicos sintéticos, como o acetato de 17α-hidroxiprogesterona.[14,15]

No endométrio produzem modificações secretoras mais próximas àquelas induzidas pela progesterona, em pacientes previamente sensibilizadas pelos estrogênios.

DERIVADOS DA 19-NORTESTOSTERONA – ESTRANOS E GONANOS

A 19-nortestosterona é derivada da testosterona e, graças à sua composição, apresenta perda da androgenicidade, ganho da atividade progestacional e da atividade por via oral. São observadas respostas atípicas no endométrio, mesmo quando associado ao estrogênio, com assincronismo entre a evolução morfológica das glândulas e do estroma. As glândulas permanecem com características de fase proliferativa, enquanto o estroma desenvolve-se rapidamente, revelando alterações pseudodeciduais.

Os principais progestogênicos estão relacionados no quadro a seguir (Quadro 40-2).[15]

Indutores da ovulação

■ Citrato de clomifênio

É uma das principais drogas indutoras da ovulação e aplica-se primeiramente na correção dos distúrbios ovulatórios, objetivan-

Quadro 40-1 Principais estrogênios

Estrogênios Naturais	Estrogênios Sintéticos
17β-estradiol	Etinilestradiol
Estrona	Mestranol
Estriol	
Estrogênios conjugados	

Quadro 40-2 Principais progestogênicos sintéticos

Derivados da Progesterona ou Pregnanos	Derivados da 19-Nortestosterona: Estranos e Gonanos
■ Acetato de 17-α-progesterona	■ Noretindrona ou noretisterona-ativo por via oral (perda da androgenicidade/ ganho da atividade progestacional)
■ Acetato de megestrol – progestogênico com ação antiestrogênica e antiandrogênica	
■ Acetato de medroxiprogesterona	■ Norgestrel
■ Acetato de ciproterona	■ Levonorgestrel ± ativo por VO
■ Acetato de nomegestrol – deriva do grupo 19-norprogesterona – maior afinidade pelos receptores de progesterona	■ Desogestrel
	■ Gestodeno
	■ Norgestimato
	■ Tibolona
■ Acetato de clormadinona	■ Gestrinona

do um amadurecimento folicular, postura ovular. Em segunda situação, visa ao amadurecimento de vários folículos, para coleta dos oócitos maduros que serão empregados em técnicas de reprodução assistida.

O uso de drogas indutoras de ovulação acompanha-se frequentemente de corpo lúteo de má qualidade.[17] O clomifeno está particularmente relacionado com a insuficiência lútea pela ocupação prolongada dos receptores estrogênicos.

O citrato de clomifeno é uma droga sintetizada pela primeira vez em 1956, com uso liberado a partir de 1967. É um agente não hormonal, ativo por via oral, com estrutura química semelhante ao dietilestilbestrol, desempenhando ação estrogênica. O citrato de clomifeno é obtido por meio da mistura de dois isômeros renomeados como citrato de zuclomifeno e enclomifeno. O enclomifeno tem duração de apenas 24 horas na circulação, enquanto níveis de zuclomifeno são detectáveis após 6 semanas de administração do produto, fato que pode explicar gravidez após interrupção da medicação. O clomifeno é encontrado em comprimidos de 50 mg, contendo 38% da forma ativa de zuclomifeno e exerce apenas um efeito estrogênico fraco. A característica principal de seu mecanismo de ação é a ocupação por longo período nos receptores nucleares, principalmente no hipotálamo, onde tem ação primária. O estado de ocupação prolongada dos receptores nucleares hipotalâmicos, deslocando o estrogênio endógeno, associado à sua baixa potência estrogênica, cria um falso estado de hipoestrogenismo. O hipotálamo aumenta a frequência de pulso de GnRH, e, como consequência, a hipófise libera gonadotrofinas. O FSH em quantidades adequadas na circulação inicia a maturação folicular.[17,18] A vida média é de, aproximadamente, 5 dias.

Por outro lado, o estado de hipoestrogenismo aumenta a insuficiência lútea, repercutindo de maneira negativa sobre o muco cervical e sobre os receptores de progesterona no endométrio que são estrogênios dependentes.[19]

Na tentativa de correção desses efeitos indesejáveis, administra-se estrogênio conjugado. A lógica quanto à estrogenoterapia, além da tentativa de estimular a descarga adequada de LH, induz a síntese dos receptores de progesterona no tecido endometrial, substrato importante a uma eventual terapia complementar com progesterona, que, além de corrigir a insuficiência lútea, melhora o muco cervical.[19]

A cavidade uterina é recoberta por endométrio com pontilhado, glândulas ainda em fase proliferativa, com áreas contendo glândulas em fase secretora, o que demonstra a maturação irregular (Fig. 40-2).

Admite-se que os efeitos antiestrogênicos possam ser causados pelo isômero zuclomifeno.[17]

Anticoncepcional hormonal oral (ACO)

O mecanismo básico é a supressão da ovulação. A inibição da produção e secreção das gonadotrofinas hipofisárias, hormônio foliculoestimulante (FSH) e o hormônio luteinizante (LH), particularmente no meio do ciclo,[20] é efetuada na hipófise, em consequência da inadequada produção do hormônio liberador de gonadotrofinas (GnRH).[28] A inibição do desenvolvimento folicular, a ovulação e a formação de corpo lúteo são refletidas por marcante redução na secreção ovariana de estrogênio e progesterona.[4] O progestogênico inibe o pico do LH no meio do ciclo, e a ação antigonadotrófica é potencializada pela adição do etinilestradiol,

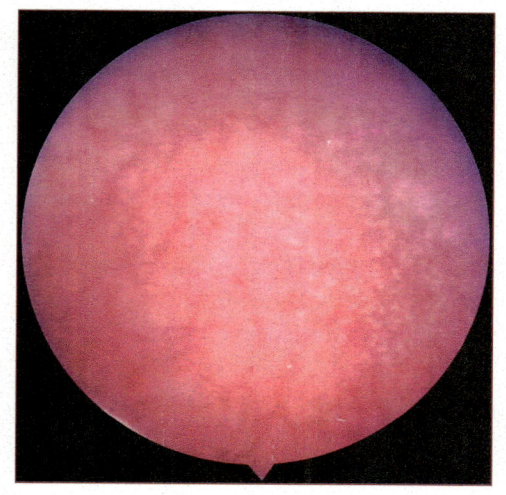

Fig. 40-2 Endométrio disfuncional.

que também evita a descamação irregular do endométrio. Os níveis de FSH e LH diminuem já no primeiro dia de administração dos anticoncepcionais orais combinados. Entretanto, são necessários pelo menos 7 dias de uso diário ininterrupto dos anovulatórios para suprimir o desenvolvimento folicular. Os níveis de FSH e LH retornam imediatamente após o último dia de ingestão dos anovulatórios, o que pode ser responsável por gravidez acidental. O desenvolvimento de novos folículos se inicia durante o intervalo livre de pílula a partir de sete dias.[22]

No colo uterino os ACOs provocam alterações no muco cervical, tornando-o escasso, espesso e altamente viscoso, dificultando a espermomigração. No endométrio diminuem a produção glandular de glicogênio, de tal forma que o blastocisto não dispõe de material energético suficiente para sobreviver na cavidade uterina. Nas tubas modificam a contratilidade.[23,24]

Os progestogênicos utilizados em combinação com etinilestradiol são: norgestimato, acetato de ciproterona, levonorgestrel, desogestrel e gestodeno.

A bioequivalência das doses utilizadas entre os progestogênicos contidos nos anticoncepcionais combinados orais para inibir a ovulação é paralela à afinidade ligante ao receptor progestacional (Quadro 40-3).

A mudança endometrial é uma resposta à inibição da ovulação. Nos anticoncepcionais de baixa dose ou minipílula, o endométrio se torna fino, hipotrófico, com leve atividade secretora e, por vezes, inativo. Algumas mulheres apresentam amenorreia, e esta se deve ao efeito progestacional que domina sobre a dose do estrogênio utilizado, que não é suficiente para a adequada proliferação endometrial. A atrofia endometrial não é permanente. Após a interrupção do anovulatório, o retorno da função ovariana normal restaura a proliferação endometrial.[24] Por outro lado, o sangramento de escape também se deve ao endométrio hipotrófico acentuado, frágil e propenso a sangramento dessincronizado.

À visão histeroscópica o endométrio se apresenta hipotrófico, acentuado, com aspecto secretor, observando-se orifícios glandulares espaçados devidos à ação preponderante da progesterona sob o estrogênio. A hipotrofia é mais acentuada no fundo uterino e nas regiões cornuais, que se apresentam algo tuneliza-

Quadro 40-3 Bioequivalência entre os progestágenos utilizados nos ACOs

0,20 mg	≅ 0,06 mg	≅ 0,04 mg	≅ 0,40 mg	≅ 0,06 mg
Norgestimato	Desogestrel	Gestodeno	Noretindona	Levonorgestrel

ACO = Anticontraceptivo oral; ≅ = Bioequivalência.

das, deixando visível o arcabouço das fibras musculares uterinas; porém, o tamanho da cavidade uterina é normal (Fig. 40-3). Na análise histológica do endométrio, as glândulas estão em número reduzido, com aspecto tubular, estreitadas, recobertas por epitélio plano com núcleo picnótico e cromatina densa. O citoplasma é eosinofílico, ocasionalmente com presença de vacúolos diminutos sem atividade secretora e com estroma denso.[7] Na utilização prolongada pode ser observada prevalência de hipertrofia polipoide[18] e de pólipo cervical[25] (Figs. 40-4 e 40-5).

Com os anticoncepcionais combinados, o endométrio é similar ao do ciclo menstrual normal (Fig. 40-6); entretanto, sua espessura diminui com o uso prolongado, justificando a diminuição do fluxo menstrual por parte das usuárias.

O uso contínuo e prolongado de anovulatório combinado produz atrofia da mucosa endometrial, com amenorreia, *spotting* e sangramento prolongado em decorrência da contínua ação antiestrogênica do progestogênico. À visão histeroscópica, a cavidade uterina é desnuda do tecido endometrial. A atrofia deixa à mostra as fibras musculares em toda a extensão da cavidade uterina, expondo os vasos da basal, que, por vezes, sangram (Fig. 40-7). A histologia mostra um epitélio atrófico, irregular, com um número de glândulas bastante reduzidas,[5] estreitadas e desaparecendo com o continuar do estímulo progestogênico.

O sangramento de escape que ocorre com a utilização dos anticoncepcionais de baixa dose é consequência da atrofia induzida pelo progestogênico, deixando os vasos expostos sem sustentação estromal. O tratamento duplicando ou triplicando a dose do ACO não tem sentido, porque permanece o impacto da ação atrofiante do endométrio em decorrência do progestogênico contido no ACO. A administração concomitante de estrogênio conjugado, 2,5 mg, ou etinilestradiol, 20 mcg, diariamente, durante sete dias, geralmente resolve o sangramento de escape. O esquema pode ser utilizado em qualquer etapa do ciclo.[3]

Minipílula

O mecanismo básico é o bloqueio total ou parcial do pico do LH no meio do ciclo.[20,23,24]

Os progestogênicos mais utilizados são o levonorgestrel 0,03 mg, acetato de noretindrona 0,35 mg e linestrenol 0,5 mg.

A quantidade de progestogênico empregada na minipílula é menor do que nos anticoncepcionais orais combinados. O índice de ovulação fica em torno de 40% quando se utiliza o progestogênico levonorgestrel. Em outros casos, há uma diminuição da atividade folicular ou insuficiência do corpo lúteo. Quando há inibição da ovulação, o mecanismo é semelhante aos anticoncepcionais combinados orais.[21]

As alterações endometriais são semelhantes aos dispositivos de implantes que variam desde atrofia, proliferação suprimida, secreção irregular e, às vezes, atividade secretora normal. O endométrio torna-se fino com glândulas de diâmetro reduzido.[26]

Outro progestogênico utilizado em contraceptivo oral isolado é o desogestrel na dose de 75 μg, sua diferença é a mais baixa androgenicidade. Quando comparado com o levonorgestrel 30 μg/dia, o endométrio se apresenta inativo ou pouco proliferativo em 30% das mulheres, enquanto 40-50% apresentavam caracte-

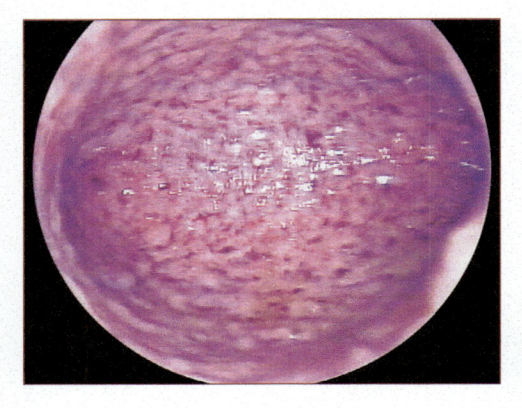

Fig. 40-3
Cavidade uterina com hipotrofia acentuada.

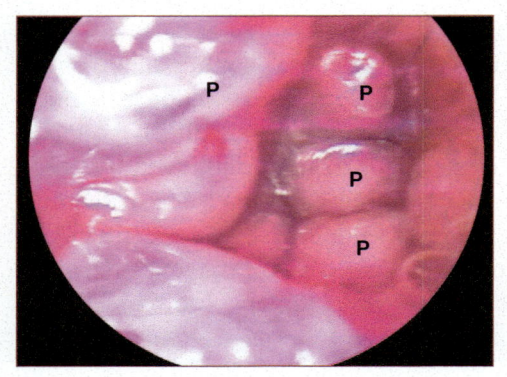

Fig. 40-4
Hipertrofia polipoide da mucosa endometrial. P = Pólipos.

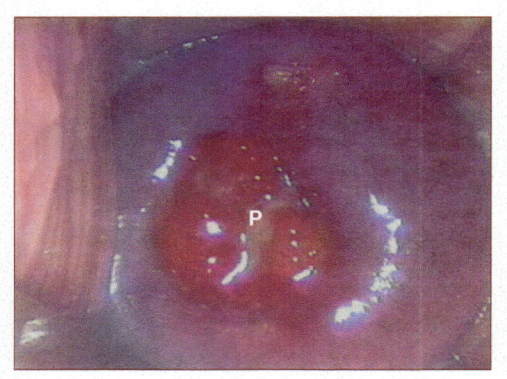

Fig. 40-5
Pólipo cervical (P).

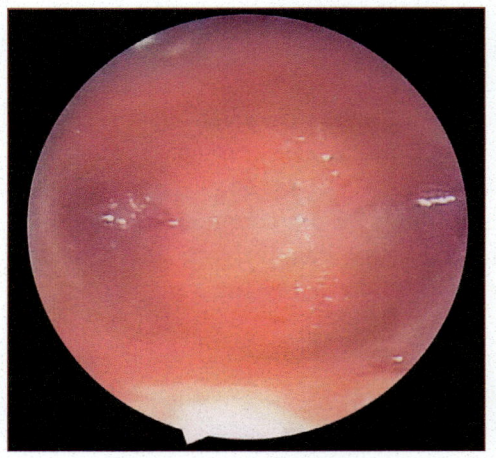

Fig. 40-6
Endométrio com atividade secretora.

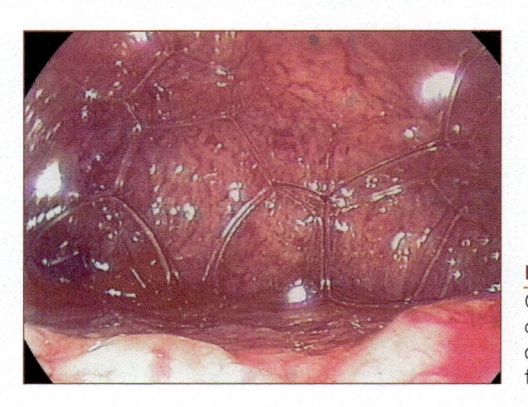

Fig. 40-7
Observar os vasos da camada basal expostos que sangram com frequência.

rística secretora contra 70-85% das pacientes que usaram levonorgestrel e uma proporção mais baixa de endométrio inativo (10-15%), indicando um maior efeito supressor ovariano induzido pelo uso do desogestrel.[27]

Contraceptivo injetável

O acetato de medroxiprogesterona de depósito (AMP-D) é um progestogênico sintético derivado da 17α-hidroxiprogesterona, com estrutura similar à progesterona natural. A sua forma de suspensão microcristalizada permite uma ação prolongada, em razão de sua pouca solubilidade em líquidos orgânicos, resultando em lenta liberação, o que mantém os níveis sanguíneos circulantes.[20]

As mudanças no endométrio sob ação de AMP-D são muitas, a espessura endometrial diminui logo após a primeira injeção, tornando-se fino e atrófico, em consequência da supressão dos receptores dos estrogênios. As modificações em decorrência da inibição da função ovariana são manifestadas clinicamente como amenorreia, sangramento irregular ou *spotting*, que pode persistir por 7 dias ou mais. Ao fim de um ano de tratamento, 59% das mulheres apresentarão amenorreia.[21]

Na análise histeroscópica o endométrio é hipotrófico com presença de orifícios glandulares espaçados e sem sinais de atividade secretora. Com o continuar da ação do progestogênico, o endométrio se torna atrófico (Fig. 40-8).

O AMP-D é administrado na dose de 150 mg a cada 3 meses. Primeira tomada no 5º dia do ciclo menstrual. Após a injeção de 150 mg de AMP-D, a ovulação é inibida por, pelo menos, 14 semanas, podendo persistir por até 18 meses após a última injeção, porém não afeta a fertilidade a longo prazo.

A alteração do muco cervical é praticamente igual em qualquer dos progestogênicos utilizados. As modificações que ocorrem com o AMP-D são mais precoces, sendo observadas em três a sete dias; porém, na maioria das vezes, já nas primeiras 24 horas após a injeção.[21]

O enantato de noretindrona é outro progestogênico injetável administrado a cada dois meses, tem o mesmo mecanismo de ação que AMP-D, porém sua eficácia é por um período mais curto.[20,21]

DIU liberador de levonorgestrel

O sistema de levonorgestrel intrauterino (LNG-DIU) compreende um esqueleto de polietileno em forma de T, com a alça impregnada com LNG disperso em um reservatório de polidimetilsiloxano, que regula a liberação de levonorgestrel. Contém 52 mg de levonorgestrel com taxa inicial de liberação de 20 mcg/24 h e cerca de 15 mcg/h após 5 anos.

Uma alta concentração de LNG na cavidade uterina é conseguida com pouca absorção sistêmica.[20,21] Os efeitos endometriais são observados já no primeiro mês após a inserção do LNG-DIU, com supressão do epitélio endometrial (luminal e glandular) e intensa reação decidual. Essas alterações são em consequência da insensibilidade do endométrio ao estradiol circulante (inibição de síntese do receptor de estradiol e efeito antiproliferativo), que desaparecem após um mês de remoção do LNG-DIU (Fig. 40-9).

Apesar de a progesterona ter meia-vida curta, a liberação constante permite a manutenção de um nível persistente e eficaz do hormônio. Acredita-se que o efeito local da progesterona sobre o endométrio torna-o incapaz de sustentar a implantação.[31] A melhora na sintomatologia da dismenorreia e redução do fluxo menstrual se deve a uma diminuição na produção endometrial das prostaglandinas. Portanto, seu uso clínico pode ser extensivo além de contracepção, para a portadora de endometriose e adenomiose. Um quinto das mulheres usando este sistema vai de-

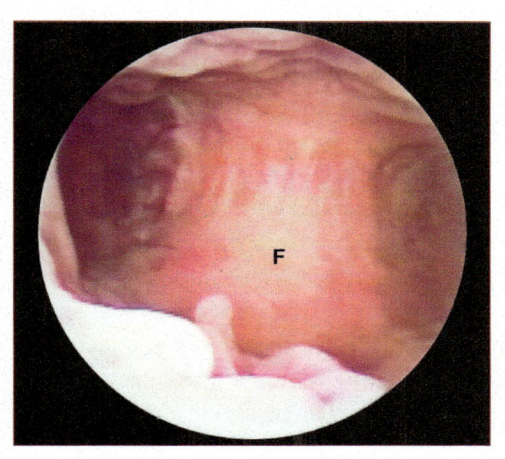

Fig. 40-8
Cavidade hipotrófica, com acentuação da região fúndica.
F = Fundo uterino.

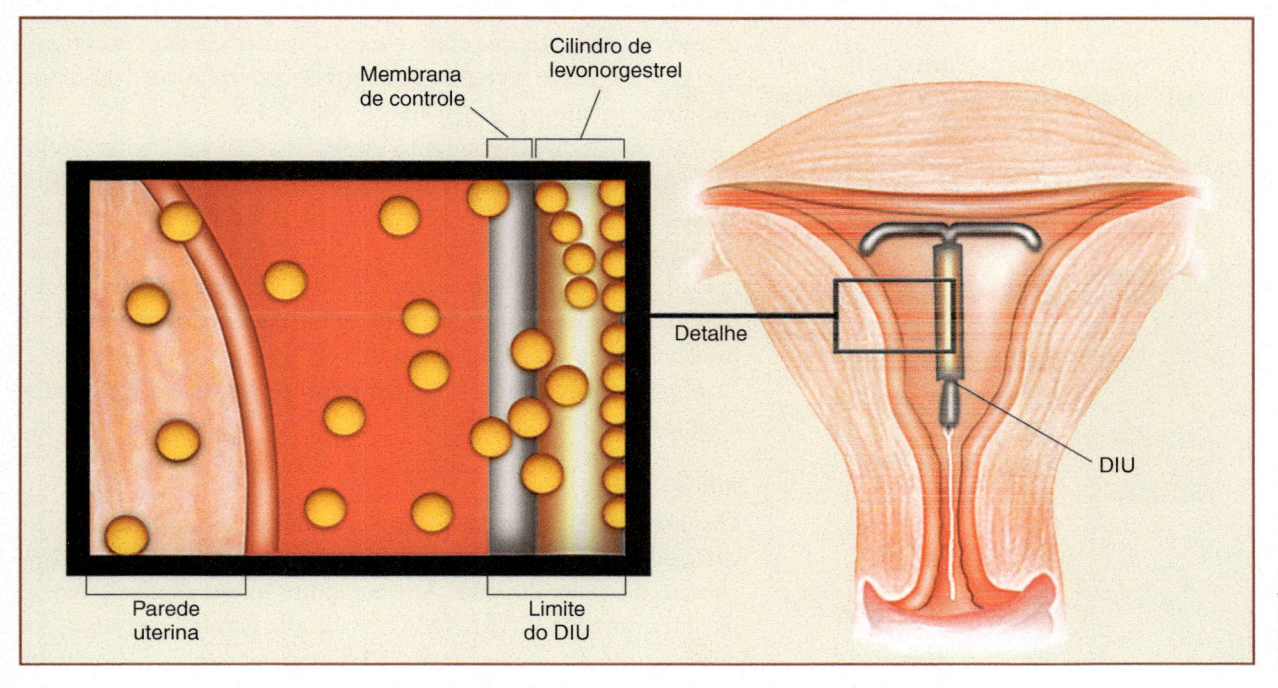

Fig. 40-9
Apresentação esquemática do LNG-DIU.

senvolver amenorreia dentro de 6 meses. Aproximadamente 45 a 90% dos ciclos permanecem ovulatórios.

Foi lançado como contraceptivo com uma eficácia similar àquela da esterilização cirúrgica, reduzindo a perda do fluxo menstrual em até 90% após 3 a 6 meses de tratamento. É utilizado também na terapia de sangramento uterino disfuncional (SUD) e na terapia de reposição hormonal (TRH) no climatério em combinação com estrogenoterapia oral ou transdérmica.

Uma parcela de mulheres pode apresentar *spotting*, polimenorreia, sangramentos irregulares, oligomenorreia.

Contracepção hormonal oral de emergência

Atualmente o esquema recomendado é a utilização de levonorgestrel 2 comprimidos de 75 mg cada um, em dose única. Quando tomado antes do pico do LH, o mesmo é inibido, e também o levonorgestrel ocupa os receptores esteroidianos, tornando o endométrio hostil à implantação.

Progestogênicos

Os progestogênicos antagonizam o efeito proliferativo induzido pelo estrogênio, produzindo atrofia endometrial.

O endométrio, em preparo com progestogênicos, se apresenta decidual e "penuginoso", que são os fragmentos de endométrio flutuando no meio líquido, dificultando a adequada visualização e, frequentemente, obstruindo a saída de fluxo do meio de distensão através do ressectoscópio (Fig. 40-10).[6]

Para a obtenção da atrofia endometrial, são utilizados progestogênicos em altas doses por período que varia de 4 a 6 semanas. No entanto, a forma de depósito de medroxiprogesterona é a mais usada, em dose única, de até 400 mg ou fracionada em duas doses, quatro a seis semanas antes do procedimento (Quadro 40-4).

A análise histológica exibe um edema difuso, com estroma denso, aumentado e células com reação deciduoide. Existem proliferação vascular, neovascularização e angiectasia.[6] As alterações vasculares são nitidamente observadas ao exame endoscópico. Muitas áreas exibem aumento da atividade secretora com glândulas de aspecto secretor a tubular.[3]

SERMS

Os moduladores seletivos dos receptores estrogênicos (SERMs) são as alternativas mais versáteis para tratamento dos distúrbios do climatério. São substâncias que atuam de forma efetiva nos ossos, no metabolismo lipídico e no sistema nervoso central, enquanto tem ação antiestrogênica no endométrio e na mama. Até hoje os mais utilizados são o tamoxifeno e o raloxifeno, sendo que o último tem um efeito antiestrogênico no endométrio, maior do que o Tamoxifeno.

Surge nova geração de SERMs, como o Acolbifeno e o Lasofoxifeno, que necessitam de maiores estudos sobre o endométrio humano para serem utilizados.[34]

Os receptores de estrogênios são o ER-beta e o ER-alfa. O ER-beta predomina no cérebro e no sistema cardiovascular. O ER-alfa predomina na mama e no endométrio. Uma das vantagens dos SERMs é a sua ação nos receptores-beta.

■ Tamoxifeno

O tamoxifeno é um modulador seletivo do receptor estrogênico (SERM), utilizado há mais de duas décadas no tratamento de câncer mamário e, também no tratamento das doenças benignas da mama. É uma molécula não hormonal do estilbestrol, ativa por via oral e disponível sob forma de citrato. Apresenta vida média que permite alcançar concentrações séricas estáveis com 40 mg/dia no primeiro dia, depois 20 mg em dose única. Tem certa atividade agonista semelhante ao estrogênio: baixa o FSH em mulheres pós-menopausais, eleva a globulina ligadora de hormônios sexuais (SHBG) e apresenta certo efeito estrogênico na vagina e endométrio.[14] Em mulheres no menacme, quando há atividade estrogênica, parece exercer efeito antiproliferativo.[30]

Em mulheres, tanto pré- como pós-menopausais, foi referido aumento da incidência de pólipos cervicais e endometriais, reações deciduais do estroma (aumento de sensibilidade à progesterona) e hiperplasia endometrial. Na maioria das vezes o pólipo endometrial é revestido por epitélio hiperplásico, denotando seu efeito extrínseco (Figs. 40-11 e 40-12).[10]

As causas de sangramento uterino podem ser atrofia (efeito direto sobre o ovário aumentando secreção dos estrogênios, bloqueio aos receptores estrogênicos ao nível hipotálamo-hipófise), hiperplasia e câncer. O risco para câncer endometrial está relacionado com a dose cumulativa de tamoxifeno e tem pior prognóstico. Dose de 40 mg/dia, pelo menos durante dois anos, pode induzir câncer endometrial em 0,5%.[14]

O risco para câncer de endométrio pode persistir até 5 anos após interrupção da droga.

■ Raloxifeno

O raloxifeno é um derivado do benzotiofeno, originalmente investigado para o tratamento do câncer de mama avançado e descoberto há quase 20 anos. Age como um modulador seletivo do receptor estrogênico (SERM), classificado como de segunda geração, administrado por via oral na dose de 60 mg de cloridrato de

Quadro 40-4 Progestogênicos e respectivas doses mais utilizadas no preparo do endométrio

Droga	Posologia
Acetato de medroxiprogesterona	20 mg a 30 mg/dia VO – durante 4 a 6 semanas
	100 mg, 150 mg a 200 mg/semanal – durante 6 semanas IM
	400 mg/dose única IM ou fracionada em 2 doses 4 a 6 semanas antes da cirurgia
Acetato de megestrol	20 mg a 30 mg/dia durante 6 semanas
Noretindrona	5 mg a 10 mg/dia durante 6 semanas
Noretisterona	20 mg a 30 mg/dia durante 4 a 6 semanas

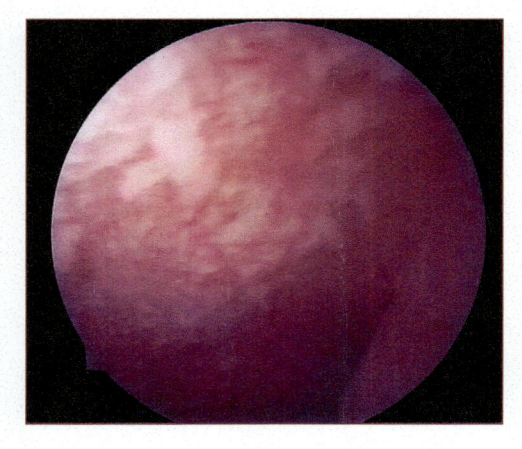

Fig. 40-10 Endométrio deciduoide de aspecto "penuginoso".

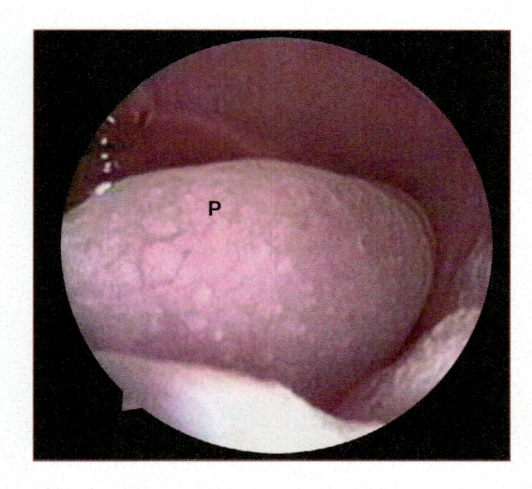

Fig. 40-11
Pólipo volumoso de aspecto hiperplásico *(P)*.

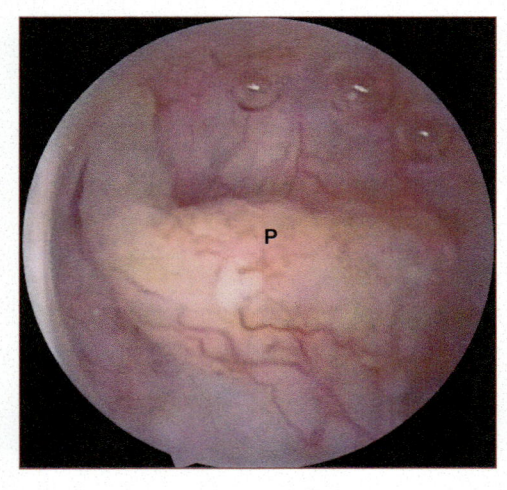

Fig. 40-12
Pólipo com vasos hipertróficos estendendo-se em toda superfície endometrial *(P)*.

raloxifeno de forma contínua. Pelos efeitos favoráveis sobre a massa óssea, o raloxifeno pode ser empregado com essa indicação, em substituição à clássica terapia de reposição hormonal (TRH), nas pacientes de risco para osteoporose ou com doença estabelecida, particularmente naquelas com risco para câncer de mama ou que não aceitam a reposição hormonal com essa preocupação. Como modulador seletivo do receptor de estrogênio (SERM), possui atividade seletiva agonista e antagonista. O raloxifeno tem alta afinidade aos receptores de estrogênios, e no útero tem atividade antagonista não provocando proliferação do tecido endometrial e é capaz de inibir o efeito do tamoxifeno a esse nível.

O efeito diferencial de atividade do raloxifeno se deve, provavelmente, à capacidade de estimular as vias estrogênicas do receptor β, não sendo capaz de ativar via receptor α, explicando o efeito antiestrogênico no tecido endometrial.

O que se observa é um endométrio atrófico, mesmo após 3 anos de uso ininterrupto. Em mulheres na pré-menopausa, usuárias de raloxifeno, não foram detectados efeitos antagonistas significativos no endométrio, mantido o padrão do ciclo menstrual normal, sem alteração da ovulação, níveis normais das gonadotrofinas, estradiol e secreção da progesterona. Efeito antagonista do raloxifeno no útero é observado em pacientes com altos níveis de estrogênio. Portanto, parece que no estado de deficiência estrogênica (pós-menopausa), raloxifeno age como antagonista e não estimula o útero.[31]

Fitoterápicos

Os fitoterápicos que têm efeitos semelhantes aos dos estrogênios podem provocar modificações endometriais idênticas a dos estrogênios, na dependência da sua potência de ação, da dose administrada e do tempo.

A *Cimicifuga racemosa*, planta utilizada pelos indígenas da América do Norte há mais de dois séculos para aliviar os sintomas menstruais, assim como a irritabilidade, o mau humor e a insônia após a menopausa. A substância mais ativa é uma isoflavona, chamada formononetina que se une ao receptor estrogênico no útero de ratas. Sua atividade é seletiva, atuando nos SERMS, tanto no sistema nervoso central quanto nos ossos. A sua ação estrogênica é fraca, funcionando na realidade como um antiestrogênico.[33]

Existem outros fitoterápicos, cujos princípios terapêuticos são idênticos aos da *Cimicifuga racemosa*, no entanto, precisam ainda de estudos mais elaborados, para avaliar a real atuação dessas substâncias.

Antagonista e análogo do GnRH

Os análogos são substâncias parecidas com as do GnRH natural, obtidas por modificações da molécula original.

O resultado é um estado de hipogonadismo, repercutindo na secreção dos esteroides gonadal e na maturação dos gametas. Na primeira fase de ocupação dos receptores do GnRH, há estimulação transitória, *(flare-up)* associada a níveis elevados de gonadotrofinas e hormônios gonadais, dado importante na indução da ovulação. É o chamado efeito agonista do análogo do GnRH, que ocorre durante a primeira e até a segunda semana após a administração, antes da dessensibilização com a queda das gonadotrofinas. Após esse período, a administração contínua dessensibiliza os gonadotrofos e leva à supressão de FSH e LH. Isto, por sua vez, resulta em diminuição da secreção de estrogênios. As concentrações de estrogênio no plasma terminam por se aproximar daquelas observadas em mulheres na pós-menopausa e permanecem suprimidas pelo tempo de duração da administração do análogo do GnRH.[29]

Na visão histeroscópica, o endométrio é de aspecto hipotrófico acentuado, presença de orifícios glandulares espaçados, elevados, lembrando um discreto efeito proliferativo, vascularização em forma de capilares, dispersos, quase ausentes, coloração algo esbranquiçada. A marcação do endométrio (espessura) é quase ausente (Fig. 40-13).

A atrofia do endométrio é mais bem obtida com uso análogo em duas doses[33] e é uniforme em consequência do hipoestrogenismo acentuado, principalmente quando se utiliza análogo de depósito (Quadro 40-5).

No esquema que utiliza o acetato de leuproride 3,75 mg IM em dose única, 20 a 30% das pacientes requerem nova dose, que deve ser administrada com intervalo de quatro semanas da primeira tomada.

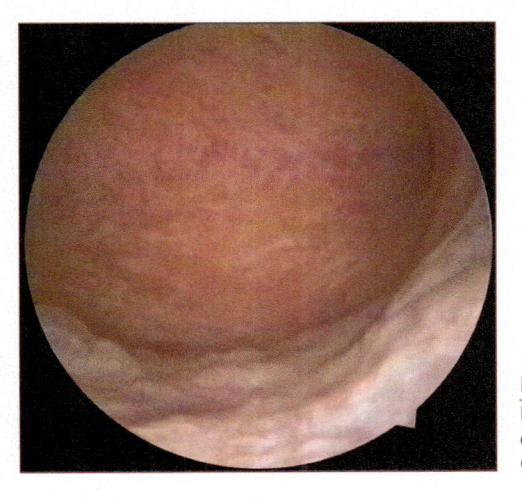

Fig. 40-13
Endométrio atrófico, efeito do análogo do GnRH.

Quadro 40-5 Análogos sugeridos no preparo do endométrio para ablação

Droga	Posologia
Acetato de leuprolida	3,75 mg/2 doses IM com intervalo de 28 dias*
Acetato de goserelina	3,6 mg/2 doses SC com intervalo de 28 dias*

*Realizar ablação após 4 semanas da última aplicação. IM = Intramuscular; SC = Subcutâneo.

É discutível a melhor época para administração de análogo do GnRH com a finalidade de abrandar o *flare-up*, pois esses efeitos continuam ocorrendo independente da fase do ciclo menstrual.

A histologia revela um endométrio com estroma denso, com pouco edema e sem aumento da celularidade, porém não proliferativo, com células fusiformes. As glândulas muito reduzidas em número apresentam-se com aspectos tubulares e suave tortuosidade. Os vasos sanguíneos estão reduzidos em número e tamanho, porém há pequenos vasos com angiectasia. O endométrio se encontra fino sem nenhum edema, porém não necessariamente atrófico.[3]

Os análogos do GnRH têm numerosas aplicações clínicas além do preparo do endométrio para ablação.

Os efeitos colaterais com os análogos são efeitos sintomáticos do hipogonadismo. Esses incluem: sudorese, ondas de calor, ressecamento vaginal, um balanço negativo de cálcio com possível perda da massa óssea e alterações no metabolismo lipídico. A maioria do tratamento deve ser limitada em adultos, por seis meses.

Drogas não hormonais

α-metildopa, propranolol e benzodiazepínicos

Em pacientes na pós-menopausa que utilizam, a longo prazo, medicações com efeito estrogênio-semelhante, como a α-metildopa, propranolol, benzodiazepínicos, tem sido observada maior incidência de pólipos de aspectos fibrocísticos ou vesiculares.[32]

As manifestações podem ser de sangramento uterino e/ou espessamento endometrial à ultrassonografia, e, às vezes, acompanhadas de nível líquido na cavidade uterina. Não raro, pode ser um achado à ultrassonografia em pacientes assintomáticas.

As células da camada basal sofrem estímulos, que, inicialmente, são observados como pontos esbranquiçados em relevo, dispersos na superfície endometrial, sendo essas imagens, à histeroscopia, denominadas "imagem em pingo de vela". Persistindo o estímulo, estes focos de hiperplasia sub-basal crescem e se degeneram, sofrendo liquefação nas camadas mais altas, originando microvesículas, que ao crescerem se aglomeram, sofrendo, então, fusão sob a camada basal; esta por sua vez é distendida e inflada pelo acúmulo de líquido, havendo primeiro a formação de estrutura semelhante a uma bolha baixa e larga, de superfície peroláceia e azulada, como se o endométrio sofresse um "enfisema sub-basal".

Em consequência ao acúmulo de líquido mucoide, ocorre a formação do pólipo vesicular ou fibrocístico do endométrio atrófico, às vezes multilobulado, podendo atingir grandes dimensões. Células da camada basal inertes formam uma pseudocápsula semitransparente que recobre o pólipo. Essa transparência permite a passagem de luz para o interior do pólipo, possibilitando distinguir as multiloculações formadas pela aglutinação menor de conteúdo liquefeito. Os vasos que percorrem toda a superfície são hipertróficos e se ramificam. É comum observarmos em uma só paciente em pós-menopausa avançada todas as formas evolutivas desses pólipos, o que nos faz pensar em defasagem de resposta a um único estímulo. Esses pólipos têm característica benigna, mas podem cursar paralelamente com o câncer de endométrio, pela possibilidade de haver outro pólipo em transformação pelo mesmo fator que originou a formação dos pólipos.[32]

Existe uma grande variedade de drogas que atuam atenuando ou acentuando os efeitos dos hormônios e antes de se prescrever qualquer substância hormonal deverá ser avaliada a sua interação com outros fármacos que o paciente esteja usando.

ENDOCRINOPATIAS

Anovulação

As principais endocrinopatias de interesse ginecológico são aquelas que conduzem a anovulação. Esta é a principal causa de esterilidade feminina. A anovulação crônica conduz a um estado de estimulação contínua do endométrio sem a oposição de progesterona, tendo como consequência a hiperplasia do endométrio que poderá evoluir para um adenocarcinoma do corpo do útero.

As principais endocrinopatias que produzem anovulação crônica são: síndrome dos ovários policísticos (SOP), obesidade e hiperprolactinemia.

A síndrome dos ovários policísticos foi inicialmente descrita por Stein e Leventhal em 1935 e caracteriza-se por ovários aumentados de volume, numerosos cistos na periferia do parênquima ovariana, amenorreia, hirsutismo, obesidade e infertilidade.

A etiologia da síndrome não é completamente esclarecida; entretanto aceita-se que haja um predomínio de secreção de gonadotrofinas, altos níveis de LH, com relação LH/FSH excessivamente alta e maior amplitude do pulso de LH.

Na policistose ovariana ocorreria um aumento primário na frequência da secreção hipotalâmica de GnRH que, sozinho, seria suficiente para provocar alterações típicas da dinâmica secretória do gonadotrofo.

A maioria dos autores considera esta síndrome uma anormalidade na síntese dos esteroides que ocorre, principalmente, em três níveis:

- Defeito enzimático na aromatização, provocando excesso de secreção de androstenediona.
- Excesso de produção de testosterona por transformação direta, atípica de progesterona em testosterona.
- Deficiência da 3β-esteroide-desidrogenase, o que leva a um excesso de deidroepiandrosterona.

As alterações metabólicas, como resistência insulínica, alterações tireoidianas, hiperandrogenismo, alterações vasculares endoteliais de fluxo sanguíneo uterino, a predisposição a doenças metabólicas, como o diabetes, hipertensão arterial e coronariopatias, são frequentes.

Em 2003, em Rotterdam, foi convencionado que a SOP deverá incluir pelo menos dois dos seguintes eventos clínicos:

1. Presença de oligo ou anovulia.
2. Clínica e/ou sinais de hiperandrogenismo.
3. Ovários policísticos.

A obesidade pode ter como consequência a anovulação crônica e é considerada isoladamente o principal fator de risco para hiperplasia e adenocarcinoma do endométrio. A aromatase dos adipócitos converte a androstenodiona em estrona que é considerada o principal estrogênio na gênese da hiperplasia endometrial.

O índice de massa corporal (ICM) é obtido dividindo-se o peso em quilograma pela superfície medida em metros quadrados. O ICM considerado normal é entre 18,5 e 24,9 kg/m². O sobrepeso é quando o ICM está entre 25 e 29,9 kg/m², e a obesidade quando este índice está igual ou superior a 30.

A hiperprolactinemia também leva à anovulação crônica e amenorreia. O aumento da serotonina, da norepinefrina, dos estrogênios e dos opioides eleva os níveis de prolactina. Todo o fármaco que bloqueie os receptores da dopamina, ou diminua a monoaminoxidase, provoca hiperprolactinemia, Além dos tumores cerebrais, principalmente o dos hipotálamos e da hipófise.

Tireoidopatias

As afecções da glândula tireoide tem grande influência no funcionamento do eixo hipotálamo-hipofisário-ovariano. Tanto as doenças que provocam hiperfuncionamento, quanto as que cursam com hipofunção afetam o funcionamento deste eixo.

Hipertireoidismo – decorre da hipersecreção de hormônios hipertireoidianos.

A função da tireoide é medida pela detecção no sangue do hormônio tireoestimulante (TSH), monoiodotirosina e di-iodotirosina (T4) e a tri-iodotirosina (T3).

O hipotireoidismo é insidioso e em geral sem causa aparente. Normalmente é secundário a uma reação autoimune. É aconselhável a determinação do TSH de 5/5 anos a partir dos 35 anos e de 2/2 anos após os 60 anos. É comum haver irregularidade menstrual e hemorragia. Pode-se instalar amenorreia porque o hipotireoidismo pode induzir hiperprolactinemia.

O hipertireoidismo pode ser causado por doença de Graves ou a doença de Plummer. Na doença de Graves caracteriza-se pela tríade: hipertireoidismo, exoftalmia e mixedema pré-tibial. Pode cursar com oligomenorreia ou amenorreia.

REFERÊNCIAS BIBLIOGRÁFICAS

1. Labastida RN. *Tratado y atlas de histeroscopia*. Barcelona: Masson, 1999. p. 1-230.
2. Katzung BG. *Farmacologia básica e clínica*. 6. ed. Rio de Janeiro: Guanabara, 1998. p. 1-6.
3. Speroff L, Glass RH, Nathan GK. *Clinical gynecologic endocrinology and infertility*. 6th ed. Baltimore: Lippincott Williams & Wilkins, 1999.
4. Rivera R, Yacobson I, Grimes D. The mechanism of action of hormonal contraceptives and intrauterine contraceptive devices. *Am J Obstet Gynecol* 1999 Nov.;181(5 Pt 1):1263.
5. Wanderley MS, Ferriani RA, Moura MD. Receptores esteróides no endométrio. *Reprod Clim* 1998;13(2):88-91.
6. Brooks PG, Serden SP, Davos I. Hormonal inibition of the endometriun for ressectoscopic endometrial ablation. *Am J Obstet Gynecol* 1991 June;164:1601-6.
7. Dallench-Helleweg G, Poulsen H. *Atlas of endometrial histopathology*. Muskgaard, Copenhagen: WB Saunders, 1985.
8. Katzung BG. *Farmacologia básica e clínica*. 6 ed.Rio de Janeiro: Guanabara, 1998. p. 1-6.
9. Miyahira H. *Análise crítica do diagnóstico histeroscópico endometrial*. Rio de Janeiro: Tese apresentada ao Instituto de Ginecologia da Universidade Federal do Rio de Janeiro para a obtenção do Grau de Doutor, 1995.
10. Lima GR, Baracat EC. *Ginecologia endócrina*. São Paulo: Atheneu, 1995. p. 1-500.
11. Leal JWB, Neto JSP. Progestágenos e suas aplicações clínicas. In: Leal BJW. *Reprodução humana*. Rio de Janeiro: Revinter, 1994. p. 55-62.
12. Gonçalves WJ, Baracat EC, Lima GR *et al*. Avaliação do endométrio de mulheres na pós-menopausa. *Femina* 2000 June;28(5):247-51.
13. Fernandes CE, Wehba S, Melo NR. Climatério. *Bras Med* 1995;51:155.
14. Achiron R, Grisaru D, Golan-Porat N. Tamoxifen and the uterus: an old drug tested by new modalities. *Ultrasound Obstet Gynecol* 1996;7:374-78.
15. Halbe HW, Sakamoto LC, Ramos LO *et al*. Tratamento da mulher climatérica ou pós-menopausal. *Sinopse Ginecol Obstet* 1999 Abr.;2:30-43.
16. Meirelles RMR. *Progesterona e progestágenos*. Brasil: Maturitas, 1999. p. 249-53.
17. Donadio N, Lopes JRC, Melo RM. *Reprodução humana II: infertilidade, anticoncepção e reprodução*. São Paulo: Febrasgo, 1997. p. 1-235.
18. Machado LV. Insuficiência lútea. In: *Tratado de ginecologia Febrasco*. Rio de Janeiro: Revinter, 2000. p. 292-95, v. 1.
19. Machado LV, Neto LV. Anovulação crônica. In: Leal BJW. *Reprodução humana*. Rio de Janeiro: Revinter, 1994. p. 117-23.
20. Febrasgo. *Anticoncepção manual de orientação*, 2010.
21. Simon J *et al*. The absortion of oral micronized progesterone. The effect of food,dose proporcionality and comparison with intramuscular progesteone. *Fertil Steril* 1993 July;60(1):26-33.
22. Aldrighi JM, Oliveira RLS. Anticoncepcional hormonal oral. In: Pinotti J A *et al*. *Tratado de ginecologia*. Rio de Janeiro: Revinter, 2005. p. 460-73.
23. Rosas FC. Contracepção intra-uterina ou métodos intra-uterinos. In: Pinotti JA *et al*. *Tratado de ginecologia*. Rio de Janeiro: Revinter, 2005. p. 491-504.
24. Schorge JO *et al*. *Williams gynecology*. New York: Mc Graw Hill Medical, 2008. p. 105-36.
25. Goldfien A. Hormônios e inibidores gonadais. In: Katzung BG. *Farmacologia básica & clínica*. 6. ed. Rio de Janeiro: Guanabara Koogan, 1998. p. 462-67.
26. Melo NR, Aldrighi JM, Benzecry RM. Anticoncepção hormonal oral. In: Oliveira HC, Lemgruber I. *Tratado de ginecologia* Febrasgo. Rio de Janeiro: Revinter, 2000. p. 407-21, v. 1.
27. Rice CF, Killick SR, Dieben T. The effect of desogestrel 75 and levogestrel 30 micrograms the endometriurn and bleeding patterns over one year. *J Obstet Gynaecol* 1998;105 Suppl 17:114.
28. Halbe HW, Cunha DC, Ramos LO. Contracepção de emergência. *Sinopse Gincol Obst* 1998 Abr.;2:31-37.
29. Sorensen SS, Colov NP, Verjerslev LO. Pre and postoperative therapy with GnRH Agonist for endometrial resection. *Acta Osbtet Gynecol Scand* 1997;76:340-44.
30. Pinheiro SW, Pellegrini AL, Halbe WH *et al*. A histeroscopia na detecção e rastreamento das neoplasias endometriais. *Sinopse Ginecol Obst* 1994.
31. Achiron R, Grisaru D, Golan-Porat N. Tamoxifen and the uterus: an old drug tested by new modalities. *Ultrasound Obstet Gynecol* 1996;7:374-78.
32. Loyola A. *Manual e atlas de histeroscopia e micro-histeroscopia*. Rio de Janeiro: Revinter, 1998. p. 68-78.
33. Bolle P, Mastrangelo S, Perrone F *et al*. Estrogen-like effect of a cimifuga racemosa extract sub-fraction as assessed by in vivo, ex vivo and in vitro assays. *J Steroid Biochesm Mol Biol* 2007;107:262-69.
34. Punyadera C *et al*. Effects of selective oestrogen receptor modulators on proliferation in tissue cultures of pre-and postmenopausal human endometrium. *J Steroid Biochesm Mol Biol* 2008;112:102-9.

41 Endometrite

Marco Aurelio Pinho de Oliveira
Luiz Augusto Henrique Melki
Raphael Câmara Medeiros Parente

- **INTRODUÇÃO**
- **ENDOMETRITE AGUDA**
  Epidemiologia
  Fisiopatologia
  Quadro clínico e diagnóstico
  Endometrites bacterianas
   Chlamydia trachomatis
   Neisseria gonorrhoeae
   Mycoplasma hominis e Ureaplasma urealyticum
  Endometrites virais
   Herpesvírus
   Citomegalovírus
   HPV (Papilomavírus Humano)
- **ENDOMETRITE CRÔNICA**
  Enfoque atual da endometrite crônica
  Aspectos bacteriológicos e histológicos no diagnóstico da endometrite crônica
  Controvérsias na endometrite crônica
  Tratamento
- **OUTRAS FORMAS DE ENDOMETRITE**
  Endometrite inespecífica
  Endometrite tuberculosa
   Diagnóstico
  Endometrites associadas aos dispositivos intrauterinos (DIUs)
  Pólipos e miomas submucosos
  Endometrites associadas ao trauma endometrial
  Endometrite senil
- **ENDOMETRITES RARAS**
  Malacoplaquia
  Histiocítica
  Endometrite imunorreativa
  Protozoários e parasitas
  Sarcoidose
- **REFERÊNCIAS BIBLIOGRÁFICAS**

INTRODUÇÃO

Genericamente, denomina-se doença inflamatória pélvica o acometimento infeccioso e/ou inflamatório dos órgãos genitais internos acima do orifício interno. Quando este acometimento atinge especificamente a mucosa endometrial, chamamos de endometrite. A endometrite é caracterizada pela presença de inflamação/infecção do estroma e das glândulas da mucosa endometrial. É tradicionalmente separada, quanto ao tempo de evolução, em aguda ou crônica. A forma aguda costuma ter agentes etiológicos específicos (vírus, bactérias, micoplasmas entre outros). A endometrite aguda é caracterizada pela presença no endométrio de leucócitos polimorfonucleares segmentados em grande quantidade nas 24-48 horas da instalação do processo, além de necrose e quase sempre associado a germes. A forma crônica possui causas inespecíficas (mais recentemente têm sido descritas associações a determinados tipos de bactérias). Existe o domínio de linfócitos e de plasmócitos, sendo este considerado característico da forma crônica. De um modo geral o infiltrado é difuso e com presença de células fusiformes do estroma, principalmente em torno das estruturas glandulares.

ENDOMETRITE AGUDA

Epidemiologia

A endometrite aguda está frequentemente associada à doença inflamatória pélvica aguda, que é a causa mais frequente de admissão hospitalar de origem ginecológica nos Estados Unidos, responsável por um número de 49 por 10.000 internações. Aproximadamente 20% dessas pacientes tornar-se-ão inférteis, 20% desenvolverão dor pélvica crônica e 10% estarão sujeitas à prenhez ectópica (Ross, 2001).

Alguns aspectos epidemiológicos merecem ser ressaltados, como favorecedores da infecção endometrial, a saber:

- *Faixa etária:* a endometrite é uma doença basicamente da menacme, embora existam relatos de casos nos dois extremos da vida.
- *Fatores socioeconômicos:* há maior incidência de endometrite nas classes econômicas menos favorecidas, graças a fatores nutricionais, culturais, higiênicos e menor acesso aos métodos anticoncepcionais de barreira. Sabe-se também que, por interferir com fatores imunológicos, as mulheres tabagistas são mais propensas à contaminação.

- *Comportamento sexual:* por ser basicamente uma doença sexualmente transmissível, a possibilidade de contaminação aumenta na proporção direta da multiplicidade de parceiros, sendo, portanto, rara naquelas mulheres sem vida sexual ativa.
- *Métodos contraceptivos:* se, por um lado, o uso de contraceptivos orais tem permitido maior liberação sexual, por outro lado promove alterações bioquímicas no muco cervical, tornando-o hostil à penetração microbiana. Estudos falam em redução do risco de endometrite entre 33 e 50% nas usuárias de anticoncepcionais orais (Wolner-Hanssen *et al.*, 1985; Washington *et al.*, 1985). Os métodos de barreira conferem proteção endometrial, enquanto os dispositivos intrauterinos aumentam o risco de endometrite, segundo a Organização Mundial de Saúde (OMS), especialmente algumas semanas após a inserção do dispositivo.

Fisiopatologia

Evidências sugerem que infecções originadas da vagina ou cérvice podem propagar-se, ascendendo para o endométrio e atingindo, secundariamente, as tubas (Fig. 41-1A a F). Vale ressaltar que, em alguns casos, pode haver contaminação tubária direta por disseminação vascular ou linfática, via paramétrio, sem a participação endometrial (Zaino, 1996).

Segundo Korn *et al.* (1998) as fases do ciclo menstrual mais propícias à contaminação do endométrio são a menstrual, pela perda da barreira cervical e desnudamento fisiológico do endométrio, e a proliferativa, por vir imediatamente após a primeira, aliada ao efeito hormonal.

Os patógenos atingem principalmente a camada funcional do endométrio, causando processo inflamatório focal ou difuso, grande congestão vascular e edema estromal. Se o processo continuar, vai havendo progressiva destruição da camada funcional, estendendo-se para a basal, podendo atingir, em alguns casos, o miométrio subjacente. Quando existe contaminação da camada basal já não é mais possível cura espontânea apenas pela descamação menstrual (Kiriushchenkov, 1991). O endométrio vai perdendo sua capacidade de maturação, tornando-se adelgaçado, com áreas desnudas, sangrantes. Como consequência, teremos a ocorrência de um sangramento uterino anormal. Pode haver interferência no eixo hipotálamo-hipófise-ovário, gerando anovulação concomitante (Kiriushchenkov, 1991).

Segundo Popova (1990), escapes pós-menstruais são mais frequentes nas pacientes com endometrites puras, enquanto os pré-menstruais geralmente associam endometrite a outras patologias ginecológicas, como por exemplo, uma proliferação de parte do endométrio afetado, formando pólipos de origem inflamatória.

O processo inflamatório leva a alterações físico-químicas endometriais que, juntamente com os produtos derivados da necrose cística do endométrio, toxinas bacterianas e focos hemorrágicos, modificam o pH, a temperatura e a viscosidade do muco cervical, dificultando a sobrevivência espermática. Estes fatores, associados à maturação irregular do endométrio e à tendência à formação de sinéquias, dificultam a nidação e/ou desenvolvimento da gestação, levando aos abortamentos de repetição (que, em geral, acontecem após a 12ª semana) (Popova, 1990). Se a gestação conseguir seguir adiante pode ocorrer corioamniotite, elevando o índice de partos prematuros (Labastida, 1990).

A infecção pode se propagar para os anexos, tendo como consequência a obstrução tubária, hidrossalpinge, aderências peritubárias e até formação de abscesso tubovariano, aumentando o risco de prenhez ectópica. Porém, a maior e mais grave complicação é a tromboflebite pélvica mais frequente nas formas agudas. Os trombos sépticos formados nas veias uterinas e/ou ovarianas propagam-se até a veia cava inferior e daí para o restante do organismo, desencadeando um quadro de choque séptico e coagulação intravascular disseminada (Magee *et al.*, 1994).

Quadro clínico e diagnóstico

Os sintomas mais frequentes são: febre alta, dor hipogástrica, amolecimento e hipersensibilidade uterinos ao toque vaginal, metrorragia, descarga vaginal e íleo paralítico. O leucograma mostra leucocitose com desvio à esquerda. Podemos citar como principais exemplos de endometrite aguda as endometrites pós-parto e pós-aborto. Os agentes mais comumente envolvidos são as bactérias *Neisseria gonorrhoeae* e *Chlamydia trachomatis*, sendo este o patógeno sexualmente transmissível atualmente mais comum nos Estados Unidos (Andrews *et al.*, 2000), enquanto a primeira vem diminuindo sua incidência nos países ocidentais (Henry-Suchet, 1997). A presença de vaginose bacteriana pode funcionar como facilitador para entrada de outras bactérias, aumentando em cinco vezes o risco de corioamniotite e abortamentos no primeiro trimestre (Donders *et al.*, 2000).

A histeroscopia deve ser evitada quando existe a suspeita de doença inflamatória pélvica aguda. Porém, quando a histeroscopia é realizada em casos menos floridos, observa-se endométrio sangrante e com brilho acentuado. Sua superfície torna-se espiculada, com áreas azuladas ou cinzentas, que correspondem à necrose cística (Fig. 41-1G a I). Sobre estas, forma-se um revestimento de muco espesso e aderente, fibrina e, por vezes, piometra, o que lhe confere um aspecto "cremoso". Este *caseum* pode endurecer e formar pequenas placas mobilizáveis pela óptica.

Os cortes histológicos evidenciam infiltrados leucocitários densos no estroma, difusos ou focais, que destroem o epitélio e ocupam a luz glandular, levando à liquefação e à necrose tecidual acompanhadas de edema, hiperemia e hemorragia circunjacente. São encontradas, também, densas coleções bacterianas ao método de Gram, o que facilita a diferenciação entre endometrite aguda e a reação endometrial que ocorre, normalmente, após o delivramento. Se a infecção não for adequadamente tratada ou se existirem fatores predisponentes, locais ou sistêmicos, que favoreçam a sua perpetuação, poderá ocorrer a cronificação. Não obstante as considerações mencionadas anteriormente, o achado anatomopatológico de endometrite crônica ou aguda na avaliação do sangramento uterino anormal (SUA) são infrequentes. Um estudo que avaliou a histopatologia do endométrio em 385 curetagens para avaliação do SUA encontrou apenas 1,3% de quadro histológico diagnosticado como endometrite aguda (Melki *et al.*, 2000).

Endometrites bacterianas

Chlamydia trachomatis

É uma bactéria minúscula, intracelular obrigatória, que apresenta parede celular semelhante à de algumas bactérias Gram-negativas. Sua família é composta de 20 sorotipos, dos quais oito (D a K) estão relacionados com a infecção urogenital (Stern *et al.*,

Fig. 41-1

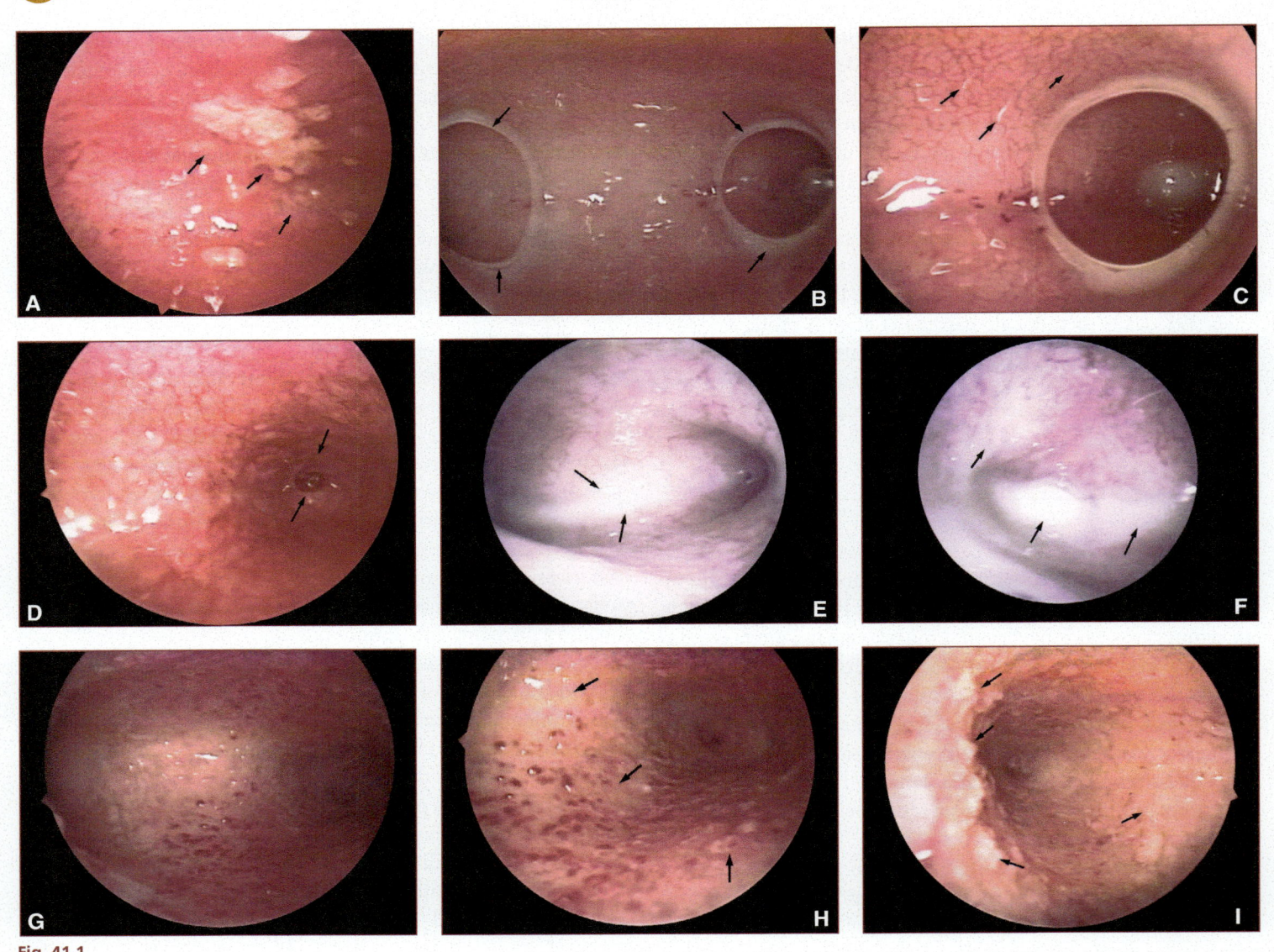

(**A**) Endometrite aguda com intensa congestão vascular sobre a qual observam-se placas esbranquiçadas, às vezes bolhosas, que correspondem à necrose cística *(setas)*. (**B**) Secreção mucopurulenta formando halos na região dos óstios tubários *(setas)*. (**C**) Detalhe do óstio tubário esquerdo mostrando secreção mucopurulenta e formação de pseudomosaico em fundo *(setas)*. (**D**) Formação de bolhas esbranquiçadas que conferem aspecto esponjoso ao endométrio. Nota-se, também, intensa salpingite periorificial esquerda *(setas)*. (**E**) Aspecto "cremoso" pela presença de secreção turva esbranquiçada que o recobre *(setas)*. (**F**) Detalhe do exame anterior mostrando grande quantidade de secreção acumulada na região cornual direita *(setas)*. (**G**) Necrose cística difusa. (**H**) Detalhe do exame anterior, mostrando formações bolhosas esbranquiçadas que correspondem à necrose cística *(setas)*. (**I**) Espiculações no endométrio e aspecto esponjoso *(setas)*.

1996). Possui um período de latência, em média, de 10 a 14 dias, podendo permanecer anos assintomática, após inoculação, porém, o seu poder destrutivo, ao longo do tempo, é significativamente superior ao do gonococo. Sua dificuldade diagnóstica principal consiste no fato de 75% das mulheres serem assintomáticas. Em 30% dos casos evolui para cura espontânea. Concorre com 25% das endometrites puerperais, podendo desencadeá-la entre 48 horas a seis semanas após o desfecho. Sua complicação mais grave é a peri-hepatite (síndrome de Fitz-Hugh-Curtis).

Diagnóstico

1. **Sorologia (imunofluorescência indireta):** nos casos de infecção primária, a soroconversão requer de duas a três semanas, não propiciando, portanto, um diagnóstico precoce. O método pode ser prejudicado por reações cruzadas. Títulos de IgG positivos significam infecção pregressa, enquanto os de IgM significam infecção recente.
2. **Imunofluorescência direta (raspados endocervicais ou endometriais):** a sensibilidade desse método depende da adequação da amostra, isto é, menos de 20 células por amostra podem apontar um diagnóstico inconclusivo.
3. **Métodos de amplificação do DNA:** as reações do tipo PCR *(polymerasechainreaction)*, LCR *(ligasechainreaction)* e captura híbrida de amostras endocervicais possuem alta especificidade e sensibilidade, já que a endocervicite, nestes casos, costuma estar associada. Além disso, o material colhido para captura híbrida permite o diagnóstico simultâneo de *N. gonorrhoeae* e HPV (papilomavírus humano), agilizando o diagnóstico de patógenos que possam estar associados.

Outros métodos de diagnóstico, como a cultura em células McCoy ou HeLa (considerado até há pouco tempo como *gold standard*) e os ensaios imunoenzimáticos (ELISA), vêm sendo deixados em segundo plano em razão de sua baixa sensibilidade.

■ *Neisseria gonorrhoeae*

O gonococo é um diplococo Gram-negativo e, atualmente, é considerada uma DST menos prevalente que a *C. trachomatis* e o HPV. Pode ser assintomática em mais de 50% das mulheres.

Diagnóstico

Classicamente utilizados, o Gram e a cultura de material endocervical, em meio de Thayer Martin ou Kellog, vêm sendo substituídos pelo PCR, LCR e captura híbrida, por permitirem maior acurácia diagnóstica.

Mycoplasma hominis e Ureaplasma urealyticum

Os micoplasmas são os menores microrganismos de vida livre conhecidos, os quais não dependem de outras células para se desenvolverem. Diferem-se fundamentalmente, das demais bactérias por não possuírem parede celular. São bactérias Gram-negativas, anaeróbias facultativas. São originários de bactérias Gram-positivas, do gênero *Clostridium*, por mutação gênica (Taylor-Robinson e Furr, 1998). Algumas de suas espécies têm o trato geniturinário como o maior sítio de colonização, como é o caso do *Mycoplasma hominis*, *Ureaplasma urealyticum*, *Mycoplasma genitalium* e *Mycoplasma penetrans*.

O *Ureaplasma urealyticum* é assim chamado em razão de sua capacidade única de metabolizar a ureia. Possui baixa virulência, produzindo um tipo de endometrite subaguda focal, com pobreza de sintomas clínicos, mas levando a perdas fetais de repetição, corioamniotite, conceptos de baixo peso, infertilidade por obstrução tubária e aderências pélvicas. Todavia, também pode ser encontrado em infecções puerperais agudas. Já o *M. hominis* está associado, geralmente, a endometrites agudas (pós-parto e pós-aborto). Está presente em 2/3 das pacientes portadoras de vaginose bacteriana, mas em apenas 10% das mulheres normais, indicando não só uma interação desses microrganismos na gênese da endometrite, como também colocando em dúvida o papel do *M. hominis* como seu protagonista (Taylor-Robinson e Furr, 1998).

Diagnóstico

Pode ser feito por cultura positiva de material endocervical, PCR ou LCR.

Tratamento

Segundo as recomendações do Centers for Disease Control and Prevention (CDC) para casos leves e moderados não há diferença entre terapias oral e parenteral. Para casos graves pode-se iniciar com parenteral e de acordo com resposta clínica fazer a conversão para oral.

Os critérios de hospitalização são os seguintes:

- Emergências cirúrgicas (p. ex., apendicite) não podendo ser excluídas.
- Gravidez.
- A paciente não responde clinicamente à terapia oral.
- A paciente é incapaz de seguir ou tolerar um regime oral.
- A paciente tem doença grave, náuseas e vômitos ou febre alta.
- A paciente tem um abcesso tubovariano.

Esquema oral (tratamento ambulatorial)

O CDC (Centers for Disease Control and Prevention, 2006) recomenda alguns esquemas terapêuticos, a saber:

- *Regime A:*
  Levofloxacina 500 mg oral, 1 vez ao dia, por 14 dias*
  OU
  Ofloxacina 400 mg oral, 2 vezes ao dia, por 14 dias*
  COM OU SEM
  Metronidazol 500 mg oral, 2 vezes ao dia, por 14 dias

- *Regime B:*
  Ceftriaxona 250 mg IM dose única
  MAIS
  Doxiciclina 100 mg oral, 2 vezes ao dia, por 14 dias
  COM OU SEM
  Metronidazol 500 mg oral, 2 vezes ao dia, por 14 dias
  OU
  Cefoxitina 2 g IM em dose única e Probenecide, 1 g oral administrado concomitantemente em dose única
  MAIS
  Doxiciclina 100 mg oral, 2 vezes ao dia, por 14 dias
  COM OU SEM
  Metronidazol 500 mg oral, 2 vezes ao dia, por 14 dias
  OU
  Outra cefalosporina parenteral de terceira geração (p. ex., **ceftizoxime** ou **cefotaxime**)
  MAIS
  Doxiciclina 100 mg oral, 2 vezes ao dia, por 14 dias
  COM OU SEM
  Metronidazol 500 mg oral, 2 vezes ao dia, por 14 dias

Esquema parenteral:

- *Esquema A:*
  Cefotetan 2 g IV a cada 12 horas
  OU Cefoxitina 2 g IV a cada 6 horas
  MAIS
  Doxiciclina 100 mg oral ou IV a cada 12 horas

- *Esquema B:*
  Clindamicina 900 mg IV a cada 8 horas
  MAIS
  Gentamicina dose IV ou IM (2 mg/kg), seguido por dose de manutenção (1,5 mg/kg) a cada 8 horas. Pode ser substituído por dose única diária.

Endometrites virais

Herpesvírus

A contaminação se dá por contato com superfícies mucosas infectadas e sua disseminação ocorre por nervos sensoriais periféricos, alcançando um gânglio, onde permanece em estado de latência por tempo indeterminado, migrando para a área previamente envolvida, a cada recidiva. Embora cada vez mais presente em infecções do trato genital inferior, sua disseminação para o endométrio ocorre raramente, em geral associada a outras infecções ascendentes ou algum grau de imunodeficiência.

Os achados histopatológicos são de um extenso processo inflamatório agudo, com necrose e presença de inclusões virais nas células epiteliais e estromais. Multinucleação das células infectadas é, ocasionalmente, observada (Robb *et al.*, 1986; Sando *et al.*, 1996; Remodi *et al.*, 1995).

Diagnóstico

Os métodos diagnósticos utilizados são o ensaio imunoenzimático para detecção de anticorpos IgG e IgM, a imunofluorescência direta, a cultura viral e, de forma mais eficaz (principalmente na detecção de endometrite viral), o PCR no sangue e em fragmentos endometriais. O tratamento é feito de forma sistêmica com o uso de aciclovir e derivados, como o valaciclovir e o fanciclovir.

Citomegalovírus

Faz parte do grupo dos B-herpesvírus. Quando ocorre durante a gestação pode atingir o concepto, podendo levar ao aborto espontâneo. A contaminação, neste caso, pode ser tanto por via hematogênica quanto por via ascendente, por transmissão sexual. Seu período de incubação é de 4 a 12 semanas, quando o antígeno pode ser detectado em qualquer fluido biológico. Como os demais vírus do grupo, a infecção pode permanecer latente por toda a vida ou apresentar reativações de acordo com o estado imunológico do hospedeiro.

As características histológicas observadas neste tipo de endometrite são: citomegalia das células epiteliais acompanhada de inclusões nucleares e citoplasmáticas características (Frank et al., 1992): numerosos plasmócitos; linfócitos e eosinófilos em número variável, compondo uma densa inflamação.

Além dos métodos convencionais de imunoensaio, com detecção dos anticorpos IgG e IgM em sorologias pareadas e a cultura de células, a identificação do citomegalovírus pode ser feita pelo PCR, LCR ou captura híbrida no sangue e, especificamente, em fragmento endometrial, tratado pela parafina (Frank et al., 1992).

HPV (Papilomavírus Humano)

Neste tipo de infecção, ocorre extensão da transformação condilomatosa da cérvice para a superfície endometrial, que se torna espessa, branca e verrucosa. Histologicamente há uma substituição parcial ou total das glândulas endometriais e do estroma, pela proliferação do epitélio escamoso, ao longo da papila, com a região central fibrovascular. Coilocitose está presente nas camadas superficiais.

Diagnóstico

Os métodos de biologia molecular, como a captura híbrida, podem demonstrar a presença do antígeno viral, assim como realizar a genotipagem dos grupos de risco. O diagnóstico diferencial, à histeroscopia é, basicamente, com o carcinoma do endométrio.

ENDOMETRITE CRÔNICA

A endometrite aguda pode evoluir para a forma crônica, porém, a renovação da camada funcional endometrial, que ocorre na menstruação, forma uma barreira à permanência dos agentes infecciosos na sua superfície. Apesar disso, alguns patógenos conseguem atingir a camada basal, tornando o processo crônico.

A endometrite crônica (EC) é uma inflamação persistente do endométrio. Histologicamente, o diagnóstico é baseado no número excessivo de plasmócitos (Fig. 41-2) e de neutrófilos nas células endometriais (Cicinelli et al., 2005). Greenwood e Moran (1981) notaram que a maior característica da endometrite crônica é um proeminente edema estromal com disposição em "colcha de retalhos", envolvendo a camada funcional superficial do endométrio, com celularidade aumentada no estroma adjacente. Hemorragia focal e deposição de hemossiderina foram notadas em 80% dos casos. Ocasionalmente pode-se encontrar um espécime de biópsia em que aparece apenas um plasmócito. Neste caso, a adição do corante verde metilpironina pode identificar outros plasmócitos (Yoriikoglu e Kuinconglu, 1998). Frequentemente é assintomática (Ciccinelli, 2008) ou se acompanha de poucos e vagos sintomas, como dor pélvica, sangramento uterino disfuncional, dispareunia e leucorreia (Cravello et al., 1997; Greenwood e Moran, 1981). É uma lesão do endométrio ainda mal compreendida e, em face das controvérsias que a cercam, o real significado de sua presença ainda não foi claramente elucidado, principalmente no que se refere a seus reais efeitos na infertilidade e no SUA e, portanto, da necessidade de tratar. A EC também tem sido associada a doenças sexualmente transmissíveis, especialmente *Neisseria Gonorrhoeae* e/ou *Chlamydia* (Cicinelli et al., 2010), infecções do trato genital superior por *Mycoplasma* e *Ureaplasma*, e vaginose bacteriana (Haggerty, 2008; Ness et al., 2002), além da tuberculose. Os estudos mais recentes mostram uma importância maior para bactérias antes negligenciadas, como bactérias comuns e *Ureaplasma urealyticum* (Ciccinelli, 2008). A periódica descamação do endométrio explicaria porque essas lesões raramente mantêm a intensidade e a cronicidade daquelas da cérvice (Gompel & Silverberg, 1977).

A EC tem prevalência desconhecida que varia bastante com a população estudada, indo de 0,8 a 19% (Farooki, 1967; Polisseni et al., 2003) em pacientes em investigação de SUA e infertilidade, até números tão altos quanto 72% em mulheres em tratamento de DSTs (Paavonen et al.,1985).

Enfoque atual da endometrite crônica

Recentemente estudos no campo da infertilidade conjugal e da histeroscopia trouxeram um novo enfoque à EC, lesão que há poucos anos era motivo de escasso interesse por parte do ginecologista. No que tange à infertilidade conjugal, alguns trabalhos mostraram que a EC tem maior incidência em pacientes inférteis, interfere desfavoravelmente na implantação ovular, seja natural ou por meio de fertilização *in vitro* (FIV) (Johnston-MacAnanny et al., 2009), e predispõe a uma subpopulação anormal de linfócitos endometriais que alteram a receptividade do endométrio (Matteo et al., 2009).

No campo da histeroscopia, a possibilidade de se diagnosticar a EC com precisão satisfatória tem surgido em alguns trabalhos da literatura, notadamente da escola italiana. Ciccineli et al. (2005a, 2005b, 2008) publicaram que a EC se caracterizava, à histeroscopia com líquido, por mucosa endometrial espessa, edematosa, hiperemiada e coberta por micropólipos (menores que 1 mm) que flutuam na cavidade uterina. Num estudo prospectivo de 2.190 histeroscopias diagnósticas realizadas consecutivamente, os citados autores fizeram o diagnóstico histeroscópico de EC em 488 casos (20%). Embora não expliquem claramente qual o critério histológico utilizado por eles para o diagnóstico da EC, segundo os citados autores houve correlação positiva de histeroscopia com histopatologia em 88,6% dos casos. No grupo controle de 100 pacientes sem sinais histeroscópicos de inflamação, a histologia foi positiva em apenas 6% dos casos. Estes achados

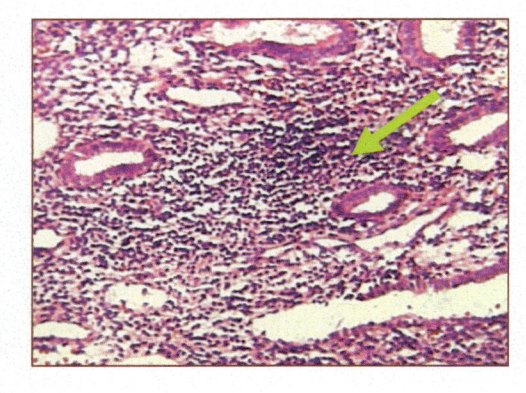

Fig. 41-2
Endometrite crônica. Notar plasmócitos *(seta).*

promissores acenam para o fato de que o exame histeroscópico pode se transformar numa ferramenta útil na seleção de pacientes que necessitem de um estudo endometrial, evitando, assim, biópsias de endométrio feitas de modo indiscriminado, uma vez que o diagnóstico de certeza da EC é por exame histológico.

Aspectos bacteriológicos e histológicos no diagnóstico da endometrite crônica

Em relação aos microrganismos isolados da mucosa uterina em casos histologicamente comprovados de EC, Ciccineli et al. (2008) verificaram que os mais frequentes agentes infecciosos detectados foram bactérias comuns, que concorreram para 58% de todos os casos. Os estreptococos e bactérias da flora intestinal (*Enterococcus faecalis e Escherichia coli*) foram evidenciados em 27,9 e 25,5% dos casos, respectivamente. *Ureaplasma urealyticum* e *Chlamydia* foram isolados em 10 e 2,7% dos casos, respectivamente; não se encontrou nenhum caso de *N gonorrhoeae*. Contudo, o método de colheita relatado pelos autores não afasta possibilidade de contaminação pelo conteúdo intracervical. Neste mesmo estudo, a concordância entre os patógenos da vagina e do endométrio só concordou em 32% dos casos, o que inutiliza a coleta vaginal para instituição da terapêutica nestes casos. Outro estudo mostrou que a correlação com a cultura cervical também é baixa, exceto para clamídia (Cicinelli et al., 2009). Estes resultados são importantes porque há um pensamento corrente de se fazer a terapêutica voltada à clamídia e ao gonococo, e nota-se que estes patógenos não são os mais prevalentes nas culturas de estudos recentes, o que demanda uma nova abordagem terapêutica nos próximos consensos. Estes resultados estão de acordo com o estudo PEACH que mostrou somente 14% de clamídia e 15% de gonococos, ensaio clínico que avaliou várias características da doença inflamatória pélvica (Ness et al., 2002). Além disso, deve ser também levado em conta que é crescente a resistência do gonococo às quinolonas (Gallay et al., 2008; Jakopec et al., 2009) e já havendo, inclusive, relatos de resistência às cefalosporinas (Tapsall, 2009). A participação da vaginose bacteriana (Livengood, 2009) e do micoplasma (Haggerty, 2008) na EC vem sendo confirmada por estudos recentes e deve ser levado em conta ao se instituir o tratamento, além do *Mycoplasma urealyticus*. Mesmo com todas estas ponderações, não há mudança nos *guidelines* principais internacionais de tratamento desde 2007.

Estabelecer critérios histológicos para diagnóstico da EC é essencial para resultados fidedignos. Segundo Novak (1974), o diagnóstico microscópico deve ser baseado, sobretudo, em critérios da inflamação crônica em geral, mas enfatiza que é essencial a presença de plasmócito. Lembra, também, que mesmo o patologista experimentado pode ter dificuldade em estabelecer o diagnóstico de EC, caso o material tenha sido obtido na fase pré-menstrual, ocasião em que há maciça infiltração pseudoinflamatória no endométrio. A coloração com hematoxilina-eosina frequentemente é utilizada, mas a coloração imuno-histoquímica com anticorpo específico para células plasmáticas (CD138) deve ser usada nesse tipo de estudo, ou então para confirmar os casos positivos à coloração com hematoxilina-eosina (Johnston-MacAnanny, 2009). Para alguns autores basta o encontro de um plasmócito por campo de grande aumento para se firmar o diagnóstico. Outros, para evitar questões de definição, utilizam sistema de graduação semi-quantitativo: grau 0, grau 1, grau 2 e grau 3 corresponderiam ao achado em campo de grande aumento de nenhum, raras células, raros *clusters* ou mais de cinco plasmócitos esparsos, e numerosas células com mais de cinco *clusters*, respectivamente.

Controvérsias na endometrite crônica

Os achados da literatura levantam muita controvérsia sobre o tema. A própria incidência de EC varia amplamente mesmo em pacientes inférteis onde se acredita que ocorra prevalência da lesão: taxas de 12 a 33% (Polisseni et al., 2003; Johnston-MacAnanny et al., 2009) são relatadas na literatura, evidenciando, talvez, critérios diagnósticos diferentes.

A possível influência desfavorável da EC sobre a implantação ovular também é fato controvertido tendo em vista que já se obteve sucesso da FIV em mulher que comprovadamente apresentava EC (Fatemi et al., 2009). Paralelamente, alguns autores não conseguiram demonstrar relação entre EC e prematuridade (Knudtson et al., 2007).

O diagnóstico histeroscópico de EC também apresenta achados conflitantes, o que exige estudos adicionais. É surpreendente verificar que enquanto alguns autores encontram valores preditivos positivos perto de 90% (Cicinelli et al., 2008) ao correlacionarem determinadas imagens histeroscópicas com histopatologia do endométrio, outros referem valor preditivo positivo de apenas 25% (Polisseni et al., 2003). Mais surpreendente ainda é o fato de que muitas e importantes obras sobre histeroscopia nem sequer mencionam a EC ou fazem-no de modo muito superficial (Hamou, 1991; Melki & Tostes Filho, 1992; Valle, 1997; Baggish et al., 1999; Bradley & Falcone, 2009).

Os aspectos histeroscópicos tradicionalmente relacionados com a endometrite crônica envolvem pontos vermelhos na superfície endometrial, que correspondem a "novelos vasculares" assentados sobre um endométrio liso e hipervascularizado. Observam-se, também, áreas vermelhas intensas, com limites precisos e pontilhado branco-amarelado em seu interior, conferindo um aspecto "em casca de morango". Este aspecto pode ser difuso ou focal e as placas congestivas têm tendência à confluência. A coloração vermelha deve-se à congestão vascular da camada funcional que contorna os orifícios glandulares infiltrados por edema, sobressaltando-os. Um aspecto característico da endometrite difusa ao exame é a coloração amarelo-pálida das comissuras fúndica e laterais, que contrasta com o vermelho intenso das paredes (Figs. 41-3 e 41-4).

Tratamento

É frequentemente empírico pelo fato de, como descrito, não se identificar o(s) agente(s) etiológico(s) (Michels, 1995). Vários esquemas terapêuticos têm sido propostos de acordo com a experiência pessoal de cada autor, não existindo, ainda, um consenso. O tratamento para clamídia, muitas vezes usado empiricamente, parece não ser o mais adequado, pois a prevalência deste microrganismo é baixa na EC. O exame e o tratamento do(s) parceiro(s) são importantes, principalmente nas pacientes candidatas à fertilização *in vitro*, pois existe correlação entre os achados endometriais e espermoculturas positivas (Dicker et al., 1992).

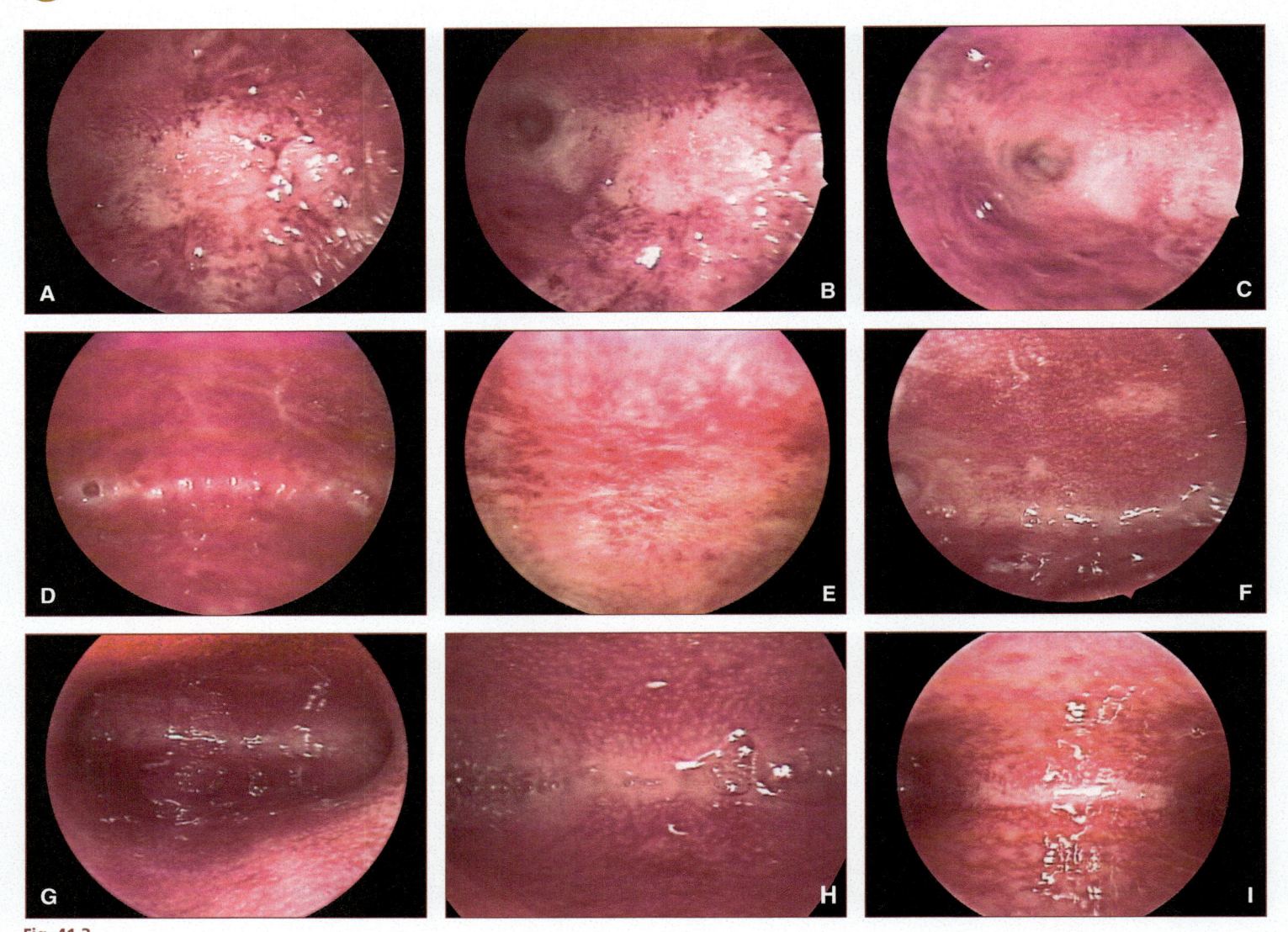

Fig. 41-3
Histeroscopia da endometrite crônica (EC). (**A**) Hiperemia e muco sanguinolento, apenas parte do fundo uterino permanece com a coloração rósea habitual. (**B**) EC difusa mostrando a característica pálida da comissura fúndica. À esquerda, óstio tubário direito. (**C**) EC difusa mostrando intensa hiperemia da mucosa e palidez da comissura fúndica e lateral direita. Ao fundo, óstio tubário direito. (**D**) EC difusa intensa, conferindo ao endométrio aspecto vinhoso, que contrasta com a palidez da comissura fúndica. (**E**) EC difusa. (**F**) EC difusa intensa, com formação de placas congestivas confluentes e lago sanguinolento no fundo uterino. (**G**) Panorâmica do exame anterior, mostrando o contraste da coloração vinhosa com a palidez da comissura fúndica. (**H**) EC com aspecto "em casca de morango" característico acompanhado de palidez da comissura fúndica. (**I**) EC com hiperemia difusa, palidez de comissura fúndica e comprometimento intenso das regiões cornuais.

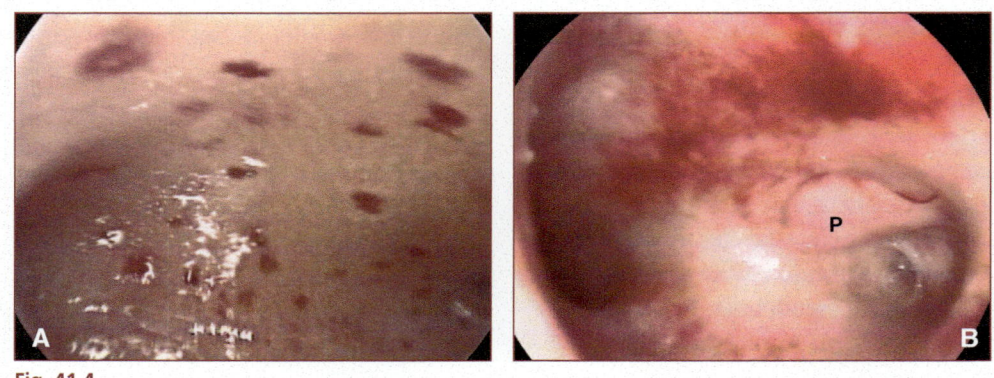

Fig. 41-4
Endometrite crônica focal. (**A**) Endometrite crônica multifocal. (**B**) Placa congesto-hemorrágica em parede anterofúndica e pólipo pediculado em região cornual esquerda *(P)*.

OUTRAS FORMAS DE ENDOMETRITE

Endometrite inespecífica

Enquadra-se neste grupo uma gama de bactérias que pode atuar isoladamente ou em grupo: *E. coli*, *Streptococcus* (principalmente os do grupo B), *Peptococcus*, *Peptostreptococcus*, bacteroides e *Clostridium sordellii* (Yoriikoglu e Kuinconglu, 1998). Estudos mostram que a endometrite pode ser uma complicação da vaginose bacteriana, com envolvimento de um ou mais microrganismos (*Gardnerella*, *Trichomonas*, *Mobiluncus* e *Mycoplasmas*) (Mollere *et al.*, 1995; Hillier *et al.*, 1996). Os patógenos primários lesionariam as células superficiais, favorecendo a penetração de germes oportunistas pela mucosa lesada (Peipert *et al.*, 1997). Como exposto anteriormente, a endometrite inespecífica parece ser a forma mais prevalente nas endometrites crônicas.

Endometrite tuberculosa

Este tipo de endometrite tem importância em nosso meio, já que existe um aumento da incidência dos casos de tuberculose e, principalmente, a crescente associação dessa patologia em portadores do vírus HIV. O foco primário da doença pode ser o pulmão ou trato gastrointestinal, e a disseminação se dá por via hematogênica, linfática, ou através do líquido peritoneal. A contaminação direta pela via sexual pode ocorrer se o bacilo estiver presente na genitália (Kuohung *et al.*, 2000).

Histologicamente caracteriza-se pela presença de granulomas epitelioides que podem ser evidenciados na camada funcional, assim como na profundidade do estroma, podendo estar circundados por uma densa camada de linfócitos. Vale ressaltar que o granuloma *per si* não é patognomônico da tuberculose, podendo estar presente em outros tipos de endometrite, como naquelas causadas por fungos (coccidioidomicose), parasitas (esquistossomose e toxoplasmose), sarcoidose e outras (Ortiz *et al.*, 1979; Roy *et al.*, 1993; Gini e Ikerionwu, 1990).

A histeroscopia, neste caso, deve ser realizada preferencialmente na segunda fase do ciclo, quando os tubérculos estão mais proeminentes, permitindo a obtenção de uma melhor qualidade de amostra para exame histopatológico. Os achados histeroscópicos não são característicos de tuberculose. O endométrio pode estar liso, uniforme e de aspecto muito compacto. A vascularização superficial capilar está ausente, podendo apresentar alguns focos hemorrágicos. Algumas vezes podem ser observadas ulcerações e/ou formações granulomatosas com degeneração caseosa e tendência à formação de sinéquias, o que facilita o diagnóstico. O endométrio tuberculoso responde mal aos estímulos hormonais (Zaino, 1996).

■ Diagnóstico

A pesquisa do *M. tuberculosis* pode ser feita: pela microscopia direta (ZiehlNeelsen ou Grocott); cultura de sangue menstrual obtido no primeiro e segundo dias de fluxo; fragmentos endometriais cultivados em meio de Petragnani ou Lowenstein. Estudos mostraram que culturas para Baar foram positivas em apenas 2% dos casos. Atualmente, o uso de testes de detecção de DNA e RNA do *M. tuberculosis* em amostras teciduais tem auxiliado o diagnóstico desse tipo de endometrite (Kuohung *et al.*, 2000).

Para a tuberculose, o tratamento tradicional é o esquema tríplice: rifampicina (20 mg/kg/dia, via oral), associada ao etambutol (1.200 mg/dia, via oral) e a isoniazida (40 mg/dia, via oral). Após o terceiro mês, suspende-se o etambutol e mantêm-se os dois outros por mais três meses. Ao final desse período, suspende-se a rifampicina e mantém-se apenas a isoniazida por mais 6 meses.

Endometrites associadas aos dispositivos intrauterinos (DIUs)

Uma reação inflamatória não infecciosa ocorre quando da inserção de um dispositivo intrauterino e não deve ser confundida com infecção. Existe um afluxo de plasmócitos, neutrófilos e linfócitos para a área subjacente a ele, porém, em 48 horas, 80% dos endométrios já se encontram estéreis (Kulkarni *et al.*, 1993). O maior risco de infecção encontra-se nos quatro primeiros meses após a inserção, sendo inversamente proporcional ao tempo de utilização do mesmo (Grimes, 2000).

Estudos relatam ser a endometrite de 1,5 a quatro vezes mais frequente nas usuárias de DIU, porém deve-se levar em consideração o comportamento sexual desse grupo (Loyolla, 1998).

Classicamente, a endometrite por DIU tem como agente etiológico o *Actinomyces israelii*, sendo 50% das portadoras assintomáticas. O *A. israelii* é um bacilo Gram-positivo anaeróbico que habita, normalmente, o trato genital como comensal. A sua identificação num esfregaço vaginal corado pelo Papanicolaou não significa necessariamente doença, porém naquelas pacientes usuárias de DIU indica uma intensa colonização, fazendo-se necessário um acompanhamento rigoroso. É causador de um processo inflamatório endometrial intenso, com afluxo de neutrófilos, plasmócitos, linfócitos e histiócitos para o estroma. A endometrite pode ser focal ou difusa, podendo ocorrer necrose e metaplasia escamosa. O primeiro sintoma é uma descarga vaginal com odor desagradável, podendo evoluir para a formação de abscesso pélvico, atingindo, inclusive, órgãos contíguos. As colônias do *A. israelii* são arredondadas ou lobuladas, com centro basófilo e periferia eosinofílica, filamentosa, radiada. Tipicamente, uma camada de neutrófilos circunda a colônia (Moyer e Mishell, 1971).

O diagnóstico pode ser feito pela citologia, histopatologia, imunofluorescência ou cultura.

Pólipos e miomas submucosos

Foram incluídos neste grupo, pois estas formações intracavitárias exercem o mesmo efeito de um corpo estranho, pressionando, ininterruptamente, a mucosa delicada do endométrio, produzindo uma "ferida" circunscrita que permanecerá, enquanto a causa não for removida (Fig. 41-5). Esta área lesionada pode ser alvo de infecção, por germes ascendentes, perpetuando ainda mais este processo.

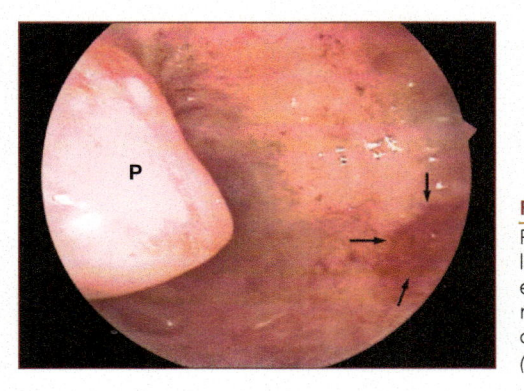

Fig. 41-5
Pólipo em parede lateral direita (P) e endometrite reacional na superfície de contato contralateral *(setas)*.

Endometrites associadas ao trauma endometrial

Estão incluídas neste grupo as endometrites pós-curetagem, procedimentos diatérmicos ou a *laser*. Estudos indicam que uma endomiometrite eosinofílica pode ser identificada em um endométrio submetido à curetagem semiótica e que a intensidade dessa eosinofilia está diretamente relacionada com a gravidade do dano causado ao endométrio pelo trauma (Miko *et al.*, 1988).

Nos abortamentos espontâneos até a oitava semana recomenda-se, dentro do possível, a não realização de curetagem uterina, para que se evite a contaminação do endométrio via ascendente e, por outro lado, porque a causa do abortamento pode ser uma endometrite, o que pode levar a um agravamento do quadro (Berek *et al.*, 1996).

Cravello *et al.* (1995), estudando 699 ressecções histeroscópicas, encontraram apenas um caso de endometrite aguda. Bagish e Sze (1996), em 568 ablações endometriais, verificaram um caso de endometrite. Jourdain *et al.* (1996), em 137 ablações endometriais com Nd:YAG *laser*, verificaram um caso. Histologicamente, observa-se um tipo de endometrite granulomatosa (Ashworth *et al.*, 1991; Clark, 1992).

Endometrite senil

É uma condição especial que consiste na ausência de descamação menstrual, na diminuição da contratilidade uterina, na presença de estenose cervical e na diminuição da proteção imunológica endometrial, como consequência da deficiência estrogênica. Esta, por sua vez, está diretamente associada à diminuição de produção de IgA secretória nas superfícies mucosas, o que, no endométrio, o torna mais suscetível à infecção (Barrington *et al.*, 1994). Este conjunto de fatores leva a uma obstrução da drenagem das secreções endometriais, transformando aquela superfície num excelente meio de cultura. As células inflamatórias infiltram maciçamente o endométrio, inclusive macrófagos transformados em "células vacuoladas", que destroem, cronicamente, o epitélio e o convertem em tecido de granulação. Em resposta, o epitélio endometrial sofre metaplasia para o tipo escamoso estratificado.[45] Pode haver acúmulo de grande quantidade de secreção purulenta, levando a um aumento de volume considerável do órgão (piometra) (Fig. 41-6).

O quadro clínico é composto de: descarga vaginal purulenta intermitente, às vezes, sanguinolenta; cólicas no baixo-ventre; aumento e amolecimento uterinos, que podem ser confundidos com cisto ovariano ao toque vaginal (Akazawa *et al.*, 1991; Kaneko *et al.*, 1994).

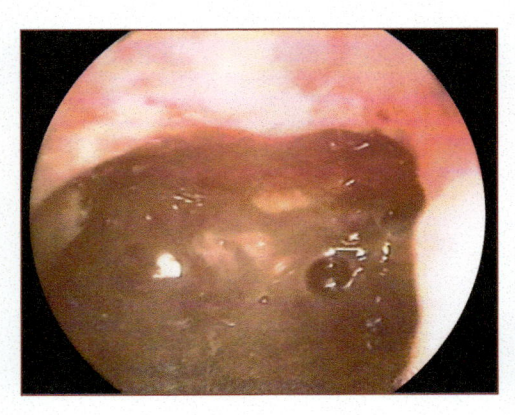

Fig. 41-6
Endometrite com formação de piometra.

ENDOMETRITES RARAS

Malacoplaquia

Ocorre em pacientes na pós-menopausa, com algum grau de imunodeficiência, que desenvolvem uma reação inflamatória atípica, notando-se, à histologia, conglomerados bacterianos do tipo *E. coli* e *P. mirabilis* (Zaino, 1996).

Histiocítica

A endometrite histiocítica pode ser o resultado da fase final de um piométrio ou hematométrio. Também é conhecida como endometrite xantogranulomatosa, caracterizada pelo infiltrado intenso de histiócitos (com conteúdo lipídico), macrófagos gigantes, linfócitos, plasmócitos e polimorfonucleares (Buckley e Fox, 1980).

Endometrite imunorreativa

É uma proliferação linfoide policlonal benigna do endométrio, semelhante ao linfoma maligno, sem que nenhuma alteração hematológica, atual ou pregressa, seja encontrada (Skensved *et al.*, 1991).

Protozoários e parasitas

Já foram descritos casos de infestação por *Schistosoma haematobium* e mais raramente, *Schistosoma mansoni* (Brissac *et al.*, 1994). A reação inflamatória pode ser leve ou intensa, podendo levar à fibrose endometrial e consequente amenorreia (Moukthar, 1966).

A infecção pelo *Toxoplasma gondii* é totalmente inespecífica. Esses parasitas já foram encontrados no endométrio e no sangue menstrual de mulheres com abortamento habitual (Stray-Pedersen e Lorentzen-Styr, 1977).

Sarcoidose

O acometimento endometrial na sarcoidose é bastante raro (Sherman *et al.*, 1997). Na maioria das vezes acomete mulheres com a doença sistêmica ou que vão manifestá-la, porém, pode ocorrer de forma isolada em pacientes com sangramento uterino pós-menopausa (Pearce e Nolan, 1996).

REFERÊNCIAS BIBLIOGRÁFICAS

Adinma JI, Adinma E. Karman's cannula and vacuum aspirator in gynecological practice. *J Natl Med Assoc* 1996;88(1):22-24.

Akazawa K, Takamori H, Yasuda H. Clínico statistical study on pyometra in high aged outpatients. *Nipon Sanka Fujinka Gakkai Zasshi* 1991 Nov.;43(11):1539-45.

Andrews WW, Goldenberg RL, Hauth JC et al. Interconceptional antibiotics to prevent spontaneous preterm birth: a randomized clinical trial. *Am J Obstet Gynecol* 2006;194:617-23.

Andrews WW, Goldenberg RL, Mercer B et al. The preterm prediction study: association of second-trimester genitourinary chlamydia infection with subsequent spontaneous preterm birth. *Am J Obstetrics Gynecol* 2000;183(3):662-68.

Ashworth MT, Moss CI, Kenyon WE. Granulomatous endometritis following hysteroscopic resection of the endometrium. *Histopathology* 1991 Feb.;18(2):185-87.

Baggish MS, Barbot J, Valle RF. *Diagnostic and operative hysteroscopy a text and atlas*. St Louis: Mosby, 1999.

Baggish MS, Sze EHM. Endometrial ablation: a series of 568 patients treated over an 11-year period. *Am J Obstet Gynecol* 1996;174(3):908-13.

Barrington JW, Papagiannis A, Roberts A. Immunoglobulin deficiency and recurrent postmenopausal endometritis. *Am J Obstetrics Gynecol* 1994;171(5):1389-90.

Berek JS, Adashi EY, Hilland PA. *Novak's gynecology*. 12th ed. Baltimore: Williams & Wilkins, 1996.

Bosch J, Pericot A, Amorós M et al. Puerperal endometritis: study of 52 clinically and microbiologically diagnosed cases. *Enferm Infecc Microbiol Clin* 1995 Apr.;13(4):203-8.

Bradley LD, Falcone T. *Hysteroscopy office evaluation and management of the uterine cavity*. Philadelphia: Mosby, 2009.

Brissac RB, Foucan L, Gallais A et al. Genital schistosoma mansoni bilharziasis in women: apropos of 2 cases in Guadalupe. *Med Trp Mars* 1994;54:345-48.

Buckley CH, Fox H. Histiocytic endometritis. *Histopathology* 1995;4:105-10.

Centers for Disease Control and Prevention. 1998 guidelines for treatment of sexually transmitted diseases. *MMWR* 1997;47:1-118.

Cicinelli E, De Ziegler D, Nicoletti R et al. Chronic endometritis: correlation among hysteroscopic, histologic, and bacteriologic findings in a prospective trial with 2190 consecutive office hysteroscopies. *Fertil Steril* 2008 Mar.;89(3):677-84.

Cicinelli E, De Ziegler D, Nicoletti R et al. Chronic endometritis: correlation among hysteroscopic, histologic, and bacteriologic findings in a prospective trial with 2190 consecutive office hysteroscopies. *Fertil Steril* 2008;89:677-84.

Cicinelli E, De Ziegler D, Nicoletti R et al. Poor reliability of vaginal and endocervical cultures for evaluating microbiology of endometrial cavity in women with chronic endometritis. *Gynecol Obstet Invest* 2009;68(2):108-15.

Cicinelli E, Resta L, Nicoletti R et al. Detection of chronic endometritis at fluid hysteroscopy. *J Minim Invasive Gynecol* 2005;12:514-18.

Cicinelli E, Resta L, Nicoletti R et al. Detection of chronic endometritis at fluid hysteroscopy. *J Minim Invasive Gynecol* 2005;12:514-18.

Cicinelli E, Resta L, Nicoletti R. Endometrial micropolyps at fluid hysteroscopy suggest the existence of chronic endometritis. *Hum Reprod* 2005;20:1386-89.

Cicinelli E, Tinelli R, Lepera A et al. Correspondence between hysteroscopic and histologic findings in women with chronic endometritis. *Acta Obstet Gynecol Scand*. 2010 Aug.;89(8):1061-65.

Clark IW. Necrotizing granulomatous inflammation of the uterine body following diathermy ablation of the endometrium. *Pathology* 1992 Jan.;24(1):32-33.

Cravello L, d'Ercole C, Boubli L et al. Complications of hysteroscopic resections. *Contracept Fertil Sex* 1995 May;23(5):335-40.

Cravello L, Porcu G, D'Ercole C et al. Identification and treatment of endometritis. *Contracept Fertil Sex* 1997 July;25(7-8):585-86.

Cravello L, Porcu G, D'Ercole C. Identification and treatment of endometritis. *Contracept Fertil Sex* 1997;25:585-86.

Current obstetrics and gynecology diagnosis and treatment. 8th ed. New York: McGraw-Hill, 1987.

Damian KF, Miller AE, Gonzalez SI et al. Ginecologic and obsteric infections caused by aerobic bacteria. *Ginecol Obstet Mex* 1992 June;60:162-70.

De Lucca LA. *Semiologia clínica e laboratorial*. São Paulo: Sarvier, 1981. p. 197-211.

Dicker D, Ashkenazi J, Feldberg D et al. The value of repeat hysteroscopic evaluation in patients with failed in vitro fertilization transfer cycles. *Fertil Steril* 1992 Oct.;58(4):833-35.

Donders GG, Van Bulck B, Caudron J et al. Relationship of bacterial vaginosis and mycoplasmas to the risk of spontaneous abortion. *Am J Obstetrics Gynecol* 2000;183(2):431-37.

Eckert LO, Moore DE, Patton DL et al. Relationship of vaginal bacteria and inflammation with conception and early pregnancy loss following in-vitro fertilization. *Infect Dis Obstet Gynecol* 2003;11:11-17.

Eschenbach DA. Bacterial vaginosis and anaerobes in obstetric-gynecology infection. *Clin Infec Dis* 1993 June;(16 Suppl 4):282-87.

Espinoza J, Erez O, Romero R. Preconceptional antibiotic treatment to prevent preterm birth in women with a previous preterm delivery. *Am J Obstet Gynecol* 2006;194:630-37.

Farooki MA. Epidemiology and pathology of chronic endometritis. *Int Surg* 1967;48:566-73.

Fatemi MH, Todorovic BP, Ameryckx L et al. In vitro fertilization pregnancy in a patient with proven chronic endometritis. *Fertile Steril* 2009;91:1293.

Feghali J, Bakar J, Mayenga JM et al. Systematic hysteroscopy prior to in vitro fertilization. *Gynecol Obstet Fertil* 2003;31:127-31.

Finikiotis G. The hyperaemic endometrium at hysteroscopy. *Aust N Z J Obstet Gynaecol* 1990 Nov.;30(4):351-53.

Frank TS, Himebaugh KS, Wilson MD. Granulomatous endometritis associated with histologically occult cytomegalovirus in a healthy patient. *Am J Surg Pathol* 1992 July;16(7):716-20.

Frydman R. Hysteroscopy in an in vitro fertilization proGram. In: Hamou J. (Eds.). *Hysteroscopy and microhysteroscopy*. Norwalk: Appleton & Lange, 1991.

Gall S, Koukol DH. Ampicillin/sulbactam vs. clindamycin/gentamicin in the treatment of postpartum endometritis. *J Reprod Med* 1996 Aug.;41(8):575-80.

Gallay A, Michel AB, Lassau F et al. Neisseria gonorrhoeae infections in France in 2006: significant progression in women and persistent increase of ciprofloxacin resistance. *Bull Epidemiologique Hebdomadaire* 2008;N5-6:35-36.

Gini PC, Ikerionwu SE. Incidental tuberculousendometritis in premenstrual curettings from infertile women in eastern Nigeria. *Int J Gynaecol Obstet* 1990 Feb.;31(2):141-44.

Gompel C, Silverberg SG. *Pathology in gynecology and obstetrics*. Philadelphia: Lippincot, 1977.

Greenwood S, Moran J. Chronic endometritis: morphologic and clinical observations. *Obstet Gynecol* 1981;58:176-84.

Greenwood SM, Moran JJ. Chronic endometritis: morphologic and clinical observations. *Obstet Gynecol* 1981 Aug.;58(2):176-84.

Grimes DA. Intrauterine device and upper-genital-tract infection. *Lancet* 2000 Sept. 16;356(9234):1013-19.

Grio R, Giobbe C, Cellula A et al. Inflammation of the uterine corpus: endometritis. *Minerva Ginecol* 1990 Apr.;42(4):99-102.

Haggerty CL. Evidence for a role of Mycoplasma genitalium in pelvic inflammatory disease. *Curr Opin Infect Dis* 2008;21:65-69.

Hamou J. *Hysteroscopy and microcolpohysteroscopy text and atlas*. Norwalk: Appleton & Lange, 1991.

Hanssen PW, Svensson L, Mårdh PA et al. Laparoscopic findings and contraceptive use in women with signs and symptoms suggestive of acute salpingitis. *Obstet Gynecol* 1985 Aug.;66(2):233-38.

Hillier SL, Kiviat NB, Hawes SE et al. Role of bacterial vaginosis-associated microorganisms in endometritis. *Am J Obstet Gynecol* 1996 Aug.;175(2):435-41.

http://www.cdc.gov/std/treatment/2006/rr5511.pdf

Jakopec I, Borgen K, Aavitsland P. The epidemiology of gonorrhoeae in Norway, 1993-2007: past victories, future challenges. *BMC Infect Dis* 2009;9:33.

Jourdain O, Joyeux P, Lajus C et al. Endometrial Nd-Yag laser ablation by hysterofibroscopy: long term results of 137 cases. *Eur J Obstet Gynecol Reprod Biol* 1996 Nov.;69(2):103-7.

Judlin P, Koebele A, Zaccabri A et al. Comparative study of ofloxacin+amoxicillin-clavulanic acid versus doxycycline + amoxicillin - Clavulanic acid combination in the treatment of pelvic Chlamydia trachomatis infections. *J Gynecol Obstet Biol Reprod* 1995;24(3):253-59.

Kamiyama S, Teruya Y, Nohara M et al. Impact of detection of bacterial endotoxin in menstrual effluent on the pregnancy rate in in vitro fertilization and embryo transfer. *Fertil Steril* 2004;82:788-92.

Kaneko Y, Doi M, Kaibara M. Spontaneous perfuration of pyometra: a case report. *Asia Oceania J Obstet Gynaecol* 1994 Sept.;20(3):263-67.

Kiriushchenkov AP. Chronic endometritis. *Feldsher Akush* 1991;56(7):57-60.

Knudtson EJ, Shellhaas C, Stephens JA et al. The association of chronic endometritis with preterm birth. *Am J Obstet Gynecol* 2007;196(4):337-e1-4.

Korn AP, Hessol NA, Padian NS et al. Risk factors for plasma cell endometritis among women with cervical Neisseria gonorrhoeae, cervical Chlamydia trachomatis, or bacterial vaginosis. *Am J Obstet Gynecol* 1998 May;178(5):987-90.

Kulkarni S, Wynter HH, Desai P. Hysteroscopic assessment of abnormal uterine bleeding in users of the intrauterine contraceptive device. *West Indian Med J* 1993 Sept.;42(3):124-25.

Kunetsova AV. Khronicheski endometrit. *Arkh Patol* 2000;62(3):48-52.

Kuohung W, Borgatta L, Larrieux JR et al. Pelvic tuberculosis diagnosed by hysteroscopy during infertility evaluation. *J Assist Reprod Genet* 2000;17(8):459-60.

Kurat N, Hanssen PW, Eschenbach D. Endometrial hystopathology in patients with culture proved upper genital tract unfection and laparoscopically diagnosed acute salpingitis. *Am J Surg Pathol* 1990;14:167-77.

La Sala GB, Montanari R, Dessanti L et al. The role of diagnostic hysteroscopy and endometrial biopsy in assisted reproductive technologies. *Fertil Steril* 1998 Aug.;70(2):378-80.

Labastida RN. *Tratado y atlas de histeroscopia*. Barcelona, Espanha: Salvat, 1990.

Livengood CH. Bacterial vaginosis: an overview for 2009. *Rev Obstet Gynecol* 2009;2:28-37.

Loyolla A. *Manual e atlas de histeroscopia e micro-colpohisteroscopia*. Rio de Janeiro: Revinter, 1998. p. 103-10.

MacAnanny EJ, Hartnett J, Engmann LL et al. Chronic endometritis is a frequent finding in women with recurrent implantation failure after in vitro fertilization. *Fertil Steril* 2010 Feb.;93(2):437-41. Epub 2009 Feb. 12.

Magee KP, Blanco JD, Graham JM et al. Endometritis after cesarean: the effect of age. *Am J Perinatol* 1994 Jan.;11(1):24-26.

Matteo M, Cicinelli E, Greco P et al. Abnormal pattern of lymphocyte subpopulations in the endometrium of infertile women with chronic endometritis. *Am J Reprod Immunol* 2009;61:322-29.

McGregor JA, Crombleholme WK, Newton E et al. Randomized comparasion of ampicilin/sulbactam to cefoxitin and doxycycline or clindamicin and gentamicin in the tratament of pelvic inflamatory disease or endometritis. *Obstet Gynecol* 1994 June;83(6):998-1004.

Medina J, Salvatore CA, Bastos AC. *Propedêutica ginecológica*. 3. ed. São Paulo: Manole, 1977.

Melki LAH, Oliveira MAP, Lemos PA et al. Dilatação e curetagem na avaliação do sangramento uterino anormal: achados histopatológicos e relação custo/benefício. *RBGO* 2000;22:495-502.

Melki LAH, Tostes Filho W. *Histeroscopia panorâmica atlas e texto*. Rio de Janeiro, EPUME, 1992.

Michels TC. Chronic endometritis. *Am Fam Physician* 1995 July;52(1):217-22.

Miko TL, Lampe LG, Thomazy VA et al. Eosinophilicendometritis associated with diagnostic curettage. *Int J Gynecol Pathol* 1988;7(2):162-72.

Moller BK, Kristiansen FV, Thorsen P et al. Sterility of the uterine cavity. *Acta Obstet Gynecol Scand* 1995 Mar.;74(3):216-19.

Moukthar M. Functional disorders due to bilharzial infection of the female genital tract. *J Obstet Gynaecol Br Commonw* 1966;73:307-10.

Moyer D, Mishell D. Endometrial reaction to intrauterine foreign body. II long term effects on the endometrial hystology and cytology. *Am J Obstet Gynecol* 1971;11:66-80.

Ness RB, Soper DE, Holey RL et al. Effectiveness of inpatient and outpatient treatment strategies for women with pelvic inflammatory disease: results from the pelvic inflammatory disease evaluation and clinical health (PEACH) randomized trial. *Am J Obstet Gynecol* 2002;186:929-37.

Nikonov AP, Ankirskaia AS. Substantiation of active surgical tactics for patients with puerperal endometritis. *Akush Ginekol (Mosk)* 1991 Jan.;1:31-33.

Novak ER, Woodruff JD. *Novak's ginecologic and obstetric pathology*. Philadelphia: Saunders, 1974.

Ortiz FN, Ildefonso T, Nogales F. The pathology of female genital tuberculosis. *Obstet Gynecol* 1979;53:422-28.

Paavonen J, Aine R, Teisala K, et al. Chlamydial endometritis. *J ClinPathol* 1985;38:726-32.

Pearce KF, Nolan TE. Endometrial sarcoidosis as a cause of postmenopausal bleeding. A case report. *J Reprod Med* 1996;41:878-80.

Pedersen BS, Styr AML. Uterine toxoplasma infections and repeated abortions. *Am J Obstet Gynecol* 1977;128:716-21.

Peipert JF, Montagno AB, Cooper AS et al. Bacterial vaginosis as a risk factor for upper genital tract infeccion. *Am J Obstet Gynecol* 1997 Nov.;177(5):1184-87.

Polisseni F, Bambirra EA, Camargos AF. Detection of chronic endometritis by diagnostic hysteroscopy in asymptomatic infertile patients. *Gynecol Obstet Invest* 2003;55:205-10.

Polisseni F, Bambirra EA, Camargos AF. Detection of chronic endometritis by diagnostic hysteroscopy in asymptomatic infertile patients. *Gynecol Obstet Invest* 2003;55:205-10.

Popova TV. Clinico-hysteroscopic characteristics of chronic endometritis. *Akush Ginekol (Mosk)* 1990 June;6:45-47.

Quan M. Pelvic inflammation disease: diagnosis and menagement. *J Am Board Fam Pract* 1994 Mar.;7(2):110-23.

Remodi S, Finci V, Ismail A et al. Herpetic endometritis after pregnancy. *Pathol Res Pract* 1995 Feb.;191(1):31-34.

Robb J, Bernischke K, Barmeyer. Intrauterine latent herpes simplex virus infection. *Hum Pathol* 1986;17:1196-209.

Robinson DT, Furr P. Update on sexually transmitted mycoplasmas. *Lancet* 1998;351(Suppl 3):12-15.

Ross J. Pelvicinflammatorydisease. *Br Med J* 2001;322(7287):658-59.

Roy A, Mukherjee S, Bhattacharya S et al. Tuberculousendometritis in hills of Darjeeling: a clinicopathological and bacteriological study. *Indian J Pathol Microbiol* 1993 Oct.;36(4):361-69.

Russak V, Lammers RJ. Xanthogranulomatous endometritis. Report of six cases and proposed mechanism of development. *Arch Pathol Lab Med* 1990 Sept.;114(9):929-32.

Salim R, Ben-Shlomo I, Colodner R et al. Bacterial colonization of the uterine cervix and success rate in assisted reproduction: results of a prospective survey. *Hum Reprod* 2002;17:337-40.

Sando Z, Taban F, MathezLoic F et al. Risks of diagnostic errors in pathology research of post-abortion herpetic endometritis: limitations of immunohistochemistry in situ hybridization. *Ann Pathol* 1996 Sept.;16(4):279-81.

Sanez MH, Mendonza CG, Loya GN et al. Endometrial aspiration biopsy. *Gynec Obstet Mex* 1994 Dec.;62:395-98.

Sherman MD, Pince KJ, Farahmand SM. Sarcoidosis manifesting as uveitis and menometrorrhagia. *Am J Ophthalmol* 1997;123:703-5.

Skensved H, Hansen A, Vetner M. Immunoreactiveendometritis. *Br J Obstet Gynaecol* 1991 June;98(6):578-82.

Soper DE. Bacterial vaginosis and postoperative infections. *Am J Obstet Gynecol* 1993 Aug.;169(2 Pt 2):467-69.

Stern RA, Newman SMS, Frank TS. Analysis of chronic endometritis for Chlamydia trachomatis by polymerase chain reaction. *Hum Pathol* 1996 Oct.;27(10):1085-88.

Stritzhakov AN, Lebedev VA, Baev OR et al. Current diagnostic methods and therapeutic principles in various forms of puerperal endometritis. *Akush Ginekol (Mosk)* 1991 May;5:37-42.

Suchet JH. Hormonal contraception and pelvic inflammatory disease. *Eur J Contracept Reprod Heath Care* 1997;2(4):263-67.

Tapsall JW. Neisseria gonorrhoeae and emerging resistance to extended spectrum cephalosporins. *Curr Opin Infect Dis* 2009;22:87-91.

Valle RF. *A manual of clinical hysteroscopy*. New York: Parthenon, 1997.

Verhoest P, Fernandez H, Hervy SJ et al. A new therapeutic strategy using aofloxacin-amoxicillin-clavulanic acid combination in the treatment of upper gynecologic infections. Apropos of 123 cases. *J Gynecol Obstet Biol Reprod* 1994;23(1):39-46.

Washington AE, Gove S, Schachter J et al.Oral contraceptives, Chlamydia trachomatis infection, and pelvic inflammatory disease. A word of caution about protection. *JAMA* 1985 Apr. 19;253(15):2246-50.

Yoriikoglu K, Kuinconglu F. Chronic nonspecific endometritis. *Gin Diag Pathol* 1998 Apr.;143(5-6):287-90.

Yudin M, Hillier S, Wiesenfeld H. Vaginal polymorphonuclear leukocytes and bacterial vaginosis as markers for histologic endometritis among women without symptoms of pelvic inflammatory disease. *Am J Obstet Gynecol* 2003;188:318-23.

Zaino RJ. *Interpretation of endometrial biopsies and curettings*. Philadelphia, PA: Lippincott-Raven 1996. p. 175-99.

Zambrano D. Clyndamicin in the treatment of obstetric and gynecologic infections: A review. *Clin Ther* 1991 Jan.-Feb.;13(1):58-80.

42 Histeroscopia e Adenomiose

Walter Antonio Prata Pace
João Oscar de Almeida Falcão Jr.
Francisco de Assis Nunes Pereira

- **DEFINIÇÃO**
- **FISIOPATOLOGIA (TEORIAS)**
- **DIAGNÓSTICO ANATOMOPATOLÓGICO**
- **DIAGNÓSTICO NÃO INVASIVO**
  - Clínica
    - *Sintomas*
  - Exame físico
  - Complicações
  - Análises clínicas
  - Imagem
- **DIAGNÓSTICO INVASIVO**
  - Imagem
  - Tratamento
  - Tratamento clínico
- **TRATAMENTO CIRÚRGICO**
- **TRATAMENTO ENDOSCÓPICO**
  - Histeroscopia
  - Laparoscopia
  - Outras alternativas
- **TRATAMENTO CIRÚRGICO CONVENCIONAL**
- **REFERÊNCIAS BIBLIOGRÁFICAS**

DEFINIÇÃO

É uma patologia caracterizada pela presença de glândulas e estroma endometrial na estrutura do miométrio.[1] Primeiramente descrita por Rokitanski, em 1860, teve sua caracterização nos moldes que hoje a definimos atribuída a Bird *et al.*, em 1972.[2]

São definidas duas formas de adenomiose. A forma difusa e a focal. A diferenciação está na observação de quadros onde o endométrio se encontra envolto por músculo liso, geralmente hipertrofiado, definindo uma tumoração circunscrita e assim denominada focal ou, ainda, adenomioma.[3]

FISIOPATOLOGIA (TEORIAS)

1. Penetração direta das glândulas endometriais no miométrio. Fatores predisponentes: hiperestrogenemia (hiperplasia e redução da resistência do miométrio), traumatismos como curetagem, ressecções endometriais, cesarianas e secundários à hiperperistalse uterina.[4] Prolactina e progesterona produzem um efeito sinérgico: promoção de degeneração miometrial, facilitando a penetração endometrial. Bromocriptina: papel protetor.
2. Fator genético (estudo com gêmeas homozigotas).
3. Metaplasia de elementos mesoteliais situados entre a camada basal do endométrio e a zona superficial do miométrio.
4. Disseminação pelos vasos linfáticos de fragmentos endometriais. (Foram observados focos de adenomiose no interior de linfáticos intramiometriais, e adenomiose subserosa pode ser achado único e nestas situações geralmente está associada à endometriose pélvica).[5]

Outros elementos:

Pacientes portadoras de adenomiose apresentam maior incidência de polimorfismos de genes associados à angiogênese.[6] Fatores ambientais, como exposição a folatos, podem estar envolvidos.[7] Análises proteômicas de biópsias de adenomiose mostraram desregulação de proteínas associadas ao esqueleto celular, oxidação, apoptose e reação imune.[8]

DIAGNÓSTICO ANATOMOPATOLÓGICO

O diagnóstico anatomopatológico da adenomiose é realizado pelo estudo de peças de histerectomia e, mais recentemente, de material de ressecção endometrial ou de biópsia miometrial. A adenomiose se caracteriza, histologicamente, pela presença de glândulas e estroma endometrial na intimidade do miométrio.

Ocorre, predominantemente, na pré-menopausa e é encontrada em 8 a 20% dos úteros enviados para laboratórios de anatomia patológica. Macroscopicamente, em geral o útero encontra-se aumentado de volume com destaque para a parede posterior que frequentemente está mais acometida. A superfície miometrial é trabeculada, com focos de hemorragia, podendo apresentar lesões císticas de conteúdo sanguíneo ou achocolatado (adenomiomas).

Microscopicamente, a borda inferior do endométrio mostra-se irregular e mergulha na superfície do miométrio. Há muita controvérsia quanto ao diagnóstico histopatológico da adenomiose superficial. Algumas vezes é difícil distinguir das indentações normais da camada endometrial basal. As definições quanto ao limite de profundidade mínima de acometimento das lesões, ou seja, a distância entre a borda inferior do endométrio e a profundidade da lesão variam, segundo os autores. Estes valores vão da presença de glândulas e estroma 1 mm abaixo da junção endométrio-miometrial a um terço da espessura total do miométrio. O mais aceito é que exceda a metade de um campo de pequeno aumento, ou seja, acima de 2,5 mm (Fig. 42-1).

Verifica-se uma reação hipertrófica e hiperplásica do miométrio circunjacente. Glândulas em proliferação e estroma são observados na primeira metade do ciclo menstrual, mas como a adenomiose não responde a níveis fisiológicos de progesterona, as alterações secretoras estão frequentemente ausentes ou incompletas na segunda metade do ciclo.

Os adenomiomas são nódulos formados por agregados de células musculares lisas, glândulas e estromas endometriais. Eles podem-se localizar no interior do miométrio ou crescer no endométrio, formando uma lesão polipoide. Cerca de 2% dos pólipos endometriais são adenomiomas. Existe uma variante rara que é o adenomioma polipoide atípico. É composto por glândulas endometriais atípicas circundadas por células musculares lisas. O estroma não é identificado por microscopia óptica. As glândulas são irregulares e hiperplásicas, células grandes com núcleo hipercromático e nucléolo proeminente. A metaplasia escamosa está invariavelmente presente.

Contudo, o diagnóstico histopatológico, ou seja, o padrão-ouro, ainda deixa a desejar quanto à sensibilidade. O estudo Maryland Womens Health analisou 1.114 relatórios de histerectomia de 15 hospitais e 705 laudos assinados por 25 patologistas. A frequência do diagnóstico da adenomiose variou de 12 a 58% entre os hospitais, e 10 a 88% entre os 25 patologistas. Estas diferenças não puderam ser justificadas por diferenças em fatores como idade, paridade ou outros sabidamente correlacionados com a incidência da doença.

A revisão da literatura demonstra que somente 15% dos casos de adenomiose são diagnosticados corretamente antes da cirurgia. Por sua vez, a detecção histológica é também dependente do número e locais das amostras miometriais examinadas. Bird *et al.* encontraram adenomiose em 31% das análises de rotina de 200 peças de histerectomias consecutivas. Entretanto, se 6 blocos extras fossem examinados, a incidência aumentaria para 61%.

DIAGNÓSTICO NÃO INVASIVO

Clínica

Estima-se que a incidência da adenomiose sintomática alcance 20% das mulheres no período pré-menopáusico. Classicamente, os sintomas que dominam o quadro clínico são: a dor pélvica e o sangramento uterino anormal (SUA), mas frequentemente a adenomiose não é considerada pelos médicos no diagnóstico diferencial das pacientes, apresentando esses sintomas.[9] Estudo multicêntrico italiano que reuniu 820 mulheres em 18 centros sugeriu que a história prévia de abortos induzidos parece aumentar a chance da doença em 1,9 vez.[10]

Outro estudo americano com 961 mulheres com diagnóstico de adenomiose na histerectomia encontrou associação da adenomiose à multiparidade, menarca precoce (menor ou igual a 10 anos), ciclos menstruais curtos (menor ou igual a 24 dias) e obesidade.[11]

■ Sintomas

- SUA (60%): geralmente se manifesta como menorragia (fluxo aumentado e/ou prolongado) e/ou metrorragia (sangramento irregular, acíclico).
- Dor (25%): é, em geral, pré-menstrual ou menstrual apesar de poder apresentar-se também no período intermenstrual ou como dispareunia profunda.
- Estima-se que, aproximadamente, 35% dos casos são assintomáticos.

Um estudo que avaliou peças de histerectomia de pacientes com adenomiose em comparação com pacientes com miomas mostrou que, previamente à cirúrgica, as pacientes com adenomiose apresentaram maior incidência de dismenorreia, dor pélvica, depressão e endometriose.[12] Outro estudo egípcio com 298 pacientes submetidas à histerectomia encontrou evidências de que as pacientes com adenomiose tinham maior duração do período reprodutivo, maior incidência de dor pélvica, dismenorreia, dispareunia, necessidade de transfusão de sangue antes da cirurgia, tabagismo e nuliparidade (p < 0,05).[13] Esses achados não foram confirmados por outro estudo multicêntrico retrospectivo que avaliou 137 peças de histerectomia por doenças benignas e não houve diferença nos sintomas prévios entre as pacientes que tinham e não tinham adenomiose.[14]

Exame físico

- Útero aumentado de volume, consistente, doloroso à mobilização em especial no período pré-menstrual. Em 80 a 90% dos casos há associação com outras patologias relacionadas com o útero, como miomas (50-52%), endometriose pélvica (11-14%) ou pólipos endometriais (7%), podendo complicar o diagnóstico.

Complicações

- *Infertilidade:* salvo a adenomiose cornual ou tubária com prejuízo direto, as relações da adenomiose com a infertilidade ainda

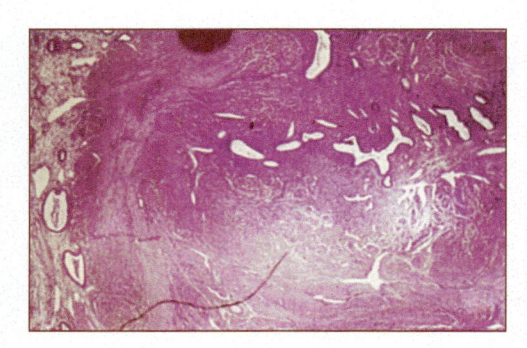

Fig. 42-1
Aspecto histológico da adenomiose.

são obscuras. Pode estar associada à interferência na contratilidade miometrial normal. Estudos demonstram que existem movimentos peristálticos uterinos que aparentemente têm como função o transporte dos espermatozoides até a tuba. A infiltração tecidual no miométrio teria o potencial de interferir nesta dinâmica.[15]

- *Gravidez:* hemorragias intraparto, rupturas uterinas, acretismo placentário, placenta prévia, cicatriz uterina de má qualidade. Necessitam-se de estudos mais elucidativos.

Análises clínicas

A adenomiose está associada a um aumento do número de macrófagos miometriais, anticorpos antifosfolipídeos e CA-125 no sangue periférico e deposição de IgG, C3 e C4 nos focos ectópicos.

CA-125. As células endometriais ectópicas secretam esta molécula, principalmente as adenomióticas proporcionalmente à profundidade. A sensibilidade e a especificidade são baixas. Entretanto, verificou-se que o CA-125 das células epiteliais adenomióticas e do endométrio eutópico tem massa molecular diferente. Se um anticorpo específico puder ser isolado e purificado, teremos um marcador para *screening*.

Imagem

Ecografia. Sinais discretos e pouco específicos. Sem dúvida, o acesso transvaginal pode auxiliar no diagnóstico e deve ser realizado na segunda metade do ciclo. Sinais sugestivos:

- Cistos subendometriais hipoecoicos.
- Ecotextura miometrial heterogênea.
- Pequenos lagos anecoicos.
- Aumento uterino assimétrico e difuso.
- Borda endometrial-miometrial mal definida.
- Espessamento do halo subendometrial.

Os adenomiomas podem ser diferenciados de miomas ou sarcomas pelo Doppler colorido, mas a especificidade é baixa. Há aumento de fluxo na periferia e ausência no interior da lesão. Biópsias por agulha guiadas têm excelente especificidade, mas baixa sensibilidade (8-18%). O grande problema é que a ecografia dá uma ideia momentânea é fortemente dependente do ultrassonografista e do aparelho. A associação da clínica a exames seriados em mãos experientes poderia ser de grande utilidade.

Acurácia da ultrassonografia transvaginal (USTV) no diagnóstico da adenomiose difusa pode ser visto no Quadro 42-1:

Uma metanálise que avaliou a acurácia da ultrassonografia no diagnóstico da adenomiose reuniu 14 estudos e 1.895 pacientes. A prevalência de adenomiose foi de 27,9%, a probabilidade de adenomiose em uma paciente com US anormal foi de 66,2% (IC95% 61,6 a 70,6%), e a probabilidade de adenomiose em uma paciente com ultrassonografia (US) normal foi de 9,1% (IC95% 7,3 a 11,1%). Os autores concluíram que a USTV é um teste diagnóstico acurado para adenomiose.[18]

Ressonância magnética (RM). A RM é indicada nos casos de dúvidas dos exames anteriores, especialmente da USTV. Possui alta sensibilidade e especificidade, sendo menos operador dependente do que a USTV.[19]

Nas formas localizadas, a imagem em T1 é normal, enquanto em T2 o sinal é mais intenso que o miométrio adjacente. Sinais:

- Zona de junção endométrio-miométrio irregular e difusamente espessada algumas vezes com focos subjacentes. Esses sinais representam mais mudanças na musculatura lisa que focos de epitélio glandular e estroma. A zona de junção deve ser superior a 5 mm para diagnóstico de adenomiose.
- Focos subjacentes ao endométrio.
- Assimetria de espessura entre as paredes uterinas, em geral sendo a posterior mais espessa.
- Forma uterina globosa.
- Heterogeneidade da zona de adenomiose, mais opaca.

Segundo estudos histopatológicos comparativos, em 90% dos casos, a RM permite distinguir uma adenomiose de um mioma intramural. Os resultados são melhores que com a ecografia, apresentando VPP e VPN bastante elevados, mas seu custo e disponibilidade limitam, sobremaneira, a sua utilização.

A tomografia computadorizada (TC) tem pouco valor atualmente no diagnóstico da adenomiose. Um trabalho comparou a TC e a RM, e a TC conseguiu identificar apenas 50% dos casos identificados pela RM.[20]

DIAGNÓSTICO INVASIVO

Imagem

- *Histerossalpingografia:* sinais em 70%.
  - Patognomônico (30%): imagens diverticulares de intravazamento de contraste perpendiculares à borda endometrial.
  - Sinais indiretos: ectasia difusa da cavidade com bordas rígidas; imagem de *tuba ereta* que mostra uma tuba rígida e curva de concavidade superior; imagem de angulação em *baioneta* em nível do istmo, irredutível e presente em todas as radiografias; imagem em *guarda-chuva*, não específica, traduzindo retroversão fixa do útero.
- *Histerossonografia:* técnica que consiste na realização da ecografia durante injeção de solução salina na cavidade. Pode visualizar a comunicação da cavidade endometrial e as lesões adenomióticas.[17] Estudo mostrou que lesões suspeitas à histerossonografia foram confirmadas pela RM em 96% dos casos.[21]
- *Histeroscopia:* tem sensibilidade e especificidade baixas o que melhora quando associada à biópsia miometrial. McCausland encontrou adenomiose na biópsia em 33 de 50 pacientes sintomáticas que tiveram a cavidade uterina normal à histeroscopia diagnóstica.[22] O procedimento preconizado para o diagnóstico de adenomiose é a histeroscopia cirúrgica com biópsia miometrial da parede posterior do útero com alça de ressecção de 5

Quadro 42-1 Acurácia da ultrassonografia transvaginal

	Prevalência (%)	Sensib. (%)	Especif. (%)	VPP (%)	VPN (%)
Fedele *et al.* (1992)	22/43 (51)	80	74	73	81
Asher *et al.* (1994)	17/20 (85)	86	50	90	20
Brosens *et al.* (1995)	28/56 (50)	53	75	86	77
Reinhold *et al.* (1995)	29/100 (29)	86	86	71	94
Atzori *et al.* (1996)	15/175 (86)	86	96,2	68,4	98
Reinhold *et al.* (1996)	18/119 (24)	89	89	71	96
Kepkep *et al.* (2007)[16]	26/70 (37)	80,8	61,4	55,3	84,4
Sun *et al.* (2010)[17]	85/213 (40)	87,1	60,1	59,2	87,5

mm, tem sensibilidade de 75-82% por confirmação anatomopatológica com a peça da histerectomia[23] (Figs. 42-2 e 42-3).

Sinais sugestivos na histeroscopia diagnóstica:
- Orifícios diverticulares podem ser revelados especialmente se o exame for realizado no princípio do ciclo, quando o crescimento endometrial ainda não os ocultou.
- Botões azulados ou enegrecidos submucosos cuja ruptura por perfuração com o histeroscópio, ressecção, ou *laser* deixa escapar líquido achocolatado, característico da endometriose.
- Hipervascularização de superfície que, em parte, explica os fenômenos hemorrágicos.
- Cornos uterinos retos e fibrosados (Fig. 42-4).

Tratamento

A adenomiose é uma patologia de diagnóstico difícil. Sendo assim, nossa opção é tratá-la somente na presença de sintomas e não nos resta outra alternativa que iniciar o tratamento sem que haja uma certeza categórica e, portanto, esse deve partir por um caminho minimamente invasivo ou lesivo. Mesmo assim, o ideal é traçarmos um plano considerando a presença de outras patologias que porventura estejam presentes concomitantemente. O oposto é mais esperado: recomenda-se lembrarmos da possibilidade da adenomiose quando a clínica assim indicar e estivermos diante de outras patologias de comprovação diagnóstica mais fácil como miomas, pólipos, endometriose pélvica etc.

Tratamento clínico

O objetivo primordial é o controle do sangramento, da dor ou o preparo cirúrgico, quando esta é a opção. Portanto, na inexistência de patologia maligna ou de opção cirúrgica de urgência por patologia associada, iniciamos com tratamento medicamentoso, utilizando moléculas de ação antiestrogênica. O tratamento clínico da adenomiose está indicado mesmo em caso de infertilidade.

- *Progestágenos:* de eficácia limitada, são utilizados em caso de desejo de anticoncepção.[24] São muito utilizados em alguns países, como o nosso, para controle da menorragia pré-menopáusica, com eficácia razoável, mas também limitada. São preferidos os derivados da 19-norprogesterona por serem pouco androgênicos e não terem efeitos metabólicos. São prescritos sem interrupção ou por sequências de 20 dias ao mês.[25]
- *Contraceptivos orais combinados (COC):* vários estudos já comprovaram a eficácia do uso de COCs, principalmente com o uso contínuo, no tratamento dos sintomas da endometriose. Entretanto, não existem estudos avaliando o uso de COCs no tratamento da adenomiose.[26]
- *Danazol:* 200 a 400 mg/dia 20 dias/mês. É derivado da 19-nortestosterona e, portanto, seus efeitos secundários androgênicos limitam sua utilização. Sua ação parece ser maior no endométrio ectópico por efeito imunológico além do hormonal.[27] Isto merece mais estudos confirmatórios. A ideia da produção de um DIU liberador de danazol tem inspirado pesquisadores da atualidade.[28]
- *Análogos GnRH:* atuam pelos seguintes mecanismos:
  - Inibem o hormônio de crescimento da epiderme, diminuindo a reserva de fibroblastos e, assim, a espessura da parede uterina.
  - Promovem hipoestrogenia: atrofia endometrial e vasoconstrição miometrial.
    - Diminuição da reação inflamatória e da angiogênese e indução de apoptose em lesões de adenomiose, endometriose e miomas.[29]

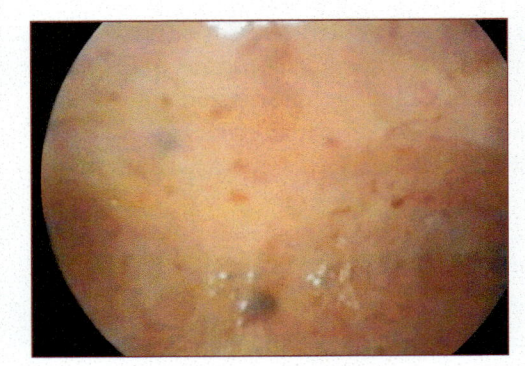

Posologia. Gosserrelina 3,6 mg SC a cada 4 semanas; Triptorelina e Leuprolida 3,75 mg IM a cada 4 semanas; Nafarelina 400 mcg intranasal diário em duas aplicações. Um trabalho comparou o uso da Triptorelina a cada 4 ou 6 semanas, e os resultados de diminuição da dor e hipoestrogenemia foram semelhantes.[30] São comumente usados para preparo pré-operatório, em particular para cirurgia histeroscópica que se torna mais rápida e eficaz em profundidade e com menor possibilidade de adenomiose iatrogênica pela embolização e penetração direta do endométrio. Para o tratamento de pacientes que desejam fertilidade, os análogos são uma boa opção, pois a regressão das lesões parece contribuir para o aumento do índice de gravidez nos meses que sucedem a interrupção do uso.[26]

Limitações. *Em caso de útero pequeno ou estenose cervicoístmica, diminuem a permeabilidade do colo, dificultando o procedimento e aumentando o risco de perfuração.

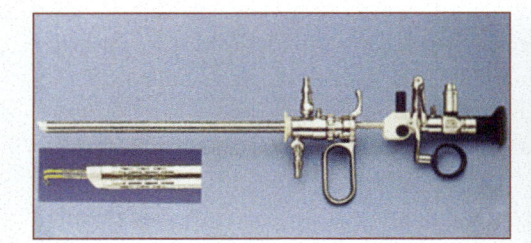

Fig. 42-4
Botões azulados ou enegrecidos submucosos, na região fúndica, compatíveis com adenomiose.

Fig. 42-2
Instrumental cirúrgico: histeroscópio com ressectoscópio. No detalhe alça de ressecção (foto do catálogo de produtos Storz).

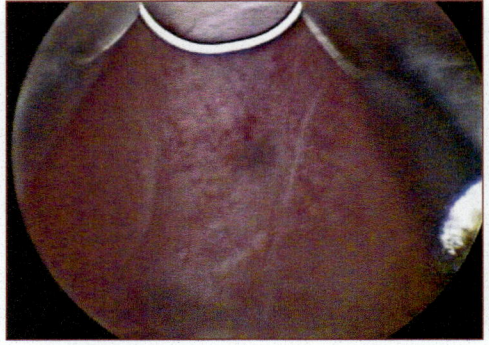

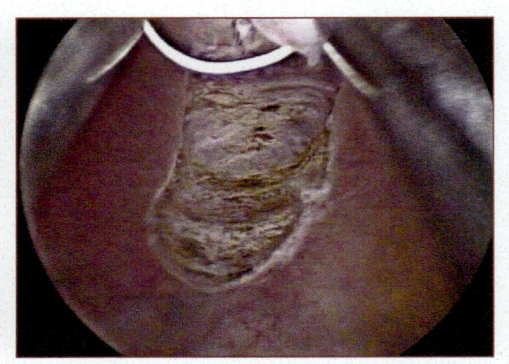

Fig. 42-3
Alça de ressecção posicionada posteriormente à lesão arredonda e azulada no endométrio, compatível com adenomiose.

*Efeitos adversos como o risco de osteoporose limitam seu uso a um máximo de 6 meses. Após este período somente com o análogo, pode ser iniciado programa de reposição estrógeno-progesterona concomitante, fazendo analogia com o tratamento da endometriose pélvica, e prolongando o tratamento por 1 a 5 anos. Esquemas utilizados: gosserrelina + estrógenos sulfoconjugados + MPA (Maheux), acetato leuprolide + MPA e/ou estrógenos sulfoconjugados (Friedman), gosserrelina + tamoxifeno (Lumdsen) e triptolerina + valerato de estradiol (Geistovel).

- *Inibidores da síntese das prostaglandinas:* utilizados como primeira escolha em grande parte da comunidade europeia para sangramento uterino disfuncional e dismenorreia, em especial o ácido mefenâmico, pode ser tentado em casos leves a moderados. Outros medicamentos também muito utilizados para SUA, apesar de pouco divulgados em nosso meio, são os antifibrinolíticos.
- *Sistema intrauterino liberador de levonorgestrel (SIU-LNG):* o SIU-LNG já possui nível de evidência A para tratamento de sangramento uterino anormal em pacientes não selecionadas, mas são poucos os estudos que avaliaram especificamente pacientes portadoras de adenomiose. Um estudo acompanhou 47 pacientes com diagnóstico de adenomiose que receberam o SIU-LNG e encontrou redução significativa dos escores de dor e de sangramento após 6 e 36 meses da inserção. Houve diminuição também do volume uterino e do fluxo sanguíneo uterino. Entretanto, na comparação entre 12 e 36 meses após a inserção, houve aumento do volume uterino, escore de dor, sangramento, sugerindo que o SIU-LNG tem boa efetividade no tratamento das pacientes com adenomiose no primeiro ano, mas esse efeito tende a ir-se perdendo a partir do segundo ano.[31]

Outro estudo brasileiro avaliou 29 pacientes com diagnóstico de adenomiose à RM que receberam o SIU-LNG e encontrou redução da dor e do sangramento anormal no acompanhamento de 3 e 6 meses após a inserção.[32]

Implantes. De elmetrin e gestrinona apresentam na nossa e na experiência de Coutinho altos níveis de eficácia no controle do sangramento uterino anormal, da dor e da redução do volume uterino através da amenorreia induzida e sem efeitos hipoestrogênicos como frequente em outras formas de tratamento clínico. Tem como vantagens, ainda, a comodidade do uso por período prolongado.[33,34]

TRATAMENTO CIRÚRGICO

Deve ser a solução após esgotadas as opções de tratamento clínico numa paciente com prole definida.

TRATAMENTO ENDOSCÓPICO

Histeroscopia

É a primeira escolha em caso de falha dos tratamentos clínicos. Os pré-requisitos são um volume uterino de, no máximo, 160 cm^3 ou 12 cm de histerometria e ausência de patologia associada que prejudique o sucesso terapêutico. Tanto a ressecção como o *laser* são de grande valor no tratamento das menometrorragias da perimenopausa com uma falha em torno de apenas 10%. Não obstante, parece que a adenomiose é causa de 33 a 72% destes fracassos. As pacientes costumam apresentar uma melhora momentânea com retorno dos sintomas em um ano. Havendo insucesso, a ablação não deverá ser repetida, pois a doença, muitas vezes profunda no miométrio, seria fator importante para um novo fracasso. De acordo com alguns trabalhos na literatura a eficácia do tratamento histeroscópico nos casos de adenomiose cai de 90 para 60 a 70% em 2 anos. Entretanto, em trabalho realizado por nós, a eficácia da ablação do endométrio numa população geral de pacientes indicados para o procedimento em nosso serviço foi de 91%. Na mesma mostragem quando isolou-se os casos cujo anatomopatológico diagnosticou adenomiose no material ressecado, a eficácia caiu para 86%.[35] Um diagnóstico mais preciso quanto à profundidade das lesões poderia prever os resultados, ficando para o futuro a criação de um *escore* para a definição pré-operatória. Quanto à presença concomitante de dismenorreia, ainda não há consenso, em nosso país, quanto à opção por redução endometrial ou por histerectomia na falha do tratamento clínico. Nossa orientação é, portanto, de que se faça a decisão em conjunto com a paciente apresentando ao lado da impressão do médico os dados da literatura.

Laparoscopia

A histerectomia laparoscópica ou vaginal assistida por laparoscopia se tornou uma excelente alternativa ao tratamento convencional por laparotomia, trazendo consigo todos os benefícios da cirurgia endoscópica no que tange ao tempo de internação, à morbidade e à recuperação das pacientes. Em situações específicas onde se faz necessária a preservação da fertilidade a laparoscopia para ressecção de adenomiose focal (adenomiomas) pode ser utilizada, mas os resultados desta abordagem ainda precisam de maior definição.

Outras alternativas

Mais recentemente, a ablação por micro-ondas vem encontrando campo no tratamento do SUA. Suas vantagens são: curva mínima de aprendizagem, procedimento rápido (3 a 4 min), recuperação pronta, possível de ser realizada no consultório ou ambulatório, segura, eficaz de baixo custo e não exige preparo endometrial. Atinge destruição tecidual mesmo na presença de pólipos ou miomas submucosos, e sua eficácia não difere da ressecção endometrial em 2 anos. Outras alternativas são o balão térmico, crioterapia, a ressecção total em bloco da mucosa uterina (TUMA) etc. Outras saídas à histerectomia quando o sintoma mais importante for a dor pélvica são a ablação laparoscópica dos uterossacros e a neurectomia pré-sacra. Os resultados da primeira são pobres após um ano do tratamento, e as complicações vesicais e intestinais da segunda limitam sua escolha.

Uma nova modalidade de tratamento em estudo é a ablação por ultrassonografia de alta intensidade, mas os resultados ainda são preliminares.[36] Há relatos inclusive de realização desse procedimento por via laparoscópica.[37]

A embolização de artérias uterinas (EAU) foi avaliada por uma série não controlada de 27 pacientes com diagnóstico por RM. Ocorreu alívio da menorragia em 79% das pacientes no primeiro ano, mas houve recidiva de 45% no segundo ou terceiro anos.[38] Outro estudo avaliou 38 mulheres após 16,5 meses de acompanhamento pós-EAU e reportou 84,2% de satisfação das pacientes.[39]

TRATAMENTO CIRÚRGICO CONVENCIONAL

Pode ser realizado tratamento conservador quando a paciente ainda desejar engravidar e a doença for grave. Faz-se a ressecção dos nódulos como para a miomectomia, porém sem plano de clivagem definido. O tratamento radical é o mais utilizado, mas deve ser a opção em caso de fracasso de procedimentos menos invasivos como a ressecção endometrial. O fracasso é caracterizado somente após cerca de um ano do procedimento, pois o padrão menstrual pode mudar neste intervalo.

REFERÊNCIAS BIBLIOGRÁFICAS

1. Donadio N, Neto LCA. (Eds.). *Histeroscopia e adenomiose*. Consenso Brasileiro em Videoendoscopia Ginecológica. São Paulo: Artes Médicas, 2001.
2. Bird CC, McElin TW, Estrella PM. *The elusive adenomyosis of the uterus—Revisited. Am J Obstet Gynecol* 1972;112(5):583-93.
3. Kunz G *et al.* Adenomyosis in endometriosis—Prevalence and impact on fertility. Evidence from magnetic resonance imaging. *Hum Reprod* 2005;20(8):2309-16.
4. Leyendecker G, Wildt L, Mall G. The pathophysiology of endometriosis and adenomyosis: tissue injury and repair. *Arch Gynecol Obstet* 2009;280(4):529-38.
5. Bergeron C, Amant F, Ferenczy A. Pathology and physiopathology of adenomyosis. *Best Pract Res Clin Obstet Gynaecol* 2006;20(4):511-21.
6. Kang S *et al.* Association between genetic polymorphisms in fibroblast growth factor (FGF)1 and FGF2 and risk of endometriosis and adenomyosis in Chinese women. *Hum Reprod* 2010 July;25(7):1806-11. Epub 2010 May 26.
7. Huang PC *et al.* Association between phthalate exposure and glutathione S-transferase M1 polymorphism in adenomyosis, leiomyoma and endometriosis. *Hum Reprod* 2010 Apr.;25(4):986-94.
8. Liu HY *et al.* Comparative proteomics analysis of human adenomyosis. Zhonghua *Fu Chan Ke Za Zhi* 2008;43(7):514-17.
9. Basak S, Saha A. Adenomyosis: still largely under-diagnosed. *J Obstet Gynaecol* 2009;29(6):533-35.
10. Parazzini F *et al.* Determinants of adenomyosis in women who underwent hysterectomy for benign gynecological conditions: results from a prospective multicentric study in Italy. *Eur J Obstet Gynecol Reprod Biol* 2009;143(2):103-6.
11. Templeman C *et al.* Adenomyosis and endometriosis in the California Teachers Study. *Fertil Steril* 2008;90(2):415-24.
12. Taran FA *et al.* Understanding adenomyosis: a case control study. *Fertil Steril* 2010 Sept.;94(4):1223-28. Epub 2009 July 30.
13. Yeniel O *et al.* Adenomyosis: prevalence, risk factors, symptoms and clinical findings. *Clin Exp Obstet Gynecol* 2007;34(3):163-67.
14. Weiss G *et al.* Adenomyosis a variant, not a disease? Evidence from hysterectomized menopausal women in the Study of Women's Health Across the Nation (SWAN). *Fertil Steril* 2009;91(1):201-6.
15. Devlieger R, D'Hooghe T, Timmerman D. Uterine adenomyosis in the infertility clinic. *Hum Reprod Update* 2003;9(2):139-47.
16. Kepkep K *et al.* Transvaginal sonography in the diagnosis of adenomyosis: which findings are most accurate? *Ultrasound Obstet Gynecol* 2007;30(3):341-45.
17. Sun YL *et al.* Transvaginal sonographic criteria for the diagnosis of adenomyosis based on histopathologic correlation. *Taiwan J Obstet Gynecol* 2010;49(1):40-44.
18. Meredith SM, Ramos LS, Kaunitz AM. Diagnostic accuracy of transvaginal sonography for the diagnosis of adenomyosis: systematic review and metaanalysis. *Am J Obstet Gynecol* 2009;201(1):107 e1-6.
19. Dueholm M, Lundorf E. Transvaginal ultrasound or MRI for diagnosis of adenomyosis. *Curr Opin Obstet Gynecol* 2007;19(6):505-12.
20. Woodfield CA *et al.* CT features of adenomyosis. *Eur J Radiol* 2009;72(3):464-69.
21. Verma SK *et al.* Adenomyosis: sonohysterography with MRI correlation. *AJR Am J Roentgenol* 2009;192(4):1112-16.
22. McCausland AM. Hysteroscopic myometrial biopsy: its use in diagnosing adenomyosis and its clinical application. *Am J Obstet Gynecol* 1992;166(6 Pt 1):1619-26; discussion 1626-28.
23. Pace WAP. Biópsia de Miometrio pós-histeroscopia no diagnóstico da adenomiose. *RBGO Rev Bras Ginecol Obstet* 2001;23:403.
24. Schweppe KW. The place of dydrogesterone in the treatment of endometriosis and adenomyosis. *Maturitas* 2009;65(Suppl 1):S23-27.
25. Schweppe KW. Long-term use of progestogens—Effects on endometriosis, adenomyosis and myomas. *Gynecol Endocrinol* 2007;23(Suppl 1):17-21.
26. Fedele L, Bianchi S, Frontino G. Hormonal treatments for adenomyosis. *Best Pract Res Clin Obstet Gynaecol* 2008;22(2):333-39.
27. Ota H *et al.* Effects of danazol at the immunologic level in patients with adenomyosis, with special reference to autoantibodies: a multi-center cooperative study. *Am J Obstet Gynecol* 1992;167(2):481-86.
28. Zhang X *et al.* Evaluation of the efficacy of a danazol-loaded intrauterine contraceptive device on adenomyosis in an ICR mouse model. *Hum Reprod* 2008;23(9):2024-30.
29. Khan KN *et al.* Changes in tissue inflammation, angiogenesis and apoptosis in endometriosis, adenomyosis and uterine myoma after GnRH agonist therapy. *Hum Reprod* 2010;25(3):642-53.
30. Kang JL *et al.* Efficacy of gonadotropin-releasing hormone agonist and an extended-interval dosing regimen in the treatment of patients with adenomyosis and endometriosis. *Gynecol Obstet Invest* 2010;69(2):73-77.
31. Cho S *et al.* Clinical effects of the levonorgestrel-releasing intrauterine device in patients with adenomyosis. *Am J Obstet Gynecol* 2008;198(4):373 e1-7.
32. Bragheto AM *et al.* Effectiveness of the levonorgestrel-releasing intrauterine system in the treatment of adenomyosis diagnosed and monitored by magnetic resonance imaging. *Contraception* 2007;76(3):195-99.
33. Coutinho EM. Therapeutic experine with gestrinone. In: Chadha DR, Buttram Jr VC. (Eds.). *Current concepts in endometriosis*. New York: Alan R. Liss 1990. p. 233-40.
34. Coutinho EM *et al.* ST-1435: a new alternative for medical therapy of endometriosis. Progress in the magement of endometriosis. Proceedings of the 4th World Congress on Endometriosis, Salvador, BA, May 1994. Pathernon Publishing, UK 1995. p. 333-36.
35. Pace WAP *et al. Ablação de endométrio no tratamento do sangramento uterino anormal*. Trabalho Livre, AO 092, Congresso Brasileiro de Ginecologia Obstetrícia de GO Recife, FEBRASGO, 2003.
36. Wang W, Wang Y, Tang J. Safety and efficacy of high intensity focused ultrasound ablation therapy for adenomyosis. *Acad Radiol* 2009;16(11):1416-23.
37. Yang Z *et al.* Feasibility of laparoscopic high-intensity focused ultrasound treatment for patients with uterine localized adenomyosis. *Fertil Steril* 2009;91(6):2338-43.
38. Bratby MJ, Walker WJ. Uterine artery embolisation for symptomatic adenomyosis—Mid-term results. *Eur J Radiol* 2009;70(1):128-32.
39. Lohle PN *et al.* Uterine artery embolization for symptomatic adenomyosis with or without uterine leiomyomas with the use of calibrated tris-acryl gelatin microspheres: midterm clinical and MR imaging follow-up. *J Vasc Interv Radiol* 2007;18(7):835-41.

43 Miomectomia Histeroscópica

Ricardo Bassil Lasmar
José Octávio S. da N. Brandão
Daniela Baltar da Rosa Zagury
Bernardo Portugal Lasmar
Raphael Câmara Medeiros Parente

- HISTÓRICO
- DEFINIÇÃO/ETIOPATOGENIA/INCIDÊNCIA
- ASPECTOS CLÍNICOS
- INDICAÇÃO
- DIAGNÓSTICO
- DIAGNÓSTICO DIFERENCIAL
- LOCALIZAÇÃO DOS MIOMAS
- CLASSIFICAÇÃO
- AVALIAÇÃO PRÉ-OPERATÓRIA
- ANAMNESE
- AVALIAÇÃO DO MIOMA PELA HISTEROSCOPIA, ULTRASSONOGRAFIA, HISTEROSSONOGRAFIA E RESSONÂNCIA MAGNÉTICA DA PELVE
- TÉCNICA CIRÚRGICA
- PÓS-OPERATÓRIO
- COMPLICAÇÕES
- CONSIDERAÇÕES FINAIS
- BIBLIOGRAFIA

HISTÓRICO

A histeroscopia com a visão ampla e detalhada da cavidade uterina, permitindo o diagnóstico de mioma submucoso, associado à possibilidade de abordagem cirúrgica da lesão por via vaginal, mudou os conceitos terapêuticos nos casos de sangramento uterino e mioma submucoso. No passado o diagnóstico de mioma geralmente era seguido pela recomendação de histerectomia, hoje eles são tratados cirurgicamente por via transcervical, sob visão direta, sem necessidade de retirada do útero ou incisão abdominal. A miomectomia histeroscópica é uma alternativa terapêutica àquelas pacientes com sangramento uterino anormal e/ou infertilidade que desejam e precisam preservar o seu útero, propiciando menor dano possível à parede uterina normal.

A primeira miomectomia bem-sucedida, utilizando a via vaginal, foi realizada em 1845, por Atlee, em paciente com mioma em parturição.

Os primeiros relatos de miomectomia histeroscópica com uso de ressectoscópio urológico e corrente monopolar datam de 1978, quando Neuwirth retirou quatro miomas totalmente no interior da cavidade uterina com sucesso, utilizando o instrumental urológico.

Em 1986, Goldrath abordou miomas submucosos, completamente intracavitários, por via vaginal, utilizando apenas pinças de apreensão. Por vezes o procedimento era precedido por uma histerotomia, por via vaginal, para facilitar o acesso ao mioma submucoso.

As técnicas de ressectoscopia atuais diferem pouco daquelas descritas por Neuwirth (1978) e De Cherney e Polland (1983), que consiste em cortar de forma segmentar o mioma e recolhê-los para a avaliação histopatológica.

Baggish et al., em 1988, descreveram a utilização do Nd:YAG *laser* na miomectomia histeroscópica, pelao fatiamento dos miomas, secção da base ou desvascularização dos nódulos.

Lasmar, em 2001, apresentou a possibilidade de retirada de mioma submucoso com componente intramural por via histeroscópica, atuando também de forma mecânica sobre o nódulo, fazendo a mobilização direta sobre a lesão.

DEFINIÇÃO/ETIOPATOGENIA/INCIDÊNCIA

Os leiomiomas são os tumores mais comuns do útero e da pelve feminina. São nódulos benignos constituídos, fundamentalmente, por células musculares lisas associadas a tecido conectivo fibroso em quantidade variável. Segundo Müller e Ludovici são originados de células musculares lisas e, de acordo com Townsend, são de origem unicelular. São lesões bem delimitadas, mas não encapsuladas. Também são chamados de leiomiofibroma, fibroleiomioma, mioma, fibroma ou fibroide do útero.

É difícil a determinação exata da sua verdadeira incidência, embora tenha sido citado e aceito como presente em 50% dos exames de necropsia. Correspondem a aproximadamente um terço das internações hospitalares em ginecologia. Tem a sua maior incidência em nulíparas e na raça negra numa proporção de 3,3 vezes maiores que na raça branca. Os miomas podem reincidir após miomectomia em 27% das pacientes em um período de 10 anos. A taxa de reincidência é baixa, sendo de 15% nas mulheres que gestaram após miomectomia e 30% nas que não conceberam.

As pacientes de um modo geral apresentam história familiar, o que nos leva a pensar numa codificação genética ligada ao seu desenvolvimento. Em relação à etiologia, o que podemos dizer é que existem trabalhos conflitantes que sugerem que tanto o estrogênio quanto a progesterona possam desempenhar um papel de desenvolvimento e crescimento. No início do seu desenvolvimento são todos intramurais, já que se originam do miométrio, mas à medida que crescem podem permanecer intramurais, ou estender-se em direção interna ou externa, tornando-se submucosos ou subserosos, respectivamente. A incidência de leiomiossarcoma é de 0,1%, sendo que é discutível a degeneração sarcomatosa para alguns autores. Estes acreditam ser o mioma sempre benigno, e que o sarcoma já se apresenta, inicialmente, como tal, não correspondendo a um processo de degeneração.

ASPECTOS CLÍNICOS

O diagnóstico é estabelecido, predominantemente, na menacme, quando os sintomas e as dimensões do nódulo são mais significativos. Na pós-menopausa o fibroma diminui de volume, e os sintomas são raros.

A maioria das pacientes com mioma é assintomática, sendo apenas um achado ultrassonográfico, não necessitando de tratamento cirúrgico, devendo somente ser acompanhada com exames periódicos. Porém, quando este mioma é submucoso, a sintomatologia é mais exuberante, dependendo da localização, tamanho e número dos nódulos presentes, levando, com frequência, à necessidade de intervenção cirúrgica.

As pacientes com miomas submucosos referem comumente sangramento uterino anormal, em alguns casos com anemia associada. A perda sanguínea vaginal pode ocorrer em decorrência do aumento do fluxo menstrual, da diminuição entre os intervalos dos ciclos menstruais ou do sangramento fora do período, com ou sem coágulos.

O sangramento uterino anormal é frequentemente causado pelo rompimento dos vasos dilatados da superfície do nódulo, havendo também outras explicações para este fato. Segundo Sehgal, no caso de grandes tumores, o aumento da cavidade uterina criaria uma superfície maior onde ocorreria a descamação menstrual. Para alguns autores os miomas intramurais dificultariam o retorno venoso, levando a um fluxo maciço, e há ainda o fato de os miomas alterarem a produção de fatores endometriais locais, como as prostaglandinas. Falcone, em 2005, descreveu, como a melhor teoria para explicar o sangramento uterino anormal no útero miomatoso, a ocorrência de alterações vasculares no endométrio e miométrio. O leiomioma seria o responsável pela formação de ectasias vasculares, através de mecanismo de compressão e da ação local de fatores de crescimento vascular.

A dispareunia, o desconforto abdominopélvico e a sensação de peso além de dor no baixo-ventre tipo cólica, no período menstrual e/ou fora dele, estão presentes em um terço das pacientes e podem motivar o tratamento cirúrgico. Esses sintomas são provocados pela contração das fibras musculares uterinas na tentativa de expulsão do conteúdo intracavitário.

Os miomas dentro da cavidade uterina, na dependência das dimensões e da sua localização, podem ser responsáveis pela infertilidade, funcionando como uma barreira ao espermatozoide, ou como um dispositivo intrauterino, dificultando a nidação do ovo e impossibilitando a gravidez ou impedindo a manutenção dessa. Indman e Parker observaram que o sangramento uterino anormal e a infertilidade são sintomas mais frequentemente relacionados com miomas submucosos do que com os intramurais e subserosos.

Estima-se que 5 a 10% dos casos de infertilidade estejam relacionados com miomas uterinos. Segundo Friedman, após revisão feita para *American Fertility Society*, apenas 2 a 3% dos casos de infertilidade estariam relacionados com miomas.

Quando, por algum motivo, o mioma submucoso sofre um processo degenerativo, surgem os sinais e sintomas característicos do processo inflamatório, como dor, febre, corrimento fétido e distensão abdominal.

INDICAÇÃO

Para a maioria dos casos de miomas, mesmo alguns submucosos, a observação clínica e periódica é suficiente, não sendo necessária qualquer intervenção. Esta conduta pode ser realizada com tranquilidade nas pacientes assintomáticas e em algumas com sintomatologia leve na peri e pós-menopausa.

O tratamento clínico medicamentoso pode ser realizado com gestrinona, danazol e análogos de GnRH. Segundo Euzimar Coutinho ocorre uma boa resposta no processo de redução dos miomas com a utilização prolongada de gestrinona. O análogo de GnRH pode ser opção terapêutica por 3 a 6 meses, quando necessário por um período mais longo devem-se associar hormônios gonadotróficos para minimizar seus efeitos de desmineralização óssea. Porém, sua aplicação mais frequente é na redução do mioma e do útero no preparo pré-operatório. Segundo Falcone, na terapia supressora com análogos de GnRH, além da redução do mioma, permite-se a diminuição da vascularização desse e, consequentemente, menor absorção do meio de distensão, durante o procedimento cirúrgico. Stamatellos e Bontis utilizam análogos de GnRH 6-8 semanas antes da cirurgia, com redução de 30-50% do mioma e prolongam seu uso por 2-4 meses para correção de anemia.

O tratamento cirúrgico para os miomas uterinos depende de fatores relacionados com a paciente e com a doença. O desejo de gravidez futura, a idade da paciente, o interesse em cirurgias conservadoras para tratar doenças benignas e a opção da paciente, hoje mais ciente e responsável pela sua saúde, são dados importantes na determinação da conduta cirúrgica. O número de nódulos, a localização e o tamanho, assim como a associação a outras doenças benignas ou pré-malignas, podem conduzir o cirurgião a procedimentos mais radicais ou a cirurgias conservadoras. A miomectomia histeroscópica pode ser indicada também para pacientes que tenham contraindicações a cirurgias de maior porte. A exérese do mioma por via histeroscópica é um procedimento cirúrgico avançado que se apresenta como a melhor opção para o tratamento dos miomas submucosos, com ou sem componente intramural, principalmente nos casos de infertilidade e/ou quando há desejo de preservação do útero. Cada vez mais mulheres optam por intervenções cirúrgicas menos radicais, para tratamento de doenças benignas, mesmo não havendo o desejo de gravidez futura.

A cirurgia minimamente invasiva vem se desenvolvendo, trazendo respostas a uma população mais esclarecida e conhecedora das vantagens dos procedimentos conservadores, com menor morbidade e mortalidade. Este comportamento mais conservador vem fazendo com que as cirurgias radicais, como as histerectomias, fiquem reservadas para os casos de doenças malignas ou pré-malignas.

Na conduta conservadora é imperiosa a investigação diagnóstica correta e segura, afastando-se a possibilidade de doenças malignas ou pré-malignas.

Apesar da baixa morbimortalidade, a miomectomia histeroscópica é uma cirurgia de alta complexidade, com risco de complicações, devendo ser bem avaliada no pré-operatório, onde deverão ser ponderados os limites da técnica cirúrgica e a experiência do cirurgião histeroscopista.

DIAGNÓSTICO

Na anamnese o sangramento uterino anormal, no período menstrual ou fora dele, é a queixa mais frequente, assim como a dismenorreia. A infertilidade e, principalmente, o abortamento de repetição estão relacionados com o diagnóstico de mioma submucoso.

No exame físico o toque bimanual, associado ao toque retal, permite a sensação tátil da superfície e das dimensões do útero, apontando irregularidades, principalmente da parede externa, assim como dos anexos uterinos.

A ultrassonografia permite a identificação do tumor no interior da cavidade uterina, sendo que em alguns casos a suspeita acontece no exame de histerossalpingografia realizada na pesquisa de infertilidade. A ultrassonografia transvaginal informa o número dos nódulos, as dimensões, as localizações, a probabilidade de componente intramural no mioma submucoso, além de investigar os anexos uterinos.

A histeroscopia confirma o diagnóstico de nódulo intracavitário, fazendo a descrição detalhada do mioma, do seu tamanho, da dimensão da base, localização, número, suspeita de degeneração e probabilidade de presença de componente intramural. A investigação histeroscópica, avaliando a cavidade uterina por completo, pode identificar outras doenças associadas e, principalmente, o aspecto do endométrio, que com frequência apresenta-se hipertrófico. A biópsia dirigida ou orientada do endométrio ou da lesão associada completa a pesquisa e confirma a existência apenas de doença uterina benigna. Não há necessidade de o nódulo miomatoso ser biopsiado, sendo a visão histeroscópica suficiente para o diagnóstico; porém, na presença de sinais de degeneração, o estudo anatomopatológico afastaria a possibilidade de malignidade. A dificuldade de biópsia dirigida do leiomioma decorre da sua estrutura dura, fibrosa, arredondada, com superfície lisa ou bocelada, não sendo apreendido com facilidade pelas pinças de biópsia.

A histerossonografia acrescenta um dado importante na investigação pré-operatória do mioma submucoso com componente intramural, revelando o grau de penetração do mioma no miométrio e, principalmente, a medida de miométrio livre entre o nódulo e a serosa do útero. Entretanto este exame não permite o estudo anatomopatológico nos casos de outras patologias associadas, como pólipos ou hiperplasias endometriais. A ultrassonografia transvaginal bem feita pode informar com segurança os mesmos dados da histerossonografia.

A ressonância magnética (RM) da pelve pode ser auxiliar no diagnóstico de outras causas de sangramento uterino anormal, principalmente a adenomiose. O método é capaz de identificar e determinar, com maior precisão, todos os nódulos, o grau de penetração do mioma no miométrio e de miométrio livre até a serosa. Além de identificar os ovários, o endométrio e outras doenças associadas, a RM vem tendo grande aplicabilidade na investigação pré-operatória, orientando no diagnóstico da causa do sangramento uterino e por vezes contraindicando o procedimento cirúrgico. Como é precisa no estudo das paredes uterinas permite o diagnóstico de adenomiose através da avaliação da zona juncional, mostrando, neste caso, que o sangramento uterino poderá permanecer mesmo após a miomectomia. A RM enumerando e localizando os miomas menores pode antecipar a possibilidade de "recidiva" da lesão extra ou intracavitária. Isto, na verdade, demonstraria que este novo mioma já existiria no momento da cirurgia e não surgiu após a terapia. Sendo assim, a ressonância pode contraindicar uma abordagem cirúrgica ou sinalizá-la como procedimento eficaz.

Para a realização da miomectomia histeroscópica é fundamental o diagnóstico seguro, com informações precisas sobre o nódulo. Estes dados permitem ao cirurgião conduzir corretamente o caso, com as possibilidades de tratamentos únicos ou associados, prever os resultados, minimizar os riscos cirúrgicos ou mesmo contraindicar o procedimento.

DIAGNÓSTICO DIFERENCIAL

A histeroscopia ambulatorial possibilita o diagnóstico diferencial de mioma submucoso com mioma intramural, comprimindo a cavidade, pólipo endometrial fibroso, restos embrionários e adenocarcinoma de endométrio.

A textura, a consistência, a superfície, o aspecto vascular e a coloração do mioma submucoso são dados muito característicos, podendo-se firmar o diagnóstico, mesmo quando a biópsia não é realizada. O mioma apresenta-se à histeroscopia como um tumor branco, duro, com superfície lisa ou bocelada, vasos dilatados e numerosos na superfície, com forma arredondada ou ovoide, total ou parcialmente na cavidade uterina.

O mioma intramural, deformando a cavidade uterina, tem aspecto mais semelhante ao espessamento endometrial focal. Na histeroscopia ambulatorial, a movimentação do bisel, da ponta da camisa histeroscópica, sobre o endométrio que recobre o abaulamento, identifica um nódulo branco e duro (Fig. 43-1).

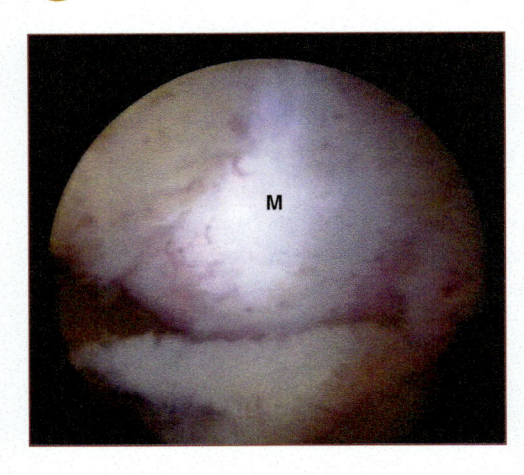

Fig. 43-1 Mioma nível 2 *(M)* recoberto por endométrio.

Alguns pólipos fibrosos sésseis apresentam-se com aspecto e consistência semelhantes aos dos miomas submucosos, o padrão vascular da superfície da lesão e a biópsia dirigida fazem o diagnóstico diferencial.

O mioma submucoso degenerado surge à visão histeroscópica como uma lesão fibroelástica branco-amarelada, com áreas amolecidas e irregulares, por vezes friáveis, apresentando aspecto semelhante ao de carcinoma de endométrio e restos embrionários com infecção. O exame anatomopatológico é fundamental para a confirmação diagnóstica.

O diagnóstico diferencial de maior dificuldade na histeroscopia é com o adenomioma. Este se apresenta branco, com consistência endurecida semelhante ao mioma. Por vezes a consistência do adenomioma é fibroelástica, seus limites menos precisos e seus vasos mais curtos e dilatados, com aspecto semelhante a saca-rolha. Na histeroscopia a palpação da lesão com pinça e a biópsia dirigida auxiliam no diagnóstico diferencial. A RM apresenta boa sensibilidade para a suspeita diagnóstica de adenomioma, que se apresenta como uma área de limites mal definidos e sinal hipointenso em relação ao miométrio, enquanto o leiomioma é bem circunscrito e delimitado pela pseudocápsula.

Frequentemente o mioma coexiste com adenomiose em cerca de 30% dos casos, geralmente adenomiose difusa contribuindo para o aspecto globoso do útero.

LOCALIZAÇÃO DOS MIOMAS

O mioma pode-se localizar em qualquer parte do útero. Dependendo de sua localização elevam-se a complexidade na miomectomia e os riscos de complicações. Na exérese do mioma cornual, onde a parede uterina é mais delgada, e a chance de perfuração é maior, ou nos de parede lateral, em que o risco de sangramento e intravazamento aumentam pela proximidade de vasos calibrosos, a atenção e os cuidados no ato operatório são permanentes. No mioma cervical existe a dificuldade de dilatação do colo para introdução do ressectoscópio, assim como para a distensão satisfatória do campo cirúrgico.

Os miomas podem ter localização:

- *Cervical:* o canal cervical pouco distensivo, quando apresenta um tumor sólido em seu interior, dificulta a passagem e a movimentação do ressectoscópio e a distensão das paredes do colo. Nestes casos, deve-se iniciar o procedimento com uma histeroscopia diagnóstica, definindo, precisamente, o volume e a base do nódulo. Optar por um ressectoscópio de menor calibre, 6 mm, com alça em semicírculo para a realização da técnica de fatiamento, obtendo-se melhor visão e segurança. Quando há possibilidade de utilização de corrente bipolar, esta poderá vaporizar o nódulo através do canal operatório de 3,5 mm.
- *Parede anterior:* estes miomas apresentam menor dificuldade à cirurgia, principalmente sendo de terço inferior ou médio, em que todas as opções técnicas são possíveis. Nos nódulos próximos ao fundo uterino há dificuldade na movimentação do ressectoscópio e na mobilização da lesão. Na ocorrência de perfuração uterina com lesão de bexiga, o aparecimento da hematúria é imediato, indicando a interrupção do procedimento e a investigação das paredes da bexiga com cistoscópio ou com o histeroscópio com camisa diagnóstica.
- *Parede posterior:* são idênticos aos da parede anterior. Apenas nos casos de perfuração uterina não se tem o diagnóstico com a mesma facilidade e rapidez. Os sinais e os sintomas de lesão intestinal levam mais tempo para surgir, e o quadro clínico é mais grave em razão do diagnóstico tardio. Quando há certeza de lesão na parede posterior do útero, com o uso de corrente elétrica, deve-se realizar a laparoscopia ou laparotomia, para pesquisar lesões perfurantes ou térmicas em alça intestinal. Não havendo certeza quanto à perfuração uterina, a paciente deverá permanecer internada por pelo menos 24 horas, e o abdome deve ser reavaliado após terminada a ação anestésica e antes da alta hospitalar.
- *Parede lateral:* a proximidade com os grandes vasos aumenta os cuidados, principalmente nos miomas com componente intramural. A atenção com a hemostasia e o balanço do meio líquido são preponderantes. A possibilidade de cirurgia em dois tempos deve sempre ser avaliada.
- *Fúndico:* esta localização dificulta a movimentação do ressectoscópio e a mobilização do nódulo. Devem ser experimentadas diferentes abordagens, com a alça em posições variadas, ora anterior, ora posterior ou lateral, o que pode facilitar a retirada da lesão. Trabalhar com cautela, secções pequenas e frequentes, leva a menores complicações do que grandes secções. Nesta região corta-se pouco de cada vez, principalmente próximo à parede uterina.
- *Cornual:* apresenta as mesmas dificuldades dos fúndicos, com agravante de haver mais uma parede próxima, a lateral, bloqueando o movimento do instrumental cirúrgico. Nesta região, onde a parede uterina é mais delgada, há maior possibilidade de perfuração no ato operatório, assim como de lesão de alça intestinal com o útero íntegro, por dissipação de calor.

CLASSIFICAÇÃO

A classificação dos miomas submucosos busca uniformizar os diagnósticos, permitindo a avaliação dos resultados terapêuticos e o prognóstico cirúrgico. Há várias classificações diferentes, sendo a mais utilizada no nosso país a da Sociedade Europeia de Cirurgia Endoscópica. Esta classificação tem como fator de avaliação o grau de penetração do mioma submucoso no miométrio. Quanto mais massa do nódulo submucoso se encontra dentro do miométrio, maior o grau na tabela e, consequentemente, maior dificuldade no tratamento cirúrgico. Isoladamente não retrata a complexidade do ato operatório, devendo ser associada a outros parâmetros. Esta avaliação permite a ponderação de uma ou mais intervenções cirúrgicas, da dependência do uso de análogos do GnRH antes ou após, assim como do prognóstico da terapêutica cirúrgica e, por fim, da viabilidade da miomectomia por via histeroscópica. Esta classificação é simples e objetiva, dividindo-se em:

- **Nível 0:** são os miomas que se encontram totalmente na cavidade uterina, não havendo qualquer porção no miométrio (Fig. 43-2).
- **Nível 1:** neste nível há uma porção do mioma localizada no miométrio, componente intramural do mioma, porém mais de 50% do volume do nódulo se encontram na cavidade uterina (Fig. 43-3).
- **Nível 2:** nível em que existe um grande componente intramural, representando mais de 50% do mioma dentro da musculatura uterina (Fig. 43-4).

Em 2005 Lasmar *et al.* publicaram uma nova classificação do mioma submucoso, denominada Classificação de Lasmar ou *STEP W classification*, apresentada no 14º Congresso da Sociedade Europeia de Endoscopia Ginecológica, em Atenas, ganhando o prêmio de melhor trabalho do congresso. Essa classificação, utilizando 5 parâmetros do mioma na cavidade uterina, mostra-se mais eficiente na avaliação do grau de dificuldade e da possibilidade da miomectomia histeroscópica. Os parâmetros utilizados são:

1. **Tamanho do nódulo (SIZE):** é considerado o maior diâmetro encontrado em qualquer um dos exames de imagem: ultrassonografia, histerossonografia ou ressonância magnética. Quando o nódulo mede 2 cm ou menos recebe o escore 0; se for maior que 2 cm e menor que 5 cm recebe o escore 1 e, medindo 5 cm ou mais, recebe o escore 2.
2. **Localização (TOPOGRAPHY):** é determinada pelo terço da cavidade uterina em que está situado o mioma, sendo escore 0 no terço inferior, escore 1 no terço médio e escore 2 no terço superior.
3. **Extensão da base em relação à parede acometida (EXTENSION):** está correlacionada com a extensão da base do nódulo na parede acometida e, assim, temos o seguinte: quando o mioma acomete 1/3 ou menos da parede recebe o escore 0; quando a base do nódulo ocupa de 1/3 a 2/3 da parede o escore é 1 e quando ele acomete mais de 2/3 da parede tem o escore 2.
4. **Penetração no miométrio (PENETRATION):** utiliza a mesma sistemática da classificação da Sociedade Europeia de Cirurgia Endoscópica, em que o mioma que se encontra totalmente na cavidade uterina recebe o escore 0; o que tem sua maior porção na cavidade uterina e menor porção no miométrio recebe o escore 1 e aquele que tem a sua maior parte no miométrio recebe o escore 2 (Figs. 43-5 e 43-6).
5. **Parede uterina (WALL):** o mioma de paredes anterior e posterior recebe o escore 0, enquanto o localizado na parede lateral, escore 1.

Todos estes parâmetros são colocados em uma planilha, com os seus respectivos escores, que são somados, chegando-se ao escore final total do mioma (Quadro 43-1).

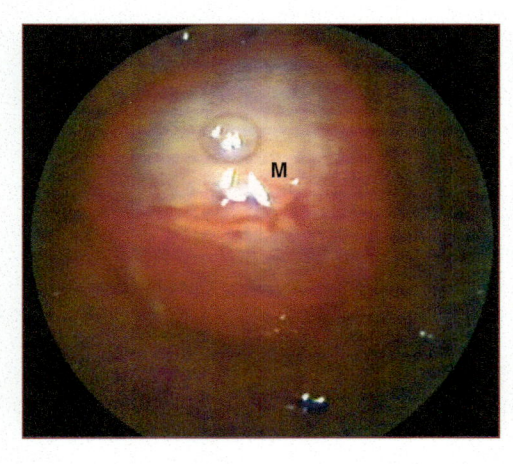

Fig. 43-2
Mioma submucoso nível 0 *(M)*.

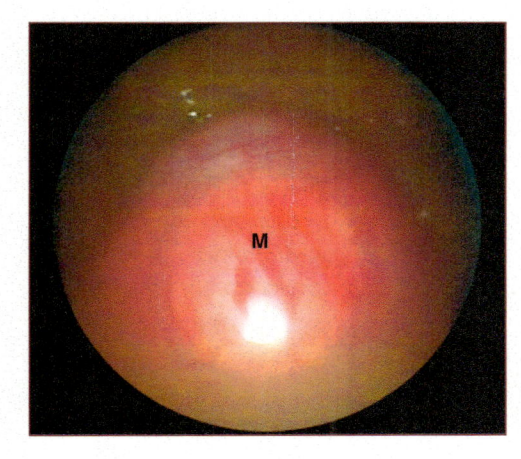

Fig. 43-3
Mioma submucoso nível 1 *(M)*.

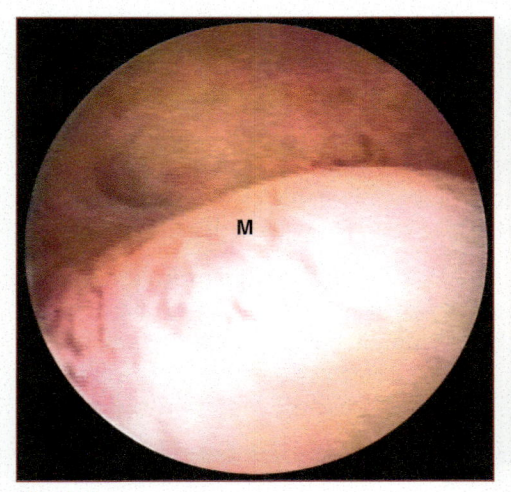

Fig. 43-4
Mioma submucoso com componente intramural – nível 2 *(M)*.

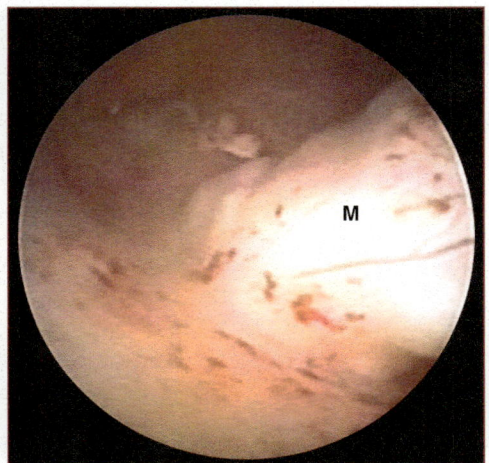

Fig. 43-5
Mioma submucoso nível 0, base 0, *(M)* classificação brasileira.

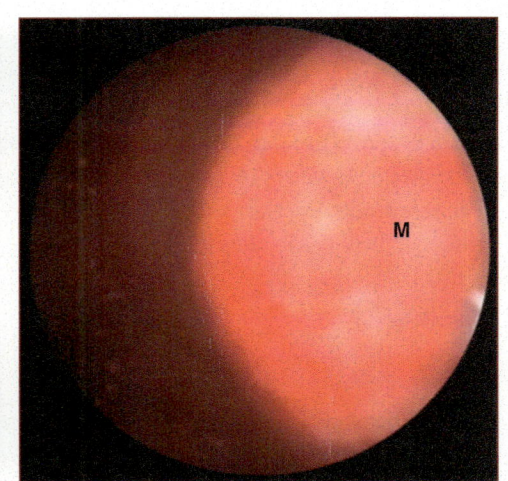

Fig. 43-6
Mioma submucoso nível 1, base 1, *(M)* classificação brasileira.

| Quadro 43-1 | Planilha com os parâmetros para classificação do mioma submucoso |

	Tamanho (Size)	Terço (Topography)	Base (Extension)	Penetração (Penetration)	Parede Lateral (Wall)
0	≤ 2 cm	Inferior	≤ 1/3	0	+ 1
1	> 2 a 5 cm	Médio	> 1/3 a 2/3	≤ 50%	+ 1
2	> 5 cm	Superior	> 2/3	> 50%	+ 1
Escore	+	+	+	+	

A classificação é para cada nódulo individualmente, e o escore final sinalizará a possibilidade de uma miomectomia tecnicamente realizável, miomectomia complexa ou a provável impossibilidade de realização do procedimento (Quadro 43-2).

Esquematicamente, é possível descrever a tabela de classificação dos miomas submucosos pelas siglas P + T + B + P + T ou STEPW, como exemplo anterior.

AVALIAÇÃO PRÉ-OPERATÓRIA

O simples diagnóstico de mioma uterino não indica que a paciente deverá ser submetida à cirurgia. Como salientado anteriormente, a maioria dos miomas não provoca sintomas, mesmo alguns submucosos, e não precisaria de qualquer intervenção cirúrgica. Nas pacientes na menopausa, assintomáticas, não há indicação de miomectomia histeroscópica, mas poderá ocorrer sangramento uterino anormal ao ser iniciada a reposição hormonal, tornando o caso cirúrgico.

A avaliação pré-operatória é semelhante a dos outros procedimentos cirúrgicos, sendo específica para cada serviço, com valorização para o hemograma completo, coagulograma, EAS e risco cirúrgico.

Alguns autores preconizam o uso de análogos GnRH no pré-operatório. Estas medicações levariam a paciente a um estado de hipoestrogenismo, promovendo, consequentemente, adelgaçamento do endométrio, diminuição do volume uterino e do tamanho dos miomas, o que proporcionaria menor tempo cirúrgico e menor perda sanguínea, além de elevar os índices hematimétricos das pacientes anêmicas. Entretanto existem algumas evidências de que as pacientes, que foram submetidas a tratamento por 2 ou 3 meses com os análogos do GnRh, tiveram maior taxa de reincidência dos miomas, provavelmente graças a pequenos nódulos que passaram despercebidos durante a cirurgia. Murakami em 2005 ressaltou, ainda, o aumento do risco de perfuração uterina, com a diminuição da espessura do miométrio normal pelo GnRH. Sendo assim, apesar dos benefícios evidentes do preparo pré-operatório com os análogos, não há um consenso de que deva ser recomendado a todas as pacientes, devendo ficar reservado àquelas com anemia e/ou nos casos de úteros volumosos. No nosso serviço indica-se análogos de GnRH no pré-operatório apenas para pacientes com anemia e sangramento uterino incontrolável e antecedendo a segunda intervenção de uma miomectomia histeroscópica em dois tempos.

Outra possibilidade de tratamento do mioma de maior complexidade ou considerado inoperável, Grupo III, *STEPW classification*, é a embolização prévia dos miomas. Este método, cessando a metrorragia e tornando o mioma desvascularizado, permite a realização da miomectomia de grandes nódulos, com risco mínimo de intravazamento do meio de distensão e sangramento, mesmo com tempo cirúrgico longo.

Como a miomectomia histeroscópica tem indicação principalmente nos casos de sangramento uterino anormal e/ou infertilidade, não sendo infrequente a associação das queixas, é necessário ampliar a investigação tanto na anamnese quanto na propedêutica. Por vezes, o sangramento não está associado apenas à presença do mioma, e após a miomectomia os sintomas permanecem devidos a um sangramento disfuncional, adenomiose ou à hiperplasia endometrial. Nesses casos algumas pacientes com sangramento uterino anormal e miomas submucosos, principalmente múltiplos e com grande componente intramural, podem se beneficiar da miomectomia associada à endometrectomia. Nas pacientes em pesquisa de infertilidade a presença do mioma submucoso não determina o final da investigação, e outras causas devem ser avaliadas. Estes exemplos demonstram que a abordagem do mioma submucoso deve ser vista sob dois prismas distintos: o caso a ser tratado é de infertilidade com ou sem sangramento uterino anormal, ou trata-se de paciente com sangramento uterino anormal, sem desejo de gravidez futura, com a prole completa.

Outra questão a ser avaliada no pré-operatório está ligada ao limite da técnica cirúrgica, pois nem todos os miomas que se apresentam parcialmente na cavidade uterina podem ser retirados por histeroscopia. Por vezes, a porção intramural de grandes proporções ou mesmo o mioma transuterino impede a retirada total do nódulo por essa via. Associa-se, também, a maior risco de sangramento no ato operatório, assim como a absorção rápida e maciça de meio líquido de distensão, o que levaria a uma interrupção precoce do procedimento, ou mesmo ao óbito. Segundo Murakami 2005, a avaliação pré-operatória, utilizando histerossonografia, ressonância magnética e histeroscopia, é essencial para determinar a melhor técnica para a abordagem do mioma.

Lasmar *et al.*, em 2010, em trabalho multicêntrico internacional com 465 miomectomias histeroscópicas, provaram que a STEP-W classificação permite excelente avaliação da viabilidade da miomectomia histeroscópica com a retirada completa ou incompleta do nódulo e realizada por diferentes profissionais.

De forma prática, informações precisas devem ser coletadas na anamnese e na investigação da cavidade uterina, antecedendo o procedimento cirúrgico, garantindo o melhor resultado para cada caso, individualmente.

| Quadro 43-2 | Planilha com as condutas sugeridas de acordo com o escore final totalizado |

Escore	Grupo	Conduta sugerida
0 a 4	I	Miomectomia histeroscópica com baixa complexidade
5 e 6	II	Miomectomia complexa, pensar em preparo com análogo do GnRH e/ou cirurgia em 2 tempos
7 a 9	III	Avaliar outra técnica não histeroscópica

ANAMNESE

- *Idade da paciente:* nas mais jovens devem ser abordados apenas os miomas, preservando-se o endométrio e miométrio normais, informando-as de que apenas o sangramento causado pelo mioma desaparecerá. Na peri e pós-menopausa a miomectomia pode ser associada à endometrectomia, para tratamento mais completo do sangramento uterino.
- *Desejo de engravidar:* nas pacientes que ainda desejam ter filhos o procedimento precisa ser mais conservador, a arquitetura e a integridade da cavidade uterina devem ser observadas. Em alguns casos a opção por cirurgia em dois tempos poderá garantir uma cavidade uterina com condições superiores para engravidar e manter a gravidez. Deve ser lembrado que quanto maior a área cruenta, mais tecido fibroso formar-se-á e, com isso, haverá possibilidade de surgimento de sinéquias, acarretando uma modificação na arquitetura interna e fisiologia do útero.
- *Presença de doença hematológica ou distúrbio endócrino:* tratando-se de doença relacionada com o sangramento uterino anormal, a investigação deve ser ampla, afastando-se causas endócrinas e hematológicas, como hipo ou hipertireoidismo, coagulopatias, leucoses, doenças hepáticas, esplênicas e renais.

AVALIAÇÃO DO MIOMA PELA HISTEROSCOPIA, ULTRASSONOGRAFIA, HISTEROSSONOGRAFIA E RESSONÂNCIA MAGNÉTICA DA PELVE

Os métodos de imagem fornecem o tamanho e o número de miomas. Em alguns casos colaboram determinando a distância do mioma até a serosa, informando as dimensões da base do nódulo e sua localização.

Geralmente a histeroscopia é associada a um dos outros métodos e com estes dados organiza-se a classificação do mioma, passo fundamental para a decisão da conduta.

A importância da classificação de Lasmar, denominada de Classificação STEP-W, está na pontuação e quantificação dos cinco fatores: tamanho, localização, base, penetração e parede, transmitindo as possibilidades cirúrgicas com maior precisão do que apenas um fator isoladamente.

O cirurgião deve ter uma conversa clara e didática com a paciente, expondo toda a complexidade do caso, informando e demonstrando as possibilidades terapêuticas, relatando os riscos e complicações frequentes, preparando a paciente e mostrando-se apto para esta cirurgia. Quando o médico apresenta a paciente o prognóstico cirúrgico correto ele a está preparando para compreensão dos resultados possíveis no seu caso.

TÉCNICA CIRÚRGICA

O meio de distensão líquido não iônico, como a glicina a 1,5% ou a solução de manitol-sorbitol, é utilizado nas cirurgias com corrente monopolar. A solução salina poderá distender a cavidade uterina na presença de corrente bipolar ou na miomectomia sem corrente elétrica, aquelas realizadas apenas com pinças e tesoura.

A miomectomia ambulatorial pode ser uma opção para pequenos nódulos, até 2 cm, totalmente intracavitários, nível 0, principalmente nos de parede anterior ou posterior (Fig. 43-7). Utilizando-se histeroscópio cirúrgico com fluxo contínuo, com sedação ou mesmo sem esta, aplicam-se pinça denteada e tesouras de 5 ou 7 French, pelo canal operatório ou por fora dele. Como são lesões pequenas, o movimento de distensão em direção ao fundo do útero, por vezes precedido da secção da base com a tesoura, permite a exérese do mioma (Fig. 43-8). Outra opção é a vaporização com corrente bipolar, aplicando-se uma haste através do canal operatório do histeroscópio de 2,9 mm e sedação ou bloqueio paracervical. O resultado com o uso de corrente bipolar é semelhante ao do fatiamento do mioma com a utilização de corrente monopolar, devendo a anestesia ser resolvida particularmente em cada serviço. Para Advincula (2004), algumas vantagens da vaporização do mioma descritas são: desnecessária a retirada do mioma do interior da cavidade uterina; boa visibilidade durante o procedimento cirúrgico; redução do sangramento intraoperatório e da chance de intravazamento.

Geralmente a miomectomia histeroscópica acontece em centro cirúrgico, impondo-se uma rotina pré-operatória completa, com valorização da série vermelha. A anestesia por bloqueio peri ou subdural é preferível em razão da necessidade do acompanhamento do nível de consciência da paciente.

Na sala de cirurgia a paciente fica em posição ginecológica com as nádegas ligeiramente fora da mesa e a cabeça em um plano acima da pelve.

Após a assepsia e antissepsia, coloca-se o cateter de Foley, seguindo-se o toque bimanual para confirmação da posição do útero e aspecto da sua superfície. Coloca-se o espéculo expondo-se o colo do útero, que é apreendido com a pinça de Pozzi e tracionado. Após a exposição do colo do útero o espéculo é reti-

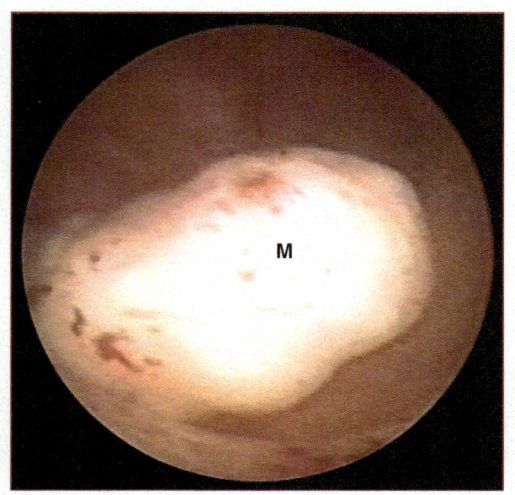

Fig. 43-7
Mioma submucoso totalmente intracavitário – nível 0 (M).

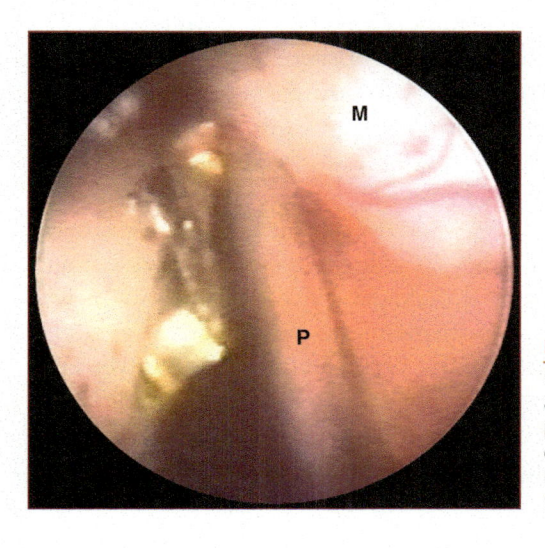

Fig. 43-8
Miomectomia ambulatorial com pinça dirigida à base do mioma.
P = Pinça;
M = Mioma.

rado, presença deste limita a movimentação do ressectoscópio. Como na histeroscopia ambulatorial, na cirurgia histeroscópica a retirada do espéculo facilita a movimentação ampla e em várias direções do instrumental.

Inicia-se o procedimento com nova histeroscopia diagnóstica, buscando a visão atualizada da lesão e a determinação da melhor técnica cirúrgica, mesmo nas pacientes que não fizeram uso prévio de análogos do GnRH. Esta investigação inicial, com a paciente anestesiada, permite uma dilatação mais fisiológica do canal cervical, um reestudo do trajeto a ser vencido pelas velas de Hegar e um detalhamento da lesão e sua base antes que o trauma da dilatação modifique a cavidade uterina. Estas informações influenciarão na escolha do instrumental e tipo de alça de ressecção, sinalizando as dificuldades e os resultados possíveis.

A seguir, com velas de Hegar dilata-se o colo até a vela 6–7, quando o ressectoscópio é de 7 mm, e até 8–9, no de 9 mm. Esta dilatação deve ser leve, principalmente ao vencer o orifício interno, evitando-se trauma ou perfuração da cavidade uterina.

Introduz-se a camisa operatória do ressectoscópio com mandril, com movimentos giratórios, até que seja atingido o fundo do útero, retirando-se, então, o mandril e adaptando-se o instrumento de trabalho, com a alça previamente selecionada, em "semicírculo" ou "L", e a óptica do histeroscópio.

O instrumento de trabalho é conectado a um gerador eletrocirúrgico, com corrente de corte puro ou *blend* 1, e intensidade de 70 a 120 W.

Na torneira da camisa interna adapta-se a borracha de infusão do meio de distensão líquido e na camisa externa, a borracha ligada ao aspirador. Quando é usada a bomba de infusão, ambas as conexões são dirigidas ao aparelho.

O ressectoscópio com corrente bipolar permite o uso de solução salina como meio de distensão da cavidade uterina, o que reduz os riscos quanto à absorção e manuseio. Segundo Indman, o diâmetro da alça do ressectoscópio bipolar é menor que a do monopolar, aumentando o tempo da cirurgia. Para o ressectoscópio com corrente monopolar o meio de distensão de líquido deve ter como características: ser claro, pouco miscível com o sangue, não conduzir energia, não ter eletrólitos e não ser tóxico. A glicina a 1,5% e a solução de manitol-sorbitol são as mais utilizadas. A glicina a 1,5% é uma solução hipotônica, com osmolaridade de 200 mmol/L, essencialmente não hemolítica, sem eletrólitos. A absorção sistêmica da glicina pode levar a náuseas, vômitos, elevação da amônia plasmática, falência cardíaca, hiponatremia, encefalopatia, dano cerebral e morte. A solução de manitol-sorbitol, com a osmolaridade mais próxima do plasma, traria menor risco de encefalopatia, porém maior risco de hiperglicemia e caramelização das alças e conexões do ressectoscópio.

Finalizada a colocação do ressectoscópio na cavidade uterina conecta-se a borracha de infusão a um frasco de glicina a 1,5%, elevado a 1,5 a 2 metros do chão, abrindo-se totalmente a torneira da camisa interna e regulando-se a torneira da camisa externa, já adaptada a um aspirador. Com a entrada de líquido, distende-se progressivamente a cavidade uterina, estando a aspiração graduada para maior afastamento das paredes uterinas ou para trocas de líquido mais rápidas. O fechamento do registro de saída de glicina faz com que a maior pressão de entrada amplie a distensão da cavidade uterina, importante no detalhamento das regiões cornuais e fúndicas. A abertura da válvula de drenagem diminui a pressão intrauterina, reduzindo, também, a entrada de fluidos nos vasos sanguíneos; aproxima a lesão da alça de ressecção e permite a identificação da área de sangramento, porém turva o campo com sangue. A utilização de bomba de infusão ativa faz automaticamente o controle da pressão e fluxo, predeterminados. A bomba de infusão é prática, aumenta a segurança, porém mesmo com ela pode-se ter intravazamento. Contudo, este sistema mais simples e econômico, com meio de distensão elevado e aspirador, torna-se tão seguro quanto o automático, desde que o cirurgião esteja atento ao sangramento. A visão treinada do histeroscopista faz com que trabalhe com baixas pressões e pequenos sangramentos visíveis, com aumento temporário das trocas para limpeza do campo operatório. Jacques Hamou lembra que, quando há vasos com pequenos sangramentos, não há passagem importante de líquido para o intravascular, diminuindo as chances de absorção maciça de fluidos.

Identificado o nódulo, aproxima-se a alça do ressectoscópio da lesão e com movimentos seguidos, sem uso de corrente, faz-se a simulação da cirurgia, percebendo-se o melhor acesso e por onde iniciá-la.

Nos miomas nível 0, a secção da sua base com a alça em "L", seguida de apreensão do mioma com rotação, seriam as melhores opções. Abordar direta e rapidamente a base do mioma diminui o sangramento, o tempo operatório e o risco de intravazamento, aumentando a segurança. O fibroma pode ser facilmente seccionado depois de liberado da parede uterina, já solto na cavidade sem qualquer sangramento, preocupação com o tempo de cirurgia ou absorção de líquido. Quando é utilizada a alça em "L" na miomectomia dos miomas nível 0, esta deve estar paralela à parede do útero, com sua ponta direcionada para o nódulo, movimentando-a do fundo para o colo com secções semelhantes dos dois lados do mioma (Fig. 43-9).

Nos miomas com base larga, pode-se optar pela técnica de "fatiamento", em que o nódulo é seccionado em pequenos fragmentos, pelo corte da alça em semicírculo, com movimentos do fundo para o colo do útero. Identificada a porção distal do mioma, acopla-se a alça nesta região, recuando-se a óptica para a região ístmica; a seguir aciona-se o pedal de corte, trazendo a alça com ligeira pressão sobre o nódulo, na direção do colo do útero. Este movimento da alça deve ser calculado de tal maneira que seja um tanto lento, a fim de coagular os vasos do mioma, como rápido, para não prolongar o tempo operatório. Por vezes o procedimento é interrompido para a retirada dos fragmentos de mioma, que atrapalham o campo cirúrgico. Existem sistemas em que o ressectoscópio tem um morcelador acoplado que permite a imediata retirada do material fragmentado da cavidade uterina logo após a ressecção.

Nos miomas nível 2 pode-se realizar a miomectomia em dois tempos, utilizando-se a ressecção com a técnica de fatiamento até o limite de visão histeroscópica, seguida da administração de análogos do GnRH por dois a três meses e nova intervenção cirúrgica. No segundo ato operatório o componente intramural do mioma apresentar-se-á no interior da cavidade uterina, como se fosse um mioma totalmente submucoso, sendo retirado com mais facilidade.

Existem opções táticas e técnicas na tentativa de concretizar a miomectomia em apenas um ato operatório, no mioma com componente intramural. Estas são:

1. Pressão intermitente sobre o mioma e útero: após a ressecção da porção submucosa do mioma, iniciam-se a distensão

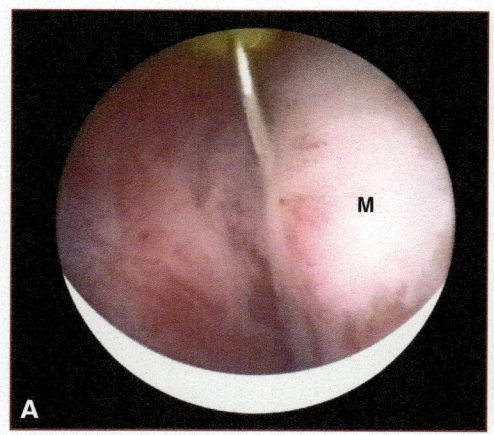

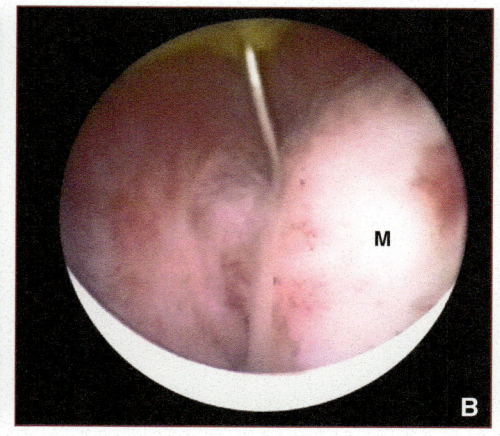

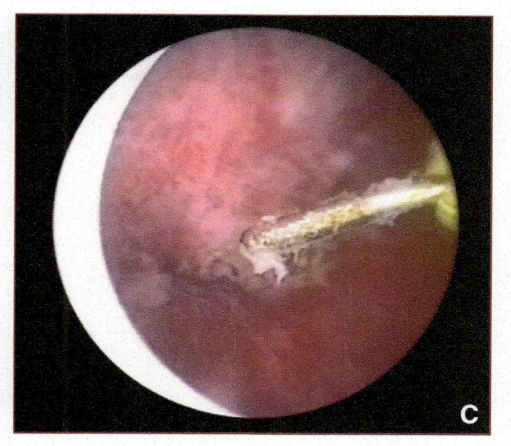

Fig. 43-9
Técnica de secção da base do mioma nível 0. (**A**) Alça em "L" paralela à parede do útero. (**B**) Alça em "L" paralela à parede do útero – movimento fundo-colo. (**C**) Visão final da cirurgia. M = Mioma.

e a contração do miométrio, através do "bombeamento" direto do líquido sobre a base do mioma, ou a distensão e o esvaziamento do útero. Esta movimentação da parede uterina faz com que a porção intramural do mioma se projete para o interior da cavidade, em decorrência da descompressão progressiva das fibras miometriais comprimidas pela lesão. A repetição da ação leva progressivamente à introjeção do nódulo, que é seccionado sob visão direta.

2. Massageamento manual do útero: a descompressão do miométrio pode ser conseguida com a massagem manual externa da parede uterina, provocando a migração progressiva do nódulo para a cavidade uterina. Esta técnica é realizada com facilidade, apreendendo-se o útero com a mão, através da parede abdominal, massageando e estimulando-se suas paredes a fim de que as fibras musculares uterinas acelerem a movimentação do nódulo.

3. Mobilização direta sob o mioma: esta técnica foi desenvolvida e aplicada no nosso serviço, tendo o mesmo princípio da miomectomia laparotômica e laparoscópica, onde a liberação do fibroma acontece pela mobilização direta do mioma sobre o miométrio. Nos miomas subserosos ou intramurais tratados por laparoscopia e laparotomia, o mioma é apreendido e, com movimentos de rotação, o nódulo é separado do miométrio, por meio do deslizamento da sua pseudocápsula sob a musculatura uterina. Seguindo-se este mesmo fundamento, com a alça em "L", paralela à parede do nódulo, são feitas pequenas secções com corrente de corte, em "tiros" (cortes intermitentes), respeitando-se a pseudocápsula do mioma. Entre as secções e coagulações mobiliza-se a massa do mioma em todos os sentidos e direções, provocando um verdadeiro balanço do fibroma, que vai sendo liberado progressivamente, diminuindo a necessidade de uso de corrente e, consequentemente os riscos. Evita-se a secção do mioma, pois a integridade da pseudocápsula facilitará a mobilização do tumor. Atenção deve ser dada aos vasos calibrosos, principalmente quando se penetra no miométrio. Os vasos devem ser coagulados individualmente, diminuindo o sangramento e a possibilidade de absorção maciça de líquido. O controle do líquido absorvido é monitorado pelo balanço hídrico rigoroso e periódico, o nível pressórico e de consciência da paciente e a percepção de pequeno sangramento no campo cirúrgico. Este detalhe extremamente importante referido por Hamou informa, indiretamente, que se o sangue está saindo de um vaso, o líquido não deverá estar entrando. Por isso, é necessária atenção na miomectomia histeroscópica, principalmente nos miomas com componentes intramurais, pois a visão perfeita, sem qualquer sangue, pode significar absorção de líquido, enquanto um campo ligeiramente tinto de sangue, com a percepção de pequenos vasos venosos sangrando, seria uma garantia real de redução de riscos e acidentes relacionados com a absorção rápida de fluidos.

Aplicando-se a alça em "L" repetidas vezes, com secções e mobilizações em torno da lesão, conseguem-se o deslizamento e a liberação do nódulo da parede uterina. Quando se libera mais de 50% da superfície do mioma da musculatura miometrial, tem-se grande chance de sucesso com esta técnica, pois a partir desse ponto há uma diminuição volumétrica progressiva do nódulo. Os vasos calibrosos devem ser coagulados individualmente, antes da retirada do nódulo.

Após a liberação do nódulo do miométrio, este poderá ser fatiado com a mesma alça, em fragmentos menores, que poderão sair pelo colo do útero, com pinças ou sob visão direta. Por vezes, o fatiamento do nódulo antecede a liberação completa, acontecendo com o mioma ainda *in situ*, facilitando os cortes.

Nova revisão da hemostasia deve acontecer após a retirada do mioma. Neste momento, aplica-se o *rollerball* com corrente de coagulação apenas nos pontos de sangramento.

Esta técnica agride menos o miométrio, pois apenas os vasos sangrantes da musculatura uterina são coagulados, diminuindo a área cruenta e de necrose, assim como a incidência de sinéquias fibromusculares e permite maior preservação do endométrio (Fig. 43-10).

4. Injeções de $PGF_{2\alpha}$ prostaglandina $F_{2\alpha}$ e análogos: alguns autores descrevem a utilização de injeções de $PGF_{2\alpha}$ ou seus análogos, que levariam a contrações visíveis da musculatura uterina, com extrusão do mioma intramural para o interior da cavidade uterina.

5. A miomectomia também pode ser realizada com o uso de *laser*, o Nd-YAG *laser*. Nos casos de miomas níveis 0 e 1, estes são facilmente removidos, pela dissecção do miométrio adjacente, podendo ser deixados na cavidade uterina. Nova histeroscopia ambulatorial é, então, realizada um mês após, confirmando a ausência do nódulo que provavelmente foi

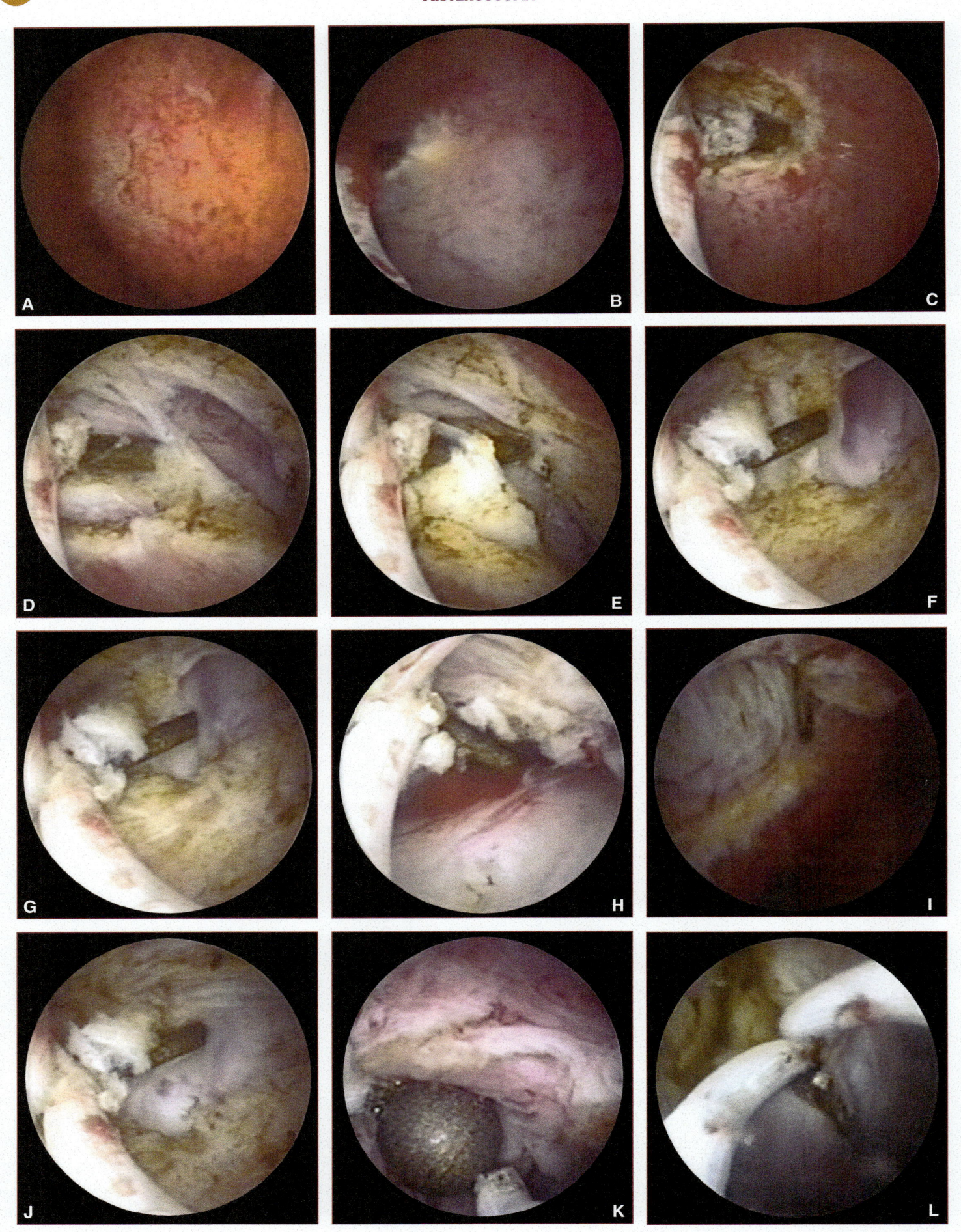

Fig. 43-10
Miomectomia de mioma nível 2 com alça em L. (**A**) Mioma submucoso com componente intramural. (**B**) Incisão com alça em L no endométrio. (**C**) Progressão da incisão com alça em L no endométrio. (**D**) Liberação do endométrio e identificação da pseudocápsula. (**E**) Secção das traves fibrosas aderidas à pseudocápsula. (**F**) Liberação da pseudocápsula com a alça em L sem corrente elétrica. (**G**) Liberação da pseudocápsula com a alça em L sem corrente. (**H**) Hemostasia cuidadosa com coagulação apenas do vaso sanguíneo. (**I**) Liberação do endométrio da porção posterior do mioma. (**J**) Movimentando a alça em direção ao fundo, sem corrente. (**K**) Secção do mioma já quase totalmente enucleada. (**L**) Coagulação dos vasos com *rollerball* e visão final da cirurgia.

expelido durante o ciclo menstrual. Segundo Valle e Baggish, o mioma pediculado pode ser removido utilizando Nd:yAG *laser* com a técnica do *no-touch*. Naqueles que apresentam grande componente intramural, a cirurgia pode ser realizada em dois tempos. Após ressecção da porção intracavitária do nódulo a fibra do *laser* é direcionada perpendicularmente para a porção intramural do mioma, sendo introduzida neste, numa profundidade de 5 a 10 mm, dependendo da profundidade da porção intramural remanescente. Durante a aplicação da energia a *laser* a fibra é removida lentamente a fim de que as áreas profundas estejam coaguladas. O objetivo dessa técnica é diminuir o tamanho do mioma remanescente pela redução da sua vascularização. O intervalo entre as duas cirurgias pode ser de, aproximadamente, 2 a 3 meses, período em que pode ser usado análogo como terapia adjuvante ou não.

6. Uma nova técnica utilizada é o morcelamento com IUM (morcelador intrauterino), utilizado principalmente em miomas níveis 0 e 1 e preservando tecido para estudo histológico.

O uso prévio de análogos do GnRH, por dois a três meses, para a miomectomia histeroscópica é preconizado por alguns serviços, geralmente para nódulos de 4 cm ou maiores. A medicação diminuiria em até 40 a 50% a massa do mioma e, também, as dimensões do útero e sua cavidade. Os vasos do mioma teriam calibre menor, levando a menor sangramento intraoperatório e redução do risco de absorção rápida de líquido. Esta opção é vantajosa nas primeiras intervenções cirúrgicas ou quando se utiliza apenas a técnica de fatiamento, isto é, nos casos de miomas volumosos com bases largas. Quando há oportunidade de mobilização direta do nódulo, o uso prévio de análogos provoca uma aderência maior da pseudocápsula do mioma ao miométrio, aumentando a dificuldade de realização da técnica. É indiscutível a indicação prévia de análogos nos casos de mioma e anemia grave, assim como antecedendo a segunda miomectomia, no caso de cirurgia em dois tempos. Quando há indicação de miomectomia em dois tempos, o análogo de GnRH é utilizado, buscando-se a diminuição do volume uterino. Esta contração progressiva e lenta da parede uterina levaria a uma mobilização passiva e mais rápida do nódulo para o interior da cavidade.

PÓS-OPERATÓRIO

No pós-operatório imediato os cuidados estão voltados mais para a perda sanguínea vaginal. Quando este sangramento é importante e com o *rollerball*, com corrente de coagulação, não se conseguiu bloquear, a aplicação de uma sonda de Folley intrauterina pode colaborar com a hemostasia, devendo ser retirada entre 6 e 12 horas de pós-operatório.

Administram-se anti-inflamatórios e mais 1 g de cefalosporina em 6 horas de pós-operatório. Analgésicos e antieméticos são usados apenas quando as pacientes os solicitam.

Nos casos em que a absorção maior e rápida de fluidos possa ter acontecido, a paciente permanece sob os cuidados da equipe médica, na sala de recuperação pós-anestésica, não retornando ao quarto. Nestas pacientes, procede-se à monitoração da pressão arterial, fundo-de-olho, controle da diurese e dosagem de sódio plasmático. Inicialmente, o uso da furosemida por via venosa pode reverter rapidamente o processo, quando há pequena ou moderada absorção de líquido. A dose e o tipo de diurético podem variar, porém é fundamental a monitoração cardíaca e respiratória da paciente, tendo, nos casos graves, necessidade de tratamento em UTI.

Em casa mantém-se o anti-inflamatório por 3 dias, com creme vaginal, de tetraciclina e anfotericina B, por 10 dias.

A paciente poderá apresentar sangramento ativo ou secreção serossanguinolenta por duas semanas, período em que evitará relações sexuais e banhos de mar ou de piscina. O odor na secreção vaginal pode decorrer da presença de resíduos intracavitários, assim como a febre, frequentemente por infecção urinária, também pode ser causada pelos resíduos retidos e hematométrio.

Na primeira revisão é feita nova histeroscopia diagnóstica, um mês após a cirurgia. Neste exame faz-se a secção das sinéquias e pesquisa-se a existência de mioma residual.

A paciente não deverá engravidar antes da recuperação completa da área afetada na miomectomia, certificando-se que o endométrio está recobrindo o antigo leito do mioma.

COMPLICAÇÕES

A miomectomia histeroscópica, em razão de sua complexidade, é o procedimento histeroscópico que apresenta a maior incidência de complicações, por vezes graves e fatais.

A laceração de colo do útero e a perfuração uterina são duas das complicações mais frequentes nas cirurgias histeroscópicas, principalmente quando o procedimento é precedido pelo uso de análogo do GnRH, provocando atrofia e dificuldade na dilatação cervical, com as velas de Hegar. A laceração do colo do útero necessita de sutura quando é muito extensa, ou na presença de sangramento ativo. Alguns serviços utilizam misoprostol, antecedendo a cirurgia, com relato de rápida e fácil dilatação cervical. A perfuração uterina no momento da dilatação ou na introdução do ressectoscópio impossibilita a cirurgia, que deve ser suspensa, mantendo-se a paciente apenas em observação, sem qualquer intervenção cirúrgica, na maioria dos casos. A cirurgia poderá ser remarcada para dois a três meses após. Nas perfurações uterinas com uso de corrente elétrica, seja mono ou bipolar, faz-se necessária a investigação da cavidade abdominal por laparoscopia ou por laparotomia, para que sejam pesquisadas lesões de alça e/ou bexiga. A lesão de bexiga tem o diagnóstico precoce, aparecendo prontamente a hematúria. Como em todas as miomectomias histeroscópicas, é necessário o cateterismo vesical com a sonda de Foley, geralmente número 12 ou 14. A presença de sangue no coletor faz com que o cirurgião pense em perfuração uterina, principalmente se o mioma for de parede anterior. Neste momento, usando o próprio histeroscópio com a camisa diagnóstica, faz-se a cistoscopia, investigando todas as paredes da bexiga. Quando não existe qualquer lesão pela secção com corrente, é comum o achado de lesão uretral ou de colo de bexiga, causadas por trauma do balão da sonda de Foley. As lesões de alça intestinal, nas cirurgias histeroscópicas, podem passar despercebidas na maioria dos casos, não sendo diagnosticadas com presteza e facilidade. Não há sinal ou sintoma imediato, e a sintomatologia tardia é de peritonite com dor abdominal, distensão e febre. Deve-se desconfiar de perfuração uterina nas cirurgias histeroscópicas, quando há dificuldade em manter-se a pressão intrauterina e/ou se há um balanço hídrico negativo muito rápido. Nesses casos de fuga rápida do meio de distensão do líquido, havendo a

44 Pólipos Uterinos

Marco Aurelio Pinho de Oliveira
Luiz Augusto Henrique Melki
Paulo Roberto Cará
Raphael Câmara Medeiros Parente

- INTRODUÇÃO
- MACROSCOPIA
- MICROSCOPIA
- PÓLIPOS ENDOMETRIAIS
  - Pólipo e infertilidade
  - Relação com malignidade
  - Pólipos e tamoxifeno
- CLASSIFICAÇÃO
- DIAGNÓSTICO
  - Clínico
  - Curetagem uterina e biópsia de endométrio
  - Ultrassonografia
  - Histerossonografia
  - Histerossalpingografia
  - Histeroscopia
  - Acompanhamento pós-polipectomia
  - Polipectomia em pacientes assintomáticas
- REFERÊNCIAS BIBLIOGRÁFICAS

INTRODUÇÃO

Pólipos endometriais são crescimentos localizados benignos de tecido endometrial coberto por epitélio e com conteúdo variável de glândulas, estroma e vasos sanguíneos. São projeções da mucosa, podendo apresentar base larga ou pediculada. São habitualmente lisos, regulares e com rede vascular pouco desenvolvida contendo uma quantidade variável de glândulas e estroma. Pólipos endometriais são achados relativamente comuns em mulheres após a menopausa. A prevalência de pólipos em pacientes com sangramento uterino anormal (SUA) é descrita como variando de 13 a 50%, dependendo do estudo (Baiocchi et al., 2009; Clevenger et al., 1999; Lieng et al., 2008; Widrich et al., 1996). Como os pólipos frequentemente ocorrem em mulheres assintomáticas, sua real frequência não é conhecida, mas estudos que avaliaram a pelve feminina por outras razões que não o sangramento encontraram pólipos endometriais em 20 a 55% das pacientes (Ben-Arie et al., 2004; Dewaay et al., 2002). Podem-se manifestar como um sangramento excessivo ou como um achado acidental na realização de exame ultrassonográfico em razão das outras indicações. Em 1953, Scott escreveu: "o pólipo endometrial permanece um enigma na sua frequência, no potencial de sangramento e nas chances de malignidade". Esta frase ainda nos parece muito atual.

Os pólipos uterinos podem ser divididos em cervicais e endometriais. A prevalência de pólipos endometriais na população em geral, feminina, varia entre 7,8 a 25%, embora pela população estudada ser diferente da população em geral, a verdadeira incidência não é conhecida (Carlson e Mutter, 2008; Sherman et al., 2002). Em mulheres com sangramento uterino anormal, a prevalência varia entre 10 a 30% de acordo com o status hormonal (Berliere et al., 1998; Ebstein et al., 2001). Em pacientes assintomáticas acima de 30 anos a prevalência dos pólipos endometriais está em torno de 10% (Caroti e Siliotti, 1988). Os pólipos cervicais estão presentes em cerca de 10% das mulheres (Younis et al., 2010). São subdivididos em ectocervicais e endocervicais. Esses pólipos são considerados como as neoplasias benignas mais comuns do colo do útero. Farrar e Nedoss (1961) verificaram a presença de pólipos cervicais em 4% das pacientes que frequentam um ambulatório de ginecologia.

Os pólipos endocervicais são mais comuns em multíparas, com maior prevalência na faixa etária dos 40 aos 50 anos. Habitualmente essas neoplasias são friáveis, lisas e regulares, sendo sua base fina e longa. São compostos de glândulas e estromas endocervicais, sendo que as primeiras normalmente são distendidas por muco. A superfície do pólipo pode apresentar úlceras e inflamações, tendo a possibilidade de surgir metaplasia escamosa. O pólipo ectocervical é menos frequente que o endocervical e normalmente apresenta base curta e larga, sendo mais comum após a menopausa.

Os pólipos cervicais podem causar sinusorragia, sangramento intermenstrual ou metrorragia. Na maioria das vezes podem ser diagnosticados à ectoscopia, com exceção dos pólipos endocervicais com localização alta no canal. A histeroscopia (HSC) pode ser útil no diagnóstico diferencial do pólipo endocervical alto com o pólipo endometrial (Figs. 44-1 e 44-2), além de doenças como o mioma parido, a hiperplasia glandular endocervical ou até as neoplasias malignas.

A degeneração maligna dos pólipos cervicais parece ser rara, chegando a 0,3%. Caroti e Siliotti (1988) em análise colpocitológica de 1.477 pólipos endocervicais não encontraram nenhum caso comprovado de degeneração maligna. O estudo de Coeman et al. (1993) revelou que, em pacientes com pólipo endocervical, existe maior prevalência de pólipo endometrial, principalmente nas pacientes pós-menopausa, situando-se em torno de 40%. Por outro lado, Spiewankiewicz et al. (2003) realizaram HSC em todas as pacientes com pólipo cervical, encontrando 7,7% de pólipos endometriais associados e, em 16,7% dos casos, o pólipo que se acreditava ser cervical, era na verdade, um pólipo endometrial. Portanto, devemos sempre suspeitar da concomitância de um pólipo endometrial na presença de um pólipo cervical.

Recentemente, Younis et al. (2010), após avaliarem retrospectivamente 1.126 pólipos cervicais, não encontraram nenhum câncer. Em dois casos (0,2%) havia lesão intraepitelial de alto grau. A taxa de recidiva após a retirada dos pólipos cervicais foi de 15%. Os autores concluíram que não devem ser retirados os pólipos de pacientes assintomáticas e com exames colpocitológicos normais. Em razão do fato de não ter sido encontrado nenhum achado relevante nas pacientes em que os outros exames estavam todos normais e eram assintomáticas, eles não aconselham avaliação da cavidade nestas pacientes em decorrência do alto custo. Mackenzie et al. (2009), após avaliarem 1.366 pólipos cervicais, e Schnatz et al. (2009), estudando 2.458 pólipos cervicais, também não encontraram nenhum câncer primário do colo ou endométrio nestas pacientes.

Os pólipos ectocervicais menores podem ser retirados no próprio consultório com o mesmo sistema usado para biópsias dirigidas por colposcopia. Os mais volumosos devem ser retirados no centro cirúrgico, pois a base costuma ser larga e pode ocorrer sangramento de difícil controle em regime ambulatorial. Os pólipos endocervicais menores habitualmente são excisados no consultório, realizando-se a torção do pedículo até o seu desprendimento. Não se pode garantir com esta técnica a remoção completa da base do pólipo. A histeroscopia pode auxiliar na liberação do pólipo sob visão direta, utilizando-se uma tesoura e uma pinça de apreensão pelo canal operatório. Dessa forma assegura-se a remoção da base de implantação da lesão. A base também pode ser alcançada por uma pinça de apreensão passada por fora da camisa diagnóstica; porém, além de exigir maior habilidade, propicia maior risco de perfuração uterina.

MACROSCOPIA

A maioria dos pólipos é rosa-acinzentada para o branco, homogênea, com superfície plana e, às vezes, recoberta com paredes císticas. Ocasionalmente o pólipo inteiro ou sua ponta pode apresentar-se hemorrágico (Fig. 44-3) ou infartado, principalmente quando o pedículo é fino e longo, favorecendo sua torção. Deve-se ressaltar o fato de que várias lesões, além dos pólipos glandulares, possuem configuração polipoide (Fig. 44-4), incluindo carcinomas, sarcomas, carcinossarcomas, adenossarcomas, leiomiomas, fragmentos de placenta retida e também endométrio secretor (Ramirez et al., 1999). Os pólipos malignos possuem vascularização aumentada e com vasos irregulares (Fig. 44-5). O uso do tamoxifeno pode induzir a formação de pólipos fibrocísticos com vascularização aumentada (Fig. 44-6).

MICROSCOPIA

Microscopicamente, os pólipos do canal cervical são revestidos por epitélio glandular quando estão próximos ao istmo e, se localizados próximos à zona de transformação, apresentam-se recobertos por epitélio escamoso. Seu estroma é composto de tecido fibroso e fibromuscular, podendo-se encontrar vasos espessados em sua base (Coeman et al., 1993). Os pólipos endometriais possuem, microscopicamente, uma mistura de três padrões: (a) tecido denso fibroso – estroma; (b) canais vasculares de paredes grossas e imprecisas; (c) espaços glandulares de vários tamanhos e formas revestidos de epitélio endometrial. A quantidade desses três componentes modifica-se consideravelmente. A superfície de um pólipo intacto num útero funcional é geralmente coberta por uma camada de endométrio semelhante ao restante da superfície endometrial, mas os componentes glandulares são por vezes mui-

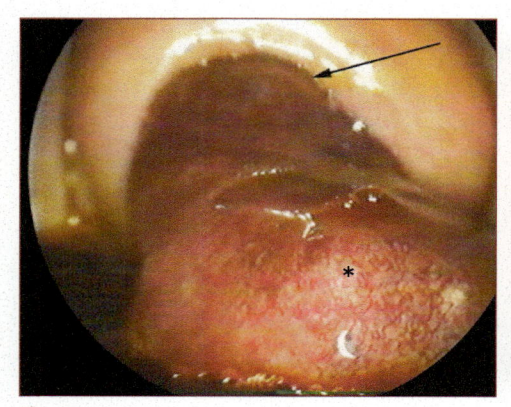

Fig. 44-1
Pólipo endocervical (*) exteriorizando-se pelo orifício externo (seta).

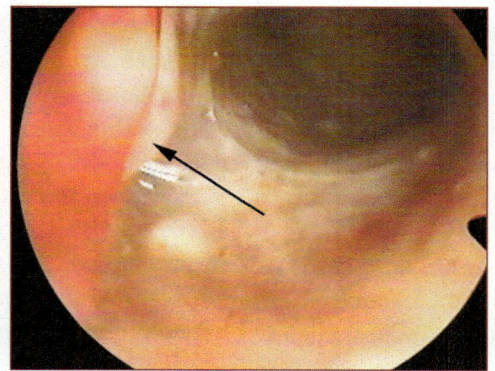

Fig. 44-2
Base de implantação do pólipo da Figura 44-1 (seta) no terço médio do canal cervical.

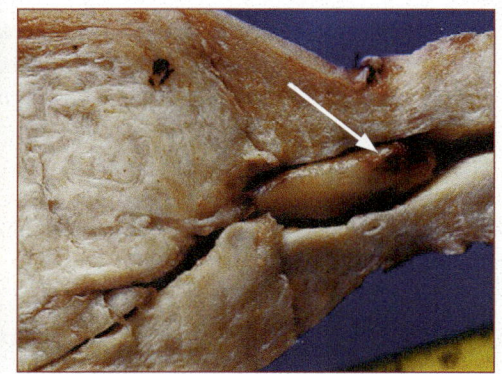

Fig. 44-3
Pólipo endometrial com ponta hemorrágica em região ístmica (seta). (Cortesia do Dr. Leon Cardeman.)

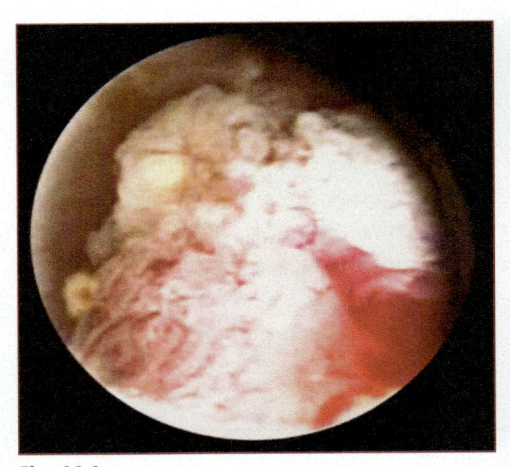

Fig. 44-4
Lesão polipoide com características macroscópicas de malignidade (superfície irregular, de aspecto cerebroide e vascularização superficial atípica).

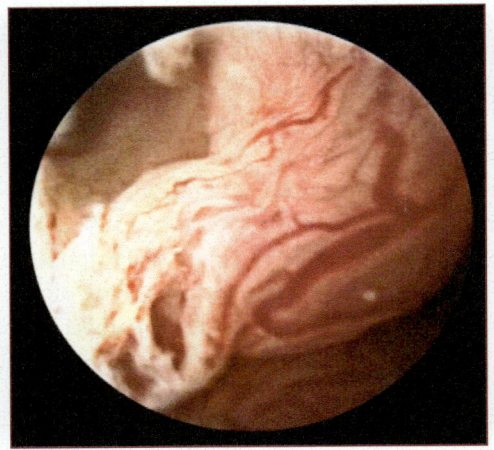

Fig. 44-5
Pólipo neoplásico com vascularização aumentada e irregular.

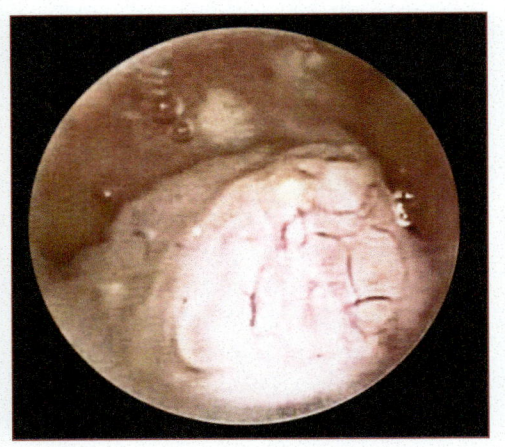

Fig. 44-6
Pólipo fibrocístico com vascularização superficial algo aumentada.

to velhos, aparentemente não participando dos episódios menstruais. Metaplasia escamosa da superfície do epitélio não é incomum, e os espaços epiteliais embaixo da superfície são muitas vezes comparados com as glândulas endometriais basais não responsivos à progesterona, mas tendem a se transformar em formas bizarras pouco dilatadas. Consequentemente, um fragmento do pólipo pode ser confundido com uma variedade cística da hiperplasia endometrial. A porção dependente do pólipo pode mostrar uma marcada dilatação dos vasos sanguíneos, hemorragia dentro do estroma, células inflamatórias e, possivelmente, ulceração para a superfície (Lacey, 1991).

PÓLIPOS ENDOMETRIAIS

A gênese do pólipo endometrial é explicada por Novak e Woodruf (1979) da seguinte forma: pequeno adenoma endometrial originário da porção basal do endométrio faz protrusão na zona funcional dessa mucosa, mas não se descama com a menstruação. Com o tempo ele cresce e se apresenta na cavidade endometrial como um pólipo então coberto por uma camada de endométrio funcional. Essa cobertura raramente é espessa e completa; mais comumente é extremamente fina, descamando com a menstruação. Destarte, esses pólipos geralmente apresentam padrão basal-símile, refratário às influências hormonais mesmo num ciclo bifásico.

Histologicamente, os pólipos têm um conteúdo fibrovascular recoberto por mucosa endometrial. Na pré-menopausa, o endométrio que os recobre é funcional, mostrando diferenciação nos padrões secretor e proliferativo. Graças ao incompleto desnudamento na menstruação, o pólipo é progressivamente substituído por uma mucosa do tipo basal que mostra uma pobre atividade secretora e pequena proliferação. A questão é que esta proliferação é pequena, mas contínua, o que pode levar a uma hiperplasia com dilatação cística da glândula. Logo, o endométrio que recobre o pólipo frequentemente é hiperplásico (Marbaix e Brun, 2004).

O uso da terapia hormonal (TH) pode ser um fator de risco para pólipos endometriais. Oguz et al. (2005) compararam três tipos de TH em relação à formação de pólipos em 375 mulheres (estrogênios conjugados 0,625 mg + 2,5 mg de acetato de medroxiprogesterona; 2 mg de etinilestradiol + 1 mg de noretisterona; 2,5 mg de tibolona). A tibolona esteve associada à formação de pólipos em dois casos, os estrogênios conjugados em cinco casos, e o etinilestradiol em 10 casos, sugerindo que quanto maior a atividade antiestrogênica do componente progestogênico, menor será a chance de formação de pólipos. Pela análise com regressão múltipla, notou-se que o tipo de TH, presença de obesidade e de uma menopausa tardia tiveram relação com a formação de pólipos. Maia et al. (2004), ao contrário do pensamento corrente, demonstraram em certo estudo involução de pólipos associados à TH, embora o fenômeno possa se dever ao pequeno número de pacientes estudadas. Outros estudos não conseguem relacionar TH com a presença de pólipos (Baiocchi et al., 2009). Estudo recente que avaliou 223 pacientes que seriam submetidas à fertilização in vitro (FIV) mostrou que obesidade e IMC > 30 estão associados a maior risco de pólipos (Onalan et al., 2009), resultado discordante de outro estudo que avaliou 353 pacientes (Nappi et al., 2009). Embora hipertensão e diabetes sejam historicamente relacionadas com pólipos, estudos recentes não confirmam esta relação (Nappi et al., 2009).

Estudo caso-controle de 2009 que comparou 140 pacientes com pólipos com outras 367 sem qualquer doença intrauterina somente mostrou associação dos pólipos endometriais à terapia hormonal e ao índice de massa corpórea (IMC) > 25. Hipertensão, diabetes, doenças na tireoide e pólipo cervical não tiveram associação à presença de pólipos endometriais. O uso de contraceptivos orais diminuiu o risco do achado de pólipos. A presença de pólipos trazia um maior risco de menorragia quando comparada com quem não tinha (53% × 14%) e de sangramento após a menopausa (33% × 17%). Chama atenção o fato de o sangramento intermenstrual ser mais presente nas pacientes sem pólipos (Dreisler et al., 2009).

Análise citogenética de pólipos endometriais mostrou inversão no cromossoma 6, situado nas bandas p21 e q13 das células do estroma (Speleman et al., 1991), alterações que parecem ser responsáveis pelo crescimento do pólipo, uma vez que não são encontradas nas células endometriais. Trahan et al. (2005) avaliaram 13 carcinomas de corpo uterino do tipo seroso papilífero que surgiram de pólipos benignos, notando um aumento da p53, além de mutações no gene que controla a expressão dessa proteína, que é uma proteína que protege o organismo de mutações.

Poucos estudos avaliaram a etiopatogenia dos pólipos com detalhes. Os poucos existentes sugerem que pólipos endometriais crescem mais por uma apoptose diminuída (caracterizado por uma maior expressão do Bcl-2, que é um inibidor da apoptose) do que por um aumento da proliferação celular, que tem como marcador a proteína Ki-67 (Taylor *et al.*, 2003). McGurgan *et al.* (2006) avaliaram a presença de receptores estrogênicos (RE), receptores progesterônicos (RP), Bcl-2 e Ki-67 por meio de análise imuno-histoquímica em pólipos de mulheres na pré- e na pós-menopausa com queixa de sangramento uterino anormal num estudo de coorte prospectivo. Nas pacientes na pós-menopausa, houve um aumento significativo de RE e RP quando comparadas com pacientes na pré-menopausa, possivelmente por várias razões: uma regulação para cima dos receptores em resposta aos baixos níveis de hormônios endógenos ou ao fato de que os pólipos têm diferentes etiologias com diferentes níveis de receptores. O único marcador de proliferação celular que teve significância estatística foi o Ki-67, o que o difere de outros estudos (Risberg *et al.*, 2002; Taylor *et al.*, 2003). Foi demonstrado que nos dois grupos, a expressão do RE foi correlacionada com expressão do RP e do Ki-67, o que é visto no endométrio normal, implicando que o pólipo continua a manter o mecanismo regulatório normal de proliferação celular (comumente perdido no câncer e na hiperplasia endometrial). Por outro lado, não foi demonstrada correlação entre receptores hormonais e o Bcl-2, o que é geralmente visto no endométrio funcional. O autor sugere pelos achados que o mecanismo de crescimento dos pólipos é causado mais por defeitos na apoptose que por falhas na proliferação celular, concordante com os trabalhos de Taylor *et al.* (2003) e Risberg *et al.* (2002). Por outro lado, Maia *et al.* (2004) encontraram alterações cíclicas nos pólipos compatíveis com endométrios normais com níveis normais de Ki-67, p53 e Bcl-2.

Os pólipos mostram uma marcada diminuição do RP na fase proliferativa e aumento do RE na fase secretora. Isto reforça o fato de que os pólipos são formados por uma desregulação do mecanismo apoptótico, mas não dá sinais sobre a possibilidade de ser uma hiperplasia reativa ou uma neoplasia benigna. Graças à maior expressão de Bcl-2, o endométrio basal do pólipo escapa da apoptose na menstruação, não sendo eliminado juntamente com o sangue menstrual (Oliveira *et al.*, 2007).

Os pólipos endometriais são de maior interesse para o histeroscopista, já que estas lesões não são diagnosticadas com precisão pela curetagem uterina ou pela ultrassonografia transvaginal. Novak e Woodruff (1979) analisando 1.100 casos de pólipos endometriais verificaram uma maior prevalência entre 40 anos e 49 anos. A prevalência de pólipos endometriais na população em geral é desconhecida, porém, chega a 10% em estudos de necropsia. Melki e Tostes Filho (1992) verificaram incidência de pólipo endometrial em 15,8 e 13,6% nas faixas etárias de 45 a 54 anos e superior a 54 anos, respectivamente. Tradicionalmente, aponta-se a associação de pólipos endometriais à hiperplasia endometrial e até mesmo ao câncer de endométrio, sendo que cerca de 2/3 dos pólipos são imaturos e não respondem à ciclicidade dos hormônios. Aproximadamente 25% das mulheres com sangramento uterino anormal têm pólipo endometrial, porém muitas são assintomáticas, e a suspeita é dada pela ultrassonografia transvaginal de rotina. A relação dos pólipos endometriais com sangramento na pré-menopausa varia de 0,6 a 6,8%, e em pacientes na menopausa esses valores variaram de 1,1 a 33,2% (Goldstein *et al.*, 2002).

Pólipo e infertilidade

Não está clara ainda a relação entre pólipo e infertilidade, embora os estudos pareçam demonstrar que há uma associação. Revisão sistemática recente que avaliou 11 estudos englobando 935 mulheres concluiu que a polipectomia é benéfica em pacientes inférteis (Lieng *et al.*, 2010). Um dos mecanismos pelo qual os pólipos alteram a fertilidade está relacionado com a oclusão dos óstios tubários (Fig. 44-3) ou do orifício interno. Yanaihara *et al.* (2008) demonstraram, após avaliar 230 mulheres num estudo retrospectivo, que a retirada dos pólipos localizados na junção uterotubária esteve associada à maior chance de gravidez (57,4%). A retirada de pólipos da parede lateral só se traduziu em 18% de gravidez. As alterações provocadas no endométrio são semelhantes às ocorridas com o uso do dispositivo intrauterino (DIU) e às endometrites por contato. A teoria mecânica é muito simplista, levando vários autores a pesquisarem o motivo pelo qual o pólipo endometrial poderia levar à infertilidade quando não há obstrução do trato genital. Promissor é o fato de ter sido demonstrado que há um aumento da glicodelina no período periovulatório em mulheres com pólipo, sendo que o normal seria sua diminuição nesta época, pois ela pode diminuir a capacidade de ligação do espermatozoide ao oócito (Richlin *et al.*, 2002). Também foi demonstrado aumento de mastócitos (Al-jefout *et al.*, 2009) e de citocinas e metaloproteinases (Inagaki *et al.*, 2003) em pacientes com pólipos. Golan *et al.* (1994) sugeriram que pólipos podem afetar o meio bioquímico endometrial ao aumentarem níveis da proteína associada à decídua (hDP 200), o que poderia afetar a implantação e a placentação. Estes autores observaram 15 mulheres que tinham como único motivo da infertilidade a presença de pólipos, sendo que 50% engravidaram após a polipectomia, levando-os a concluir que esta cirurgia é benéfica.

Com relação à infertilidade, os fatores considerados mais importantes são: a localização cornual; os que ocluem o orifício interno; os que têm mais de dois centímetros (independente de sua localização) e os que ocupam mais de 1/3 da cavidade uterina. Varasteh *et al.* (1999) avaliaram 78 mulheres submetidas à histeroscopia por infertilidade. O diagnóstico de mioma e de pólipo foi feito em 36 e 23 pacientes, respectivamente. Dezenove pacientes apresentavam cavidades normais. O número de pacientes que engravidaram foi maior naquelas com diagnóstico de pólipo e que se submeteram à polipectomia do que nas pacientes com cavidade normal. Estes achados sugerem que a remoção do pólipo deve ser considerada em pacientes inférteis.

Estudos recentes demonstraram que a retirada do pólipo melhora as taxas de gravidez. Isto foi observado no experimento de Shokeir *et al.* (2004) em que foram avaliadas 266 mulheres inférteis e eumenorreicas que, após a polipectomia, apresentaram taxas de gravidez de 50%. Perez-Medina (2005) avaliaram 215 mulheres que realizariam inseminação intrauterina (IIU) e que tinham pólipos. Um grupo foi submetido à polipectomia, e o outro foi para a IIU sem a polipectomia prévia. Encontrou-se um risco relativo de 2,1 (favorável à gravidez) nas pacientes que fizeram a polipectomia antes do procedimento. Este foi o primeiro estudo randomizado a demonstrar a efetividade da polipectomia antes da IIU. Mas há controvérsias sobre a retirada do pólipo como tendo fator prognóstico positivo nas taxas de gravidez. Estudo feito por Mastrominas *et al.* (1996) não demonstrou melhores resultados com a polipectomia antes da FIV, comparando pacientes que a fizeram e outras que não realizaram o procedimento. Outro estudo realizado por Isikoglu *et al.* (2006) demonstrou que pólipos descobertos na indução da ovulação em pacientes que irão realizar uma ICSI (injeção intracitoplasmática de espermatozoides) não afetam taxas de implantação e de gravidez, principalmente os menores que 1,5 cm. Porém, o grupo de pacientes com pólipos sem tratamento era de apenas 15 mulheres (houve uma perda gestacional com 12 semanas). De Silva *et al.* (2005), analisando 574 pacientes que iriam se submeter a técnicas de reprodução assistida com queixa única de infertilidade, demonstraram que em 498 mulheres a ultrassonografia (USG) era normal. Das 76 pacientes com USG alterada, 26,4% eram por pólipos. Já entre as pacientes com USG normal, 50 tinham anormalidades na histeroscopia, sendo que 29 necessitaram de tratamento prévio às técnicas de reprodução assistida em razão da patologia detectada. Os autores concluíram, neste estudo, que a HSC somente deve ser realizada na pesquisa da infertilidade quando há anormalidades na USG. Num outro estudo de infertilidade, Hinckley e Milki (2004) analisaram com HSC 1.001 mulheres que iriam se submeter a uma FIV. Havia patologia intrauterina em 38% (32% dessas eram pólipos), que, depois de serem tratadas, permitiram melhores taxas de implantação e gravidez. Não houve comparação com um grupo controle (que não tenha realizado o procedimento), o que pode trazer problemas de validade para o estudo. Segundo Yanaihara *et al.* (2008), avaliando 230 pacientes inférteis que, à ultrassonografia, mostravam pólipos, notaram que pólipos inferiores a 2,0 cm não diminuem as taxas de fertilidade, porém aumentam as taxas de perda (abortos).

Uma revisão sistemática recente ao avaliar três estudos em pacientes infértéis com pólipos não conseguiu demonstrar o real efeito da polipectomia no que se refere às taxas de gravidez (Afifi *et al.*, 2010). Somente um dos estudos incluídos era um ensaio clínico que demonstrou benefício na retirada. Os outros dois eram retrospectivos (Isikoglu *et al.*, 2006; Lass *et al.*, 1999) e não conseguiram mostrar aumento de taxas de gravidez com polipectomia. Os autores concluem que pólipos encontrados antes da estimulação ovariana para reprodução assistida devem ser retirados. Aqueles que forem descobertos já durante o tratamento devem ter uma conduta individualizada. Embora estudos de bancada mostrem uma plausibilidade biológica para a infertilidade derivada de pólipos, esta associação não fica clara nos estudos clínicos e cada caso deve ser individualizado. Ainda não está claro se a retirada dos pólipos aumenta as taxas de implantação ou de nascidos vivos.

Relação com malignidade

Ainda é incerta a relação do pólipo com o câncer de endométrio. Sabe-se que pacientes com mais idade e que apresentam sangramento têm uma chance maior de terem concomitância com câncer. Os índices precisos de malignização do pólipo são difíceis de obter, algo em torno de 0,36%, segundo Peterson e Novak (1956) e 0,5%, segundo Wolfe e Mackles (1962). A incidência entre os diversos trabalhos varia entre 0% (Schimidt *et al.*, 2005) e 4,8% (Golstein *et al.*, 2002), dependendo da seleção de pacientes e da metodologia utilizada para o diagnóstico. As incidências mais antigas eram baseadas em curetagem ou amostras retiradas com uma Pipelle, impedindo, por vezes, a retirada total dos fragmentos, o que poderia alterar os resultados. Sabe-se, de longa data, que a coexistência do pólipo endometrial e do carcinoma do endométrio é mais que uma coincidência (Parsons e Sommers, 1964). Eles enfatizam que muitos autores publicaram, repetidas vezes, a remoção de pólipos endometriais de pacientes que, subsequentemente, tiveram carcinoma de endométrio. Armênia (1967) encontrou aumento de nove vezes na incidência de carcinoma endometrial em pacientes que tiveram previamente pólipo endometrial. Estudo feito por Petterson *et al.* (1985) revelou que pacientes portadoras de pólipos endometriais têm um risco duas vezes maior de terem câncer de endométrio. Além disso, sabe-se que pólipos endometriais podem ser encontrados em até 30% dos úteros removidos por câncer de endométrio. Savelli *et al.* (2003) avaliaram as taxas de pólipos benignos, pólipos com hiperplasia e pólipos malignos entre 509 mulheres submetidas à polipectomia, obtendo uma incidência de 70,8% de pólipos benignos, 25,7% de pólipos com hiperplasia sem atipia e 3,1% com atipia. Foi encontrado 0,8% de câncer de corpo de útero entre os pólipos analisados. Como fatores de risco para lesões malignas e pré-malignas foram encontrados: idade da paciente, estado menopausal e hipertensão. Este último pode ser um confundimento pela obesidade e diabetes frequentemente associados, embora na análise por regressão múltipla a obesidade tenha sido avaliada. Além disso, não houve dados quanto a tempo da hipertensão, gravidade e medicamentos associados. Farrell *et al.* (2005) publicaram um estudo em que avaliaram 107 casos de câncer de corpo de útero estádio IA pela FIGO, havendo uma incidência de pólipos malignos em 32% das peças cirúrgicas. Nos oito casos de câncer do tipo seroso havia a presença de pólipo com degeneração maligna. Sabe-se que este tipo de câncer está bastante associado a pólipos. Além da incidência de pólipos, foi pesquisado se o prognóstico do câncer era diferente entre os que cresciam em um pólipo e os que não cresciam, não havendo diferenças significativas. Ben-Arie *et al.* (2004), avaliando 430 mulheres com pólipos endometriais, encontraram taxas de 11,4% com hiperplasia sem atipia, 3,3% para lesões pré-malignas e uma taxa de câncer de 3,3%. Idade avançada, estar na menopausa e pólipos maiores que 1,5 cm foram significativamente associados à malignidade. Por outro lado, Perri *et al.* (2010), ao compararem mais de 1.400 mulheres com pólipos com outras 1.100 com mioma, não conseguiram demonstrar associação de pólipo endometrial a câncer de endométrio, concluindo que o pólipo endometrial não é um precursor endometrial *per si*.

Machtinger *et al.* (2005) realizaram um estudo para avaliar a acurácia da ultrassonografia transvaginal (USGTV) e da HSC no diagnóstico de pólipos, além de pesquisarem as incidências de lesões malignas e pré-malignas em pacientes assintomáticas. Foram estudadas 438 mulheres que realizaram HSC cirúrgica para a retirada de lesões suspeitadas por USGTV seguido de HSC diagnóstica. Após exame histopatológico, houve 74,4% de pólipos benignos (326 pólipos), tecido funcional em 13%, hiperplasia sem atipia em 3%, hiperplasia com atipia em 1,1% e câncer de corpo de útero em 1,4% (1,8% dos pólipos). Do total de 350 pólipos (incluindo os seis pólipos malignos), 173 (49,4%) não causavam sintomas. Porém, todas as pacientes com pólipos malignos apresentavam o sangramento como queixa. O valor preditivo positivo da USGTV para pólipos foi de 79,9% (validado pela HSC diagnóstica). As lesões pré-malignas e malignas estavam relacionadas com pacientes na pós-menopausa e com a queixa de sangramento uterino anormal, apresentando um risco 20 vezes maior que os outros grupos de mulheres (p < 0,001). O autor do estudo sugere que a polipectomia seja realizada em todas as pacientes sintomáticas e naquelas que possuam fatores de risco (p. ex., menopausa tardia).

Estudo recente que avaliou 1.242 mulheres encontrou uma incidência de câncer endometrial de 3,5 e de 1,3% de lesões pré-malignas. Foram identificadas, como fatores de risco para o câncer, idade mais avançada, estar na menopausa, hipertensão e presença de sangramento. O diabetes, o uso de TH e de tamoxifeno não mostraram correlação com o câncer de endométrio (Baiocchi *et al.*, 2009). Por outro lado, Wang *et al.* (2010), ao avaliarem, retrospectivamente, 766 mulheres, encontraram somente 0,5% de malignização em pólipos. O diâmetro maior que 1 cm, presença de sangramento e o estado menopausal foram significativamente relacionados com a presença de câncer.

Há discordância entre os autores sobre a definição de um pólipo maligno primário. Farrell *et al.* (2005) definiram um pólipo maligno como o câncer que ocorreu no interior da elevação acima da superfície endometrial com evidência de pólipo benigno na base. Por outro lado, o câncer polipoide foi definido como uma elevação acima do endométrio sem evidências de pólipo benigno. Coeman *et al.* (1993) definiram um pólipo maligno como aquele que o pedículo e o endométrio são benignos, e o carcinoma está restrito à superfície do pólipo. Com este rígido critério, há possibilidades de se excluir o câncer que se origina no pólipo e depois se espalha pela cavidade.

Martin-Ondarza *et al.* (2005) avaliaram 27 casos de câncer de corpo de útero que cresceram em pólipos (somente 1 caso na pré-menopausa). A maioria das mulheres (74%) apresentava metrorragia e 22% eram assintomáticas. Todas tinham estádio IA (FIGO), sendo o tipo endometrioide em 81,5% dos casos. O autor concluiu que as neoplasias malignas que têm sua gênese em pólipos costumam ter um bom prognóstico.

Pólipos e tamoxifeno

O tamoxifeno é uma substância com atividade agonista e antagonista estrogênica. O endométrio, que é muito sensível para o estrogênio, pode responder à fraca atividade estrogênica do tamoxifeno. Deve ser lembrado que o tamoxifeno, embora tenha uma baixa atividade estrogênica, é usado por longos períodos de tempo no tratamento do câncer de mama. A atividade parcial agonista do tamoxifeno em mulheres na pós-menopausa pode produzir um meio hormonal com menores níveis de estrogênios não contrabalançados pela progesterona (Orguz *et al.*, 2005). O tamoxifeno traz um risco relativo de câncer de corpo de útero de 7,5 quando se compara usuárias de tamoxifeno com não usuárias (Fisher *et al.*, 1994).

McGurgan *et al.* (2006) demonstraram que os pólipos endometriais de usuárias de tamoxifeno quando comparados aos de não usuárias tinham menos receptores estrogênicos, embora tivessem mais receptores progestogênicos e maior expressão de Bcl-2. Porém, não houve alterações em marcadores de proliferação celular, como a Ki-67. O resultado da pesquisa reforçou a ideia de que o tamoxifeno promove crescimento dos pólipos por inibição da apoptose, não parecendo que o mecanismo seja mediado por receptores estrogênicos. Hachisuga *et al.* (2003) demonstraram alterações no códon K-ras em pólipos de usuárias de tamoxifeno (estágio inicial da progressão neoplásica).

O raloxifeno, que é uma outra substância da classe do tamoxifeno (moduladores seletivos do receptor estrogênico), embora conhecido pela sua segurança endometrial, tem alguns relatos de caso que mostram associação a pólipos benignos, embora esta possa ser fortuita, como um caso descrito por Tsalikis *et al.* (2005).

CLASSIFICAÇÃO

A variedade de padrão microscópico (algumas vezes superposta) dos pólipos dificulta sua classificação, mas a literatura tenta defini-los como pediculados e sésseis pelo formato e histopatologicamente nos tipos a seguir:

1. **Hiperplásicos:** o pólipo hiperplásico é o mais frequentemente encontrado, principalmente na perimenopausa, originando-se na camada basal, sendo mais sensível ao estrogênio e menos à progesterona. Exibem glândulas hiperplásicas, algumas com dilatação cística, e que não apresentam atipia celular significativa (Fig. 44-7) (Ramirez, 1997). Há presença de glândulas endometriais ativas em proliferação e estroma endometrial hipercelular com presença de finos vasos (Kim *et al.*, 2004).

2. **Fibrosos ou fibrocísticos:** são pólipos com características atróficas (Fig. 44-8), sendo habitualmente encontrados em mulheres mais idosas, menopáusicas e, provavelmente, representam a forma regressiva do pólipo funcional ou hiperplásico, mostrando, por vezes, glândulas com dilatação cística recobertas por epitélio atrófico (Fig. 44-9) (Cravello *et al.*,

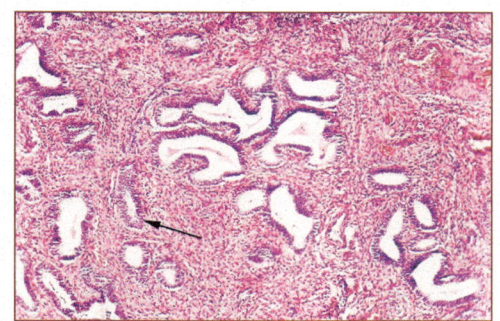

Fig. 44-7
Pólipo hiperplásico. Nota-se a presença de glândulas com mais de uma camada celular *(seta)*. (Cortesia do Dr. Leon Cardeman.)

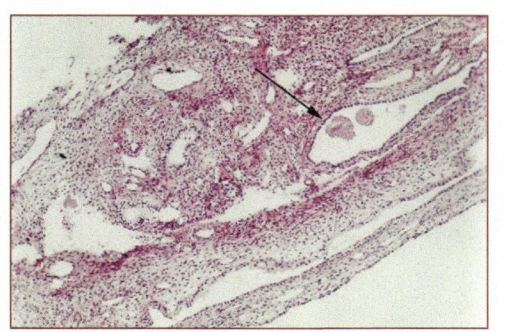

Fig. 44-8
Pólipo fibroso com características atróficas. Nota-se a presença de glândulas com uma única camada celular *(seta)*. (Cortesia do Dr. Leon Cardeman.)

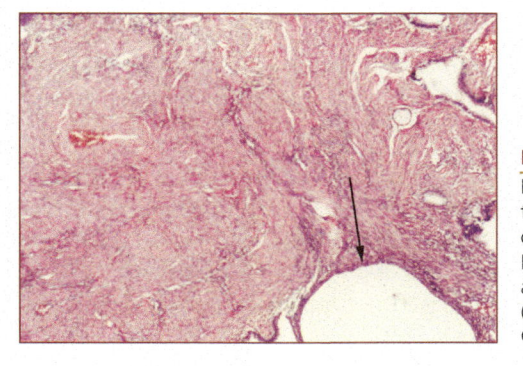

Fig. 44-9
Pólipo com estroma fibroso e com características atróficas. Nota-se a presença de áreas císticas *(seta)*. (Cortesia do Dr. Leon Cardeman.)

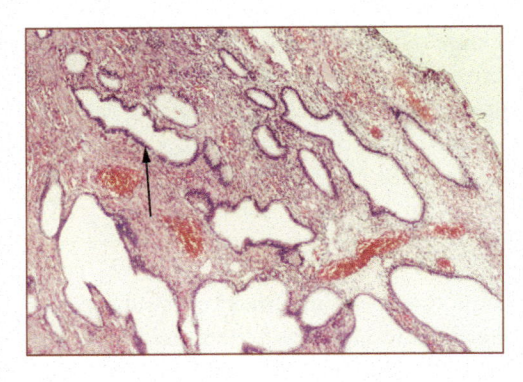

Fig. 44-10 Pólipo funcional. Nota-se a presença de vacúolos citoplasmáticos *(seta)*. (Cortesia do Dr. Leon Cardeman.)

1995). Apresentam um estroma colágeno denso, englobando as glândulas com a base feita de camada única de epitélio cuboide ou plano (Kim *et al.*, 2004).

3. **Funcionais:** são também chamados de mucosos, apresentando modificações semelhantes ao endométrio que os circunda. São chamados de pseudopólipos, quando pequenos, menores que 1 cm, sésseis, observados na segunda fase do ciclo e desaparecem com a menstruação. Os verdadeiros pólipos mucosos são permanentes e persistem na fase proliferativa (Fig. 44-10). Podem ser pediculados, únicos ou múltiplos, móveis, maiores que 1 cm e frequentemente hipercongestos (Hamou, 1991). Apresentam um padrão normal da fase secretora média ou um estroma decidualizado da fase secretora tardia. Kim *et al.* (2004), estudando 19 pólipos funcionais, notaram que todos tinham glândulas endometriais que crescem paralelas entre si com o maior eixo paralelo aos lados alongados do pedículo do pólipo. Geralmente são pequenos, com pedículo largo e pequeno, formato irregular e cor similar à do endométrio, adjacente na fase folicular. Podem-se tornar transparentes na fase secretora.

4. **Adenomatosos:** são os pólipos que apresentam no seu estroma predominantemente músculo liso como seu componente. Alguns autores ainda consideram o adenoma polipoide atípico que ocorre frequentemente na região do istmo, onde suas glândulas são hiperplásicas, revestidas de epitélio com atipia celular e focos de metaplasia escamosa. Esta lesão não deve ser confundida com hiperplasia endometrial, carcinoma ou carcinossarcoma (Kurman e Mazur, 1995).

5. **Mistos:** combinação dos descritos anteriormente.

DIAGNÓSTICO

Clínico

Num útero de tamanho normal, uma história de menorragia recorrente pode sugerir a possibilidade de pólipos endometriais. Presume-se que um pólipo grande, com componente vascular central, pode aumentar a quantidade de sangue menstrual. Contudo, Hassa *et al.* (2006), avaliando 155 mulheres, não conseguiram notar relação entre tamanho, número e localização dos pólipos aos sintomas. Na pós-menopausa, o sangramento oriundo dos pólipos é em geral, descrito como leve, podendo ser uma mancha ou *spotting* (Lacey, 1991).

Curetagem uterina e biópsia de endométrio

A curetagem uterina ou biópsia de endométrio podem revelar pólipos de forma ocasional, mas pelo fato de serem realizadas às cegas, normalmente não revelam com precisão informações relativas ao número, localização, tamanho e possibilidade de exérese. Word *et al.* (1958) relataram que o pólipo foi deixado intacto após curetagem para a retirada de pólipos em 10% dos casos, o que mostra não ser uma técnica de eleição para a mesma.

Ultrassonografia

À ultrassonografia os pólipos geralmente se apresentam arredondados, como uma massa hiperecogênica bem definida, originando-se de mudanças focais hiperplásicas da camada basal. Eles são cobertos por epitélio e uma grande variedade de glândulas, estroma e vasos. O componente cístico dessas lesões varia como resultado natural dessas estruturas complexas, e 20% tendem a se apresentar múltiplos (Pace *et al.*, 1992). A ultrassonografia transvaginal é seguramente mais precisa que a abdominal, definindo, de forma mais específica, o tamanho da lesão, a localização e o volume da lesão (Figs. 44-11 e 44-12) (Atri *et al.*, 1994; Pace *et al.*, 1992).

Pasrija *et al.* (2004) encontraram, estudando 58 mulheres, valores de sensibilidade e especificidade de 85 e 79% respectivamente, para o diagnóstico de pólipos endometriais pela USGTV. A associação da USG ao Doppler foi avaliada por diversos autores. Jakab *et al.* (2005) referem aumento da sensibilidade para a detecção de pólipos como o uso do Doppler no estudo do espessamento endometrial em 41 mulheres. O critério para definir pólipo neste estudo era a presença de uma única artéria nutridora. Conclusão semelhante teve o estudo realizado por Alcazar *et al.* (2004), que demonstrou uma acurácia similar da USG com Doppler quando comparada com a histerossonografia. Por outro lado, Wilailak *et al.* (2005) chegaram à conclusão, avaliando 81

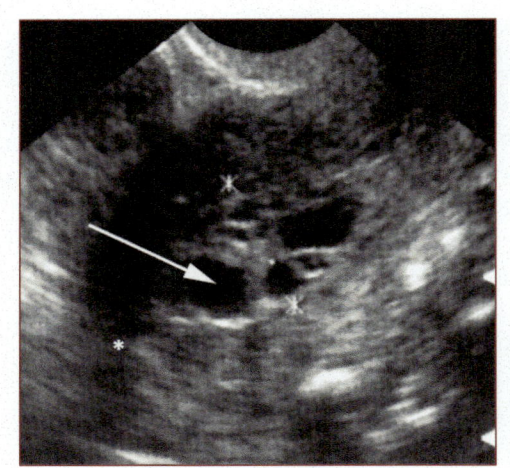

Fig. 44-11 US transvaginal revela imagem compatível com pólipo endometrial fibrocístico *(seta)*. (*) = Miométrio.

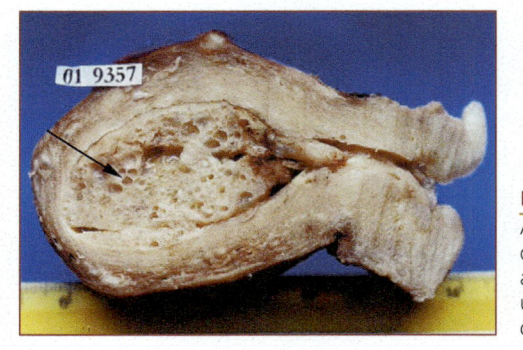

Fig. 44-12 Aspecto macroscópico do pólipo fibrocístico ao corte longitudinal do útero *(seta)*. (Cortesia do Dr. Leon Cardeman.)

mulheres, de que o Doppler aumenta, desnecessariamente, o número de biópsias (falso-positivos), concordante com a opinião de outros autores (Durum *et al.*, 1993; Osmers *et al.*, 1990; Taipale *et al.*, 1994; Van den Bosch *et al.*, 1995).

Histerossonografia

Este exame consiste na introdução de solução salina através de um cateter na cavidade uterina, produzindo uma interface anecoica que vai delinear toda a cavidade endometrial, facilitando a visão de achados patológicos, como pólipos e miomas mas, principalmente, mostrando sua localização e relação ao miométrio. Os pólipos apresentam-se como massas intraluminais completamente cobertas por líquido e presas por um pedículo. São geralmente identificados como uma massa hiperecoica com uma variedade de componentes císticos (Cullinan *et al.*, 1995). Não permite ao examinador fazer biópsias dirigidas às áreas de maior interesse.

Pasrija *et al.* (2004), estudando 58 mulheres, encontraram valores de sensibilidade e especificidade de 94,1 e 88,5% respectivamente para a histerossonografia no diagnóstico de pólipos endometriais. Guven *et al.* (2004) compararam os valores da USGTV e da histerossonografia no diagnóstico de lesões intracavitárias em pacientes com sangramento uterino anormal de forma randomizada e prospectiva em 197 mulheres. Os valores da sensibilidade, especificidade, valores preditivo positivo e negativo foram de 56, 68, 75 e 48% para a USGTV e de 81, 73, 83 e 70% para a histerossonografia, atestando sua melhor acurácia. De 63 pólipos vistos na USGTV, somente 52 casos (82,5%) tiveram correlação com o histopatológico. Já pela histerossonografia, de 84 casos detectados, a correlação foi correta em 76 (90,4%). Embora seja um método amplamente difundido e com qualidade comprovada, ele não permite ao examinador fazer biópsias dirigidas para as áreas de maior interesse.

Histerossalpingografia

Neste exame os pólipos se apresentam como uma falha de enchimento da cavidade uterina, apresentando um contorno regular, mas não tão agudo, e tendem a desaparecer com o aumento da quantidade de contraste instilada. Esta falha se apresenta também móvel durante o enchimento da cavidade uterina. O pedículo algumas vezes apresenta-se visível e sua implantação é mais bem determinada nos clichês anteroposteriores. Entretanto, nos casos de pólipos muito grandes, a distorção da histerossalpingografia pode sugerir a presença de mioma (Ben-Arie *et al.*, 2004).

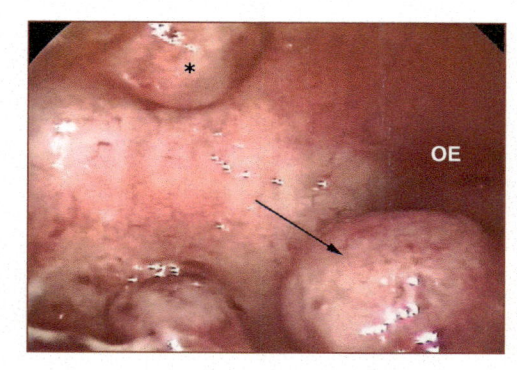

Fig. 44-14 Pólipos endometriais funcionais em parede posterior *(seta)* e parede anterior (*). OE = Óstio tubário esquerdo.

Histeroscopia

A histeroscopia tem um papel fundamental no diagnóstico e tratamento dos pólipos endometriais, permitindo precisar o número, tamanho, localização, aspecto da superfície, coloração e tamanho da base de implantação dos mesmos (Figs. 44-13 e 44-14).

Garuti *et al.* (2001) avaliaram a acurácia da HSC (1.500 exames) no diagnóstico de várias lesões intrauterinas, entre eles o pólipo endometrial, tendo como padrão-ouro o estudo histopatológico. A melhor acurácia dentre todas as patologias foi para o pólipo, com valores de sensibilidade, especificidade, valores preditivos positivo e negativo de 95,3; 95,4; 98,9 e 81,7%, respectivamente. Estes números atestam o desempenho ideal da histeroscopia no diagnóstico visual do pólipo, embora, segundo o próprio autor, a biópsia endometrial é recomendada em todos os casos.

Além do diagnóstico preciso dos pólipos endometriais, a histeroscopia possibilita, ainda, o diagnóstico de lesões associadas, como o mioma uterino e o câncer de endométrio, entre outras. Cerca de 75% dos pólipos são únicos e tendem a se situar no fundo uterino, particularmente próximos ao corno. Podem apresentar apenas alguns milímetros de diâmetro ou até ocupar toda a cavidade uterina. Podem ser sésseis ou pediculados e costumam apresentar superfície rosa-acinzentada, lisa e brilhante, sendo que, algumas vezes, nota-se a presença de pequenos cistos no estroma. Em algumas situações pode-se verificar a presença de hemorragia na ponta. Deve-se lembrar que outras lesões podem ter aspecto polipoide, como: sarcomas, miomas, carcinomas, restos placentários e o próprio endométrio secretor.

O tratamento cirúrgico histeroscópico pode ser feito em regime ambulatorial ou em centro cirúrgico. Pólipos pediculados com até 2 cm de diâmetro podem ser retirados ambulatorial-

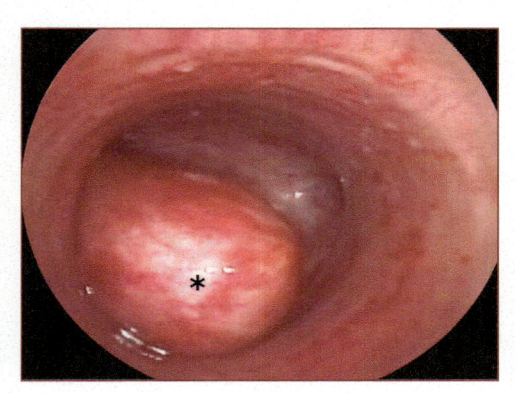

Fig. 44-13 Pólipo fibroso (*) em paciente na pós-menopausa (endométrio atrófico).

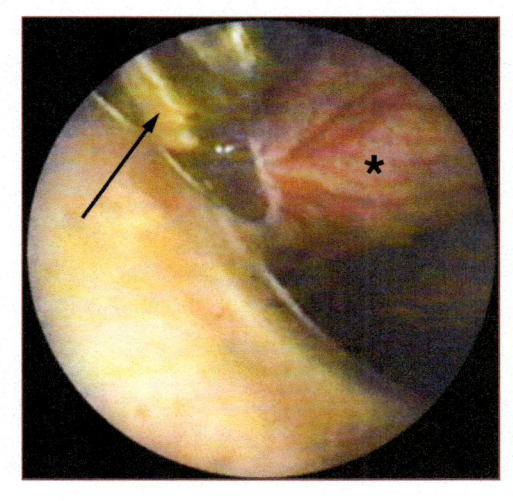

Fig. 44-15 Tesoura *(seta)* secciona a base do pólipo (*).

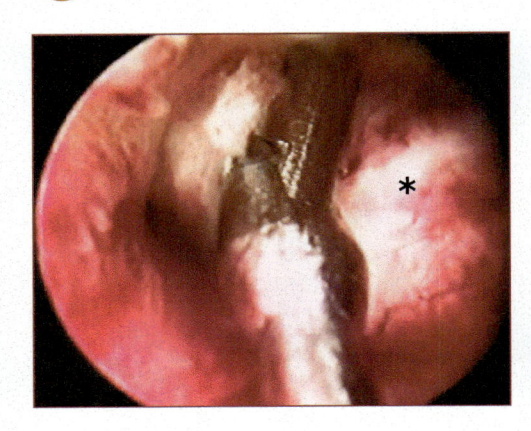

Fig. 44-16 Pinça apreende a base do pólipo (*).

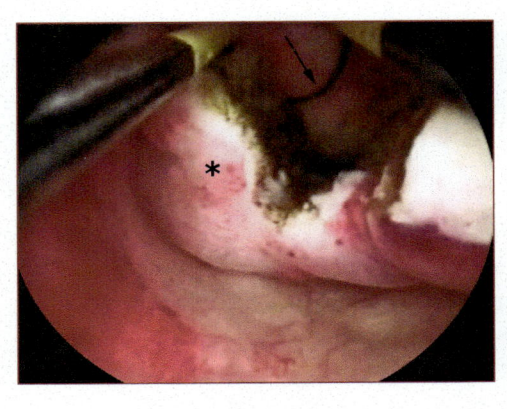

Fig. 44-17 Ressecção do pólipo (*) com a alça do ressectoscópio (seta).

mente sem maiores dificuldades, utilizando-se uma camisa operatória de 5 mm com canal operatório de 2 mm. Apesar de algumas pacientes suportarem a realização do procedimento sem o uso de anestésicos, deve-se dar preferência ao uso do bloqueio paracervical com xilocaína a 1%, 5 mL em cada ligamento uterossacro. A distensão da cavidade deve ser feita, preferencialmente, com soro fisiológico (nestes casos não se pode usar diatermia monopolar), pois a visão da cavidade com CO_2 fica muito prejudicada na presença de sangue.

A secção da base do pólipo deve ser feita com a tesoura (Fig. 44-15) até que permaneça apenas uma pequena parte ainda conectada ao endométrio (caso o cirurgião libere toda a base pode ficar mais difícil a apreensão da lesão), sendo o pólipo retirado com a pinça de apreensão (Fig. 44-16). Ao contrário do que se poderia imaginar, ao se seccionar a base do pólipo o sangramento costuma ser de pequena monta não sendo necessário o uso de qualquer tipo de cauterização. O ponto limitante na cirurgia ambulatorial é a retirada do pólipo da cavidade, já que, às vezes, o diâmetro do pólipo é superior ao do orifício interno. Nestas situações pode-se seccionar o pólipo longitudinalmente em duas partes (antes de se abordar a base do mesmo), o que facilita a extração da lesão da cavidade uterina.

Mais recentemente foi lançado o Versapoint®, tecnologia que permite o uso de corrente elétrica tendo como meio distensor o soro fisiológico (por ser isotônico minimiza a ocorrência da síndrome do *overload*). Este equipamento permite a vaporização de pequenos miomas e a ressecção de pólipos, usando uma sofisticada corrente bipolar que passa por uma ponteira com menos de 2 milímetros de diâmetro. Graças à espessura da ponteira, o histeroscópio usado para estes procedimentos tem o mesmo diâmetro de um histeroscópio diagnóstico (5 mm). Com o uso da corrente bipolar em soro fisiológico, a cirurgia histeroscópica em regime ambulatorial amplia seu horizonte.

Nem todos os casos são factíveis de serem resolvidos em regime de consultório. A polipectomia deve ser realizada no centro cirúrgico nas seguintes situações: (1) pólipo volumoso; (2) numerosos pólipos (três ou mais); (3) pedículo séssil de difícil acesso (próximo aos óstios tubários); (4) paciente pouco colaborativa e/ou com extrema sensibilidade à dor e (5) risco cirúrgico incompatível com procedimentos ambulatoriais. Garuti *et al.* (2004) testaram o procedimento de "ver e tratar" pólipos no ambulatório em 237 mulheres. A taxa de sucesso variou de 96 a 18%, quando o tamanho dos pólipos variou de menor que 1 cm para mais que 4 cm. As maiores causas de falha neste trabalho foram dor (7,6%) e tamanho do pólipo (7,2%). O reflexo vasovagal foi responsável por 1,7% das falhas. Houve sucesso em 80% das pacientes, concluindo o autor que a cirurgia ambulatorial pode ser uma boa opção em pacientes selecionadas.

Outra indicação para centro cirúrgico é a presença de lesões associadas, como o mioma uterino submucoso, ou a necessidade de se realizar uma ablação endometrial. Nessas situações o meio de distensão deve permitir o uso de corrente elétrica monopolar (como o manitol, a glicina etc.), pois o método mais utilizado é o fatiamento do pólipo com a alça do ressectoscópio (Fig. 44-17).

Um dos autores (MAPO) utiliza a diatermia monopolar em *blend* 1 (mistura a corrente do "tipo corte" com um pouco de corrente do "tipo coagulação") que propicia alguma hemostasia nas bordas mesmo com a passagem da alça de forma mais rápida. A potência usada varia de acordo com o gerador, porém pode ser ajustada em torno de 7 (cerca de 100 W) nos modelos em que o potenciômetro varia de 0 a 10. Como os pedaços são pequenos, habitualmente não oferecem dificuldades para serem extraídos da cavidade uterina. Pode-se usar uma pequena cureta ou uma cânula de sucção mais calibrosa do tipo Karman. Se possível, a ressecção deve ser completada sem a retirada do histeroscópio, tática que diminui consideravelmente o tempo cirúrgico. Nos pólipos maiores pode ser difícil continuar a ressecção sem a retirada do histeroscópio, já que é necessário retirar os fragmentos para garantir uma visão adequada.

Deve-se controlar a quantidade de entrada e de saída do líquido, pois a chance de *overload* aumenta quando a absorção do líquido hipotônico for acima de 1.000 mL. De um modo geral não são cirurgias complexas, durando cerca de 10 a 15 minutos e praticamente sem sangramentos.

Mesmo em centro cirúrgico, o autor recomenda iniciar o procedimento com a tesoura e a pinça de apreensão passadas pelo canal operatório de 7 *frenchs*, num conjunto com o diâmetro total de 7 mm (usando-se a óptica de 4 mm). Possui as vantagens de usar apenas o soro fisiológico (isotônico), não utilizar corrente elétrica e não necessitar de dilatação acima da vela 7. Além disso, facilita o estudo histopatológico, pois o pólipo é retirado inteiro, com uma pinça de Winter fina, após ser liberado por completo por histeroscopia.

Preutthipan *et al.* (2005) avaliaram a eficácia e segurança da polipectomia histeroscópica por meio de várias técnicas em 240 mulheres. Não teve taxa de recidiva com o uso do ressectoscópio, embora tenha sido a forma que mais teve absorção de glicina, maior tempo operatório e mais complicações (nenhuma grave). A recidiva dos pólipos ocorreu em 15, 5 e 2%, usando-se pinça, tesoura ou alça do ressectoscópio, respectivamente. O acompanhamento das pacientes neste estudo foi longo (9 anos), havendo retorno de menstruações normais após o procedimento em

93,2% das mulheres nos casos de sangramento uterino anormal. Nas pacientes com infertilidade, a taxa de gravidez foi de 42,3% após a retirada de pólipos, não havendo diferença estatística em relação ao tamanho dos pólipos no que se refere à infertilidade. O autor concluiu que a polipectomia histeroscópica é uma técnica efetiva e segura, sendo o ressectoscópio a técnica preferida para evitar recidiva. Concordam com o uso preferencial do ressectoscópio Polena *et al.* (2005), após avaliarem 367 mulheres com sangramento uterino anormal, sendo realizada a polipectomia em 54% das pacientes, sendo o ressectoscópio associado a uma ressecção endometrial, a técnica que menos deu recidivas. Estes dados devem ser levados em consideração antes de indicar a polipectomia ambulatorial.

Existem outras formas utilizadas para a realização da polipectomia. Uma delas é por meio de um laçador de pólipos (Duckbill) que serve para a retirada ambulatorial do pólipo. Funciona através de um englobamento da base do pólipo seguido de um corte na mesma. Timmermans *et al.* (2005) tiveram bons resultados em 116 pacientes, não tendo havido nenhuma complicação. Recentemente foi relatado o uso de morcelador para fragmentação dos pólipos. Avaliando 27 mulheres com pólipos, Emanuel *et al.* (2005) concluíram que o procedimento parece ser mais rápido e fácil quando comparado com o uso do ressectoscópio.

A polipectomia histeroscópica também pode ser realizada usando-se o Nd:YAG *laser*. Esta técnica tem a vantagem de poder ser utilizada com soro fisiológico, minimizando o problema do intravazamento. Porém, o equipamento é altamente custoso, sendo pouco popular seu uso aqui no Brasil. Além disso, o intravazamento é excepcional durante a polipectomia com meios hipotônicos.

Habitualmente não é necessário o uso de danazol ou análogos do GnRH previamente à cirurgia. A melhor época para a realização da cirurgia é de 3 a 7 dias após o término da menstruação. Deve ser explicada à paciente a possibilidade de recidiva do pólipo para não gerar dúvidas quanto à competência do cirurgião na retirada por completo da lesão existente.

As taxas de sucesso da polipectomia variam em função do *status* menopáusico da paciente. Em 50 polipectomias histeroscópicas em que o acompanhamento variou de 5 a 52 meses Nagele *et al.* (1996) verificaram que o sucesso foi maior nas mulheres pós-menopáusicas do que nas pré-menopáusicas (90% *vs.* 69%); as mais jovens foram casos particularmente ruins, quase 40% falharam em resposta à cirurgia ou apresentaram recidiva dos sintomas.

Ainda é discutível a necessidade da retirada de pólipos na população em geral. A incidência de lesões pré-malignas e câncer é pequena. Há o risco de complicações da cirurgia, além do custo. Revisão sistemática recente, englobando 46 estudos (somente dois ensaios clínicos), concluiu que as evidências que embasam a retirada dos pólipos são escassas. Parece haver uma diminuição da perda sanguínea e melhora nas taxas de fertilidade em pacientes inférteis. Mesmo com estas considerações, os autores indicam a retirada (Lieng *et al.*, 2010). Há dúvidas também sobre a relação do pólipo com sangramento aumentado, embora estudos retrospectivos pareçam relacionar positivamente. Isto ocorre pela falta de estudos que avaliam melhora do sangramento após polipectomia e pela presença de pacientes assintomáticas com pólipos. Estudo recente com pequeno número de pacientes mostrou uma melhora de 80% na satisfação das pacientes após polipectomia (Van Dongen *et al.*, 2009).

Acompanhamento pós-polipectomia

Pacientes que são submetidas à polipectomia histeroscópica têm sempre a preocupação quanto à recidiva dos pólipos endometriais. Apesar de não ser muito comum alguns autores estimam que a recidiva ao longo dos anos está em torno de 13,5% (Bouda *et al.*, 2000). Portanto, o ginecologista deve refletir sobre a melhor forma de acompanhamento das mulheres que foram submetidas à polipectomia. Apesar do avanço da ultrassonografia transvaginal, este método ainda apresenta falso-negativos de 36% e falso-positivos de 25% para o diagnóstico de pólipo endometrial (Kamel *et al.*, 2000). A histerossonografia tem um menor número de falso-positivos e falso-negativos (5,4 e 8%, respectivamente), porém, não é capaz de fazer biópsia dirigida ao ponto de maior interesse (Hamou, 1991). A tomografia computadorizada e a ressonância magnética, além de apresentarem custos elevados, não são métodos eficazes no acompanhamento do endométrio. A histeroscopia é considerada o padrão-ouro para investigação da cavidade uterina, mas é um exame invasivo e desconfortável. Além disso, não se sabe ao certo o intervalo e por quanto tempo a histeroscopia deveria ser realizada. Portanto, o acompanhamento do endométrio por histeroscopia não parece ser muito prático. O mais racional seria fazer o acompanhamento anual com US transvaginal e indicar histeroscopia em caso de alguma suspeita de pólipo endometrial.

Polipectomia em pacientes assintomáticas

Com a solicitação de rotina de métodos diagnósticos não invasivos, como a ultrassonografia transvaginal, algumas pacientes assintomáticas acabam tendo uma suspeita de pólipo endometrial. Como a presença do sangramento está presente em cerca de 90% dos casos de câncer de endométrio, a tendência atual é a de fazer a biópsia em pólipos que estejam associados ao sangramento. Por outro lado, a conduta em pólipos assintomáticos ainda não está clara (Lev-Sagie *et al.*, 2005). Em decorrência do fato do exame ultrassonográfico ter sido difundido de forma exponencial nas últimas décadas, há um crescente encontro de achados intrauterinos em pacientes assintomáticas. Pelo fato de ainda não se saber ao certo o verdadeiro potencial maligno dos pólipos, que parece ser pequeno, mas ainda não bem estabelecido, a conduta frente a eles em pacientes sem sangramento ainda é discutida (Ferrazi *et al.*, 2009). Nesta situação, a maioria dos ginecologistas solicita a histeroscopia ambulatorial para confirmação diagnóstica, e o pólipo é identificado na maioria dos casos. A partir daí começa o dilema do clínico. Deve o mesmo indicar apenas o acompanhamento do pólipo, correndo o risco de ser acusado de negligência, caso ocorra transformação maligna, ou deve indicar a exérese do pólipo, correndo o risco de ser acusado de indicar cirurgia desnecessária? A decisão da conduta a ser tomada deve ser compartilhada com a paciente. Ela deve ser esclarecida dos riscos e benefícios do tratamento e, junto com o médico, decidir qual tratamento a ser aplicado.

A retirada de rotina dos pólipos endometriais em pacientes assintomáticas ainda é questionável pelo fato de ser uma conduta baseada em opiniões de especialistas e em poucos estudos com baixo nível de evidência. Grande parte dos ginecologistas indica polipectomia com o intuito de tratar sintomas hemorrágicos e para obter espécime histológico para exclusão de doença maligna. O maior estudo que avaliou esta questão demonstrou que pacientes com pólipos estão mais sujeitas a apresentarem menorragia e sangramento na pós-menopausa que controles (Dreisler *et al.*, 2009). Além disso, sabe-se que pólipos pequenos podem regredir, e que a polipectomia não é isenta de riscos (Savelli *et al.*, 2003; Van Dongen *et al.*, 2009).

A paciente deve tomar conhecimento que a taxa de malignização do pólipo endometrial está em torno de 0,5% ao longo dos anos (Perez-Medina *et al.*, 2009). Esta taxa é semelhante à de malignização do mioma uterino (Nagele *et al.*, 1996). Miomas assintomáticos com até 6 cm de diâmetro costumam ser acompanhados, sendo pouco provável uma indicação cirúrgica. Em princípio, seguindo o mesmo raciocínio, pólipos endometriais com até determinado tamanho também poderiam ser apenas acompanhados. Porém ainda existem diferenças fundamentais entre as duas doenças. A proposta de acompanhamento dos miomas já vem sendo praticada há muito tempo, trazendo certo grau de confiança ao clínico que raramente tem oportunidade de presenciar transformações malignas. Outro fator diferencial é que a miomectomia é considerada uma cirurgia de maior grau de dificuldade e morbidade que a polipectomia. A polipectomia histeroscópica costuma ser uma cirurgia de baixa complexidade e com baixos riscos. A alta pode ser dada em algumas horas e o retorno às atividades habituais é praticamente imediato. Além disso, o mioma uterino pode ter um acompanhamento bem definido, normalmente com determinação de seu tamanho pela ultrassonografia transvaginal ou pélvica. Para acompanhamento do pólipo endometrial a situação é mais difícil, pois a ultrassonografia não se presta para acompanhar possíveis modificações nestas lesões. Seria necessária a realização permanente de histeroscopias com biópsias dirigidas, procedimentos invasivos e desconfortáveis para a maioria das mulheres. Pelas razões expostas, os autores sugerem a polipectomia sempre que possível, pois, como foi colocado, existe pouca experiência no acompanhamento dos pólipos, a cirurgia é rápida e com mínima morbidade e existem dificuldades no acompanhamento dessas lesões.

Embora haja um grande número de estudos que avaliaram a retirada de pólipos endometriais em pacientes com sangramento, o mesmo não pode ser dito para pacientes assintomáticas. A conduta ainda não está estabelecida, o que faz com que cada ginecologista tenha uma conduta própria. Dificulta a compreensão do tema o fato de os estudos misturarem pacientes sintomáticas e assintomáticas, assim como pacientes na menopausa e na menacme. Ensaios clínicos sobre este tema são difíceis de serem conduzidos. Um ensaio clínico desenhado com o objetivo de comparar a polipectomia com conduta expectante em pacientes com sangramento endometrial teve de ser suspenso por falta de obtenção de participantes para o estudo (Timmermans *et al.*, 2009).

Perez-Medina *et al.* (1999) acompanharam prospectivamente 220 pacientes com pólipos endometriais. A ultrassonografia transvaginal com Doppler foi realizada em todas as mulheres. Aquelas que apresentavam fluxo vascular no pólipo eram encaminhadas para polipectomia histeroscópica (126 pacientes – 57,2%). Das pacientes com Doppler negativo (97 pacientes – 42,7%), 29 delas (13,1% do total) apresentaram sintomas que necessitaram da exérese cirúrgica do pólipo. Portanto, apenas 65 mulheres (30%) não foram submetidas à cirurgia. Em três anos de acompanhamento, seis pacientes apresentaram sintomas e os pólipos foram retirados (todos atróficos). DeWaay *et al.* (2002) acompanhando pacientes com pólipos pela USG demonstraram que a maioria dos pólipos (4/7) regride espontaneamente. A taxa de regressão foi maior nos pólipos menores. Na segunda USG surgiram pólipos em 10 mulheres que não tinham sinais de pólipos antes. O autor concluiu que pólipos pequenos assintomáticos podem ser acompanhados sem intervenção. Em seu estudo, os pólipos foram mais presentes em mulheres sintomáticas quando comparadas com as assintomáticas (70% × 33%). Uma limitação importante desse estudo é que não teve um exame padrão-ouro, como por exemplo, a HSC, para confirmar o diagnóstico de pólipo.

Um estudo multicêntrico avaliou de forma retrospectiva a prevalência de câncer endometrial e lesões pré-malignas em 1.152 mulheres assintomáticas, comparando-as com 770 mulheres com SUA. Somente foi encontrado um caso de câncer com estádio 1 grau 1 em pacientes assintomáticas com pólipo endometrial. Esta incidência (0,1%) foi 10 vezes menor que naquelas com sangramento (P < 0,001). A prevalência de hiperplasia atípica em pólipos de pacientes assintomáticas foi de 1,2 e de 2,2% em sintomáticas (P< 0,005). Numa análise multivariada, somente o diâmetro dos pólipos foi significativamente associado à malignidade em pacientes assintomáticas, levando os autores a concluírem que somente pólipos com diâmetros maiores que 18 mm deveriam ser retirados em pacientes assintomáticas (Ferrazi *et al.*, 2009).

Estes achados correspondem aos descritos por outros autores (Sushan *et al.*, 2004; Machtinger *et al.*, 2005) que juntos analisaram 239 pólipos assintomáticos, encontrando riscos de malignidade ínfimos ou nulos. Um estudo seccional encontrou quatro casos de câncer de endométrio em 300 pólipos. Em todos eles, o pólipo tinha o sangramento como sintoma (Sushan *et al.*, 2004). Outro com o mesmo desenho avaliou 438 mulheres com pólipo e obteve como resultado um risco relativo 20 vezes maior para câncer de endométrio ou lesões pré-malignas em mulheres com sangramento e menopáusicas quando comparadas com assintomáticas na pré-menopausa (Machtinger *et al.*, 2005). Não houve nenhum caso de câncer de endométrio em pacientes assintomáticas entre 208 pacientes estudadas. Avaliando-se somente o *status* de estar ou não na menopausa, somente 0,1% dos pólipos em pacientes que não tinham entrado na menopausa eram pré-malignos ou malignos, ao passo que 5% das pacientes menopáusicas tinham pólipos malignos ou pré-malignos. O autor conclui que somente pacientes sintomáticas ou com fatores de risco devem retirar os pólipos, não sendo custo-efetivo retirá-los em pacientes assintomáticas e jovens.

Estudo observacional (Lieng *et al.*, 2007) avaliou 411 pacientes com pólipos endometriais, sendo que 31% eram assintomáticas. Encontraram prevalências similares de malignidade ou de hiperplasia endometrial em pacientes sintomáticas – 3,2% (95% IC: 1,7-6,1) quando comparadas com pacientes assintomáticas – 3,9% (95% IC: 1,6-9,2). Houve mais malignidade entre pacientes menopáusicas (4,4%) quando comparadas com pacientes que ainda não atingiram a menopausa (1,2%). Estudo observacional retrospectivo, avaliando 430 mulheres, concluiu que pólipos assintomáticos maiores que 1,5 cm em mulheres na pós-menopausa devem ser retirados. Por outro lado, aqueles menores que este valor e em pacientes que ainda não atingiram a menopausa podem ser acompanhados. Em seu estudo não houve diferenças quanto à malignidade quando se avaliou somente a variável sangramento. Este achado pode se dever ao fato de a ultrassonografia detectar o pólipo num estágio tão inicial que ele ainda não teve tempo para começar a sangrar. Outro fator que poderia explicar isto é o fato de sangramento ser mais comum em pacientes que ainda não atingiram a menopausa, o que faria com que houvesse um viés de indivíduo saudável, tornando mais difícil evidenciar o real papel do sangramento no risco em estudos que misturam pacientes que ainda menstruam com menopáusicas. Outro estudo retrospectivo observacional também não encontrou diferenças entre pacientes sintomáticas e assintomáticas quanto ao risco de malignidade, concluindo que a polipectomia deve ser oferecida para pacientes sintomáticas ou com idade avançada, hipertensas ou menopáusicas (Savelli *et al.*, 2003).

Foi conduzido um estudo retrospectivo com mais de 1.200 mulheres com pólipo endometrial (Baiocchi *et al.*, 2009). Encontraram como variáveis preditivas de malignidade o fato de apresentar sangramento, idade mais avançada, estar na menopausa e ser portadora de hipertensão. Os autores concluem que pacientes mais velhas, hipertensas e na pós-menopausa devem ter os pólipos retirados independente de apresentarem ou não sangramento.

Outro estudo observacional encontrou, após serem avaliadas retrospectivamente 475 mulheres, um risco 3,71 vezes maior de lesões malignas ou pré-malignas em pacientes com sangramento na menopausa quando comparadas com pacientes assintomáticas, recomendando a polipectomia nestes casos de maior risco para câncer de endométrio (Antunes *et al.*, 2007).

Uma pesquisa avaliando 61 mulheres, sendo 19 assintomáticas, concluiu que pacientes com sangramento têm maior chance de terem pólipos não funcionais quando comparadas com as assintomáticas, assim como pacientes com idades mais avançadas (Goldstein *et al.*, 2002). O tamanho do pólipo e a avaliação da impedância pelo Doppler não demonstraram associação à presença de características que sugiram malignidade.

Foram avaliadas por meio de um estudo caso-controle 140 mulheres com pólipos, comparando-as com 367 controles. Este foi o único estudo que avaliou o assunto de uma forma não seccional, sendo o de maior nível de evidência encontrado na literatura. Não houve associação entre sangramento e doenças malignas ou pré-malignas (Dreisler *et al.*, 2009). O mesmo foi encontrado por outro estudo observacional retrospectivo num grupo de somente mulheres na menopausa (Orvieto *et al.*, 1999). Após serem ressecados 117 pólipos em pacientes menopáusicas assintomáticas, através de um estudo retrospectivo observacional, não foi encontrado nenhum caso de câncer endometrial (Fernandez-Parra *et al.*, 2006). Outro estudo observacional encontrou resultados similares por meio do estudo de 68 pólipos assintomáticos em pacientes menopáusicas. Não houve nenhum caso de câncer de endométrio ou de hiperplasia atípica. Somente houve um caso de hiperplasia simples (Lev-Sagie *et al.*, 2005).

Por meio de um estudo seccional, foi avaliada a taxa de regressão de pólipos endometriais após decorridos um ano do diagnóstico em 31 mulheres com pólipos endometriais assintomáticos. Houve regressão em 27% dos casos, principalmente entre os pólipos menores, levando o autor a concluir que é seguro o acompanhamento de pólipos pequenos (Lieng *et al.*, 2009).

Atualmente, não se recomenda uso de exame ultrassonográfico em larga escala para rastreio de câncer de endométrio. Geralmente, o câncer de endométrio cursa com sangramento, e grande parte deles é diagnosticada em fases iniciais que permitem cura após tratamento adequado (Oliveira *et al.*, 2007). Mas alguns autores advogam o exame em pacientes com fatores de risco para câncer de endométrio como: uso de tamoxifeno, uso de terapia hormonal, obesas, diabéticas, hipertensas etc. Este uso em maior escala da ultrassonografia faz com que aumentem os casos de pólipos acidentais que não cursam com sangramento. Por isso, alguns autores tentam, ainda sem conclusão definitiva, encontrar alguns parâmetros que possam auxiliar na tomada da decisão de retirar ou não o pólipo endometrial. O uso do Doppler com contraste foi avaliado nestas pacientes comparando-as com pacientes com diagnóstico de câncer endometrial. Os índices de pulsatilidade e de resistência após o uso do contraste foram significativamente menores em pacientes com câncer (Lieng *et al.*, 2008). O uso do Doppler sem contraste não se mostrou com valia, assim como o tamanho dos pólipos. Este mesmo achado de falta de utilidade do Doppler para discriminar entre pólipos malignos e benignos foi descrito por Goldstein *et al.* (2002).

É controverso se pólipos endometriais assintomáticos descobertos de forma acidental num exame ultrassonográfico e confirmados posteriormente por histeroscopia devem ser ressecados pelo risco de malignidade ou se devem ser acompanhados e, com isto, poupar a paciente da morbidade cirúrgica. Não há nenhuma metanálise ou revisão sistemática realizada dos estudos observacionais descritos. Isto se deve provavelmente pela grande heterogeneidade entre os estudos, impedindo comparações adequadas. Idade avançada e o fato de a paciente estar na menopausa foram previamente tidos como fatores de risco para malignidade, e vários autores preconizam a retirada dos pólipos nestas pacientes (Ben-Arie *et al.*, 2004; Antunes *et al.*, 2007; Hileeto *et al.*, 2005; Papadia *et al.*, 2007).

Em pacientes na pré-menopausa, a discordância entre os autores é muito maior. Alguns preconizam a retirada em todos os casos (Papadia *et al.*, 2007), outros somente nos sintomáticos (Nagele *et al.*, 1996), assim como outros somente naqueles pólipos de maior tamanho (Ben-Arie *et al.*, 2004; Lien *et al.*, 2009). A indisponibilidade de recomendação baseada em alto nível de evidência faz com que a paciente tenha uma opinião decisiva nesta decisão após bem orientada sobre riscos e benefícios. O único estudo controlado não demonstrou diferenças entre pacientes sintomáticas e assintomáticas no que se refere a lesões malignas ou pré-malignas (Timmermans *et al.*, 2009), mas além de um pequeno número de participantes, tem vários problemas inerentes ao desenho de estudo que impedem uma recomendação mais robusta.

Os autores recomendam, sempre que possível (com avaliação de riscos e em decisão compartilhada com a paciente), fazer a retirada dos pólipos. Até pouco tempo a discussão era mais calorosa, pois alguns autores achavam exagerada a indicação de ressecção de pequenos pólipos de aspecto benigno já que eram necessárias a internação e a utilização de anestesia regional ou geral para o uso do ressectoscópio de 9 mm. Atualmente, com a introdução no mercado de histeroscópios de fino calibre com fluxo contínuo de líquido, a retirada histeroscópica dos pólipos passou a ser, em um grande número de casos, feita em sala de pequenas cirurgias. Dessa forma, a relação risco-benefício tende a apontar para a vantagem da retirada rotineira do pólipo, pois, além de ser rápida e com poucos riscos, tranquiliza a paciente e o médico que a assiste. Mas tem que ficar claro que esta última assertiva é tão somente uma opinião que pode ser mudada com as evidências futuras.

A conduta deve ser individualizada, havendo casos em que uma conduta expectante é mais adequada para evitar tratamentos desnecessários. Nas pacientes sintomáticas e nas mulheres assintomáticas com fatores de risco para malignização, como idade avançada, obesidade, tratamento com estrogênios sem contraposição progestogênica e pólipos grandes é prudente a retirada dos pólipos até que estudos metodologicamente mais adequados possam nos dar melhores informações sobre este tema.

REFERÊNCIAS BIBLIOGRÁFICAS

Afifi K, Anand S, Nallapeta S et al. Management of endometrial polyps in subfertile women: a systematic review. *Eur J Obst Gynecol Reprod* Biol 2010;151:117-21.

Alcazar JL, Galan MJ, Minguez JA et al. Transvaginal color Doppler sonography versus sonohysterography in the diagnosis of endometrial polyps. *J Ultrasound Med* 2004 June;23(6):743-48.

Al-Jefout M, Black K, Schulke L et al. Novel finding of high density of activated mast cells in endometrial polyps. *Fertil Steril* 2009 Sept.;92(3):1104-6.

Antunes Jr A, Costa-Paiva L, Arthuso M et al. Endometrial polyps in pre and postmenopausal women: factors associated with malignancy. *Maturitas* 2007;57:415-21.

Armênia CS. Sequential relationships between endometrial polyps and carcinoma of the endometrium. *Obstet Gynecol* 1967;30:524.

Atri M, Nazarnia S, Aldis A et al. Transvaginal US appearance of endometrial abnormalities. *RadioGraphics* 1994;14:483-92.

Baiocchi G, Manci N, Pazzaglia M et al. Malignancy in endometrail polyps: a 12-year experience. *Am J Obstet Gynecol* 2009 Nov.;201(5):462.e1-4.

Barbot J. Hysteroscopy and hysterography. *Obstet Gynecol Clin North Am* 1995;22:591-603.

Ben-Arie A, Goldchmit C, Laviv Y. The malignant potential of endometrial polyps. *Eur J Obstet Gynecol* 2004;115:206-10.

Berliere M, Charles A, Galant C et al. Uterine side-effects of tamoxifen: a need for systematic pretreatment screening. *Obstet Gynecol* 1998;91:40-44.

Bouda Jr J, Hradecky L, Rokyta Z. Hysteroscopic polypectomy versus fractionated curettage in the treatment of corporal polyps—Recurrence of corporal polyps. *Ceska Gynekol* 2000;65(3):147-51.

Carlson JW, Mutter GL. Endometrial intraepithelial neoplasia is associated with polyps and frequently has metaplastic change. *Histopathology* 2008;53:325-32.

Caroti S, Siliotti F. Cervical polyps: a colpo-cyto-histological study. *Clin Exp Obstet Gynecol* 1988;15(3):108-15.

Clevenger-Hoeft M, Syrop C, Stovall D et al. Sonohysterography in premenopausal women with and without abnormal bleeding. *Obstet Gynecol* 1999;94:516-20.

Coeman D, Belle YV, Vanderick G et al. Hysteroscopic findings in patients with a cervical polyp. *Am J Obstet Gynecol* 1993;169:1563-65.

Cravello L, D'Ercole C, Azoulay P et al. Hysteroscopic treatment of endometrial polyps. *Gynaecol Endoscopy* 1995;4(3):201-5.

Cullinan JA, Fleischer AC, Kepple DK et al. Sonohys-terography: a technique for endometrial evaluation. *Radio Graphics* 1995;15:501-14.

de Sa Rosa e de Silva AC, Rosa e Silva JC, dos Reis FJ et al. Routine office hysteroscopy in the investigation of infertile couples before assisted reproduction. *J Reprod Med* 2005 July;50(7):501-6.

DeWaay DJ, Syrop CH, Nygaard IE et al. Natural history of uterine polyps and leiomyomata. *Obstet Gynecol* 2002;100:3-7.

Dorum A, Kristensen GB, Langebrekke A et al. Evaluation of endometrial thickness measured by endovaginal ultrasound in women with postmenopausal bleeding. *Acta Obstet Gynecol Scand* 1993;72:116-19.

Dreisler E, Sorensen S, Lose G. Endometrial polyps and associated factors in Danish women aged 36-74 years. *Am J Obstet Gynecol* 2009;200:147.e1-147.e6.

Ebstein E, Ramirez A, Skoog L et al. Dilatation and curettage fails to detect most focal lesions in the uterine cavity in women with postmenopausal bleeding. *Acta Obstet Gynecol Scand* 2001;1131-36.

Emanuel MH, Wamsteker K. The intra uterine morcellator: a new hysteroscopic operating technique to remove intrauterine polyps and myomas. *J Minim Invasive Gynecol* 2005 Jan.-Feb.;12(1):62-66.

Farrar HK, Nedoss BR. Benign tumors of the uterine cervix. *Am J Obstet Gynecol* 1961;81:124.

Farrell R, Scurry J, Otton G et al. Clinicopathologic review of malignant polyps in stage 1A carcinoma of the endometrium. *Gynecol Oncol* 2005 Aug.;98(2):254-62.

Fernandez-Parra J, Rodriguez A, Lopez S et al. Hysteroscopic evaluation of endometrial polyps. *Int J Gynaecol Obstet* 2006;95:144-48.

Ferrazi E, Zuppi E, Leone F et al. How often are endometrial polyps malignant in asymptomatic postmenopausal women? A multicenter study. *Am J Obstet Gynecol* 2009;200:235.e1-235.e6.

Fisher B, Costantino JP, Redmond CK et al. Endometrial cancer in tamoxifen-treated breast cancer patients: findings from the national Surgical Aduvant Breast and Bowel Project (NSABP) B-14. *J Natl Cancer Inst* 1994;86:527.

Garuti G, Cellani F, Colonnelli M et al. Outpatient hysteroscopic polypectomy in 237 patients: feasibility of a one-stop "see-and-treat" procedure. *J Am Assoc Gynecol Laparosc* 2004 Nov.;11(4):500-4.

Garuti G, Sambruni I, Colonnelli M et al. Accuracy of hysteroscopy in predicting histopathology of endometrium in 1500 women. *J Am Assoc Gynecol Laparosc* 2001 May;8(2):207-13.

Golan A, Halperin R, Herman A et al. Human deciduas associated protein 200 levels in uterine fluid at hysteroscopy. *Gynecol Obstet Invest* 1994;38:217-19.

Goldstein SR, Monteagudo A, Popiolek D et al. Evaluation of endometrial polyps. *Am J Obstet Gynecol* 2002;186:669-74.

Guven MA, Bese T, Demirkiran F. Comparison of hydrosonography and transvaginal ultrasonography in the detection of intracavitary pathologies in women with abnormal uterine bleeding. *Int J Gynecol Cancer* 2004;14:57-63.

Hachisuga T, Miyakawa T, Tsujioka H et al. K-ras mutation in tamoxifen-related endometrial polyps. *Cancer* 2003 Nov. 1;98(9):1890-97.

Hamou JE. *Hysteroscopy and microcolpohysteroscopy – Text and atlas.* Connecticut: Appleton & Lange, 1991. p. 74.

Hassa H, Tekin B, Senses T et al. Are the site, diameter, and number of endometrial polyps related with symptomatology? *Am J Obstet Gynecol* 2006 Mar.;194(3):718-21.

Hileeto D, Fadare O, Martel M et al. Age dependent association of endometrial polyps with increased risk of cancer involvement. *World J Surg Oncol* 2005;3:8.

Hinckley MD, Milki AA. 1000 office-based hysteroscopies prior to in vitro fertilization: feasibility and findings. *JSLS* 2004 Apr.-June;8(2):103-7.

Inagaki N, Ung L, Otani T et al. Uterine cavity matrix metalloproteinases and cytokines in patients with leiomyoma, adenomyosis or endometrial polyp. *Eur J Obstet Gynecol Reprod Biol* 2003;111:197-203.

Isikoglu M, Berkkanoglu M, Senturk Z et al. Endometrial polyps smaller than 1.5 cm do not affect ICSI outcome. *Reprod Biomed Online* 2006 Feb.;12(2):199-204.

Jakab A, Ovari L, Juhasz B et al. Detection of feeding artery improves the ultrasound diagnosis of endometrial polyps in asymptomatic patients. *Eur J Obstet Gynecol Reprod Biol* 2005 Mar. 1;119(1):103-7.

Kamel HS, Darwish AM, Mohamed SA. Comparison of transvaginal ultrasonography and vaginal sonohystero-graphy in the detection of endometrial polyps. *Acta Obstet Gynecol Scand* 2000;79(1):60-64.

Kim KR, Peng R, Ro JY et al. A diagnostically useful histopathologic feature of endometrial polyp: the long axis of endometrial glands arranged parallel to surface epithelium. *Am J Surg Pathol* 2004 Aug.;28(8):1057-62.

Kurman RJ, Mazur MT. Benign diseases of the endometrium. In: Kurman RJ. (Ed.). *Blaunstein's pathology of the female genital tract.* 5th ed. New York: Springer Verlag, 1995. p. 367-409.

Lacey CG. Benign disorders of the uterine corpus. In: Pernoll ML. *Current obstetric & gynecologic diagnosis & treatment.* Connecticut: Appleton & Lange, 1991. p. 732-45.

Lass A, Williams G, Abusheika N et al. The effect of endometrial polyps on outcomes of in vitro fertilization (IVF) cycles. *J Assist Reprod Genet* 1999;16:410-15.

Lev-Sagie A, Hamani Y, Imbar T et al. The significance of intrauterine lesions detected by ultrasound in asymptomatic postmenopausal patients. *BJOG* 2005;112:379-81.

Lieng M, Istre O, Qvigstad E. Treatment of endometrial polyps: a systematic review. *Acta Obstet Gynecol Scand* 2010 Aug.;89(8):992-1002.

Lieng M, Istre O, Sandvik L et al. Prevalence, 1-year regression rate, and clinical significance of asymptomatic endometrail polyps: cross-sectional study. *J Minim Invasive Gynecol* 2009;16:465-71.

Lieng M, Ovigstad E, Sandvik L et al. Hysteroscopic resection of symptomatic and asymptomatic polyps. *J Minim Invasive Gynecol* 2007;14:189-94.

Lieng M, Qvigstad E, Dahl G et al. Flow differences between endometrial polyps and cancer: a prospective study using intravenous contrast-enhanced transvaginal color flow Doppler and three-dimensional Power Doppler ultrasound. *Ultrasound Obstet Gynecol* 2008;32:935-40.

Machtinger R, Korach J, Padoa A. Transvaginal ultrasound and diagnostic hysteroscopy as a predictor of endometrail polyps: risk factors for premalignancy and malignancy. *Int J Gynecol Cancer* 2005;15:325-28.

MacKenzie IZ, Naish C, Rees CM et al. Why remove all cervical polyps and examine them histologically? *BJOG* 2009;116:1127-29.

Maia Jr H, Maltez A, Studart E et al. Ki-67, Bcl-2 and p53 expression in endometrial polyps and in the normal endometrium during the menstrual cycle. *BJOG* 2004;111(11):1242-47.

Marbaix E, Brun JL. Concise survey of endometrial pathologies detected at hysteroscopy. *Gynecol Surg* 2004;1:151-57.

Martin-Ondarza C, Gil-Moreno A, Torres-Cuesta L et al. Endometrial cancer in polyps: a clinical study of 27 cases. *Eur J Gynaecol Oncol* 2005;26(1):55-58.

Mastrominas M, Pistofidis GA, Dimitropoulos K. Fertility outcome after outpatient hysteroscopic removal of endometrial polyps and submucous fibroids. *J Am Assoc Gynecol Laparosc* 1996 Aug.;3(4 Suppl):S29.

McGurgan P, Taylor LJ, Duffy SR et al. Does tamoxifen therapy affect the hormone receptor expression and cell proliferation indices of endometrial polyps? An immunohistochemical comparison of endometrial polyps from postmenopausal women exposed and not exposed to tamoxifen. *Maturitas* 2006 June 20;54(3):277-84.

Melki LAH, Tostes Filho W. *Histeroscopia panorâmica atlas e texto*. Rio de Janeiro: EPUME, 1992.

Nagele F, Sandeep M, Chandrasekaran P et al. How successful is hysteroscopic polypectomy? *Gynaecol Endosc* 1996;5:137-40.

Nappi L, Indraccolo U, Di Spiezio Sardo A et al. Are diabetes, hypertension, and obesity independent risk factors for endometrial polyps? *J Minim Invasive Gynecol* 2009 Mar.-Apr.;16(2):157-62.

Novak EE, Woodruff JD. (Eds.). *Novak's gynecologic and obstetric pathology with clinical and endocrine relations*. 8th ed. Philadelphia: WB Saunders, 1979.

Oguz S, Sargin A, Kelekci S et al. The role of hormone replacement therapy in endometrial polyp formation. *Maturitas* 2005 Mar. 14;50(3):231-36.

Oliveira MAP, Melki L, Cará P et al. Pólipos endometriais. In: Crispi C. *Tratado de videoendoscopia e cirurgia minimamente invasiva em ginecologia*. 2. ed. Rio de Janeiro: Revinter, 2007. p. 1015-28.

Onalan R, Onalan G, Tonguc E et al. Body mass index is an independent risk factor for the development of endometrial polyps in patients undergoing in vitro fertilization. *Fertil Steril* 2009;91:1056-60.

Orvieto R, Bar-Hava I, Dicker D et al. Endometrial polys during menopause: characterization and significance. *Acta Obstet Gynecol Scand* 1999;78:883-86.

Osmers R, Volksen M, Bath W et al. Vaginosonographic detection of endometrial cancer in postmenopausal women. *Int J Gynecol Obstet* 1990;32:35-37.

Pace S, Grassi P, Franceschini C et al. Aspetti diagnostici e terapeutic dei polipi endometriali. *Minerva Ginecol* 1992;44:227-31.

Papadia A, Gerbaldo D, Fulcheri E. The risk of premalignant and malignant pathology in endometrial polyps: should every polyp be resected? *Minerva Ginecol* 2007;59:117-24.

Parsons L, Sommers SC. *Gynecology*. Philadelphia: Saunders, 1964. p. 1080-81.

Pasrija S, Trivedi SS, Narula MK. Prospective study of saline infusion sonohysterography in evaluation of perimenopausal and postmenopausal women with abnormal uterine bleeding. *J Obstet Gynaecol Res* 2004 Feb.;30(1):27-33.

Perez-Medina T, Bajo-Arenas J, Salazar F et al. Endometrial polyps and their implication in the pregnancy rates of patients undergoing intrauterine insemination: a prospective, randomized study. *Hum Reprod* 2005 June;20(6):1632-35.

Perez-Medina T, Martinez O, Folgueira G et al. Which endometrial polyps should be resected? *J Am Assoc Gynecol Laparosc* 1999;6(1):71-74.

Perri T, Rahimi K, Ramanakumar AV et al. Are endometrial polyps true cancer precursors? *Am J Obstet Gynecol* 2010 Sept.;203(3):232.e1-6.

Peterson W, Novak E. Endometrial polyps. *Obstet Gynecol* 1956;8:40-49.

Pettersson B, Adami HO, Lindgren A et al. Endometrial polyps and hyperplasia as risk factors for endometrial carcinoma. *Acta Obstet Gynecol Scand* 1985;64:653.

Polena V, Mergui JL, Zérat L et al. Long-term results of hysteroscopic resection of endometrial polyps in 367 patients. Role of associated endometrial resection. *Gynecol Obstet Fertil* 2005 June;33(6):382-88.

Preutthipan S, Herabutya Y. Hysteroscopic polypectomy in 240 premenopausal and postmenopausal women. *Fertil Steril* 2005 Mar.;83(3):705-9.

Ramirez NC, Lawrence WD, Scully RE. Patholgy of the uterus. In: Baggish MS, Barbot J, Valle RF. *Diagnosis and operative hysteroscopy – A text and atlas*. St. Louis, Missouri: Mosby, 1999. p. 47-62.

Ramirez NC. Pathology of the endometrium. In: Diamond MP, Osteen KG. *Endometrium & Endometriosis*. Abingdon, England: Blackwell Science, 1997. p. 7-19.

Richlin S, Ramachandran S, Shanti A et al. Glycodelin levels in uterine flushings and in plasma of patients with leiomyomas and polyps: implications and implantation. *Hum Reprod* 2002;17:2742-47.

Risberg B, Karlsson K, Abeler V et al. Dissociated expression of Bcl-2 and Ki67 in endometrial lesions: diagnostic and histogenetic implications. *Int J Gynecol Pathol* 2002;21:155-60.

Savelli L, De Iaco P, Santini D. Histopathologic features and risk factors for benignity, hyperplasia, and cancer in endometrial polyps. *Am J Obstet Gynecol* 2003;188:927-31.

Schmidt T, Nawroth F, Breidenbach M et al. Differential indication for histological evaluation of endometrial fluid in postmenopause. *Maturitas* 2005 Mar. 14;50(3):177-81.

Schnatz PF, Ricci S, O'Sullivan DM. Cervical polyps in postmenopausal women: is there a difference in risk? *Menopause* 2009;16:524-28.

Scott RB. The elusive endometrial polyp. *Obstet Gynecol* 1953;1:212-18.

Seki K, Hoshihara T, Nagata I. Leiomyosarcoma of the uterus: Ultrasonography and serum lactate dehydrogenase level. *Gynecol Obstet Invest* 1992;33:114-18.

Sherman ME, Mazur MT, Kurman RJ. Benign diseases of the endometrium. In: Kurman RJ. (Ed.). *Blaunstein's pathology of the female genital tract*. 3rd ed. New York: Springer, 2002. p. 421-66.

Shokeir TA, Shalan HM, El-Shafei MM. Significance of endometrial polyps detected hysteroscopically in eumenorrheic infertile women. *J Obstet Gynaecol Res* 2004 Apr.;30(2):84-89.

Shushan A, Revel A, Rojansky N. How often are endometrial polyps malignant? *Gynecol Obstet Invest* 2004;58:212-15.

Speleman F, Dal Cin P, Van Roy N et al. Is t(6; 20)(p21; q13) a characteristic cromosome change in endometrial polyps? *Genes Cromosomes Cancer* 1991;3:318-19.

Spiewankiewicz B, Stelmachow J, Sawicki W et al. Hysteroscopy in cases of cervical polyps. *Eur J Gynaecol Oncol* 2003;24(1):67-69.

Taipale P, Tarjanne H, Heinonen U-M. The diagnostic value of transvaginal sonography in the diagnosis of endometrial malignancy in women with peri-and postmenopausal bleeding. *Acta Obstet Gynecol Scand* 1994;73:819-23.

Taylor LJ, Jackson TL, Reid JG et al. The differential expression of ER, PR, Bcl-2 and Ki67 in endometrial polyps. *Br J Obstet Gynaecol* 2003;110(9):794-98.

Timmermans A, Veersema S, van Kerkvoorde T et al. Should endometrial polyps be removed inpatients with potmenopausal bleeding? – An assessment of study designs and report of a failed randomised controlled trial (ISRCTN73825127). *BJOG* 2009;116:1391-95.

Timmermans A, Veersema S. Ambulatory transcervical resection of polyps with the Duckbill polyp snare: a modality for treatment of endometrial polyps. *J Minim Invasive Gynecol* 2005 Jan.-Feb.;12(1):37-39.

Trahan S, Tetu B, Raymond PE. Serous papillary carcinoma of the endometrium arising from endometrial polyps: a clinical, histological, and immunohistochemical study of 13 cases. *Hum Pathol* 2005 Dec.;36(12):1316-21.

Tsalikis T, Zepiridis L, Zafrakas M *et al*. Endometrial lesions causing uterine bleeding in postmenopausal women receiving raloxifene. *Maturitas* 2005 June 16;51(2):215-18.

Van Den Bosch T, Vandendael A, Van Schoubroeck D *et al*. Combining vaginal ultrasonography and office endometrial sampling in the diagnosis of endometrial disease in postmenopausal women. *Obstet Gynecol* 1995;85:349-52.

Van Dongen H, Janssen C, Smeets M *et al*. The clinical relevance of hysteroscopic polypectomy in premenopausal women with abnormal uterine bleeding. *BJOG* 2009;116:1387-90.

van Dongen H, Janssen C, Smeets M *et al*. The clinical relevance of hysteroscopic polypectomy in premenopausal women with abnormal uterine bleeding. *BJOG* 2009;116:1387-90.

Varasteh NN, Neuwirth RS, Levin B *et al*. Pregnancy rates after hysteroscopic polypectomy and myomectomy in infertile women. *Obstet Gynecol* 1999 Aug.;94(2):168-71.

Wang J, Zhao J, Lin J. Opportunities and risk factors for premalignant and malignant transformation of endometrial polyps: management strategies. *J Minim Invasive Gynecol* 2010;17:53-58.

Widrich T, Bradley L, Mitchinson A *et al*. Comparison of saline infused sonography with Office hysteroscopy for the evaluation of the endometrium. *Am J Obstet Gynecol* 1996;174:1327-34.

Wilailak S, Jirapinyo M, Theppisai U. Transvaginal Doppler sonography: is there a role for this modality in the evaluation of women with postmenopausal bleeding? *Maturitas* 2005 Feb. 14;50(2):111-16.

Wolfe SA, Mackles A. Malignant lesions arising from benign endometrial polyps. *Obstet Gynecol* 1962;20:542-51.

Word B, Gravlee LC, Wideman GL. The fallacy of simple uterine curettage. *Obstetrics & Gynecology* 1958;12(6):642-48.

Yanaihara A, Yorimitsu T, Motoyama H *et al*. Location of endometrial polyp and pregnancy rate in infertility patients. *Fertil Steril* 2008;90(1):180-82.

Younis M, Iram S, Anwar B *et al*. Women with asymptomatic cervical polyps may not need to see a gynaecologist or have them removed: an observational retrospective study of 1126 cases. *Eur J Obstet Gynecol Reprod Biol* 2010;150:190-94.

45 Metaplasia Óssea, Corpo Estranho e Cicatriz de Cesariana

Luiz Carlos da Silva Santos
Raphael Câmara Medeiros Parente
Simone Machado
Marcelo Esteves

- **INTRODUÇÃO**
- **METAPLASIA ÓSSEA**
  - Quadro clínico
  - Diagnóstico
  - Tratamento
- **CORPO ESTRANHO**
  - Quadro clínico
  - Diagnóstico
    - *Ultrassonografia*
    - *Histeroscopia*
    - *Achados histeroscópicos*
  - Tratamento
- **CICATRIZ DE CESARIANA**
  - Introdução
  - Epidemiologia
  - Fisiopatologia
  - Quadro clínico
  - Diagnóstico
  - Tratamento
- **REFERÊNCIAS BIBLIOGRÁFICAS**

INTRODUÇÃO

A histeroscopia é um dos principais exames na propedêutica do sangramento uterino anormal (SUA). Neste capítulo, a abordagem dos temas metaplasia óssea, corpo estranho e cicatriz de cesariana demonstra que a histeroscopia é padrão-ouro no diagnóstico e de grande importância no tratamento destas afecções.

Em 1994, Loyola descreve que algumas pacientes com queixa de SUA e dismenorreia, submetidas à histeroscopia, apresentavam abaulamento na região ístmica, com diminuição da luz em graus variáveis e associação à história prévia de cesariana. Esta alteração foi denominada de cicatriz retrátil de cesariana (Loyola, 1994). O autor descreveu a imagem como hipertrófica e, neste momento, os estudos sobre a cicatriz de cesariana tomariam novo rumo, demonstrando a importância da histeroscopia neste diagnóstico.

Em Tratados de Ginecologia e Endoscopia Ginecológica anteriores o capítulo "Corpo Estranho" se referia não só à presença de dispositivos intrauterinos (DIU), laminárias, fios e outros componentes estranhos ao meio intrauterino, mas também à metaplasia óssea. A metaplasia óssea no trato genital feminino foi relatada pela primeira vez por Rudolf Virchow,[5] em 1884, seguido por Mayer em 1901 que observou um fragmento ósseo dentro do útero (Mayer, 1901). Em 1923, Thaler associou o achado de tecido ósseo à história de aborto prévio. De Brux, Palmer e Anoub-Depois, em 1956, fizeram a primeira descrição de osteogênese dentro do trato genital feminino. A partir dessa data até hoje, vários autores descreveram a presença de tecido ósseo na cavidade endometrial, a metaplasia óssea ganhou grande destaque e importância, portanto, neste capítulo, estará sendo abordada separadamente.

A seguir descreveremos individualmente cada um destes importantes tópicos que podem provocar sinais e sintomas em vários graus e, assim, interferir na qualidade de vida da mulher, levando inclusive à infertilidade.

METAPLASIA ÓSSEA

A metaplasia óssea do endométrio é caracterizada pela presença de tecido semelhante ao osso dentro da cavidade uterina. É mais frequente em pacientes com infecções genitais recorrentes, alterações menstruais, dor pélvica crônica e com antecedentes de abortamento ou infertilidade (Tulandi, 2008). A idade mais prevalente da afecção oscila entre 20 e 40 anos (Shimizu, 1997), mas já foi descrita na pós-menopausa (Grigoras, 2003).

Embora a prevalência real desta afecção não seja conhecida, estima-se que alcance 0,15% dos casos referenciados para clínicas de histeroscopia, dado este pautado em estudo de prevalência conduzido por Makris (2000).

A primeira descrição de osso no endométrio foi feita pelo eminente patologista alemão, Rudolf Virchow, em 1884, que julgou tratar-se da transformação de fibroblastos em osteoblastos (Virshow, 1884). Mais tarde, em 1901, também na Alemanha, Meyer observou fragmentos semelhantes ao osso dentro do útero. Já Thaler, em 1923, associou esses achados no endométrio ao abortamento pregresso. Finalmente, De Brux *et al.*, em 1956, fizeram a primeira descrição completa de osteogênese dentro do trato genital feminino.

A partir desses relatos pioneiros, vários autores publicaram a presença de tecido ósseo na cavidade endometrial (Waxman, 1978; Basu, 2003). Frydman *et al.*, além disso, descreveram duas formas distintas de metaplasia óssea: a primeira, composta de lâminas ósseas e ossículos semelhantes a úmeros, ilíacos e outros ossos que, às vezes, eram expelidos pelo útero durante o catamênio ou encontrados em espécimes de histerectomia; a segunda, mais comum, seria assintomática e de difícil diagnóstico, a não ser pela ultrassonografia (USG) ou histerossalpingografia, ocasiões que podem arremedar dispositivo intrauterino (DIU) ou falha de enchimento, respectivamente (Frydman, 1985-1991).

Apesar de fragmentos ósseos na cavidade uterina serem chamados genericamente de metaplasia óssea, conceitual e etimologicamente, somente poderiam assim ser classificados aqueles derivados do endométrio, uma vez que metaplasia é a transformação de tecido adulto em outro igualmente adulto (Slack, 1986). Exemplo clássico desse fenômeno ocorre no colo do útero da mulher onde, na junção escamocolunar, o tecido glandular endocervical é substituído, durante o processo de reparação fisiológica, por tecido escamoso em resposta ao pH vaginal ou a infecções, como a provocada pelo HPV, entre outras.

Embora a metaplasia óssea do endométrio tenha etiologia e patogênese controversas, observa-se que mais de 80% ocorrem após gestações prévias, principalmente, nas que resultaram em abortamentos (De Brux, 1956; Melius, 1991). Não obstante, muito se discute sobre a etiologia dessa afecção. Enquanto alguns pesquisadores insistem em afirmar que a presença de restos ovulares é fundamental, outros defendem a existência de metaplasia verdadeira. A maioria, porém, admite uma conjunção das duas teorias, originando-se tanto de abortamentos como de metaplasia verdadeira, considerando, entretanto, a necessidade de estímulos ao endométrio ligados às modificações gravídicas do organismo materno.

Contrariando esta hipótese, existem dois relatos de ossos maduros e necróticos dentro do útero, ambos contendo medula óssea (Basu, 2003; Ganem, 1962). Esses autores acreditam que os fragmentos permaneceram na cavidade tempo suficiente para que *stem cells* hematopoiéticas os colonizassem, iniciando a partir daí, formação da medula. Por outro lado, há alusões de que o osso fetal resultante de abortamento é identificado como corpo estranho pelo organismo materno, não havendo, dessa forma, sentido a formação de medula. Ademais, o concepto só é capaz de produzir medula óssea a partir do terceiro trimestre de gestação (Bhatia, 1982).

Estes fatos ilustram claramente a discordância no tocante à etiologia da metaplasia óssea do endométrio. Entretanto, vale ressaltar que entre as teorias mais aceitas, a calcificação e a ossificação distrófica do tecido ovular residual pós-abortamento e a heteroplasia das células estromais uterinas multipotentes latentes são as mais consistentes. Ainda, a metaplasia pode ser diferenciada pela histologia dos fragmentos ósseos oriundos de restos conceptuais pela ausência de reação tecidual ao seu redor, além da falta de ossificação endocondral, já que esse tipo de osteogênese ocorre somente após o primeiro trimestre de gravidez (Bhatia, 1982).

Uma resposta definitiva para esta questão parece ter vindo com um estudo publicado por nosso grupo, em 2009, na Obstetrics and Gynecology, que demonstrou em 100% dos casos num total de oito pacientes serem advindos da própria mulher, ou seja, uma metaplasia verdadeira (Parente, 2009). Esta certeza vem do fato de o DNA do sangue da mulher ter sido comparado com o DNA do fragmento ósseo intrauterino e ter apresentado padrão igual no eletroferograma (Fig. 45-1). Destas 8 mulheres, 7 tinham história de abortamento prévio, e a outra tinha tido uma gravidez tubária. Em todas as oito pacientes por nós analisadas, os fragmentos ósseos têm origem metaplásica, já que o perfil genético do sangue é exatamente o mesmo do fragmento. Embora todas tivessem história de abortamento (até o terceiro mês), nenhuma diferença foi detectada no DNA, o que seria esperado caso o tecido ósseo fosse proveniente de restos ovulares. Este resultado é inesperado e totalmente diferente da proporção estimada pela literatura prévia, com base tão somente na epidemiologia dos casos sem análise genética. Estes achados reforçam a teoria de alguns autores de que até o terceiro mês não é esperada formação óssea fetal. É possível que células totipotentes fetais tenham estimulado a transformação do endométrio em tecido semelhante ao osso (metaplasia).

Baseados em dados epidemiológicos, acreditava-se até então que os fragmentos ósseos encontrados na cavidade uterina de pacientes com história prévia de abortamento eram determinados pela calcificação dos produtos desse infortúnio obstétrico, e somente aqueles casos sem a presença desses antecedentes mereciam o diagnóstico de metaplasia. Pelo fato de a grande maioria das mulheres ter história de perdas gestacionais precoces, esperava-se que a etiologia advinda de abortamento fosse maioria (Goldberg, 2008), o que não ocorreu. Metaplasia óssea encontrada em mulheres nulíparas representava, até então, a verdadeira forma de metaplasia, e os nossos achados quebraram esse paradigma.

Entre as teorias mais aceitas para explicar a etiologia da metaplasia óssea endometrial estão as da calcificação distrófica (incrustração de sais em tecidos previamente lesados, com processos regressivos ou necrose), a da calcificação de restos ovulares e das células totipotentes presentes no endométrio e com a capacidade de se transformarem em tecido ósseo ou cartilaginoso (Wolff, 2007).

Uma outra teoria envolve a endometrite crônica que poderia estimular a metaplasia derivada de células estromais para tecido ósseo e/ou cartilaginoso em resposta ao processo inflamatório crônico (Roth, 1966). Há relatos de endocervicites crônicas em pacientes que nunca gestaram evoluírem com metaplasia óssea no terço superior do canal cervical e com infertilidade associada. Após o uso de antibióticos, estes fragmentos foram retirados sem recidiva (Lainas, 2004). Há outro relato de fragmento ósseo devido ao *Streptococcus agalactiae*. Essa bactéria é resistente à fagocitose por

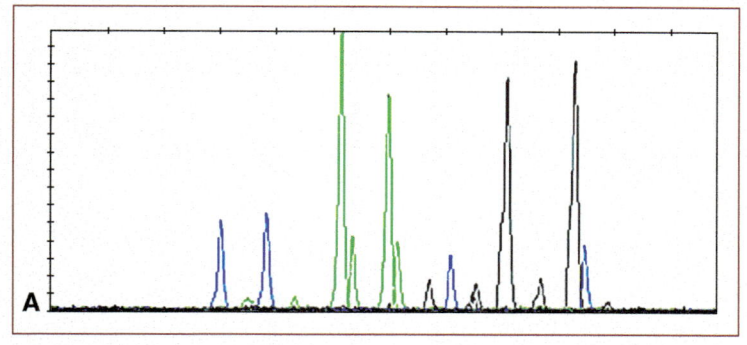

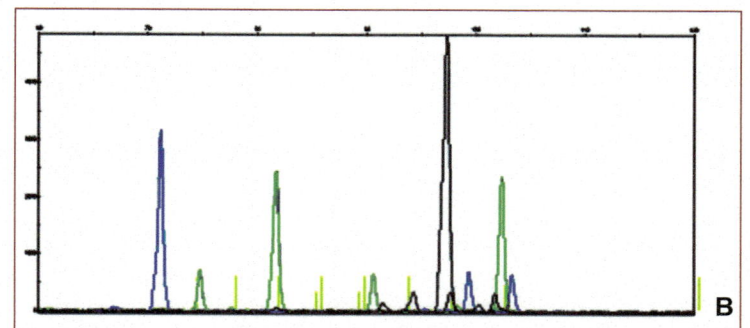

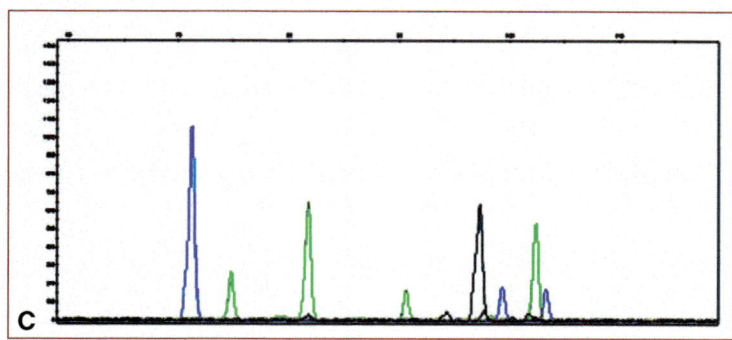

Fig. 45-1
Eletroferograma de seis padrões mini-STR (D1S1677, D2S441, D4S2364, D10S1248, D14S1434, e D22S1045), obtidos com GeneMapper ID V.4 software (Applied Biosystems). (**A**) Controle DNA linhagem cellular 9947A. (**B**) Amostra de DNA sanguíneo RSB. (**C**) Amostra de DNA ósseo de RSB.

macrófagos e suspeita-se que o cálcio liberado em sua apoptose se acumule e, com isto, haja formação de osso (Cicinelli, 2005).

A ossificação dos membros fetais inicia-se no final do período embrionário, ao redor da 12ª semana, quando aumenta o suprimento de cálcio e fósforo materno para o feto, sendo a clavícula o primeiro osteoide a sofrer ossificação completa. Uma vez que a ossificação ocorre no final do período embrionário, e a metaplasia óssea do endométrio é observada com maior frequência em abortamentos até o primeiro trimestre da gestação, especula-se se a afecção não seria oriunda de restos placentários ou embrionários calcificados. Por outro lado, há relatos de metaplasia após gravidez bioquímica, o que pode sinalizar a importância que o estímulo hormonal estroprogestacinal teria em estimular precursores endometriais a desenvolverem metaplasia.

Alguns distúrbios metabólicos como hipercalcemia, hipervitaminose D, hipofosfatemia e hiperparatireoidismo podem ser associados ao achado de osso no interior da cavidade uterina (Van den Bosch, 2003). Além disso, a estimulação prolongada do endométrio por estrogênios sem a contraposição da progesterona também é considerada fator promotor de metaplasia óssea endometrial (Bedaiwi, 2001). Em nosso estudo, o único desses fatores associados ao achado de metaplasia do endométrio dentro da cavidade uterina foi história prévia de abortamento. Por sinal, todas as pacientes foram questionadas em relação a outros fatores de risco, e não houve nenhum relato deles.

Em síntese, o mecanismo etiopatogênico mais aceito para explicar a gênese da metaplasia óssea do endométrio envolve células mesenquimais indiferenciadas, como os fibroblastos, que induzem precursores da mucosa do útero a se transformarem em tecido semelhante ao osso. Diga-se, de passagem, que citocinas, fatores de crescimento e outros componentes da matriz extracelular, já identificados ou não, parecem estar envolvidos no processo (Lainas, 2004).

Traumas locais, físicos ou químicos, também são apontados fatores predisponentes por Bedaiwy *et al.*, em 2001, ao divulgarem caso de paciente com antecedente de dois abortamentos, ambos no primeiro trimestre que, algumas semanas após se submeter à excisão eletrocirúrgica de lesão de alto grau de colo de útero (NIC III), teve vários ossículos retirados da cavidade uterina. A ultrassonografia transvaginal realizada antes do procedimento não evidenciava qualquer alteração na cavidade, sugerindo que o trauma cirúrgico possa ter desencadeado a metaplasia. Os autores sugerem que o mecanismo fisiopatológico para explicar a metaplasia seria a calcificação distrófica extemporânea do tecido fibroso decorrente da cicatrização. Corroborando com essa teoria, Cicinelli *et al.* reportaram um caso que sinalizava a associação entre metaplasia óssea do endométrio e infecção genital pelo *Streptococcus agalactiae* (Cicinelli, 2005). Essa bactéria é resistente à fagocitose pelos macrófagos, e o cálcio liberado durante sua apoptose, segundo os autores, poderia levar à produção de osso.

Em nosso estudo que ao todo englobou 14 pacientes (em 6 não foi possível extrair DNA mesmo com técnicas utilizadas em patologia forense), a média de idade no diagnóstico da metaplasia óssea foi de 40,4 anos (Parente, 2010). A variação de tempo entre o abortamento e o diagnóstico foi entre 4 meses a 40 anos (Quadro 45-1).

Quadro clínico

A metaplasia óssea cursa, em grande parte, com irregularidade menstrual, dor pélvica crônica, dispareunia, corrimento vaginal e infertilidade. Pode ser, ainda, assintomática. Há interessantes relatos de pacientes que foram surpreendidas com a saída de fragmentos ósseos junto com o fluxo menstrual (Basu, 2003; Srofenyoh, 2006).

Em nosso estudo, metade das pacientes de nossa casuística referia, no momento do diagnóstico, queixas relacionadas com alterações no fluxo menstrual, mais amiúde, de menorragia (Parente, 2010). Não houve queixa de irregularidade menstrual (metrorragia). Há, também, relatos interessantes de pacientes que foram surpreendidas com a saída de fragmentos ósseos junto com o fluxo catamenial.

A dor pélvica esteve presente em 25% das pacientes no momento do diagnóstico, sendo que em metade das vezes era do tipo dismenorreia. A infertilidade, que é comumente associada aos relatos de casos que versam sobre metaplasia óssea, é um dos

Quadro 45-1 Descritiva de antecedentes obstétricos e tempo decorrido da extração de DNA

Paciente	Idade (Anos)	Gravidezes (n)	Paridade (n)	Tempo desde Último Abortamento (Anos)	Tempo entre Extração do DNA e Análise (Meses)	Tipo de Abortamento	Técnica para o Abortamento	Local da Histeroscopia	Rendimento	Sucesso em Extrair DNA Ósseo
1	39	1	0	10	0	Induzido	Curetagem	CC*	300 pg	Sim
2	30	1	0	3	0	Tubário	Laparotomia	CC	4,1 µg	Sim
3	54	8	5	16	0	Induzido	Curetagem	Ambulatorial	3,5 µg	Sim
4	46	1	0	24	24	Induzido	Curetagem	Ambulatorial	4,6 µg	Sim
5	28	1	0	1	0	Espontâneo	Curetagem	Ambulatorial	154 ng	Sim
6	42	6	5	10	0	Induzido	Curetagem	Ambulatorial	150 pg	Sim
7	28	2	1	10	48	Espontâneo	Espontâneo	CC	150 pg	Sim
8	37	3	2	12	0	Espontâneo	Curetagem	CC	678 ng	Sim
9	29	3	0	2	24	Espontâneo	Espontâneo	CC	150 pg	Não
10	47	6	3	19	84	Espontâneo	Curetagem	Ambulatorial	1,74 ng	Não
11	53	5	1	40	84	Espontâneo	Curetagem	CC	15,3 ng	Não
12	60	3	2	26	60	Induzido	Curetagem	CC	3 ng	Não
13	20	1	0	2	12	Induzido	Curetagem	CC	26.1 ng	Não
14	67	4	1	40	84	Espontâneo	Espontâneo	CC	150 pg	Não
Mediana (variação)	40,5 (20-67)	3 (1-8)	1 (0-5)	11 (1-40)	18 (1-84)	NA	NA	NA	NA	NA

achados mais prevalentes e foi encontrado em pouco mais de um terço delas (Quadro 45-2).

A metaplasia óssea pode causar infertilidade ao obliterar a cavidade uterina, dificultando a implantação, ou por efeito inflamatório à semelhança das modificações endometriais produzidas pelo DIU ou, ainda, por toxicidade direta das partículas ósseas sobre o embrião. Pelo fato de geralmente ser diagnosticada após um abortamento, ela é causa mais frequente de infertilidade secundária do que primária (Onderuglo, 2008).

Muito consistente foi a melhora da sintomatologia após a retirada dos fragmentos, sobremaneira, os hemorrágicos e os álgicos. Das 9 pacientes que apresentavam pelo menos um destes sintomas, somente 1 teve melhora parcial, e as restantes relataram recuperação total (Quadro 45-2). Uma delas engravidou subsequentemente, mas como para a avaliação deste desfecho é necessário um acompanhamento maior, não podemos aferir o real efeito do esvaziamento uterino. Além disso, duas pacientes já estavam em idade com possibilidades menores de gravidez (42 e 46 anos), e outra desistiu de participar do estudo. A história de aborto é universal e não há diferença entre o provocado e o espontâneo. Não tivemos nenhum caso de nuliparidade.

Quadro 45-2 Perfil das pacientes com diagnóstico clínico de metaplasia óssea

Nome	Idade	Sangramento Uterino Anormal	Dor	Infertilidade	Amostra de Osso	Idade Diagn.	Melhora após Retirada	Paridade	Abortamento	Tempo entre Abortamento e Diagnóstico	Doenças Concomitantes
RSB	54	Não	Não	Não	Não	54	AS	4N 1C	3(p)	15 a	HA
DLN	52	Sim	Não	Não	Não	47	Sim	3N	3(e)	5 a	_
APG	37	Não	Não	Sim	Não	37	Não tentou gestar	0	Tubária	5 a	_
MCC	29	Sim	Não	Não	Não	29	Sim	1N	2(e)	6 m	_
ACE	39	Não	Sim	Sim	Não	39	Sim Não tentou gestar	0	1(p)	10 a	_
MAS	46	Sim	Sim	Sim	Não	46	Sim	0	1(p)	26 a	_
EMC	59	Não	Não	Não	Não	40	AS	1N	4(e)	12 a	_
ABW	74	Não	Não	Não	Não	70	AS	3C	1(e)	40	_
LMA	63	Não	Não	Não	Não	60	AS	2N	1(p)	26 a	_
MAC	42	Sim	Não	Sim	Não	42	Sim	5N	1(p)	10 a	_
DCC	21	Sim	Sim	Não	Não	21	Sim	0	1(p)	2 a	_
FLM	28	Sim	Não	Sim	Sim	28	Sim	1N	1(e)	11 a	_
ACC	38	Sim	Não	Não	Não	38	Sim	2C	1(e)	12 a	_
CS	26	Sim	Sim	Não	Não	26	Sim	1N 1C	1(e)	6 m	_
MHB	28	Não	Não	Sim	Não	28	Sim	0	1(e)	2 a	_
MA	41	Não	Não	Não	Não	41	AS	0	1(e)	4 m	Hipotireoidismo

Adaptado RBGO; 32-38. N = Parto normal; C = Cesariana; H.A. = Hipertensão arterial; e = Aborto espontâneo; p = Aborto provocado; a = Anos; m = Meses; AS = Assintomática.

Em resumo, em nossa casuística, a menorragia foi a queixa mais prevalente, ocorrendo em metade das pacientes. Por outro lado, a infertilidade, que é comumente citada como o sintoma mais prevalente entre os diferentes estudos (Van den Bosch, 2003; Onderuglo, 2008; Bahceci, 1996), foi citada por um terço das pacientes (Quadro 45-2). Difícil associar todos estes casos à metaplasia, pois os fragmentos ósseos podem ser somente simples achados, além da possibilidade de outras causas de infertilidade estarem associadas, como descrito por Lousquy (Lousquy, 2009).

Houve uma paciente que, após abortamento provocado, foi submetida à laparotomia exploradora e seis cirurgias subsequentes por complicações sépticas. Outra paciente teve gravidez tubária e submeteu-se à salpingectomia unilateral. Esses dois casos ilustram situações em que houve prejuízo do processo reprodutivo, sem que a metaplasia óssea fosse a causa determinante da infertilidade. Finalmente, o achado menos observado em nossas pacientes foi a liberação de "pó branco" ou de "pedaços de ossos" pela vagina, como relatado por duas pacientes (Quadro 45-2).

A formação do osso pode-se iniciar por fator local osteogênico que tenha o poder de estimular células pluripotentes a se diferenciarem em células osteoblásticas. Além do endométrio, existem relatos de metaplasia óssea em pólipos hiperplásicos do estômago, no plexo coroide, na mandíbula, nos lipomas, no miocárdio após infarto, nos pólipos nasais, em adenomas hipofisários, nos melanomas, e em vários outros órgãos e glândulas, como pulmão, rins, parótidas entre outros locais (Landim, 2008).

Lesões traumáticas também são relatadas como possível fator causal, como no caso descrito de uma paciente que se apresentou com metaplasia óssea após uma excisão por alça de uma lesão cervical escamosa de alto grau. Após a retirada destes fragmentos ósseos, houve recidiva da metaplasia óssea (Bedaiwy, 2001).

Há relato de dois casos em que houve formação de medula óssea em dois espécimes de osso maduro necrótico (Basu, 2003; Ganem, 1962). Suspeita-se que isso ocorra quando o osso fica na cavidade uterina por um longo tempo, suficiente para permitir que células hematopoéticas colonizem o tecido ósseo e iniciem então a formação de medula óssea (Basu, 2003).

Diagnóstico

O diagnóstico da metaplasia óssea do endométrio pode ser feito por meio de exame ultrassonográfico pélvico ou transvaginal que poderá evidenciar área hiperecogênica na cavidade uterina (Fig. 45-2), ou por meio da histeroscopia, pela visualização de lâmina esbranquiçada com aspecto que lembra osso, calcificação ou tecido fibroso (Figs. 45-3 e 45-4), ou pela própria visualização direta do fragmento (Figs. 45-5 e 45-6). O melhor momento para realização da endoscopia é durante o início da fase proliferativa do ciclo menstrual, ocasião em que a menor altura do endométrio facilita a inspeção de toda a cavidade do útero.

Tratamento

O tratamento da metaplasia óssea é realizado ou por meio de retirada histeroscópica dos fragmentos ósseos ou por curetagem uterina. Com a retirada dos fragmentos ósseos há diminuição da secreção local de prostaglandinas, e o volume do fluxo menstrual reduz-se em cerca de 50% (Lewis, 1990). Além disso, restaura-se a fertilidade, obviamente, se não existirem outras afecções. Deve ser feito, preferencialmente, na primeira fase do ciclo para permitir uma melhor visualização dos fragmentos ósseos que, por vezes, são muito diminutos.

A técnica utilizada para retirada histeroscópica destes fragmentos pode ser realizada em ambiente ambulatorial ou sala de cirurgia, conforme avaliação do ginecologista assistente. A lâmina óssea é primeiramente deslocada com a extremidade distal do histeroscópio. Em geral, utiliza-se uma pinça de apreensão 5 frenchs para retirada dos fragmentos, através do canal de trabalho de uma camisa operatória com óptica de 2,9 mm. É utilizado o meio líquido, com irrigação e aspiração contínuas. A maioria dos casos é realizada em regime ambulatorial. Nas placas profundas, há necessidade de se utilizar o ressectoscópio, para remoção completa das mesmas, neste caso realizado em ambiente hospitalar. A taxa de recidiva é igualmente frequente, quando se realiza a histeroscopia ou a curetagem. A preferência é pela histeroscopia obviamente pela possibilidade de identificação das lâminas e/ou ossículos por visão direta e, com isso, menor dano endometrial. Formas endometriais extensas ou endocervicais são geral-

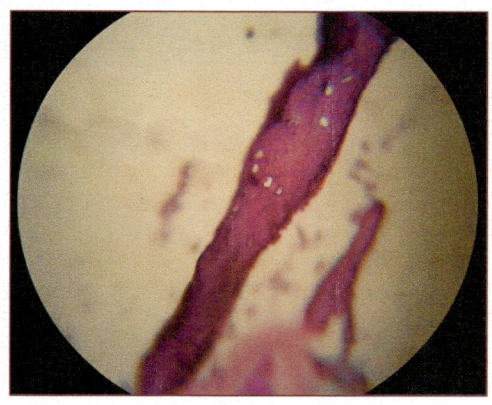

Fig. 45-3
Microfotografia de metaplasia óssea do endométrio (400×, HE). Observar a presença de várias espículas que são características histológicas desses fragmentos ósseos.

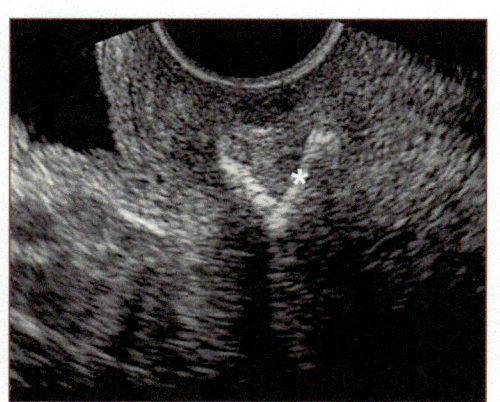

Fig. 45-2
Imagem ultrassonográfica da metaplasia óssea do endométrio. Observar área hiperecogênica na cavidade uterina (*). Embora o aspecto seja sugestivo de calcificação de restos ovulares ou DIU, confirmou-se a origem endometrial por meio da pesquisa do DNA.

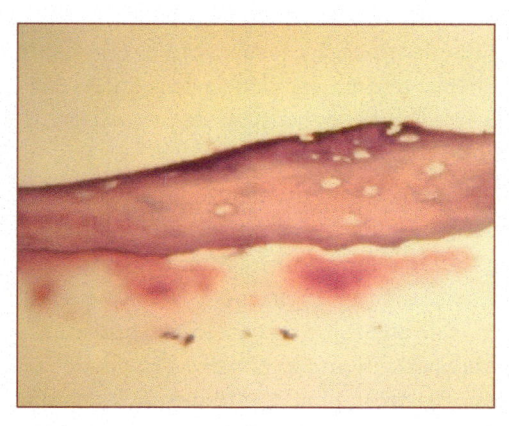

Fig. 45-4
Metaplasia óssea do endométrio. Tecido ósseo (HE – ampliação de 400×). O tecido metaplásico é constituído de tecido conectivo mineralizado, composto por elementos celulares e matriz orgânica mineralizada.

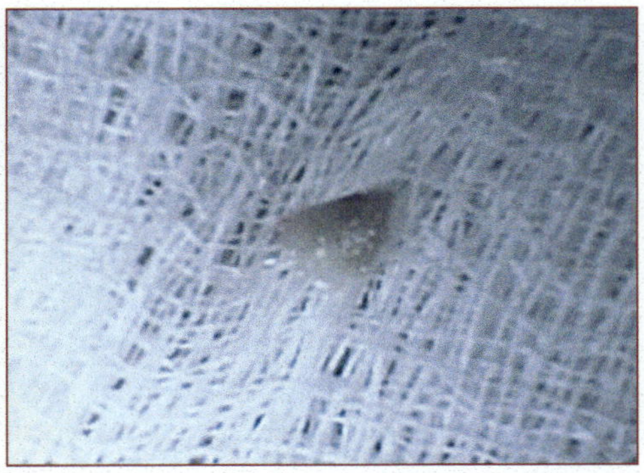

Fig. 45-6
Macroscopia de fragmento ósseo retirado por meio de histeroscopia ambulatorial. Notar a coloração esbranquiçada e a forma irregular da estrutura que tem disposição laminar.

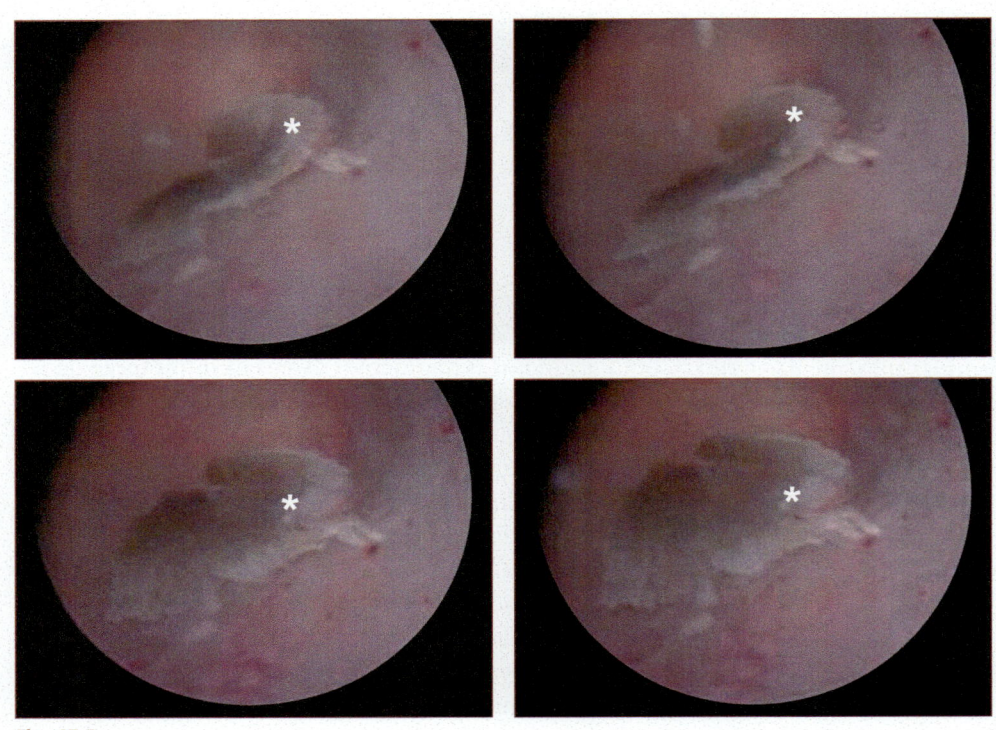

Fig. 45-5
Aspecto histeroscópico da metaplasia óssea. Os fragmentos são irregulares e muito espiculados (*).

mente tão profundas, que se tornam inacessíveis à abordagem cirúrgica histeroscópica.

No pós-operatório, a administração de estrogênios, por quatro a cinco semanas, auxilia na prevenção de formação de sinéquias (Hamou, 1991).

É importante a realização de um exame histeroscópico de controle precoce após o procedimento cirúrgico, para se ter a certeza da liberação de toda a cavidade. Em caso de formação de aderências, provavelmente, nesse momento, serão mucosas, desfazendo-se com facilidade, às vezes, apenas com a distensão uterina.

CORPO ESTRANHO

Eventualmente, alguns tipos de corpos estranhos podem ser localizados no trato genital feminino. Em algumas situações de forma acidental e outras de forma intencional, como o caso de DIUs perdidos ou corpo estranho introduzido com o objetivo abortivo (Hunger, 2001).

A abordagem terapêutica para retirada de corpos estranhos se dava através de dilatação e curetagem uterina e ainda hoje persiste em serviços que não dispõem da histeroscopia, que ao longo do tempo, mostra-se o procedimento mais efetivo e reconhecido. A visualização direta de vagina, canal cervical e cavidade uterina auxilia o ginecologista na identificação, localização e retirada de corpos estranhos com menor trauma, incidência de sequelas e visando à preservação da fertilidade por se tratar de procedimento minimamente invasivo.

Os corpos estranhos mais frequentemente encontrados na cavidade endometrial são: fragmentos ósseos deixados pós-abortamentos, laminárias e DIUs inteiros ou fragmentados. Outros eventuais objetos que acidentalmente atingem o trato genital são: fios de sutura, escovas de coleta, fio de cabelo, existindo também os que atingem intencionalmente a cérvice e a cavidade endometrial com objetivos abortivos, geralmente introduzidos por pessoas não qualificadas, levando a sérias sequelas e significativa morbidade (Roy, 1996; Oppelt, 2001).

Não encontramos relato, na literatura, sobre a faixa etária, aspectos socioeconômicos, comportamento sexual, métodos contraceptivos e outro aspecto epidemiológico que pudesse caracterizar a população feminina mais atingida pela presença de corpos estranhos em seu trato genital. Contudo, acreditamos que ocorra, em sua maioria, na mulher em idade reprodutiva, por ser o DIU o responsável pelo maior número de artigos publicados sobre sua remoção histeroscópica, como as publicações do russo Kazakov *et al.* (1994) e o búlgaro Tiufekchieva (2007). O primeiro relata que em 69 corpos estranhos removidos com um histeroscópio em um ano, 61 foram DIUs perdidos, e o segundo descreve 28 casos de retirada de corpo estranho intrauterino, sendo 17 casos de DIUs perdidos.

Quadro clínico

Na presença de corpo estranho vaginal e/ou intrauterino a mulher pode apresentar: secreção vaginal, sangramento uterino anormal, dispareunia, dor pélvica, dismenorreia e infertilidade. Quando se trata de um DIU perdido na cavidade uterina, ocorrem geralmente sangramento uterino anormal e dor pélvica tipo cólica, principalmente quando o mesmo encontra-se encravado na parede miometrial (Loyola, 1998).

Em 1996, na China, Wang *et al.* (1996) publicaram artigo que descreve o valor da vaginoscopia com histeroscópio em menina de 3 anos e 6 meses de idade com presença de sangramento tipo "água de carne" e secreção vaginal persistente com odor fétido. Tratada inicialmente como vulvovaginite recorrente e persistente não resultou em melhora. A realização de uma vaginoscopia com histeroscópio revelou um corpo estranho intravaginal, que foi removido com sucesso por histeroscopia e, por isso, acreditamos que a histeroscopia pode ser segura, conveniente, eficaz e fácil de executar, mesmo em uma criança.

Diagnóstico
■ Ultrassonografia

Em pacientes, com queixa de dor pélvica, sangramento uterino anormal e infertilidade, a pesquisa inicial é sempre através da ultrassonografia. Nos casos de presença de corpos estranhos, visualizam-se áreas hiperecogênicas no endométrio. Nos casos de DIUs, a ultrassonografia pode revelar o distanciamento do fundo uterino maior do que o esperado, não sendo possível, no entanto, o diagnóstico de posições anômalas. Comumente, a USG não consegue diferenciar um DIU de um fragmento ósseo, necessitando, para tal, de uma histeroscopia (Lainas, 2004). Em pacientes com infertilidade, deve-se dar atenção, no exame ultrassonográfico, à avaliação do endométrio, pois o corpo estranho, embora causa incomum, pode ser o fator que leva à infertilidade (Bedaiwy, 2001).

■ Histeroscopia

O padrão-ouro, no diagnóstico da presença de corpo estranho intrauterino, é a visão histeroscópica, que traz precisão na identificação e localização dos mesmos, além de mostrar as alterações que podem estar associadas, tais como processos aderenciais e processos inflamatórios.

■ Achados histeroscópicos

1. **Metaplasia óssea:** também, ainda, considerada como corpo estranho, apresenta-se como placas esponjosas localizadas profundamente. Vêm da camada basal até a superfície endometrial. Podem ser visualizadas como grandes placas espiculadas de superfície áspera que lembram bancos de corais (Fig. 45-7). É comum o achado de áreas de endometrite reativa na parede contralateral (Labastida, 1990).
2. **Ossículos fetais** inteiros ou fragmentados.
3. **Fios de sutura:** geralmente os fios inabsorvíveis tipo náilon, algodão ou linho. São achados pós-cirúrgicos em reimplantes tubários, miomectomias e cesarianas (Fig. 45-8). Na maioria das vezes, são acompanhados pela presença de secreção amarelada espessa, com áreas de endometrite.
4. **DIU:** em casos em que os filamentos se romperam durante a tentativa de remoção, o achado geralmente é de um dispositivo normoinserido. Às vezes assumem posições anômalas, sendo comum, nestes casos, que o filamento se localize no interior do canal cervical ou na cavidade uterina, o que inviabiliza sua remoção sem a visão direta. Podemos encontrar o DIU em posição transversa ou completamente invertido dentro da cavidade (Fig. 45-9). É possível encontrá-los situados na região ístmica, fazendo com que a porção horizontal do DIU fique ancorada neste segmento. Outra possibilidade é o encravamento de uma das hastes na parede miometrial (Labastida, 1990) em uma cicatriz de cesariana, ou a obstrução do orifício interno uterino pelas hastes horizontais. Nessas situações a dor pélvica tipo cólica é uma queixa constante. Há relato de DIU que perfurou o útero e penetrou na bexiga, sendo necessária associação de uretrocistoscopia e histeroscopia para sua total retirada (Coronel Sanchez, 2004).
5. **Outros:** fio de cabelo (Fig. 45-10), escova de coleta de material, laminárias (Borgatta, 1991), *packs de radium* e tampão de gaze (Betocchi, 2009).

Tratamento

Na abordagem terapêutica dos corpos estranhos situados no trato genital, a histeroscopia também é considerada como "padrão-ouro". A conduta nestes casos é a extração por histeroscopia

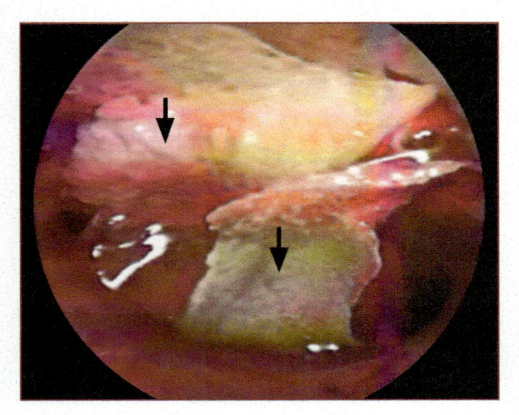

Fig. 45-7
Metaplasia óssea – placas esponjosas *(setas)*.

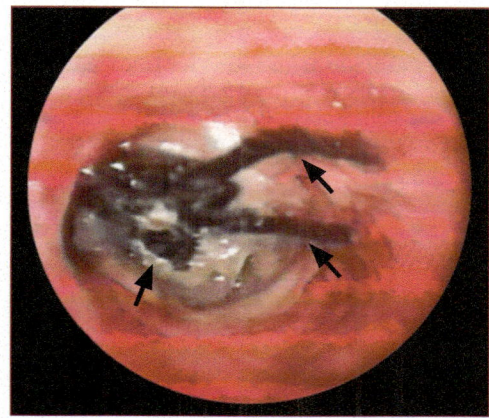

Fig. 45-8
Fio de sutura no istmo pós-cesariana *(setas)*.

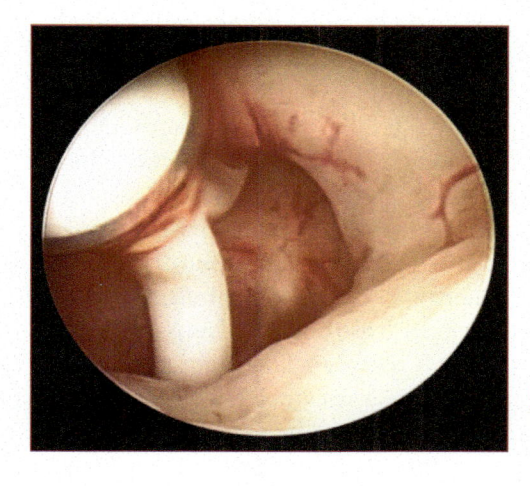

Fig. 45-9
DIU em cicatriz cesariana.

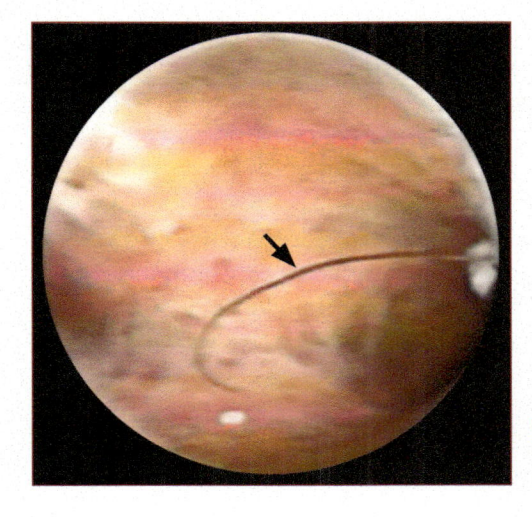

Fig. 45-10
Fio de cabelo dentro da cavidade uterina *(seta)*.

cirúrgica, que é o método mais efetivo, pois retira de forma seletiva o corpo estranho, provocando um menor trauma cirúrgico, com menos sequelas, ou seja, menor formação de aderências. Dessa forma, obtém-se rápida recuperação da fertilidade, como já descrito na metaplasia óssea.

Em um estudo com 113 mulheres com corpo estranho intrauterino (entre eles: DIU, resíduos, de gravidez, fios de sutura, agulhas etc.), Enlan et al. acompanharam a retirada dos fragmentos, sendo possível realizar o procedimento somente com histeroscopia em 109 delas, todas ficando curadas de sintomas relacionados. Em 4 dessas pacientes houve necessidade de acompanhamento laparoscópico e/ou ultrassonográfico para a retirada, com os autores concluindo que somente em casos com alto risco de perfuração é necessária uma visualização externa uterina. A USG não conseguiu diferenciar o DIU de partes ósseas (Xia, 2003).

Em sua maioria, no ambulatório de histeroscopia, deparamos com casos de DIUs perdidos e a conduta é a retirada histeroscópica com pinça de apreensão (Labastida, 1990). Nas situações em que o desejo é a manutenção do DIU, é possível o reposicionamento com a pinça de apreensão. Em ambas as situações, o procedimento geralmente é realizado ambulatorialmente. Quando se fala em reposicionamento de DIU, é importante o seguinte esclarecimento: com o tempo, o DIU adquire uma memória morfológica, e esse fato é o responsável pelo fato de que quando ocorre uma tentativa de reposicionamento, ele retoma o seu antigo formato, se deslocando para a posição prévia. Por isso a importância da averiguação precoce da posição intracavitária do DIU, a partir de sua inserção, ou nos casos em que algum sintoma sinalize para o deslocamento do dispositivo.

A técnica histeroscópica que utilizamos com camisa cirúrgica ambulatorial ou ressectoscópio segue o padrão já descrito nos Capítulos 36 e 37.

CICATRIZ DE CESARIANA

Introdução

A cicatriz de cesariana é uma entidade recentemente descrita, tendo sido primeiramente relatada por Loyola em 1994 e tem gerado interesse em razão do número crescente de pacientes submetidas à cesariana que podem apresentar quadro de sangramento uterino anormal (SUA) frequentemente com *spottings* pós-menstrual, dismenorreia, dor pélvica crônica e dispareunia (Loyola, 1994; Wang, 2009). Morris sugeriu, em 1995, o uso de *caesarean scar syndrome* ou síndrome da cicatriz de cesariana, para as pacientes com queixas de SUA e dor pélvica, com alterações histeroscópicas compostas por retração, com formação de pseudocavidade no segmento inferior, com obstrução variável da luz imediatamente acima da cicatriz (Morris, 1996).

Essa enfermidade caracteriza-se pela apresentação de alterações histeroscópicas com uma retração cicatricial fibrótica e espessamento da sua borda superior, criando uma "pseudocavidade" na parede anterior da região ístmica.

Esse abaulamento da borda superior pode causar obstrução em graus variáveis da luz uterina, podendo a mulher ser assintomática ou referir todos ou algum dos sintomas já descritos anteriormente (Loyola, 1998).

Epidemiologia

A literatura ainda carece de estudos com grandes amostras da população em geral de pacientes submetidas à cesariana para determinação da prevalência de alterações da cicatriz de cesariana. Estudo realizado no CEVESP (Centro de Videoendoscopia São Paulo – clínica particular situada no Rio de Janeiro) em pacientes com indicação de histeroscopia que já haviam sido submetidas à cesariana prévia revelou que 43,4% das mulheres apresentavam alterações histeroscópicas que variavam de simples retrações cicatriciais a obstruções quase totais da luz do segmento inferior (Tulandi, 2008).

Fisiopatologia

A fisiopatologia dessa afecção e seus sintomas clínicos ainda são pouco conhecidos, existindo algumas teorias que tentam explicar a sintomatologia.

Anormalidades anatômicas decorrentes da histerorrafia, principalmente a presença de uma prega de endométrio congestionado acima do recesso da cicatriz e pequenos pólipos no contorno do defeito, poderiam explicar a menorragia apresentada pelas pacientes. Além disso, o infiltrado inflamatório crônico associado à fibrose, a distorção do segmento inferior do útero, reação do tipo corpo estranho, presença de focos de adenomiose e retenção de sangue na pseudocavidade formada podem justificar sintomas de dor pélvica, dispareunia e dismenorreia (Morris, 1995; Thurmond, 1999).

A retração cicatricial forma uma cavidade onde o sangue menstrual fica armazenado, sendo liberado de forma intermitente, o que causaria dor e sangramentos prolongados (Erickson, 1999). O abaulamento interno pode causar obstrução da cavidade, impedindo que o fluxo menstrual seja drenado adequadamente, levando à retenção de sangue na luz uterina com aumento do tempo de sua eliminação, além de sinusorragia. Sangramento intermenstrual pode ocorrer no meio do ciclo em decorrência do pico de estrogênio que leva ao relaxamento do orifício interno do colo (Loyola, 1998).

Alterações na contratilidade uterina parecem surgir em decorrência da cicatriz de cesariana, tanto no útero gravídico quanto fora da gravidez. A retração da cicatriz poderia ser responsável pela contração uterina anormal, dismenorreia e fluxo menstrual prolongado (Morris, 1995). Outra hipótese aventa a possibilidade de diferenças na contratilidade uterina em cada lado da cicatriz, com consequente espessamento da sua borda superior e acúmulo de sangue na área (Thurmond, 1999).

Quadro clínico

O quadro clínico das pacientes com alterações histeroscópicas da cicatriz cesariana consiste em sangramento intermenstrual, hipermenorreia, dor pélvica, dismenorreia, infertilidade, dispareunia e sinusorragia. Não existem, porém, dados definitivos que comprovem que a cicatriz cesariana seria a responsável por essa sintomatologia, pois ainda se sabe pouco sobre as reais consequências desse achado na fisiologia uterina.

O sintoma mais característico aparenta ser o sangramento intermenstrual, por impedimento da correta drenagem do sangue menstrual pelo abaulamento fibrótico da borda superior da cicatriz, que se especula que agiria como uma válvula. A liberação intermitente levaria, então, aos *spottings* pós-menstruais, além de alterações na contratilidade uterina (Fabres, 2005; Yang, 2004).

O achado de alteração da cicatriz de cesariana não implica, necessariamente, em patologia sintomática ou pode representar uma cicatriz normal que se tornou sintomática em razão do aumento de seu tamanho ou fragilização de uma área.

Há uma discussão sobre a importância do diagnóstico em pacientes assintomáticas e seu rastreamento, além das possíveis causas dessa cicatrização alterada, como técnica de fechamento com sutura única ou dupla, englobando ou não o endométrio. Um ponto que suscita preocupação seria o aumento do risco de ruptura uterina em gestações subsequentes, quando encontradas alterações da cicatriz cesariana na USG, mas estudos estão sendo realizados para confirmação ou não dessa hipótese.

Estudo de 2002 realizado no CEVESP encontrou como resultados que paciente com alterações histeroscópicas da cicatriz cesariana apresentavam mais sintomas de sangramento uterino anormal e dor pélvica que as mulheres do grupo-controle. Mulheres com essas alterações referiam hipermenorreia, sangramento intermenstrual, dismenorreia, dispareunia e sinusorragia. Estes sintomas surgiram após a cesariana com um intervalo de tempo entre 1 e 10 anos (Fabricio, 2002).

Em estudo recente publicado em 2009 foi observada correlação positiva entre múltiplas cesarianas e retroflexão uterina com a espessura e largura da cicatriz de cesariana. Além disso, os resultados encontrados sugerem que sintomas clínicos de sangramento pós-menstrual, dor pélvica crônica e dismenorreia estão associados à largura da cicatriz (Wang, 2009).

Diagnóstico

Segundo a Layza Merizio Borges *et al.* a ultrassonografia pode ajudar no diagnóstico da cicatriz de cesariana (istmocele), sendo caracterizada por área anecoica em parede anterior da região ístmica imediatamente abaixo da bexiga, de conformação triangular, cuja base está localizada próximo à endocérvice com seu ápice apontando para a parede anterior (Fig. 45-11).

A histerossonografia aumenta a sensibilidade e a especificidade do diagnóstico em razão da adição de solução salina intrauterina que deve ser realizado imediatamente após a menstruação. Quando estes exames são positivos, existe uma correlação de 100% com os achados histeroscópicos de casariana de cesárea (Borges, 2010).

A histeroscopia é considerada padrão-ouro no diagnóstico de cicatriz de cesariana. Durante a introdução da óptica, observa-se logo após o orifício interno do colo uma pequena dilatação seguida de abaulamento, dificultando a passagem do histeroscópio. Esse abaulamento pode apresentar vasos calibrosos ou sinais sugestivos de adenomiose (Loyola, 1998).

Algumas pacientes apresentam apenas a retração na área da cicatriz, com a formação de uma pseudocavidade ou de uma antecâmara inferiormente à cavidade uterina. Outras pacientes apresentam, além da retração na área da cicatriz, um abaulamento na sua borda superior, levando à diminuição da luz em graus variáveis (Figs. 45-12 e 45-13). É possível que o grau de obstrução da luz esteja relacionado com a sintomatologia e sua intensidade por acarretar um mecanismo valvar que dificulta o escoamento do fluxo menstrual, aprisiona o sangue nesta antecâmara e leva ao prolongamento da menstruação. Este abaulamento pode estar associado a pólipos, granulomas de corpo estranho com fragmentos de fios de sutura, restos ovulares, aumento da vascularização e achados histeroscópicos sugestivos de adenomiose.

Tratamento

Existem poucos estudos prospectivos com amostras representativas que comprovem a eficácia dos tratamentos utilizados atualmente, o que leva muitas pacientes à histerectomia por falta de te-

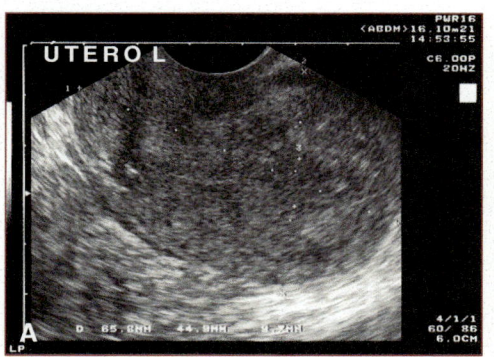

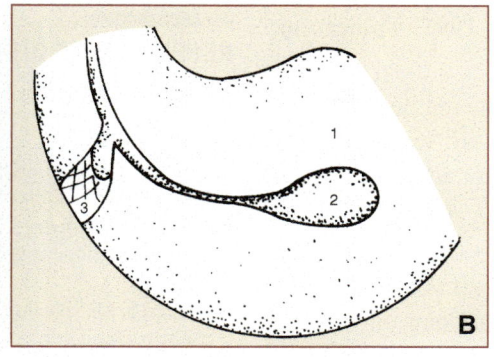

Fig. 45-11
Foto de ultrassonografia de útero retrovertido com cicatriz de cesariana. *1.* Miométrio; *2.* cavidade uterina; *3.* retração da cicatriz de cesariana.

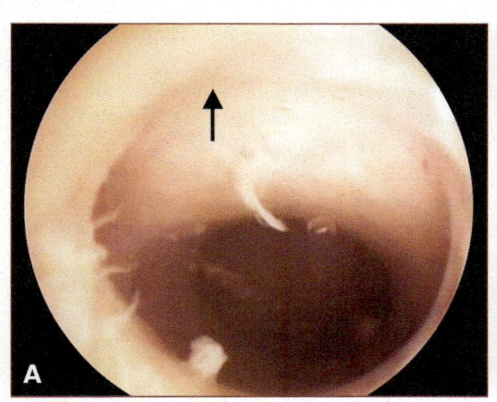

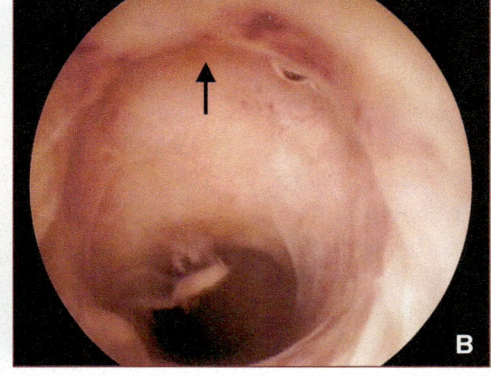

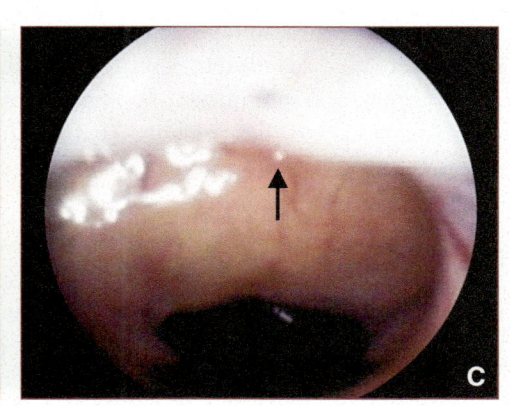

Fig. 45-12
(**A** a **C**) Cicatriz de cesariana *(seta)* retração da parede anterior com formação de pseudocavidades.

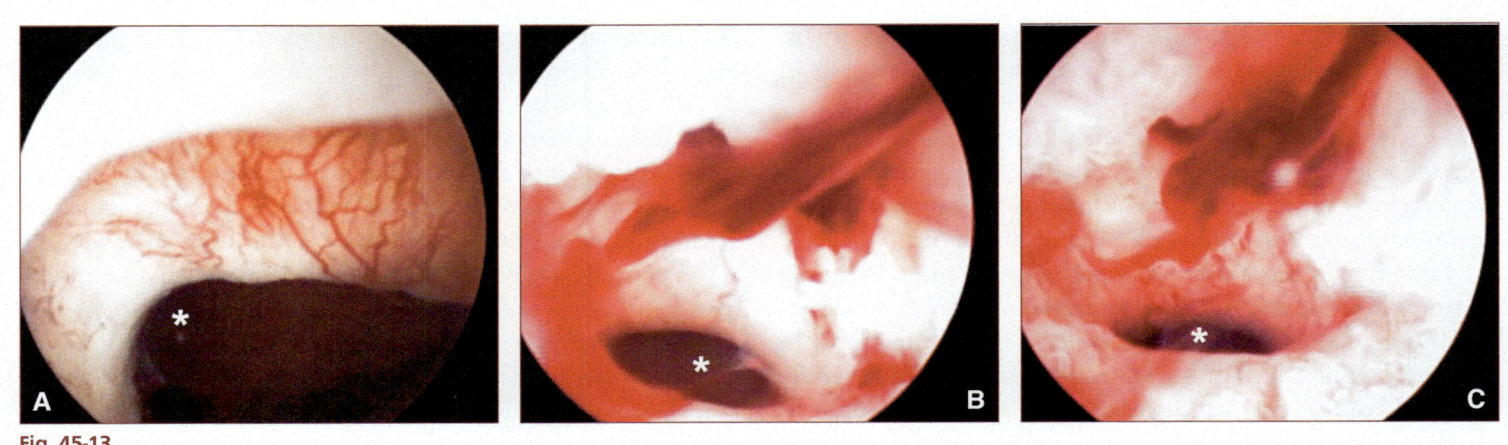

Fig. 45-13
(A a C) Redução da Luz uterina (*) em graus crescentes.

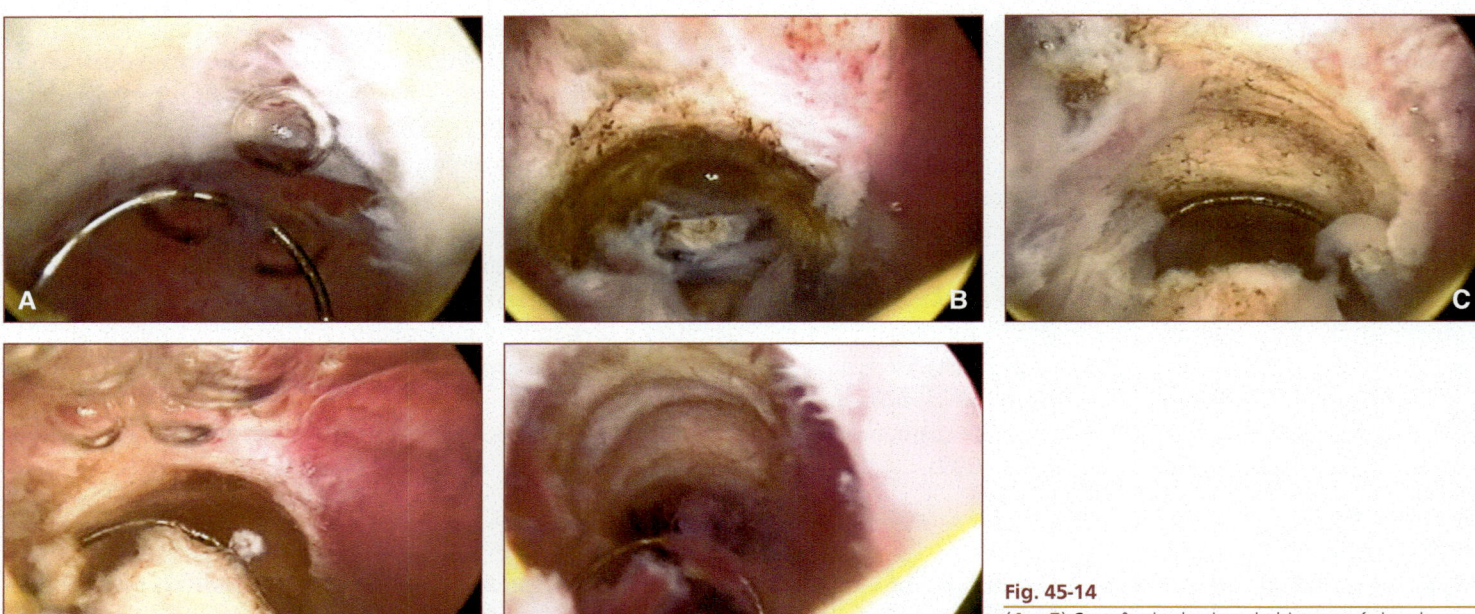

Fig. 45-14
(A a E) Sequência de cirurgia histeroscópica de ressecção da cicatriz de cesariana.

rapêutica menos invasiva adequada (Morris, 1995; Thurmond, 1999).

O uso de terapia hormonal combinada (0,5 mg de norgestrel com 0,05 mg de etinil estradiol) foi testado em mulheres com sangramento intermenstrual com sucesso do tratamento, mas em estudo preliminar com pequena série (n = 11) (Tahara, 2006).

A histeroscopia cirúrgica com uso de ressectoscópio tem mostrado bons resultados em estudos recentes. Os procedimentos foram realizados com ressectoscópio monopolar de 9 mm e posterior eletrocoagulação, monitorado ou não por sono-histerografia, com remoção do tecido fibrótico da prega cicatricial. A evolução clínica das pacientes mostrou melhora clínica com desaparecimento do sangramento pós-menstrual e infertilidade secundária na maioria das pacientes (Fabres, 2005; Gubbini, 2008; Chang, 2009).

A ablação endometrial realizada por histeroscopia pode ser uma alternativa, com relatos bem-sucedidos na literatura (Lyn, 2010). Há, no entanto, chances de recidiva dos sintomas se a cicatriz não for removida e risco de perfuração uterina em áreas de diminuição acentuada da espessura miometrial (Morris, 1995) (Fig. 45-14). Além do risco de complicação tardia, a síndrome cornual pode evoluir com grande desconforto e queixa de dor pélvica, por vezes acentuada.

REFERÊNCIAS BIBLIOGRÁFICAS

Bahceci M, Demirel L. Osseous metaplasia of the endometrium: a rare cause of infertility and its hysteroscopic management. *Hum Reprod* 1996;11:2537-39.

Basu M, Mammen C, Owen E. Bony fragments in the uterus: an association with secondary subfertility. *Ultrasound Obstet Gynecol* 2003;22:402-6.

Bedaiwy M, Goldberg JM, Biscotti C. Recurrent osseous metaplasia of the cervix after loop electrosurgical excision. *Obstet Gynecol* 2001;98(5 Pt 2): 968-70.

Bettocchi S, Di Spiezio Sardo A, Pinto L et al. Hysteroscopic removal of gauze packing inadvertently sutured to the uterine cavity: report of 2 cases. *J Minim Invasive Gynecol* 2009;16:88-91.

Bhatia N, Hoshiko M. Uterine osseous metaplasia. *Obstet Gynecol* 1982;60:250-59.

Borgatta L, Barad D. Prolonged retention of laminaria fragments: an unusual complication of laminaria usage. *Obstet Gynecol* 1991 Nov.;78(5 Pt 2): 988-90.

Borges LM, Scapinelli A, Depes DB et al. Findings in patients with postmenstrual spotting with prior cesarean section; conclusion: isthmocele, and this condition is likely diagnosed through diagnostic hysteroscopy. *J Minim Invasive Gynecol* 2010;17:361-64.

Chang Y, Tsai EM, Long CY et al. Resectoscopic treatment combined with sonohysterografic evaluation of women postmentrual bleeding as a result of previous cesarean delivery scar defects. *Am J Obstet Gynecol* 2009 Apr.;200:370.e1-370.e4.

Cicinelli E, Stanziano A, Parisi C et al. Hysteroscopic diagnosis and treatment of endocervical ossification: a case report. *J Minim Invasive Gynecol* 2005;12:159-61.

Coronel Sanchez B, Sanchez Sanchis MJ, Carrascosa Lloret V et al. Migration of an intrauterine contraceptive device into the urinary bladder: report of one case. *Arch Esp Urol* 2004 Jan.-Feb.;57(1):75-78.

De Brux J'Palmer R, Ayoub – Despois H. Lês ossifications de l'endometrie. *Gynecol Obstet* 1956;55:494.

Erickson SS, Bradley JVV. Intermenstrual bleeding secondary to cesarean scar diverticuli: report of three cases. *Obst Gynecol* 1999;93:802-4.

Fabres C, Arriagada P, Fernández C et al. Surgical treatment and follow-up of women with intermenstrual bleeding due to Cesarean section scar defect. *J Minim Invasive Gynecol* 2005;12:25-28.

Fabricio MIMF, Fonseca AB, Bello KD. *Manifestações clínicas e alterações histeroscópicas em mulheres submetidas a cesariana*. Nova Iguaçu, Monografia apresentada ao final do 1º Curso Avançado e do 4º Curso de Extensão em Vídeo-histeroscopia do Centro de Estudos e Pesquisas Francesco Viscomi, 2002.

Frydman R, Gerodolle C, Hamou J. Microhysteroscopy and in vitro fertilization. In: Hamou JE. (Ed.). *Implantation of the human embryo*. London: Academic, 1985. p. 359-465.

Frydman R. Hysteroscopy in an in vitro fertilization program. In: Hamou JE. (Ed.). *Hysteroscopy and microhysterescopy: text and atlas*. Translated by Taylor PJ. Norwalk: Appleton and Lange, 1991. p. 127-38.

Ganem K, Parsons L, Friedell G. Endometrial ossification. *Am J Obstet Gynecol* 1962;83:1592-94.

Goldberg J, Roberts S. Restoration of fertility after hysteroscopic removal of intrauterine bone fragments. *Obstet Gynecol* 2008;112(2):470-72.

Grigoras D, Vasile L, Chiriac D et al. Osseous metaplasia of the uterus. *TMJ* 2003;53(3-4):282-84.

Gubbini G, Casadio P, Marra E. Resectoscopic correction of the "isthmocele" in women with postmenstrual abnormal uterine bleeding and secondary infertility. *J Minim Invasive Gynecol* 2008 Mar./Apr.;15:172-75.

Hamou. *Atlas and textbook of microcolpohysteroscopy*. Paris, France: MD Lange, 1991.

Hunger C, Ringer A. Chicken bones in the uterus- an exceptional reason for sterility. *Zentralbl Gynakol* 2001 Oct.;123(10):604-6.

Labastida R. *Tratado y atlas de histeroscopia. Dispositivos intrauterinos y otros cuerpos extraños*. Madrid: Salvat, 1990, cap. 10.

Lainas T, Zorzovilis I, Petsas G et al. Osseous metaplasia: case report and review. *Fertil Steril* 2004 Nov.;82(5):1433-35.

Landim F, Tavares J, de Melo Braga D et al. Vaginal osseous metaplasia. *Arch Gynecol Obstet* 2009 Mar.;279(3):381-84.

Lewis V, Khan-Dawood F, King M et al. Retention of fetal bone increases menstrual prostaglandins. *Obstet Gynecol* 1990;75:561-63.

Lin YH, Hwuang JL, Seow KM. Endometrial ablation as a treatment for postmenstrual bleeding due to cesarean scar defect. *Int J Gynecol Obstet* 2010 Oct.;111(1):88-89.

Lousquy R, Deffieux X, Gervaise A et al. Fertility after hysteroscopic management of osseous metaplasia of the endometrium. *Int J Ginecol Obstetrics* 2009 Sept.;106(3):254-55.

Loyola A, Lunardi C, Padrón L et al. Histeroscopia: valor na propedêutica da hemorragia uterina anormal – análise de 2.103 casos. *GO Atual* 1994;11-12:41-52.

Loyola A. *Manual e atlas de histeroscopia e microhisteroscopia*. Rio de Janeiro: Revinter, 1998.

Makris N, Stefanidis K, Loutradis D et al. The incidence of retained fetal boné revealed in 2000 diagnostic hysteroscopies. *JSLS* 2006;10:76-77.

Mayer R. Knochegnewene im fotalen uterus. *Z Geburtshilfe Gynekol* 1901;46:490-92.

Melius F, Julian T, Nagel T. Prolonged retention of intrauterine bones. *Obstet Gynecol* 1991;8:919-21.

Morris H. Caesarean scar syndrome. *South African Med J* 1996;86:1560.

Morris H. Surgical pathology of the lower segment caesarean section scar: is the scar a source of clinical symptoms? *Int J Gynecol Pathol* 1995;14:16-20.

Onderoglu LS, Yarali H, Gultekin M et al. Endometrial osseous metaplasia: an evolving cause of secondary infertility. *Fertil Steril* 2008;90(5):2013.e9-11.

Oppelt P, Staehler J, Scharl A et al. Removal of a broken intrauterine curette point. *Gynaecol Endoscopy* 2001;10:69-71.

Parente R, Freitas V, Moura Neto R et al. Metaplasia óssea endometrial: quadro clínico e seguimento após tratamento. *RBGO* 2010;32(1):33-38.

Parente R, Patriarca M, Moura Neto R et al. Genetic analysis of the cause of endometrial osseous metaplasia. *Obstet Gynecol* 2009;114(5):1103-8.

Roth E, Taylor H. Heterotopic cartilage in the uterus. *Obstet Gynecol* 1966;27(6):838-44.

Roy K. Removal of an intrauterine foreign body retained for 12 years. *Int J Gynecol Obstet* 1996;54(2):185-86.

Shimizu M, Nakayama M. Endometrial ossification in a postmenopausal women. *J Clinic Pathol* 1997;50:171-72.

Slack J. Epithelial metaplasia and the second anatomy. *Lancet* 1986;8501:268-71.

Srofenyoh K, Addison M, Dortey B et al. Intrauterine retained fetal bones as a cause of secondary infertility. *Ghana Med J* 2006;40(3):105-9.

Tahara M, Shimizu T, Shimoura H. Preliminary report of treatment with oral contraceptive pills for intermenstrual vaginal bleeding secondary to a cesarean section scar. *Fertil Steril* 2006;86:477-79.

Thaler H. Uberlebendes fotales knorpelgewebe in der uterushohel nach abortus. *Zentralbl Gynakol* 1923;46:1784-87.

Thurmond AS, Harvey WJ, Smith SA. Cesarean section scar as a cause of abnormal vaginal bleeding: diagnosis by sonohysterography. *J Ultrasound Med* 1999;18:13-16.

Tulandi T, Al-Sunaidi M, Arseneau J et al. Calcified tissue of fetal origin in utero. *Fertil Steril* 2008;89(1):217-18.

Van den Bosch T, van Schoubroeck D, Timmerman D et al. Uterine intramural bone after mid-trimester termination of pregnancy may not affect fertility: a case report. *Ultrasound Obstet Gynecol* 2003;22:407-8.

Virshow R. Ueber metaplasic. *Virshows Arch Abt Pathol Anat* 1884;97:410.

Wang CB, Chiu WWC, Lee CY et al. Cesarean scar defect: correlation between cesarean section number, defect size, clinical symptoms and uterine position. *Ultrasound Obstet Gynecol* 2009;34:85-89.

Wang CW, Lee CL, Soong YK. Hysteroscopic extraction of a vaginal foreign body in a child. *J Am Assoc Gynecol Laparosc* 1996 May;3(3):443-44.

Waxman M, Moussouris H. Endometrial ossification following an abortion. *Am J Obstet Gynecol* 1978;130:587-88.

Wolff E, Wolff A, Hongling D et al. Demonstration of multipotent stem cells in the adult human endometrium by in vitro chondrogenesis. *Reprod Sci* 2007;14(6):524-33.

Xia E, Duan H, Huang X et al. Hysteroscopic removal of foreign bodies and its method of monitoring. *Chin Med J* 2003;116(1):125-28.

Yang JI, Lim YK, Chang SJ et al. Surgical treatment and follow-up of women with intermenstrual bleeding due to Cesarean section scar defect. *Ultrasound Obstet Gynecol* 2004;24:269-372.

46 Sinéquias Intrauterinas

Claudia Regina Weck Del Pino Roxo
Karen Soto Perez Panisset
Carlos Weck Roxo

- INTRODUÇÃO
- EPIDEMIOLOGIA
- CARACTERÍSTICAS HISTOPATOLÓGICAS
- ETIOPATOGENIA
- QUADRO CLÍNICO
- DIAGNÓSTICO
- CLASSIFICAÇÃO
- TRATAMENTO
  Conduta expectante
  Sondagem cervical
  Dilatação e curetagem
  Histeroscopia
- INSTRUMENTOS PARA ADESIÓLISE
  Técnicas de adesiólise intrauterina
  Técnicas auxiliares ao manejo histeroscópico
- TRATAMENTOS AUXILIARES AO MANEJO HISTEROSCÓPICO
  Barreiras físicas
  Terapia hormonal
  Técnicas para aumentar o fluxo vascular ao endométrio
  Antibioticoterapia
- RISCOS E COMPLICAÇÕES DA LISE HISTEROSCÓPICA DE SINÉQUIAS
- RECOMENDAÇÕES PARA TRATAMENTO DAS SIUs
- AVALIAÇÃO PÓS-OPERATÓRIA
- PREVENÇÃO
- CONCLUSÃO
- REFERÊNCIAS BIBLIOGRÁFICAS

INTRODUÇÃO

As sinéquias intrauterinas (SIU) são pontes de aderências entre superfícies opostas do útero. Podem levar a alterações menstruais, infertilidade e complicações obstétricas, como parto prematuro e acretismo placentário.

A associação entre sinéquias intrauterinas (SIU) e amenorreia secundária foi relatada pela primeira vez em 1894, por Fristch.[1] Em 1948, Asherman correlacionou trauma endometrial e formação de aderências pós-parto ou pós-abortamento com distúrbio menstrual, dor pélvica cíclica, infertilidade e abortamento de repetição, e denominou esta associação de Síndrome de Asherman.

Os termos "Síndrome de Asherman" e sinéquias intrauterinas são empregados como sinônimos na prática. Entretanto, a palavra "síndrome" define um conjunto de sinais e sintomas que, nesse caso, inclui dor, distúrbio menstrual e infertilidade.[2] A presença de sinéquias na ausência de sintomas é mais bem definida como aderências intrauterinas assintomáticas ou simplesmente sinéquias.

EPIDEMIOLOGIA

A real prevalência das aderências intrauterinas é desconhecida, pois um grande número de pacientes não apresenta sintomas.[3] E mais, ela varia de acordo com a região geográfica, a população estudada, a disponibilidade de métodos diagnósticos, o tipo de instrumentos intrauterinos utilizados para procedimentos cirúrgicos, a abordagem empregada nos casos de interrupção da gravidez e a presença de tuberculose genital.[3]

A maioria dos relatos iniciais foi resumida por Schenker e Margalioth em 1982, que constataram que a prevalência de sinéquias varia de 0,3 a 21,5%,[4] e é maior nas pacientes submetidas à curetagem pós-parto. Atualmente, há, inegavelmente, maior reconhecimento desta condição em razão da utilização da ultrassonografia transvaginal (USGTV) e da histeroscopia (HSC) como métodos diagnósticos.[5] O aumento do número de procedimentos cirúrgicos intrauterinos complexos em uma população mundial em expansão contribuiu para maior número de casos relatados, mas é importante destacar que esse achado pode não representar, necessariamente, um aumento verdadeiro na prevalência dessa afecção.

CARACTERÍSTICAS HISTOPATOLÓGICAS

As SIU podem envolver diferentes camadas do endométrio, miométrio ou do tecido conectivo.

A SIU causa fibrose endometrial. O estroma é substituído por tecido fibroso e as glândulas por epitélio endometrial cubocolunar inativo. As camadas funcional e basal do endométrio se tornam indistinguíveis, e a primeira é substituída por um epitélio que não responde à estimulação hormonal.[6] O tecido é normalmente avascular, embora possam ser observados vasos capilares. Calcificação ou ossificação podem ser encontradas no estroma. As glândulas endometriais, quando presentes, são inativas e podem apresentar dilatações císticas.[6]

As biópsias de pacientes com SIU contêm 50 a 80% de tecido fibroso, enquanto as pacientes sem SIU apresentam 13 a 20%.[7] Amostras de endométrio de mulheres com síndrome Asherman são similares, na aparência, das mulheres submetidas à ablação endometrial.[8] Histologicamente, o endométrio aparece atrófico com aumento de tecido conectivo mesmo em áreas uterinas não afetadas. Isso explica, em parte, a ausência clínica de hematométrio, mesmo diante de bloqueio aparente do orifício cervical.

ETIOPATOGENIA

Qualquer evento que cause trauma ao endométrio pode levar ao desenvolvimento de sinéquias. A agressão que ocorre na camada basal, com consequente exposição da camada muscular, produz aderências ocasionadas pelo contato das paredes uterinas opostas que se regeneram por cicatrização.

A principal causa de sinéquia intrauterina é o dano à camada basal endometrial após curetagem durante o período pós-parto ou pós-aborto. Ambos os períodos são mais vulneráveis, pois o endométrio está mais suscetível ao trauma. Entre os outros fatores que podem estar relacionados com o aparecimento das SIUs incluem-se: intervenções cirúrgicas na cavidade uterina (curetagem uterina não relacionada com a gravidez, metroplastia, polipectomia, miomectomia, endometrectomia); infecções (com destaque para aquelas de origem tuberculosa) e abortamentos de repetição.

Um artigo de revisão com 1.865 mulheres com SIU demonstrou claramente o envolvimento da curetagem na etiologia das SIUs. Evidenciou que 67% delas foram submetidas à curetagem por abortamento induzido ou espontâneo, e 22% por hemorragia pós-parto.[4]

Em outro estudo, randomizado, realizado em 82 mulheres com abortamento incompleto, metade das pacientes foi submetida à curetagem uterina. A outra metade foi tratada de forma conservadora. A histeroscopia, realizada seis meses depois, mostrou que nenhuma das mulheres tratadas de forma conservadora apresentava aderência. Em contrapartida, em 7,7% das pacientes submetidas ao procedimento foram encontradas aderências intrauterinas.[9]

O primeiro caso relatado de amenorreia secundária foi resultado de aderência intrauterina em paciente submetida à curetagem no pós-parto.[1] O risco de desenvolvimento de sinéquias intrauterinas nesse período é elevado, atingindo 21,5 a 40% das mulheres que foram submetidas à curetagem uterina.[4,16-18] Intervenções cirúrgicas realizadas entre a segunda e quarta semanas pós-parto resultam mais frequentemente em SIU, que são também mais graves.[4] A realização de curetagem uterina nas primeiras 48 horas parece ser menos propícia à formação de SIU.[19]

O maior número de procedimentos realizados está associado à maior frequência e gravidade das SIUs.[22] Abortamentos de repetição são frequentemente associados às sinéquias intrauterinas, que variam de 5 a 39%,[10-14] porém, é incerto se as SIUs são causa ou consequência. Hemorragia pós-parto é um fator de risco para SIU, com incidência relatada na literatura de 9%.[20] Os fatores contribuintes incluem instrumentação uterina pós-parto e fibrose dos produtos retidos da concepção.

A contribuição da infecção para o desenvolvimento de SIU é controversa.[11,21] Escassas evidências científicas descreveram a infecção como causa da SIU. Alguns autores afirmam que a descoberta de aderências peritubárias, histologicamente confirmadas como endometrite, e o isolamento bacteriano em casos de síndrome de Asherman, apoiam o papel da infecção como um fator predisponente.[12] Entretanto, outros autores têm sugerido que bactérias raramente são isoladas. O achado de células inflamatórias, produtos degenerados e edema do tecido na análise histológica de células endometriais nas pacientes com e sem aderências intrauterinas não é diferente.[27] A endometrite pós-cesariana não aumenta o risco de SIU.[28] A *American Fertility Society* sugere que a dilatação e a curetagem em pacientes com endometrite têm pouco efeito na formação de SIU.[29] No entanto, é plausível afirmar que o processo inflamatório após infecção pode agravar os danos traumáticos endometriais.[30,31] A tuberculose genital deve ser lembrada como causa de SIU. Essa condição foi inicialmente descrita em 1956.[24] A endometrite tuberculosa não apresenta uma resposta ideal ao tratamento clínico e possui um prognóstico adverso para fertilidade.[3,4] Além dos poucos casos relatados na literatura de lise de aderências intrauterinas causadas por esta infecção, existem relatos de recidiva em todas as pacientes em três diferentes estudos.[63,78-80]

O trauma em útero não gravídico também pode causar sinéquias intrauterinas, porém o risco é menor. As taxas de sinéquias são estimadas em 1,6% após curetagem diagnóstica, 1,3% após miomectomia, 0,5% após biópsia cervical ou polipectomia, e 0,2% após inserção de dispositivo intrauterino.[4] É possível que os novos métodos de abordagem da cavidade uterina contribuam para estas baixas taxas. Algumas cirurgias histeroscópicas apresentam maior predisposição à formação de SIU. Em um estudo, a frequência de sinéquias encontradas foi de 6,7% após septoplastia, 31,3% após miomectomia com mioma único e 45,5% após ressecção de múltiplos miomas.[23] O risco de sinéquia pós-cesariana foi de 2%[4] e após miomectomia laparotômica foi de 1,3%.[4] Até a presente data foi descrito apenas um relato de caso de síndrome de Asherman após embolização bilateral das artérias uterinas,[25] e outro caso após a hemorragia pós-parto intensa.[26]

QUADRO CLÍNICO

O quadro clínico varia de acordo com a localização, extensão e gravidade das aderências, mas não necessariamente se correlaciona com essa última. Em geral, ele é representado por alterações menstruais, dismenorreia, infertilidade e complicações obstétricas.

As alterações menstruais mais importantes são hipomenorreia e amenorreia. A diminuição ou ausência do fluxo menstrual pode ser de origem obstrutiva ou em decorrência de extensa destruição de área endometrial. A ocorrência da amenorreia relaciona-se com a completa aderência das paredes uterinas e destruição quase completa do endométrio, ou com a presença de sinéquia no orifício interno do colo uterino. Além disso, pode ocorrer na presença de sinéquia do istmo uterino, mesmo com preservação do endométrio em outras regiões do útero, provavelmente explicada por um neuromecanismo inibitório. A hipomenorreia está relacionada com o dano endometrial, com a gravidade e localização das aderências. O endométrio residual pode-se tornar atrófico em razão da diminuição da perfusão uterina e diminuição da circulação hormonal.[11]

A dismenorreia ocorre pela retenção de sangue menstrual na cavidade, que resulta em distensão uterina, maior liberação de prostaglandinas e contratilidade miometrial na tentativa de eliminar o sangue acumulado.

A infertilidade pode ser causada pela obstrução das porções proximais de ambas as tubas, pela obstrução parcial e/ou distorção anatômica da cavidade uterina, que dificulta a migração espermática e a nidação do blastocisto.[32] Mulheres eumenorreicas com infertilidade têm maior probabilidade de ter SIU quando comparadas com as pacientes férteis.[33]

Distorções na simetria da cavidade uterina podem resultar em abortamentos de repetição ou em partos prematuros. Lesões da camada basal do endométrio podem predispor a implantações anômalas da placenta, levando a quadros de placenta prévia ou acreta.

DIAGNÓSTICO

O relato de trauma endometrial é sempre importante e deve ser valorizado. Pacientes com história de curetagem e que apresentem queixa de alteração menstrual ou infertilidade devem ser sempre investigadas, em razão da estreita correlação desses casos com as SIUs.

O exame físico geralmente falha na detecção de anormalidades.[20,24] São necessários outros métodos de investigação para diagnóstico. A dificuldade em sondar o útero sugere obstrução cervical no orifício interno do colo, mas deve ser evitada por causa do risco de perfuração.[24]

A histeroscopia (HSC) é o método padrão-ouro[34] para diagnóstico da SIU e deve ser utilizada como primeira escolha quando disponível. Permite a visualização da cavidade uterina em tempo real, descrição acurada da localização, do grau de aderência, a classificação e a escolha do melhor tipo de tratamento[35] (Fig 46-1). A HSC ambulatorial é útil para o diagnóstico e revisão pós-tratamento das aderências intrauterinas. É uma boa alternativa à HSC hospitalar pelo menor custo e por ser mais conveniente às pacientes.[36] O tratamento histeroscópico ambulatorial das aderências leves mostrou aumento das taxas de gravidez em mulheres com falhas recorrentes de fertilização *in vitro* (FIV). Mas o manejo terapêutico das aderências graves deve ser realizado, preferencialmente, em ambiente hospitalar.[37]

A ultrassonografia transvaginal (USGTV) é um método diagnóstico de baixo custo, não invasivo, prontamente disponível, que pode auxiliar no diagnóstico de SIU, mas não é conclusivo.[42,43] Áreas hiperecoicas no endométrio são achados característicos. A USGTV possui sensibilidade de 52% e especificidade de 11% quando comparada à HSC.[44] A ultrassonografia 3D (USG 3D) pode ser superior na avaliação da SIU com sensibilidade de 87% e especificidade de 45% quando comparada com a histerossonografia 3D.[45]

A histerossalpingografia (HSG) e a histerossonografia são alternativas satisfatórias quando a HSC não está disponível.[35,40,44]

As SIUs são diagnosticadas na HSG pelos defeitos de enchimento em diversas regiões do útero que se mantêm em filmes consecutivos. A cavidade uterina não é preenchida pelo contraste. A falha de enchimento pode representar aderências graves, ocupando todo o útero, ou aderências em nível do segmento uterino inferior. A HSG de rotina mostrou SIU em aproximadamente 1,5% das pacientes inférteis, 5% das com abortamento habitual e em 39% das com curetagem puerperal prévia. A HSG possui uma sensibilidade de 75 a 81%, especificidade de 80% e valor preditivo positivo (VPP) de 50% quando comparada com a HSC para diagnóstico das SIUs.[39,40] A alta taxa de falso-positivo de 38% é um fator limitante do método.[41]

Segundo vários estudos, a histerossonografia possui eficácia semelhante à HSG. Ela apresenta sensibilidade de 75% e valor preditivo positivo (VPP) de 43%, quando comparada com a HSC.[38] A histerossonografia tridimensional possui a vantagem adicional de estimar o volume do endométrio na cavidade, que se encontra reduzido na presença de aderências intrauterinas.[46,47]

A ressonância magnética tem uma boa acurácia no diagnóstico das SIU, mas não deve ser recomendada para este fim, em virtude do seu alto custo e da superioridade de outros métodos diagnósticos.[48-50]

CLASSIFICAÇÃO

Existem várias classificações para as SIUs, e não existe um consenso no meio médico sobre qual é a mais adequada. A classificação das aderências é importante, pois permite estabelecer um prognóstico da gravidade da doença.[35]

As classificações têm como base os achados histeroscópicos, radiológicos, histológicos e os sintomas. Algumas classificações

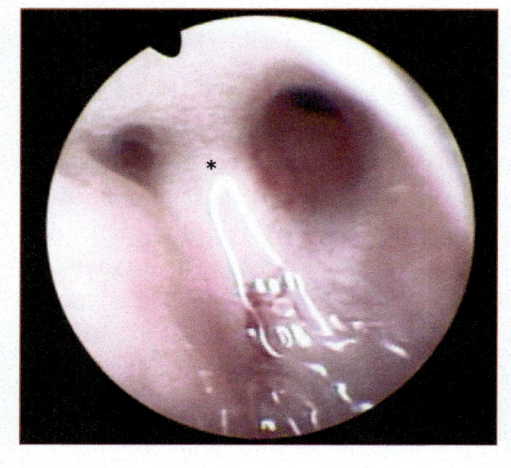

Fig. 46.1
Sinéquia de orifício interno (*).

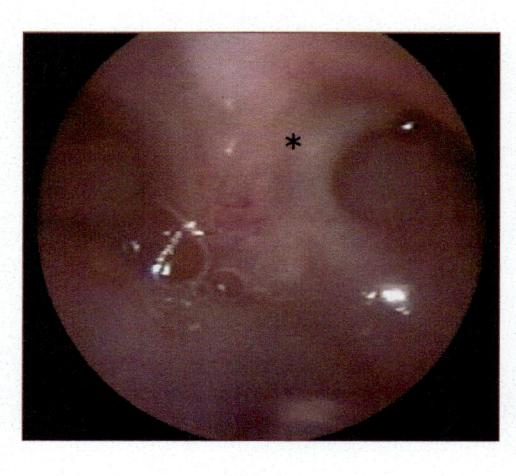

Fig. 46.2
Sinéquia fibromuscular (*).

englobam dois desses fatores. A seguir, detalhamos os sete sistemas propostos de classificação:

1. March *et al.*,[34] foi o primeiro grupo que tentou classificar as sinéquias. A histeroscopia foi usada para classificação com base no grau de envolvimento da cavidade uterina (Quadro 46-1).
2. Classificação com base na localização da SIU, segundo Hamou: pode ser ístmica, marginal, central ou grave.[51]
3. Valle e Sciarra descreveram um sistema de classificação que incorporava o tipo de aderência (mínima, moderada ou grave) e a extensão da oclusão (parcial ou total)[52] (Quadro 46-2). A classificação em três estágios baseia-se no grau de envolvimento uterino visto à HSG, na extensão e no tipo das aderências encontradas no exame histeroscópico. Qualquer dos estágios pode ocupar, parcial ou completamente, a cavidade. As *aderências leves* são finas, compostas de endométrio basal. As *aderências moderadas* são fibromusculares, densas, recobertas por endométrio e sangram quando rompidas. As *aderências graves* são compostas apenas por tecido fibroso, não sangrando quando seccionadas.
4. Classificação Europeia desenvolvida em 1984 e revisada em 1989 pela *European Society for Hysteroscopy* (ESH). Este sistema classifica a SIU de grau I a grau IV e incorpora os achados da histeroscopia e HSG, assim como os sintomas clínicos (Quadro 46-3).[53] Embora seja mais precisa do que as outras classificações, a complexidade para o uso na prática clínica é motivo de críticas,[54] especialmente na diferenciação dos graus III, IIIa e IIIb.
5. Classificação da *American Fertility Society for Reproductive Medicine (*ASRM): fundamenta-se na extensão da obliteração endometrial, aparência histeroscópica das sinéquias e característica menstrual da paciente. O sistema de classificação pode ser obtido por acesso direto (histeroscopia) ou indireto (histerossalpingografia). As SIUs classificam-se em estágios (Quadro 46-4): estágio 1 ou leve – pontuação de 1 a 4; estágio 2 ou moderado – pontuação de 5 a 8; estágio 3 ou

Quadro 46-1 Classificação histeroscópica de sinéquias intrauterinas

Classificação em Graus	Envolvimento
Mínimo	Menos de um quarto da cavidade uterina comprometida; aderências velamentosas ou finas; óstios e fundo uterino pouco ou não envolvidos
Moderado	Um quarto a três quartos da cavidade uterina comprometida, paredes não aderidas, envolvimento parcial dos óstios e do fundo
Grave	Mais de três quartos da cavidade uterina comprometidos; aderências das paredes no terço superior ou faixas de fibroses, envolvendo os óstios e cavidade superior ocluída

Adaptado de March *et al.*[34]

Quadro 46-2 Aderência intrauterina: diagnóstico histeroscópico e classificação

Classificação	Envolvimento/Extensão
Aderências leves	Aderências finas, compostas pelo endométrio basal, que produzem oclusão parcial ou completa da cavidade uterina
Aderências moderadas	Aderências fibromusculares que são caracteristicamente finas, recobertas por endométrio atrófico, difíceis de serem desfeitas, e quando se consegue a divisão, esta é irregular, expondo a camada muscular e sangrando bastante. Produzem oclusão parcial ou total da cavidade uterina
Aderências graves	Compostas por tecido conjuntivo; sem o limite de uma linha endometrial, não tendem a sangrar quando lisadas. Produzem obstrução parcial ou total da cavidade uterina

Adaptado de Valle e Sciarra.[52]

Quadro 46-3 Classificação das aderências intrauterinas segundo a Sociedade Europeia de Histeroscopia

Grau	Extensão das Aderências Intrauterinas
I	Aderências finas facilmente rompidas pela bainha do histeroscópio, áreas cornuais normais
II	Aderência fina, única, conectando partes separadas da cavidade uterina. A visualização de ambos os óstios das tubas é possível. Não pode ser rompida pela bainha do histeroscópio
IIa	Oclusão somente na região do orifício interno do colo uterino, a região superior da cavidade uterina é normal
III	Múltiplas aderências firmes ligando as partes separadas da cavidade uterina. Obliteração unilateral dos óstios tubários
IIIa	Aderência extensa da parede da cavidade uterina acompanhada de amenorreia ou hipomenorreia
IIIb	Combinação de III e IIIa
IV	Aderências extensas e firmes com a aglutinação das paredes uterinas e ambos os óstios tubários ocluídos

Adaptado de Wamsteker K. *European Society for Hysteroscopy (*ESH), 1989.[53]

Quadro 46-4 Classificação da *American Fertility Society for Reproductive Medicine*

Extensão do acometimento da cavidade	< 1/3	1/3 – 1/2	> 2/3
Pontuação	1	2	4
Tipo de aderências	Fina	Fina e densa	Densa
Pontuação	1	2	4
Padrão menstrual	Normal	Hipomenorreia	Amenorreia
Pontuação	0	2	4

Adaptado da ASRM[29]

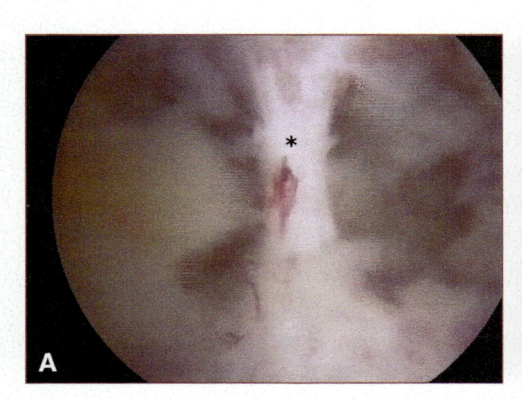

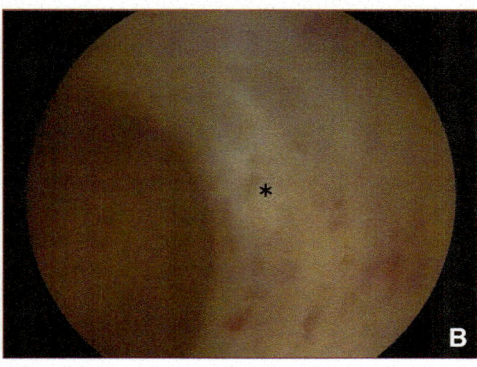

Fig. 46.3
(**A**) Sinéquia fibrosa central (*). (**B**) Sinéquia fibrosa marginal esquerda (*).

grave – pontuação de 9 a 12. O prognóstico é excelente, bom, regular ou ruim, com base no estágio, permeabilidade das tubas e julgamento clínico.

6. Um dos mais recentes sistemas de classificação considera a localização das SIUs como o fator prognóstico mais importante na determinação da taxa de gravidez no período pós-operatório (Quadro 46-5). Esse sistema de classificação tem sido criticado, porque a categoria IIIa apresenta bom prognóstico para fertilidade depois do tratamento.

7. O mais recente sistema de classificação envolve história menstrual e obstétrica e achados histeroscópicos de aderências intrauterinas. Neste sistema de classificação, a pontuação de 0 a 4 equivale ao grau 1 ou leve e reflete bom prognóstico. A pontuação de 5 a 10 equivale ao grau 2 ou moderado e reflete prognóstico ruim. A pontuação 11 a 22 descreve o grau 3 ou grave e reflete mau prognóstico (Quadro 46-6). A grande limitação deste novo sistema de classificação reside no fato de não ter sido validado e de fundamentar-se em um número pequeno de pacientes.

Quadro 46-5 Grau e localização das aderências intrauterinas

Grau	Localização
I	Aderências centrais (aderência em ponte)
Ia	Aderências finas ou filamentosas
Ib	Aderências fibromusculares e fibrosas
II	Aderências marginais (sempre fibromusculares ou aderências conjuntivas)
IIa	Pilares compactos
IIb	Obliteração de um dos óstios
III	Ausência de cavidade uterina na histerossalpingografia
IIIa	Oclusão apenas do orifício interno com a cavidade preservada – Síndrome pseudo-Asherman
IIIb	Aderência total das paredes uterinas – síndrome de Asherman verdadeira

Adaptado de Donnez e Nisolle.[55]

Quadro 46-6 Achados histeroscópicos de aderências intrauterinas e relação com a história menstrual e obstétrica

Achados Histeroscópicos	Pontuação
Aderências ístmicas	2
Aderências finas	
Poucas	1
Excessivas (> 50% da cavidade)	2
Aderências densas	
Única faixa	2
Várias bandas (> 50% da cavidade)	4
Óstios tubários	
Ambos visualizados	0
Apenas um é visualizado	2
Nenhum é visualizado	4
Cavidade tubular	10
Padrão menstrual	
Normal	0
Hipomenorreia	4
Amenorreia	8
Reprodução	
Bons antecedentes obstétricos	0
Perda periódica da gravidez	2
Infertilidade	4

Adaptado de Nasr.[54]

TRATAMENTO

O tratamento da SIU deve ser considerado em caso de dor pélvica, disfunção menstrual (incluindo hematométrio), infertilidade ou perda recorrente de gravidez.

A abordagem cirúrgica é o tratamento recomendado para as SIUs. Não existe consenso na literatura em relação ao tratamento medicamentoso coadjuvante. Não existem estudos randomizados controlados comparando a conduta expectante com os outros tratamentos.

O objetivo primário do tratamento é restaurar o volume e a forma da cavidade uterina e facilitar a comunicação entre a cavidade uterina, canal cervical e tuba uterina. O objetivo secundário é o tratamento dos sintomas, incluindo infertilidade e a prevenção de aderências recorrentes.

Conduta expectante

Um estudo publicado em 1982, que defendia o manejo expectante das SIU, demonstrou retorno da menstruação em 78% das pacientes ao final de 7 anos e gravidez em 45%.[4]

Sondagem cervical

Intervenção original descrita por Asherman em mulheres com estenose cervical sem dano endometrial ou intracavitário com ou sem uso da ultrassonografia.[2] Atualmente, esta técnica tem uso restrito pelo risco de perfuração uterina e pelo advento da técnica histeroscópica que restaura a cavidade uterina sobre visão direta.[56]

Dilatação e curetagem

A dilatação e a curetagem foram amplamente utilizadas antes do uso da histeroscopia. Estudos mostraram retorno da menstruação normal em 84% das pacientes, gravidez em 51%, abortamentos em 25%, parto a termo em 55%, parto prematuro em 9%, e acrestismo placentário em 9%.[4] Como é um método de realização às cegas, a gravidade das SIU neste grupo é desconhecida.

Com o advento da histeroscopia, a realização de dilatação e curetagem não é mais recomendada, pois não é possível a classificação e o diagnóstico preciso das SIUs.

Histeroscopia

O tratamento histeroscópico permite a lise das SIUs sob visão direta, com a vantagem de magnificação da imagem. A distensão uterina necessária para realização da histeroscopia lisa *per si* aderências mucosas. Nessas, a dissecção romba pode ser realizada pela ponta do histeroscópio. Aderências laterais, as fibromusculares e as fibrosas são as de mais difícil manejo, com maior risco de complicações, como perfuração uterina (Fig. 46-4).[3]

Instrumentos mecânicos (pinça, tesoura), instrumentos eletrocirúrgicos, que utilizam energia monopolar [52,60-63] ou bipolar [66,67] e *laser* Nd-Yag [52,62,68] são empregados para lise de aderências sob visão direta. Esses dois últimos possuem como vantagens o corte preciso e uma boa hemostasia. As desvantagens incluem risco de lesão visceral se houver perfuração uterina,[35] e risco potencial de lesão endometrial que pode predispor à recidiva da SIU.[64,65]

Não existe evidência científica em relação à superioridade de uma técnica eletrocirúrgica sobre a outra.

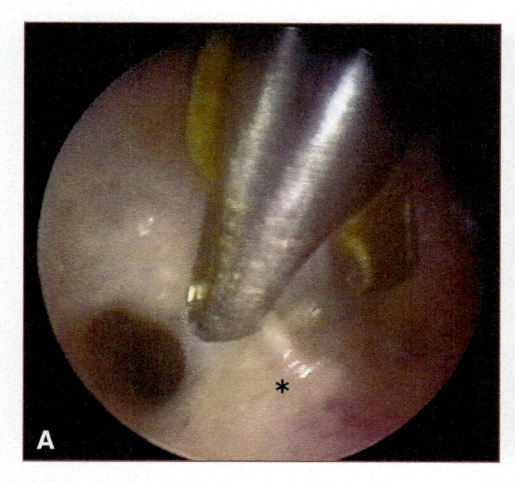

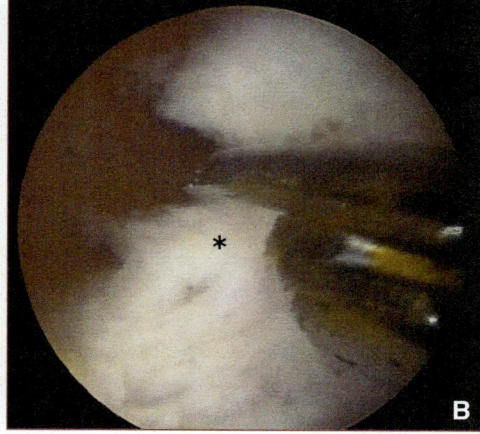

Fig. 46.4
(**A**) Lise de sinéquia fibromuscular (*) com tesoura.
(**B**) Lise de sinéquia fibrosa marginal (*) com tesoura.

INSTRUMENTOS PARA ADESIÓLISE

Instrumentos mecânicos, tais como tesoura semirrígida de 5F a 7F, introduzida através de um histeroscópio operacional de até 6,5 mm,[11] podem ser usados sob visão direta para divisão das aderências.[34,52] A dissecção precisa pode, em teoria, minimizar a destruição do endométrio.[3] As vantagens incluem baixo custo e o menor risco de lesão visceral em caso de perfuração uterina. A principal desvantagem é a menor hemostasia.

Eletrocirurgia monopolar com uso de eletrodo em faca é utilizada como instrumento de adesiólise.[52,60-63] As vantagens incluem hemostasia precisa, embora exista risco de dano visceral, caso ocorra perfuração uterina.[35] Além disso, lesões endometriais adicionais podem ocorrer, levando, então, à recidiva de SIU.[64,65]

Eletrocirurgia bipolar (VersaPoint Sistema Eletrocirúrgico, Gynecare, Inc., Menlo Park, CA) é uma técnica descrita para lise de aderências intrauterinas.[66,67] O uso de solução salina, como meio de distensão, diminuiu o risco de distúrbios eletrolíticos em comparação com a glicina. O uso do *laser* Nd-Yag também foi relatado.[52,62,68]

Mas é importante salientar que todas as modalidades, que utilizam meios de energia, possuem risco de lesões viscerais em caso de perfuração uterina.[11]

Técnicas de adesiólise intrauterina

A inserção pré-operatória de uma laminária (Laminara-Shivata Produtos Médicos Co., Nagoya, Japão) na cérvice uterina pode auxiliar a introdução do histeroscópio e auxiliar na dissecção de aderências cervicais densas.[69]

A lavagem da cavidade uterina sob pressão orientada por USG fundamenta-se no princípio da histerossonografia. A hidrodissecção consiste na infusão contínua de solução salina que resulta na ruptura mecânica de aderências intrauterinas. Esta técnica só é bem-sucedida em pacientes com aderências leves.[70]

Técnicas auxiliares ao manejo histeroscópico

A instilação de corante de azul de metileno para identificação de ilhas de endométrio normal é útil e orienta a histeroscopia. O endométrio se cora bem, mas o tecido conectivo e miométrio não.[52] Esse artifício é mais adequado para o manejo de aderências frouxas e marginais. Não é conveniente e vantajoso nos casos de obliteração uterina completa.

O uso de marcadores físicos foi descrito nos casos de obliteração da cavidade endometrial em que as aderências densas são conduzidas como um septo uterino. Um dilatador cervical é dirigido para os dois óstios tubários pelo canal cervical, resultando em dois pilares laterais que funcionam como um septo fibroso, abordados por via histeroscópica com monitoração laparoscópica. Os resultados clínicos foram animadores, com a restauração da cavidade uterina em todos os casos e o relato de cinco gestações ocorridas em quatro das seis mulheres submetidas à técnica, que resultaram em quatro nascidos vivos. No entanto, essa técnica não é isenta de riscos: em duas das seis mulheres submetidas ocorreu perfuração uterina, e em uma delas ocorreu hemorragia uterina substancial.[72] A ocorrência de complicações em 50% da série estudada é um fator preocupante. Consequentemente, essa técnica só pode realizada por histeroscopistas com grande experiência.

A fluoroscopia combinada com a histeroscopia permite a visualização radiológica das ilhas de endométrio nos casos de aderências graves, em que durante a histeroscopia diagnóstica se evidencia somente a imagem em fundo cego. Usando uma agulha *Tuohy* como um instrumento em paralelo com um histeroscópio de pequeno diâmetro, um corante radiopaco (ultravist 76,9%; Iopromide; AG Scherring Farmacêutica Divisão deBerli, Alemanha) pode ser injetado em uma área de aderências densas no ponto de obliteração da cavidade. Sob visão do intensificador de imagem, áreas normais de endométrio podem ser visualizadas, e as anormais, lisadas sob visão direta histeroscópica.[58] Esta técnica exige uma quantidade substancial de material, expõe o paciente e a equipe à radiação ionizante, e é tecnicamente desafiadora. A orientação pela fluoruoscopia para dividir aderências intrauterinas também foi descrita em pacientes ambulatoriais, utilizando um cateter com ponta em balão inserido através do colo do útero.[73] Este tratamento parece ser limitado a pacientes com aderências leves apenas, e não existem muitos estudos sobre esta técnica.

A USG transabdominal tem sido defendida como uma técnica para monitorar a lise histeroscópica de aderências intrauterinas,[3,65,71,74,75] com uma redução do risco de perfuração uterina.[75] Ela está prontamente disponível e é familiar para ginecologistas. No entanto, o tamanho amostral desses estudos é pequeno, o sucesso da técnica e a prevenção de perfuração dependem do binômio cirurgião-ultrassonografista. Nos casos relatados em que houve o uso dessa técnica, a taxa de perfuração foi até de 5%.[67,71,72] Mais recentemente, o uso de USG transretal foi empregado para orientar a lise de sinéquia histeroscópica com o sucesso relatado em um paciente.[76] Há também um único relato de caso de USG intracorpórea para orientar a lise de sinéquias,[77] que exige três modalidades: a histeroscopia, laparoscopia e USG. Seu uso não pode ser recomendado, sem pesquisas adicionais.

O uso da histeroscopia monitorada por laparoscopia para tratamento das aderências intrauterinas graves[67,71,72] é controverso. Defensores dessa abordagem argumentam que a combinação é útil para o reconhecimento imediato e tratamento das perfurações uterinas.[2,3,24,67,71,72,78] Uma revisão de 31 casos revelou que 16 de 31 mulheres (52%) obtiveram concepção, com 11 (38%) nascidos vivos e 8 (26%) partos a termo. Cinco das 16 gestações (31%) foram complicadas por acrestismo placentário.[4] Na prática contemporânea, esta técnica é raramente utilizada, e é reservada apenas para casos graves em que outras técnicas não foram possíveis.[21]

TRATAMENTOS AUXILIARES AO MANEJO HISTEROSCÓPICO

Barreiras físicas

A inserção de um DIU proporciona uma barreira física entre as paredes do útero, separando as camadas do endométrio após a lise de aderências intrauterinas.[4,34,81] O primeiro caso de utilização de um DIU *Dalcon Shield* foi descrito em 1966, com êxito moderado. Desde então, a utilização de DIU é considerada um tratamento coadjuvante em muitos estudos.[14,34,51,52,57,60,62,67,75,82-85] O tipo de DIU a ser utilizado parece ser importante. DIUs contendo cobre provocam uma reação inflamatória,[86] e os DIUs em formato de T parecem ter uma área de superfície muito pequena para constituírem uma barreira física.[87] Em razão do efeito inibitório sobre o endométrio, o Sistema Intrauterino (SIU) liberador de Levonorgestrel não deve ser empregado nesses casos.

O DIU em alça de *Lippes* (*Lippes loop*) é considerado o de escolha no tratamento de aderências intrauterinas,[3] embora não esteja disponível em muitas áreas geográficas. Um pequeno estudo, não randomizado, comparou o uso de DIU no pós-operatório associado à terapia hormonal e à terapia hormonal isolada. Não foi encontrada diferença estatisticamente significativa na recidiva de aderências.[88] Até o momento não há estudos prospectivos e randomizados que analisem o uso de DIU após a lise histeroscópica de aderências intrauterinas. Há um risco de infecção, quando o DIU é introduzido no útero imediatamente após adesiólise, que foi de 8% em uma série.[85] A perfuração uterina durante a inserção do DIU é um risco adicional.

O uso de um cateter de Foley por 3 a 10 dias também foi descrito para atuar como uma barreira física intrauterina após a lise de SIU.[2,34,73,79,84,85,89,90] Em um estudo não randomizado, o cateter de Foley pediátrico foi inflado e colocado no útero por 10 dias em 59 pacientes no pós-operatório e comparado com o uso de DIU por 3 meses em 51 mulheres. A duração do estudo foi de 4 anos. A amenorreia permaneceu em 19% das pacientes do grupo do cateter de Foley, e em 38% do grupo com DIU. As taxas de fecundidade também foram baixas em ambos os grupos: 34% (20 das 59 pacientes) no grupo com DIU e 28% no grupo com Foley (14 de 51 pacientes). Houve menor índice de infecções e uma menor taxa de recidiva de aderências intrauterinas, avaliadas por HSG, no grupo do cateter de Foley.[85]

A utilização de um enxerto de âmnio fresco sobre um cateter de Foley inflado foi relatada em 25 mulheres após lise de aderências moderadas a graves (síndrome de Asherman). Essa abordagem visa a evitar a recidiva de SIU após adesiólise histeroscópica, que foi mínima em 48% das pacientes.[90] No entanto, não existem publicações que relatem melhora na fertilidade com o uso desta técnica.

O uso de novas barreiras antiaderentes, como o ácido hialurônico modificado, possui resultados preliminares promissores pós-tratamento das aderências intrauterinas.[91-93] Ele já foi empregado como agente de barreira para evitar a formação de aderências após cirurgia abdominal ou pélvica.[94] Esse efeito depende do peso molecular, da preparação e concentração do ácido.[95] O tratamento com gel de ácido hialurônico autorreticulado pode ser mais adequado para prevenção de SIU pela maior sensibilidade e tempo de permanência na superfície lesada, em comparação com o ácido hialurônico.[96] Em um estudo prospectivo, randomizado, controlado, 43 mulheres receberam a aplicação de gel de ácido hialurônico autorreticulado (gel Hyalobarrier; Baxter International Inc., Deerfield, IL) em comparação com 41 mulheres que não receberam nenhuma terapia, após tratamento cirúrgico da síndrome de Asherman. No primeiro grupo, a avaliação ultrassonográfica no pós-operatório mostrou a separação das paredes uterinas por pelo menos 72 horas. Na revisão histeroscópica realizada três meses após o procedimento, as aderências intrauterinas foram significativamente menores nas pacientes que receberam a barreira à adesão (6 de 43 – 14%) comparadas com o grupo controle (13 a 41 – 32%).[91]

Em um estudo prospectivo, randomizado, duplo-cego, controlado, 150 mulheres foram submetidas à aspiração manual intrauterina (curetagem de sucção) após abortamento incompleto, abortamento retido ou abortamento recorrente. Cinquenta mulheres receberam Seprafilm (Genzyme Corporation, Cambridge, Massachusetts), e 100 pacientes serviram como grupo controle.[92] Das mulheres que receberam Seprafilm com apenas uma curetagem uterina prévia, 32 ficaram grávidas cerca de 8 meses após o procedimento. Não foram relatadas reações adversas com Seprafilm na cavidade endometrial, e os exames ultrassonográficos não demonstraram alterações na avaliação do eco endometrial durante o acompanhamento das pacientes.

Os estudos mais recentes com a utilização de novas barreiras contra aderências são promissores. Entretanto, são necessários estudos adicionais antes da recomendação do uso dessas barreiras na prática clínica.

Terapia hormonal

Em 1964, Woodand Pena[97] descreveu a terapia com estrógenos para estimular a regeneração do endométrio e promover sua reepitelização após o tratamento cirúrgico de aderências intrauterinas. Vários esquemas já foram propostos para o tratamento pós-operatório com estrógenos, como uma dose diária de 2,5 mg de estrógenos conjugados equinos, com ou sem a oposição progesterona durante dois a três ciclos.[11,21,58,59] Não existem estudos comparativos sobre dosagem, administração, ou a combinação de hormônios.

Em certo estudo, 60 mulheres, submetidas à dilatação e curetagem durante o primeiro trimestre da gestação, foram randomizadas para receber estrogênio e progesterona ou nenhum tratamento.[98] Mulheres da terapia hormonal combinada apresentavam um endométrio significativamente mais espesso (0,84 cm versus 0,67 cm) e um maior volume endometrial (3,85 cm² versus 1,97 cm²) em relação ao grupo controle.[99] Isso sugere que pode haver um benefício com tratamento hormonal no pós-operatório de aderências intrauterinas. Entretanto, não existem disponíveis, até o momento, quanto às taxas de gravidez ou de reincidência de SIU. Os efeitos adversos de estrogênio ou estrogênio mais progesterona devem ser considerados, tais como náuseas, dor de cabeça e o risco de doença tromboembólica. O uso pré-operatório da terapia com estrogênio pode ser útil no aumento da espessura endometrial antes de qualquer intervenção cirúrgica, mas os resultados disponíveis na literatura são limitados e requerem estudos adicionais.[35]

Técnicas para aumentar o fluxo vascular ao endométrio

Vários relatos de casos apontaram o aumento da perfusão vascular endometrial com a utilização de medicações, como aspirina, nitroglicerina e citrato de sildenafil.[99-102] Apesar do relato de gestação após o uso desses medicamentos,[103] mais pesquisas são necessárias para avaliar a sua eficácia e possíveis efeitos adversos com o uso *off-label*. Portanto, esses medicamentos não podem ser recomendados como tratamento coadjuvante, após a lise de aderências intrauterinas.

Antibioticoterapia

Não existem publicações que suportem o uso de antibióticos antes, durante ou após o tratamento cirúrgico das SIU. O *American College of Obstetricians and Gynecologists* (ACOG) não recomenda a antibioticoterapia na histeroscopia diagnóstica ou terapêutica.[104]

Existe, no entanto, um risco teórico de infecção secundária. E a infecção pode ser uma das causas de aderências intrauterinas. Isso tem levado muitos cirurgiões, sem o respaldo das evidências científicas, a prescreverem antibióticos no pré-operatório ou peroperatório e/ou no pós-operatório nas pacientes submetidas à adesiólise.

RISCOS E COMPLICAÇÕES DA LISE HISTEROSCÓPICA DE SINÉQUIAS

A perfuração uterina é a complicação mais comum no manejo terapêutico das aderências graves e varia de 2 a 5%.[3] A hemorragia pode ocorrer em 6 a 27% dos casos.[3] Lesões nos vasos sanguíneos miometriais podem obstruir a visão do cirurgião e permitir uma rápida absorção do meio de distensão, levando a significativas alterações eletrolíticas, incluindo hiponatremia.

Repetidas dilatações cervicais aumentam o risco de incompetência cervical e de abortamentos de primeiro trimestre.[61] Em decorrência do alto risco de recidiva de SIU, principalmente nos casos de aderências graves, as pacientes devem ser advertidas sobre a possibilidade e necessidade de reintervenções.[3,52]

A maioria das pacientes com amenorreia volta a menstruar normalmente após o tratamento histeroscópico das aderências intrauterinas. Evidências científicas relatam a normalização dos ciclos menstruais entre 92 e 96% na maioria dos grupos estudados.[59,67,84,106,107] A gravidade das SIU relaciona-se com a probabilidade de retorno da menstruação normal. As aderências mais graves associam-se a um pior prognóstico.[21,81,108]

É mais difícil obter dados precisos sobre fertilidade e taxa de gravidez dos estudos recentes em razão da variabilidade no tempo de acompanhamento e da natureza retrospectiva deles. Dos 36 estudos que relatam fertilidade e resultados obstétricos após manejo histeroscópico, a taxa de gravidez foi de, aproximadamente, 63% (968 dos 1.542 pacientes), e nas mulher que conceberam, a taxa de natalidade foi de 75% (696 de 930).[3,18,21,51,52,59,61,62,63,65,67,71,74,75,80,81,84,87,106,107-122]

Várias complicações obstétricas foram relatadas após o tratamento histeroscópico das SIUs. Em 696 nascimentos relatados após o tratamento de adesiólise histeroscópica intrauterina, 17 gestações foram complicadas por anormalidades de placentação, incluindo placentas acreta e increta.[52,65,67,71,72,121,123] O risco de parto prematuro também aumentou nas pacientes submetidas à lise de sinéquias, com taxas relatadas de 40 a 50% após a abordagem.[61,67,71,72] Ruptura uterina também é uma complicação descrita após cirurgia histeroscópica no tratamento das SIUs. A fraqueza e a cicatriz miometrial são os fatores determinantes para ocorrência deste desfecho. Além disso, a ocorrência de perfuração uterina durante o procedimento de lise de sinéquias também contribui para este desfecho. Sete histerectomias periparto foram realizadas em mulheres com história prévia de tratamento de aderências intrauterinas,[52,59,67,71,111,122] e um óbito neonatal foi relatado.[116]

O principal problema na determinação das complicações gravídicas referentes ao tratamento das SIU decorre das escassas publicações. A maioria delas é constituída de estudos retrospectivos e de relatos de casos. As pacientes que desejam gestar devem ser advertidas sobre um risco maior de complicações obstétricas, incluindo parto prematuro e potenciais problemas ligados à inserção placentária.

RECOMENDAÇÕES PARA TRATAMENTO DAS SIUs

1. Não há nenhuma evidência científica que apoie a utilização da dilatação às cegas e a curetagem uterina como abordagem terapêutica.

2. A visualização direta da cavidade uterina com histeroscopia em conjunto com instrumentos para lise de aderências é o tratamento de escolha para SIU.

3. Na presença de aderências extensas e densas, o tratamento deve ser executado por histeroscopista experiente, familiarizado com um dos métodos anteriormente descritos.

4. Não existem evidências científicas de que a lise histeroscópica de sinéquias monitorada por ultrassonografia ou pela laparoscopia previna perfuração uterina ou melhore os resultados reprodutivos. Entretanto, esses procedimentos devem ser usados em pacientes criteriosamente selecionadas para minimizar as consequências, caso ocorra perfuração uterina.

5. Em consequência da supressão ou dos efeitos inflamatórios no endométrio, nem o DIU de cobre, nem o SIU liberador de progesterona devem ser usados após a adesiólise.

6. Métodos de barreira, como ácido hialurônico, parecem reduzir o risco de recidiva de aderências e trazer algum benefício após tratamento das SIUs. Até o momento, seus efeitos sobre as taxas de gravidez pós-tratamento são desconhecidos e devem ser exclusivamente empregados em protocolos rigorosos de pesquisa.

7. Tratamento hormonal no pós-operatório com estrogênio, com ou sem progesterona, pode reduzir a recidiva de SIU.
8. Não há nenhuma evidência para suportar ou refutar o uso da terapia antibiótica no pré-, per ou pós-operatório da lise histeroscópica das SIUs.

AVALIAÇÃO PÓS-OPERATÓRIA

Em razão da alta taxa de recidiva de aderências intrauterinas após o tratamento, com qualquer intervenção cirúrgica utilizada, é importante a reavaliação da cavidade uterina, em até dois a três ciclos após o tratamento, com a taxa de recidiva de aderências intrauterinas em até um terço nas pacientes com aderências leve a moderada [52,79,105] e dois terços nas pacientes com aderências intrauterinas graves.[61]

PREVENÇÃO

O desenvolvimento de aderências intrauterinas pode ocorrer em qualquer mulher. No entanto, existem princípios simples que podem ajudar a prevenir o seu desenvolvimento:

1. Reduzir a necessidade de instrumentação do útero gravídico através do uso de contraceptivos e considerar, eventualmente, o tratamento medicamentoso do abortamento.[3,9,123]
2. Utilizar a USG para diferenciar os coágulos sanguíneos dos produtos da concepção retidos, especialmente quando o útero já sofreu instrumentação. O uso da histerossonografia com infusão de soro fisiológico parece ser útil,[124] assim como o uso da USG com dopplerfluxometria colorida para identificação de cor e velocidade de imagem atípicas.[125] Essas técnicas podem promover tratamento conservador e diminuir instrumentação uterina.
3. Proceder à remoção dos produtos retidos da concepção guiada por meio da histeroscopia. Essa abordagem parece ser muito melhor do que a curetagem uterina realizada às cegas.[60]
4. Quando a remoção de produtos monitorada por histeroscopia não for possível, é recomendável a utilização de cânulas de sucção ou de uma cureta romba ao invés de um instrumental afiado.[3]

CONCLUSÃO

As sinéquias intrauterinas podem ter repercussões clínicas indesejáveis, principalmente se comprometem o futuro reprodutivo da mulher. Apesar de a maioria dos casos apresentar boa resposta terapêutica, elas devem ser prevenidas evitando-se trauma endometrial desnecessário ou excessivo.

O tratamento por meio da histeroscopia cirúrgica só deve ser realizado por cirurgiões endoscópicos hábeis e experientes, após investigação diagnóstica detalhada por HSG e HSC. A realização de HSC diagnóstica na presença de SIU não é fácil, e é perigosa nas mãos de endoscopistas inexperientes. O manejo diagnóstico e terapêutico dessa afecção requer habilidade e treinamento nas diferentes técnicas da histeroscopia cirúrgica.

A qualidade metodológica dos estudos recentes para o tratamento das aderências intrauterinas é questionável.[126] A natureza esporádica das SIUs associada à multiplicidade de sistemas de classificações, métodos de tratamento, diferentes desfechos (função menstrual, dor e infertilidade) e escassas publicações dificulta o completo entendimento e manejo da afecção.

Com base nas publicações existentes, existe claramente a necessidade de uma validação e unificação de um sistema de classificação. O uso de tratamentos perioperatórios adjuvantes, incluindo antibioticoterapia, barreiras antiaderências, tipo e dose de hormonoterapia requer estudos randomizados e prospectivos adicionais.

As aderências intrauterinas podem levar à disfunção menstrual e infertilidade. O diagnóstico de SIU é melhor com a histeroscopia, mas a histerossonografia com solução salina e histerossalpingografia representam duas alternativas razoáveis. No entanto, suas limitações devem ser reconhecidas.

O melhor tratamento é o realizado cirurgicamente por via histeroscópica com melhora da função menstrual e dos resultados sobre a fertilidade, embora não haja evidência sobre qual é a melhor técnica. Mas é importante salientar que a recidiva de aderência intrauterina é imprevisível.

REFERÊNCIAS BIBLIOGRÁFICAS

1. Fritsh H. Ein fall von volligem schwund ser gebarmutterhohle nach Auskratzung. *Zentralbl Gynaekol* 1894;18:1337-42.
2. Asherman JG. Traumatic intra-uterine adhesions. *Br J Obstet Gynaecol* 1950;57:892-96.
3. Yu D, Wong Y-M, Cheong Y et al. Asherman syndrome: onecentury later. *Fertil Steril* 2008;89:759-79.
4. Schenker JG, Margalioth EJ. Intrauterine adhesions: an updatedappraisal. *Fertil Steril* 1982;37:593-10.
5. Al-Inany H. Intrauterine adhesions: an update. *Acta Obstet Gynecol Scand* 2001;80:986-93.
6. Foix A, Bruno R, Davison T et al. The pathology of postcurettageadhesions. *Am J Obstet Gynecol* 1966;96:1027-33.
7. Yaffe H, Ron M, Polishuk W. Amenorrhoea, hypomenorrhoea anduterine fibrosis. *Am J Obstet Gynecol* 1978;130:599-601.
8. McCulloch T, Wagner B, Duffy S et al. The pathology ofhysterectomy specimens following trans-cervical resection of theendometrium. *Histopathology* 1995;27:541-47.
9. Tam WH, Lau WC, Cheung LP et al. Intrauterine adhesions after conservative and surgical management of spontaneousabortion. *J Am Assoc Gynecol Laparosc* 2002;9:182-85.
10. Dmowski WP, Greenblatt R. Asherman's syndrome and risk ofplacenta accreta. *Obstet Gynecol* 1969;34:288-99.
11. Kodaman PH, Arici A. Intra-uterine adhesions and fertility outcome:how to optimize success? *Curr Opin Obstet Gynecol* 2007;19:207-14.
12. Rabau E, David A. Intrauterine adhesions: etiology, prevention, andtreatment. *Obstet Gynecol* 1963;22:626-29.
13. Toaff R, Ballas S. Traumatic hypomenorrhea-amenorrhea (Asherman'syndrome). *Fertil Steril* 1978;30:379-87.
14. Ventolini G, Zhang M, Gruber J. Hysteroscopy in the evaluation of patientswith recurrent pregnancy loss. *Surg Endosc* 2004;18:1782-84.
15. Polishuk W, Kohane S. Intrauterine adhesions: diagnosis and therapy. *Obstet Gynecol Digest* 1966;8:41.
16. Westendorp ICD, Ankum WM, Mol B et al. Prevalence of Asherman's syndrome after secondary removal of placental remnants or a repeat curettage for incomplete abortion. *Hum Reprod* 1998;13:3347-50.
17. Rochet Y, Dargent D, Bremond A. The obetetrical outcome of womenwith surgically treated uterine synechiae. *J Gynecol Obstet Biol Reprod* 1979;8:723-26.
18. Parent B, Barbot J, Dubuisson J. Uterine synechiae. *Encycl Med Chir Gynecol* 1988;140A(Suppl):10-12.
19. Eriksen J, Kaestel C. The incidence of uterine atresia after post-partumcurettage: a follow-up examination of 141 patients. *Dan Med Bull* 1960;7:50.
20. Jones WE. Traumatic intrauterine adhesions. *Am J Obstet Gynecol* 1964;89:304-13.

21. Fedele L, Vercellini P, Viezzoli T et al. Intrauterine adhesions: current diagnostic and therapeutic trends. *Acta Eur Fertil* 1986;17:31-37.
22. Friedler S, Margalioth EJ, Kafka I et al. Incidence of post-abortion intra-uterine adhesions evaluated by hysteroscopy: a prospective study. *Hum Reprod* 1993;8:442-44.
23. Taskin O, Sadik S, Onoglu A et al. Role of endometrial supression on the frequency of intrauterine adhesions after resectoscopic surgery. *J Am Assoc Gynecol Laparosc* 2000;7:351-54.
24. Netter AP, Musset R, Lambert A et al. Traumatic uterine synechiae: a common cause of menstrual insufficiency, sterility, and abortion. *Am J Obstet Gynecol* 1956;71:368-75.
25. Davies C, Gibson M, Holt E et al. Amenorrhoea secondary to endometrial ablation and Asherman's syndrome following uterine artery embolization. *Clin Radiol* 2002;57:317-18.
26. Roman H, Sentilhes L, Cingotti M et al. Uterine devascularization and subsequent major intrauterine synechiae andovarian failure. *Fertil Steril* 2005;83:755-57.
27. Jensen P, Stromme W. Amenorrhoea secondary to puerperal curettage (Asherman syndrome). *Am J Obstet Gynecol* 1972;113:150.
28. Polishuk WZ, Siew FP, Gordon R et al. Vascular changes in traumatic amenorrhea and hypomenorrhea. *Int J Fertil* 1977;22:189-92.
29. [No authors listed] The American fertility society classifications of adnexal adhesions, distal tubal occlusion, tubal occlusion secondary totubal ligation, tubal pregnancies, mullerian anomalies and intrauterineadhesions. *Fertil Steril* 1988;49:944-55.
30. Smid A, Borsos A, Takacs I. Etiology of Asherman's syndrome (intrauterine synechiae). *Zentralbl Gynaekol* 1980;102:380-85.
31. Shaffer W. Role of intrauterine adheisions in the case of multiple pregnancy losses. *Clin Obstet Gynecol* 1986;29:912-24.
32. Carp HJ, Ben-Shlomo I, Mashiach S. What is the minimal uterine cavity needed for a normal pregnancy? An extreme case of Asherman syndrome. *Fertil Steril* 1992;58:419-21.
33. Taylor PJ, Cumming DC, Hill PJ. Significance of intrauterine adhesions detected hysteroscopically in eumenorrheic infertile women and role of antecedent curettage in their formation. *Am J Obstet Gynecol* 1981;139:239-42.
34. March C, Israel R, March A. Hysteroscopic managment of intrauterine adhesions. *Am J Obstet Gynecol* 1978;130:653-57.
35. Magos A. Hysteroscopic treatment of Asherman's syndrome. *Reprod Biomed Online* 2002;4(Suppl 3):46-51.
36. Kremer C, Duffy S, Moroney M. Patient satisfaction with outpatient hysteroscopy versus day case hysteroscopy: randomised controlledtrial. *BMJ* 2000;320:279-82.
37. Demirol A, Gurgan T. Effect of treatment of intrauterine pathologies with office hysteroscopy in patients with recurrent IVF failure. *ReprodBiomed Online* 2004;8:590-94.
38. Wamsteker K, Blok SD. Diagnostic hysteroscopy: technique anddocumentation. In: Sutton C, Diamond M (Eds.). *Endoscopic surgery for gynecologists*. Philadelphia, PA: WB Saunders, 1993.
39. Roma DA, Ubeda B, Ubeda A et al. Diagnostic value of hysterosalpingography in the detection of intrauterine abnormalities: a comparisonwith hysteroscopy. *AJR* 2004;183:1405-9.
40. Soares SR, Barbosa dos Reis MMB, Carnargos AF. Diagnostic accuracy of sonohysterography, transvaginal sonography, and hysterosalpingography in patients with uterine cavity diseases. *Fertil Steril* 2000;73:406-10.
41. Raziel A, Arieli S, Bukovsky I et al. Investigation of the uterine cavity in recurrent aborters. *Fertil Steril* 1994;62:1080-82.
42. Confino E, Friberg J, Giglia R et al. Sonographic imaging of intrauterine adhesions. *Obstet Gynecol* 1985;66:596-98.
43. Schlaff WD, Hurst BS. Preoperative sonographic measurement of endometrial pattern predicts outcome of surgical repair in patients with severe Asherman's syndrome. *Fertil Steril* 1995;63:410-13.
44. Salle B, Gaucherand P, de Saint Hilaire P et al. Transvaginal sonohysterographic evaluation of intrauterine adhesions. *J Clin Ultrasound* 1999;27:131-34.
45. Sylvestre C, Child T, Tulandi T et al. A prospective study to evaluate the efficacy of two and three dimensional sonohysterography in womenwith intrauterine adhesions. *Fertil Steril* 2003;79:1222-25.
46. Weinraub Z, Maymon R, Shulman A et al. Three dimensional saline contrast hysterosonography and surface rendering of uterine cavity pathology. *Ultrasound Obstet Gynecol* 1996;8:277-82.
47. Makris N, Kalmantis K, Skartados N et al. Three-dimensional hysterosonography versus hysteroscopyfor the detection of intracavitary uterine abnormalities. *Int J Gynecol Obstet* 2007;97:6-9.
48. Dykes T, Isler R, McLean A. MR imaging of Asherman syndrome: total endometrial obliteration. *J Comput Assist Tomogr* 1991;15:858-60.
49. Letterie G, Haggerty M. Magnetic resonance imaging of intrauterine synechiae. *Gynecol Obstet Invest* 1994;37:66-68.
50. Bacelar AC, Wilcock D, Powell M et al. The value of MRI in the assessment of traumatic intra-uterine adhesions (Asherman's syndrome). *Clin Radiol* 1995;50:80-83.
51. Hamou J, Salat-Baroux J, Siegler A. Diagnosis and treatment of intrauterine adhesions by microhysteroscopy. *Fertil Steril* 1983;39:321-26.
52. Valle RF, Sciarra JJ. Intrauterine adhesions: hysteroscopic diagnosis, classification, treatment, and reproductive outcome. *Am J Obstet Gynecol* 1988;158:1459-70.
53. Wamsteker K, de Block S. Diagnostic hysteroscopy: technique and documentation. In: Sutton C, Diamond M (Eds.). *Endoscopic surgery for gynecologists*. London: WB Saunders; 1998. p. 511-24.
54. Nasr A, Al-Inany H, Thabet S et al. A clinicohysteroscopicscoring system of intrauterine adhesions. *Gynecol Obstet Invest* 2000;50:178-81.
55. Donnez J, Nisolle M. Hysteroscopic adheisolysis of intrauterine adhesions (Asherman syndrome). In: Donnez J (Ed.). *Atlas of laser operative laparoscopy and hysteroscopy*. London, England: Parthenon Publishing Group; 1994. p. 305-22.
56. Asherman JG. Amenorrhoea traumatica (atretica). *J Obstet Gynaecol Br Empire* 1948;55:23-30.
57. Sugimoto O. Diagnostic and therapeutic hysterosocpy for traumatic intrauterine adheisons. *Am J Obstet Gynecol* 1978;131:539-47.
58. Broome JD, Vancaille T. Fluroscopically guided hysteroscopic division of adhesions in severe Asherman syndrome. *Obstet Gynecol* 1999;93:1041-43.
59. Thomson A, Abbott J, Kingston A et al. Fluoroscopically guided synechiolysis for patients with Asherman's syndrome: menstrual and fertility outcomes. *Fertil Steril* 2007;87:405-10.
60. GoldenbergM, Schiff E, Achiron R et al. Managing residual trophoblastic tissue: hysteroscopy for directing curettage. *J Reprod Med* 1997;42:26-28.
61. Capella-Allouc S, Morsad F, Rongieres-Bertrand C et al. Hysteroscopic treatment of severe Asherman's syndromeand subsequent fertility. *Hum Reprod* 1999;14:1230-33.
62. Chapman R, Chapman K. The value of two stage laser treatment for severe Asherman's syndrome. *Br J Obstet Gynaecol* 1996;103:1256-58.
63. Pabuccu R, Atay V, Orhon E et al. Hysteroscopic treatment of intrauterine adhesions is safe and effective in the restoration of normal menstruation and fertility. *Fertil Steril* 1997;68:1141-43.
64. Duffy S, Reid P, Sharp F. In-vivo studies of uterine electrosurgery. *Br J Obstet Gynaecol* 1992;99:579-82.
65. Roge P, D'Ercole C, Cravello L et al. Hysteroscopic management of uterine synechiae: a series of 102 observations. *Eur J Obstet Gynecol Reprod Biol* 1996;65:189-93.
66. Fernandez H, Gervaise A, de Tayrac R. Operative hysteroscopy for infertility using normal saline solution and a coaxial bipolar electrode: a pilot study. *Hum Reprod* 2000;15:1773-75.
67. Zikopoulos K. Live delivery rates in subfertile women with Asherman's syndrome after hysteroscopic adhesiolysis using the resectoscope or the Versapoint system. *Reprod Biomed Online* 2004;8:720-25.
68. Newton JR, MacKenzie WE, Emens MJ et al. Division of uterine adhesions (Asherman syndrome) with Nd-YAG laser. *Br J Obstet Gynaecol* 1989;96:102-4.
69. Chen F, Soong YK, Hui YL. Successful treatment of severe uterine synechiae with transcervical resectoscopy combined with laminara tent. *Hum Reprod* 1997;12:943-47.
70. Coccia ME, Becattini C, Bracco GL et al. Pressure lavage under ultrasound guidance: a new approach for outpatient treatment of intrauterine adhesions. *Fertil Steril* 2001;75:601-6.
71. Protopapas A, Shushan A, Magos A. Myometrial scoring: a new technique for the management of severe Asherman's syndrome. *Fertil Steril* 1998;69:860-64.

72. McComb PF, Wagner BL. Simplified therapy for Asherman's syndrome. *Fertil Steril* 1997;68:1047-50.
73. Karande V, Levrant S, Hoxsey R et al. Lysis of intrauterine adhesions using gynecoradiologic techniques. *Fertil Steril* 1997;68:658-72.
74. Fraser IS, Song JY, Jansen RPS et al. Hysteroscopic lysis of intra-uterine adhesions under ultrasound guidance. *Gynaecol Endosc* 1995;4:35-40.
75. Bellingham R. Intrauterine adhesions: hysteroscopic lysis and adjunctive methods. *Aust NZ J Obstet Gynaecol* 1996;36:171-74.
76. Hayasaka S, Murakami T, Arai M et al. A method for safe hysteroscopic synechiolysis in patients with Asherman syndrome. *J Gynecol Surg* 2009;25:147-52.
77. Tiras M, Oktem M, Noyan V. Laparoscopic intracorporal ultrasound guidance during hysteroscopic adhesiolysis. *Eur J Obstet Gynecol Reprod Biol* 2003;108:80-84.
78. Wolff F. Verwachsungen in der cervix uteri nach curettagen. *Zentralbl Gynaekol* 1926;50:1247.
79. Bukulmez O, Yarali H, Gurgan T. Total corporal synechiae due to tuberculosis carry a very poor prognosis following hysteroscopic synechiolysis. *Hum Reprod* 1999;14:1960.
80. Preutthipan S, Linasmita V. A prospective comparitive study between hysterosalpingography and hysteroscopy in the detection of intrauterine pathology in patients with infertility. *J Obstet Gynaecol Res* 2003;29:33-37.
81. Pabuccu R, Onalan G, Kaya C et al. Efficiency and pregnancy outcome of serial intrauterine device-guided hysteroscopic adhesiolysis of intrauterine synechiae. *Fertil Steril* 2008;90:1973-77.
82. Ismajovich B, Lidor A, Confino E et al. Treatment of minimal and moderate intrauterine adhesions (Asherman's syndrome). *J Reprod Med* 1985;30:769-72.
83. Katz Z, Ben-Arie A, Lurie S et al. Reproductive outcome following hysteroscopic adhesiolysis in Asherman syndrome. *Int J Fertil Menopausal Stud* 1996;41:462-65.
84. Yasmin H, Nasir A, Noorani KJ. Hysteroscopic management of Asherman's syndrome. *J Pak Med Assoc* 2007;57:553-55.
85. Orhue AAE, Aziken ME, Igbefoh JO. A comparison of two adjunctive treatments for intrauterine adhesions following lysis. *Int J Gynecol Obstet* 2003;82:49-56.
86. Vesce F, Jorizzo G, Bianciotto A et al. Use of intrauterine device in the management of secondary amenorrhea. *Fertil Steril* 2000;73:162-65.
87. March C. Gestational outcomes following hysteroscopic lysis of adhesions. *Fertil Steril* 1981;36:455-59.
88. San Fillipo J, Fitzgerald D. Asherman's syndrome: a comparison of therapeutic methods. *J Reprod Med* 1982;27:328-30.
89. Amer M, El Nadim A, Hassanein K. The role of intrauterine balloon after operative hysteroscopy in the prevention of intrauterine adhesion: a prospective controlled study. *MEFS J* 2005;10:125-29.
90. Amer M, Abd-El-Maebou KH. Amnion graft following hysteroscopic lysis of intrauterine adhesions. *J Obstet Gynaecol Res* 2006;32:559-66.
91. Tsapanos VS, Stathopoulou LP, Papathanassopoulou VS et al. The role of Seprafilm bioresorbable membrane in the prevention and therapy of endometrial Synechiae. *J Biomed Mater Res* 2001;63:10-14.
92. Accunzo G, Guida M, Pellicano M et al. Bifulco Gea. Effectiveness of auto-cross-linked hyaluronic acid gel in the prevention of intrauterine adhesions after hysteroscopic adhesiolysis: a prospective randomized, controlled study. *Hum Reprod* 2003;18:1918-21.
93. Guida M, Acunzo G, SardoADS et al. Effectiveness of auto-crosslinked hyaluronic acid gel in the prevention of intrauterine adhesions after hysteroscopic surgery: a prospective, randomized, controlled study. *Hum Reprod* 2004;19:1461-64.
94. Burns J, Skinner K, Colt J et al. Prevention of tissue injury and postsurgical adhesions by precoating tissues with hyaluronic acid solutions. *J Surg Res* 1995;59:644-52.
95. De Laco PA, Stefanetti M, Pressato D et al. A novel hyaluronan-based gel in laparoscopic adhesion prevention: preclinical evaluation in an animal model. *Fertil Steril* 1998;69:318-23.
96. Mensitieri M, Ambrosio L, Nicolaris L et al. Viscoelastic properties modulation of a novel auto-cross-linked haluronic acid polymer. *J Mater Sci Mater Med* 1996;7:695-98.
97. Wood J, Pena G. Treatment of traumatic uterine synechias. *Int J Fertil* 1964;9:405-10.
98. Farhi J, Bar-Hava I, Homburg R et al. Induced regeneration of endometrium following curettage for abortion: a comparative study. *Hum Reprod* 1993;8:1143.
99. Hurst BS, Bhojwani J, Marshburn P. Low dose asprin does not improve ovarian stimulation, endometrial response or pregnancy rates for invitro fertilization. *J Exp Clin Assist Reprod* 2005;31:8-13.
100. Hsieh Y, Tsai H, Chang C. Low dose asprin for infertile women with thin endometrium receiving intra-uterine insemination: a prospective, randomized study. *J Assist Reprod Genet* 2000;17:174-77.
101. Zackrisson U, Brannstrom M, Granberg S. Acute effects of a transdermal nitric oxide donor on perifollicular and intrauterine blood flow. *Ultrasound Obstet Gynecol* 1998;12:50-55.
102. Sher G, Fisch D. Effect of vaginal sidenafil on the outcome of in vitro fertilization (IVF) after multiple IVF failures attributed to poor endometrial development. *Hum Reprod* 2001;15:806-9.
103. Zinger M, Liu J, Thomas M. Successful use of vaginal sildenafil citrate in two infertility patients with Asherman syndrome. *J Women Health* 2006;442-44.
104. ACOG Committee on Practice Bulletins. ACOG Practice Bulletin No. 74. Antibiotic prophylaxis for gynecologic procedures. *Obstet Gynecol* 2006;108:225-34.
105. Siegler A, Valle R. Therapeutic hysterosocpic procedures. *Fertil Steril* 1988;50:685-701.
106. Fernandez H, Fadheela A-N. Fertility after treatment of Asherman's syndrome. *J Minim Invasive Gynecol* 2006;13:398-402.
107. Robinson JK, Swedarsky Colimon LM, Isaacson KB. Postoperative adhesiolysis therapy for intrauterine adhesions (Asherman's syndrome). *Fertil Steril* 2008;90:409-14.
108. Feng Z, Yang B, Shao J, Liu S. Diagnostic and therapeutic hysteroscopy for traumatic intrauterine adhesions after induced abortions: clinical analysis of 365 cases. *Gynaecol Endosc* 1999;8:95-98.
109. Neuwirth R, Hussein A, Schiffman B et al. Hysterosocpic resection of intrauterine scars using a new technique. *Obstet Gynecol* 1982;60:111-13.
110. Wamsteker K. Hysteroscopy in the management of abnormal bleeding in 199 patients. In: Seiger AM, Lindemann HJ (Eds.). *Hysteroscopy principles and practice*. Philadelphia, PA: Lippincott Williams & Wilkins; 1984.
111. Deaton J, Maier D, Andreoli JJ. Spontaneous uterine rupture during pregnancy after treatment of Asherman's syndrome. *Am J Obstet Gynecol*. 1989;160:1053.
112. Hulka J. Uterine rupture after treatment of Asherman's syndrome. *Am J Obstet Gynecol* 1990;162:1352-53
113. Carp H, Tode V, Mashiach S. Efficacy of immunotherapy preceding in vitro fertilization and embryo transfer. *Fertil Steril* 1992;57:445-47.
114. Barbot J. Traitement chirurgical et endoscopue des synecnies uterines. In: Anonymous (Ed.). *Techniques chir urologie-gynecologie*. Paris: Techniques, 1994.
115. Goldberg M, Sivan E, Sharabi Z et al. Reproductive outcome following managment of intrauteirne septum and adhesions. *Hum Reprod* 1995;10:2663-65.
116. Katz Z, Ben-Arie A, Lurie S et al. Reproductive outcome following hysteroscopic adhesiolysis in Asherman syndrome. *Int J Fertil Menopausal Stud* 1996;41:462-546.
117. Pistofidis G, Dimitropoulos K, Mastrominas M. Comparison of operative and fertility outcome between groups of women with intrauterine adhesions after adhesiolysis. *J Am Assoc Gynecol Laparosc* 1996;3(Suppl):S40.
118. Villos G. Intrauterine surgery using a new coaxial bipolar electrode in normal saline solution (Versapoint): a pilot study. *Fertil Steril* 1999;72:740-43.
119. Shiau C, Hseih C, Chiang C et al. Intrapartum spontaneous treatment of Asherman's syndrome. *Chang Gung Med J* 2005;28:123-27.
120. Taniguchi F, Suginami H. Pregnancy and delivery following sonohysterographic lysis to treat recurrence after hysteroscopic lysis of severe intrauterine adhesions: a case report. *Clin Exp Obstet Gynecol* 2008;35:215-17.
121. Yu D, Li T, Xia E et al. Factors affecting reproductive outcome of hysteroscopic adhesiolysis for Asherman's syndrome. *Fertil Steril* 2008;89:715-22.
122. Friedman A, DeFazio J, DeCherney A. Severe obstetric complications after aggressive treatment of Asherman syndrome. *Obstet Gynecol* 1986;67:864-67.

123. World health organisation task force on post-ovulatory methods forfertility regulation. Menstrual regulation by intramuscular injections of 16-phenoxy-tetranor PGE2 methly sulfonylamide or vacuum aspiration:a randomized multicentre study. *Br J Obstet Gynaecol* 1987;94:949-56.
124. Wolman I, Gordon D, Yaron Y *et al*. Transvaginal sonohysterography for the evaluation and treatment of retained products of conception. *Gynecol Obstet Invest* 2000;50:73-76.
125. Alcazar J. Transvaginal ultrasonography combined with color velocity imaging and pulsed Doppler to detect residual trophoblastic tissue. *Ultrasound Obstet Gynecol* 1998;11:54-58.
126. American academy of gynecologic laparoscopists. Advancing mininmally invasive gynecology worldwide. AAGL Practice report: practice guidleines for management of intrauterine synechiae. *J Minim Invasive Gynecol* 2010;17:1-7.

47 Hipertrofia Endometrial

José Carlos Damian Junior
Alessandra Ferreira Barbosa
Wilma do Sacramento Marques

- **INTRODUÇÃO**
- **MANIFESTAÇÕES CLÍNICAS**
- **HIPERPLASIA ENDOMETRIAL**
  Patogênese
  Classificação
  Imuno-histoquímica
- **AVALIAÇÃO HISTEROSCÓPICA DAS HIPERPLASIAS**
  Visão histeroscópica na hiperplasia simples
  Visão histeroscópica na hiperplasia complexa
  Visão histeroscópica da hiperplasia atípica
- **PROGNÓSTICO**
- **TRATAMENTO**
- **REFERÊNCIAS BIBLIOGRÁFICAS**

INTRODUÇÃO

A palavra hipertrofia é usada quando se quer referir ao aumento de volume de um tecido ou órgão (p. ex., o aumento da fibra muscular com a prática da musculação). Este fenômeno pode ou não estar acompanhado da hiperplasia que representa o aumento da população de células neste tecido. No primeiro a conotação é de aumento volumétrico e, no segundo, de formação e crescimento de novas células (Bruno e Gama, 2007).[5]

A hipertrofia se refere ao diagnóstico macroscópico, enquanto a hiperplasia, ao histopatológico, não sendo obrigatória a hipertrofia para haver hiperplasia. O endométrio que macroscopicamente nos parece normal ao exame histeroscópico pode ter como análise anatomopatológica a hiperplasia endometrial. Do mesmo modo, um exame histeroscópico de hipertrofia poderá apresentar um resultado histopatológico normal, sem representar um erro diagnóstico. No entanto o diagnóstico final para interpretação clínica será sempre o histopatológico.

Não é possível definir uma única imagem histeroscópica que se possa adequar aos diferentes graus evolutivos de hiperplasia (Crispi *et al.*, 2002),[8] o que torna essa patologia de difícil diagnóstico histeroscópico.

A despeito de ser um importante fator de risco para o carcinoma endometrial (Reed *et al.*, 2009),[29] pouco se conhece sobre sua incidência. Estima-se que na pós-menopausa ocorra em 8/1.000 nas mulheres assintomáticas e 15% para as sintomáticas (Fuentes, 2009),[11] contudo, Baak e Mutter (2005)[2] relataram a cifra de 120.000 novos casos a cada ano na União Europeia.

Em vista do exposto, faz-se necessária neste capítulo a abordagem não somente da visão *macro*, a hipertrofia endometrial, mas também da visão *micro*, a hiperplasia endometrial.

MANIFESTAÇÕES CLÍNICAS

O sangramento uterino irregular em mulheres na perimenopausa ou qualquer sangramento na pós-menopausa é o principal sinal desta afecção, ainda que possa cursar de forma assintomática (Fuentes, 2009; Giuntoli & Zacur, 2010).[11,14]

O diagnóstico de hiperplasia endometrial deve ser suspeitado em mulheres com sangramento uterino vultoso, prolongado e frequente, isto é, maior que 21 dias ou de ocorrência irregular. Tal sangramento em 80% dos casos representa uma condição benigna (Lerner *et al.*, 1996),[22] entretanto dado os riscos de hiperplasia endometrial ou carcinoma, especialmente na pós-menopausa, deve-se proceder à avaliação diagnóstica.

HIPERPLASIA ENDOMETRIAL

A hiperplasia endometrial é um diagnóstico histológico, caracterizado pela proliferação de glândulas endometriais, com resultante aumento da relação glândula/estroma quando comparado com o endométrio normal (Kurman et al., 1994).[20] As estruturas glandulares se apresentam de formas e tamanhos variáveis (Salman et al., 2010).[31]

Compreende um grupo de alterações proliferativas, com potenciais biológicos diferentes, indo desde a forma de hiperplasia simples que apresenta caráter benigno, até alterações histopatológicas acentuadas com atipias, que frequentemente estão relacionadas com o câncer de endométrio. Este processo pode ser difuso, porém nem sempre se estende por toda a mucosa endometrial (Fuentes, 2009).[11]

Patogênese

A capacidade do estrogênio funcionar como agente mitogênico está clara, porém sua ação mutagênica permanece controversa (Giuntoli & Zacur, 2010).[14] Ele pode afetar a expressão de genes, com consequente alteração da regulação celular e resultar na hiperplasia endometrial. Mutações genéticas podem surgir posteriormente ao longo da via hiperplasia endometrial/carcinoma, através de mecanismos diferentes dos que os mediados pelo estrogênio. As mutações não são achadas frequentes na hiperplasia endometrial, todavia são muito observadas no câncer endometrial. Como exemplo, a mutação do gene supressor tumoral p53 que não está presente na hiperplasia, mas pode ser detectado em 20% dos casos de carcinoma endometrioide (Kohler et al., 1993)[17] e em mais de 90% dos tumores serosos de endométrio, os quais são estrogênio independentes e têm origem no endométrio atrófico e não hiperplásico (Tashiro et al., 1997).[32]

A hiperplasia endometrial quase sempre resulta de uma estimulação crônica de estrogênio não contrabalançada pela ação da progesterona. A fonte pode ser endógena (ciclos anovulatórios como na síndrome de ovários policísticos e perimenopausa, mulheres obesas, tumores produtores de estrogênios etc.) ou exógena (terapia de reposição hormonal). Para alguns indivíduos esse efeito parece ser tanto tempo quanto dose dependente (Giuntoli & Zacur, 2010).[14]

Inúmeros estudos surgiram na literatura demonstrando estrogênio-dependência das hiperplasias endometriais, bem como a proteção exercida pelos progestogênios à mucosa uterina. Um dos mais importantes é o de Woodruff & Pickar (1994) que, de forma randomizada, multicêntrica e placebo controlado, avaliaram 1.724 mulheres na menopausa durante 12 meses. Todas as pacientes utilizaram 0,625 mg de estrogênios conjugados associados a esquemas e dosagens variáveis de medroxiprogesterona, com exceção de um grupo que não fez uso do progestogênio. Observaram a incidência de 20% de hiperplasia endometrial no grupo com monoterapia estrogênica e menos de 1% desta afecção naqueles que utilizaram estrogênio associado à progesterona, independente da dose e do esquema realizado. Chama-se a atenção ao fato de que nenhuma paciente que recebeu 5,0 mg de medroxiprogesterona de forma contínua ou 10 mg durante 14 dias ao mês apresentou hiperplasia.

Classificação

A classificação da WHO (World Health Organization) em 1994, se baseia no grau de complexidade glandular e na presença ou não de atipia nuclear. Esta classificação, em parte, é útil em decorrência de sua correlação com o risco de desenvolvimento de malignidade (Giuntoli & Zacur, 2010).[14]

Quanto à arquitetura glandular, a hiperplasia é classificada em simples e complexa. A hiperplasia simples é caracterizada pelo aumento da relação glândula/estroma, mas sem comprimir o estroma. Há um desenvolvimento heterogêneo e irregular da mucosa, aumentando, assim, a espessura endometrial. A proliferação das células epiteliais é lenta e contínua, provocando uma dilatação cística de algumas glândulas, enquanto outras se mantêm atróficas, dentro de um contexto estromal hipertrófico (Brun et al., 2006).[4] Na hiperplasia complexa, ocorre proliferação glandular exagerada, levando à compressão do estroma. As glândulas são ramificadas e tortuosas com estroma pouco abundante e rarefeito. As glândulas encostam umas nas outras, e suas células epiteliais apresentam-se polarizadas, mas sem atipias nucleares.

Quanto á alteração celular, as hiperplasias são classificadas pela presença ou não de atipias. As hiperplasias que cursam com atipias apresentam aumento do volume celular, nucléolos evidentes, perda da polaridade nuclear, membrana espessa com heterogeneidade da forma e tamanho celular.

Em suma, segundo a WHO de 1994, temos quatro tipos de hiperplasia endometrial: hiperplasia simples sem atipia, hiperplasia complexa sem atipia, hiperplasia simples atípica e hiperplasia complexa atípica.

A dificuldade de uma classificação consistente está ilustrada no estudo de Kendal et al. (1998) que analisaram os diagnósticos de cinco patologistas de uma mesma instituição. Os autores relataram a concordância interobservador de 69% para o diagnóstico de endométrio proliferativo, hiperplasia sem atipia, hiperplasia atípica e carcinoma endometrioide bem diferenciado. Entretanto, quando avaliada a hiperplasia atípica, esta concordância caiu para 47%.

Existe uma classificação proposta pelo The International Endometrial Collaborative Group (Muther, 2000),[27] o Sistema de Classificação de Neoplasia Intraepitelial Endometrial (Sistema EIN), que se baseia na genética molecular e na análise morfométrica computadorizada, com o intuito de identificar as pacientes de risco real de lesão pré-câncer ou câncer de endométrio e propiciar o manejo correto e mais uniforme das mesmas. Possui alta reprodutibilidade interobservador (Baak et al., 2001).[1] Segundo esta classificação, são descritas três categorias: hiperplasia benigna (lesão difusa, hormônio dependente), neoplasia intraepitelial (pré-câncer) e câncer.

Um estudo multicêntrico (Baak et al., 2005)[2] procurou avaliar a acurácia desta classificação ao estabelecer uma comparação com a WHO (1994). Os autores relataram que o Sistema EIN teve melhor capacidade em determinar as lesões com a maior propensão de progredirem para malignidade e aquelas de permanecerem benignas. Amostras diagnosticadas como hiperplasias benignas tiveram baixo risco de evoluírem para malignidade (2 de 359 pacientes – 0,6%). A presença de EIN aumentou o risco de câncer (22 de 118 pacientes – 19%). Na avaliação da WHO 1994, 8 de 354 pacientes (2%) com hiperplasia sem atipia e 16 de 123 (13%) com atipia desenvolveram malignidade.

A despeito das vantagens da classificação EIN não houve grande difusão da mesma, e a WHO (1994) permanece sendo a mais utilizada (Baak, 2005).[2]

Imuno-histoquímica

Menos de 2% das hiperplasias (simples ou complexas) sem atipias progridem para carcinoma, ao passo que 23% das hiperplasias com atipias nucleares progridem para carcinoma, sendo, portanto, estas últimas mais indicadas para a realização do estudo imuno-histoquímico (Kurman, 2002).[18]

Nos casos de hiperplasia simples com atipias, há um aumento, quase imperceptível de receptores de estrogênio e progesterona (ER/PR) e muito pouco de p16, ainda não sendo útil o suficiente no momento. A coloração pela Hematoxilina e Eosina (H.E.) ainda é mandatória, necessária em todos os casos.

Nas hiperplasias complexas com atipias (considerada, às vezes, lesão precursora do adenocarcinoma endometrioide e dependendo do caso, pode ser um adenocarcinoma *in situ*) torna-se difícil sua distinção da lesão *in situ*. Nestes casos o ER/PR é altamente positivo (+++); o p53, p16 e ki67 são raramente positivos (+).

As lesões hiperplásicas complexas apresentam citoceratinas de baixo peso molecular (mais de 20 citoceratinas foram identificadas), sendo as mais usadas, ck7 e ck20. O ki 67 é um marcador da proliferação celular, sendo útil em alguns casos, dependendo de faixa etária (Modica, 2007).[26]

Portanto, no atual cenário, um estudo conclusivo, sobre qualquer destas técnicas, ainda merece cuidados. Nos EUA ainda é obrigatório consentimento de pacientes para a realização deste tipo de estudo por falta de padronização.

AVALIAÇÃO HISTEROSCÓPICA DAS HIPERPLASIAS

Na visão histeroscópica, as hipertrofias são classificadas de acordo com sua extensão e sua forma na cavidade uterina.

Quanto à extensão são classificadas como focal ou regional quando ocupa menos da metade da superfície endometrial e em difusa ou generalizada quando ocupa mais da metade da superfície endometrial e não raro o espessamento se estende por toda a superfície do endométrio.

Quanto à forma são classificadas em simples quando ocorre um aumento uniforme da espessura de toda a superfície endometrial, com dobras ou sulcos de acomodação pequenos, e em pseudopolipoide quando esse crescimento torna-se mais pronunciado, aparecendo dobras e sulcos mais frequentes, com projeções de base ampla, simulando pólipos.

Visão histeroscópica na hiperplasia simples

Segundo Labastida (1990),[21] do ponto de vista histeroscópico as formas simples, em suas fases iniciais, mostram um endométrio de aspecto proliferativo pré-ovulatório imediato, destacando-se o desaparecimento da vascularização reticular superficial associada a um pontilhado glandular marcante e abundante. Em razão da grande densidade glandular por campo, o espaço interglandular é bastante escasso (Fig. 47-1). As hiperplasias de maior tempo evolutivo adquirem um crescimento pseudopolipoide e mostram um endométrio do tipo compacto, avascular e brancacento, de difícil distinção com o verdadeiro endométrio secretor (Fig. 47-2).

Estes aspectos nem sempre são suspeitados nos exames histeroscópicos pela falta de elementos mais específicos. Mencaglia (1990)[24] enfatiza que a espessura aumentada do endométrio nestes casos, pela sua plasticidade, permite a feitura de sulcos apreciáveis pela simples pressão do endoscópio. Outra forma de hiperplasia simples, agora mais característica, é a chamada glandular cística que, segundo Hamou (1991),[15] estaria vinculada à longa estimulação estrogênica, exibindo orifícios glandulares em relevo, bem espaçados, mostrando, frequentemente, dilatações císticas de cerca de 1 mm de diâmetro (Fig. 47-3).

Para Labastida (1990),[21] numa fase mais avançada, este tipo de hiperplasia mostra uma cavidade avermelhada com grande abundância de acidentes (cistos, crateras, sinéquias etc.), além do aparecimento de áreas hemorrágicas e vasos hipertróficos de trajeto superficial (Fig. 47-4). Aqui, a superfície endometrial mais acidentada pode permitir um grau de suspeição maior.

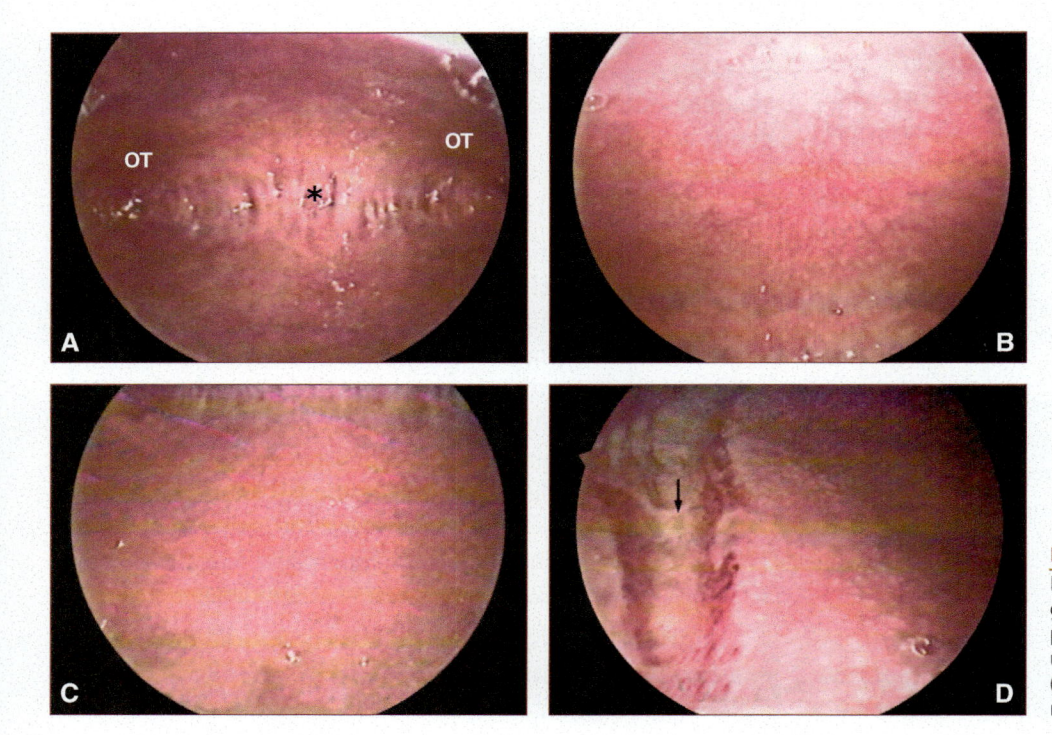

Fig. 47-1

Hiperplasia simples em fase inicial. Densidade glandular aumentada em endométrio de padrão proliferativo. (**A**) Visão panorâmica. (*) = Fundo uterino; OT = Óstio tubário. (**B**) Parede anterior. (**C**) Parede posterior. (**D**) Parede posterior após marcação do endométrio com óptica *(seta)*.

Capítulo 47
HIPERTROFIA ENDOMETRIAL

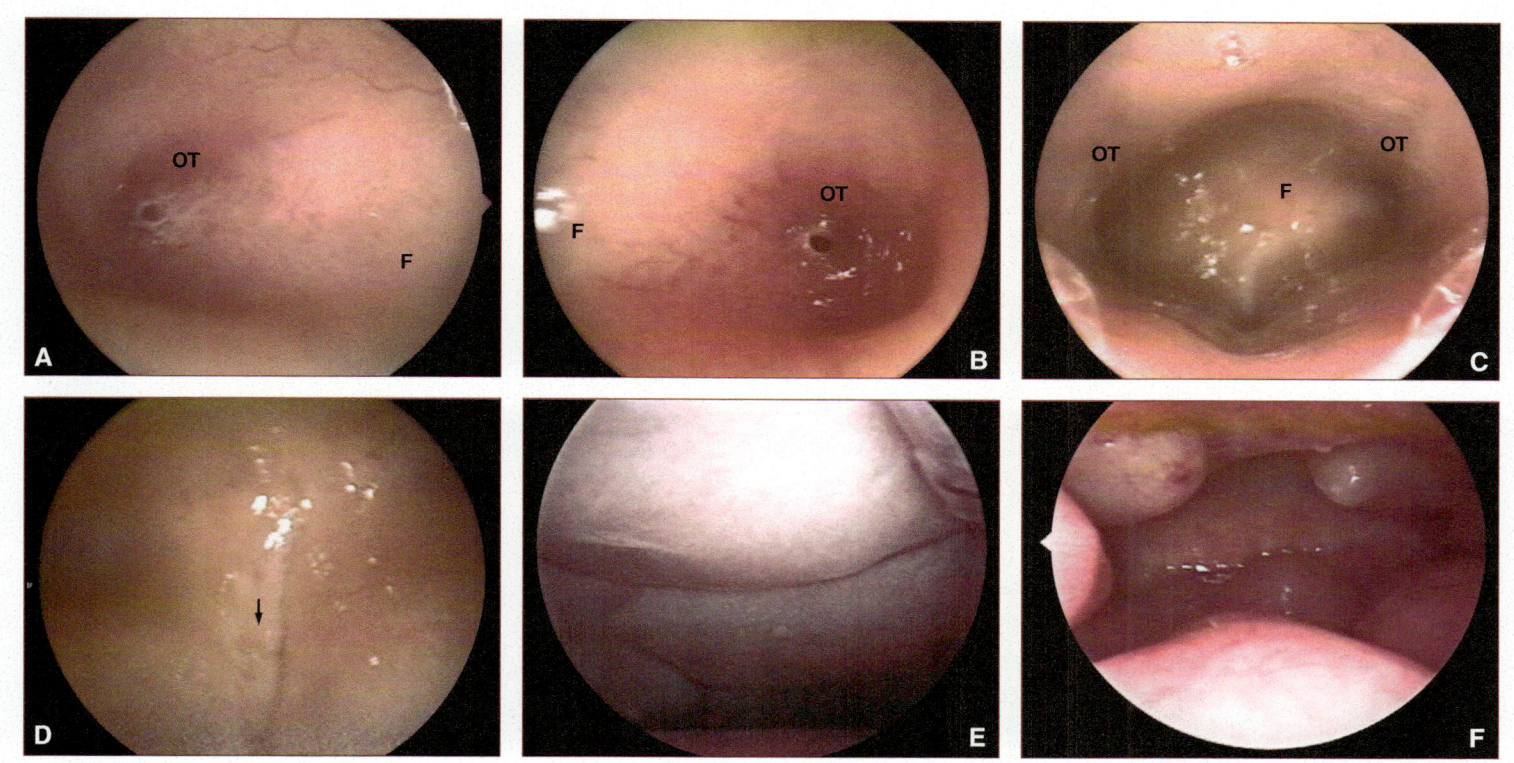

Fig. 47-2
Hiperplasia simples sem atipia com maior tempo de evolução. (**A** a **D**) Endométrio simulando aspecto secretor. (**A**) Região cornual direita. (**B**) Região cornual esquerda. (**C**) Visão panorâmica após marcação com óptica em parede posterior. (**D**) Detalhe da marcação em parede posterior. OT = Óstio tubário; F = Fundo uterino; seta = Marcação de parede posterior. (**E**) Aumento da espessura endometrial com formação de dobras no endométrio. (**F**) Com evolução do processo, há formação de pseudopólipos caracterizando hipertrofia madura.

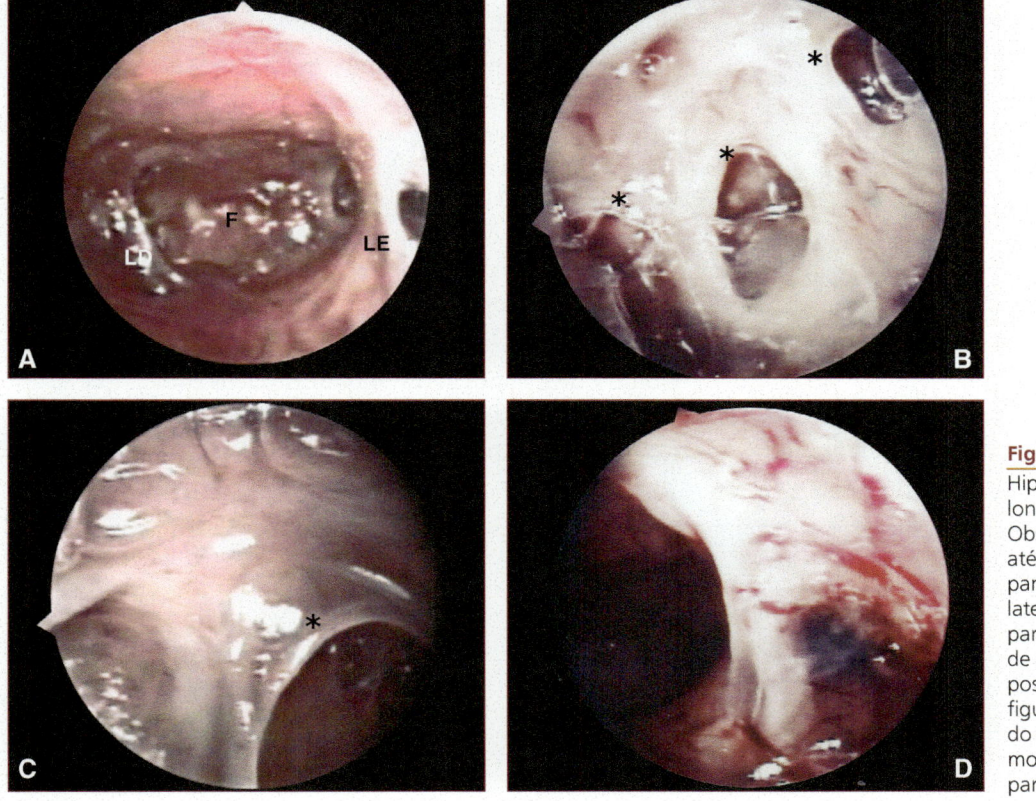

Fig. 47-3
Hiperplasia simples (glândulo-cística) associada à longa estimulação estrogênica – fase avançada. Observar as dilatações císticas das glândulas com até 1,0 cm de diâmetro após sua ruptura. (**A**) Visão panorâmica. LD = Parede lateral direita; LE = Parede lateral esquerda; F = Fundo. (**B**) Visão em detalhe da parede lateral esquerda do útero, mostrando local de dilatação cística após sua ruptura (*). (**C**) Óptica posicionada na borda da dilatação cística central da figura anterior deixando ver nova área com ruptura do cisto (*). (**D**) Visão em detalhe da parede lateral, mostrando uma trave de endométrio, unindo duas paredes uterinas.

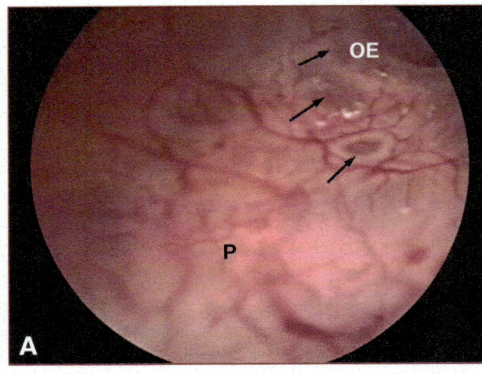

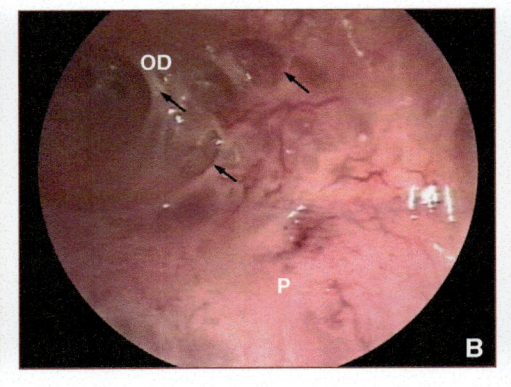

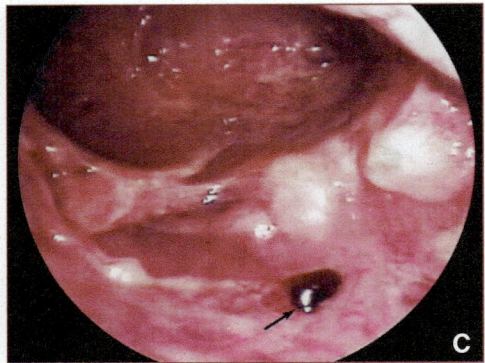

Fig. 47-4
Hiperplasia simples em fase avançada, mostrando: (**A**) dilatação cística em região cornual esquerda *(setas)* antes de sua ruptura; P = Parede posterior; OE = Óstio esquerdo. (**B**) Dilatações císticas em região cornual direita após sua ruptura *(setas)*. OD = Óstio tubário direito; P = Parede posterior. (**C**) Visão panorâmica com enfoque em parede posterior, mostrando dilatação cística hemorrágica *(seta)*.

Visão histeroscópica na hiperplasia complexa

Na hiperplasia complexa, a aparência pseudocística do endométrio, visto na condição anterior, dá lugar ao aspecto pseudopolipoide, sugerindo, por vezes, tecido cerebroide ou reação deciduoide. O endométrio pode chegar à espessura de 7 ou 8 mm ou ainda maiores. Segundo Dotto *et al.*,[9] podem ser encontradas áreas de atrofia cística concomitante, que aparentemente se originam da involução da hipertrofia cística. O arranjo arquitetural está grosseiramente perturbado. A vascularização atípica é um importante fator diagnóstico e se traduz por vasos com espessura variada e trajetos anárquicos, podendo apresentar formatos de espirais ou em saca-rolha (Fig. 47-5).

Nas hiperplasias complexas, também denominadas por Mencaglia (1990)[23] como hiperplasias endometriais de alto risco, os aspectos histeroscópicos e histopatológicos são semelhantes às lesões pré-neoplásicas e neoplásicas.

Visão histeroscópica da hiperplasia atípica

Da mesma maneira que nas formas simples, onde o aspecto histeroscópico pode ser, não raras vezes, indistinguível das variedades complexas, as imagens não são tão distintas quando comparamos as formas com e sem atipia. Os detalhes da rica vascularização, mostrando anomalias frequentes de calibre e trajetória, podem ser bastante sugestivos das formas atípicas, bem como a presença de necrose traduzida por tecido amarelado (Fig. 47-6).

Por outro lado, não há praticamente sinais nitidamente distinguíveis entre as hiperplasias complexas atípicas e o carcinoma endometrial, ficando, em geral, o histeroscopista na expectativa do resultado do exame histopatológico.

Gasparri *et al.*[13] (1984) avaliaram a acurácia diagnóstica da imagem histeroscópica comparada com o exame histopatológico. O diagnóstico histeroscópico de hiperplasia simples, designada por eles como hiperplasia endometrial de baixo risco em 98 pacientes, esteve completamente de acordo com o diagnóstico histopatológico em 70% dos casos. Em contrapartida, entre as 12 pacientes com diagnóstico histeroscópico de hiperplasia complexa, ou de alto risco, houve confirmação histológica em 11, ou seja, 92%. No mesmo estudo houve confirmação histológica de malignidade em 94% dos diagnósticos histeroscópicos de câncer endometrial. Os autores finalmente concluíram que, embora a acurácia do exame histeroscópico seja elevada, ele não deve ser considerado uma técnica diagnóstica final, porém utilizado sempre em conjunto com a biópsia endometrial.

Outros autores também demonstram essa dificuldade diagnóstica. Ruiz-Maya *et al.* (1982) obtiveram concordância histeroscópica/histológica nas hiperplasias endometriais em apenas 25% dos casos. Mencaglia *et al.* (1990)[24], por sua vez, confirmaram, histologicamente, 44,8% dos diagnósticos histeroscópicos de hiperplasia endometrial, e Miyahira[25] (1995), em sua tese de doutorado, observou que das 21 pacientes com hiperplasia endometrial diagnosticadas histeroscopicamente, a histologia confirmou tão-somente 8, ou seja, 38,1%.

Como vimos inúmeros estudos de diversos autores que se dedicam à histeroscopia têm demonstrado casuísticas as mais díspares relativas às hiperplasias endometriais no tocante à correlação

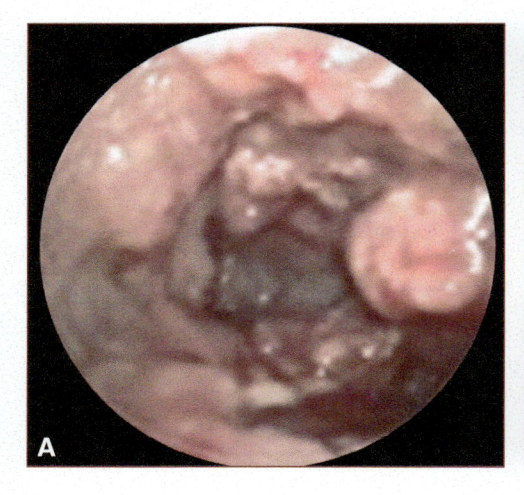

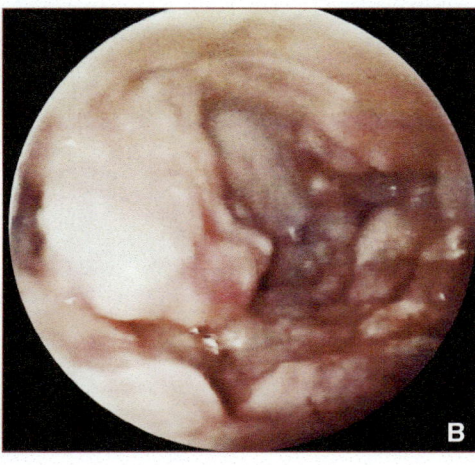

Fig. 47-5
Hiperplasia complexa sem atipia. Observar a superfície irregular com aspecto mamelonado ou poliposo em razão da desorganização do estroma. (**A**) Visão panorâmica com hipertrofia difusa do endométrio. (**B**) Detalhe do endométrio no exame anterior.

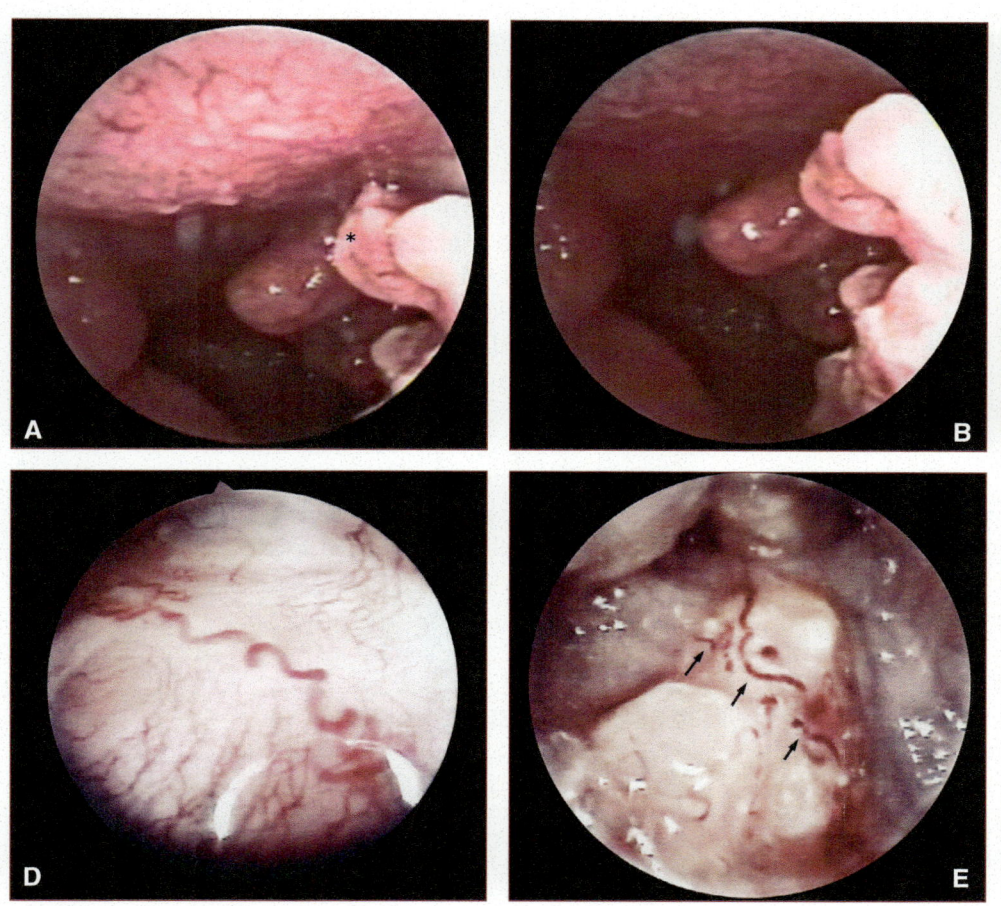

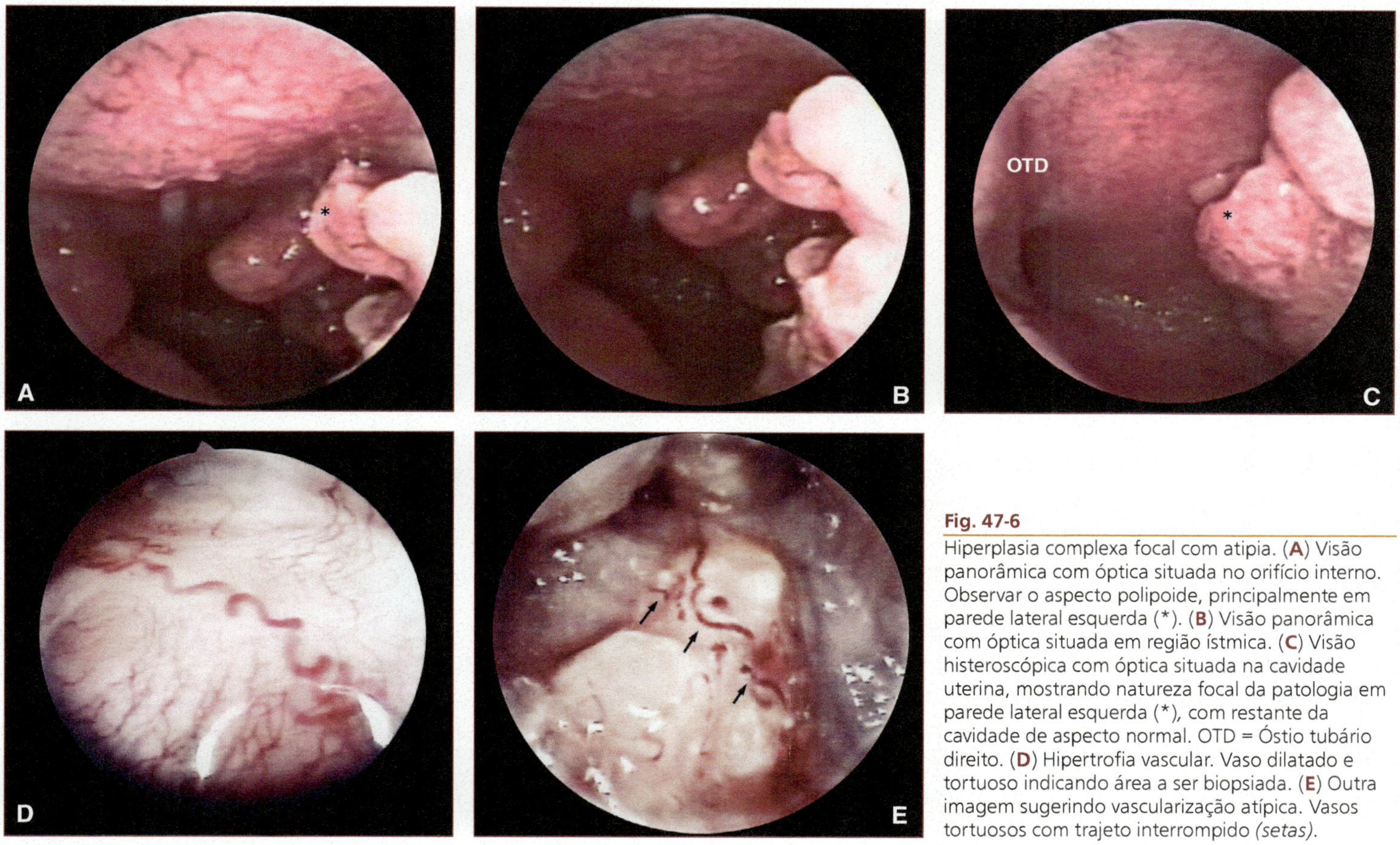

Fig. 47-6
Hiperplasia complexa focal com atipia. (**A**) Visão panorâmica com óptica situada no orifício interno. Observar o aspecto polipoide, principalmente em parede lateral esquerda (*). (**B**) Visão panorâmica com óptica situada em região ístmica. (**C**) Visão histeroscópica com óptica situada na cavidade uterina, mostrando natureza focal da patologia em parede lateral esquerda (*), com restante da cavidade de aspecto normal. OTD = Óstio tubário direito. (**D**) Hipertrofia vascular. Vaso dilatado e tortuoso indicando área a ser biopsiada. (**E**) Outra imagem sugerindo vascularização atípica. Vasos tortuosos com trajeto interrompido *(setas)*.

entre a sua imagem histeroscópica e o resultado histopatológico de suas biópsias. Entendemos que diversos fatores contribuem para essa estatística controversa, dentre os quais podemos citar como mais relevantes: experiência do examinador, qualidade do equipamento, qualidade da amostra endometrial e competência do patologista. Sobre estes dois últimos aspectos faz-se mister algumas considerações. Charpin (1994)[6] chama a atenção para os artefatos relacionados com a tomada da amostra que podem trazer problemas de ordem prática para o patologista na interpretação da lâmina. Segundo o autor, as amostras superficiais ou muito fragmentadas de endométrio após a fixação podem, erroneamente, produzir aspectos pseudopapilares e adensamento glandular, respectivamente, induzindo a falsos laudos de hiperplasias endometriais. Por outro lado, diversas alterações relativamente comuns são supervalorizadas por alguns profissionais menos experientes. São exemplos, as metaplasias malphigianas, endométrio deciduoide em regressão, os remanescentes degenerativos que persistem depois da menstruação ou de um raspado endometrial, o endométrio proliferativo persistente e, até mesmo, a atrofia cística do endométrio.

De uma maneira geral, Lopez *et al.* (2008) correlacionam os achados macroscópicos da histeroscopia e o grau de suspeição de hiperplasia conforme o Quadro 47-1. Referem, também, que os achados macroscópicos que apresentam menor associação (correlação) histeroscópica/histológica são: crescimento endometrial difuso e polipoide, e orifícios glandulares brancacentos com bordas elevadas, tamanho desigual e distribuição irregular com zonas de agrupamento.

É aconselhável, portanto, que sempre façamos uma reflexão e uma autocrítica sobre nossos exames para que possamos oferecer aos nossos pacientes e ao mundo científico uma opinião idônea sobre essa importante patologia.

PROGNÓSTICO

Alguns trabalhos demonstram que, dependendo do tipo de hiperplasia, o comportamento das lesões pode sofrer as mais diversas evoluções. Uma das pesquisas mais clássicas sobre o assunto é a de Kurman *et al.* (1985) que estudaram 170 pacientes com diagnóstico de hiperplasia endometrial não tratadas nos últimos 12 meses. O tempo de acompanhamento variou de 1 a 26 anos. Observaram que em 81% dos casos de hiperplasia simples as lesões regrediram, e 18% persistiram. Na hiperplasia complexa houve regressão em 79% e persistência em 22% dos casos. Nas lesões com atipia, 58% regrediram, e 19% persistiram. Ocorreu progressão para carcinoma em 1% das mulheres com hiperplasia simples sem atipias, em 3% com hiperplasias complexas sem atipias, em 8% das hiperplasias simples com atipia e em 29% com

Quadro 47-1 Achados histeroscópicos na suspeita de hiperplasia, Lopez *et al.* 2008

Patologia	Achados Macroscópicos
Hiperplasia de baixo risco	Espessamento endometrial focal ou difuso do tipo polipoide ou papilar
	Aumento da vascularização superficial
	Aumento de densidade dos orifícios glandulares com diminuição dos espaços interglandulares
	Dilatação das glândulas endometriais
Hiperplasia de alto risco	Aumento da espessura endometrial
	Vascularização anormal
	Excrescências friáveis
	Áreas de necrose
	Sangramento espontâneo e ao contato

Quadro 47-2 Correlação entre tipos de hiperplasia e progressão para carcinoma

Tipos de hiperplasias	Progressão para carcinoma (%)
Simples sem atipia	1
Complexa sem atipia	3
Simples com atipia	8
Complexa com atipia	29

hiperplasia complexa com atipia (Quadro 47-2). O tempo médio de desenvolvimento do carcinoma na lesão sem atipia foi de 9,5 anos e com atipia de 4,1 anos. Estes autores concluíram que a maioria das lesões hiperplásicas se mantém estável ou regride, mas a lesão atípica aumenta o risco de progressão para o câncer de endométrio. Observaram, no entanto, que a lesão atípica não é lesão precursora em todos os casos de carcinoma endometrial.

TRATAMENTO

O tratamento das hiperplasias endometriais pode ser clínico ou cirúrgico e fundamenta-se basicamente no tipo de lesão e no desejo de manter a fertilidade.

Pacientes portadoras de hiperplasias simples ou complexas sem atipias, independente da idade, podem receber tratamento conservador. Pelo seu efeito antimitótico, impedindo a síntese de DNA, além de competir com os receptores estrogênicos, a progesterona é considerada o tratamento clínico de excelência.

O tratamento pode ser realizado com: contraceptivos orais combinados com baixas doses de estrogênio (indicados para pacientes no menacme sem fatores de risco para uso de estrogênio), medroxiprogesterona (10 a 20 mg/dia), megestrol (20 a 40 mg/dia), noretindrona (10 mg/dia), progesterona micronizada vaginal, danazol e análogo do GnRH.

Neto et al., 2005,[28] propuseram um esquema com uso de medroxiprogesterona na dose de 10 a 20 mg/dia, 14 dias por mês, durante três a seis meses, com obtenção de nova amostra endometrial duas a seis semanas após o término do tratamento. Verificando-se regressão da hiperplasia, inicia-se o tratamento de manutenção com medroxiprogesterona com dose de 5 mg/dia, de 10 a 14 dias por mês, durante 12 meses. Se houver persistência ou progressão da hiperplasia, deve-se aumentar a dose para 40 a 100 mg/dia, durante três meses contínuos, com nova amostra endometrial. Confirmada a regressão, institui-se o tratamento de manutenção descrito anteriormente. Se for constatada persistência, deve-se indicar histerectomia.

Cianferoni (1999)[7] realizou ablação endometrial em 73 mulheres com hiperplasia sem atipia, portadoras de sangramento uterino anormal. Conclui ser o procedimento efetivo para a regressão da lesão e prevenção de sua recidiva, embora para outros autores a presença de hiperplasia possa ser uma contraindicação para o procedimento.

Nas hiperplasias com atipia citológica há unanimidade quanto à histerectomia desde que haja prole constituída. Isto se justifica em razão da associação a câncer de endométrio não diagnosticado, como também pela alta taxa de progressão para a patologia maligna. Acrescenta-se ainda a não desprezível recidiva após tratamento clínico. Nas mulheres mais jovens, havendo interesse em futura gestação, a terapêutica hormonal ainda estaria indicada com base em doses mais elevadas de progesterona ou indutores da ovulação.

Nas lesões atípicas é mandatório o *follow-up* com histeroscopia seriada, pois o uso de progesterona pode não ser tão eficaz, particularmente nas mulheres mais jovens.

O uso do dispositivo intrauterino de levonorgestrel, conforme orientação do fabricante, encontra-se indicado apenas para prevenção da hiperplasia endometrial na terapia de reposição hormonal, porém, o tratamento das hiperplasias endometriais parece ser uma opção promissora que necessita de estudos comprobatórios. Segundo Gallos et al. 2010,[12] em metanálise com inclusão de 24 trabalhos observacionais com um total de 1.001 mulheres, a resposta ao tratamento das hiperplasias complexas com e sem atipias foi melhor quando usado o dispositivo em comparação com progestagênio oral. Iniciam-se os relatos de caso de tratamento bem-sucedido, inclusive do adenocarcinoma bem diferenciado de endométrio, sendo o primeiro caso publicado por um grupo italiano (Fambrini, 2009).[10]

Agradecimento ao Prof. Leon Cardman pelo material de imuno-histoquímico escrito nesse capítulo.

REFERÊNCIAS BIBLIOGRÁFICAS

1. Baak JP, Orbo A, van Diest PJ. Prospective multicenter evaluation of the morphometric D-score for prediction of the outcome of endometrial hyperplasias. *Am J Surg Pathol* 2001;25:930.
2. Baak JPA, Mutter GL. Editorial - EIN and WHO94 - Considering the classification of endometrial hyperplasia. *J Clin Pathol* 2005;58:1-6.
3. Barahona S, Mere J. Hiperplasia endometrial experiencia en el Hospital Nacional Arzobispo Loayza. *Rev Per Ginecol Obstet* 2006;52(3):89-99.
4. Brun JL, Descat E, Boubli B et al. Dolloy D. Les hyperplasies de L'endomètre. *J Gyncol Obstet Biol Reprod* 2006;35:542-550.
5. Bruno E, Gama CRB. Hipertrofia endometrial. *Tratado de videoendoscopia e cirurgia minimamente invasiva em ginecologia*. 2. ed. Rio de Janeiro: Revinter, 2007. p. 829-38.
6. Charpin C. Lésions frontières de l'endomètre: aspects histopatologiques. *Encycl Méd Chir (Paris-France), Gynécologie*, 1994;6100-A-10.
7. Cianferoni L, Giannini A, Franchini M. Hysteroscopic resection of endometrial hyperplasia. *J Am Assoc Gynecol Laparosc* 1999 May;6(2):151-54.
8. Crispi CP, Böhm K, Costa SC. Achados histeroscópicos do canal cevical e da cavidade uterina – lesões benignas, 2002;39-56. tratado de videoscopia ginecologica, Rio de Janeiro: Athneus, 2002 p. 39-56.
9. Dotto JE, Lema B, Dotto Jr JE et al. Classification of microhysteroscopic images and their correlation with histologic diagnoses. *J Am Assoc Gynecol Laparosc* 2003;10(2):233-46.
10. Fambrini M, Bargelli G, Peruzzi E et al. Levonorgestrel-releasing intrauterine system alone as primary treatment in young women with early endometrial cancer: case report. *JMIG* 2009;16(5):630-33.
11. Fuentes MGM. Hiperplasia endometrial tipos, diagnóstico y tratamiento. En: *protocolos do servicio de obstetricia y ginecología Hospital Universitario Virgen de làs Nieves Granada* (Espanha), 2009.
12. Gallos ID, Shehmar M, Thangaratinam S et al. Oral progestogens vs levonorgestrel-releasing intrauterine system for endometrial hyperplasia: a systematic review and metaanalysis. *Am J Obst Gynecol* 2010;203(6):547-57.
13. Gasparri F, Scarselli G, Mencaglia L. Studio pilota per l'attuazione dello screening per il carcinoma dell'endometrio. *Oncol Ginecol* 1984;3:5.
14. Giuntoli RL, Zacur HA. *Endometrial hyperplasia*. http://www.uptodate.com/=BR>©2010 UpToDate
15. Hamou JE. *Hysteroscopy and microcolpohysteroscopy*. Paris: Appleton & Lange, 1991.
16. Jiménez López JS, Álvarez Conejo C, Muñoz González JL. Hiperplasia Endometrial y carcinoma de endometrio. En: *manual de histeroscopia diagnóstica y quirúrgica (SEGO)*. Madrid 2008. p. 99-106.

17. Kohler MF, NishiRi H, Humphrey PA. Mutation of the p53 tumor-suppressor gene is not a feature of endometrial hyperplasias. *Am J Obstet Gynecol* 1993;169:690.
18. Kurman JR. *Behavior of endometrial hyperplasia, in Blaustein's pathology of the female genital tract.* New York: Springer, 2002. p. 479-81.
19. Kurman RJ, Kaminsky PF, Norris HJ. The behavior of endometrial hyperplasia. Along-term study of "untreated" hyperplasia in 170 patients. In: Neto JN, Traiman P, Petri Nahás EA et al. Eppidemiologia do câncer de endométrio. *Femina* 1999;27(6):489-93.
20. Kurman RJ, Norris HJ. Endometrial hyperplasia and related cellular changes. In: Kurman RJ (Ed.). *Blaustein's pathology of the female genital tract.* 4th ed. New York: Springer-Verlag, 1994. p. 441.
21. Labastida Nicolau R. *Tratado y atlas de histeroscopia.* Barcelona: Masson AS, 1990.
22. Lerner J, Timor-Tritsch I, Monteagudo A. Use of transvaginal sonography in the evaluation of endometrial hyperplasia and carcinoma. *Obstet Gynecol Surv* 1996;51:718.
23. Mencaglia L, Perino A, Gilardi G. *Texto atlante di isteroscopia diagnostica ed operatória.* Milano: Poli indutra chimica SP, 1990.
24. Mencaglia L, Valle RF, Perino A et al. Endometrial carcinoma and its precursors: erly detection and treatment. *Int J Gynecol Obstet* 1990;31: 107-116.
25. Miyahira H. *Análise crítica do diagnóstico histeroscópico endometrial.* Tese de Doutorado de Medicina (Ginecologia), UFRJ, 1995.
26. Modica I, Soslow RA, Black D et al. Utility of immunohitochemistry in predicting microsatellite instability in endometrial carcinoma. *Am J Surg* 2007;31:744-51.
27. Mutter GL. The Endometrial Collaborative Group. Endometrial intraepithelial neoplasia (EIN): will it bring order to chaos? *Gynecol Oncol* 2000;76:287-90.
28. Neto OBP, Ferreira HCM, Nogueira AA. Hiperplasia endometrial: novas classificações e terapêutica atual. 2005 Fev.;33(2):103-7.
29. Reed SD, Newton KM, Clinton WL et al. Incidence of endometrial hyperplasia. *Am J Obstet Gynecol* 2009 June;200(6):671-78.
30. Ruiz-Maia DR, Ramos JLS, Gonzáles JBM. Histeroscopia valor clínico. In: Miyahira H. *Análise crítica do diagnóstico histeroscópico endometrial.* Tese de doutorado em Medicina (Ginecologia), UFRJ, 1995.
31. Salman MC, Usubutun A, Boynukalin K et al. Comparison of WHO and endometrial intraepithelial neoplasia classifications in predicting the presence of coexistent malignancy in endometrial hyperplasia. *J Gynecol Oncol* 2010 June;21(2):97-101.
32. Tashiro H, Isacson C, Levine R. p53 gene mutations are common in uterine serous carcinoma and occur early in their pathogenesis. *Am J Pathol* 1997;150:177.

48 Câncer do Corpo Uterino

Carlos Romualdo Barbosa Gama

- **ADENOCARCINOMA DO ENDOMÉTRIO**
- **ETIOPATOGENIA**
- **FATORES DE RISCO**
  Hormônios e endocrinopatias
  Tamoxifeno
  Hipertensão, obesidade e diabetes
  Estilo de vida e dieta
  Ciclo menstrual e fertilidade
  Anovulação crônica
  Baixa paridade e/ou esterilidade
  Tumores não funcionantes e funcionantes do ovário
  Idade e anos na menacme
  Genética e marcadores moleculares
  Hiperplasia atípica e lesões precursoras
  Pólipos endometriais
  Métodos contraceptivos
- **RASTREIO**
  Rastreamento em grupos específicos
  Câncer de cólon não polipoide hereditário (CCNPH)
  Sangramento uterino anormal
  Achados anormais em exames complementares
- **DIAGNÓSTICO**
  Ultrassonografia transvaginal, eco Doppler e histerossonografia
  Achados ultrassonográficos que merecem estudo histeroscópico
  Doppler
  Histerossonografia (HSG)
  Biópsia
  Histeroscopia
  Histopatologia
- **CLASSIFICAÇÃO HISTOPATOLÓGICA DOS TUMORES DO CORPO UTERINO**[48]
  Tipos histológicos
  Adenocarcinoma endometrioide
  Adenocarcinoma seroso
  Adenocarcinoma de células claras
  Adenocarcinoma de tipos mistos
  Adenocarcinoma indiferenciado
- **ESTADIAMENTO**
  Estadiamento clínico e cirúrgico
  Meios de propagação da doença
  Novo sistema de estadiamento para câncer de vulva, colo uterino endométrio e sarcomas do corpo uterino (Mutch, David G)[46]
  Estadiamento clínico/cirúrgico
  Controvérsias a respeito do câncer de endométrio
- **ESTADIAMENTO CIRÚRGICO – FIGO E COMITÊ AMPLIADO**
  Sarcomas uterinos
  Leiomiossarcomas
  Sarcoma do estroma endometrial
  Adenossarcomas
  Carcinossarcomas
- **ACHADOS HISTEROSCÓPICOS DO CÂNCER DO ENDOMÉTRIO**
  Aspectos histeroscópicos do câncer do endométrio
  Quanto à extensão da doença
  Quanto à aparência macroscópica
  Quanto ao aspecto histeroscópico das lesões
  Aspectos histeroscópicos de suspeição de hiperplasia atípica
- **TRATAMENTO**
  Outros tumores – SARCOMAS
- **CLASSIFICAÇÃO DOS SARCOMAS**[1]
- **REFERÊNCIAS BIBLIOGRÁFICAS**

ADENOCARCINOMA DO ENDOMÉTRIO

Nos Estados Unidos, o câncer do corpo uterino é, atualmente, a mais comum neoplasia maligna da pelve feminina. Foram estimados 40.800 novos casos em 2005 naquele país, e é o 4º câncer mais comum entre as mulheres nos países desenvolvidos.[1] No Brasil é o segundo tumor pélvico mais comum, com incidência de 6 a 8 casos por 100.000 mulheres.[2] O crescimento da incidência dessa neoplasia tem-se mostrado aparente nas três ultimas décadas e, consequentemente, as mortes por esse tumor têm aumentado. Em 1990, a *American Cancer Society* estimou 4.000 mortes por esse câncer e elevou esta estimativa para 7.310 em 2005.[1] Por esse motivo essa neoplasia maligna tem-se tornado um importante fator de atenção na saúde da mulher.

O adenocarcinoma do endométrio ocorre durante o período reprodutivo e, principalmente, após a menopausa. A idade média é de 61 anos, e a maioria das pacientes está entre 50 e 59 anos. Aproximadamente 5% das mulheres apresentam o adenocarcinoma antes dos 40 anos, e 20-25% o terão diagnosticado antes da menopausa.[1]

Aproximadamente 90% dos tumores do corpo uterino são de origem epitelial e por isso são largamente denominados de carcinoma endometrial. O tipo histológico mais comum é o adenocarcinoma endometrioide do endométrio.[3]

ETIOPATOGENIA

O câncer endometrial tem sido dividido entre aquele associado à hiperplasia endometrial e aquele associado a endométrio atrófico.[2] Assim, duas formas clinicopatológicas se apresentam: o carcinoma relacionado com o estrogênio, habitualmente associado à hiperplasia endometrial e que ocorre em mulheres mais jovens, e uma segunda forma, com tipo histopatológico mais agressivo, que não se relaciona com o estrogênio e ocorre em mulheres mais idosas.[4] O primeiro é bem diferenciado, rico em receptores de estrogênios e progesterona, não costuma evoluir rapidamente para invasão em profundidade ou para metástases ganglionares, tendo, por tudo isso, melhor prognóstico. Já o segundo é, em geral, indiferenciado, pobre em receptores hormonais e, por isso, sem associação às hiperplasias, invadindo rapidamente o miométrio e os vasos linfáticos, apresentando pior prognóstico. Westhoff *et al.*,[4] em 2000, estudaram estes dois subtipos com o fito de identificar os seus diferentes fatores de risco. Eles encontraram idade mais jovem, maior peso, ausência de tabagismo e menarca mais jovem no grupo de câncer relacionado com a hiperplasia. A literatura aponta que o câncer relacionado com a hiperplasia é estrogênio-dependente, e que o tumor associado a endométrio atrófico tem um diferente caminho etiopatogênico, provavelmente ligado a proto-oncogenes e genes mutantes.

FATORES DE RISCO

Muitos fatores de risco têm sido identificados no câncer do endométrio, entre eles estão aqueles ligados ao estilo de vida e dieta. Os fatores de risco para o tipo I são, principalmente, a exposição ao estrogênio: exógena (terapia de reposição hormonal, tamoxifeno e dieta) ou endógena (obesidade, ciclos anovulatórios e baixa paridade, tumores secretores de estrogênio, maior tempo de exposição hormonal com menarca precoce e menopausa tardia, disendocrinias, como hiperandrogenismo e hiperinsulinemia). A predisposição familiar, genética, é um importante fator de risco. O álcool e o sedentarismo também podem aumentar o risco de câncer endometrial. Já o uso de contraceptivo oral, tabagismo, uso prolongado de DIU não hormonal e o sistema intrauterino liberador de levonorgestrel (SIU-LNG) possuem efeitos na diminuição do risco. Vitaminas antioxidantes, consumo de café, de soja e atividade física regular também parecem diminuir o risco.

Hormônios e endocrinopatias

Em revisão sistemática, realizada pela Cochrane em abril de 2009, Furness *et al.*[5] confirmaram o conceito já consagrado de que, em mulheres com útero intacto, a administração de estrogênios associados à progesterona diminui o risco de hiperplasia endometrial, e que os estrogênios isolados aumentam o risco de hiperplasia após 1 a 3 anos de uso.

As mulheres que recebem terapia hormonal (TH) contínua combinada não apresentam um incremento do risco de câncer endometrial quando comparadas a mulheres que nunca receberam terapia hormonal de nenhuma espécie (OR:0,81; IC95%:0,48-1,36). Porém, observou-se um aumento importante no número de exames de imagem e exames invasivos, como a biópsia (33% *vs.* 6%; P < 0,001) para investigar o sangramento uterino anormal em mulheres que usam TRH.[6]

Mecanismo de ação para proteção da progesterona: na pós-menopausa o estrogênio dominante é a estrona (E_1) proveniente da aromatização periférica dos androgênios, especialmente a androstenediona e a testosterona. No fígado, estrona e estradiol (E_2) são sulfatados e ligados a uma proteína – globulina – carreadora, denominada SHBG (*Steroid hormone binding globulin*). O endométrio hidrolisa as formas estrogênicas sulfatadas em E_1 e E_2 ativos, e a estrona transforma-se em estradiol, atuando, então, na própria célula endometrial através de receptores específicos. O estradiol estimula a síntese de seus próprios receptores (RE), e a progesterona inibe a formação de RE, daí a sua ação opositora aos estrogênios.

A relação entre infertilidade, endocrinologia e câncer tem ficado cada vez mais clara nos últimos anos. A síndrome dos ovários policísticos (SOP) aumenta o risco do câncer do endométrio. Amenorreia prolongada, por outro lado, pode preveni-lo com o uso de progestágenos como opositores a longo prazo da estimulação estrogênica. Hiperandrogenismo e hiperinsulinemia são condições clínicas que aumentam o risco tanto do câncer do endométrio quanto da mama. Eles tanto podem atuar como fatores isolados ou como expressão de uma síndrome metabólica geral.[7]

■ Tamoxifeno

O tamoxifeno é um estrogênio fraco que atua pela competição pelos receptores de estrogênio. É utilizado como terapia adjuvante, tratamento para doença recorrente e diminuição da incidência do câncer de mama nas mulheres de alto risco. Porém, a utilização dessa medicação aumenta o risco de câncer de endométrio. Revisão de 182 trabalhos da literatura mostra uma correlação entre tamoxifeno e neoplasias malignas. Em 121 deles existem correlação entre o uso da droga e a incidência de pólipos ou câncer endometrial. Entretanto, o sangramento vaginal é referido sempre como primeiro sinal clínico, antes de o câncer ser diagnosticado, o que permite um diagnóstico precoce da doença.[8]

Em razão do incremento das patologias endometriais com o uso do tamoxifeno, tem sido testada uma proteção endometrial local com o uso do SIU-LNG. Para tanto a Cochrane protagonizou uma revisão sistemática sobre o uso de SIU-LNG em pacientes com câncer de mama e em uso de tamoxifeno. Seu uso aumenta o aparecimento de sangramento pós-menopausa, hiperplasia endometrial, pólipos e câncer. O objetivo é saber se o SIU-LNG pode impedir o surgimento desses problemas nas pacientes que usam tamoxifeno. Somente 2 ECRs (ensaios clínicos randomizados) foram incluídos, pois os demais foram eliminados pelos rigorosos critérios de inclusão/exclusão. O SIU-LNG reduziu significativamente a incidência de pólipos, mas aumentou o de sangramento na pós-menopausa. Não foi possível avaliar sua ação sobre a hiperplasia e o câncer, nem sobre os riscos de recidiva do câncer de mama em função do baixo número de estudos incluídos.[9]

Hipertensão, obesidade e diabetes

A incidência do câncer de endométrio aumenta junto com o grau de obesidade (Índice de Massa Corporal – IMC), mas não está relacionada com a distribuição do tecido adiposo.[10] Uma explicação para esse achado é que há um aumento do estrogênio endógeno pela conversão da androstenediona para estrona e aromatização do androgênio para estradiol, e ambos os processos ocorrem no tecido adiposo periférico. Também há maior mortalidade entre mulheres com câncer de endométrio que são obesas (RR: 6,2), comparando mulheres que apresentam IMC > 40 kg/m^2 com as que possuem IMC entre 18,5 e 24,9.[11]

A clássica tríade obesidade, diabetes e hipertensão apresenta, no entanto, grande variação estatística em seus achados. Frequentemente não encontramos as três patologias em associação. Um estudo brasileiro encontrou 50,8% de obesas, 45,8% de hipertensas e 52,8% de diabéticas.[12]

Na literatura há também grande divergência sobre a atuação dessas doenças (diabetes e hipertensão) como fatores independentes. Alguns acreditam que são fatores de comorbidade associados à obesidade. Porém, outros estudos acreditam que a hiperinsulinemia atua na proliferação endometrial, e essas doenças podem ter efeitos independentes. A hiperinsulinemia crônica é potencial fator de risco para câncer. Metanálise com 5 estudos, realizada por Mulholland HG et al. (2008),[13] mostrou correlação positiva entre consumidoras de alta carga de glicídios e risco de câncer do endométrio, especialmente entre as obesas. Uma clara relação entre diabetes e câncer tem sido demonstrada especialmente no pâncreas, fígado, colorretal, mama, tratos urinário e endometrial. Em contraste, o hiperinsulinismo é fator de proteção para o câncer da próstata. Muitos mecanismos têm sido propostos, mas continuam somente hipotéticos.[14]

Estilo de vida e dieta

Vários fatores ligados ao estilo de vida, no qual se inclui a dieta, têm sido relacionados com o risco de câncer em geral e em especial com o do endométrio. Porém, como nos demais fatores de risco, existem várias discordâncias na literatura e nem sempre se constrói uma firme correlação com o câncer.

Estudos de consumo de álcool têm sido inconsistentes em estabelecer relação com o câncer de endométrio. O respeitado *Karolinska Institutet da Suecia* fez uma metanálise contendo 7 estudos de coorte, incluindo 1.511.661 participantes e 6.086 casos de câncer endometrial. Comparados com o grupo de não bebedoras, mulheres que beberam menos de meia dose por dia tiveram um risco para câncer endometrial de 4%, e para as consumidoras de uma dose/dia o risco foi de 7%. Foi maior que 14% para aquelas que consumiram de 2-2,5 doses por dia e de 25% para as maiores de 2,5 doses diárias. Esta metanálise conclui que existe uma relação entre o consumo de álcool e risco de câncer endometrial em uma curva que tem o formato de um J.[15]

Na mesma linha, outro estudo de metanálise, que incluiu 20 estudos casos-controle, 7 estudos de coorte e 13.120 casos, conduzido na Itália entre 1992 e 2006 não evidencia relação entre consumo de álcool e câncer a não ser quando a ingestão se dá em altas doses (mais de 15 doses por semana), cuja correlação não pôde ser afastada.[16]

As vitaminas antioxidantes também têm sido investigadas na sua correlação com as neoplasias malignas. Vitaminas antioxidantes podem reduzir o risco de câncer por limitarem o dano oxidativo do DNA. Estudo de revisão sistemática com metanálise, em que foram incluídos 12 estudos casos-controle e 1 coorte, foi estudada a dose resposta de betacaroteno, vitaminas C e E exclusivamente de fontes alimentares, sem ingestão de suplementos e o câncer endometrial. Em contraste com o único estudo prospectivo analisado, a metanálise dos estudos casos-controle mostrou uma relação inversa entre o câncer de endométrio e a ingestão de betacaroteno, vitaminas C e E de fontes alimentares, sem uso de suplementos, sugerindo algum tipo de proteção.[17]

Com relação ao tabagismo muitos estudos têm sido realizados e já existe uma tendência a aceitar o fumo como fator de proteção. Como os achados epidemiológicos são inconsistentes em definir o risco entre câncer do endométrio e tabagismo, estudos prospectivos têm sido realizados. Em uma revisão sistemática com metanálise em que foram incluídos 10 estudos prospectivos e 24 estudos casos-controle, Zhou B et al. (2008)[18] encontraram, em todos os 24 estudos, redução do risco do câncer endometrial entre os fumantes. Acima de 20 cigarros por dia, a redução do risco é da ordem de 16 a 27%, especialmente entre o grupo da pós-menopausa.[18]

O café também tem sido avaliado na sua relação com o risco do câncer de endométrio. Em uma metanálise com 2 estudos coortes e 7 estudos casos-controle, Bravi F et al.,[19] apesar da heterogeneidade dos estudos, encontraram um fator de proteção. Assim, o risco relativo (RR) no grupo consumidor de café foi de 0,8, sugerindo uma relação inversa (fator protetor) entre o consumo do café e o câncer do endométrio.

Ainda sobre a dieta, foi realizada uma metanálise para avaliar a ingestão de soja e risco de câncer de relação endócrina e câncer de endométrio, em que foram incluídos 5 estudos de casos-controle e 2 coortes prospectivas. O *odds ratio* para a alta ingestão de soja foi de 0,61 para os cânceres de relação endócrina e de 0,71 para o câncer endometrial, sugerindo um efeito protetor da ingestão da soja para esses cânceres.[20]

Finalmente, a prática regular de atividade física também tem sido investigada, sugerindo redução do risco do câncer de endométrio. Metanálise de 5 estudos prospectivos de coorte com 2.663 mulheres foi realizada por Moore SC et al.[21] Encontraram redução do risco de 30% nas mulheres que praticavam atividade física moderada ou intensa e, ao contrário, aumento de risco igualmente de cerca de 30% no grupo sedentário.

Ciclo menstrual e fertilidade

■ Anovulação crônica

A mulher com anovulação crônica, exemplo mais frequente de síndrome dos ovários policísticos, fica sem a produção de progesterona de forma regular na fase lútea. A permanência na fase proliferativa sob estímulo constante de estrogênio pode levar à hiperplasia do endométrio.

■ Baixa paridade e/ou esterilidade

O risco de câncer de endométrio é inversamente proporcional à paridade. Esse efeito parece relacionado, essencialmente, com a anovulação crônica, que ocorre com maior frequência neste grupo de mulheres em que os distúrbios da ovulação podem ser a causa básica da baixa paridade e mesmo da esterilidade.[22]

■ Tumores não funcionantes e funcionantes do ovário

Embora sejam raros os tumores que produzem estrogênio, de forma direta ou indireta (liberam precursores que são convertidos nas células adiposas), eles aumentam o risco de câncer de endométrio.

Tanto os androgênios quanto os estrogênios têm um efeito promotor no crescimento endometrial. Legro et al.,[23] em 2001, estudaram, em modelo animal, a ação dos androgênios e dos estrogênios, ambos aromatizáveis e não aromatizáveis, sobre o crescimento do carcinoma endometrial. Os ratos que receberam suplemento de estrogênios mostraram maior crescimento dos tumores, com significância estatística, do que os ratos castrados. O mesmo ocorreu com os ratos que receberam suplemento de androgênios. A diidrotestosterona não mostrou uma ação sobre o crescimento tumoral. Os estrogênios mostraram, entretanto, ter uma ação mais potente sobre o crescimento tumoral que os androgênios.

A concomitância de câncer do endométrio e do ovário ocorre em cerca de 10% das mulheres.[24] O prognóstico delas é bom quando a doença está restrita à pelve, especialmente quando está limitada ao útero e ao ovário, e o tipo histológico é favorável.

■ Idade e anos na menacme

A maioria das mulheres acometidas tem idade acima de 50 anos, e é rara a neoplasia naquelas abaixo de 40 anos.[25] No Brasil, Rodrigues Lima et al.,[12] em 1999, relataram dados das pacientes tratadas na UNIFESP/EPM. A população de estudo tinha como características: 95,8% de mulheres acima dos 50 anos e predomínio da raça branca (88,3%). Na série citada a idade média da menarca foi de 13 anos, não diferindo significativamente das pacientes que não apresentam a neoplasia. Entretanto, a menopausa tardia mostrou-se um fator de risco.

Um estudo[25] avaliou qual o verdadeiro papel do fator idade na sobrevida de mulheres com adenocarcinoma do endométrio. Em estudo retrospectivo, analisaram 328 pacientes tratadas, com intervalo de 3 a 96 meses pós-tratamento, com a média de 43 meses. A sobrevida ligada à idade variou de 90% aos 40 anos, até menos de 55% aos 80 anos. Portanto, a sobrevida cai significativamente quando a idade é superior aos 50 anos e não está relacionada nem com o estádio cirúrgico nem com o grau de diferenciação do adenocarcinoma

Genética e marcadores moleculares

O carcinoma endometrial do tipo endometrioide é causado por uma combinação de eventos mutacionais e fatores hormonais.[26] Utilizando-se de análises de RNA mensageiro para descobrir genes que promovam transformação neoplásica e que são regulados normalmente durante o ciclo menstrual, Levine et al.,[26] em 2001, encontraram 100 desses tipos de genes. Descobriram que a transformação neoplásica do endométrio é acompanhada de perda importante de muitos desses genes que normalmente têm expressão no endométrio. Isto pode caracterizar uma ausência da resposta antitumoral da progesterona. Sugerem que a mutação do gene PTEN/MMAC1 está envolvida na carcinogênese endometrial.

Em estudo recente, o Grupo de Ginecologia Oncológica (GOG) ligado a FIGO, publicou ensaio clínico randomizado, que investiga a frequência e o potencial prognóstico da superexpressão do HER-2 no câncer endometrial avançado e recorrente. HER-2 é um dos mais estudados marcadores moleculares na terapia antineoplásica. Seus resultados encontraram uma superexpressão moderada (2+) e forte (3+) em 104 de 234 pacientes (44%). Existe um significativo aumento da frequência da superexpressão em tumores serosos comparados com os demais tipos histológicos, 61% × 41%, respectivamente (p = 0,03). Observaram, ainda, entre os tumores não serosos, uma significativa associação entre o grau histopatológico do tumor e a superexpressão do HER-2, em que G1, G2 e G3 demonstraram respectivamente uma amplificação de 3, 2 e 21% (p = 0,003). Entretanto, nem a superexpressão nem a amplificação são capazes de predizer a sobrevida global. Existem suposições, ainda não confirmadas na literatura, que o status do HER-2 pode predizer a resposta do tumor aos taxanes, importante grupo de quimioterápicos utilizados no controle do câncer avançado.[27]

A síndrome de câncer familiar (Lynch II) é caracterizada por presença de câncer colorretal hereditário não polipoide e um risco aumentado para outros tumores, como o câncer de endométrio, ovário, estômago, vias hepatobiliar e renal com rins e ureter.[28] Ainda é incerta a associação da mutação dos genes BRCA1/2 no risco do câncer de endométrio.[29]

■ Hiperplasia atípica e lesões precursoras

A hiperplasia é a proliferação do endométrio com alterações glandulares, arquiteturais e citológicas que variam desde um epitélio proliferativo desorganizado até proliferações complexas que lembram o adenocarcinoma bem diferenciado. Quanto mais atípica for a hiperplasia, mais intenso é o risco de ela vir a desenvolver um adenocarcinoma. Por isso somente o patologista pode observar e distinguir os padrões hiperplásicos, que são de alto risco para a paciente, daqueles outros que são de baixo risco. Para tanto, ele se baseia no grau de atipia celular tecidual.

Recentemente a Sociedade Internacional de Patologistas Ginecológicos classificou as hiperplasias de acordo com as alterações celulares e com as alterações arquiteturais. Segundo a classificação de Silverberg, 1988, temos: hiperplasia sem ou com atipia (celular) e hiperplasia simples ou complexa (arquitetural).

A hiperplasia endometrial é a expressão morfológica da estimulação estrogênica prolongada, endógena ou exógena, não contrabalançada pela progesterona. Os estudos têm demonstrado que a hiperplasia atípica realmente é a de grande e maior risco para evoluir para o câncer. Enquanto as hiperplasias sem atipias apresentavam um risco de evolução para o carcinoma de 1% na simples e de 3% nas complexas, as hiperplasias com atipias apresentavam 8% de evolução nas simples e 29% nas complexas.[12] Pode-se concluir que são as hiperplasias atípicas as que realmente mais preocupam o médico assistente. É necessário, assim, um bom entendimento entre o clínico e o patologista para que um adequado e seguro planejamento terapêutico possa ser instituído para sua paciente.

A suspeição de hiperplasia no procedimento histeroscópico é demonstrada pelo aumento da espessura do endométrio, chamada de hipertrofia endometrial, associada, por vezes, a alterações vasculares, aumento da população glandular, modificações da superfície e edema intersticial.

Tem sido proposta, com o objetivo de harmonizar achados histopatológicos e nomenclaturas, a terminologia neoplasia intraepitelial endometrial, com a sigla EIN na língua inglesa,[30] para separar e diferenciar-se da simples hiperplasia endometrial que tem caráter evolutivo de baixo risco para malignidade.

Pólipos endometriais

O pólipo endometrial é a patologia endometrial mais comum em mulheres na pós-menopausa e que fazem uso de tamoxifeno. O risco de malignização dos pólipos é de 10,7%, e algumas desenvolvem pólipos recorrentes sem que ainda estejam definidos os fatores de risco da recidiva.[31] Foram comparadas 64 pacientes com pólipos primários com 27 com pólipos recorrentes. O uso prévio de TH, baixa paridade, menopausa mais precoce e tempo prolongado de uso de tamoxifeno foram fatores de risco para recidiva.[31] Revisão sistemática com 17 estudos observacionais (n = 1.552) sobre a relação entre menopausa, sangramento vaginal, pólipo e risco de malignização mostrou a relação do pólipo com o câncer e a menopausa. Na pós-menopausa, a prevalência de malignização foi de 5,2% contra 1,7% na fase reprodutora. Dentro de pólipos, a prevalência de câncer foi de 4,15% nas mulheres com sangramento e de 2,16% nas que não sangravam. Os autores concluem que existe um risco aumentado de câncer nas mulheres da pós-menopausa que sangram ou que são portadoras de pólipos.[32]

Métodos contraceptivos

Já há muito é sabido o efeito protetor da contracepção hormonal sobre o endométrio e o ovário. O Risco relativo do câncer de ovário decresce 20% por cada 5 anos de uso e após 15 anos é de, aproximadamente, 50%. Para o câncer endometrial, o risco relativo é sempre baixo. Com 4 anos de uso ele tem uma queda de 50% e chega a 70% com 12 anos de utilização. Após a interrupção do seu uso, a contracepção hormonal permanece oferecendo proteção com o risco relativo, sendo ainda de 50% após 20 anos, a contar da data da última tomada. A contracepção hormonal, segundo os autores, pode até ser considerada como proteção primária para o câncer de ovário e do endométrio.[33]

Até o DIU não hormonal parece oferecer proteção ao endométrio, ao contrário do imaginado. Metanálise sobre uso de DIU não hormonal e risco de câncer de endométrio, onde foram incluídos 10 estudos retrospectivos, mostrou uma proteção bruta contra o câncer endometrial (OR 0,39; IC de 95% 0,29-0,51 p < 0,001) que tende a crescer proporcionalmente ao número de anos de uso.[34]

RASTREIO

Não há recomendação de rastreamento para mulheres assintomáticas. Até o momento não foram desenvolvidos exames não invasivos de pequeno custo. Felizmente, a maioria dos casos cursa com sangramento uterino anormal ainda no estádio inicial da doença. Esse sintoma leva à investigação diagnóstica em momento que, na maioria das vezes, a cura é possível. Ocasionalmente podemos diagnosticar um câncer de endométrio pelo exame colpocitológico, porém, a sensibilidade para essa finalidade é baixa e há uma correlação da presença de células endometriais atípicas no colo ou vagina com o acometimento de linfonodos, caracterizando um estádio mais avançado da doença, o que diminui a chance de cura. A biópsia de endométrio apesar de mais sensível é um exame incômodo que pode gerar resultados duvidosos que implicam em outras investigações mais invasivas. Alguns autores propõem que o teste de progesterona (10 mg de medroxiprogesterona por 10 dias) poderia ser utilizado como ferramenta de rastreio em mulheres assintomáticas na pós-menopausa, por ser um teste barato e não invasivo. As mulheres que apresentarem sangramento até 2 semanas após cessar o uso da progesterona seriam consideradas sob maior risco de ter hiperplasia de endométrio e deveriam ser investigadas.[35] Outros estudos propuseram rastreamento pela USGTV, mas vários estudos relataram não ser adequado para pacientes assintomáticos. O estudo Fleischer *et al.*,[36] duplo-cego, realizado com pacientes de dois centros médicos, realizou biópsias rotineiras para avaliar o valor do rastreio ultrassonográfico na patologia endometrial em mulheres assintomáticas na pós-menopausa. De um total de 1.926 mulheres, em 1.833 (95,17%) encontraram eco endometrial menor que 6 mm. Das 1.750 pacientes submetidas à biópsia, cinco casos de patologia endometrial foram detectados, sendo um adenocarcinoma e quatro hiperplasias atípicas. O valor preditivo negativo foi maior que 99%. Um caso de adenocarcinoma foi detectado entre as 42 mulheres que tiveram o eco endometrial maior que 6 mm, o que fez com que o valor preditivo positivo fosse de 2%. Os autores concluíram que, a despeito do alto valor preditivo negativo, a ultrassonografia transvaginal não é efetiva para o rastreio da patologia endometrial na população estudada, ou seja, mulheres assintomáticas da pós-menopausa com eco endometrial acima de 6 mm.

Ressalte-se que a tendência atual é que o ponto de corte da espessura do eco endometrial seja cada vez menor, com o objetivo de se melhorar a eficácia e segurança daquele que acaba sendo o mais usual método de rastreio da população em geral, que é a ultrassonografia TV. Timmermans *et al.* (2010),[37] em revisão sistemática com metanálise de 90 estudos publicados entre janeiro/2000 e dezembro/2006, em que foram alocadas 2.896 pacientes, sendo 259 com câncer endometrial, objetivaram avaliar a espessura endometrial ideal no rastreio do câncer endometrial. Após análise estatística minuciosa, complexa e detalhada, para a qual ele contatou 79 pesquisadores primários para determinar a metodologia de exame de cada um, concluíram que o ponto de corte seja de 3 mm para exclusão do câncer do endométrio, em mulheres com sangramento pós-menopausa.

Ressalta-se que a decisão de um rastreamento leva em conta a custo-efetividade do exame aplicado na população e, portanto, também depende da prevalência da doença em cada população específica. Se a prevalência do câncer de endométrio fosse de 15% ou mais poderia ser adequado rastrear este câncer.

Rastreamento em grupos específicos

■ Câncer de cólon não polipoide hereditário (CCNPH)

Devem ser rastreadas mulheres que possuem mutações associadas ao CCNPH ou sabem que algum membro da família é portador de tal mutação, assim como mulheres que mesmo na ausência de testes genéticos apresentam história familiar de câncer de cólon. Nessas pacientes o risco de desenvolver câncer de endométrio aumenta em 40 a 60%, e segundo a sociedade americana de câncer é recomendado realizar biópsia endometrial anual a partir de 35 anos, e após completar sua paridade a histerectomia profilática pode ser oferecida como opção.[26]

Sangramento uterino anormal

- Mulheres na pós-menopausa com qualquer sangramento.
- Mulheres na pré- e perimenopausa com menometrorragia quando há concomitância de fatores de risco.

Achados anormais em exames complementares

- Colpocitológico: a presença de células endometriais, em mulheres com 40 anos ou mais, frequentemente, significa doença endometrial e quando há atipia nessas células aumenta a chance de tratar-se de câncer. Em estudo retrospectivo avaliaram-se 440 mulheres (pré- e pós-menopausa) com presença de células endometriais no colpocitológico. Onze por cento das mulheres apresentavam adenocarcinoma e, 13%, hiperplasia endometrial.[2] Quando há células endometriais atípicas no colpocitológico, está indicada a biópsia endometrial. Porém, quando as células presentes no exame são normais, a maioria dos estudos aponta para investigação apenas nas mulheres com 40 anos ou mais.[36]
- USGTV realizada por outras indicações que evidenciam espessamento endometrial. Consideramos suspeito mulheres na pós-menopausa com endométrio de 5 mm ou mais e mulheres no menacme com mais de 10-14 mm.[2]

DIAGNÓSTICO

É importante lembrar que o diagnóstico de um câncer é sempre pela histopatologia. Os exames de imagem ou mesmo os citológicos, somente, nos alertam sobre a necessidade de continuar a investigação e nos orientam para o local adequado da biópsia, mas não fazem o diagnóstico definitivo de uma neoplasia maligna. Alguns sítios são mais facilmente acessíveis a uma biópsia, como é o caso do colo uterino, outros mais complexos, como os ovários, para não sairmos da área genital. No corpo uterino, o diagnóstico é mais facilmente realizado pela biópsia simples do endométrio, mas a biópsia realizada pela histeroscopia é o padrão-ouro. Mas há passos anteriores, menos invasivos, na investigação diagnóstica de pacientes sintomáticas. A USG transvaginal é o primeiro passo da investigação para mulheres com sangramento anormal.

Ultrassonografia transvaginal, eco Doppler e histerossonografia

Além de dar informações sobre forma, volume e ecotextura do útero e anexos, a ultrassonografia transvaginal também avalia a espessura e ecotextura endometrial. Assim, deve ser o primeiro exame a ser solicitado nas pacientes com sangramento na pós-menopausa. O endométrio na pós-menopausa fica representado por uma tênue linha branca e homogênea, cuja espessura não deve chegar a 5 mm. Quando o eco endometrial mede até 3 mm não há necessidade de estudo histopatológico.[37] Portanto, o ponto de corte tem-se situado na literatura entre 4 e 5 mm. É importante ressaltar que quando o eco mede 5 mm ou mais pela ultrassonografia não significa que haja patologia endometrial, mas sim que o estudo ecográfico não é capaz de afastar sua presença, ou seja, não é capaz de afirmar se ela existe ou não. Assim sendo, o grande valor de rastreio da ultrassonografia hoje é que ele é capaz de afiançar, com boa segurança e sem invasão, que não há patologia endometrial maligna quando o endométrio mede até 3 mm à ultrassonografia transvaginal.[37] Por outro lado, a partir de 5 mm, o estudo da cavidade endometrial por esse método indica a necessidade de complementar a investigação com estudo morfológico do endométrio.

Nas mulheres com sangramento pós-menopáusico, Gull et al.[38] procuraram avaliar se a ultrassonografia transvaginal possuía a acurácia necessária para definir a necessidade ou não de uma biópsia. Em 361 mulheres na pós-menopausa e com sangramento espontâneo ou uso de TRH, efetuou-se biópsia ou curetagem uterina naquelas com espessura endometrial superior a 5 mm e manteve conduta conservadora com repetição do estudo ecográfico 4 a 12 meses depois naquelas com eco menor que 4 mm. Nas 163 pacientes com eco menor que 4 mm, foi feito o diagnóstico de um câncer endometrial (0,6%) através da colpocitologia, e dois casos de tumores malignos anexiais foram evidenciados pela ultrassonografia. A biópsia endometrial foi ainda efetuada em 6,1% das pacientes desse grupo em decorrência do sangramento de repetição. Nas pacientes do grupo com eco endometrial superior a 5 mm, o câncer foi diagnosticado em 18,7%.

Achados ultrassonográficos que merecem estudo histeroscópico

Assim, podemos concluir que vários têm sido os achados ecográficos descritos na literatura que apontam para a necessidade de estudo histeroscópico da cavidade endometrial. São eles:

- Eco endometrial espessado ≥ 5 mm.
- Presença de líquidos intracavitários.
- Imagem sugestiva de pólipos.
- Focos hiperecogênicos.
- Qualquer anormalidade da cavidade uterina.

Doppler

Para estudar a acurácia do Doppler nos vasos endometriais no sangramento da pós-menopausa, Amit et al.[39] fizeram um estudo em 60 pacientes com este quadro clínico. A medida da espessura do eco endometrial foi obtida pela ultrassonografia transvaginal com ponto de corte de 5 mm e o *power* Doppler com índice de pulsatilidade com ponto de corte de 1,0. A medida do eco endometrial revelou uma sensibilidade de 78% e uma especificidade de 45,6% para a detecção de patologia endometrial. Já com o emprego do Doppler, estes achados melhoraram, sendo obtidas uma sensibilidade de 85,7% e uma especificidade de 89%. Quando ambas as modalidades eram negativas, a probabilidade de câncer era menor que 5%.

Histerossonografia (HSG)

O papel da HSG é complementar à ultrassonografia transvaginal, definir melhor as lesões endometriais, especialmente separar as pediculadas das sésseis, facilitando a histeroscopia cirúrgica futura.

Biópsia

Em 2000 foi realizada uma metanálise com 39 estudos que envolviam, no total, 7.914 mulheres.[38] Esse estudo comparou resultados de biópsias por várias técnicas (Pipelle, Vabra e Lavage) com resultados de técnicas mais invasivas como a histeroscopia e a própria histerectomia. Observou-se que a amostragem obtida pela Pipelle é mais sensível que por outras técnicas. A acurácia é maior em mulheres sintomáticas (com sangramento anormal) e na pós-menopausa é melhor para o diagnóstico de câncer do que para hiperplasia.

Os resultados encontrados com a técnica de Pipelle foram: sensibilidade de 99% para câncer endometrial em mulheres na pós-menopausa, de 91% para mulheres na pré-menopausa e de 81% para diagnóstico de hiperplasia com atipia; a especificidade foi de 98%.

Se a biópsia uterina for normal ou se a cavidade uterina inacessível na mulher com USGTV mostrar endométrio anormal, aconselha-se realizar USGTV com Doppler colorido e infusão de salina (histerossonografia) ou histeroscopia ambulatorial. Estes métodos excluem lesão intracavitária como mioma submucoso ou pólipo.

O diagnóstico de certeza é sempre feito pela histopatologia. Por mais evidente que estejam as manifestações clínicas e histeroscópicas, somente a histopatologia dar-nos-á a autorização para que uma neoplasia seja tratada como câncer. Assim sendo, qualquer método que permita acesso à cavidade e à retirada de fragmentos do tecido tumoral poderá ser utilizado. Somente mais modernamente é que a histeroscopia, por ser método de feitura ambulatorial e de baixa morbidade, tem-se diferenciado dos demais, especialmente da clássica dilatação e curetagem. Esta, além de exigir internação e anestesia geral, portanto, de alto custo, é um método às cegas, ou seja, sem visão direta, podendo gerar falso-negativos, especialmente nos tumores menores, focais e regionais. Porém, ainda é o método mais frequentemente utilizado na maioria dos hospitais e ambulatórios do nosso país. Atualmente, nada se compara à segurança e à praticidade da histeroscopia no estudo e avaliação da cavidade uterina e no estudo do endométrio.

Assim sendo, podemos utilizar:

- *Biópsia do endométrio com cureta de Novak:* em ambulatório, mas às cegas, sem conhecimento prévio da localização da lesão. É também muito utilizada pelo histeroscopista imediatamente após o estudo endoscópico da cavidade uterina. Neste caso, é conhecida como biópsia orientada já que a ponta da cureta é orientada para a parede uterina onde se encontra a patologia que se deseja estudar pela histopatologia. É de grande valor especialmente nos casos em que a cavidade está inteiramente comprometida pela patologia, como é o caso das alterações hormonais, hipertrofia endometrial e dos tumores malignos em sua forma difusa. É de baixa acurácia e precisão nas doenças focais do endométrio, como pólipos, miomas, endometrites, e mesmo nos tumores malignos circunscritos ou focais. Igualmente não é indicada nas patologias do fundo uterino e dos cones tubários em razão da dificuldade de acesso da ponta da cureta a estes locais.
- *Curetagem uterina fracionada:* é realizada sob anestesia geral e em ambiente hospitalar, igualmente às cegas e sem prévio conhecimento da localização da lesão. Infelizmente ainda é o mais frequente método utilizado em nosso meio, especialmente na rede pública de saúde. Assim como a cureta de Novak é um método cego, tem valor limitado nas doenças focais, tanto benignas quanto malignas, nas localizadas no fundo uterino e cones tubários e nos pólipos e miomas. Estas dificuldades se dão tanto com fins diagnósticos quanto terapêuticos.

O papel da histeroscopia no diagnóstico e na extração dos pólipos endometriais foi estudado por Gebauer et al.,[40] em 2001, que, em um estudo prospectivo, efetuaram uma histeroscopia antes e depois de uma curetagem em mulheres na pós-menopausa. Além da curetagem, um fórceps de pólipos do tipo Randall foi utilizado para extração dos pólipos endometriais. A curetagem e a utilização do extrator de pólipos foram realizadas por uma segunda equipe que não efetuou as histeroscopias. De um total de 83 pacientes incluídas no estudo por sangramento pós-menopáusico ou anormalidades à ultrassonografia transvaginal, a histeroscopia revelou pólipos em 51 pacientes, e a curetagem, em 22. Em 18 dessas os pólipos foram extraídos pelo fórceps de Randall. A segunda histeroscopia revelou que os pólipos permaneciam em 31 casos (60,78%).

Histeroscopia

Um dos aspectos interessantes e inovadores na propedêutica histeroscópica do câncer endometrial é que, até o momento, somente a ressonância magnética (RM) da pelve e a histeroscopia permitem uma avaliação pré-operatória segura da invasão do canal cervical pelo tumor. Cabe à RM o papel de estudar a invasão do estroma cervical, que caracteriza as lesões do estádio II. Mas a histeroscopia vê melhor a invasão da mucosa e ajuda a interpretação da RM no estadiamento. Este dado é de suma importância, pois havendo ou não a invasão, mudam-se radicalmente o prognóstico e o tipo de cirurgia a ser realizada, obrigando forçosamente que a linfadenectomia pélvica e a retirada dos paramétrios sejam incluídas na abordagem cirúrgica. No entanto, para este fim três grandes questões passam a exigir respostas e encontram-se em discussão, eu diria avançada, na literatura internacional: (1) Será que a histeroscopia diagnóstica é capaz de definir com segurança uma invasão do canal? (2) Que meio de distensão, solução salina ou CO_2 e que pressão de insuflação são os mais indicados para este estudo? (3) Será que as células carreadas para a cavidade abdominal poderiam agravar o prognóstico evolutivo da doença?

Nesta via de ideias, Lo et al.,[41] em 2001, fizeram uma análise retrospectiva de 200 casos consecutivos de câncer endometrial tratados entre 1993 e 2000. Antes do tratamento cirúrgico foi efetuada uma histeroscopia diagnóstica com solução salina ou CO_2 para determinar se havia ou não invasão cervical do tumor. Posteriormente as peças cirúrgicas eram examinadas macroscopicamente, e ambos os resultados foram comparados com o estudo microscópico final. No estudo anatomopatológico, a invasão cervical foi encontrada em 20,5% dos casos. A histeroscopia apresentou acurácia de 92,5%, sensibilidade de 68,3% e especificidade de 98,7%. O valor preditivo positivo (VPP) foi de 93,3%, e o valor preditivo negativo (VPN), de 92,4%. O estudo macroscópico efetuado pelo patologista na peça cirúrgica apresentou resultados semelhantes, ou seja: acurácia de 93,0%, sensibilidade de 68,3%, especificidade de 99,4%, VPP de 96,6% e VPN de 92,4%. Como se vê, não houve diferença estatística significativa entre os achados anatomopatológicos e os histeroscópicos. Portanto, a histeroscopia tem o mesmo valor propedêutico para o estudo da invasão cervical que o exame macroscópico da peça cirúrgica, com a vantagem de poder ser realizada no pré-operatório e, consequentemente, participar no processo decisório do tipo de cirurgia a ser efetuada em cada caso. Entretanto, ainda neste estudo, os autores definiram que houve diferença significativa na acurácia quanto aos meios de distensão utilizados. A solução salina teve uma melhor acurácia, 96,8% contra 88,7% no meio gasoso com CO_2. Igualmente o valor preditivo negativo foi pior com a utilização de gás (96,4% contra 88,4%).

Finalmente, a última grande questão com relação ao papel da histeroscopia no manejo da paciente com câncer endometrial é sobre o risco de células malignas serem carreadas para a cavidade peritoneal, pelo meio de distensão, líquido ou gasoso, via óstios tubários. Zerbe et al.,[42] em 2000, fizeram um estudo para determinar as consequências de se fazer ou não uma histeroscopia pré-operatória no câncer endometrial, utilizando-se da citologia do lavado peritoneal no momento da cirurgia. De um grupo de 222 pacientes, 158 não fizeram histeroscopia no pré-operatório e 64 realizaram-na, todas com meio de distensão salino. As pacientes foram ainda subdivididas em de alto ou baixo risco para citologia peritoneal positiva. Os achados mostraram diferenças estatisticamente significativas entre os dois grupos, especialmente no grupo de células de alto risco. Arikan et al.,[43] em 2001, também concluíram, em seu grupo de 24 pacientes, que a histeroscopia carreia células tumorais viáveis para a cavidade abdominal e que estas células podem aderir à matriz extracelular do peritônio e dos órgãos.

Atualmente este questionamento continua ainda sem solução. Não há dúvidas de que a histeroscopia, especialmente com meio liquido e pressão acima de 100 mmHg, carreia células malignas para a cavidade peritoneal. Senão vejamos:

No Chile, Miranda et al. (2006)[44] realizaram artigo de metanálise com 65 estudos sobre facilitação de implantes secundários após histeroscopia diagnóstica nos casos de câncer endometrial. A revisão não encontra evidências, nem contra nem a favor, mas sugere que o exame seja feito com pressão de insuflação menor que 100 mmHg para evitar a passagem transtubária de células neoplásicas.

Na Grécia, em revisão sistemática com metanálise publicada em 2010, onde foram incluídos 9 estudos e 1.015 pacientes, Polyzos et al.[45] avaliaram a disseminação de células malignas na histeroscopia diagnóstica no câncer de endométrio. A histeroscopia aumenta significativamente a presença de células malignas na cavidade peritoneal (OR 1,78 IC 95% 1.13-2.79 p = 0,013) e aumenta quando o meio de distensão é líquido. Entretanto, não houve significância estatística quando a pressão de insuflação não ultrapassou a 100 mmHg. Conclui-se que estudos têm que ser realizados para avaliar se essa presença de células pode piorar o prognóstico.

O entendimento que vem mais e mais ganhando adeptos é que o simples fato de se ter a presença de células na cavidade peritoneal, sem invasão da serosa ou dos anexos, não piora o prognóstico nem a evolução da doença. Tanto isso parece verdade que na recente e última revisão do sistema de estadiamento do câncer do endométrio, proposto pela FIGO e outras importantes associações internacionais de pesquisa do câncer ginecológico, o comitê interinstitucional ampliado resolveu retirar do estadiamento o critério "citologia peritoneal positiva" que, quando presente, elevava o caso para IIIC, mas que não mostrava mudanças na sobrevida ou no intervalo livre de doença e vinha tornando-se um fator de confundão (ver estadiamento clínico).[46]

Em nossa experiência, a histeroscopia tem um relevante papel no diagnóstico e estadiamento do câncer endometrial. É a única propedêutica ginecológica que permite uma real avaliação do tumor nos fornecendo informações sobre seu aspecto macroscópico, localização, extensão em relação à cavidade endometrial e ao canal cervical. Tem a mesma precisão diagnóstica que o estudo macroscópico da peça cirúrgica,[47] com a vantagem de ser realizada no pré-operatório e, consequentemente, poder ser utilizada como fator de decisão na escolha da melhor terapêutica.

Entretanto, a histeroscopia também apresenta dificuldades e limitações. Além da resistência natural dos pacientes aos exames endoscópicos em geral e o sentimento de vergonha em se expor, especialmente nas pacientes mais idosas, outros fatores são barreiras naturais ao exame histeroscópico. A atrofia genital, estenose cervical grave, presença de sangramento intenso e/ou abundante, extensa invasão do canal pela neoplasia são alguns dos exemplos importantes que podem ser lembrados como fatores limitadores do exame.

A atrofia genital, levando à dor e dificuldade de colocação do espéculo, pode ser facilmente vencida com a utilização da solução salina em vez do gás carbônico e a não colocação do espéculo. A cavidade vaginal é facilmente distendida pelo líquido, em que a vaginoscopia transforma-se em um procedimento isento de dores ou outro desconforto. A visualização do OE do colo, mesmo estenosado, é muito facilitada no ambiente líquido. Nas estatísticas mais correntes na literatura mundial, e tanto em nosso meio quanto na nossa própria experiência, o exame é exequível em mais de 98% das pacientes. Os equipamentos mais modernos e mais finos, com ópticas de 2,7 mm, o meio líquido e uma experiência do maior examinador permitem, em conjunto, que as atrofias genitais e estenoses cervicais sejam obstáculo somente em uma minoria das nossas pacientes.

O sangramento cavitário, outrora fator determinante de impedimento do exame, tornou-se fator impeditivo relativo e até mesmo praticamente ultrapassado e vencido com os modernos conjuntos diagnósticos, compostos por óptica fina e camisas de dupla via, que permitem a entrada e saída de solução salina. Isto permite uma completa e contínua lavagem da cavidade, com melhora sobremaneira da qualidade da imagem, permitindo biópsias dirigidas com pinças endoscópicas diretamente no ponto selecionado.

A biópsia dirigida com pinças endoscópicas, que permitem o direcionamento preciso da biópsia, tem sido um dos grandes avanços que os conjuntos histeroscópicos modernos colocam à nossa disposição. Até pouco mais da metade da década de 1990, todas as grandes casuísticas eram apresentadas com as biópsias, em sua maioria efetuadas com as curetas de Novak, ou modelos similares, pois os conjuntos que permitiam as biópsias dirigidas eram muito calibrosos e dificultavam ou impediam o exame em um grande número de mulheres. A biópsia era, então, tão somente orientada para a parede ou região da cavidade endometrial que tinha sido observada e selecionada durante o exame histeroscópico. Nas grandes e extensas lesões isto não era impeditivo nem gerava falso-negativo. Porém, nas lesões focais e de pouca extensão, isto poderia significar um erro diagnóstico às vezes lamentável. Por isso, a comunidade de histeroscopistas ansiava para que novos equipamentos mais finos e sem perda da qualidade óptica fossem desenvolvidos e colocados à disposição do mercado, o que finalmente veio a acontecer no final da última década.

A invasão do canal cervical pelo tumor é outro fator de dificuldade ou mesmo de impedimento do exame histeroscópico. As grandes invasões do canal, tanto do carcinoma da endocérvice como do endometrial, criam projeções papilares e falsos trajetos que muitas vezes impedem a progressão da óptica com segurança. Nestes casos, infelizmente, a cavidade endometrial não pode ser avaliada antes da cirurgia. Entretanto, não há grandes consequências terapêuticas. O tratamento será o mesmo independendo se estamos frente a um adenocarcinoma do colo ou a um câncer endometrial com invasão do canal. Isto somente é um problema quando existe invasão dos paramétrios e a cirurgia não se realiza, com a paciente sendo submetida somente à radioterapia. Neste caso não há peça cirúrgica a ser estudada e, consequentemente, a dúvida não pode ser dirimida pela patologia.

Histopatologia

É o padrão-ouro para o diagnóstico de certeza. Vale lembrar que, por mais claro e seguro que seja o diagnóstico de qualquer caso de câncer, por mais clinicamente evidente que seja a neoplasia, não estamos autorizados a tratá-la como câncer, enquanto não tivermos uma confirmação anatomopatológica. Para tanto, devemos nos valer de qualquer técnica que nos permita retirar ao menos um fragmento da massa ou tumor suspeito para o estudo histopatológico. Este fato, que a princípio parece simples e lógico, pode ser fator de confusão e erro quando a biópsia é feita às escuras, como é o caso de uma dilatação e curetagem, ou mesmo sob a utilização de uma cureta de Novak, frente a um sangramento uterino anormal com histopatológico sugerindo benignidade.

CLASSIFICAÇÃO HISTOPATOLÓGICA DOS TUMORES DO CORPO UTERINO[48]

As neoplasias malignas do endométrio podem ser esquematicamente divididas em dois grupos principais: epiteliais e mesenquimais, que se originam de dois tecidos: estroma endometrial e do próprio músculo uterino. Os tumores de origem epitelial, como adenocarcinoma, carcinoma seroso e papilífero, são os mais frequentes, correspondendo a 90% do total. Os tumores mesenquimais, genericamente denominados de sarcomas do corpo uterino, ocorrem em 5% dos casos com o leiomiossarcoma e outros tipos de sarcomas estromais representados nesta categoria. Os tumores mistos são raros, menos de 2%, e apresentam componentes mesenquimais associados a epiteliais, são representados pelos adenossarcomas e tumores müllerianos mistos. Discutiremos a seguir os tipos histológicos epiteliais.

Classificação Histológica segundo a Organização Mundial de Saúde
- Adenocarcinoma endometrioide
  - Variantes: diferenciação escamosa
    - Viloglandular
    - Secretório
    - Com células ciliadas
- Carcinoma mucinoso
- Carcinoma seroso
- Carcinoma de células claras
- Carcinoma misto
- Carcinoma escamoso
- Carcinoma de células transicionais
- Carcinoma de pequenas células
- Carcinoma indiferenciado

Tipos histológicos

Adenocarcinoma endometrioide

O adenocarcinoma endometrioide corresponde a 80% dos casos de câncer de endométrio. Seu aspecto histológico assim como algumas de suas variantes, como secretório, viloglandular e papilífera, são representativos de aspectos do endométrio fisiológico. Frequentemente encontramos áreas de diferenciação escamosa. Quando o componente escamoso é francamente maligno o tumor é classificado como adenoescamoso ou misto.

O grau histológico só é aplicado ao adenocarcinoma endometrioide, sendo os carcinomas serosos e de células claras considerados, por definição, de alto grau. A FIGO (Federação Internacional de Ginecologia e Obstetrícia) considera como grau 1 tumores com glândulas bem representadas e menos de 5% de áreas sólidas não escamosas. Carcinomas grau 2 têm de 6-50% e grau 3 mais de 50% de áreas sólidas não escamosas. Em caso de atipia citológica o tumor é graduado um nível acima.

A maioria dos adenocarcinomas endometrioides é bem ou moderadamente diferenciada, surgindo em áreas de hiperplasia endometrial. São conhecidos como tipo 1, associados à estimulação estrogênica prolongada e com prognóstico favorável. Menos de 10% dos casos são ditos tipo 2, de alto grau, independentes de estrogênio, associados à atrofia endometrial e a maior risco de recidiva e metástases a distância.

Adenocarcinoma seroso

O carcinoma seroso-papilífero é caracterizado por papilas recobertas de células tumorais altamente pleomórficas com mitoses frequentes e necrose. Invasão miometrial e vascular são comuns. Responde por 5-10% dos cânceres de endométrio. Tem comportamento agressivo com envolvimento nodal mesmo em doença inicial, recidiva precoce e metástases a distância.

Adenocarcinoma de células claras

O carcinoma de células claras é histologicamente semelhante à doença originária de colo de útero e ovário, correspondendo a 1-5% dos cânceres de endométrio. Apresenta prognóstico semelhante ao carcinoma seroso-papilífero.

Adenocarcinoma de tipos mistos

São neoplasias que contêm mais de 10% de um outro tipo celular.

Adenocarcinoma indiferenciado

São neoplasias raras, com crescimento sólido, faltando diferenciação glandular, mucinosa, papilífera, viloglandular, células claras ou escamosas. Têm comportamento agressivo, o acometimento sistêmico é regra.

ESTADIAMENTO

Estadiamento clínico e cirúrgico

Meios de propagação da doença

A maioria das mortes relatadas por câncer é resultado da propagação das suas células malignas. Observações clínicas e patológicas têm revelado que o envolvimento linfonodal é um dos mais precoces fatores da doença metastática. A extensão do envolvimento dos gânglios linfáticos é a chave dos fatores prognósticos, do estadiamento e da abordagem terapêutica. Os vasos linfáticos constituem as mais importantes vias de disseminação das células malignas.[49]

Mariani *et al.*, em 2001,[50] em estudo com 625 pacientes portadoras de câncer endometrial, entre 1984 e 1999, objetivaram estudar a difusão da doença entre os linfonodos pélvicos e os para-aórticos. Observaram que a cadeia ilíaca externa é a mais frequentemente comprometida, tanto nas pacientes com tumor limitado ao corpo, quanto naquelas com o tumor estendendo-se ao colo. Já os linfonodos obturadores são comprometidos nos tumores limitados ao corpo, enquanto os da ilíaca comum são encontrados comprometidos, mais frequentemente, nos casos de invasão cervical (67%). A invasão dos linfonodos para-aórticos está associada ao *status* de comprometimento dos obturadores. De fato os para-aórticos foram positivos em 64% das pacientes com obturadores positivos comparados com 23% dos casos de obturadores negativos. Todas as pacientes com linfonodos para-aórticos positivos e tumor invadindo a cérvice tinham também positivos os linfonodos da ilíaca comum. Em contraste, quando o tumor estava limitado ao corpo, a ilíaca comum estava envolvida em somente 27% das pacientes com linfonodos para-aórticos positivos. O modelo de invasão dos linfáticos da pelve apresenta-se como parâmetro significativo para sobrevida, recidiva e tipo de recidiva da doença.[50]

A invasão de vasos linfáticos, as metástases para linfonodos regionais e para órgãos a distância têm sido a maior inquietação para quantos se encontram envolvidos com o manejo do câncer. Refere-se, frequentemente, na literatura, que o fator de crescimento endotelial vascular (VEGF) estaria fortemente envolvido neste processo, tanto através da angiogênese tumoral quanto nas metástases a distância. Hirai *et al.*,[51] em 2000, em 228 pacientes pós-menopausadas e com carcinoma primário do endométrio, encontraram correlação significativa entre estes fatores (VEGF-A/VEGF-1 e VEGF-C/VEGF-2) e a invasão vascular, profundidade de invasão, invasão de vasos linfáticos, metástases para linfonodos e invasão para serosa uterina ou paramétrios.

A citologia peritoneal positiva no carcinoma endometrial tem sido objeto de muitos estudos e controvérsias. Afinal, o bom senso avisa que o achado de células malignas endometriais na cavidade peritoneal sugere disseminação da doença e, consequentemente, agravamento e piora do prognóstico. Entretanto, há que considerar se estas células aí chegaram por evolução natural do tumor ou se foram levadas por algum meio diagnóstico ou terapêutico, como a histeroscopia ou laparoscopia. Obviamente, se as células aí estão por disseminação natural da doença, imagina-se que isto deve interferir mais no prognóstico do que naquelas situações em que as células foram carreadas por histeroscopia ou por um manipulador intrauterino durante uma laparoscopia terapêutica. Como ainda não temos dados seguros na literatura para avaliarmos este último aspecto, é mais fácil analisarmos o valor real do achado de células malignas endometriais na citologia peritoneal por evolução própria e natural da doença.

Neste sentido, Takeshima *et al.*,[52] em 2001, fizeram um estudo objetivando ver o significado prognóstico da citologia peritoneal positiva ou negativa em vários estádios de evolução da doença. Os casos foram divididos em três grupos: baixo risco (doença limitada ao útero e tumor grau 1 ou < 50% de invasão miometrial); risco moderado (limitada ao útero e graus 2 ou 3 e maior que 50% de invasão miometrial) e, finalmente, o alto risco (doença extrauterina). No total da casuística, a incidência de citologia peritoneal positiva foi de 22,3%. No grupo de baixo risco, a sobrevida de cinco anos livre de doença em citologia positiva foi de 98%, contra 100% na negativa. No risco moderado foi de 77,5% contra 91,35%, e no alto risco, de 42,9% contra 72,1%. Diferença estatisticamente significativa foi encontrada nos moderado e alto riscos, mas, não no baixo risco. Os autores concluem que a citologia peritoneal positiva ou negativa não é um prognóstico negativo por si só, mas pode potencializar outros fatores prognósticos. Ou seja, a citologia peritoneal positiva na ausência de outros fatores adversos não deve ser motivo de elevação no estadiamento da doença. Estes conceitos estão de acordo com o novo sistema de estadiamento clínico da FIGO que será discutido a seguir.

Novo sistema de estadiamento para câncer de vulva, colo uterino endométrio e sarcomas do corpo uterino (Mutch, David G)[46]

A Federação Internacional de Ginecologia e Obstetrícia – FIGO propôs o primeiro sistema para classificação e estadiamento dos cânceres ginecológicos em 1958. Desde então este sistema tem sido revisto periodicamente, a cada três anos, nos últimos tempos, e publicado no *Annual Report on Results of Treatment in Gynecologic Cancer*. Já a *International Union Against Cancer* (UICC) estabeleceu seu sistema de estadiamento em 1966 e em 1976 foi a vez da *American Joint Commission on Cancer* (AJCC).

Foi a primeira vez na década que a FIGO reviu seu sistema de estadiamento. Este processo começou em 2006 na *International Gynecologic Cancer Society* (IGCS). Depois de uma discussão inicial onde foram propostas mudanças, foram convidadas outras sociedades internacionais e agências especializadas em pesquisa e tratamento dos tumores ginecológicos, pelo representante da FIGO, Prof. Sérgio Pecorelli, para participar do processo.

Assim, em 2009, durante o encontro da *Society of Gynecologic Oncologists* (SGO), foi estabelecido um comitê expandido, formado por representantes da FIGO, IGCS, *Gynecologic Intergroup* (GCIG), SGO, *International Society of Gynecologic Pathologists* (ISGyP) e AJCC.

O resultado deste trabalho foi publicado em outubro/2009, em conceituada revista internacional (*Gynecologic Oncology* 115 (2009) 325-328) e assinado por David G. Mutch, representante da SGO no encontro. O sistema de estadiamento a seguir resume o trabalho e esforço de todos os membros e representa um novo critério para estadiamento dos cânceres ginecológicos, agora aprovado não só pela FIGO, mas também por um comitê ampliado de sociedades.

Além do carcinoma de endométrio, o mesmo comitê realizou o estadiamento dos sarcomas do corpo uterino: leiomiossarcoma, sarcoma do estroma endometrial e adenossarcoma.

O *site* da FIGO (www.figo.org) ainda não faz referência ao novo sistema.

A seguir o novo estadiamento do câncer do corpo uterino.

Estadiamento clínico/cirúrgico

O estadiamento cirúrgico foi adotado em 1989 e determina subdivisões em cada estádio. Entretanto, há necessidade de uma pesquisa pré-operatória de invasão que nos dará uma prévia do estadiamento e permitir-nos-á um mínimo de planejamento terapêutico cirúrgico, como, por exemplo, ter uma equipe preparada para uma linfadenectomia pélvica e para-aórtica ou mesmo uma intervenção sobre alça intestinal ou bexiga.

Esta avaliação prévia nos permite avaliar, por exemplo, quem deve realizar a cirurgia, se um ginecologista comum ou se um ginecologista oncológico. Segundo a FIGO, através de seu comitê para câncer – FIGO *Committee on Gynecologic Oncology* 2003 – o ginecologista comum deve operar somente os tumores de baixo risco, ou seja, os bem diferenciados e os com menos de 50% de invasão do miométrio. Os demais, tipos G2 e G3, mais de 50% de invasão e os de células claras e papilares serosos devem ser abordados por equipes mais experientes de ginecologistas oncológicos. Aliás, este novo sistema estabelece um grande valor ao *status* de invasão ganglionar a ponto de não ser mais possível estadiarmos com precisão, o câncer de endométrio, sem uma linfadenectomia pélvica e mesmo para-aórtica.

Controvérsias a respeito do câncer de endométrio

O próprio comitê destaca as controvérsias com o estadiamento anterior:

1. Em presença de linfonodos negativos há uma diferença mínima entre a não invasão e a invasão de menos de 50% do miométrio. Por isso ela foi unificada.
2. Não havia previsão de invasão do paramétrio. Ela agora é estádio IIIB.
3. Os resultados da citologia do lavado peritoneal realizados antes do início da cirurgia são altamente variáveis e controversos. Os resultados de sobrevida dependem de outros fatores. Dessa forma ela foi retirada dos critérios de estadiamento até que mais estudos sejam realizados.
4. A sobrevida depende se os linfonodos pélvicos ou para-aórticos estão ou não comprometidos. Eles agora estão destacados entre si para permitir uma melhor avaliação do prognóstico.
5. O câncer *in situ* da mucosa endocervical não é considerado invasão do colo.
6. A maior mudança se deu no estádio III, que, entretanto, continua a ser classificado como aquele que se estende além do corpo uterino, mas restrito à pelve e acrescido do retroperitônio. Suas subdivisões também mudaram, dependendo de como se dá esta invasão. Aqui a citologia peritoneal positiva deu lugar à invasão dos paramétrios, do peritônio pélvico e comprometimento linfonodal pélvico e/ou para-aórtico.

ESTADIAMENTO CIRÚRGICO – FIGO E COMITÊ AMPLIADO

Estádio I – Tumor limitado ao útero	
IA – G 1,2,3	Não invasão ou invasão até a metade do miométrio
IB – G 1,2,3	Invasão igual ou além da metade do miométrio
Estádio II – Tumor invade o colo	
II – G 1,2,3	Invasão do estroma cervical, mas o tumor não se estende além do útero
Estádio III – Extensão local e/ou regional do tumor	
IIIA – G 1,2,3	Invasão tumoral da serosa do útero e/ou dos anexos
IIIB – G 1,2,3	Invasão da vagina, peritônio pélvico e/ou dos paramétrios
IIIC1 – G 1,2,3	Invasão dos linfonodos pélvicos
IIIC2 – G 1,2,3	Invasão dos linfonodos para-aórticos com ou sem invasão dos linfonodos pélvicos
Estádio IV – Extensão para mucosa da bexiga, intestino ou metástases a distância	
IVA – G 1,2,3	Invasão tumoral das mucosas da bexiga e/ou do intestino
IVB – G 1,2,3	Metástases a distância, incluindo tecido intra-abdominal e/ou linfonodos inguinais

Sarcomas uterinos

Até então, os sarcomas do corpo uterino eram estadiados como o carcinoma do endométrio, mas isso não reflete a sobrevida. O comitê estabeleceu o sistema de estadiamento com base em critérios usados em outros tecidos enquanto se aguardam trabalhos a serem publicados que permitam a revisão deste sistema.

Leiomiossarcomas

Estádio I – Tumor limitado ao útero	
IA	Tumor menor que 5 cm
IB	Tumor igual ou maior que 5 cm
Estádio II – Tumor com extensão à pelve	
IIA	Envolvimento dos anexos
IIB	Extensão aos tecidos extrauterinos da pelve
Estádio III – Tumor invade órgãos abdominais	
IIIA	Um sítio
IIIB	Mais que um sítio
IIIC	Metástase para linfonodos pélvicos ou para-aórticos
Estádio IV – Tumor invade bexiga, reto ou metástases a distância	
IVA	Invasão de bexiga e reto
IVB	Metástases a distância

Sarcoma do estroma endometrial

Tumores simultâneos do corpo uterino e ovário/pelve, associados a focos de endometriose de ovário/pelve, podem ser classificados como tumores primários independentes.

Adenossarcomas

Estádio I – Tumor limitado ao útero	
IA	Tumor limitado ao endométrio/endocérvice, sem invasão miometrial
IB	Tumor invade menos da metade do miométrio
IC	Tumor invade mais da metade do miométrio
Estádio II – Tumor se estende à pelve	
IIA	Envolvimento dos anexos
IIB	Extensão aos tecidos extrauterinos da pelve
Estádio III – Tumor invade órgãos abdominais	
IIIA	Um sitio
IIIB	Mais que um sítio
IIIC	Metástase para linfonodos pélvicos ou para-aórticos
Estádio IV – Tumor invade bexiga, reto ou metástases a distância	
IVA	Invasão de bexiga e reto
IVB	Metástases a distância

Carcinossarcomas

Podem ser estadiados como carcinoma do endométrio.

Como já dissemos anteriormente, apesar de uma avaliação pré-operatória ser uma boa arma de planejamento terapêutico, o estadiamento é cirúrgico. Isto se deve à falha nos métodos não cirúrgicos de detectar pequeno envolvimento em linfonodos, implantes intraperitoneais e metástases anexiais, por exemplo. Além do mais, nem sempre é possível definir grau e tipo histológico em material de biópsia.

ACHADOS HISTEROSCÓPICOS DO CÂNCER DO ENDOMÉTRIO

Aspectos histeroscópicos do câncer do endométrio

Histeroscopicamente, a neoplasia maligna do endométrio deve ser vista e analisada pelo histeroscopista, atentando quanto a dois aspectos principais: a extensão da doença e sua aparência macroscópica.

■ Quanto à extensão da doença

Histeroscopicamente, a neoplasia endometrial maligna pode apresentar-se de três formas:

A) *Difusa:* a mais comum, envolvendo grande parte da superfície endometrial.
B) *Regional:* envolvendo pequenas áreas ou regiões da matriz.
C) *Focal:* em que a extensão tumoral se resume a um pequeno foco ou mesmo localizando-se na base de um pequeno pólipo.

Segundo Sugimoto, citado por Garuti *et al.*,[47] três são os aspectos histeroscópicos do crescimento tumoral endometrial:

■ Quanto à aparência macroscópica

A) *Tipo nodular:* reservados para aqueles com aparência de nódulos ou saliências sésseis e de base larga com consistência firme.
B) *Tipo polipoide:* projeção polipoide de pedículo fino, consistência suave, superfície irregular e rugosa, até aveludada em algumas áreas.
C) *Tipo papilomatoso:* caracterizado por numerosos dendritos, com finas e aveludadas projeções em forma de tentáculos, tipicamente tremulantes, quando utilizamos a solução salina.

Alguns advogam uma classificação que avalia o grau de extensão da doença com relação à cavidade uterina: α, β e γ, quando o tumor atinge, respectivamente, até 1/3 a 2/3 ou toda a superfície cavitária.

Portanto, a histeroscopia poderá avaliar, de forma cabal, se a afecção afeta menos da metade da cavidade, mais da metade, toda a cavidade ou mesmo se é focal. Será o único método propedêutico a poder identificar um pequeno foco suspeito e, ao mesmo tempo, efetuar uma biópsia dirigida àquela região que dará o diagnóstico final de malignidade (Fig. 48-1).

■ Quanto ao aspecto histeroscópico das lesões

As imagens histeroscópicas da doença endometrial maligna refletem as características de sua superfície. A histeroscopia não vê a profundidade e o grau de invasão miometrial do tumor, tampouco analisa suas células ou seu tipo histológico. Essas observações serão feitas pelo estudo anatomopatológico. O histeroscopista analisa as características da superfície endometrial e, portanto, estriba-se somente nos achados macroscópicos do tumor para embasar suas observações. É interessante acrescentar que este é um dado novo na análise de um tumor, que sem a histeroscopia e antes dela não era avaliado com a profusão de detalhes que o é hoje. O patologista somente vê e faz o exame macroscópico após a peça estar fixada em formaldeído que, sabidamente, modifica a coloração, o brilho, o turgor, a elasticidade e até a consistência dos tecidos. Por outro lado, o cirurgião, que tem a oportunidade de fazer o exame a fresco na sala de cirurgia, quando o realiza, o faz sem magnificação e sem luminosidade adequadas, perdendo muitos dos inúmeros detalhes e aspectos que somente o exame endoscópico está equipado a efetuá-lo. Por isso, a histeroscopia presta, hoje, um relevante e insubstituível serviço à acuidade e à acurácia diagnóstica da patologia endometrial tanto benigna quanto maligna. Por isso ela é considerada o padrão-ouro para o estudo *in vivo* do endométrio.

Assim sendo, as seguintes características devem ser pesquisadas pelo histeroscopista ao analisar uma imagem endometrial suspeita de malignidade:

1. **Superfície:** é, talvez, o aspecto mais evidente e mais rico a ser observado. Ela poderá apresentar-se sob as seguintes roupagens:
   A) *Micropapilar:* o aspecto geralmente é o de pequenos prolongamentos digitiformes, denominados anatomopatologicamente papilas, papilomas ou pólipos, distribuídos pela superfície endometrial, brilhantes ou não, por vezes formando microcistos (Fig. 48-2). É uma das formas mais comuns nas lesões regionais (Fig. 48-3).

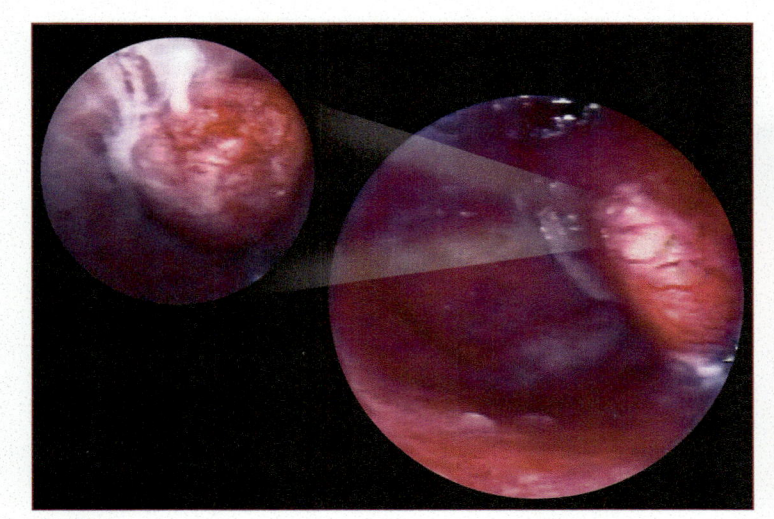

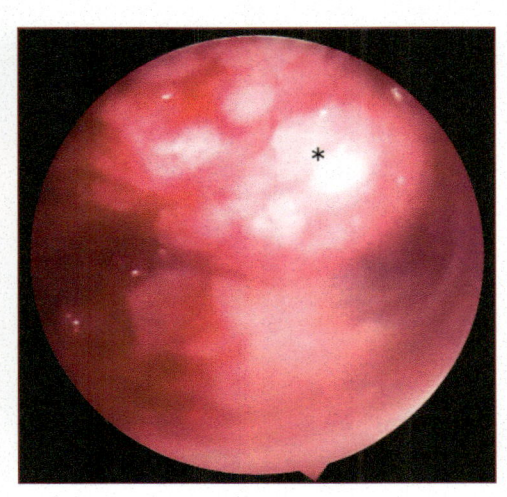

Fig. 48-1
Carcinoma adenoescamoso bem diferenciado focal na cavidade uterina.

Fig. 48-2
Adenocarcinoma endometrioide bem diferenciado (*), ocupando a parede anterior da matriz. No restante da cavidade, o endométrio é atrófico.

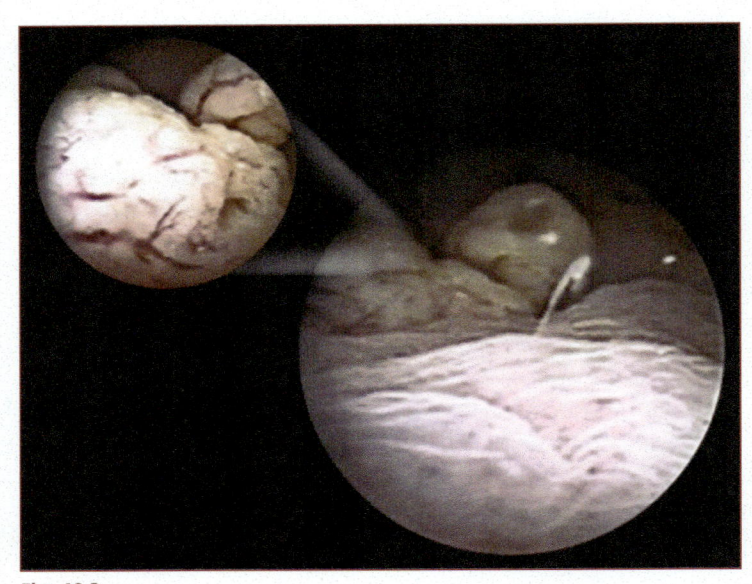

Fig. 48-3
Adenocarcinoma moderadamente diferenciado do endométrio, ocupando parcialmente a parede posterior.

B) *Cerebroide ou macropapilar:* o aspecto geralmente é o de grandes prolongamentos digitiformes. Está frequentemente associado às formas avançadas em que grandes áreas da superfície endometrial estão comprometidas. É o achado histeroscópico mais comum do câncer endometrial (Fig. 48-4).

C) *Polipoide:* na qual mimetiza o aspecto de múltiplos pólipos, frequentemente de pequenos e médios volumes, distribuídos pela cavidade (Fig. 48-5).

2. **Coloração:** branco-nacarada e marmórea nas formas macro e micropapilares (Fig. 48-1), bem como avermelhada e carnosa nas formas difusas e sangrantes (Fig. 48-6).
3. **Brilho:** será brilhante se a superfície for mais lisa e ceratinizada como no tipo adenoescamoso, nos quais existem áreas de epitélio escamoso, mais espesso e liso que o glandular simples das formas endometrioides puras. Pode ainda ser opaca, segundo a superfície seja revestida por tecido mais áspero e papilomatoso, que, ao difundir e dispersar a luz em múltiplas direções, torna a sua superfície mais fosca e menos brilhante (Fig. 48-7).
4. **Vascularização:** caracteriza-se pela perda do aspecto arboriforme regular, apresentando-se frequentemente como vasos múltiplos, dilatados, tortuosos, que circulam pela superfície tumoral, com alternância frequente do seu calibre, ora dilatados, ora estreitados, e do seu trajeto, ora podendo ser acompanhados por grandes trechos, ora com bruscas interrupções. Encontrados especialmente em todas as formas tumorais, macropapilares ou não. É o mais importante aspecto de malignidade de um tecido ao exame endoscópico (Fig. 48-8). Similar à colposcopia aqui também os vasos atípicos são, indiscutivelmente, os mais importantes e fiéis achados que sugerem malignidade ao endométrio (Fig. 48-5).

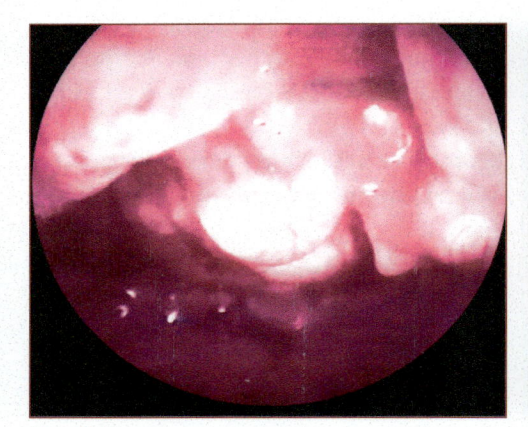

Fig. 48-4
Adenocarcinoma endometrioide bem diferenciado do endométrio. Tumoração difusa com extensa vascularização, de calibre variado e tortuoso, com projeções papilares por toda sua superfície.

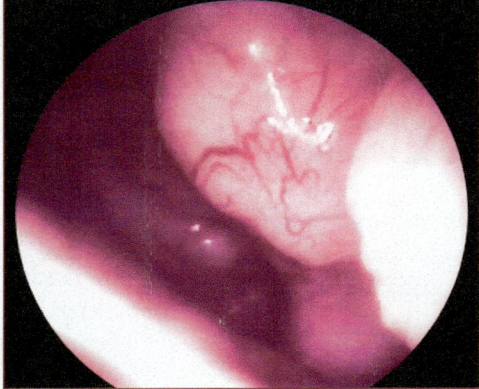

Fig. 48-5
Carcinoma adenoescamoso, sugerindo polipose. Observe, entretanto, a exuberante vascularização atípica que o diferencia de imediato das formações poliposas benignas.

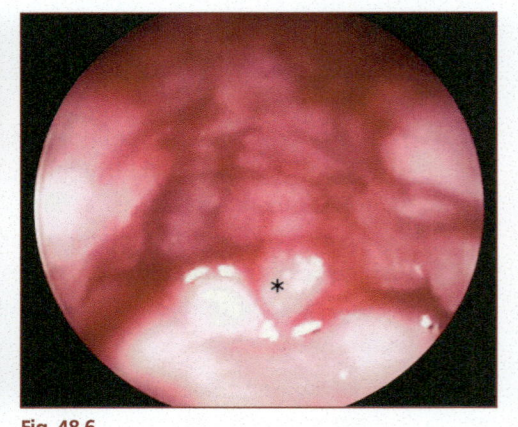

Fig. 48-6
Adenocarcinoma endometrioide bem diferenciado (*), localizado no fundo e parede anterior, sangrando facilmente ao contato com a óptica.

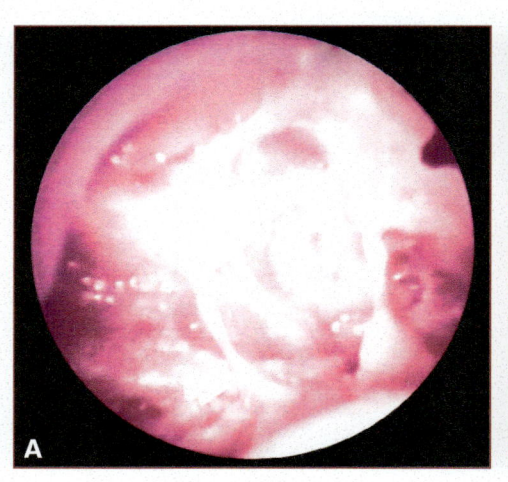

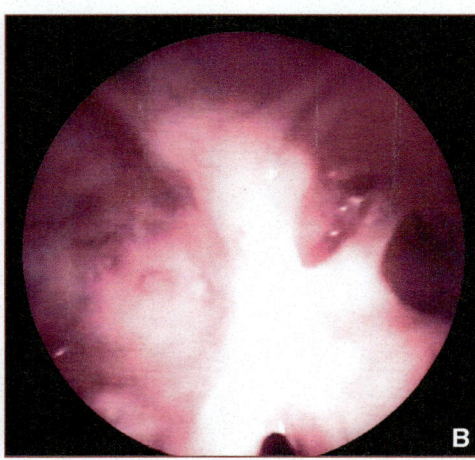

Fig. 48-7
(**A**) Adenocarcinoma endometrioide bem diferenciado. Traves epiteliais sem vascularização atípica, mimetizando sinéquias mucosas em mulher de 32 anos durante pesquisa rotineira para esterilidade conjugal. (**B**) A mesma paciente em *close-up*.

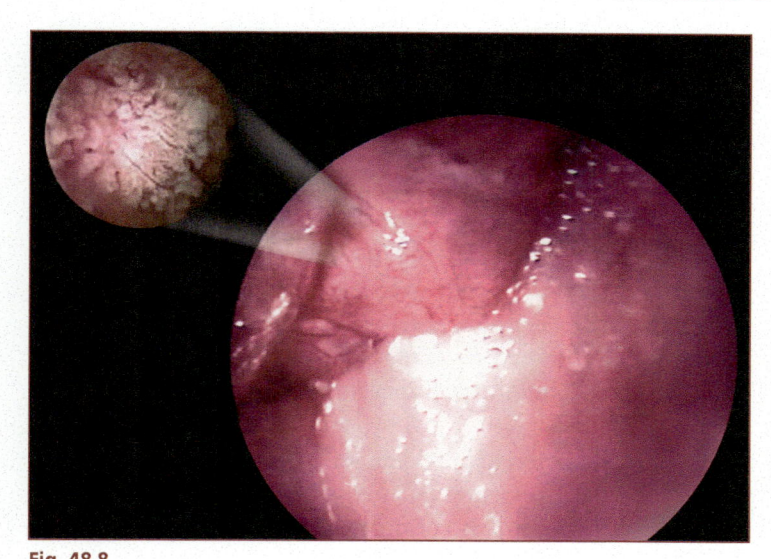

Fig. 48-8
Tumor mülleriano misto localizado no fundo uterino. Vasos dilatados, tortuosos e de curto trajeto na superfície tumoral. Mesma imagem em detalhe após mudança do meio gasoso para soro fisiológico.

5. **Traves epiteliais:** menos frequentemente o tumor endometrial mimetiza sinéquias mucosas benignas, formando grandes redes e traves epiteliais, de coloração carnosa, superfície regular e espessura trabecular não muito delgada. Graças à sua alta semelhança com o endométrio típico pode ser encontradiço no tipo adenocarcinoma endometrioide bem diferenciado (Fig. 48-7).
6. **Consistência:** no endométrio normal observa-se uma consistência esponjosa. No tumoral esta varia de uma consistência fibroelástica, algo amolecida, encontradiça especialmente nas formas polipoides iniciais, passando por uma consistência cerebroide, até atingir o outro extremo, em que se aproxima a uma consistência amanteigada. Tal fato se deve à necrose isquêmica de áreas tumorais com destruição das fibras colágenas (Fig. 48-6).
7. **Sangramento:** como já referido, o sangramento de áreas tumorais, espontaneamente ou ao menor toque com a óptica, ou mesmo com a simples descompressão da cavidade pelo escape do gás pelo canal cervical, é o maior e mais frequente empecilho ao bom estudo histeroscópico do câncer do endométrio (Fig. 48-9). Assim sendo, mais modernamente, com o advento de ópticas finas e com camisas de trabalho com duplo canal, que permitem a entrada e saída de soluto fisiológico sob pressão, tem sido recomendado que se utilize o meio líquido em vez do gasoso. Além de distender a cavidade e permitir uma excelente visão endoscópica, a solução lava a superfície endometrial, removendo com facilidade o sangue e pequenos coágulos aí depositados. Por isso, mesmo quando o exame tenha sido iniciado com o meio gasoso, na vigência de sangramento por qualquer motivo ou causa, ele deve ser interrompido e efetuada a troca para o meio líquido com solução fisiológica, que permitirá a excelência de imagem necessária para um bom estudo cavitário e, consequentemente, melhor escolha do local da biópsia.

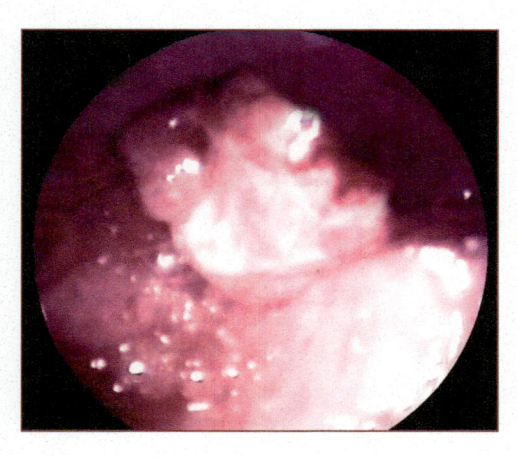

Igualmente ao que se discute com relação ao risco de o gás carrear células malignas para a cavidade peritoneal, a mesma preocupação tem sido observada com o uso do meio líquido, já que o achado de células malignas no lavado peritoneal durante a cirurgia do câncer endometrial é um dos fatores de agravamento do estadiamento clínico. Para minimizar a passagem transtubária das células neoplásicas, tem-se recomendado que a pressão de insuflação não exceda a 100 mmHg. Ainda são necessários trabalhos para mostrar as reais consequências ou não desse fato, porém, até o momento, não ficou demonstrado, pelo menos no que tange ao uso do CO_2, que as células carreadas para a cavidade peritoneal agravam o prognóstico ou o tempo de vida da paciente.

Aspectos histeroscópicos de suspeição de hiperplasia atípica

O diagnóstico de hiperplasia atípica é eminentemente anatomopatológico, porém, existem sinais de suspeição à visão histeroscópica que levam o médico a pensar na possibilidade daquela lesão ser maligna ou pré-maligna. Nesta, a hipertrofia endometrial demonstra alterações marcantes com relação à conformidade vascular, arquitetura epitelial e à consistência do tecido, sendo os mesmos achados encontradiços e já descritos nas formas iniciais do câncer.

TRATAMENTO

A cirurgia é o pilar do tratamento curativo do câncer de endométrio. A cirurgia padrão indicada é a histerectomia total (HT) com salpingooforectomia bilateral (SOB) + linfadenectomia pélvica e eventual para-aórtica. A citologia de líquido peritoneal ou de lavado peritoneal foi excluída do novo estadiamento da FIGO, porém ainda é rotina e encontrada em todos os protocolos, mas seu valor é discutível se não houver doença anexial ou peritoneal macroscópica, o que por si só já indicaria um avanço na doença.[53] Quando existe comprometimento macroscópico dos anexos, além da cirurgia padrão referida deve-se realizar, também, a omentectomia, pois o tumor passa a evoluir como se fosse do ovário. Após a retirada do útero ele deve ser aberto para verificarmos o grau de invasão do miométrio, já que este procedimento faz parte do estadiamento É possível realizar esta mesma cirurgia tanto por via laparotômica com incisão longitudinal quanto por via laparoscópica. A incisão longitudinal é importante para permitir um bom inventário de toda a cavidade peritoneal, inclusive o abdome superior e diafragma. Ele pode ser realizado com segurança e eficiência também por laparoscopia. Na última década foram publicados inúmeros trabalhos mostrando os mesmos resultados oncológicos nas duas vias e com menor incidência de complicações pós-operatórios a curto e longo prazos na via laparoscópica. É praticamente consenso que a via laparoscópica necessita de maior tempo cirúrgico que a laparotômica, mas tende a ter menor perda sanguínea, melhor recuperação no pós-operatório, menor necessidade de uso de analgésicos e fluidos, menor complicações pós-operatórias e retorno mais rápido às atividades. As complica-

Fig. 48-9
Adenocarcinoma endometrioide bem diferenciado. Superfície irregular, com hemorragia e abundante camada de muco recobrindo o tumor.

ções intraoperatórias e a qualidade de vida a longo prazo são semelhantes entre as duas vias na maioria dos trabalhos.

Ju et al.[54] comparam o desfecho entre laparoscopia e laparotomia no tratamento do câncer do endométrio. Realizam metanálise com 5 estudos prospectivos e 8 retrospectivos. A sobrevida global e a taxa de recidiva não mostraram diferenças significativas entre os grupos, mas a taxa de complicações foi menor após uma laparoscopia do que após uma laparotomia.

Em revisão sistemática composta de 4 ensaios clínicos randomizados de la Orden et al.[55] comparam a segurança e eficácia da laparoscopia com a laparotomia no tratamento do câncer do endométrio. A laparoscopia oferece vantagens na recuperação pós-operatória, redução do sangramento, administração de analgésicos e fluidos venosos bem como de complicações intra e pós-operatórias. A permanência hospitalar foi 3-4 dias menor que na aberta, e o número de linfonodos foi o mesmo em ambas as técnicas. A laparoscopia foi associada à melhor qualidade de vida após a cirurgia e, a longo prazo, os resultados foram os mesmos com relação a intervalo livre de doença e sobrevida global.

Palomba et al.[56] realizam revisão sistemática com metanálise de 4 ensaios clínicos randomizados (ECRs) comparando a cirurgia laparoscópica com a laparotômica no câncer endometrial. A laparoscopia teve maior tempo cirúrgico, menor perda sanguínea e complicações pós-operatórias. Não houve diferença entre as vias nas complicações intraoperatórias e número de linfonodos pélvicos e para-aórticos. Concluem que a laparoscopia é um procedimento tão bom quanto a laparotomia para o tratamento do câncer endometrial nas fases iniciais.

Não têm sido observados na literatura trabalhos defendendo a via laparotômica em detrimento da via laparoscópica no tratamento do câncer endometrial, como acontecia no final da década passada. A escolha dessa ou daquela via é um ato médico e diz respeito tão somente às suas segurança e experiência na técnica por ele escolhida.

A grande questão que no momento suscita discussões e opiniões contraditórias diz respeito ao papel da linfadenectomia no tratamento do câncer endometrial em estádio inicial. Ainda está em aberto para discussão o valor terapêutico da linfadenectomia no câncer do endométrio. No câncer do colo uterino o seu papel está mais padronizado e definido, mas no câncer endometrial esse objetivo está menos claro e podemos expor a paciente a risco desnecessário porque, na maioria das pacientes, os linfonodos retirados não têm invasão neoplásica.[57] Tem sido reafirmado pelos trabalhos de revisão sistemática, com ou sem metanálise, que a linfadenectomia não tem um papel curativo, pois não altera a sobrevida global e o intervalo livre de doença. Por outro lado, o *status* de invasão linfonodal pela doença é de fundamental importância para o estadiamento e consequente planejamento terapêutico. Como já vimos anteriormente, não podemos estadiar um câncer sem o conhecimento do comprometimento linfático, mas a linfadenectomia tanto pélvica quanto para-aórtica podem aumentar o risco de complicações intra e pós-operatórias de curto e longo prazos, interferindo na qualidade de vida da mulher.

Kitchener et al.,[58] em um grande estudo envolvendo 85 centros e 4 países, incluindo 1.408 pacientes com câncer de endométrio, se propõem a avaliar a eficácia da linfadenectomia sistemática preconizada na literatura. As pacientes são distribuídas em 2 grupos de 704 pacientes. Um é submetido a HT + SOB, e outro a HT + SOB + linfadenectomia. Depois de 37 meses de acompanhamento houve uma diferença significativa, a favor do grupo sem linfadenectomia, entre a sobrevida global e o intervalo livre de doença. Os autores concluem que não há benefícios na linfadenectomia sistemática. O problema desse trabalho é que as pacientes não foram randomizadas e a cirurgia, maior ou menor, era feita de acordo com a capacidade técnica local, o que pode gerar um grande fator de confundimento e de viés.

Hunn J[59] analisa a controvérsia sobre a recomendação de se realizar a linfadenectomia sistemática no tratamento do câncer do endométrio. Os autores fazem uma revisão da literatura e defendem não só a linfadenectomia rotineira quanto à abordagem laparoscópica.

Metástases linfonodais podem ser encontradas em aproximadamente 10% das pacientes que têm o câncer confinado a matriz antes da cirurgia, e tem sido recomendado removê-los, tanto os da pelve quanto os para-aórticos. Entretanto, a linfadenectomia não confere um benefício terapêutico direto, mas simplesmente aloca a paciente em um grupo de pior prognóstico.[60] A revisão sistemática dos ECRs de radioterapia adjuvante nos casos de linfonodos positivos não tem mostrado melhora na sobrevida. A remoção cirúrgica de linfonodos pélvicos e para-aórticos tem um sério potencial de sequelas a curto e longo prazos e a maioria das mulheres não mostra linfonodos comprometidos. Nesta revisão de ECRs foram incluídas 1.945 mulheres. Não houve diferença significativa entre os grupos na sobrevida global e intervalo livre de doença. Igualmente não houve diferença no risco direto de morbidade cirúrgica, mas as linfadenectomizadas tiveram um significativo aumento no risco de morbidades cirúrgicas, como linfedema e linfocistos. Os autores concluem que não encontraram evidências de que a linfadenectomia diminua o risco de morte e recidiva da doença, em mulheres em presumível estádio I da doença. Existe evidência de aumento de risco de eventos adversos nas mulheres que receberam linfadenectomia, como linfedema e linfocistos.[60]

Em estudo prospectivo e randomizado, 514 mulheres com câncer de endométrio foram aleatorizadas para linfadenectomia sistemática (n = 264) e não linfadenectomia (n = 250). No grupo submetido à linfadenectomia, as complicações pós-operatórias precoces e tardias foram maiores, houve melhora na qualidade do estadiamento cirúrgico com troca de estádio em 13%, mas não houve diferença entre os grupos no que diz respeito à sobrevida global e a intervalo livre de doença.[61]

No estádio II, ou seja, quando há envolvimento do canal cervical, a proposta mais usual é a histerectomia radical alargada com linfadenectomia pélvica. Mariani et al.,[53] em 2001, em uma casuística de 57 pacientes com estádios II (59%) ou III (41%), relatam que 22 foram tratadas com histerectomia simples e 35 com histerectomia ampliada. Quarenta e quatro pacientes (77%) foram submetidas à linfadenectomia, e 38 (67%) receberam radioterapia. No total das pacientes, a sobrevida de 5 anos, 73%, e a sobrevida de 5 anos sem a recidiva da doença foi de 63%. Os mesmos índices no grupo de histerectomia simples foram de 68% e 50%, e de 76% e 71% no de histerectomia alargada. Portanto, a histerectomia alargada com radioterapia adjuvante parece melhorar o prognóstico das pacientes com câncer endometrial com envolvimento do canal cervical. Ferriss JS (2010),[62] em estudo retrospectivo de 116 pacientes com adenocarcinoma endometrioide de endométrio, EC II, provenientes de 3 instituições, deseja avaliar se a invasão cervical do estroma pode predizer a sobrevida. Destas, 31 (27%) tinham invasão somente glandular e 85 (73%)

com invasão do estroma. Conclui que a invasão profunda do estroma é fator independente para a predição de morte, e estas pacientes necessitam de radioterapia adjuvante. Já a invasão superficial do estroma não tem risco aumentado de morte, e não necessita de radioterapia adjuvante. Este resultado é concordante com o novo sistema de estadiamento FIGO, que não considera a invasão *in situ* do epitélio endocervical como estádio II, mas somente quando há invasão do estroma.

No estádio III tem sido preconizada a histerectomia total com anexectomia associada à linfadenectomia pélvica e para-aórtica. No pós-operatório, a terapia adjuvante tem sido empregada com telerradioterapia abdominal, pélvica, com ou sem campo estendido, associada à quimioterapia e progesterona oral. Aoki *et al.*,[63] em 2001, em pacientes submetidas à quimioterapia pós-operatória com cisplatina, doxorrubicina e ciclofosfamida, apresentam uma sobrevida de 5 anos de 78,6%. No grupo de baixo risco, que não apresentava invasão miometrial profunda nem comprometimento de vasos linfáticos, esta sobrevida foi de 100%, enquanto foi de 59,15% no grupo de alto risco que tinha estes dois fatores presentes.

Tem sido demonstrado (Bristow *et al.*, 2000)[64] que nos estágios avançados da doença, mesmo no estádio IV, a cirurgia citorredutora, associada à quimioterapia pós-operatória e radioterapia, pode promover muitos benefícios terapêuticos e ser determinante na sobrevida de nossas pacientes. A mesma conclusão pôde ser obtida em 2010, por metanálise com 14 estudos retrospectivos com pacientes com câncer endometrial avançado ou recorrente. Os resultados mostram melhor sobrevida global no grupo que teve uma citorredução completa e sem tumor residual grosseiro.[65]

Com o propósito de identificar as multivariáveis independentes de fatores prognósticos de pacientes com metástases de câncer de endométrio para linfonodos para-aórticos, Hiura *et al.*[66] realizaram análise multivariada de pacientes com câncer avançado e com metástases para linfonodos para-aórticos. Seus resultados sugerem que a linfadenectomia para-aórtica melhora a sobrevida a longo prazo (10 anos) nas pacientes com linfonodos para-aórticos comprometidos por metástases do câncer do endométrio.

Situações especiais merecem uma pequena observação. É o caso das obesas mórbidas e dos tumores especiais, como células claras e serosas. Everett *et al.*[67] procuram avaliar a influência do IMC no tratamento cirúrgico do câncer endometrial. Avaliam 396 mulheres tratadas entre 1990 e 2000. Concluíram que pacientes com IMC de 40 têm, geralmente, câncer no estádio I, e que o tratamento cirúrgico pode ser feito com segurança, e que não há diferença entre permanência hospitalar, dias de UTI e complicações per e pós-operatórias.

O carcinoma endometrial de células claras é incomum, mas uma importante doença devida ao seu comportamento agressivo. Tumor de células claras é diagnosticado em menos de 6% das neoplasias endometriais, e sua incidência aumenta com a idade. Ele é morfológica e geneticamente diferente do carcinoma endometrioide do endométrio e semelhante aos tumores de células claras do ovário e dos rins. O estadiamento cirúrgico é crítico no planejamento terapêutico. Radioterapia adjuvante não tem mostrado muitos benefícios, mas quimioterapia com cisplatina, taxol e doxorubicina, em esquemas duplos ou triplo têm demonstrado mais eficácia.[68] Os sarcomas uterinos continuam sendo um desafio para o seu manejo terapêutico. O tratamento cirúrgico radical com quimioradioterapia adjuvante é o mais frequente.[69]

Outros tumores – SARCOMAS

CLASSIFICAÇÃO DOS SARCOMAS[1]
- Leiomiossarcoma.
- Carcinossarcoma.
- Sarcoma do estroma endometrial.

Sarcomas são tumores incomuns originando-se de elementos mesenquimais e são bem distintos dos carcinomas de origem epitelial, como o adenocarcinoma do endométrio. Originam-se, principalmente, de dois tecidos: do estroma endometrial e do músculo uterino. São raros e representam apenas de 3 a 5% de todos os tumores uterinos. A maioria das pacientes não apresenta fatores de risco e existe maior probabilidade de desenvolver após radioterapia, podendo ocorrer até depois de 20 anos. A idade média do leiomiossarcoma gira em torno dos 50 anos e do sarcoma do estroma endometrial (tumor mulleriano misto) por volta dos 60 anos.[70]

A manifestação clínica pode ser por massa ou dor pélvica mais frequentemente. O tratamento é, principalmente, cirúrgico com histerectomia total com salpingooforectomia bilateral. A linfadenectomia pélvica é discutível. A radioterapia tem papel somente no controle local da doença. O leiomiossarcoma não responde à radioterapia. A cisplatina, doxorrubicina e ifosfamida têm mostrado alguma resposta.

REFERÊNCIAS BIBLIOGRÁFICAS

1. DiSaia PJ, Creasman WT. *Clinical gynecologic oncology*. 70th ed. Elsevier 2007.
2. Crispi CP. *Tratado de videoendoscopia e cirurgia minimamente invasiva em ginecologia*. 2. ed. Rio de Janeiro: Revinter, 2007.
3. Maluf FC, Azevedo FCC, Souza C *et al*. *Câncer ginecológico tratamento multidisciplinar*. São Paulo: Dendrix, 2010.
4. Westhoff C, Heller D, Drosinos S *et al*. Risk factors for hyperplasia–associated versus atrophy-associated endometrial carcinoma. *Am J Obstet Gynecol* 2000 Mar.;182(3):506-8.
5. Furness S, Roberts H, Marjoribanks J *et al*. Hormone therapy in postmenopausal women and risk of endometrial hyperplasia. *Cochrane Database Syst Rev* 2009 Apr. 15;(2):CD000402.
6. Hill DA, Weiss NS, Beresford SA *et al*. Continuous combined hormone replacement therapy and risk of endometrial cancer. *Am J Obstet Gynecol* 2000 Dec.;183(6):1456-61.
7. Papaioannou S, Tzafettas J. Anovulation with or without PCO, hyperandrogenaemia and hyperinsulinaemia as promoters of endometrial and breast cancer. *Best Pract Res Clin Obstet Gynaecol* 2010 Feb.;24(1):19-27. Epub 2009 Mar 4.
8. Karimi Zarchi M, Behtash N, Sekhavat L *et al*. Effects of tamoxifen on the cervix and uterus in women with breast cancer: experience with Iranian patients and a literature review. *Asian Pac J Cancer Prev* 2009 Oct.-Dec.;10(4):595-98.
9. Chin J, Konje JC, Hickey M. Levonorgestrel intrauterine system for endometrial protection in women with breast cancer on adjuvant tamoxifen. *Cochrane Database Syst Rev* 2009 Oct. 7;(4):CD007245.
10. Eltabbakh GH, Shamonki MI, Moody JM *et al*. Hysterectomy for obese women with endometrial cancer: laparoscopy or laparotomy? *Gynecologic Oncology* 2000;78:329-35.
11. Farley J, Nyeum LR, BirrerMJ *et al*. Age-specific survival of women with endometrioid adenocarcinoma of the uterus. *Gynecologic Oncology* 2000;79:86-89.
12. Rodrigues de Lima G, Gerbrim LH, Cintra e Oliveira V *et al*. *Ginecologia oncológica*. São Paulo: Atheneu, 1999.
13. Mulholland HG, Murray LJ, Cardwell CR *et al*. Dietary glycaemic index, glycaemic load and endometrial and ovarian cancer risk: a systematic review and meta-analysis. *Br J Cancer* 2008 Aug. 5;99(3):434-41.

14. Gariani K, Tran C, Philippe J. Diabetes and cancer: an injurious association. *Rev Med Suisse* 2010 June 9;6(252):1193-94, 1196-98.
15. Friberg E, Orsini N, Mantzoros CS et al. Alcohol intake and endometrial cancer risk: a meta-analysis of prospective studies. *Br J Cancer* 2010 June 29;103(1):127-31. Epub 2010 May 18.
16. Turati F, Gallus S, Tavani A et al. Alcohol and endometrial cancer risk: a case-control study and a meta-analysis. *Cancer Causes Control* 2010 Aug.;21(8):1285-96. Epub 2010 Apr. 16.
17. Bandera EV, Gifkins DM, Moore DF et al. Antioxidant vitamins and the risk of endometrial cancer: a dose-response meta-analysis. *Cancer Causes Control* 2009 July;20(5):699-711. Epub 2008 Dec. 16.
18. Zhou B, Yang L, Sun Q et al. Cigarette smoking and the risk of endometrial cancer: a meta-analysis. *Am J Med* 2008 June;121(6):501-508.e3.
19. Bravi F, Scotti L, Bosetti C et al. Coffee drinking and endometrial cancer risk: a metaanalysis of observational studies. *Am J Obstet Gynecol* 2009 Feb.;200(2):130-35. Epub 2008 Dec. 25.
20. Myung SK, Ju W, Choi HJ et al. Korean meta-analysis (KORMA) study group. Soy intake and risk of endocrine-related gynaecological cancer: a meta-analysis. *BJOG* 2009 Dec.;116(13):1697-705. Epub 2009 Sept. 19.
21. Moore SC, Gierach GL, Schatzkin A et al. Physical activity, sedentary behaviours, and the prevention of endometrial cancer. *Br J Cancer* 2010 Sept. 28;103(7):933-38.
22. Parslov M, Lidegaard O, Klintorp S et al. Risk factors among young women with endometrial cancer: a danish case control study. *Am J Obstet Gynecol* 2000 Jan.;182(1 Pt 1):23-29.
23. Legro RS, Kunselman AR, Miller SA et al. Role of androgens in the growth of endometrial carcinoma: Na in vivo animal model. Am J Obstet Gynecol 2001 Feb.;184(3):303-8.
24. Zaino RMD, Whitney CMD, Brady MF et al. Simultaneously detected endometrial and ovarian carcinomas. A prospective clinicopathologic study of 74 cases: a gynecologic oncology group study. *Gynecol Oncol* 2001;83:355-62.
25. Farley J, Nyeum LR, Birrer MJ et al. Age-specific survival of women with endometrioid adenocarcinoma of the uterus. *Gynecol Oncol* 2000;79:86-89.
26. Levine DA, Lin O, Barakat RR et al. Risk of endometrial carcinoma associated with BRCA mutation. *Gynecol Oncol* 2001;80:395-98.
27. Grushko TA, Filiaci VL, Mundt AJ et al. An Exploratory analysis of HER-2 amplification and overexpression in advanced endometrial carcinoma: a gynecologic oncology group study. *Gynecol Oncol* 2008 Jan.;108(1):3-9.
28. Kokawa K, Shikone T, Otami T et al. Apoptosis and the expression of Bcl-2 and bax in patients with endometrioid, clear cell, and serous carcinomas of the uterine endometrium. *Gynecol Oncol* 2001;81:178-83.
29. Fournier DB, Chisamore M, Lurain JR et al. Protein kinase C alpha expression is inversely related to er status in endometrial carcinoma: possible role in ap-mediated proliferation of er-negative endometrial cancer. *Gynecol Oncol* 2001;81:366-72.
30. Mutter GL. The endometrial collaborative group. Endometrial intraepithelial neoplasia (EIN) will it bring order to chaos? *Gynecol Oncol* 2000;76:287-90.
31. Biron-Shental T, Tepper R, Fishman A et al. Recurrent endometrial polyps in postmenopausal breast cancer patientson tamoxifeno. *Gynecol Oncol* 2003;90:382-86.
32. Lee SC, Kaunitz AM, Sanchez-Ramos L et al. The oncogenic potential of endometrial polyps: a systematic review and meta-analysis. *Obstet Gynecol* 2010 Nov.;116(5):1197-205.
33. Grimbizis GF, Tarlatzis BC. The use of hormonal contraception and its protective role against endometrial and ovarian cancer. *Best Pract Res Clin Obstet Gynaecol* 2010 Feb.;24(1):29-38. Epub 2009 Oct. 30.
34. Beining RM, Dennis LK, Smith EM et al. Meta-analysis of intrauterine device use and risk of endometrial cancer. *Ann Epidemiol* 2008 June;18(6):492-99. Epub 2008 Feb. 8.
35. Ödmark I, Jonsson B, Bäckström T. Bleeding patterns in postmenopausal women using continous combination hormone replacement therapy with conjugated estrogen and medoxyprogesterone acetate or with 17 [beta] estradiol and norethindrone acetate. *Am J Obstet Gynecol* 2001 May;184(6):1131-38.
36. Fleischer AC, Wheeler JE, Lindsay I et al. Na assessment of the value of utrasonographic screening od endometrial disease in postmenopausal women without symptoms. *Am J Obstet Gynecol* 2001 Jan.;184(2):70-74.
37. Timmermans A, Opmeer BC, Khan KS et al. Endometrial thickness measurement for detecting endometrial cancer in women with postmenopausal bleeding: a systematic review and meta-analysis. *Obstet Gynecol* 2010 July;116(1):160-67.
38. Gull B, Carlsson S, Karlsson B et al. Transvaginal ultrasonography of the endometrium in women with postmenopausal bleeding: Is it always necessary to perform na endometrial biopsy? *Am J Obstet Gynecol* 2000 Mar.;182(3):509-15.
39. Amit A, Weiner Z, Ganem N et al. The diagnostic value of power doppler measurements in the endometrium of women with postmenopausal blleding. *Gynecol Oncol* 2000;77:243-47.
40. Gebauer G, Hafner A, Siebzehnrübl E et al. Role of hysteroscopy in detection and extraction of endometrial polyps: Results of a prospective study. *Am J Obstetr Gynecol* 2001 Jan.;184(2):59-63.
41. Lo KWK, Cheung TH, Yim SF et al. Preoperative hysteroscopic assessment of cervical invasion by endometrial carcinoma: a retrospective study. *Gynecol Oncol* 2001;82:279-82.
42. Zerbe MJ, Zhang J, Bristow RE et al. Retrograde seeding of malignant cells during hysteroscopy in presumed early endometrial cancer. *Gynecol Oncol* 2000;79:55-58.
43. Arikan G, Reich O, Weiss U et al. Are endometrial carcinoma cells disseminated at hysteroscopy functionally viable? *Gynecol Oncol* 2001;83:221-26.
44. Miranda IM, Herane EC, Cárdenas JP et al. Precisión diagnóstica y riesgo de implante secundario en el estudio de carcinoma endometrial por histeroscopía. *Rev Hosp Clin Univ Chile* 2007;18;265-70.
45. Polyzos NP, Mauri D, Tsioras S et al. Intraperitoneal dissemination of endometrial cancer cells after hysteroscopy: a systematic review and meta-analysis. *Int J Gynecol Cancer* 2010 Feb.;20(2):261-67.
46. Mutch DG. The new FIGO staging system for cancers of the vulva, cervix, endometrium and sarcomas. *Gynecol Oncol* 2009;115:325-28.
47. Garuti G, De Giorgi O, Sambruni I et al. Prognostic significance of hysteroscopic imaging in endometrioid endometrial andenocarcinoma. *Gynecol Oncol* 2001;81:408-13.
48. Robbins SL. *Patologia estrutural e funcional*. Rio de Janeiro: Guanabara Koogan 2000.
49. Van Trappen PO, Pepper MS. Lymphangiogenesis and lymph node microdissemination. *Gynecol Oncol* 2001;82:1-3.
50. Mariani A, Webb MJ, Rao SK et al. Significance os pathologic patterns of pelvic lymph node metastases in endometrial cancer. *Gynecol Oncol* 2001;80:113-20.
51. Hirai Y, Tanaka N, Furuta R et al. Somatic mutations of the PTEN/MMAC1 gene associated with frequent chromosomal loss detected using comparative genomic hybridization in endometrial cancer. *Gynecol Oncol* 2001;83:81-88.
52. Takeshima N, Nishida H, TabataT et al. Positive oeritoneal cytology in endometrial cancer: enhancement of other prognostic indicators. *Gynecol Oncol* 2001;82:470-73.
53. Mariani A, Webb MJ, Keeney GL et al. Assessment of prognostic factors in stage IIIA endometrial cancer. *Gynecol Oncol* 2002;86:38-44.
54. Ju W, Myung SK, Kim Y et al. Korean meta-analysis study group. Comparison of laparoscopy and laparotomy for management of endometrial carcinoma: a meta-analysis. *Int J Gynecol Cancer* 2009 Apr.;19(3):400-6.
55. de la Orden SG, Reza MM, Blasco JA, Andradas E, Callejo D, Pérez T. Laparoscopic hysterectomy in the treatment of endometrial cancer: a systematic review. *J Minim Invasive Gynecol* 2008 Jul-Aug;15(4):395-401.
56. Palomba S, Falbo A, Mocciaro R et al. Laparoscopic treatment for endometrial cancer: a meta-analysis of randomized controlled trials. *RCTs Gynecol Oncol* 2009 Feb.;112(2):415-21. Epub 2008 Oct. 29.
57. Gouy S, Uzan C, Zafrani Y et al. Lymphadenectomy for uterine cancer. *J Chir (Paris)* 2008 Dec.;145(Spec 4):12S51-55.
58. Kitchener H, Swart AM, Qian Q et al. ASTEC study group Efficacy of systematic pelvic lymphadenectomy in endometrial cancer (MRC ASTEC trial): a randomised study. *Lancet* 2009 Jan. 10;373(9658):125-36. Epub 2008 Dec. 16. Erratum in: *Lancet* 2009 May 23;373(9677):1764.

59. Hunn J, Dodson MK, Webb J, Soisson AP. *Endometrial cancer—current state of the art therapies and unmet clinical needs: the role of surgery and preoperative radiographic assessment*. University of Utah, Department of Obstetrics and Gynecology, Division of Gynecologic Oncology, 30N, 1900E, Suite 2B200, Salt Lake City, Utah 84132, USA.
60. May K, Bryant A, Dickinson HO *et al.* Lymphadenectomy for the management of endometrial cancer. *Cochrane Database Syst Rev* 2010 Jan. 20;(1):CD007585.
61. Benedetti Panici P, Basile S, Maneschi F *et al.* Systematic pelvic lymphadenectomy vs. no lymphadenectomy in early-stage endometrial carcinoma: randomized clinical trial. *J Natl Cancer Inst* 2008 Dec. 3;100(23):1707-16. Epub 2008 Nov. 25.
62. Ferriss JS, Brix W, Tambouret R *et al.* Cervical stromal invasion predicting survival in endometrial cancer. *Obstet Gynecol* 2010 Nov.;116(5):1035-41.
63. Aoki Y, Kase H, Watanabe M *et al.* Stage III Endometrial Cancer: Analysis of prognostic Factors and Failure Patterns after Adjuvant Chemotherapy. *Gynecol Oncol* 2001;83:1-5.
64. Bristow RE, Zerbe MJ, Neil BR *et al.* Stage IVB endometrial carcinoma: the role of cytoreductive surgery and determinants of survival. *Gynecol Oncol* 2000;78:85-91.
65. Barlin JN, Puri I, Bristow RE. Cytoreductive surgery for advanced or recurrent endometrial cancer: a meta-analysis. *Gynecol Oncol* 2010 July;118(1):14-18.
66. Hiura M, Nogawa T, Matsumoto T *et al.* Long-term survival in patients with para-aortic lymph node metastasis with systematic retroperitoneal lymphadenectomy followed by adjuvant chemotherapy in endometrial carcinoma. *Int J Gynecol Cancer* 2010 Aug.;20(6):1000-5.
67. Everett E, Tamimi H, Greer B *et al.* The effect of body mass index on clinical/pathologic features, surgicalmorbidity, and outcome in patients with endometrial cancer. *Gynecol Oncol* 2003;90:150-57.
68. Olawaiye AB, Boruta DM 2nd. Management of women with clear cell endometrial cancer: a society of gynecologic oncology (SGO) review. *Gynecol Oncol* 2009 May;113(2):277-83. Epub 2009 Feb. 28.
69. Reed NS. The management of uterine sarcomas. *Clin Oncol (R Coll Radiol)*. 2008 Aug.;20(6):470-78. Epub 2008 June 24.
70. Santos CER, Mello ELR. *Manual de cirurgia oncologica*. 2. ed. Rio de Janeiro: Tecmedd 2008.

49 Sangramento Uterino Disfuncional e Ablação Endometrial

Maria Cecília Azevedo Lopes
Karen Soto Perez Panisset
Wilma do Sacramento Marques

- **SANGRAMENTO UTERINO DISFUNCIONAL (SUD)**
  - Fisiopatologia
    - *Anovulatório*
    - *Ovulatório*
  - Diagnóstico
    - *Exames laboratoriais*
    - *Exames de imagem*
    - *Investigação endometrial*
  - Tratamento
    - *Tratamento medicamentoso agudo*
    - *Tratamento de manutenção*
    - *Tratamento cirúrgico*
    - *Métodos de ablação*
    - *Sangramento uterino recorrente*
- **REFERÊNCIAS BIBLIOGRÁFICAS**

SANGRAMENTO UTERINO DISFUNCIONAL (SUD)

O sangramento uterino disfuncional (SUD) pode ser definido como sangramento uterino anormal na ausência de patologia uterina, doença sistêmica ou complicações relacionadas com a gestação. O ciclo menstrual habitual pode durar de 1 a 7 dias, e o volume médio é de 35 mL por ciclo (máximo de 80 mL). Qualquer variação deste padrão é considerada ciclo anormal e no SUD manifesta-se como sangramento irregular com fluxo e volume variáveis. Afeta 10 a 30% das mulheres em idade reprodutiva. No entanto, estudos sugerem que apenas 25% dessas mulheres procuraram atendimento médico.[4]

Fisiopatologia

É um diagnóstico de exclusão e tem como etiologia os sangramentos ovulatório (10-20% dos casos) e anovulatório (80-90% dos casos). Ocorre, principalmente, nos extremos reprodutivos – menarca e perimenopausa. Na adolescência está relacionado com a imaturidade do eixo hipotálamo-hipofisário e ocorre nos 5 a 7 anos iniciais da menarca. Na perimenopausa ocorre em aproximadamente 20% das mulheres. Está relacionado com o declínio da função ovariana e se inicia de 2 a 8 anos antes da menopausa.[39]

■ Anovulatório

Na ausência de ovulação o endométrio fica sob efeito estrogênico persistente e, sem à exposição a progesterona, atinge uma espessura aumentada, sem o apoio estrutural concomitante. O tecido apresenta aumento na glandularidade sem uma matriz estromal de apoio. O endométrio é frágil e sofrerá ruptura espontânea superficial e hemorragia. Conforme um local cura, outro sangra. O fluxo é excessivo e prolongado não só porque há uma grande quantidade de tecido disponível para o sangramento, mas também porque há quebra aleatória do endométrio com consequente abertura de múltiplos canais vasculares. Ocorre, ainda, diminuição na síntese endometrial de prostaglandinas o que promove maior vasodilatação. A administração de estrogênio pode melhorar o sangramento por promover vasoconstrição. No entanto, este é um ciclo vicioso em que esta cura é apenas temporária. Tão rapidamente como ele reconstrói um local, a fragilidade do tecido ocorre em outros pontos do endométrio.[49]

■ Ovulatório

Acredita-se que resulta de alterações no tônus e na arquitetura vascular endometrial. Pode ocorrer no período pré-ovulatório em razão da queda dos níveis de estrogênios que antecedem o pico de LH e FSH na ovulação e se manifesta como sangramento no meio do ciclo e dura, em média, 1 a 3 dias. No período pós-ovulatório está relacionado com alterações na ovulação ou na fase lútea.[55]

Diagnóstico

O sangramento uterino disfuncional é um diagnóstico de exclusão e deve ser diferenciado de outras causas de sangramento uterino anormal.

Por meio da anamnese deve-se determinar o padrão menstrual. O uso de medicamentos também pode ter impacto sobre o endométrio. Por exemplo, o uso de ginseng tem sido associado à atividade estrogênica e sangramento anormal, assim como o uso de medicamentos anticoncepcionais e terapia hormonal na pós-menopausa. Devem-se pesquisar patologias sistêmicas que possam estar relacionadas com sangramento uterino anormal, como doenças tireoidianas, insuficiências renal e hepática.

O exame físico deve confirmar a origem uterina do sangramento genital, além da avaliação da forma, consistência e volume uterino.

■ Exames laboratoriais

Realizar teste de gravidez. Por ser a causa mais comum de alteração do padrão menstrual normal. As doenças relacionadas com a gestação, como a gravidez ectópica ou aborto espontâneo, devem ser excluídas.

Solicitar exames laboratoriais para pesquisa de anemia como: hemograma completo; ferro; ferritina; saturação de transferrina e de doenças sistêmicas suspeitadas na história clínica, como TSH, prolactina entre outros.

Solicitar pesquisa de infecção cervical (clamídia e gonococo) com a coleta de culturas ou uso de técnicas de hibridização molecular. Avaliar colpocitologia oncótica para excluir patologias de colo uterino.

Caso a história clínica sugira presença de relato de hematomas frequentes, sangramento de mucosas, história familiar de coagulopatias, menorragia desde menarca, sangramento aumentado após cirurgias e traumas, avaliar pesquisa de coagulopatias. Podem ser dosados inicialmente o tempo de protrombina, tempo parcial de tromboplastina, contagem de plaquetas, tempo de sangramento, além da dosagem do cofator de ristocetina, do fator von Willebrand, atividade do fator VIII.

Sangramento secundário a uma discrasia sanguínea geralmente é manifestado por menorragia, e este mesmo padrão pode ser observado em pacientes sendo tratados com anticoagulantes. Menorragia pode ser o único sinal de distúrbio da coagulação. Até 33% das adolescentes com sangramento uterino disfuncional terão um defeito de coagulação, embora, nesta população, a causa mais comum de sangramento uterino anormal seja a anovulação (46%).[42] Dentre as causas hematológicas herdadas, as mais comuns foram a doença de von Willebrand (13%) e a deficiência de fator X (1,2%).[42]

■ Exames de imagem

A USG é a primeira linha de investigação e pode avaliar, por exemplo, a presença de miomas, pólipos, espessamento endometrial. O Royal College of Obstetrics and Gynaecology considera que espessura endometrial maior que 12 mm na pré-menopausa deveria ser investigada. Na pós-menopausa o valor de corte para investigação está entre 4 e 5 mm. A RM da pelve poderá ser utilizada principalmente, quando a USG levar a resultados indeterminados.

■ Investigação endometrial

Avaliação da cavidade uterina está indicada para as mulheres com fatores de risco para câncer de endométrio e naquelas em que terapia medicamentosa inicial não resolveu os sintomas.

A avaliação endometrial deverá excluir neoplasia e hiperplasia endometrial ou infecções que poderiam levar à endometrite. A amostra endometrial deve ser realizada rotineiramente em mulheres com mais de 35 anos com queixa de sangramento uterino anormal. Em mulheres entre 18 e 35 anos recomenda-se estudo endometrial na presença de fatores de risco para câncer de endométrio, como história familiar para síndrome de Lynch, uso de tamoxifeno, anovulação crônica, obesidade, terapia estrogênica, hiperplasia endometrial prévia e diabetes.[55] O endométrio também deve ser avaliado para excluir hiperplasia e câncer de endométrio, quando a espessura endometrial a ultrassonografia for maior que 4 mm na menopausa ou maior que 12 mm na menacme.[7]

A obtenção de amostra endometrial pode ser realizada ambulatorialmente com dispositivos, como a cânula de Pipelle ou de aspiração manual intrauterino (AMIU), ambos com boa acurácia para detecção de patologia maligna. Existe preocupação com a ocorrência de falsos negativos, além de os métodos de coleta sem visualização da cavidade uterina não terem boa acurácia para detecção de patologias benignas. A dilatação e curetagem não são mais recomendadas pela necessidade de anestesia e internação, e alguns estudos demonstram que a amostra obtida reflete somente 60% do tecido endometrial.[39] A histeroscopia seria o padrão-ouro por permitir biópsia dirigida de lesões suspeitas, além de poder ser usada, também, como terapêutica para algumas patologias.

Tratamento

Na escolha do tratamento devem-se levar em consideração a gravidade do sangramento, a presença de anemia, a interferência com atividades do cotidiano e a presença de outros sintomas associados, como infertilidade e dor pélvica. Avaliar a necessidade de anticoncepção pela mulher, assim como a presença de comorbidades ou de contraindicações para uso de medicamentos. Deve-se também considerar o desejo da paciente para uma terapia cirúrgica definitiva, ou medicamentosa que pode ser a curto ou longo prazo.

A abordagem inicial é de preferência medicamentosa. Ela tem eficácia variada, sendo necessário muitas vezes complementar com terapêutica cirúrgica. O tratamento cirúrgico é mais eficaz do que o medicamentoso na redução do sangramento e na melhora da qualidade de vida. Em revisão de oito estudos randomizados na Cochrane, aproximadamente 53% das mulheres submetidas a tratamento medicamentoso foram referidas à cirurgia (ablação e histerectomia) após dois anos de acompanhamento.[40] A histerectomia é o tratamento cirúrgico definitivo e com melhores taxas de satisfação a longo prazo. No entanto, pelas altas taxas de histerectomia no mundo há uma preocupação de que muitas delas estejam sendo realizadas sem necessidade e existe uma preocupação de que o tratamento medicamentoso não esteja sendo oferecido de forma adequada.[40]

O tratamento medicamentoso pode ser dividido didaticamente em agudo e de manutenção. Pode ser hormonal ou não hormonal. Existem vários esquemas disponíveis, mas as doses e os tipos de medicamentos utilizados variam muito nos diversos estudos clínicos na literatura, com pouco consenso da melhor terapêutica a ser empregada.

▪ Tratamento medicamentoso agudo

1. Terapia com estrogênios: usado para reduzir sangramento de forma aguda, podendo ser utilizados os seguintes esquemas:
   - Estrogênio conjugado venoso 25 mg a cada 4 h por 24 h ou até o sangramento reduzir de forma significativa. Caso o sangramento não responda às duas primeiras doses, poderá ser introduzida uma sonda de Foley intrauterina ou realizada a curetagem uterina.
   - Uma alternativa ao esquema anterior seria a utilização de estrogênio conjugado oral na dose de 1,25 mg ou estradiol micronizado, 2 mg a cada 4 ou 6 h por 24 h. Dose deverá ser reduzida até 1 comprimido por dia nos próximos 7 a 10 dias. O tratamento deverá ser seguido da adição de progesterona ou contraceptivos orais para estabilizar o crescimento do endométrio induzido pelo estrogênio e prevenir novo sangramento.
   - Anticoncepcional oral combinado pode ser administrado como uma pílula três vezes ao dia durante 5-7 dias. Depois, administra-se 1 comprimido ao dia por 3 semanas, seguido de intervalo de 1 semana por, pelo menos, três ciclos.
   - Na contraindicação para uso de estrogênio pode ser usada progesterona em altas doses com acetato de medroxiprogesterona 20 mg por dia ou noretindrona 5 mg ao dia.

▪ Tratamento de manutenção

Terapia com progestógenos

As mulheres, em algum momento durante a menacme, irão apresentar ciclos anovulatórios. Estes eventos são mais frequentes nos extremos reprodutivos (na adolescência e perimenopausa). A apresentação clínica habitual é oligomenorreia seguida de episódios de sangramento intenso. As mulheres procuram assistência médica, pois estas alterações menstruais sugerem gravidez não planejada ou patologia uterina. Na maioria das circunstâncias, a terapia progestogênica será suficiente para controlar a anormalidade, uma vez descartada patologia uterina.

Os progestógenos são antiestrogênicos poderosos quando administrados em doses farmacológicas. Eles estimulam a atividade da 17β-hidroxiesteroide desidrogenase e sulfotransferase, que convertem o estradiol para sulfato de estrona (que é rapidamente excretado da célula). Diminuem os efeitos do estrogênio sobre as células-alvo pelo aumento da inibição dos receptores de estrogênio que normalmente acompanham a ação do estrogênio (inibição do receptor de reposição) e suprimem a transcrição do estrogênio mediada por oncogenes. Estas influências explicam o impacto anticrescimento e antimitótico dos progestógenos no endométrio com prevenção e reversão da hiperplasia, limitação do crescimento pós-ovulatório e atrofia durante a gravidez.

A terapia com progestógenos no SUD de causa ovulatória não parece ser eficaz, pois a origem do sangramento parece estar relacionada com a alteração na síntese de prostanglandinas ou da hemostasia.

Um esquema a ser utilizado na terapia de manutenção com uso de progestógenos para que ocorra sangramento por privação pela administração de um progestógeno, como acetato de medroxiprogesterona, 5-10 mg por dia durante 10 a 14 dias a cada mês. A data para início da medicação pode ser fixada no calendário em um dia específico do mês ou 15 a 16 dias após a data da última menstruação. A ausência de sangramento induzido exige investigação. Se a contracepção for desejada, a utilização de um contraceptivo oral é uma escolha melhor. Estas mulheres podem ovular eventualmente e o sangramento por supressão ordenada da progesterona pode ocorrer diferente do padrão esperado.

O acetato de medroxiprogesterona em depósito, na dose utilizada para a contracepção, 150 mg por via intramuscular a cada 3 meses, é uma opção útil para os pacientes mal aderentes ao tratamento. Não deve ser usado como esquema de terapia aguda, mas eventualmente levará ao adelgaçamento do endométrio.

Spotting vaginal intermitente está frequentemente associada à reduzida estimulação estrogênica que pode ocorrer no uso crônico de progestógenos, inclusive os de depósitos e anticoncepcionais combinados. Nesta circunstância, quando o mínimo de endométrio existe, o efeito benéfico do tratamento com progesterona não é alcançado, porque não há tecido suficiente para que a progestina possa exercer ação. Com o uso prolongado de progestógenos pode ocorrer sangramento de escape, que, em geral, é tratado com estrogênios conjugados na dose de 1,25 mg dia por 7 a 10 dias.[7]

A tolerância ao uso prolongado dos progestógenos pode ser limitada por efeitos colaterais como aqueles relacionados com o trato gastrointestinal e ganho de peso.

Terapia com contraceptivo oral

Costuma ser primeira opção por reduzir o fluxo, regular o ciclo, promover a contracepção, prevenir a hiperplasia endometrial e melhorar a dismenorreia.

O sangramento anovulatório pode está associado à hipertrofia endometrial. A terapia com estrogênio combinado a progesterona é utilizada na forma de contraceptivos orais combinados. Qualquer uma das combinações de baixa dose oral monofásica é útil. Ocorrem diminuição do volume em até 60% e dismenorreia a cada ciclo. Nas pacientes que não requerem contracepção, após tratamento cíclico com estrogênio-progestógeno por 3 meses, espera-se redução na altura de tecido endometrial, e o anticoncepcional oral pode ser descontinuado. Na ausência de menstruação espontânea, a repetição do estado anovulatório é suspeitada e após exclusão de gravidez pode ser administrado um novo curso de progestógeno para prevenir a proliferação do endométrio (p. ex., acetato de medroxiprogesterona, por via oral, 5-10 mg por dia durante, pelo menos, 10 dias).

O contraceptivo oral tem a vantagem de aumentar a globulina carreadora de hormônios sexuais o que reduz androgênios circulantes em mulheres com anovulação hiperandrogênica.

Os esquemas que utilizam etinil-estradiol na dose de 30-35 mcg parecem obter controle do ciclo melhor do que esquema de 20 mcg.[55]

DIU de levonorgestrel (DIU-LNG)

Reduz fluxo em 74 a 97% após um ano de uso. Libera 20 mcg de levonorgestrel dia, chegando a 11 mcg ao final de 5 anos, produzindo concentração sérica que não provoca anovulação na maioria das mulheres. A alta concentração local de progesterona leva à hipotrofia endometrial.[35]

O risco de perfuração ou translocação uterina do DIU-LNG é menor que 1 em 1.000 usuárias. As taxas de expulsão após inserção são de 1 em 20 mulheres em 5 anos, sendo mais comum após a primeira menstruação. O risco de doença inflamatória pélvica é de 1 em 100 mulheres com baixo risco para aquisição de DST.[35]

O DIU-LNG em estudo randomizado reduziu o fluxo menstrual de maneira mais eficaz que anticoncepcional na dose de 20 mcg. Também foi mais efetivo que uso de progesterona oral ou parenteral. Em outro estudo randomizado foi superior à terapia medicamentosa não hormonal como uso de ácido mefenâmico na redução do fluxo menstrual.[55] O DIU-LN tem maior aceitabilidade, efetividade, duração de tratamento e menos efeito colateral quando comparado a outras terapias medicamentosas.[40]

Em revisão de seis estudos randomizados comparando o DIU de levonorgestrel com a ablação endometrial, a redução da perda sanguínea e a taxa de satisfação foram semelhantes nos dois grupos em 24 meses de acompanhamento.[29,55] Com acompanhamento de 2 a 3 anos, a taxa de amenorreia nas usuárias do DIU-LNG foi semelhante àquelas submetidas à ablação endometrial.[40]

Apesar das vantagens aparentes do DIU de progesterona, após um ano de uso, um terço das mulheres tinha o DIU removido, 20% eram submetidas à histerectomia e, após 5 anos, esta taxa atingia 40%.[40]

Danazol

Administração de esteroides androgênicos em doses de 200 a 400 mg dia reduz a menorragia crônica e é mais eficaz que placebo, anti-inflamatórios não hormonais, progestógenos e anticoncepcional oral combinado. Uso limitado pelo alto custo e efeitos colaterais androgênicos que ocorrem em até 40% das usuárias.

Gestrinona

Derivado sintético da 19-nortestosterona tem mecanismo de ação e efeitos colaterais semelhantes ao danazol. Dosagem recomendada de 2,5 mg 3 a 4 vezes ao dia.

Agonistas do GnRH

Levam a hipoestrogenismo e amenorreia. Pelo alto custo e efeitos colaterais, tem uso justificado por períodos curtos para controle de anemia e preparo pré-operatório.

Medicação não hormonal

Anti-inflamatórios não hormonais (AINHs)

Os três primeiros dias da menstruação são responsáveis por 90% do volume sanguíneo perdido por ciclo. Por isso o uso de AINHs, para redução do fluxo, é indicado nestes ou nos dois dias que antecedem.

Testado em pacientes com menorragia e hipermenorreia, reduziu o fluxo em 25 a 35% conforme revisão da Cochrane, 2006. O mecanismo está relacionado com a redução na síntese de prostaglandinas (PGE2 e PGF2 alfa) pelo endométrio, levando à vaso-constrição e redução do fluxo. Em comparação com nove estudos randomizados promoveu redução do fluxo de maneira mais eficaz que o placebo, mas foi menos efetivo que DIU de levonorgestrel, danazol e ácido tranexâmico[55] e com eficácia semelhante ao uso de anticoncepcionais e progesterona na fase lútea. Pode ser considerada primeira linha no manejo do sangramento ovulatório. Não existe diferença entre os diferentes tipos de anti-inflamatórios na redução do fluxo, como exemplo, ácido mefenâmico e naproxeno.

Antifibrinolíticos

Ácido tranexâmico age bloqueando reversivelmente o receptor de lisina no plasminogênio. Resulta em menor produção de plasmina e redução na atividade fibrinolítica. Reduz o fluxo menstrual em até 50%. Os efeitos colaterais são mínimos e relacionados com o trato gastrointestinal. A dose recomendada é de 1 g – 3 a 4 vezes ao dia. Existia preocupação com a ocorrência de eventos trombóticos associados ao uso de medicação,[46] mas um estudo realizado na Escandinávia com 238.000 mulheres mostrou que a incidência de trombose com ácido tranexâmico é similar ao da população em geral de mulheres.[47] Foi aprovado para uso nos EUA em 2009 pela Food and Drugs Association (FDA).

Testado em pacientes com menorragia e hipermenorreia reduziu o fluxo em 30-55%. Revisão da biblioteca Cochrane em 2006 considerou o ácido tranexâmico melhor do que o uso de AINHs para controle do fluxo menstrual.

Etansilato

O mecanismo de ação não é totalmente compreendido. Parece atuar aumentando a adesividade e agregação plaquetária. Não é mais efetivo que AINHs.

■ Tratamento cirúrgico

Ablação endometrial

Foi introduzida na década de 1990 e representa técnica cirúrgica minimamente invasiva com recuperação pós-operatória mais curta e com menos complicações quando comparada com a histerectomia.

Tem como indicação primária o tratamento de menorragia na pré-menopausa e deve ser considerada naqueles casos em que a terapia medicamentosa falhou, na presença de contraindicação, ou ainda quando há intolerância à medicação. Pode ser indicada inclusive nas pacientes com menorragia relacionada com o uso de anticoagulantes, coagulopatias, insuficiência renal crônica e hepatopatia crônica. Não deve ser indicada nas pacientes que objetivem amenorreia, pois a taxa pode variar de 2-50%, dependendo da técnica empregada e da seleção da paciente.

Está contraindicada nas mulheres que desejem manter fertilidade pelo risco de complicações relacionadas com a gestação: abortamento, placentação anormal, parto pré-termo, crescimento intrauterino retardado. Por não impedir gestação, não deve ser utilizado como método contraceptivo. Outras contraindicações se referem à hiperplasia ou câncer endometrial (as pacientes devem ter avaliação endometrial antes da ablação[1]), infecção pélvica ativa, paciente na pós-menopausa ou usuárias de DIU. Constituem contraindicações relativas cavidade uterina maior que 12 cm, anomalias uterinas (como exemplo, o útero bicorno). A predição de sucesso da ablação endometrial, definida como redução ou ausência de fluxo menstrual, está relacionada com: idade (maior falha em mulheres com menos de 45 anos), a história de dismenorreia (presença de adenomiose está associada à maior falha da técnica), história de laqueadura tubária, paridade maior do que cinco.[17,33]

Podem ser utilizadas técnicas cirúrgicas histeroscópica (de primeira geração) ou não histeroscópica (segunda geração). Estas segundas são de mais fácil execução apesar de os dispositivos utilizados terem custo mais elevado. As técnicas de primeira e segunda gerações têm eficácia semelhante no controle do sangramento. No entanto as técnicas de segunda geração muitas vezes necessitam de preparo endometrial com drogas que diminuem a espessura endometrial.

O custo da ablação é considerado menor do que o da histerectomia, mas este benefício global parece ser reduzido quando se observa que muitas destas pacientes necessitarão de tratamento cirúrgico complementar por falha no controle sintomático.[57] A taxa de histerectomia pós-ablação endometrial, em 5 anos, foi de 31% no estudo STOP-DUB, publicado em 2007.[12]

Preparo do endométrio

O procedimento de ablação é mais efetivo quando o endométrio está relativamente fino ou atrófico, e isto pode ser alcançado das seguintes formas:

- Realização do procedimento na fase pós-menstrual imediata – a espessura endometrial estará em torno de 4 mm.
- Curetagem endometrial pré-operatória.
- Terapia hormonal – progestógenos, agonistas de GnRH, contraceptivos hormonais e o Danazol.

Os benefícios da supressão hormonal estão bem estabelecidos para os métodos histeroscópicos, mas não para os não histeroscópicos.[48] Numa metanálise de 12 estudos randomizados (a maior parte com técnicas ressectoscópicas), comparou-se o uso prévio de análogo GnRH com placebo ou nenhum tratamento. Observou-se menor tempo cirúrgico e até um ano após a cirurgia as taxas de amenorreia foram maiores, e os índices de sangramento moderado ou intenso foram menores.[48]

Com relação aos métodos não histeroscópicos, a preparação endometrial tem-se fundamentado nas orientações do fabricante. O uso de análogos tem sido aconselhado por todos eles, exceto no balão térmico com ThermaChoice®, onde a curetagem pode ser uma outra opção à supressão hormonal, e no Novasure®, pois não há necessidade de preparo prévio.

Progestógenos

Os progestógenos mais utilizados são o acetato de noretisterona, na dose de 15-30 mg diários, e o acetato de medroxiprogesterona, na dose de 30-50 mg diários. Existem poucos dados de *trials* randomizados que mostrem a eficácia dos progestógenos para este fim.[48]

Anticoncepcional combinado

Pode ser utilizado quando a anticoncepção é desejada. Promove diminuição do crescimento e desenvolvimento endometrial com consequente redução do sangramento.

Danazol

É empregada cerca de 4 a 6 semanas antes do procedimento (Crispi *et al.*, 2007). Seus efeitos colaterais são dose-dependente. A dose é de 600-800 mg por 15-30 dias. Os principais efeitos colaterais são: ganho de peso, hirsutismo (principalmente facial), acne, pele oleosa, engrossamento da voz e, ocasionalmente, dores musculares.

Um estudo comparou o Danazol com progestógeno e verificou que o tratamento com progesterona teve pouca ou nenhum efeito sobre a espessura endometrial.[1] O Danazol e os Análogos de GnRH parecem ser mais seguros para esta proposta,[48] todavia os efeitos colaterais do Danazol são mais acentuados.

Análogos do GnRH

A supressão hormonal com os análogos é o método de preparo mais comum. Iniciado 30 a 60 dias antes do procedimento. A cirurgia deve ser realizada cerca de 4 a 6 semanas após a administração da última dose da medicação. As drogas mais utilizadas são o acetato de gosserrelina 3,6 mg,[15] leuprolide 3,75 mg[44] triptorelina 3,75 mg, busserelina e nafarelina.

A utilização destas drogas por períodos curtos não resulta em efeitos colaterais tão expressivos como o danazol. Efeitos como ressecamento vaginal, ondas de calores e acne são comuns e rapidamente reversíveis após a interrupção da sua administração.

■ Métodos de ablação

A ablação endometrial é a destruição ou ressecção cirúrgica deste tecido ao nível da camada basal, que dependendo da fase do ciclo menstrual está 4 a 6 mm de profundidade. Pode ser realizada através de dois métodos: histeroscópico e não histeroscópico.

Ablação histeroscópica *versus* ablação não histeroscópica

Uma publicação da American Society for Reproductive Medicine (2008) relata que as técnicas não histeroscópicas muito frequentemente são as de escolha, uma vez que podem ser realizadas sob anestesia local e sedação, são tecnicamente mais fáceis (os métodos de primeira geração em geral requerem maior habilidade e treinamento do cirurgião), além de serem de rápida execução, com uma média de 15 minutos a menos.[31]

As técnicas ressectoscópicas, nos EUA, têm um custo por procedimento menor. Em 2010, o valor estimado era de U$125 a U$150 dólares, enquanto a média para as técnicas de segunda geração era de U$850 a U$1.300 dólares.[48]

A taxa de satisfação é alta tanto para os não histeroscópicos como para os histeroscópicos, 91 *vs.* 88%, e após um período de 2 a 5 anos, 93 *vs.* 87% respectivamente. A taxa relativa à amenorreia em um ano foi de 37 *vs.* 38% e em 2 a 5 anos 53 *vs.* 48%.

Resultados similares também são vistos quando se analisa os índices de cirurgia subsequente. Após 2 a 5 anos de pós-operatório, para qualquer cirurgia, 21 *vs.* 25% e para histerectomia 14 *vs.* 19%.

As taxas de complicações peroperatórias foram menores nas não ressectoscópicas: *overload* (0 *vs.* 0,3%) e laceração cervical (0,2 *vs.* 2,2%). Os índices de perfuração uterina (0,3 *vs.* 1,3%), hemorragia (1,2 *vs.* 3,0%) e endometrite (2,0 *vs.* 1,4%) não foram estatisticamente significativos.

As técnicas não histeroscópicas têm as taxas de desvantagens maiores no que se refere a: falha do equipamento (9,1 *vs.* 1,6%), náuseas/vômitos (19 *vs.* 7,7%), e cólicas uterinas (38 *vs.* 33%).

A proposta dos métodos de segunda geração é de poderem ser realizados em regime ambulatorial com anestesia local, ao passo que esta possibilidade está afastada para o seu opositor, uma vez que requer anestesia e a monitoração adequada de fluidos de entrada e saída durante o procedimento (atenção ao *overload*). Ademais, técnicas que envolvem uso de *laser* por envolverem equipamentos mais caros e maiores dificultam o seu uso ambulatorialmente.

Métodos histeroscópicos

São os métodos realizados sob visão direta do histeroscópio. Utilizam-se instrumentos eletrocirúrgicos como o ressectoscópico ou o *laser* para coagulação ou ressecção endometrial. Também denominado de método padrão ou de primeira geração (Sharp, 20) ou ainda método ressectoscópico.

Esta denominação não inclui o Hydrothermo Ablator que, a despeito de se instilar água quente na cavidade uterina através do histeroscópio, é uma técnica não ressectoscópica[48] e será estudada mais adiante.

Ressecção com alça monopolar ou bipolar

Este tipo de ressecção fornece uma grande quantidade de material, permitindo estudo histológico do endométrio adequado e o diagnóstico de neoplasias previamente não identificadas. Também pode ser realizada em conjunto com outras cirurgias intrauterinas, como polipectomias e miomectomias.

De um modo geral, utiliza-se um ressectoscópio de 26 French com fluxo contínuo, óptica de 30 graus, de 4 milímetros. Podem ser utilizados ressectoscópios de menor calibre. Uma alça de ressecção em semicírculo é acoplada ao conjunto, o que permite um corte com uma profundidade de 3 a 4 mm.[8] Quando há preparo prévio do endométrio ou quando a cirurgia é realizada imediatamente após o período menstrual, é comum haver tecido miometrial nos fragmentos ressecados. No entanto, quando o endométrio não é previamente preparado, mais de um corte pode ser necessário até a visualização da musculatura miometrial.

Essa técnica requer alguma habilidade cirúrgica para retirar todo o endométrio sem penetrar muito na profundidade do miométrio[37] e para maior segurança em áreas com maior risco de perfuração (p. ex., cornos uterinos) associa-se ao uso da alça tipo *rollerball*.

Técnica

Após anestesia, a paciente é posicionada tomando os cuidados necessários para prevenir compressão de nervos ou acidentes elétricos. Faz-se a assepsia e a antissepsia. O colo uterino é visualizado com auxílio de um espéculo e pinçado com uma pinça de apreensão (tipo Pozzi) e tracionado com cautela, de forma a evitar lacerações. Após a histerometria, o colo uterino é dilatado com velas de Hegar (ou similar) até 9 mm. Uma dilatação demasiada não é desejável, pois gera refluxo do meio distensor e consequente dificuldade de distensão da cavidade.[43]

Introduz-se, então, o ressectoscópio, enquanto faz-se a distensão adequada da cavidade uterina. A inspeção cuidadosa em busca dos pontos de referência (óstios tubários) e de patologias concomitantes é fundamental para o planejamento cirúrgico.

O meio distensor utilizado com energia monopolar é a glicina a 1,5% ou a solução de sorbitol/manitol e com energia bipolar é o soro fisiológico a 0,9% ou lactato de Ringer.

A distensão uterina pode ser obtida de três formas: coluna de pressão (o frasco 100 a 140 cm acima do nível da paciente), resultando numa pressão intrauterina de 80 a 100 mmHg; compressão do frasco do meio distensor com um manguito calibrado com pressão entre 80 a 100 mmHg e bomba de infusão. A pressão intrauterina considerada ideal para obtermos uma boa distensão é entre 50 a 120 mmHg. Utiliza-se a pressão arterial média da paciente como parâmetro, e a pressão de distensão deve ser menor que este valor, para reduzir a possibilidade de intravazamento. A pressão intrauterina considerada ideal para obtermos uma boa distensão é cerca de 50 a 120 mmHg.

O primeiro passo é marcar o limite inferior de corte com a alça em semicírculo, cerca de 1 cm acima do orifício interno do colo, circundando toda a região. Esta faixa de endométrio, pobre em receptor hormonal, deve ser preservada, para que, a partir dali, ocorra a reepitelização da cavidade uterina, mantendo-a pérvia para futuras investigações histeroscópicas.

O segundo passo é iniciar a ressecção, geralmente pela parede posterior, no sentido craniocaudal. As fatias de endométrio ressecadas são posicionadas no fundo uterino. As paredes laterais são, então, ressecadas e, por último, a parede anterior. A ressecção da parede anterior forma muitas bolhas e, frequentemente, as fatias de endométrio caem e impedem a visualização da parede posterior, por este motivo a parede anterior é abordada por último (Fig. 49-1).

O terceiro passo é a coagulação de todas as paredes ressecadas também no sentido craniocaudal com uso do *rollerball* (com energia monopolar) ou *slaver* (com energia bipolar). No fundo uterino fazemos movimentos de lateralidade e aplicamos diretamente o *rollerball* nos óstios. A aplicação do *shaver* nos óstios pela conformação da mesma pode ser de difícil execução. A ressecção do endométrio, do fundo uterino e regiões cornuais deve ser evitada, pois nestas regiões as paredes uterinas têm espessura menor e vascularização mais exuberante, o que aumenta o risco de perfuração uterina e hemorragia (Figs. 49-2 a 49-4).

O quarto passo é a revisão da hemostasia. A pressão intrauterina deve ser diminuída para facilitar a visualização dos vasos sangrantes. A coagulação dos vasos mais calibrosos é efetuada

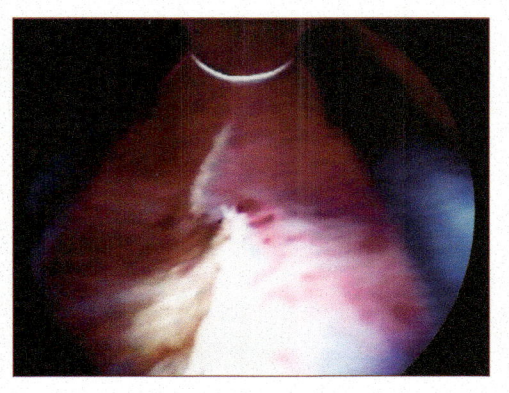

Fig. 49-1
Ablação endometrial com alça de ressecção em "U".

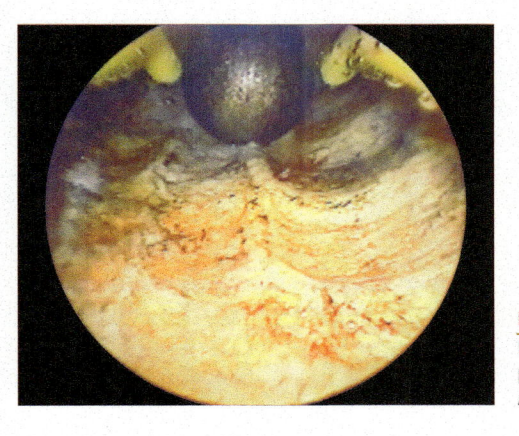

Fig. 49-2
Eletrocoagulação da parede posterior com o *rollerball*.

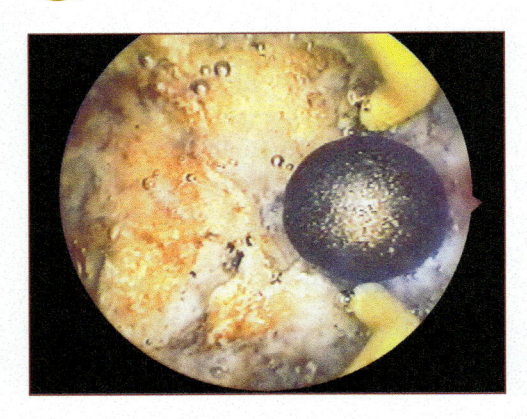

Fig. 49-3
Eletrocoagulação do fundo uterino.

com o *rollerball*. Uma hemostasia completa não é necessária, pois a própria contração uterina completará esta etapa. Prolongar a hemostasia com *rollerball*, neste momento em que muitos vasos estão expostos, pode favorecer a síndrome do intravazamento.

Encerra-se, então, o procedimento cirúrgico, de duração média de 15 a 45 minutos[10] (Fig. 49-5).

Cerca de 30 a 60 dias após a cirurgia deve ser realizada uma histeroscopia, considerada a quinta etapa da técnica.[14] Neste tempo, sinéquias que possivelmente tenham se formado podem ser desfeitas, deixando a cavidade livre para futuras investigações histeroscópicas (Fig. 49-6).

Eletrocoagulação com *rollerball*

O *rollerball* é um instrumento constituído de uma bola metálica ligada a uma fonte eletrocirúrgica monopolar ajustada de 50 a 80 watts na coagulação ou corte.[48] Munro *et al.* (2006) preferem a corrente de corte, pois existe o risco de queimar a vagina pela junção do efeito arco e capacitância com a coagulação. A energia térmica aquece o tecido a uma temperatura entre 60 a 90°C o que o coagula e destrói. O meio distensor é o mesmo utilizado na ressecção monopolar (glicina a 1,5% ou solução de sorbitol/manitol).

A técnica é simples e rápida. É necessário um endométrio fino. Aplica-se o *rollerball* sobre a superfície do endométrio, exercendo uma pequena pressão por cerca de um segundo e lentamente iniciamos o rolamento em sentido craniocaudal, com o cuidado de preservar uma pequena faixa de endométrio próximo ao orifício interno do colo uterino. A ordem das paredes inicialmente coaguladas não é relevante, cabendo a cada cirurgião criar sua rotina (em nosso serviço, preferimos seguir a mesma sequência da ressecção endometrial). Nenhum espécime é removido, portanto não há material para análise histopatológica; por isso muitos autores aconselham iniciar a ressecção com o ressec-

toscópio e utilizar o *rollerball* para coagular o leito vascular e alcançar os ângulos tubários.[37]

Laser

É comparável à coagulação cirúrgica, porém efetuada com a utilização do *laser*.[37] O uso do *Neodymium YAG laser* para a ablação endometrial foi introduzido por Goldrath, em 1981. É considerado o *laser* mais apropriado para cirurgias intrauterinas, pois é capaz de difundir-se em meio líquido. Como a técnica não envolve condução elétrica, o fluido de distensão pode conter eletrólitos (soro fisiológico ou lactato de Ringer). É atraído e absorvido por pigmentos de cor púrpura e, portanto, é capaz de direcionar-se à vascularização do endométrio. Atinge profundidade adequada, difundindo-se lateralmente de forma homogênea, o que promove uma destruição tecidual com 4 a 5 mm do local da aplicação, com isso abrange todo o endométrio e parte do miométrio. O preparo prévio do endométrio é necessário.[5]

A fibra do *laser* é introduzida com facilidade pelo canal cirúrgico do histeroscópio. Não há necessidade de dilatações agressivas do canal cervical. São descritas três técnicas de aplicação do *laser*, diferenciadas pela presença ou ausência de contato direto da ponteira com o tecido: técnica de contato, técnica do não contato e a combinação das duas técnicas. A técnica mais empregada é a combinada. A técnica de não contato é utilizada para as regiões cornuais, e a de contato, no restante da cavidade.

As principais desvantagens do método incluem: alto custo, não fornece material para estudo histopatológico, necessidade de treinamento especializado de toda a equipe e obrigatoriedade da utilização de óculos para a proteção dos olhos, uma vez que o *laser* pode acarretar dano à visão. Deve ser realizado em centro cirúrgico sob anestesia. Os custos elevados do gerador e das fibras descartáveis tornam o método pouco utilizado em nosso meio. Os resultados da ablação endometrial com Nd:YAG *laser* apresentam índices de satisfação de cerca de 90%.[19,20]

Eletrodo de vaporização

São representados pelo Vaportrode e Versapoint.

Os eletrodos de vaporização, assim como as fibras de *laser*, utilizam alta energia e aquecem rapidamente o líquido intracelular a 100°C o que ocasiona tal efeito no tecido.[48]

O Vaportrode é similar ao *rollerball*. O endométrio é diretamente vaporizado em vez de coagulado de maneira mais rápida e radical. A superfície do eletrodo é capaz de concentrar a energia monopolar, obtida em corrente, tipo corte, pura com 200 W. Vercelline *et al.* (1999) realizaram estudo randomizado compa-

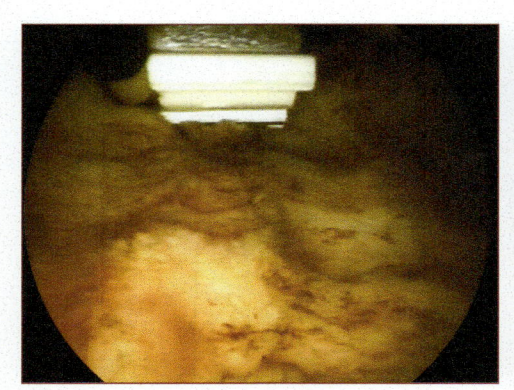

Fig. 49-4
Eletrocoagulação com *shaver*.

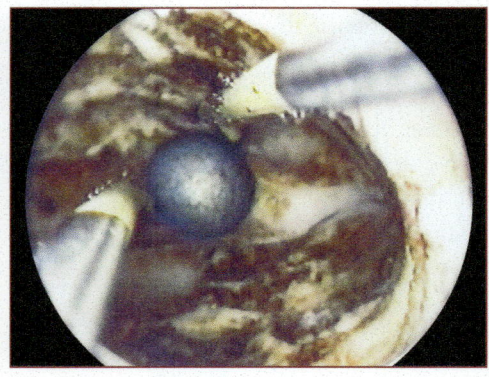

Fig. 49-5
Aspecto final da cavidade uterina.

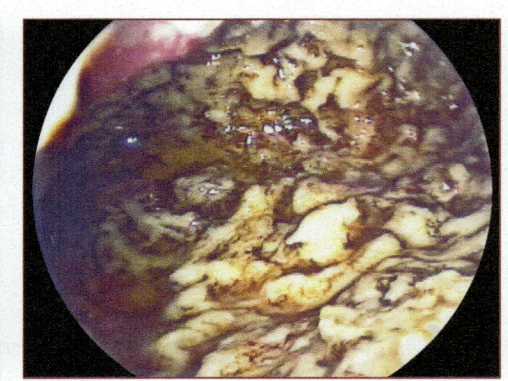

Fig. 49-6
Follow-up de 60 dias. Endométrio recoberto por fibrina.

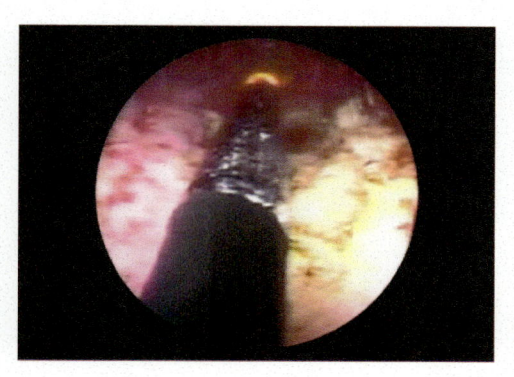

Fig. 49-7
Vaporização pontual.

rando este método com a ablação com alça em endométrios previamente preparados com análogos do GnRH. O uso do eletrodo de vaporização diminuiu significativamente a absorção do líquido distensor nos casos estudados. Em outro estudo,[54] observou-se amenorreia em 57,5% das pacientes avaliadas, 25% de hipomenorreia e falha do método em 2,5% das pacientes. O uso do eletrodo de vaporização mostrou-se vantajoso por ser mais rápido e tão efetivo quanto a alça em "U", além de ser tão simples e seguro quanto o *rollerball*. A alta voltagem utilizada na técnica de vaporização possibilita não só a vaporização do endométrio, como também a coagulação e selamento dos vasos miometriais, o que reduz o sangramento, com melhora da visibilidade e rapidez da cirurgia; há menor absorção de líquidos e, por fim, pode tratar pequenos miomas e pólipos. Como desvantagem, não há material cirúrgico para estudo histopatológico.

O Versapoint é um sistema que utiliza energia bipolar e, portanto, seu eletrodo de vaporização permite a utilização de soluções salinas como meio distensor. A técnica seria semelhante ao Vaportrode, com a vantagem de minimizar o risco de intravazamento hiponatrêmico. Um *probe* introduzido pelo canal cirúrgico de 5 French conduz uma corrente eletrovaporizadora que permite a realização de pequenos procedimentos no mesmo momento do diagnóstico, evitando o transtorno de a paciente ter que retornar para uma cirurgia.

A energia é enviada do gerador ao tecido através de um eletrodo ativo. No modo de vaporização o gerador controla a criação de uma "borbulha" e, quando em contato com o tecido, causa uma ruptura celular instantânea que caracteriza a vaporização. A energia desprendida volta para o eletrodo e regressa ao gerador (Fig. 49-7). Pode ser utilizado em três modos de cirurgia: vaporização, corte e coagulação.

Uma metanálise dos métodos histeroscópicos, que incluiu 21 *trials* randomizados,[31] verificou os seguintes achados:

- A taxa de amenorreia em um ano foi de 38 e 48% entre 2 a 5 anos.

- A satisfação da paciente em um ano foi de 88% e em 2 a 5 anos, 87%.

- A taxa de cirurgia subsequente – qualquer tipo de cirurgia (incluindo histerectomia) foi de 25% e apenas histerectomia 19%.

- Não houve diferença significativa nas taxas de redução do sangramento menstrual, amenorreia ou histerectomia posterior quando compararam *rollerball*, vaporização e *laser* com o método de ressecção endometrial. Os achados foram similares no que tange às complicações.

Métodos não histeroscópicos

A ablação endometrial é realizada por um dispositivo descartável, que uma vez inserido na cavidade uterina libera energia e se obtém a destruição uniforme da camada endometrial. Atualmente as cinco técnicas aprovadas nos Estados Unidos pela Food and Drug Association (FDA) são: radiofrequência bipolar (Novasure®); balão térmico – ThermaChoice® (existem duas outras marcas de balão térmico, o Cavaterm™ e o Thermablate EAS™, não disponíveis nos Estados Unidos). Crioterapia (Her Option®), circulação de líquido quente – Hydro ThermAblator® e ablação endometrial com micro-ondas.

Estas técnicas são conhecidas também como as de segunda geração, e todas compartilham do objetivo de destruir o endométrio, inclusive a camada basal, e interromper assim a sua regeneração. Geralmente esta destruição é atingida, quando o tecido é aquecido a 65°C ou resfriado a -90°C.

Elas são as mais utilizadas, pois não requerem treinamento especializado e são de tempo cirúrgico menor, quando comparadas aos métodos histeroscópios.[48]

Radiofrequência Bipolar – Novasure®

É um dispositivo com diâmetro de 7,5 mm, composto por um *probe* de malha tridimensional que libera corrente elétrica bipolar de radiofrequência até que a impedância tecidual seja atingida (resistência de 50 ohms). A temperatura de destruição tecidual é de 90°C (Crispi *et al.*, 2007). Seu gerador aplica até 180 watts de potência.[48]

Após ser inserida na cavidade uterina a malha se expande e se adapta à cavidade uterina, ocupando inclusive as regiões cornuais (Crispi *et al.*, 2007). Antes de ativar a corrente elétrica, o aparelho testa a integridade da parede uterina através da insuflação de dióxido de carbono,[6] e em caso de perfuração a fase de ablação não se inicia. O processo consiste na sucção da cavidade uterina, o que leva a um íntimo contato do endométrio em torno do dispositivo, até que ocorra coagulação tecidual ou que se completem dois minutos de tratamento. A duração média do procedimento é de um minuto, e a profundidade da ablação de 4 a 5 mm (Fig. 49-8).

As dimensões da cavidade uterina devem ser entre 6 e 10 cm ou uma distância entre o orifício interno e o fundo uterino de 4 cm. A distância mínima entre os cornos é de 2,5 cm. Há necessidade de dilatação do colo uterino até vela oito. A cavidade uterina deve ser regular, (mulheres com leiomiomas submucosos ou com pólipos maiores que 2 cm foram excluídas dos estudos aprovados pela FDA), todavia alguns dados sugerem que esta técnica tenha sucesso neste tipo de pacientes.[48] Em concordância com esta afirmativa, temos o estudo prospectivo de Sabbah, (2006) que submeteu 65 mulheres com pólipos ou miomas menores de 3 cm à ablação com Novasure e verificaram 95% de melhora do sangramento uterino em um ano de acompanhamento após o procedimento.

A ablação com Novasure® não requer preparo endometrial, pois a impedância tecidual é que ajustará a profundidade a ser coagulada.

Fulop *et al.* (2007) e Gallinat *et al.* (2007) observaram taxas de sucesso, definidas como redução do fluxo menstrual, entre 97 a 98%, taxas de amenorreia entre 75 a 97% e taxas de histerectomia por falha terapêutica de 3 e 8%.

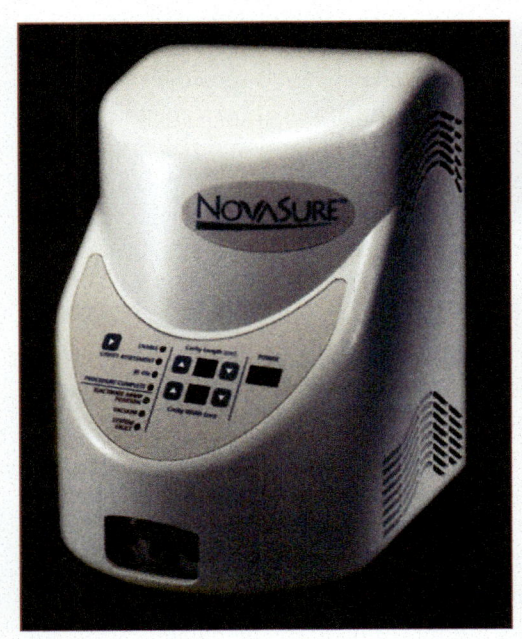

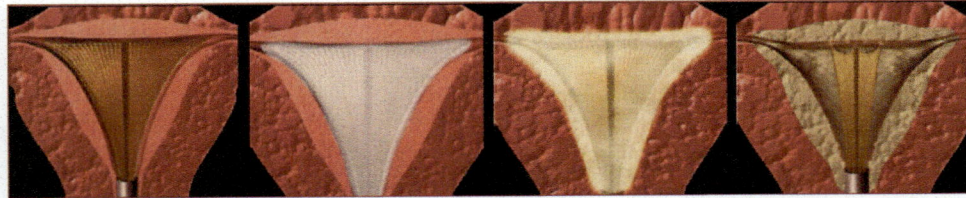

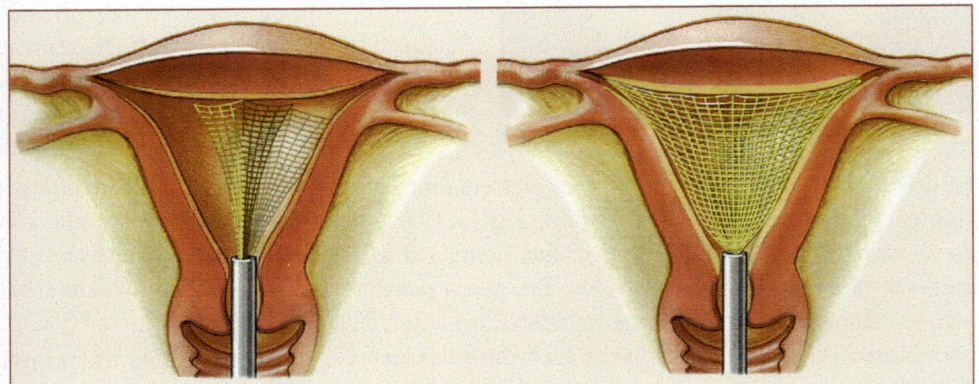

Fig. 49-8
Novasure.

Micro-ondas

O sistema de micro-ondas (Microwave Endometrial Ablation – MEA) tem um dispositivo com 8,5 mm que, quando inserido na cavidade uterina, produz temperatura tecidual de 75ºC a 85ºC e atinge profundidade de até 6 mm. Diferentemente dos outros métodos de segunda geração o *probe* é reutilizável, e se faz necessária a realização de histeroscopia antes e após o procedimento.

O cirurgião deverá mobilizar o dispositivo de um corno uterino ao outro e através do segmento inferior do órgão, até que todo o endométrio atinja a temperatura desejada. O tempo total de tratamento é de 3 a 5 minutos.

Os parâmetros uterinos necessários são: dilatação cervical de 9,0 mm, histerometria entre 6 e 12 cm (orientação do fabricante), embora tenha sido estudado em úteros de até 14 cm (uma vantagem sobre os demais métodos não histeroscópicos, onde é recomendada histerometria de até 10 cm).[48] Espessura miometrial de, no mínimo, 1 cm em todas as áreas da cavidade uterina. Segundo a FDA houve registro na Europa de queimadura intestinal na ausência de perfuração uterina. Acredita-se que este evento se deva à passagem de energia pela parede do órgão.

O FDA aprovou o uso em pacientes com mioma submucoso, desde que não obstrua o acesso a cavidade uterina. Pacientes com fibroides até três centímetros podem se beneficiar.

O fabricante aconselha a mensuração prévia da espessura endometrial e realização de histeroscopia antes e após o procedimento, o que gera empecilho para o uso deste método por muitos cirurgiões.

Um estudo randomizado com 263 pacientes comparou o MEA com a ressecção endometrial e observou após 10 ou mais anos de acompanhamento, taxas semelhantes de amenorreia, 83 e 88%, respectivamente. O mesmo foi observado para a taxa de nova ablação, 1 *vs.* 2%, entretanto a taxa de histerectomia pós-ablação diferiu significativamente, 17% com MEA *vs.* 28% na ressecção.

Ablação com balão térmico

Há três marcas disponíveis no mercado, o ThermaChoice (aprovado pela FDA) (Fig. 49-9); Cavaterm™ e Thermablate EAS™ (fora dos Estados Unidos).

Este sistema consiste na inserção de um balão de silicone no interior da cavidade uterina, através da cérvice; este será preenchido com solução de dextrose a 5% (ThermaChoice®), glicina (Cavaterm™), ou glicerina (Thermablate EAS™). O fluido será aquecido, no ThermaChoice® e no Cavaterm™, a uma temperatura aproximada de 68 a 87ºC por 8 a 10 minutos. No Thermablate EAS™ a temperatura atinge 173ºC, todavia, por um período de 2 minutos (Fig. 49-10).

A histerometria deve ser entre 6 e 10 cm, e o colo dilatado até vela seis. Não devem existir miomas submucosos. Contudo assim como o Novasure®, a literatura (1 e 6) tem relatos de sucesso ao ser utilizado em úteros com miomas submucosos de tamanho menor ou igual a 3 cm.

Alguns estudos[2,3,38] observaram a longo prazo uma ampla variabilidade de resultados ao tratamento. Mulheres submetidas à ablação tanto com ThermaChoice®, Cavaterm™ ou um sistema não especificado, acompanhadas por 4 anos ou mais, tiveram redução do sangramento de 21 a 81%, amenorreia de 23 a 58%, repetição da ablação, 5 a 11% e histerectomia de 2 a 13%. Não está claro se estes dados, a longo prazo, se aplicam às versões atuais dos balões térmicos, pois dois dos dispositivos foram revisados – ThermaChoice® III e Cavaterm™ plus (o Thermablate® foi introduzido mais tarde).

Chapa *et al.* (2009), numa análise prospectiva de 148 pacientes submetidas à ablação com ThermaChoice® III, relataram 31% de redução do sangramento e 66% de amenorreia após 12 meses de acompanhamento.

El-Toukhy *et al.* (2004) estudaram prospectivamente o Cavaterm™ plus em 220 pacientes e após 19 meses verificaram diminuição do sangramento ou amenorreia de 74 a 83% e nenhuma reablação, entretanto, 15% aguardavam cirurgia ou já tinham sido histerectomizadas (Fig. 49-11).

Um estudo prospectivo[28] relacionado com o Thermablate EAS™, com 47 mulheres acompanhadas por 12 meses, observou 77% de redução do sangramento ou amenorreia, sem relato de reablação ou histerectomia.

Este método apresenta desvantagem com relação aos demais do grupo de segunda geração em decorrência da dor no perope-

Fig. 49-9
Thermachoice – Tipos de balão.

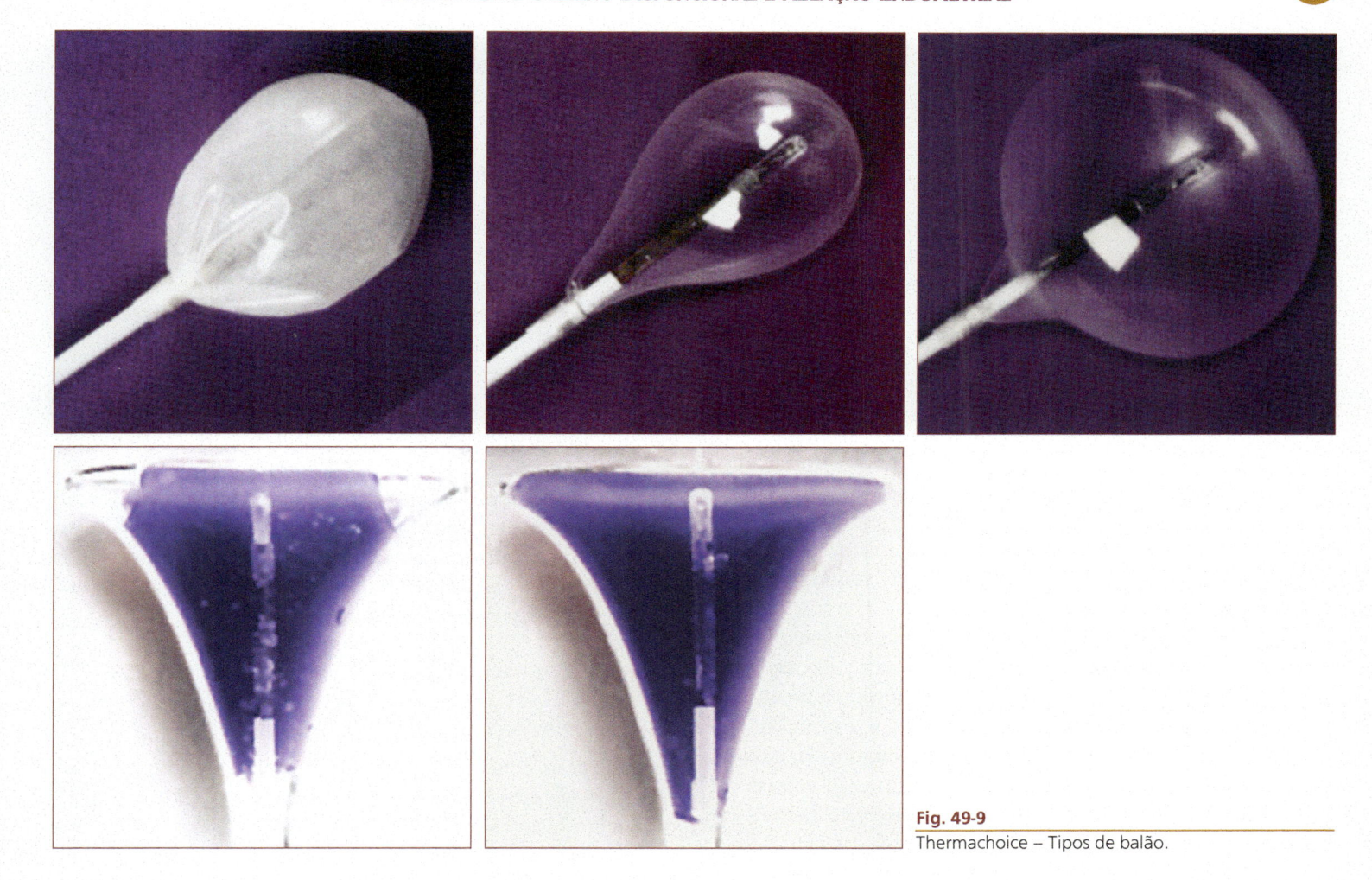

ratório, provavelmente gerada pela distensão e o aquecimento da cavidade uterina, entretanto uma adequada analgesia pré-operatória (p. ex., anti-inflamatórios não hormonais) e bloqueio paracervical podem tornar este procedimento factível em regime ambulatorial nas pacientes adequadamente selecionadas.

Thamban *et al.* (2007) relataram o uso bem-sucedido do balão térmico em uma paciente com útero bicorno, porém a ablação endometrial em pacientes com anomalias müllerianas não é uma prática usual.

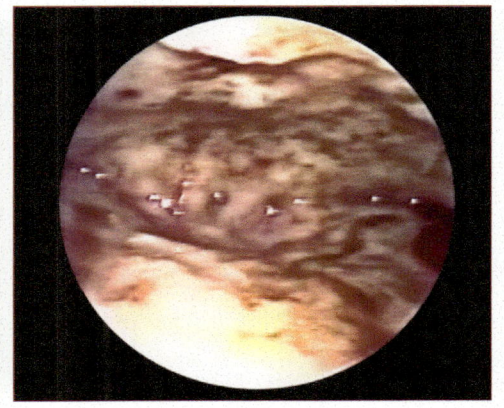

Crioablação

Difere das outras técnicas por não utilizar a energia térmica na destruição do endométrio. Acarreta desnaturação proteica, inibição das reações enzimáticas, cristalização da água celular e ruptura da membrana celular (Crispi *et al.*, 2007). O sistema Her Option® através de um *probe* leva a uma temperatura de 90 graus Celsius negativos, destruindo permanentemente o endométrio, incluindo a camada basal.[48] O processo é monitorado por ultrassonografia que avalia o local do *probe* e profundidade do tecido congelado (Fig. 49-12).

Requer histerometria entre 4 a 10 cm e dilatação cervical a vela seis. A FDA aprovou estudos em mulheres com miomas intramurais até 2 cm, mas não nas portadoras de pólipos ou miomas pediculados.

Estudos,[16,52] comparando esta técnica com o *rollerball*, observaram taxas similares na redução do sangramento ou amenorreia (94 *vs.* 92%), repetição da ablação (3 *vs.* 1%) e taxas de histerectomia (7 *vs.* 8%).

De todas as técnicas não ressectoscópicas é a menos dolorosa, visto que, em todas as outras utilizam-se altas temperaturas, pode ser realizada com ou sem anestesia local.

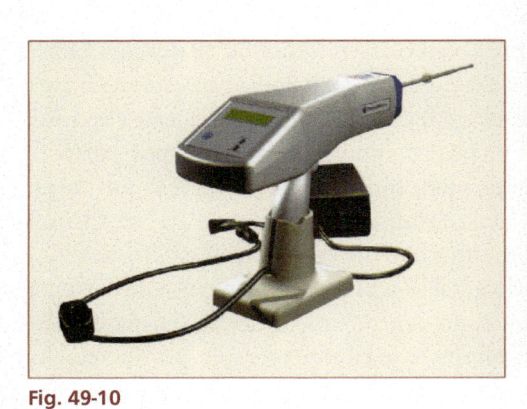

Fig. 49-10
Thermablate EAS.

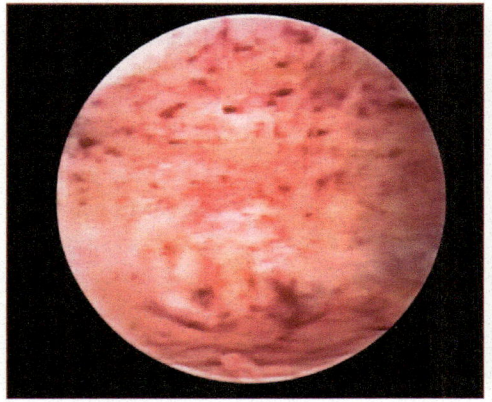

Fig. 49-11
Endométrio imediatamente antes e após o Thermachoice.

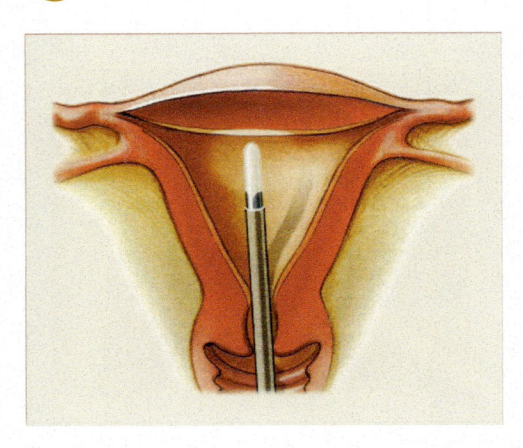

Fig. 49-12
Crioablação.

Circulação hidrotérmica

É a ablação hidrotérmica representada pelo Hydro ThermAblator® (HThA), realizada sob visão histeroscópica. O útero é irrigado com solução salina aquecida, através de um circuito fechado, na temperatura de 90°C sob baixa pressão (< 70 mmHg). O procedimento dura 10 minutos.

O equipamento tem um aparato de segurança que interrompe o processo de ablação uterina, caso detecte perda de líquido superior a 10 mL, seja através da cérvice, tubas uterinas ou perfuração uterina.

A cérvice deve ser dilatada até vela oito, e a histerometria deve medir entre 6 e 10 cm. Pode ser realizada mesmo na presença de mioma ou pólipo intrauterinos, pois o fluido entrará em contato com toda a superfície endometrial a despeito da irregularidade existente.

Um estudo randomizado com 276 pacientes[21] comparou a HThA com o *rollerball* e verificou maior incidência de dor pós-operatória na HThA (53 *vs.* 38%), porém teve menor taxa de hematometra (6 *vs.* 1%). Após três anos de acompanhamento, as taxas foram similares no que se refere à redução do sangramento uterino (94 *vs.* 91%) e amenorreia (53 *vs.* 46%).

Apresenta como desvantagem a dor peroperatória, em decorrência do diâmetro do histeroscópio (7,8 mm) e do uso de líquido quente que estimula as fibras nervosas no miométrio. Há relatos na literatura[11,24] de queimaduras da vagina, região perianal e pernas durante o procedimento.

Segundo Sharp (2010), as taxas de complicações são baixas para estes 5 métodos, com sucesso de 80% ou mais na redução do sangramento uterino. Sendo assim a escolha de um deles para a ablação endometrial estará com base nos seguintes fatores:

- Características uterinas – tamanho da cavidade, presença de lesões intracavitárias.
- Disponibilidade do método.
- Preferência e familiaridade do cirurgião.
- Fatores que facilitem o uso ambulatorial (p. ex., dor peroperatória)

Acompanhamento pós-ablação no pós-operatório imediato

As técnicas de ablação endometrial são semelhantes em relação ao acompanhamento pós-operatório e, de um modo geral, não requerem cuidados especiais.

Antibioticoterapia

A incidência de infecção após ablação endometrial é de 0,4 a 2%,[43] motivo pelo qual a maioria dos autores dispensa o uso de antibióticos, embora alguns insistam na utilização de antibioticoterapia profilática (antibiótico de largo espectro).

Dor

A dor pós-operatória da ablação endometrial geralmente é de pequena intensidade e duração, não necessitando de analgesia potente e duradoura. Entretanto, as cólicas podem persistir por 24 a 72 horas. Normalmente utilizamos anti-inflamatórios não hormonais e antiespasmódicos no pós-operatório imediato. Com relação às técnicas não ressectoscópicas, os fabricantes recomendam o uso com, no mínimo, uma hora antes do procedimento.[48]

Descarga vaginal

As pacientes submetidas à ablação endometrial apresentam uma descarga vaginal serossanguínea que dura, em média, duas a três semanas. É comum apresentarem uma primeira menstruação exagerada e com eliminação de coágulos. A crioablação cursa com uma descarga vaginal (aspecto seroso) muito mais intensa que as outras técnicas, por utilizar uma forma de destruição tecidual própria e alcançar maior profundidade.

Complicações relacionadas com a ablação endometrial

Complicações gerais

Lacerações do colo uterino, perfuração uterina e hemorragia são complicações inerentes à preparação da paciente e técnica do procedimento histeroscópico, seja na dilatação do colo uterino seja durante a introdução dos instrumentos para ablação.

As complicações da ablação endometrial relatadas numa metanálise[31] de 21 estudos randomizados serão descritas a seguir. Existem outras intercorrências que podem surgir, que são as mesmas da histeroscopia cirúrgica, mas serão discutidas separadamente.

Nos Estados Unidos a FDA tem um sistema de registro voluntário para as complicações de ablação com as técnicas não histeroscópicas. De 1990 a 2006, as lesões vesicais foram as mais frequentemente relatadas no banco de dados do Manufacturer and User Facility Device (MAUDE). Em particular, a hidrotermo-ablação esteve associada a queimaduras de vagina e períneo. Raras foram as complicações registradas e incluíram: danos ao trato urinário, fascite necrosante, embolia gasosa e óbito. Não é possível calcular a taxa de complicações destes dados, pois o número total de procedimentos é desconhecido.

Pefuração uterina

A perfuração uterina pode ocorrer no ato da dilatação cervical (mais comum), durante a ressecção endometrial ou durante a retirada dos fragmentos de tecido.[22] A incidência de perfuração uterina na dilatação e curetagem é de 0,6 a 1,3%, com esse risco aumentando para 2,6% na pós-menopausa e 5,1% no pós-parto. A histeroscopia diagnóstica tem um risco de perfuração em torno de 0,1%. Na histeroscopia cirúrgica esse risco é de 1 a 3%. Ocorre em 0,3% dos procedimentos não histeroscópicos, e 1,3% dos histeroscópicos. De modo geral as perfurações sem o uso de corrente elétrica não requerem tratamento complementar, bastando observação por algumas horas e antibioticoterapia profilática. As perfurações com a corrente elétrica ativada podem acarretar danos aos intestinos, bexiga e grandes vasos, necessitando uma investigação imediata da cavidade abdominal,[22] preferencialmente por laparoscopia.

Hemorragia

Intercorrência verificada em 1,2% dos procedimentos não histeroscópicos e 3,0% dos histeroscópicos. As hemorragias são raras, ocorrendo, geralmente, quando se aprofunda muito o corte, atingindo níveis mais profundos do miométrio, aonde encontramos vasos mais calibrosos. Geralmente resolvidas com o próprio elemento de trabalho, fazendo-se a coagulação dos vasos sangrantes. A retirada do meio distensor, permitindo a contração miometrial, é uma manobra quase sempre eficiente. Após estas manobras, sendo observada a permanência do sangramento, podemos lançar mão de uma manobra de tamponamento. O uso de um cateter de Foley, distendido na cavidade uterina com 20-30 mL de soro fisiológico por um período de três a seis horas, geralmente é suficiente. Em casos de sangramentos complicados com síndrome de intravazamento e distúrbios de coagulação, a histerectomia deve ser considerada.

Infecção

No pós-operatório, a presença de febre, dor, corrimento vaginal com odor fétido, sangramento uterino persistente, útero aumentado de volume e amolecido deve levantar a suspeita de infecção. Normalmente, os exames laboratoriais corroboram com esta suspeição.

As taxas de infecção descritas variam de 0,4 a 2%.[43] Existem relatos de endometrite granulomatosa necrosante[41,43] que representa uma reação do endométrio à lesão provocada pela ablação. Foi descrito, na literatura, relato de caso de abscesso tubovariano pós-ablação endometrial com uso de balão endotérmico.[45]

O retardo diagnóstico e a terapêutica inadequada podem acarretar piométrio e septicemia. Geralmente, as infecções são de origem polimicrobiana. Este processo é facilitado pelo esvaziamento incompleto da cavidade uterina, culminando com a obliteração do canal cervical por restos teciduais, no pós-operatório imediato. A retenção do conteúdo uterino se comporta como um meio de cultura.

O tratamento consiste na administração de antibióticos seguida de dilatação cervical e drenagem da cavidade uterina.

Hematometra

Como complicação pós-ablação endometrial, o hematometra ocorre principalmente quando o cirurgião aborda o canal cervical, fato que implica num aumento da incidência da síndrome de Asherman. Pode ocorrer em 0,9% dos métodos não ressectoscópicos e em 2,4% dos ressectoscópicos.

Deve ser suspeitado em pacientes com história prévia de ablação endometrial que apresente amenorreia e dor cíclica. A ultrassonografia pode fazer o diagnóstico ao observar coleções intrauterinas de fluido ecogênico.

Provavelmente, a oclusão ocorra no canal cervical ou na porção mais estreita da cavidade uterina, o segmento inferior. Assim, a ablação da cérvice ou da junção cervicouterina deve ser evitada. A abordagem completa das regiões fúndica, cornual e óstios tubários ajudará também na prevenção de acúmulo sanguíneo oriundo de endométrio ativo.

A estenose cervical pode ser tratada com a dilatação cervical. Aderências nas porções médias ou superiores do útero podem ser lisadas sob visão histeroscópica. Crispi *et al.* (2007) citam o tratamento de drenagem da cavidade uterina, seguida ou não de inserção de cateter intrauterino inflado com 20 mL de solução salina com retirada do mesmo após uma semana. No caso de persistência da dor pélvica ou quando a drenagem não é possível, a despeito da abordagem citada, a histerectomia estará indicada.

Síndrome de esterilização tubária pós-ablação

Algumas mulheres que foram submetidas à laqueadura tubária anterior à ablação endometrial podem evoluir com dor pélvica cíclica ou intermitente. A etiologia proposta é o sangramento de endométrio ativo que por ventura se encontre na região cornual. Estes sintomas têm início variável, podendo ser percebidos de 5 a 20 meses após a ablação.

A incidência desta complicação está em torno de 10%.[36] Lisa *et al.* (1954) encontraram esta alteração em 25% dos casos estudados nos 300 úteros removidos em paciente com ablação endometrial prévia; observaram a presença de tecido endometrial na região intramural da tuba.

A fisiopatologia deste achado tem importância determinante tanto no aspecto técnico do procedimento, quanto em suas possíveis medidas preventivas. Após a ablação endometrial com *rollerball* ou com ressecção seguida do *rollerball*, a retirada do meio distensor promove um colapso das paredes miometriais uma sobre as outras que tende a ocasionar uma cicatrização fibrótica principalmente nas áreas periféricas, conferindo, posteriormente, e aspecto tubular à cavidade residual. Dessa forma podemos observar quase sempre a obstrução das regiões cornuais. Tecido endometrial remanescente, ou regenerado, ou ainda oriundo da transformação metaplásica de tecido endotubário em tecido endometrial (endossalpingiose ou endossalpingoblastose) pode ser estimulado tanto em pacientes com ciclo menstrual mantido quanto aquelas em uso de terapia de reposição hormonal. Este estímulo promove sangramento cíclico com menstruação retrógrada, visto que seu escoamento para cavidade uterina estaria obstruído pela fibrose cicatricial pós-ablação. Nas pacientes com laqueadura tubária, este sangramento recorrente determina distensão da tuba e dor cíclica ou mesmo em paciente sem laqueadura tubária pode ocorrer o desenvolvimento endometrial na porção intramural da tuba, sua distensão e dor. Neste aspecto é importante ressaltar a presença de laqueadura tubária prévia ou no momento do procedimento como um fator facilitador desta síndrome. O diagnóstico de suspeição se faz pela presença de sintomas dolorosos cíclicos tipo cólica em baixo ventre geralmente, acompanhados ou não de sangramento tipo *spotting*, iniciados tardiamente (7 meses até 5 anos) em pacientes submetidas à ablação endometrial. A ultrassonografia se mostrou pouco eficaz no diagnóstico, sendo útil nos casos mais avançados e com grande dilatação da tuba ou da porção cornual do útero. Townsed *et al.* (1993) demonstraram maior contribuição da ressonância magnética realizada durante os episódios de dor, e os radiologistas devem estar previamente orientados para a possibilidade da síndrome.

O tratamento medicamentoso com uso de análogos do GnRH se mostrou ineficaz com recidiva dos sintomas após a interrupção da droga. A abordagem cirúrgica histeroscópica, com o intuito de drenar e destruir o endométrio local, geralmente é infrutífera, deve ser monitorada por laparoscopia com risco aumentado de perfuração uterina, e quando a sinéquia é desfeita, a recidiva dos sintomas é comum em poucos meses. A histerectomia com salpingectomia bilateral é o tratamento eficaz e permanente. Podem ser adotadas as seguintes medidas para preveni-la:

1. A ablação mais vigorosa das regiões cornuais é uma possibilidade a ser tentada. Neste momento pode-se aumentar a pressão de distensão no intuito de melhorar a exposição destas regiões e facilitar a sua destruição. Esta medida, porém, deve ser muito cuidadosa, visto que é uma região onde as paredes uterinas são finas e muito vascularizadas, podendo ocorrer perfurações, lesões térmicas em estruturas adjacentes e sangramento abundante. Todavia, 25% das pacientes têm tecido endometrial na porção intramural da tuba e mesmo com estas medidas há dificuldade de destruição tecidual completa. O uso de eletrodos ou fibras *laser* com o intuito de destruí-lo é possível, mas esta prática na tentativa de esterilização tubária logrou-se infrutífera, pois a grande vascularização local minimiza o trauma local e determina uma rápida reepitelização do tecido lesado. A transformação do tecido endotubário após trauma em tecido endometrial chama-se endossalpingiose.

2. Uma alternativa profilática seria o desenvolvimento de técnicas que não levassem ao colapso do miométrio e sua consequente contratura e exclusão das regiões cornuais. A ablação parcial do endométrio vem sendo testada com destruição somente de umas das paredes (anterior ou posterior), a não exposição concomitante do miométrio desnudo evitaria sinéquias e contraturas da musculatura. Evita-se, também, a destruição das regiões cornuais com o intuito de não estimular a endossalpingiose. O intuito com esta técnica seria de obter a hipomenorreia ou eumenorreia e não a amenorreia. McCausland *et al.* (2002) realizaram, em 50 pacientes, a ablação parcial do endométrio em pacientes com sangramento uterino anormal sem outras patologias na cavidade uterina, e a menorragia foi corrigida na maioria das pacientes. Após três anos de acompanhamento, 38 (76%) pacientes se encontravam satisfeitas com o resultado, 5 (10%) parcialmente satisfeitas, e 7 (14%) estavam insatisfeitas. Cinco pacientes foram submetidas à histerectomias e em todas foram observadas adenomiose profunda. Na avaliação das cavidades uterinas, após um período de 4 a 26 meses do procedimento, não foi observada nenhuma aderência, inclusive nas regiões cornuais. Nenhuma ocorrência de síndrome de laqueadura pós-ablação. Evidentemente que mais estudos devem ser realizados e acompanhamentos mais longos serão de fundamental importância para adotarmos esta técnica, porém nos parece promissora.

As novas tecnologias com os métodos de ablação de segunda geração também podem ser uma opção, visto que em várias destas técnicas não há exposição do miométrio.

Síndrome do intravazamento

A síndrome de intravazamento decorre da absorção maciça do meio distensor para o compartimento intravascular. Incide em cerca de 1 a 5% das ressecções endometriais.

O quadro clínico depende do meio distensor utilizado, podendo levar à sobrecarga cardíaca com edema agudo do pulmão ou hemodiluição com hiponatremia grave. A paciente relata tontura, cefaleia e opressão precordial; torna-se irrequieta e confusa, podendo apresentar vômitos ou dor abdominal. A pressão arterial aumenta, e a frequência cardíaca diminui, levando à cianose, hipotensão e parada cardíaca. Algumas pacientes apresentam inicialmente sintomas neurológicos, como sonolência seguida da perda da consciência com episódios de crises tônico-clônicas, podendo levar ao coma. Em outras situações a síndrome se manifesta por aumento súbito da pressão arterial seguido de queda e intensa bradicardia, com alterações do eletrocardiograma (ritmo nodal, alterações do segmento ST e alargamento do QRS, quando se tem o sódio abaixo de 115 mEq/L). A síndrome do intravazamento pode ser complicada por hemorragia, hipotermia e coagulação intravascular disseminada e, se não tratada energicamente, pode levar à morte. A absorção de líquido é facilitada nas pacientes que têm as tubas pérvias, quando o endométrio não é previamente preparado ou quando realizamos miomectomias conjuntas.

O tratamento pode ser visto detalhadamente no capítulo próprio. A maneira mais eficiente de tratar esta síndrome é preveni-la. O completo entendimento e a preocupação de toda equipe com a sua ocorrência devem ser estimulados. Não só o controle da pressão de distensão em cada etapa da cirurgia deve ser rigorosamente avaliado, como também o controle do líquido de retorno deve ser monitorado constantemente pelo auxiliar e instrumentadora, informando ao anestesista e ao cirurgião que irão correlacionar estas perdas às manifestações clínicas da paciente e à etapa da cirurgia, avaliando se é possível ou não prosseguir com o procedimento.

Embolia gasosa

A embolia gasosa é uma complicação da histeroscopia bastante rara, porém devastadora, primeiramente documentada por Cooper *et al.*, em 1985.

A passagem de ar ou gás pela circulação venosa até o ventrículo direito pode acarretar colapso cardiocirculatório. O principal sintoma associado é a dispneia. Alguns dos outros sinais e sintomas da embolia gasosa são: tosse, dor subesternal, taquicardia, taquipneia, hipotensão, vertigem, alteração do nível de consciência, crepitação à palpação da vascularização superficial, livedo reticular, bolhas em artérias retinianas, déficit neurológico focal, falência cardíaca direita e choque. Acredita-se que, na maioria das vezes, a embolia é de pequena magnitude, manifestando-se como hipotensão e dispneia transitórias. O tratamento baseia-se no suporte hemodinâmico.

A incidência de embolia gasosa na histeroscopia cirúrgica é variável e estimada em torno de 10 a 50%.[51] No entanto, suas repercussões clínicas catastróficas ocorreriam em uma taxa de três para cada 17.000 procedimentos.[27] Nas técnicas histeroscópicas de ablação endometrial, apesar do uso de meio distensor líquido, foram observados alguns fatores que poderiam vir a contribuir para o embolismo gasoso e são eles: a exposição do leito vascular uterino na ressecção endometrial; a produção de gases na combustão, principalmente o dióxido e o monóxido de carbono e o trânsito de ar ambiente pelo colo uterino após sua dilatação, ao iniciar o procedimento.[25]

A prevenção da embolia gasosa requer uma dilatação cervical uterina suave, a manutenção da pressão intrauterina em seus valores mínimos necessários para cada etapa cirúrgica e o posicionamento da paciente de forma que o sítio cirúrgico se encontre em um nível abaixo, e nunca acima do nível do coração.

Gravidez pós-ablação

A incidência de gravidez após ablação endometrial é pequena. Ocorre em 0,7% das mulheres submetidas a esta abordagem.[32] As causas possíveis de hostilidade à gestação correspondem à obstrução dos óstios tubários no momento da eletrocoagulação, destruição intensa do leito endometrial com a consequente exposição miometrial, formação de sinéquias intrauterinas e intensa fibrose cicatricial, tornando o corpo uterino contraído. Tais fatores justificam as principais complicações obstétricas observadas nestas pacientes, como abortamento, anormalidades placentárias, parto prematuro e aumento da mortalidade perinatal.[18,30,32]

A gestação pós-ablação coloca em risco a saúde da paciente e deve ser motivo de apreensão. No pré-operatório deve ser realizada orientação contraceptiva. Alguns autores advogam a realização de histerossalpingografia três meses após o procedimento para avaliar exclusão tubária. Outros recomendam a laqueadura tubária concomitante à abordagem endometrial. A esterilização histeroscópica pode ser realizada com dispositivos endotubários (como, por exemplo, Essure e Conceptus) e a esterilização com dispositivo intrauterino (DIU). Neste último caso, não podemos esquecer que esta conduta pode favorecer a ocorrência de síndrome de esterilização tubária pós-ablação.

Câncer pós-ablação

O câncer do endométrio pode ser preexistente ou pode se desenvolver após a ablação endometrial.[6,50]

O tecido endometrial atípico ou com diferenciação maligna deve ser exaustivamente rastreado nas pacientes candidatas à ablação endometrial. Entre 1986 e 1999, foram relatados 14 casos de adenocarcinoma endometrial diagnosticados após a ablação.[50]

Os resultados falsos-negativos representam a principal fonte de preocupação, principalmente quando se elegem procedimentos de destruição endometrial sem obtenção de material para estudo histológico, como na ablação com *rollerball* ou métodos de 2ª geração. Por este motivo, alguns centros priorizam os métodos em que será obtida amostra para histopatológico, utilizando o ressectoscópio.

A seleção das pacientes é imprescindível, pois interfere diretamente na indicação ao método ablativo. Os casos relatados de câncer de endométrio pós-ablação endometrial se correlacionam, em sua maioria, com achados histopatológicos prévios de hiperplasia endometrial. Por este motivo recomenda-se a realização de biópsia endometrial antes da ablação, acompanhada preferencialmente de estudo histeroscópico, no máximo 6 meses antes do procedimento. Naquelas que apresentam fatores de risco para carcinoma de endométrio (obesidade, hipertensão, diabetes, ciclos anovulatórios e achados de hiperplasia), a biópsia dirigida por histeroscopia é mandatória e a ablação endometrial deve, obrigatoriamente, incluir o uso do ressectoscópio.

Como a ablação não remove inteiramente o endométrio, pacientes com fatores de risco e aquelas com diagnóstico histológico pré-cirúrgico de hiperplasia endometrial com atipias devem ser aconselhadas à histerectomia, quando as condições cirúrgicas permitirem. O controle histológico do endométrio pós-ablação pode ser difícil no caso de ocorrerem sinéquias intraútero. Além de não existirem dados quanto à aparência ultrassonográfica do endométrio após o procedimento. Nas pacientes que desenvolvem amenorreia após a ablação, o câncer pode não apresentar sintomas nas fases iniciais, sendo diagnosticado já em estágios avançados.

■ **Sangramento uterino recorrente**

Mulheres que foram submetidas à ablação podem ter sangramento uterino irregular ou *spotting*. Entretanto, tais sintomas não devem ser encarados como um resultado do procedimento realizado sem antes excluir neoplasia.

Pacientes com idade inferior a 45 anos na época da ablação parecem ter um risco de falha do tratamento maior, tal fato pode ser ilustrado pelo estudo de Longinotti *et al.* (2008), que observaram taxas de histerectomia ou nova ablação duas vezes maior neste grupo.

A taxa de nova ablação num período de 3 a 5 anos após o procedimento inicial é de 5 a 20%.[9,34,53] A nova abordagem será, de preferência, com o método histeroscópico, visto que a cavidade uterina provavelmente se encontra distorcida, além de permitir a visualização do endométrio remanescente.

Histerectomia

Apesar da introdução de terapêuticas conservadoras para o tratamento de sangramento uterino anormal a taxa de histerectomia total não parece ter sido reduzida. Como evidencia estudo Norueguês com avaliação da taxa de histerectomia no período de 1995 a 2004 onde 2.157 mulheres na pré-menopausa com SUA foram atendidas. Destas 1.271 (58,9%) receberam terapia oral ou nenhum tratamento, 886 (41,1%) receberam terapia cirúrgica ou inserção de DIU de levonorgestrel e 246 pacientes foram tratadas com DIU-LNG. Histerectomia foi realizada como primeira opção terapêutica em 303 (34,2%) e em 96 (10,8%) após falha em outro procedimento. Apesar de a taxa de tratamento inicial com histerectomia ter reduzido no período de 40,6% para 31,4% (p = 0,005) a taxa global de histerectomia permaneceu inalterada. A taxa de pacientes sem necessidade de nova intervenção em 5 anos foi de 70,6% naquelas tratadas com DIU-LNG, 75,5% nas submetidas à polipectomia ou miomectomia histeroscópica e 78% daquelas submetidas à ablação endometrial.[13]

A histerectomia continua sendo o procedimento ginecológico mais realizado no mundo. Nos EUA as taxas são de 5,4 por 1.000, na Itália 3,7 por 1.000 e 1,2 por 1.000 na Noruega.[13] Na Inglaterra a segunda causa de indicação de histerectomia por patologia benigna é o sangramento uterino disfuncional o que representa um terço das histerectomias. Taxa de sucesso no tratamento do sangramento uterino anormal é de 100%, e as complicações pós-operatórias (sangramento, infecção são as mais frequentes) são de curta duração para a maioria das mulheres. A taxa de mortalidade é de, aproximadamente, 0,38 a 1 para cada 1.000 procedimentos, e uma taxa de morbidade que varia de 3% (complicações graves) a 30% (complicações mais frequentes como febre e infecções). A taxa de satisfação medida após 3 anos chega a 95%.[40]

REFERÊNCIAS BIBLIOGRÁFICAS

1. ACOG Practice Bulletin no. 81. Clinical management guidelines for obstetrician-gynecologists. *Obstet Gynecol* 2007;109:1233.
2. Ahonkallio S, Martikainen H, Santala M. Endometrial thermal balloon ablation has a beneficial long-term effect on menorrhagia. *Acta Obstet Gynecol Scand* 2008;87:107.
3. Amso NN, Fernandez H, Vilos G *et al*. Uterine endometrial thermal balloon therapy for the treatment of menorrhagia: long-term multicentre follow-up study. *Hum Reprod* 2003;18:1082.
4. Blumenthal PD, Trussell J, Singh RH *et al*. Cost-effectiveness of treatment for dysfunctional uterine bleeding in women who need contraception. *Contraception* 2006;74:249-58.

5. Brooks PG, Serden SP, Daves I. Hormonal inhibition of the endometrium for ressectoscopic endometrial ablation. *Am J Obstet Gyneco* 1991;164:1601-8.
6. Brooks-Carter GN, Killackey MA, Newirth RS. Adenocarcinoma of the endometrium after endometrial ablation. *Obstet Gynecol* 2000;96 (5 Pt 2):836-37.
7. Casablanca Y. Management of dysfunctional uterine bleeding. *Obstet Gynecol Clin N Am* 2008;35:219-34.
8. Cooper KG, Bain C, Parkin DE. Comparison of microwave endometrial ablation and transcervical resection of the endometrium for treatment of heavy menstrual loss: a randomisad trial. *Lancet* 1999 Nov. 27;354(9193):1859-63.
9. Cooper KG, Jack SA, Parkin DE *et al.* Five-year follow up of women randomised to medical management or transcervical resection of the endometrium for heavy menstrual loss: clinical and quality of life outcomes. *BJOG* 2001;108:1222.
10. Corson SL, Brill AI, Brooks PG *et al.* One-year results of the vesta system for endometrial ablation. *J Am Assoc Gynecol Laparosc* 2000;7(4):489-97.
11. Della Badia C, Nyirjesy P, Atogho A. Endometrial ablation devices: review of a manufacturer and user facility device experience database. *J Minim Invasive Gynecol* 2007;14:436.
12. Dickersin K, Munro MG, Clark M *et al.* Hysterectomy compared with endometrial ablation for Dysfnctional uterine bleeding. *Obstet Gynecol* 2007 Dec.;110(6):1279-89.
13. Dongen H, Merwe AG, Kroon CD *et al.* The impact fo alternative treatment for abnormal uterine bleeding on hysterectomy rates in a tertiary referral Center. *J Minim Invasive Gynecol* 2009 Jan.-Feb.;16(1):47-51.
14. Donnez J, Polet R, Rabinovitz R *et al.* Endometrial laser intrauterine thermotherapy: the first series of 100 patients observed for 1 year. *Fertil Steril* 2000;74(4):791-96.
15. Donnez J, Vilos G, Gannon MJ *et al.* Goserelin Acetate (Zoladex) plus endometrial ablation for dysfunctional uterine bleeding: a large randomized, double-blind study. *Fertil Steril* 1997;68(1):29-36.
16. Duleba AJ, Heppard MC, Soderstrom RM *et al.* A randomized study comparing endometrial cryoablation and rollerball electroablation for treatment of dysfunctional uterine bleeding. *J Am Assoc Gynecol Laparosc* 2003;10:17.
17. El-Nashar SA, Hopkins MR, Creedon DJ *et al.* Prediction of treatment outcomes after global endometrial ablation. *Obstet Gynecol* 2009;113:97.
18. Foote M, Rouse A, Gil KM *et al.* Successful pregnancy following both endometrial ablation and uterine artery embolization. *Fertil Steril* 2007;88:1676.
19. Garry R, Erian J, Grochmal SAL. A multicentre collaborative study into the treatment of menorrhagia by Nd-YAG laser ablation of the endometrium. *Brit J Obstet Gynaec* 1991;98:357-62.
20. Garry R, Shelley-Jones D, Mooney P *et al.* Six hundred endometrial laser ablations. *Obstet Gynecol* 1995;85:24-29.
21. Goldrath MH. Evaluation of HydroThermAblator and rollerball endometrial ablation for menorrhagia 3 Years after treatment. *J Am Assoc Gynecol Laparosc* 2003;10:505-11.
22. Gordon AG. Safety and training. In: Lewis BV, Magos AL. (Eds.). *Endometrial ablation*. Philadelphia: Cl Obstet Gynaec, Bailliére Tindall, 1995. p. 241-49.
23. Gupta B, Mittal S, Misra R *et al.* Levonorgestrel-releasing intrauterine system vs. transcervical endometrial resection for dysfunctional uterine bleeding. *Int J Gynaecol Obstet* 2006 Dec.;95(3):261-66.
24. Gurtcheff SE, Sharp HT. Complications associated with global endometrial ablation: the utility of the MAUDE database. *Obstet Gynecol* 2003;102:1278.
25. Imasogie N, Crago R, Leyland NA *et al.* Probable gas embolism during operative hysteroscopy caused by products of combustion. *Can J Anesth* 2002;49(10):1044-47.
26. Practice Committee of American Society for Reproductive Medicine. Indications and options for endometrial ablation. *Fertil Steril* 2008;90:S236-40
27. Isaacson KB. Complications of hysteroscopy. *Obstet Gynecol Clin North Am* 1999;26:39-51.
28. Karamanidis D, Nicolaou P, Byros A *et al.* Two-year results of a new two-minute hot liquid balloon endometrial ablation system (Thermablate): a pilot study. *Clin Exp Obstet Gynecol* 2009;36:256.
29. Kaunitz AM, Meredith S, Inki P *et al.* Levonorgestrel-releasing intrauterine system and endometrial ablation in heavy menstrual bleeding. A systematic review and meta-analysis. *Obstet Gynecol* 2009;113:1104-16.
30. Laberge PY. Serious and deadly complications from pregnancy after endometrial ablation: two case reports and review of the literature. *J Gynecol Obstet Biol Reprod (Paris)* 2008;37:609.
31. Lethaby A, Hickey M, Garry R *et al.* Endometrial resection/ablation techniques for heavy menstrual bleeding. *Cochrane Database Syst Rev* 2009 Oct. 7;(4):CD001501.
32. Lo JS, Pickersgill A. Pregnancy after endometrial ablation: english literature review and case report. *J Minim Invasive Gynecol* 2006;13:88.
33. Longinotti MK, Jacobson GF, Hung YY *et al.* Probability of hysterectomy after endometrial ablation. *Obstet Gynecol* 2008;112:1214.
34. MacLean-Fraser E, Penava D, Vilos GA. Perioperative complication rates of primary and repeat hysteroscopic endometrial ablations. *J Am Assoc Gynecol Laparosc* 2002;9:175.
35. Mansour D. Modern management of abnormal uterine bleeding: the levonorgestrel intrauterine system. *Best Pract Res Clin Obstet Gynaecol* 2007;21(6):1007-21.
36. McCausland AM, McCausland VM. Frequency of symptomatic cornual hematometra and postablation tubal sterilization syndrome after total rollerball endometrial ablation: a 10-year follow-up. *Am J Obstet Gynecol* 2002;186:1274.
37. Mencaglia L, Tonelloto D, Albuquerque Neto LC. Ablação endometrial. In: Mecaglia L, Albuquerque Neto LC. *Histeroscopia cirúrgica*. São Paulo: Medsi, 2004. p. 203-15.
38. Mettler L. Long-term results in the treatment of menorrhagia and hypermenorrhea with a thermal balloon endometrial ablation technique. *JSLS* 2002;6:305.
39. Mohan S, Page LM, Jenny M. Higham-diagnosis of abnormal uterine bleeding. *Best Pract Resh Clin Obstet Gynaecol* 2007;21(6):891-903.
40. Istre O, Qvigstad E. Current treatment options for abnormal uterine bleeding: an evidence-based approach. *Best Pract Res Clin Obstet Gynaecol* 2007;21(6):905-13.
41. Overton C. A national survey of the complications of endometrial destruction for menstrual disorders: the mistletoe study. *Brit J Obstet Gynaec* 1997;104:1351-59.
42. Palep-Singh M. Andrew Prentice- Epidemiology of abnormal uterine bleeding. *Best Pract Res Clin Obstet Gynaecol* 2007;21(6):887-90.
43. Pereira PIB. Ablação endometrial. *Rev Cir Videoend* 2001;4(1):21-27.
44. Romer T, Deckardt R, Lobodasch K *et al.* Effectiveness and tolerance of depot leuprorelin acetate for preoperative endometrium flattening before endometrial ablation. *Zentralbl Gynakol* 2000;122(10):519-24.
45. Roth TM, Rivlin M. Tuboovarian abscess: a postoperative complication of endometrial ablation. *Obstet Gynecol* 2004;104(5):1198-99.
46. Rydin E, Lundberg PO. Tranexamic acid and intracranial trombosis. *Lancet* 1976;2:49.
47. Rybo G. Tranexamic acid terapy effective treatment in heavy menstrual bleeding. *Therapeutic Advances* 1991;4:1-8.
48. Sharp HT. Assessment of new technology in the treatment of idiopathic menorrhagia and uterine leiomyomata. *Obstet Gynecol* 2006;108:990.
49. Speroff L, Glass RH, Nathan G. *Kase, Clinical gynecologic endocrinology and infertility*. 6th ed. Philadelphia: Lippincott Williams & Wilkins, 1999.
50. Steed HL, Scott JZ. Adenocarcinoma diagnosed at endometrial ablation. *Obstet Gynecol* 2001;97(SP72):837-39.
51. Stoloff DR, Isenberg RA, Brill AI. Venous air and gas emboli in operative hysteroscopy. *J AM Assoc Gynecol Laparosc* 2001;8:181-92.
52. Townsend DE, Duleba AJ, Wilkes MM. Durability of treatment effects after endometrial cryoablation *versus* rollerball electroablation for abnormal uterine bleeding: two-year results of a multicenter randomized trial. *Am J Obstet Gynecol* 2003;188:699.
53. Tsaltas J, Taylor N, Healey M. A 6-year review of the outcome of endometrial ablation. *Aust N Z J Obstet Gynaecol* 1998;38:69.
54. Vercellini P, Oldani S, Yaylayan L *et al.* Randomizade comparition of vaporizing electrode and cutting loop for endometrial ablation. *Obstet Gynecol* 1999;94:521-27.
55. Zacvr HA. *Chronic menorrhagia or anovulatory bleeding*. Up to date, 2010.

50 Malformações Uterinas

Ricardo Pedreschi
Simone Westarb
João Paulo Epprecht

- INTRODUÇÃO
- INCIDÊNCIA
- CONSIDERAÇÕES EMBRIOLÓGICAS
- ETIOPATOGENIA
- DIAGNÓSTICO
- CLASSIFICAÇÃO
- CONDUTA
   Grupo I – Agenesias/hipoplasias müllerianas segmentares
      Agenesia vaginal
      Agenesia cervical
      Agenesias e hipoplasias uterinas
      Agenesia tubária
   Grupo II – Útero unicorno
   Grupo III – Útero didelfo
   Grupo IV – Útero bicorno
      Técnica de Bret-Palmer
      Técnica de Strassman
      Técnica de Jones & Jones
   Grupo V – Útero septado
   Grupo VI – Malformações induzidas pelo dietilestilbestrol (DES)
- REFERÊNCIAS BIBLIOGRÁFICAS

INTRODUÇÃO

As malformações uterinas pertencem ao grupo das malformações genitais. São também chamadas de malformações dos ductos de Müller, pois decorrem de alterações na diferenciação dos mesmos, em fases distintas da embriogênese feminina, recebendo diversas denominações e fazendo parte de algumas síndromes, como a de Mayer – Rokitansky – Küster – Hauser.

Este grupo das malformações uterinas é considerado como sendo bastante heterogêneo e resulta de:

- Parada do desenvolvimento embriológico normal.
- Formação anormal ou incompleta fusão dos ductos müllerianos.

A malformação é, em última análise, a paralisação definitiva de um estado embrionário que, no indivíduo normal, é transitório. A primeira referência a este assunto foi feita por François Mauriceau em 1675,[1] e a primeira correção cirúrgica de malformação (septo) foi descrita por Ruge, em 1884, à qual se seguiu gravidez a termo.[2] A estes trabalhos pioneiros seguiram-se alguns outros, até a primeira correção, em 1907, de um útero bicorno realizada por Strassman.[3] O sucesso desse autor impulsionou o estudo das malformações uterinas a que se seguiram inúmeras publicações.[4]

INCIDÊNCIA

É muito difícil precisar a verdadeira incidência das malformações, mas estima-se que rondem a casa dos 6% quando se considera a população em geral.[31] Já em grupos específicos, como pacientes inférteis, a incidência aumenta para a casa dos 14%[5] e que pode chegar aos 74% de acordo com o estudo de Nickerson. Este autor estudou a incidência de anomalias uterinas em pacientes portadoras de esterilidade primária sem fator causal demonstrável. Estes valores em outros estudos variaram de acordo com a amostra e o tipo de população estudada.[31,32]

CONSIDERAÇÕES EMBRIOLÓGICAS

Por mais complexo que seja, o estudo e a revisão da embriologia são uma etapa fundamental para a compreensão das malformações ginecológicas.

Como a diferenciação sexual inicia-se no momento da fecundação, formando zigotos XX ou XY, o entendimento da sequência de transformações por que passa o aparelho genital feminino facilita em muito o raciocínio para um correto diagnóstico de uma malformação, e sua abordagem terapêutica mais adequada.

Aqui, sintetizaremos os principais acontecimentos da vida embriológica que interessam ao ginecologista.

Os eventos iniciais que descreveremos, até a 6ª semana de desenvolvimento, são similares para ambos os sexos e, portanto, chamado de período indiferenciado.

São encontrados dois pares de ductos:

- *Paramesonéfricos:* ductos de Müller.
- *Mesonéfricos:* ductos de Wolff.

Com a presença de cromossoma Y e de seu fator determinante do testículo (TDF), no embrião masculino, as células de Sertoli começam a secretar um hormônio chamado de fator inibidor de Müller (MIF), que induz a regressão dos ductos paramesonéfricos (Müller) e a produção de testosterona pelas células de Leydig, iniciando a diferenciação das genitálias interna e externa.

Já no embrião feminino, como não há produção do MIF, os ductos mesonéfricos degeneram e permitem o desenvolvimento dos paramesonéfricos (Müller), caudal e medialmente, a partir da face lateral das gônadas. A fusão proximal dos ductos permite a formação do útero e 4/5 da vagina, quando se une ao tubérculo de Müller no seio urogenital, posteriormente à uretra.

As aplasias devem-se à não formação ou parada de desenvolvimento uni ou bilateral dos ductos de Müller. No entanto os septos decorrem de defeitos desta fusão.

Ao alcançar a pelve, os ductos de Müller cruzam medialmente os ductos mesonéfricos, tendendo a encontrar em um eixo central, em forma de Y. Neste local pontua-se o fundo do futuro útero, evento fundamental na definição da forma final do órgão.

A porção cranial dos ductos de Müller diferenciar-se-á e dará origem às tubas. Sua porção livre sofrerá retrações irregulares que formarão as fímbrias.

Após fusão dos ductos paramesonéfricos na porção distal formar-se-á uma estrutura conhecida como primórdio uterovaginal, onde, posteriormente, ocorre um processo importantíssimo em seu interior: a reabsorção do septo formado após o encontro dos dois ductos, gerando uma única cavidade, anteriormente bipartida. Tal reabsorção, na verdade, consiste num processo de apoptose induzida pelo gene Bcl2 e, classicamente, descrita como ocorrendo da porção caudal para cranial do útero.

Automaticamente o leitor faz um paralelo concluindo que todo o útero foi bicorno em sua gênese. Contudo, este modelo clássico não consegue explicar os raros casos de pacientes com duplicidade cervical e septo uterino incompleto. Para preencher esta lacuna uma nova teoria tem sido descrita, sugerindo que a reabsorção do septo não se faz apenas em um sentido, ou com início apenas em um local e, sim, em duas direções a partir da região ístmica:

- Caudal em direção ao seio urogenital.
- Cranial em direção ao fundo uterino.

O primórdio uterovaginal continua estendendo-se em direção caudal, descendo até encontrar o seio urogenital, onde forma o tubérculo do seio urogenital ou de Müller. Neste local, onde encontram-se os bulbos sinovaginais que crescem originando a placa vaginal, estrutura alongada e sólida, que aos poucos vai degenerando em sua parte central (processo apoptótico), formando uma luz que resultará nos primórdios dos 4/5 superiores da vagina e o colo do útero. As células periféricas permanecem formando o epitélio vaginal. A cavidade do seio urogenital não se comunica com a cavidade vaginal, ambas são separadas por membrana que não involui durante a vida intrauterina, o hímen.

Com 12 semanas o arcabouço uterino já está formado e com sua forma definida. Fibras musculares lisas só irão aparecer entre a 18ª e a 20ª semana, e o endométrio a partir da 20ª semana.

Não podemos deixar de citar que o sistema mesonéfrico involui, porém, quando ocorre de forma incompleta, pode deixar resquícios na vida adulta, como cistos de Gartner, hidátides de Morgani ou cistos paratubários.

ETIOPATOGENIA

As alterações do desenvolvimento embrionário do trato genital feminino parecem ser de etiologia multifatorial. Suas determinantes estão longe de serem completamente compreendidas.

Estão certamente relacionadas com fatores hormonais, como a exposição intraútero ao DES (dietilestilbestrol), infecciosos, como é bem conhecido o fato de que a infecção pelo vírus da rubéola causa comumente malformações no coração, orelha e trato genital, especialmente se o feto for acometido durante as primeiras fases da embriogênese.

Os distúrbios metabólicos também têm sido implicados. O estudo de Cramer *et al.*[8] sugere que existe associação entre erros inatos do metabolismo da galactose, aplasia mülleriana e falência ovariana prematura; esta associação também é fundamentada em estudos com modelos animais.

Como não poderia deixar de ser, os fatores genéticos têm a sua cota de responsabilidade. McKusick *et al.*[9] sugeriram a implicação de gene autossômico recessivo ao estudar comunidades fechadas com percentual elevado de uniões consanguíneas, porém, outros estudos revelaram a possibilidade de transmissão genética do tipo autossômico dominante.[10]

Outros trabalhos mostram associações a aberrações cromossômicas: útero didelfo com septo vaginal relacionado com as trissomias 13-15 em cerca de 45% dos casos.[11,12]

Mais uma vez, enfatizamos que a existência de malformações uterinas deve-se a um conjunto de fatores ambientais, poligênicos e familiares. Para melhor se entender os desvios da normalidade, faz-se necessária a compreensão de alguns fatores determinantes da uterogênese.

Os ductos de Wolff e os de Müller que coexistem durante as primeiras semanas de desenvolvimento conferem ao embrião um aspecto ambissexual. Por volta da 6ª semana somente um dos ductos persiste e vai ser característico do sexo, restando aos outros vestígios não funcionantes.

As aplasias müllerianas podem ser completas, geralmente acompanhadas de agenesia renal, que é incompatível com a vida, e o abortamento inicial é a regra habitual. Pode, ainda, tratar-se de aplasia incompleta, unilateral (útero unicorno) ou bilateral (síndrome de Mayer – Rokitansky – Küster – Hauser), frequentemente associadas a malformações urinárias.

As falhas de fusão, que geralmente ocorrem entre as 10ª e 12ª semanas, acompanham-se, frequentemente, de malformações urinárias (útero didelfo ou bicorno).

O útero, tubas e a porção superior da vagina somente existirão a partir da 10ª semana de gestação; o endométrio só se diferenciará na 20ª semana de vida intrauterina.

Os úteros septados, como já foi dito, devem-se a problemas na reabsorção do septo intermülleriano entre as 13ª e 17ª semanas, geralmente sem malformações urinárias.[30]

Finalmente, outras malformações descritas são as relacionadas com a interferência de disruptores hormonais, como o dietilestilbestrol.

DIAGNÓSTICO

O diagnóstico das malformações uterinas começa com o conhecimento clínico da sua existência e de suas variantes. A atenção e a minúcia da história clínica, o exame ginecológico detalhado, levam a um grau razoável de suspeição, nos casos de dor pélvica, infertilidade e abortamentos repetidos[27] (ver filme: restos em útero septado no CD do livro ou na internet). Na suspeição, os exames complementares confirmarão a hipótese clínica:

- *Histerossalpingografia (HSG):* é um método específico e sensível uma vez que revela toda a cavidade da matriz (Fig. 50-1).
- *Ultrassonografia (USG):* seja ela pélvica seja transvaginal é grande auxiliar na propedêutica não invasiva do útero; evidencia duplicidade cavitária e cornos rudimentares; atualmente podemos recorrer à ultrassonografia 3D com grandes vantagens diagnósticas, a um custo relativamente baixo (Figs. 50-2 a 50-4).
- *Laparoscopia:* ajuda no diagnóstico; limita-se a fornecer informações sobre o contorno uterino (Fig. 50-5). Coadjuvante da HSG e da histeroscopia. No passado foi importante para o diagnóstico correto do contorno externo do útero e monitoração da septoplastia histeroscópica, mas com a melhor precisão dos métodos diagnósticos (ressonância e USG 3D) já não é fundamental.
- *Tomografia computadorizada e ressonância magnética:* são métodos mais onerosos e que serão indicados para dirimir dúvidas (Fig. 50-6).

Com a evolução da Ressonância Magnética e da USG 3D, estes passaram a ser os métodos de escolha para o diagnóstico diferencial entre úteros bicorno e septado. Importante na indicação cirúrgica, já que o útero bicorno tem uma correção cirúrgica não histeroscópica e indicações limitadas a pacientes com perdas gestacionais de repetição.

- *Histeroscopia:* método que permite visualizar a cavidade uterina e suas alterações (Figs. 50-7 a 50-9).

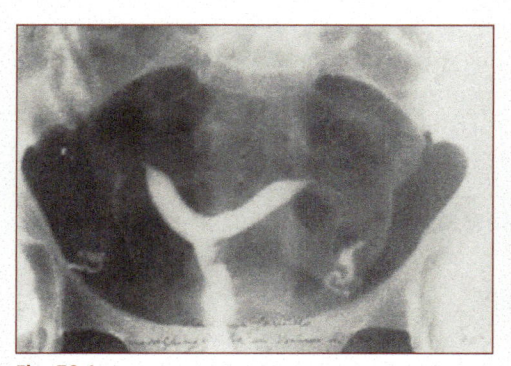

Fig. 50-1
Histerossalpingografia: útero bicorno.

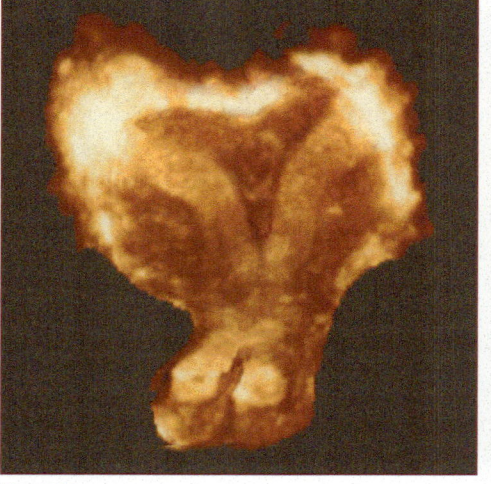

Fig. 50-2
USG tridimensional de um útero septado completo. Imagem completa em USG 3D de útero septado.

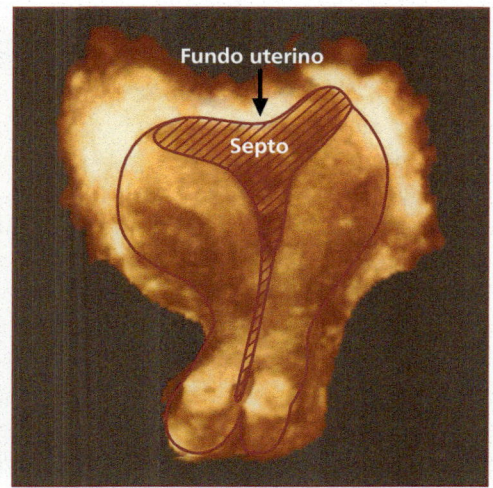

Fig. 50-3
USG tridimensional de um útero septado completo. Imagem completa em USG 3D de útero septado. Esquema da figura anterior.

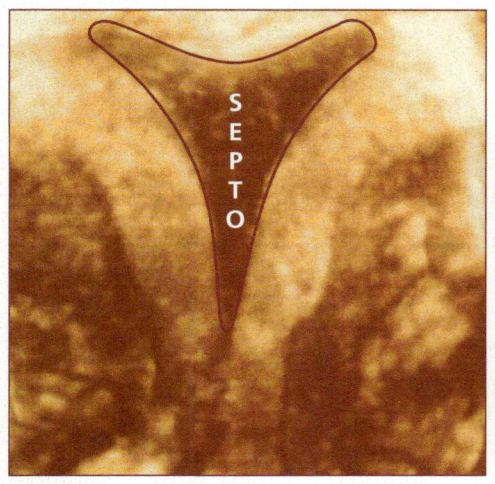

Fig. 50-4
USG tridimensional de um útero septado completo. Detalhe do septo.

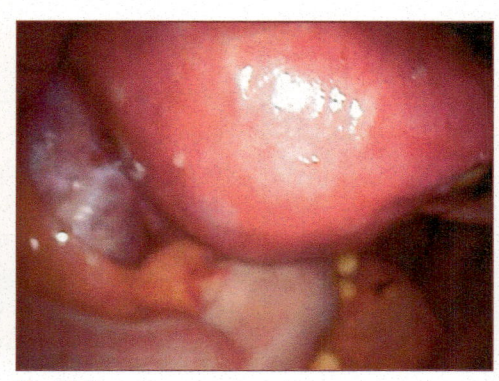

Fig. 50-5
Imagem laparoscópica do contorno externo do útero.

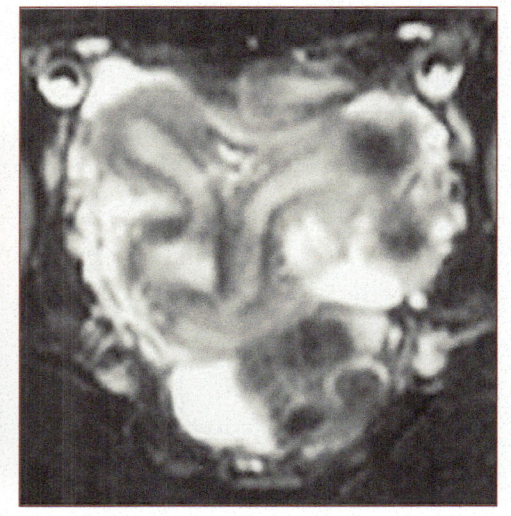

Fig. 50-6
Útero didelfo à ressonância magnética.

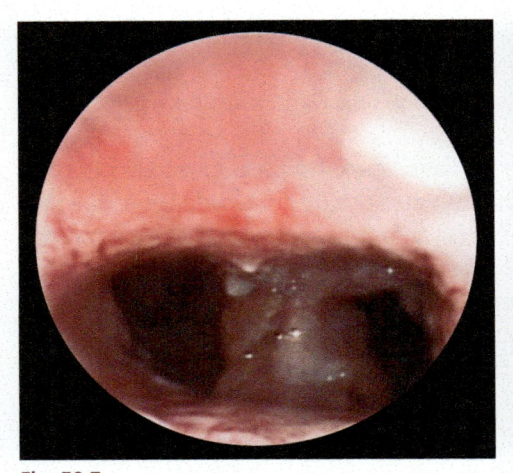

Fig. 50-7
Útero septado até a região ístmica – imagem de histeroscopia.

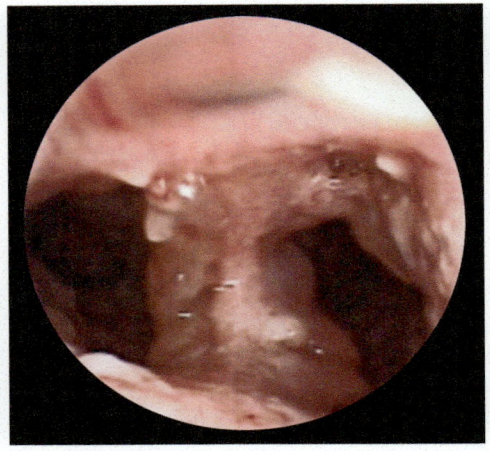

Fig. 50-8
Útero septado à histeroscopia. Costuma haver associação ao espessamento endometrial.

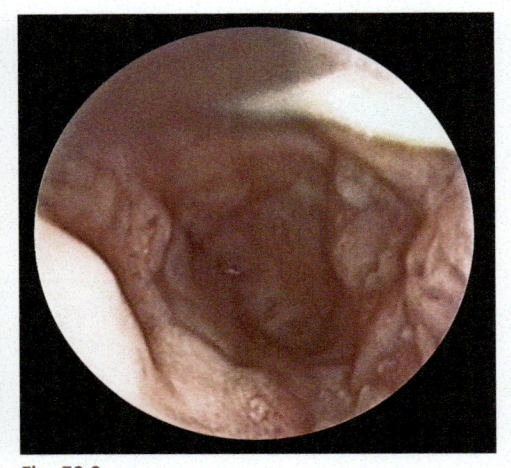

Fig. 50-9
Hemicavidade direita tubular.

CLASSIFICAÇÃO

O grupamento das malformações uterinas tem sido um trabalho desafiador. Vários autores propuseram inúmeras classificações apoiadas em premissas embriológicas, radiológicas, anatômicas ou até mesmo funcionais, sem, contudo, conseguirem uma classificação ideal.

A classificação mais em voga é a adotada pela *American Fertility Society* que foi idealizada por Buttran e Gibbons,[13] e é baseada no grau de falha de desenvolvimento dos ductos müllerianos. As anomalias são separadas em grupos com manifestações clínicas semelhantes. Deve-se dizer que esta classificação foi moldada na de Jarcho,[14] posteriormente modificada por Fenton e Singh.[15]

Assim, de acordo com Buttran e Gibbons,[13] as malformações uterinas podem ser divididas em seis grandes grupos, cada um com as suas subdivisões (Quadro 50-1):

Quadro 50-1 Classificação de Buttran e Gibbons

Grupo I: agenesias/hipoplasias müllerianas segmentares	Ia: vaginal
	Ib: cervical
	Ic: fúndica
	Id: tubária
	Ie: combinadas
Grupo II: útero unicorno	IIa: útero unicorno com corno rudimentar que, por sua vez, ainda se subdivide em:
	IIa.1: comunicante
	IIa.2: não comunicante
	IIb: útero unicorno, sem corno rudimentar
Grupo III: útero didelfo	
Grupo IV: útero bicorno	IVa: completo
	IVb: parcial
	IVc: arqueado
Grupo V: útero septado	Va: completo
	Vb: parcial
Grupo VI: combinadas (induzidas pelo DES)	

CONDUTA

A intervenção cirúrgica está indicada especialmente em mulheres com dor pélvica, endometriose, anomalias obstrutivas, abortamentos de repetição e partos prematuros.[27]

Com base na classificação que acabamos de ver, observamos que o polimorfismo das malformações uterinas determina diferentes abordagens terapêuticas, de acordo com as variantes observadas.

Grupo I – Agenesias/hipoplasias müllerianas segmentares

■ **Agenesia vaginal**

A agenesia vaginal ocorre em cerca de 1:5.000 nascimentos do sexo feminino.[16] Frequentemente encontra-se associada a malformações cervicais e fúndicas (grupo Ie) (Fig. 50-10).

Deverá ser feito o diagnóstico diferencial com a síndrome de Morris (feminilização testicular) por meio do estudo citogenético.

No subgrupo Ia, a presença de útero com endométrio funcionante, habitualmente presente, possibilita a vaginoplastia, também chamada de neoelitroplastia. Esta deverá ser realizada logo após a menarca sob pena de inviabilizar o futuro procriador em razão do hematométrio seguido de hematossalpinge e, portanto, lesão definitiva das tubas, além da possibilidade de endometriose e aderências pélvicas importantes.

■ **Agenesia cervical**

A agenesia cervical é condição muito rara. Grande parte das vezes encontra-se associada à condição anterior. As tentativas de correção cirúrgica, com a manutenção da funcionalidade da matriz, não têm sido bem-sucedidas.

A histerectomia abdominal com conservação dos anexos tem sido a conduta mais comum e resolutiva, visto o insucesso praticamente inevitável de todas as outras alternativas. Porém, há casos descritos na literatura com sucesso realizando a anastomose cruenta do útero com a vagina, utilizando monitoração laparoscópica e revisão posterior histeroscópica.[28]

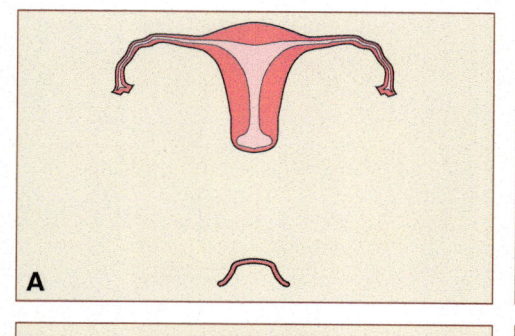

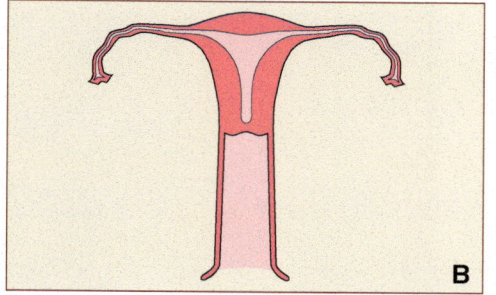

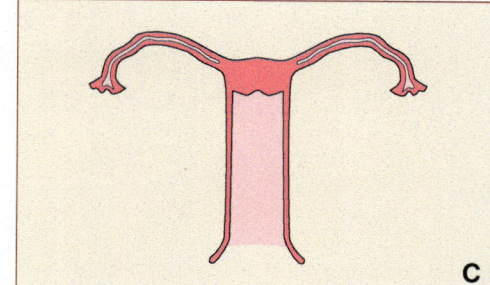

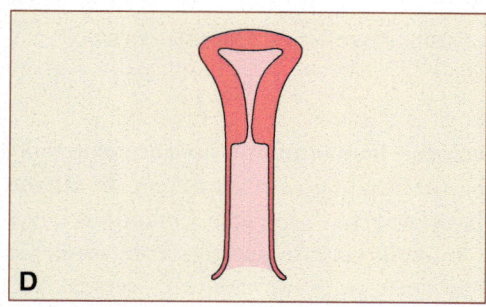

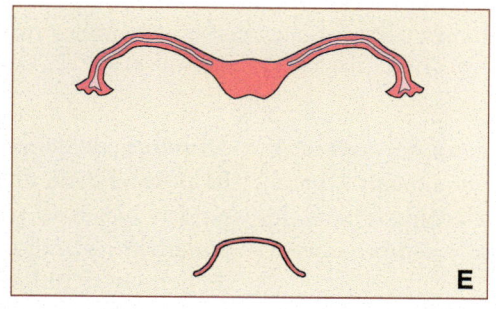

Fig. 50-10
Agenesias e hipoplasias müllerianas segmentares. (**A**) Vaginal. (**B**) Cervical. (**C**) Fúndica. (**D**) Tubária. (**E**) Combinadas.

Novas técnicas também são descritas como a canalização laparoscópica sob monitoração por vaginoscopia histeroscópica, promovendo uma menstruação regular posterior.[29]

■ Agenesias e hipoplasias uterinas

Estas condições não têm tratamento.

■ Agenesia tubária

Esta condição até os nossos dias não foi descrita,[18] porém, as técnicas atuais de fertilização poderiam permitir à portadora uma gestação tópica, normal.

Combinadas

É o subgrupo mais comum e, portanto, mais conhecido. Tem sido chamado de síndrome de Mayer-Rokitansky-Küster-Hauser.

Nos casos obstrutivos, ou seja, com órgãos funcionantes em situação cranial, geralmente o tratamento é problemático assim como o descrito anteriormente, nos casos de agenesia cervical. É sem tratamento no que diz respeito à capacidade reprodutiva, mas deve ser realizado visando à manutenção da função sexual.

Nas agenesias, ou não desenvolvimento vaginal, poderá ser adotada uma conduta terapêutica não cruenta – técnica de Frank (utilizando-se de dilatadores e alongadores vaginais), ou uma técnica cruenta – técnica de McIndoe, utilizando-se retalhos de pele para formar o canal vaginal e criação de uma neovagina.

Grupo II – Útero unicorno

A organogênese neste grupo de malformações uterinas aconteceu somente em um dos ductos müllerianos. O outro ducto mülleriano desenvolve-se parcialmente (subgrupo IIa) e pode apresentar endométrio funcionante ou não. Pode ainda ser completamente ausente (subgrupo IIb). Quando há desenvolvimento incompleto de um dos ductos – corno rudimentar e com endométrio funcionante –, pode ou não haver comunicação (subgrupo IIa.1) com o ducto normalmente desenvolvido, ou não se comunicar e ficar como cavidade separada (subgrupo IIa.2) (Fig. 50-11).

A maioria das pacientes é assintomática, porém quando os sintomas se fizerem presentes estarão diretamente relacionados com o grau de dificuldade de drenagem do sangue menstrual, podendo ocorrer hematométrio.

Pela redução volumétrica da matriz (útero unicorno), existe uma associação estreita a trabalhos de parto prematuros, abortamentos e más apresentações.[19] Atenção especial deve ser prestada aos subgrupos com cornos rudimentares e com endométrio

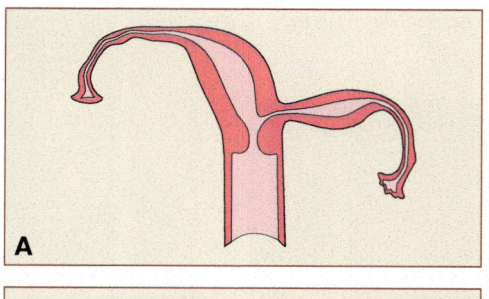

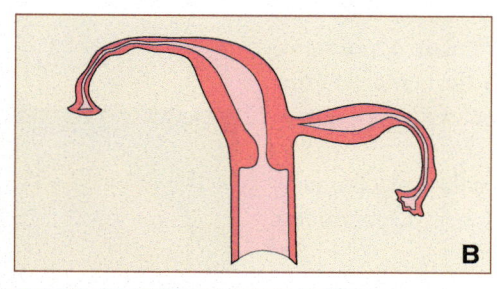

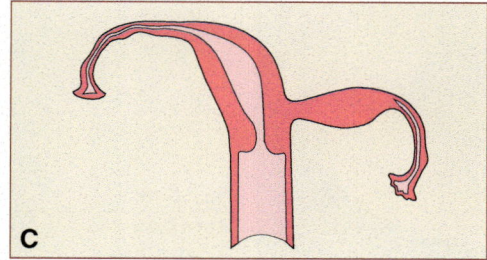

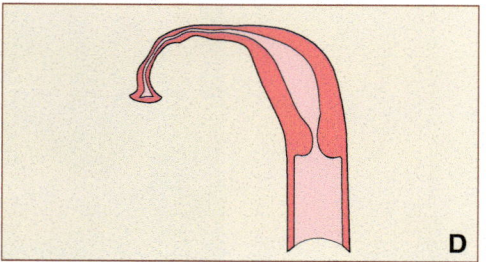

Fig. 50-11
Útero unicorno e respectivos subgrupos. (**A**) Útero unicorno com corno rudimentar funcionante e comunicante. (**B**) Útero unicorno com corno rudimentar funcionante e não comunicante. (**C**) Útero unicorno com corno rudimentar não funcionante. (**D**) Útero unicorno sem corno rudimentar.

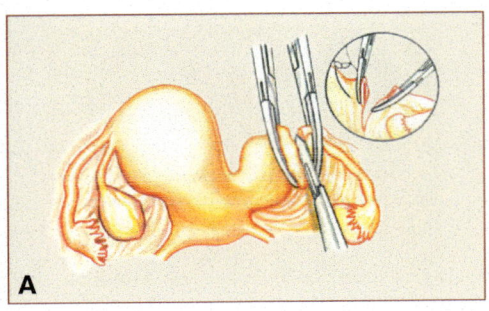

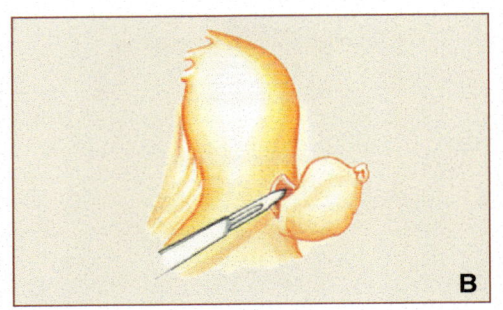

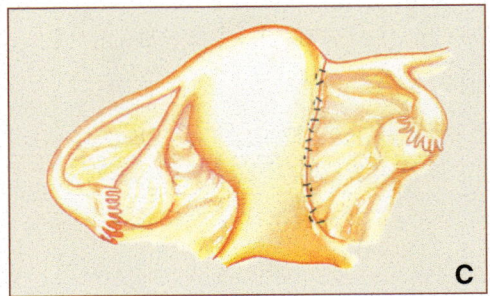

Fig. 50-12
Exérese de corno rudimentar. (**A**) Ligadura e secção entre pinças do ligamento redondo e tuba uterina. (**B**) Incisão do corno rudimentar com sua remoção. (**C**) Reimplante da tuba e peritonização.

funcionante pela possibilidade de aí se instalarem gravidezes. A gravidez nestas situações levará certamente a uma maior exposição e risco de ruptura do corno rudimentar acompanhada de sangramentos cataclísmicos. Esta possibilidade sempre deverá ser considerada.

Em revisão da literatura mundial O'Leary e O'Leary[20] encontraram 327 gestações implantadas em cornos rudimentares, das quais somente 1% obteve êxito, e 89% terminaram por volta do 6º mês de gestação com ruptura do corno rudimentar; muitos desses eram do tipo não comunicante (migração transperitoneal do espermatozoide).

A correção cirúrgica, de fácil execução, deve ser sempre efetuada naqueles cornos rudimentares, com endométrio funcionante (Fig. 50-12). Consiste na retirada simples do corno rudimentar (cavidades comunicantes ou não), tendo a preocupação de preservar ovário adjacente homolateral.

Grupo III – Útero didelfo

A cavidade de um útero didelfo (dois hemiúteros) é bastante similar à do útero unicorno, pois o útero didelfo é, a bem da verdade, uma duplicação simetricamente invertida de um útero unicorno (Fig. 50-13). Este tipo de anomalia acontece quando os ductos paramesonéfricos, durante a embriogênese, não se fundem e, portanto, se desenvolvem como órgãos independentes.

Podem ou não ser acompanhados de duplicação vaginal. Todas as estatísticas mostram números iguais no que diz respeito a índices de abortamentos, partos prematuros e más apresentações,[20] contudo o prognóstico fetal parece ser bem melhor.

As pacientes portadoras dessa anomalia são assintomáticas, exceto nos casos de duplicação vaginal concomitante, com uma das hemivaginas, terminando em fundo cego, isolando, portanto, um dos cornos uterinos, levando à formação de hematométrio com exuberante sintomatologia precoce (dor pélvica), após a menarca.

É comum nestes casos a agenesia renal ipsolateral, chamada de Síndrome de Herlyn-Werner-Wunderlich.[25] Quando na ocorrência de hematocolpos e hematométrio do lado obliterado, há possibilidade de abertura vaginal com drenagem do sangue retido e histeroscopia para lavagem e aspiração. Quando isso não puder ser realizado, voltaremos ao caso anterior, com ressecção do hemiútero rudimentar que termina na vagina obliterada. Não existe tratamento cirúrgico para a correção dessa malformação, mas a cerclagem cervical, uma vez estabelecida a gestação, pode e deve ser cogitada pela frequente associação à insuficiência da contenção ístmica.

Grupo IV – Útero bicorno

Este tipo de anomalia resulta da falta de fusão no nível fúndico dos ductos paramesonéfricos. Pode-se fazer notar desde o fundo até a cérvice (subgrupo IVa), podendo ser apenas parcial, dividindo incompletamente a cavidade uterina, mas com separação nítida dos dois cornos (subgrupo IVb), ou ainda manifestar-se como pequena reentrância fúndica, na linha média do corpo uterino (subgrupo IVc) (Fig. 50-14). Este último tipo é denominado de útero arqueado e escapa à detecção do exame histeroscópico (Fig. 50-15).

O diagnóstico tem que ser bastante preciso e acurado, pois existe a possibilidade de confusão com as anomalias do grupo V pertencentes aos úteros septados. Na literatura médica pertinente, vários trabalhos englobam estas duas classes sob a denominação comum de úteros duplos, o que dificulta a avaliação e a análise de resultados, tanto das taxas de abortamento e trabalhos de parto prematuros, quanto da terapêutica cirúrgica instituída.

A sintomatologia praticamente inexiste. As taxas de abortamento e complicações obstétricas são altas, o que justifica o tratamento cirúrgico naquelas mulheres em idade procriativa e que assim o desejem, uma vez feito o diagnóstico.

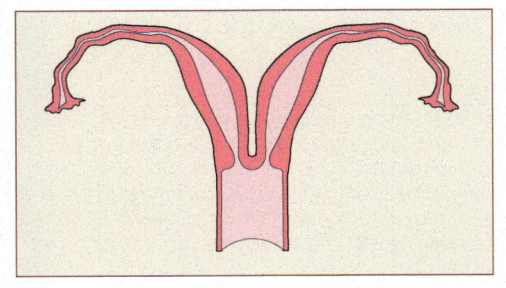

Fig. 50-13
Útero didelfo.

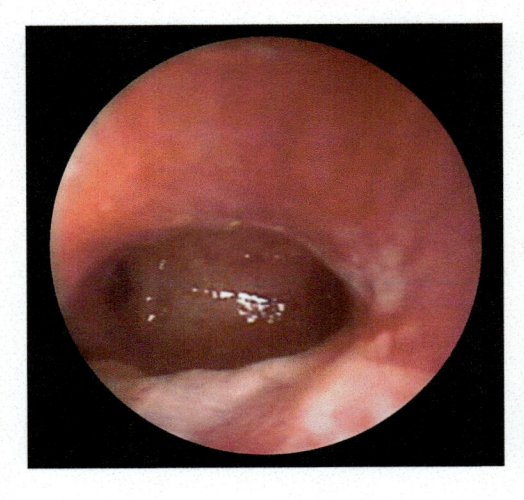

Fig. 50-14
Útero bicorno à histeroscopia.

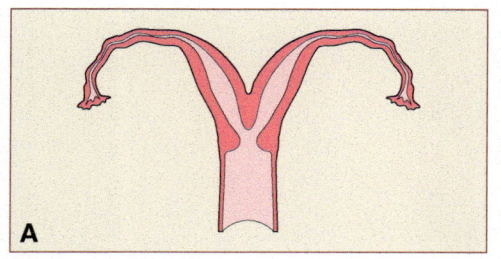

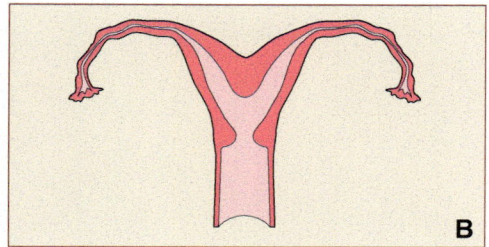

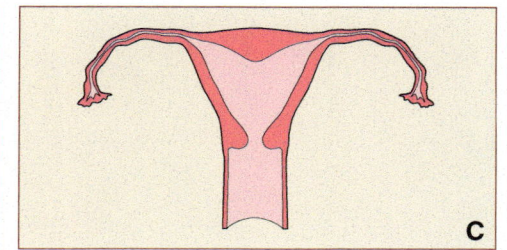

Fig. 50-15
Útero bicorno. (**A**) Completo. (**B**) Parcial. (**C**) Arqueado.

O propósito do tratamento é a transformação de duas cavidades em cavidade única, o mais anatômica possível e que, portanto, permita gravidez até a viabilidade fetal sem intercorrências. Entre as técnicas cirúrgicas convencionais as mais usadas são: a de Bret-Palmer, a de Strassman e a de Jones & Jones.

▪ Técnica de Bret-Palmer

O útero é exposto e observa-se a depressão na região fúndica medial. Exatamente neste ponto o útero é incisado até se encontrar tecido endometrial. Ao final dessa incisão obteremos dois "hemiúteros" cada um com sua cavidade. Cada uma dessas cavidades é incisada no sentido perpendicular à parede do septo até a cavidade endometrial respectiva. Procede-se em seguida à sutura com afrontamento das bordas da ferida, por planos, com fio absorvível (Fig. 50-16).[21] Pode-se deixar dispositivo intrauterino (DIU) na cavidade, de preferência do tipo Soichet, como forma de prevenir sinéquias. O controle histeroscópico com desbridamento precoce das sinéquias é o desejável.

A esta técnica não impõe a necessidade de excisar o miométrio, ao contrário das outras metroplastias.

▪ Técnica de Strassman

Após a exposição do útero, é realizada incisão transversa com concavidade anterior, posicionada entre a inserção dos ligamentos redondos, com especial atenção aos óstios tubários que não devem ser lesados. A incisão é aprofundada até serem atingidas as cavidades endometriais. O próximo passo é a ressecção do septo seguida de sutura. A incisão longitudinal pela sutura é transformada em incisão anteroposterior. Dessa forma obtém-se cavidade uterina única[22,23] (Fig. 50-17).

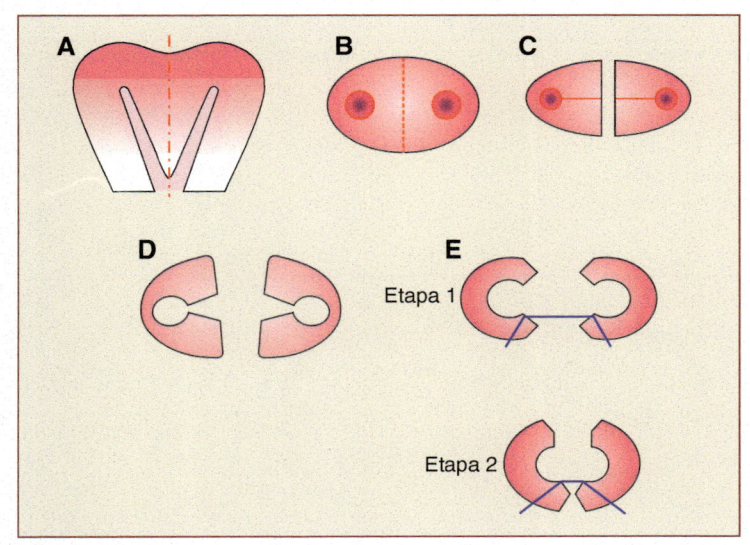

De acordo com Strassmam esta cirurgia deve ser sempre executada fora do ciclo gravídico-puerperal. A complicação que se observa por vezes é a oclusão indesejável dos óstios tubários.

▪ Técnica de Jones & Jones

Após a exposição da matriz, esta é incisada em forma de cunha até serem atingidas as cavidades endometriais e, portanto, ser obtida cavidade única. Segue-se a sutura em dois planos (Fig. 50-18).[24] Esta técnica tem a desvantagem de excisar muito tecido miometrial ao contrário da técnica de Bret-Palmer que o preserva.

Qualquer que seja a técnica usada, considerando que o miométrio foi incisado profundamente, a via preferencial do parto será a cesariana, uma vez atingida a maturidade fetal. Não se recomenda o trabalho de parto pelo risco real de ruptura uterina.

Grupo V – Útero septado

O útero septado tem a cavidade uterina completa (subgrupo Va), ou parcialmente (subgrupo Vb) dividida por um septo longitudinal.

Acredita-se que o septo seja consequência da falta de reabsorção na linha média, uma vez estabelecida a fusão dos ductos de Müller (Fig. 50-19).

Neste grupo a sintomatologia é frustra, mas os índices de abortamentos e partos prematuros são consideráveis. Apesar de a taxa de abortamento ser mais alta em portadoras de úteros septados, alguns estudos ainda consideram controversa a indicação cirúrgica de mulheres assintomáticas e sem perdas gestacionais.[27]

Antes do advento da histeroscopia, a correção era feita através de histerotomia e usando técnicas descritas adiante. Hoje a secção endoscópica do septo intrauterino é indicação precisa do método (Fig. 50-20).

Um estudo realizado por Heinonem, em 1997, avaliou 32 pacientes com malformação uterina do tipo útero septado que foram submetidas à metroplastia histeroscópica, 20 pacientes com útero bicorno que foram submetidas à metroplastia abdominal (técnica de Jones) e 140 pacientes com ambas as anomalias que não se submeteram a nenhum tratamento cirúrgico. Neste estudo a taxa de nascidos vivos subiu de 13% para a 91% após a metroplastia histeroscópica, de 3% para 86% após a metroplastia abdominal, já a taxa de nascidos vivos no grupo que optou por nenhum tratamento cirúrgico foi de 67%.[26]

Fig. 50-16
Esquema da cirurgia de Bret-Palmer. (**A**) Planejamento de incisão na depressão da região fúndica. (**B**) Início de incisão até encontrar tecido endometrial. (**C**) Final da incisão com dois hemiúteros. (**D**) Incisão perpendicular à parede do septo. (**E**) Sutura com afrontamento das bordas da ferida (etapas 1 e 2).

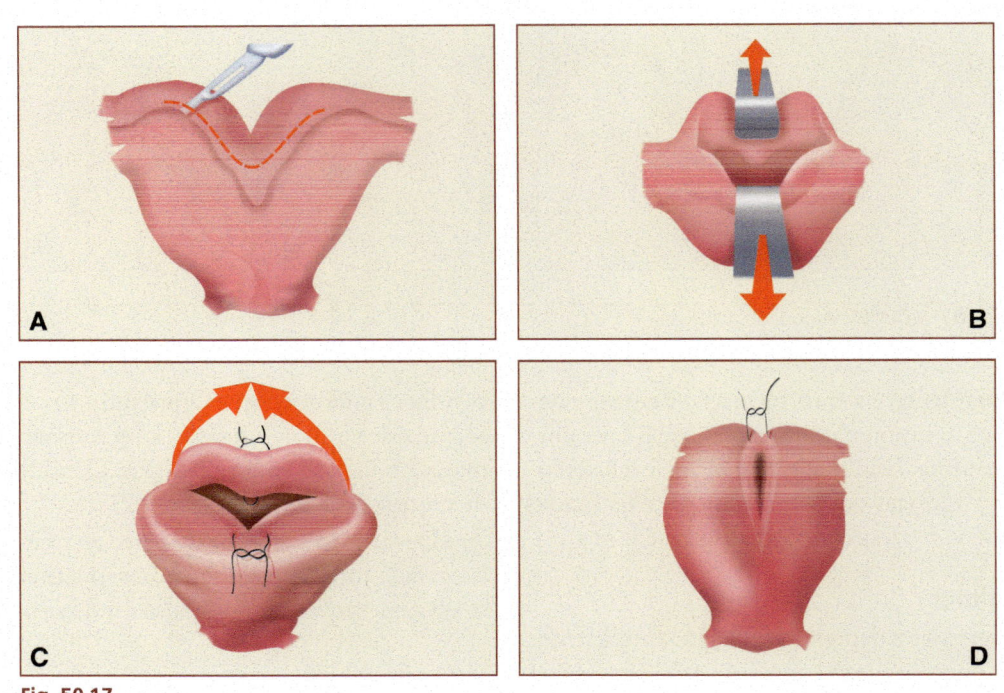

Fig. 50-17
Técnica de Strassmann. (**A**) Incisão transversa no fundo uterino. (**B**) A incisão é aprofundada até atingir o endométrio. (**C**) Ressecção do septo. (**D**) Sutura das bordas da ferida operatória, transformando a incisão em anteroposterior.

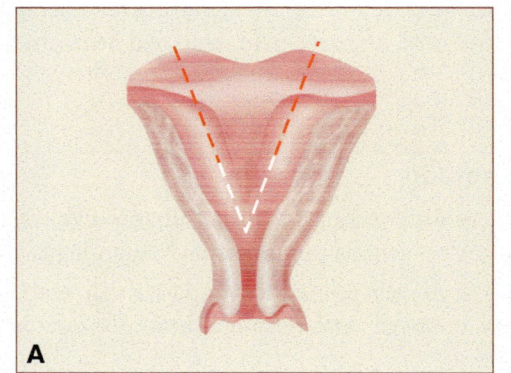

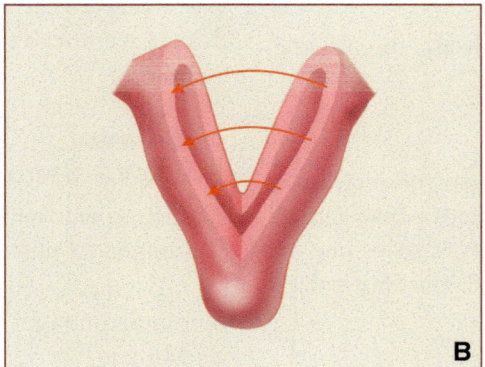

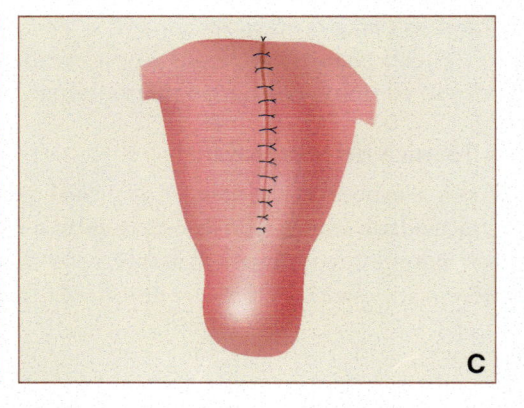

Fig. 50-18
Técnica de Jones & Jones. (**A**) Ressecção em cunha do septo uterino. (**B**) Esquema mostrando a aproximação das bordas da ferida. (**C**) Visão final após sutura das paredes.

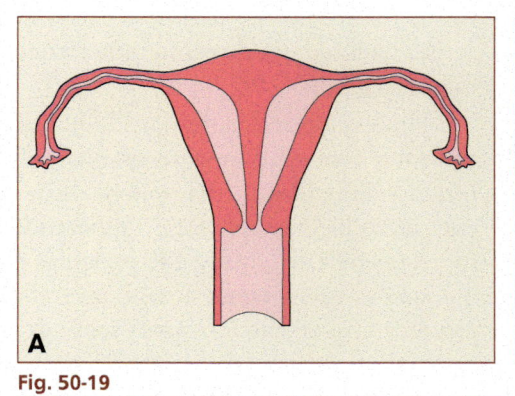

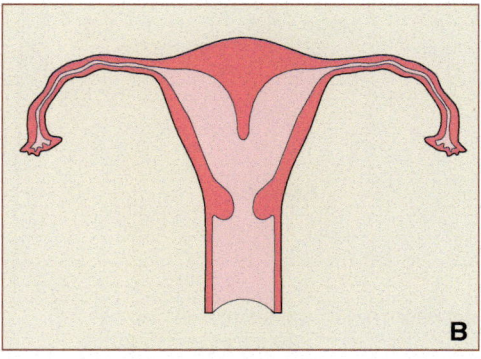

Fig. 50-19
Útero septado. (**A**) Completo. (**B**) Parcial.

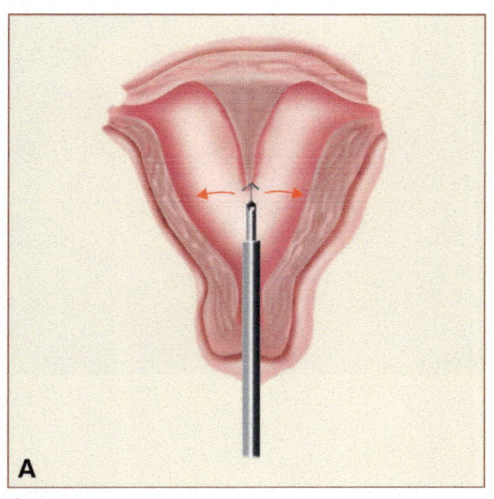

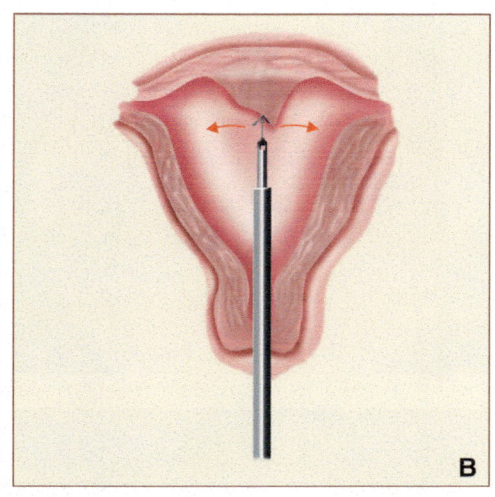

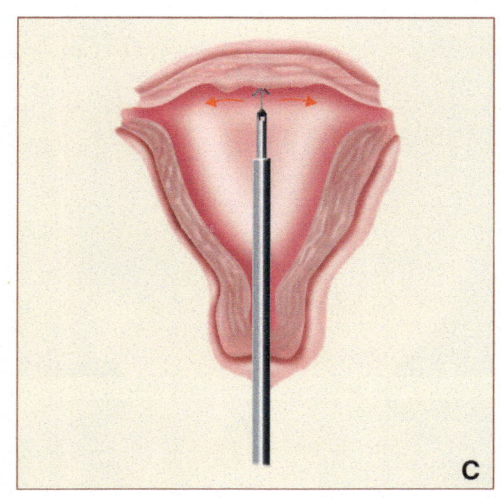

Fig. 50-20
Ressecção histeroscópica do septo uterino com corrente bipolar. (**A**) Início da ressecção. (**B**) Ressecção da metade do septo. (**C**) Esquema do limite da incisão do septo no fundo uterino.

Na histeroscopia pode-se utilizar a técnica da secção por eletrocirurgia, dando preferência à energia bipolar, visto possuir uma menor extensão de lesão em tecido adjacente. (Ver filme: septoplastia bipolar + laparoscopia + *follow up* no CD do livro ou na internet).

Kazen Nouri publicou, em 2010, uma revisão sistemática da literatura, onde encontrou uma taxa geral de gestação de 60% e uma taxa de nascidos vivos de 45% após a septoplastia histeroscópica, utilizando a energia monopolar.[30]

Quando não se tem um preciso diagnóstico diferencial entre útero septado e bicorno, pode-se indicar o emprego simultâneo da laparoscopia ou ultrassonografia transoperatória para avaliação do contorno externo do útero e monitoração da cirurgia, pela observação do fundo e da iluminação transmural das paredes uterinas, quando o laparoscopista forneceria informações sobre o momento de suspender o corte, evitando acidentes de perfuração acidental e lesões de alças intestinais (Figs. 50-21 e 50-22).

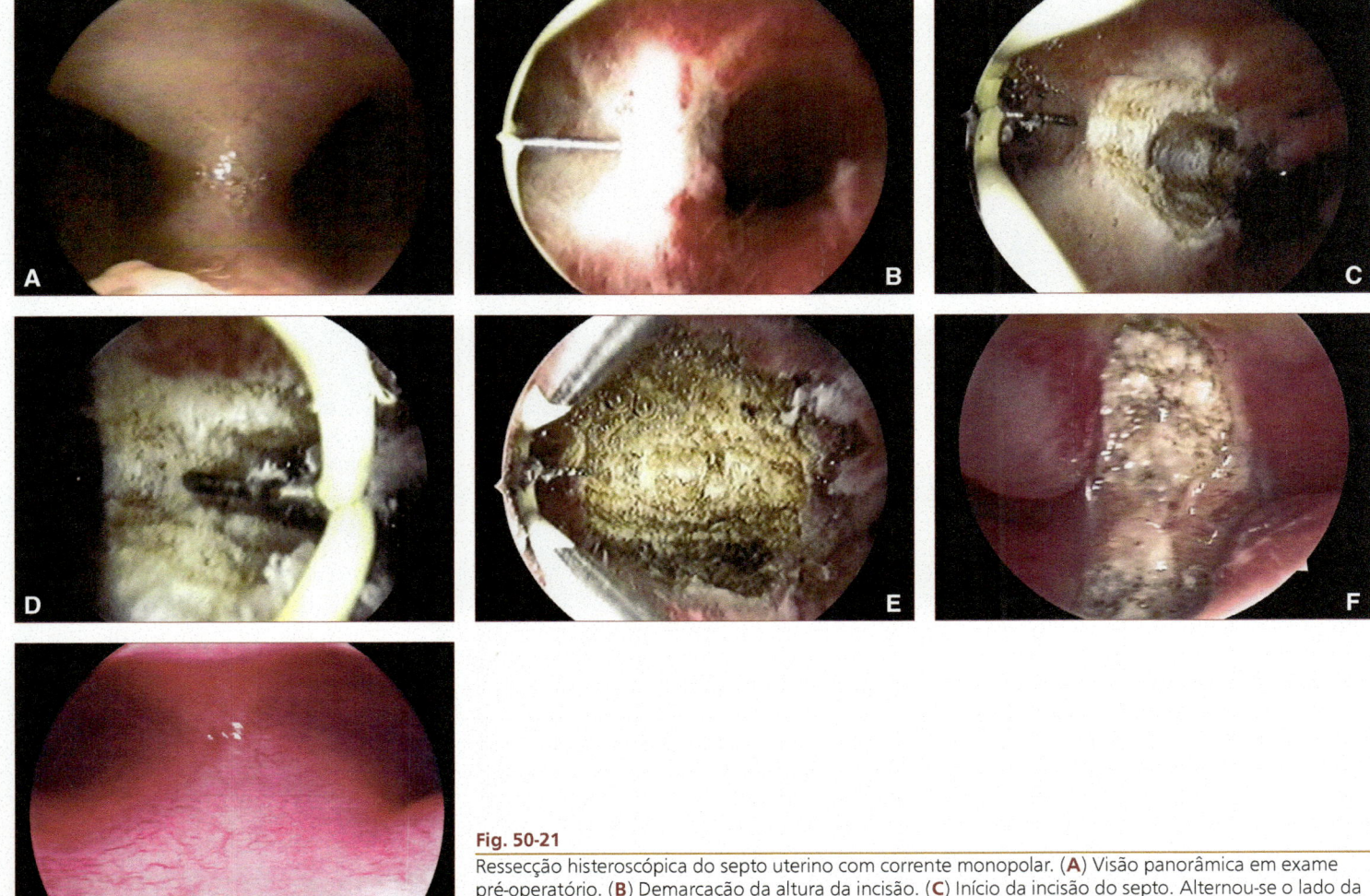

Fig. 50-21
Ressecção histeroscópica do septo uterino com corrente monopolar. (**A**) Visão panorâmica em exame pré-operatório. (**B**) Demarcação da altura da incisão. (**C**) Início da incisão do septo. Alternou-se o lado da incisão com o progredir da cirurgia. (**D**) Detalhe da visão. (**E**) Visão panorâmica final. (**F**) Acompanhamento de 30 dias com hipertrofia reacional nas bordas da ferida cirúrgica. (**G**) Acompanhamento de 120 dias.

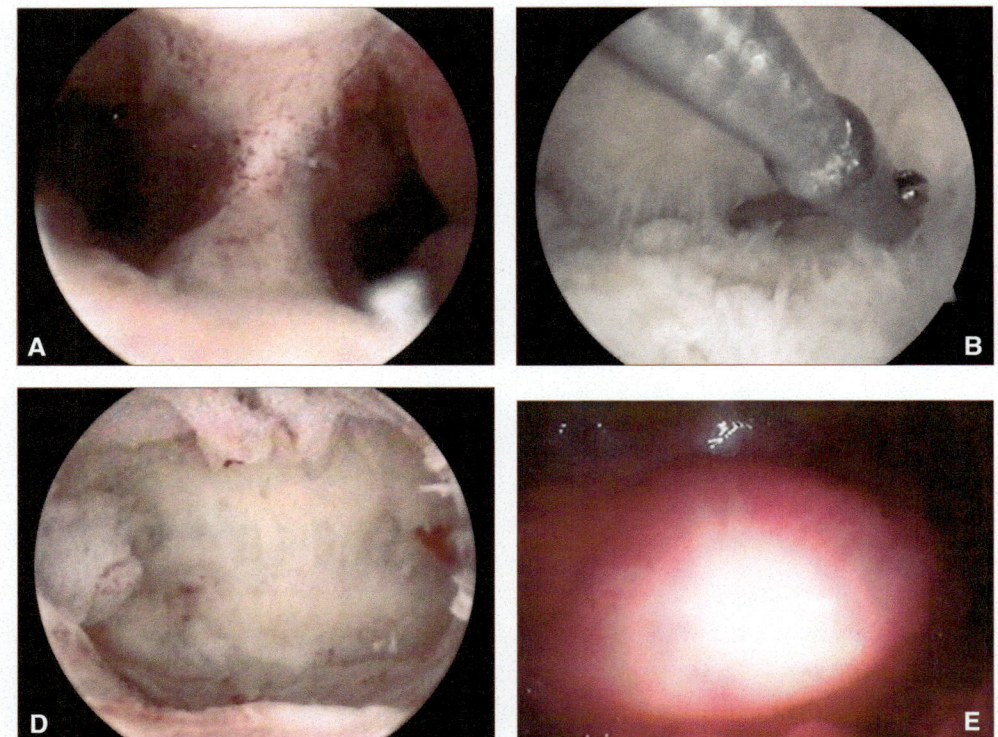

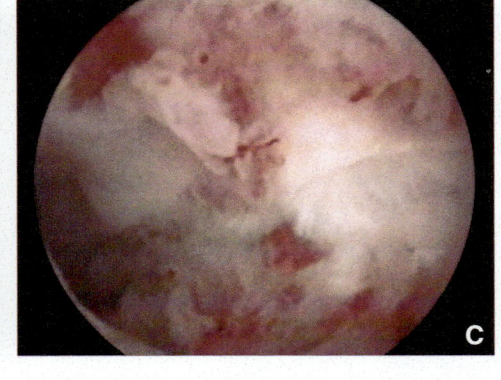

Fig. 50-22
Ressecção histeroscópica do septo uterino com tesoura. Observar menor lesão do endométrio adjacente. (**A**) Visão panorâmica pré-operatória. (**B**) Início da ressecção do septo. (**C**) Visão panorâmica após incisão do primeiro terço do septo. (**D**) Visão panorâmica final. (**E**) Controle peroperatório laparoscópico, mostrando o fundo uterino transiluminado, servindo como parâmetro de corte para espessura final da parede em fundo uterino.

Atualmente utiliza-se preferencialmente o corte mecânico, com tesouras endoscópicas, com grande vantagem no sentido de prevenção de lesões elétricas ou térmicas em tecidos adjacentes (Figs. 50-23 a 50-31) e (ver filme septoplastia com tesoura + *follow up* no CD do livro ou na internet).

As grandes vantagens desse tipo de cirurgia são: menor tempo de internação e pós-operatório de fácil recuperação, e a possibilidade de parto via vaginal sem o risco de rupturas, uma vez que não houve qualquer solução de continuidade nas paredes uterinas.[26]

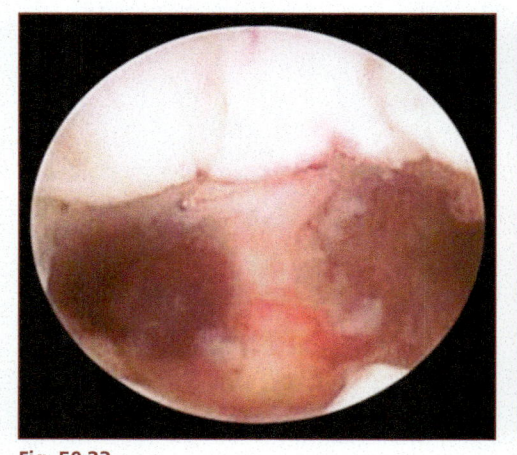

Fig. 50-23
Útero septado.

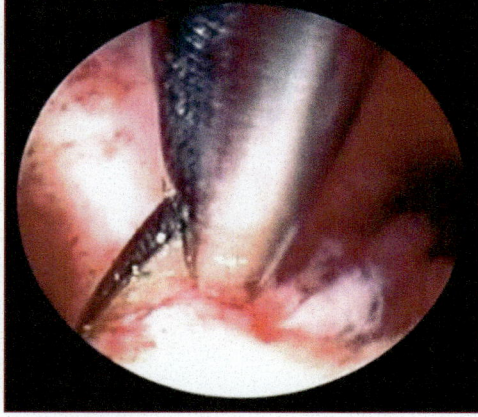

Fig. 50-24
Septoplastia com tesoura.

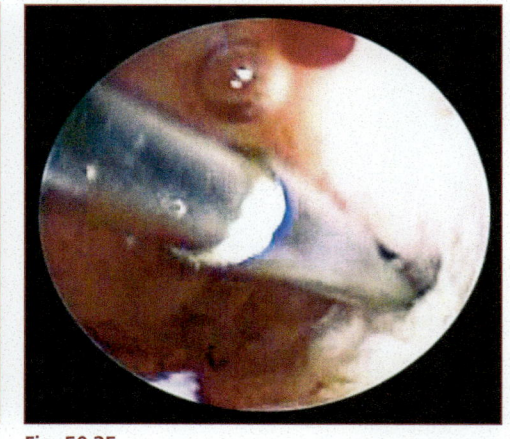

Fig. 50-25
Septoplastia com tesoura.

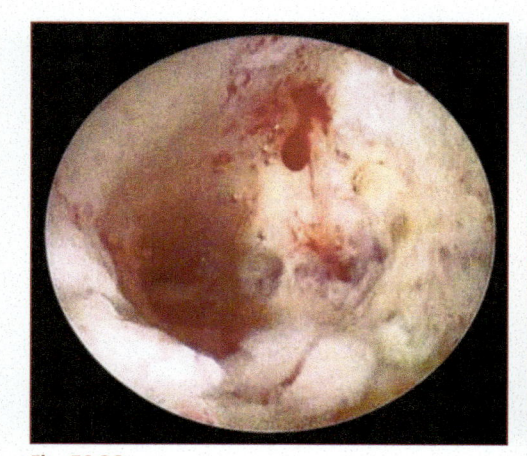

Fig. 50-26
Septoplastia final do corno direito.

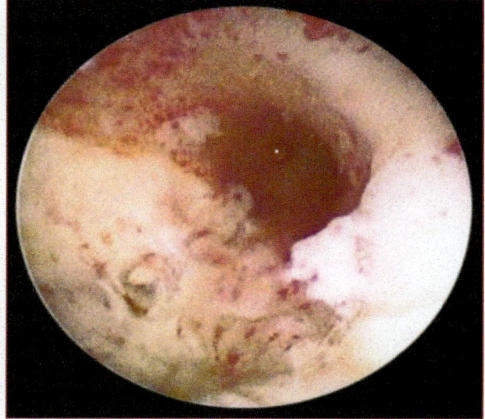

Fig. 50-27
Septoplastia final do corno esquerdo.

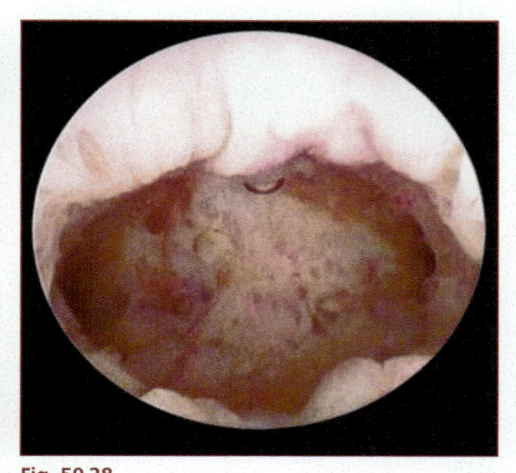

Fig. 50-28
Septoplastia final. Visão panorâmica.

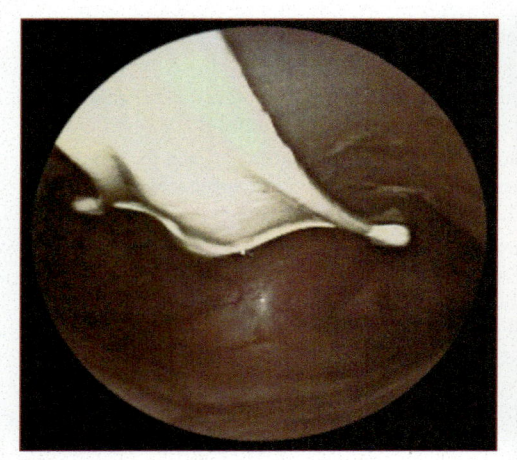

Fig. 50-29
DIU em útero septado operado com tesoura.

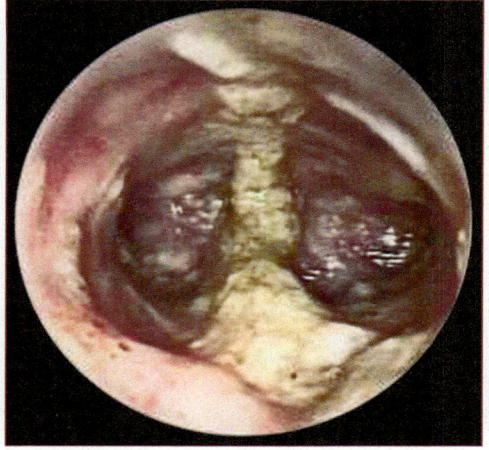

Fig. 50-30
Pós-operatório – septo – 15 dias.

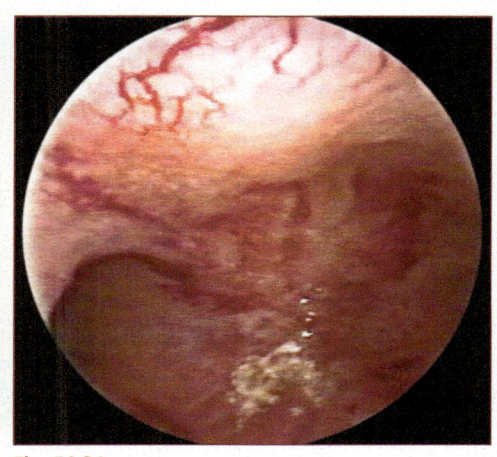

Fig. 50-31
Pós-operatório – septo.

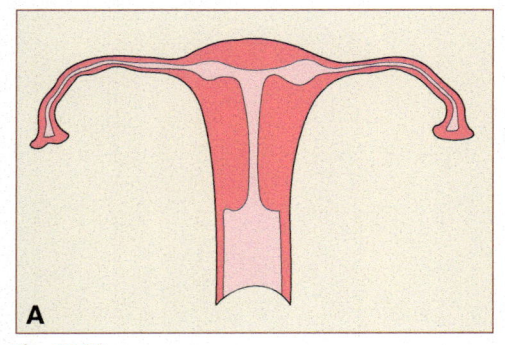

Fig. 50-32
(**A** a **C**) Anomalias uterinas induzidas pelo dietilestilbestrol.

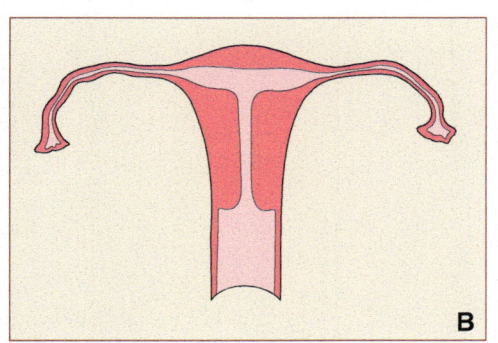

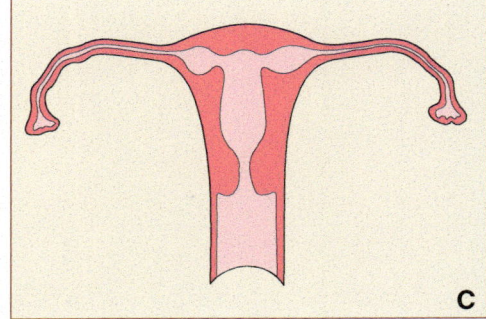

Grupo VI – Malformações induzidas pelo dietilestilbestrol (DES)

O achado de malformações vaginais e cervicais em mulheres que foram expostas *in utero* ao DES levou os pesquisadores, com base na origem embriológica comum, a investigar o corpo uterino. Dessa forma foram encontradas cavidades endometriais com formas anômalas do tipo: em T, com constrições da musculatura uterina, tamanho reduzido (hipoplásico) e alterações do segmento cervical (Fig. 50-32).

Estas malformações decorrem do efeito deletério do DES na musculatura lisa, causando zonas de hipertrofia e outras de hipodesenvolvimento. Acredita-se que, com a descontinuação da droga, estes achados serão em breve apenas história. O DES, estrogênio sintético, foi usado de 1949 a 1971 em pacientes com ameaça de abortamentos.

Não existe tratamento cirúrgico específico para estas anormalidades.

REFERÊNCIAS BIBLIOGRÁFICAS

1. Mercer CA, Long WN, Thompson JD. Uterine unification: indications and technique. *Clin Obstet Gynecol* 1981;24:1119.
2. Buttram Jr VC, Zanotti L, Acosta AA *et al.* Surgical correction of the septate uterus. *Fertil Steril* 1974;25:373.
3. Strassman EO. Fertility and unification of double uterus. *Fertil Steril* 1966;17:165.
4. Green LK, Harris RE. Uterine anomalies: frequency of diagnosis and associated obstetric complication. *Obstet Gynecol* 1976;47:427.
5. Sobrero A, Silberman L, Post A. Tubal insuflation and histerosalpingography. *Obstet Gynecol* 1961;18:91.
6. Nickerson CW. Infertility and uterine contour. *Ata J Obstet Gynecol* 1977;129:268.
7. Semmens JP. Congenital anomalies of female genital tract. Functional classification based on review of 56 personal cases and 500 reported cases. *Obstet Gynecol* 1962;19:328.
8. Cramer DW, Raunikar VA, Craighill M *et al.* Müllerian aplasia associated with maternal deficiency of galactose-1-phosphate uridyl transferase. *Fertil Steril* 1987;47:930.
9. McKusick VA, Bauer RL, Koop CE *et al.* Hidrometrocolpos as a simply inherithed malformation. *JAMA* 1964;189:119.
10. Daw E, Toon P. Identical twins with uterus didelphys and duplex kidneys. *Postgrad Med* 1985;61:269.
11. Marin-Padilla M, Hoefnagel D, Benirchkle K. Anatomic and histopathologic study of two cases of D_1 (13-15) trisomy. *Citogenetics* 1964;3:258.
12. Warkany J. The uterus. In: *Congenital malformations*. Chicago: Year Book Medical Publisher, 1971. p. 1805.
13. Buttran VC, Gibbons WE. Müllerian anomalies: a proposed classification (an analysis of 144 cases). *Fertil Steril* 1979;32:40.
14. Jarcho J. Malformation of the uterus. *Am J Surg* 1946;71:106.
15. Fenton AN, Singh BP. Pregnancy associated with congenital abnormalities of the female reproductive tract. *Am J Obstet Gynecol* 1950;60:109.
16. Bryan AL, Nigro JA, Counseller VS. One hundred cases of congenital absence of the vagina. *Surg Gynecol Obstet* 1949;88:79.
17. Frank RT. The formation of an artificial vagina without operation. *Am J Obstet Gynecol* 1938;35:1053.
18. Buttran Jr VC. Müllerian anomalies and their management. *Fertil Steril* 1983;40:1959.
19. Michalas S, Prevedourakis C, Lolis D *et al.* Effect of congenital uterine abnormalities on pregnancy. *Internat Surg* 1976;61:557.

20. Jones Jr HW. Reproductive impairment and the malformed uterus. *Fertil Steril* 1981;36:137.
21. Bret AJ, Guillet B. Hystéroplastie reconstitutive sans resection musculaire dans les malformations uterines. Cause d'avortement à répètition. *Presse Méd* 1959;67:394.
22. Strassman EO. Plastic unification of double uterus. *Am J Obstet Gynecol* 1952;64:25.
23. Strassman EO. The Strassman operation for double uterus. A fifty year experience. *Obstet Gynecol* 1957;10:701.
24. Jones Jr HW, Jones GES. Double uterus as an etiological factor in repeated abortion: indications for surgical repair. *Am J Obstet Gynecol* 1953;65:325.
25. Takagi H, Matsunami K, Imai A. Uterovaginal duplication with blind hemivagina and ipsilateral renal agenesis: review of unusual presentation. *J Obstet Gynaecol* 2010 May;30(4):350-53.
26. Heinonem PK. Reprodutive performance of women with uterine anomalies after abdominal or hysteroscopic metroplasty or no surgical treatmente. *J Am Assoc Gynecol Laparosc* 1997 May; 4(3):311-17.
27. Rackow BW, Arici A. Reprodutive performance of women with müllerian anomalies. *Curr Opin Obst Gynecol* 2007 June; 19(3):229-37.
28. Maciolek-Blewniewska G, Malinowski A. Uterine cervix agenesis – uterovaginal anastomosis. *Ginecol Pol* 2010 May;81(5):389-92.
29. El Saman AM. Endoscopically monitored canalization for treatment of congenital cervical atresia: the least invasive approach. *Fertil Steril* 2010 June;94(1):313-16.
30. Nouri K *et al*. Reproductive outcome after hysteroscopic septoplasty um patientes with septate uterus – A retrospective cohort study and systematic review of the literature. *Reprod Biol Endocrinol* 2010 May;8:52.
31. Saravelos SH, Cocksedge KA, Li TC. Prevalence and diagnosis of congenital uterine anomalies in women with reproductive failure: a critical appraisal. *Hum Reprod Update* 2008;14(5):415-29.
32. Bagnoli VR *et al*. Conduta frente às malformações genitais uterinas: revisão baseada em evidências. *Femina* 2010 Abr.;38(4):217-28.

51 Papel da Histeroscopia na Infertilidade

Karen Soto Perez Panisset
Raquel Loja Vitorino
José Carlos Damian Junior
Tsutomu Aoki

- INTRODUÇÃO
- INFERTILIDADE
  Propedêutica básica
  Papel atual da biópsia de endométrio na propedêutica da infertilidade
  Principais achados e condutas no fator uterino
  Papel atual da histerossalpingografia na propedêutica da infertilidade
  Papel atual da ultrassonografia transvaginal na propedêutica da infertilidade
- HISTEROSCOPIA PRÉ-FIV
  Histeroscopia de rotina pré-FIV?
  Histeroscopia após falhas recorrentes à FIV
- ETIOLOGIA
  Pólipo endometrial
  Mioma
  Septo uterino
  Endometrite crônica
  Sinéquia
- RISCOS GESTACIONAIS PÓS-CIRURGIA HISTEROSCÓPICA
  Quando liberar para engravidar?
- CONCLUSÕES
- REFERÊNCIAS BIBLIOGRÁFICAS

INTRODUÇÃO

A histeroscopia (HSC), por ser uma técnica que permite a visão direta da cavidade uterina e do canal cervical, constitui um importante método propedêutico no estudo de casos de infertilidade conjugal, complementando o estudo da pelve feminina conjuntamente com métodos tradicionais, como a histerossalpingografia (HSG) e a ultrassonografia transvaginal (USGTV).

Em função do aprimoramento da técnica e do instrumental utilizados na HSC, é considerado um procedimento seguro, rápido e pouco doloroso. Além disso, em muitos casos, permite uma abordagem diagnóstica e terapêutica ao mesmo tempo (Betocchi *et al.*, 2003).

No entanto, muitos serviços de infertilidade incluem no protocolo básico de investigação da cavidade uterina apenas a realização da HSG (Kuohung *et al.*, 2010). Alguns autores recomendam a HSG para avaliar a permeabilidade tubária e a ultrassonografia transvaginal (USGTV) com ou sem infusão de salina para identificar alterações intrauterinas (Devroey *et al.*, 2009). A histeroscopia fica reservada para a investigação e/ou a terapêutica de alterações endometriais detectadas pelos citados métodos (Doldi *et al.*, 2005) ou, ainda, para pacientes inférteis com falhas repetidas de implantação após a fertilização *in vitro* (FIV) (Bozdag *et al.*, 2008).

Um tópico debatido e ainda controverso neste contexto compreende a realização de histeroscopia como rotina antes de todos os ciclos de FIV.

O propósito deste capítulo é elucidar o papel da histeroscopia na infertilidade. Dados recentes de estudos publicados e observações abrangendo o impacto da realização da histeroscopia na avaliação inicial das pacientes inférteis e antes dos ciclos de FIV estão aqui resumidos.

INFERTILIDADE

A infertilidade é definida como incapacidade de engravidar após 12 meses ou mais de relação sexual regular desprotegida. Este tempo pode ser abreviado caso a paciente tenha 35 anos ou mais ou já exista fator de risco para uma causa específica de infertilidade (*Practice Committe of the American Society for Reproductive Medicine*, 2008). Esta condição afeta aproximadamente 10% dos casais em idade reprodutiva (Boivin *et al.*, 2007).

Existem vários fatores associados à infertilidade (Quadro 51-1). A prevalência das alterações etiológicas pode diferir, dependendo da população estudada.

Quadro 51-1 Distribuição dos fatores envolvidos na infertilidade conjugal

Fatores	% de Casos
Masculino	35
Tuboperitoneal	35
Ovulatório	15
Cervical, corporal e outros	5
Infertilidade sem causa aparente	10
Total	100

A avaliação clínica inicial do casal infértil deve incluir a análise seminal, avaliação da ovulação, da cavidade uterina e da permeabilidade tubária.

Propedêutica básica

- *Anamnese:* idade; obesidade; hábitos e estilo de vida: tabagismo, cafeína, álcool, exercícios; duração da infertilidade e tratamentos anteriores; uso de medicamentos; história menstrual; história sexual, incluindo disfunções sexuais, frequência das relações sexuais e doenças sexualmente transmissíveis.
- *Exame físico:* índice de massa corporal (IMC), sinais de hiperandrogenismo, anormalidades vaginais, cervicais e/ou uterina.
- *Avaliação da reserva ovariana:* contagem de folículos antrais e dosagem de FSH na fase folicular precoce.
- *Espermograma:* inclui a avaliação da concentração, motilidade e morfologia espermáticas. Seu resultado pode determinar a escolha do tratamento.
- *Ultrassonografia transvaginal:* permite pesquisa de possíveis malformações uterinas, miomas, pólipos e contagem de folículos antrais.
- *Histerossalpingografia:* permite avaliação da cavidade uterina e permeabilidade tubária.

Papel atual da biópsia de endométrio na propedêutica da infertilidade

Até alguns anos atrás, a biópsia de endométrio era o método de eleição para o diagnóstico de ovulação pois, comprovadamente, as características histológicas endometriais são afetadas pela presença da progesterona. As características do endométrio eram usadas para determinar se havia sincronia com a fase do ciclo e, assim, identificar pacientes com insuficiência lútea.

No entanto, os estudos demonstraram que a datação do endométrio não tem precisão ou acurácia suficientes para definir se há deficiência de fase lútea ou mesmo para indicar qualquer conduta em pacientes inférteis (Murray *et al.*, 2004) e que não é possível diferenciar mulheres férteis ou inférteis, com base nas características histológicas do endométrio (Coutifaris *et al.*, 2004).

Com isso, esse método foi excluído dos protocolos de investigação de infertilidade de órgãos conceituados como a *European Society of Human Reproduction and Embriology* e a *American Society for Reproductice Medicine*, e substituído pela dosagem sérica de progesterona, pela detecção do pico de LH urinário e pela ultrassonografia transvaginal seriada (Devroey *et al.*, 2009; Kuohung *et al.*, 2010).

Principais achados e condutas no fator uterino

A prevalência exata da infertilidade é difícil de ser estabelecida, porém estima-se que uma em cada quatro mulheres terá dificuldade para engravidar em algum momento da vida, e que cerca de 20% dos casais irão procurar ajuda médica por tal motivo ao longo de sua vida reprodutiva (Devroey *et al.*, 2009). O fator uterino é causa isolada de infertilidade em apenas 2 a 3% dos casos de infertilidade feminina (Kuohung *et al.*, 2010). Porém, a etiologia da infertilidade é diversa, e a detecção de uma causa não significa que não estejam envolvidas outras causas. De fato, a presença de fatores causais concomitantes é bastante comum, podendo ser encontrados em até de 20% dos casos (Rama Raju *et al.*, 2006).

As funções do corpo uterino estão relacionadas com o transporte dos espermatozoides, a implantação do embrião, sua nutrição e crescimento. Qualquer situação que interfira em uma destas etapas repercutirá na capacidade reprodutiva da mulher. Entretanto, é importante ressaltar que é mais comum a associação do fator uterino com abortamento de repetição do que com a infertilidade propriamente dita.

Os dados sobre a prevalência de alterações da cavidade uterina detectadas na HSC em pacientes inférteis variam na literatura desde 11 (Fatemi *et al.*, 2010) até 50% (Doldi *et al.*, 2005). Essas alterações incluem malformações uterinas, miomas submucosos, pólipos, sinéquias, endometrite e estenose do canal cervical e todas estão relacionadas com a infertilidade.

Historicamente e até os dias atuais, a histerossalpingografia é o teste mais comumente empregado para investigação da cavidade uterina em pacientes candidatas à FIV. Porém, essa avaliação também pode ser feita através da ultrassonografia transvaginal, da histerossonografia e da histeroscopia diagnóstica. Comumente, a HSC é um exame empregado, secundariamente, para confirmar anormalidades intrauterinas suspeitadas pelos outros métodos de imagem ou ainda para avaliar a cavidade uterina de pacientes com falhas sucessivas da FIV.

A comparação entre os diversos métodos, em alguns estudos, revelou uma discordância que varia de 11 a 36% nos achados intrauterinos, respectivamente Fatemi *et al.*, 2010; Makrakis *et al.*, 2009, o que levantou a seguinte questão: qual deles é o melhor para avaliação da cavidade uterina nas pacientes inférteis?

Papel atual da histerossalpingografia na propedêutica da infertilidade

A histerossalpingografia ainda representa o método classicamente difundido, de primeira linha, para avaliação anatômica e identificação de anormalidades congênitas ou adquiridas da cavidade uterina em pacientes inférteis (Kuohung *et al.*, 2010).

A grande vantagem da HSG na avaliação básica da paciente infértil é sua capacidade de documentar simultaneamente a perviedade tubária e o *status* da cavidade uterina. No entanto, pequenas lesões intrauterinas, que podem se correlacionar com os insucessos reprodutivos (sinéquias, endometrite ou diminutos pólipos e miomas), são diagnosticadas, mais precisamente, pela HSC (Bozdag *et al.*, 2008). Tal fato justifica o achado, em alguns estudos, de anormalidades histeroscópicas em mais de um terço dos casos onde a HSG foi interpretada como normal (Makrakis *et al.*, 2009).

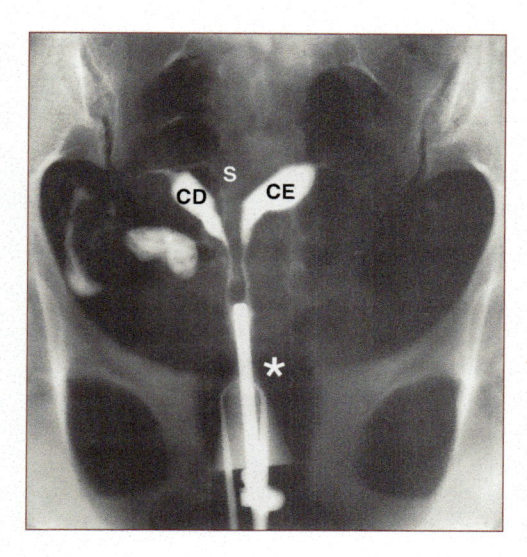

Fig. 51-1
Histerossalpingografia com útero septado.
CD = Cavidade uterina direita; CE = Cavidade uterina esquerda; S = Septo uterino; (*) = Colo uterino.

O desconforto da paciente, a exposição pélvica à radiação e ao meio de contraste iodado estão entre as desvantagens do método. Além disso, diversos estudos revelam que a HSG, em comparação com a HSC, apresenta uma baixa especificidade (de 23 a 35%) apesar da alta sensibilidade (de 81 a 98%), o que é inadequado para garantir um diagnóstico correto. A HSG não é capaz de diferenciar, por exemplo, pólipos de miomas e de distinguir anomalias müllerianas (Fig. 51-1). Além disso, apresenta um alto índice de falso-positivos (de 22 a 44%) e de falso-negativos (de 10 a 90%) (Devroey et al., 2009), não sendo adequada como ferramenta para avaliação da arquitetura interna do útero (Bozdag et al., 2008).

Papel atual da ultrassonografia transvaginal na propedêutica da infertilidade

A ultrassonografia transvaginal é um exame não invasivo que também pode ser utilizado na propedêutica da infertilidade. Os transdutores vaginais mais modernos produzem imagens altamente detalhadas do útero e dos ovários, sendo capazes de identificar pequenas anormalidades.

Quando se compara a USGTV com a histeroscopia, que é considerada o padrão-ouro para avaliação da cavidade uterina, a USGTV tem sensibilidade de 100%, especificidade de 96,3%, valor preditivo positivo de 91,3% e valor preditivo negativo de 100% no que diz respeito à detecção das principais alterações da cavidade uterina (Shalev et al., 2000). Portanto, em mãos experientes a ultrassonografia transvaginal é um excelente método de rastreio para a avaliação de pacientes candidatas à FIV.

A histerossonografia consiste na utilização de solução salina no interior da cavidade uterina (como meio de contraste) durante a ultrassonografia transvaginal. Quando comparada com a histeroscopia, tem sensibilidade de 98% e especificidade de 94%. Os valores preditivos positivo e negativo são, respectivamente, 95 e 98%. A acurácia é significativamente maior do que a da ultrassonografia transvaginal no que diz respeito a todas as alterações intrauterinas (Ragni et al., 2005). Ou seja, a histerossonografia seria um exame de rastreio ainda melhor do que a USGTV na avaliação inicial das pacientes inférteis.

As maiores desvantagens de ambos os métodos seriam a necessidade de um examinador experiente para obter resultados satisfatórios, a incapacidade de diferenciar entre alguns tipos de lesões intrauterinas e o fato de não permitirem uma abordagem diagnóstica e terapêutica simultaneamente.

HISTEROSCOPIA PRÉ-FIV

Classicamente, a histeroscopia ainda é um método empregado secundariamente para definir anormalidades intracavitárias suspeitadas por outros estudos de imagem (USGTV, HSG e histerossonografia) (Kuohung et al., 2010).

Porém, nos últimos anos, alguns especialistas vêm sugerindo a inclusão da HSC como método de primeira linha na investigação da infertilidade por ser ela o padrão-ouro para o diagnóstico de diversas alterações intrauterinas, como pólipos, miomas submucosos, sinéquias e septo uterino (Bozdag et al., 2008). A histeroscopia permite, ainda, uma abordagem terapêutica de tais alterações, e diversos estudos demonstraram uma significativa elevação das taxas de gravidez quando elas são corrigidas (Bosteels et al., 2009; Fuentes e Ramirez, 2008).

Outros argumentos favoráveis à inclusão da HSC no protocolo de investigação inicial da infertilidade incluem a realização e exposição simultânea do resultado do exame para a paciente e a ausência de exposição à radiação ionizante, evitando-se as reações alérgicas ao meio de contraste iodado.

Os argumentos desfavoráveis incluem o grau de invasão do exame, a necessidade de anestesia (local ou geral) para a realização do mesmo, a existência de outros métodos de imagem aptos à avaliação da cavidade uterina e a diminuta probabilidade de pacientes portadoras de infertilidade primária, sem fatores de risco na anamnese e com USGTV normal, apresentarem como causa o fator uterino.

É importante ressaltar que o grau de invasão do método e, consequentemente, o nível de satisfação da paciente dependem de diversos fatores como diâmetro do histeroscópio, necessidade de pinçamento e tração do colo uterino e uso de anestesia. O advento da mini-histeroscopia, com ópticas menores do que 3 milímetros de diâmetro, associado à realização do exame com meio de distensão líquido, permite rápida avaliação da cavidade uterina sem necessidade de dilatação da cérvice ou pinçamento do colo. Isso minimiza o desconforto das pacientes (Lorusso et al., 2008) e praticamente elimina a necessidade de anestesia (Betocchi et al., 2003). Além disso, o desenvolvimento da camisa externa de fluxo contínuo, medindo de 4 a 5 mm, contendo um canal cirúrgico para a introdução de pinças de biópsia, tesouras e instrumentos que utilizam energia bipolar, passou a permitir não só a visualização direta da cavidade, mas também a realização de biópsias dirigidas, exérese de pequenos pólipos e miomas e correção de outras alterações em regime ambulatorial, inserindo, definitivamente, a histeroscopia diagnóstica no conceito de *See and Treat* (Betocchi et al., 2003).

Em relação à anestesia, muitos estudos sugerem que a HSC diagnóstica, quando realizada com meio líquido, sem pinçamento do colo uterino e com ópticas de fino calibre, é um procedimento bem tolerado e que dispensa analgesia, não havendo evidências para a recomendação de anestesia rotineira (Betocchi et al., 2003). Nesse contexto, um recente estudo realizado com 866 pacientes submetidas à HSC nas condições supracitadas demonstrou que cerca de 60% das mulheres referiram nenhum desconforto durante o procedimento, e cerca de 20% relataram desconforto leve, ao passo que apenas 3,5% mencionaram dor intensa ao procedimento (Lorusso et al., 2008).

Idealmente, em mulheres na menacme, a melhor época para a realização do exame é a primeira fase do ciclo, imediatamente após a menstruação, fase em que teremos uma melhor cervicoscopia em razão das características do muco cervical, o istmo se apresenta hipotônico, com melhor passagem do aparelho pelo orifício cervical interno (OCI), o endométrio é mais fino e plano, o que facilita a individualização de imagens e a identificação de áreas de espessamento endometrial. Além disso, a gravidez é improvável. Nas pacientes inférteis, pode ser programada para a segunda fase do ciclo, para que se efetue um melhor estudo do endométrio secretor.

A histeroscopia é particularmente precisa no diagnóstico funcional do endométrio, na avaliação de leiomiomas, sinéquias, pólipos e estenoses, tanto no canal cervical como na cavidade uterina (Rama Raju *et al.*, 2006). Estes achados podem funcionar como barreira à migração espermática, contribuindo para a infertilidade. Além disso, mesmo que não impeçam a fecundação, podem favorecer as perdas gestacionais de repetição. A HSC também permite, em muitos casos, uma abordagem simultaneamente diagnóstica e terapêutica (Betocchi *et al.*, 2003).

Vale lembrar que a HSC pouco acrescenta em termos de avaliação da permeabilidade tubária.

Histeroscopia de rotina pré-FIV?

Um tópico debatido e ainda controverso no contexto da infertilidade compreende a realização de histeroscopia antes de ciclos de fertilização *in vitro*.

A HSC ainda não foi adotada como exame rotineiro na propedêutica da avaliação pré-FIV. Muitos centros especializados em reprodução assistida continuam recomendando apenas a HSG para a avaliação da cavidade uterina (Devroey *et al.*, 2009). Entretanto, a indicação de histeroscopia em pacientes com anormalidades na HSG ou na USGTV já está bem estabelecida, bem como em pacientes com pelo menos duas falhas em ciclos de FIV anteriores (Bozdag *et al.*, 2008).

Durante o processo da concepção humana existem diversas etapas que incidem de forma natural, sincrônica, automática e perfeita no organismo materno.

De forma análoga, o êxito da FIV depende de vários fatores. A qualidade do embrião a ser implantado e a integridade do ambiente intrauterino são determinantes não só para a ocorrência da gravidez, mas também para sua continuação (Rama Raju *et al.*, 2006).

No que diz respeito ao ambiente intrauterino, estudos prévios demonstraram que até 50% das pacientes inférteis têm algum tipo de alteração nos exames de rastreio (Rama Raju *et al.*, 2006) e que cerca de 40% das histeroscopias realizadas naquelas que irão se submeter a ciclos de FIV não são normais (Lorusso *et al.*, 2008). Nestes casos, os achados mais comuns incluem as sinéquias, pólipos endometriais e cervicais, endometrite crônica, septos uterinos e leiomiomas submucosos. Ao analisarmos os dados referentes aos diferentes métodos de rastreio habitualmente utilizados, encontramos 11% de HSC alteradas em pacientes candidatas à fertilização *in vitro* com USGTV normal (Fatemi *et al.*, 2010), 37% de alterações à histeroscopia quando a HSG foi considerada normal (Rama Raju *et al.*, 2006) e cerca de 22% de HSC alteradas, quando ambos os exames de rastreio foram normais (Makrakis *et al.*, 2009). Portanto, a HSC tem um papel fundamental na detecção e na correção de diversas alterações intrauterinas que podem afetar negativamente a receptividade endometrial e a implantação embrionária. Os estudos mais recentes demonstram que a simples realização da histeroscopia diagnóstica pouco antes do início do ciclo de FIV tem um impacto positivo nas taxas de gravidez, mesmo naquelas pacientes com cavidade uterina normal (Rama Raju *et al.*, 2006; Lorusso *et al.*, 2008; Makrakis *et al.*, 2009).

Em outras palavras, a HSC pode ser uma aliada na avaliação da cavidade uterina de pacientes inférteis, sendo importante na detecção de anormalidades anatômicas ou endometriais e na obtenção de dados significativos sobre o canal cervical. Além disso, as taxas de gravidez são superiores nas pacientes que foram submetidas à histeroscopia quando comparadas àquelas que não fizeram o exame. Por este motivo, os estudos recentes postulam sua indicação em todas as pacientes candidatas à FIV, o mais próximo possível do início do ciclo (El-Toukhy *et al.*, 2008).

Histeroscopia após falhas recorrentes à FIV

Uma das indicações já consolidadas de HSC na infertilidade corresponde à história de pelo menos dois insucessos pós-FIV.

A falha de implantação após a transferência embrionária é um dos principais problemas da FIV e pode estar associada a diversos fatores. A incidência de anormalidades benignas endometriais detectadas na histeroscopia em pacientes com falhas recorrentes à fertilização *in vitro* (pólipos, leiomiomas submucosos, sinéquias e endometrite crônica) é relativamente alta, girando em torno de 35% nos diversos estudos, e podem ser facilmente avaliadas e tratadas por histeroscopia (Rama Raju *et al.*, 2006; Makrakis *et al.*, 2009).

Estudos recentes preconizam a avaliação histeroscópica da cavidade uterina em todas as pacientes que apresentem repetidas falhas após a transferência de bons embriões, mesmo naquelas com HSC normal no último ciclo (Margalioth *et al.*, 2006; El-Toukhy *et al.*, 2008; Bozdag *et al.*, 2008). Quando se comparam as pacientes que não foram submetidas à HSC com aquelas que fizeram o exame, as taxas de gravidez no ciclo subsequente aumentam de 25 para 35% independentemente de ter sido ou não detectada alguma alteração na cavidade uterina (Makrakis *et al.*, 2009).

A importância da qualidade embrionária é determinante para o resultado da FIV, no entanto, não deve ser considerada independente da receptividade endometrial (Oliveira *et al.*, 2003). Quando alguma anormalidade é encontrada e corrigida durante a histeroscopia, as taxas de gravidez no ciclo subsequente chegam a até 44% (Rama Raju *et al.*, 2006).

Portanto, à luz das evidências disponíveis até o momento, a histeroscopia é um exame indispensável na propedêutica do casal infértil com falhas recorrentes à FIV.

ETIOLOGIA

Existem várias anormalidades uterinas congênitas ou adquiridas implicadas como causas de infertilidade. As alterações uterinas mais frequentes são as malformações uterinas, pólipos endometriais, leiomiomas, sinéquias e endometrite e estenose cervical. A incidência de alterações endometriais nas mulheres inférteis varia na literatura de 7,6 a 40% (Rosa e Silva *et al.*, 2004).

Pólipo endometrial

O mecanismo pelo qual o pólipo pode afetar de forma adversa a fertilidade ainda não é completamente compreendido, mas parece estar relacionado com uma possível interferência no transporte espermático, na implantação embrionária (Fig. 51-2) e através do aumento da produção de fatores inibitórios, como a glicodelina, que é capaz de inibir a função da célula *natural killer* (Taylor e Gomel, 2008).

Estima-se que 15 a 26,5% das mulheres inférteis (Yanaihara *et al.*, 2008; Taylor e Gomel, 2008) e 0,6 a 5% das mulheres com aborto de repetição (Taylor e Gomel, 2008) possuem pólipos endometriais.

A HSG possui uma sensibilidade de aproximadamente 80% em detectar anormalidades intracavitárias (Dalfó *et al.*, 2004), mas é incapaz de distinguir pólipo de mioma submucoso.

A polipectomia histeroscópica parece aumentar a taxa de gravidez em mulheres sem outros fatores de infertilidade, independente do tamanho ou número de pólipos (Stamatellos *et al.*, 2008; Tarek *et al.*, 2004). Perez-Medina *et al.* (2005) realizaram um estudo randomizado com 215 mulheres inférteis com diagnóstico de pólipo endometrial submetidas à inseminação intrauterina. A taxa de gravidez foi 2,1 vezes maior no grupo submetido à polipectomia histeroscópica antes do tratamento. Outros estudos corroboram este resultado (Stamatellos *et al.*, 2008; Spiewankiewicz *et al.*, 2003).

No entanto, o efeito da polipectomia antes da realização dos ciclos de FIV ainda permanece controverso. Estudos comparando os resultados de FIV de pacientes submetidas ou não à polipectomia antes do tratamento não apresentaram diferenças estatisticamente significativas na presença de pólipos com tamanho inferior a 2 cm (Lass *et al.*, 1999; Hereter *et al.*, 1998; Isikoglu *et al.*, 2006).

Apesar dos estudos não demonstrarem aumento nas taxas de gravidez de pacientes submetidas à polipectomia antes dos ciclos de FIV, esta deve ser considerada uma vez que a presença de pólipo endometrial aumenta o risco de abortamento espontâneo.

Mioma

Os miomas uterinos são uma afecção uterina benigna frequente. A sua prevalência varia de acordo com a idade, raça e método diagnóstico empregado. Apesar de frequentemente assintomáticos, podem estar associados a menorragia, dor pélvica, infertilidade e aborto recorrente. Aproximadamente 5 a 10% das mulheres inférteis possuem mioma, e esta é a única causa de infertilidade em 1 a 2,4%.

Existem vários potenciais mecanismos pelos quais o mioma pode causar infertilidade, como inflamação endometrial crônica, aumento da contratilidade uterina, vascularização anormal, interferência no transporte seminal e implantação embrionária (Taylor e Gomel, 2008). Número, tamanho e localização dos miomas estão diretamente relacionados com a sintomatologia e efeito sobre a fertilidade.

Vários estudos têm sido realizados com o objetivo de determinar a influência dos miomas sobre a fertilidade e determinar quais pacientes devem ser submetidas à miomectomia.

Estudos têm demonstrado que miomas submucosos e intramurais (Figs. 51-3 a 51-7) que distorcem a cavidade estão associados à diminuição das taxas de gravidez e implantação nas pacientes com gravidez espontânea e submetidas à FIV (Shokeir *et al.*, 2010; Fernandez *et al.*, 2001). Alguns estudos relatam taxa de gravidez, após um período de acompanhamento de 40 meses, de 81% nas pacientes com infertilidade sem causa aparente e 63% naquelas com história de aborto de repetição (Shokeir *et al.*, 2010). A influência dos miomas que não distorcem a cavidade endometrial permanece controversa.

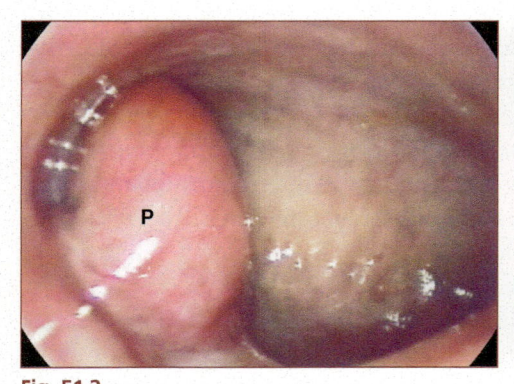

Fig. 51-2
Pólipo em região cornual direita *(P)*.

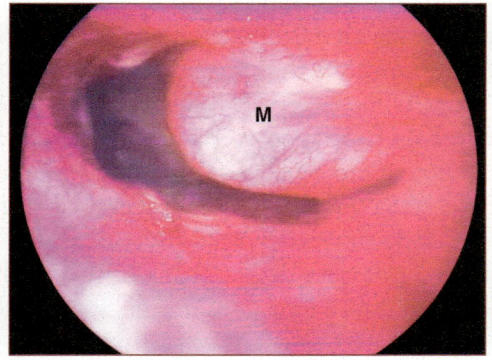

Fig. 51-3
Mioma em istmo *(M)*.

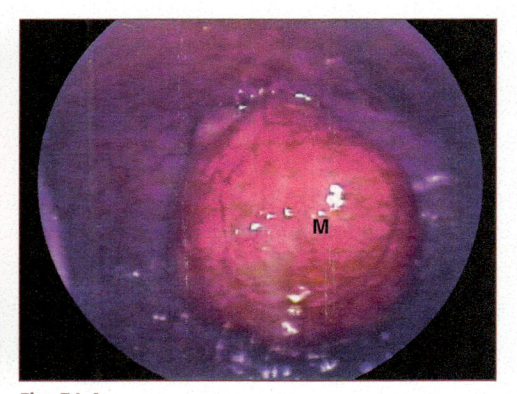

Fig. 51-4
Mioma nível 0 *(M)*.

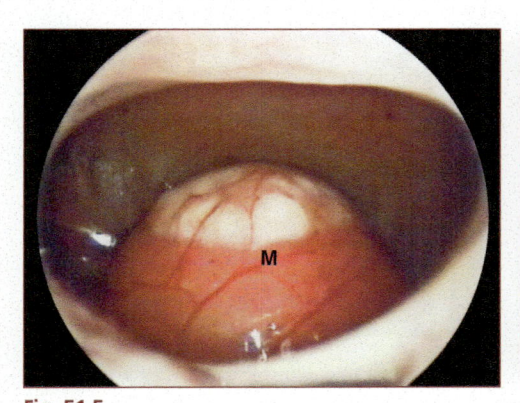

Fig. 51-5
Mioma nível I *(M)*.

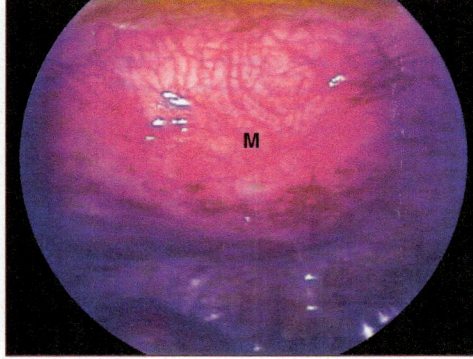

Fig. 51-6
Mioma nível II *(M)*.

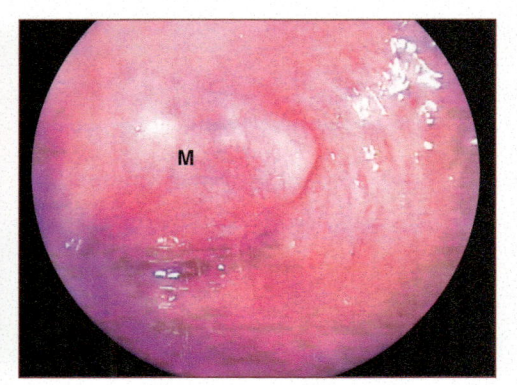

Fig. 51-7
Mioma de localização próxima ao óstio tubário *(M)*.

Pritts *et al.* realizaram em 2009 uma revisão sistemática para avaliar o real impacto dos miomas na fertilidade e resultados reprodutivos. Vinte e três estudos foram incluídos na análise dos dados. Quando foram avaliados os resultados de mulheres com miomas em qualquer localização as taxas de gravidez, implantação e nascidos vivos foram significativamente menores no grupo com miomas quando comparado com o grupo-controle. Quando os grupos foram separados pela localização dos miomas, as pacientes que apresentavam miomas submucosos e intramurais, com ou sem distorção da cavidade endometrial, apresentaram menores taxas de gravidez, de implantação e nascidos vivos e um aumento nas taxas de aborto. As pacientes com miomas subserosos quando comparadas com as pacientes sem miomas não apresentaram diferença nos resultados reprodutivos. No entanto, quando analisadas as taxas de gravidez e aborto após a miomectomia, o grupo com miomas submucosos apresenta aumento nas taxas de gravidez, mas não nas taxas de nascidos vivos. Estas taxas permaneceram inalteradas no grupo que apresentava miomas intramurais.

A indicação da miomectomia deve considerar não apenas o possível aumento nas taxas de gravidez, mas também as possíveis complicações advindas da presença destes nódulos durante a gestação. Sabe-se que as alterações hormonais podem levar a um rápido crescimento dos miomas e dor pélvica significativa. Alguns estudos associam outras complicações obstétrica à presença dos miomas, como parto pré-termo, apresentação fetal anômala, hemorragia pós-parto e descolamento prematuro de placenta (Somogliana *et al.*, 2007).

Septo uterino

A prevalência das malformações uterinas é na população em geral de 4%. As pacientes inférteis apresentam uma maior frequência destas malformações (6,3%) quando comparadas com mulheres férteis (3,8%). O útero septado é a malformação uterina mais frequente, cerca de 33%, e resulta de uma falha na reabsorção após a fusão dos dois ductos de Müller (Istre O, Schantz-Dunn J, Vellinga TT, 2010; Poncelet C e Aissaoui F, 2007). Esta falha pode ser completa ou parcial, dividindo a cavidade uterina e o canal cervical em duas partes.

O diagnóstico do útero septado pode ser realizado através de diferentes métodos de imagem. A acurácia da HSG é de cerca de 20 a 60%, a USTV apresenta uma sensibilidade de 100% e uma especificidade de 80%, a ultrassonografia 3D (Fig. 51-8) apresenta acurácia de 92% e a histerossonografia de 100%. A acurácia da ressonância magnética varia nos estudos de 50 a 100% (Istre O, Schantz-Dunn J, Vellinga TT, 2010; Taylor e Gomel, 2008). Entretanto, a associação da histeroscopia (Fig. 51-9) com laparoscopia é o padrão-ouro para o diagnóstico do útero septado (Taylor e Gomel, 2008).

Antes do advento da cirurgia histeroscópica a correção do septo uterino, ou metroplastia, era realizada por laparotomia. Os resultados obstétricos parecem ser os mesmos, independente da técnica utilizada, porém o emprego da via abdominal resulta em maior morbidade e tempo de internação.

Existe uma importante associação entre o septo uterino e alta incidência de falhas reprodutivas. Ele pode estar associado a abortos no primeiro e segundo trimestres, aborto de repetição, parto pré-termo, apresentação fetal anômala, crescimento intrauterino restrito e infertilidade (Berkkanoglu *et al.*, 2007). Cerca de 79% das gestações em úteros septados terminam em aborto (Taylor e Gomel, 2008). Isto ocorre, provavelmente, em decorrência do aporte sanguíneo inadequado para a implantação e desenvolvimento embrionário e fetal. Estudos demonstram uma importante diminuição das taxas de aborto, de cerca de 88% para 14%, após a realização de metroplastia.

A associação entre útero septado e infertilidade ainda é controversa, no entanto, pacientes com esterilidade sem causa aparente parecem se beneficiar da realização da metroplastia com aumento das taxas de gravidez.

Nas pacientes que serão submetidas à FIV, a metroplastia deve sempre ser realizada, não com o objetivo de aumentar as taxas de gravidez, mas porque, sabidamente, melhora o resultado obstétrico destas pacientes.

Endometrite crônica

A endometrite crônica é uma inflamação persistente do endométrio que se caracteriza, histologicamente, pela presença de um número excessivo de neutrófilos e infiltrados celulares nas biópsias endometriais. É geralmente assintomática, mas pode cursar com dor pélvica, sangramento uterino anormal ou dismenorreia. Por sua característica oligossintomática é difícil determinar sua prevalência exata. Estima-se que está presente em 0,8 a 19% da população em geral (Cicinelli *et al.*, 2008).

Na histeroscopia (Fig. 51-10) está associada à presença de hiperemia focal ou difusa, edema estromal e micropólipos o que permite seu diagnóstico com uma acurácia de 93%.

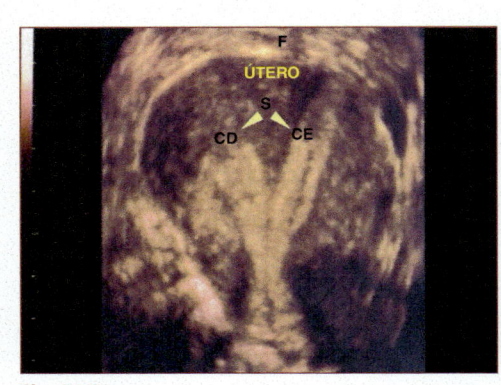

Fig. 51-8
Ultrassonografia 3D de útero septado. F = Fundo uterino; CD = Cavidade uterina direita; CE = Cavidade uterina esquerda; S = Septo uterino.

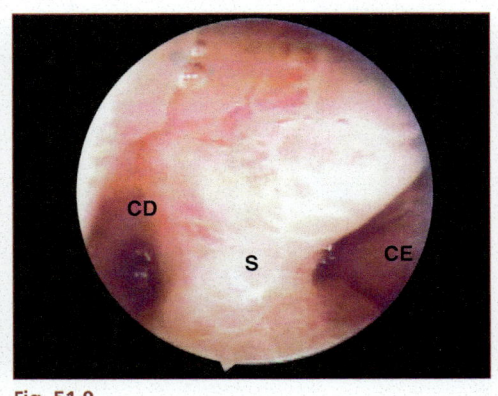

Fig. 51-9
Visão histeroscópica do septo. CD = Cavidade uterina direita; CE = Cavidade uterina esquerda; S = Septo uterino.

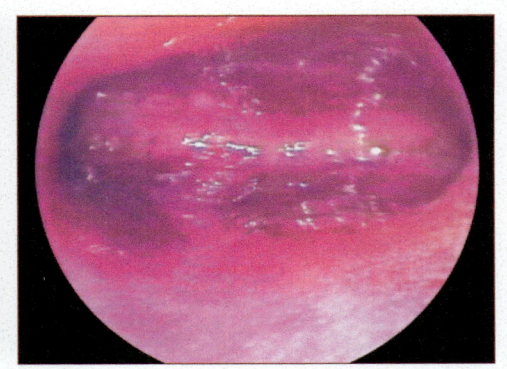

Fig. 51-10
Endometrite crônica difusa.

Estudo prospectivo realizado por Cicinelli *et al.* (2008) demonstrou que os agentes infecciosos mais frequentemente encontrados em paciente com endometrite crônica são bactérias (58% dos casos), em particular o *Streptococcus* em 27,9% e as bactérias da flora intestinal (*Enterococcus faecalis* e *Escherichia coli*) em 25,5%. A *Chlamydia* foi encontrada em apenas 2,7%, e nenhum caso de *Neisseria gonorrhoeae* foi detectado.

Vários fatores estão associados a um resultado reprodutivo favorável entre eles a qualidade embrionária e o ambiente intrauterino parecem ser os mais importantes, tanto para o início quanto para a continuidade da gestação. A presença endometrite crônica parece ter impacto negativo nas taxas de gravidez por tornar o endométrio hostil à implantação e ao desenvolvimento embrionários (Rama Raju *et al.*, 2006; Salim *et al.*, 2002).

Sinéquia

As sinéquias intrauterinas são causadas por agressão ao endométrio e podem cursar com obliteração completa ou parcial da cavidade endometrial, resultando em alteração menstrual, infertilidade ou aborto de repetição. Estima-se que a prevalência de sinéquia na população em geral é de 1,5% (Taylor e Gomel, 2008; Kodarman e Arici, 2007), 5 a 39% nas pacientes com aborto recorrente e acima de 40% nas pacientes com história prévia de curetagem pós-parto ou aborto (Kodarman e Arici, 2007).

A causa mais frequente é a curetagem uterina e pode ser observada em 7 a 30% das pacientes submetidas à histeroscopia após a curetagem (Taylor e Gomel, 2008). Histerotomia para miomectomia e cesariana, ressecção histeroscópica de septos e miomas submucosos, irradiação pélvica e infecções intrauterinas, particularmente a tuberculose genital, também podem resultar na formação de sinéquias.

A histeroscopia (Figs. 51-11 e 51-12) é o exame padrão-ouro para o seu diagnóstico, pois permite melhor avaliação da extensão e da localização, além de permitir o tratamento através da lise das sinéquias. A formação de novas aderências pós-operatórias ocorre aproximadamente 42 a 50% dos casos graves e em 17 a 21% dos casos moderados o que torna necessária a realização de uma histeroscopia para *second look* (Yu *et al.*, 2008; Kodarman e Arici, 2007). Também podem ser realizados, nos casos graves e moderados, tratamentos adjuvantes no pós-operatório como o uso de hormônios, de dispositivo intrauterino, cateter de Foley e balão intrauterino.

O resultado reprodutivo das mulheres com diagnóstico de sinéquias é, em geral, ruim. Aproximadamente 45% apresentam infertilidade e daquelas que conseguem engravidar, 40% evoluem para aborto espontâneo e 23% para parto pré-termo. Os resultados após o tratamento cirúrgico são favoráveis e dependem da gravidade das aderências. Estudos relatam uma taxa de 93, 78 e 57% de gravidez após o tratamento dos casos leves, moderados e graves, respectivamente. Em relação ao aborto de repetição estima-se uma diminuição de 86,5 para 42,3% após o tratamento (Kodarman e Arici, 2007).

RISCOS GESTACIONAIS PÓS-CIRURGIA HISTEROSCÓPICA

O tratamento histeroscópico de algumas afecções uterinas pode aumentar o risco de resultados obstétricos adversos.

Na metroplastia, a ruptura da camada basal do endométrio pode levar à placentação anormal aumentando o risco de placenta acreta e placenta prévia. A extensão das alterações endometriais e miometriais subsequentes à ressecção de miomas depende do número, tamanho e localização dos miomas e pode cursar com aumento no risco de ruptura uterina e placentação anômala. A frequência aumentada de incompetência istmocervical e de parto pré-termo pode ser resultado de frequentes dilatações cervicais para realização de histeroscopia (Yu *et al.*, 2008; Kodarman e Arici, 2007).

Pacientes submetidas a tratamento histeroscópico antes da gestação devem ter acompanhamento obstétrico cuidadoso e direcionado às possíveis complicações do tratamento.

Quando liberar para engravidar?

Outra importante questão é determinar qual o intervalo de tempo ideal entre a realização do tratamento histeroscópico (miomectomia, metroplastia, lise de sinéquias e polipectomia) e a gestação espontânea ou a FIV.

Apenas um estudo realizado por Berkkanoglu *et al.* (2007) comparou as taxas de gravidez e abortamento após 9 semanas, 10-16 semanas e 17 ou mais semanas após a realização de metroplastia. Não foi encontrada diferença estatisticamente significativa nas taxas de gravidez, implantação e abortamento nos três grupos. No entanto, é indicada a realização de *second look* em pacientes com alto risco para formação de sinéquias uterinas após tratamento histeroscópicos. Estas pacientes devem ser orientadas a evitar a gestação até que a integridade da cavidade uterina seja assegurada.

CONCLUSÕES

A histerossalpingografia ainda se apresenta como método inicial para avaliação da cavidade uterina em pacientes inférteis, além de permitir a avaliação da permeabilidade tubária. No entanto, pe-

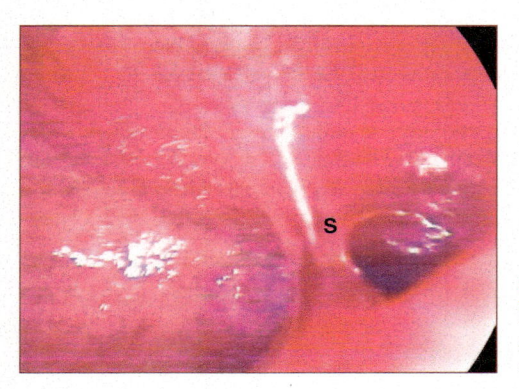

Fig. 51-11
Sinéquia mucosa junto ao óstio tubário esquerdo (S).

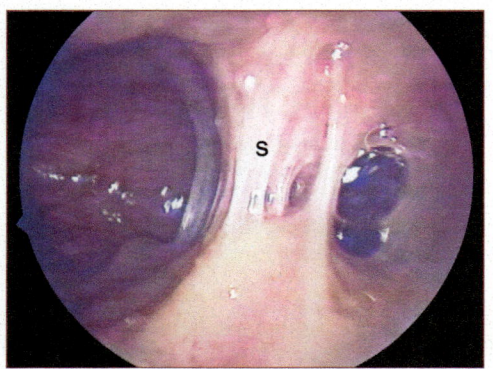

Fig. 51-12
Sinéquia fibrosa (S).

quenas lesões intrauterinas associados a insucessos reprodutivos podem não ser diagnosticadas.

A ultrassonografia transvaginal, em mãos experientes, apresenta alta sensibilidade e especificidade, mas é incapaz de diferenciar algumas lesões intrauterinas e não permite uma abordagem terapêutica simultânea.

A histeroscopia é um importante método diagnóstico, complementando o estudo da pelve feminina. O instrumental utilizado atualmente permite uma abordagem simultaneamente diagnóstica e terapêutica em muitos casos, com mínimo desconforto.

A proposta de avaliação histeroscópica da cavidade uterina antes da FIV não é nova. No entanto, ainda não foi incluída na propedêutica de rotina. Até o momento, a ultrassonografia transvaginal e a histerossalpingografia permanecem como os métodos de rastreio de anormalidades intracavitárias, ficando a HSC reservada à investigação de anormalidades detectadas em tais métodos. Porém diversos estudos têm demonstrado a superioridade da histeroscopia em relação à HSG e à USGTV em diagnosticar as alterações intrauterinas.

O principal problema da FIV na terapêutica da infertilidade, no que diz respeito ao impacto econômico e principalmente psicológico, é a falha de implantação após a transferência embrionária. Portanto, todos os esforços na tentativa de evitar tal desfecho devem ser considerados. Embora a implantação embrionária – ou sua falha – seja multifatorial, um dos fatores envolvidos é anatômico e se relaciona com a integridade da cavidade uterina. Neste contexto, a questão resultante é se a histeroscopia deve ser recomendada antes de qualquer tratamento para infertilidade, especialmente antes do primeiro ciclo de FIV.

Várias anormalidades intrauterinas congênitas ou adquiridas têm sido implicadas como causa de infertilidade, como as malformações uterinas, pólipos endometriais, miomas e sinéquias uterinas. Vários estudos demonstram que a histeroscopia é um método seguro e eficaz no tratamento destas patologias, resultando melhora dos resultados obstétricos.

A polipectomia histeroscópica aumenta as taxas de gravidez em mulheres sem outro fator de infertilidade, independente do tamanho e localização dos pólipos. No entanto, em pacientes submetidas à FIV os resultados ainda são controversos.

Pacientes com miomas submucosos apresentam menores taxas de gravidez e maiores taxas de abortamento, quando comparadas com mulheres sem miomas, e parecem se beneficiar da miomectomia. No entanto, pacientes com miomas intramurais, apesar de apresentarem diminuição da fertilidade, não apresentam melhora nas taxas de nascidos vivos após a realização da miomectomia.

A prevalência de útero septado é maior nas pacientes inférteis que na população em geral. Existe uma importante associação entre septo uterino e abortamento de repetição, mas a associação à infertilidade ainda é controversa. Pacientes com útero septado devem sempre ser submetidas à ressecção com o objetivo de melhora dos resultados obstétricos.

A endometrite crônica é uma afecção de difícil diagnóstico. Pode estar associado à infertilidade por tornar o ambiente intrauterino hostil à implantação e desenvolvimento embrionários.

A presença de sinéquia intrauterina frequentemente é observada em pacientes com história de agressão endometrial, particularmente naquelas submetidas à curetagem uterina pós-aborto. O sucesso do tratamento cirúrgico está diretamente relacionado com a gravidade das lesões e resulta em aumento das taxas de gravidez e diminuição das taxas de abortamento.

O tratamento cirúrgico das patologias citadas anteriormente pode levar a aumentar as frequências de complicações obstétricas, como placentação anômala, ruptura uterina, incompetência istmocervical e descolamento prematuro de placenta.

Dessa forma, à luz das evidências científicas disponíveis, a realização de histeroscopia diagnóstica antes das técnicas de reprodução assistida de alta complexidade é aconselhável, tanto do ponto de vista clínico quanto do econômico, pois permite o diagnóstico de patologias uterinas não diagnosticadas pelos métodos rotineiramente empregados (USTV e HSG). Um insucesso reprodutivo em função de uma alteração intracavitária não diagnosticada nos exames de rastreio representa um importante ônus para casais candidatos à FIV, com enormes impactos econômico e emocional.

REFERÊNCIAS BIBLIOGRÁFICAS

Berkkanoglu M, Isikoglu M, Arcisi F et al. What is the best time to perform intracytoplasmatic sperm injection/embryo transfer cycle after hysteroscopic for an incomplete uterine septum? *Fertil Steril* 2008 Dec.;90(6):2112-15.

Bettocchi S, Nappi L, Ceci O et al. What does 'diagnostic hysteroscopy' mean today? The role of the new techniques. *Curr Opin Obstet Gynecol* 2003 Aug.;15(4):303-8.

Boivin J, Bunting L, Collins JA et al. International estimates of infertility prevalence and treatment-seeking: potential need and demand for infertility medical care. *Hum Reprod Update* 2007 Mar.;22(6):1506-12.

Bosteels J, Weyers S, Puttemans P et al. The effectiveness of hysteroscopy in improving pregnancy rates in subfertile women without other gynaecological symptoms: a systematic review. *Hum Reprod Update* 2010 Jan.-Fev.;16(1):1-11.

Bozdag G, Aksan G, Esinler I et al. What is the role of office hysteroscopy in women with failed IVF cycles? *Reprod Biomed Online* 2008 Sept.;17(3):410-15.

Cicinelli E, De Ziegler D, Nicoletti R et al. Chronic endometritis: correlation among hysteroscopic, histologic and bacteriologic findings in a prospective Trial with 2190 consecutive office hysteroscopies. *Fertil Steril* 2008 Mar.;89(3):677-84.

Coutifaris C et al. Histological dating of timed endometrial biopsy tissue is not related to fertility status. *Fertil Steril* 2004;82(5):1264-72.

Roma Dalfó A, Úbeda B, Ubeda A et al. Diagnostic value of hysterosalpingography in the detection of intrauterine abnormalities: a comparison with hysteroscopy. *Am J Roentgen* 2004 Nov.;183:1405-9.

Devroey P, Fauser BC, Diedrich K. Evian Annual Reproduction (EVAR) Workshop Group 2008. Approaches to improve the diagnosis and management of infertility. *Hum Reprod Update* 2009 July-Aug.;15(4):391-408.

Doldi N, Persico P, Sebastiano FD et al. Pathologic findings in hysteroscopy before in vitro fertilization-embryo transfer (IVF-ET). *Gynecol Endocrinol* 2005;21(4):235-37.

El-Toukhy T, Sunkara SK, Coomarasamy A et al. Outpatient hysteroscopy and subsequent IVF cycle outcome: a systematic review and meta-analysis. *Reprod Biomed Online* 2008 May;16(5):712-19.

Fatemi HM, Kasius JC, Timmermans A et al. Prevalence of unsuspected uterine cavity abnormalities diagnosed by office hysteroscopy prior to in vitro fertilization. *Hum Reprod* 2010 Aug.;25(8):1959-65.

Fernandez H, Sefrioui O, Virelizier C et al. Hysteroscopic resection of submucosal myomas in patients with infertility. *Hum Reprod* 2001;16(7):1489-92.

Hereter L, Carreras O, Pasciual MA et al. Repercusion de la presencia de pólipos endometrialis em um cicio de FIV. *Prog Obstet Ginecol* 1998;41:5-7.

Isikoglu M, Berkkanoglu M, Senturk Z et al. Endometrial polyps smaller than 1.5 cm do not affect ICSI outcome. *Reprod Biomed Online* 2006;12:199-204.

Istre O, Schantz-Dunn J, Vellinga TT. Uterine malformation: diagnosis and results after hysteroscopic metroplasty. *Fetil Steril* 2010 Fev.

Kodarman PH, Arici A. Intra-uterine adhesions and fertility outcome: how to optimize success? *Curr Opin Obstet Gynaecol* 2007;19:207-14.

Kuohung K, Hornstein MD, Barbieri RL et al. *Etiology of female infertility.* Up to Date, 2010.

Kuohung W, Hornstein MD, Barbieri RL et al. *Evaluation of female infertility.* Up to Date, 2010.

Lass A, Williams G, Abiisheikha N et al. The effect of endometrial polyps on outcomes of in vitro fertilization (IVF) cycles. *J Assist Repord Genet* 1999;16:410-15.

Lorusso F, Ceci O, Bettocchi S et al. Office hysteroscopy in an in vitro fertilization program. *Gynecol Endocrinol* 2008 Aug.;24(8):465-69.

Makrakis E, Hassiakos D, Stathis D et al. Hysteroscopy in women with implantation failures after in vitro fertilization: findings and effect on subsequent pregnancy rates. *J Minim Invasive Gynecol* 2009 Mar.-Apr.;16(2):181-87.

Margalioth EJ, Ben-Chetrit A, Gal M et al. Investigation and treatment of repeated implantation failure following IVF-ET. *Hum Reprod* 2006 Dec.; 21(12):3036-43.

Murray MJ, Meyer WR, Zaino RJ et al. A critical analysis of the accuracy, reproducibility, and clinical utility of histologic endometrial dating in fertile women. *Fertil Steril* 2004 May;81(5):1333-43.

Perez-Medina T, Bajo-Arenas J, Salazar F et al. Endometrial polyps and their implication in the pregnancy rates of patients undergoing intrauterine insemination: a prospective, randomized study. *Hum Reprod* 2005;20:1632-35.

Poncelet C, Aissaoui F. Malformations utérines et reproduction. *Gynnéc Obstét Fertil* 2007 Oct.;53:821-25.

Pritts EA, Parker WH, Olive DL. Fibroides and infertility: an update systemic review of evidence. *Fertil Steril* 2009 Apr.;91(4):1215-23.

Ragni G, Diaferia D, Vegetti W et al. Effectiveness of sonohysterography in infertile patient work-up: a comparison with transvaginal ultrasonography and hysteroscopy. *Gynecol Obstet Invest* 2005;59(4):184-88.

Rama Raju GA, Shashi Kumari G, Krishna KM et al. Assessment of uterine cavity by hysteroscopy in assisted reproduction programme and its influence on pregnancy outcome. *Arch Gynecol Obstet* 2006;274(3):160-64.

Salim R, Ben-Shlomo I, Colodner R et al. Bacterial colonizationof the uterine cervix and success rate in assisted reproduction: results of a preospective survey. *Hum Reprod* 2002;17(2):337-40.

Shalev J, Meizner I, Bar-Hava I et al. Predictive value of transvaginal sonography performed before routine diagnostic hysteroscopy for evaluation of infertility. *Fertil Steril* 2000 Feb.;73(2):412-17.

Shokeir T, El-Shafei M, Yuorsef H et al. Submucous myomas and their implications in the pregnancy rates of patients with otherwise unexplained primary undergoing hysteroscopic myomectomy: a randomized matched control study. *Fertil Steril* 2010 July;94(2):724-29.

Shokeir TA, Shalan HM, El-Shafei MM. Significance of endometrial polyps detected in eumenorrheic infertile woman. *J Obstet Gynaecol Res* 2004 Apr.;30(2):84-89.

Spienwankiewich B, Stelmachow J, Sawaicki W et al. The effectiveness of hysteroscopic polypectomy in cases of female infertility. *Clin Exp Obstet Gynaecol* 2003;30:23-25.

Stamatellos I, Apostolides A, Stamatopoulos P et al. Pregnancy rates after hysteroscopic polypectomy depending on the size or number of the polyps. *Arch Gynecol Obstet* 2008;277:395-99.

Taylor E, Gomel V. The uterus and fertility. *Fertil Steril* 2009 Jan.;89(1):1-16.

Yanaihara A, Yorimitsu T, Motoyama H et al. Location of endometrial polyp and pregnancy rate in infertility patients. *Fertil Steril* 2008 July;90(1):180-82.

Yu D, Li TC, Xia E et al. Factores affecting reproductive outcome of hysteroscopic adhesiolysis for Asherman's Syndrome. *Fertil Steril* 2008 Mar.;89(3):715-22.

52 Histeroscopia na Contracepção

Kleber de Melo Morais
Mychelle de Medeiros Garcia Torres
Patricia Costa Fonsêca Meirelles Bezerra

- INTRODUÇÃO
- TÉCNICAS DE ESTERILIZAÇÃO HISTEROSCÓPICA
  Oclusão térmica
    Eletrocoagulação
    Criocoagulação
    Nd:YAG laser
  Oclusão química
  Oclusão mecânica
    Dispositivos para oclusão do óstio tubário
  Oclusão híbrida
    Essure
    ADIANA
- CONCLUSÕES
- REFERÊNCIAS BIBLIOGRÁFICAS

INTRODUÇÃO

A esterilização feminina é um método comum de contracepção em todo o mundo, onde estima-se que mais de 100 milhões de mulheres já se tenham submetido à esterilização por oclusão ou ligadura tubária.[1] No Brasil, estima-se que 40% das mulheres, entre 15 e 49 anos de idade, tenham se submetido à esterilização tubária através de laparotomias, sendo 50 a 70% realizadas durante uma cesariana.[2] Até meados da década de 1970, o único método seguro para contracepção definitiva feminina era a ligadura tubária por laparotomia ou minilaparotomia. Nos últimos anos, com a evolução e segurança da técnica laparoscópica, a oclusão tubária por esta via, pelos métodos de corte, coagulação, colocação de clipes ou anéis, foi o procedimento mais utilizado como método anticoncepcional definitivo.[3] Apesar da eficiência da ligadura laparotômica e dos benefícios da laparoscopia, os riscos inerentes à técnica cirúrgica, à anestesia e o custo do ambiente cirúrgico estimularam a busca por um método contraceptivo definitivo mais simples. Técnicas visando à esterilização transcervical já haviam sido amplamente testadas pela instilação de agentes corrosivos na cavidade uterina, dispositivos mecânicos de obstrução tubária e de destruição, utilizando a energia térmica. Nenhum método conseguiu se estabelecer em razão do alto grau de falência no objetivo da esterilização e das altas taxas de complicações. Na década de 1990 foi desenvolvido o Essure, dispositivo que colocado no óstio tubário por visão histeroscópica possibilita uma resposta inflamatória e fibrose da luz tubária após 3 meses da inserção. A proposta de uma oclusão tubária irreversível, sem cicatrizes e, possivelmente, sem anestesia, motivou muitos estudos para estabelecer a eficácia do método. Recentemente, outros dispositivos com o mesmo objetivo, como o *Adiana Permanent Contraception*, estão em fase de avaliação.

TÉCNICAS DE ESTERILIZAÇÃO HISTEROSCÓPICA

Oclusão térmica

Eletrocoagulação

A coagulação histeroscópica do óstio tubário, utilizando um eletrodo permanente, parecia um método fácil, mas apresentou elevada taxa de fracassos e, principalmente, elevado índice de complicações, já que a cauterização intramural da tuba pode estender-se para a cavidade abdominal, com lesão de órgãos vizinhos. Desde 1978, após estudo multicêntrico com 587 pacientes realizado na Universidade de Columbia em Nova York, a técnica foi abandonada por concluir que 39% das pacientes submetidas ao procedimento apresentavam uma ou ambas as tubas pérvias ou já estavam grávidas, além da descrição de complicações maiores como perfuração uterina, lesão intestinal, peritonite, endometrite e um caso de óbito decorrente de lesão intestinal.[4]

■ Criocoagulação

O método foi proposto por Drogmueller *et al.* (1978) com base na necrose tecidual provocada pelas mudanças biofísicas e bioquímicas que o frio provoca, mas poucos estudos foram realizados para avaliar sua eficácia.[5]

■ Nd:YAG *laser*

Atua de modo semelhante à eletrocoagulação, tendo a vantagem de ser aplicado no meio líquido (soro fisiológico, ringer simples ou água destilada), pois não é absorvido pela água. A energia se transmite mediante uma fibra óptica, protegida por teflon que se acopla ao canal cirúrgico do histeroscópio. O *laser* é absorvido pela hemoglobina em forma de calor suficiente para coagular as proteínas celulares de forma homogênea, promovendo uma coagulação entre 3,5 e 6 mm de profundidade, mas com dificuldade no controle da sua profundidade na região dos óstios tubários.[6] Os escassos trabalhos não puderam assegurar boa eficácia do método.

Oclusão química

A intenção da instilação de agentes químicos na cavidade uterina visava a oferecer um método de fácil aplicação, econômico e reprodutível que destruísse o epitélio tubário, provocando necrose e posterior oclusão, como a quinacrina,[7] ou que atuasse como adesivo no óstio tubário, como os cianoacrilatos.[8] O extravasamento por refluxo e o acometimento dos tecidos circunjacentes, além das altas taxas de insucesso na oclusão tubária bilateral descontinuaram o uso dessas substâncias.

Oclusão mecânica

■ Dispositivos para oclusão do óstio tubário

A ideia de utilizar dispositivos rígidos para ocluir o óstio tubário foi aperfeiçoada desde que Erb, em 1975, propôs o uso de um *plug* de silicone para ocluir a junção uterotubária.[9] Vários dispositivos prometiam causar esterilização eficiente e temporária, inclusive com possibilidade de remoção futura. O Ovabloc, em 1978, o Hidrogel de Brundin, em 1983, o dispositivo de Hosseinian, em 1983 e Asa de náilon de Hamou (Fig. 52-1), em 1984, foram dispositivos testados, mas poucos estudos foram realizados para avaliar as taxas de oclusão tubária e possibilidade de reversão do procedimento.[9-11] O dispositivo de Hamou consistia em um dispositivo formado por um fio de náilon de 4 cm de largura por 1 cm de diâmetro, acoplado a um sistema de encaixe na sua extremidade distal, com uma memória elástica para sua fixação na tuba, evitando a migração para a cavidade uterina, que permitia ser transferido para a tuba através do micro-histeroscópio de Hamou. Em 1984, o sistema foi testado em 166 pacientes, ocorrendo oclusão tubária em 88% das pacientes, 4 expulsões e 1 gravidez.[12]

Oclusão híbrida

■ Essure

Na década de 1990, um novo e promissor dispositivo foi criado pela companhia americana Conceptus Inc., cuja denominação inicial foi STOP e posteriormente Essure. A partir de 2003 a Food and Drugs Administration (FDA) liberou para comercialização.

O sistema Essure consiste em um dispositivo em formato de microespiral expansível, composto de titânio e níquel, em cujo interior passam fibras de *dacron* (polietileno tereftalato). Sua dimensão é de 4 cm de largura por 0,8 mm de diâmetro (2,4 Fr) quando está pregueado (Fig. 52-2). O dispositivo é colocado na tuba proximal pelo óstio tubário, por visão histeroscópica, utilizando um canal de trabalho de 5 Fr e solução salina. O procedimento pode ser executado em sistema ambulatorial, por vaginoscopia (sem colocação de espéculo e pinça de Pozzi), com média distensão da cavidade uterina, o que melhora o conforto da paciente durante o procedimento. É possível a colocação somente com o uso de analgésicos orais, podendo ser necessário o bloqueio cervical ou sedação intravenosa em alguns casos. Inicialmente, o Essure se fixa pela adaptação que ocorre na espiral, ocupa aproximadamente 3 cm no interior da tuba e, após um período de 3 meses, a resposta inflamatória ocorrida pela reação ao corpo estranho induz à fibrose e oclusão da luz tubária (Fig. 52-3). As fi-

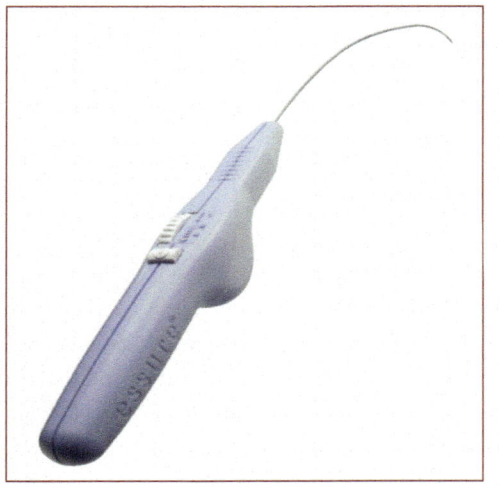

Fig. 52-2
Sistema completo do Essure.

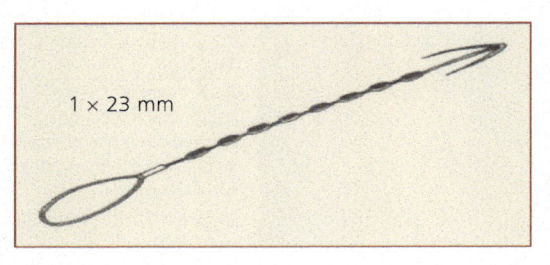

Fig. 52-1
Asa de náilon de Hamou.

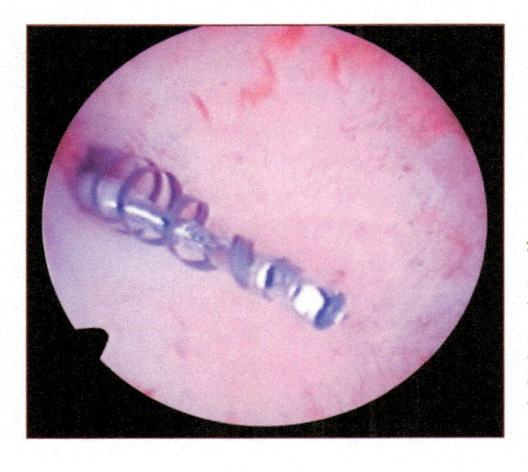

1 × 23 mm

Fig. 52-3
Visão histeroscópica do dispositivo no óstio tubário. O posicionamento é considerado adequado quando 3 a 8 espirais ficam visíveis na cavidade uterina.

bras de polietileno tereftalato são responsáveis pelo encravamento tecidual como já bem estabelecido em outros dispositivos vasculares.[13] Sua aplicação clínica foi aprovada em 2001 na Europa, Austrália, Canadá e Singapura, e um ano mais tarde liberada pela FDA, para comercialização nos Estados Unidos.

Instruções de colocação

A) Antes do procedimento de colocação do microdispositivo:
1. A colocação de microdispositivos deve ser realizada entre o 7º e o 14º dia do ciclo menstrual (onde o 1º dia representa o primeiro dia de sangramento), a fim de melhorar a visualização dos óstios tubários e diminuir as probabilidades de colocação de um microdispositivo numa paciente com gravidez não diagnosticada.
2. O médico ou uma pessoa por si designada deve administrar um teste de gravidez, que deve ser realizado nas 24 horas anteriores, ou imediatamente antes do procedimento de colocação do microdispositivo.
3. Recomenda-se fortemente a administração de um fármaco anti-inflamatório não hormonal (AINH), tal como o Indocid (por via oral ou em supositório) uma a duas horas antes do procedimento de colocação do microdispositivo, dado que os dados dos ensaios clínicos demonstram que a administração de AINHs aumenta significativamente a probabilidade de sucesso da colocação. No caso de apenas usar um bloqueio paracervical, e para reduzir a ansiedade, também pode ser administrado Diazepam (PO) ou outro agente semelhante 30 minutos antes do procedimento.

B) Procedimento de colocação do microdispositivo: O procedimento de colocação do microdispositivo Essure pode ser realizado num contexto de cirurgia em ambulatório. Deve ser empregada uma técnica estéril durante o procedimento de colocação do microdispositivo. O tempo necessário para concluir o procedimento de colocação do microdispositivo não deve ultrapassar 30 minutos.
1. Coloque a paciente em posição de litotomia.
2. Introduza um espéculo na vagina para permitir o acesso ao colo uterino. Prepare o colo uterino com Betadine, ou outra solução antibacteriana adequada, em conformidade com a prática padronizada.
3. A anestesia local constitui o método preferido para implantação dos microdispositivos. Pode ser administrado um bloqueio paracervical. Caso necessário, também pode ser administrado Midazolam (IV) ou outro agente semelhante para prevenir ou reduzir o desconforto.
4. Introduza um histeroscópio estéril, com câmara acoplada e um canal de trabalho (≥ 5 French), através do colo uterino até ao interior da cavidade uterina. Caso seja necessário, proceda à dilatação cervical para permitir a introdução. A fim de prevenir a perfuração uterina, o procedimento deve ser terminado, caso seja necessária uma força excessiva para obter a dilatação cervical.
5. A distensão da cavidade uterina deve ser realizada com uma infusão de soro fisiológico através do canal de trabalho do histeroscópio. Recomenda-se, que o soro fisiológico seja previamente aquecido até a temperatura do corpo e introduzido por gravidade, a fim de minimizar os espasmos das tubas uterinas. Deve obter-se e manter-se uma distensão uterina excelente durante todo o procedimento. Devem ser seguidos procedimentos padronizados de monitoração de fluidos durante todo o procedimento. Os óstios das tubas uterinas devem ser identificados por visualização histeroscópica.
6. Antes de prosseguir a colocação de microdispositivos Essure, ambos os óstios tubários devem ser identificados e avaliados histeroscopicamente. Não deve ser feita qualquer tentativa de colocação de um microdispositivo num óstio tubário a menos que existam probabilidades aceitáveis de a tuba oposta estar desobstruída.
7. Uma vez identificado o óstio de uma tuba uterina, insira o Introdutor com Fenda através da porta de borracha do canal de trabalho do histeroscópio. Passe o sistema de colocação Essure por meio do introdutor e faça avançar através do canal de trabalho do histeroscópio (Fig. 52-4).
8. Faça avançar o sistema de colocação Essure para o interior da porção proximal da tuba uterina com movimentos lentos e contínuos para prevenir o espasmo tubário. Faça avançar o sistema de colocação até o marcador de posicionamento do cateter de colocação atingir o óstio da tuba uterina. Este marcador visual indica que o microdispositivo Essure abrange os segmentos intramural distal e ístmico proximal da tuba uterina, com a hélice exterior, abrangendo a junção uterotubária. Esta constitui a posição ideal do microdispositivo Essure (Fig. 52-5).
9. O correto alinhamento concêntrico do cateter de colocação com o lúmen tubário é sugerido pela possibilidade de fazer avançar o cateter sob visualização direta sem demasiada resistência. De modo geral a resistência ao avanço revela-se de duas maneiras: (1) não se vê o marcador preto na superfície exterior do cateter avançar em direção ao óstio tubário e/ou (2) o cateter de colocação dobra ou flete excessivamente, impedindo desse modo que o médico aplique pressão para diante no conjunto do cateter. Sempre que for ob-

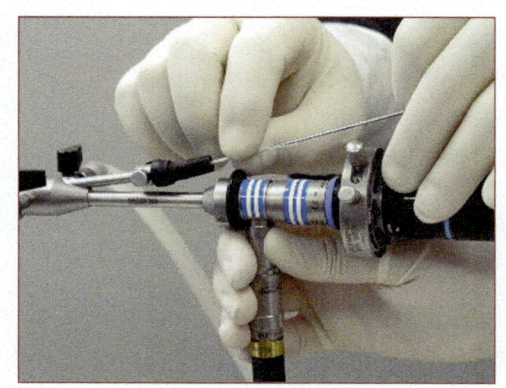

Fig. 52-4
Insira o introdutor com fenda e o microdispositivo Essure pela porta de borracha do canal de trabalho do histeroscópio.

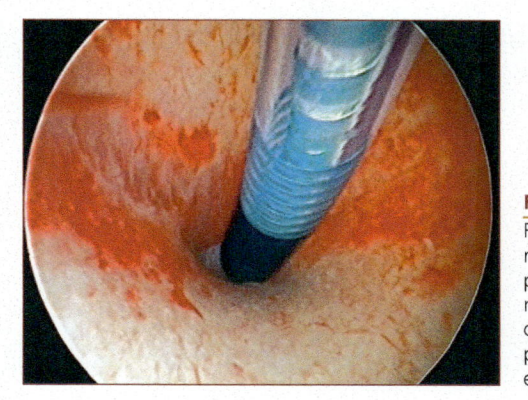

Fig. 52-5
Faça avançar até o marcador negro de posicionamento chegar no óstio tubário, este é o indicador visual da posição correta para expansão.

servada tal resistência ao movimento para diante do cateter, não devem ser feitas novas tentativas para colocar o microdispositivo, a fim de evitar a possibilidade de perfuração uterina ou de colocação involuntária do microdispositivo na musculatura uterina e não no interior do lúmen tubário. Deve ser realizado uma histerossalpingografia (HSG) de acompanhamento para determinar a permeabilidade tubária.

10. Se, após vários minutos, não for possível fazer avançar o cateter até o marcador de posicionamento, pode ser empregado um teste de perfusão com um cateter de desobstrução, caso não tenha sido já utilizado, para determinar a permeabilidade tubária. No caso de a tuba se encontrar obstruída, ou de o cateter não poder ser avançado até o marcador de posicionamento, o caso deve ser terminado. No caso da colocação de o microdispositivo não ter êxito ao fim de 10 minutos de tentativas de canulação por tuba, o caso deve ser terminado.

11. Uma vez o cateter de colocação avançado até o marcador de posicionamento seja altura de expandir o microdispositivo. Para isso, primeiro estabilize o manípulo do microdispositivo Essure contra a câmara do histeroscópio ou outro objeto fixo, para prevenir movimentos involuntários para diante do Sistema Essure durante a retração do cateter de colocação (Fig. 52-6).

12. Certificando-se de que o marcador de posicionamento se encontra no óstio da tuba uterina, rode o botão rotativo do manípulo em direção ao operador. O movimento não deve ser feito a uma velocidade superior a 1 clique por segundo, até que o botão deixe de rodar. Isto facilita a remoção do cateter de colocação, o qual pode ser visualizado histeroscopicamente no monitor de vídeo. A remoção do cateter de colocação expõe o microdispositivo Essure retraído, fixo ao cateter de libertação. Deve aparecer aproximadamente 1 cm do microdispositivo (hélices retraídas) pendendo para o interior do útero, quando o cateter de colocação for removido. Caso seja visível mais de 1 cm, o microdispositivo deve, se possível, ser reposicionado antes de prosseguir para o passo nº 13.

13. Depois de remover o cateter de colocação, pressiona-se o botão do manípulo para permitir que o botão rotativo continue a rodar. Gire o botão rotativo em direção ao operador para remover o cateter de libertação. Quando já não puder rodar mais o botão rotativo, a remoção do cateter de libertação está concluída. A remoção do cateter de libertação permite a expansão da hélice exterior do microdispositivo Essure. O operador deve ver as hélices exteriores a expandirem-se. Caso contrário, afaste suavemente o fio de colocação da parede uterina para aliviar a pressão sobre a hélice exterior (Fig. 52-7).

14. Aguarde cerca de 10 segundos para permitir a expansão das hélices exteriores. Alinhe o histeroscópio e o sistema de colocação para minimizar a dobragem do cateter. *Nota:* Para evitar incapacidade/dificuldade no desencaixe e/ou remoção do fio de colocação do microdispositivo Essure, todo o sistema de colocação deve ser cuidadosamente retificado antes da rotação do manípulo em sentido anti-horário, visando a evitar o contato entre o microdispositivo Essure e a parede do útero. Faça rodar todo o manípulo no sentido anti-horário. *Nota:* Utilize o mínimo possível de rotações quando tentar remover o fio de colocação. Rode o manípulo em sentido anti-horário, até que o fio de colocação se tenha visivelmente desencaixado do microdispositivo Essure (o fio de colocação começa a sair do lúmen da hélice interior) ou até que tenha efetuado 10 rotações, dependendo do que ocorrer primeiro. Enquanto continua a rotação para remover o fio de colocação, retire suavemente o sistema de colocação do microdispositivo puxando o manípulo para trás (Fig. 52-8).

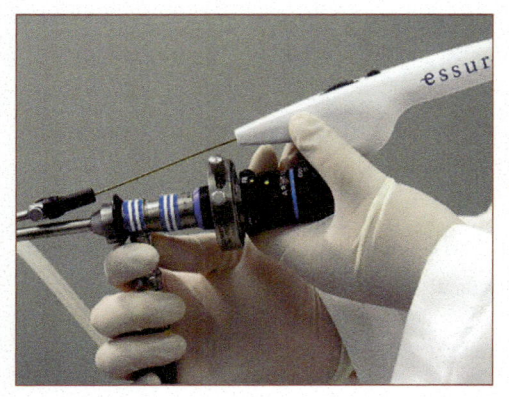

Fig. 52-6
Estabilize o manípulo contra a cabeça da câmara ou outro objeto fixo para prevenir movimentos involuntários para diante do sistema Essure.

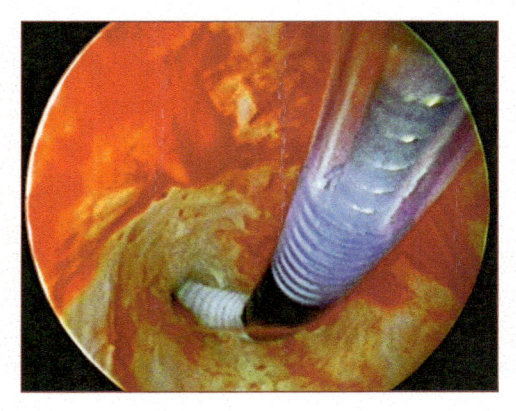

Fig. 52-7
Após concluir a retração do cateter, pressione o botão para permitir que o botão rotativo volte a rodar.

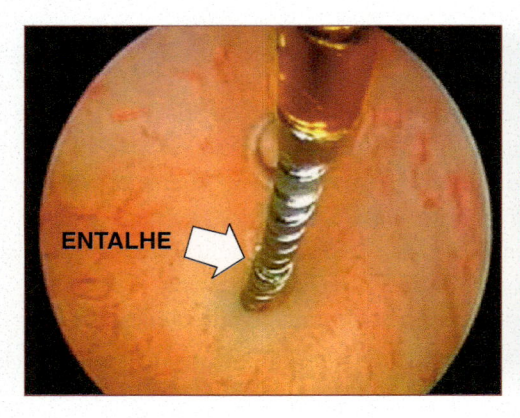

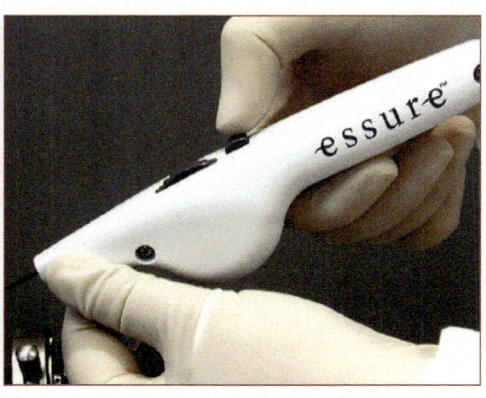

Fig. 52-8
Rode o manípulo no sentido anti-horário para soltar o fio de colocação do microdispositivo.

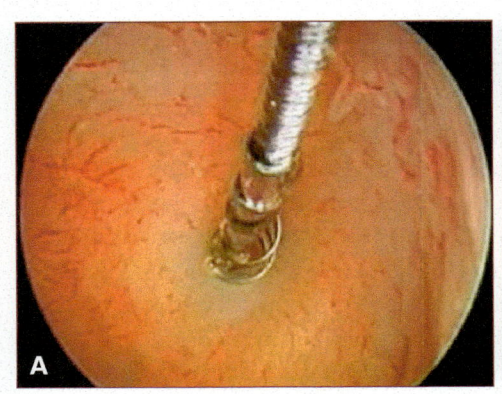

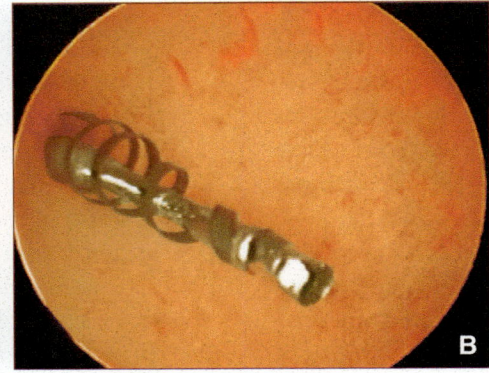

Fig. 52-9
As hélices exteriores expandidas do microdispositivo Essure pendendo para o interior do útero indicam a colocação ideal. (**A**) Região cornual esquerda. (**B**) Região cornual direita.

15. A posição do microdispositivo Essure expandido será avaliada sob visualização histeroscópica. Idealmente, deverá observar 3 a 8 hélices exteriores expandidas do microdispositivo Essure pendendo para o interior do útero (Fig. 52-9A e B).
16. No caso do médico não ficar satisfeito com a colocação do microdispositivo com base apenas na visualização histeroscópica, ou suspeitar de perfuração tubária ou uterina, o(s) microdispositivo(s) deve(m) ser deixado(s) no lugar e avaliado(s) através de uma radiografia pélvica 3 meses após a colocação do dispositivo.
17. Repita o procedimento de colocação do Essure na tuba contralateral.
18. Registre o comprimento do microdispositivo que pende para o interior da cavidade uterina, anotando todas as dificuldades de identificação ou confirmação de qualquer dos óstios tubários ou as preocupações relacionadas com a potencial perfuração. Estas anotações devem ser incluídas na ficha da paciente.
19. Relembre a paciente que use um método alternativo (com exceção do DIU) durante os primeiros 3 meses após o procedimento de colocação do Essure.
20. Marque uma radiografia pélvica para 3 meses após o procedimento, para avaliar a retenção e a localização do dispositivo.

Aspectos que devem ser considerados cuidadosamente no momento da radiografia após 3 meses:

- Receio no momento da colocação, de possível perfuração devida à força excessiva necessária durante a colocação, perda súbita de resistência ou ausência de espiral pendente na cavidade uterina.
- O comprimento pendente visível no momento da colocação era < 5 mm ou > 10 mm (3-8 hélices exteriores expandidas).
- A identificação do óstio tubário ficou comprometida durante a colocação em razão da fraca distensão, má iluminação ou detritos de endométrio que dificultaram a identificação do posicionamento e do comprimento pendente do microdispositivo.
- A paciente ter se queixado de cãibras e/ou sangramento/microssangramento persistentes desde o procedimento.

A radiografia será avaliada tendo em vista os aspectos anteriormente, descritos como:

- *Satisfatória:* os microdispositivos parecem estar dentro do lúmen tubário e abrangendo a junção uterotubária, parecendo relativamente simétricos.
- *Suspeita:* um ou ambos os microdispositivos parecem distais ou proximais em relação à posição ideal, ou podem ter perfurado parcial ou completamente a tuba e/ou parecem relativamente assimétricos. As pacientes devem ser aconselhadas a prosseguir utilizando contracepção alternativa e a realizarem uma HSG.
- *Insatisfatória:* localização intraperitoneal evidente ou expulsão do microdispositivo. As pacientes devem ser aconselhadas a manterem contracepção alternativa e realizar uma HSG, no caso de realizar nova tentativa de colocação.

Contraindicações da utilização:

- Incerteza da paciente quanto ao seu desejo de terminar a fertilidade.
- Gravidez ou suspeita de gravidez.
- Parto ou interrupção de gravidez no segundo trimestre, menos de 6 semanas antes da colocação do microdispositivo Essure.
- Infecção pélvica ativa ou recente.
- Cervicite aguda não tratada.
- Sangramento vaginal inexplicado ou grave.
- Patologia maligna ginecológica (suspeita ou identificada).
- Cavidade uterina ou tubas reconhecidamente anormais, tornando a visualização dos óstios tubários e/ou canulação da porção proximal da tuba uterina difícil ou impossível.
- Alergia aos meios de contraste (pode ser necessário uma histerossalpingografia 3 meses após a colocação do microdispositivo).
- Paciente em uso de corticosteroides.

O procedimento de colocação do Essure deve ser realizado por histeroscopistas experientes, que tenham realizado treinamento para este procedimento. Algumas advertências são fornecidas pelo fabricante, como:

- As pacientes que tenham alergia a níquel-titânio podem sofrer uma reação alérgica ao microdispositivo.
- Quando introduzir o microdispositivo na tuba nunca avançar contra resistência excessiva.
- Não continue a introduzir o sistema depois de o marcador de posicionamento do cateter ter alcançado o óstio tubário. O avanço para além deste ponto pode resultar em colocação insatisfatória e perfuração tubária.
- Se as tentativas de colocação não tiverem êxito após 10 minutos de tentativas de canulação da tuba, o caso deve ser adiado.
- Uma vez introduzido o microdispositivo, ou seja, uma vez separado do fio de colocação, não deve tentar a sua remoção por via histeroscópica a menos que 18 ou mais hélices do dispositivo Essure estejam no interior da cavidade uterina. A remoção de tal microdispositivo deve ser tentada imediatamente após a colocação. No entanto, pode não ser possível a remoção. No caso de o microdispositivo ter sido inadvertidamente expandi-

do na cavidade uterina e não na tuba, ele deve ser removido do útero e deve ser feita nova tentativa de colocação na tuba.

- A paciente deverá usar um contraceptivo alternativo até que uma radiografia seja feita 3 meses após a colocação do microdispositivo demonstre uma localização satisfatória deste.
- As pacientes que utilizam Essure podem, no futuro, ser propostas a terapias uterinas que utilizem meios de energia. Recomenda-se evitar a utilização do eletrocautério em procedimentos cirúrgicos realizados nos cornos uterinos e nas tubas. Todos os outros procedimentos na pelve devem evitar utilização do eletrocautério a menos de 4 cm do microdispositivo. Dada a presença do microdispositivo Essure, podem existir riscos associados a esses procedimentos que, no momento, não foram identificados.
- Os procedimentos intrauterinos, tais como biópsia de endométrio, dilatação e curetagem, histeroscopia, incluindo ablação endometrial, podem interromper a capacidade de os microdispositivos prevenirem a gravidez. Além disso, a presença destes pode acarretar riscos associados a esses procedimentos.
- A ablação térmica do endométrio pode ser executada eficazmente e com segurança, utilizando o balão uterino Gynecare THERMACHOICE imediatamente após colocação do microdispositivo Essure.

São recomendadas algumas precauções para utilizar o microdispositivo Essure, tais como:

- Sempre que possível a colocação deve ser realizada entre o 72º e o 142º dia do ciclo, a fim de melhorar a visualização dos óstios tubários e diminuir as probabilidades de colocação de um microdispositivo em paciente com gravidez não diagnosticada.
- As variações anatômicas uterinas podem dificultar a colocação.
- A fim de reduzir risco de perfuração uterina, o procedimento deve ser terminado no caso de ser necessária força excessiva para obter a dilatação cervical.
- Antes de prosseguir a colocação do microdispositivo, ambos os óstios tubários devem ser identificados e avaliados histeroscopicamente. Não deve ser feita qualquer tentativa para colocar um microdispositivo num óstio tubário a menos que existam probabilidades aceitáveis de a outra tuba estar acessível e não obstruída.
- A realização de ablação endometrial logo após a colocação do Essure pode aumentar o risco de síndrome de esterilização tubária pós-ablação.
- Os microdispositivos Essure são seguros em ambiente de RM e radiopacos, exceto na imagem da pelve que pode causar alguns artefatos.

Entre os efeitos adversos, a perfuração tubária foi relatada em 1 a 3% dos casos e implantes peritoneais em 0,5 a 3% dos casos. No dia do procedimento 1 a 13% das mulheres queixaram-se de dor, 30% de desconforto gástrico, 11% de náuseas e 7% de sangramento vaginal.[14,15] Os anéis do dispositivo podem interferir na Ressonância Magnética (RM), embora 1,5-T RM já se tenha mostrado segura e a 3T esteja em estudo.[16] Há recomendação de se evitar o uso do dispositivo em mulheres sabidamente alérgicas ao níquel. Como um corpo estranho, o Essure pode causar encapsulação tecidual, o que foi demonstrado em 25% dos casos, quando uma nova histeroscopia foi feita em até 43 meses da inserção, o que pode favorecer o sucesso da implantação embrionária em casos de fertilização *in vitro*.[17]

Os estudos multicêntricos de fases II e III, antes da aprovação do método, mostraram taxas de esterilização entre 85 e 92%. Inicialmente, as mulheres eram submetidas à histerossalpingografia após 3 meses do procedimento para averiguar a obstrução tubária (Fig. 52-10).[14,15] A aprovação do método estabeleceu que o acompanhamento das mulheres incluísse uma radiografia simples de abdome após 12 semanas da inserção do dispositivo, onde a distância entre os extremos intracavitários do dispositivo não poderia ser superior a 4 cm e a simetria da sua disposição na pelve permitiria confirmar uma correta colocação (Fig. 52-11). A mulher deve associar outro método contraceptivo até que a oclusão tubária bilateral possa ser garantida.

Em 2004, Ubeda *et al.*, avaliando a inserção do Essure em 117 mulheres, observaram êxito em 96,6% dos casos.[18] Estudo realizado por Arjona *et al.* (2008) considerou o Essure um método com alto grau de satisfação em 91% de 1.630 mulheres esterilizadas ambulatorialmente, sem nenhum tipo de anestesia ou sedação.[19] Grosdemouge *et al.* (2009) publicaram a eficácia do Essure em 94,4% das 992 mulheres que se submeteram à colocação do dispositivo no período de 2004 a 2006 na França.[20] Neste estudo 93% das mulheres se declararam satisfeitas ou muito satisfeitas com o novo dispositivo. Estudo multicêntrico envolvendo 495 pacientes revelou que a falha na esterilização ocorreu em 6% das mulheres, reduzindo para 3,3% quando foi tentado um segundo procedimento.[21] O único fator significativo associado à falha na esterilização foi a difícil visualização dos óstios tubários.

ADIANA

Mais recentemente, um segundo método de esterilização transcervical, dispositivo Adiana, recebeu a aprovação da Conformite Europeenne em janeiro de 2009, sendo comercializado em 27 países da União Europeia e também aprovado pela FDA em julho de 2009 (Fig. 52-12).[22] O método é uma combinação da oclusão tubária com o dano térmico controlado, pela inserção de um dispositivo de silicone biocompatível. Sob visão histerosco-

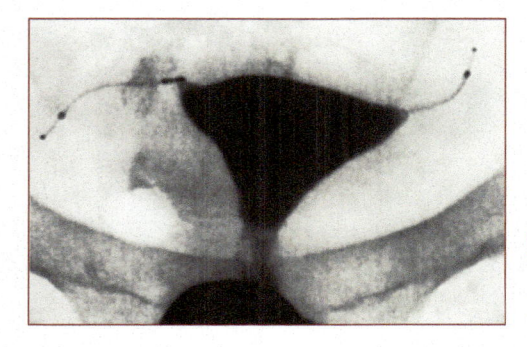

Fig. 52-10
Histerossalpingografia demonstrando oclusão tubária bilateral.

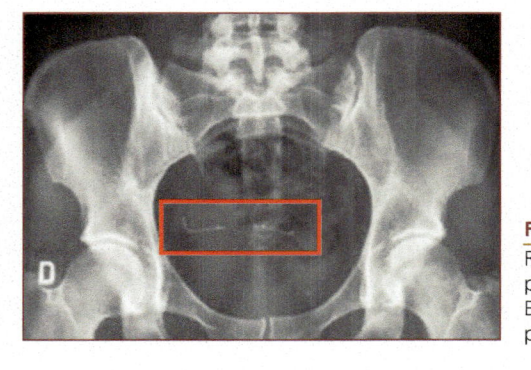

Fig. 52-11
Radiografia simples da pelve evidenciando Essure bem posicionado.

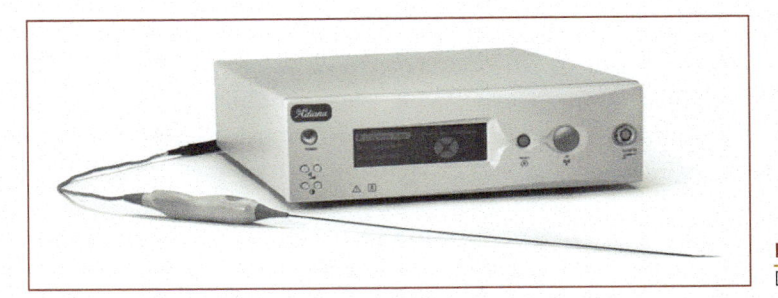

Fig. 52-12
Dispositivo Adiana.

pica, o cateter é introduzido no óstio tubário, e a extremidade distal do cateter libera uma energia de radiofrequência por um período de um minuto, causando uma lesão de 5 mm dentro da tuba. A seguir do procedimento térmico, uma matriz de silicone de 3 a 5 mm é acoplada dentro da lesão, sendo removidos o cateter e o histeroscópio (Fig. 52-13A e B). Uma histerossalpingografia deve ser realizada após 12 semanas. Embora visível à ultrassonografia, o dispositivo não é identificado na HSG ou radiografia. No estudo EASE, estudo-piloto envolvendo 645 mulheres, 94% das mulheres apresentaram oclusão tubária bilateral, e com um novo procedimento, 95% obtiveram êxito.[22-24] As falhas foram atribuídas a distorções anatômicas da cavidade uterina como sinéquias ou lateralização excessiva dos óstios tubários. Este mesmo estudo avaliou a inserção do dispositivo e observou que em 53% das pacientes não houve necessidade de sedação. O meio de distensão utilizado foi a glicina. Ainda neste estudo, ocorreram 6 gestações nos primeiros 12 meses, após a documentação da oclusão tubária pela HSG e 50% delas foi atribuída a erro de interpretação da HSG.

CONCLUSÕES

Não há estudos controlados e randomizados sobre os métodos de esterilização histeroscópica até o momento, mas de maneira geral os estudos atuais sugerem que o método Essure é seguro, bem tolerado e efetivo em curto espaço de tempo. O sistema Adiana também parece promissor e bem tolerado, embora mais estudos devam ser realizados para comprovar a segurança do método. Ambos são considerados irreversíveis, portanto a mulher deve estar muito segura da sua indicação (Quadro 52-1).

Fig. 52-13
Sistema de esterilização transcervical Adiana. Mecanismo de obstrução do Adiana. (**A**) Eletrodo de radiofrequência. (**B**) Matriz de silicone inserido.

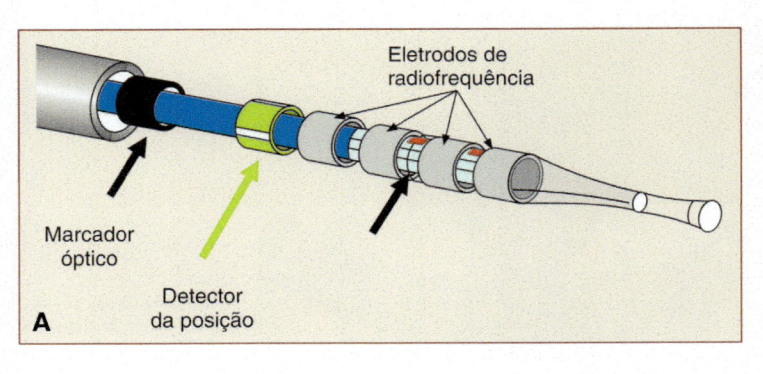

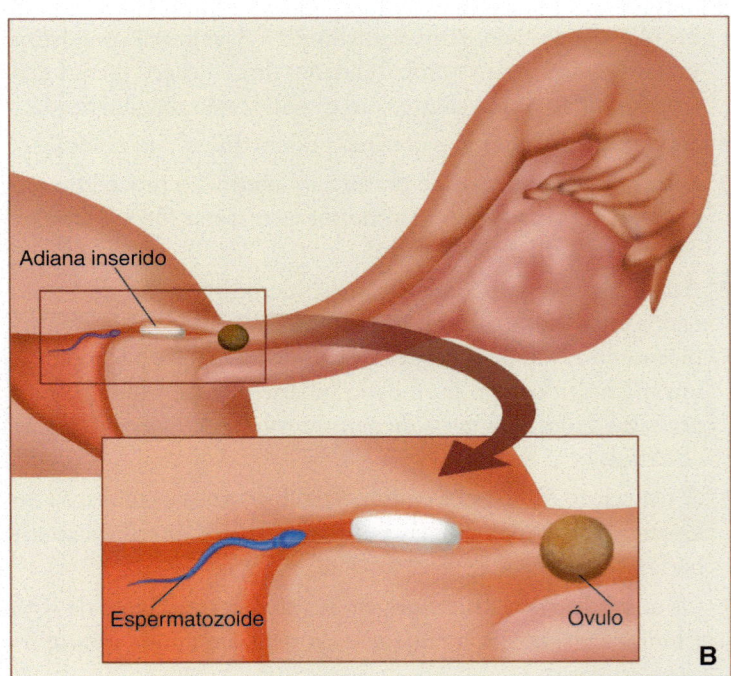

Quadro 52-1 Comparação dos métodos de oclusão tubária

Técnica	Material	Autor	Vantagens	Desvantagens
Químico Histeroscópico/cego	Quinacrina	Zipper et al. Quinones et al.	Simples, não cirúrgico, baixo custo, altas taxas de sucesso com duas aplicações	Necessita de aplicações repetidas neste método para confirmar oclusão tubária, 3 meses de contracepção antes de o procedimento ser considerado eficiente
Mecânico Histeroscópico	P-block hydrophilic plug	Brundin	Altas taxas de sucesso, possível reversibilidade	Migração de *plug*, perfuração tubária
	Nylon intratubal device	Hamou et al.	Reversível, altas taxas de sucesso	Migração, expulsão do material
	Polythelene plug	Hosseinian	Reversível, âncora miometrial, altas taxas de sucesso	Reação inflamatória no local das âncoras. Migração do material
	Polytetrafluroethylene scew	Hart and Magos	Desconhecido	Desconhecido
	Ovabloc	Loffer, Cooper	Não cirúrgico, alto sucesso, molde de silicone	Espermotubário pode necessitar de repetidas aplicações. Pode ocorrer fratura do *plug* com sua migração
Térmico Histeroscópico	Eletrocirurgia	Quinones et al. Darab and Richart	Fácil acesso, moderada taxa de sucesso	Complicações significativas, inclusive com relato de morte
	Neodymium: yttrium aluminun-0 garnet laser	Brumsted et al. Donnez et al.	1 relato de 100% de sucesso 1 relato de significativa falha	Baixa taxa de sucesso, equipamento de alto custo
Procedimentos Híbridos Histeroscópico	Essure	Valle et al., Valle et al. Kerin et al., Cooper et al. Kerin et al.	Altas taxas de sucesso, bem tolerado, sob anestesia local, relato inicial de necessidade de habilidade histeroscópica	Mecanismo descartável irreversível, irremovível, necessidade do uso por 3 meses de método contraceptivo
	Adiana	Johns, Vancaille	Relato de altas taxas de sucesso, bem tolerado, sob anestesia local, sem partes de metal, possibilidade de realizar cirurgias intrauterinas usando corrente elétrica ou realizar futura FIV	Mecanismo descartável, irreversível, não pode ser removido, necessidade do uso por 3 meses de método contraceptivo

REFERÊNCIAS BIBLIOGRÁFICAS

1. Chapman L, Magos A. Currently available devices for female sterilization. *Expert Rev Med Devices* 2005 Sept.;2(5):623-34. Review.
2. Berquó E, Cavenaghi S. Direitos reprodutivos de mulheres e homens face à nova legislação brasileira sobre esterilização voluntária. *Cad Saúde Pública* 2003;19:S441-53.
3. Hurskainen R, Hovi SL, Gissler M et al. Hysteroscopic tubal sterilization: a systematic review of the Essure system. *Fertil Steril* 2010 June;94(1):16-9. Epub 2009 May 5. Review.
4. Darabi KF, Richart RM. Collaborative study on hysteroscopic sterilization procedures. Preliminary report. *Obstet Gynecol* 1977 Jan.;49(1):48-54.
5. Droegemueller W, Greer BE, Davis JR et al. Cryocoagulation of the endometrium at the uterine cornua. *Am J Obstet Gynecol* 1978 May 1;131(1):1-9.
6. Nicolau RL. Cirurgia histerosopica. In: *Tratado y atlas de histeroscopia*.1990. p. 204-5, cap. 14.
7. Zipper J, Kessel E. Quinacrine sterilization: a retrospective. *Int J Gynaecol Obstet* 2003 Oct.;83(Suppl 2):S7-11. Review.
8. Shuber J. Transcervical sterilization with use of methyl 2-cyanoacrylate and a newer delivery system (the FEMCEPT device). *Am J Obstet Gynecol* 1989 Apr.;160(4):887-89.
9. Valle RF, Read T. Hysteroscopic sterilization. In: Baggish MS, Barbot J, Valle RF. (Eds.). *Diagnostic and operative hysteroscopy: a text and atlas*. 2nd ed. Boston, MA: Mosby, 1999. p. 353-66.
10. Ligt-Veneman NG, Tinga DJ, Kragt H et al. The efficacy of intratubal silicone in the Ovabloc hysteroscopic method of sterilization. *Acta Obstet Gynecol Scand* 1999 Oct.;78(9):824-25.
11. Brundin J. Hydrogel tubal blocking device: P-block. In: Zatuchni GI et al. (Eds.). *Female sterilization*. Philadelphia: Harper, 1983. p. 240.
12. Hamou J, Gasparri F, Scarselli GF et al. Hysteroscopic reversible tubal sterilization. *Acta Eur Fertil* 1984 Mar.-Apr.;15(2):123-29.
13. Palmer SN, Greenberg JA. Transcervical sterilization: a comparison of essure(r) permanent birth control system and adiana(r) permanent contraception system. *Rev Obstet Gynecol* 2009 Spring;2(2):84-92.
14. Cooper JM, Carignan CS, Cher D et al. Selective tubal occlusion procedure 2000 investigators group. Microinsert nonincisional hysteroscopic sterilization. *Obstet Gynecol* 2003 July;102(1):59-67.
15. Kerin JF, Cooper JM, Price T et al. Hysteroscopic sterilization using a micro-insert device: results of a multicentre Phase II study. *Hum Reprod* 2003 June;18(6):1223-30.
16. Shellock FG. New metallic implant used for permanent contraception in women: evaluation of MR safety. *AJR Am J Roentgenol* 2002 June;178(6):1513-16.
17. Kerin JF, Munday D, Ritossa M et al. Tissue encapsulation of the proximal Essure micro-insert from the uterine cavity following hysteroscopic sterilization. *J Minim Invasive Gynecol* 2007 Mar.-Apr.;14(2):202-4.
18. Ubeda A, Labastida R, Dexeus S. Essure: a new device for hysteroscopic tubal sterilization in an outpatient setting. *Fertil Steril* 2004 July;82(1):196-99.

19. Arjona JE, Miño M, Cordón J et al. Satisfaction and tolerance with office hysteroscopic tubal sterilization. *Fertil Steril* 2008 Oct.;90(4):1182-86.

20. Grosdemouge I, Engrand JB, Dhainault C et al. Essure implants for tubal sterilisation in France. *Gynecol Obstet Fertil* 2009 May;37(5):389-95. Epub 2009 May 1.

21. Panel P, Grosdemouge I. Predictive factors of essure implant placement failure: prospective, multicenter study of 495 patients. *Fertil Steril* 2010 Jan.;93(1):29-34. Epub 2008 Nov. 19.

22. Smith RD. Surgery and technology. Contemporary hysteroscopic methods for female sterilization. *Inter J Gynecol Obstet* 2010;108:79-84.

23. Kerin JF, Levy BS. Ultrasound: an effective method for localization of the echogenic Essure sterilization micro-insert: correlation with radiologic evaluations. *J Minim Invasive Gynecol* 2005 Jan.-Feb.;12(1):50-54.

24. Vancaillie TG, Anderson TL, Johns DA. A 12-month prospective evaluation of transcervical sterilization using implantable polymer matrices. *Obstet Gynecol* 2008 Dec.;112(6):1270-77.

53 Abordagem Histeroscópica em Obstetrícia

Claudio Peixoto Crispi
Claudio Peixoto Crispi Júnior

- **INTRODUÇÃO**
- **EMBRIOFETOSCOPIA**
  Introdução
  Técnica
  Indicações
- **RESTOS OVULARES**
  Introdução
  Diagnóstico
  Clínico
  Laboratorial
  Por imagem
  Tratamento
  Clínico
  Cirúrgico
  Técnica
  Ressectoscópio
  Histeroscópio de 4 mm com canal cirúrgico de 5F
- **ACRETISMO PLACENTÁRIO**
  Introdução
  Definição e classificação
  Fatores de risco e diagnóstico
  Tratamento
- **DOENÇA TROFOBLÁSTICA GESTACIONAL**
  Introdução
  Definição
  Diagnóstico
  Tratamento
- **GESTAÇÃO ECTÓPICA**
  Introdução
  Definição/localização
  Diagnóstico
  Clínico
  Laboratorial
  Diagnóstico de imagem
  Tratamento
- **MANEJO DO DIU EM SITUAÇÕES ESPECIAIS**
  Introdução
- **REFERÊNCIAS BIBLIOGRÁFICAS**

INTRODUÇÃO

A histeroscopia nos últimos anos expandiu de forma rápida, porém, não menos segura em suas indicações tanto no campo diagnóstico como no terapêutico.

Na obstetrícia esta expansão trouxe ganhos expressivos. O estudo da cavidade uterina pré-concepcional em vários centros já é uma realidade, tornando-se rotina o seu estudo pré-fertilização *in vitro* (FIV), apresentando ganhos substanciais, visto que este método consegue demonstrar, além de alterações morfológicas, as alterações inflamatórias não visualizadas em outros métodos propedêuticos.

A histeroscopia permite ainda uma avaliação do embrião e dos anexos embrionários nos casos de abortamento. Entretanto, na preservação do útero em situações extremas, tais como: o acretismo placentário, a gravidez com nidação cornual ou cervical, prevenção de sinéquias; é que os ganhos com esta técnica têm-se demonstrado excepcionais, como veremos neste capítulo.

EMBRIOFETOSCOPIA

Introdução

Esta técnica endoscópica transcervical permite a visualização direta da cavidade uterina, possibilitando um estudo morfológico dos embriões no primeiro trimestre de gestação, além de facilitar a obtenção seletiva de material para estudo citogenético.

Atualmente, sua maior utilização tem ocorrido em casos de pacientes com abortamento recorrente ou naquelas sem causa aparente.

Técnica

A possibilidade de realização de histeroscopia com meio líquido e fluxo contínuo facilitou a sua utilização, uma vez que, anteriormente com o uso de meio de distensão gasosa, esta utilização era muito limitada. A embriofetoscopia tem sido realizada no momento que antecede a realização do esvaziamento uterino nos abortamentos retidos.

Utiliza-se instrumental de 4,3 mm com fluxo contínuo de solução salina a 0,9%, uma óptica de 30° e camisa com canal cirúrgico de 5F. A pressão de distensão é suficiente para permitir a identificação e adequada visualização do saco gestacional. Quando já existe algum grau de dilatação do colo uterino, pode ser necessária a oclusão parcial do mesmo, para isto podemos utilizar uma pinça de apreensão de Pozzi no colo uterino, entorno do histeroscópio.

Após a identificação do saco gestacional realizamos uma pequena incisão com a utilização de uma tesoura histeroscópica (Figs. 53-1 a 53-4) e por esta abertura introduzimos o histeroscópio na cavidade extracelomática amniótica (Fig. 53-5).

Indicações

O estudo das malformações embriofetais com a utilização do exame de ultrassonografia tem-se mostrado muito adequado após o final do primeiro trimestre de gestação.[1]

Entretanto, em um grande estudo retrospectivo, em que avaliaram-se 1.370 fetos pela ultrassonografia para determinação da sensibilidade deste método na detecção precoce (primeiro trimestre de gestação) de aneuploidias e/ou anormalidades estruturais fetais, os casos de suspeitas ultrassonográficas de aneuploidias foram confirmados em 83% das vezes, as anomalias estruturais maiores (aquelas fatais ou que necessitam de intervenção imediata) conseguiram ser confirmadas em 70% dos casos.[2]

Portanto, a possibilidade de visualização precoce destas malformações tem contribuído no diagnóstico e aconselhamento genético nos casos que passariam inicialmente despercebidos.

Com a embriofetoscopia podemos, ainda, obter amostras de tecido embrionário com mínima chance de contaminação do mesmo por tecidos maternos, com sensível melhora dos resultados citogenéticos, quando em comparação com as amostras obtidas através de curetagem. Ferro et al.[3] desenvolveram um estudo comparativo entre amostras obtidas através de embrioscopia e de curetagem para realização de cariotipagem. As biópsias realizadas por embrioscopia puderam ser obtidas em 97,2% dos sacos gestacionais, sendo estes materiais embrionários e coriônicos adequados para análise cromossômica. As análises das amostras seletivas obtidas pela curetagem convencional sofreram contaminação por tecido materno, acarretando erro diagnóstico em 22,2% dos casos. A biópsia embrioscópica permitiu, também, o diagnóstico de mosaicismo verdadeiro placentário e o estudo do cariótipo individual de cada saco gestacional em abortamentos de gêmeos dizigóticos.[4]

Philipp et al.,[5] em 2004, publicaram um estudo com relato de 23 casos de pacientes com abortamento precoce após realização de FIV. Realizaram embrioscopia e estudo citogenético do vilo coriônico para determinar o fenótipo e o cariótipo. Vinte e três espécimes apresentavam alterações macroscópicas à embrioscopia, e 17 apresentavam alterações cromossomiais. Foram encontrados 15 achados de anomalias grosseiras decorrentes de aneuploidias em 21 casos. Ainda encontraram 6 embriões com alterações fenotípicas grosseiras que não foram detectadas no estudo citogenético (Fig. 53-6).

Uma vantagem específica da embriofetoscopia é que essa técnica oferece a possibilidade, não só de diagnosticar os defeitos

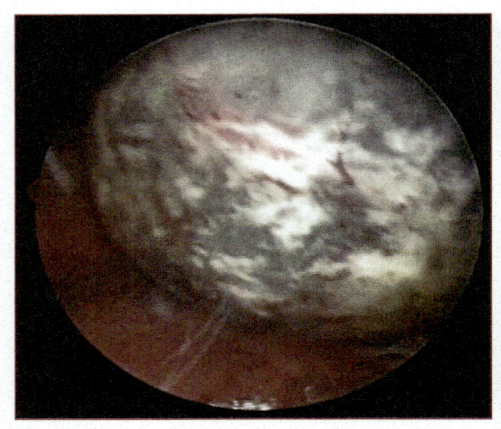

Fig. 53-1
Visualização histeroscópica do saco gestacional na parede anterior da cavidade uterina.

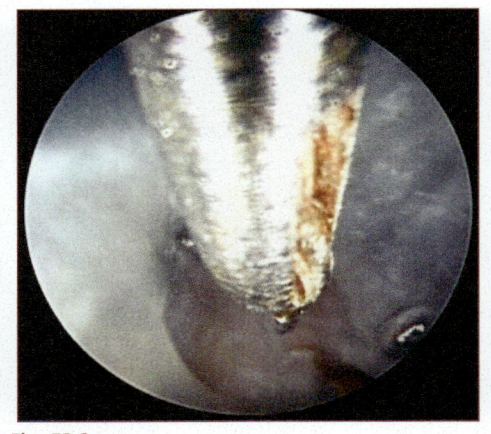

Fig. 53-2
Incisão do saco gestacional com tesoura histeroscópica.

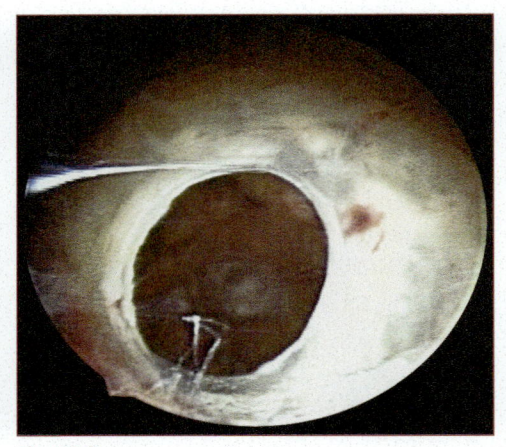

Fig. 53-3
Abertura do saco gestacional permitindo a visualização do seu conteúdo.

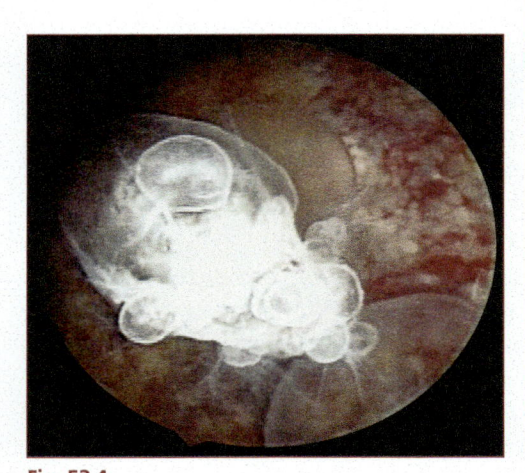

Fig. 53-4
Visualização histeroscópica do broto embrionário.

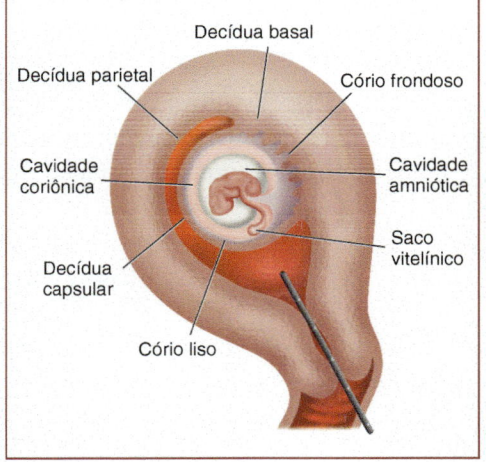

Fig. 53-5
Esquema ilustrativo demonstrando as decíduas e as divisões do cório.

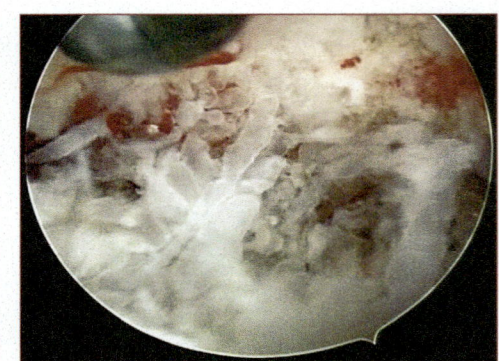

Fig. 53-6
Visualização do vilo corial visto por histeroscópio.

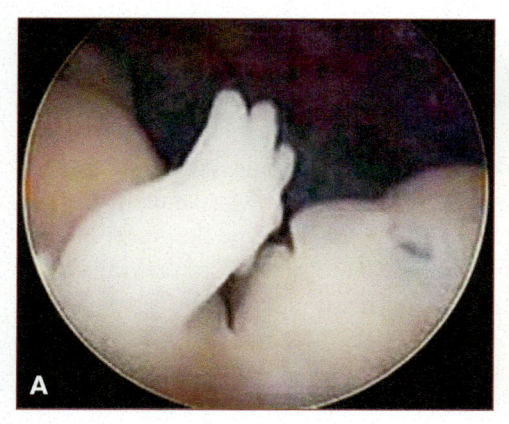

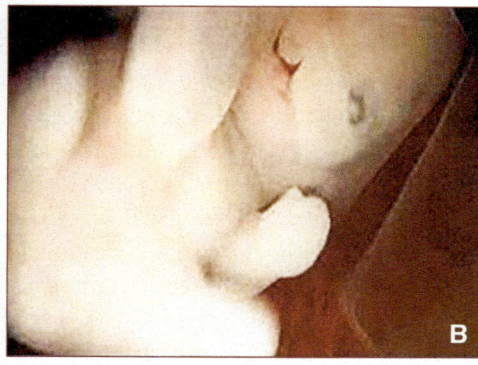

Fig. 53-7
(**A**) Lábio leporino em 7 semanas. (**B**) Ausência de osso nasal (possíveis marcadores de anomalias cromossomiais). (Abdala LT, Ruiz JA, Espinosa H. Transcervical embryoscopy: images of first-trimester missed abortion. *J Minim Invasive Gynecol* 2010 Jan-Feb;17(1):12-3.)

provenientes de um cariótipo anormal, mas também as malformações estruturais que não são diagnosticadas em testes citogenéticos, como, por exemplo, os casos de lábio leporino, meningocele, entre outras (Fig. 53-7).

Novas aplicações relacionadas com esta técnica estão sendo desenvolvidas, principalmente no que abrange à coleta de sangue de cordão umbilical em gestações iniciais, quando as técnicas anteriormente empregadas por via transabdominal eram realizadas a partir da 13ª semana de gestação.[6] Dessa forma, permitem-se diagnósticos de doenças hematológicas e cariotipagem precoces, além de uma possível obtenção de células-tronco mesenquimais no primeiro trimestre.[7]

RESTOS OVULARES

Introdução

A retenção de restos ovulares não é uma ocorrência incomum, sendo observada em, aproximadamente, 1% de todas as gestações,[8] principalmente naquelas terminadas no 1º e no 2º trimestre (17 e 40%, respectivamente), tanto nos partos vaginais, quanto nas cesarianas.[9] Contudo, diante deste quadro, a manipulação dos restos ovulares nem sempre é de fácil realização e necessita, por vezes, de intervenções emergenciais, porque podem acarretar graves hemorragias e/ou infecções.[10]

A dilatação e curetagem (D&C) ainda é considerada o padrão-ouro para sua manipulação, mesmo sendo um método "às cegas", que envolve possíveis complicações como perfuração uterina, sinéquias e necessidade de procedimentos repetitivos por abordagens anteriores incompletas.[10]

A histeroscopia surge como um método alternativo à D&C, principalmente quando não é alcançado o êxito em sua primeira tentativa, fato que acontece em, aproximadamente, 20% dos casos.[11] A utilização da histeroscopia busca preservar a cavidade uterina e a capacidade reprodutiva da paciente, uma vez que a repetição dos procedimentos de D&C aumente os riscos e cause mais sinéquias e síndrome de Asherman. Após procedimentos repetidos, a incidência de graves aderências pode ultrapassar 50% dos casos (Fig. 53-8).[10]

Diagnóstico

■ **Clínico**

A história clínica recente de um desfecho obstétrico, como abortamento ou parto, seguido da manutenção ou aumento do sangramento com ou sem a presença de febre ou dor em baixo ventre, leva ao diagnóstico de suspeição da retenção de restos ovulares e/ou placentários.[12]

Ao exame físico podemos observar a paciente hipocorada com queixas de dor em hipogastro tipo cólica, sangramento vaginal de variada intensidade, podendo apresentar quadro de hemorragia. A febre pode estar presente. O toque vaginal bimanual pode revelar, frequentemente, útero amolecido, com fundo palpável acima da sínfise púbica e com o colo permeável digitalmente.

■ **Laboratorial**

As dosagens do β-hCG mantêm-se elevadas, podendo, ainda, apresentar valores de hematócrito e de hemoglobina baixas, com leucocitose.[13]

■ **Por imagem**

A ultrassonografia é o método de imagem mais utilizado nestes casos. A presença de material ecogênico (homogêneo ou heterogêneo) no interior da cavidade uterina leva à suspeita diagnóstica, como demonstra a Figura 53-9. A utilização da dopplerfluxometria pode demonstrar fluxo de alta velocidade e baixa resistência reforçando esta suspeita.

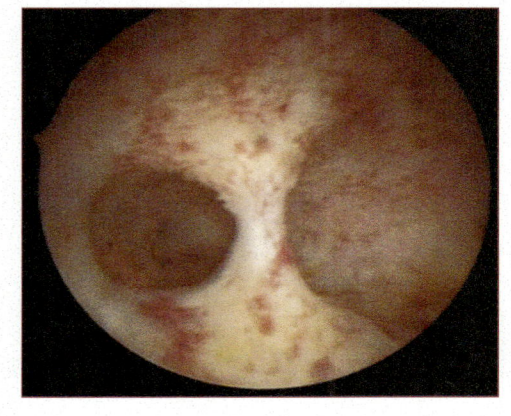

Fig. 53-8
Cavidade uterina com sinéquia.

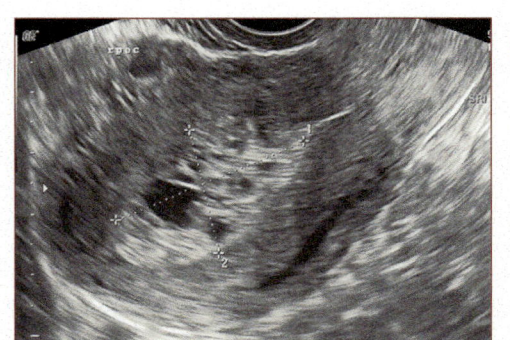

Fig. 53-9
Ultrassonografia transvaginal mostrando imagem ecogênica heterogênea dentro da cavidade uterina de abortamento incompleto. (Retirada de Bottomley C, Bourne T. Diagnosing miscarriage. *Best Pract Res Clin Obstet Gynaecol* 2009 Aug;23(4):463-77.)

Ben-Ami et al.[12] publicaram um estudo comparando o diagnóstico clínico com o ultrassonográfico, sendo avaliados três grupos: um grupo com apenas suspeita clínica (A), um segundo grupo com suspeita diagnóstica somente pela ultrassonografia (B) e um terceiro grupo com suspeita clínica e ultrassonográfica (C). Seus achados demonstraram uma alta taxa de confirmação histológica nas pacientes com diagnóstico clínico isoladamente (A) (62,5%, $P = 0,07$) quando comparados com aquelas suspeitadas somente pela ultrassonografia (B) (45,5%, $P < 0,002\%$). Contudo no grupo C a taxa de confirmação histológica foi superior às demais, de 87%. O valor preditivo positivo e a especificidade das pacientes apenas com suspeita clínica (A) foram significativamente maiores quando comparadas com o grupo da ultrassonografia isoladamente (B) ($P < 0,05$), enquanto que a sensibilidade foi maior neste grupo (B) ($P < 0,05$). Não há diferença significativa entre a acurácia e o valor preditivo negativo em ambos os grupos (A e B) (Quadro 53-1). Foram avaliadas, nos três grupos, 68 pacientes, das quais 39 obtiveram confirmação histológica (57,4%), uma taxa relativamente inferior ao que é geralmente encontrada na literatura. Uma possível explicação para esta diferença se deve aos casos de falso-positivos terem sido diagnosticados, tanto ultrassonograficamente, quanto pela estimativa clínica; enquanto que, nos demais estudos, os casos de falso-positivos foram diagnosticados somente pela ultrassonografia, resultando em valor menor.[14-17]

Com base neste estudo, recomenda-se que a associação dos métodos clínico e ultrassonográfico seja realizada, evitando procedimentos invasivos desnecessários.

A histeroscopia tem-se revelado um método diagnóstico de excelência, possibilitando a coleta de material para estudo e confirmação histológica, além de permitir imediatamente sua remoção.[10]

Tratamento

■ Clínico

O tratamento clínico expectante para eliminação espontânea dos restos ovulares, com ou sem o uso de misoprotol, pode ser indicado nas pacientes assintomáticas, ou seja, com estabilidade hemodinâmica e ausência de sinais de infecção.[10]

■ Cirúrgico

Radical

A histerectomia ainda é uma opção terapêutica, porém, reservada para as pacientes com hemorragia grave com instabilidade hemodinâmica e/ou quadros de infecção grave. Condições em que o tratamento conservador resultaria em risco maior para a paciente.

Conservador

Dilatação e curetagem

Este método ainda é considerado o padrão-ouro na abordagem destas pacientes, sendo suficiente em cerca de 80% dos casos, porém, é um procedimento realizado "às cegas", podendo não alcançar toda a cavidade uterina. Esta peculiaridade do procedimento torna-o inadequado em algumas situações, por não avaliar a morfologia da cavidade uterina, podendo retardar o diagnóstico de possíveis malformações (10 a 24,1% dos casos avaliados), que tornam a presença de restos ovulares mais comuns quando comparadas às cavidades normais (Fig. 53-10).[10]

Outros fatores que tornam a D&C limitada em relação à histeroscopia são: não localização exata dos restos ovulares ou placentários e falta de garantia, sob observação direta, da retirada completa de tecido trofoblástico. Em um estudo comparativo entre este dois métodos, Cohen et al.[11] identificaram, como maior prejuízo da D&C em relação à histeroscopia, a manutenção de restos em 20,8% das pacientes, enquanto que naquelas submetidas à histeroscopia não houve permanência de restos ovulares após o primeiro procedimento.

Histeroscopia cirúrgica

A abordagem dos restos ovulares ou placentários por histeroscopia tem sido utilizada recentemente com claras vantagens para as pacientes. Além de permitir a precisa localização dos restos com abordagem direta, poupando o restante da cavidade de traumas desnecessários, permite ainda a visualização da cavidade e sua avaliação morfológica, com diagnóstico precoce de malformações, presença de tumores (pólipos e miomas) e sinéquias prévias.

Técnica

■ Ressectoscópio

A utilização de ressectoscópio de 9 mm com alça em *looping* tem sido proposta por alguns autores. Após anestesia geral ou bloqueio peridural, realiza-se a dilatação do colo uterino até a vela de 9 mm, o meio distensor depende do tipo de energia a ser utilizada (Capítulo 37). A distensão da cavidade é controlada eletronicamente, e um rigoroso controle de perdas do meio distensor deve ser realizado para evitar o intravazamento. É introduzido o ressectoscópio e localizados os restos, que são removidos com a alça sem a aplicação de corrente elétrica (Fig. 53-11), o que é suficiente na grande maioria dos casos.

Em algumas situações, quando existe aderência do tecido ou, quando o material é de grande volume, podemos utilizar a cor-

Quadro 53-1 Comparação entre a avaliação ultrassonográfica e clínica, em relação ao tecido trofoblástico retido, confirmado pelo exame histológico

	Avaliação Ultrassonográfica	Estimativa Clínica	Valor de *P*
Sensibilidade	34/39 (87,2%)	19/39 (48,7%)	< 0,05
Especificidade	3/29 (10,3%)	24/29 (82,8%)	< 0,01
Valor preditivo positivo	34/60 (56,7%)	19/24 (79,2%)	< 0,05
Valor preditivo negativo	3/8 (37,5%)	24/44 (54,5%)	Sem significância
Acurácia	37/68 (54,4%)	43/68 (63,2%)	Sem significância

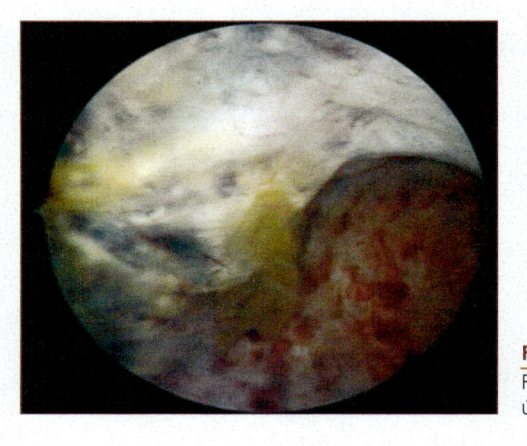

Fig. 53-10 Restos ovulares em útero septado.

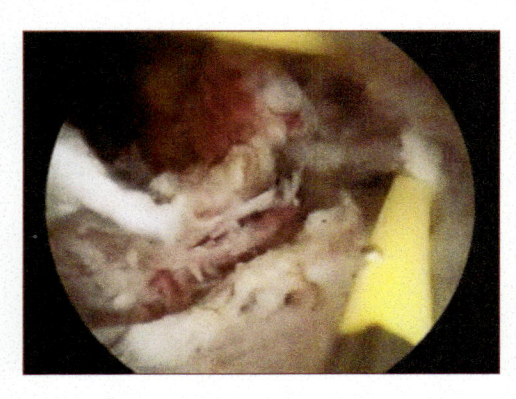

Fig. 53-11
Uso de ressectoscópio na retirada de restos ovulares.

rente elétrica para reduzi-lo ou removê-lo delicadamente com o menor dano possível ao miométrio ou endométrio adjacente.

Faivre *et al.*, em seu estudo com 50 pacientes,[10] trataram satisfatoriamente 39 (78%) sem corrente elétrica, em 11 pacientes (22%) a corrente elétrica foi utilizada, porém a única complicação relatada foi uma perfuração uterina ocorrida em paciente com história prévia de ruptura uterina com 29 semanas de gestação e uma metroplastia. Vinte e duas pacientes (44%) foram submetidas a uma segunda avaliação histeroscópica da cavidade uterina, sendo observadas sinéquias medianas em 2 (9%), nestas havia sido utilizada corrente elétrica, e as intervenções foram tardias (32 e 90 dias após o término da gestação). As sinéquias foram desfeitas imediatamente pela simples distensão da cavidade.

No acompanhamento a longo prazo, somente 30 pacientes permaneceram no estudo, 23 (76%) engravidaram espontaneamente, e 21 (70%) nascimentos vivos.

■ Histeroscópio de 4 mm com canal cirúrgico de 5F

A utilização dos histeroscópios de 4 mm vem crescendo em preferência em alguns centros, com evidentes vantagens quando comparados com o ressectoscópio. A sua utilização em regime ambulatorial, sem a necessidade de anestesia ou com a utilização de sedação e anestesia locorregional, proporciona sua maior utilização. Em decorrência de seu diâmetro menor, não é necessária a dilatação do colo uterino, fato este que diminui a estimulação dolorosa. O meio distensor utilizado é a solução salina que fornece certa segurança nos casos de intravazamento. Utiliza-se uma pinça de *grasping* para remover o tecido, o que é suficiente na grande maioria dos casos. Quando é necessário abordar as bases das aderências do tecido retido, podemos utilizar a energia bipolar com eletrodos introduzidos pelo mesmo canal cirúrgico.

Jimenez *et al.*,[18] em um estudo retrospectivo, descreveram a abordagem de 84 pacientes submetidas à retirada de restos trofoblásticos pela técnica histeroscópica, que não obtiveram resolução por conduta expectante após parto vaginal, seguindo o *guideline* proposto por estes mesmos autores (Fig. 53-12). Os principais achados nestas pacientes, ao serem encaminhadas ao seu serviço, eram sangramento (72%), observação de restos à ultrassonografia (15%) e febre (13%). Todas as pacientes foram abordadas com o uso de histeroscópio de 5 mm com fluxo contínuo e canal cirúrgico de 5F. A solução salina foi usada como meio distensor. Os procedimentos foram realizados em regime ambulatorial, sem anestesia ou dilatação do colo uterino. O material era retirado sob visão direta, com uso de uma pinça de biópsia histeroscópica. Para 36 pacientes (43,6%) uma única abordagem histeroscópica foi suficiente para a completa evacuação da cavidade. Em 25,6% dos casos, um segundo procedimento por via histeroscópica foi necessário. Em 15,4% das pacientes foram necessárias três abordagens, sendo que em uma destas foi diagnosticada acretismo placentário.

Em 77% a abordagem histeroscópica foi utilizada como primeira opção, as demais tiveram uma ou mais curetagens prévias. A taxa de sucesso do seu estudo foi de 94,8%.

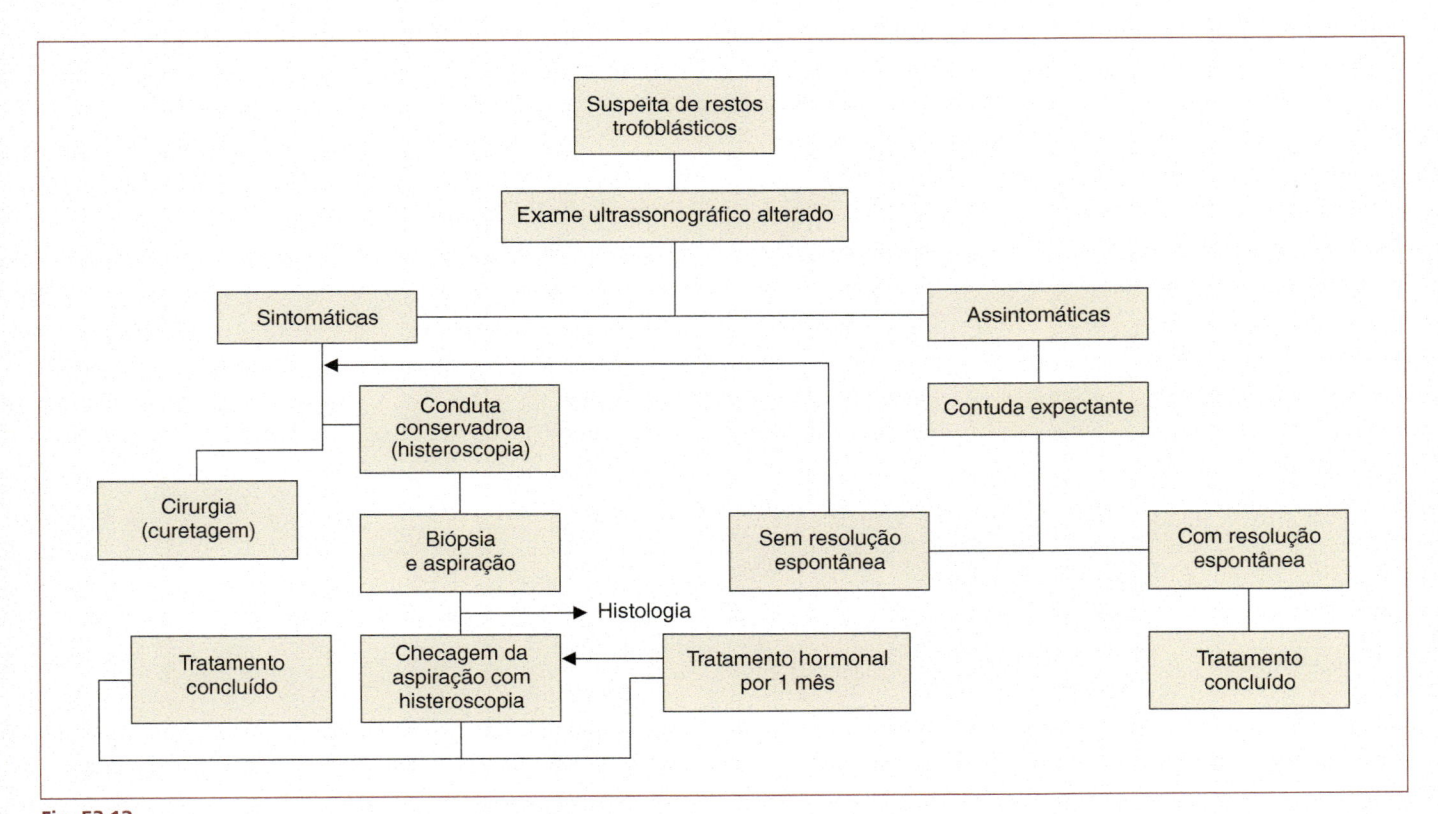

Fig. 53-12
Guideline diagnóstico e terapêutico para suspeita de restos trofoblásticos. (Jimenez SJ, Gonzalez C, Alvarez C, Munoz L, Perez C, Munõz JL. Conservative management of retained trophoblastic tissue and placental polyp with diagnostic ambulatory hysteroscopy. *European Journal of Obstetrics & Gynecology and Reproductive Biology* 2009;145:89-92).

ACRETISMO PLACENTÁRIO

Introdução

A incidência de achados de invasão anormal da placenta, incluindo placentas acretas, incretas e percretas, varia de 1:93.000 até 1:540 gravidezes, tal variação tem sido observada ao longo dos anos. De 1:30.000 gravidezes em 1930 para 1:2.510 em 1980, e 1:540 em 2006.[19] Vários estudos atribuem ao grande aumento do número de cesarianas, à elevação destas taxas.[20] Foi observado o dobro da incidência quando a paciente possui uma cesariana prévia e até 9 vezes maior quando têm 4 ou mais cesarianas, como verificado no Quadro 53-2.[21]

Estes achados são de grande importância, visto que estão ligados às altas taxas de morbidade e mortalidade maternas, que podem chegar a 7%, e levam a desfechos obstétricos desfavoráveis, tais como: a ocorrência de partos prematuros e nascimento de feto de baixo peso.[22] Podem, ainda, interromper prematuramente a fertilidade das pacientes por elas acometidas, visto que, historicamente o seu tratamento evoluía para histerectomia.[23]

Definição e classificação

Placentação anormal compreende, basicamente, duas patologias: placenta acreta e placenta prévia.[24] Placenta acreta é um termo que geralmente engloba, também, placenta increta e placenta percreta, duas outras formas de placentação anormal. É definida como invasão de parte ou totalidade das vilosidades coriônicas no miométrio, secundária a um defeito da decídua basal ou da camada fibrinoide de Nitabuch.[25]

A placenta acreta pode ser observada em vários estágios, conforme a Figura 53-13:

- *Placenta acreta vera ou verdadeira:* é aquela aonde encontramos uma aderência apenas superficial do tecido placentário ao miométrio. Podendo ser vista no exame ultrassonográfico, conforme a Figura 53-14.
- *Placenta increta:* definida naqueles casos aonde há maior penetração no miométrio.
- *Placenta percreta:* quando a invasão atravessa toda a parede uterina e pode comprometer outros órgãos pélvicos, sendo mais comum o comprometimento da bexiga.

Fatores de risco e diagnóstico

Os principais fatores de risco para placenta acreta são: cesariana anterior e placenta prévia (Quadro 53-3).[20,26,27] Apenas a cesariana anterior é capaz de aumentar a probabilidade de um desenvolvimento dessa anomalia placentária em 8,7 vezes.[19]

Cerca de 3% das pacientes que apresentam placenta prévia e nunca foram submetidas a uma cesariana desenvolvem acretismo placentário, quando comparadas com pacientes que foram submetidas a apenas uma cesariana anterior, este número alcança 11% das pacientes. Quanto maior for o número de cesarianas anteriores, maior a probabilidade de desenvolver esta patologia, dentre estas pacientes, portadoras de placenta prévia, aquelas que já foram submetidas a três cesarianas no passado possuem um risco de 61% para o desenvolvimento de acretismo placentário.[28]

Outros fatores de risco menores são: idade materna avançada (acima de 35 anos), anomalias uterinas, história de curetagem,

Quadro 53-2 Risco de placentação anormal pelo número de cesarianas prévias

Número de Cesarianas Prévias	Placentação Anormal % (n = 143)
Nenhum	0,2
1	03
2	0,6
3	2,3
4	2,3
5 ou mais	6,7

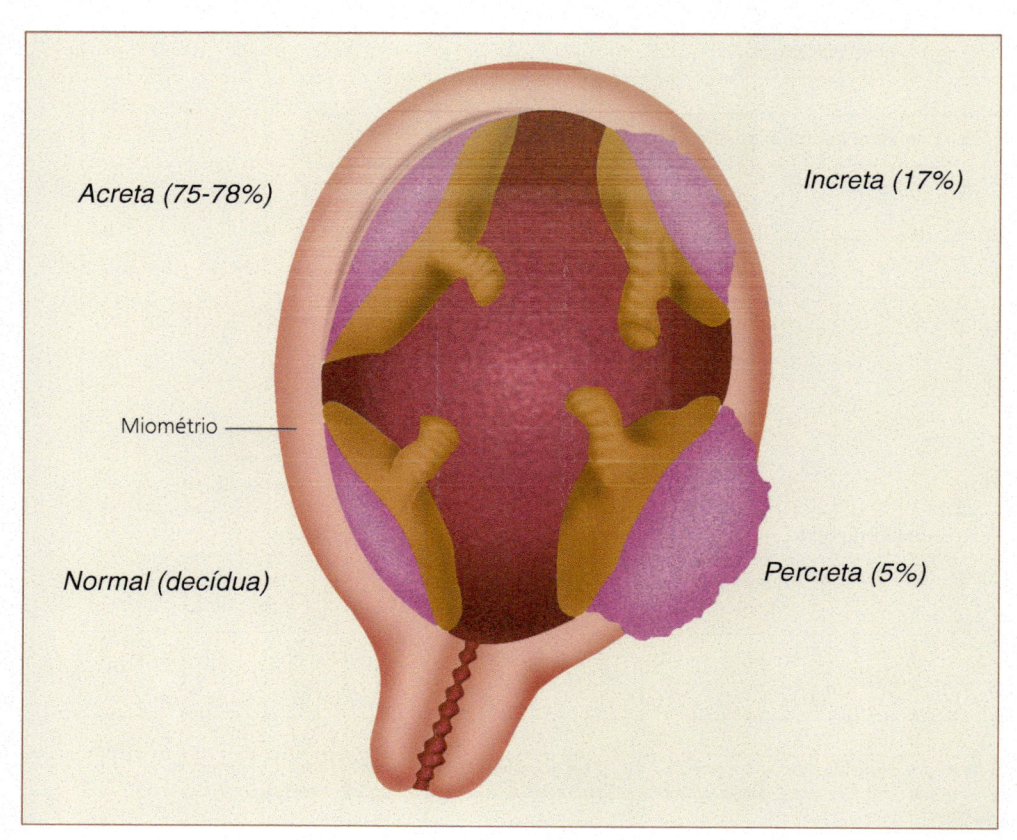

Fig. 53-13
Esquema ilustrativo dos estágios de acretismo placentário.

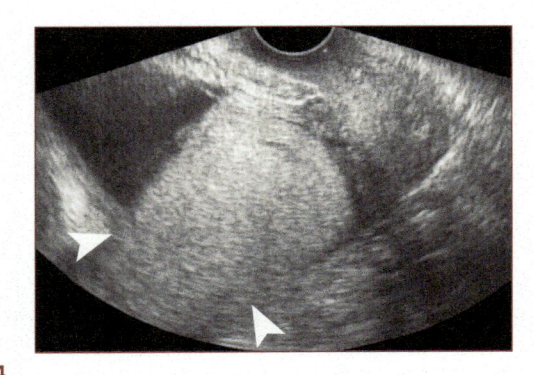

Fig. 53-14
Ultrassonografia transvaginal mostrando a placenta se estendendo posteriormente sem a presença do miométrio normal (setas). Também é observada nesta imagem a perda do espaço retroplacentário. (Retirada de Baughman WC, Corteville JE, Shah RR. Placenta Accreta: Spectrum of US and MR Imaging Findings. *RadioGraphics* 2008;28:1905-1916.)

Quadro 53-3 Fatores de risco para acretismo placentário (identificados em uma série com 167 pacientes)

Fatores de Risco	Placenta Acreta (n = 167)
Aborto prévio	66 (39,5)
▪ Uma curetagem	54 (32,3)
▪ Duas ou mais curetagens	12 (7,2)
Cirurgia uterina prévia	33 (19,8)
▪ Miomectomia (*)	11 (6,6)
▪ Por histeroscopia	6 (3,6)
▪ Por laparotomia (*)	5 (3,0)
▪ Polipectomia (*)	4 (2,4)
▪ Endometrectomia (*)	1 (0,6)
▪ Sinéquia (*)	5 (3,0)
▪ Metroplastia (*)	5 (3,0)
Cesarianas anteriores	90 (53,8)
▪ Uma	48 (28,7)
▪ Duas ou mais	42 (25,1)
Acretismo prévio	6 (3,6)
Endometrite prévia	3 (1,8)
Idade igual ou maior de 35 anos	64 (38,3)
Placenta prévia	87 (52,1)
Pelo menos um fator de risco	160 (95,8)

Os valores estão em N (%).
(*) O número total de cirurgias uterinas prévias excede o número de pacientes, porque algumas pacientes foram submetidas a mais de uma cirurgia. (Sentilhes L, Ambroselli C, Kayem G et al. Maternal outcome after conservative treatment of placenta accreta. *Obstet Gynecol* 2010;115:526–34.)

miomectomia ou alguma outra cirurgia uterina.[19] Em um grande estudo francês multicêntrico, em que foram selecionadas pacientes em que o tratamento conservador para placenta acreta foi instituído, 95,8% destas apresentavam pelo menos um fator de risco para esta patologia. Sendo que, em 53,8%, a cesariana anterior foi um fator de risco encontrado.[25]

Esta patologia potencialmente fatal é geralmente diagnosticada no momento do parto, muitas vezes resultando em tratamento de emergência, o que aumenta a morbidade. Por outro lado, o diagnóstico pré-natal pode permitir uma conduta mais planejada, com a possibilidade de um tratamento em condições mais controladas.[29] O que, por sua vez, favorece a menor perda sanguínea nas pacientes em que foram adotadas a conduta conservadora.[30]

É uma importante causa de morbidade e mortalidade maternas por causar hemorragias no período pós-parto,[31] devendo sempre ser suspeitada em pacientes com história de placenta prévia e/ou cesarianas anteriores.[32] A média de perda sanguínea após o parto pelo acretismo placentário pode chegar de 3 a 5 litros.[33]

A ultrassonografia tem sido a primeira ferramenta diagnóstica para esta doença, conseguindo detectar o acretismo placentário em 50 a 80% dos casos.[26,34,35] Os achados ultrassonográficos mais comumente descritos na placenta acreta são: placenta prévia, lacunas placentárias, padrões anormais ao dopler colorido, espessura miometrial reduzida e perda do espaço livre retroplacentário. Na placenta percreta, um achado usual é uma irregularidade na parede da bexiga.[34]

A visualização das lacunas placentárias é o achado mais sensível (Fig. 53-15), podendo identificar os casos em até 93% das vezes, após 15 semanas de gestação. Ainda possui uma especificidade de 78,6%.[35-37] Estas lacunas são estruturas vasculares de variados tamanhos e formas, que estão no parênquima placentário, configurando um aspecto de "queijo suíço".[28]

Atualmente, o uso da ressonância magnética tem crescido na avaliação da implantação placentária.[28] Nos casos de acretismo placentário, alguns autores consideram a indicação para o uso da ressonância nas placentas posteriores, ou quando o estudo ultrassonográfico é pouco conclusivo.[38] Contudo, outros autores consideram a RM como um método capaz de direcionar o planejamento terapêutico e que pode ser usada rotineiramente.[39]

A sensibilidade, a especificidade e o valor preditivo positivo deste método variam na literatura, assim como o uso de contraste para o diagnóstico de placenta acreta.[28] Warshak et al. encontram no seu estudo uma especificidade de 100% com uma sensibilidade de 88%, tendo realizado este exame com uso de contrate.[35] Enquanto Lam et al. demonstraram um sensibilidade bastante baixa, de 38%.[40]

Alguns dos achados encontrados pela ressonância magnética indicativos de placenta acreta são: placenta prévia, abaulamento uterino, interrupções focais no miométrio, visualização direta de

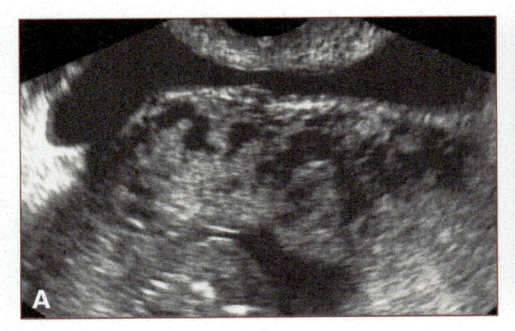

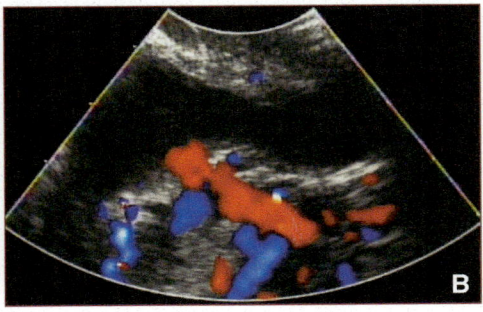

Fig. 53-15
(**A**) Imagem de USG transvaginal transversa apresentando múltiplas e tortuosas estruturas hipoecoicas no interior da placenta. (**B**) Imagem de USG transabdominal com Doppler ajudando a confirmar que os espaços hipoecoicos eram vasculares e, assim, representam lacunas placentárias. (Baughman WC, Corteville JE, Shah RR. Placenta Accreta: Spectrum of US and MR Imaging Findings. *RadioGraphics*. 2008;28:1905-1916.)

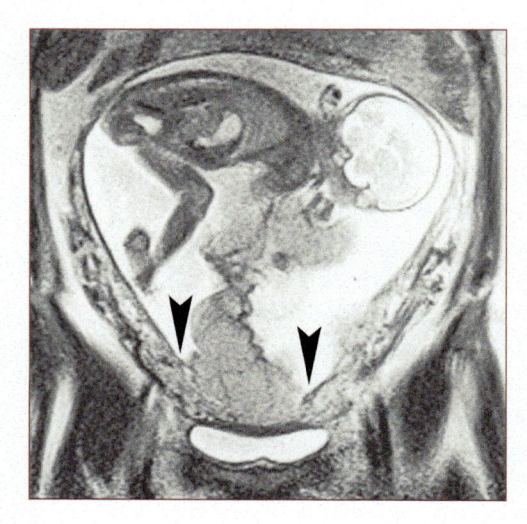

Fig. 53-16 Imagem de RM, de corte coronal, em T2, apresentando imagem de descontinuidade da camada interna miometrial hipointensa no acompanhamento uterino mais caudal *(setas)*. (Retirada de Baughman WC, Corteville JE, Shah RR. Placenta Accreta: Spectrum of US and MR Imaging Findings. *RadioGraphics* 2008;28:1905-1916.)

estruturas pélvicas invadidas por tecido placentário, bandas escuras intraplacentárias (em T2) e sinais de intensidade heterogênea da placenta. Uma destas alterações está demonstrada na Figura 53-16.[28,41]

Placentação anormal frequentemente eleva os níveis de marcadores biológicos no soro. A presença de placenta acreta pode estar associada a altos níveis de alfafetoproteína e gonadotrofina coriônica humana (hCG).[27] Alguns autores apresentam a elevação da creatina quinase (CK ou CPK) como um marcador de placenta acreta, por mais que seu mecanismo ainda seja controverso.[21]

Pesquisas mais avançadas e recentes têm demonstrado três novas ferramentas que podem ser úteis no diagnóstico: DNA fetal livre no plasma materno, *chip* de DNA ou "microarranjos" de DNA e RNAm placentário no plasma materno.[29]

Tratamento

Radical: a histerectomia realizada posterior à cesariana tem sido ao longo dos anos o tratamento de escolha para estas pacientes, contudo esta abordagem não satisfaz as pacientes que desejam manter sua fertilidade. Para estas pacientes o tratamento conservador pode ser oferecido, que se baseia em abandonar parcial ou totalmente a placenta *in situ* logo após o parto. Esta opção pode ser acompanhada de medidas coadjuvantes, que poderiam aumentar sua taxa de sucesso, tais como: o uso de uterotônicos, antibioticoterapia, a embolização das artérias uterinas, laqueadura das hipogástricas, aplicação de balão oclusivo, além do uso de metotrexato.

Sentilhes *et al.*[25] trouxeram uma série de informações que passamos a analisar: em um total de 167 pacientes que receberam o tratamento conservador (não remoção do tecido placentário) para acretismo, 131 obtiveram sucesso com esta modalidade terapêutica (78,4%, CI 95% 71,4–84,4%); das 36 pacientes restantes, 18 necessitaram de histerectomias primárias e 18 tiveram esta conduta retardadamente. Desfechos com morbidade materna grave ocorreu em 10 casos (6,0%, CI 95% 2,9-10,7%). A reabsorção espontânea da placenta residual ocorreu em 87 de 116 casos (75%, CI 95% 66,1-82,6%), em um tempo médio de 13,5 semanas (variando de 4 a 60 semanas).

Com a adoção da conduta conservadora espera-se que haja reabsorção, eliminação espontânea ou manutenção do tecido placentário, este último pode acarretar em desfechos graves, de elevada morbidade e mortalidade, inclusive. A remoção da placenta com o uso de ressectoscópio sob visualização direta, nos casos de sua manutenção após conduta conservadora, favorece a preservação da integridade uterina, visto que podemos atuar diretamente sobre os restos placentários sem maiores danos ao endométrio adjacente (Fig. 53-17).

DOENÇA TROFOBLÁSTICA GESTACIONAL

Introdução

A doença trofoblástica gestacional (DTG) compreende várias formas de doenças relacionadas com as alterações totais ou parciais da placenta. A mola hidatiforme (MH) é a sua representante mais frequente e tem a sua ocorrência observada em uma a cada 1.000 ou 2.000 gestações. Após uma primeira gestação molar, as chances desta ocorrência aumentam em 5 vezes. Em outros estudos este risco seria de 1%.[42]

Além da MH são observadas outras formas de doença, que apresentam um comportamento mais maligno: a mola invasora (corioadenoma *destruens*), o coriocarcinoma e o tumor trofoblástico de leito placentário, entre outras menos frequentes.

A manipulação desta doença tem ganhado contornos cada vez mais importantes, principalmente na tentativa de preservação da integridade da cavidade uterina, visando ao futuro reprodutivo. Neste aspecto a histeroscopia vem-se destacando em seu manejo primário e das possíveis consequências desta manipulação, principalmente no tratamento ou prevenção das sinéquias uterinas.

Definição

Neste capítulo daremos destaque à mola hidatiforme, uma doença trofoblástica de caráter benigno, em decorrência de sua maior frequência e importância clínica. A MH pode ter duas formas de apresentação: completa (MHC) e parcial ou incompleta (MHP). Entre elas, há diferenças quanto aos aspectos morfológicos (macroscópicos), histopatologia e cariótipo.[43] No aspecto histopatológico, as MHCs não têm elementos fetais, mostram proliferação

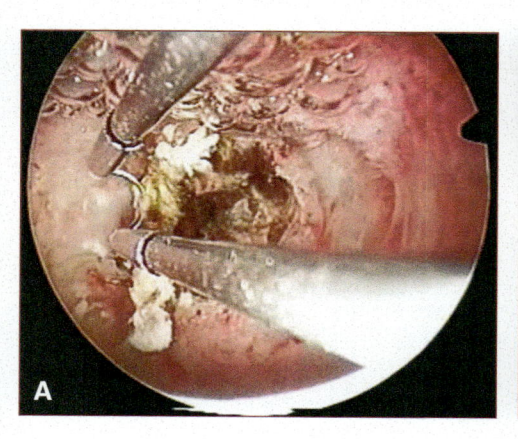

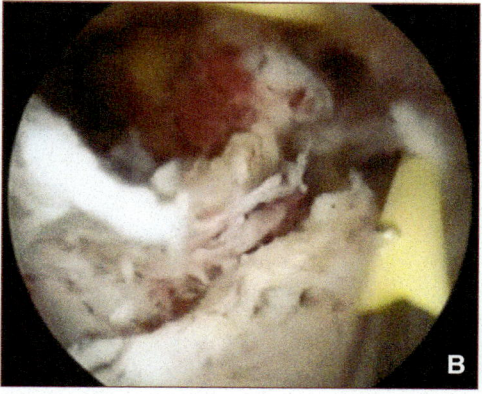

Fig. 53-17 Uso do ressectoscópio para retirada dos restos ovulares.

generalizada e mais pronunciada do trofoblasto e maior frequência de atipias. Quanto ao cariótipo, a MHC é o resultado da fecundação de um óvulo sem núcleo ativo, o que significa que todos os genes na MHC são de origem paterna (dissomia uniparental) e a MHP é associada ou causada por triploidia (69XXY) e mais raramente tetraploidia (92XXXY).[44]

Diagnóstico

- *Clínico:* nas últimas décadas a apresentação clínica da MH tem sofrido modificações importantes, muito provavelmente pela melhoria da assistência pré-natal com a realização de exames precoces de ultrassonografia. Portanto, quadros clínicos com molas de grande volume, eliminação de vesículas e anemia são cada vez menos frequentes.[45] Hoje observamos sua ocorrência em pacientes mais jovens e com úteros menores.

    Esta precocidade diagnóstica tem como principal consequência o seu diagnóstico em pacientes assintomáticas. Nas formas mais avançadas, a principal ocorrência continua sendo o sangramento uterino anormal (hemorragia gestacional).

- *Laboratorial:* nas pacientes com MH, os níveis de hormônio gonadotrófico coriônico (hCG) tendem a estar muito elevados, normalmente acima de 100.000 mIU/mL, estes níveis são observados principalmente nas MHC; na forma parcial, vamos observar esta elevação em apenas 10% das pacientes.[46] Os diagnósticos diferenciais com gravidez múltipla e eritroblastose fetal devem ser pensados, situações estas que podem apresentar níveis deste hormônio muito elevados. A dosagem deste hormônio ainda contribui para o acompanhamento evolutivo da doença nas pacientes tratadas.

- *Ultrassonografia:* desempenha um papel importante no diagnóstico de ambas as formas de apresentação, completa e parcial. O principal achado é o vilo corial hidrópico, conferindo padrão vesicular, representado por múltiplos ecos (buracos) no interior da placenta e, geralmente, não se observa a presença de embrião ou feto. A USG pode facilitar o diagnóstico da forma parcial, quando permite a observação precoce desta área focal cística[46] (Fig. 53-18).

- *Histeroscópico:* quando realizado o exame histeroscópico, damos preferência à utilização do meio líquido para distensão da cavidade uterina (solução salina), visto que a presença de sangue pode dificultar a visualização. Os principais achados são de múltiplas vesículas de conteúdo gelatinoso justapostas com diâmetro de 2 a 3 mm, endométrio não visualizado nos casos difusos ou de aspecto regenerativo nos casos focais.

Estas lesões, uma vez biopsiadas com o auxílio de pinças de biópsias, demonstram a presença de vilo coriônico hidrópico distribuído em cisternas e a presença de células trofoblásticas.[47]

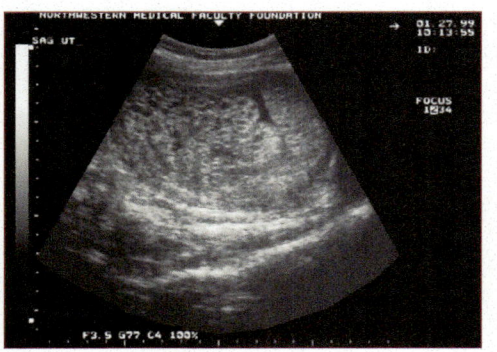

Tratamento

A aspiração do conteúdo uterino e a curetagem ainda são as principais formas de abordagem destas pacientes, independente do volume do útero, nas pacientes sem prole definida. Este procedimento geralmente é acompanhado de grande sangramento e, assim, o uso de substâncias uterotônicas (ocitocina ou metilergonovina) deve ser feito durante e após o procedimento. Nas pacientes RH-negativas o uso de imunoglobulina anti-RH é necessário, pois o fator RH é expresso nas células trofoblásticas.

Nas pacientes com prole constituída, a histerectomia é o tratamento de escolha, dificultando o risco de penetração miometrial e manutenção da doença.

Tanto nas pacientes com tratamento conservador quanto no radical, o acompanhamento com dosagens de hCG é necessário em razão de sua vocação metastática.

Nas pacientes submetidas ao tratamento conservador, com aspiração e/ou curetagem, a histeroscopia pode desempenhar um papel muito importante para avaliar a possibilidade de restos molares e a sua remoção, invasão miometrial e na prevenção de sinéquias uterinas.[48]

Suzuki A *et al.* mostraram possíveis achados histeroscópicos que podem sugerir a presença ou persistência de doenças trofoblásticas, sugerindo 4 categorias de achados possíveis:

1. Existência de vesículas.
2. Abaulamento.
3. Recesso na parede uterina com sangramento ou vasos sanguíneos dilatados.
4. Hematoma da parede uterina (Fig. 53-19).

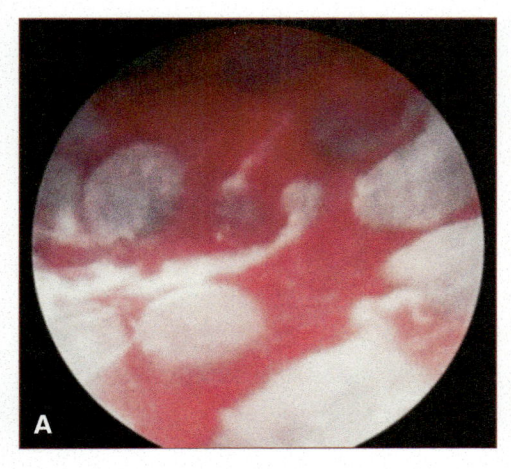

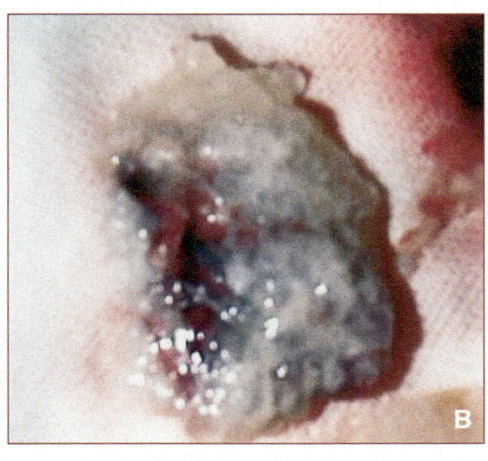

Fig. 53-18
Ultrassonografia mostrando o aspecto vesicular típico da neoplasia trofoblástica gestacional.

Fig. 53-19
Aspecto histeroscópico da mola hidatiforme completa (**A**). Macroscopia da mola hidatiforme completa (**B**).

Na prevenção das sinéquias, recomendamos a avaliação precoce da cavidade com a realização do exame histeroscópico de 30 a 60 dias após o procedimento, quando poderemos surpreender a sua formação na sua fase inicial, facilitando seu tratamento.

GESTAÇÃO ECTÓPICA

Introdução

A gravidez ectópica ocorre em 2% das gestantes e ainda é considerada uma das principais causas de mortalidade no primeiro trimestre de gestação, com taxas de 9 a 14%.[49]

Os fatores de risco de sua ocorrência podem ser vistos no Quadro 53-4, sendo as principais causas, a ocorrência de gravidez ectópica anterior, cirurgia tubária e doença inflamatória pélvica.

Quadro 53-4 Fatores de risco para gravidez ectópica

- Gravidez ectópica anterior
- História de doença inflamatória pélvica
- História de cirurgia ginecológica
- Infertilidade
- Uso de dispositivo intrauterino
- História de placenta prévia
- Uso de fertilização *in vitro*
- Anomalias uterinas congênitas
- História de tabagismo
- Endometriose
- Exposição ao dietilestilbestrol

Lin EP, Bhatt S, Dogra VS. Diagnostic clues to ectopic pregnancy. *Radiographics* 2008 Oct;28(6):1661-71.

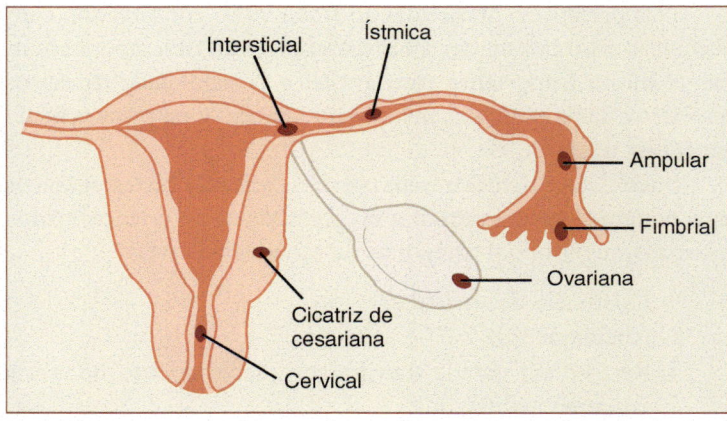

Fig. 53-20
Esquema ilustrativo das possíveis localizações das gestações ectópicas.

Definição/localização

É a ocorrência de nidação do blastocisto fora do endométrio uterino, e as suas possíveis localizações estão representadas na Figura 53-20.[49]

A localização mais frequente das gestações ectópicas é na tuba uterina, que representa 95% dos casos, destes, 70% ocorrem na porção ampular, 12% no istmo e 11,1% nas fímbrias.[50,51]

A ocorrência de gravidez ovariana é rara, representando 3% dos casos das gestações ectópicas,[50] e a abdominal, com 1,4%, ocorre, principalmente, nas pacientes submetidas à tentativa de gravidez assistida.[49]

O estudo da gravidez tubária, ovariana e abdominal será tratado no Capítulo 12, neste capítulo trataremos das localizações em que podemos ter acesso à histeroscopia, representadas pelo Quadro 53-5.

Essas afecções representam um desafio na sua abordagem conservadora, visto que, quase sempre, são acompanhadas de desfechos desfavoráveis, como hemorragias e a necessidade de histerectomias. Por definição, temos:

- *Gravidez intersticial:* é aquela que ocorre na porção intramiometrial da tuba, nesta localização, em decorrência da grande distensibilidade deste segmento, poderemos encontrar gravidezes de até 16 semanas. Sua ruptura geralmente é seguida de grandes hemorragias, em razão da proximidade das artérias uterina e tubária (Fig. 53-21).[52]
- *Gravidez cornual:* a gravidez cornual, apesar de ser frequentemente confundida com a intersticial, é aquela que ocorre nas pacientes portadoras de útero bicorno ou septado. Sua ruptura quase sempre, também, é seguida de grandes hemorragias (Fig. 53-22).[53]
- *Gravidez cervical:* assim denominada quando ocorre no interior do canal cervical. É rara e está associada às pacientes submetidas à gravidez assistida ou história prévia de curetagem uterina (Fig. 53-23).[49]
- *Gravidez em cicatriz de cesariana:* a implantação ocorre no interior de uma cicatriz prévia de cesariana separada da cavidade endometrial e, nestes casos, o blastocisto é cercado por miomé-

Quadro 53-5 Possíveis localizações das gravidezes ectópicas, que podem ser acessadas pela histeroscopia e suas frequências

Intersticial	(2 a 4%)
Cornual	(< 1%)
Cervical	(< 1%)
Cicatriz retrátil de cesariana	(< 1%)

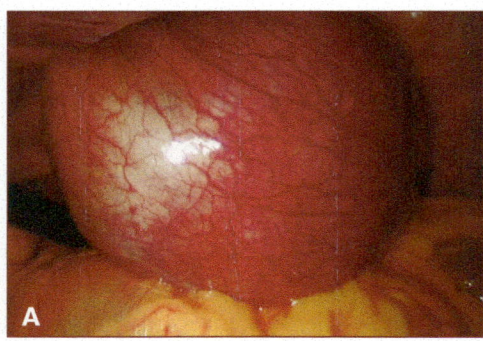

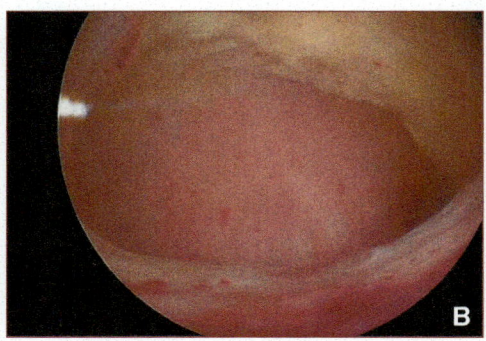

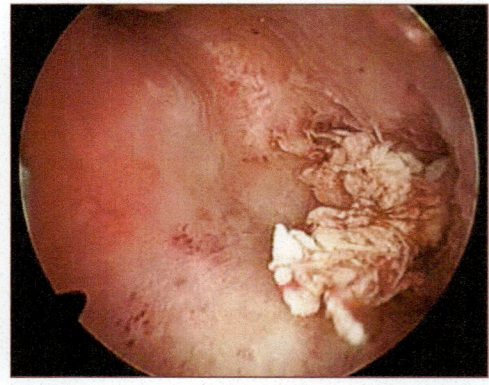

Fig. 53-21
Visão laparoscópica (**A**) e histeroscópica (**B**) de uma gravidez intersticial.

Fig. 53-22
Visão histeroscópica de uma gravidez cornual.

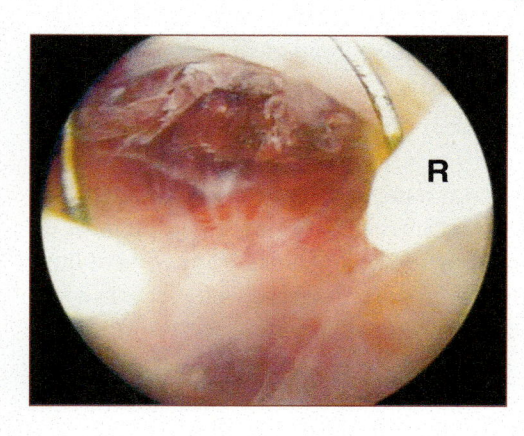

Fig. 53-23
Visão histeroscópica de uma gestação cervical. R = Ressectoscópio.

trio e tecido fibroso. Sua ocorrência, apesar de rara, vem ganhando importância em razão do grande aumento do número de partos cesáreos em todo o mundo. Sua ruptura geralmente é seguida de grandes hemorragias com consequente comprometimento do estado hemodinâmico, exigindo medidas terapêuticas emergenciais (Fig. 53-24).[54]

Diagnóstico

■ Clínico

O diagnóstico da gravidez ectópica deve acontecer o mais precoce possível, tanto para evitar desfechos hemorrágicos catastróficos, quanto para que se tornem possíveis medidas terapêuticas que visam à conservação da capacidade reprodutora da paciente.

Neste sentido, devemos ficar atentos à história clínica de atraso menstrual, geralmente de 5 a 9 semanas; a presença de dor pélvica de caráter progressivo, podendo, em casos avançados, se apresentar com sinais de abdome agudo e a presença de sangramento uterino anormal, geralmente de pequena intensidade e persistente.[54]

Porém, até 50% das pacientes com gravidez ectópica podem ser assintomáticas. Por isso, alguns autores advogam a realização precoce de estudo por imagem, com a realização de uma ultrassonografia no primeiro trimestre de gestação, no intuito de surpreender esta ocorrência.[49]

■ Laboratorial

Nos casos suspeitos, a investigação se inicia com exames laboratoriais, com a dosagem da subunidade Beta do hormônio gonadotrófico coriônico (β-hCG). Nos casos de gravidez viável, intrauterina, sua dosagem duplica no período de 48 horas.[49]

Nos casos de gravidez ectópica, os níveis de hCG se elevam num ritmo muito mais lento. Se os níveis de β-hCG aumentarem apenas algo em torno de 50% num período de 48 horas, quase sempre isto se refere a uma gestação não viável.[56] No entanto, até 21% das gestações ectópicas podem apresentar o crescimento dos níveis deste hormônio idênticos aos de uma gravidez tópica.[57]

Os níveis de β-hCG geralmente alcançam um platô entre 9 e 11 semanas de gestação, quando este platô ocorre precocemente é outro dado altamente sugestivo de gravidez ectópica.[49]

As dosagens dos níveis séricos de progesterona também podem contribuir para o diagnóstico. Nos casos de gravidez tópica, os níveis de progesterona tipicamente são maiores de 25ng/mL, já em cerca de 20% das gravidezes ectópicas, estes valores não ultrapassam 5 ng/mL.[58]

As associações destas duas informações podem contribuir, em muito, para o diagnóstico precoce.

■ Diagnóstico de imagem

Para confirmação diagnóstica e a correta localização da gravidez ectópica, dispomos de exames de imagem que contribuem para este fim. A ressonância magnética (RM) recentemente tem ganhado espaço importante, mas é a ultrassonografia (USG), ainda, a mais utilizada e serve como um *screening* inicial com alta sensibilidade e especificidade.

A USG transvaginal é capaz de identificar sinais sugestivos de gravidez tópica precocemente, visualizando o saco gestacional desde quando as dosagens de β-hCG atingem níveis de 2.000 U/mL ou a gravidez atinge a 5ª semana de evolução. Através da USG ainda se pode observar atividade cardíaca embrionária entre 5 e 6 semanas de gestação.[49]

Quando há suspeita de gravidez ectópica, alguns achados são sugestivos de sua localização pela USG, o que passamos a descrever, também presentes no Quadro 53-6.

- *Gravidez intersticial:* imagem de saco gestacional localizado excentricamente rodeado por uma borda fina (< 5 mm) de miométrio. A presença de um sinal específico deste tipo de gravidez é conhecida como "sinal da linha intersticial", representado por uma linha ecogênica que se estende das regiões superiores do corno uterino e margeia o saco gestacional intramural. Este sinal tem uma sensibilidade de 80% e especificidade de 98%.[49]

Quadro 53-6 Achados ultrassonográficos de gestações ectópicas por localização

Tipos de Gravidez	Achados na USG
Gravidez tubária	Gestação viável extrauterina, massa anexial, sinal do anel tubário, sinal do anel de fogo, hemorragia pélvica
Gravidez intersticial	Saco gestacional localizado excentricamente, saco gestacional rodeado por um miométrio fino (< 5 mm), sinal da linha intersticial
Gravidez ovariana	β-hCG sérico > 1.000 mIU/mL; tubas uterinas normais; saco gestacional, vilosidades coriônicas, ou cisto atípico dentro do ovário; níveis séricos de β-hCG normais após a terapia
Gravidez cervical	Fluxo trofoblástico cercando o saco gestacional inserido no interior do colo, camada endometrial normal, saco gestacional no interior do colo com atividade cardíaca, útero em forma de ampulheta, atividade cardíaca abaixo do orifício interno cervical
Gravidez em cicatriz de cesariana	Saco gestacional localizado no segmento anteroinferior do útero na localização de uma incisão de cesariana anterior, camada de miométrio fina anteriormente ao saco gestacional
Gravidez abdominal	Ausência de saco gestacional normal dentro da cavidade uterina, saco gestacional localizado na cavidade intraperitoneal, hemorragia pélvica ou abdominal

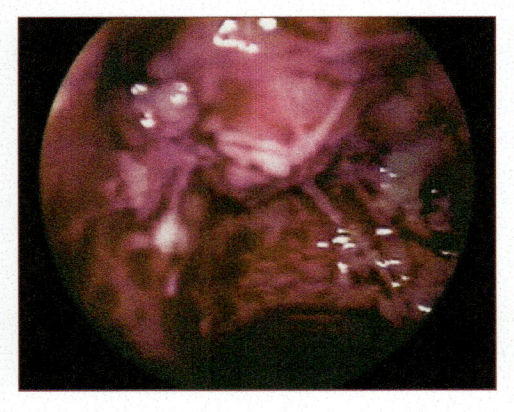

Fig. 53-24
Visão histeroscópica de uma gestação em cicatriz de cesariana.

- *Gravidez cornual:* o saco gestacional é rodeado por uma borda fina (< 5 mm) de miométrio, e, além disso, o saco ocupa uma posição excêntrica a mais de 1 cm da parede lateral da cavidade endometrial.[49]
- *Gravidez cervical:* nesta ocorrência pode-se observar o útero na forma de uma ampulheta, ou na forma de um número "8", além disso a presença de atividade cardíaca abaixo do orifício interno é altamente sugestiva desta afecção. Nesta região é importante o diagnóstico diferencial com produto de abortamento, assim sendo, o operador pode manipular com o transdutor a região em questão e, caso seja observado o deslizamento do conteúdo, confirma-se a presença de abortamento em curso (Fig. 53-25).[49]
- *Gravidez em cicatriz de cesariana:* nesta localização a visualização do saco gestacional ocorre na porção anteroinferior do útero, em área retrátil secundariamente à compressão do saco gestacional o miométrio está muito afinado anteriormente (Fig. 53-26).[49]

Tratamento

O tratamento da gravidez ectópica vai depender principalmente da precocidade de seu diagnóstico. Nos casos avançados, na iminência de ruptura ou quando esta já ocorreu, o tratamento visa à preservação da vida, coibindo o sangramento. Nestes casos, não raramente, a região comprometida é abordada cirurgicamente e o segmento uterino afetado, removido, principalmente nos casos de gravidezes tubária, cornual, ovariana e abdominal.

Nos demais casos, a ressecção segmentar pode não ser possível, e a realização de histerectomia pode ser a única medida a ser tomada. Em centros especializados, quando não há grande comprometimento hemodinâmico, estas localizações podem se beneficiar de medidas isquêmicas, tais como: a embolização das artérias uterinas ou o uso de balão oclusivo nas artérias ilíacas.

Nos casos de diagnóstico precoce, o uso de metotrexato sistêmico tem-se mostrado eficiente, não somente na interrupção da gravidez, como também na possibilidade da completa eliminação do produto gestacional.

A histeroscopia tem desempenhado um grande papel nestes casos, seja na abordagem primária, antes do uso de tratamento clínico, seja após o uso do tratamento medicamentoso, quando a permanência de restos ovulares contribui para manutenção do sangramento, facilita a formação de sinéquias uterinas ou os quadros infecciosos. A abordagem histeroscópica pode ser com o uso do histeroscópio de 5 mm e canal cirúrgico ou com o uso de ressectoscópio.

A escolha entre as técnicas está diretamente relacionada com o volume dos restos e sua localização, ou seja, quanto maior o volume de material a ser removido, o uso de ressectoscópio é mais bem indicado. Este pode ser usado com ou sem corrente elétrica. A remoção mecânica sem corrente sempre que possível é a nossa preferência, porque diminui a possibilidade de danos ao miométrio adjacente. Porém, quando existe fixação ou penetração miometrial, seu uso com corrente pode ser necessário.

Nos casos quando o espaço é exíguo, o histeroscópio de 5 mm com fluxo contínuo (solução salina) para remoção dos restos é mais indicado e não raramente pode ser realizado em mais de um tempo cirúrgico. Após a total remoção dos restos, recomendamos, ainda, uma avaliação precoce, com 30 dias, no intuito de surpreender a formação de possíveis sinéquias.

MANEJO DO DIU EM SITUAÇÕES ESPECIAIS

Introdução

Os mecanismos de ação do DIU são considerados multifatoriais e são principalmente destinados a prevenir a gestação. O mecanismo contraceptivo fundamental é a produção de um ambiente intrauterino hostil e espermicida. A presença do DIU na cavidade endometrial cria uma intensa resposta inflamatória estéril local, que leva à ativação lisossômica e de outras ações inflamatórias que são espermicidas, especialmente com o uso do DIU de cobre. O DIU também libera cobre livre e sais de cobre que não só afetam o meio ambiente endometrial, mas também causam alterações no muco cervical. Se, mesmo assim, a fecundação ocorre, as mesmas ações inflamatórias são dirigidas contra a blastocisto.

Os DIUs medicados de progesterona possuem dois principais modos de ação contraceptiva, além da reação de corpo estranho, o endométrio torna-se também atrófico, secundário à progesterona, o que inibe ainda mais a implantação. Além destas ações, alguns autores têm demonstrado que a progesterona ainda impede a fecundação por ação espermicida e interferindo com a capacitação do espermatozoide.[59]

A progesterona também pode interferir com a penetração do espermatozoide através do espessamento do muco cervical. Tanto o desenvolvimento folicular ovariano, quanto a ovulação, também, são parcialmente inibidos. No caso improvável de que a gravidez ocorra, é mais comum que seja durante o primeiro ano, principalmente secundária à maior incidência de deslocamento ou expulsão do DIU durante este período.[59]

Os dispositivos intrauterinos (DIUs) geralmente são bem tolerados, mas os efeitos colaterais e complicações podem ocorrer, como:

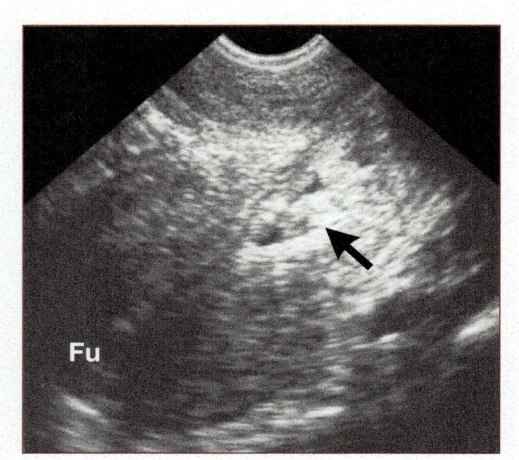

Fig. 53-25 Imagem ultrassonográfica de tecido embrionário em topografia cervical uterina.

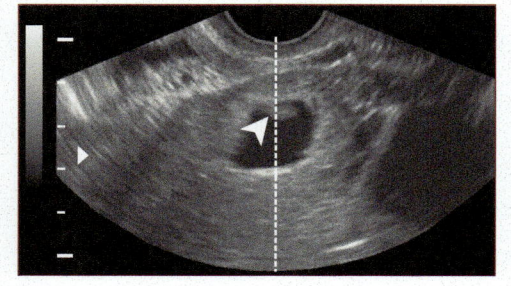

Fig. 53-26 Imagem ultrassonográfica de uma gestação em cicatriz de cesariana.

- *Expulsão:* no primeiro ano de uso, a expulsão ocorre em 3 a 10% das mulheres com o DIU de cobre e em 6% das mulheres com o DIU medicado. Fatores de risco para expulsão incluem:[60-62]
  - Nuliparidade.
  - Menorragia.
  - Dismenorreia severa.
  - Expulsão anterior.
  - Idade inferior a 20 anos.
  - Inserção imediatamente após um abortamento no segundo trimestre ou no pós-parto.

  Os sintomas mais sugestivos da expulsão parcial ou completa dos DIUs incluem corrimento, sangramento transvaginal, sangramento intermenstrual ou pós-coito, dispareunia masculina ou feminina, fio alongado ou ausente. No entanto, algumas expulsões são assintomáticas. Mulheres com sintomas sugestivos de expulsão devem ser avaliadas prontamente. Se o DIU for visível no canal endocervical ou na vagina, ele deve ser removido e não deve ser reutilizados ou reinseridos. Se o DIU ou sua corda não for visível, pode ter havido a completa expulsão do DIU. Este diagnóstico requer confirmação ultrassonográfica que o DIU não está no interior do útero, seguido por radiografia para afastar a possibilidade que o DIU não esteja no abdome, ou na cavidade pélvica.

- *Reinserção:* um novo DIU pode ser inserido, se a paciente desejar. Os critérios padrões para inserção de um DIU devem ser cumpridos, por exemplo, exclusão de gravidez ou infecção ativa. O risco de reexpulsão parece ser maior do que o risco de expulsão após a inserção inicial, mas os dados são mínimos. Em um estudo, 124 mulheres tiveram um DIU de cobre reinserido na sequência de uma expulsão e a taxa cumulativa de reexpulsão após 6 e 12 meses foi de 21,7 e 31,4%, respectivamente.[63]

  A expulsão recorrente pode ser em virtude da falha técnica ou fatores uterinos, por exemplo, anomalias de flexão uterina ou formato anormal da cavidade uterina.[64] Ao se substituir um DIU após uma expulsão, é importante realizar a colocação sob orientação ultrassonográfica, garantindo que o DIU seja colocado no fundo uterino. Se uma segunda expulsão ocorrer e, a paciente deseja tentar uma terceira inserção, recomenda-se a avaliação ultrassonográfica e/ou histeroscópica da cavidade endometrial para excluir anomalias ou patologia que possam ser responsáveis pela expulsão do dispositivo. Se a cavidade apresentar-se anormal de qualquer forma, não é recomenda uma terceira tentativa de inserção. Se a cavidade for normal, este terceiro DIU pode ser tentado depois, mediante esclarecimento à paciente, que possui grandes chances de uma nova expulsão. Até o momento, não há estudos que demonstrem se a mudança do tipo de DIU (cobre ou levonorgestrel) pode reduzir o risco de expulsão recorrente nessas mulheres.

- *Deslocamento:* o bom posicionamento de um DIU ocorre quando este encontra-se no fundo uterino. Se algum exame ultrassonográfico, realizado por qualquer motivo, revela que o DIU não está nesta posição, a paciente deve ser perguntada se ela tem quaisquer sintomas de um DIU deslocado, como cólicas novas ou especialmente incômodo, sangramento menstrual intenso ou intermenstrual, ou *spotting*. Se a mulher é sintomática, o DIU deve ser removido e um novo DIU pode ser colocado na mesma visita. Muitas vezes realizar substituições sob a orientação de ultrassom para ter a certeza do posicionamento adequado no fundo uterino.

  Não existem dados para orientar a gestão de um achado incidental de um DIU deslocado em uma mulher que é assintomática. Consideramos a sua distância do fundo, o tamanho do útero e o tipo de DIU. Se ele está localizado perto do fundo, tendemos a deixá-la no lugar. Se ele se aproxima do nível do orifício cervical interno, recomendamos a remoção por causa de expulsão que pode seguir, e não ser detectados. Teoricamente, uma pequena mudança na posição não deverá afectar os efeitos contraceptivos da progesterona ou cobre que são liberados, no entanto, não existem dados que apoiem esta hipótese.

  Em nosso serviço, há alguns anos temos utilizado a histeroscopia para o reposicionamento do DIU deslocado ou mal posicionado, com resultados muito satisfatórios. Tecnicamente utilizamos o histeroscópio de 2,9 mm e camisa operatória de Bettocchi em meio líquido (solução salina a 0,9%). Uma vez localizado o DIU a sua haste é apreendida com a pinça de *grasping* histeroscópica e levada até o fundo uterino, local no qual é ajustada, o que objetiva o seu correto posicionamento. Uma vez reposicionado, retira-se o histeroscópio sob visão direta e localiza-se o fundo do DIU (parte inferior da haste, onde se prende o fio) em nível de orifício interno do colo do útero, fixamos esta parte do DIU com a mesma pinça e retiramos o histeroscópio ao mesmo tempo em que mantemos o DIU posicionado pela pinça, quando o histeroscópio alcança o orifício externo do colo uterino, retiramos a pinça aberta sob visão direta. Desta forma, garantimos a permanência do DIU em posição adequada (Figs. 53-27 a 53-32).

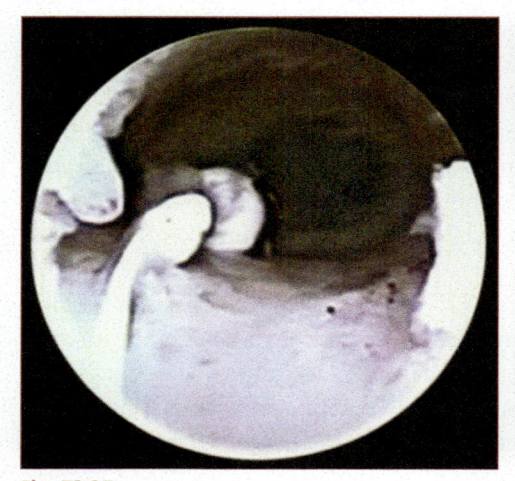

Fig. 53-27
Visualização do final do DIU com a amarração do seu fio, na altura do istmo uterino.

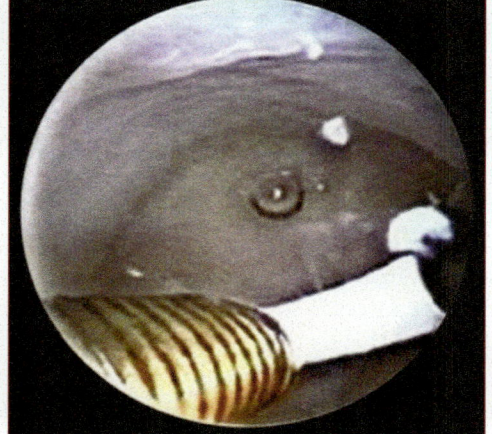

Fig. 53-28
DIU mal posicionado na região istmica.

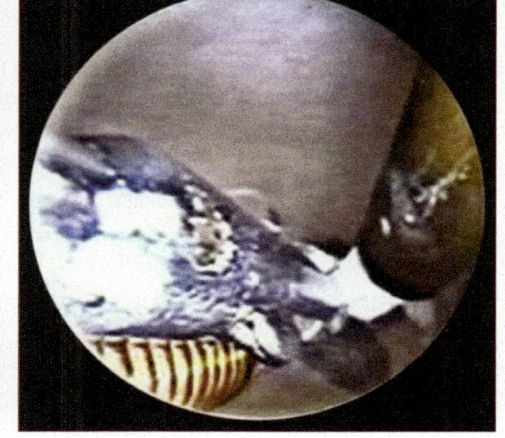

Fig. 53-29
Apreensão da haste direita do DIU com pinça histeroscópica na região cornual esquerda.

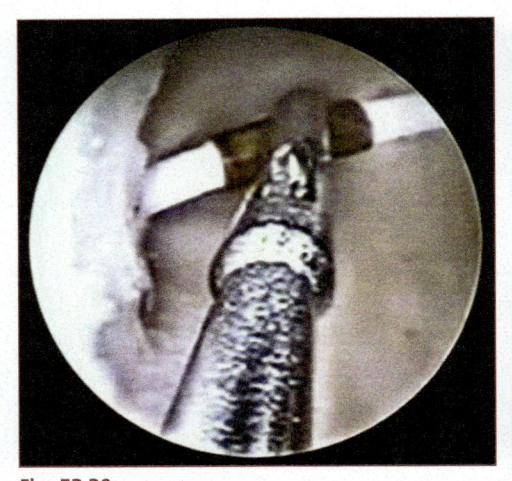

Fig. 53-30 Reposicionamento da haste esquerda do DIU na região cornual direita.

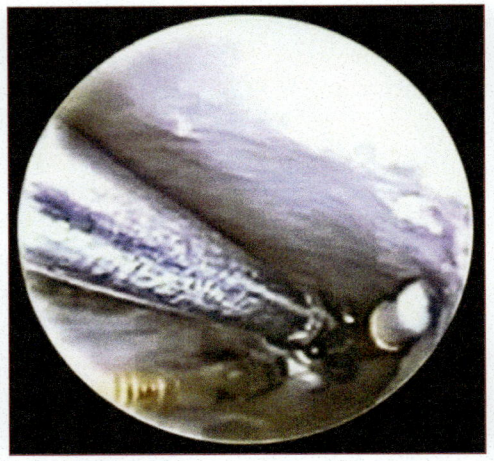

Fig. 53-31 Reposicionamento da haste direita do DIU na região cornual esquerda.

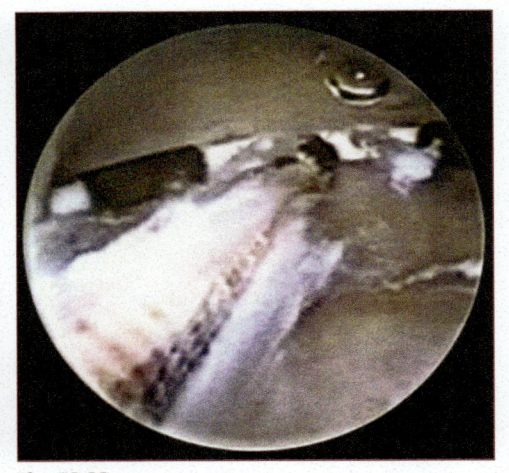

Fig. 53-32 Visão final do DIU posicionado no fundo uterino.

- *Gravidez:* as taxas de gravidezes com o uso do DIU são extremamente baixas e variam de acordo com o tipo de DIU utilizado, com o DIU de cobre essas taxas variam entre 1,4 e 1,9%, já com o uso do DIU medicado com progesterona (Mirena), estas taxas se apresentam entre 0,5 e 1,1%.[59] Entre as mulheres que concebem com um DIU intraútero, a taxa de abortamento espontâneo é de 40 a 50%, mais de duas vezes maior do que a população obstétrica em geral. Os DIUs retidos também aumentam o risco de vários efeitos adversos gestacionais tardios, tanto maternos, quanto neonatais.[65] Estas pacientes estão em risco aumentado de abortamento de primeiro e segundo trimestre, incluindo abortamento séptico e parto prematuro se o DIU for deixado no lugar. A remoção do DIU reduz estes riscos, embora este processo de remoção em si carrega um pequeno risco de abortamento. A taxa de abortamento após a remoção do DIU é algo em torno de 25%.[59]

Se uma mulher engravida com um DIU na cavidade uterina, primeiramente deve-se determinar se a gravidez é ectópica. De fato, a Organização Mundial de Saúde tem um protocolo recomendado para uma gravidez complicada por DIU. Sua primeira recomendação é exatamente a exclusão desta possível gestação ectópica. Após este passo, a recomendação é a localização precisa do DIU e sua relação com a placenta e/ou membranas ovulares. Mais recentemente, a ultrassonografia tridimensional tem sido considerada mais útil clinicamente, tanto na avaliação da posição, porque pode localizar o DIU no volume do endométrio na visão coronal, quanto na identificação do tipo de DIU utilizado.[59]

Um grande estudo de coorte retrospectivo, analisou 12.297 gestações, das quais 196 possuíam a presença concomitante de DIUs (todas apresentavam o DIU de cobre), para avaliar os resultados gestacionais das pacientes que engravidaram apesar da presença dos dipositivos. Após análise dos dados, ou autores concluíram: que as gestações complicadas por DIU têm maiores taxas de invasão microbiana da cavidade amniótica e corioamnionite histológica; possuem maiores taxas de infecção intra-amniótica causadas por *Candida sp.* (os agentes mais comuns em geral são: *Ureaplasma urealyticum e Mycoplasma hominis);* estão associadas às maiores chances de abortamento, parto prematuro (principalmente devido a ruptura prematura das membranas ovulares), sangramento vaginal, corioamniote clínica e descolamento prematuro da placenta; e possuem piores desfeixos neonatais (com maiores taxas de internações em unidades intensivas neonatais e presença de sepse neonatal).[66]

Em caso de gravidez intrauterina, o manejo dependerá da idade gestacional.

- *Gestação intrauterina no primeiro trimestre:* se o fio do DIU é visível ao exame especular, deve-se remover o DIU, o que diminui o risco de infecção e abortamento subsequentes.[67] Os antibióticos, nestes casos, são desnecessários.

Se o fio não for visível, a remoção do DIU deve ser realizada sob orientação ultrassonográfica, utilizando pinças, como a *alligator*. A remoção também pode ser tentada por histeroscopia. Os dados sobre a remoção histeroscópica de DIUs no início da gravidez são limitados, portanto, ainda não é claro se esta técnica apresenta maior ou menor risco de interrupção da gravidez do que a remoção instrumental sob a orientação ultrassonográfica.[68,69] Recomenda-se profilaxia com antibióticos quando são realizadas remoções instrumentais durante a gravidez, inclusive quando a remoção for seguida de interrupção da gravidez.

Em nosso serviço, tivemos alguns raros casos da presença de DIU concomitante com gestações de primeiro trimestre, nos quais não era possível visualizar o fio por meio do exame especular. Nestas situações, optamos por remover o dispositvo por intermédio da histeroscopia, utilizando histeroscópio de 2,9 mm, camisa operatória de Bettocchi e pinça de *grasping*, em meio líquido (solução salina a 0,9%). Nestes casos, utilizamos pressão de distensão da cavidade mínima (menor que 50 mmHg), evitando assim, contrações uterinas reacionais. Após entrar na cavidade uterina, visualiza-se o DIU e/ou seu fio e, a seguir realiza-se apreensão pela pinça e sua remoção delicadamente. Em todos os nossos casos, o dispositivo não encontrava-se incorporado pelas membranas ovulares, o que permitiu sua fácil remoção.

Por outro lado, o DIU pode ser deixado *in situ*, principalmente nos casos em que os resultados dos exames ultrassonográficos sugerirem que a remoção será difícil ou poderá interromper a gravidez, como por exemplo, se o dispositivo estiver embutido na placenta ou nas membranas ovulares. Na presença de abortamento espontâneo com DIU na cavidade, deve-se haver a remoção do DIU e posterior introdução de antibioticoterapia, que pode ser feita com doxiciclina ou ampicilina.

- *Gestação intrauterina no segundo trimestre:* se a paciente é diagnosticada com uma gravidez em curso no segundo trimestre, com a presença de um DIU *in situ*, ela deve ser orientada quanto ao aumento de risco de trabalho de parto prematuro e de parto prematuro (cerca de quatro vezes maiores), morte fetal e infecção, contudo não há evidência comprovada quanto ao aumento do risco de malformações ao nascimento.[70,71] A remoção do DIU, nestes casos, pode causar ruptura das membranas, sangramento, interrupção da gravidez ou trauma fetal,[72] no entanto, se o DIU for removido ou expulso sem complicações, não há aumento no risco de abortamento.[67,73]

Em gestações após 12 semanas, recomenda-se remover o DIU puxando o fio, uma vez em que este seja visível e remoção seja pouco susceptível em romper a placenta ou as membranas segundo informações obtidas com a localização ultrassonográfica da placenta e do DIU.[70,73]

Se o fio não for visível no início do segundo trimestre, o DIU pode ser removido sob orientação de ultrassonografia, se esta remoção parecer viável, ou seja, se o DIU não estiver localizado atrás da placenta, ou não parecer estar incorporado ao saco gestacional. A remoção guiada por ultrassonografia é mais factível se o DIU se encontrar situado no segmento uterino inferior.[73] Nos casos em que o DIU aparece embutido na placenta, localizado atrás dela, ou projeta-se no interior do saco gestacional, as referências sugerem que o DIU deverá permanecer *in situ*.

No final do segundo trimestre, se o fio não for visível, o melhor é deixar o DIU na cavidade uterina. Aconselhando a paciente que o risco de parto prematuro é aumentado com relação às mulheres cujo DIUs podem ser facilmente removidos.[74]

REFERÊNCIAS BIBLIOGRÁFICAS

1. Lulla C, Hegde A, Shah J et al. Case report: early antenatal diagnosis of spina bifida presenting with a "step" in the contour of an 8-week. *J Clin Ultrasound* 2008;36:384-86.
2. Abu-Rustum RS, Daou L, Abu-Rustum SE. Role of first-trimester sonography in the diagnosis of aneuploidy and structural fetal anomalies. *J Ultrasound Med* 2010 Oct.;29(10):1445-52.
3. Ferro J, Martínez C, Lara C et al. Improved accuracy of hysteroembryoscopic biopsies for karyotyping early missed abortions. *Fertil Steril* 2003;80:1260-64.
4. Guida M, Sardo ADS, Carbone MM et al. Spinal dysraphism in an early missed abortion: embryofetoscopic diagnosis. *J Minim Invasive Gynecol* 2009;16:768-71.
5. Philipp T, Feichtinger W, Van Allen MI et al. Abnormal embryonic development diagnosed embryoscopically in early intrauterine deaths after in vitro fertilization: a preliminary report of 23 cases. *Fertil Steril* 2004;82:1337-42.
6. Ralston SJ, Craigo SD. Ultrasound-guided procedures for prenatal diagnosis and therapy. *Obstet Gynecol Clin North Am* 2004 Mar.;31(1):101-23.
7. Chan BC, Hui PW, Leung WC et al. Application of transcervical hysteroscopy and cord blood collection at firsttrimester termination of pregnancy for fetal abnormalities. *Prenatal Diagn* 2008;28:939-42.
8. Ben-Ami I, Schneider D, Maymon R et al. Sonographic versus clinical evaluation as predictors of residual trophoblastic tissue. *J Ultrasound Med* 2008 Mar.;27(3):357-61.
9. van den Bosch T, Daemen A, Van Schoubroeck D et al. Occurrence and outcome of residual trophoblastic tissue: a prospective study. *J Ultrasound Med* 2008 Mar.;27(3):357-61.
10. Faivre E, Deffieux X, Mrazguia C et al. Hysteroscopic management of residual trophoblastic tissue and reproductive outcome: a pilot study. *J Minim Invasive Gynecol* 2009 July-Aug.;16(4):487-90.
11. Cohen SB, Kalter-Ferber A, Weisz BS et al. Hysteroscopy may be the method of choice for management of residual trophoblastic tissue. *J Am Assoc Gynecol Laparosc* 2001 May;8(2):199-202.
12. Ben-Ami I, Schneider D, Maymon R et al. Sonographic versus clinical evaluation as predictorsof residual trophoblastic tissue. *Hum Reprod* 2005;20(4):1107-11.
13. Schiff E, Ben-Baruch G, Moran O et al. Prediction of residual trophoblastic tissue in first-trimester abortions and low levels of human chorionic gonadotropin beta-subunit. *Am J Obstet Gynecol* 1990 Mar.;162(3):797-801.
14. Carlan SJ, Scott WT, Pollack R et al. Appearance of the uterus by ultrasound immediately after placental delivery with pathologic correlation. *J Clin Ultrasound* 1997;25:301-8.
15. Shalev J, Royburt M, Fite G et al. Sonographic evaluation of the puerperal uterus: correlation with manual examination. *Gynecol Obstet Invest* 2002;53:38-41.
16. Wong SF, Lam MH, Ho LC. Transvaginal sonography in the detection of retained products of conception after first-trimester spontaneous abortion. *J Clin Ultrasound* 2002;30:428-32.
17. Zalel Y, Gamzu R, Lidor A et al. Color Doppler imaging in the sonohysterographic diagnosis of residual trophoblastic tissue. *J Clin Ultrasound* 2002;30:222-25.
18. Jimenez SJ, Gonzalez C, Alvarez C et al. Conservative management of retained trophoblastic tissue and placental polypith diagnostic ambulatory hysteroscopy. *Eur J Obstet Gynecol Reprod Biol* 2009;145:89-92.
19. Wu S, Kocherginsky M, Hibbard JU. Abnormal placentation:twenty-year analysis. *Am J Obstet Gynecol* 2005;192:1458-61.
20. Silver RM, Landon MB, Rouse DJ et al. Maternal morbidity associated with multiple repeat cesarean deliveries. *ObstetGynecol* 2006;107:1226-32.
21. Bauer ST, Bonanno C. Abnormal placentation. *Semin Perinatol* 2009;33:88-96.
22. O'Brien JM, Barton JR, Donaldson ES. The management of placenta percreta: conservative and operative strategies. *Am J Obstet Gynecol* 1996;175:1632-38.
23. Alanis M, Hurst BS, Marshburn PB et al. Conservative management of placenta increta with selective arterial embolization preserves future fertility and results in a favorable outcome in subsequent pregnancies. *Fertil Steril* 2006;86:1514-17.
24. Diop AN, Chabrot P, Bertrand A et al. Placenta accreta: management with uterine artery embolization in 17 cases. *J Vasc Interv Radiol* 2010 May;21(5):644-48. Epub 2010 Mar 15.
25. Sentilhes L, Ambroselli C, Kayem G et al. Maternal outcome after conservative treatment of placenta accreta. *Obstet Gynecol* 2010;115:526-34.
26. Usta IM, Hobeika EM, Musa AA et al. Placenta previa-accreta: risk factors and complications. *Am J Obstet Gynecol* 2005;193:1045-49.
27. Hung TH, Shau WY, Hsieh CC et al. Risk factors for placenta accreta. *Obstet Gynecol* 1999;93:545-50.
28. Baughman WC, Corteville JE, Shah RR. Placenta accreta: spectrum of US and MR imaging findings. *RadioGraphics* 2008;28:1905-16.
29. Mazouni C, Gorincour G, Juhan V et al. Placenta accreta: a review of current advances in prenatal diagnosis. *Placenta* 2007;28:599-603.
30. Warshak CR, Ramos GA, Eskander R et al. Effect of predelivery diagnosis in 99 consecutive cases of placenta accreta. *Obstet Gynecol* 2010;115:65-69.
31. Ducloy-Bouthors AS, Provost-Hélou N, Pougeoise M et al. Postpartum hemorrhage management. *Reanimation* 2007;16:373-79.
32. Oyelese Y, Smulian JC. Placenta previa, placenta accreta, and vasa previa. *Obstet Gynecol* 2006 Apr.;107(4):927-41.
33. Hudon L, Belfort MA, Broome DR. Diagnosis and management of placenta percreta: a review. *Obstet Gynecol Surv* 1998;53:509-17.
34. Comstock CH. Antenatal diagnosis of placenta accreta: a review. *Ultrasound Obstet Gynecol* 2005;26:89-96.
35. Warshak CR, Eskander R, Hull AD et al. Accuracy of ultrasonography and magnetic resonance imaging in the diagnosis of placenta accreta. *Obstet Gynecol* 2006;108:573-81.
36. Yang JI, Lim YK, Kim HS et al. Sonographic findings of placental lacunae and the prediction of adherent placenta in women with placenta previa totalis and prior Cesarean section. *Ultrasound Obstet Gynecol* 2006;28:178-82.

37. Japaraj RP, Mimin TS, Mukudan K. Antenatal diagnosis of placenta previa accreta in patients with previous cesarean scar. *J Obstet Gynaecol Res* 2007;33:431-37.
38. Levine D, Hulka CA, Ludmir J et al. Placenta accreta: evaluation with color Doppler US, power Doppler US, and MR imaging. *Radiology* 1997;205:773-76.
39. Palacios Jaraquemada JM, Bruno CH. Magnetic resonance imaging in 300 cases of placenta accreta: surgical correlation of new findings. *Acta Obstet Gynecol Scand* 2005;84:716-24.
40. Lam G, Kuller J, McMahon M. Use of magnetic resonance imaging and ultrasound in the antenatal diagnosis of placenta accreta. *J Soc Gynecol Investig* 2002;9:37-40.
41. Lax A, Prince MR, Mennitt KW et al. The value of specific MRI features in the evaluation of suspected placental invasion. *Magn Reson Imaging* 2007;25:87-93.
42. Steigrad SJ. Epidemiology of gestational trophoblastic diseases. *Best Pract Res Clin Obstet Gynaecol* 2003;17(6):837-47.
43. Garner EI, Goldstein DP, Feltmate CM et al. Gestational trophoblastic disease. *Clin Obstet Gynecol* 2007;50(1):112-22.
44. Hydatidiform mole and gestational trophoblastic disease. *Rev Bras Ginecol Obstet Rio de Janeiro* 2009 Feb.;31(2).
45. Soto-Wright V, Bernstein M, Goldstein DP et al. The changing clinical presentation of complete molar pregnancy. *Obstet Gynecol* 1995;86(5):775-79.
46. Lurain JR. Gestational trophoblastic disease I: epidemiology, pathology, clinical presentation and diagnosis of gestational trophoblastic disease, and management of hydatidiform mole. *Am J Obstet Gynecol* 2010 Dec.;203(6):531-39.
47. Di Spiezio Sardo A, Bettocchi S, Coppola C et al. Hysteroscopic identification of hydatidiform mole. *J Minim Invasive Gynecol* 2009 July-Aug.;16(4):408-9.
48. Suzuki A, Kawaguchi K, Konishi I et al. Role of hysteroscopy in diagnosis and management of trophoblastic disease. *Nippon Sanka Fujinka Gakkai Zasshi* 1984 Feb.;36(2):255-60.
49. Lin EP, Bhatt S, Dogra VS. Diagnostic clues to ectopic pregnancy. *Radiographics* 2008 Oct.;28(6):1661-71.
50. Bouyer J, Coste J, Fernandez H et al. Sites of ectopic pregnancy: a 10 year populationbased study of 1800 cases. *Hum Reprod* 2002;17:3224-30.
51. Webb EM, Green GE, Scoutt LM. Adnexal mass with pelvic pain. *Radiol Clin North Am* 2004;42:329-48.
52. Malinowski A, Bates SK. Semantics and pitfalls in the diagnosis of cornual/interstitial pregnancy. *Fértil Steril* 2006;86:1764.e11-e14.
53. Dialani V, Levine D. Ectopic pregnancy: a review. Ultrasound Q 2004;20:105-17.
54. Ash A, Smith A, Maxwell D. Caesarean scar pregnancy. *BJOG* 2007;114:253-63.
55. Attar E. Endocrinology of ectopic pregnancy. *Obstet Gynecol Clin North Am* 2004;31:779-94.
56. Lipscomb GH, Stovall TG, Ling FW. Nonsurgical treatment of ectopic pregnancy. *N Engl J Med* 2000;343:1325-29.
57. Seeber BE, Barnhart KT. Suspected ectopic pregnancy. *Obstet Gynecol* 2006;107:399-413.
58. Dart R, Ramanujam P, Dart L. Progesterone as a predictor of ectopic pregnancy when the ultrasound is indeterminate. *Am J Emerg Med* 2002;20:575-79.
59. Moschos E, Twickler DM. Intrauterine devices in early pregnancy: findings on ultrasound and clinical outcomes. *Am J Obstet Gynecol* 2011 May;204(5):427.e1-6.
60. Rivera R, Chen-Mok M, McMullen S. Analysis of client characteristics that may affect early discontinuation of the TCu-380A IUD. *Contraception* 1999;60:155.
61. Zhang J, Feldblum PJ, Chi IC et al. Risk factors for copper T IUD expulsion: an epidemiologic analysis. *Contraception* 1992;46:427.
62. Long-term reversible contraception. Twelve years of experience with the TCu380A and TCu220C. *Contraception* 1997;56:341.
63. Bahamondes L, Díaz J, Marchi NM et al. Performance of copper intrauterine devices when inserted after an expulsion. *Hum Reprod* 1995;10:2917.
64. Tepper NK, Zapata LB, Jamieson DJ et al. Use of intrauterine devices in women with uterine anatomic abnormalities. *Int J Gynaecol Obstet* 2010;109:52.
65. Ganer H, Levy A, Ohel I et al. Pregnancy outcome in women with an intrauterine contraceptive device. *Am J Obstet Gynecol* 2009;201:381.e1.
66. Kim SK, Romero R, Kusanovic JP et al. The prognosis of pregnancy conceived despite the presence of an intrauterine device (IUD). *J Perinat Med* 2010;38(1):45-53.
67. Mechanism of action, safety and efficacy of intrauterine devices. Report of a WHO Scientific Group. *World Health Organ Tech Rep Ser* 1987;753:1.
68. Lin JC, Chen YO, Lin BL, Valle RF. Outcome of removal of intrauterine devices with flexible hysteroscopy in early pregnancy. *J Gynecol Surg* 1993;9:195.
69. Assaf A, Gohar M, Saad S et al. Removal of intrauterine devices with missing tails during early pregnancy. *Contraception* 1992;45:541.
70. Nelson AL, Hatcher RA, Zieman M et al. *Managing contraception*. Tiger, Georgia: Bridging the Gap Foundation, 2000.
71. Hopkins MR, Agudelo-Suarez P, El-Nashar SA et al. Term pregnancy with intraperitoneal levonorgestrel intrauterine system: a case report and review of the literature. *Contraception* 2009;79:323.
72. Weissmann-Brenner A, Lerner A, Peleg D. Transverse limb reduction and intrauterine device: case report and review of the literature. *Eur J Contracept Reprod Health Care* 2007;12:294.
73. Schiesser M, Lapaire O, Tercanli S et al. Lost intrauterine devices during pregnancy: maternal and fetal outcome after ultrasound-guided extraction. An analysis of 82 cases. *Ultras Obst Gynecol* 2004;23:486.
74. Koetsawang S, Rachawat D, Piya-Anant M. Outcome of pregnancy in the presence of intrauterine device. *Acta Obstet Gynecol Scand* 1977;56:479.

Índice Remissivo

Os números em *itálico* referem-se às Figuras.
Os números em **negrito** referem-se aos Quadros.

19-nortestosterona
　derivados da, 594

A

α-Metildopa
　repercussões da, 600
　　endometriais, 600
AAMI *(Association for the Advancement of Medical Instrumentation)*, 58
Abertura
　do espaço, 33
　　paravesical, 33
　do fundo-de-saco, 33
　　de Douglas, 33
　do peritônio, 33
　　anterior, 33
　　e remoção do útero, 33
Ablação
　com ultrassom focado, 349
　　guiado por RM, 349
　　do mioma, 349
　endometrial, 328, 514, 696-709
　　e DIU de levonorgestrel, 328
　　　EAU, 328
　　　ligadura das artérias uterinas, 329
　　por micro-ondas, 514
　　SUD e, 696-709
　　métodos de, 700
Abordagem
　histeroscópica, 741-755
　　em obstetrícia, 741-755
　　　acretismo placentário, 746
　　　DTG, 748
　　　embriofetoscopia, 741
　　　gestação ectópica, 750
　　　introdução, 741
　　　manejo do DIU, 752
　　　　em situações especiais, 752
　　　restos ovulares, 743
　minimamente invasiva, 316-331, 333-355
　　das adenomioses, 316-331
　　dos adenocarcinomas, 316-331
　　dos miomas, 333-355
　　　classificação, 336
　　　epidemiologia, 333
　　　fisiopatologia, 334
　　　introdução, 333
　　　leiomiomas, 334
　　　　aumento de incidência dos, 33
　　　patologia, 335
　　　sinais, 337
　　　sintomas, 337
　　　tratamento, 338
Abscesso
　íntegro, 311
　　medicações, 312
　　　opções de, 312
　　radiologia, 312
　　　intervencionista, 312
　tratamento, 311, 312
　　cirúrgico, 312
　　medicamentoso, 311
　roto, 311
Abuso
　físico, 217
　e sexual, 217
　　DPC por, 217
Acesso(s)
　vaginais, 30-38
　　cirurgia de Schauta, 32
　　complicações após, **36**
　　fertiloscopia, 34
　　hidrolaparoscopia, 34
　　introdução, 30
　　laqueadura tubária, 34
　　na esterilização, 34
　　na histerectomia, 30
　　　radical, 32
　　NOTES transvaginal, 35
　　técnica, 32
Ácido
　paracético, 62, 69
　　desinfecção, 62
　　esterilização, 69
ACO (Anticoncepcional Hormonal Oral), 595
　de emergência, 598
　progestágenos nos, **595**
　　bioequivalência dos, **595**
Acompanhamento
　pós-polipectomia, 641
Acretismo
　placentário, 746
　　classificação, 746
　　definição, 746
　　diagnóstico, 746
　　fatores de risco, 746, **747**
　　introdução, 746
　　tratamento, 748
Adenocarcinoma
　de células claras, 686
　de tipos mistos, 686
　do endométrio, 679
　endometrioide, 686
　indiferenciado, 686
　seroso, 686
Adenomioma(s)
　abordagem dos, 316-331
　　minimamente invasiva, 316-331
Adenomiomectomia, 326
Adenomiose(s), 215
　ablação endometrial, 328
　　e DIU de levonorgestrel, 328
　　　EAU, 328
　　　ligadura das artérias uterinas, 329
　abordagem das, 316-331
　　minimamente invasiva, 316-331
　classificação, 321, **322**
　definição, 316

diagnóstico, 322
　biópsia miometrial, 324
　histerossonografia, 323
　HSC, 323
　HSG, 322
　RM, 322
　TC, 323
　USG, 322
epidemiologia, 318
etiologia, 320
　teoria, 320
　　dos traumas cirúrgicos, 320
　　histológica, 320
　　imunológica, 320
fatores de risco, 318
　câncer de endométrio, 319
　hábitos de vida, 319
　hiperplasia endometrial, 319
　infertilidade, 319
　menstruais, 318
　reprodutivos, 318
　trauma cirúrgico, 319
fisiopatologia, 319
histórico, 316
HSC e, 613-618
　definição, 613
　diagnóstico, 613
　　anatomopatológico, 613
　　invasivo, 615
　　não invasivo, 614
　fisiopatologia, 613
　　teorias, 613
　tratamento, 616, 617
　　cirúrgico, 617, 618
　　　convencional, 618
　　clínico, 616
　　endoscópico, 617
introdução, 316
laqueadura das artérias uterinas, 330
　associadas à cirurgia
　　citorredutora, 330
　　　tratamento cirúrgico, 331
　　　　associado a hormonal, 331
　USG focada, 330
　　guiada por RM, 330
quadro clínico, 320
tratamento, 324
　cirúrgico, 326
　　conservador, 326
　　radical, 326
　clínico hormonal, 324
　　antagonistas de GnRH, 324
　　contraceptivos orais, 324
　　danazol, 325
　　DIUs, 325
　　GnRHa, 324
　　inibidores da aromatase, 325
　excisão laparoscópica, 326
　　técnica da, 326
　procedimentos histeroscópicos, 328

Adenossarcoma(s), 688
Aderência(s)
　pélvicas, 201-211, 215, 225
　　abordagens das, 205
　　　apêndice, 208
　　　espaço subdiafragmático, 206
　　　intestino, 208
　　　　enterólise, 208
　　　omento, 206
　　　ovário, 207
　　　　ovariólise, 207
　　　tubas, 206
　　　　salpingólise, 206
　　　ureter, 208
　　　útero, 207
　　classificação de, 204, **225**
　　DPC por, 215
　　etiologia, 203
　　　cirurgias prévias, 203
　　　　abdominais, 203
　　　　pélvicas, 203
　　　DIP, 203
　　　endometriose, 204
　　etiopatogenia, 202
　　introdução, 201
　　perianexiais, **225**
　　peritônio, 201
　　prevenção, 208
　　　fármacos, 208
　　　meios líquidos, 208
　　　métodos de barreira, 210
　　tratamento laparoscópicos das, 225
　　　fimbrioplastia, 226
　　　salpingo-ovariólise, 226
Adesiólise, 285
ADIANA, 737
AESOP *(Au tomated Endoscopic System for Optimal Positioning)*, 47, 48
Afastador
　vaginal, *32*
Agenesia(s)
　cervical, 714
　combinadas, 715
　tubária, 715
　uterinas, 715
　vaginal, 714
Água
　de OR, 59
　qualidade da, 58
　　pensando na, 58
Agulha(s)
　cirúrgica, 166
　introdução da, 168
　　na cavidade abdominal, 168
　　técnicas de, 168
　plano da, 171
　remoção da, 168
　　da cavidade abdominal, 168
　　técnicas de, 168

ÍNDICE REMISSIVO

Alça(s)
    angulada em "T", 550
    de Mazzon, 524
    rollerball, 550
    semicírculo, 550
Alteração(ões)
    do canal patológico, 571-576
        hipertróficas, 575
        inflamatórias, 573
        morfológicas, 571
            cisto de retenção, 571
            miomas, 573
            pólipo, 571
        neoplásicas, 576
        traumáticas, 574
            incompetência istmocervical, 575
    fisiológica, **189**
        secundária ao pneumoperitônio, **189**
            complicação associada, **189**
    tubárias, 281
        métodos diagnósticos das, 281
            falopioscopia, 281
            fertiloscopia, 285
            histerossonografia, 281
            HSG, 281
            laparoscopia, 281
            salpingoscopia, 283
            USG-TV, 281
Amnioscopia
    HSC na, 505
Amplificação
    luminosa, 83
Analgesia
    considerações sobre, 89
        fundamentais, 89
    pós-operatória, 105
        efetiva, 105
            buscando a, 105
Anastomose
    tubária, 52
        robótica, 52
Anatomia
    laparoscópica, 140-152
        aplicada, 140-152
            espaços pélvicos, 151
            introdução, 140
            nervos, 144
            parede abdominal, 140
                anterior, 140
            ureter, 145
            útero, 141
            vasos, 144, 147
                pélvicos, 147
Anestesia
    e gestante, 153
    em unidade independente, 90
        do hospital, 90
            aspectos legais, 90
    epidural, 95
        em LP, 95
    geral, 89, 95
        combinada à raqui, 95
        na LP, 95
    considerações sobre, 89
        fundamentais, 89
    para HSC, 92
        em regime ambulatorial, 92
            local, 92
            regional, 92
Anestesista
    papel do, 99
Anexectomia
    de tumores, 435
        de ovário, 435
            técnica cirúrgica, 436
Anovulação, 600
    crônica, 681
Antagonista(s)
    do GnRH, 599
        repercussões dos, 599
            endometriais, 599

Anticoncepcional(is), 593
    estrogênios, 594
        artificiais, 594
        naturais, 594
        sintéticos, 594
    progesterona, 594
    progestogênicos, 594
        sintéticos, 594
Aorta
    e veia cava, 147
        inferior, 147
            bifurcação, 147
Aparelho(s)
    do sistema de vídeo, *26*
    e fotodocumentação, *26*
        sequência de montagem dos, *26*
Apêndice
    aderência pélvica e, 208
    endometriose de, 272
Apendicite
    na gravidez, 155
Aplicação(ões)
    da robótica, 51
        em ginecologia, 51
            anastomose tubária, 52
            curva de aprendizado, 53
            histerectomias, 51
            miomectomia, 52
            oncologia, 53
            reconstrução da pelve, 53
Apoio
    sistema de, 26
        armário, 26
        estabilizador, 27
        no-Break, 27
Armário(s), 26
    para LP, *27*
Armazenamento
    de artigos, 69
        estéreis, 69
Aromatose
    inibidores da, 325
        na adenomiose, 325
Artéria(s)
    hipogástrica, 149
    ilíacas, 147, 148, 149, 353
        externa, 148
            ramos da, 148
        interna, 149, 353
            oclusão temporária das, 353
                com balcão vascular, 353
            ramos da, 149
    uterina, 144, 329, 330, 349
        e ureter, 144
            relações entre, 144
        laqueadura das, 330
            e cirurgia citorredutora, 330
        ligadura das, 329
            na adenomiose, 328
        oclusão das, 349, 350, 352
            laparoscópica, 350
            transvaginal, 352
Artigo(s)
    classificação dos, **58**
        segundo Spaulding, **58**
    manuseio de, 57-69
        descontaminação, 59
        desinfecção, 61
        embalagens, 62
        empacotamento, 62
        estéreis, 69
            armazenamento de, 69
            prazo de vaidade de, 69
        introdução, 57
        limpeza, 59
        métodos de esterilização, 64
        qualidade da água, 58
            pensando na, 58
        processamento de, 57-69
            descontaminação, 59
            desinfecção, 61

embalagens, 62
empacotamento, 62
estéreis, 69
    armazenamento de, 69
    prazo de vaidade de, 69
introdução, 57
limpeza, 59
métodos de esterilização, 64
qualidade da água, 58
    pensando na, 58
ASA (Sociedade Americana de Anestesiologia)
    classificação da, **99**
        dos pacientes, **99**
        pelo estado físico, **99**
ASGE *(American Society of Gastintestinal Endoscopy)*, 40
ASM (Artéria Sacral Média), 148
Aspiração
    de tumores, 433
    de ovário, 433
Aspirador(es), 12
ATO (Abscesso Tubovariano), 310
    diagnóstico, 309, 310
    tratamento, 311
Auvard
    valva de, *31*
Avaliação
    clínica, 100
        pré-operatória, 100
    do risco cirúrgico, 101
        para HSC, 101

B

Balanço
    hídrico, 552
        durante cirurgia, 552
            histeroscópica, 552
Balão
    endotérmico, 512
    vascular, 353
        oclusão temporária com, 353
            das artérias ilíacas internas, 353
Benzodiazepínico(s)
    repercussões dos, 600
        endometriais, 600
Bexiga
    com baixa capacidade, 300
    endometriose de, 249
    neoplásica, 216
        DPC por, 216
    neurogênica, 399
    propriedades da, 395
        funcionais, 395
Biópsia
    de endométrio, 638
    de vilo corial, 505
        HSC na, 505
    miometrial, 324
        na adenomiose, 324
    no câncer, 683
        de corpo uterino, 683
Bisturi
    harmônico, 82
    ultrassônico, 82
Breisky
    valva de, *31*
Bret-Palmer
    técnica de, 717
        para útero bicorno, 717
Buttran
    e Gibbons, **714**
        classificação de, **714**
            das malformações uterinas, **714**

C

CA (Corrente Alternada), 73
Cabo(s)
    com feixes incoerentes, *18*
    de fibra óptica, *18, 19*
        estrutura do, *18*
        lesões no, *19*
    de luz, 17, *18*
CAM (Concentração Alveolar Mínima), 102
Câmera
    de um *chip*, 14, *16*
    ponteiras de, *16*
Camisa(s)
    com canal cirúrgico, 521
    diagnóstica, 521
Câncer
    cervical, 506
        HSC no, 506
    de colo, 440-451
        acompanhamento, 450
        avaliação, 442
            pré-tratamento, 442
        diagnóstico, 441
            colposcopia, 442
            exame especular, 441
            histologia, 442
            outros exames, 442
        e gravidez, 450
        epidemiologia, 440
        estadiamento, 442
        fatores, **441**, 450
            de risco, **441**
            prognósticos, 450
        introdução, 440
        rastreamento, 441
            citologia oncótica, 441
        recidivas, 450
            detecção de, 450
        tipos histológicos, 442
        tratamento, 443
            cirurgia laparoscópica, 443
            por estádio, 443
    de cólon, 216
        DPC por, 216
    de corpo uterino, 453-462, 678-693
        achados histeroscópicos, 689
            aspectos histeroscópicos, 689
        adenocarcinoma, 679
            do endométrio, 679
        aspectos histopatológicos, 454
        avaliação pré-operatória, 456
        cirurgia, 458
            abordagem laparoscópica, 458
            considerações especiais, 461
            de manejo de acordo com estadiamento, 458
            robótica, 460
            terapia, 460
                adjuvante, 460
                com progesterona, 461
        classificação histopatológica, 686
            tipos histológicos, 686
        diagnóstico, 455, 683
            biópsia, 683
            Doppler, 683
            eco Doppler, 683
            histopatologia, 686
            HSC, 684
            HSG, 683
            USG-TV, 683
        disseminação, 456
        estadiamento, 456, 686
            cirúrgico, 456, 686, 687, 688
            clínico, 686, 687
            controvérsias, 688
            novo sistema de, 687
        etiopatogenia, 679
        fatores de risco, 679
            ciclo menstrual, 680

Índice Remissivo

diabetes, 680
dieta, 680
endocrinopatias, 679
estilo de vida, 680
fertilidade, 680
genética, 681
hipertensão, 680
hormônios, 679
marcadores moleculares, 681
métodos contraceptivos, 682
obesidade, 680
pólipos endometriais, 682
introdução, 453
prognóstico, 462
recidiva, 462
rastreio, 682
em grupos específicos, 683
sarcomas, 693
classificação dos, 693
tratamento, 457, 691
de endométrio, 319, 688, 689
adenomiose e, 319
controvérsias do, 688
de vulva, 687
estadiamento para, 687
pós-ablação, 556
após cirurgia histeroscópica, 556
Capacitor(es), 73
Capnografia
na LP, 95
Capnometria
na LP, 95
Captação
sistema de, 24, 516
aberto, 24
associado, 24
balança, 24
de alça fechada, 24
Carcinoma
HSC no, 506
Carcinossarcoma(s), 688
Cateter
orogástrico, 95
na LP, 95
Cateterização
das tubas uterinas, 502
HSC na, 502
Cavidade
uterina normal, 142, 581-591
embriologia, 581
estudo funcional, 586
período de crescimento, 586
primário, 586
proliferativo, 586
secretor, 588
secundário, 588
exame histeroscópico, 582
parâmetros avaliados no, 582
introdução, 581
CC (Corrente Contínua), 72
CCNPH (Câncer de Cólon Não Polipóide Hereditário), 682
Ceco
endometriose de, 272
Cervical
na cirurgia histeroscopica, 545
preparação, 545
preparo, **545**
possibilidades para, **545**
tempo, 545
Cérvice, 142
Cesariana
cicatriz de, 647-656
diagnóstico, 655
epidemiologia, 654
fisiopatologia, 654
introdução, 647, 654
quadro clínico, 654
tratamento, 655

Check list
antes da cirurgia, **103**
Chlamydia
trachomatis, 603
endometrite por, 603
Cicatriz
de cesariana, 647-656
diagnóstico, 655
epidemiologia, 654
fisiopatologia, 654
introdução, 647, 654
quadro clínico, 654
tratamento, 655
umbilical, 151
Ciclo
fases do, 488
menstrual, 490, 493
proliferativa, 488, 491
secretora, 489, 492
gravídico-puerperal, 505
HSC no, 505
amnioscopia, 505
biópsia de vilo corial, 505
menstrual, 467-477, 479-485, 680
distúrbio do, 479-485
conceito básico, 479-485
disfunções hormonais, 483
sangramento do trato genital, 480
SUA, 481
e fertilidade, 680
fisiologia do, 467-477
alterações cíclicas do endométrio, 472
eixo hipotálamo-hipófise, 468
fases do, 468
introdução, 467
normal, 479
Cirurgia(s)
citorredutora, 326, 330
laqueadura e, 330
das artérias uterinas, 330
na adenomiose, 326
cuidados fundamentais, 98
antes da, 98
alteridade, 98
e prática médica, 98
anestesista, 99
ansiedade na espera, 102
avaliação clínica, 100
avaliando o risco, 100, 101
do procedimento cirúrgico, 100
para HSC, 101
exames complementares, 101
jejum absoluto, 102
medicações de uso regular, 101
quando interromper, 101
obtenção do, 99
profilaxia á TVP, 102
termo de consentimento, 99
via aérea difícil, 102
após a, 105
analgesia efetiva, 105
NVPO, 106
ombralgia, 106
TVP, 106
durante a, 103
controle do líquido corporal, 104
posicionamento da paciente, 103
prevenindo a hipotermia, 104
profilaxia antibiótica, 104
TVP, 104
de McCall, 390
de Schauta, 32
de torção anexial, 303
fetal, 153-162
embrioscopia, 157
fetoscopia, 157
indicações para, **156**, 158
atuais, **156**
MMC, 162
OBTU, 160

oclusão traqueal, 161
outras, 162
STFF, 158
TRAP, 159
ginecológicas, **199**
prevenção de TVP em, **199**
recomendações para, **199**
histeroscópica, 543-558, 729
com ressectoscópio, 543-558
preparo da, 543-558
riscos da, 543-558, 729
gestacionais, 729
técnica da, 543-558
laparoscópica, 82, 184-199
complicações da, 184-199
abordagem, 194
ureteral, 194
vesical, 196
classificação, 185
considerações anatômicas, 194
definição, 184
disfunções miccionais
pós-operatórias, 197
abordagem nas, 197
introdução, 184
lesões urológicas, 197
prevenção das, 197
quadro clínico, 185
laser na, 82
de CO_2, 87
uso do, 87
efeitos biológicos, 85
energia, 86
formas de utilização, 83
interação tecidual, 84
introdução, 82
potência, 86
densidade de potência, 86
princípios básicos, 83
regulação, 85
segurança, 86
tipos de, 84
para infertilidade, 285
adesiólise, 285
esterilização tubária, 290
fimbrioplastia, 286
hidrossalpinge, 289
reanastomose tubária, 287
salpingectomia, 290
salpingo-ovariólise, 285
salpingostomia, 289
robótica, 47-54
aplicações atuais, 50
custos, 54
em ginecologia, 47-54
aplicações, 51
evolução tecnológica, 47-54
razões, 51
introdução, 47
LP robótica, 50
versus convencional, 50
robôs na medicina, 48
evolução dos, 48
treinamento, 54
sala de, 12
disposição geral da, 12
esquema da, 12
tubária, 280-293
eletiva, 280-293
alterações tubárias, 281
métodos diagnósticos das, 281
introdução, 280
para infertilidade, 285
resultados, 293
Cirurgião
considerações anestésicas para, 89-96
HSC, 90
LP, 93
o que é legal, 89
em medicina, 89

Cistectomia
de tumores, 434
de ovário, 434
Cistite
intersticial, 216
DPC por, 216
Cisto
de retenção, 571
ovariano, 305
hemorrágico, 305
apresentação clínica, 305
características de, **306**
diagnóstico, 306
diferencial, 306
fatores de risco, 305
situações especiais, 308
tratamento, 306
roto, 305
apresentação clínica, 305
diagnóstico, 306
diferencial, 306
fatores de risco, 305
situações especiais, 308
tratamento, 306
Cistocele
prolapso, 385
da parede, 385
anterior, 385
Cistometria, 400
Cistoscopia
na EIP, 245
Cistoscópio
de Desormeaux, 4
Citologia
em meio líquido, 495
endometrial, 488
Citomegalovírus
endometrite por, 606
Citrato
de clomifênio, 594
Climatério
endométrio no, 590
estudo funcional, 590
Clister
opaco, 245
na EIP, 245
Clomifênio
citrato de, 594
CME (Central de Material e Esterilização), 57
CO_2 (Gás Carbônico)
insulador de, 23
uterino, 23
laser de, 87
uso do, 87
instrumental, 87
técnica, 87
vantagens do uso do, **20, 22**
desvantagens do uso do, **22**
para pneumoperitônio, 20
Coagulação
com plasma de gás argônio, 79
na eletrocirurgia, 79
sistemas de, **78**
características básicas do, **78**
Coccidinia
DPC por, 216
Colecistectomia(s)
SITRACC, 44
Colelitíase, 156
Colo
câncer de, 440-451
acompanhamento, 450
avaliação, 442
pré-tratamento, 442
diagnóstico, 441
colposcopia, 442
exame especular, 441
histologia, 442
outros exames, 442
e gravidez, 450

epidemiologia, 440
estadiamento, 442
fatores, **441**, 450
  de risco, **441**
  prognósticos, 450
introdução, 440
rastreamento, 441
  citologia oncótica, 441
recidivas, 450
  detecção de, 450
tipos histológicos, 442
tratamento, 443
  cirurgia laparoscópica, 443
  por estádio, 443
incisão do, 33
e preparo da cúpula vaginal, 33
uterino, 560-579
  anatomia do, 560
  classificação colposcópica, 563
  colposcopia, 563
  endométrico, 687
    rastreamento para, 687
  HSC, 568
    canal, 568, 571
      cervical normal, 568
      patológico, 571
  microcolpo-histeroscopia, 563
    achados normais, 566
    equipamento, 564
    exame normal, 565
    limites, 564
    técnica, 564, 565
  microcolposcopia, 563
    achados normais, 566
    equipamento, 564
    exame normal, 565
    limites, 564
    técnica, 564, 565
  NIC, 576
  tratamento, 578
Cólon
  câncer de, 216
    DPC por, 216
Colonoscopia
  na EIP, 245
Colpite
  HSC na, 505
Colpofixação
  e suspensão, 390
    com os LGUS, 390
Colposcopia, 563
  indicações, **561**
Colpotomia
  retirada por, 179
    das peças cirúrgicas, 179
Compartimento
  EIP do, 248, 252
    anterior, 248
      epidemiologia, 248
      etiopatogenia, 248
    posterior, 252
      de fórnice vaginal, 252
      dos LGUS, 254
      dos parâmetrios, 255
      intestinal, 256
      retrocervical, 254
      ureteral, 255
Complicação(ões)
  na cirurgia laparoscópica, 184-199
    abordagem, 194
      nas disfunções miccionais, 197
        pós-operatórias, 197
      ureteral, 194
      vesical, 196
    classificação, 185
      gerais, 185
      ginecológicas, 191
      infecciosas, 193
      intestinais, 189
      urológicas, 194

considerações anatômicas, 194
definição, 184
lesões urológicas, 197
  prevenção das, 197
quadro clínico, 185
Conexão
  de vídeo, **15**
    sistema de, **15**
Consideração(ões)
  anestésicas, 89-96
    para cirurgiões, 89-96
      HSC, 90
      LP, 93
      o que é legal em medicina, 89
Constipação
  crônica, 216
    DPC por, 216
Continência
  mecanismos de, 396
    enchimento vesical, 396
    fase de, 396
Contracepção
  HSC na, 732-739
    esterilização histeroscópica, 732
    técnicas de, 732
    introdução, 732
Contraceptivo(s)
  injetável, 597
  orais, 324, 698
    na adenomiose, 324
    terapia com, 698
    no SUD, 698
Contraincisão(ões)
  retirada por, 179
    das peças cirúrgicas, 179
Contraporta-agulha(s), 167
Controle
  do líquido corporal, 104
  durante a cirurgia, 104
Corpo
  do útero, 142
  estranho, 499, 504, 647-656
    diagnóstico, 653
      achados histeroscópicos, 653
      HSC, 653
      USG, 653
    HSC do, 499
    HSC na, 504
    introdução, 647
    quadro clínico, 652
    retirada de, 504
    tratamento, 653
  uterino, 453-462, 678-693
    câncer do, 453-462, 678-693
      achados histeroscópicos, 689
      adenocarcinoma do
        endométrio, 679
      aspectos histopatológicos, 454
      avaliação pré-operatória, 456
      cirurgia, 458
      classificação, 686, 693
        dos sarcomas, 693
        histopatológica, 686
      diagnóstico, 455, 683
      disseminação, 456
      estadiamento, 456, 686
      etiopatogenia, 679
      fatores de risco, 679
      introdução, 453
      prognóstico, 462
      rastreio, 682
      tratamento, 457, 691
    sarcomas do, 687
      estadiamento para, 687
Corrente
  elétrica, 72
    tipos de, 72
  tipos de, 74
    bipolar, 77
    coagulação, 79
      com plasma de gás argônio, 79

monopolar, 74
  efeitos eletrocirúrgicos, 76
  termocoagulação, 79
Corte
  como efeito, 76
    eletrocirúrgicos, 76
      da corrente monopolar, 76
  sistemas de, **78**
    características básicas do, **78**
Crioablação
  endometrial, 513
Criocoagulação, 733
Criomiólise, 341
Cuidado(s)
  perioperatórios, 98-107
    fundamentais, 98
      antes da cirurgia, 98
      após a cirurgia, 105
      durante a cirurgia, 103
Cúpula
  vaginal, 33, 386, 389, 391
    fechamento da, 33
    fixação da, 391
      aos ligamentos sacroespinosos, 391
    preparo da, 33
      incisão do colo e, 33
    prolapso de, 386, 389
      correção para, 389
Curetagem
  uterina, 638
Curva
  de aprendizado, 53
    robótica na, 53
Custo(s)
  em cirurgia robótica, 54

D

Danazol
  na adenomiose, 325
Dependência
  de opiáceos, 217
    DPC por, 217
Depressão
  DPC por, 217
Derivado(s)
  da 19-nortestosterona, 594
DES (Dietilestilbestrol)
  malformações induzidas pelo, 721
Descontaminação
  dos artigos, 59
Desinfecção
  dos artigos, 61
    ácido paracético, 62
    OPA, 62
Desormeaux
  cistoscópio de, 4
Dessecação
  como efeito, 76
    eletrocirúrgicos, 76
      da corrente monopolar, 76
Dextran, 70, 23
  distensão com, 23
DIP (Doença Inflamatória Pélvica), 203
  DPC por, 214
DIPA (Doença Inflamatória Pélvica
  Aguda)
  HSC na, 505
Disfunção(ões)
  hormonais, 483
    do ciclo menstrual, 483
      sangramento, 483
        anovulatório, 483
        intermenstrual, 483
        menstrual irregular, 483
  miccionais, 197
    pós-opertórias, 197
      abordagem nas, 197
Dismenorreia
  DPC por, 216

Dispareunia
  HSC na, 501
Dispositivo(s)
  plásticos, 179
    retirada pelo, 179
      das peças cirúrgicas, 179
Dissecção
  do ureter, 33
Distensão
  meio de, 531, 549, 551
    alta viscosidade, 549
      não eletrolítico, 549
    baixa viscosidade, 549, 550
      eletrolítica, 550
      não eletrolítico, 549
    complicações com os, 551
    escolha do, 531, 549
      na cirurgia histeroscópica, 549
        com ressetoscópio, 549
      na vaginoscopia, 531
  pressão de, 554
    e intravazamento, 554
  sistema de, 19, 514, 547
    balança, 547
    bomba de infusão, 548
    com meio gasoso, 514
      dextran 70, 516
      glicina, 515
      histeroinsuflador, 514
      lactato de ringer, 515
      manitol a 5%, 516
      sorbitol, 516
      soro fisiológico, 515
    força da gravidade, 547
    HSC, 22
    insuflador indireto, 547
    LP, 19
    manguito de pressão, 547
Distopia(s)
  genitais, 379-393
    defeitos, 384
      cistocele, 385
      da parede, 385
        anterior, 385
        posterior, 386
      enterocele, 385
      retocele, 386
    elitrocele, 386
      acesso à cavidade abdominal, 387
      alterações do soalho pélvico, 387
        manifestações clínicas das, 387
      avaliação pré-operatória, 387
      causas, 387
      da parede anterior da vagina, 388
      de cúpula vaginal, 386
      fatores de risco, 387
      metodologia cirúrgica, 387
      Perigee, 388
      posicionamento, 387
        da mesa cirúrgica, 387
        da paciente, 387
    enterocele, 389
    introdução, 379
    obliteração vaginal, 392
      técnica de, 392
    prolapsos, 383, 389
      classificação dos, 383
      de cúpula vaginal, 389
        correção para, 389
    retocele, 392
      correção para, 392
    soalho pélvico, 379
      anatomia do, 379
Distúrbio(s)
  do sono, 217
    DPC por, 217
DIT (Dispositivo Intratubário)
  para esterilização, 502
    colocação de, 502

ÍNDICE REMISSIVO

DIUs (Dispositivos Intrauterinos)
  avaliação do, 499
    HSC na, 499
  de levonorgestrel, 328
    ablação endometrial e, 328
      EAU, 328
      ligadura das artérias uterinas, 329
  endometrite e, 609
  manejo do, 752
    em situações especiais, 752
      introdução, 752
  na adenomiose, 325
  perdido, 504
    HSC na, 504
    retirada de, 504
  usuárias de, 500
    HSC em, 500
      indicações de, 500
Diverticulite
  DPC por, 216
Documentação
  sistema de, 25
Doença
  celíaca, 216
    DPC por, 216
  inflamatória, 216
    intestinal, 216
      DPC por, 216
  trofoblástica, 505
    acompanhamento de, 505
      HSC na, 505
Doppler
  no câncer, 683
    de corpo uterino, 683
Dor
  abdominal, 217
    DPC por, 217
  crônica, 217
    da parede abdominal, 217
      DPC por, 217
  no ombro, 106
    após LP, 106
  pélvica, 501
    HSC na, 501
  pós-operatória, *21*
    prevenção da. *21*
  prevenção da, 530
  tratamento da, 530
Douglas
  fundo-de-saco de, 33
    abertura do, 33
DPC (Dor Pélvica Crônica), 213-219
  cirurgias neuroablativas, 218
  congestão pélvica, 215
    síndrome do ovário, 216
      residual, 216
      restante, 216
  diagnóstico, 218
  discussão, 219
  etiologia, 214
  introdução, 213
  LP na paciente com, 218
  principais causas, 214
    gastrointestinais, 216
      SII, 216
      câncer de cólon, 216
      constipação crônica, 216
      diverticulite, 216
      doença, 216
        celíaca, 216
        inflamatória intestinal, 216
    ginecológicas, 214
      aderências pélvicas, 215
      DIP, 214
    osteomusculares, 216
      abuso físico, 217
        e sexual, 217
      coccidinia, 216
      dependência de opiáceos, 217
      depressão, 217
      distúrbios do sono, 217
      dor, 217
        abdominal, 217
        crônica da parede abdominal, 217
      fibromialgia, 216
      mialgia do soalho pélvico, 216
      osteíte púbica, 217
      postura, 216
      problemas de saúde mental, 217
      transtornos de somatização, 217
    urológicas, 216
      bexiga neoplásica, 216
      cistite intersticial, 216
  tratamento complementar, 218
  varizes pélvicas, 215
    síndrome do ovário, 216
      residual, 216
      restante, 216
Droga(s)
  repercussões endometriais, 592-601
    ação no endométrio, 593
    ACO, 595
      de emergência, 598
    antagonistas do GnRH, 599
    anticoncepcionais, 593
    contraceptivo injetável, 597
    fitoterápicos, 599
    GnRHa, 599
    indutores da ovulação, 594
    LNG-DIU, 597
    minipílula, 596
    não hormonais, 600
      α-metildopa, 600
      benzodiazepínicos, 600
      propranolol, 600
    progestogênicos, 598
    SERMS, 598
DTG (Doença Trofoblástica Gestacional)
  definição, 748
  diagnóstico, 749
  introdução, 748
  tratamento, 749

E

EAU (Embolização das Artérias Uterinas), 350
  na adenomiose, 328
EC (Endometrite Crônica)
  controvérsias, 607
  diagnóstico, 607
    aspectos no, 607
      bacteriológicos, 607
      histológicos, 607
  e infertilidade, 728
  enfoque atual, 606
  tratamento, 607
Eco Doppler
  no câncer, 683
    de corpo uterino, 683
Efeito(s)
  biológicos, 85
    do *laser*, 85
  da eletrocirurgia, 73
    biológicos, 73
      eletrolítico, 74
      farádico, 74
    teciduais, 73
    térmico, 74
  eletrocirúrgicos, 76
    da corrente monopolar, 76
    corte, 76
    dessecação, 76
    fulguração, 77
EIP (Endometriose Infiltrativa Profunda)
  classificação, 246
  de bexiga, 249
  diagnóstico, 242
  do compartimento anterior, 248
  epidemiologia, 248
  etiopatogenia, 248
  de fórnice vaginal, 252
  dos LGUS, 254
  dos paramétrios, 255
  intestinal, 256
  retrocervical, 254
  ureteral, 255
  dos ligamentos redondas, 252
  dos óstios ureterais, 250
  exames, 243
    de imagem, 243
      cistoscopia, 245
      clister opaco, 245
      colonoscopia, 245
      retossigmoidoscopia, 245
      urografia excretora, 245
      urorressonância, 245
    laboratoriais, 243
  quadro clínico, 242
  tratamento, 246
    aspectos gerais, 246
    ressecção, 261, 262
      discoide dupla, 262
      discoide simples, 262
      segmentar, 269
      superficial, 261
      shaving, 261
Eixo(s)
  de sutura, 171
    paralelismo dos, 171
    princípio do, 171
  hipotálamo-hipófise, 468
Eletrocirurgia
  conceitos básicos, 72
    capacitores, 73
    corrente elétrica, 72
      tipos de, 72
    definições, 72
  efeitos, 73
    biológicos, 73
      eletrolítico, 74
      farádico, 74
    teciduais, 73
    térmico, 74
  introdução, 71
  riscos da, 80
    em LP, 80
  tipos de corrente, 74
    bipolar, 77
    coagulação, 79
      com plasma de gás argônio, 79
    monopolar, 74
      efeitos eletrocirúrgicos, 76
    termocoagulação, 79
Eletrocoagulação, 732
Eletrodo(s)
  para uso com energia, 522
Elitrocele
  alterações do soalho pélvico, 387
    manifestações clínicas das, 387
  avaliação pré-operatória, 387
  causas, 387
  cavidade abdominal, 387
    acesso à, 387
  fatores de risco, 387
  metodologia cirúrgica, 387
  Perigee, 388
  posicionamento, 387
    da mesa cirúrgica, 387
    da paciente, 387
  prolapso, 386, 388
    da parede anterior, 388
    da vagina, 388
    de cúpula vaginal, 386
ELITT (*Endometrial Laser Intrauterine Termo-Therapy*), 512
EMA (*Microwave Endometrial Ablation*), 514
Embalagem(ns)
  dos artigos, 62
  campos de algodão, 63
  contêineres, 64
  não tecido, 63
  papel, 63
    crepado, 63
    encrespado, 63
    grau cirúrgico, 63
  Tyvek, 64
  para esterilização, **63**
Embolia
  gasosa, 551
    na cirurgia histeroscópica, 551
Embriofetoscopia
  indicações, 742
  introdução, 741
  técnica, 741
Embrioscopia
  aparelhagem, 160
  fundamentos básicos, 157
  técnica, 160
  transabdominal, 158
  transcervical, 158
  USG, 157
    técnica cirúrgica, 157
Emergência(s)
  ACO de, 598
  ginecológicas, 295-313
    cisto ovariano, 305
      hemorrágico, 305
      roto, 305
    GE, 296
    torção anexial, 301
Empacotamento
  dos artigos, 62
    campos de algodão, 63
    contêineres, 64
    não tecido, 63
    papel, 63
      crepado, 63
      encrespado, 63
      grau cirúrgico, 63
    Tyvek, 64
Empurrador
  de nó, 168
EMU (Embolização de Miomas Uterinos), 338
Endobag(s)
  modelos de, 182
Endocrinopatia(s)
  repercussões endometriais, 592-601
    anovoluação, 600
    introdução, 592
    receptores hormonais, 592
    tireoidopatias, 601
Endométrio
  ablação de, 505
    HSC na, 505
  ação no, 593
    drogas e, 593
  adenocarcinoma do, 679
  alterações do, 472
    cíclicas, 472
  atrófico, 490, 494
  biópsia de, 638
  câncer de, 319, 688, 689
    achados histeroscópicos, 689
      aspectos histeroscópicos, 689
    adenomiose e, 319
    controvérsias do, 688
  gestacional, 490, 493
  hipotrófico, 490, 494
  normal, 486-495
    embriologia, 581
    estudo anatomopatológico do, 486-495
      considerações técnicas, 486
      fases do ciclo, 488
      influência, 494
        hormonal, 494
        imuno-histoquímica, 494
      introdução, 486

estudo funcional, 586
  decidualizado gestacional, 590
  na menopausa, 590
  no climatério, 590
 exame histeroscópico, 582
  parâmetros avaliados no, 582
   mucosa endometrial, 583
  introdução, 581
 preparo do, 544
  na cirurgia histeroscopica, 544
   análogos GnRHa, 545
   danazol, 544
   pílula combinada, 544
   progestogênios, 544
 receptores hormonais no, 592
Endometriose, 204, 233-276
 de apêndice, 272
 de ceco, 272
 de delgado, 272
 de ovário, 238
  diagnóstico, 239, 240
   diferencial, 240
  introdução, 238
  patogênese, 239
  recidiva, 241
  tratamento, 240
   cirúrgico, 240
   clínico, 240
 do intestino, 256, 272
  de apêndice, 272
  de ceco, 272
  delgado, 272
  tratamento cirúrgico da, 272, 275
   associados, 275
 EIP, 242
 epidemiologia, 234
 etiopatogenia, 234
  polimorfismo relacionados, **234**
 exame físico, 236
 fatores de risco, 234
 leve, 226
 mínima, 226
 peritoneal, 236
  diagnóstico, 236
   diferencial, **236**
  tratamento, 236
   cirúrgico, 238
   clínico, 236
 quadro clínico, 235
Endometrite(s), 602-610
 aguda, 602
  bacterianas, 603
   Chlamydia trachomatis, 603
   Mycoplasma hominis, 605
   Neisseria gonorrhoeae, 604
   Ureaplasma urealyticum, 605
  diagnóstico, 603
  epidemiologia, 602
  fisiopatologia, 603
  quadro clínico, 603
  virais, 605
   citomegalovírus, 606
   herpesvírus, 605
   HPV, 606
  introdução, 602
  outras formas de, 609
   associadas, 609, 610
    ao trauma endometrial, 610
    aos DIUs, 609
   inespecífica, 609
   miomas submucosos, 609
   pólipos submucosos, 609
   senil, 610
   tuberculosa, 609
    diagnóstico, 609
  raras, 610
   histiocítica, 610
   imunorreativa, 610
   malcoplaquia, 610
   parasitas, 610
   protozoários, 610

sarcoidose, 610
Endoscopia
 médica, 3-7
  histórico da, 3-7
   ginecológica, 6
   HSC, 6
  introdução, 3
Energia
 meios de, 71-87
  bisturi, 82
   harmônico, 82
   ultrassônico, 82
  eletrocirurgia, 71
   conceitos básicos, 72
   efeitos, 73
    biológicos, 73
    teciduais, 73
   introdução, 71
   riscos em LP, 80
   tipos de corrente, 74
  laser, 82
   na cirurgia laparoscópica, 82
 e-NOTES *(Embryonic Natural Orifice Transumblical Endoscopic Surgery)*, 41
Enterocele, 385
 correção para, 389
Enterólise
 aderência pélvica e, 208
Enucleação
 do mioma, 353
  por morcelação, 353
EPI (Equipamento de Proteção Individual), 62
Equipamento, 9-28
 de vaginoscopia, 526
 introdução, 9
 planejamento, 27
 recursos físicos, 11
  aspiradores, 12
  irrigadores, 12
  mesa cirúrgica, 12
  sala de cirúrgica, 11
 recursos humanos, 10
  treinamento, 10
 recursos técnicos, 13
  manutenção, 27
  rack, 13
  distensão, 22
   com meio gasoso, 22
   com meio líquido, 23
  sistema, 13
   de apoio, 26
   de documentação, 25
   de iluminação, 17
   de vídeo, 13
   distensão, 19
Espaço(s)
 pararretal, 32
  esquerdo, 32
  preparo do, 32
 paravesical, 33
  abertura do, 33
 pélvicos, 151
  de Retzius, 151
  pararretal, 151
  paravesical, 151
  pré-sacral, 152
  retovaginal, 152
  vesicovaginal, 152
  subdiafragmático, 206
   aderência pélvica e, 206
Especulo
 antigo, *4*
Essure, 733
 colocação, 734
Estabilizador, 27
Esterilização
 acesso vaginal na, 34
  laqueadura tubária, 34
 ciclos de, **65**
 embalagens para, 63

histeroscópica, 732
 técnicas de oclusão, 732
  híbrida, 733
  mecânica, 733
  química, 733
  térmica, 732
 métodos de, 64
  ácido paracético, 69
  ETO, 98
  Flash, 67
  por plasma, 67
   de peróxido de hidrogênio, 67
  vapor saturado, 64
   sob pressão, 64
  VBTF, 69
 tubária, 290, 556
  mecânicos, 291
   anel de Yoon, 291
   clipes, 291
   outros, 292
  síndrome de, 556
  pós-ablação, 556
  uso de energia, 293
   coagulação, 293
    bipolar, 293
    monopolar, 293
   energia harmônica, 293
   ultrassônica, 293
   yag laser, 293
Estrano(s), 594
Estrogênio(s)
 artificiais, 594
 naturais, 594
 principais, **594**
 sintéticos, 594
Estroma
 endometrial, 688
 sarcoma do, 688
Estudo
 anatomopatológico, 486-495
  do endométrio normal, 486-495
   considerações técnicas, 486
   fases do ciclo, 488
   influência, 494
    hormonal, 494
    imuno-histoquímica, 494
   introdução, 486
 miccional, 402
ETO (Óxido de Etileno)
 esterilização por, 98
Exame(s)
 complementares, 101
 pré-operatórios, 101
  considerações, 101
 pré-operatórios, **101**
  em pacientes assintomáticos, **101**
Excisão
 laparoscópica, 326
  técnica da, 326
  na adenomiose, 326
Exposição
 cirúrgica, 145
 do ureter, 145
Extração
 de espécime, 180
 na LP, 180
  riscos associados à, 180

F

Falopioscopia, 281
Faloposcópio, 521
Fechamento
 técnicas de, 178-183
  introdução, 178
FEM (Força Eletromotriz), 72
Fertiloscopia, 285
 contraindicações, 34
 desvantagens, 34
 indicações, 34

técnica, 34
 vantagens, 34
Feto
 LP e, 154
Fetoscopia, 158
 aparelhagem, 160
 fundamentos básicos, 157
 técnica, 160
 USG, 157
  técnica cirúrgica, 157
Fibromialgia
 DPC por, 216
Fimbrioplastia, 226
Fio(s)
 absorvíveis, **166**
  características, **166**
 classificação dos, **165**
  de acordo com a farmacopéia, **165**
   americana, **165**
   européia, **165**
 de sutura, 165
Fístula
 urinária, 399
  ureterovaginal, 399
  uretrovaginal, 399
  vesicovaginal, 399
Fitoterápico(s)
 repercussões dos, 599
  endometriais, 599
Fonte
 de luz, 17
 de xenônio, *17*
Fórnice
 vaginal, 252
  posterior, 252
   endometriose do, 252
Fotoendoscópio, *4*
Fulguração
 como efeito, 77
  eletrocirúrgicos, 77
   da corrente monopolar, 77

G

Gás
 argônio, 79
  coagulação com plasma de, 79
  na eletrocirurgia, 79
GE (Gravidez Ectópica)
 diagnóstico, 297
  diferencial, **297**
 fatores de risco, 296
 fisiopatologia, 296
 introdução, 296
 quadro clínico, 296
 tratamento, 297
  cirúrgico, 298
  expectante, 297
  medicamentoso, 297, 301
  e cirúrgico, 301
Gerador(es)
 de energia, 510
 elétricos, 548
Germicida(s)
 químicos, **58**
  resistência intrínseca aos, **58**
  dos microrganismos, **58**
Gestação
 cistos na, 308
  ovarianos, 308
 ectópica, 750
  definição, 750
  diagnóstico, 751
   clínico, 751
   de imagem, 751
   laboratorial, 751
  fatores de risco, **750**
  introdução, 750
  localização, 750
  tratamento, 752

ÍNDICE REMISSIVO

LP na, 153-162
  anestesia, 153
    e gestante, 153
  dificuldades próprias da, 154
    grandes vasos, 155
    primeira punção, 154
    trato, 155
      gastrintestinal, 155
      urinário, 155
  indicações, 155
    gastrintestinais, 155
    ginecológicas, 155
  introdução, 153
  o feto, 154
Gestante(s)
  anestesia e, 153
  procedimentos laparoscópicos em, **156**
    realização de, **156**
    diretrizes da SAGES, **156**
Ginecologia
  indicações diagnósticas em, 497
    da HSC, 497
      SUA, 497
      alterações em USG, 498
      controle, 502
        pós-operatório, 503
        pré-operatório, 502
      corpo estranho, 499
      dispareunia, 501
      DIU, 499, 500
        avaliação do, 499
        usuárias de, 500
      dor pélvica, 501
      na TRH, 501
      pesquisa de infertilidade, 498
  técnica cirúrgica em, 47-54
    evolução tecnológica da, 47-54
    cirurgia robótica, 47-54
Glicina
  distensão com, 23
GnRH (Hormônio Liberador de Gonadotrofinas)
  antagonistas de, 324
    na adenomiose, 324
GnRHa (Agonistas de Hormônio Liberador de Gonadotrofinas)
  na adenomiose, 324
  repercussões dos, 599
    endometriais, 599
  terapia com, 699
    no SUD, 699
Goldman
  classificação de, **100**
    de risco cardíaco, **100**
      associado a procedimentos cirúrgicos, **100**
      não cardíacos, **100**
Gonano(s), 594
Grampeamento
  circular, 262
    duplo, 262
      indicação, 262
      técnica, 263
Gravidez
  apendicite na, 155
  câncer e, 450
    de colo, 450
  HSC na, 506
  pós-ablação, 555
    após cirurgia histeroscópica, 555
  tumor e, 437
    de ovário, 437

H

Hector, 524
Hematometra
  após cirurgia histeroscópica, 555
Hemorragia
  genital, **498**
    classificação etiológica da, **498**
      funcional, **498**
      orgânica, **498**
    na cirurgia histeroscópica, 551
    pneumoperitônio e, 94
    na LP, 94
Herpesvírus
  endometrite por, 605
Hidratação
  durante a cirurgia, 104
Hidrogênio
  peróxido de, 67
    plasma de, 67
      esterilização por, 67
Hidrolaparoscopia
  contraindicações, 34
  desvantagens, 34
  indicações, 34
  técnica, 34
  vantagens, 34
Hidrossalpinge, 289
Hidrotermoablação
  endometrial, 513
Hidrotermoablação
  endometrial, 513
Hiperplasia
  atípica, 691
    suspeição de, 691
      aspectos histeroscópicos, 691
  avaliação histeroscópica das, 672
    visão na, 672, 674
      atípica, 674
      complexa, 674
      simples, 672
  endometrial, 319, 671, 681
    adenomiose e, 319
    atípica, 681
    classificação, 671
    imuno-histoquímica, 672
    patogênese, 671
  suspeita de, **675**
    achados histeroscópicos na, **675**
  tipos de, **676**
    e progressão para carcinoma, **676**
      correlação, **676**
Hipertrofia
  endometrial, 670-676
    hiperplasia endometrial, 671
      avaliação histeroscópica das, 672
      classificação, 671
      imuno-histoquímica, 672
      patogênese, 671
    introdução, 670
    manifestações clínicas, 670
    prognóstico, 675
    tratamento, 676
Hipoplasia(s)
  müllerianas, 714
    segmentares, 714
  uterinas, 715
Hipotermia
  considerações, **105**
  prevenindo a, 104
    durante a cirurgia, 104
Hipovolemia
  pneumoperitônio e, 94
  na LP, 94
Histerectomia(s), 709
  acesso vaginal na, 30
    radical, 32
  considerações sobre, 90
    conforto em, 91
    em regime ambulatorial, 92
      anestesia para, 92
    reflexo vasovagal, 91
    ressecções complexas, 93
      intravazamento, 93
      overload, 93
    segurança em, 91
    unidade independente, 90
      anestesia em, 90
      sedação em, 90
  laparoscópica, **361**, 368
    classificação, 368
    fluxograma para, **361**
    indicações, 368
    limitações, 368
  minimamente invasiva, 359-376
    complicações, 367, 376
      experiência mundial, 376
    histórico, 360
    instrumental cirúrgico, 361
    introdução, 359
    nossos resultados, 374
    técnica, 361
  na adenomiose, 326
  robótica na, 51
  total tipo IV, 368
    técnica cirúrgica da, 368
      abertura, 369, 371
        da cúpula vaginal, 371
        do espaço vesicovaginal, 369
      coagulação das artérias uterinas, 370
      colporrafia, 372
      complicações, 373
      confecção do pneumoperitônio, 369
      dissecção das artérias uterinas, 370
      inventário pélvico, 369
      ligadura dos LGUS, 371
      ligadura dos pedículos superiores, 369
      peritonização, 372
      posicionamento, 368
        da equipe, 368
        da paciente, 368
        dos trocartes, 369
      pós-operatório, 373
      preparo inicial, 368
      procedimentos, 368, 373
        finais, 373
  vaginal, 361
    difícil, 364
    fluxograma para, **361**
    sem prolapso, 361
      contraindicações, 361
      indicações, 361
      papel da USG, 361
Histeroscópio(s), 519
Histerossalpingografia
  pólipos na, 639
Histerossonografia, 281
  na adenomiose, 323
  pólipos na, 639
HPV (Vírus do Papiloma Humano)
  endometrite por, 606
  infecções por, 566
    na microcolposcopia, 566
HSC (Histeroscopia), 22, 465-755
  abordagem em obstetrícia, 741-755
  ambulatorial, 540
    morbidades relacionadas, 540
  canal, 568, 571-576
    cervical normal, 568
    patológico, 571
      alterações, 571-576
        hipertróficas, 575
        inflamatórias, 573
        morfológicas, 571
        neoplásicas, 576
        traumáticas, 574
  câncer, 678-693
    de corpo uterino, 678-693
  cavidade uterina, 581-591
    normal, 581-591
  cicatriz de cesariana, 647-656
  ciclo menstrual, 467-477, 479-485
    distúrbio do, 479-485
      conceito básico, 479-485
    fisiologia do, 467-477
  cirúrgica, 537
    ambulatorial, 537
  colo uterino, 560-579
  com ressectoscópio, 543-558
    preparo da, 543-558
    riscos da, 543-558
    técnica da, 543-558
  corpo estranho, 647-656
  e adenomiose, 613-618
    definição, 613
    diagnóstico, 613
      anatomopatológico, 613
      invasivo, 615
      não invasivo, 614
    fisiopatologia, 613
      teorias, 613
    tratamento, 617
      cirúrgico, 617, 618
        convencional, 618
        endoscópico, 617
  endométrio, 486-495, 581-591
    normal, 486-495, 581-591
      estudo anatomo-patológico do, 486-495
  endometrite, 602-610
  hipertrofia endometrial, 670-676
  indicações, 496-506
    cirúrgicas, 502
      ablação de endométrio, 505
      lise de sinéquias, 502
      miomectomia, 503
      polipectomia, 503
      procedimentos tubários, 502
      retirada, 504
        de corpo estranho, 504
        de DIU perdido, 504
      septoplastia, 504
    diagnósticas, 497
      em ginecologia, 497
    introdução, 496
    no ciclo gravídico-puerperal, 505
    situações especiais, 505
      DIPA, 505
      câncer cervical, 506
      carcinoma, 506
      colpite, 505
      em cardiopatas, 506
      em hipertensas, 506
      na gravidez, 506
      perfuração uterina recente, 506
      SUA, 506
  instrumental, 508-525
    introdução, 508
    manutenção, 524
    planejamento, 524
    recursos, 509
      físicos, 509
      técnicos, 514
  malformações uterinas, 711-721
  material, 508-525
    introdução, 508
    manutenção, 524
    planejamento, 524
    recursos, 509
      físicos, 509
      humanos, 509
      técnicos, 514
  metaplasia óssea, 647-656
  miomectomia, 619-630
    histeroscópica, 619-630
  na adenomiose, 323
  na contracepção, 732-739
    esterilização histeroscópica, 732
      técnicas de, 732
    introdução, 732
  no câncer, 684
    de corpo uterino, 684
  papel na infertilidade, 723-730
    biopsia de endométrio, 724
    etiologia, 726
      endometrite crônica, 728

ÍNDICE REMISSIVO

mioma, 727
pólipo endometrial, 727
septo uterino, 728
sinéquia, 729
fator uterino, 724
  achados, 724
  condutas, 724
histerossalpingografia, 724
introdução, 723
pré-FIV, 725
  após falhas recorrentes, 726
  de rotina, 726
propedêutica básica, 724
riscos gestacionais, 729
  pós-cirurgia, 729
USG-TV, 725
perspectivas da, 41
pólipos na, 639
repercussões endometriais, 592-601
drogas, 592-601
endocrinopatias, 592-601
risco cirúrgico para, 101
  avaliação do, 101
sala de, 529
  preparo da, 529
SIU, 658-666
SUD, 696-709
  e ablação endometrial, 696-709
técnica da, 533
  canal cervical, 533
    exame do, 533
  cavidade uterina, 54
    exame da, 534
  coleta de material, 536
  vaginoscopia, 533
  treinamento em, 538
vaginoscopia, 526-542
  técnica de, 526-542
HSG (Histerossalpingografia), 281
  na adenomiose, 322
  no câncer, 683
    de corpo uterino, 683

I

Imagem
  captura da, *14*
    sistema de, *14*
  formação de, *15*
    em 3D, *15*
    cadeia de, *15*
Incisão
  de Schuchardt, 32
    e preparo do espaço pararretal, 32
    esquerdo, 32
  do colo, 33
    e preparo da cúpula vaginal, 33
Incompetência
  istmocervical, 575
Incontinência
  do detrusor, 396
    complacência da bexiga, 397
      alteração da, 397
    hiperatividade do, 396
  uretral, 397
    anatômica, 397
    por deficiência esfincteriana, 397
      intrínseca, 397
Indutor(es)
  da ovulação, 594
    citrato de clomifênio, 594
Infecção(ões)
  após cirurgia histeroscópica, 555
  por HPV, 566
    na microcolposcopia, 566
Infertilidade
  adenomiose e, 319
  cirurgia para, 285
    adesiólise, 285
    esterilização tubária, 290

fimbrioplastia, 286
hidrossalpinge, 289
reanastomose tubária, 287
salpingectomia, 290
salpingo-ovariólise, 285
salpingostomia, 289
exame histeroscópio em, **499**
indicações do, **499**
papel da HSC na, 723-730
  biopsia de endométrio, 724
    papel na propedêutica da, 724
  etiologia, 724
    endometrite crônica, 728
    mioma, 727
    pólipo endometrial, 727
    septo uterino, 728
    sinéquia, 729
  fator uterino, 724
    achados, 724
    condutas, 724
  HSG, 724
    papel na propedêutica da, 724
  introdução, 723
  pré-FIV, 725
    após falhas recorrentes, 726
    de rotina, 726
  propedêutica básica, 724
  riscos gestacionais, 729
    pós-cirurgia, 729
  USG-TV, 725
    papel na propedêutica da, 724
pesquisa de, 498
  HSC na, 498
pólipos e, 635
Infusão
  de gás, 22
    durante exame, 22
  sistema de, 24, 516
    bomba, 24
    manual de Hyskon, 24
    de alça fechada, 24
    força da gravidade, 24
    insuflador direto, 24
    seringas de 50 mL, 24
Inibidor(es)
  da aromatase, 325
    na adenomiose, 325
Instrumental, 111-129
  convencional, 111
  necessário, **111**
    para LP, **111**
  de vaginoscopia, 526
  introdução, 111
  específico, 112
    afastadores, 124
    aspiradores, 124
    irrigadores, 124
    material para extração de peças, 125
    ópticas, 112
    para eletrocirurgia, 123
    pinças, 118, 120
      de apreensão, 118
      para ligadura, 120
      para sutura, 120
    tesouras, 119
    trocartes, 115
  manutenção, 126
  não específico, 111
  lista de, **127**
    adicional, **127**
    básico **127**
  na HSC, 517
    específico, 519
    não específico, 517
  planejamento, 126
  treinamento, 127
Instrumento(s)
  para sutura, 166
    laparoscópica, 166
      contraporta-agulhas, 167

empurrador de nó, 168
porta-agulhas, 167
tesoura, 168
trocartes, 166
Insuflador
  direto, 24
  uterino, *23*
    de CO_2, 23
Intestino
  delgado, 272
    endometriose de, 272
  enterólise, 208
    aderência pélvica e, 208
Intravazamento
  dos meios de distensão, 551
    considerações sobre, 551
    variáveis preditoras, 552
  nas ressecções, 93
    histeroscópicas, 93
    complexas, 93
  pressão de distensão e, 554
Inventário, 130-138
  da cavidade, 137
  técnica, 137
  introdução, 130
Irrigador(es), 12
ISCA (Infertilidade sem Causa Aparente), 221-229
  aderências pélvicas, 225
    tratamento laparoscópicos das, 225
    fimbrioplastia, 226
    salpingo-ovariólise, 226
  endometriose, 226
    leve, 226
    mínima, 226
  introdução, 221
  permeabilidade tubária, 223
    estudo da, 223
IU (Incontinência urinária)
  na mulher, 396, 398
    fisiopatologia da, 396
      do detrusor, 396
      uretral, 397
    investigação diagnóstica da, 398
      cistometria, 400
      diagnóstico diferencial, 399
      estudo miccional, 402
      exame físico, 399
      exames de imagem, 399
      história, 398
      relação fluxo/pressão, 402
      testes urodinâmicos, 400
        na avaliação da, 400
    tipos de, 398
    uretrocistoscopia, 405
    urodinâmica, 399, 400
    urofleximetria, 400
    videouretrocistoscopia, 405
    videourodinâmica, 399
IUE (Incontinência Urinária de Esforço)
  tratamento minimamente invasivo da, 394-421
    cirúrgico, 408
      complicações, 413, 417
      pós-operatório, 417
      preparo pré-operatório, 414
      procedimento cirúrgico, 410
      resultados, 413, 418
      técnica, 409, 415
        de *sling*, 409
        laparoscópica, 415
      TVT, 409
      uretrocistopexia vaginal, 408
      variações técnicas, 418
      via combinada abdomino-vaginal, 408
    farmacológico, 407
      esfíncter, 407
        substâncias que contraem o, 407
        substâncias que relaxam o, 407

esvaziamento vesical, 407
  substâncias que melhoram o, 407
musculatura vesical, 407
  substâncias que tem ação na, 407
reposição hormonal, 407
fisiologia da micção, 395
  conceitos anatômicos, 395
  mecanismo de continência, 396
    na mulher, 396
  propriedades funcionais, 395
    da bexiga, 395
    da uretra, 395
  na mulher, 398
    investigação diagnóstica, 398
não cirúrgico, 407
  eletroestimulação endovaginal, 408
  injeções periuretrais, 408
  neuromodulação do nervo sacro, 408
  obstrução mecânica, 408
técnicas comportamentais, 407
  biofeedback, 407
  exercícios perineais de Kegel, *407*
  reeducação da musculatura pélvica, 407
  retroalimentação, 407

J

Jejum
  absoluto, 102
    antes da cirurgia, 102
    orientações, 102
Jones & Jones
  técnica de, 717
    para útero bicorno, 717

K

Kurt Semm, *6*

L

Lahey
  pinça de, *31*
Laparotomia
  LP *versus*, 303
    na torção anexial, 303
  retirada por, 179
    das peças cirúrgicas, 179
Laqueadura
  tubária, 34
Laser
  ELITT, 512
  feixes de, **84**
    principais, **84**
      características básicas dos, **84**
  na cirurgia laparoscópica, 82
    de CO_2, 87
      uso do, 87
  efeitos biológicos, 85
  energia, 86
  formas de utilização, 83
  interação tecidual, 84
  introdução, 82
  potência, 86
    densidade de, 86
  princípios básicos, 83
    amplificação luminosa, 83
    emissão estimulada, 83
      da radiação luminosa, 83
  regulação, 85
  segurança, 86
  tipos de, 84

ÍNDICE REMISSIVO

Laudo
  na HSC, 517
  vídeo-histeroscópico, **518**
Lauglebert
  otoscópio, *4*
Leiomioma(s)
  alterações degenerativas dos, **336**
    principais, **336**
  aumento de incidência dos, 334
    fatores determinantes, 334
  DPC por, 216
  especiais, 336
  manifestações clínicas dos, **337**
    principais, **337**
Leiomiosarcoma(s), 688
Lesão(ões)
  na microcolposcopia, 566
    de alto grau, 566
    de baixo grau, 566
      infecções por HPV, 566
      NIC I, 566
  precursoras, 681
    e câncer, 681
    de corpo uterino, 681
  urológicas, 197
    prevenção das, 197
      complicações, 198, 199
        neurológicas, 198
        vasculares, 199
LESS (Laparoscopia de Acesso Único), 38, 41
LGUS (Ligamentos Uterossacros), 254
  suspensão com, 390
  colpofixação e, 390
Ligadura
  das artérias uterinas, 329
  na adenomiose, 328
Ligamento(s)
  cardinal, 33
    remoção do, 33
  endometriose dos, 252, 254
    redondas, 252
  sacroespinosos, 391
    fixação aos, 391
      da cúpula vaginal, 391
  uterinos, 142
Limpeza
  dos artigos, 59
Lise
  de sinéquias, 502
    HSC na, 502
LNG-DIU (Dispositivo Intrauterino Liberador de Levonorgestrel), 597
  terapia com, 699
    no SUD, 699
LP (Laparoscopia), 19, 109-464
  abordagem minimamente invasiva, 316-331, 333-355
    das adenomioses, 316-331
    dos adenocarcinomas, 316-331
    dos miomas, 333-355
  aderências pélvicas, 201-211
  anatomia laparoscópica, 140-152
    aplicada, 140-152
  armários para, *27*
  câncer, 440-451, 453-462
    de colo, 440-451
    de corpo uterino, 453-462
  cirurgia, 153-162, 280-293
    fetal, 153-162
    tubária, 280-293
      eletiva, 280-293
  complicações na, 184-199
  considerações sobre, 93
    anestesia em, 95
      epidural, 95
      geral, 95
        combinada a raqui, 95
    capnografia, 95
    capnometria, 95
    cateter orogástrico, 95
    monitoração básica, 95
    N_2O, 95
    pneumoperitônio, 93
      alterações fisiológicas, 93
      hemorragia e, 94
      hipovolemia e, 94
      posicionamento no, 94
  distopias genitais, 379-393
  DPC, 213-219
  emergências ginecológicas, 295-313
  endometriose, 233-276
  histerectomia, 359-376
    minimamente invasiva, 359-376
  instrumental, 111-129
    convencional, **111**
      necessário para, **111**
    introdução, 111
      específico, 112
      manutenção, 126
      não específico, 111
      planejamento, 126
      treinamento, 127
  inventário, 130-138
  ISCA, 221-229
  IUE, 394-421
    tratamento minimamente invasivo da, 394-421
  na gestação, 153-162
    anestesia, 153
      e gestante, 153
    dificuldades próprias da, 154
      grandes vasos, 155
      primeira punção, 154
      trato, 155
        gastrintestinal, 155
        urinário, 155
    indicações, 155
      gastrintestinais, 155
      ginecológicas, 155
    introdução, 153
    o feto, 154
  na paciente com DPC, 218
  pneumoperitônio, 130-138
  punções, 130-138
  reconstruções, 164-177
    endoscópicas, 164-177
  riscos em, 80
    da eletrocirurgia, 80
  robótica, 50
    versus convencional, 50
  suturas, 164-177
    endoscópicas, 164-177
  técnicas, 178-183
    de fechamento, 178-183
    de retiradas, 178-183
      de peças cirúrgicas, 178-183
  tumores de ovário, 423-438
  versus laparotomia, 303
    na torção anexial, 303
Luminosidade
  perda de, *19*
  pontos normais de, *19*
LUNA (Ablação Laparoscópica dos Nervos dos Ligamento Uterossacro), 238, 276
Luz
  cabos de, 17
  fonte de, 17

M

Malformação(ões)
  uterinas, 711-721
    classificação, 714
      de Buttran e Gibbons, **714**
    conduta, 714
      agenesias, 714
      hipoplasias müllerianas segmentares, 714
      induzidas pelo DES, 721
      útero bicorno, 716
      útero didelfo, 716
      útero septado, 717
      útero unicorno, 715
    considerações embriológicas, 711
    diagnóstico, 713
    etiopatogenia, 712
    incidência, 711
    introdução, 711
Manejo
  do DIU, 752
    em situações especiais, 752
    introdução, 752
Manitol
  a 5%, 23
  distensão com, 23
Manutenção, 27
  do *rack*, 27
Mazzon
  alças de, 524
McCall
  cirurgia de, 390
Medicação(ões)
  de uso regular, 101
    quando interromper, 101
    exemplos de, **101**
Medicina
  o que é legal em, 89
    considerações fundamentais, 89
    analgesia, 89
    anestesia geral, 89
    sedação, 89
  robôs na, 48
    evolução dos, 48
      AESOP, 48
      Da VINCI, 48
      HERMES, 48
      SÓCRATES, 48
      ZEUS, 48
Meio(s)
  de energia, 71-87
    bisturi, 82
      harmônico, 82
      ultrassônico, 82
    eletrocirurgia, 71
      conceitos básicos, 72
      efeitos, 73
        biológicos, 73
        teciduais, 73
      introdução, 71
      riscos em LP, 80
      tipos de corrente, 74
    laser, 82
    na cirurgia laparoscópica, 82
Menacme, 681
Menopausa
  endométrio na, 590
  estudo funcional, 590
Mesa
  cirúrgica, 12, 32
    posicionamento na, 32
    da paciente, 32
Metaplasia
  óssea, 647-656
    diagnóstico, 651
    introdução, 647
    quadro clínico, 649
    tratamento, 651
Mialgia
  do soalho pélvico, 216
  DPC por, 216
Micção
  fisiologia da, 395
    conceitos anatômicos, 395
      bexiga, 395
      ineervação, 395
      junção uterovesical, 395
      pelve, 395
      períneo, 395
      uretra, 395
  IU na mulher, 396
    fisiopatologia da, 396
    mecanismos de continência, 396
      fase de enchimento vesical, 396
    propriedades funcionais, 395
      da bexiga, 395
      da uretra, 395
Microcâmera, 13
Microcolpo-histeroscopia, 563
  achados normais, 566
    lesões, 566
      de alto grau, 566
      de baixo grau, 566
    equipamento, 564
      agentes tintoriais, 565
      auxiliar, 565
      sistemas ópticos, 564
    exame normal, 565
    limites, 564
    técnica, 564, 565
Microcolposcopia, 563
  achados normais, 566
    lesões, 566
      de alto grau, 566
      de baixo grau, 566
    equipamento, 564
      agentes tintoriais, 565
      auxiliar, 565
      sistemas ópticos, 564
    exame normal, 565
    limites, 564
    técnica, 564, 565
    valor da, 568
Microrganismo(s)
  resistência intrínseca dos, **58**
    aos germicidas químicos, **58**
Minipílula, 596
Miólise, 340
Mioma(s), 573
  ablação do, 349
    com ultrassom focado, 349
    guiado por RM, 349
  abordagem dos, 333-355
    minimamente invasiva, 333-355
      classificação, 336
      epidemiologia, 333
      fisiopatologia, 334
      introdução, 333
      leiomiomas, 334
        aumento de incidência dos, 33
      patologia, 335
      sinais, 337
      sintomas, 337
      tratamento, 338
  avaliação pela, 625
    HSC, 625
    histerossonografia, 625
    RM da pelve, 625
    ultrassonografia, 625
  classificação, 622, **624**
  e infertilidade, 727
  enucleação do, 353
    por morcelação, 353
  localização do, 622
  submucosos, 609
    endometrite por, 609
Miomectomia
  histeroscópica, 338
  anamnese, 625
  aspectos clínicos, 620
  avaliação do mioma pela, 625
    HSC, 625
    histerossonografia, 625
    RM da pelve, 625
    ultrassonografia, 625
  avaliação pré-operatória, 624
  classificação, 622, **624**
  complicações, 629
  definição, 620
  diagnóstico, 621
    diferencial, 621
  etiopatogenia, 620

ÍNDICE REMISSIVO

incidência, 620
indicação, 620
indicações da, 503
introdução, 619
localização dos miomas, 622
pós-operatório, 629
técnica cirúrgica, 625
laparoscópica, 344
indicação, 344
mapeamento, 345
pré-operatório, 345
sangramento peroperatório, 348
evitando o, 348
técnica cirúrgica, 345
robótica, 52
MIRA (Associação Robótica Minimamente Invasiva), 51
MMC (Mielomeningocele)
cirurgia fetal na, 1612
Modelo(s)
de treinamento, **11**
características básicas dos, **11**
EVA®, **10**
procedimentos simulados em, **10**
Monitor(es), 16
widescreen, *14*
comparação em, 14
alta definição, *14*
definição padrão, *14*
Monitoração
básica, 95
na LP, 95
Morcelação
enucleação por, 353
do mioma, 353
Morcelador(es)
de tecido, 180
modelos de, 180
em LP avançada, 180
histeroscópico, 524
retirada pelo, 179
das peças cirúrgicas, 179
Morcelamento
recursos atuais para, **180**
MRgFUS (Miólise por Ultrassonografia focalizada guiada por Ressonância Magnésica), 342
Mucosa
endometrial, 583
exame histeroscópico da, 583
Mycoplasma
hominis, 605
endometrite por, 605

N

N₂O (Óxido Nitroso)
na LP, 95
Nd:YAG, 512
laser, 733
Necrose
tecidual, **74**
tempo de, **74**
Neisseria
gonorrhoeae, 604
endometrite por, 604
Nervo(s), 144
NIC (Neoplasia Intraepitelial Cervical), 576
I, 566
na microcolposcopia, 566
Nó(s), 171
classificação, 176
extracorpóreo, 172
intracorpóreo, 172
No-Break, 27
NOSCAR *(Natural Orifices Surgery Consortium for Assessment and Research)*, 41
NOTES *(Natural Orifice Transluminal Endoscopic Surgery)*, 30, 40
transvaginal, 35
acesso, 35
possibilidades técnicas do, 35
e o futuro do acesso, 38
taxonomia para, 37
técnica cirúrgica, 36
abordagem transvaginal, 36
acesso transvaginal, 36
direto, 36
visualização laparoscópica, 36
NOTUS *(Natural Orifice Transumbilical Surgery)*, 38, 41
NPS (Necrose Pré-Sacral), 276
NVPO (Náuseas e Vômito Pós-operatório), 106
fatores de risco, **106**

O

Obesidade
cistos na, 308
ovarianos, 308
Obliteração
vaginal, 392
técnica de, 392
OBTU (Obstrução Baixa do Trato Urinário)
cirurgia fetal na, 160
Oclusão
das artérias uterinas, 349, 350, 352
laparoscópica, 350
transvaginal, 352
híbrida, 733
ADIANA, 737
Essure, 733
colocação, 734
mecânica, 733
dispositivos para o óstio tubário, 733
química, 733
temporária, 353
das artérias ilíacas internas, 353
com balão vascular, 353
térmica, 732
criocoagulação, 733
eletrocoagulação, 732
Nd:YAG *laser*, 733
traqueal, 161
cirurgia fetal na, 161
tubária, 739
métodos de, **739**
comparação dos, **739**
Ombralgia
após LP, 106
Omento
aderência pélvica e, 206
Oncologia
robótica na, 53
Ooforopexia
na torção anexial, 304
Ooforoplastia
de tumores, 434
de ovário, 434
OPA (Ortoftaldeído)
desinfecção, 62
OPUS *(One-Port Umbilical Surgery)*, 41
OR (Osmose Reversa)
água de, 59
Osteíte
púbica, 217
DPC por, 217
Óstio(s)
ureterais, 250
endometriose dos, 250
Otoscópio
Lauglebert, 4
Ovário
endometriose de, 238
diagnóstico, 239, 240

diferencial, 240
introdução, 238
patogênese, 239
recidiva, 241
tratamento, 240
cirúrgico, 240
clínico, 240
ovariólise, 207
aderência pélvica e, 207
residual, 216
síndrome do, 216
restante, 216
síndrome do, 216
tumores de, 423-438
apresentação clínica, 425
exame físico, 426
conduta, 431
epidemiologia, 424
exames complementares, 427
USG, 427
Dopplerfluxometria, 428
PAAF por ultrassom, 430
RM, 430
fisiopatologia, 424
introdução, 423
marcadores tumorais, 430
situações especiais, 436
abertura acidental de cisto, 438
na LP, 438
baixo potencial maligno, 436
exageradamente grandes, 437
gravidez, 437
malignidade inesperada, 438
tratamento, 431
cirúrgico, 431
clínico, 431
funcionantes, 681
não funcionantes, 681
Ovariólise
aderência pélvica e, 207
Overload
nas ressecções histeroscópicas, 93
complexas, 93

P

Paciente
com via aérea difícil, 102
como identificar, 102
posicionamento da, 103
inicio da cirurgia, 103
Paralelismo
dos eixos de sutura, 171
princípio do, 171
dos instrumentos, 174
técnica do, 174
princípio do, 172
regra do gladiador e o, 172
Paramétrio(s)
endometriose dos, 255
ressecção do, 33
anterior, 33
posterior, 33
Parasita(s)
endometrite por, 610
Parede
abdominal, 140, 155
anterior, 140
área anatômica, 140
camadas da, 140
cicatriz umbilical, 141
parede muscular, 141
vascularização da, 141
trato gastrintestinal e a, 155
Peça(s) Cirúrgica(s)
retiradas de, 178-183
técnicas, 178-183
escolha da, 179
dispositivos plásticos, 179
morcelador, 179

escolha do local e, 179
pelo trocarte, 179
por colpotomia, 179
por contraincisões, 179
por laparotomia, 179
extração de espécime, 180
riscos associados à, 180
introdução, 178
modelos de endobags, 182
morceladores de tecido, 180
modelos de, 180
tipos de, 178
Pelve
cirurgia da, 53
reconstrutiva, 53
robótica, 53
Perfuração
uterina, 506, 550
na cirurgia histeroscópica, 550
recente, 506
HSC na, 506
Peritônio, 201
Permeabilidade
tubária, 223
estudo da, 223
Peróxido
de hidrogênio, 67
plasma de, 67
esterilização por, 67
Pinça(s)
de Lahey, *31*
de preensão óptica, 523
flexíveis, 522
semirrígidas, 522
Z-clamp, *31*
Planejamento, 27
Plasma
de gás argônio, 79
coagulação com, 79
na eletrocirurgia, 79
de peróxido de hidrogênio, 67
esterilização por, 67
PMC (Preparo Mecânico do Cólon)
em cirurgias colorretais, 190
eletivas, 190
estudos randomizados, **190**
Pneumoperitônio, 130-138
CO_2 como gás para, **20**
vantagens do, **20**
introdução, 130
na LP, 93
alterações fisiológicas, 93
hemorragia e, 94
hipovolemia e, 94
posicionamento no, 94
primeira punção e, 130
técnica, 131, 133
aberta, 133
direta, 134
fechada, 131
semiaberta, 134
problemas com, *21*
relacionados com a paciente, *21*
Polipectomia
em pacientes assintomáticas, 641
HSC na, 503
Pólipo(s), 571
endometriais, 682, 727
e infertilidade, 727
submucosos, 609
endometrite por, 609
uterinos, 632-644
classificação, 637
diagnóstico, 638
acompanhamento pós-polipectomia, 641
biópsia de endométrio, 638
clínico, 638
curetagem uterina, 638
histerossalpingografia, 639
histerossonografia, 639

ÍNDICE REMISSIVO

HSC, 639
  polipectomia em pacientes assintomáticas, 641
  ultrassonografia, 638
  endometriais, 634
    e infertilidade, 635
    e malignidade, 636
    e tamoxifeno, 637
  introdução, 632
  macroscopia, 633
  microscopia, 633
Ponto, 169
  ideal, 171
Porta-agulha(s), 167
  de Heaney, *32*
Postura
  DPC por, 216
Prática
  médica, 98
    alteridade e, 98
Pregnano(s), 594
Problema(s)
  de saúde mental, 217
    DPC por, 217
Procedimento(s)
  cirúrgico, 100
    não cardíacos, **100**
      risco cardíaco associado, **100**
        classificação de Goldman, **100**
    risco do, 100
      avaliando o, 100
  histeroscópicos, 328
    na adenomiose, 328
  tubários, 502
    HSC nos, 502
Profilaxia
  antibiótica, 104
    em cirurgia, 104
      minimamente invasiva, 104
Progestágeno(s)
  bioequivalência dos, **595**
    nos ACOs, **595**
Progesterona, 594
  derivados da, 594
Progestogênico(s), 598
  doses, **598**
    no preparo do endométrio, **598**
  sintéticos, 594
    principais, **594**
Progestógeno(s)
  terapia com, 698
    no SUD, 698
Prolapso(s)
  classificação dos, 383
  da parede, 286
    anterior, 5
    posterior, 386
  de cúpula vaginal, 386, 389
    correção para, 389
Propranolol
  repercussões do, 600
    endometriais, 600
Protozoário(s)
  endometrite por, 610
Punção(ões), 130-138
  complicações, 135
  de tumores, 433
    de ovário, 433
  introdução, 130
  primeira, 130
    e pneumoperitônio, 130
  subsequentes, 137

Q

Qualidade
  da água, 58
    pensando na, 58

R

Rack
  distensão, 22
    com meio, 22, 23
      gasoso, 22
      líquido, 23
    falha do, **28**
      principais pontos de, **28**
    sistema, 13
      de apoio, 26
      de documentação, 25
      de iluminação, 17
      de vídeo, 13
      distensão, 19
Radiação
  luminosa, 83
    emissão estimulada da, 83
Radiofrequência
  termoablação por, 513
    endometrial, 513
Reanastomose
  tubária, 287
Receptor(es)
  hormonais, 592
    no endométrio, 592
Reconstrução(ões)
  endoscópicas, 164-177
    suturas e, 167-177
      agulha da cavidade
        abdominal, 168
          introdução da, 168
          remoção da, 168
      eixos de, 171
        paralelismo dos, 171
      laparoscópica, 164
        ergonomia da, 164
        princípios da, 164
      materiais de, 165
        agulhas, 166
        fios, 165
      o ponto, 169
      o que é, 164
      os nós, 171
        extracorpóreo, 172
        intracorpóreo, 172
        princípio do paralelismo, 172
        regra do gladiador, 172
      paralelismo dos instrumentos, 174
      técnica do, 174
      plano da agulha, 171
      ponto ideal, 171
Recurso(s)
  físicos, 11, 509
    aspiradores, 12
    energia, 510, 511
      bipolar subaquática, 511
      geradores de, 510
      outras alternativas de, 512
    equipamento de anestesia, 510
    irrigadores, 12
    mesa cirúrgica, 12, 510
    sala cirúrgica, 11, 510
  humanos, 10,11, 13, 509
    circulante de sala, 509
    enfermagem, 509
    instrumentador, 509
    médico, 509
    médico-anestesista, 509
    treinamento, 10
  técnicos, 13, 514
    instrumental, 517
    laudo, 517
    manutenção, 27
    rack, 13
      distensão, 22
        com meio gasoso, 22
        com meio líquido, 23
      sistema, 13
        de apoio, 26
        de documentação, 25
        de iluminação, 17
        de vídeo, 13
        distensão, 19
      sistema de distensão, 514
Reflexo
  vasovagal, 91
Regra
  do gladiador, 172
    e paralelismo, 172
Regulagem
  do *laser*, 85
Relação
  fluxo/pressão, 402
    na IU, 402
      na mulher, 402
Remoção
  do útero, 33
    e anexos, 33
Repercussão(ões)
  endometriais, 592-601
    drogas, 592-601
      ação no, 593
      ACO, 595
        de emergência, 598
      antagonistas do GnRH, 599
      anticoncepcionais, 593
      contraceptivo injetável, 597
      fitoterápicos, 599
      GnRHa, 599
      indutores da ovulação, 594
      LNG-DIU, 597
      minipílula, 596
      não hormonais, 600
      progestogênicos, 598
      SERMS, 598
    endocrinopatias, 592-601
      anovoluação, 600
      tireoidopatias, 601
    introdução, 592
    receptores hormonais, 592
Resistência
  biológica, **72**
  dos tecidos, **72**
Ressecção(ões)
  colorretal, 273
    resultados após, 273
      acompanhamento pós-operatório, 273
  discoide, 262
  dupla, 262
    indicações, 262
    técnica, 262
  simples, 262
    indicação, 262
    técnica, 263
  do ligamento, 33
    cardinal, 33
  do paramétrio, 33
    anterior, 33
    posterior, 33
  histeroscópicas, 93
    complexas, 93
      intravazamento, 93
      overload, 93
  intestinal, 273
    intercorrências da, 273
      principais, 273
  segmentar, 269
    indicação, 269
    técnica, 269
  superficial, 261
    indicações, 261
    técnica, 261
Ressectoscópio, 523
  alças de Mazzon, 524
  morcelador histeroscópico, 524
  cirurgia histeroscopica com, 543-558
    e elemento de trabalho, 547
    preparo da, 543-558
      introdução, 544
      organização da sala, 546
      pré-operatório, 544
      preparo da paciente, 546
    riscos da, 543-558
      complicações, 551
        com meios de distensão, 551
      introdução, 544
      peroperatórias, 550
      pós-operatórias, 555
    técnica da, 543-558
      alça, 550
        angulada em "t", 550
        rollerball, 550
        semicírculo, 550
      escolha do meio distensor, 549
      introdução, 544
Resto(s)
  ovulares, 743, 505
    diagnóstico, 743
      clínico, 743
      laboratorial, 743
      por imagem, 743
    esvaziamento de, 505
      HSC no, 505
    introdução, 743
    técnica, 744
      histeroscópio de 4 mm, 745
        com canal cirúrgico de 5F, 745
      ressectoscópio, 744
    tratamento, 744
      cirúrgico, 744
      clínico, 744
Retocele
  correção para, 392
  prolapso, 386
    da parede, 386
    posterior, 386
Retossigmoidoscopia
  na EIP, 245
Retzius
  espaço de, 151
Ringer
  lactato, 23
    distensão com, 23
RM (Ressonância Magnética)
  na adenomiose, 322
Robô(s)
  na medicina, 48
    evolução dos, 48
      AESOP, 48
      Da VINCI, 48
      HERMES, 48
      SÓCRATES, 48
      ZEUS, 48
Robótica
  cirurgia, 47-54
    aplicações atuais, 50
    custos, 54
    em ginecologia, 47-54
      aplicações, 51
      evolução tecnológica, 47-54
      razões, 51
    introdução, 47
    LP robótica, 50
      versus convencional, 50
    robôs na medicina, 48
      evolução dos, 48
    treinamento, 54

S

Saco(s)
  de amostras, **183**
    características dos, **183**
    disponíveis, **183**
Sacrocolpopexia
  correção por, 391
    do prolapso, 391
    de cúpula, 391

ÍNDICE REMISSIVO

SAGES *(Society of American Gastintestinal Endoscopy and Endoscopic Surgeons)*, 40, 51
  diretrizes da, **156**
    para procedimentos laparoscópicos, **156**
      em gestantes, **156**
Sala
  cirúrgica, 11
  de cirurgia, *12*
    disposição geral da, *12*
    esquema da, *12*
    inteligente, *12*
Salpingectomia, 290
Salpingólise
  aderência pélvica e, 206
Salpingo-ovariólise, 226
Salpingoscopia, 283
Salpingostomia, 289
Sangramento
  anovulatório, 483
  do trato genital, 480
    classificação por padrão, 480
      intermenstrual, 480, **481**
      menstrual, 480
    introdução, 480
    classificação por padrão, 480
      intermenstrual, 480, **481**
      menstrual, 480
    introdução, 480
  genital, **481**
    anormal, **481**
      causas usuais de, **481**
    intermenstrual, 483
    fisiológico, 483
    medicamentoso, 483
    menstrual irregular, 483
      disfunção primária, 484
        do eixo hipotálamo-hipofisário, 484
      medicamentos, 484
      outros distúrbios, 484
  recidiva do, 557
    após cirurgia histeroscópica, 557
  uterino, 709
    recorrente, 709
Sarcoidose
  endometrite por, 610
Sarcoma(s)
  classificação dos, 693
  do corpo uterino, 687
    estadiamento para, 687
  do estroma endometrial, 688
  uterinos, 688
SAS (Cirurgia de Acesso Único), 38, 40-45
  considerações, 44
  evolução, 40
  introdução, 40
  plataformas de, **43**
    comparativo entre as, **43**
Schauta
  cirurgia de, 32
Schuchardt
  incisão de, 32, 33
    e preparo do espaço pararretal, 32
    esquerdo, 32
Sedação
  considerações sobre, 89
    fundamentais, 89
  em unidade independente, 90
    do hospital, 90
    aspectos legais, 90
Septo
  uterino, 728
    e infertilidade, 728
Septoplastia
  HSC na, 504
SERMS (Moduladores Seletivos dos Receptores Estrogênicos)
  raloxifeno, 598
  tamoxifeno, 598

Shaving, 261
SII (Síndrome do Intestino Irritável)
  DPC por, 216
SILS *(Single Incision Laparosco pic Surgery)*, 41
Síndrome
  de esterilização tubária, 556
    pós-ablação, 556
  do ovário, 216
    residual, 216
    restante, 216
Sinéquia(s)
  e infertilidade, 729
  lise de, 502
    HSC na, 502
Sistema(s)
  de apoio, 26
    armário, 26
    estabilizador, 27
    no-Break, 27
  de câmera 3D, 16
    Viking, *16*
  de captação, 516
  de captura, *14*
    da imagem, *14*
  de coagulação, *78*
  de conexão, **15**
    de vídeo, **15**
  de corte, *78*
  de distensão, 19, 514, 547
    balança, 547
    bomba de infusão, 548
    com meio gasoso, 514, 515
    força da gravidade, 547
    HSC, 22
    insuflador indireto, 547
    LP, 19
    manguito de pressão, 547
  de documentação, 25
  de iluminação, 17
    luz, 17
      cabos de, 17
      fonte de, 17
  de infusão, 516
  de reprodução, **26**
    e gravação, **26**
  de vídeo, 13, *26*
    aparelhos do, *26*
      sequência de montagem dos, *26*
    microcâmera, 13
    monitores, 16
  LASST®, *11*
    de treinamento, *11*
  ópticos, 519
SITRACC *(Single Trocar Access)*, 41
  colecistectomias, **44**
SIU (Sinéquias Intrauterinas), 658-666
  adesiólise, 663
    instrumentos para, 663
      manejo histeroscópico, 663
      técnicas auxiliares ao, 663
      técnicas intrauterina, 663
  avaliação pós-operatória, 666
  características, 658
    histopatológicas, 658
  classificação, 660, **661**
    histeroscópicas, **661**
  diagnóstico, 660
  epidemiologia, 658
  etiopatogenia, 659
  introdução, 658
  lise histeroscópica de, 665
    complicações da, 665
    riscos da, 665
  prevenção, 666
  quadro clínico, 659
  tratamento, 662, 664, 665
    auxiliares ao manejo histeroscópico, 664

    antibioticoterapia, 665
    aumentar o fluxo vascular ao endométrio, 665
    barreiras físicas, 664
    terapia hormonal, 664
  conduta expectante, 662
  curetagem, 662
  dilatação, 662
  HSC, 662
  recomendações para, 665
  sondagem cervical, 662
Soalho Pélvico
  alterações do, 387
    manifestações clínicas das, 387
  anatomia do, 379
    aparelho, 379
      de suspensão, 379
      de sustentação, 380
    componente, 380, 381
      dinâmico, 381
      estático, 380
    vagina, 381
  mialgia do, 216
    DPC por, 216
Sorbitol
  distensão com, 23
Sorbitol/Manitol
  distensão com, 23
Soro
  fisiológico, 23
    distensão com, 23
SPA (Portal Único de Acesso), 38, 41
Spaulding
  classificação segundo, **58**
  dos artigos, **58**
STEP (Sistema de Acesso Expandido Radial), 155
STFF (Síndrome de Transfusão Feto-Fetal)
  cirurgia fetal na, 158
  técnica, 159
Strassman
  técnica de, 717
  para útero bicorno, 717
SUA (Sangramento Uterino Anormal), 682
  definições, 481
    avaliação, 482, 483
      laboratorial básica, 483
    exame físico, 482
    história clínica, 482
    importância, 482
    outras, 481
    tradicionais, 481
  HSC no, 497, 506
SUD (Sangramento Uterino Disfuncional), 696-709
  diagnóstico, 697
    exames, 697
      de imagem, 697
      laboratoriais, 697
    investigação endometrial, 697
  fisiopatologia, 696
    anovulatório, 696
    ovulatório, 696
  tratamento, 697
    cirúrgico, 699
      ablação endometrial, 699
    de manutenção, 698
      com contraceptivo oral, 698
      com progestógnos, 698
      danazol, 699
      DIU-LNG, 699
      gestrinona, 699
      GnRHa, 699
      medicação não hormomal, 699
    medicamentoso, 698
      agudo, 698
    métodos de ablação, 700
      histeroscópica, 700, 701
        versus não histeroscópica, 700

      não histeroscópicos, 703
  sangramento uterino
    recorrente, 709
Sutura(s)
  e reconstruções endoscópicas, 164-177
    agulha da cavidade abdominal, 168
      introdução da, 168
      remoção da, 168
    eixos de, 171
      paralelismo dos, 171
    laparoscópica, 164
      ergonomia da, 164
      princípios da, 164
    materiais de, 165
      agulhas, 166
      fios, 165
    o ponto, 169
    o que é, 164
    os nós, 171
      extracoróreo, 172
      intracorpóreo, 172
      princípio do paralelismo, 172
      regra do gladiador, 172
    paralelismo dos instrumentos, 174
      técnica do, 174
    plano da agulha, 171
      ponto ideal, 171
  laparoscópica, 166
    instrumentos para, 166
      contraporta-agulhas, 167
      empurrador de nó, 168
      porta-agulhas, 167
      tesoura, 168
      trocartes, 166
  mecânica, 175
    classificação, 176

T

TC (Tomografia Computadorizada)
  na adenomiose, 323
Tecido(s)
  resistência dos, **72**
    biológica, **72**
Terapia
  fotodinâmica, 513
Termo
  de consentimento, 99
  obtenção do, 99
Termoablação
  endometrial, 513
    por radiofrequência, 513
Termocoagulação
  na eletrocirurgia, 79
Termomiólise
  por via, 341
    histeroscópica, 341
    laparoscópica, 341
    transvaginal, 341
Tesoura, 168
  de preensão óptica, 523
Teste(s)
  urodinâmicos, 400
    na avaliação da IUE, 400
Thermoflator, *20*
Tireoidopatia(s), 601
Torção
  anexial, 301
    cirurgia, 303
    diagnóstico, 302
      anamnese, 302
      Doppler, 302
      exame, 302
        de imagem, 302
        físico, 302
      RM, 303
      TC, 303
    fatores de risco, 301, **302**
    fisiopatologia, 301
    introdução, 301

ÍNDICE REMISSIVO

prevalência, 301
tratamento, 303
  conservador, 303
    versus radical, 303
    LP, 303
      versus laparotomia, 303
  ooforopexia, 304
Transtorno(s)
  de somatização, 217
  DPC por, 217
TRAP (Síndrome do Gêmeo Acárdico)
  cirurgia fetal na, 159
Trato
  gastrintestinal, 155
    e a parede abdominal, 155
  urinário, 155
Trauma
  cervical, 550
    na cirurgia histeroscópica, 550
  cirúrgico, 319, 320
    adenomiose e, 319
    teoria dos, 320
  endometrial, 610
    endometrite e, 610
Treinamento, 10
  em cirurgia robótica, 54
  modelos de, 11
    características básicas dos, 11
    sistema de, 11
    LASST®, 11
TRH (Terapia de Reposição Hormonal)
  HSC na, 501
  indicações de, 501
Trocarte(s), 166
  retirada pelo, 179
    das peças cirúrgicas, 179
Tuba(s)
  salpingólise, 206
    aderência pélvica e, 206
  uterinas, 502
    cateterização das, 502
      HSC na, 502
Tumor(es)
  de ovário, 423-438, 681
    apresentação clínica, 425
      exame físico, 426
    conduta, 431
    epidemiologia, 424
    exames complementares, 427
      USG, 427
      Dopplerfluxometria, 428
      PAAF por ultrassom, 430
      RM, 430

fisiopatologia, 424
funcionantes, 681
introdução, 423
marcadores tumorais, 430
não funcionantes, 681
situações especiais, 436
  abertura acidental de cisto, 438
  abertura acidental de cisto, 438
na LP, 438
  baixo potencial maligno, 436
  exageradamente grandes, 437
  gravidez, 437
  malignidade inesperada, 438
tratamento, 431
  cirúrgico, 431
  clínico, 431
do corpo uterino, 686
  classificação histopatológica dos, 686
  tipos histológicos, 686
TVP (Trombose Venosa Profunda)
  cuidados, 104, 106
    após a cirurgia, 106
    durante a cirurgia, 104
  prevenção de, **199**
    em cirurgias ginecológicas, **199**
    recomendações para, **199**
  profilaxia dirigia à, 102

U

Ureaplasma
  urealyticum, 605
    endometrite por, 605
Ureter, 145
  aderência pélvica e, 208
  artéria uterina e, 144
    relações entre, 144
  dissecção do, 33
  exposição do, 145
    cirúrgica, 145
Ureteral
  endometriose, 255
Uretra
  propriedades da, 395
  funcionais, 395
Uretrocistopexia
  vaginal, 408
    técnica de Kelly-Kennedy, 408
Uretrocistoscopia
  indicações, 406
  técnica, 405
Urodinâmica, 399, 400
Uroflexímetria, 400

Urografia
  excretora, 245
  na EIP, 245
Urorressonância
  na EIP, 245
USG (Ultrassonografia)
  alterações em, 498
    HSC na, 498
  na adenomiose, 322
  pólipos na, 638
USG-TV (Ultrassonografia
  Transvaginal), 281
  no câncer, 683
    de corpo uterino, 683
Útero, 141
  aderência pélvica e, 207
  bicorno, 716
    técnica, 717
      de Bret-Palmer, 717
      de Jones & Jones, 717
      de Strassman, 717
  cavidade uterina, 142
  cérvice, 142
  colo do, 560
    anatomia do, 560
  corpo do, 142
  didelfo, 716
  ligamentos uterinos, 142
  remoção do, 33
    e anexos, 33
  septado, 717
  unicorno, 715

V

Vaginoscopia
  técnica de, 526-542
    complicações, 541
    dificuldades técnicas, 538
      manejo nas, 538
    dor, 530
      prevenção da, 530
      tratamento da, 530
    equipamento, 526
    HSC, 533, 541
      perspectivas da, 541
      técnica da, 533
    instrumental, 526
    introdução, 526
    meio de distensão, 531
      escolha do, 531
    morbidades, 540
      HSC ambulatorial e, 540

organização da sala, 529
preparo da paciente, 529
realização do exame, 529
  época para, 529
Validade
  prazo de, 69
    de artigos, 69
    estéreis, 69
Valva
  de Auvard, *31*
  de Breisky, *31*
Vapor
  saturado, 64
  sob pressão, 64
    esterilização por, 64
Vaso(s), 144
  artéria uterina, 144
    e ureter, 144
      relações entre, 144
  pélvicos, 147
    aorta, 147
    artérias, 147, 148
      ASM, 148
      ilíacas, 147, 148, 149
        externa, 148
        interna, 149
    bifurcação, 147
    veia cava, 147
      inferior, 147
VBTF (Vapor à Baixa Temperatura de
  Formaldeído)
  esterilização por, 69
Veia
  cava, 147
    inferior, 147
      aorta e, 147
Via
  aérea, 102
    difícil, 102
      paciente com, 102
Videouretrocistoscopia
  indicações, 406
  técnica, 405
Videourodinâmica, 399
Videoprinter, *25*
Vilo
  corial, 505
    biópsia de, 505
    HSC na, 505
Vulva
  câncer de, 687
    estadiamento para, 687